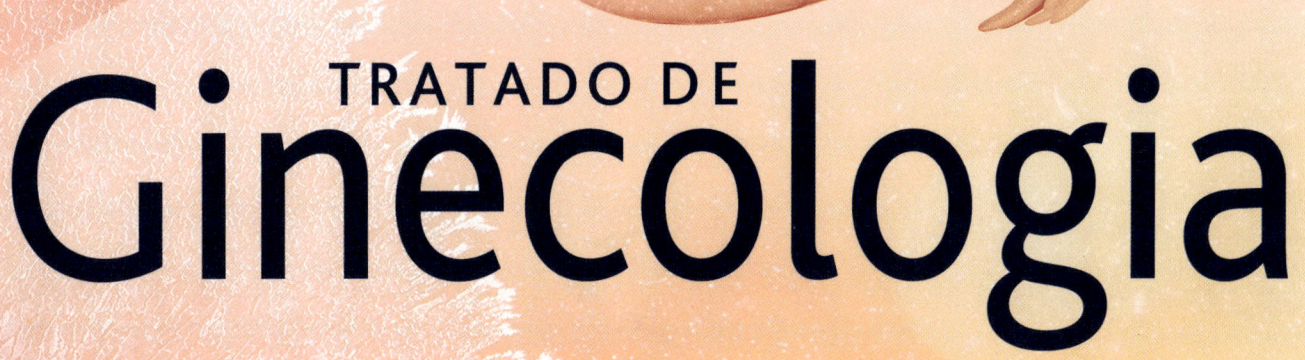

TRATADO DE
Ginecologia

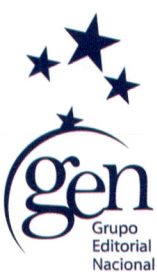

TRATADO DE Ginecologia

Autor-Organizador

Ricardo Bassil Lasmar

Professor Associado de Ginecologia do Departamento de Cirurgia Geral e Especializada da Faculdade de Medicina da Universidade Federal Fluminense (UFF). Responsável pela disciplina de Técnica Operatória da Faculdade de Medicina da UFF. Professor do Mestrado Profissional em Saúde Materno-Infantil da UFF. Membro Titular do Colégio Brasileiro de Cirurgiões (CBC). Membro da Comissão Nacional Especializada em Endoscopia Ginecológica da Federação Brasileira das Associações de Ginecologia e Obstetrícia (Febrasgo). Graduado em Medicina pela Universidade do Estado do Rio de Janeiro (UERJ).
ricardo@lasmar.com.br

Coautores

Ricardo Vasconcellos Bruno

Chefe do Serviço de Reprodução Humana, Anticoncepção, Climatério e Ginecologia Endócrina do Instituto de Ginecologia da Universidade Federal do Rio de Janeiro (UFRJ). Diretor da Associação Brasileira de Climatério (Sobrac) e da Associação de Ginecologia e Obstetrícia do Estado do Rio de Janeiro (Sgorj). Membro Titular do Colégio Brasileiro de Cirurgiões (CBC). Membro da Comissão Nacional Especializada em Osteoporose da Federação Brasileira das Associações de Ginecologia e Obstetrícia (Febrasgo). Doutor e Mestre em Medicina pela UFRJ. Graduado em Medicina pela Universidade Federal Fluminense (UFF).
prof.ricardobruno@terra.com.br

Roberto Luiz Carvalhosa dos Santos

Professor da Fundação Técnico-Educacional Souza Marques. Coordenador da disciplina de Ginecologia da Universidade Estácio de Sá (Unesa, *campus* Uchoa). Ex-coordenador da disciplina de Ginecologia na Universidade Gama Filho (UGF) (2003-2013). Chefe do Serviço de Ginecologia do Hospital Municipal da Piedade. Perito Médico-Legista do Instituto Médico-Legal Afrânio Peixoto. Médico do Ministério da Saúde no Rio de Janeiro. Mestre em Saúde Materno-Infantil pela Universidade Federal Fluminense (UFF). Graduado em Medicina pela UGF.
roberto@carvalhosa.net

Bernardo Portugal Lasmar

Professor de Ginecologia da Universidade Estácio de Sá (Unesa). Responsável pela Endoscopia Ginecológica do Hospital Central Aristarcho Pessoa (HCAP/CBMERJ). Membro da Comissão Nacional Especializada em Endometriose da Federação Brasileira das Associações de Ginecologia e Obstetrícia (Febrasgo). Mestre pela Universidade Federal Fluminense (UFF). Graduado em Medicina pela UFF.
bernardo@lasmar.com.br

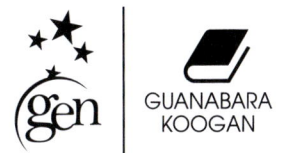

gen | GUANABARA KOOGAN

■ Direitos exclusivos para a língua portuguesa
Copyright © 2017 by
EDITORA GUANABARA KOOGAN LTDA.
Uma editora integrante do GEN | Grupo Editorial Nacional
Travessa do Ouvidor, 11
Rio de Janeiro – RJ – CEP 20040-040
Tels.: (21) 3543-0770/(11) 5080-0770 | Fax: (21) 3543-0896
www.grupogen.com.br | editorial.saude@grupogen.com.br

■ Capa: Editorial Saúde

■ Editoração eletrônica: Diretriz

■ Ficha catalográfica

T698

    Tratado de ginecologia / Ricardo Bassil Lasmar ... [et al.]. – 1. ed. – Rio de Janeiro: Guanabara Koogan, 2017.
      il.

    ISBN 978-85-277-3207-9

    1. Ginecologia. I. Lasmar, Ricardo Bassil. II. Título.

17-43374   CDD: 618
                                         CDU: 618

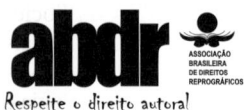

Colaboradores

Adriana Orcesi Pedro. Professora Livre-docente de Ginecologia da Universidade Estadual de Campinas (Unicamp). Médica Assistente do ambulatório de Climatério do Centro de Atenção Integral à Saúde da Mulher (Caism/Unicamp). Presidente da Comissão Nacional Especializada em Osteoporose da Federação Brasileira das Associações de Ginecologia e Obstetrícia (Febrasgo).

Agnaldo Lopes da Silva Filho. Professor Titular e Chefe do Departamento de Ginecologia e Obstetrícia da Universidade Federal de Minas Gerais (UFMG). Coordenador do setor de Ginecologia Oncológica do Hospital das Clínicas da UFMG. Membro Titular do Colégio Brasileiro de Cirurgiões (CBC).

Aldejane Gurgel. Professora de Dermatologia da Faculdade de Ciências Médicas da Universidade de Pernambuco (UPE). Preceptora do ambulatório de Doenças da Vulva do setor de Colposcopia e Trato Genital Inferior do Hospital das Clínicas da Universidade Federal de Pernambuco (UFPE). Especialista pela Sociedade Brasileira de Dermatologia (SBD).

Alessandra Borba A. de Souza. Preceptora do Centro de Mama da Pontifícia Universidade Católica do Rio Grande do Sul (PUCRS). Mastologista do Hospital do Câncer Mãe de Deus. Pós-graduanda com ênfase em Oncogenética pela Universidade Federal do Rio Grande do Sul (UFRGS). Ex-*fellow* do Instituto Europeu de Oncologia.

Alessandra Viviane Evangelista Demôro. Professora Assistente de Ginecologia da Faculdade de Ciências Médicas da Universidade do Estado do Rio de Janeiro (UERJ). Professora da pós-graduação em Reprodução Humana Assistida, uma parceria Vida – Centro de Fertilidade e Universidade Unigranrio. Professora da pós-graduação em Endoscopia Ginecológica do Instituto Crispi de Cirurgias Minimamente Invasivas da Faculdade de Ciências Médicas e da Saúde de Juiz de Fora (Suprema). Médica da Clínica Vida – Centro de Fertilidade. Médica do setor de Reprodução Humana e do setor de Endometriose do Hospital Universitário Pedro Ernesto (HUPE/UERJ). Mestre em Ciências Médicas pela UERJ.

Aline Eras. Chefe do setor de Ginecologia Geral e Médica Assistente do setor de Endoscopia Ginecológica da Santa Casa de São Paulo. Mestre em Cirurgia pela Faculdade de Ciências Médicas da Santa Casa de São Paulo.

Aline Evangelista Santiago. Médica do Serviço de Endoscopia Ginecológica do Hospital das Clínicas da Universidade Federal de Minas Gerais (HC/UFMG). Mestranda em Ginecologia pela Faculdade de Medicina de Botucatu da Universidade Estadual Paulista (FMB/Unesp).

Almir Antonio Urbanetz. Professor Titular de Obstetrícia e Chefe do Departamento de Tocoginecologia do setor de Ciências da Saúde da Universidade Federal do Paraná (UFPR). Coordenador de Ginecologia do Programa de Atualização em Ginecologia e Obstetrícia (Proago) da Federação Brasileira das Associações de Ginecologia e Obstetrícia (Febrasgo). Representante dos Professores Titulares no Conselho Universitário da UFPR.

Ana Carolina Gandolpho. Pós-graduanda do Departamento de Tocoginecologia da Faculdade de Medicina de Jundiaí (FMJ).

Ana Karina Souza de Lima. Ginecologista do Centro Estadual de Oncologia da Bahia e do Hospital da Mulher. Especialista pela Associação Brasileira de Patologia do Trato Genital Inferior e Colposcopia (ABPTGIC). Pós-graduada em Oncoginecologia e PTGI. Graduada pela Universidade Federal da Bahia (UFBA).

Ana Katherine Gonçalves. Professora Associada do Departamento de Tocoginecologia da Universidade Federal do Rio Grande do Norte (UFRN). Livre-docente e Doutora pela Universidade Estadual de Campinas (Unicamp). Bolsista de Produtividade em Pesquisa do CNPq.

Ana Luiza Araújo Varanda. Médica Tecnologista em Saúde Pública do Serviço de Ginecologia do Instituto Nacional de Saúde da Mulher, da Criança e do Adolescente Fernandes Figueira (IFF/Fiocruz). Especialista em Ginecologia e Obstetrícia pela Federação Brasileira das Associações de Ginecologia e Obstetrícia (Febrasgo). Pós-graduada em Uroginecologia e Residência Médica em Ginecologia e Obstetrícia pelo IFF/Fiocruz. Graduada pela Universidade Federal do Rio de Janeiro (UFRJ).

André Luiz Malavasi Longo de Oliveira. Diretor do Serviço de Ginecologia do Hospital Pérola Byington e de Obstetrícia do Hospital do Servidor Público Municipal. Mestre pela Universidade de São Paulo (USP).

Angelina Maia. Coordenadora do setor de Colposcopia e Trato Genital Inferior do Hospital das Clínicas da Universidade Federal de Pernambuco (HC/UFPE). Membro da Sociedade Internacional para o Estudo de Doenças Vulvovaginais (ISSVD). Membro da Comissão Nacional Especializada em Vacinas da Federação Brasileira das Associações de Ginecologia e

Obstetrícia (Febrasgo). Autora de livros e capítulos sobre doenças da vulva, doenças do colo do útero, sexualidade e vacinas.

Antonio Braga. Professor de Obstetrícia da Faculdade de Medicina da Universidade Federal do Rio de Janeiro (UFRJ) e da Universidade Federal Fluminense (UFF). Diretor do Centro de Doenças Trofoblásticas do Rio de Janeiro (ambulatório de Doença Trofoblástica Gestacional da Maternidade Escola da UFRJ e Hospital Universitário Antonio Pedro da UFF). Presidente da Comissão Nacional Especializada em Doença Trofoblástica Gestacional da Federação Brasileira das Associações de Ginecologia e Obstetrícia (Febrasgo). Diretor da Associação Brasileira de Doença Trofoblástica Gestacional. Pós-doutorado pela Harvard Medical School (EUA) e pelo Imperial College of Medicine (Reino Unido). Livre-docência, Pós-doutorado, Doutorado e Mestrado em Obstetrícia pela Universidade Estadual Paulista (Unesp). *Fellow* da International Society for the Study of Trophoblastic Disease.

Aricia Helena Galvão Giribela. Assistente Doutora da disciplina de Mastologia do Instituto do Câncer do Estado de São Paulo (Icesp/HCFMUSP). Membro Titular da Comissão Editorial da Associação de Obstetrícia e Ginecologia do Estado de São Paulo (Sogesp). Especialista em Ginecologia e Obstetrícia pela Federação Brasileira das Associações de Ginecologia e Obstetrícia (Febrasgo). Especialista em Mastologia pela Sociedade Brasileira de Mastologia (SBM). Doutora em Ginecologia pela Faculdade de Medicina da Universidade de São Paulo (FMUSP).

Ben-Hur Albergaria. Professor de Epidemiologia Clínica da Universidade Federal do Espírito Santo (UFES). Vice-presidente da Comissão Nacional de Osteoporose da Federação Brasileira das Associações de Ginecologia e Obstetrícia (Febrasgo). Secretário da Associação Brasileira de Avaliação Óssea e Osteometabolismo (Abrasso). Diretor Técnico do CEDOES Pesquisa e Diagnóstico em Osteoporose.

Caio Amilcar Ulisses de Carvalho Junior. Membro da Sociedade de Ginecologia e Obstetrícia do Rio de Janeiro (Sgorj), da Federação Brasileira das Associações de Ginecologia e Obstetrícia (Febrasgo) e da Sociedade Americana de Reprodução Assistida (ASRM). Especialista em Ginecologia e Obstetrícia pela Febrasgo. Mestrando em Ginecologia e Graduado em Medicina pela Universidade Federal Fluminense (UFF). Especialização em Ginecologia Endócrina pelo Instituto Nacional de Saúde da Mulher, da Criança e do Adolescente Fernandes Figueira (IFF/Fiocruz). Especialização em Medicina da Reprodução pela Associação Instituto Sapientiae, Universidade Federal de São Paulo (Unifesp). Curso de Ultrassonografia em Ginecologia e Obstetrícia pela Unisom – Escola de Ultrassonografia Rio de Janeiro. Residência Médica em Ginecologia e Obstetrícia pelo Hospital Federal de Ipanema.

Cárilla Carrascoza C. dos Reis. Especialista em Mastologia pela Sociedade Brasileira de Mastologia (SBM). Habilitada em Mamografia pela Federação Brasileira das Associações de Ginecologia e Obstetrícia (Febrasgo). Graduada em Mastologia pela Escola Paulista de Medicina da Universidade Federal de São Paulo (Unifesp).

Carlos Romualdo Barboza Gama. Professor Titular de Ginecologia do Centro Universitário Serra dos Órgãos (Unifeso). Coordenador institucional do curso de pós-graduação em En-

doscopia Ginecológica da Faculdade de Ciências Médicas e da Saúde de Juiz de Fora (Suprema). Membro Titular do Colégio Brasileiro de Cirurgiões (CBC). Doutor em Ginecologia pela Universidade Estadual Paulista (Unesp). Mestre em Ginecologia pela Universidade Federal do Rio de Janeiro (UFRJ).

Carolina Brandão Toda. Médica Residente de Ginecologia e Obstetrícia do Hospital Materno Infantil de Goiânia.

Carolina Fernandes de Oliveira. Graduanda da Escola de Medicina da Fundação Educacional Souza Marques.

Carolina Leão Oderich. Professora de Medicina da Universidade Federal da Integração Latino-Americana (Unila). Preceptora de Residência Médica em Ginecologia e Obstetrícia do Hospital Ministro Costa Cavalcanti e da Prefeitura Municipal de Foz do Iguaçu. Doutora em Medicina pela Universidade Federal do Rio Grande do Sul (UFRGS). Ginecologista e Obstetra pelo Hospital de Clínicas de Porto Alegre (HCPA/UFRGS) e pela Federação Brasileira das Associações de Ginecologia e Obstetrícia (Febrasgo).

Carolina Sales Vieira. Professora Associada do Departamento de Ginecologia e Obstetrícia da Faculdade de Medicina de Ribeirão Preto da Universidade de São Paulo (FMRP/USP). Doutora e Mestre em Reprodução Humana pela FMRP/USP.

Celso Luiz Borrelli. Coordenador do Serviço de Ginecologia e responsável pelo setor de Ginecologia Oncológica do Hospital Heliópolis, UGA I, SUS/SP.

César Eduardo Fernandes. Professor Titular de Ginecologia da Faculdade de Medicina do ABC (FMABC). Presidente da Federação Brasileira das Associações de Ginecologia e Obstetrícia (Febrasgo). Doutor e Mestre em Ginecologia e Obstetrícia pela Faculdade de Ciências Médicas da Santa Casa de São Paulo.

Cícero Luiz Cunha de Sousa Martins. Oncologista clínico do Instituto Nacional de Câncer (INCA). Oncologista do Americas Oncologia. Pesquisador clínico do Instituto COI.

Clara Capella Kexfe. Membro da Sociedade de Ginecologia e Obstetrícia do Rio de Janeiro (Sgorj). Especialista em Ginecologia e Obstetrícia pela Federação Brasileira das Associações de Ginecologia e Obstetrícia (Febrasgo). Título de área de atuação em Endoscopia Ginecológica pela Febrasgo (Histeroscopia e Laparoscopia). Residência Médica em Ginecologia e Obstetrícia pelo Instituto Nacional de Saúde da Mulher, da Criança e do Adolescente Fernandes Figueira (IFF/Fiocruz) e em Endoscopia Ginecológica pelo Hospital Federal de Ipanema. Graduada pela Universidade Federal Fluminense (UFF).

Claudia Baptista Pillar. Médica do Serviço de Ginecologia do Hospital Universitário Antonio Pedro (HUAP/UFF). Mestre em Saúde Materno-Infantil pela Universidade Federal Fluminense (UFF).

Cristina Aparecida Falbo Guazzelli. Professora Associada Livre-docente de Obstetrícia da Escola Paulista de Medicina da Universidade Federal de São Paulo (Unifesp). Membro da Comissão Anticoncepção da Federação Brasileira das Associações de Ginecologia e Obstetrícia (Febrasgo).

Cristina Laguna Benetti-Pinto. Professora Associada Livre-docente e responsável pelo Serviço de Endometriose do Departamento de Tocoginecologia da Faculdade de Ciências Médicas da Universidade Estadual de Campinas (Unicamp). Presidente da Comissão Nacional Especializada de Ginecologia Endócrina da Federação Brasileira das Associações de Ginecologia e Obstetrícia (Febrasgo).

Daniel Spadoto-Dias. Professor Assistente Doutor, responsável pelo setor de Oncoginecologia e Cirurgia Minimamente Invasiva do Departamento de Ginecologia e Obstetrícia da Faculdade de Medicina de Botucatu da Universidade Estadual Paulista (FMB/Unesp). Pós-doutorado em Endoscopia Ginecológica pelo Centro Hospitalar e Universitário de Clermont-Ferrand e pelo Centro Internacional de Cirurgia Endoscópica (CICE) em Clermont-Ferrand (França). Doutor e Mestre em Ginecologia pelo Programa de Pós-Graduação em Ginecologia, Obstetrícia e Mastologia da FMB/Unesp. Especialização em Endoscopia Ginecológica e Residência Médica em Ginecologia e Obstetrícia pela FMB/Unesp. Graduado pela Faculdade de Medicina de São José do Rio Preto (Famerp).

Daniel Zuza. Cirurgião oncológico do Departamento de Ginecologia Oncológica do Americas Oncologia. Cirurgião oncológico da seção de Ginecologia do Hospital Federal de Ipanema.

Daniela Angerame Yela Gomes. Professora Doutora de Ginecologia do Departamento de Tocoginecologia da Faculdade de Ciências Médicas da Universidade Estadual de Campinas (Unicamp). Professora da pós-graduação em Tocoginecologia da Unicamp. Membro da Comissão Nacional Especializada em Ginecologia Endócrina da Federação Brasileira das Associações de Ginecologia e Obstetrícia (Febrasgo).

Daniela Baltar da Rosa Zagury. Médica do Serviço de Endoscopia Ginecológica da Clínica Ginendo. Titulada em Vídeo-histeroscopia pela Federação Brasileira das Associações de Ginecologia e Obstetrícia (Febrasgo).

Deraldo Fernando Falcão Filho. Professor Assistente do curso de Medicina da Faculdade de Tecnologia e Ciências (FTC). Médico Assistente do Serviço de Ginecologia do Hospital Aristides Maltez. Mestre em Medicina Investigativa/ Epidemiologia do Câncer de Colo Uterino pelo Instituto Gonçalo Moniz (Fiocruz Bahia). Especialização em Ginecologia Oncológica pelo Hospital Aristides Maltez. Ginecologista e Obstetra pelo Hospital Geral Clériston Andrade.

Dyego Sá Benevenuto. Cirurgião especializado em Cirurgia Geral e Videolaparoscopia, Cirurgia do Aparelho Digestivo, Cirurgia Bariátrica e Cirurgia Robótica. Membro Titular do Colégio Brasileiro de Cirurgia Digestiva (CBCD) e da Sociedade Brasileira de Cirurgia Minimamente Invasiva e Robótica (Sobracil). Residência Médica pelo Hospital Central da Polícia Militar do Estado do Rio de Janeiro (HCPM-RJ).

Edilbert Pellegrini Nahn Junior. Professor Auxiliar de Dermatologia da Faculdade de Medicina de Campos (FMC). Mestre em Dermatologia pela Universidade Federal Fluminense (UFF).

Edison Natal Fedrizzi. Professor Adjunto de Ginecologia e Obstetrícia da Universidade Federal de Santa Catarina (UFSC). Chefe do Centro de Pesquisa Clínica Projeto HPV do Hospital Universitário da UFSC. Membro da Comissão Nacional de Vacinas da Federação Brasileira das Associações de Ginecologia e Obstetrícia (Febrasgo). Membro da International Papillomavirus Society. Doutor em Medicina pela Universidade

Federal de São Paulo (Unifesp). Mestre em Ginecologia pela Universidade Federal do Paraná (UFPR).

Edmund Chada Baracat. Professor Titular de Ginecologia do Departamento de Obstetrícia e Ginecologia do Hospital das Clínicas da Faculdade de Medicina da Universidade de São Paulo (HCFMUSP). Presidente da Comissão de Graduação da FMUSP.

Eduardo Batista Cândido. Professor Adjunto do Departamento de Ginecologia e Obstetrícia da Universidade Federal de Minas Gerais (UFMG). Doutor em Saúde da Mulher pela UFMG. Mestre em Ginecologia pela Universidade Estadual Paulista (Unesp).

Elisa Beatriz Simioni. Mestranda pelo Hospital de Câncer de Barretos (HCB). Especialização em Endoscopia Ginecológica pelo Hospital Pérola Byington. Especialização em Ginecologia Oncológica pelo HCB. Ginecologista e Obstetra pela Universidade Estadual de Londrina (UEL).

Ênio Luis Damaso. Médico Assistente no Departamento de Ginecologia e Obstetrícia da Faculdade de Medicina de Ribeirão Preto da Universidade de São Paulo (FMRP/USP). Chefe do setor de Ginecologia e Obstetrícia no Centro de Saúde Escola Professor Doutor Joel Domingos Machado da FMRP/USP. Mestre em Tocoginecologia pela FMRP/USP. Ginecologista e Obstetra pelo Hospital das Clínicas da FMRP/USP.

Érico Lustosa Ferreira. Chefe do Serviço de Ginecologia Oncológica do Instituto Nacional de Câncer (INCA). Chefe de Serviço de Ginecologia do Hospital da Mulher Mariska Ribeiro. Cirurgião especializado em Cirurgia Minimamente Invasiva. Cirurgião robótico. Proctor de Cirurgia Robótica da Rede D'or e do Hospital São Lucas. Mestre em Ginecologia pela Universidade Federal do Estado do Rio de Janeiro (Unirio).

Euler de Azevedo Neto. Graduando de Medicina da Universidade Anhanguera-Uniderp.

Fabiene Vale. Ginecologista e Obstetra. Doutora e Mestre pela Faculdade de Medicina da Universidade Federal de Minas Gerais (FM/UFMG). Coordenadora do ambulatório de Sexologia do Hospital das Clínicas da FM/UFMG.

Felipe Pereira Zerwes. Professor Adjunto da Escola de Medicina da Pontifícia Universidade Católica do Rio Grande do Sul (PUCRS). Coordenador do Serviço de Mastologia do Hospital do Câncer Mãe de Deus. Coordenador da prova de Título de Especialista em Mastologia (TEMa) da Sociedade Brasileira de Mastologia (SBM). Doutor e Mestre em Medicina pela Universidade Federal do Rio de Janeiro (UFRJ). Ex-*fellow* do Instituto Europeu de Oncologia (Itália).

Fernanda Paludetto Rodrigues. Médica Residente de Ginecologia e Obstetrícia do Hospital Materno Infantil de Goiânia.

Flávia Neves Bueloni-Dias. Médica Assistente, responsável pelo Serviço de Histeroscopia e Planejamento Familiar do Hospital das Clínicas da Faculdade de Medicina de Botucatu da Universidade Estadual Paulista (HCFMB/Unesp). Doutora e Mestre em Ginecologia pelo Programa de Pós-Graduação em Ginecologia, Obstetrícia e Mastologia da FMB/Unesp. Especialização em Endoscopia Ginecológica pelo Centro de Referência da

Saúde da Mulher do Hospital Pérola Byington. *Fellowship* em Endoscopia Ginecológica pelo Centro Hospitalar e Universitário de Clermont-Ferrand e pelo Centro Internacional de Cirurgia Endoscópica (CICE) em Clermont-Ferrand (França). Residência Médica em Ginecologia e Obstetrícia pela FMB/Unesp. Graduada pela Faculdade de Medicina de Catanduva.

Flavia Tarabini Castellani Asmar. Professora do Departamento de Ginecologia e Obstetrícia da Universidade Federal do Rio de Janeiro (UFRJ). Doutoranda e Mestre em Ginecologia, Obstetrícia e Mastologia pela Universidade Estadual Paulista (Unesp).

Flora de Moraes Lino da Silva. Oncologista clínica no Hospital Federal de Ipanema. Médica da Pesquisa Clínica do Instituto Nacional de Câncer (INCA). Residência Médica em Oncologia Clínica pelo INCA e em Medicina Interna pelo Hospital São José, de Santa Catarina. Graduada pela Universidade do Extremo Sul Catarinense (Unesc).

Francisco Pimentel Cavalcante. Mastologista do Instituto do Câncer do Ceará (ICC). Mastologista do Hospital Geral de Fortaleza (HGF). Membro da Comissão do Título de Especialista em Mastologia (TEMa) e da Comissão de Oncoplastia da Sociedade Brasileira de Mastologia (SBM). Membro da Comissão de Mastologia da Federação Brasileira das Associações de Ginecologia e Obstetrícia (Febrasgo).

Frederico José Silva Corrêa. Professor Assistente de Ginecologia da Universidade de Brasília (UnB). Coordenador do setor de Endometriose do Hospital Universitário de Brasília (HUB/UnB). Médico Assistente no setor de Reprodução Humana e Endoscopia Ginecológica do Hospital Materno Infantil de Brasília (HMIB). Supervisor do Programa de Residência Médica em Endoscopia Ginecológica do HMIB. Membro da Comissão Nacional Especializada em Endometriose da Federação Brasileira das Associações de Ginecologia e Obstetrícia (Febrasgo). Diretor da FertilCare – Centro de Medicina Reprodutiva. Mestre pela Universidade Católica de Brasília (UCB).

G. Willy Davila. Chairman, Department of Gynecology, Section of Urogynecology and Reconstructive Pelvic Surgery. Cleveland Clinic Florida, Weston, Florida, USA.

George Queiroz Vaz. Professor Assistente de Ginecologia da Faculdade de Ciências Médicas da Universidade do Estado do Rio de Janeiro (UERJ). Professor do curso de pós-graduação em Reprodução Humana Assistida, uma parceria Vida – Centro de Fertilidade e Universidade Unigranrio. Médico da Clínica Vida – Centro de Fertilidade. Médico do setor de Reprodução Humana do Hospital Universitário Pedro Ernesto (HUPE/UERJ). Doutor em Ciências Médicas pela UERJ. Mestre em Reprodução Humana pela Universidade de Valencia (Espanha).

Gerson Lopes. Vice-Presidente da Comissão de Sexologia da Federação Brasileira das Associações de Ginecologia e Obstetrícia (Febrasgo). Coordenador do Departamento de Medicina Sexual do Hospital Mater Dei, em Minas Gerais. Ginecologista com atuação em Sexologia pela Febrasgo.

Giovanna Serra da Cruz Vendas. Graduanda de Medicina da Universidade Anhanguera-Uniderp.

Giuliano Moysés Borrelli. Médico Assistente e responsável pelo setor de Endoscopia Ginecológica do Hospital Heliópolis, UGA I, SUS/SP. Pós-doutorando no setor de Endometriose do Departamento de Obstetrícia e Ginecologia da Faculdade de Medicina da Universidade de São Paulo (FMUSP). Doutor em Ciências pela FMUSP.

Glaucia Alves e Carvalho. Mestranda do Programa de Pós-Graduação em Ginecologia e Obstetrícia da Universidade Federal do Rio Grande do Sul (UFRGS). Residência Médica em Ginecologia e Obstetrícia pelo Hospital de Clínicas de Porto Alegre (HCPA/UFRGS). Residência Médica de quarto ano opcional com ênfase em Ginecologia Oncológica pela Universidade Federal de Ciências da Saúde de Porto Alegre (UFCSPA).

Gláucia M. F. S. Mazeto. Professora Adjunta de Endocrinologia e Metabologia da Faculdade de Medicina de Botucatu da Universidade Estadual Paulista (FMB/Unesp). Responsável pelos ambulatórios de Tireopatias e Neoplasias da Tireoide do Hospital das Clínicas de Botucatu (HCFMB/Unesp). Pós-doutorado pelo Instituto de Patologia e Imunologia Molecular da Universidade do Porto (Portugal). Livre-docente em Endocrinologia e Metabologia e Doutora em Patologia pela FMB/Unesp.

Gustavo Arantes Rosa Maciel. Professor Assistente Livre-docente de Ginecologia do Departamento de Obstetrícia e Ginecologia do Hospital das Clínicas da Faculdade de Medicina da Universidade de São Paulo (HCFMUSP).

Gustavo Falcão Gama. Professor da Faculdade de Medicina de Teresópolis do Centro Universitário Serra dos Órgãos (Unifeso). Professor da pós-graduação em Endoscopia Ginecológica da Faculdade de Ciências Médicas e da Saúde de Juiz de Fora e Instituto Crispi de Cirurgias Minimamente Invasivas (Suprema/ICCMI). Coordenador do Serviço de Ginecologia e Obstetrícia do Hospital das Clínicas de Teresópolis Constantino Ottaviano (HCTCO/Unifeso). Coordenador da Residência Médica em Ginecologia e Obstetrícia do HCTCO/Unifeso. Especialista em Ginecologia e Obstetrícia pela Federação Brasileira das Associações de Ginecologia e Obstetrícia (Febrasgo). Especialização em Ginecologia Oncológica pelo Instituto Mário Penna. Pós-graduado em Endoscopia Ginecológica pelo Unifeso/ICCMI.

Gustavo Guitmann. Coordenador do Departamento de Ginecologia Oncológica do Americas Oncologia. Cirurgião oncológico do Departamento de Ginecologia Oncológica do Instituto Nacional de Câncer (INCA).

Gustavo Rubino de Azevedo Focchi. Professor Adjunto do Departamento de Patologia da Universidade Federal de São Paulo (Unifesp). Doutor pelo curso de pós-graduação em Patologia pela Unifesp.

Helizabet Salomão Abdalla-Ribeiro. Professora Assistente da Faculdade de Ciências Médicas da Santa Casa de São Paulo. Chefe do setor de Endoscopia Ginecológica da Santa Casa de São Paulo.

Henrique Budib Dorsa Pontes. Graduando de Medicina da Universidade Anhanguera-Uniderp.

Hildoberto Carneiro de Oliveira. Professor Titular de Ginecologia da Faculdade de Ciências Médicas da Universidade do Estado do Rio de Janeiro (UERJ). Professor Adjunto de Ginecologia da Faculdade de Medicina da Universidade Federal do Rio de Janeiro (UFRJ). Livre-docente de Ginecologia da Universidade Federal do Estado do Rio de Janeiro (Unirio). Professor de Ginecologia da Faculdade de Medicina da Universidade Iguaçu (UNIG). Membro Titular do Colégio Brasileiro de Cirurgiões (CBC), da Academia de Medicina do Estado do Rio de Janeiro (Acamerj) e da Academia Nacional de Medicina (ANM).

Ivan Araujo Penna. Professor Associado de Ginecologia da Universidade Federal Fluminense (UFF). Doutor e Mestre em Tocoginecologia pela Faculdade de Medicina de Ribeirão Preto da Universidade de São Paulo (FMRP/USP). *Fellowship research* em Infertilidade pela Yale University (EUA).

Ivan Penaloza Toledano. Professor de Ginecologia da Faculdade de Medicina da Universidade Estácio de Sá (Unesa). Especialista em Ginecologia e Obstetrícia pela Federação Brasileira das Associações de Ginecologia e Obstetrícia (Febrasgo). Pós-graduando em Ultrassonografia em Ginecologia e Obstetrícia pela Faculdade de Tecnologia em Saúde (Fatesa).

Jaime Kulak Junior. Professor Adjunto do Departamento de Tocoginecologia da Universidade Federal do Paraná (UFPR). Vice-coordenador do Programa de Pós-Graduação em Tocoginecologia da UFPR. Doutor em Ginecologia pela Faculdade de Medicina de Ribeirão Preto da Universidade de São Paulo (FMRP/USP) e pela Yale University (EUA). Mestre em Medicina Interna pela UFPR.

Jaqueline Brendler. Vice-presidente segunda da Federação Latino-Americana de Sociedades de Sexologia e Educação Sexual (Flasses). Ex-presidente da Sociedade Brasileira de Estudos em Sexualidade Humana (Sbrash) (2003-2005). Membro do Comitê Executivo da World Association for Sexual Health (WAS), da Academia Internacional de Sexologia Médica (AISM) e da Comissão Nacional Especializada em Sexologia da Federação Brasileira das Associações de Ginecologia e Obstetrícia (Febrasgo). Ginecologista com área de atuação em Sexologia pela Febrasgo/AMB. Especialista em Sexualidade Humana pela Sbrash.

João Pedro Junqueira Caetano. Professor convidado da pós-graduação da Faculdade de Ciências Médicas de Minas Gerais. Diretor-presidente do Grupo Pró-Criar de Medicina Reprodutiva. Presidente da Sociedade Brasileira de Reprodução Humana (SBRH) (2017-2018). Membro da Câmara Técnica de Reprodução Assistida do Conselho Federal de Medicina (CFM) e do Conselho Regional de Medicina de Minas Gerais (CRMMG). Membro da Comissão Nacional Especializada em Reprodução Humana da Federação Brasileira das Associações de Ginecologia e Obstetrícia (Febrasgo) (2016-2018). Título de habilitação em Histeroscopia e Ultrassonografia pela Febrasgo. Doutor e Mestre pela Universidade Federal de Minas Gerais (UFMG). Pós-graduado em Fertilização *in Vitro* pela Universidade de Paris XI (França), Serviço do Prof. René Frydman.

José Carlos Damian Jr. Médico de Ginecologia do setor de Cirurgia Pélvica do Hospital Universitário Pedro Ernesto (HUPE/UERJ).

José Eleutério Jr. Professor Associado do Departamento de Saúde Materno-Infantil da Universidade Federal do Ceará (UFC). Doutor em Tocoginecologia pela Faculdade de Ciências Médicas da Universidade Estadual de Campinas (Unicamp). Mestre em Patologia pela Faculdade de Medicina da UFC. Presidente da Comissão Nacional Especializada em Doenças Infectocontagiosas da Federação Brasileira das Associações de Ginecologia e Obstetrícia (Febrasgo). Membro da International Academy of Cytology. Secretário-geral da Associação Brasileira de Patologia do Trato Genital Inferior e Colposcopia (ABPTGIC). Secretário-geral da Sociedade Brasileira de Doenças Sexualmente Transmissíveis (SBDST).

José Maria Soares Júnior. Professor Associado Livre-docente de Ginecologia do Departamento de Obstetrícia e Ginecologia do Hospital das Clínicas da Faculdade de Medicina da Universidade de São Paulo (HCFMUSP). Vice-chefe do Departamento de Obstetrícia e Ginecologia e Supervisor do setor de Ginecologia Endócrina e Climatério do HCFMUSP.

Julia Alencar Leite. Cirurgiã do Departamento de Ginecologia Oncológica do Americas Oncologia. Ex-residente do Instituto Nacional de Câncer (INCA).

Kadija Rahal Chrisostomo. Especialista em Ginecologia e Obstetrícia pela Federação Brasileira das Associações de Ginecologia e Obstetrícia/Associação Médica Brasileira (Febrasgo/AMB) e em Ultrassonografia em Ginecologia e Obstetrícia e em Densitometria Óssea pela Febrasgo/AMB/Colégio Brasileiro de Radiologia e Diagnóstico por Imagem. Mestre em Tocoginecologia pela Universidade Federal do Paraná (UFPR). Especialização em Ginecologia Endócrina pela Universidade de São Paulo (USP).

Karen Soto Perez Panisset. Professora de Ginecologia da Universidade Federal Fluminense (UFF). Professora da pós-graduação em Videoendoscopia Ginecológica da Faculdade de Ciências Médicas e da Saúde de Juiz de Fora (Suprema). Coordenadora do setor de Ginecologia e Cirurgia Minimamente Invasiva da Perinatal Barra.

Karina Pederiva Mazzarino-Bassols. Especialista em Ginecologia e Obstetrícia pela Federação Brasileira das Associações de Ginecologia e Obstetrícia (Febrasgo). Doutoranda em Ginecologia e Obstetrícia pela Universidade Federal do Rio Grande do Sul (UFRGS). Mestre em Patologia pela Universidade Federal de Ciências da Saúde de Porto Alegre (UFCSPA). Especialização em Ginecologia Oncológica pela UFCSPA.

Laura S. Ward. Professora Titular de Clínica Médica da Faculdade de Ciências Médicas da Universidade Estadual de Campinas (Unicamp). Diretora do Departamento de Tireoide da Sociedade Brasileira de Endocrinologia e Metabologia (SBEM). Vice-presidente da SBEM/SP.

Leandro Moreno Silveira da Silva. Preceptor da Residência Médica de Oncologia Clínica do Instituto Nacional de Câncer (INCA). Oncologista clínico do INCA e do Americas Oncologia. Pesquisador do Instituto COI.

Leonardo Matheus Ribeiro Pereira. Professor convidado da pós-graduação em Endocrinologia Ginecológica da Faculdade de Ciências Médicas de Minas Gerais. Médico Associado da Clínica Pró-Criar. Membro do corpo clínico do Hospital Biocor.

Especialista em Ginecologia e Obstetrícia pela Federação Brasileira das Associações de Ginecologia e Obstetrícia (Febrasgo). Mestre pelo Programa de Pós-Graduação em Saúde da Mulher da Universidade Federal de Minas Gerais (UFMG). Especialização em Medicina Reprodutiva pelo Hospital das Clínicas da UFMG.

Leonardo Ribeiro Soares. Médico Assistente do Instituto de Mastologia e Oncologia (IMO). Médico Titular do Hospital das Clínicas da Universidade Federal de Goiás (HC/UFG) e do Hospital da Mulher e Maternidade Dona Íris (HMMDI).

Lilian Dantonino Faroni. Médica rádio-oncologista do Americas Oncologia. Membro da American Society for Radiation Oncology (Astro) e do EVA – Grupo Brasileiro de Tumores Ginecológicos. Doutoranda em Oncologia Clínica pelo Instituto D'Or de Pesquisa e Ensino (IDOR). Mestre em Oncologia Clínica pelo Instituto Nacional de Câncer (INCA). *Fellow* em Radiocirurgia pela Washington University (EUA).

Luciano Gibran. Diretor do Núcleo de Endoscopia Ginecológica e Endometriose do Centro de Referência da Saúde da Mulher do Estado de São Paulo, Hospital Pérola Byington. Diretor financeiro da Sociedade Brasileira de Endometriose e Ginecologia Minimamente Invasiva (SBE). Doutor em Ciências pela Faculdade de Medicina da Universidade de São Paulo (FMUSP).

Luciano Melo Pompei. Professor Assistente de Ginecologia da Faculdade de Medicina do ABC (FMABC). Livre-docente em Ginecologia pela Faculdade de Medicina da Universidade de São Paulo (FMUSP).

Maiara Conzatti. Médica Residente em Medicina de Família e Comunidade do Programa de Residência Médica do Hospital de Clínicas de Porto Alegre (HCPA).

Marcelo de Andrade Vieira. Cirurgião oncológico. Coordenador do Departamento de Ginecologia Oncológica do Hospital de Câncer de Barretos (HCB). Mestre em Oncologia e Doutorando pelo HCB.

Marcelo Luis Steiner. Professor Afiliado do Departamento de Ginecologia da Faculdade de Medicina do ABC (FMABC), no setor de Ginecologia Endócrina, Climatério e Planejamento Familiar.

Marcelo Vieira. Doutor em Medicina pela Faculdade de Medicina do ABC (FMABC). Urologista dos Projetos ALFA e BETA.

Marcia Barbieri. Professora Associada da Escola Paulista de Enfermagem da Universidade Federal de São Paulo (Unifesp). Doutora pela Escola de Enfermagem da Universidade de São Paulo (USP). Mestre em Enfermagem Obstétrica pela Unifesp.

Marco Aurélio Albernaz. Coordenador da Residência Médica de Ginecologia e Obstetrícia e Chefe da Divisão de Ensino e Pesquisa do Hospital Materno Infantil de Goiânia. Tesoureiro da Associação Brasileira de Climatério. Membro da Comissão Nacional Especializada em Climatério da Federação Brasileira das Associações de Ginecologia e Obstetrícia (Febrasgo).

Marco Aurelio Pinho Oliveira. Professor Adjunto e Chefe da disciplina de Ginecologia da Faculdade de Ciências Médicas da Universidade do Estado do Rio de Janeiro (UERJ).

Marcos Felipe Silva de Sá. Professor Titular do Departamento de Ginecologia e Obstetrícia da Faculdade de Medicina de Ribeirão Preto da Universidade de São Paulo (FMRP/USP). Diretor Científico da Federação Brasileira das Associações de Ginecologia e Obstetrícia (Febrasgo). Doutor e Mestre em Tocoginecologia pela USP.

Marcos Tcherniakovsky. Chefe do setor de Videoendoscopia da Faculdade de Medicina do ABC (FMABC).

Marcos Venicio Alves Lima. Professor Mestre e Doutor em Farmacologia pela Universidade Federal do Ceará (UFC). Professor de Práticas Médicas em Cirurgia do Curso de Medicina da Universidade Estadual do Ceará (UECE). Professor convidado externo do Mestrado em Saúde Pública da UECE. Professor e Coordenador Operacional do Doutorado Interinstitucional (Dinter) da Fundação Antônio Prudente, de São Paulo, em parceria com o Instituto do Câncer do Ceará (ICC). Especialista em Cirurgia pelo Colégio Brasileiro de Cirurgiões (CBC) e em Mastologia pela Sociedade Brasileira de Mastologia (SBM). Residência Médica em Cirurgia Geral pela UFC e em Cirurgia Oncológica pelo Instituto Nacional de Câncer (INCA).

Maria Auxiliadora Budib. Professora da Faculdade de Medicina da Universidade Federal de Mato Grosso do Sul (UFMS). Mestre em Ginecologia pela Escola Paulista de Medicina (Unifesp).

Maria Beatriz Bracco Suarez. Mestranda em Tocoginecologia pela Universidade Estadual de Campinas (Unicamp). Especialização em Endoscopia Ginecológica e Endometriose pelo Hospital Pérola Byington. Ginecologista e Obstetra pela Unicamp.

Maria Cândida Pinheiro Baracat. Assistente e Pós-graduanda de Ginecologia do Departamento de Obstetrícia e Ginecologia do Hospital das Clínicas da Faculdade de Medicina da Universidade de São Paulo (HCFMUSP).

Maria Cecília Erthal de Campos Martins. Coordenadora do curso de pós-graduação em Reprodução Humana Assistida, uma parceria Vida – Centro de Fertilidade e Universidade Unigranrio. Diretora-médica da Clínica Vida – Centro de Fertilidade. Especialista em Reprodução Humana Assistida pela Red Latinoamericana de Reproducción Asistida (Redlara), em Reprodução Humana Assistida pela Sociedade Brasileira de Reprodução Assistida (SBRA), e em Videoendoscopia pela Federação Brasileira das Associações de Ginecologia e Obstetrícia (Febrasgo).

Maria Celeste Osorio Wender. Professora Titular de Ginecologia e Obstetrícia da Universidade Federal do Rio Grande do Sul (UFRGS). Coordenadora do Programa de Pós-graduação em Ciências da Saúde: Ginecologia e Obstetrícia da UFRGS. Coordenadora do Ambulatório de Climatério e Contracepção em Situações Especiais do Hospital de Clínicas de Porto Alegre (HCPA). Chefe do Serviço de Ginecologia e Obstetrícia do HCPA. Vice-presidente da Federação Brasileira das Associações de Ginecologia e Obstetrícia (Febrasgo), Região Sul. Presidente da Comissão Nacional Especializada em Climatério da Febrasgo.

Maria Célia Mendes. Professora do setor de Reprodução Humana do Departamento de Ginecologia e Obstetrícia da Faculdade de Medicina de Ribeirão Preto da Universidade de São

Paulo (FMRP/USP). Coordenadora do Ambulatório de Climatério do Hospital das Clínicas da FMRP/USP. Doutora e Mestre pela FMRP/USP.

Maria do Carmo de Andrade Silva. Professora de Ginecologia do Curso de Medicina da Universidade Estácio de Sá (Unesa). Psicóloga clínica. Especialista em Educação Sexual e Terapia Sexual pela Sociedade Brasileira em Estudos de Sexualidade Humana (Sbrash). Livre-docente em Sexualidade Humana e Mestre em Psicologia Social pela Universidade Gama Filho (UGF).

Marianne Cecília da Costa Soares. Mestranda no Departamento Materno-Infantil da Universidade Federal Fluminense (UFF). Pós-graduada em Endoscopia Ginecológica no Instituto Crispi de Cirurgias Minimamente Invasivas. Residência Médica em Endoscopia Ginecológica e em Ginecologia e Obstetrícia pelo Hospital Universitário Antonio Pedro (HUAP/UFF).

Mauri José Piazza. Professor Titular de Ginecologia do Departamento de Tocoginecologia do setor de Ciências da Saúde da Universidade Federal do Paraná (UFPR). Doutor em Ginecologia pela Universidade Federal do Rio de Janeiro (UFRJ). Mestre em Cirurgia pela UFPR.

Mauro Romero Leal Passos. Professor Titular e Chefe do setor de Doenças Sexualmente Transmissíveis da Universidade Federal Fluminense (UFF). Presidente da Associação de Ginecologia e Obstetrícia do Estado do Rio de Janeiro (Sgorj).

Narayana Ravásio Franklin de Sant'Anna. Mestre em Ciências pela Faculdade de Medicina de Jundiaí (FMJ).

Natália Cristina Cardoso Nunes. Médica oncologista clínica. Médica oncologista do Instituto Nacional de Câncer (INCA).

Natalia Faria Carvalhosa dos Santos. Advogada com Especialização em Estado e Direito pela Associação do Ministério Público do Estado do Rio de Janeiro em parceria com a Universidade Cândido Mendes. Graduada pela Faculdade de Direito da Universidade Federal do Rio de Janeiro (UFRJ).

Nathalia Gavros Palandri de Azevedo. Pós-graduanda do Departamento de Tocoginecologia da Faculdade de Medicina de Jundiaí (FMJ).

Newton Eduardo Busso. Professor Doutor do Departamento de Obstetrícia e Ginecologia da Santa Casa de São Paulo. Presidente da Comissão Nacional Especializada em Reprodução Assistida da Federação Brasileira das Associações de Ginecologia e Obstetrícia (Febrasgo). Vice-presidente da Associação Latino-Americana de Medicina Reprodutiva (Almer).

Nilma Antas Neves. Professora Associada de Ginecologia da Universidade Federal da Bahia (UFBA). Membro da Sociedade Internacional para o Estudo de Doenças Vulvovaginais (ISSVD). Doutora em Imunologia e Mestre em Assistência Materno-Infantil pela UFBA.

Octacílio Figueirêdo Netto. Professor Doutor Associado do Departamento de Ginecologia e Obstetrícia da Universidade Estadual de Londrina (UEL). Professor Doutor do curso de pós-graduação em Cirurgia Vaginal e Uroginecologia da Faculdade de Ciências Médicas de Minas Gerais.

Paula Vieira Nunes Brito. Residência Médica em Ginecologia e Obstetrícia e em Reprodução Assistida pelo Hospital Materno Infantil de Brasília. Médica Assistente da FertilCare – Centro de Medicina Reprodutiva. Graduada pela Universidade de Brasília (UnB).

Paulo Ayroza Ribeiro. Professor Adjunto da Faculdade de Ciências Médicas da Santa Casa de São Paulo (FCMSCSP). Diretor do Departamento de Obstetrícia e Ginecologia da FCMSCSP.

Paulo César Giraldo. Professor Titular do Departamento de Tocoginecologia da Universidade Estadual de Campinas (Unicamp). Presidente da Associação de Obstetrícia e Ginecologia do Estado de São Paulo (Sogesp). Pós-doutorado na Weill Cornell Medical College da Cornell University (Nova York, EUA).

Paulo Gallo de Sá. Professor Assistente de Ginecologia da Faculdade de Ciências Médicas da Universidade do Estado do Rio de Janeiro (UERJ). Professor do curso de pós-graduação em Endoscopia Ginecológica da Faculdade de Ciências Médicas e da Saúde de Juiz de Fora (Suprema)/Instituto Crispi de Cirurgias Minimamente Invasivas. Professor do curso de pós-graduação em Reprodução Humana Assistida, uma parceria Vida – Centro de Fertilidade e Universidade Unigranrio. Diretor-médico da Clínica Vida – Centro de Fertilidade. Primeiro vice-presidente da Sociedade Brasileira de Reprodução Humana (SBRH) (2016-2018). Membro da Comissão Nacional Especializada em Reprodução Humana da Febrasgo. Especialista em Reprodução Humana pela Federação Brasileira das Associações de Ginecologia e Obstetrícia (Febrasgo). Mestre em Ginecologia pela Universidade Federal do Rio de Janeiro (UFRJ). Chefe do setor de Reprodução Humana do Hospital Universitário Pedro Ernesto (HUPE/UERJ).

Priscila Morais Galvão Souza. Médica Assistente da Unidade de Ginecologia e Obstetrícia do Hospital Regional de Ceilândia. Médica Assistente da FertilCare – Centro de Medicina Reprodutiva. Especialista em Ginecologia e Obstetrícia pela Federação Brasileira das Associações de Ginecologia e Obstetrícia (Febrasgo). Residência Médica em Ginecologia e Obstetrícia pelo Hospital Universitário de Brasília. Graduada pela Universidade de Brasília (UnB).

Raphael Camara. Ginecologista da Universidade Federal do Rio de Janeiro (UFRJ). Coordenador da Residência Médica em Ginecologia da UFRJ. Doutor em Ginecologia pela Universidade Federal de São Paulo (Unifesp). Mestre em Epidemiologia pelo Instituto de Medicina Social da Universidade do Estado do Rio de Janeiro (UERJ). Especialização em Reprodução Humana pela UERJ e em Laparoscopia e Histeroscopia pela Fundação Oswaldo Cruz (Fiocruz). MBA Executivo em Saúde pela Fundação Getulio Vargas (FGV).

Renata Ferri Macchione. R3 do Serviço de Ginecologia e Obstetrícia do Instituto de Ginecologia e Maternidade Escola da Universidade Federal do Rio de Janeiro (UFRJ).

Renata Lopes Britto. Professora Doutora de Ginecologia do Departamento de Ginecologia, Obstetrícia e Reprodução Humana da Faculdade de Medicina da Universidade Federal da Bahia (UFBA). Responsável pelo Internato em Ginecologia do Hospital Universitário Professor Edgard Santos (HUPES). Professora do quadro permanente do Programa de

Pós-graduação em Medicina e Saúde da UFBA. Professora Titular de Saúde da Mulher da Universidade Salvador (Unifacs). Responsável pela disciplina Saúde da Mulher e Internato em Saúde da Mulher da Unifacs. Presidente da Comissão de Ensino e Residência Médica da Associação de Obstetrícia e Ginecologia da Bahia (Sogiba).

Ricardo Cavalcanti. Professor Catedrático de Anatomofisiologia da Escola Superior de Educação Física da Universidade Federal de Pernambuco (UFPE). Professor Titular de Antropologia da Universidade Católica de Pernambuco (Unicap). Coordenador da pós-graduação *lato sensu* em Sexologia Clínica da Escola Bahiana de Medicina e Saúde Pública. Presidente da Federação Latino-Americana de Sociedades de Sexologia e Educação Sexual (Flasses). Presidente da Comissão Nacional Especializada em Sexologia da Federação Brasileira das Associações de Ginecologia e Obstetrícia (Febrasgo). Presidente da Academia Internacional de Sexologia Médica.

Ricardo Cristiano Leal da Rocha. Professor Adjunto de Ginecologia do Centro de Ciências da Saúde de Vitória (Emescam). Coordenador do ambulatório de Ginecologia Infantopuberal da Santa Casa de Misericórdia de Vitória. Membro da Comissão Nacional Especializada em Ginecologia Infantopuberal da Federação Brasileira das Associações de Ginecologia e Obstetrícia (Febrasgo). Membro da Sociedade Brasileira de Obstetrícia e Ginecologia da Infância e Adolescência (Sogia). Especialista em Ginecologia e Obstetrícia pela Febrasgo e em Ginecologia Infantopuberal pela Sogia. Doutor pela Escola Paulista de Medicina da Universidade Federal de São Paulo (Unifesp). Mestre em Ginecologia pela Universidade Federal do Rio de Janeiro (UFRJ).

Ricardo dos Santos Simões. Médico Assistente de Ginecologia no Hospital Universitário da Universidade de São Paulo (HU/USP) e no Hospital das Clínicas da Faculdade de Medicina da Universidade de São Paulo (HCFMUSP). Doutor e Mestre em Obstetrícia e Ginecologia pela FMUSP.

Ricardo Mello Marinho. Professor Adjunto de Ginecologia da Faculdade de Ciências Médicas de Minas Gerais. Professor da Faculdade de Medicina de Barbacena. Diretor científico do grupo Pró-Criar de Medicina Reprodutiva. Tesoureiro da Sociedade Brasileira de Reprodução Humana (2017-2018). Certificado de atuação em Reprodução Assistida pela Federação Brasileira das Associações de Ginecologia e Obstetrícia (Febrasgo). Doutor pela Escola Paulista de Medicina da Universidade Federal de São Paulo (Unifesp). Mestre em Ginecologia e Obstetrícia pela Universidade Federal de Minas Gerais (UFMG). Especialização em Fertilização *in Vitro* no Hammersmith Hospital (Londres, Reino Unido).

Roberta Ávila do Nascimento Tavares. Médica Assistente do Núcleo de Endoscopia Ginecológica e Endometriose do Centro de Referência da Saúde da Mulher do Estado de São Paulo, no Hospital Pérola Byington. Médica Assistente do Centro de Atenção Integral à Saúde da Mulher, no Hospital da Mulher Prof. Dr. José Aristodemo Pinotti. Especialista em Ginecologia e Obstetrícia e Endoscopia Ginecológica pela Federação Brasileira das Associações de Ginecologia e Obstetrícia (Febrasgo). *Fellow* na International School of Surgical Anatomy (Verona, Itália).

Rodolfo Strufaldi. Professor Afiliado de Ginecologia da Faculdade de Medicina do ABC (FMABC). Coordenador Médico do Centro de Atenção Integral a Saúde da Mulher (Caism). Doutor e Mestre em Ginecologia pela FMABC.

Rogério Bonassi Machado. Professor Adjunto do Departamento de Tocoginecologia da Faculdade de Medicina de Jundiaí (FMJ). Presidente da Comissão Nacional Especializada em Anticoncepção da Federação Brasileira das Associações de Ginecologia e Obstetrícia (Febrasgo). Doutor em Ginecologia pela Escola Paulista de Medicina da Universidade Federal de São Paulo (Unifesp).

Rogério César Bocardo. Pós-graduando do Departamento de Tocoginecologia da Faculdade de Medicina de Jundiaí (FMJ).

Rosita Fontes. Professora Doutora em Endocrinologia pela Universidade Federal do Rio de Janeiro (UFRJ). Médica e Preceptora de Residência Médica do Instituto Estadual de Diabetes e Endocrinologia Luiz Capriglione (IEDE). Professora Associada do curso de especialização em Endocrinologia e Metabologia da Pontifícia Universidade Católica do Rio de Janeiro (PUC-Rio). Endocrinologista da DASA. Membro da Sociedade Brasileira de Endocrinologia e Metabologia (SBEM).

Ruffo de Freitas Junior. Professor Associado da Faculdade de Medicina da Universidade Federal de Goiás (UFG). Médico Titular do Hospital Araújo Jorge. Doutor e Mestre pela Universidade Estadual de Campinas (Unicamp).

Ruth Clapauch. Professora do Departamento de Ginecologia e Obstetrícia e Orientadora do Programa de Pós-graduação (Mestrado e Doutorado) em Fisiopatologia Clínica e Experimental (Fisclinex) da Universidade do Estado do Rio de Janeiro (UERJ). Ex-presidente (2001-2005) e atual Diretora do Departamento de Endocrinologia Feminina e Andrologia da SBEM. Presidente da Comissão de Educação Médica Continuada da SBEM (2005-2008). Coordenadora da Comissão de Desreguladores Endócrinos da SBEM-RJ (2012). Criadora do setor de Endocrinologia Feminina e Andrologia do Hospital da Lagoa. Especialista em Endocrinologia pela Sociedade Brasileira de Endocrinologia e Metabologia (SBEM). Doutora em Biociências pela UERJ. Mestre em Endocrinologia pela Universidade Federal do Rio de Janeiro (UFRJ). Organizadora do livro *Endocrinologia Feminina e Andrologia*, publicado pela Guanabara Koogan, atualmente em sua 2ª edição.

Samantha Condé. Professora Auxiliar de Ginecologia da Universidade Estácio de Sá (Unesa). Professora no curso de pósgraduação de Ginecologia e responsável pelo setor de Uroginecologia da 28ª enfermaria da Santa Casa de Misericórdia do Rio de Janeiro. Diretora executiva na Clínica Condé. Mestre pelo Mestrado Profissional em Gestão do Trabalho para Qualidade do Ambiente Construído da Universidade Santa Úrsula (MPGTQAC/USU).

Sidney Glina. Professor Titular de Urologia da Faculdade de Medicina do ABC (FMABC). Diretor do Projeto ALFA. Urologista do Instituto H. Ellis.

Suzana Pessini. Professora Adjunta do Departamento de Ginecologia e Obstetrícia da Universidade Federal do Rio Grande do Sul (UFRGS). Membro da Comissão Nacional Especializada em Ginecologia Oncológica da Federação Brasileira das Associações de Ginecologia e Obstetrícia (Febrasgo). Doutora e Mestre pela Universidade Federal de Ciências da Saúde de Porto Alegre (UFCSPA).

Tatiana Serra da Cruz. Professora da Faculdade de Medicina da Universidade Federal de Mato Grosso do Sul (UFMS). Mestre em Ginecologia pela Universidade Federal do Rio de Janeiro (UFRJ).

Tatiana Teixeira Ferreira. Especialista em Ginecologia e Obstetrícia pela Federação Brasileira das Associações de Ginecologia e Obstetrícia (Febrasgo). Pós-graduada em Ginecologia Minimamente Invasiva na área de Concentração de Cirurgia Vaginal e Uroginecologia da Faculdade de Ciências Médicas de Minas Gerais.

Tereza Maria Pereira Fontes. Professora da disciplina de Ginecologia da Universidade Estácio de Sá (Unesa) e da Fundação Técnico-Educacional Souza Marques. Responsável pelo ambulatório de Mastologia do Hospital Municipal da Piedade. Doutora e Mestre pela Universidade Federal de São Paulo (Unifesp).

Thiago Rodrigues Dantas Pereira. Professor do curso de pós-graduação em Endoscopia Ginecológica da Faculdade de Ciências Médicas e da Saúde de Juiz de Fora (Suprema). Médico do Serviço de Ginecologia do Hospital Universitário Pedro Ernesto (HUPE/UERJ) e do Hospital Federal de Bonsucesso. Especialista em Endoscopia Ginecológica pela Federação Brasileira das Associações de Ginecologia e Obstetrícia (Febrasgo). Mestre em Ciências pela Universidade do Estado do Rio de Janeiro (UERJ).

Thiers Soares Raymundo. Médico do setor de Cirurgia Pélvica do Serviço de Ginecologia do Hospital Universitário Pedro Ernesto (HUPE/UERJ).

Thomas Moscovitz. Coordenador do Serviço de Vídeo-histeroscopia da Faculdade de Medicina do ABC (FMABC). Doutor pela Faculdade de Medicina da Universidade de São Paulo (USP).

Vítor Hugo Kussumoto. Médico Residente no Serviço de Ginecologia e Obstetrícia do Hospital Universitário Maria Aparecida Pedrossian (HUMAP/UFMS). Graduado pela Universidade Federal de Mato Grosso do Sul (UFMS).

Waldir Pereira Modotti. Professor Colaborador do Departamento de Ginecologia da Faculdade de Medicina de Botucatu da Universidade Estadual Paulista (FMB/Unesp). Diretor clínico do Instituto de Atendimento Médico-Hospitalar de Assis (IAM-Assis). Doutor e Mestre em Ginecologia pelo Programa de Pós-Graduação em Ginecologia, Obstetrícia e Mastologia da FMB/Unesp. *Fellowship* em Endoscopia Ginecológica na Polyclinique Hôtel Dieu em Clermont Ferrand (França). Residência Médica em Ginecologia e Obstetrícia pela Faculdade de Medicina de Ribeirão Preto da Universidade de São Paulo (FMRP/USP). Graduado pela FMB/Unesp.

Walter Antonio Prata Pace. Professor Doutor e Coordenador-geral da pós-graduação de Ginecologia Minimamente Invasiva da Faculdade de Ciências Médicas de Minas Gerais. Presidente da Federação de Endoscopia e Cirurgia Ginecológica e Obstétrica Brasileira (Fegob). Membro Titular da Academia Mineira de Medicina.

William Kondo. Médico Assistente do Centro Médico Hospitalar Sugisawa. Mestre pelo Programa de Pós-Graduação em Ciências da Saúde da Pontifícia Universidade Católica do Paraná (PUCPR). *Fellowship* em Cirurgia Reconstrutora Pélvica pela Cleveland Clinic Florida (EUA), em Cirurgia Laparoscópica Ginecológica pelo IRCAD (França), e em Endoscopia Ginecológica pela Polyclinique Hôtel Dieu em Clermont-Ferrand (França). Especialização em Cirurgia Laparoscópica pela Irmandade da Santa Casa de Misericórdia de Curitiba. Residência Médica em Cirurgia Geral pela Irmandade da Santa Casa de Misericórdia de Curitiba, em Cirurgia do Trauma pelo Hospital Universitário Cajuru, e em Ginecologia e Obstetrícia pelo Hospital de Clínicas da Universidade Federal do Paraná (UFPR).

Yuri Boniccelli Crempe. Rádio-oncologista do Americas Oncologia.

Dedicatória

Dedico este livro

Aos meus pais, Leban e Amine, que me ensinaram a força da transformação.

À minha esposa, Denise, que me ensinou a ter paciência e carinho, principalmente nos momentos mais difíceis.

Aos meus filhos, Tiago, Bernardo e Rodrigo, que me ensinaram a aprender com exemplos.

Ao meu amigo Elias, grande livreiro da UFF, que, acreditando no meu projeto, me estimulou com todo o apoio.

Aos bons amigos que me ensinaram a acreditar e confiar nas pessoas.

Aos queridos amigos Roberto, Ricardo Bruno e Bernardo, que me ensinaram o fator de multiplicação do trabalho em grupo.

A todos os professores que participaram do grande projeto para a conclusão deste livro, pela capacidade de integração, disposição e interesse pelo ensino.

Aos meus alunos, que confiam no nosso trabalho, com exemplos e paciência, como fator importante na transformação.

Ao grupo GEN, pelo profissionalismo e pela capacidade de entender e traduzir os nossos desejos e projetos.

Ricardo Bassil Lasmar

Este livro nasce de uma amizade franca e sincera. Ainda que não seja uma amizade de tão longa data, parecemos irmãos. Irmãos em tudo, na busca pelo sonho, pela qualidade técnica da medicina em seu ponto de maior exigência e também nas discordâncias e brincadeiras. Não poderia deixar de agradecer por esta amizade, xará!

Agradeço muito à minha esposa, Ana, pois foi fundamental no meu aprimoramento técnico, cultural e pessoal.

Aos meus filhos, Victor e Bernardo, pela parceria, amizade e compreensão dos momentos ausentes.

Ao meu outro filho peludo, Rex, pela amizade, carinho e dedicação sem pedir nada em troca, algo que só um cão pode proporcionar.

Ao meu pai, Eugênio, pelo amor, preocupação e amizade, e à minha falecida mãe, Wilma, por sua determinação em me dar a melhor educação que ela conhecia.

Fico com medo de morrer, pois já fiz filho, já plantei árvore e já escrevi um livro (*meu lado cético e bem-humorado*).

"O professor medíocre descreve. O bom professor explica. O grande professor demonstra. O professor excepcional inspira." (William Arthur Ward)

Ricardo Bruno

Dedico este livro

In memoriam aos meus pais Antonio dos Santos e Daura Carvalhosa dos Santos, que viverão enquanto eu viver.

Aos meus filhos, Roberto, Natalia e Ruan, que são a razão da minha vida e da minha dedicação ao trabalho, ao estudo e ao ensino.

À Tereza Maria Pereira Fontes, minha companheira, mãe exemplar, médica dedicada e professora inata.

Ao Prof. Dr. Ricardo Bassil Lasmar, amigo-irmão, companheiro desde os tempos de Unidade Volante das Pioneiras Sociais, a quem agradeço a oportunidade de participar deste seu sonho, agora transformado em realidade.

Ao Prof. Dr. Ricardo Vasconcellos Bruno, grande amigo, exemplo de profissional da medicina, docente dedicado, formador de opinião.

Ao Prof. Bernardo Portugal Lasmar, jovem brilhante, que tive o prazer de ver nascer para a vida, para a medicina, para a docência e para a literatura médica.

A todos os professores que contemplaram o *Tratado de Ginecologia* com os seus inestimáveis conhecimentos.

Ao grupo GEN, representado pelos seus competentes e incansáveis funcionários, grandes responsáveis por esta realização.

Ao Serviço de Ginecologia do Hospital de Ensino da Piedade, onde desenvolvi e solidifiquei a minha formação médica, principalmente na especialidade ginecológica.

Às Faculdades de Medicina Estácio de Sá e Souza Marques, que me dão a oportunidade de exercer com dignidade a docência médica.

Aos nossos estudantes, graduandos e pós-graduandos, motivo de todo o esforço para a realização deste trabalho.

Roberto Luiz Carvalhosa dos Santos

Aos meus grandes mestres, Prof. Lasmar, Prof. Ricardo Bruno e Prof. Carvalhosa, pelo convite para participar de forma ativa desta obra.

A Gabriela e Antonio, esposa e filho, por todo o carinho e apoio, independentemente dos desafios propostos.

Ao meu pai, professor, amigo e mentor; sem ele não teria chegado tão longe.

À minha mãe, pelos ensinamentos pautados em moral e ética.

À equipe da Ginendo, Lucia, Deise, Valesca, Priscila, Aurea e Vicente, pelo suporte diário na prática clínica e cirúrgica.

Aos meus alunos, pelo estímulo à busca constante de informação.

Bernardo Portugal Lasmar

Apresentação

Um projeto nasce por inquietude e desejo de mudança. Começa a ser montado a partir de ideais transformadores e inclusivos, tornando-se algo grande, complexo, de difícil realização. Este livro não fugiu a esse rito; foi pensado como excelente possibilidade de incluir a ginecologia brasileira no processo de educação para os novos médicos, fazendo com que o conhecimento dessa nobre área circulasse em todas as direções – o saber indo e vindo por meio de professores das diversas regiões do Brasil.

Para que esta obra tivesse capacidade transformadora e pungência, convidamos professores de norte a sul do Brasil que estivessem envolvidos no ensino da ginecologia, preferencialmente na residência médica. Queríamos que este tratado refletisse a ginecologia brasileira – o que conhecemos, o que estamos ensinando, o que está acontecendo no país –, para que pudéssemos fazer uma grande simbiose e, assim, integrar e elevar exponencialmente a qualidade do atendimento e da pesquisa.

Acreditamos que a ampla disseminação dos temas de nossa especialidade poderá transformar o ensino, assim como influenciar os educadores. Para isso, esta obra se fundamentou integralmente no conhecimento da ginecologia, respeitando sempre o professor, aquele que domina o conhecimento, e engajou todos nós em um propósito de crescimento coletivo, instigante e permanente.

Graças à reunião deste grupo de amigos que, com capacidade e coragem, organizou este conteúdo, foi possível levar à frente este projeto desafiador, inovador e includente no ensino da ginecologia.

Após a publicação do livro, temos a impressão de não ter sido tão difícil como nos parecia, muito graças a todos os colegas que ativamente participaram conosco da sua realização. Agradecemos especialmente o apoio e a dedicação dos conceituados professores de 14 estados brasileiros envolvidos na elaboração dos capítulos. Com certeza, nosso trabalho mais difícil foi convidar apenas 146 professores capacitados, pois tínhamos uma lista bem maior.

Precisamos destacar também, como grande mérito, o compromisso, a dedicação, o cuidado e o profissionalismo do grupo GEN, que a todo momento nos deu apoio, informação, respostas, construindo um lindo trabalho. Agradecemos a toda a empresa, representada aqui por Juliana Affonso, Patrícia Alves, Priscila Cerqueira, Renata Giacon, Jaqueline Santos, Thiago Gregolin, Maria Fernanda Dionysio, Fernanda Coelho e Renato de Mello, cada um com sua atribuição, seja coordenando, revisando, desenvolvendo, desenhando, também em um trabalho coletivo e sincronizado, com respostas gentis e eficientes para diminuir a ansiedade dos autores.

Temos a certeza de que o que foi pensado foi realizado. Agora esperamos que o que foi desejado por nós – integração e desenvolvimento da ginecologia brasileira – possa se concretizar a partir deste Tratado. Esse é o nosso desejo e a nossa esperança.

Boa leitura!

Ricardo Lasmar
Ricardo Bruno
Roberto Carvalhosa
Bernardo Lasmar

Prefácio

Quando um Tratado está sendo escrito, os autores deparam-se sempre com o dilema de abordar com profundidade um determinado tema e, ao mesmo tempo, fornecer as informações de aplicação na prática clínica, com o benefício final de um bom atendimento às pacientes, como no caso da Ginecologia. Os editores deste Tratado ousaram em ampliar a abordagem, cobrindo praticamente todos os temas afeitos à prática diária, com clareza e didática importantes para o leitor saber discernir uma informação e aplicá-la em sua prática. Da adolescência à senescência, os problemas ginecológicos estão aqui abordados, e vão desde a origem dos sistemas e noções de anatomia e fisiologia até a complexidade de doenças oncológicas e suas consequências, passando por temas relacionados a qualidade de vida das mulheres e a doenças benignas.

Vivemos, hoje, uma febre de exagero de intervenções, com o chamado excesso de diagnósticos (*overdiagnosis*) e o de tratamentos (*overtreatment*). No desejo de resolver o problema clínico, vários colegas exageram em suas condutas, claro que no intuito de beneficiar o paciente, mas incorrendo no grave erro de testar algo sem a devida evidência científica. Vários autores têm se preocupado com esse excesso, e mais de 450 trabalhos abordam essa questão – é interessante notar que, entre os mais relevantes, encontram-se temas da ginecologia, como a falta de benefício do exame pélvico de *screening*, cujo valor preditivo é menor que 5%.

Embora os tempos atuais supervalorizem a medicina baseada em evidências científicas, com condutas fundamentadas em diferentes níveis de evidência, sendo os estudos randomizados e controlados os mais aceitáveis dentro desta escala, muitos temas ainda não têm um padrão científico bem definido, e provavelmente nunca o terão, devido às dificuldades de se fazer um estudo bem controlado em situações clínicas tão diversas. Por isso, é importante ter discernimento e bom senso clínico, fundamentados na evidência científica disponível e aliados à experiência acumulada, o que deve resultar na melhor conduta clínica possível.

Ao se deparar com os capítulos abordados neste Tratado, há de se notar essa preocupação, com embasamento científico atual analisado por autores experientes, com discernimento e também voltados para a prática clínica. Parabenizam-se aqui os editores, que conseguiram esse feito ao convidar os melhores especialistas de todo o Brasil em suas áreas, e deles solicitar uma abordagem profunda e séria, ao mesmo tempo acrescida da vivência clínica de muitos anos. Os leitores poderão aproveitar os capítulos escritos por autores com grande experiência clínica, que se associaram a jovens cheios de energia e dados científicos. A combinação desses fatores só poderia resultar em um Tratado de leitura agradável, abrangente e, ao mesmo tempo, prática.

Que os leitores possam apreciar essa abordagem bem-sucedida de um cuidado médico de excelência, que alia os preceitos atuais e consensos baseados em evidências à aplicação da medicina personalizada ou de precisão.

Tenham todos uma boa leitura!

Prof. Dr. Rui Alberto Ferriani
Professor Titular de Ginecologia e Obstetrícia da
Faculdade de Medicina de Ribeirão Preto, Universidade de São Paulo

Material Suplementar

Este livro conta com o seguinte material suplementar:

- Ilustrações da obra em formato de apresentação (restrito a docentes cadastrados).

O acesso ao material suplementar é gratuito, bastando que o docente se cadastre em nosso *site* (www.grupogen.com.br), faça seu *login* e clique em GEN-IO, no *menu* superior do lado direito.

É rápido e fácil. Caso haja alguma mudança no sistema ou dificuldade de acesso, entre em contato conosco (sac@grupogen.com.br).

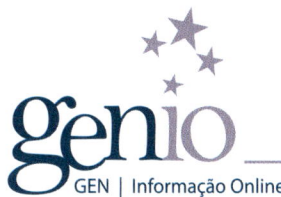

GEN-IO (GEN | Informação Online) é o ambiente virtual de aprendizagem do GEN | Grupo Editorial Nacional, maior conglomerado brasileiro de editoras do ramo científico-técnico-profissional, composto por Guanabara Koogan, Santos, Roca, AC Farmacêutica, Forense, Método, Atlas, LTC, E.P.U. e Forense Universitária. Os materiais suplementares ficam disponíveis para acesso durante a vigência das edições atuais dos livros a que eles correspondem.

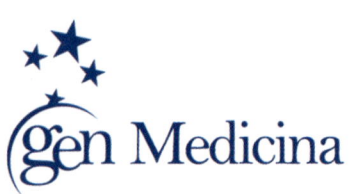

Atualize-se com o melhor conteúdo da área.

Conheça o GEN Medicina, portal elaborado pelo GEN | Grupo Editorial Nacional
para prover conteúdo científico atualizado e de alta qualidade por meio de artigos,
vídeos, entrevistas, depoimentos, casos clínicos e muito mais.

O Prof. Dr. Ricardo Bassil Lasmar, que faz parte do time de renomados colaboradores do portal,
formado por especialistas em diversas áreas da Medicina, convida seus leitores
para acessar seus artigos em: http://genmedicina.com.br/author/ricardo-bassil-lasmar/

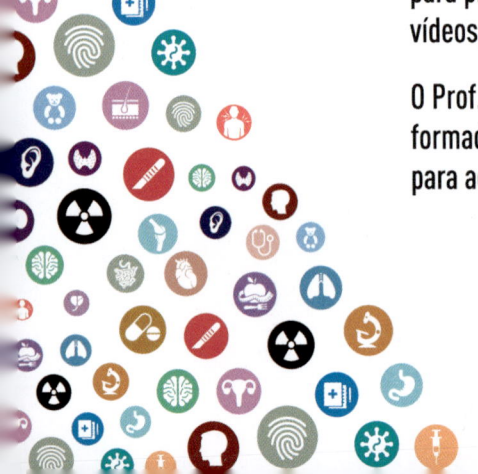

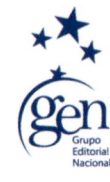
GEN
Grupo
Editorial
Nacional

GUANABARA
KOOGAN

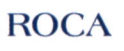
ROCA

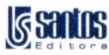
santos
Editora

Sumário

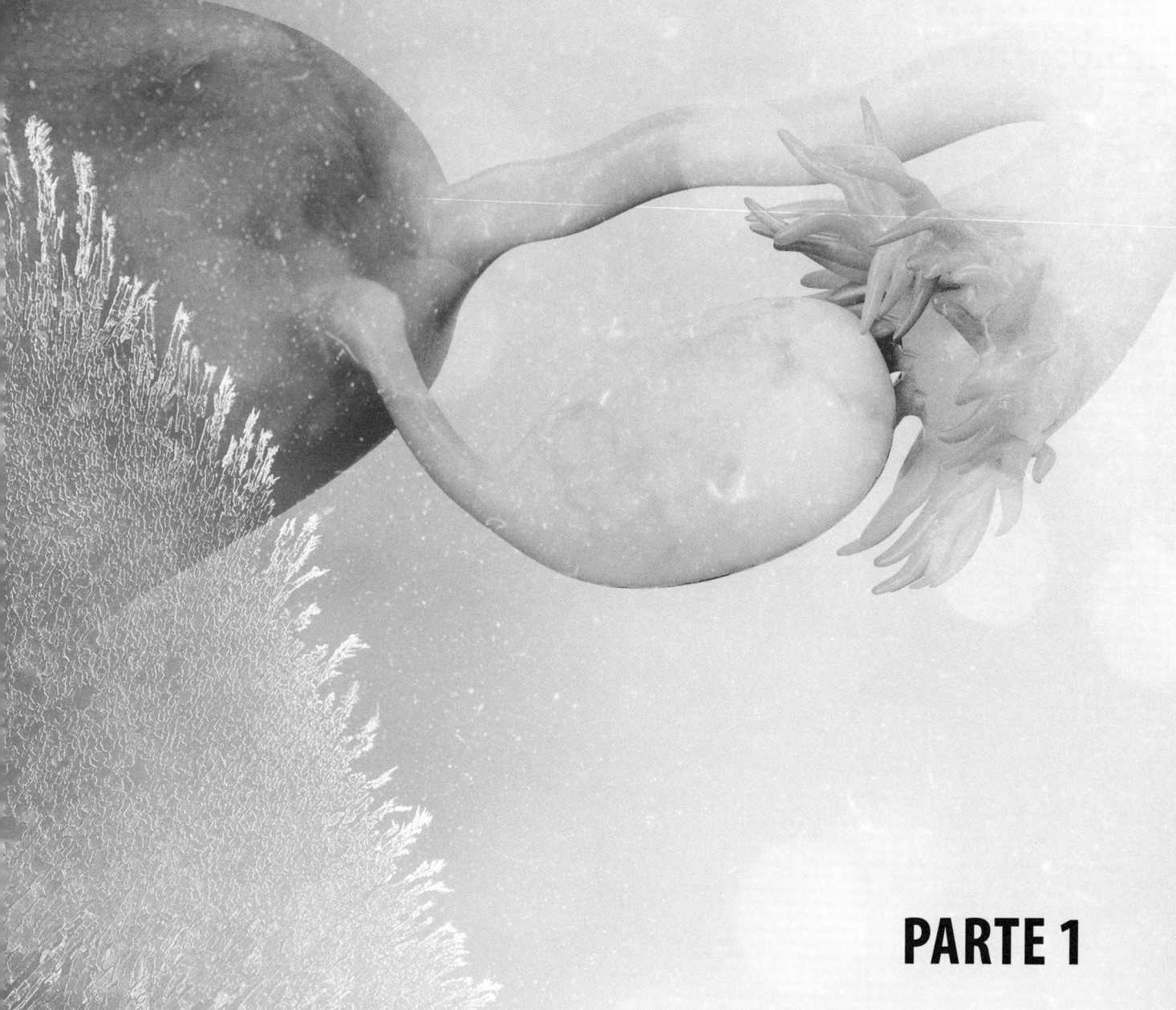

PARTE 1

Fundamentos do Atendimento Médico

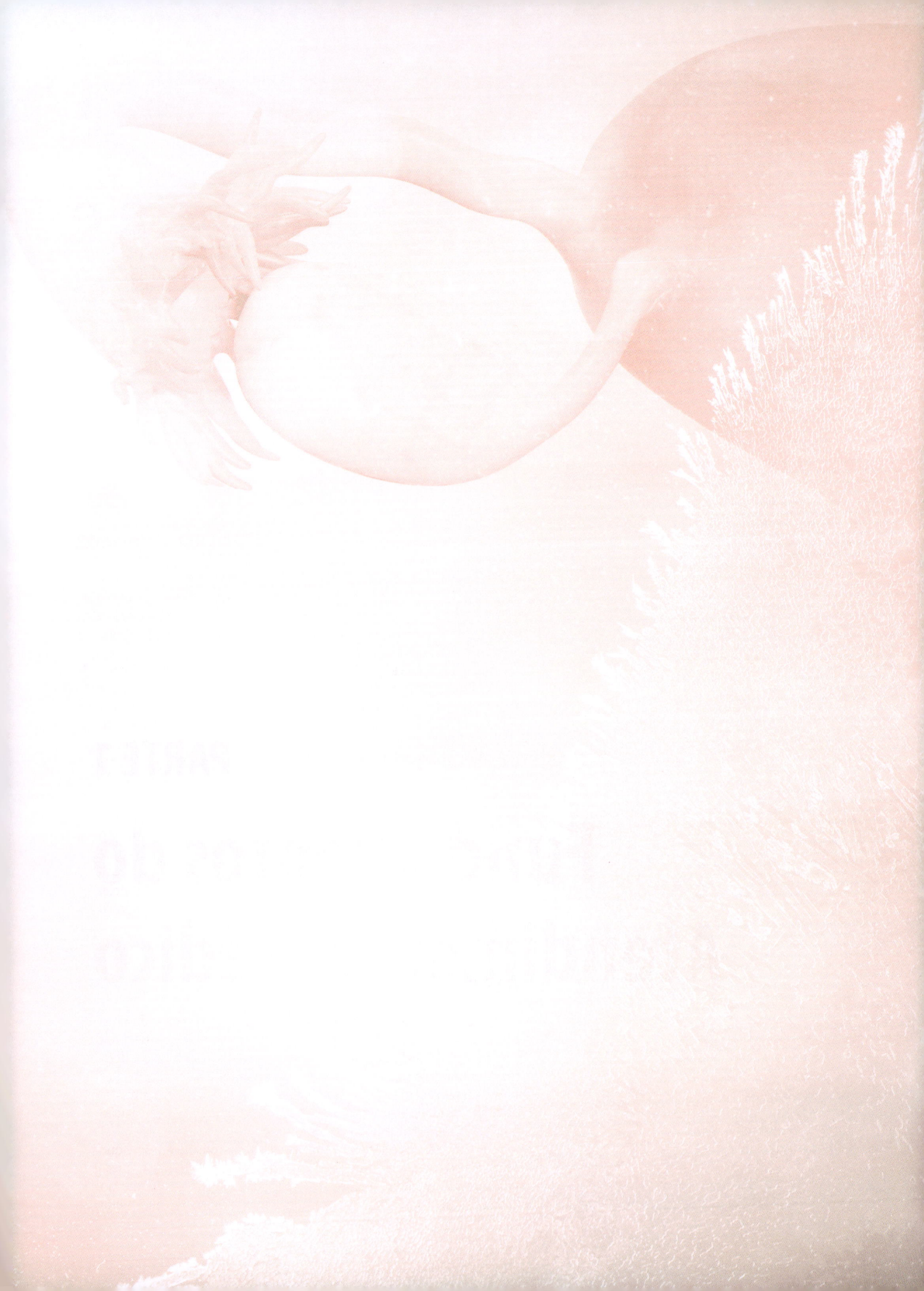

Anamnese e Exame Físico

Ricardo Bassil Lasmar | Ricardo Vasconcellos Bruno |
Roberto Luiz Carvalhosa dos Santos | Bernardo Portugal Lasmar |
Marianne Cecília da Costa Soares | Renata Ferri Macchione

RELAÇÃO MÉDICO-PACIENTE

A relação entre o médico e sua paciente se inicia no instante em que esta decide buscar atendimento, pois suas expectativas são de grande importância para o relacionamento que se firmará depois. Essas expectativas dependem do contexto sociocultural em que a cliente está inserida, do conhecimento prévio que ela tem sobre sua doença ou sua condição, e das relações anteriores que ela estabeleceu com outros profissionais.

Ao buscar ajuda médica, além da angústia e da sensação de impotência física e psíquica que acompanham naturalmente o processo de adoecimento, a paciente também se depara com o desconhecido: a pessoa que, naquele momento, será responsável por ouvir suas aflições. Além disso, a forma como a paciente vivencia a doença está intrinsecamente ligada à sua história, à sua carga genética e às suas vivências psíquicas.

Por isso, um fundamento essencial para o cuidado médico é a boa capacidade de comunicação, a começar pelo modo de olhar e pela linguagem corporal, que evidenciarão o interesse do médico por sua cliente. A relação que se desenvolve neste instante e durante toda a anamnese permitirá que a paciente sinta-se confortável para compartilhar detalhes de sua intimidade. Como consequência, médico e paciente estabelecem, acima de tudo, um encontro humano, dos mais genuínos e verdadeiros.

ANAMNESE

Considerando-se que "falar e ser ouvido" está no cerne da relação médico-paciente, a anamnese terá importância capital para se chegar à maioria dos diagnósticos e, provavelmente, para definir grande parte das indicações de tratamento. A sensação de ser ouvida tem, por si só, uma função terapêutica, reduzindo a ansiedade da paciente. Isso torna incontestável a importância da relação médico-paciente na adesão ao tratamento.

A anamnese deve ser realizada em um ambiente tranquilo e que ofereça privacidade. É função do médico atentar para essa questão, mesmo que nem sempre isso seja possível, especialmente no ambiente da enfermaria. A apresentação à paciente deve ser feita de forma clara e gentil. Caso ela esteja no leito, o médico deve oferecer-lhe ajuda para que encontre a posição mais confortável.

Há diferentes técnicas que podem ser usadas durante a entrevista, mas a anamnese bem-sucedida é, em geral, tranquila e espontânea. O tom de voz do entrevistador é muitas vezes mais importante que as palavras escolhidas; contudo, o vocabulário deve ser adequado ao grau de compreensão e de instrução da entrevistada.

Perguntas abertas são bastante úteis no início da anamnese, pois estimulam a paciente a falar com suas próprias palavras e concedem espontaneidade ao relato, permitindo ao médico a avaliação de pequenas nuances que possam existir. São exemplos de perguntas abertas: "o que a trouxe aqui hoje?", "como você descreve essa dor?", "como tem se sentido?".

A técnica de facilitação é tanto verbal como não verbal e incentiva a paciente a continuar falando. Caracteriza-se pelo uso de pequenas expressões verbais, como "entendo", "ok", "fale-me mais", ou não verbais, como um aceno concordante com a cabeça, um sorriso empático ou um movimento em direção à paciente.

As questões dirigidas, geralmente seguidas de respostas curtas, auxiliam o médico tanto a esclarecer a história relatada como a acrescentar detalhes que julga importantes. Exemplos: "o que significa muito sangramento para você?", "quantos absorventes você usa por dia?", "quantas vezes acorda à noite para urinar?".

Por meio da técnica de confrontação, o entrevistador aponta discrepâncias entre o que é observado e o que é falado. Assim, pode direcionar a atenção da paciente para algum ponto que esteja passando despercebido. Por exemplo: "você reparou que, desde o início desta consulta, você não se coçou nenhuma vez?", quando a queixa é o prurido constante.

Questões sugestivas, que possam resultar em viés de resposta, devem ser evitadas. Perguntas como "quando você sente essa dor no baixo-ventre, ela irradia para as pernas?" devem ser substituídas por "essa dor irradia para algum local?". Questionamentos como "por quê?" também devem ser evitados, pois podem denotar acusação, fazendo com que a paciente se sinta vulnerável e adote uma postura defensiva.

Permanecer em silêncio por alguns minutos, mantendo contato visual e uma postura de interesse, pode ser uma técnica útil com pacientes caladas, seja por timidez, seja por hostilidade. O silêncio pode, então, ser rompido pelo entrevistador com alguma pergunta aberta, como "o que você acha sobre isso?" ou "sobre o que você estava pensando?".

Pela técnica da interpretação, o médico entrevistador observa as pistas dadas pela paciente, reconhece sinais subjacentes e os apresenta: "você parece ter muito medo de ficar doente como sua mãe", "parece que a gravidez é um desejo mais de seus familiares do que seu". Neste momento, a paciente pode se apropriar de sentimentos e emoções que até o momento era incapaz de descrever ou mesmo perceber de forma consciente.

Se houver algum momento de emoção durante a entrevista, o apoio por parte do médico deve fortalecer a relação e transmitir a mensagem de compreensão. Atitudes empáticas também fortalecem esse vínculo, com frases como: "posso imaginar o sofrimento que isso tem lhe causado", "sei que juntos chegaremos a uma solução".

Ao final da entrevista, deve-se reservar um tempo para responder às dúvidas e explicar como será o exame físico. Isso diminui a ansiedade e aumenta o grau de confiança no médico. Além disso, deve-se dar à paciente a oportunidade de acrescentar algum fato não mencionado ou questionado até então: "existe mais alguma coisa sobre a qual queira falar?"

A aptidão para a entrevista pode ser ensinada, aprendida e, certamente, aprimorada. Talvez médicos jovens e habilidosos sintam maior dificuldade no início, mas, com a experiência profissional e o amadurecimento pessoal, acabam por aprimorar essa técnica.

Objetivos

Os principais objetivos da anamnese são:

- Estabelecer a relação médico-paciente
- Obter elementos essenciais da história clínica, além de informações pessoais, familiares e ambientais
- Servir de orientação para o exame físico e para os exames complementares
- Iniciar o tratamento da paciente, e não apenas do problema
- Permitir a construção de hipóteses diagnósticas.

É importante ter sempre em mente que a anamnese é o melhor e mais curto caminho para formular uma hipótese diagnóstica, racionalizando o tempo e o custo dos exames complementares e diminuindo a aflição e o sofrimento da paciente. Sem diagnóstico correto, não existe tratamento adequado.

Roteiro

Sempre que possível, o roteiro da anamnese deve contemplar os itens descritos a seguir.

▸ **Identificação.** Deve ser feita de maneira precisa e cautelosa, a fim de evitar equívocos.

▸ **Idade.** Permite identificar em que fase da vida reprodutiva a mulher se encontra (puberdade, menacme, climatério ou senectude) e facilitar o raciocínio diagnóstico, tendo em vista que algumas doenças são mais frequentes em determinadas faixas etárias.

▸ **Cor.** Importante na suspeição de condições que são sabidamente mais prevalentes em determinados grupos étnicos, como a miomatose uterina, que se mostra mais comum em mulheres negras.

▸ **Naturalidade e procedência.** Também pode guardar relação com a frequência de certas doenças, além de revelar costumes regionais que possam interferir na construção da história clínica.

▸ **Estado civil e profissão.** Devem ser bem definidos e caracterizados, pois guardam relação direta com a saúde e o bem-estar da mulher.

▸ **Religião.** Fornece informações sobre costumes, práticas e até mesmo objeções a alguns procedimentos.

▸ **Queixa principal.** É a transcrição fiel do motivo que levou a paciente à consulta e remete o médico ao diagnóstico sindrômico. Na consulta de rotina, a queixa pode estar ausente.

▸ **História da doença atual (HDA).** Consiste na descrição minuciosa do início e da evolução das manifestações clínicas relacionadas à queixa da paciente. Vale salientar que a caracterização dos sinais e sintomas é mais relevante que o uso de nomenclaturas, por vezes, discordantes na literatura. Deve-se verificar se há alguma relação entre o quadro e o período do ciclo menstrual, e se a paciente usou algum medicamento. Partindo do princípio de que deve haver uma visão integral da paciente, é importante averiguar se a queixa ginecológica foi acompanhada de outros sintomas, como diarreia, disúria, dor abdominal ou febre.

Na obtenção da HDA, distinguem-se três momentos: (1) fala livre da paciente, que responde a perguntas gerais, como "o que você está sentindo?"; (2) questionamento para esclarecer detalhes das queixas da paciente, que responde a perguntas mais específicas, como "onde a dor se manifesta?", "quando começa?", "por onde se espalha?", "como você alivia essa dor?", "qual é a cor da secreção?", "tem cheiro?", "provoca coceira?"; e (3) questionamento objetivo com base nos achados do exame físico.

▶ **História fisiológica.** Alguns dados são indagados à paciente, a começar pela menarca (idade da primeira menstruação). Em geral, a menarca ocorre entre 11 e 14 anos de idade, merecendo investigação adicional quando acontece antes dos 10 anos (menarca precoce) ou após os 16 anos (menarca tardia). Pacientes na menacme devem informar a data da última menstruação (DUM) e a duração do ciclo. Por convenção, o primeiro dia de sangramento é considerado o primeiro dia do ciclo. Define-se como normal o ciclo de 28 ± 7 dias, com fluxo de 4 ± 2 dias de duração e perda média de 20 a 60 mℓ de sangue.[1] Esses são dados importantes que nos levam a suspeitar de diversas condições, pois ciclos curtos, por exemplo, podem estar associados a insuficiência do corpo lúteo, enquanto ciclos longos ou irregulares ocorrem em condições de anovulação, como na síndrome dos ovários policísticos (SOP). A perda sanguínea por mais de 7 dias ou superior a 80 mℓ caracteriza sangramento uterino anormal e merece investigação adicional.[1-3] A menopausa, evento marcante do climatério, é definida como a última menstruação e deve ser afirmada somente após 12 meses de amenorreia. Ocorre, em geral, entre 45 e 55 anos de idade e é tida como precoce quando acontece antes dos 40 anos.[1-3] Tais dados são relevantes porque podem constituir fatores de risco para determinadas neoplasias; a menarca precoce (antes dos 10 anos) e a menopausa tardia (após os 55 anos), por exemplo, são consideradas fatores de risco para neoplasia de mama e endométrio.[4]

Sintomas pré-menstruais e menstruais devem ser valorizados e caracterizados como habituais ou não. Ingurgitamento mamário e/ou mastalgia (dor mamária) e dismenorreia (menstruação acompanhada de dor) são queixas frequentes.[3] A dor deve ser caracterizada quanto ao tipo (cólica ou sensação de peso), ao tempo de surgimento (aguda ou crônica), à localização (baixo-ventre, dorso, pernas), à intensidade (leve, moderada, intensa), ao período do ciclo em que ocorre (antes e/ou durante a menstruação) e ao fato de possuir ou não fatores de alívio, como medicações. Outros sintomas como hematúria (presença de sangue na urina), hematoquezia (presença de sangue nas fezes) durante o período menstrual, dispareunia e sinusorragia (dor e sangramento durante a relação sexual, respectivamente) não são habituais e devem ser mais profundamente explorados.

▶ **Antecedentes sexuais.** O ginecologista deve se sentir à vontade para indagar à paciente com que idade ocorreu sua primeira relação sexual (sexarca) e se há atividade sexual no momento. É importante saber se a paciente já teve relação com penetração vaginal, pois, no exame físico da paciente virgem, não se usa o espéculo comum; além disso, evita-se o exame bimanual vaginal, exceto com autorização da paciente ou de um familiar, e neste caso com toque unidigital. Quando há indicação de investigação da pelve com toque, por queixa de dor crônica ou suspeita de tumor pélvico em pacientes virgens, a melhor opção é o toque retal.

Em alguns casos, dependendo das queixas e dúvidas da paciente, as perguntas sobre as relações e os hábitos sexuais deverão sempre ser realizadas com demonstração de naturalidade e aceitação por parte do médico. Assim, será possível perguntar abertamente sobre a frequência e a qualidade das relações sexuais, a intensidade da libido e a ocorrência de orgasmo. Como muitas dessas mulheres não tiveram orientação sexual, ideias preconcebidas, técnicas, crenças pessoais e até mesmo questões de higiene poderão ser a razão de alguns problemas.

Nessa etapa da entrevista, deve ser anotado se a paciente já apresentou alguma doença sexualmente transmissível (DST).

É imprescindível averiguar também se as pacientes em idade fértil e com vida sexual ativa usam algum método contraceptivo e se o executam da forma correta.

De modo geral, deve-se questionar se a paciente já apresentou alguma alteração na região genital (prurido, tumoração, feridas) e se já realizou algum procedimento/tratamento ginecológico, como cauterização, ou exames específicos, como colposcopia e histeroscopia.

▶ **Antecedentes obstétricos.** Registram-se quantidade de gestações (incluindo abortamentos, gestação ectópica ou molar), paridade (quantidade e tipos de partos) e abortamentos (espontâneos, provocados, decorrentes de gestação ectópica ou mola hidatiforme). Outras informações, como quantidade de filhos vivos, complicações durante a gestação e o puerpério, tempo de amamentação e necessidade de curetagem após abortamento também devem ser registradas.[5]

▶ **Antecedentes familiares.** Deve-se valorizar antecedentes de doenças sistêmicas, como diabetes melito e hipertensão arterial, e de neoplasia ginecológica (mama, útero, ovário) ou do sistema digestório; neoplasias malignas constituem fator de risco quando ocorrem em parente de primeiro grau. A idade que uma parente tinha à época do diagnóstico de câncer de mama, por exemplo, pode modificar as orientações de rastreio na própria paciente; nesse caso, o rastreio deverá ser iniciado 10 anos antes.[1]

▶ **Antecedentes pessoais e hábitos.** Trata-se da história prévia ou atual de doenças, cirurgias, alergias, transfusão sanguínea, uso de drogas lícitas ou ilícitas.

EXAME FÍSICO

Após o registro detalhado da anamnese, dá-se início aos exames físicos geral e específico. O exame físico deverá, sempre que possível, ser realizado na presença de um membro da equipe de enfermagem, mesmo que a médica seja do sexo feminino. Isso aumenta o conforto da paciente e garante mais segurança para ela e para o profissional.

O exame físico geral não pode ser negligenciado e deve constituir-se, no mínimo, de verificação dos sinais vitais e ectoscopia. Algumas características facilmente observáveis, como padrão de distribuição dos pelos, palidez cutaneomucosa e distribuição da gordura corporal, chamam a atenção do examinador para condições diversas, como hiperandrogenismo, anemia, hipotireoidismo ou síndrome de Cushing. É preciso atentar-se a características de pacientes com disgenesias gonadossomáticas, como pescoço alado, epicanto, baixa implantação de orelhas e altura menor do que a envergadura (distância entre as pontas dos dedos médios de cada mão, com a paciente de braços abertos). Em pacientes com sobrepeso ou obesidade, é imprescindível notar manchas aveludadas e escurecidas nas regiões de dobras (axilas, porção do pescoço abaixo da nuca, sulcos inframamários); essas manchas são características da resistência insulínica, principalmente se associadas a acne ou aumento de pelos.

A aferição de peso e estatura e o cálculo do índice de massa corporal (IMC) também são relevantes e permitem definir o *status* nutricional da paciente e identificar casos de obesidade, um fator de risco para muitas doenças, incluindo câncer de endométrio.[1,3]

O exame da tireoide não é obrigatório, mas não deve ser dispensado em pacientes que se queixam de aumento ou perda de peso, amenorreia ou alteração do fluxo e da frequência menstrual, bem como em pacientes na pós-menopausa.[4]

A aferição da pressão arterial é fundamental em uma primeira consulta ou diante de queixas específicas, como cefaleia na região da nuca, escotomas cintilantes, tonturas ou desmaios. É preciso lembrar sempre que o papel de especialista não exclui o de generalista, principalmente no caso do ginecologista, que é considerado o clínico da mulher.

O exame ginecológico propriamente dito compreende o exame das mamas e das genitálias externa e interna, e deve ser realizado de maneira sistemática.

Exame das mamas

O exame sistemático das mamas, realizado por meio das inspeções estática e dinâmica, compreende não apenas a palpação das mamas, mas também a palpação das cadeias linfáticas (axilares, supra e infraclaviculares).

Na inspeção estática das mamas, o examinador se posiciona à frente da paciente, que deve permanecer sentada, com os braços ao longo do corpo, e sem vestimentas na parte do tronco (Figura 1.1). Essa inspeção permite caracterizar as mamas quanto ao volume (grande, médio, pequeno), ao formato (arredondado ou pendular) e à simetria; permite também observar o formato dos mamilos (protrusos ou normais, planos, invertidos) e a coloração e a simetria das aréolas. Alterações como eritema, edema, aspecto da pele semelhante a casca de laranja (*peau d'orange*), escamações da pele sobre a mama, abaulamentos, retrações e lesões ulceradas merecem atenção especial, pois podem ser sinais de neoplasia maligna.[1]

A inspeção dinâmica tem como objetivo contrair a musculatura peitoral para, assim, evidenciar possíveis assimetrias, abaulamentos e retrações.[1,3] Na Figura 1.2, é possível observar esses movimentos.

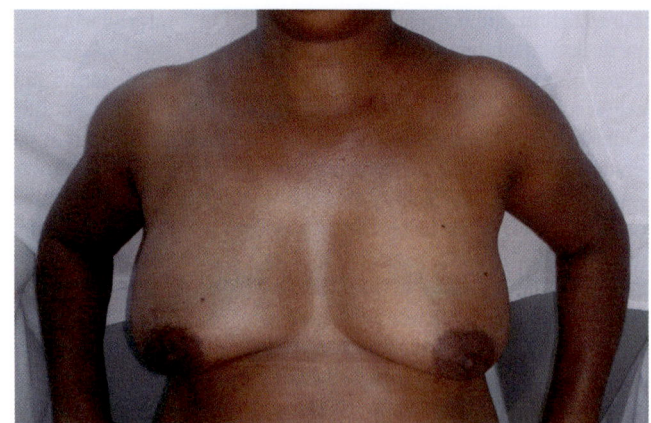

Figura 1.1 Posição da paciente na inspeção estática das mamas. As características das mamas avaliadas nesse exame são tamanho e volume, forma, simetria, superfície da pele, abaulamentos, retrações, aréolas e papilas. (Cortesia do Prof. Roberto Carvalhosa.)

Ainda com a paciente sentada, devem-se explorar digitalmente as cadeias linfáticas supra e infraclaviculares. Para palpar cada cadeia axilar, o examinador deve apoiar o braço da paciente e deslizar os dedos desde o ápice até a parte inferior da axila, comprimindo os linfonodos contra a parede lateral do tórax (Figura 1.3). Os linfonodos devem ser caracterizados quanto a quantidade, localização, tamanho (aumentado quando > 1 cm), consistência (fibroelástica ou endurecida/pétrea), mobilidade (móvel ou aderido a planos profundos) e sensibilidade dolorosa.[4] O primeiro nódulo linfático a ser comprometido por metástase de câncer de mama é denominado linfonodo sentinela e quase sempre está localizado na parte posterior da porção média do músculo grande peitoral.[1]

A palpação de cada mama deve ser realizada com a paciente em decúbito dorsal, com o braço ipsilateral à mama examinada posicionado para cima, e a mão apoiada sobre a cabeça. O exame inclui toda a mama e seu processo axilar, e pode ser realizado por quadrantes (sentido horário ou anti-horário)[6] ou de forma linear (Figura 1.4).[1] O importante é sistematizar para que nenhuma área deixe de ser palpada.

Existem duas técnicas palpatórias principais: a técnica de Velpeau, que consiste na palpação com a mão espalmada em movimentos circulares, e a técnica de Bloodgood, realizada com as polpas digitais em movimentos circulares menores.

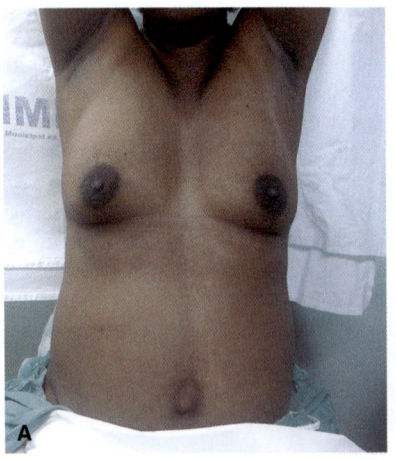
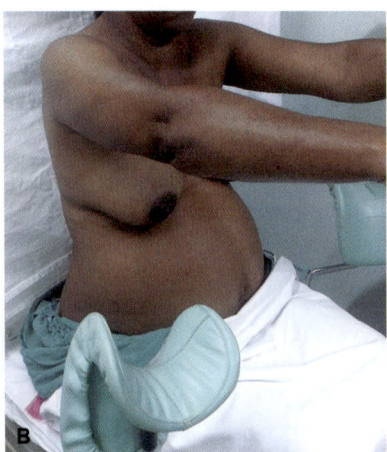
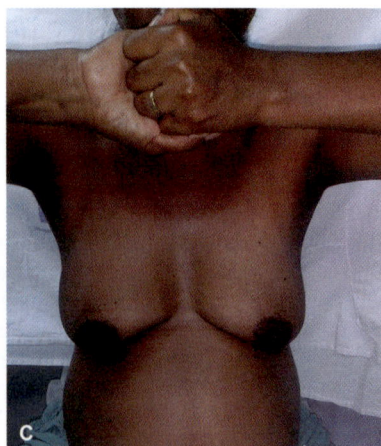

Figura 1.2 Posições da paciente na inspeção dinâmica das mamas. **A.** Elevação dos braços acima da cabeça. **B.** Projeção do tronco para a frente. **C.** Cruzamento das mãos, exercendo força contrária acima dos seios. (Cortesia do Prof. Roberto Carvalhosa.)

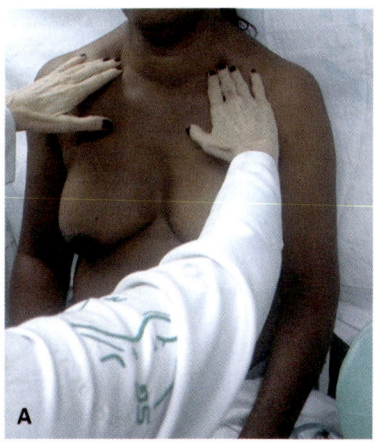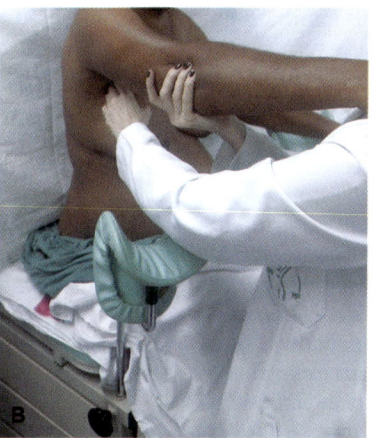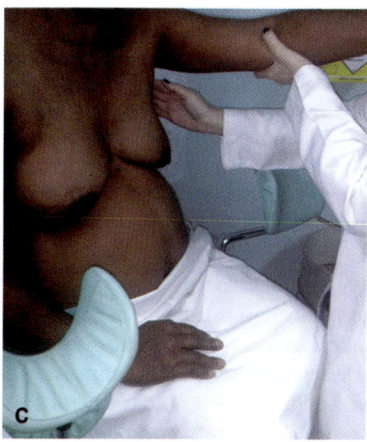

Figura 1.3 A. Palpação supraclavicular. **B** e **C.** Palpação do oco axilar. (Cortesia do Prof. Roberto Carvalhosa.)

Ambas podem ser empregadas no mesmo exame, fornecendo informações complementares.[6]

As lesões identificadas na palpação devem ser caracterizadas quanto a forma (ovalada, arredondada, irregular), tamanho, localização (quadrante mamário, região retroareolar, processo axilar), consistência, limites (bem definidos ou imprecisos), mobilidade e sensibilidade dolorosa.

Pacientes submetidas a inclusão de prótese mamária ou com história pregressa de câncer de mama requerem um exame mais minucioso, e aquelas submetidas a mastectomia devem ter a área de cicatriz (plastrão) e a parede torácica examinadas.[2]

Após a palpação das mamas, pode ser realizada a expressão mamilar. A manobra de gatilho consiste na apreensão e gentil elevação do mamilo na tentativa de evidenciar alguma descarga papilar (Figura 1.5).[1] Alguns autores orientam tal manobra caso haja relato prévio de descarga papilar espontânea.[6]

Exame do abdome

O exame do abdome deve ser realizado com a paciente em decúbito dorsal, com as pernas esticadas e a cabeça apoiada confortavelmente, para que não haja contração da musculatura abdominal. O abdome deve estar completamente exposto, e o examinador deve se posicionar ao lado direito da paciente.

O exame se inicia com a inspeção da pele à procura de cicatrizes, estrias, equimose, icterícia ou telangiectasias, embora o padrão venoso do abdome seja geralmente pouco perceptível. Avalia-se, então, o contorno do abdome em busca de assimetrias, distensão, massas, ondas peristálticas ou pulsação. Deve-se pedir que a paciente tussa, porque esse movimento permite avaliar a ocorrência de hérnias inguinais, umbilicais ou femorais.

Figura 1.4 Palpação das mamas. **A.** Palpação digital em movimentos verticais de subida e descida no parênquima mamário. **B.** Movimentos digitais do centro da aréola para a periferia em forma de raio geométrico. **C.** Movimentos circulares que se iniciam na aréola mamária e terminam na periferia do tecido mamário.

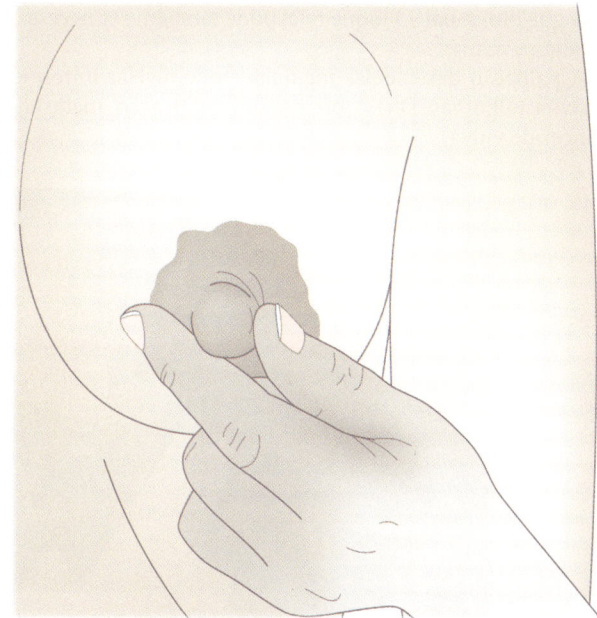

Figura 1.5 Verificação de descarga papilar.

O segundo passo é a ausculta dos ruídos abdominais, que deve se iniciar pelo mesogástrio e seguir pelos quatro quadrantes. Os ruídos normais geralmente se manifestam a cada 10 segundos, e sua ausência após 2 minutos de ausculta está associada a íleo paralítico ou irritação peritoneal difusa. A hiperperistalse produz borborigmos, ruídos presentes na fase inicial da obstrução intestinal. O som de atrito peritoneal pode ser detectado nos quadrantes superiores esquerdo e direito; esse ruído está associado aos movimentos respiratórios e é indicativo de processo inflamatório esplênico ou hepático.

A percussão tem a função de identificar distensão gasosa, visceromegalias e massas sólidas ou líquido. Todos os quadrantes devem ser verificados com hepatimetria e avaliação esplênica, inclusive pela percussão do espaço de Traube. O som timpânico é o mais prevalente quando há gás nas alças intestinais e no estômago. Som maciço na região suprapúbica pode corresponder a aumento do volume uterino ou bexiga distendida. Pacientes com quadro doloroso significativo ou irritação peritoneal podem não tolerar a percussão.

Ascite pode ser identificada pela macicez móvel à palpação ou pela manobra de piparote (onda líquida).

A palpação pode ser dividida em cinco etapas: superficial, profunda, do fígado, do baço e dos rins. A palpação superficial, que deve ser feita com a palma da mão e as terceiras falanges dos dedos do examinador, tem o objetivo de avaliar a parede. A palpação profunda, por sua vez, avalia o tamanho dos órgãos e a existência de massas abdominais anormais.

Exame pélvico

O exame das genitálias externa e interna é realizado com a paciente em decúbito dorsal, com as nádegas na borda da mesa, as pernas fletidas sobre as coxas, e estas sobre o abdome, amplamente abduzidas (posição ginecológica ou de litotomia). Há necessidade de foco luminoso, luvas e espéculo vaginal. A paciente deve estar confortável e ser informada previamente sobre cada passo do exame.

O exame da genitália externa abrange a inspeção de toda a região (monte pubiano, vulva, períneo, região perianal e pregas genitocrurais) e a palpação dos linfonodos inguinais. A genitália interna será avaliada por meio do exame especular e do toque bimanual. O toque retal pode também ser necessário em alguns casos.

A palpação das cadeias inguinais pode revelar linfonodos reativos (algumas DSTs) ou mesmo infiltração metastática (câncer de vulva).[1]

A inspeção da genitália externa inclui a caracterização da distribuição dos pelos e a integridade da anatomia; deve-se atentar para lesões hipo ou hipercrômicas, ulceradas, queratinizadas, e para tumorações. A lateralização dos grandes lábios, de maneira delicada, permite melhor observação do clitóris, do meato uretral, da topografia das glândulas de Skene (paraueretrais), do hímen ou das carúnculas himenais, e da fúrcula vaginal (Figura 1.6). As regiões das glândulas de Bartholin (partes inferiores esquerda e direita do coxim adiposo dos grandes lábios) devem ser palpadas para identificar cistos de retenção. A manobra de Valsalva pode ser solicitada à paciente para tornar mais evidentes prolapsos ou perda urinária de esforço.[2]

O exame da genitália interna requer a utilização de um espéculo vaginal metálico ou de plástico descartável, disponível em diversos tamanhos. O exame deve ser realizado com o menor espéculo que permita a visão adequada do colo uterino. Os mais comuns são os espéculos de Collins e de Graves. O exame da paciente virgem requer espéculo pediátrico de Pederson.[1]

O examinador destro deve afastar os pequenos e grandes lábios com o polegar e o 3º dedo da mão esquerda e segurar o espéculo bivalvar com a mão dominante. O espéculo é apoiado na fúrcula vaginal, introduzido fechado e obliquamente de modo a desviar-se do meato uretral. Antes de sua introdução completa na vagina, deve-se girar o espéculo, de modo que as valvas fiquem paralelas às paredes vaginais anterior e posterior. O aparelho deve ser orientado para baixo e para trás enquanto é aberto lentamente na tentativa de identificação da cérvice (Figura 1.7). Nem sempre o colo se encontra posteriormente; nesses casos, deve ser localizado por meio da movimentação delicada do espéculo semiaberto.[1,2]

Durante o exame, descreve-se a posição, a coloração, o trofismo e o formato do orifício externo do colo uterino, geralmente puntiforme nas nulíparas e em fenda nas multíparas. Colo e vagina são inspecionados em busca de lesões vegetantes ou ulceradas, massas e conteúdo incomum.

Se indicada, a coleta do material para exame colpocitológico (Papanicolau) deve ser realizada nesse momento do exame.

O espéculo deve ser retirado de maneira delicada, completamente fechado e em posição oblíqua.[1]

O toque vaginal pode ser uni ou bidigital e tem por finalidade avaliar o volume, a posição e a mobilidade do útero e dos anexos. O examinador deve apoiar o pé ipsilateral à mão que realiza o exame no segundo degrau da escadinha, e o braço deve ficar apoiado sobre o joelho para não transferir seu peso para a vagina. O polegar, o 4º e o 5º dedos afastam os pequenos e grandes lábios para que o 1º e o 2º

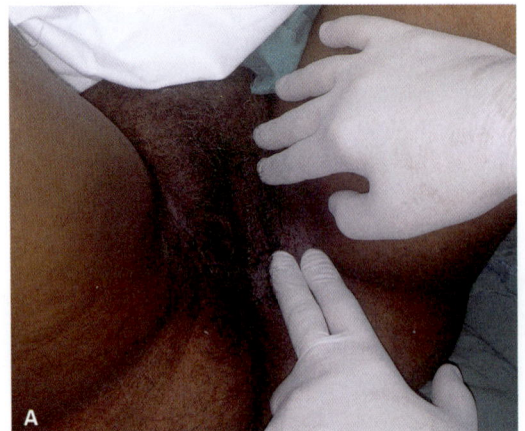
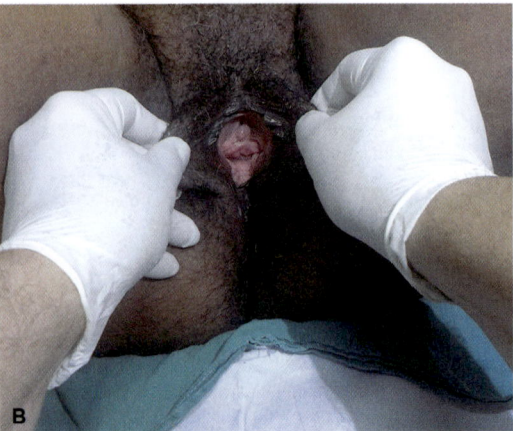

Figura 1.6 A. Palpação da vulva. **B.** Inspeção do vestíbulo vulvovaginal. (Cortesia do Prof. Roberto Carvalhosa.)

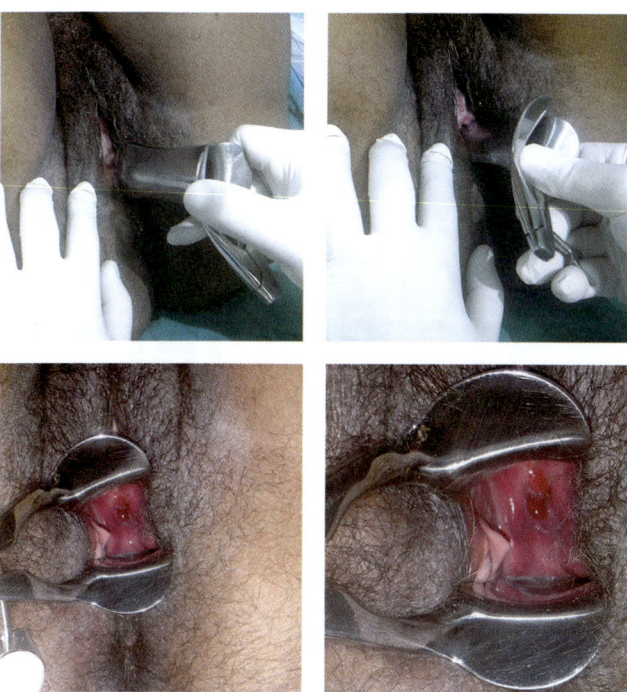

Figura 1.7 Colocação do espéculo e visão do colo do útero com pólipo.

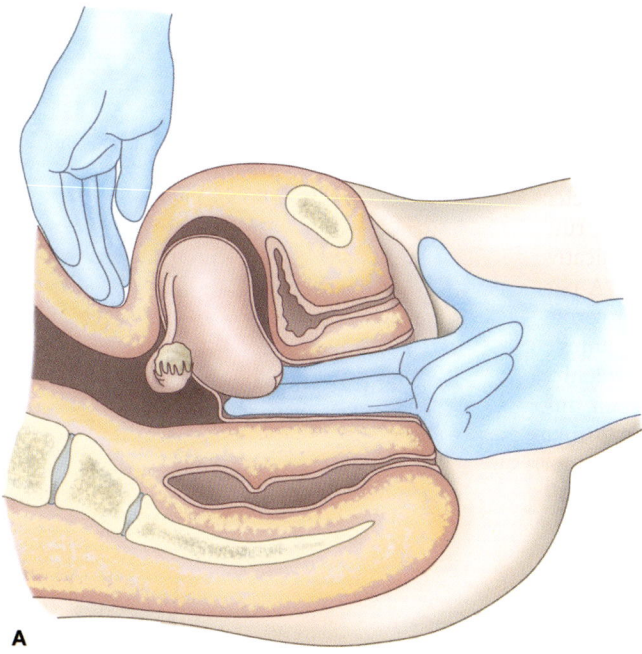

A

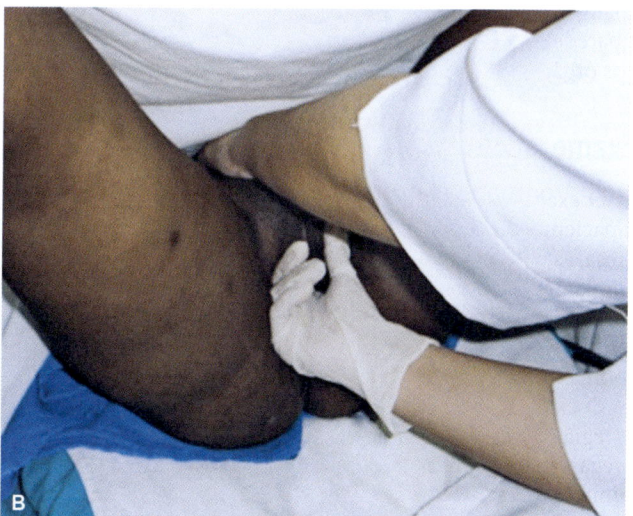

B

Figura 1.8 A. Ilustração de toque bidigital bimanual, pelo qual é possível avaliar as medidas, a regularidade e a mobilidade do útero. **B.** Durante esse exame, a paciente deve estar coberta por um lençol.

dedos sejam introduzidos na vagina sem desconforto para a paciente. No toque unidigital, apenas o dedo indicador é introduzido na vagina. Deve-se localizar o colo e mobilizá-lo, notando se há dor durante o movimento. Os fundos de saco posterior, anterior e laterais também devem ser avaliados em busca de massas, nodulações dolorosas ou abaulamentos. A seguir, deve-se realizar o toque bimanual, em que o toque vaginal é complementado com a outra mão do examinador exercendo pressão descendente sobre a parede abdominal, em direção à pelve (Figura 1.8). Os dedos introduzidos na vagina empurram o colo do útero de forma que o órgão fique apreendido entre as duas mãos do examinador. Isso permite avaliar a posição uterina (antevertido, retrovertido), a mobilidade do útero (móvel ou fixo) e se há dor durante o exame. Os anexos também podem ser avaliados; com os dedos introduzidos na vagina, o médico exerce pressão sobre o fundo de saco lateral ou sobre o fundo de saco posterior, ao mesmo tempo que a outra mão exerce pressão descendente contra a parede abdominal. Anexos de tamanho habitual geralmente não são palpáveis, sendo o exame útil na identificação de massas anexiais.[1,2]

O toque retal não é mandatório, mas está bem indicado e se mostra bastante útil em pacientes virgens com suspeita de massas pélvicas, no estadiamento de câncer de colo do útero para avaliação dos paramétrios e em pacientes com suspeita de endometriose (avaliação da mucosa retal, do septo retovaginal, dos paramétrios e dos ligamentos uterossacros). Deve ser realizado com o dedo indicador e anestésico em gel.[2]

Por fim, o médico deve informar à paciente que o exame foi concluído e auxiliá-la a se levantar.

REFERÊNCIAS BIBLIOGRÁFICAS

1. Hoffman BL, Schorge JO, Schaffer JI et al. Ginecologia de Williams. 2. ed. São Paulo: Artmed; 2014.
2. Ahumada JC. Tratado de ginecologia. Rio de Janeiro: Guanabara; 1942.
3. Berek JS. Berek & Novak – tratado de ginecologia. 14 ed. Rio de Janeiro: Guanabara Koogan; 2010.
4. Ferriani RA, Vieira CS, Brito LGO. Rotinas em ginecologia. São Paulo: Atheneu; 2015.
5. Netto HC, Sá RAM, Oliveira CA. Manual de condutas em obstetrícia. 3. ed. São Paulo: Atheneu; 2011.
6. Biazús JV. Rotinas em cirurgia conservadora da mama. Porto Alegre: Artmed; 2000.

BIBLIOGRAFIA CONSULTADA

Swartz, Mark H. Textbook of physical diagnosis: history and examination. 7. ed. Elsevier; 2014.
Balint M. O médico, seu paciente e a doença [Trad. Musachio RO]. 2. ed. Rio de Janeiro: Atheneu; 2005.
Mello Filho J. Concepção psicossomática: visão atual. 2 ed. Rio de Janeiro: Tempo Brasileiro; 1979.
Perestrello D. A medicina da pessoa. 6. ed. Rio de Janeiro: Atheneu; 2006.

2

Prontuário do Paciente

Roberto Luiz Carvalhosa dos Santos | Ivan Penaloza Toledano | Natalia Faria Carvalhosa dos Santos

INTRODUÇÃO

A formação médica, tão focada em saúde e doenças, tende a negligenciar aspectos fundamentais do cotidiano profissional, como o prontuário médico. O conhecimento acerca do prontuário médico e das leis e dos pareceres relacionados tornou-se ainda mais importante com a crescente judicialização da saúde (busca do Judiciário como última alternativa para obtenção de medicamentos ou tratamentos negados pelo SUS) e o aumento no número de questionamentos na justiça.

De interesse do paciente (ou de seu representante legal), dos profissionais e da instituição envolvidos na sua assistência, o prontuário médico é um documento oficial, de cunho legal, que ordena diversos outros registros de procedimentos prestados, como cirurgias, exames clínicos e laboratoriais, condições físicas, medicações e próteses usadas. Também compila o relato de todos os envolvidos no atendimento, como médicos, profissionais de enfermagem, psicólogos, fisioterapeutas, dentistas, técnicos de laboratório e funcionários administrativos, entre outros, visando ao melhor cuidado com o paciente. Outras funções de destaque são:

- Institucional: constitui um registro administrativo e financeiro
- Científica: registro das informações e do histórico do paciente, o prontuário pode ser usado tanto para trabalhos científicos como para implementação de programas de saúde pública
- Jurídica: é amplamente usado para esclarecer conflitos judiciais e diversos tipos de perícias médicas, como em casos relacionados com aposentadoria, afastamento ou retorno ao trabalho e direito a seguros.

Integralidade, confidencialidade e disponibilidade das informações são as características fundamentais deste documento. Para tanto, são consideradas boas práticas:

- Escrita legível e com siglas identificáveis
- Manipulação apenas por quem de fato tem obrigação ou dever de acesso a ele
- Sigilo dos fatos documentados
- Arquivamento em local próprio, seguro e de fácil acesso a qualquer momento
- Não ser, em hipótese alguma, adulterado, o que caracterizaria conduta antiética e antijurídica.

Parte 1

DEFINIÇÃO

De acordo com o artigo 1º da Resolução do Conselho Federal de Medicina (CFM) nº 1.638/2002, o prontuário médico é definido como:

> Documento único constituído de um conjunto de informações, sinais e imagens registradas, geradas a partir de fatos, acontecimentos e situações sobre a saúde do paciente e a assistência a ele prestada, de caráter legal, sigiloso e científico, que possibilita a comunicação entre os membros da equipe multiprofissional e a continuidade da assistência prestada ao indivíduo.[1]

RESPONSABILIDADE

Artigo 2º da mesma Resolução determina que a responsabilidade do prontuário médico cabe:

> I. Ao médico assistente e aos demais profissionais que compartilham do atendimento;
>
> II. À hierarquia médica da instituição, nas suas respectivas áreas de atuação, que tem como dever zelar pela qualidade da prática médica ali desenvolvida;
>
> III. À hierarquia médica constituída pelas chefias de equipe, chefias da Clínica, do setor até o diretor da Divisão Médica e/ou diretor técnico.[1]

CARACTERÍSTICAS E CONTEÚDO

O Código de Ética Médica dispõe:

> Art. 87, § 1º – O prontuário deve conter os dados clínicos necessários para a boa condução do caso, sendo preenchido, em cada avaliação, em ordem cronológica com data, hora, assinatura e número de registro do médico no Conselho Regional de Medicina.[2]

A fim de explicitar os dados clínicos mínimos obrigatórios, a Resolução de nº 1.638/2002 descreve no artigo 5º os itens obrigatórios do prontuário:

> a. Identificação do paciente – nome completo, data de nascimento (dia, mês e ano com quatro dígitos), sexo, nome da mãe, naturalidade (indicando o município e o estado de nascimento), endereço completo (nome da via pública, número, complemento, bairro/distrito, município, estado e CEP);
>
> b. Anamnese, exame físico, exames complementares solicitados e seus respectivos resultados, hipóteses diagnósticas, diagnóstico definitivo e tratamento efetuado;
>
> c. Evolução diária do paciente, com data e hora, discriminação de todos os procedimentos aos quais o mesmo foi submetido e identificação dos profissionais que o realizaram, assinados eletronicamente quando elaborados e/ou armazenados em meio eletrônico;
>
> d. Nos prontuários em suporte de papel é obrigatória a legibilidade da letra do profissional que atendeu o paciente, bem como a identificação dos profissionais prestadores do atendimento. São também obrigatórias a assinatura e o respectivo número do CRM;
>
> e. Nos casos emergenciais, nos quais seja impossível a colheita de história clínica do paciente, deverá constar relato médico completo de todos os procedimentos realizados e que tenham possibilitado o diagnóstico e/ou a remoção para outra unidade.[1]

Sobre a legibilidade da letra do profissional quando o suporte é o papel, o Código de Ética Médica também dispõe:

> Art. 87 – É vedado ao médico deixar de elaborar prontuário legível para cada paciente.[2]

Outro ponto passível de dúvida é a obrigatoriedade do uso de carimbo médico na identificação do profissional. A identificação por meio do carimbo é opcional, como consta no Parecer de nº 1/2014 do CFM:

> A utilização de carimbo de médico em prescrição é opcional, pois não há obrigatoriedade legal ou ética. O que se exige é a assinatura com identificação clara do profissional e o seu respectivo CRM.[3]

Conclui-se que o carimbo é obrigatório apenas "para recebimento do talonário para prescrição de medicamentos e substâncias das listas A1 e A2 (entorpecentes) e A3 (psicotrópicos)". Para todas as demais situações, o carimbo médico é opcional.[3]

Também é obrigatório, segundo o artigo 3º da Resolução de nº 1.638/2002, que qualquer instituição que preste assistência médica ou estabelecimento de saúde tenha uma Comissão de Revisão de Prontuários, a fim de garantir o cumprimento dos itens já mencionados aqui.[1]

PROPRIEDADE DA INFORMAÇÃO

Todas as informações contidas no prontuário médico pertencem ao paciente. Por isso, a Resolução 1.821/2007 do CFM prevê que as informações registradas só podem ser divulgadas com autorização do paciente ou de seu responsável legal, por dever legal ou por justa causa.[4]

O Código de Ética Médica também reforça que é vedado ao médico:

> Art. 88 – Negar, ao paciente, acesso a seu prontuário, deixar de lhe fornecer cópia quando solicitada, bem como deixar de lhe dar explicações necessárias à sua compreensão, salvo quando ocasionarem riscos ao próprio paciente ou a terceiros.[2]

CONFIDENCIALIDADE

O médico deve permanecer fiel ao Juramento de Hipócrates, mantendo sob segredo todo o conhecimento obtido no exercício da profissão.

É fundamental que o médico garanta o sigilo das informações obtidas. Por vezes a justiça ou companhias seguradoras podem solicitar informações sobre a evolução da doença. Se divulgadas, essas informações podem ter consequências danosas à vida pessoal, familiar e/ou profissional do paciente, inclusive quando se revela um ato ilícito, que possa levá-lo a ser processado.

Há muitos pareceres, leis, resoluções e artigos dedicados à confidencialidade do prontuário e ao sigilo médico.

A Constituição da República Federativa do Brasil, de 1988, no Título II, Dos Direitos e Garantias Fundamentais, Capítulo I, Dos Direitos e Deveres Individuais e Coletivos, dispõe:

> Art. 5º, inciso X – São invioláveis a intimidade, a vida privada, a honra e a imagem das pessoas, assegurado o direito à indenização pelo dano material ou moral decorrente de sua violação.[5]

A Resolução do CFM nº 1.605/2000 normatiza a revelação do sigilo médico e o acesso ao prontuário médico.

> Art. 1º – O médico não pode, sem o consentimento do paciente, revelar o conteúdo do prontuário ou ficha médica.
>
> Art. 2º – Nos casos do art. 269 do Código Penal, onde a comunicação de doença é compulsória, o dever do médico restringe-se exclusivamente a comunicar tal fato à autoridade competente, sendo proibida a remessa do prontuário médico do paciente.[6]

O prontuário disponibilizado à justiça deve ser analisado por perito nomeado pela autoridade, que fará uso somente das informações pertinentes ao caso em questão, preservando a confidencialidade dos demais fatos ali registrados.

Art. 4º – Se na instrução de processo criminal for requisitada, por autoridade judiciária competente, a apresentação do conteúdo do prontuário ou da ficha médica, o médico disponibilizará os documentos ao perito nomeado pelo juiz, para que neles seja realizada perícia restrita aos fatos em questionamento.[6]

Em situações específicas, o médico pode fornecer uma cópia do prontuário, como dispõe, ainda, a Resolução nº 1.605/2000 do CFM:

Art. 5º – Se houver autorização expressa do paciente, tanto na solicitação como em documento diverso, o médico poderá encaminhar a ficha ou prontuário médico diretamente à autoridade requisitante.

Art. 6º – O médico deverá fornecer cópia da ficha ou do prontuário médico desde que solicitado pelo paciente ou requisitado pelos Conselhos Federal ou Regional de Medicina.

Art. 7º – Para sua defesa judicial, o médico poderá apresentar a ficha ou prontuário médico à autoridade competente, solicitando que a matéria seja mantida em segredo de justiça.[6]

O Código de Ética Médica, em relação ao sigilo médico obrigatório, dispõe:

XI – O médico guardará sigilo a respeito das informações de que detenha conhecimento no desempenho de suas funções, com exceção dos casos previstos em lei.

Art. 73 – É vedado ao médico revelar fato de que tenha conhecimento em virtude do exercício de sua profissão, salvo por motivo justo, dever legal ou consentimento, por escrito, do paciente.

[...]

Art. 85 – É vedado ao médico permitir o manuseio e o conhecimento dos prontuários por pessoas não obrigadas ao sigilo profissional quando sob sua responsabilidade.

[...]

Art. 89 – É vedado ao médico liberar cópias do prontuário sob sua guarda, salvo quando autorizado, por escrito, pelo paciente, para atender ordem judicial ou para a sua própria defesa.

§ 1º – Quando requisitado judicialmente o prontuário será disponibilizado ao perito médico nomeado pelo juiz.

§ 2º – Quando o prontuário for apresentado em sua própria defesa, o médico deverá solicitar que seja observado o sigilo profissional.[2]

O Código de Processo Civil Brasileiro, Lei nº 13.105, de 16 de março de 2015, na Parte Geral, Livro I, Das Normas Processuais Civis, Título Único, Das Normas Fundamentais e da Aplicação das Normas Processuais, Capítulo I, Das Normas Fundamentais do Processo Civil, dispõe:

Art. 11 – Todos os julgamentos dos órgãos do Poder Judiciário serão públicos, e fundamentadas todas as decisões, sob pena de nulidade.

Parágrafo único – Nos casos de segredo de justiça, pode ser autorizada a presença somente das partes, de seus advogados, de defensores públicos ou do Ministério Público.[7]

E no Capítulo XII, Das Provas, Seção VI, Da Exibição de Documento ou Coisa:

Art. 404 – A parte e o terceiro se escusam de exibir, em juízo, o documento ou a coisa se:

IV – sua exibição acarretar a divulgação de fatos a cujo respeito, por estado ou profissão, devam guardar segredo.[7]

O Código Penal Brasileiro, Decreto-Lei nº 2.848, de 7 de dezembro de 1940, na Seção IV, Dos Crimes Contra a Inviolabilidade dos Segredos, Violação do Segredo Profissional, dispõe:

Art. 154 – Revelar alguém, sem justa causa, segredo, de que tem ciência em razão de função, ministério, ofício ou profissão, e cuja revelação possa produzir dano a outrem.[8]

Nesse artigo são observadas novamente as exceções dispostas no artigo 73 do Código de Ética Médica – "...salvo por motivo justo, dever legal ou consentimento, por escrito, do paciente."[2]

O dever legal ocorrerá por força de disposição da lei, quando se atua como perito, nos atestados médicos contidos nas declarações de óbito e em caso de comunicação judicial obrigatória, como no atendimento a pacientes com lesões provocadas por crimes de ação pública, mas com observância da preservação do paciente.

A justa causa ocorre, por exemplo, com pacientes portadores de doenças sexuais contagiosas que se oponham a comunicar o fato ao parceiro e/ou que, por prática deliberada de relação sexual, exponham a população.

O profissional pode ser liberado do segredo médico caso haja autorização expressa do paciente ou de seu representante legal.

PRONTUÁRIO ELETRÔNICO DO PACIENTE

Com o avanço da tecnologia da informação, atualmente os dados médicos são registrados em um prontuário eletrônico do paciente (PEP), que promove ainda mais segurança, por ser protegido por senha pessoal.

O acesso pode ser feito por um ou mais profissionais, em ocasiões diferentes ou ao mesmo tempo, o que facilita a organização de protocolos de assistência, promove atenção integral à saúde e o uso das informações para fins epidemiológicos, estatísticos e de pesquisas.

Ademais, o registro eletrônico evita o problema de grafias ilegíveis e consequentes ambiguidades nas informações, reduz o risco de perda das informações, é de fácil manuseio e organização, economiza espaço físico e agiliza a pesquisa dos dados, além de reduzir custos.

Com a ampliação da Internet e da tecnologia de compartilhamento de dados, foi concebido o conceito de Registro Eletrônico de Saúde (RES),[9] que viabiliza o compartilhamento das informações entre diversos entes de saúde, públicos ou privados, envolvendo um ou mais pacientes ou um ou mais grupos profissionais.

O CFM, em parceria com a Sociedade Brasileira de Informática em Saúde (SBIS), elaborou o *Manual de Certificação para Sistemas de Registro Eletrônicos em Saúde* visando à sua padronização.[10]

Esse manual foi aprovado pelo CFM por meio da Resolução 1.821/2007, que também autorizou a digitalização dos prontuários dos pacientes. Os documentos digitalizados e seu armazenamento devem ser, obrigatoriamente, vistoriados pela Comissão de Revisão de Prontuários.[4]

Cabe ao CFM conferir amplo respaldo legal para o uso dos sistemas informatizados para manuseio, armazenamento, troca de informações e digitalização de prontuários em papel, visando à melhoria no atendimento da saúde do paciente.

Certificado digital

O Instituto Nacional de Tecnologia da Informação (ITI) define certificado digital como:

Uma identidade virtual que permite a identificação segura e inequívoca do autor de uma mensagem ou transação feita em meios eletrônicos, como a web. Esse documento eletrônico é gerado e assinado por uma terceira parte confiável, ou seja, uma Autoridade Certificadora (AC) que, seguindo as regras estabelecidas pelo Comitê Gestor da ICP-Brasil, associa uma entidade (pessoa, processo, servidor) a um par de chaves criptográficas.[11]

Esse certificado criptografa o acesso a *websites*, protege a comunicação entre os sistemas e viabiliza a assinatura eletrônica de documentos.[9]

A Medida Provisória nº 2.200/2001 instituiu a Infraestrutura de Chaves Públicas Brasileira (ICP-Brasil) para garantir a autenticidade e a integridade de documentos eletrônicos por meio de chaves públicas e privadas, além da Autoridade Certificadora Raiz (AC Raiz) que emite, expede, distribui, revoga e gerencia os certificados das autoridades certificadoras de primeiro nível.[12]

A chave privada do certificado digital ou identidade digital pode ser armazenada em um computador, *token*, *smartcard* ou HSM (*hardware* criptográfico capaz de armazenar milhares de assinaturas ao mesmo tempo). *Token* e *smartcard* são considerados os métodos mais seguros pela SBIS e pelo CFM.[9]

A nova carteira de identificação dos médicos distribuída pelos Conselhos Regionais tem formato de *smartcard* para ampliar o uso da certificação digital.

Certificação de *software*

Diferentemente do certificado digital, que visa identificar o usuário, a certificação do *software* pretende garantir a segurança do próprio sistema, sendo definida da seguinte maneira pelo CFM e pela SBIS:

> A certificação para Sistemas de Registro Eletrônico em Saúde (S-RES) é um processo de auditoria em sistemas informatizados que armazenam informação identificada de saúde. Essa auditoria verifica se o sistema atende a 100% dos requisitos obrigatórios definidos no Manual da Certificação.[9]

O processo de certificação SBIS/CFM classifica os S-RES, do ponto de vista de segurança da informação, em níveis de garantia de segurança (NGS):

> NGS1: define uma série de requisitos obrigatórios de segurança, tais como controle de versão do software, controle de acesso e autenticação, disponibilidade, comunicação remota, auditoria e documentação.
> NGS2: exige a utilização de certificados digitais ICP-Brasil para os processos de assinatura e autenticação.
> Somente os sistemas em conformidade com o NGS2 atendem a legislação brasileira de documento eletrônico e, portanto, podem ser 100% digitais, sem a necessidade da impressão do prontuário em papel.[9]

Microfilmagem

A Lei nº 5.433/1968, sobre a microfilmagem de documentos oficiais, é regulamentada pelo Decreto nº 1.799/1996, que também dispõe, entre outros:

> Art. 3º – Entende-se por microfilme, para fins deste Decreto, o resultado do processo de reprodução em filme, de documentos, dados e imagens, por meios fotográficos ou eletrônicos, em diferentes graus de redução.
> [...]
> Art. 5º – A microfilmagem, de qualquer espécie, será feita sempre em filme original, com o mínimo de 180 linhas por milímetro de definição, garantida a segurança e a qualidade de imagem e de reprodução.
> [...]
> Art. 11 – Os documentos, em tramitação ou em estudo, poderão, a critério da autoridade competente, ser microfilmados, não sendo permitida a sua eliminação até a definição de sua destinação final.[13]

Com relação ao descarte dos prontuários armazenados sob essa forma, consta no artigo 6º da Resolução 1.821/2007 do CFM:

> Art. 6º – Os prontuários microfilmados poderão ser eliminados de acordo com a legislação específica que regulamenta essa área e após análise obrigatória da Comissão de Revisão de Prontuários da unidade médico-hospitalar geradora do arquivo.[4]

Digitalização

Feita com auxílio de um sistema de Gerenciamento Eletrônico de Documentos (GED), a digitalização facilita o acesso às informações, mas o prontuário em papel digitalizado não é considerado um prontuário eletrônico.[9]

GUARDA

Dever

Nas considerações da Resolução do CFM, nº 1.821/2007, declara-se que o prontuário médico, em qualquer meio de armazenamento, é propriedade física da instituição na qual o paciente é assistido, independentemente de ser unidade de saúde ou consultório privado, sendo certo que o dever de guarda cabe a essa instituição.

O armazenamento e o manuseio dos prontuários cabem ao médico assistente quando em consultório particular ou ao médico prestador da assistência, à chefia da equipe, à chefia da Clínica e à Direção técnica da unidade, quando em unidade de saúde.

Os dados devem estar permanentemente disponíveis para, caso sejam solicitados pelo paciente ou seu representante legal, seja fácil o fornecimento de cópias autênticas das informações.

Prazo

A Resolução 1.821/2007 do CFM, nos artigos 7º e 8º, estabelece um prazo mínimo de 20 anos a partir do último registro para a preservação dos prontuários em suporte de papel, não arquivados eletronicamente em meio óptico, microfilmados ou digitalizados.[4]

DIREITOS DO PACIENTE

O paciente tem direito de ter o seu prontuário elaborado de maneira legível e ter acesso ao seu conteúdo, de acordo com normas estabelecidas pelo Hospital, em conformidade com a legislação vigente.

O prontuário deve respeitar as determinações estabelecidas pela Resolução nº 1.638/2002 do CFM. Não se deve deixar de anotar o tipo de atendimento, todas as medicações administradas, com as respectivas dosagens e horários, bem como o registro de hemoderivados, com especificação dos dados que viabilizem a verificação de sua origem, as sorologias realizadas e o prazo de validade.

O paciente deve ter acesso, a qualquer momento, a seu prontuário médico, recebendo por escrito o diagnóstico e o tratamento indicado, sempre com identificação do profissional, constando o seu nome e o número de registro no órgão de regulamentação e controle da profissão.

A Lei nº 8.078/1990, que dispõe sobre a proteção do consumidor, determina que constitui crime:

> Art. 72 – Impedir ou dificultar o acesso do consumidor às informações que sobre ele constem em cadastros, banco de dados, fichas e registros sob a pena de detenção de seis meses a um ano ou multa.[14]

REFERÊNCIAS BIBLIOGRÁFICAS

1. Conselho Federal de Medicina. Resolução CFM nº 1.638/2002. Define prontuário médico e torna obrigatória a criação da Comissão de Prontuário nas instituições de saúde. Brasília: Diário Oficial da União; 2002.

2. Conselho Federal de Medicina. Resolução CFM nº 1.931/2009. Aprova o Código de Ética Médica. Brasília: Diário Oficial da União; 2009.

3. Conselho Federal de Medicina. Parecer CFM nº 1/2014. Autoprescrição de medicamentos e falta de carimbo na receita. Brasília: Conselho Federal de Medicina; 2014.

4. Conselho Federal de Medicina. Resolução CFM nº 1.821/2007. Aprova as normas técnicas concernentes à digitalização e uso dos sistemas informatizados para a guarda e manuseio dos documentos dos prontuários dos pacientes, autorizando a eliminação de papel e a troca de informação identificada em saúde. Brasília: Diário Oficial da União; 2007.

5. Brasil. Constituição. Constituição da República Federativa do Brasil. Brasília: Senado Federal; 1988.

6. Conselho Federal de Medicina. Resolução CFM nº 1.605/2000. O médico não pode, sem o consentimento do paciente, revelar o conteúdo do prontuário ou ficha médica. Brasília: Diário Oficial da União; 2000.

7. Brasil. Lei nº 1.305/2015, de 16 de março de 2015. Código de Processo Civil. Brasília: Diário Oficial da União; 2015.

8. Brasil. Decreto-Lei nº 2.848/2015, de 7 de dezembro de 1940. Código Penal. Brasília: Diário Oficial da União; 1940.

9. Conselho Federal de Medicina, Sociedade Brasileira de Informática em Saúde. Cartilha sobre prontuário eletrônico – A certificação de sistema de registro eletrônico em saúde. Brasília: Conselho Federal de Medicina; 2012.

10. Conselho Federal de Medicina, Sociedade Brasileira de Informática em Saúde. Manual para Certificação de Registro Eletrônico em Saúde. Versão 3.3. Brasília: Conselho Federal de Medicina; 2009.

11. Instituto Nacional de Tecnologia da Informação – Certificado Digital [site da internet] Brasília: Instituto Nacional de Tecnologia da Informação; 2017. Disponível em: http://www.iti.gov.br/index.php/certificacao-digital/certificado-digital. Acesso em 8 de maio de 2017.

12. Brasil. Medida Provisória nº 2.200/2001, de 28 de junho de 2001. Institui a InfraEstrutura de Chaves Públicas Brasileira – ICP-Brasil, e dá outras providências. Brasília: Diário Oficial da União; 2001.

13. Brasil. Decreto Federal nº 1.799/1996, de 30 de janeiro de 1996. Regulamenta a Lei nº 5.433, de 8 de maio de 1968, que regula a microfilmagem de documentos oficiais, e dá outras providências. Brasília: Diário Oficial da União; 1996.

14. Brasil. Lei nº 8.078/1990, de 11 de setembro de 1990. Dispõe sobre a proteção ao consumidor e dá outras providências. Brasília: Diário Oficial da União; 1990.

3

Ética e Medicina Legal

Hildoberto Carneiro de Oliveira | Carolina Fernandes de Oliveira

O princípio da moralidade médica e cirúrgica consiste em nunca executar no homem uma experiência que possa produzir nele malefício de qualquer espécie, mesmo que esse resultado seja altamente vantajoso para a ciência, isto é, para a saúde dos outros. (Claude Bernard)

A Ética e a Medicina Legal são tão antigas quanto a humanidade. (Claude Bernard)

CONCEITUAÇÃO

Proveniente do grego *ethos*, que significa o "modo de ser", ou seja, o "caráter", ética é a ciência da moral e do comportamento humano. Em sua origem latina, moral provém de *mos, moris*, que significa "costume", ou seja, o conjunto de normas adquiridas pelo homem. No *Novo dicionário Aurélio da língua portuguesa*, ética é definida como o "estudo dos juízos de apreciação referentes à conduta humana suscetível de qualificação do ponto de vista do bem e do mal, seja relativamente a determinada sociedade, seja de modo absoluto". No mesmo dicionário, moral é definida como o "conjunto de regras de conduta consideradas como válidas, quer de modo absoluto para qualquer tempo ou lugar, quer para grupo ou pessoa determinada".

Em alguns aspectos, ética e moral podem ser confundidas, embora existam diferenças. A moral, por exemplo, não é coerciva no sentido de punir uma desobediência às normas, que é considerada, no máximo, falta de educação. Já a ética pode ser concebida como um código que prevê punição em caso de quebra de um preceito. O código de ética médica, portanto, é a lei que prevê punição em caso de desobediência, no todo ou em parte.

Ao tratar de ética e moral, é preciso também conceituar lei, que é parte do ordenamento jurídico de uma nação. Lei pode ser conceituada como uma regra tornada obrigatória pela força coerciva do poder legislativo ou de autoridade legítima, que constitui os direitos e deveres em uma comunidade. Direito, por sua vez, pode ser definido como:

- Aquilo que é justo, reto e conforme a lei
- Prerrogativa de alguém em exigir de outrem a prática ou abstenção de certos atos, ou o respeito às situações que lhe aproveitam
- Ciência das normas obrigatórias que disciplinam as relações dos homens em sociedade
- O conjunto das normas jurídicas vigentes em um país.

Desse modo, ética e direito são coercivos, previstos em lei, e a desobediência a eles prevê sanção.

A medicina é uma ciência e uma arte direcionada ao bem da humanidade; portanto, o direito, a ética e a moral devem permear sua prática. Desconsiderar esses preceitos pode resultar em ações desumanas, como as atrocidades na prática médica na Alemanha e o genocídio antecedentes à Segunda Guerra Mundial. Cerca de 350 mil indivíduos foram esterilizados por apresentarem deficiências físicas ou mentais e mais de 200 mil foram assassinados pelos mesmos motivos, visto que o principal objetivo dessas ações era a eugenia ou a purificação da raça pelo controle reprodutivo, que considera como apto à reprodução apenas o ser humano física e psiquicamente normal.

A ética em medicina pode ser estudada à luz da diceologia (direitos dos médicos) e da deontologia (deveres dos médicos), sendo regulamentada pelo Código de Ética Médica, de acordo com a resolução do Conselho Federal de Medicina (CFM) de número 1.931 de 17 de dezembro de 2009, sob a égide da Lei Federal nº 3.268, de 30 de setembro de 1957.[1]

Em resumo, a diceologia:

- É o estudo dos direitos profissionais
- Possibilita que o acusado admita ter praticado o ato, defendendo a sua legalidade ou pleiteando atenuantes.

A deontologia:

- É o tratado dos deveres do médico
- Preconiza as ações obrigatórias do médico
- É o estudo dos princípios, fundamentos e sistemas de moral.

Os médicos estão subordinados a todas as leis, especialmente aos Códigos Civil e Penal, de Ética Médica e de Defesa do Consumidor. Do ponto de vista ético, os únicos órgãos que podem punir o médico são os Conselhos Regionais de Medicina e o CFM. A deontologia médica tem sido ultrapassada pelos conceitos mais modernos da bioética, que, por exemplo, é contrária aos alimentos transgênicos e favorável à clonagem de embriões humanos. As leis do país, por sua vez, sobrepõem-se à bioética.[2]

Os médicos também devem estar atentos aos princípios fundamentais da medicina:

- A medicina é uma profissão a serviço da saúde do ser humano e da coletividade, devendo ser exercida sem discriminação de qualquer natureza
- O médico deve agir com o máximo de zelo e o melhor da sua capacidade profissional
- Para exercer a medicina com honra e dignidade, o médico deve ter boas condições de trabalho e ser remunerado de maneira justa
- É vedado ao médico provocar ato danoso ao paciente por imperícia, imprudência ou negligência.

Hoje, deve-se agir de acordo com um conceito amplo de ética, dando ênfase à reflexão ética. Nesse panorama, a reflexão ética mudou consideravelmente após a Segunda Guerra Mundial. Antes influenciada pela medicina europeia, passou a inspirar-se no modelo Flexner de ensino norte-americano, que preconiza uma formação médica de caráter científico e pragmático, de abordagem menos afetuosa, mais neutra e objetiva. Desde então, houve um aumento significativo da iatrogenia da propedêutica e da terapêutica.

Por exemplo, na década de 1960, a hemodiálise foi instituída como tratamento para a insuficiência renal crônica; no entanto, o número de máquinas disponível não era suficiente para atender a todos os pacientes. Em um artigo publicado na revista *Life*, em 1962, o Dr. Belding Scribner discutiu problemática ética da escolha entre os que receberiam ou não o tratamento e afirmou: "eles [os médicos] decidem quem vive e quem morre."

BIOÉTICA

Usarei o tratamento para o bem dos enfermos segundo minha capacidade e juízo, mas nunca para fazer o mal e a injustiça. (Hipócrates)

A ética e a bioética evoluem com o tempo e sucedem às novas descobertas e às novas pesquisas.[3] O grande desafio ético surgiu com um oncologista americano, Dr. Van Rensselaer Potter, que em 1970 publicou o livro *Bioethics: bridge to the future*. Considerando a ciência dos sistemas vivos e o conhecimento dos valores humanos, surgiu então o conceito da bioética, que viria ajudar a humanidade a participar racional e cautelosamente no processo da evolução biológica e cultural. A bioética surgiu da necessidade de desvendar as novas relações humanas oriundas das tecnologias de reprodução e criação da vida e procura melhorar a qualidade de vida, além de buscar respostas aos dilemas éticos.

A descoberta do DNA, em 1953, desencadeou uma revolução biológica e o surgimento de muitas situações inéditas, tanto para os pacientes quanto para os profissionais de saúde, dando início a um movimento contínuo de inovação científica. Essas mudanças no último século suscitaram novos desafios na ética, na filosofia e nas religiões, conduzindo a mudanças e reinterpretações constantes.

Graças à mídia atual, toda a população tem acesso a debates de bioética, o que faz com que a classe médica esteja em constante exposição.

Recomenda-se para reflexão da bioética e o meio ambiente e toda a relação entre os seres vivos a leitura de *Laudato Si* em suas considerações feitas por Siqueira.[4]

Em 1993, Closet definiu a bioética como "o estudo sistemático da conduta humana no âmbito das ciências da vida e da saúde, enquanto essa conduta é examinada à luz de valores e princípios morais". Os principais objetivos da bioética são:

- Orientar e responsabilizar os profissionais da área da saúde na realização das infinitas possibilidades de pesquisas e experimentos biomédicos
- Humanizar a relação cliente-profissional de saúde, promovendo os direitos e a autonomia dos pacientes.

Proposto em 1989 por Beauchamp e Childress, o modelo de análise bioética mais empregado atualmente é o principalista, que se baseia em quatro princípios bioéticos:

- Autonomia
- Não maleficência
- Beneficência
- Justiça, equidade.

Modelo principalista

Autonomia

O médico deve respeitar a vontade, as crenças e os valores morais do paciente, reconhecer seu domínio sobre a própria vida e respeitar sua intimidade. Fica também impedido de praticar, no paciente, atos danosos à sua integridade física.

Embora a autonomia seja um princípio fundamental da vontade da pessoa, nem sempre pode ser obedecido. No momento em que a vontade extrapola os preceitos legais de segurança, esse princípio pode ser questionado.

A obstetrícia é uma especialidade muito vulnerável, por envolver, em geral, duas vidas e pelo fato de, durante o parto, as complicações surgirem de modo rápido, intenso e imprevisível. Para as pacientes e suas famílias, ir para a maternidade é algo festivo, e a expectativa é só de alegria. Por isso, qualquer desvio é visto como falha da assistência.

Os médicos estão envolvidos em uma campanha oficial contra os índices de cesariana em detrimento do parto normal, embora, para os leigos, a cesariana pareça evitar qualquer complicação. Na verdade, o aumento no número de cesarianas em algumas circunstâncias é inaceitável. No entanto, além do aumento das indicações, principalmente com o objetivo de se preservar a saúde do concepto, há pacientes que optam pela cesariana, e, respeitando-se o princípio da autonomia, esse desejo deve ser respeitado.[5]

Apesar da campanha para se priorizar o parto normal, a primeira pergunta após um insucesso no parto é: por que não se fez cesariana? Vale lembrar que a maioria dessas pacientes pede a cesariana durante o trabalho de parto. Levando-se em conta o princípio da autonomia, seu desejo deve ser atendido na medida do possível.

A tendência atual de humanização do parto contraria condutas obstétricas seculares. Apesar de "humanização" não ser o termo mais adequado, é fundamental que a paciente seja atendida com respeito, dedicação e eficiência, especialmente ao se considerar que existem queixas quanto à radicalidade de certas condutas sem evidências científicas impostas, por vezes, por quem não tem conhecimento técnico do assunto.[6]

Outro procedimento que suscita certa polêmica é a transfusão de sangue em uma Testemunha de Jeová quando esta é a única maneira de salvar a vida do paciente, pois a transfusão fere sua autonomia. No entanto, a vida é o bem maior, sendo obrigatório recorrer a todos os meios para preservá-la.[7]

Nesses casos, são consideradas boas práticas do médico:

- Recorrer a todos os métodos alternativos de tratamento
- Sem outro meio de salvar a vida do paciente, deve realizar a transfusão sob pena de ser enquadrado na omissão de socorro
- Se achar conveniente, acionar a Autoridade Policial
- Nos casos de rotina, pode recusar o atendimento.

O primeiro código internacional de ética para pesquisa envolvendo seres humanos foi o de Nuremberg, concebido em 1947 em decorrência das atrocidades cometidas por médicos nazistas reveladas nos julgamentos de crimes de guerra em Nuremberg. A Declaração de Helsinque, com versão atualizada em 1989, é adotada pela Associação Médica Mundial desde 1964.

No Brasil, os médicos estão subordinados à Resolução nº 2.196/96, do Conselho Nacional de Saúde, que regulamenta as pesquisas em seres humanos. O consentimento prévio pós-informação clara, precisa e concisa, é obrigatório, tanto pelo Código de Ética Médica, quanto pelo Código do Consumidor, para procedimentos clínicos e cirúrgicos, a não ser em iminente risco à vida. Preza-se pelo princípio da autonomia do paciente em escolher o seu médico e o tipo de tratamento, após os esclarecimentos do profissional.

O consentimento informado é válido quando atende a cinco requisitos:

1. O paciente deve ser informado
2. A informação deve ser entendida
3. A atuação deve ser por vontade própria
4. O paciente deve ter competência legal para decidir
5. O procedimento deve ser autorizado.

Não há mais lugar para a heteronomia, ou seja, para que médico atue sem observar a vontade do paciente. Embora seja legal em alguns casos, do ponto de vista ético é altamente criticável.

Algumas condutas podem prolongar a vida do paciente em detrimento da qualidade de vida, enquanto outras oferecem melhor qualidade de vida e menor sobrevida. O paciente deve ser bem informado para entender bem esta situação, podendo optar, por exemplo, por dar "mais vida aos anos do que mais anos à vida".

No Brasil, a competência legal requer que o indivíduo tenha 18 anos de idade ou mais, e esteja com as faculdades mentais normais.

Dessa maneira, apesar de não atender ao requisito legal da idade, uma criança pode dispor dos requisitos para decidir e ter opinião conflitante à dos pais. Nessa situação, pesam o bom senso e a necessidade do procedimento, devendo-se fazer de tudo para que a vontade da criança seja respeitada. Deve-se seguir o que determina o Estatuto da Criança e do Adolescente – Lei nº 8.069 de 13/07/90. Além da informação ao menor, os pais ou seus responsáveis devem assinar o consentimento informado, e, quando estes não autorizarem, deve-se solicitar autorização judicial para que não haja prejuízo ao menor.[8]

O consentimento informado deve ser obtido em todos os procedimentos médicos, tanto diagnósticos quanto terapêuticos. A simples informação não é suficiente, sendo necessário o documento que confirme o seu entendimento. Mesmo que não haja erro médico, a falta de assinatura e de comprovação da informação entendida pode resultar em um processo pela não conformidade com o Código do Consumidor. O consentimento informado deve, portanto, ser escrito em termos de fácil compreensão a leigos, conter detalhes dos procedimentos, descrever de maneira clara riscos e benefícios e vantagens e desvantagens de medidas alternativas e, finalmente, certificar que as informações foram entendidas. Após esclarecimento, o termo deve ser assinado pelo paciente ou representante legal e, se possível, uma ou duas testemunhas também devem assinar.

Tendo em vista que a população de analfabetos é muito alta no Brasil, com registro de 60% de analfabetos funcionais na população, o consentimento informado poderia ser revisado para atender a essa demanda.[9]

Não maleficência

Este é um princípio hipocrático: *primum non nocere*. Ou seja, nos atos médicos, o princípio-chave é não fazer o mal. Às vezes, uma conduta médica aparentemente prejudicial, como a amputação de um membro com gangrena, é a única conduta para salvar a vida, sendo, neste caso, a mutilação necessária e benéfica para o paciente.

Beneficência

Os interesses do paciente devem ser atendidos sempre que possível. O médico tem a obrigação de maximizar os benefícios e minimizar os danos ou prejuízos. A beneficência corrobora o princípio da não maleficência, pois o não fazer o mal não é suficiente. Deve-se fazer o bem e minimizar os danos ao máximo.

Fazer o bem é um dos princípios fundamentais da medicina e é previsto no juramento hipocrático. A chamada medicina humanizada de hoje diz respeito, na realidade, a fazer o bem e acolher o paciente em qualquer circunstância. O acolhimento, como o próprio nome indica, é receber um ato de respeito do outro e pode-se até dizer que é um ato de educação. O médico tem o dever legal de cuidar.[10]

O conceito de humanização, como vem sendo usado, é um pouco deturpado, pois confunde alguns atos médicos necessários com violência. A episiotomia, por exemplo, muitas vezes necessária, é considerada violência obstétrica.

A beneficência tem três características principais:

- Critério mais antigo
- É a busca contínua do bem maior, a maximização dos efeitos benéficos
- Consiste em fazer o bem sem causar dano, buscando sempre o maior benefício para o paciente.

Os atuais níveis de mortalidade materna são inaceitáveis e podem ser considerados uma verdadeira agressão à mulher. Decorrentes de assistência pré-natal inadequada e da falta de recursos na maioria das maternidades, esses índices refletem um problema político, social e de justiça. O princípio da beneficência pode ser aplicado para a melhora na assistência à maternidade no Brasil.[11]

A mortalidade tanto materna quanto neonatal é muito traumática. A gravidez é vivenciada com alegria durante 9 meses e toda expectativa é de um final totalmente feliz. O chá de bebê é uma celebração antecipada e não se espera nenhuma situação contrária. Na ocasião de um parto não bem-sucedido, o chá de bebê torna-se um símbolo da frustração.[12]

Justiça

A política de saúde deve ter como princípio a equidade de distribuição de bens e benefícios no atendimento da população. A Conferência de Alma Ata, por necessidade, aceitou a ideia de uma medicina econômica, adaptada ao poder do mercado.

A bioética é muito abrangente, pois se ocupa de todos os problemas do ciclo vital, dos fenômenos pré-concepcionais até o destino após a morte, e se implica com muitas questões legais. Passa pela reprodução assistida, com toda a problemática relacionada com a escolha de sexo, com o destino dos embriões congelados, com a redução embrionária e a mãe de aluguel.[13] Sob essas perspectivas, correlaciona-se muito com a bioética de gênero, envolvida com muitas pesquisas clínicas desenvolvidas na mulher, como métodos anticoncepcionais e reposição hormonal no climatério.[14] Nesse particular, a amamentação merece capítulo especial, para que as mulheres sejam estimuladas a fazê-la. Algumas não conseguem amamentar e essa incapacidade pode gerar traumas psicológicos,[15] que devem ser observados pelos profissionais de saúde, para dar apoio psíquico a essas pacientes.[16] Na pesquisa clínica, o médico deve obedecer às leis e às resoluções éticas correlacionadas com os diferentes tipos de pesquisa.[17] O aborto, o aborto no anencéfalo e a doação de órgãos para transplantes dos fetos anencéfalos também constituem um tema polêmico.[18]

O mapeamento genético pode ser usado adequadamente na prevenção e cura das doenças, assim como para discriminar indivíduos em uma seleção de emprego ou contratação de um seguro. O médico deve tratar cada paciente de maneira apropriada e ser imparcial aos aspectos sociais, religiosos, culturais, étnicos e filosóficos. Também são alvos de grande reflexão a eutanásia, a distanásia, o conceito de morte cerebral e os transplantes.

O artigo 1.545 do Código Civil merece destaque especial: "Os médicos, cirurgiões, farmacêuticos, parteiras e dentistas são obrigados a satisfazer o dano, sempre que da imprudência, negligência ou imperícia, em atos profissionais, resultar morte, inabilitação de servir ou ferimento." Pelo Código Penal, o médico pode ser punido por causar a morte, ofender a integridade corporal ou a saúde do paciente.

Para exercer a profissão, além de ser formado por escola médica reconhecida, o médico deve ser registrado no Conselho Regional de Medicina. Para anunciar ou divulgar serviços de especialista, deve obter o título de especialista pela Associação Médica Brasileira, ou de Residência Médica, emitido pelo Ministério da Educação, devidamente registrado no Conselho Regional de Medicina. Pelo Código do Consumidor, o fornecedor de serviço responde, independentemente da existência de culpa, pela reparação dos danos causados aos consumidores por defeitos relativos à prestação dos serviços, bem como por informações insuficientes ou inadequadas sobre sua função e riscos, cabendo ao profissional liberal provar a inexistência do erro, além de o fórum de discussão ser do paciente.

Aspectos da bioética

A bioética é dinâmica e evolutiva, adaptando-se ao desenvolvimento tecnológico, perpassando religião e filosofia de vida. Podem-se considerar alguns aspectos particulares dela, como os listados a seguir:

- Bioética de fronteira: trata das novas tecnologias biomédicas aplicadas aos períodos pré-concepcional, gestacional, do parto, da infância, da velhice e terminal da vida
- Bioética cotidiana: busca humanizar a medicina, visando à socialização da assistência sanitária, com acesso aos serviços de saúde, distribuição de remédios e educação preventiva
- Bioética e violência: a violência na assistência à saúde pode ocorrer por diversos tipos de agressões, tanto por parte do médico ao paciente e aos familiares, quanto por parte do paciente e familiares ao médico. A violência pode ser exercida por agressão física ou assédio moral. As causas são diversas, desde a sobrecarga dos serviços de saúde a problemas socioculturais[19,20]
- Bioética no ensino: a bioética deve ser ensinada desde o curso curricular e ser obrigatória na grade curricular da pós-graduação. O professor de medicina deve ensinar a bioética no dia a dia da prática[21] e deve lutar para que essa disciplina faça parte do curso curricular[22]
- Bioética da medicina preventiva: visa predizer a aparição de enfermidades, compreendendo todas as atividades planejadas para evitá-las
- Bioética da medicina psíquica e condutiva: trata do controle mental e da conduta humana
- Bioética da medicina paliativa: busca o conforto e a qualidade de vida dos pacientes em estado terminal
- Bioética da medicina permutativa: envolve engenharia genética e transplante de órgãos
- Bioética da medicina perfectiva: propõe-se a melhorar a condição humana (medicina estética e cirurgia plástica).

Temas atuais e os conceitos bioéticos

Atualmente, a bioética tem sido aplicada aos seguintes temas: inseminação artificial, mães de aluguel, esterilização, fecundação *in vitro*, estatuto do embrião, suicídio assistido, transexualismo, engenharia genética, medicina estética, transplante/doação de órgãos, síndrome da imunodeficiência adquirida (AIDS), aborto, Projeto Genoma, eutanásia, aspectos religiosos, responsabilidade civil e sigilo médico, atendimento de grandes acidentes, biossegurança, erro médico e relação médico/paciente. Alguns deles serão vistos em mais detalhes a seguir.

Medicina estética

Em oposição ao que ocorre na maioria das outras especialidades, a medicina estética é considerada uma atividade médica de resultados e não de meios. Dessa maneira, o médico não é obrigado a curar o paciente, e sim a alcançar o resultado esperado, o que torna essa atividade alvo de queixas e processos cada vez mais frequentes.

Nessa especialidade, é preciso ter cuidado com procedimentos considerados úteis, mas que trazem benefícios questionáveis, capazes de levar a complicações graves (p. ex., lipoaspiração ocasionando óbito). Por isso, é fundamental a obtenção do consentimento informado e a conformidade com o Código de Ética Médica.

São boas práticas na medicina estética:

- Jamais garantir ou prometer resultados
- Sempre tentar estabelecer boa relação entre médico e paciente, esclarecendo o real problema, as alternativas de tratamento e suas limitações e possíveis complicações e benefícios
- Sempre cuidar para não supervalorizar o fator comercial em detrimento da ciência
- Sempre esclarecer que nenhum procedimento médico é isento de riscos.

Transplantes

A Lei nº 10.211, de 23 de março de 2001, altera dispositivos da Lei nº 9.434, de 4 de fevereiro de 1997, que dispõe sobre a remoção de órgãos, tecidos e partes do corpo humano para fins de transplante e tratamento. O seu artigo 4º tem a seguinte redação: "A retirada de tecidos, órgãos e partes do corpo de pessoas falecidas para transplantes ou outra finalidade terapêutica dependerá da autorização do cônjuge ou parente, maior de idade, obedecida a linha sucessória, reta ou colateral, até o segundo grau inclusive, firmada em documento subscrito por duas testemunhas presentes à verificação da morte."

Em qualquer hipótese, não é permitida a comercialização de tecidos ou órgãos humanos. Os transplantes de órgãos, hoje regulamentados por lei, perpassam a polêmica do que se considera morte, pois as funções vitais do indivíduo morto devem ser mantidas por aparelhos no momento da retirada, considerando que os órgãos só podem ser transplantados ainda bem oxigenados.

O CFM, por meio da Resolução de nº 1.480/97, considera morte encefálica como a parada total e irreversível da função cerebral, inclusive do tronco cerebral. Portanto, é preciso haver perda total e irreversível das funções encefálicas em pessoas com mais de 2 anos de idade, com coma aperceptivo, ausência de reflexo corneano, ausência de atividade bioelétrica e de perfusão encefálica.[23]

Síndrome da imunodeficiência adquirida

A síndrome da imunodeficiência adquirida (AIDS) e os pacientes HIV-positivos representam outro desafio ético importante. Os cirurgiões, assim como os demais profissionais de saúde, têm o direito de se proteger de doenças infectocontagiosas. No entanto, essa proteção não deve pressupor ou constituir algum tipo de discriminação ao paciente e, em nenhuma hipótese, poderá interferir na conduta médica.

Muitos cirurgiões defendem a realização do teste de HIV em pacientes a serem operados, para se protegerem de acordo. Entretanto, essa argumentação não é válida, uma vez que as hepatites são muito mais contagiosas do que a AIDS, e de alto risco para a saúde. Além disso, mesmo que o paciente esteja infectado, o rastreamento sorológico pré-operatório pode ter resultado negativo se o indivíduo estiver na chamada "janela imunológica".

O médico tem o dever de atender o paciente com AIDS ou soropositivo sem qualquer discriminação. Pelos mesmos motivos, os profissionais de saúde têm o direito de não se submeter ao rastreamento sorológico periódico, pois isso poderia suscitar preconceito por parte do paciente. Nessas circunstâncias, o bom senso postula que os profissionais façam uso de toda proteção necessária independentemente da aparência ou origem social do paciente.

Pacientes terminais

O direito a morrer com dignidade é muito discutido atualmente, mas o que seria morrer com dignidade? Até pouco tempo, as pessoas morriam em casa, cercadas por familiares, e suas últimas vontades eram ouvidas e consideradas sagradas. Hoje, morre-se nos hospitais, distante desse convívio familiar, muitas vezes na mesa cirúrgica, quando se insiste em uma última chance para o paciente, ou nos centros de tratamento intensivo, cheios de tubos.

Muitos preconizam a eutanásia como opção de morte digna, o que do ponto de vista ético é inaceitável. Eutanásia diz respeito à supressão da vida do paciente por motivos humanitários, para alívio do sofrimento intenso, podendo ser ativa ou passiva, diferença essa inexistente do ponto de vista ético. Na eutanásia ativa a morte resulta de uma conduta ativa e a passiva, de uma atitude comissiva. É possível, ainda, falar de eutanásia libertadora ou econômica.[24]

Outro tema de reflexão é a distanásia, a manutenção da vida a qualquer custo e de qualquer maneira. Os brasileiros são mais suscetíveis a aceitar a distanásia do que a eutanásia, pois, culturalmente, as famílias custam a aceitar o diagnóstico de morte cerebral quando os pacientes ainda têm atividade cardíaca e respiram por aparelhos.[25]

Por fim, o ideal para o paciente seria a ortotanásia, isto é, a morte no momento certo, com o mínimo de sofrimento possível.

Aspectos religiosos

O respeito às crenças religiosas, aos tabus e à cultura dos povos deve ser observado sempre que possível. Nas emergências, a conduta do médico, talvez a única capaz de salvar a vida das pessoas, deve ser adotada, independentemente da vontade dos pacientes e de seus familiares, ou de motivos religiosos ou de cultura, sob pena de o médico ser incurso em omissão de socorro. Mesmo nesses casos, deve-se agir com a maior discrição possível.

Caso não seja uma emergência, pelo princípio da autonomia do médico, ele não é obrigado a atender determinado paciente, desde que haja outro médico na localidade.

A Federação Internacional de Ginecologia e Obstetrícia (FIGO) e a Organização Mundial da Saúde (OMS) consideram antiéticas as operações realizadas sobre a genitália feminina, como clitoridectomia e infundibilização, que ainda constituem lei e são obrigatórias em muitos países muçulmanos. Como ficaria a posição do médico nesses países, diante da obrigação legal de realizar a intervenção e do contraditório da sua posição ética?

Quando a transfusão de sangue é a única alternativa para salvar uma Testemunha de Jeová, o CFM, pela consulta 21/80, recomenda que a transfusão seja feita em casos de iminente perigo à vida, de acordo com artigo 46 do Código de Ética Médica e artigo 146 do Código Penal Brasileiro.

Esterilização cirúrgica

A esterilização cirúrgica, a vasectomia em homens e a ligadura das tubas uterinas na mulher, é regulamentada no Brasil pela Lei nº 9.263/96, desde que solicitadas e consentidas por ambos os cônjuges e desde que a instituição tenha Serviço de Planejamento Familiar. É proibida no ciclo grávido-puerperal, exceto nos casos de cesarianas repetidas.

Responsabilidade civil

A condenação pela responsabilidade civil é uma preocupação constante na prática médica. A possibilidade de condenação penal é pequena, porque neste tipo de processo o médico tem amplo direito de defesa e é necessária a comprovação da culpa, além do inequívoco nexo causal. Além do mais, pelo direito penal o médico é inocente até prova em contrário; já no civil, é culpado, até prova em contrário.

O ônus da prova compete ao médico.

Um ponto discutível é o seguro de responsabilidade civil dos médicos, em que o modelo americano não satisfaz. Algumas propostas de empresas de seguro para médicos são inadequadas, pois, por meio de pagamentos mensais, oferecem uma cobertura que, em termos atuais, está muito aquém das condenações, além de estimularem os processos contra os contratantes do seguro. Seria mais interessante um seguro obrigatório como o de automóveis, o que limitaria as indenizações, tornando-as viáveis e assimiláveis pelos médicos. As próprias companhias aéreas têm o limite de indenização garantido internacionalmente. A prescrição dessas ações dá-se em 20 anos, quando, muitas vezes, o médico não tem mais elementos para se defender.

O consentimento informado, assinado pelo paciente e seu cônjuge e/ou responsável, é fundamental para livrar o médico da condenação inevitável pelo Código do Consumidor, embora não evite as ações contra possíveis danos. Nesses casos, porém, há chance de defesa, pois quando se trata de profissionais liberais há necessidade de comprovação do erro.

A relação médico-paciente, a dedicação e a atenção no atendimento constituem a melhor medida profilática. Os títulos de especialista, a atualização por meio de cursos e congressos e a afiliação a sociedades da especialidade funcionam como elementos importantes na defesa do médico quando a acusação é imperícia.

A responsabilidade civil do médico compreende responsabilidade contratual, dano material, dano moral e lucro cessante. As características do erro médico são vistas pela irreversibilidade do dano, pelo imediatismo do resultado adverso, por falso erro, pela falha de equipamentos, por problemas institucionais e erro médico-hospitalar. Já a responsabilidade civil é da instituição que remunera o profissional de saúde, embora muitas vezes ocorram manobras para que a culpa recaia sobre o médico.

Em qualquer situação, a responsabilidade penal é sempre de quem pratica o ato, mas a civil não segue o mesmo parâmetro. Quando o médico recebe os honorários diretamente de uma seguradora, a responsabilidade civil é dela; porém, quando o médico recebe diretamente do paciente, e este busca reembolso na seguradora, a responsabilidade civil é do médico.

As prestadoras de serviços tentam obrigar o médico a registrar-se como pessoa jurídica, de maneira que esta pessoa jurídica torna-se a responsável civil.

Assim como não devem permitir que um ato médico seja exercido por outro profissional, o médico não deve deixar que outro preencha o prontuário médico. A descrição sucinta do ato cirúrgico é de responsabilidade do cirurgião, que deve assiná-lo. O auxiliar, um residente ou mesmo um estudante de medicina pode fazê-lo, sob a orientação do cirurgião. Uma intervenção cirúrgica, por mais simples que seja, é motivo de intensa angústia no paciente, e o cirurgião, às vezes, é a única pessoa com quem esse paciente dialoga. O anestesista, também presente na cirurgia, é um desconhecido e, por isso, é importante explicar minuciosamente ao paciente o que será feito, para tranquilizá-lo.

O cirurgião é o principal envolvido na profilaxia das infecções cirúrgicas e hospitalares,[26] e a suspensão de um ato cirúrgico, sem causa justificável, é antiética e passível de representação civil e ética; afinal, o paciente seria prejudicado caso realizasse procedimentos pré-operatórios e tivesse a cirurgia suspensa por mau funcionamento de um aparelho ou falta de um material, por exemplo. Embora haja a independência interprofissional e interespecialidades, o cirurgião ainda assume o papel (senão de direito) para a família de principal responsável pela equipe cirúrgica.

Atendimentos de grandes acidentes

Nos casos de grandes acidentes, a OMS prevê as seguintes prioridades no atendimento:

1. Pacientes graves recuperáveis
2. Pacientes graves relativamente estáveis
3. Feridos que não podem andar
4. Feridos que podem andar
5. Mortos no local.

Sigilo médico

Todos os membros da equipe são obrigados a manter o sigilo médico, que não deve ser revelado nem a outro médico, a não ser que esse outro profissional tenha de se envolver no diagnóstico ou tratamento do paciente. Os comentários que envolvam sigilo médico devem ser evitados nos corredores, elevadores e cantinas dos hospitais, pois o sigilo é um dos alicerces da relação entre médico e paciente. Mesmo nos casos previstos em lei, o médico deve induzir o próprio paciente a revelar o sigilo a quem de direito.

No entanto, a quebra do sigilo médico é obrigatória nos seguintes cenários: declaração de nascimento, evitar casamento quando um dos cônjuges é portador de doença grave, atestado de óbito, doenças de notificação compulsória, perícias médico-legais e registros médico-hospitalares.[27]

Biossegurança

A biossegurança é um dos objetivos da bioética, pois visa proteger todos os indivíduos envolvidos na assistência médica, sejam pacientes ou profissionais da saúde envolvidos no processo. Em relação aos profissionais, 35% dos casos de acidentes biológicos ocorrem com os técnicos de enfermagem, pois são eles que manipulam com mais frequência os pacientes e, consequentemente, estão mais expostos. Após os técnicos de enfermagem, os mais expostos são os médicos, que representam 18% de todos os casos de acidente biológico.

Muitas vezes, os profissionais de saúde não são adequadamente instruídos para lidar com a sua própria segurança e a dos outros. As principais causas dos acidentes biológicos são:

- Instrução inadequada
- Supervisão ineficiente
- Práticas inadequadas
- Mau uso de equipamentos de proteção individual
- Negligência no trabalho
- Não observação de normas técnicas.

Agentes de risco

Entende-se por agente de risco qualquer componente de natureza física, química ou biológica capaz de comprometer a saúde do ser humano, de animais e do meio ambiente, ou a qualidade dos trabalhos desenvolvidos. Para se agir de acordo com as boas práticas em biossegurança, é imprescindível uma avaliação dos riscos.

Os principais agentes de risco são:

- Grupo 1: Riscos físicos
- Grupo 2: Riscos químicos
- Grupo 3: Riscos biológicos
- Grupo 4: Riscos ergonômicos
- Grupo 5: Riscos de acidentes.

É obrigatório e necessário que todas as unidades de saúde adotem medidas de proteção de natureza:

- Medidas administrativas – implementação de normas
- Medidas técnicas – programa de prevenção de acidentes
- Medidas educacionais – treinamentos
- Medidas médicas – programa de medicina ocupacional.

A exposição a material biológico é considerada uma urgência médica, e devem ser tomadas todas as medidas de profilaxia e tratamento. Para se ter ideia da gravidade do assunto, veja alguns dados do município do Rio de Janeiro:

- Seiscentos mil a 800.000 picadas de agulhas acidentais ocorrem durante 1 ano
- Profissionais contraem doenças graves em acidentes com agulhas contaminadas
- Dois por cento do total de acidentes ocorrem com agulhas contaminadas com o HIV.

A implantação das medidas de segurança para prevenir os acidentes biológicos visa, pelo menos, diminuir a sua incidência e realizar a profilaxia da instalação de doenças infectocontagiosas.

Erro médico

De maneira geral, tem-se falado cada vez menos em erro médico, voltando-se o foco para a atenção à qualidade no atendimento e à segurança do paciente, em uma tentativa de refutar o estigma de que o erro é do médico. Embora o erro possa ser de responsabilidade exclusiva dele, o mais comum é o erro institucional, no qual todos os envolvidos têm uma parcela de contribuição. Esse erro perpassa governantes, instituições, médicos, enfermeiros, técnicos de enfermagem, nutricionistas, fisioterapeutas, maqueiros, profissionais de limpeza e higienização, funcionários administrativos, paciente, acompanhante e sociedade como um todo. Portanto, os eventos adversos e suas consequências são responsabilidade de todos.

O erro médico ocorre por imperícia, imprudência ou negligência. Como o profissional habilitado legalmente é um perito nesta área, é difícil a ocorrência de erro por imperícia. A imprudência caracteriza-se pela insistência em determinada conduta mesmo quando se está ciente de não ser esta a melhor escolha, assumindo-se a possibilidade do evento adverso. Como as alternativas, por vezes, não são muito diferentes, a imprudência é relativa e deve ser analisada com cuidado. A negligência, por sua vez, é considerada inaceitável por representar o desprezo do profissional pela atenção ao paciente e é fácil de ser determinada.

Ao analisar o possível erro em uma conduta, o julgador deve se colocar no lugar de um profissional de formação mediana e não de um renomado especialista.

Nesse cenário de suspeito, o principal defensor do profissional é o prontuário médico, que deve conter todas as minuciosas anotações cronológicas de diagnóstico, conduta, evolução e exames. O Código de Ética Médica, em seu Artigo 87 § 1º, determina que é vedado ao médico deixar de elaborar prontuário legível para cada paciente, enquanto o § 2º determina que o prontuário deve permanecer sob a guarda do médico ou da instituição que assiste ao paciente e deve ser armazenado por 20 anos após sua última anotação.

Os itens obrigatórios na elaboração do prontuário são:

1. Identificação do paciente
2. Anamnese
3. Exame físico
4. Hipóteses diagnósticas
5. Diagnósticos definitivos
6. Tratamentos efetuados.

Algumas recomendações no preenchimento dos prontuários:

1. Não escrever a lápis
2. Não usar líquido corretor
3. Não deixar espaços em branco nas folhas de evolução, pois podem caracterizar ou facilitar a adulteração do prontuário
4. Não fazer anotações não relacionadas com o paciente
5. Não riscar textos (adulteração) por eventual erro cometido na descrição de quaisquer fatos. Quando alguma anotação for incorreta, em vez de riscá-la, escreva, em seguida, a frase correta após o termo "digo" ou outro equivalente.

Relação médico-paciente

Uma boa relação médico-paciente é o melhor meio de se evitar um processo. A antiga relação interpessoal sem intermediários entre o médico e seu paciente, que pagava os seus honorários, tem perdido espaço com os convênios, que intermedeiam a relação médico-paciente, o que, em tese, é ilegal.

Assad[28] afirma que "havemos de volitar que o desenvolvimento tecnológico e científico seja colocado à disposição da saúde do homem e que tenha como consectário imediato e direto seu bem-estar e melhoria de sua qualidade vida. O que não podemos aceitar é que este avanço sirva para afastar o médico de seu paciente e vice-versa. Se isto vier a acontecer, a exemplo do que ocorreu com Eus,* a medicina estará sendo reduzida, diminuída e cairá do patamar alcandorado de respeitabilidade e admiração que ao longo dos anos cristalizou".

_____

*Na realidade, Eus na mitologia grega solicitou a Zeus que lhe desse vida longa e foi atendido. Esqueceu-se, entretanto, de pedir vitalidade, lucidez e qualidade de vida, e acabou sendo transformado por Aurora em uma cigarra.

A relação médico-paciente deve ser conduzida cuidadosamente pelo médico, pois ele é o detentor do conhecimento científico e deve ser transparente ao compartilhar informações, o tipo de tratamento recomendado, o prognóstico e os riscos. É seu dever, ainda, avaliar as queixas do paciente sem exagerar na gravidade do diagnóstico, nos honorários ou nas revisões médicas e nos acompanhamentos, excluindo-se as complicações, preocupando-se com o que é melhor para o paciente, considerando os direitos humanos, a autonomia do paciente e a sua aplicação na prática médica diária.[29]

A confiança do paciente é fundamental para o sucesso no tratamento e a compreensão dele caso ocorram eventuais complicações, evitando-se processos judiciais. É necessário compreender que a atividade médica sempre oferece riscos e deve-se sempre informar ao paciente de maneira clara e precisa seu estado de saúde, diagnóstico e planos de tratamento.

Em um caso complicado, no qual o médico perceba que o paciente e a família estão insatisfeitos com a evolução do tratamento, o recomendado é manter a boa relação com o paciente, pois isso facilita a solução de eventuais problemas, complicações e insucessos no tratamento sem que muitas vezes seja necessário, por ambas as partes, recorrer a processos judiciais.

O diálogo entre o médico e o paciente deve ser de uma clareza total para que o paciente possa entender. É como dizer: "A blusa da Maria é branca. O senhor entendeu que a blusa da Maria é branca? Repita, por favor." Vale ressaltar que a clareza na transmissão de informações é fundamental e, quando o paciente tiver compreendido todo o cenário, deve ser redigido o documento de consentimento informado, a ser assinado pelo paciente e, se possível, também por testemunhas.

Finalmente, para a profilaxia do processo, recomenda-se:

- Estabelecer uma relação médico-paciente e médico-familiar harmoniosa, principalmente nas intercorrências
- Escrever tudo no prontuário
- Evitar palavras como complicação e acidente.

Mesmo com todas essas medidas, caso o profissional de saúde venha a ser processado, recomenda-se:

- Consultar um advogado especializado em responsabilidade médica
- Consultar um perito experiente para atuar como assistente técnico.

Conselhos de medicina

As finalidades e os objetivos dos Conselhos Regionais de Medicina e do CFM são:

- Administrativa
- Fiscalizadora
- Doutrinária
- Política
- Judicante – Lei nº 3.268/57.

O médico não pode:

- Anunciar mais de duas especialidades
- Anunciar especialidade não reconhecida
- Anunciar especialidade da qual não tenha o título de especialista
- Divulgar cura de doenças incuráveis
- Exibir fotografias de pacientes.

O boletim médico deve ser sóbrio, impessoal e verídico, atender ao sigilo médico e ser subscrito pelo responsável técnico. Um caso conhecido de má conduta é do Prof. Lizi, médico do Papa Pio XII, que forneceu à imprensa informações sobre a doença do religioso e, inclusive, fotos a seu lado.

MEDICINA LEGAL

Na Antiguidade, quando se consideravam sagrados os cadáveres, necropsia e vivissecção eram proibidas. Então, desde essa época, os cadáveres eram examinados por médicos, mas se realizava somente o exame ectoscópico, dada a proibição da necropsia.

No Egito, os cadáveres eram embalsamados. Na China, o *Hsi Yuan Lu*, tratado elaborado por volta de 1240 a. C., instruía sobre o exame *post mortem*, listava antídotos para venenos e descrevia como fazer a respiração artificial.[30]

Em Roma, na fase anterior à reforma de Justiniano, a Lex Regia, atribuída a Numa Pompílio, prescrevia a histerotomia em cadáveres de grávidas. Apesar de se acreditar que o nome cesariana venha do verbo latino *coedo*, cortar, há quem afirme que o nome cesariana dado à histerotomia tem origem no nascimento de César, devido à aplicação desta lei.

O primeiro livro de medicina legal, de Ambroise Paré, intitulado *Des rapports et des moyens d'embaumer les corps morts* foi publicado em 1575. Em 1818, Souza Lima iniciou o ensino prático da medicina legal no Brasil,[31,32] sendo esta a parte da medicina dedicada ao diagnóstico de lesões ao ser humano, tanto físicas quanto psicossociais, de leves até as que produzem a morte, do ponto de vista de interesse da justiça. Segundo Genival Veloso: "é a medicina a serviço das ciências jurídicas e sociais."[33]

A medicina legal dedica-se, de maneira ampla, à deontologia e à diceologia médica, a todos os exames periciais e documentações relacionadas de interesse à justiça.

Dentre as diferentes áreas de atuação da medicina legal, as mais importantes ao ginecologista e ao obstetra são a sexologia médico-legal e a genética médico-legal. A sexologia médico-legal ocupa-se dos crimes sexuais, além de gravidez, abortamento, infanticídio, esterilização, casamento, reprodução humana, identificação da maternidade e da paternidade e anomalias sexuais. A genética médico-legal, por sua vez, estuda a determinação da paternidade e da maternidade investigando-se o DNA.

A perícia médico-legal é de grande responsabilidade e não costuma ser fácil. Existem muitas nuances a serem observadas e qualquer erro no exame pode resultar na prisão de um inocente ou na libertação de um criminoso. Como em todo exame médico, a identificação é essencial, assim como a história e a dinâmica dos fatos. O local do exame deve ser adequado, bem iluminado e promover privacidade. A paciente deve sempre ser acompanhada de outra pessoa do sexo feminino para deixar que se sinta mais confortável e confiante. A inspeção deve ser cuidadosa, usando-se, de preferência, uma lupa para melhorar a precisão do exame. Deve-se examinar cuidadosamente toda a região vulvoperineal e perianal. O exame minucioso de todo o corpo deve ser realizado, observando-se face, pescoço, mamas, lábios, boca, língua etc., e especialmente a raiz das coxas, que pode demonstrar lesões resultantes de abusos sexuais.

Deve-se coletar material da boca, saliva, secreção vaginal e *swab* anorretal para exame citológico e bioquímico, principalmente para pesquisa de espermatozoides e presença de fosfatase ácida de origem prostática. O conteúdo dos sulcos subungueais também deve ser coletado pois pode conter fragmentos de pele ou de pelo do agressor em uma ação de defesa. Deve ser verificada a tonicidade do esfíncter anal, que pode demonstrar lesões sofridas em um coito anal. O pincelamento da vulva com solução de azul de toluidina a 2% pode evidenciar rágades na superfície da pele não percebidas anteriormente.

O exame de perícia médico-legal precisa ser extremamente cuidadoso, pois em 40% dos casos de abuso sexual não há vestígios na genitália. Em crianças, fissuras perianais podem ser resultantes de evacuação com fezes mais ressecadas e não de abuso sexual. A criança também pode ter sofrido hipoxia prévia por qualquer motivo, pois há relaxamento fisiológico do esfíncter anal, sendo parte do diagnóstico diferencial com a lesão esfincteriana provocada por abuso sexual.

REFERÊNCIAS BIBLIOGRÁFICAS

1. Conselho Federal de Medicina. Resolução CFM Nº 1.931/2009. Publicada no D.O.U. de 24 de setembro de 2009, Seção I, p. 90. Retificação publicada no D.O.U. de 13 de outubro de 2009, Seção I, p.173. Brasília: Diário Oficial da União; 2009. Disponível em: http://www.portalmedico.org.br/resolucoes/cfm/2009/1931_2009.htm. Acesso em 8 de maio de 2017.
2. Altisenta R. Ética, bioética y deontologia. Rev Bioét. 2009; 17(3):363-75.
3. Monte FQ. Ética médica: evolução histórica e conceitos. Rev Bioét. 2009; 17(3):407-28.
4. Siqueira JC. Laudato Si: Um presente para o planeta. Rio de Janeiro: Editora PUC RJ; 2006. 141 p.
5. Coutinho APA. Ética na medicina. Petrópolis: Vozes; 2006. 144 p.
6. Boyaciyan K, Gomes A, Rosas CF et al. Ética em ginecologia e obstetrícia. 4. ed. São Paulo: Cadernos CREMESP; 2011. 299 p.
7. Anjos MF. Violência e religiões: uma introdução. Rev Bioét. 2004; 12(2):63-75.
8. Garrafa V, Albuquerque R. Autonomía e individuos sin la capacidad para consentir: el caso de los menores de edad. Rev Bioét. 2016; 24(3):452-8.
9. Lorenzo C. O consentimento livre e esclarecido e a realidade do analfabetismo funcional no Brasil: uma abordagem para a norma e para além da norma. Rev Bioét. 2007; 15(2):268-82.
10. Souza PVS. O médico e o dever legal de cuidar: algumas considerações jurídico-penais. Rev Bioét. 2006; 14(2):229-38.
11. Ventura M. A mortalidade materna: a persistente violação do direito de proteção da vida e autonomia feminina. Rev Bioét. 2008; 16(2):217-28.
12. Gallo JHS, Ferrari DP. Chá de bebê: a celebração da incerteza – gravidez na adolescência. Rev Bioét. 2008; 16(2):273-6.
13. Sureau C, Shenfield F. Aspects éthiques de la reproduction humaine. Paris: John Libbey Eurotext; 1995. 377 p.
14. Diniz D. Bioética e gênero. Rev Bioét. 2008; 16(2):207-16.
15. La Taille Y. Moral e ética: uma leitura psicológica. Psicol Teor Pesq. 2010; 26:105-14.
16. Federação Brasileira das Associações de Ginecologia e Obstetrícia. Manual de orientação sobre aleitamento materno. São Paulo: Ponto; 2006. 162 p.
17. Kottow M. El médico y la investigación clínica. Rev Bioét. 2007; 15(2):218-28.
18. Lucena GAB, Gomes MCLU, Vital R et al. Considerações éticas sobre o aborto e a doação de órgãos de fetos anencéfalos. Rev Bioét. 2009; 17(3):391-405.
19. Fortes PAC. Violência em saúde: quando o médico é o vulnerável. Rev Bioét. 2004; 12(2):121-6.
20. Gomes JCM. Saúde e violência, uma contradição ética. 2004; 12(2):55-62.
21. Sá LSM Jr. Ética do professor de medicina. Rev Bioét. 2002; 10(1):49-84.
22. Grisard N. Ética médica e bioética a disciplina em falta na graduação médica. Rev Bioét. 2002; 10(1):97-114.
23. Conselho Federal de Medicina. Resolução 1.480/1997. Brasília: Conselho Federal de Medicina; 1997. Disponível em: http://www.portalmedico.org.br/resolucoes/CFM/1997/1480_1997.htm. Acesso em 8 de maio de 2017.
24. Villas-Bôas ME. Da eutanásia ao prolongamento artificial: aspectos polêmicos na disciplina jurídico-penal do final da vida. Rio de Janeiro: Forense; 2005.
25. Pessini L. Distanásia: algumas reflexões bioéticas a partir da realidade brasileira. Rev Bioét. 2004; 12(1):39-60.
26. Oliveira HC. Ética em cirurgia. In: Marques RG. Cirurgia: instrumental e fundamentos técnicos. Rio de Janeiro: Cultura Médica; 2001. p. 391-5.
27. Tavares MS. Aspectos éticos da quebra da relação médico-paciente. Rev Bioét. 2006; 16(1):125-31.
28. Assad JE. Desafios éticos. Brasília: Conselho Federal de Medicina; 1993. 292 p.
29. Greco D, Welsh J. Derechos humanos, ética y práctica médica. Rev Bioét. 2016; 24(3):443-51.
30. Lima D. História da Medicina. Rio de Janeiro: Medsi; 2003. 307 p.
31. Bonfim EM, Del-Campo ERA. Medicina legal. 4. ed. São Paulo: Saraiva; 2007. 338 p.
32. Croce D, Croce D Jr. Manual de medicina legal. 8. ed. São Paulo: Saraiva; 2012.
33. França GV. Comentários ao código de ética médica. 6. ed. Rio de Janeiro: Editora Guanabara; 2010. 366 p.

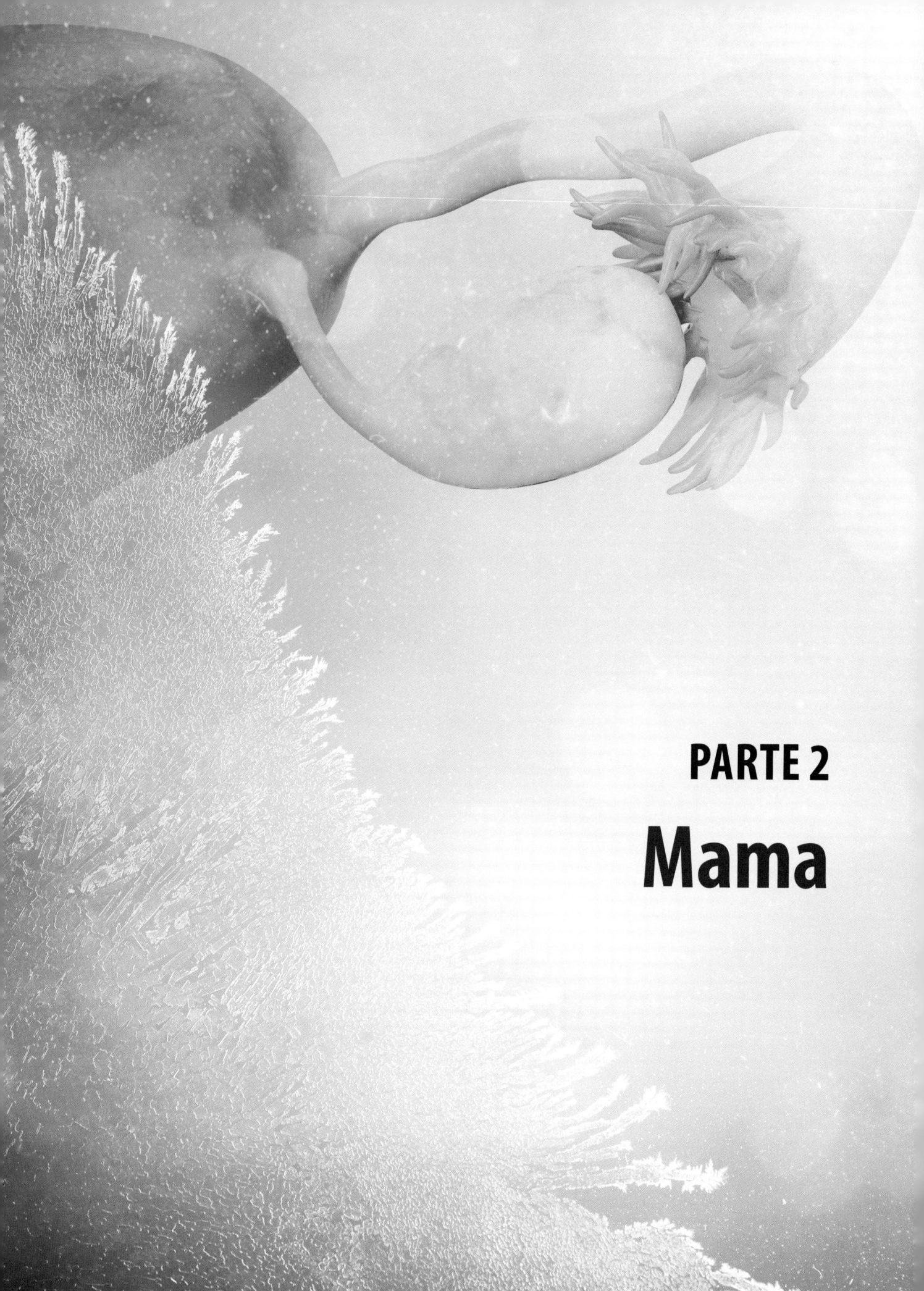

PARTE 2

Mama

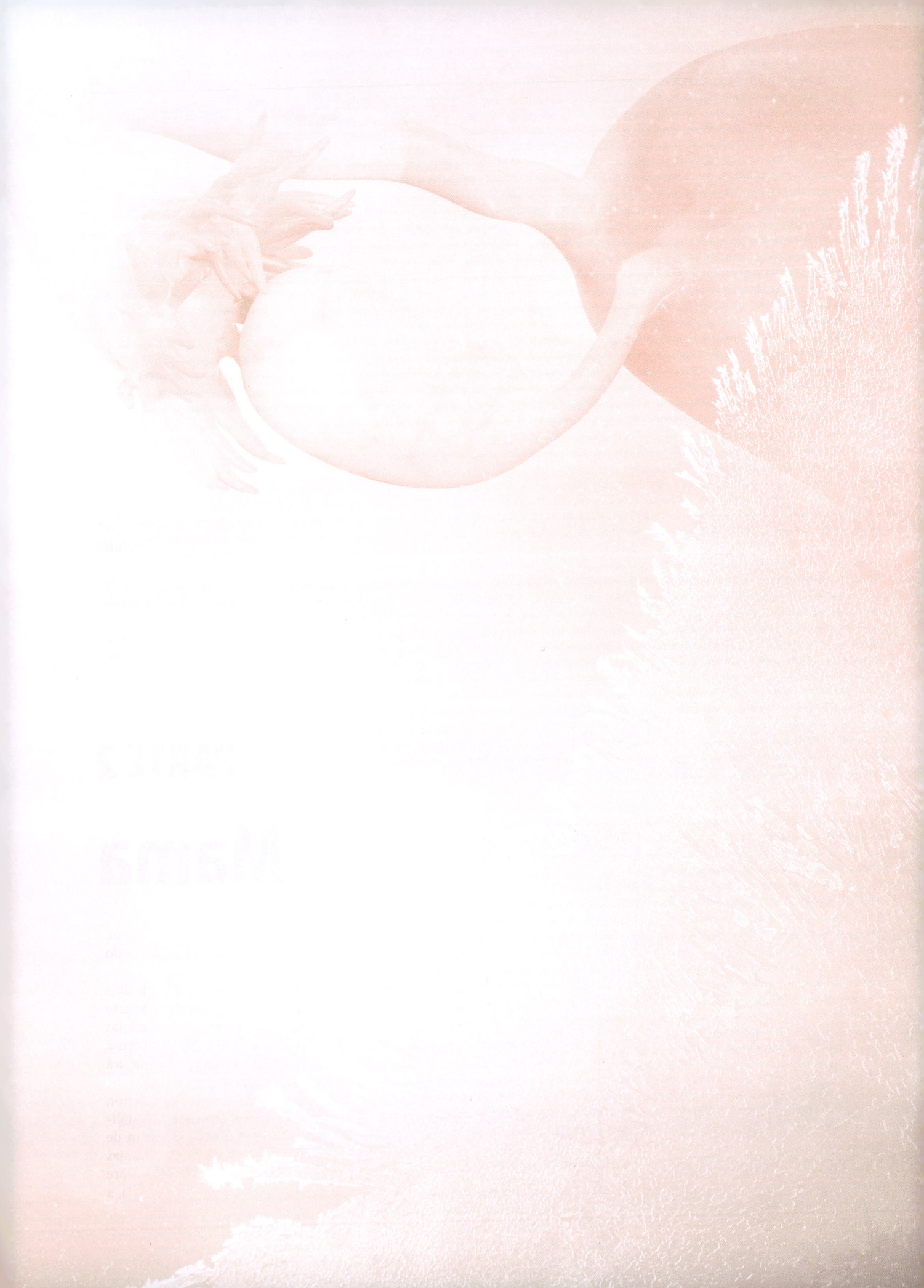

4

Anatomia da Mama e da Axila

Felipe Pereira Zerwes | Alessandra Borba A. de Souza

INTRODUÇÃO

O conhecimento da anatomia da mama e da axila é de grande importância para entender a evolução e o comportamento das lesões mamárias. Além disso, é primordial na abordagem cirúrgica de doenças mamárias. Novas técnicas cirúrgicas foram desenvolvidas ao longo dos anos, assim como modelos já existentes foram modificados, tornando a abordagem cirúrgica realizada pelo mastologista ainda mais direcionada e complexa. A preocupação estético-funcional tornou-se imprescindível, integrando conceitos de cirurgia plástica à cirurgia oncológica mamária. A combinação dessas duas técnicas revelou-se benéfica para as pacientes, pois possibilita realizar cirurgias mais amplas, com margens de segurança para a retirada do tumor, sem a consequência estética desfavorável. Nesse contexto, torna-se necessário conhecer profundamente as relações anatômicas e funcionais da mama e da axila, assim como da parede abdominal e da musculatura dorsal do tórax, já que as técnicas de reconstrução mamária contemplam essas áreas anatômicas.

ANATOMIA DA MAMA

As mamas são anexos da pele e do sistema reprodutivo humano. São constituídas por parênquima do tecido glandular, estroma do tecido conectivo e pele.

A glândula mamária desenvolve-se no embrião a partir de dois espessamentos ectodérmicos verticais, as cristas mamárias, na parte ventrolateral do tronco. Em raras ocasiões, verificam-se glândulas acessórias (polimastia) que, geralmente, se situam na linha da crista mamária embrionária. O tecido conectivo vascularizado que irá sustentar e nutrir o epitélio deriva do mesoderma.

A glândula mamária localiza-se na parede torácica anterior, ventralmente aos músculos grande peitoral, serrátil anterior e oblíquo externo (Figura 4.1). Tem tamanho médio de 10 a 12 cm de diâmetro, e sua espessura central média é de 5 a 7 cm. As mamas de uma mesma paciente costumam ser assimétricas, quase sempre diferindo em tamanho. Considerando as dimensões horizontais, a

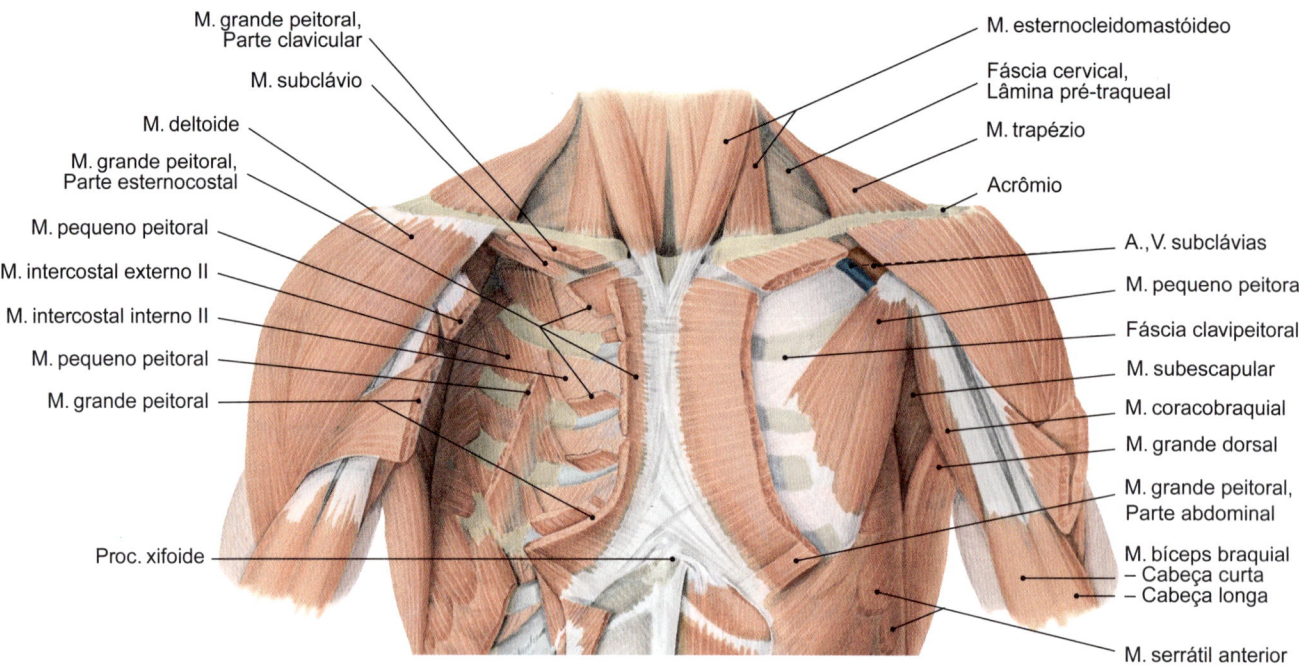

Figura 4.1 Musculatura da parede torácica.

mama localiza-se da borda do esterno até a linha axilar média. Essa extensão horizontal é de suma importância, pois representa o tamanho do sulco inframamário, frequentemente usado como referência para escolha de implantes ou retalhos nas cirurgias mamárias. Diferenças na base da mama causam consideráveis assimetrias. Assim, convém que os cirurgiões mantenham o sulco inframamário nas mastectomias.

Os limites da mama são assim definidos, podendo variar em função de seu tamanho e sua forma:

- Limite superior: 2ª ou 3ª costela
- Limite inferior: 6ª ou 7ª costela, em que se localiza o sulco inframamário
- Limite medial: borda do osso esterno
- Limite lateral: linha axilar média ou borda anterior do músculo grande dorsal
- Limite posterior: fáscia do músculo grande peitoral, serrátil anterior e oblíquo externo com a bainha do músculo reto abdominal.

A extensão do conteúdo glandular pode ser maior que a da mama, de modo a alcançar a axila em graus variáveis. Nesta topografia, forma a cauda ou o prolongamento axilar, também denominados cauda ou prolongamento axilar de Spencer. Essa cauda parece ter sido a origem da mama no animal primitivo antecedente ao mamífero que nutria seu filho por meio do líquido e dos sais minerais da sudorese secretados pela axila. Contribui para esta teoria o fato de a glândula mamária ser uma glândula apócrina.

Às vezes, o tecido mamário pode se estender ao nível da clavícula, até a metade do esterno e ao longo da parede abdominal superior, anterior à fáscia do músculo reto abdominal. Didaticamente, divide-se a mama em quatro quadrantes, o que possibilita a descrição da localização das lesões mamárias:

- Quadrante superior externo ou lateral (QSE/QSL)
- Quadrante inferior externo ou lateral (QIE/QIL)
- Quadrante superior interno ou medial (QSI/QSM)
- Quadrante inferior interno ou medial (QII/QIM).

O quadrante superoexterno ou superolateral da mama contém a maior porção de tecido glandular e é o local de maior incidência de tumores mamários: mais de 50% dos casos de câncer incidem no QSE. Além disso, a região atrás do complexo areolomamilar pode ser denominada quadrante central ou região retroareolar (RRA).

A mama é envolta por uma fáscia superficial constituída por um folheto anterior e por outro posterior (camadas superficial e profunda da tela subcutânea). A camada superficial pode ser observada cirurgicamente e é um plano com menos vascularização utilizado durante a cirurgia de mastectomia. Apesar desse "encapsulamento" da mama pelos folhetos da fáscia superficial, pode-se observar durante a cirurgia tecido glandular em grande proximidade com a derme em algumas pacientes. A fáscia superficial encontra-se, em média, 2 a 3 mm abaixo da pele e separa o envelope cutâneo com a gordura subcutânea do tecido mamário. Anteriormente, a camada superficial da tela subcutânea envia vários ligamentos fibrosos, fortes e largos para a superfície posterior da pele que recobre a mama. É por meio desses ligamentos que a mama se encontra suspensa. São conhecidos como ligamentos suspensores de Cooper ou fibras de Sharpey (trabéculas conjuntivas que estabelecem conexão entre as fáscias superficial anterior e posterior da mama) (Figura 4.2 A). Sua contração patológica (como pode ocorrer quando há um carcinoma) resulta em retração ou aprofundamento característico da pele. Tais ligamentos estão também conectados por extensões fibrosas à fáscia peitoral e à derme, onde delimitam espaços no tecido adiposo, denominados fossas adiposas de Duret.

O folheto posterior da fáscia superficial é adjacente à fáscia do músculo grande peitoral e à do músculo serrátil anterior. Separa-se apenas por uma faixa de tecido conectivo frouxo, denominado espaço retromamário de Chassaignac (tecido "areolar", um tecido conectivo frouxo). Tal espaço representa um importante plano de dissecção entre a mama e o grande peitoral, funcionando como uma barreira protetora da parede torácica.

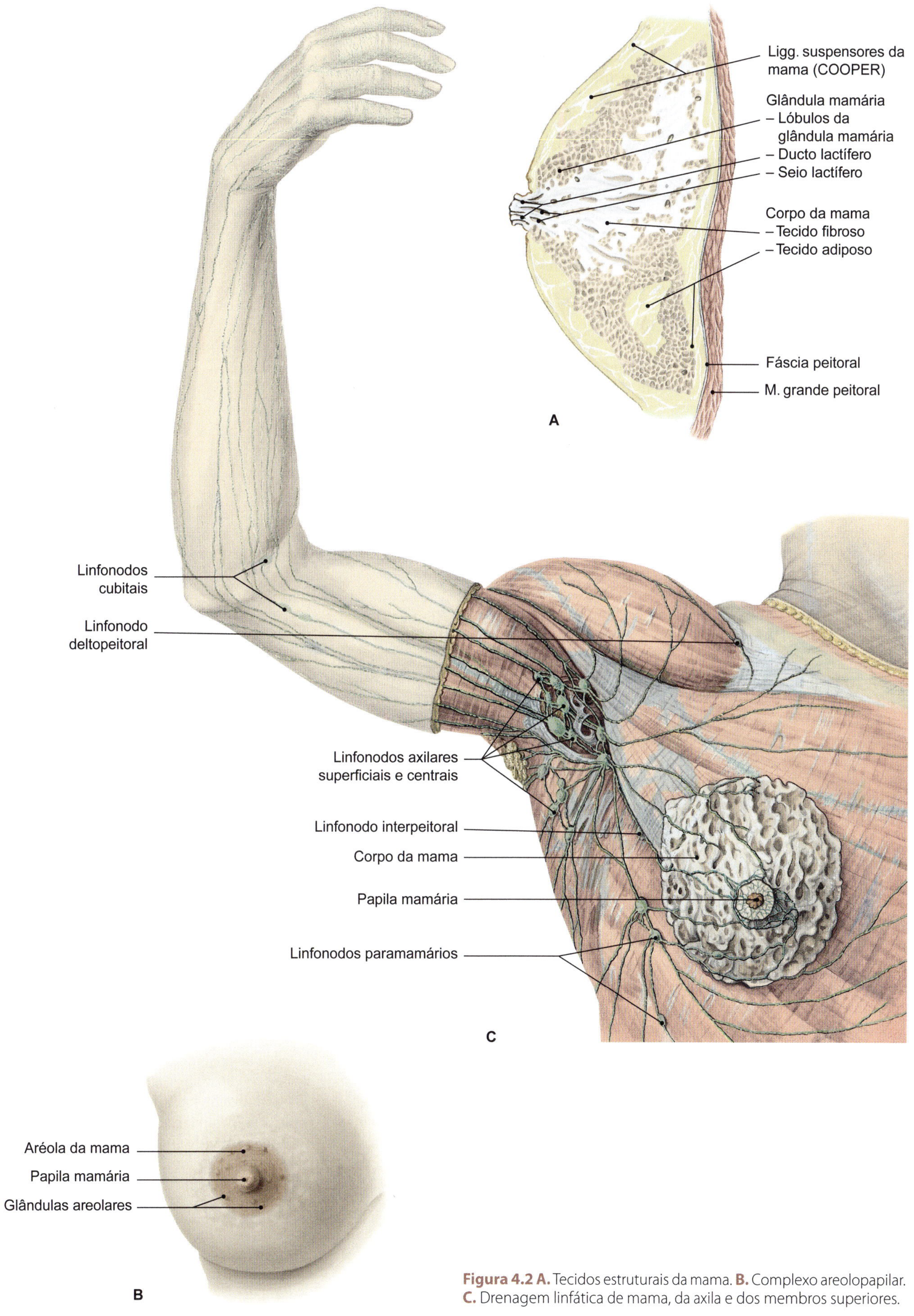

Ligg. suspensores da mama (COOPER)

Glândula mamária
– Lóbulos da glândula mamária
– Ducto lactífero
– Seio lactífero

Corpo da mama
– Tecido fibroso
– Tecido adiposo

Fáscia peitoral

M. grande peitoral

A

Linfonodos cubitais

Linfonodo deltopeitoral

Linfonodos axilares superficiais e centrais

Linfonodo interpeitoral

Corpo da mama

Papila mamária

Linfonodos paramamários

C

Aréola da mama

Papila mamária

Glândulas areolares

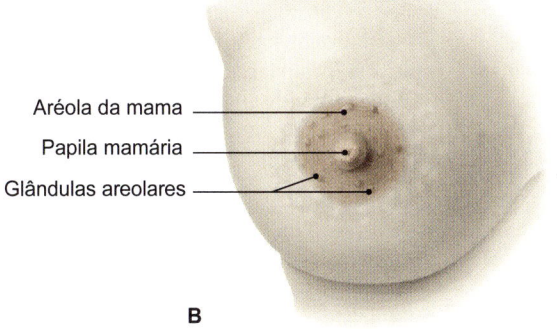

B

Figura 4.2 A. Tecidos estruturais da mama. **B.** Complexo areolopapilar. **C.** Drenagem linfática de mama, da axila e dos membros superiores.

A mama da mulher adulta compõe-se de três principais tecidos: epitélio glandular, tecido conectivo e tecido adiposo. A união do tecido conectivo e do tecido adiposo é denominada estroma e confere sustentação à mama. A separação dos dois tecidos do estroma não é possível durante a dissecção cirúrgica. O epitélio glandular forma-se por dois componentes: lobular e ductal. Tais sistemas são envolvidos e entremeados por tecido adiposo e tecido conectivo de sustentação (estroma mamário), por onde passam vasos sanguíneos, vasos linfáticos e nervos. O estroma mamário é hormonalmente responsivo, mixomatoso e contém inúmeros linfócitos. Todo esse conjunto compõe o parênquima mamário.

O parênquima da mama é constituído de 15 a 20 lobos de tecido glandular tubuloalveolar que convergem para o mamilo em direção radial. Os lobos são separados uns dos outros por projeções de tecido fibroso que envolvem o parênquima mamário. São formados por 20 a 40 lóbulos. Cada lóbulo é formado por 10 a 100 alvéolos (ácinos). Múltiplos lóbulos dispersos coalescem e drenam ductos que se unem no ducto e desembocam na superfície do mamilo. Durante o procedimento cirúrgico, não é possível definir anatomicamente os limites de um lobo com relação a outro, pois eles se entrelaçam, apesar de não se comunicarem. O lóbulo é a unidade morfofuncional da mama. O alvéolo é a unidade secretora. O ácino é a unidade secretora desenvolvida totalmente na gravidez e na lactação. Cada lóbulo, local onde o leite é secretado, mede em torno de 0,5 mm. Aproximadamente 75% dos lóbulos localizam-se na periferia da mama.

Cada lóbulo apresenta seu respectivo ducto principal, com suas ramificações, seguindo até o mamilo. Os ductos coletores que drenam cada lóbulo medem cerca de 2 mm de diâmetro e, numericamente, são em torno de 6 a 10. Estes ductos podem apresentar dilatações terminais – os seios lactíferos subareolares –, que medem de 5 a 8 mm de diâmetro.

A aréola é a porção central da mama. Tem forma circular e apresenta tamanhos variados (de 15 a 45 mm de diâmetro), de acordo com a dimensão da mama. É desprovida de pelos. A localização costuma ser no nível do quarto espaço intercostal, em geral de 19 a 25 cm do manúbrio, entre 9 e 12 cm da borda medial do esterno, e entre 7 e 10 cm do sulco inframamário. A coloração costuma ser rósea. No entanto, pode apresentar pigmentação mais escura, dependendo da etnia e de estímulo hormonal gravídico. A aréola contém glândulas sudoríparas e glândulas sebáceas formadoras de tubérculos que aumentam durante a gravidez. Nesta topografia, encontram-se as glândulas areolares (os tubérculos de Morgagni). Elas são glândulas sebáceas modificadas em forma de 10 a 15 diminutos nódulos subcutâneos. Na gestação, esses tubérculos se hipertrofiam e originam os tubérculos de Montgomery, que por sua vez garantem a lubrificação do tecido areolar (ver Figura 4.2 B).

Do centro da aréola, emerge o mamilo (ou papila mamária), de formato cilíndrico, comumente situado sobre o quarto espaço intercostal. A papila mamária é uma proeminência constituída, em sua maior parte, de fibras musculares lisas, dispostas circularmente. Ao se contraírem, comprimem os ductos, produzindo ereção da papila. As fibras longitudinais podem retrair ou deprimir a papila mamária. Sua pele é semelhante à da aréola, mas não tem glândulas sebáceas. Tem de 10 a 20 óstios que correspondem à desembocadura dos ductos galactóforos ou lactíferos. O mamilo tem inúmeras terminações nervosas sensoriais, como os corpos de Ruffini e os corpúsculos de Krause.

O complexo areolopapilar contém musculatura lisa, que se apresenta em disposição radial e concêntrica. Ao se contrair, provoca diminuição do tamanho, endurecimento (telotismo) e ejeção da secreção contida nos seios lactíferos.

O epitélio escamoso queratinizado da pele sobrejacente à papila continua dentro dos ductos e, então, muda abruptamente para um epitélio cuboide de camada dupla. Um pequeno tampão de queratina costuma ser encontrado no orifício do ducto. A ramificação sucessiva de grandes ductos leva à unidade ductolobular terminal (UDLT). Na mama normal, os ductos e lóbulos são formados por dois tipos de células. Há uma camada inferior, de células contráteis mioepiteliais, que ficam sobre uma membrana basal. Uma segunda camada de células epiteliais demarca as luzes.

As unidades ductolobulares são constituídas por duas camadas: células epiteliais, que revestem a luz; e células mioepiteliais, situadas mais profundamente, responsáveis pela condução da secreção láctea. Existem inúmeras evidências sugerindo o início dos carcinomas invasores nas unidades ductolobulares. O estudo de Budel (2007) pesquisou a quantidade de UDLT que estaria na papila mamária. Foi rara a ocorrência de UDLT na papila, além de que, quando presente, era em pouca quantidade. Esse achado, junto aos estudos retrospectivos de baixa recorrência no complexo areolopapilar de pacientes submetidas a adenomastectomia para tratamento de câncer de mama, corrobora a segurança da realização dessa cirurgia.

Durante a puberdade da mulher, as mamas crescem e a aréola aumenta, tornando-se mais pigmentada. Os ductos proliferam e formam lóbulos (campos glandulares). No entanto, os alvéolos secretores verdadeiros não se desenvolvem até a gravidez. A glândula mamária involui após a menopausa. Os elementos glandulares diminuem ou desaparecem e são substituídos por tecido fibroso, e frequentemente também por gordura, cuja quantidade varia bastante. É o acúmulo de tecido adiposo, causado pelo fator constitucional (obesidade ou involução parenquimatosa da própria idade) que determina suas principais diferenças entre cada biotipo e suas modificações de desenvolvimento, maturidade, envelhecimento. É quando se observam a beleza e o equilíbrio nas diferentes fases da vida reprodutiva. Isso porque a glândula mamária, além de definir a classe dos mamíferos em nossa espécie, assume papel importante para a mulher, ao envolver autoimagem, sexualidade, maternidade e autoestima.

A glândula mamária masculina permanece, às vezes, como um simples grupo de cordões epiteliais, mas quase sempre se desenvolve um sistema de ductos. Contudo, como pouca gordura de tecido fibroso se forma, a glândula mantém-se pequena e achatada. O aumento do tecido glandular da mama masculina chama-se ginecomastia.

Irrigação sanguínea e inervação

A glândula mamária é extremamente vascularizada a partir de ramos perfurantes da artéria torácica medial e de vários ramos da axilar (principalmente a torácica lateral) (Figura 4.3). A drenagem venosa é importante não só pelo fato de as veias indicarem o caminho tomado pelos linfáticos, mas também porque o câncer pode se disseminar por essa via. A vascularização arterial da mama ocorre por:

- Artéria torácica medial (também conhecida como artéria mamária interna): é o ramo da artéria subclávia. Emite ramos perfurantes do primeiro ao sexto espaços intercostais, com os vasos mais calibrosos nos iniciais. Cerca de 60% da mama, principalmente as regiões medial e central, são nutridos por ramificações da artéria mamária interna. Durante a cirurgia mamária reconstrutiva oncológica com prótese ou expansor, em geral se cria uma loja entre as musculaturas dos músculos peitorais grande e pequeno. Convém ter uma boa hemostasia, pela existência de artérias perfurantes neste local

- **Artéria torácica lateral:** é o ramo da artéria axilar, toracoacromial ou da subescapular. Irriga a região lateral da mama. Cerca de 30% da mama, em especial o quadrante superior externo, são irrigados pela artéria torácica lateral
- **Ramos anteriores e laterais das artérias intercostais posteriores:** asseguram o suprimento sanguíneo da região inferolateral. Dão origem aos ramos cutâneos laterais
- **Plexo areolar subdérmico:** é formado pelos ramos terminais das artérias intercostais posteriores. Garante a irrigação da região da aréola.

A drenagem venosa da mama é assegurada por veias superficiais e profundas, que acompanham o suprimento arterial. As veias superficiais drenam através dos ramos perfurantes da torácica interna ou das veias superficiais da parte inferior do pescoço. As veias profundas drenam para as veias perfurantes tributárias da torácica interna, axilares e intercostais. As conexões da última, com plexo venoso vertebral, fornecem uma via para que as propagações cancerosas alcancem os ossos e o sistema nervoso.

- **Veias superficiais:** sistema composto por vasos de pequeno calibre que drenam logo abaixo da fáscia superficial e originam redes transversal e longitudinais interligadas, formando malha de características individuais e que drenam em quase sua totalidade para as veias mamária interna, superficiais do pescoço e sistema jugular superficial
- **Veias profundas:** seus ramos aferentes desembocam em três troncos principais:
  - **Ramos perfurantes tributários da mamária interna:** acompanham as artérias correspondentes e a veia axilar

e suas tributárias, que se originam da união da veia cefálica no vértice da axila e da veia umeral. Recebem ainda as veias subescapular, toracodorsal, toracoacromial, acompanhadas de suas artérias de mesmo nome
  - **Ramos tributários das veias intercostais:** junto à veia axilar, constituem o sistema venoso profundo que drena a maior parte do sangue de retorno de toda a mama e se comunicam com a rede capilar pulmonar, sendo de grande importância no transporte de metástases pulmonares
  - **Sistema venoso de retorno vertebral:** junto às veias intercostais, passam pelo círculo menor e desembocam na veia ázigo e no plexo venoso vertebral. Por ser um sistema avalvulado que liga o plexo venoso vertebral de Batson aos órgãos torácicos, abdominais e pélvicos, justifica a possível rota metastática para esses locais (o sistema avalvulado poderia retornar o sangue que deixou de desembocar no sistema cava).

A inervação da mama na porção inferior depende dos nervos intercostais. Enquanto isso, na porção superior depende das ramificações nervosas no nível de C3 e C4 oriundas do plexo cervical (Figura 4.4).

Os nervos intercostais enviam fibras sensitivas para a pele da mama e fibras autônomas para os músculos lisos e vasos sanguíneos. A sensibilidade mamária é provida por ramos cutâneos laterais e anteriores do segundo ao sexto nervos intercostais. A contribuição do segundo e terceiro nervos é menor, correspondendo apenas à porção mais superior da mama, auxiliados pelos ramos anterior e medial do nervo supraclavicular, o qual se origina do plexo cervical.

Os ramos laterais dos nervos intercostais deixam esse espaço no nível da inserção do serrátil anterior e dividem-se em anterior e posterior. Os anteriores passam à fáscia superficial e inervam a parede torácica anterolateral. Os ramos do terceiro ao sexto intercostais, também denominados ramos mamários laterais, inervam a mama. Os ramos anteriores dos

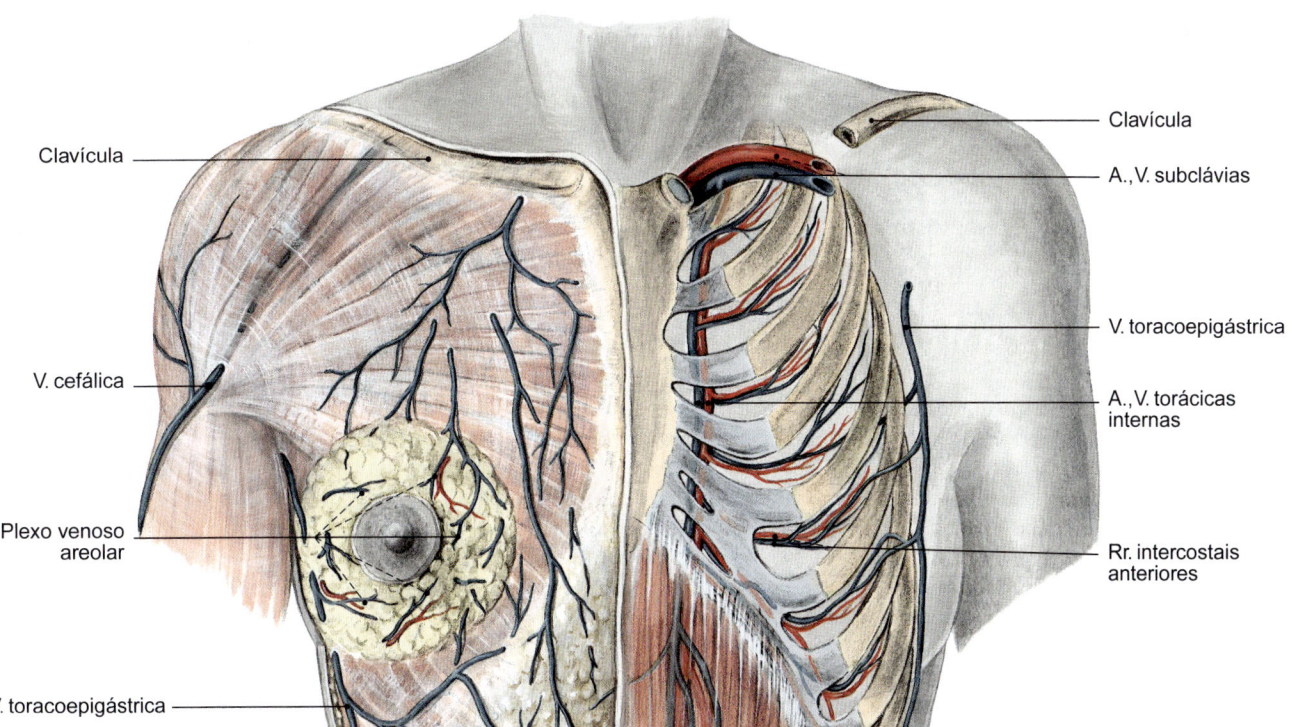

Figura 4.3 Irrigação sanguínea da mama.

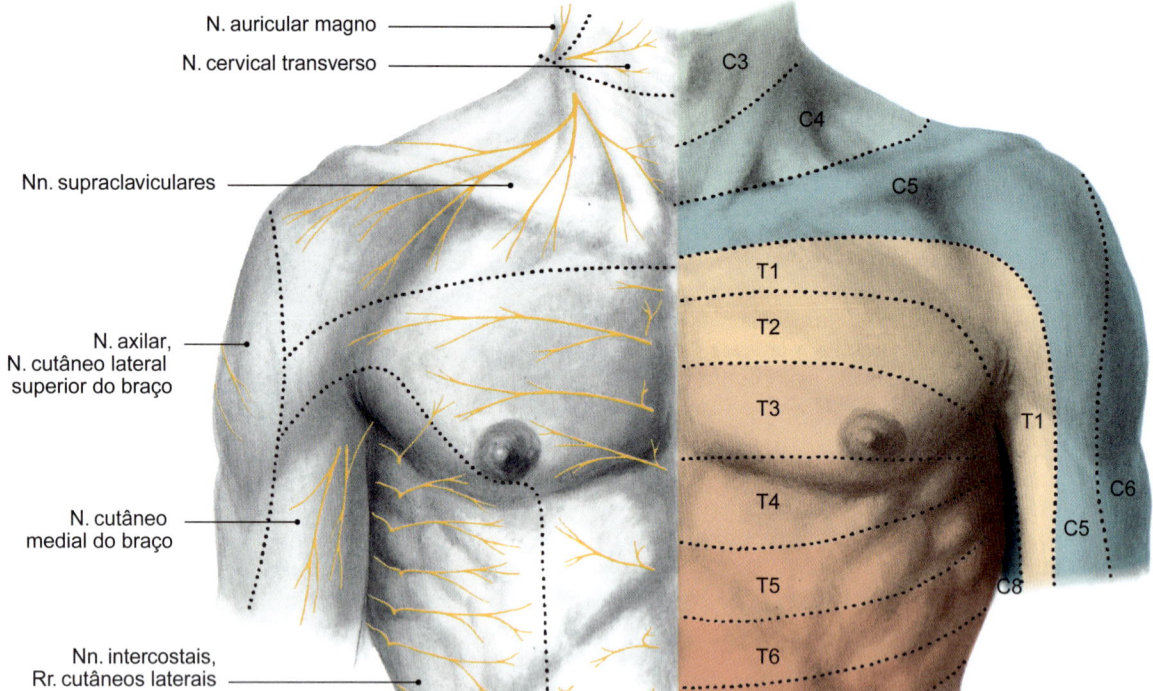

N. auricular magno

N. cervical transverso

Nn. supraclaviculares

N. axilar,
N. cutâneo lateral
superior do braço

N. cutâneo
medial do braço

Nn. intercostais,
Rr. cutâneos laterais

C3
C4
C5
T1
T2
T3
T4
T5
T6
T1
C6
C5
C8

Figura 4.4 Inervação da mama.

nervos intercostais emergem perto da borda lateral do esterno e irradiam-se medial e lateralmente para a parede torácica. Os laterais inervam a porção medial da mama e são chamados de mamários mediais.

Drenagem linfática

A drenagem linfática da mama é de particular importância clínica, devido à atuação na propagação de tumores malignos. Assim como a drenagem venosa, a drenagem linfática também acompanha o suprimento arterial. A linfa drenada da mama vai maciçamente para a axila (em torno de 97%). Enquanto isso, apenas uma pequena parte drenada vai para a cadeia mamária interna (3%) (Figura 4.5). A drenagem linfática mamária ocorre por três grupos interconectados de vasos linfáticos:

- Grupo que se origina de canais que se encontram dentro da glândula, nos espaços interlobulares e nos canais lactíferos
- Grupo que consiste em canais do tecido glandular e da pele da parte central da mama, formando o plexo subareolar de Sappey
- Grupo composto por um plexo na face profunda da mama que pode atingir também os linfonodos mamários internos.

Os vasos linfáticos da pele da mama, exceto os da aréola e os da papila mamária, drenam para os linfonodos axilares, cervicais profundos e deltopeitorais e, também, para linfonodos paraesternais (torácicos internos) de ambos os lados. Os vasos linfáticos da aréola e da papila mamária desembocam nos que drenam o parênquima da glândula. A glândula é drenada pelos plexos perilobular e subareolar. O plexo perilobular drena para plexo subareolar, do qual nascem troncos coletores, entre eles os troncos lateral e medial que passam ao redor da borda do músculo grande peitoral, penetram na fáscia axilar para entrar na base da axila e terminam nos linfonodos axilares. Ocasionalmente, observam-se vias diretas para linfonodos do ápice da axila (p. ex., através ou entre os músculos peitorais). Os linfonodos axilares atuam como uma série de filtros entre a mama e a circulação venosa. As células carcinomatosas que penetram em um vaso linfático geralmente precisam ultrapassar dois ou três grupos de linfonodos antes de alcançar a circulação venosa.

Os vasos coletores das partes medial e central da mama seguem os vasos sanguíneos perfurantes pelo músculo grande peitoral e terminam nos linfonodos paraesternais (torácicos internos), atrás dos músculos intercostais internos e à frente da fáscia endotorácica. Esses linfonodos, geralmente com um diâmetro de apenas 1 a 2 mm, são de 3 a 5 em cada lado. Às vezes, há vias linfáticas ao longo do plano mediano, na pele ou na fáscia peitoral. Tais vias linfáticas podem ser responsabilizadas pelas metástases de carcinoma mamário para a axila oposta. Outros vasos linfáticos podem atingir também o plexo da bainha do reto abdominal e os plexos subperitoneal e subfrênico.

ANATOMIA DA AXILA

A axila é uma região em formato piramidal entre o braço e a parede do tórax. Sua base, formada pela fáscia axilar, estende-se entre as margens inferolaterais dos músculos grande peitoral e grande dorsal. Tais margens formam proeminentes pregas axilares, anterior e posterior, no indivíduo vivo. Seu ápice é o intervalo entre a borda posterior da clavícula, a borda superior da escápula e a borda lateral da primeira costela. Através dela, os vasos axilares e os nervos que os acompanham passam do pescoço em direção ao braço (Figura 4.6).

A parede anterior da axila é formada pelos músculos grande e pequeno peitorais. Já a posterior constitui-se de subescapular, redondo maior e grande dorsal. A axila é limitada medialmente pelas costelas superiores e seus músculos intercostais e pelo serrátil anterior, e lateralmente pelo sulco intertubercular do úmero. Os músculos bíceps e coracobraquial descem pelas paredes anterior e posterior da axila.

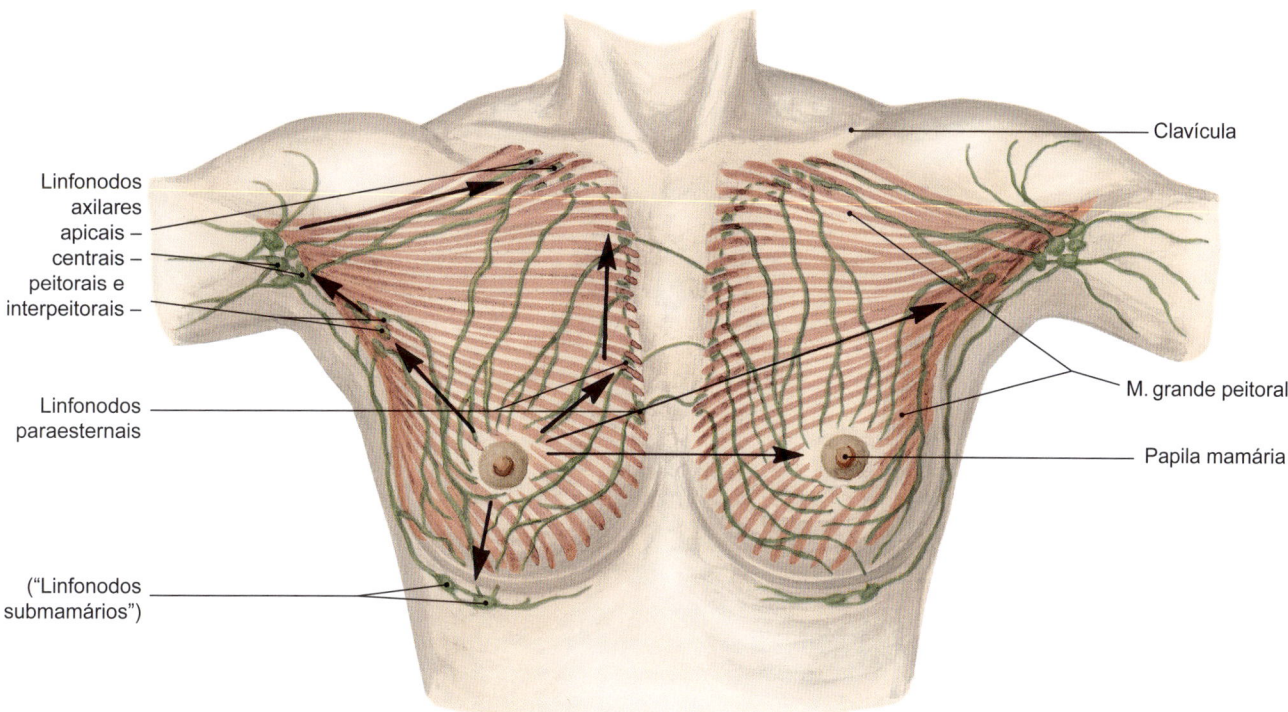

Linfonodos
axilares
apicais –
centrais –
peitorais e
interpeitorais –

Linfonodos
paraesternais

("Linfonodos
submamários")

Clavícula

M. grande peitoral

Papila mamária

Figura 4.5 Drenagem linfática da mama.

A axila contém a artéria e a veia axilar, uma parte do plexo braquial e seus ramos, os ramos cutâneos laterais de alguns nervos intercostais, o nervo torácico longo, o nervo intercostobraquial, uma parte da veia cefálica e os linfonodos axilares. Um prolongamento para baixo da fáscia pré-vertebral forma a bainha axilar, que envolve os vasos axilares e nervos adjacentes.

A relação da fáscia no cavo axilar com a mama é absolutamente em contiguidade. A fáscia superficial da mama continua recobrindo o tecido mamário na parte mais profunda que ora se assenta no espaço retromamário, logo acima do músculo grande peitoral, ora nas projeções desta fáscia profunda. Estas últimas cruzam o espaço retromamário, fusionam-se com a fáscia do músculo grande peitoral e formam o ligamento suspensor posterior da mama. Essa camada profunda que cobre o músculo faz ainda um complexo arranjo contínuo na axila e passa a separar os dois músculos peitorais e o espaço axilar que compreende: o músculo deltoide e a clavícula na parte superior, e a parede muscular do tórax na parte inferior. As camadas são separadas entre si superficialmente. Chamam-se fáscias peitorais, quando envolvem o músculo grande peitoral, e, na porção mais profunda, fáscias costocoracoides, ao recobrirem a axila e revestirem os nervos, vasos e linfáticos que atravessam a axila. A apófise coracoide constitui o vértice superior e recobre junto ao plexo braquial a artéria e a veia axilares em todos os seus ramos e tributárias. O limite interno é facilmente descolado, e observa-se a fáscia – aqui também chamada de clavipeitoral na porção pré-torácica. A fáscia dirige-se até a borda do músculo pequeno peitoral, onde passa a recobrir as estruturas vasculonervosas da axila e a parede lateral do tórax, desde a borda superior do músculo grande dorsal, borda interna do coracobraquial e deltoide, até as apófises coracoides. Isto constitui um plano musculofascial que envolve totalmente a fáscia pré-torácica anterolateral, a totalidade do conjunto vasculonervoso axilar e a aponeurose de cobertura dos músculos intercostais, serrátil, redondo menor, subescapular e coracobraquial.

A abordagem cirúrgica da axila deve ser extremamente cuidadosa, pois esta contém os grandes vasos e nervos responsáveis pela vascularização e pela inervação do membro superior. Os limites da axila são:

- **Profundo:** fossa subescapular
- **Ápice:** ligamento costoclavicular (ligamento de Halsted), sítio onde a veia axilar penetra na cavidade torácica e se torna veia subclávia
- **Lateral:** rebordo do músculo grande dorsal. Mais cranialmente, será delimitado pela veia axilar
- **Medial:** gradil costal, onde corre o músculo serrátil anterior e o nervo torácico longo.

Irrigação sanguínea e inervação da axila

A primeira porção da artéria axilar surge como uma continuação da artéria subclávia e persiste em localização posterior ao músculo pequeno peitoral. A segunda porção da artéria axilar, situada profundamente no músculo pequeno peitoral, origina as artérias toracoacromial e torácica lateral. Já a terceira porção caracteriza-se pela sua divisão em três ramos: artéria subescapular, artéria circunflexa anterior e artéria circunflexa posterior do úmero. A artéria toracodorsal é uma continuação da artéria subescapular.

A artéria axilar emite três ramos vasculares importantes: artéria subescapular que, junto a seu ramo escapular circunflexo, irriga os músculos grande dorsal, subescapular e serrátil; a artéria toracodorsal, que cruza por cima da veia axilar no ponto de união nos terços externo e interno do seu trajeto e normalmente é preservada durante a linfadenectomia axilar; e a artéria toracoacromial, a qual desce verticalmente junto à parede torácica, entre os músculos grande e pequeno peitorais e fornece o maior suprimento sanguíneo ao músculo grande peitoral (seus ramos nutrem também a fáscia profunda da glândula).

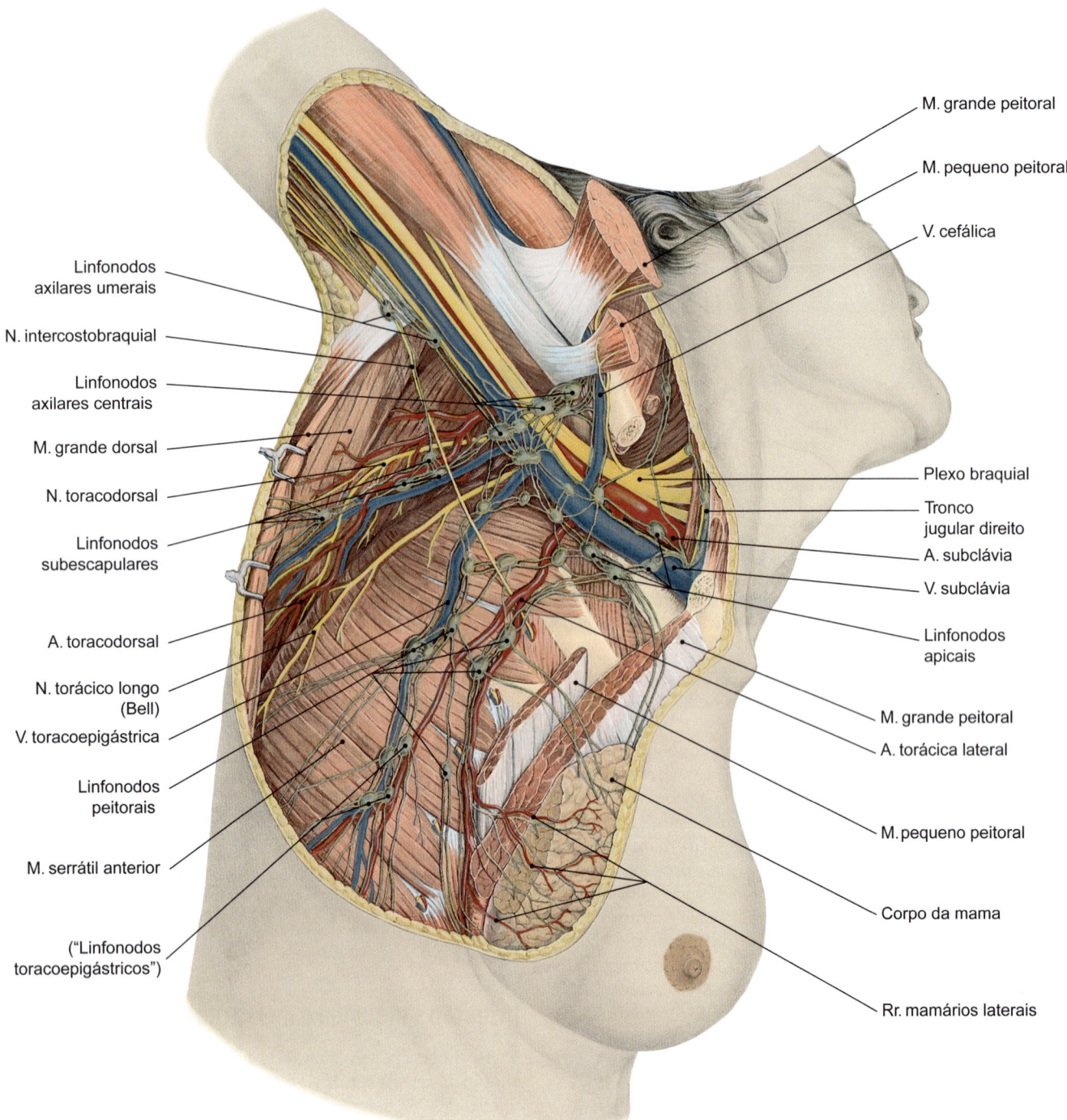

Linfonodos axilares umerais

N. intercostobraquial

Linfonodos axilares centrais

M. grande dorsal

N. toracodorsal

Linfonodos subescapulares

A. toracodorsal

N. torácico longo (Bell)

V. toracoepigástrica

Linfonodos peitorais

M. serrátil anterior

("Linfonodos toracoepigástricos")

M. grande peitoral

M. pequeno peitoral

V. cefálica

Plexo braquial

Tronco jugular direito

A. subclávia

V. subclávia

Linfonodos apicais

M. grande peitoral

A. torácica lateral

M. pequeno peitoral

Corpo da mama

Rr. mamários laterais

Figura 4.6 Irrigação, inervação e drenagem linfática axilares.

A veia axilar é uma continuação da veia basílica e apresenta-se na face medial da artéria axilar. Recebe tributárias que apresentam o mesmo nome dos ramos da artéria axilar. Quanto à inervação, três nervos são muito importantes na axila:

- **Nervo torácico longo (nervo de Bell):** tem origem na face posterior dos ramos ventrais de C5, C6 e C7 (plexo braquial) e emerge posteriormente aos vasos axilares na porção medial da fossa subescapular. Seu curso segue ao longo do gradil costal e paralelamente à artéria torácica lateral, posterior à inserção do serrátil. É responsável pela inervação do músculo serrátil anterior, importante para a fixação da escápula à parede torácica durante a adução do ombro e a

extensão do braço. Também pode ser denominado nervo respiratório acessório. Sua lesão implica quadro conhecido como escápula alada

- **Nervo toracodorsal:** origina-se do plexo braquial (deriva dos ramos C6, C7 e C8) e passa posteriormente aos vasos axilares, aproxima-se dos vasos subescapulares medialmente e cruza anteriormente a esses vasos até inserir-se na porção média do grande dorsal. É responsável pela inervação do músculo grande dorsal. A lesão deste nervo não resulta em déficit funcional, mas pode ocorrer diminuição da sensibilidade da parte interna do braço

- **Nervo intercostobraquial:** origina-se do segundo e terceiro nervos intercostais e passa por baixo da veia axilar.

É o responsável pela inervação sensitiva dos terços superior e medial do braço e pela inervação das glândulas sudoríparas das axilas. Deve, sempre que possível, ser preservado, mesmo nas linfadenectomias axilares completas, pois a parestesia na face medial do braço, a dor crônica e a atrofia dessas regiões constituem importantes queixas das pacientes.

O plexo toracodorsal (nervo, veia e artéria) é de suma importância para a cirurgia de esvaziamento axilar. Sua preservação garante a vascularização sem atrofia do retalho do músculo grande dorsal. É utilizado nos casos de reconstrução (imediata ou não) com retalhos pediculados do conjunto miocutâneo do músculo citado.

Durante uma cirurgia na qual a região axilar já tenha sido operada previamente, deve-se ter muito cuidado. Isso porque as estruturas importantes a serem preservadas podem estar deslocadas anatomicamente, devido a fibroses, ligaduras e cauterização.

O plexo braquial, junto com artéria e veia axilares, sobe até a formação do conjunto vasculonervoso da região da subclávia. O nervo peitoral maior, procedente do plexo braquial, desce pela borda interna do músculo pequeno peitoral para penetrar na face posterior do músculo grande peitoral. Enquanto isso, o nervo do músculo pequeno peitoral corre paralelamente à artéria do músculo pequeno peitoral.

Drenagem linfática axilar

Existem várias classificações para os linfonodos axilares. A classificação de Berg é a mais utilizada. Tem como referência o músculo pequeno peitoral:

- Nível I: linfonodos localizados lateralmente à borda externa do músculo pequeno peitoral
- Nível II: linfonodos localizados sob e entre as bordas do músculo pequeno peitoral
- Nível III: linfonodos localizados medialmente à borda interna do músculo pequeno peitoral.

Os linfonodos interpeitorais, conhecidos como linfonodos de Rotter, consistem em 1 a 4 linfonodos situados entre os músculos grande e pequeno peitorais, ao longo do nervo peitoral lateral. No sistema de coleta axilar dos membros superiores, a maior parte da linfa é drenada para os linfonodos axilares. Entretanto, existem duas vias alternativas de drenagem: são as correntes posterior do braço e a cefálica, que drenam, respectivamente, para os linfonodos escapular posterior e linfonodos supraclaviculares. Essas vias alternativas dos braços são suficientes para a drenagem do braço quando se retiram os linfonodos axilares, evitando o linfedema.

A drenagem linfática da região axilar do plexo superficial é composta de grupos com centros linfonodais, que recebem drenagem linfática, sobretudo, da pele e dos planos superficiais e têm sua densidade maior no complexo areolomamilar. A região axilar pode também receber linfáticos do membro superior da região supraumbilical até a clavícula e também os da área do dorso. Os linfonodos são divididos em:

- Grupo da mamária externa: tem número médio de 1,7 linfonodo de pequeno tamanho, que se localiza na borda inferior do músculo grande peitoral entre as 2ª e 6ª costelas, correndo paralelos com a artéria torácica lateral e recebendo drenagem da maior parte da mama. Também é chamado de grupo anterior ou peitoral
- Grupo subescapular: localiza-se à frente do músculo subescapular, junto aos vasos subescapulares, e recebe a drenagem da região dorsal. Também é chamado de grupo posterior
- Grupo dos vasos axilares que acompanham os vasos de mesmo nome divididos em anterior, posterior, superior e inferiormente a estes. Recebem drenagem linfática dos membros superiores. Também chamado de grupo lateral
- Grupo central: localizado junto aos vasos axilares da mesma maneira que o grupo anterior, embora na porção medial dos vasos axilares. Recebe a maior parte dos eferentes dos outros grupos e é envolto pela gordura axilar. Também é chamado de grupo intermediário e costuma ser o mais invadido por neoplasia mamária. Nele se encontram, em média, 12 linfonodos
- Grupo apical: localizado ao longo dos vasos axilares superiormente ao músculo pequeno peitoral. Recebe os vasos eferentes do grupo central e forma o tronco subclávio que desemboca no ducto linfático direito e, à esquerda, no ducto torácico.

O plexo profundo ou aponeurótico estende-se dos músculos peitorais até os linfonodos de Rotter (situados entre estes dois músculos) e progride até os linfonodos subclávios, chamados de via linfática de Groszman. A partir da porção interna das mamas, os linfonodos dirigem-se à cadeia interna e aos linfonodos do mediastino. Os vasos linfáticos da mamária interna drenam na circulação venosa através do ducto torácico à esquerda e do grande coletor linfático à direita, além de grupo cervical profundo e confluentes venosos jugulossubclávios.

Por fim, o linfonodo sentinela não se refere a uma localização anatômica específica, mas sim ao primeiro linfonodo que drena a área de um tumor. Para sua localização na cirurgia, utiliza-se algum marcador na mama (em geral, azul patente e/ou tecnécio-99m) e identifica(m)-se o(s) linfonodo(s) que surge(m) através do marcador. Em torno de 97% dos casos, o linfonodo estará na região axilar. Enquanto isso, em 3% dos casos poderá estar no sistema de drenagem linfática da cadeia mamária interna (sobretudo quando os tumores estão presentes nos quadrantes internos). Os últimos estudos não mostraram benefícios em realizar a exérese de linfonodos da cadeia mamária interna em contraponto à irradiação. Portanto, o interesse da localização anatômica do linfonodo sentinela concentra-se na região axilar. Em um artigo publicado após estudo com 242 pacientes, Clough et al. (2010) revelaram que 98,2% dos linfonodos sentinelas se encontravam na região medial da axila, ao redor da veia torácica lateral. Dessa maneira, a incisão e a dissecção para realização do linfonodo sentinela devem contemplar esse conhecimento anatômico e ser realizadas, em geral, na região medial da axila.

CONSIDERAÇÕES FINAIS

Os ligamentos suspensores de Cooper, também chamados de fibras de Sharpey, são trabéculas conjuntivas que estabelecem conexão entre as fáscias superficial anterior e posterior da mama. Sua contração patológica, que pode ocorrer quando há uma lesão que traciona esses ligamentos, resulta em retração ou aprofundamento característico da pele.

O folheto posterior da fáscia superficial da mama é adjacente à fáscia do músculo grande peitoral e do músculo serrátil anterior. Separa-se apenas por uma faixa de tecido conectivo frouxo, denominado espaço retromamário de Chassaignac. Este espaço representa um importante plano de dissecção entre a mama e o grande peitoral, funcionando como uma barreira protetora da parede torácica.

A vascularização arterial da mama ocorre por meio de três fontes principais: ramificações da artéria mamária interna (60%), artéria mamária externa (30%) e ramos anteriores e laterais das artérias intercostais posteriores. A drenagem venosa da mama é feita por meio de um sistema superficial e um sistema profundo que se interligam. A drenagem linfática da mama é feita, primordialmente, para os linfonodos axilares (97%); e uma pequena porção para os linfonodos da cadeia mamária interna (3%).

Os limites anatômicos da axila são: profundo (fossa subescapular); apical (ligamento costoclavicular, sítio onde a veia axilar penetra na cavidade torácica e se torna veia subclávia); lateral (rebordo do músculo grande dorsal); medial (gradil costal, em que correm o músculo serrátil anterior e o nervo torácico longo).

O nervo torácico longo é responsável pela inervação do músculo serrátil anterior, e sua lesão implica quadro conhecido como escápula alada. O nervo intercostobraquial atua na inervação sensitiva do terço superior e medial do braço e na das glândulas sudoríparas das axilas. Sempre que possível, deve ser preservado, mesmo nas linfadenectomias axilares completas, pois a parestesia na face medial do braço, a dor crônica e a atrofia dessas regiões constituem importantes queixas das pacientes.

O plexo toracodorsal (nervo, veia e artéria) é de suma importância para a cirurgia de esvaziamento axilar. Sua preservação garante a vascularização do músculo grande dorsal, eventualmente necessário como retalho na cirurgia de reconstrução da mama.

A classificação de Berg separa os linfonodos axilares, tendo como referência o músculo pequeno peitoral.

BIBLIOGRAFIA

Budel VM. Anatomia cirúrgica da mama. In: Urban C, Rietjens M. Cirurgia da mama: estética e reconstrutiva. Rio de Janeiro: Revinter; 2007.

Clough KB, Nasr R, Nos C et al. New anatomical classification of the axilla with implications for sentinel node biopsy. Br J Surg. 2010; 97(11):1659-65.

Gardner E, Gray DJ, O'Rahilly R. Anatomia: estudo regional do corpo humano. 4. ed. Rio de Janeiro: Guanabara Koogan; 1988.

Lester SC. A mama. In: Kumar V, Abbas AK, Fausto N. Patologia: bases patológicas das doenças. 7. ed. Rio de Janeiro: Elsevier; 2005.

Rao R, Euhus D, Mayo HG, Balch C. Axillary node interventions in breast cancer: a systematic review. JAMA. 2013; 310(13):1385-94.

Stolier AJ, Wang J. Terminal duct lobular units are scarce in the nipple: implications for prophylactic nipple-sparing mastectomy: terminal duct lobular units in the nipple. Ann Surg Oncol. 2008; 15(2):438-42.

Urban C, Rietjens M, Kuroda F, Hurley II J. Oncoplastic and reconstructive anatomy of the breast. In: Urban C, Rietjens M. Oncoplastic and reconstructive breast surgery. Milan: Springer-Verlag; 2013.

Urban C, Spautz C, Lima RS et al. Anatomia, histologia e embriologia da mama. In: Chagas CR, Menke CH, Vieira RJS, Boff RA. Tratado de mastologia da SBM. Vol. 1 Rio de Janeiro: Revinter; 2011.

Van der Ploeg IM, Oldenburg HS, Rutgers EJ et al. Lymphatic drainage patterns from the treated breast. Ann Surg Oncol. 2010; 17(4):1069-75.

5

Propedêutica da Mama

Francisco Pimentel Cavalcante | Cárilla Carrascoza C. dos Reis | Marcos Venicio Alves Lima

INTRODUÇÃO

A mama é um anexo da pele, bilateral, localizada na região torácica anterior, tendo o seu desenvolvimento e a sua morfologia derivados da glândula sudorípara modificada e altamente especializada. Ductos e alvéolos são formados a partir do ectoderma, enquanto o mesoderma dá origem ao tecido conectivo vascularizado que sustenta e nutre o epitélio, sendo essencial para a amamentação, com vantagens fisiológicas para a mãe e o recémnascido.

O câncer de mama apresenta elevada incidência e mortalidade, constituindo a neoplasia maligna mais frequente em mulheres, com 57.960 novos casos estimados em 2016 (56,20 casos a cada 100 mil mulheres). A mortalidade, que nos países desenvolvidos está em declínio, ainda representa um grave problema em países em desenvolvimento e subdesenvolvidos, provavelmente em função da ausência de programas de rastreamento adequados e do difícil acesso ao diagnóstico e tratamento.

O estudo da propedêutica mamária é, portanto, fundamental aos profissionais da área de saúde e estudantes, com o objetivo de realizar atendimento integral à mulher, visando melhorar o acesso a exames de rastreamento e o diagnóstico precoce das afecções mamárias.

ANATOMIA

As mamas são órgãos glandulares formados por 15 a 20 lobos, cuja função primordial é a secreção de leite. Estão situadas na parede anterossuperior do tórax, entre o segundo e o sexto arco costal, onde repousam sobre o músculos grande peitoral e serrátil anterior. Uma pequena parte de glândula mamária pode, ainda, estender-se até a axila, formando a cauda de Spencer. Graças a seu nível estrogênico, o epitélio da aréola e da papila é mais pigmentado que a pele normal, diferença mais acentuada em mulheres jovens ou durante gravidez e lactação. Pode perder um pouco da cor na menopausa, e ter a cor intensificada, em qualquer idade, pela administração de estrógenos.

Anatomicamente, é parcialmente encapsulada por uma fáscia derivada da fáscia subcutânea que, na mama, se divide em camadas superficial e profunda, e envelopa os elementos estromais, epiteliais e glandulares. O tecido conectivo penetra em cada lobo, dividindo-o em lóbulos e envolvendo cada unidade secretora. O tecido mamário consiste, então, em estroma fibroso e adiposo que sustenta as unidades secretórias fisiológicas da mama e de seus condutos, os lóbulos e os ductos. O estroma fibroso que envolve as estruturas é denominado ligamento de Cooper. Esse ligamento, quando no espaço adiposo subcutâneo, fixa as estruturas à subderme e passa a ser chamado crista de Duret.

Do ponto de vista clínico, cirúrgico e radiológico, a mama pode ser dividida em quadrantes: quadrante superior interno (QSI), quadrante superior externo (QSE), quadrante inferior interno (QII), quadrante inferior externo (QIE) e quadrante central ou retroareolar (RRA). Também é usada a analogia com o ponteiro do relógio, dividindo-a em horas.

Suprimento sanguíneo

Vascularização arterial

A vascularização da mama é feita principalmente pelos ramos da artéria torácica lateral ou mamária externa, que nasce da artéria axilar, e pelos ramos perfurantes da mamária interna ou torácica interna, que advêm da primeira parte da subclávia. Esta última é responsável por 60% do suprimento sanguíneo da mama e a torácica lateral, por mais 30%. O suprimento sanguíneo também vem, em menor proporção, do ramo peitoral da artéria toracoacromial e das intercostais.

Vascularização venosa

É importante conhecer a vascularização venosa das mamas, não apenas porque essa via pode dar origem a metástases, mas também porque é a chave para o trajeto dos linfáticos, que tendem a seguir o seu curso.

O sistema venoso é formado pelos plexos superficial e profundo. O primeiro inicia-se na região periareolar e segue anterior à fáscia superficial, com interconexões ao longo da linha média. Os plexos superficial e profundo comunicam-se por vasos que atravessam o parênquima mamário. A drenagem venosa profunda acompanha o suprimento arterial. As intercostais drenam para a veia ázigo e veias vertebrais seguindo para a cava. As perfurantes torácicas internas desembocam na veia inominada. Perfurantes peitorais fluem para a torácica lateral, que drena para a axilar.

Drenagem linfática da mama

O sistema linfático da mama tem implicações diagnósticas e terapêuticas, pois o câncer de mama pode disseminar-se pelos vasos linfáticos. Além disso, esse sistema constitui uma rota de acesso ao sistema vascular, pois eventualmente a linfa retorna ao sistema venoso pelo ducto torácico e por outras anastomoses.

A drenagem linfática da mama torna-se ainda mais importante com a investigação da doença já fora da mama, com a biopsia de linfonodo sentinela (para detecção e remoção dos primeiros linfonodos que recebem a linfa drenada de um tumor). A biopsia do linfonodo sentinela substituiu a dissecção axilar total como método de escolha terapêutica em axilas clinicamente negativas ou com doença metastática limitada.

São quatro os plexos linfáticos intercomunicáveis: cutâneo, subcutâneo (na região subcutânea superficial), fascial (na fáscia do músculo grande peitoral) e glandular (na glândula mamária, envolvendo os lobos e os ductos). Este último comunica-se, por meio dos vasos linfáticos que acompanham os ductos, com a região do subcutâneo imediatamente abaixo da aréola, conhecida como o plexo subareolar ou plexo de Sappey. A linfa flui unidirecionalmente do plano superficial ao profundo e do plexo subareolar para os vasos linfáticos dos ductos lactíferos, para os vasos lobulares e, então, para o plexo fascial. O fluxo dirige-se centrifugamente para os linfonodos axilares e da mamária interna, seguindo 97% para a axila e 3% para a mamária interna.

Os linfonodos axilares são divididos em:

- Nível I: lateral à margem do músculo pequeno peitoral, estende-se até a cauda da mama
- Nível II: abaixo do músculo pequeno peitoral
- Nível III: medial e superior ao músculo pequeno peitoral até a clavícula.

O conteúdo axilar excisado durante o esvaziamento axilar segue, portanto, referências anatômicas bem definidas, com formato piramidal, a ser observado e respeitado pelo cirurgião. Os limites cirúrgicos da axila são: superiormente, a veia axilar; medialmente, o músculo serrátil; posteriormente, o músculo subescapular; anteriormente, os músculos peitorais; e lateralmente, a borda anterior do músculo grande dorsal.

Inervação

A pele da porção superior da mama é inervada pelos 3º e 4º ramos do plexo cervical, enquanto a inferior é inervada pelos ramos do braquial. Durante as cirurgias, é importante observar quais grupos nervosos obedecem a estrita correlação com a glândula. O plexo braquial, por exemplo, forma com a artéria e a veia axilares o conjunto vasculonervoso da região subclávia, correndo quase sempre paralelamente às artérias. O nervo toracodorsal acompanha os vasos subescapulares até a borda anterossuperior do músculo grande dorsal, sendo indicado preservá-lo durante a linfadenectomia axilar, tendo em vista a possibilidade de reconstrução mamária com o retalho desse músculo. O nervo intercostobraquial passa por baixo da veia axilar e é responsável pela inervação sensitiva do terço superior-medial do braço e das glândulas sudoríparas da axila. Esse nervo deve, sempre que possível, ser preservado, mesmo nas linfadenectomias completas, pois a parestesia e a atrofia dessas regiões constituem importantes queixas das pacientes.

DIAGNÓSTICO DE DOENÇAS DAS MAMAS

Anamnese

O câncer de mama é uma neoplasia heterogênea, sem sinais ou sintomas patognomônicos. A anamnese cuidadosa facilita o diagnóstico e contribui para o tratamento precoce da doença. Devem ser incluídas perguntas sobre sintomas, duração e fatores agravantes e atenuantes, além de se analisarem os principais fatores de risco para desenvolvimento de câncer de mama, como idade avançada (cerca de 50% das neoplasias de mama ocorrem após os 65 anos), menarca precoce (antes dos 12 anos), menopausa tardia (após 55 anos), história familiar de câncer de mama (em especial antes da menopausa, carcinoma bilateral e sexo masculino), número de parentes de primeiro grau com câncer de mama e sua idade ao diagnóstico, existência de mutações genéticas de predisposição ao câncer de mama diagnosticadas previamente (BRCA 1 e 2, síndrome de Li-Fraumeni, doença de Cowden, entre outras), biopsia prévia mostrando atipia, ou carcinoma lobular ou ductal *in situ*, uso de terapia de reposição hormonal, ganho de peso após a menopausa e história pessoal de câncer de mama.

A avaliação deve concentrar-se nos seguintes pontos:

- Secreção papilar: é importante interrogar acerca da cor, se é espontânea, unilateral, se de único ducto, qual o seu volume e se há coexistência de nódulos. É preciso analisar com cuidado os casos de descarga serosa ou sanguinolenta, visto que há maior possibilidade de uma neoplasia subjacente. Por outro lado, aquelas em múltiplos ductos e multicoloridas costumam ser decorrentes de condições benignas, dentre elas a ectasia ductal. A galactorreia profusa que requer o uso de *pads* no sutiã é patológica e está associada a elevação da prolactina decorrente de adenoma hipofisário
- Massa: mulheres com até 25 anos de idade, queixando-se de desconforto mamário associado a nódulo de crescimento lento, provavelmente apresentam fibroadenoma, mas não se podem descartar cistos simples e galactocele. Já mulheres com 65 anos e nódulo mamário indolor apresentam maior risco de câncer
- Dor mamária: a dor de natureza cíclica e de resolução espontânea é um dos principais motivadores para uma consulta médica. Mulheres pós-menopáusicas também podem experimentar essa dor quando submetidas a terapia de reposição hormonal (TRH). As mastalgias podem, ainda, ser de causa externa, como ocorre na doença de Mondor, um tipo de tromboflebite autolimitada, superficial da parede torácica; no herpes-zóster, que se apresenta como uma erupção cutânea vesicular dolorosa resultante da reativação do vírus varicela-zóster que, após a cicatrização cutânea, pode cursar com dor por meses; e na síndrome de Tietze, que resulta de uma osteocondrite da junção costocondral, com palpação local dolorosa e resolução espontânea
- Associação de sintomas com o ciclo menstrual
- Alteração no formato, no tamanho ou na textura da pele da mama
- Biopsias e cirurgias anteriores da mama.

O risco de câncer de mama pode ser determinado por modelos de avaliação de risco disponíveis eletronicamente, que consideram para o cálculo: etnia, idade, idade da menarca e do primeiro parto, parentes em primeiro grau com câncer de mama, biopsias mamárias anteriores e atipia em biopsias prévias, entre outros fatores.

Exame físico

O exame clínico é fundamental na atenção à saúde da mulher, mas pode gerar apreensão, especialmente em jovens. Por isso, o médico deve ser gentil durante o exame e explicar à paciente tudo o que será feito, além de ensinar e incentivar o autoexame das mamas.

O exame deve observar a seguinte ordem: inspeção estática e dinâmica, palpação, expressão papilar e palpação das cadeias de drenagem.

Inspeção

As alterações observadas durante a inspeção são de extrema importância e indicam as áreas a serem mais bem exploradas durante a palpação. Deve ser realizada com o tórax totalmente exposto, com a paciente sentada e os membros superiores relaxados ao longo do corpo. Devem-se observar volume, contorno, forma, simetria, abaulamentos, retrações, soluções de continuidade na pele ou ulcerações, circulação venosa e sinais inflamatórios. Forma, volume e simetria podem apresentar variações fisiológicas ou patológicas, e podem ser encontradas mamas com desenvolvimento incompleto ou exagerado. Na adolescência, é comum a assimetria mamária. A pigmentação da aréola e o aspecto da papila (retrações e desvios) devem ser verificados, devendo lembrar que algumas mulheres apresentam inversão papilar sem qualquer consequência clínica, exceto por uma possível dificuldade de amamentação.

Edema ou eritema é identificado com facilidade. Abaulamentos da pele ou retração da papila podem ser demonstrados pedindo-se a paciente para levantar os braços acima da cabeça e depois apertar as mãos sobre os quadris, contraindo os músculos peitorais. Os tumores palpáveis, e mesmo os impalpáveis, que distorcem os ligamentos de Cooper, podem causar alterações na pele. A contração dos músculos peitorais viabiliza a avaliação da mobilidade das mamas, que pode estar diminuída ou ser inexistente em caso de neoplasias, indicando fixação parcial ou total aos planos profundos.

Palpação

Com a paciente em decúbito dorsal, com o braço acima da cabeça, a mama ipsilateral deve ser palpada metodicamente desde a clavícula até a borda costal de maneira delicada, usando a polpa dos 2º, 3º e 4º dedos. Realizam-se pequenos movimentos circulares em cada ponto examinado, pressionados com leveza. Se a mama for grande, deve-se colocar um travesseiro sob a escápula para elevar o lado examinado; caso contrário, a mama tende a pender lateralmente, dificultando a palpação do hemisfério lateral. As principais características a serem identificadas pelo tato são: temperatura, textura, espessura da pele, dor à palpação focal ou generalizada, densidade, assimetria, massas dominantes e secreção papilar.

A maioria das mulheres jovens apresenta parênquima mamário denso. A nodularidade pode ser difusa, normalmente predominante nos QSE, onde há mais tecido mamário. Nódulos suspeitos para neoplasia maligna costumam ser unilaterais, endurecidos, com limites imprecisos e podem estar aderidos à pele ou à fáscia subjacente. Achados simétricos e bilaterais na maioria das vezes não representam doença maligna.

A elasticidade da papila é avaliada por uma suave tração sobre a mesma. Uma pressão leve exercida sobre a aréola e a papila pode evidenciar a drenagem de secreção. É importante observar se a secreção é proveniente de um ducto ou de vários e qual o aspecto da secreção (claro, leitoso, purulento, seroso, sanguinolento).

Exame das cadeias de drenagem

O exame da axila consiste na palpação dos linfonodos axilares e supraclaviculares, devendo ser realizado, de preferência, com a paciente sentada, de frente para o examinador.

A palpação deve ser feita com a mão espalmada, com a mão direita examinando o lado esquerdo e vice-versa, enquanto o braço da paciente repousa sobre a outra mão do examinador. Palpa-se pressionando os dedos do examinador contra a parede torácica, deslizando a mão sobre o oco axilar e suas proximidades. As fossas supraclaviculares são palpadas com as pontas dos dedos. Encontrando-se linfonodos, devem-se analisar a localização, o número, a consistência e eventual fixação a planos profundos.

PREVENÇÃO | AUTOEXAME DA MAMA

O autoexame da mama aumenta a consciência da mulher sobre saúde da mama. Apesar de não substituir o exame médico regular, pode ajudar na detecção do câncer, contribuindo para o aumento da taxa de sobrevida. O principal método de detecção do câncer de mama é o exame de imagem, principalmente a mamografia e o exame clínico, porém não devemos desestimular o autoexame, pois, além da consciência sobre a saúde da mama, ainda é responsável pelo diagnóstico de doença maligna avançada de mama em nosso país.

Embora a incidência de câncer de mama seja baixa em mulheres jovens, é importante educá-las quanto ao autoexame para que ele se transforme em um hábito.

BIBLIOGRAFIA

Austoker J. Breast self examination. BMJ. 2003; 326(7379):1-2.

Budel VM. Anatomia cirúrgica da mama. In: Rietgens M, Urban CA. Cirurgia da mama. Estética e reconstrutora. Rio de Janeiro: Revinter; 2007.

Cady B, Steele GD, Morrow M et al. Evaluation of common breast problems: guidance for primary care providers. CA Cancer J Clin. 1998; 48(1):49-63.

Degnim AC, Visscher DW, Berman HK et al. Stratification of breast cancer risk in women with atypia: a Mayo cohort study. J Clin Oncol. 2007; 25(19):2671-7.

GailRiskAssessment. Disponível em: https://cancer.gov/bcrisktool. Acesso em 20 de fevereiro de 2017.

Giuliano AE, McCall L, Beitsch P et al. Locoregional recurrence after sentinel lymph node dissection with or without axillary dissection in patients with sentinel lymph node metastases: the American College of Surgeons Oncology Group Z0011 randomized trial. Ann Surg. 2010; 252(3):426-32.

Harris R, Kinsiger L. Routinely teaching breast self-examination is dead. What does this mean? J Natl Cancer Inst. 2002; 94(19):1420-1.

Instituto Brasileiro de Geografia e Estatística (IBGE). Sistema de Informação sobre Mortalidade – SIM: MS/INCA/Conprev/Divisão de Vigilância.

Instituto Nacional de Câncer José de Alencar Gomes da Silva (INCA). Estimativa 2016: incidência de câncer no Brasil. Rio de Janeiro: INCA; 2016.

Krag DN, Anderson SJ, Julian TB et al. Sentinel lymph-node resection compared with conventional axillary-lymph-node dissection in clinically node-negative patients with breast cancer: overall survival findings from the NSABP B-32 randomised phase 3 trial. Lancet Oncol. 2010; 11(10):927-33.

Moore KL, Dalley AF. Anatomia orientada para a clínica. Rio de Janeiro: Guanabara Koogan; 2001.

Newcomer L, Newcomb P, Trentham-Dieatz A et al. Detection method and breast carcinoma histology. Cancer. 2002; 95(3):470-7.

Ribas FE, Melo MP. Anatomia, histologia e embriologia da mama. In: Boff RA, Wisintainer F. Mastologia moderna. Caxias do Sul: Mesa Redonda; 2006. p. 21-30.

Solomon L, Mickey RM, Rairikar CJ et al. Three-year prospective adherence to the breast cancer screening modalities. Prev Med. 1998; 27(6):781-6.

Speroff L, Glass R H, Kase N G. A mama. In: Endocrinologia ginecológica – Clínica e infertilidade. São Paulo: Manole; 1991. p. 329-68.

Susan G. Komen. [site da Internet] Breast self-examination tutorial. Dallas: Susan G. Komen; 2017. Disponível em: http://ww5.komen.org/BreastCancer/BreastSelfExam.html. Acesso em 10 de maio de 2017.

6

Alterações Benignas da Mama

Tereza Maria Pereira Fontes | Roberto Luiz Carvalhosa dos Santos

INTRODUÇÃO

As alterações benignas da mama são achados comuns, sobretudo nas mulheres, em faixas etárias variadas. A sua compreensão depende do conhecimento dos aspectos morfofuncionais da mama desde a vida embrionária até a senectude, sendo fundamental, na propedêutica mamária, a investigação de determinadas doenças benignas para a exclusão de malignidade.

Este capítulo propõe-se a discutir as doenças benignas da mama a partir dos sinais e sintomas mamários com o objetivo de oferecer uma sequência lógica de raciocínio clínico para se chegar ao diagnóstico e tratamento adequados.

Considerado isso, o capítulo será subdividido em: mastalgias, mastites, fluxos papilares, tumores palpáveis e alterações do desenvolvimento das mamas.

MASTALGIAS

A dor é o sintoma mais frequente da mama e motivo de grande temor e preocupação por parte das pacientes, registrando-se uma incidência de 25 a 70%. Essa dor nas mamas, a mastalgia, pode se apresentar como um sintoma isolado ou acompanhado de outras manifestações clínicas, como sinais flogísticos (ver seção "Mastites" neste capítulo), alterações cutâneas ou vasculares.

Classifica-se a mastalgia em cíclica, acíclica ou de origem extramamária.[1]

A dor mamária cíclica, também conhecida como mastodinia, acomete pacientes de modo recorrente e está relacionada com o período pré-menstrual. Sua prevalência é de cerca de 25% das mulheres na menacme,[2] iniciando-se de 1 a 2 semanas antes da menstruação. A dor é comumente difusa e bilateral, podendo irradiar-se para o braço e a axila em alguns casos. Pode ser mais intensa em uma das mamas e é atenuada pelo início do fluxo menstrual, com registro de resolução espontânea em até 22% das pacientes e persistir em até 65% das pacientes após o tratamento.[3] A mastalgia cíclica está relacionada com distúrbios funcionais, como alteração funcional benigna da mama e síndrome pré-menstrual ou transtornos psicológicos.[3]

A mastalgia acíclica não está relacionada com a menstruação; pode ser contínua ou intermitente e ocorrer em qualquer faixa etária.[4] Geralmente é unilateral, acometendo determinados setores da mama e está associada a cistos, mastites crônicas ou agudas, necrose gordurosa por traumatismo etc.[3]

A mastalgia de origem extramamária pode ocorrer como dor referida na mama pelo acometimento de suas estruturas vizinhas da parede torácica. Como exemplos, podem-se citar contratura muscular, costocondrite (doença de Tietze),* radiculopatia cervical, doença de Mondor,** herpes-zóster e fibromialgia.[4] Mais raramente, a dor pode ser proveniente de alterações nas estruturas intratorácicas ou intra-abdominais superiores, que podem ser confundidas com mastalgia, como dores cardíacas, biliares, gástricas e pleuropulmonares.[1]

Doença fibrocística da mama

A causa mais frequente de dor mamária é a doença fibrocística da mama, anteriormente denominada displasia mamária ou, como na literatura brasileira, alteração funcional benigna da mama. Além da dor, caracteriza-se pelo espessamento e nodularidade do tecido mamário, com registro frequente de aumento de intensidade do quadro nos dias pré-menstruais. Na maioria das vezes, a dor é leve e bem suportável.

Mais importante do que a terapia medicamentosa é a boa orientação das pacientes. É funcamental informá-las de que a dor mamária não está associada ao câncer em seus estádios iniciais e também não aumenta a chance de seu aparecimento no futuro.

Entretanto, a terapia medicamentosa é necessária em alguns casos. Uma das opções mais usadas no Brasil é o anti-inflamatório tópico. O diclofenaco gel tem se mostrado eficaz e com mínimos riscos adversos quando aplicado em pacientes com mastalgias cíclicas e acíclicas.[7] Em casos mais graves pode ser administrado um antiestrogênico, sendo o tamoxifeno o de escolha.[8] Raramente em casos mais graves e refratários, podem ser indicados análogos do hormônio liberador do hormônio do crescimento (GHRh), como a gosserrelina, a curto prazo.[9] Já a prescrição de vitaminas e ácidos gamalinoleicos caiu em desuso pelo efeito similar aos placebos.[10]

MASTITES

A mastite é um processo inflamatório da mama, acompanhado ou não de infecção, apesar de o termo mastite ser frequentemente usado como sinônimo de infecção mamária. A ocorrência de mastite não aumenta o risco do câncer de mama. Entretanto, vale lembrar que o carcinoma inflamatório se apresenta com sinais e sintomas semelhantes ao da mastite infecciosa.

A mastite pode ser classificada em infecciosa, não infecciosa e maligna, conforme apresentado na Tabela 6.1.[11]

Mastite aguda puerperal

Também denominada mastite lactacional,[12] é um processo inflamatório do sistema ductal que acomete de 2 a 33% das mulheres que amamentam.[13] Em geral, os casos desse tipo de mastite são decorrentes da penetração de bactérias por fissuras mamilares ou de sua colonização por estase láctea. Em geral inicia-se da 2ª à 6ª semana pós-parto. O agente etiológico mais comum é o *Staphylococcus aureus*, presente na pele da mama e na orofaringe do lactente.[14] Entretanto, outras bactérias têm sido descritas: *Streptococcus pneumoniae, Haemophilus, Escherichia coli, Pseudomonas aeruginosa* e *Proteus mirabilis*.

Clinicamente, apresenta-se por meio de sinais inflamatórios locais e unilaterais como: hiperemia, dor, área de endurecimento e calor local associados a sintomas gerais como mal-estar, taquicardia, febre, calafrios e anorexia.

As mastites estafilocócicas tendem a culminar na formação de abscessos, quase sempre multiloculados, compondo grandes coleções de secreções purulentas. As mastites estreptocócicas geralmente cursam com celulites, apresentando repercussões sistêmicas mais tardiamente. Outras espécies de bactérias, como anaeróbias, podem produzir grande área de necrose tecidual. Essas mastites necrosantes ocorrem mais facilmente em diabéticas e imunodeprimidas.

O tratamento consiste em administrar antibioticoterapia* e manter a amamentação. Caso se formem abscessos, deve-se realizar drenagem cirúrgica.

Mastite crônica subareolar

Também chamada de mastite periareolar recidivante ou abscesso subareolar recidivante. É uma infecção recorrente e crônica na região subareolar caracterizada por ectasia ductal, inflamação periductal, fibrose e metaplasia escamosa. Na origem do abscesso subareolar crônico recidivante (ASCR), os seios lactíferos dilatam-se e o epitélio que os reveste sofre metaplasia escamosa. A descamação das células ductais metaplásicas leva a obstrução da luz dos ductos, o que determina sua dilatação progressiva com acúmulo de secreções e desenvolvimento de condições propícias para a infecção por bactérias anaeróbias. Muitos pesquisadores acreditam que a inversão da papila, com obstrução e maceração dos ductos lactíferos, seja o agente etiológico. Ainda não há consenso sobre o papel da retração papilar, se é causa ou efeito do ASCR.[16]

A mastite crônica subareolar é comum em tabagistas entre 30 e 45 anos de idade. Clinicamente, inicia-se como inflamação de uma área subareolar relativamente bem localizada, que evolui para a formação de um abscesso pequeno. Esse abscesso tende a drenar espontaneamente com a formação de uma pequena fístula de cicatrização lenta (podendo chegar a meses). Esse processo pode se repetir várias vezes, com intervalos de meses a anos. O diagnóstico é clínico e o tratamento na fase aguda é composto por antibioticoterapia** e drenagem do(s) abscesso(s). Após resolução do processo infeccioso,

---

*A **doença de Tietze** ocorre por hipertrofia da cartilagem próxima à articulação costocondral associada a inflamação asséptica (costocondrite), provocando dor espontânea e à palpação. É uma doença autolimitada e geralmente tratada com anti-inflamatórios não esteroides.[5]
A **doença de Mondor é uma afecção caracterizada por tromboflebite das veias superficiais da parede torácica. Clinicamente, caracteriza-se pelo aparecimento de cordão fino e duro longitudinal intracutâneo, retraindo parcialmente a pele da mama. O tratamento é apenas sintomático e a resolução é espontânea.[6]

---

*Clindamicina, 300 mg, a cada 8 ou 6 h, por 14 dias.
Alternativa 1: amoxicilina/clavulanato, 875/125 mg, a cada 12 h, por 14 dias.
Alternativa 2: cefalexina, 500 mg, a cada 6 h, por 14 dias.
Em casos graves de *S. aureus* resistente à penicilinase: vancomicina, 1 g, IV, a cada 12 h (ou sulfametoxazol/trimetoprima, 800/600 mg, a cada 12 h), por 7 dias.[15]
***Alternativa 1*: clindamicina, 300 mg, a cada 8 ou 6 h, por 14 dias. *Alternativa 2*: amoxicilina/clavulanato, 875/125 mg, a cada 12 h, por 14 dias. *Alternativa 3*: cefalexina, 500 mg, a cada 6 h, por 14 dias. Em casos graves: levofloxacino, 500 a 750 mg, associado a clindamicina na dose anterior, por 14 dias.[15]

Tabela 6.1 Classificação das mastites: infecciosa, não infecciosa e maligna.

Mastite infecciosa	Simples	Puerperal (aguda)		
		Não puerperal	Aguda	Foliculite, cisto sebáceo infectado, pós-cirúrgica
			Crônica	Mastite crônica subareolar, mastite da ectasia ductal
	Complicada	Abscessos, necrose de pele, de músculo e fáscia (fasciite necrosante)		
	Específica	Mastopatia diabética, mastite plasmocitária		
		Mastite granulomatosa idiopática, sarcoidose		
		Bacteriana (tuberculose, micobacteriose, actinomicose, histoplasmose, doença da arranhadura do gato, por *Nocardia*)		
		Fúngica (histoplasmose, criptococose, aspergilose, cromomicose, coccidioidomicose, candidíase)		
		Parasitose (filariose e esquistossomose mansônica)		
Mastite não infecciosa	Esteatonecrose, infarto mamário			
	Químicas (silicone e pigmento de tatuagem)			
	Irradiação			
Mastite maligna	Carcinoma inflamatório			

procede-se ao tratamento cirúrgico. Várias técnicas cirúrgicas têm sido descritas, sendo a mais recomendada a excisão dos ductos subareolares e das fístulas, com o cuidado de manter aquelas com margens de tecido sadio.

Mastite da ectasia ductal

Também chamada de mastite das células plasmáticas ou plasmocitária, comedomastite ou mastite obliterante ou mastite periductal, caracteriza-se por dilatação de ductos mamários, processo inflamatório periductal, tumor retroareolar e derrame papilar. A ectasia dos ductos subareolares provoca um acúmulo de detritos celulares e material lipídico, que progressivamente distendem os ductos, culminando com sua ruptura e extravasamento do conteúdo periductal, provocando reação inflamatória periductal do tipo corpo estranho, com acúmulo de linfócitos, histiócitos e predomínio de plasmócitos, o que leva a fibrose do tecido mamário e atrofia do epitélio ductal. É mais frequente em mulheres na peri e pós-menopausa e sua etiologia é desconhecida.[17]

Clinicamente, caracteriza-se por derrame papilar seroso ou hemorrágico e tumor ou espessamento retroareolar. Muitas pacientes apresentam episódios de infecção aguda com edema, hiperemia e febre. As formas crônicas levam a retrações e inversão da papila. O diagnóstico é basicamente clínico e o tratamento é a excisão ampla da lesão.

Há pesquisadores que não distinguem a mastite crônica subareolar da mastite da ectasia ductal, considerando-as uma única entidade clínica, com fisiopatologia concomitante e espectro clínico variável de acordo com a faixa etária.

Mastite pós-cirúrgica

A infecção mamária pode ocorrer após um procedimento cirúrgico por contaminação bacteriana, pela presença de seroma (ou hematoma) e de corpo estranho. Nessas circunstâncias, antibioticoterapia específica, drenagem do hematoma/seroma e remoção do corpo estranho constituem o melhor tratamento.

FLUXOS PAPILARES

Também chamados de descarga ou derrame papilar, os fluxos papilares estão relacionados com a saída de secreção pela papila mamária, quando essa secreção não é associada à gravidez e à lactação (descarga papilar fisiológica).

Trata-se de um sinal inespecífico, decorrente de causas mamárias ou extramamárias, que pode ser encontrado em diversas situações, em ambos os sexos. Quando decorrente de estimulação do epitélio mamário por mecanismos neuroendócrinos, o fluxo papilar é chamado de galactorreia.

Representa até 10% das queixas do consultório, e mais de 90% dos casos são por doença benigna, com apenas 5 a 12% associados a câncer de mama.[18]

O fluxo papilar pode ter as seguintes características: provocado ou espontâneo, multiductal ou uniductal, bilateral ou unilateral, aquoso, sanguíneo ou multicolorido. Os fluxos papilares provocados, multiductais, bilaterais, não sanguíneos e aquosos são indicativos de doenças benignas da mama. Os fluxos papilares espontâneos, uniductais e aquosos são suspeitos de doença maligna. A maior parte dos fluxos papilares espontâneos, uniductais e sanguíneos é indicativa de papilomas intraductais, condição benigna, entretanto, é preciso afastar malignidade.[19]

As principais causas de fluxos papilares patológicos são: papiloma intraductal, doença fibrocística e ectasia ductal. Outras causas são os carcinomas *in situ* e invasivos de mama (Tabela 6.2).[20]

A investigação clínica começa pela anamnese, com a exclusão das causas farmacológicas e de fatores de risco, seguida por um exame clínico minucioso, descrevendo-se as características do fluxo e o tempo de aparecimento desse sinal.

Mamografia e ultrassonografia podem ser úteis como exames complementares. A citologia do fluxo tem baixo poder preditivo, mas pode ser solicitada nos casos suspeitos de malignidade. A ductografia tem baixa sensibilidade para o diagnóstico de carcinoma e é um exame doloroso.[21] A ductoscopia é promissora, mas pouco usada, pois ainda é dispendiosa.[22] A ressonância magnética, apesar da alta sensibilidade para diagnóstico de malignidade, tem um alto custo e moderada especificidade para diagnóstico.[23]

Nos casos suspeitos de carcinoma, mesmo com os exames de imagem normais, é mandatória a biopsia cirúrgica para exclusão de malignidade. Esta biopsia pode ressecar parte de um ducto, nos casos em que se identifica o ducto alterado pelo ponto-gatilho, ou ressecar totalmente o sistema ductal subareolar em cone invertido ou diamante.[23]

Tabela 6.2 Etiologia dos fluxos papilares.

Patológicos

- Neoplásicos
  - Papiloma ductal
  - Carcinoma *in situ*
  - Carcinoma invasor
  - Outros: papiloma intraductal múltiplo, papilomatose juvenil, adenoma de mamilo
- Não neoplásicos
  - Doença fibrocística
  - Ectasia ductal
  - Mastite periductal
  - Fluxo papilar sanguíneo da gestação

Funcionais

- Hiperprolactinemias (adenoma hipofisário)
- Hipo e hipertireoidismo, hiperandrogenismo
- Uso de fármacos como metoclopramida, antidepressivos, ansiolíticos, cimetidina
- Autoexpressão, estímulo sexual, estresse, tabagismo

Pseudofluxos

- Mamilos invertidos
- Eczemas mamilares
- Doença de Paget
- Erosões traumáticas
- Abscesso de glândula de Montgomery

TUMORES PALPÁVEIS

Ainda que certos tumores palpáveis não tenham suspeição clínica de malignidade ao exame físico, esta deve ser afastada nos exames complementares, e a realização de imagens antes da biopsia é útil para caracterizar a natureza da massa.

A mamografia diagnóstica é a modalidade de escolha inicial para mulheres com 40 anos de idade, mas deve ser complementada com a ultrassonografia (Figura 6.1).

Para avaliação de mulheres com menos de 30 anos e de grávidas ou lactantes, a ultrassonografia é usada para avaliação inicial (Figura 6.2). Para mulheres entre os 30 e os 39 anos de idade, pode-se recorrer à ecografia ou mamografia como diagnóstico para avaliação inicial (Figura 6.3). A ressonância magnética raramente é usada.[24]

Na mulher, as massas palpáveis benignas de mama mais comuns são os cistos e os fibroadenomas, e no homem, a ginecomastia.

Cistos

Os cistos mamários acometem de 7 a 10% da população feminina e são entidades clínicas essencialmente benignas, com prevalência na faixa etária entre 35 e 50 anos. Podem ter pouca mobilidade, ser únicos ou múltiplos e de tamanho e consistência variáveis de acordo com a tensão do líquido

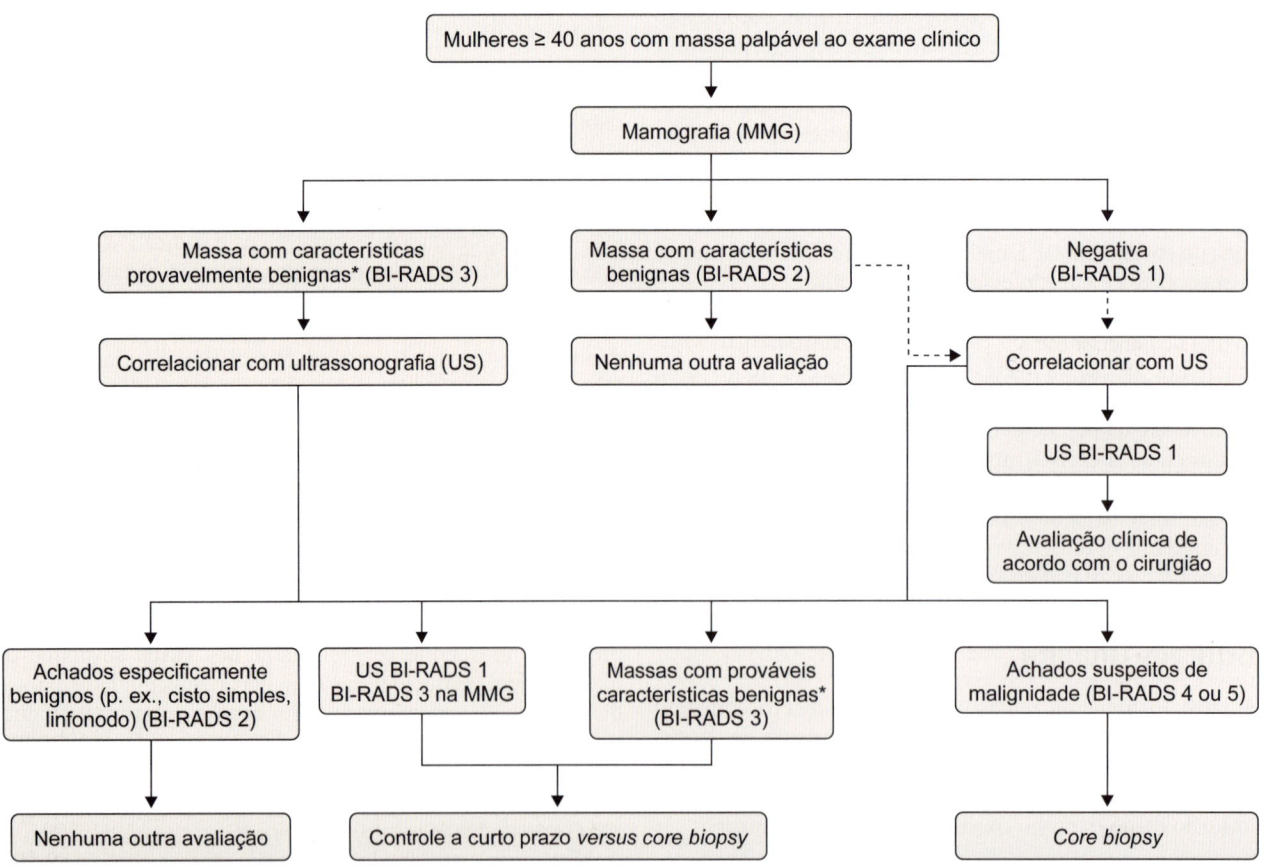

Figura 6.1 Avaliação de lesões mamárias palpáveis em mulheres com 40 anos de idade ou mais com achados na mamografia: negativos para malignidade (BI-RADS 1), benignos (BI-RADS-2) ou provavelmente benignos (BI-RADS 3). *As características provavelmente benignas incluem: forma redonda, oval ou minimamente lobular; margens circunscritas; densidade igual ou baixa à mamografia; massa sólida homogeneamente hipoecoica ou isoecoica com margens circunscritas e ausência de características malignas. Se a massa é de aparecimento recente na imagem, a biopsia é indicada.

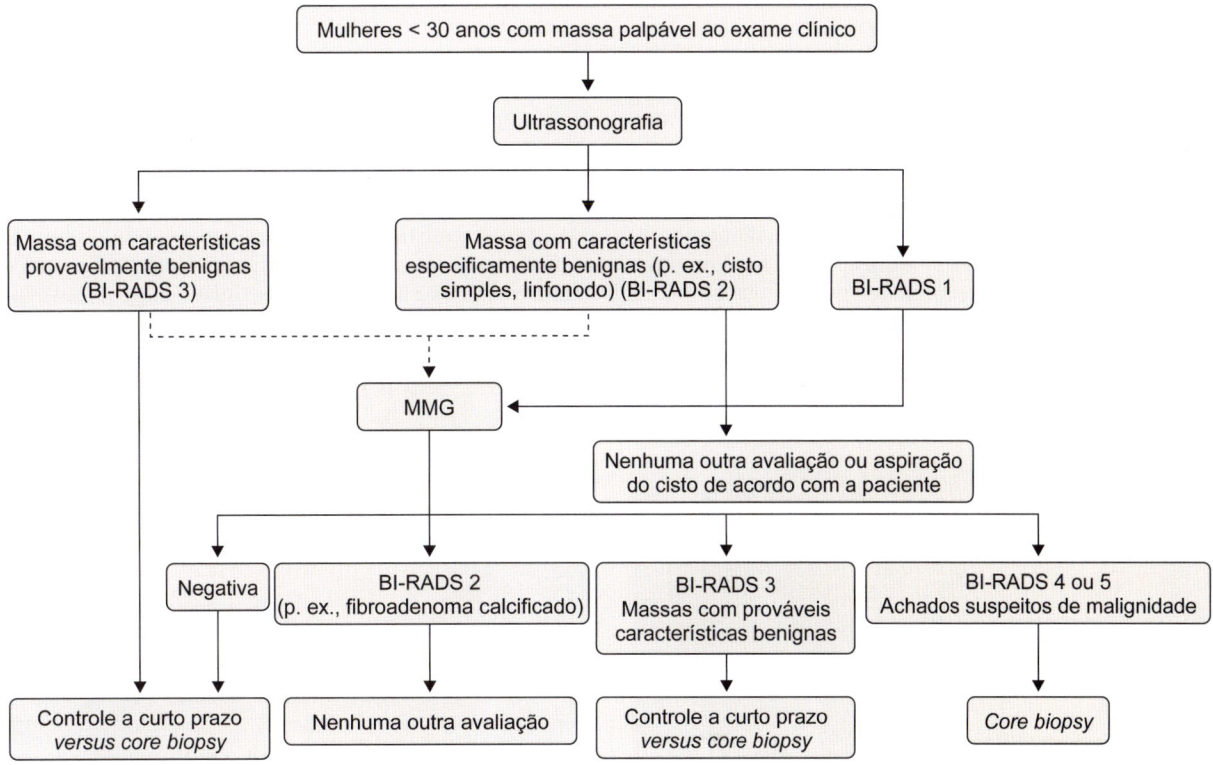

Figura 6.2 Avaliação de lesões mamárias palpáveis em mulheres com menos de 30 anos de idade, com achados na ultrassonografia: negativos para malignidade (BI-RADS 1), benignos (BI-RADS 2) ou provavelmente benignos (BI-RADS 3). MMG: mamografia.

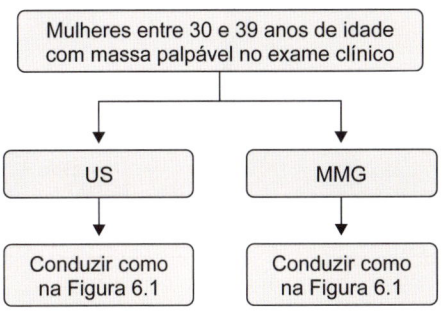

Figura 6.3 Conduta das lesões mamárias palpáveis em mulheres entre 30 e 39 anos de idade com mamografia (MMG) ou ultrassonografia (US) negativas para malignidade (BI-RADS 1), com achados benignos (BI-RADS 2) ou provavelmente benignos (BI-RADS 3).

intracístico. Quando múltiplos e/ou volumosos, são dolorosos. Quando menores que 3 mm são chamados de microcistos. O líquido intracístico pode ter coloração citrina, branca transparente, branca leitosa, esverdeada, amarronzada ou avermelhada.

Os cistos podem ser classificados como simples e complexos. Os simples apresentam apenas um conteúdo líquido límpido, enquanto os complexos apresentam vegetações ou líquido com características hemorrágicas (*debris*) no seu interior.[25]

À ultrassonografia, os cistos simples são imagens redondas ou ovaladas, com superfície lisa, conteúdo anecoico, com reforço acústico posterior, fina sombra acústica lateral e costumam ser destituídos de vascularização. Os cistos complexos apresentam projeções sólidas em seu interior e ecos que se movimentam com o decúbito do paciente (*debris*). À mamografia, ambos aparecem como imagens esféricas bem circunscritas, com densidade maior que o parênquima adjacente.[25]

Caso se identifique massa mamária palpável, deve-se solicitar a ultrassonografia para diferenciação entre massa cística ou sólida. Em caso de lesão cística, é preciso identificar se é simples ou complexa.

Em posse dessas informações, pode-se definir a conduta. Em cistos simples e dolorosos, em geral maiores que 4 cm, deve-se realizar punção aspirativa para esvaziamento com fim terapêutico da dor e verificar o aspecto do líquido. Se o líquido for de aspecto sanguíneo, deve ser enviado para a citologia e o cisto retirado. Caso o líquido puncionado tenha qualquer outro aspecto, poderá ser descartado. Em caso de reenchimento após repetidas punções (mais de 3 vezes), indica-se a sua exérese.[26] Em cistos complexos, a sua excisão completa está indicada, com o cuidado de manter sua integridade, pois há uma possibilidade de 14% de malignidade em cistos complexos que não deve ser ignorada.[27]

Fibroadenomas

Os fibroadenomas, também denominados adenofibromas, são neoplasias benignas mistas de natureza fibroepitelial, que acometem predominantemente pacientes jovens.[28] São os tumores sólidos benignos mais frequentes da glândula mamária.[29]

Para a detecção dos tumores da mama, a associação entre o exame físico realizado por profissional experiente, a mamografia de alta resolução (seguida de ultrassonografia, quando necessário) e a punção aspirativa por agulha fina (PAAF) é a base para o diagnóstico com alta acurácia da maioria das lesões mamárias palpáveis (tríplice diagnóstico).

Segundo Silveira et al.,[30] os fibroadenomas podem se manifestar em uma faixa etária entre 15 e 50 anos, com maior incidência entre mulheres jovens, com menos de 30 anos, comumente na puberdade.[31]

A transformação do fibroadenoma em câncer é extremamente rara e sua incidência é menor que 1 em 1.000. Quando isso ocorre, o tipo histológico mais observado é o da variedade lobular, sendo rara a modificação em carcinoma ductal.[30]

O diagnóstico dos fibroadenomas é essencialmente clínico. Ao exame físico, o fibroadenoma apresenta-se como um tumor bem delimitado, arredondado, geralmente lobulado, com grande mobilidade e de consistência fibroelástica característica.[32]

É um tumor de crescimento lento, podendo levar de 6 a 12 meses para duplicar de tamanho,[32] e na maioria dos casos não ultrapassa 4 cm (fibroadenoma comum).[33] Algumas vezes pode apresentar crescimento súbito e rápido, podendo atingir grandes volumes, sendo chamado de fibroadenoma gigante (Figura 6.4).*

Como diagnóstico diferencial, citam-se nódulos dominantes de displasia, galactoceles, cistos, tumor filoide,** lipomas e carcinomas circunscritos (como o medular e o mucinoso).[28]

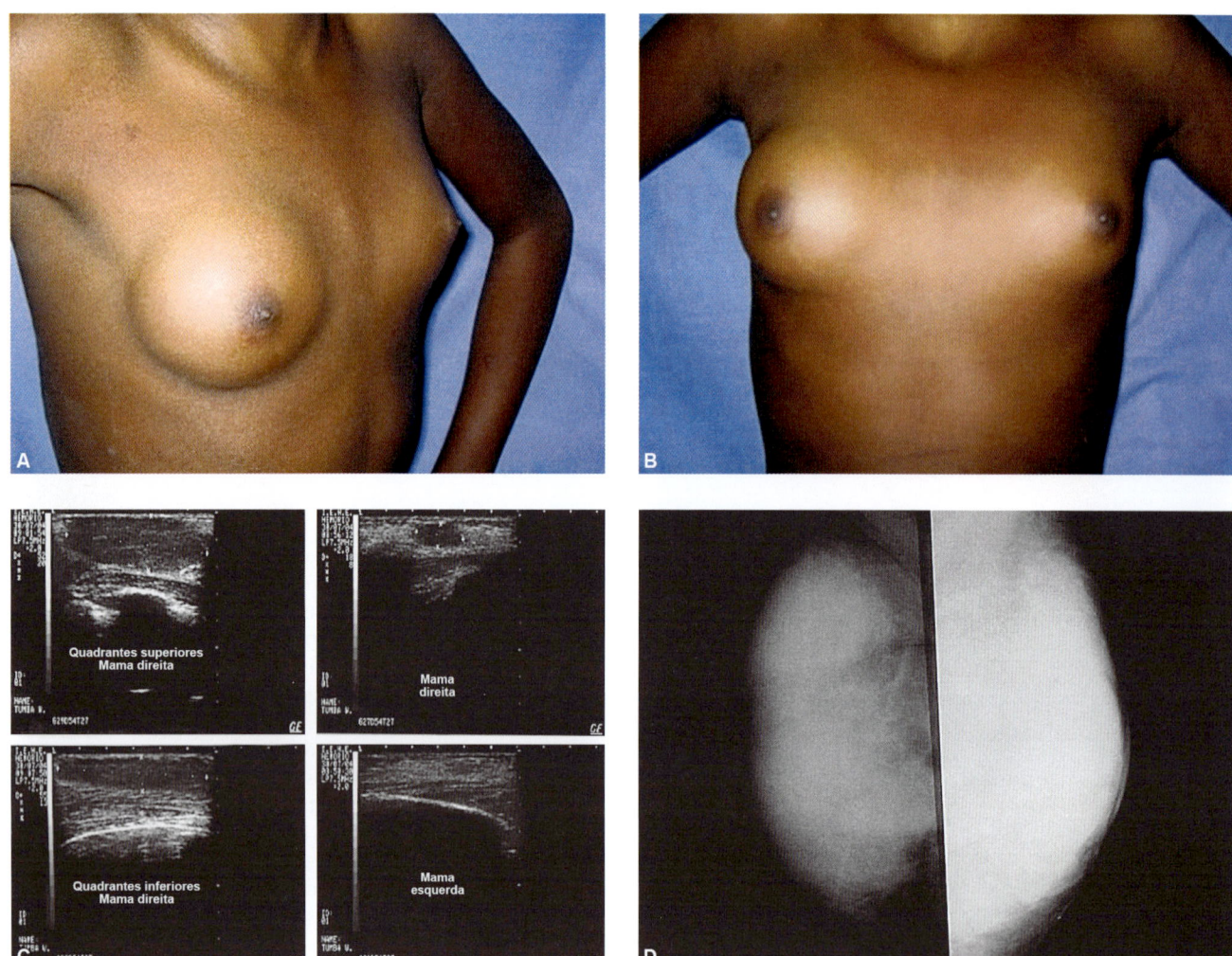

Figura 6.4 Fibroadenoma gigante juvenil em uma adolescente de 12 anos, em pré-menarca, com um quadro de assimetria mamária (**A** e **B**). Os estágios clínicos de desenvolvimento das características sexuais de Tanner foram M2, A0 e P0. À palpação da mama, apresentava-se como uma nodulação volumosa, lobulada, móvel, ocupando todos os quadrantes da mama direita. A ultrassonografia das mamas descrevia três lesões lobuladas com textura heterogênea (**C**). A mamografia descrevia uma opacidade ocupando e abaulando todo o parênquima mamário (**D**). (*continua*)

---

*O fibroadenoma gigante ou juvenil é uma variante histológica pouco frequente do fibroadenoma comum, responsável por 4% dos casos, e ocorre tipicamente na adolescência. É rara a sua ocorrência em pacientes pré-menarca. Apresentam maior incidência na raça negra e menor na caucasiana.[34] Tem como característica o crescimento rápido, atingindo grandes dimensões, geralmente maior que 5 cm ou peso maior que 50 g.[35] Histologicamente, apresenta maior celularidade estromal que o fibroadenoma do tipo adulto, sem atipias significativas. A maioria apresenta-se como massa única e, quando múltiplas, geralmente – são unilaterais, com maior chance de recorrência. É necessário o diagnóstico diferencial com tumor filoide e hipertrofia virginal.[31]

**O tumor filoide é de origem fibroepitelial e pouco frequente, com incidência entre 0,3 e 1,0% dos tumores de mama em mulheres entre 35 e 55 anos de idade.[36] Cerca de 10 a 40% dos tumores filoides são malignos, com tendência à recorrência local e potencial metastático.[37] Histologicamente, o tumor filoide é caracterizado pela presença de componentes epiteliais e do estroma. Macroscopicamente, é arredondado, com superfície lisa, multinodular, indolor, encapsulado, sendo muitas vezes indistinguível do fibroadenoma.[38] O tumor filoide tende a crescer de maneira mais rápida e progressiva, podendo atingir grandes volumes, apresentar irregularidade evidente no perfil mamário e se associar a lesões cutâneas como hiperemia ou até ulceração.[39] O tratamento cirúrgico de escolha é a tumorectomia, tendo o cuidado de excisar a lesão com margem de segurança de 1 a 2 cm. A ressecção axilar de rotina, nos casos malignos, não é recomendada, pois a disseminação linfática do tumor é rara.[40] A disseminação hematogênica é a mais comum, ocorrendo com frequência variável, de 20 a 65%, nos casos de tumor maligno.[39]

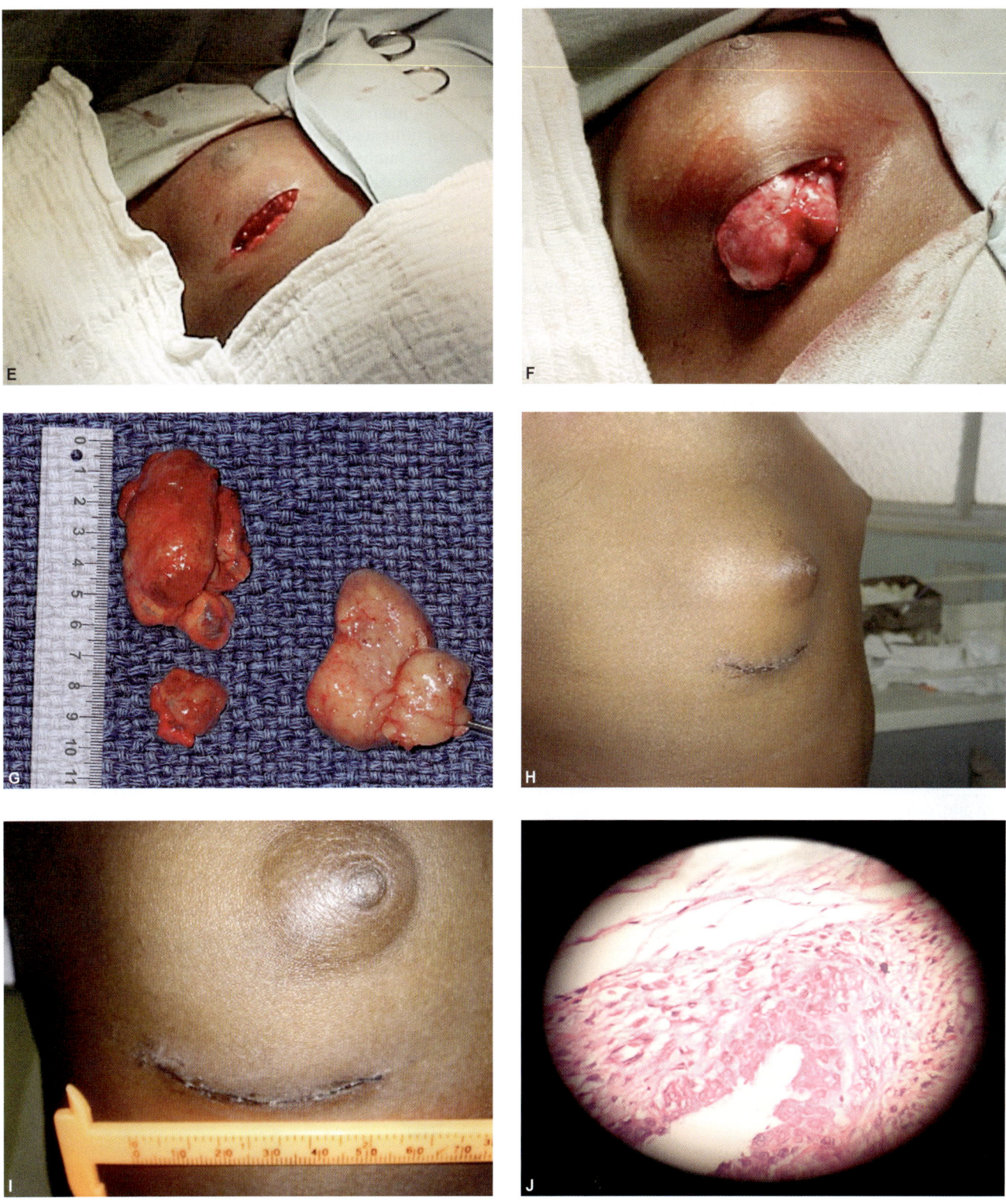

Figura 6.4 (*continuação*) A paciente foi submetida a nodulectomia das três massas da mama direita através de uma incisão única no sulco inframamário, com objetivo estético e de preservação da árvore ductal (**E** a **G**). Pode-se observar a cicatriz cirúrgica no 6º dia pós-operatório (**H** e **I**). O laudo histopatológico confirmou o diagnóstico de fibroadenoma gigante (**J**).

Em função da densidade mamária fisiologicamente observada em mulheres jovens, nas quais há maior incidência de fibroadenoma, a mamografia pode não ser indicada como método diagnóstico complementar. Já em mulheres idosas, a mamografia pode revelar nódulo com limites precisos, ovalados, lisos ou lobulados, de densidade semelhante ao parênquima mamário adjacente, circundado pela fina camada de hipotransparência (sinal do halo) característica nos fibroadenomas. Frequentemente são encontradas calcificações grosseiras no seu interior (calcificações do tipo pipoca) nas pacientes na pós-menopausa. O carcinoma circunscrito muitas vezes simula o aspecto radiológico, clínico e macroscópico do fibroadenoma, sendo necessário o estudo histopatológico para a sua confirmação.[30]

A ultrassonografia pode ser realizada com o intuito de elucidar os casos de pacientes jovens com mamas nodulares ou nas hiperdensidades mamográficas incaracterísticas, diferenciando o fibroadenoma de cistos ou carcinomas.[28] A imagem do fibroadenoma neste exame mostra-se como um nódulo sólido, ovalado, com diâmetro anteroposterior menor que o laterolateral, com textura homogênea, baixa ecogenicidade e contornos regulares lisos ou macrolobulados. Nos calcificados, é encontrada atenuação no eco, podendo sugerir sombra acústica. Na diferenciação entre fibroadenomas e tumores filoides, a ecografia tem relevante papel, pois mostra imagens de áreas sólidas, císticas (provocando uma textura heterogênea) e, normalmente, um volume maior, característico dos tumores filoides.[30]

A PAAF, quando realizada adequadamente e analisada por profissional experiente, tem índice de certeza diagnóstica de mais de 90%, sendo um método de fácil manuseio e baixo custo. Com o apoio da ultrassonografia, é usada nas lesões impalpáveis.[30] A citologia revela conteúdo celular com características de benignidade e com padrão sugestivo de fibroadenoma,[41] com agrupamentos arborescentes de células epiteliais, com tendência ao alongamento e presença de núcleos isolados, ovalados, normocromáticos, além de fragmentos de estroma metacromáticos. A *core biopsy* pode ser um procedimento necessário para o diagnóstico, tanto nas lesões palpáveis quanto nas impalpáveis.[30]

Em pacientes com menos de 25 anos de idade, com possibilidade extremamente remota de carcinoma, apresentando tumores únicos ou múltiplos, pequenos (menos de 2 cm), o tratamento cirúrgico pode ser postergado, desde que o tripé diagnóstico (clínico, citológico e de imagem) seja negativo, permanecendo a paciente em controle clínico e de imagem. Havendo crescimento rápido, impõe-se a cirurgia,[32] e nos casos suspeitos há necessidade de congelação ou *core biopsy* prévia.[30]

Em pacientes com mais de 35 anos ou com tumores de rápido crescimento e maiores de 2 cm, o tratamento cirúrgico deve ser realizado.[42]

Devido à grande mobilidade, os fibroadenomas geralmente podem ser retirados por incisão periareolar, que tende a resultar em melhor resultado estético. Quando isso não for possível, a incisão no sulco inframamário ou a incisão semicircular obedecendo às linhas de força de Langer também oferece boa cicatrização e resultado estético satisfatório.[32]

ALTERAÇÕES DO DESENVOLVIMENTO DAS MAMAS

As alterações do desenvolvimento das mamas podem incidir em ambos os sexos. Didaticamente, podem ser classificadas em alterações de forma e número. As alterações de número (polimastia, politelia, glândula mamária acessória) em geral ocorrem na linha mamária primitiva ou faixa láctea (linha que se estende da região axilar, passando pela região anterior do tórax e do abdome até a face interna da coxa) (Figura 6.5). A seguir estão listados os tipos de alterações do desenvolvimento da mama.

▶ **Glândula mamária acessória.** Também chamada de glândula extranumerária ou supranumerária, é a presença do tecido glandular mamário fora da sua topografia normal. O local mais comumente encontrado é a região axilar (Figura 6.6).
▶ **Politelia.** Também chamada de mamilo extranumerário ou supranumerário, a politelia é a presença de mais de dois mamilos (Figura 6.7). Em geral ocorre na linha mamária, com um terceiro mamilo único e unilateral. Quando ocorre sobre a mama tópica, chama-se poliareolomastia.

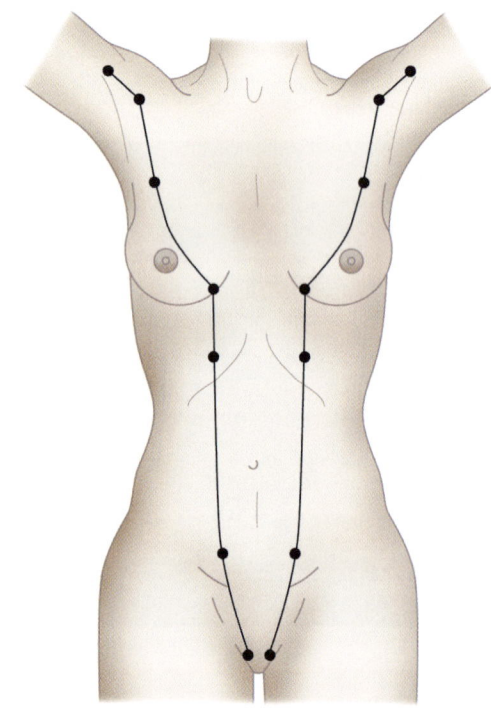

Figura 6.5 Linha mamária primitiva.

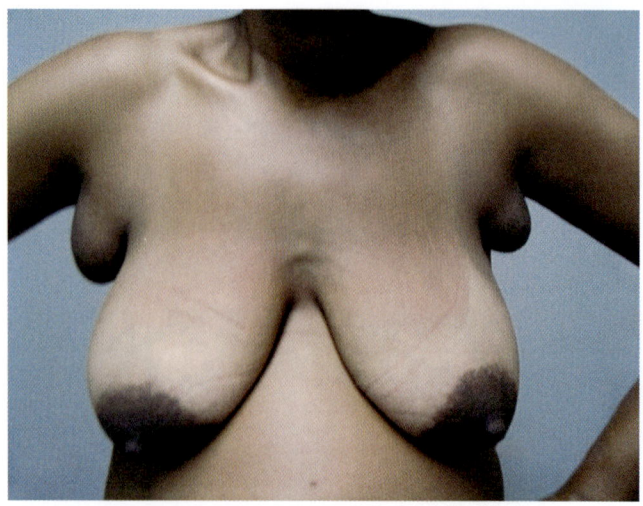

Figura 6.6 Glândula mamária acessória bilateral em paciente com 20 semanas de gestação.

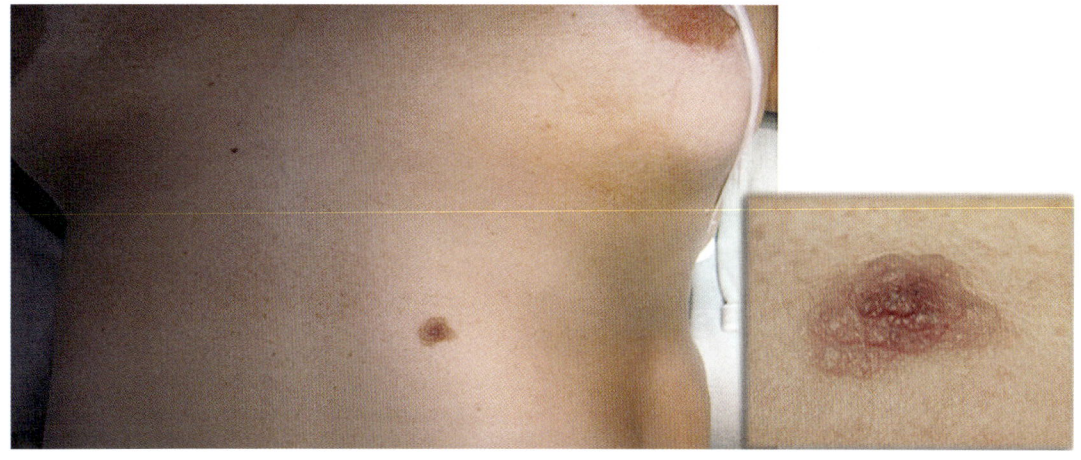

Figura 6.7 Politelia (ver detalhe).

▸ **Polimastia.** Também chamada de mama extranumerária ou supranumerária, a polimastia é a ocorrência de mais de duas mamas completas (tecido glandular e complexo areolopapilar) (Figura 6.8). Em geral, também ocorre na linha mamária primitiva.

▸ **Amastia.** É a ausência completa da mama.

▸ **Atelia.** É ausência do mamilo.

▸ **Amazia.** É a ausência do desenvolvimento da glândula mamária. Pode ser congênita ou adquirida. O diagnóstico só vai ocorrer pela ausência do desenvolvimento da mama na puberdade.

▸ **Hipoplasia mamária.** Representa uma diminuição do desenvolvimento mamário. Acompanha-se do prejuízo da função láctea no puerpério.

▸ **Hipotrofia mamária.** São mamas que apresentam um volume menor do que o habitual em determinado grupo de mulheres. Apesar de pequenas, sua função láctea está preservada. O volume médio da mama pode variar de acordo com o índice de massa corporal e a etnia. Considera-se hipotrofia quando a mama tem volume menor que 250 cm³.

▸ **Hipertrofia mamária.** Ocorre quando as mamas apresentam um volume maior do que o habitual (250 a 300 g ou cm³). Pode ser classificada como leve ou grau I (até 500 g), moderada ou grau II (501 a 800 g), grave ou grau III (801 a 1.000 g) e gigantomastia (acima de 1.000 g).[43]

▸ **Mamas tuberosas.** Também chamadas de mamas tubulares, são mamas com formato cilíndrico em vez de cônico (Figura 6.9). A deformidade recebeu essa denominação pela semelhança com a raiz de plantas tuberosas. Esse defeito ocorre em função da ausência da fáscia superficial da mama, permitindo a herniação do tecido glandular mamário através dessa região. Em geral, apresentam aréola com diâmetro aumentado e sulco inframamário anormalmente aumentado. Podem estar associadas à mama hipoplásica.

▸ **Mamilos planos ou invertidos.** A inversão mamilar pode ser congênita ou adquirida. Pode ser fixa ou móvel.

▸ **Síndrome de Poland.** É uma anomalia congênita com manifestação clínica extremamente variável. Descrita por Alfred Poland em 1841, ocorre mais frequentemente em homem na proporção de 3:1, e tem incidência de 1/30.000.[44] Caracteriza-se por ausência parcial ou total dos músculos da parede torácica (grande peitoral, pequeno peitoral, serrátil anterior), da glândula ou do complexo areolopapilar (Figura 6.10). Ocorrem também malformações de membros superiores.[45] Menos frequentemente, ocorrem defeitos ou ausência (II, III e IV) das costelas ou cartilagens costais, braquidactilia (dedos mais curtos que o correspondente da outra mão ou do que o normal), sindactilia (união de um ou mais dedos), hipoplasia de tecido subcutâneo.[45]

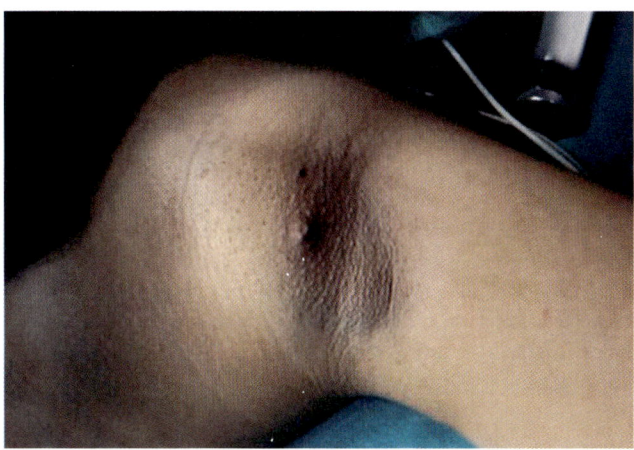

Figura 6.8 Polimastia na região axilar esquerda.

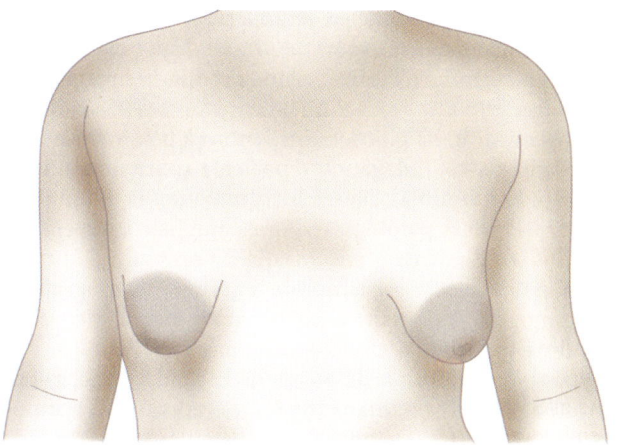

Figura 6.9 Ilustração representativa de mamas tubulares.

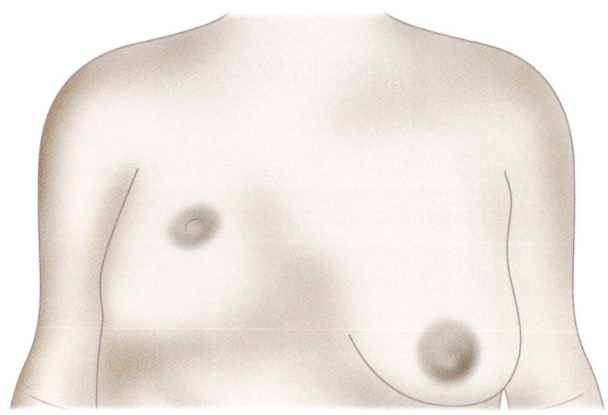

Figura 6.10 Ilustração representativa da síndrome de Poland: hipoplasia mamária e ausência do músculo grande peitoral à direita.

Ginecomastia

A ginecomastia é a alteração mamária mais frequente no homem. Sua prevalência varia de 38 a 64% dos pacientes jovens.[46] A ginecomastia fisiológica é comum no período neonatal, início de puberdade e em idades avançadas. A ginecomastia neonatal ocorre devido à transferência de estrogênios maternos pela placenta e no início da puberdade ocorre devido ao desequilíbrio entre estrogênio e progesterona no tecido mamário. A ginecomastia pré-puberal é rara, sobretudo em idade pré-escolar, e sua etiologia não é muito conhecida, com apenas alguns casos descritos na literatura. Em idades avançadas, a ginecomastia senil ocorre devido à diminuição da produção de testosterona e à conversão periférica de androgênios em estrogênios pelo tecido adiposo, que tende a ser proporcionalmente maior com a idade. Dentre as possíveis causas patológicas podemos citar: diminuição da produção ou ação da testosterona; aumento da produção ou ação do estrogênio; ação dos fármacos; e outras causas, como a irritação da parede torácica e causas idiopáticas (Tabelas 6.3 e 6.4).

Existem duas fases histológicas evolutivas no desenvolvimento da ginecomastia: a proliferativa (florida) e, depois, a fibrótica. Inicialmente ocorre proliferação do epitélio ductal, hiperplasia e edema do tecido conectivo e do estroma periductal, acompanhado de aumento da vascularização. Nessa fase, denominada proliferativa, a ginecomastia é reversível se a causa for tratada. Entretanto, quando a evolução ultrapassar 2 anos, a proliferação epitelial desacelera, a fibrose aumenta e ocorre hialinização do estroma periductal. Essa fase, denominada fibrótica, não é reversível, sendo necessária cirurgia para a sua correção.[48]

A investigação da ginecomastia começa pela anamnese e pelo exame físico, indagando o paciente sobre o tempo de evolução, excluindo as causas medicamentosas e tentando associar as causas patológicas. Ao exame físico, devem ser avaliados o volume da ginecomastia e a presença de tumorações associadas. Os exames de imagem (mamografia e ultrassonografia) podem ser úteis para o diagnóstico diferencial da lipomastia (pseudoginecomastia) (Figura 6.11). Os exames laboratoriais de dosagem de testosterona, gonadotrofina coriônica humana (hCG), estradiol (E2), hormônio luteinizante (LH), hormônio estimulante da tireoide (TSH) e T4 livre são úteis no diagnóstico de tumores

Tabela 6.3 Classificação etiológica das ginecomastias.

Fisiológica
▪ Ginecomastia neonatal ▪ Ginecomastia puberal ▪ Ginecomastia senil

Patológica

▪ Diminuição da produção ou ação da testosterona
  • Congênita: anorquidia, síndrome de Klinefelter, síndrome de Morris, síndrome de Rosewater, síndrome de Reifenstein
  • Adquirida: traumatismo testicular, orquite viral, tratamento radioterápico e quimioterápico, distrofias musculares
▪ Aumento da produção ou ação do estrogênio
  • Aumento da produção testicular: tumores testiculares, tumores pulmonares
  • Aumento da aromatização periférica: doenças hepáticas, alterações de suprarrenais, hipertireoidismo, hipotireoidismo
▪ Induzidas por fármacos
  • Por mecanismo conhecido
  • Por mecanismo desconhecido
▪ Outras causas
  • Relacionadas com a parede torácica: derrame pleural, *cor pulmonale* crônico, tuberculose pulmonar, queimaduras
  • Idiopáticas

Fonte: Nazário, 2016.[47]

Tabela 6.4 Substâncias indutoras de ginecomastia.

Mecanismo conhecido
▪ Ligação aos receptores de estrógenos: cremes ou substâncias que contenham estrógenos; digitálicos; clomifeno; *Cannabis*; isoniazida ▪ Estímulo à síntese de estrógeno: gonadotrofinas, hormônio do crescimento ▪ Precursores para aromatização: andrógenos exógenos ▪ Lesão testicular: bussulfano, nitrosureia, vincristina, etanol ▪ Bloqueio de síntese de testosterona: cetoconazol, espironolactona, metronidazol, etomidato, leuprolida ▪ Ação androgênica: flutamida, finasterida, ciproterona, cimetidina, espironolactona ▪ Liberação do estrógeno da SHBG: espironolactona, etanol

Mecanismo desconhecido
▪ Fármacos anti-hipertensivos ou de ação cardíaca: bloqueadores de canal de cálcio, inibidores da ECA, betabloqueadores, amiodarona, metildopa, nitratos ▪ Substâncias psicossomáticas: neurolépticos, diazepam, fenitoína, antidepressivos tricíclicos, haloperidol ▪ Fármacos contra doenças infecciosas: medicamentos para terapia anti-HIV ▪ Outros: anfetaminas, teofilina, omeprazol, domperidona, heparina

ECA: enzima conversora da angiotensina; SHBG: globulina ligadora de hormônios sexuais. *Fonte*: Nazário, 2016.[47]

testiculares germinativos, hipogonadismo e alterações da tireoide.

O tratamento da ginecomastia depende da etiologia, do tempo de evolução e do seu volume. Normalmente, quando fisiológica, é transitória e tem diâmetro menor que 4 cm, com aspecto análogo à mama feminina no estágio I-II de Tanner e desaparece em 2 anos. A macroginecomastia, quando a glândula tem mais de 5 cm de diâmetro e aspecto análogo à mama feminina no estágio III-IV de Tanner, seja fisiológica ou patológica, não regride espontaneamente e, para sua correção, demanda tratamento cirúrgico, que consiste na adenectomia (Figura 6.12).[48] Nos casos muito volumosos, é necessário retirada de pele, reposicionamento das aréolas e aspiração do tecido gorduroso adjacente (Figura 6.13).

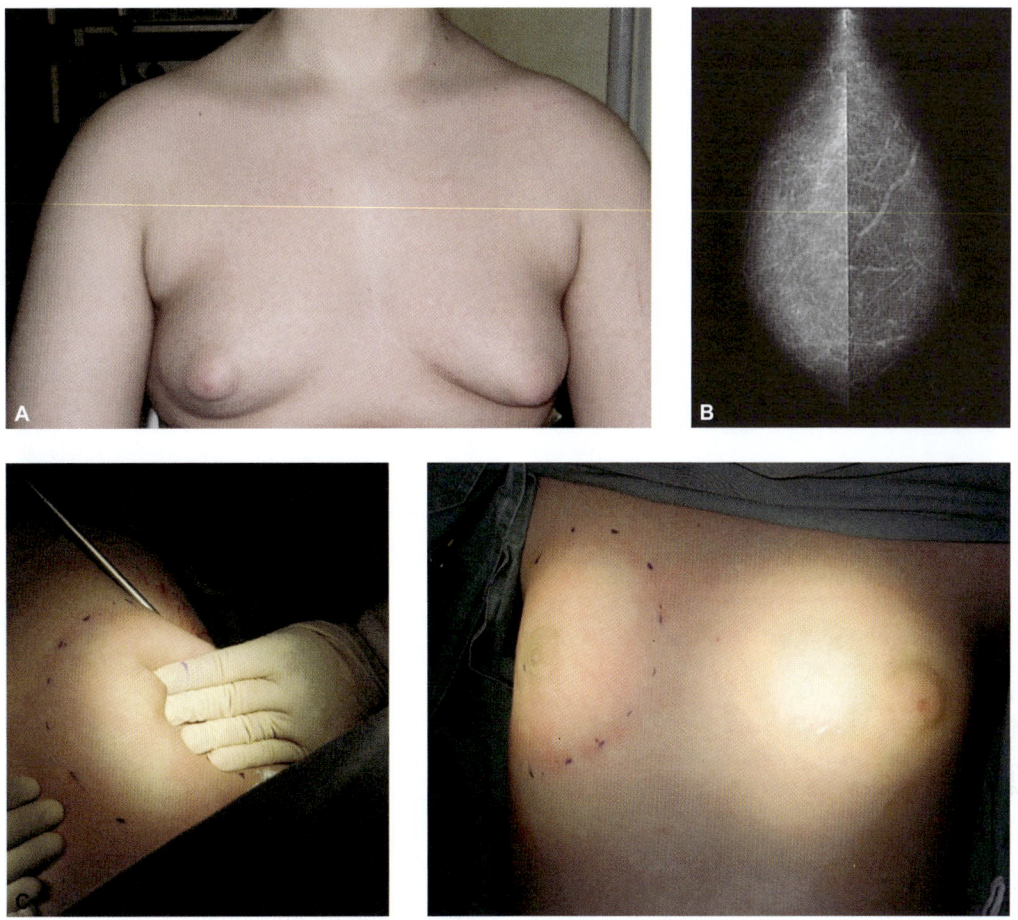

Figura 6.11 A. Lipomastia (visão frontal). **B.** Mamografia apresentando apenas tecido adiposo; não há desenvolvimento do tecido glandular. **C** e **D.** Durante o procedimento de lipoaspiração da mama direita e antes do procedimento na mama esquerda.

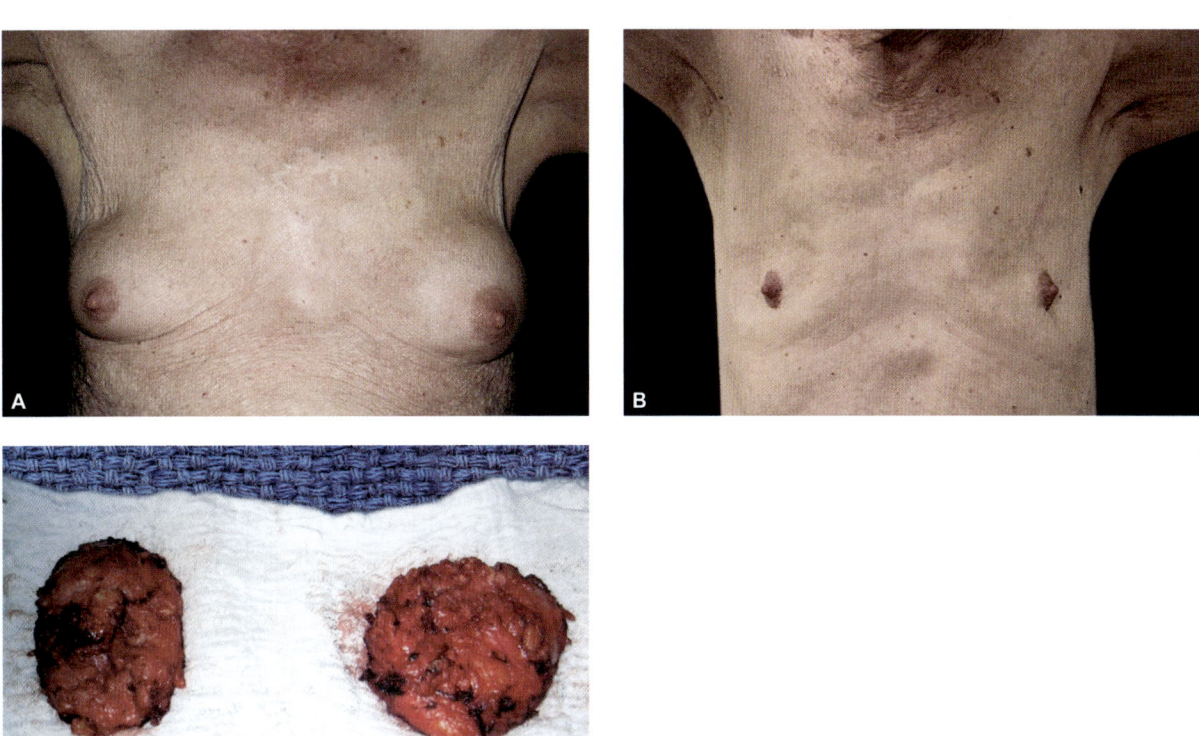

Figura 6.12 Ginecomastia volumosa em paciente com 72 anos de idade em uso de captopril: antes (**A**) e depois (**B**) do tratamento cirúrgico (adenectomia). Em **C**, observam-se as peças cirúrgicas. MD: mama direita; ME: mama esquerda.

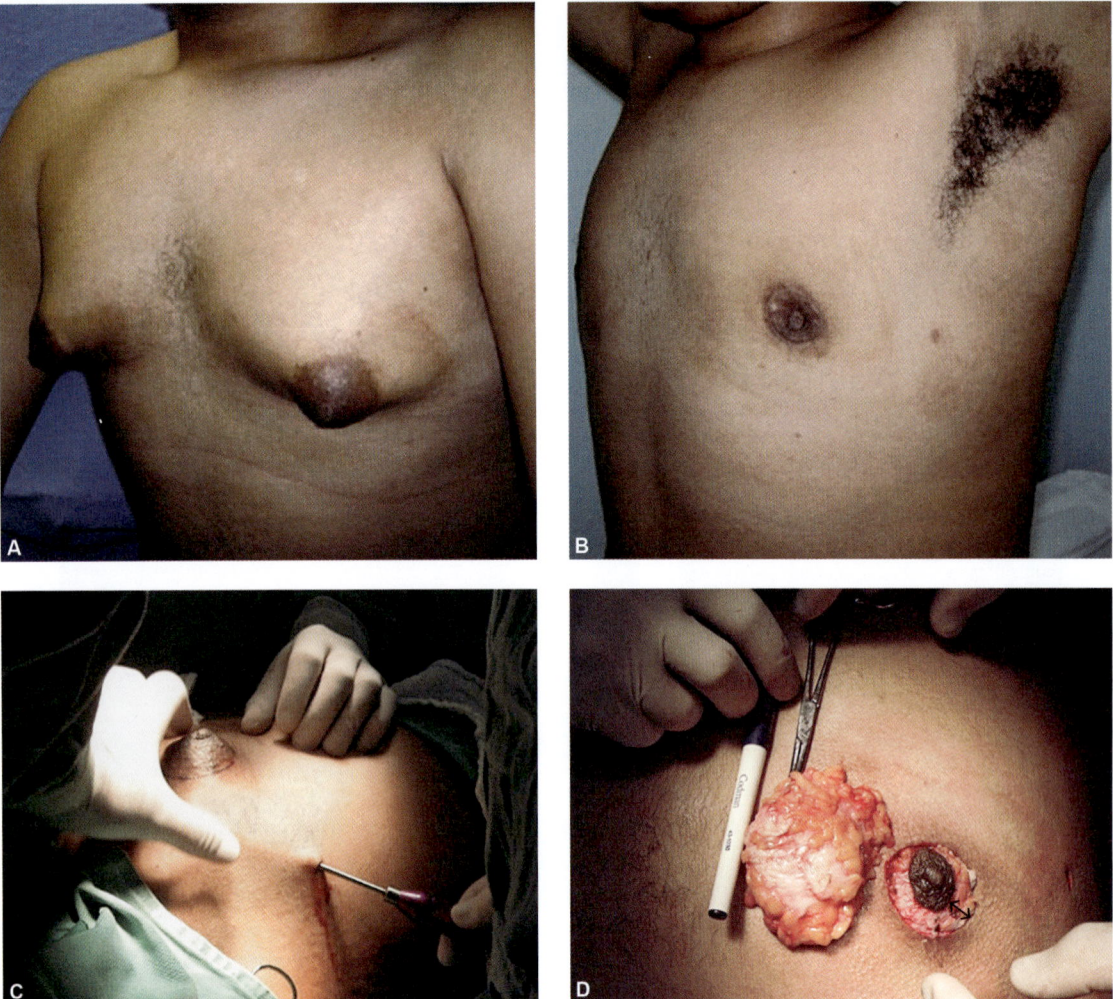

Figura 6.13 Ginecomastia em paciente com 16 anos de idade: antes (**A**) e depois (**B**) do tratamento cirúrgico (adenectomia) para correção da ginecomastia. Em alguns casos, requer lipoaspiração (**C**) e redução do diâmetro da aréola (*seta* em **D**).

REFERÊNCIAS BIBLIOGRÁFICAS

1. Smith RL, Pruthi S, Fitzpatrick LA. Evaluation and management of breast pain. Mayo Clin Proc. 2004; 79(3):353-72.
2. Dennerstein L, Lehert P, Heinemann K. Global study of women's experiences of premenstrual symptoms and their effects on daily life. Menopause Int. 2011; 17(3):88-95.
3. Kumar S, Rai R, Das V et al. Visual analogue scale for assessing breast nodularity in non discrete lumpy breasts: the Lucknow Cardiff breast nodularity scale. Breast. 2010; 19(3):238-42.
4. Wisbey JR, Kumar S, Mansel RE et al. Natural history of breast pain. Lancet. 1983; 2(8351):672-4.
5. Gill AM, Arden R, Pollak L. Tietze's disease. Br Med J. 1942; 2(4257):155-6.
6. Mondor H. Tronculite sous-cutaneé subaiguë de la paroi thoracique antéro-latérale. Mem Acad Chir. 1939; 65:1271-8.
7. Colak T, Ipek T, Kanik A et al. Efficacy of topical nonsteroidal antiinflammatory drugs in mastalgia treatment. J Am Coll Surg. 2003; 196:525-30.
8. Jain BK, Bansal A, Choudhary D et al. Centchroman vs tamoxifen for regression of mastalgia: a randomized controlled trial. Int J Surg. 2015; 15:11-6.
9. Mansel RE, Goyal A, Preece P et al. European randomized, multicenter study of goserelin (Zoladex) in the management of mastalgia. Am J Obstet Gynecol. 2004; 191(6):1942-9.
10. Goyal A, Mansel RE; Efamast Study Group. A randomized multicenter study of gamolenic acid (Efamast) with and without antioxidant vitamins and minerals in the management of mastalgia. Breast J. 2005; 11(1):41-7.
11. Kamal RM, Hamed ST, Salem DS. Classification of inflammatory breast disorders and step by step diagnosis. Breast J. 2009; 15(4):367-80.
12. Huges LE, Mensel RE, Webster DJT. Infection of the breast. In: Benign disorders and diseases of the breast. London: Bailliere Tindall; 1989. pp. 143-9.
13. Buescher ES, Hair PS. Human milk anti-inflammatory component contents during acute mastitis. Cell Immunol. 2001; 210(2):87-95.
14. Riordan JM, Nichols FH. A descriptive study of lactation mastitis in long-term breastfeeding women. J Hum Lact. 1990; 6(2):53-8.
15. Borges DR (ed.). Atualização terapêutica de Prado, Ramos e Valle. Diagnóstico e tratamento. 25. ed. São Paulo: Artes médicas; 2014.
16. Finck C, Meguid M, Numann PJ et al. Periareolar breast abscess: Redefining the disease and its treatment. Medscape Womens Health. 1997; 2(12):2.
17. Dixon JM. Mammary duct ectasia–periductal mastitis complex. Br J Surg. 1996; 83(7):1017-9.
18. Gulay H, Bora S, Kilicturgay S et al. Management of nipple discharge. J Am Coll Surg. 1994; 178(5):471-4.
19. Dupont SC, Boughey JC, Jimenez RE et al. Frequency of diagnosis of cancer or high-risk lesion at operation for pathologic nipple discharge. Surgery. 2015; 158(4):988-94.
20. Gioffrè Florio M, Manganaro T, Pollicino A et al. Surgical approach to nipple discharge: a ten-year experience. J Surg Oncol. 1999; 71(4):235-8.
21. Goksel HA, Yagmurdur MC, Demirhan B et al. Management strategies for patients with nipple discharge. Langenbecks Arch Surg. 2005; 390(1):52-8.
22. Escobar PF, Crowe JP, Matsunaga T et al. The clinical applications of mammary ductoscopy. Am J Surg. 2006; 191(2):211-5.
23. Ashfaq A, Senior D, Pockaj BA et al. Validation study of a modern treatment algorithm for nipple discharge. Am J Surg. 2014; 208(2):222-7.
24. Expert Panel on MR Safety, Kanal E, Barkovich AJ et al. ACR guidance document on MR safe practices: 2013. J Magn Reson Imaging. 2013; 37(3):501-30.
25. Bassett LW, Kimme-Smith C. Breast sonography. AJR Am J Roentgenol. 1991; 156(3):449-55.
26. Morrow M, Bland KI, Foster R. Breast cancer surgical practice guidelines. Society of Surgical Oncology practice guidelines. Oncology (Williston Park). 1997; 11(6):877-81.

27. Tea MK, Grimm C, Fink-Retter A et al. The validity of complex breast cysts after surgery. Am J Surg. 2009; 197(2):199-202.
28. Nazario ACP, Kemp C, Nervaiza DGY et al. Fibroadenoma e galactocele. In: Ramos OL, Rothschild HA. Atualização terapêutica – manual prático de diagnóstico e tratamento. São Paulo: Artes Médicas; 1999.
29. Wilkinson S, Forrest APM. Fibroadenoma of the breast. Br J Surg. 1985; 72(10):838-40.
30. Silveira LAL, Oliveira ACM, Melo SO. Fibroadenoma. In: Barros ACSD, Silva HMS, Dias EN et al. Mastologia: condutas. Rio de Janeiro: Revinter; 1999.
31. Dixon JM. Cystic disease and fibroadenoma of the breast: natural history end relation to breast cancer risk. Br Med Bull. 1991; 47(2):258-71.
32. Pereira PMS. Neoplasias benignas da mama. In: Oliveira HC, Lemgruber I. Tratado de ginecologia FEBRASGO. Rio de Janeiro: Revinter; 2000.
33. Biazús JV, Menke CH, Cavalheiro JA et al. Patologia benigna da mama. In: Freitas F. Rotinas em ginecologia. Rio Grande do Sul: Artmed; 2001.
34. Pike AM, Oberman HA. Juvenile cellular fibroadenomas: a clinicopathological study. Am J Surg Pathol. 1985; 9:730.
35. Franco JM. Mastologia: Formação do especialista. São Paulo: Atheneu; 2000.
36. Reinfuss M, Mitus J, Duda K et al. The treatment and prognosis of patients with phyllode tumor of the breast: an analysis of 170 cases. Cancer. 1996; 77(5):910-6.
37. Azzopardi JG, Ahmed A, Millis RR. Problems in breast pathology. Major Probl Pathol. 1979; 11:1-466.
38. Vorherr H, Vorherr UF, Kutvirt DM et al. Cystosarcoma phyllodes: epidemiology, pathohistology, pathobiology, diagnosis, therapy and survival. Arch Gynecol. 1985; 236(3):173-81.
39. Cohn-Cdermark G, Rutqvist LE, Rosendahl I et al. Prognostic factors in cystosarcoma: a clinicopathologic study of 77 patients. Cancer. 1991; 68(9):2017-22.
40. Salvadori B, Cusumano F, Del Bo R et al. Surgical treatment of phyllodes tumors of the breast. Cancer. 1989; 63(12):2532-6.
41. Ribeiro LBC, Argollo NA. Patologia mamária infanto-puberal. In: Oliveira HC, Lemgruber I. Tratado de ginecologia FEBRASGO. Rio de Janeiro: Revinter; 2000.
42. Nazário ACP, Narvaiza DC. Neoplasias benignas da mama. In: Baracat EC, Lima GR. Guia de ginecologia. São Paulo: Manole; 2005.
43. Berrocal Revueltas M. Mamoplastia reductora con incisión mínima en J: una alternativa ideal en el manejo de las gigantomastias. Rev Co Cir Plást. 2000; 4(1):15-9.
44. Poland A. Deficiency of the pectoral muscles. Guy Hosp Rep. 1841; 6:191-3.
45. Perez Aznar JM, Urbano J, Garcia Laborda E et al. Breast and pectoralis muscle hypoplasia. A mild degree of Poland's syndrome. Acta Radiol. 1996; 37:759-62.
46. Rahmani S, Turton P, Shaaban A et al. Overview of gynecomastia in the modern era and the Leeds Gynaecomastia Investigation algorithm. Breast J. 2011; 17(3):246-55.
47. Nazário ACP. Ginecomastia e outras anomalias do desenvolvimento mamário. In: Mastologia: Condutas atuais. São Paulo: Manole; 2016.
48. Canhaço, ED, Elias E, Nazário ACP. Ginecomastia: Revisão. Femina. 2015; 43(5):197-202.

Parte 2

7

Câncer de Mama

Ruffo de Freitas Junior | Leonardo Ribeiro Soares

EPIDEMIOLOGIA

O câncer de mama constitui um problema de saúde pública em escala global.[1] Nesse contexto, segundo as estimativas da International Agency for Research on Cancer (IARC), 1,7 milhão de mulheres foram diagnosticadas com câncer de mama em 2012.[1,2] A estimativa do Instituto Nacional de Câncer (INCA) para o ano de 2016 é de 57.960 casos de câncer de mama entre as mulheres do país, com uma taxa bruta de 56,20/100.000.[3]

Embora a taxa de mortalidade tenha diminuído em alguns países da Europa,[4] no Brasil ela se mantém estável, representando a principal causa de morte por câncer entre as mulheres.[5,6] Por fim, deve-se destacar o aumento nas taxas de sobrevida global por câncer de mama observado nos últimos anos. No Brasil, segundo dados do estudo CONCORD-2, houve aumento nas taxas de sobrevida câncer-específica (*net survival*) entre 1995 e 1999, e 2005 e 2009, de 78,2% para 87,4%, respectivamente.[7] Acredita-se que essa evolução seja decorrente de melhorias no diagnóstico e no tratamento dessa neoplasia, que propiciaram redução dos casos avançados e aumento dos casos iniciais.[8,9] No entanto, a sobrevida global observada em estudos nacionais ainda difere consideravelmente dos estudos realizados em países desenvolvidos;[10,11] isto pode ser justificado pela ausência de um programa de rastreamento populacional do câncer de mama e pela inadequada cobertura mamográfica no Brasil.[12]

FATORES DE RISCO

Alguns fatores de risco para o desenvolvimento do câncer de mama são bem conhecidos e incluem envelhecimento, exposição prévia à radiação ionizante em parede torácica, fatores relacionados com a vida reprodutiva da mulher e determinadas mutações genéticas, como dos genes tp53, BRCA1 e BRCA2.[13]

A maioria desses fatores de risco é considerada não modificável, como sexo feminino, história familiar e pessoal de câncer de mama, menarca precoce (antes dos 12 anos) e/ou menopausa tardia (após os 55 anos).[13] Ainda, destacam-se mamas densas e histórico de doenças proliferativas, como carcinoma lobular *in situ* e hiperplasia ductal com atipias. Já os fatores relacionados com o estilo de vida incluem uso prolongado de terapia hormonal, consumo de bebidas alcoólicas, sedentarismo e obesidade.[13]

DIRETRIZES DE RASTREAMENTO

Conforme as diretrizes do Colégio Brasileiro de Radiologia e Diagnóstico por Imagem, da Sociedade Brasileira de Mastologia e da Federação Brasileira das Associações de Ginecologia e Obstetrícia, o rastreamento do câncer de mama deve ser realizado em mulheres com mais de 40 anos de idade, por meio de exame físico e mamografia anual.[14] Segundo o INCA, o rastreamento deveria restringir-se à idade entre 50 e 69 anos, por meio da mamografia a cada 2 anos.[15] Admite-se a associação da mamografia à ultrassonografia em casos de mamas densas, ou à ressonância magnética, naquelas com alto risco familiar para câncer de mama.[14]

CLASSIFICAÇÃO PATOLÓGICA E MOLECULAR | CARCINOMAS

O tipo histológico mais comum de neoplasia mamária é o carcinoma, uma neoplasia epitelial caracterizada por invadir o tecido adjacente e por apresentar potencial de metástases a distância. A maioria desses tumores é derivada das células da unidade ductoterminal do lóbulo mamário (carcinoma ductal) e caracterizam-se como neoplasias heterogêneas, com diversos subtipos histológicos e moleculares, de diferentes apresentações clínicas e respostas terapêuticas.[16] Na Tabela 7.1, observa-se a classificação dos fenótipos tumorais de carcinomas mamários por meio da avaliação imuno-histoquímica.[17]

ESTADIAMENTO CLÍNICO

O estadiamento clínico do câncer de mama é comumente realizado de acordo com o sistema TNM do American Joint Committee on Cancer (AJCC), resumido nas Tabelas 7.2 e 7.3.[18] Em estudos prévios, observou-se que o estadiamento clínico ao diagnóstico é um importante fator prognóstico do câncer de mama, refletindo redução de sobrevida global nas pacientes diagnosticadas com doença localmente avançada e/ou metastática.[19]

Tabela 7.1 Perfis imunofenotípicos para a subclassificação molecular por imuno-histoquímica dos tumores de mama.

Subtipo molecular	Padrão de imunomarcação
Luminal A	RE+ e/ou RP+, HER2– e Ki-67 < 14%
Luminal B	RE+ e/ou RP+, HER2– e Ki-67 ≥ 14% RE+ e/ou RP+, HER2+ (*luminal* HER2)
HER2 superexpresso	RE–, RP– e HER2+
Basaloide	RE–, RP–, HER2–, CK5+ e/ou EGFR+
Triplo-negativo	RE–, RP–, HER2–, CK5– e EGFR–

Com base no uso do Ki-67, *cut-off* de 14%. *Fonte*: Cirqueira et al., 2015.[17]

Tabela 7.2 Estadiamento clínico dos carcinomas mamários segundo classificação TNM.

Tumor primário	
Tx	Tumor primário que não pode ser avaliado
T0	Sem evidências de tumor primário
Tis	Carcinoma ductal *in situ*
T1	Tumor menor ou igual a 2 cm em seu maior eixo
T1mi	Tumor menor ou igual a 0,1 cm em seu maior eixo
T1a	Tumor maior que 0,1 cm e menor ou igual a 0,5 cm em seu maior eixo
T1b	Tumor maior que 0,5 cm e menor ou igual a 1 cm em seu maior eixo
T1c	Tumor maior que 1 cm e menor ou igual a 2 cm em seu maior eixo
T2	Tumor maior que 2 cm e menor ou igual a 5 cm em seu maior eixo
T3	Tumor maior de 5 cm em seu maior eixo
T4	Tumor de qualquer diâmetro com invasão direta da pele ou parede torácica
T4a	Extensão à parede torácica
T4b	Ulceração e/ou nódulos satélites e/ou edema da pele (*peau d'orange*)
T4c	Associação de T4a e T4b
T4d	Carcinoma inflamatório
Linfonodos	
Nx	Não podem ser avaliados (remoção cirúrgica prévia)
N0	Sem evidências de metástase linfonodal
N1	Acometimento de linfonodos axilares ipsilaterais móveis
N2	Acometimento de linfonodos axilares ipsilaterais fixos e coalescentes ou linfonodos em cadeia mamária interna ipsilateral na ausência de linfonodos axilares acometidos
N3	Acometimento de linfonodos em cadeia infraclavicular ipsilateral ou linfonodos em cadeia mamária interna ipsilateral na presença de linfonodos axilares acometidos ou acometimento de linfonodos em cadeia supraclavicular
Metástases	
Mx	Presença de metástases a distância não pode ser avaliada
M0	Sem evidências de metástases a distância
M1	Presença de metástase a distância

T: tumor; N: linfonodo; M: metástase. *Fonte*: Giuliano et al., 2017.[18]

TÉCNICAS CIRÚRGICAS

Mastectomias

A mastectomia constitui a remoção do parênquima mamário, sendo indicada principalmente para o tratamento do câncer de mama localmente avançado. Na maioria dos casos de indicação à mastectomia, opta-se pela mastectomia radical modificada (MRM), com preservação do músculo grande peitoral (Patey) ou dos dois músculos peitorais (Madden).[20] Recentemente, diversas outras modalidades de mastectomia foram introduzidas à prática cirúrgica em todo o mundo, como a mastectomia poupadora de pele e aréola ou *nipple sparing mastectomy*.[21]

Tabela 7.3 Classificação dos carcinomas mamários por estádios anatômicos e grupos prognósticos.

Estádio*	Grupos prognósticos
0	Tis, N0, M0
IA	T1, N0, M0
IB	T0, N1mi,** M0 T1, N1mi,** M0
IIA	T0, N1, M0 T1, N1, M0 T2, N0, M0
IIB	T2, N1, M0 T3, N0, M0
IIIA	T0, N2, M0 T1, N2, M0 T2, N2, M0 T3, N1, M0 T3, N2, M0
IIIB	T4, N0, M0 T4, N1, M0 T4, N2, M0
IIIC	Qualquer T, N3, M0
IV	Qualquer T, qualquer N, M1

*Após terapias neoadjuvantes, acrescenta-se o prefixo "yc" ou "yp". Por exemplo, em um caso de resposta patológica completa: ypT0ypN0cM0 (sem grupo específico).**N1mi: micrometástases em linfonodos axilares ipsilaterais evidenciadas em exame anatomopatológico, definidas pela presença de metástase maior de 0,2 mm e/ou mais de 200 células, porém inferior a 2,0 mm. *Fonte*: Giuliano et al., 2017.[18]

Cirurgias conservadoras da mama

Inicialmente, descreveu-se a cirurgia conservadora da mama como a ressecção do segmento mamário peritumoral e da pele adjacente ao tumor, associada à abordagem axilar radical.[22] Nesse contexto, diante de margens cirúrgicas livres de neoplasia, não há benefício oncológico em estender-se a ressecção cirúrgica. Posteriormente, incorporaram-se ao tratamento conservador os conceitos de linfonodo sentinela, de preservação da pele e de oncoplastia, com base em diversos critérios de seleção de pacientes.[23,24] Entre as mulheres submetidas à quadrantectomia, deve-se ressaltar a importância da radioterapia adjuvante, responsável pela redução da recorrência local de 39,2% para 14,3%.[25] Destaca-se, ainda, o benefício estético dessas cirurgias, com repercussão favorável na função sexual, na qualidade de vida e na autoimagem corporal.[26]

Abordagem axilar

Tradicionalmente, a linfadenectomia constitui a abordagem axilar de escolha no tratamento cirúrgico do câncer de mama (Figura 7.1). Entretanto, por se tratar de uma cirurgia radical, observam-se taxas significativas de complicações pós-operatórias.[27] Já a biopsia do linfonodo sentinela consiste na avaliação do primeiro linfonodo a receber a drenagem tumoral e, atualmente, é indicada para a maioria dos casos com estadiamento clínico I, II e IIIA.[28] Na ausência de metástase no linfonodo sentinela, admite-se que os demais linfonodos também estejam livres de neoplasia. A

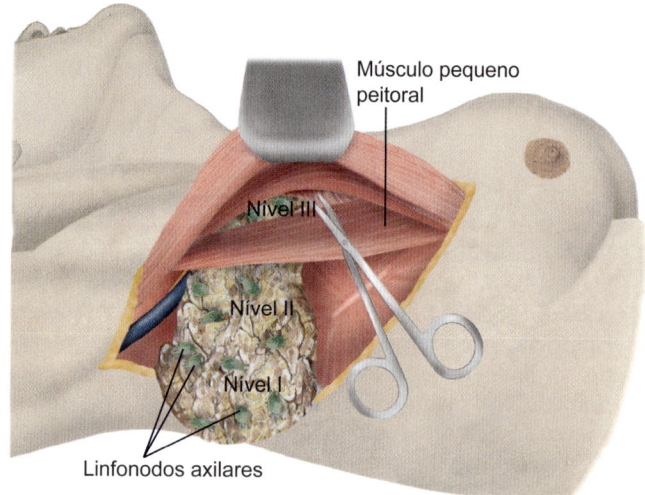

Figura 7.1 Níveis de dissecção axilar na linfadenectomia radical, com base na relação anatômica com o músculo pequeno peitoral.

linfadenectomia continua sendo indicada nos casos de axila francamente comprometida e nos casos de linfonodo sentinela positivo, com exceção das pacientes portadoras de tumores cT1/cT2, cN0, submetidas à quadrantectomia e sem quimioterapia neoadjuvante.[23]

Reconstrução mamária

As técnicas de reconstrução mamária baseiam-se em dois conceitos: deslocamento de volume e substituição de volume. Os procedimentos de deslocamento de volume incluem o remodelamento local dos tecidos, a mastopexia e as técnicas de mamoplastia redutora. Já a substituição de volume envolve os retalhos locais ou a distância, com destaque para os retalhos miocutâneos dos músculos reto abdominal e grande dorsal. As indicações de cada procedimento são individualizadas e dependem da localização primária e do tamanho tumoral, da relação volumétrica entre a mama e o tumor, e das características clínicas da paciente.[29] Por fim, deve-se considerar a simetria da mama contralateral e respeitar o desejo da paciente em aumentar ou reduzir o volume mamário, quando possível.

TRATAMENTOS ADJUVANTES

Radioterapia

A radioterapia no tratamento locorregional do câncer de mama está associada à redução das taxas de recidiva e ao aumento de sobrevida global, em casos selecionados. Tradicionalmente, a dose total usada no tratamento do câncer da mama, após cirurgias radicais ou conservadoras, é de 45 a 50 Gy, com dose-dia de 180 a 200 cGy. Por vezes, indica-se uma dose de reforço (*boost*), em sistema de fracionamento diário, direcionada ao leito tumoral de maior risco.[30] Entre as indicações clássicas da radioterapia adjuvante, destacam-se todos os casos de cirurgias conservadoras da mama. Após mastectomias, a radioterapia deve ser considerada em caso de tumor localmente avançado e/ou comprometimento axilar extenso.[28]

Quimioterapia

A quimioterapia adjuvante deve ser considerada em pacientes de risco intermediário (risco à vida entre 10 e 20%) e de alto risco (risco à vida superior a 20%), considerando-se fatores como idade, tamanho tumoral, grau histológico, invasão vascular, subtipo molecular e comprometimento linfonodal.[31] Já a neoadjuvante é mais comumente indicada em pacientes com doença localmente avançada, embora tenha as mesmas indicações da adjuvante.[32] A resposta à quimioterapia neoadjuvante constitui uma alternativa para aumentar as taxas de cirurgia conservadora em pacientes não candidatas ao procedimento devido à relação desfavorável entre o volume da mama e o tamanho do tumor,[33-35] constituindo fator preditivo de sobrevida livre de doença e de sobrevida global.[32,35] Deve-se ressaltar que a escolha do regime de quimioterapia é complexa e individualizada, e que se pode associar terapias-alvo moleculares nos casos pertinentes.

Terapia endócrina

A resposta do câncer de mama à terapia endócrina é diretamente relacionada com a expressão dos receptores de estrogênio (RE) e de progesterona (RP). Entre as opções terapêuticas, destacam-se o tamoxifeno para mulheres na pré e na pós-menopausa e os inibidores da aromatase (IA) para mulheres na pós-menopausa. A escolha de cada medicação baseia-se em critérios clínicos diversos, como índice de massa corpórea, tabagismo, efeitos colaterais, perfil de segurança e estado menstrual, além da evolução e da progressão da doença.[36,37]

O uso do tamoxifeno na adjuvância reduz o risco de recorrência em 47% e traz benefício independente da expressão de RP, da idade, do envolvimento linfonodal e do uso de quimioterapia.[32,38] Observa-se, ainda, redução de 30% na mortalidade em 5 anos.[38] Não obstante, uma metanálise com sete estudos randomizados comparando diversos IAs ao tamoxifeno observou redução relativa de 23% no risco de recidivas com os IAs, com discreto aumento de sobrevida e redução de recorrências para os estudos que usaram o esquema *switch*. Nessa modalidade, a terapia é iniciada com tamoxifeno e substituída por algum IA após 2 ou 3 anos, os quais são mantidos até o fim da endocrinoterapia aos 60 ou 120 meses, de acordo com o risco da paciente.[36,39]

COMPLICAÇÕES PÓS-CIRÚRGICAS E PÓS-TERAPIA ADJUVANTE

As complicações do tratamento cirúrgico do câncer de mama podem ser divididas didaticamente em agudas ou crônicas. Entre as complicações agudas, algumas são inerentes a qualquer procedimento cirúrgico, como acúmulo de seroma, processos infecciosos, necrose de retalhos cutâneos, hemorragia local e hematoma de ferida operatória.[27] Entre as complicações cirúrgicas crônicas, destaca-se a escápula alada, decorrente de lesão do nervo torácico longo durante procedimentos cirúrgicos axilares e de linfedema, condição de etiologia multifatorial, incluindo alterações estruturais e funcionais resultantes de cirurgias axilares e da radioterapia de cadeias linfáticas. No tratamento dessas condições, deve-se optar por terapia física complexa e outras modalidades terapêuticas fisioterápicas.

Após a quimioterapia, diversas manifestações crônicas podem ser observadas, como neuropatia periférica e comprometimento cognitivo.[40] De modo semelhante, a radioterapia pode ocasionar cardiopatia, pneumonite, dermatite e outras alterações locais, a serem tratadas individualmente.[41,42]

ACOMPANHAMENTO PÓS-OPERATÓRIO

Segundo as atuais recomendações da National Comprehensive Cancer Network (NCCN), o acompanhamento clínico de mulheres assintomáticas deve incluir exame físico semestral nos primeiros 5 anos após a cirurgia e mamografia anual de rastreamento. Em mulheres sintomáticas, exames bioquímicos e de imagem devem ser considerados individualmente para a investigação de metástases e/ou eventos adversos do tratamento oncológico.[28] Em usuárias de tamoxifeno, é importante a avaliação ginecológica anual; e em usuárias de IA, o acompanhamento da massa óssea.

CÂNCER DE MAMA EM SITUAÇÕES ESPECIAIS

Gestação

O manejo do câncer de mama em mulheres gestantes deve seguir algumas recomendações com base em segurança obstétrica. Dessa maneira, considerando os principais métodos diagnósticos usados na pré-menopausa, não existem diferenças significativas em relação a mulheres não gestantes.[43] Já o estadiamento da neoplasia deve priorizar ultrassonografia de abdome, radiografia de tórax com proteção abdominal e ressonância magnética de esqueleto em detrimento às tomografias e à cintigrafia. Em relação à cirurgia, devem-se analisar idade gestacional, extensão da doença e morbidade cirúrgica. Quando pertinente, a quimioterapia pode ser realizada no segundo e terceiro trimestres da gestação, desde que não inclua agentes teratogênicos. A radioterapia, por sua vez, é contraindicada durante a gestação.[43]

Mama masculina

O câncer de mama é incomum no sexo masculino e costuma apresentar-se com massas palpáveis e acometimento axilar.[44] Embora o rastreamento não seja recomendado, os métodos diagnósticos são semelhantes aos sugeridos para mulheres, bem como as recomendações para biopsia de linfonodo sentinela, quimioterapia e radioterapia. A mastectomia geralmente é realizada em decorrência da relação desfavorável entre os volumes do tumor e da mama.[44] Apesar dos fatores prognósticos adversos, observam-se sobrevida livre de doença e sobrevida global semelhantes em ambos os sexos.[45]

REFERÊNCIAS BIBLIOGRÁFICAS

1. DeSantis CE, Bray F, Ferlay J et al. International variation in female breast cancer incidence and mortality rates. Cancer Epidemiol Biomarkers Prev. 2015; 24(10):1495-506.
2. Ferlay J, Soerjomataram I, Dikshit R et al. Cancer incidence and mortality worldwide: sources, methods and major patterns in GLOBOCAN 2012. Int J Cancer. 2015; 136:E359-86.
3. Ministério da Saúde, Secretaria de Atenção à Saúde, Instituto Nacional de Câncer, Coordenação de Prevenção e Vigilância. Estimativa 2016:

incidência de câncer no Brasil. [Internet]. Rio de Janeiro: INCA; 2016. Disponível em: http://www1.inca.gov.br/estimativa/2016. Acesso em 18 de maio de 2016.

4. Malvezzi M, Bertuccio P, Levi F et al. European cancer mortality predictions for the year 2014. Ann Oncol. 2014; 25(8):1650-6.

5. Freitas-Junior R, Gonzaga CMR, Freitas NMA et al. Disparities in female breast cancer mortality rates in Brazil between 1980 and 2009. Clinics (Sao Paulo). 2012; 67(7):731-7.

6. Kluthcovsky ACGC, Faria TNP, Carneiro FH et al. Female breast cancer mortality in Brazil and its regions. Rev Assoc Med Bras. 2014; 60(4):387-93.

7. Allemani C, Weir HK, Carreira H et al.; CONCORD Working Group. Global surveillance of cancer survival 1995-2009: analysis of individual data for 25,676,887 patients from 279 population-based registries in 67 countries (CONCORD-2). Lancet. 2015; 385(9972):977-1010.

8. Martins E, Freitas Júnior R, Curado MP et al. Evolução temporal dos estádios do câncer de mama ao diagnóstico em um registro de base populacional no Brasil central. Rev Bras Ginecol Obstet. 2009; 31(5):219-23.

9. Nunes RD, Martins E, Freitas-Júnior R et al. Estudo descritivo dos casos de câncer de mama em Goiânia, entre 1989 e 2003. Rev Col Bras Cir. 2011; 38(4):212-6.

10. Blamey RW, Hornmark-Stenstam B, Ball G et al. ONCOPOOL – A European database for 16,944 cases of breast cancer. Eur J Cancer. 2010; 46(1):56-71.

11. De Angelis R, Sant M, Coleman MP et al.; EUROCARE-5 Working Group. Cancer survival in Europe 1999-2007 by country and age: results of EUROCARE 5 – a population-based study. Lancet Oncol. 2014; 15(1):23-34.

12. Corrêa RS, Freitas-Junior R, Peixoto JE et al. Estimativas da cobertura mamográfica no Estado de Goiás, Brasil. Cad Saude Publica. 2011; 27(9):1757-67.

13. Breast Cancer Risk and Prevention. American Cancer Society. [Internet]. Atlanta: American Cancer Society; 2016. Disponível em: https://www.cancer.org/cancer/breast-cancer/risk-and-prevention.html. Acesso em 18 de maio de 2017.

14. Urban LABD, Schaefer MB, Duarte DL et al. Recommendations of Colégio Brasileiro de Radiologia e Diagnóstico por Imagem, Sociedade Brasileira de Mastologia, and Federação Brasileira das Associações de Ginecologia e Obstetrícia for imaging screening for breast cancer. Radiol Bras. 2012; 45(6):334-9.

15. Ministério da Saúde (BR). Instituto Nacional de Câncer José Alencar Gomes da Silva. Diretrizes para detecção precoce do câncer de mama no Brasil [Internet]. Rio de Janeiro: Instituto Nacional de Câncer José Alencar Gomes da Silva; 2015. Disponível em: http://www1.inca.gov.br/inca/Arquivos/livro_deteccao_precoce_final.pdf. Acesso em 18 de maio de 2017.

16. Vieira DSC, Dufloth RM, Schmitt FCL et al. Carcinoma de mama: novos conceitos na classificação. Rev Bras Ginecol Obstet. 2008; 30(1):42-7.

17. Cirqueira MB, Moreira MA, Soares LR et al. Effect of Ki-67 on immunohistochemical classification of luminal A to luminal B subtypes of breast carcinoma. Breast J. 2015; 21(5):465-72.

18. Giuliano AE, Connolly JL, Edge SB et al. Breast cancer – Major changes in the American Joint Committee on Cancer eighth edition cancer staging manual. CA Cancer J Clin. 2017 Mar 14. [Epub ahead of print] DOI: 10.3322/caac.21393.

19. Nunes RD. Estudo de sobrevida das mulheres com câncer de mama na cidade de Goiânia, entre 1995 e 2003 [dissertação de mestrado]. Goiânia: Programa de Pós-Graduação em Ciências da Saúde, Universidade Federal de Goiás; 2011.

20. Jatoi I, Kaufmann M, Petit JY. Surgery for Breast Carcinoma. In: Jatoi I, Kaufmann M, Petit JY (eds). Atlas of Breast Surgery. Berlin: Springer-Verlag; 2006.

21. Petit JY, Veronesi U, Orecchia R et al. Nipple-sparing mastectomy in association with intra operative radiotherapy (ELIOT): A new type of mastectomy for breast cancer treatment. Breast Cancer Res Treat. 2006; 96(1):47-51.

22. Veronesi U, Cascinelli N, Mariani L et al. Twenty-year follow-up of a randomized study comparing breast-conserving surgery with radical mastectomy for early breast cancer. N Engl J Med. 2002;347(16):1227-32.

23. Giuliano AE, Ballman K, McCall L et al. Locoregional recurrence after sentinel lymph node dissection with or without axillary dissection in patients with sentinel lymph node metastases: long-term follow-up from the American College of Surgeons Oncology Group (Alliance) ACOSOG Z0011 Randomized Trial. Ann Surg. 2016; 264(3):413-20.

24. Paulinelli RR, de Oliveira VM, Bagnoli F et al. Oncoplastic mammaplasty with geometric compensation--a technique for breast conservation. J Surg Oncol. 2014; 110(8):912-8.

25. Fisher B, Anderson S, Bryant J et al. Twenty-year follow-up of a randomized trial comparing total mastectomy, lumpectomy, and lumpectomy plus irradiation for the treatment of invasive breast cancer. N Engl J Med. 2002; 347(16):1233-41.

26. Kim MK, Kim T, Moon HG et al. Effect of cosmetic outcome on quality of life after breast cancer surgery. Eur J Surg Oncol. 2015; 41(3):426-32.

27. Freitas-Júnior R, Oliveira EL, Pereira RJ et al. Modified radical mastectomy sparing one or both pectoral muscles in the treatment of breast cancer: intra and postoperative complications. Sao Paulo Med J. 2006; 124(3):130-4.

28. National Comprehensive Cancer Network (NCCN). NCCN Clinical Practice Guidelines in Oncology: Breast Cancer [Internet]. Fort Washington, PA: NCCN; 2016. Disponível em: https://www.nccn.org/professionals/physician_gls/pdf/breast.pdf. Acesso em 5 de fevereiro de 2017.

29. Yu P. Breast reconstruction at the MD Anderson Cancer Center. Gland Surg. 2016; 5(4):416-21.

30. Freitas NMA, Soares LR, Bastos ESC. Radioterapia no tratamento do câncer de mama. In: Lucena CEM, Paulinelli RR, Pedrini JL (eds). Oncoplastia e reconstrução mamária. Rio de Janeiro: MedBook; 2017.

31. Early Breast Cancer Trialists' Collaborative Group (EBCTCG). Comparisons between different polychemotherapy regimens for early breast cancer: meta-analyses of long-term outcome among 100,000 women in 123 randomised trials. Lancet. 2012; 379(9814):432-44.

32. Barrios CH, Buzaid AC, Cruz MR et al. Mama – Tratamento adjuvante. In: Buzaid AC, Maluf FC, Lima CMR (eds.). Manual de oncologia clínica do Brasil – Tumores sólidos. São Paulo: Dendrix; 2016.

33. Bollet MA, Savignoni A, Pierga JY et al. High rates of breast conservation for large ductal and lobular invasive carcinomas combining multimodality strategies. Br J Cancer. 2008; 98(4):734-41.

34. Costa MADL, Chagas SRP. Quimioterapia neoadjuvante no câncer de mama operável: Revisão da literatura. Rev Bras Cancerol. 2013; 59(2):261-9.

35. Teshome M, Hunt KK. Neoadjuvant therapy in the treatment of breast cancer. Surg Oncol Clin N Am. 2014; 23(3):505-23.

36. Coates AS, Winer EP, Goldhirsch A et al. Tailoring therapies – improving the management of early breast cancer: St Gallen International Expert Consensus on the Primary Therapy of Early Breast Cancer 2015. Ann Oncol. 2015; 26(8):1533-46.

37. Burstein HJ, Temin S, Anderson H et al. Adjuvant endocrine therapy for women with hormone receptor-positive breast cancer: American Society of Clinical Oncology Clinical Practice Guideline Focused Update. J Clin Oncol. 2014; 32(21):2255-69.

38. Early Breast Cancer Trialists' Collaborative Group (EBCTCG). Relevance of breast cancer hormone receptors and other factors to the efficacy of adjuvant tamoxifen: Patient-level meta-analysis of randomised trials. Lancet. 2011; 378(9793):771-84.

39. Dowsett M, Cuzick J, Ingle J et al. Meta-analysis of breast cancer outcomes in adjuvant trials of aromatase inhibitors versus tamoxifen. J Clin Oncol. 2010; 28(3):509-18.

40. Albers JW, Chaudhry V, Cavaletti G et al. Interventions for preventing neuropathy caused by cisplatin and related compounds. Cochrane Database Syst Rev. 2014; (3):CD005228.

41. Jones GE. Radioterapia e reconstrução mamária. In: Rietjens M, Urban C (eds). Cirurgia da mama. Estética e reconstrutora. Rio de Janeiro: Revinter; 2007. p. 538-48.

42. Onwudiwe NC, Kwok Y, Onukwugha E et al. Cardiovascular event-free survival after adjuvant radiation therapy in breast cancer patients stratified by cardiovascular risk. Cancer Med. 2014; 3(5):1342-52.

43. Loibl S, Schmidt A, Gentilini O et al. Breast cancer diagnosed during pregnancy: adapting recent advances in breast cancer care for pregnant patients. JAMA Oncol. 2015; 1(8):1145-53.

44. Cutuli B, Le-Nir CC, Serin D et al. Male breast cancer. Evolution of treatment and prognostic factors. Analysis of 489 cases. Crit Rev Oncol Hematol. 2010; 73(3):246-54.

45. Bender PF, de Oliveira LL, Costa CR et al. Men and women show similar survival rates after breast cancer. J Cancer Res Clin Oncol. 2017; 143(4):563-71.

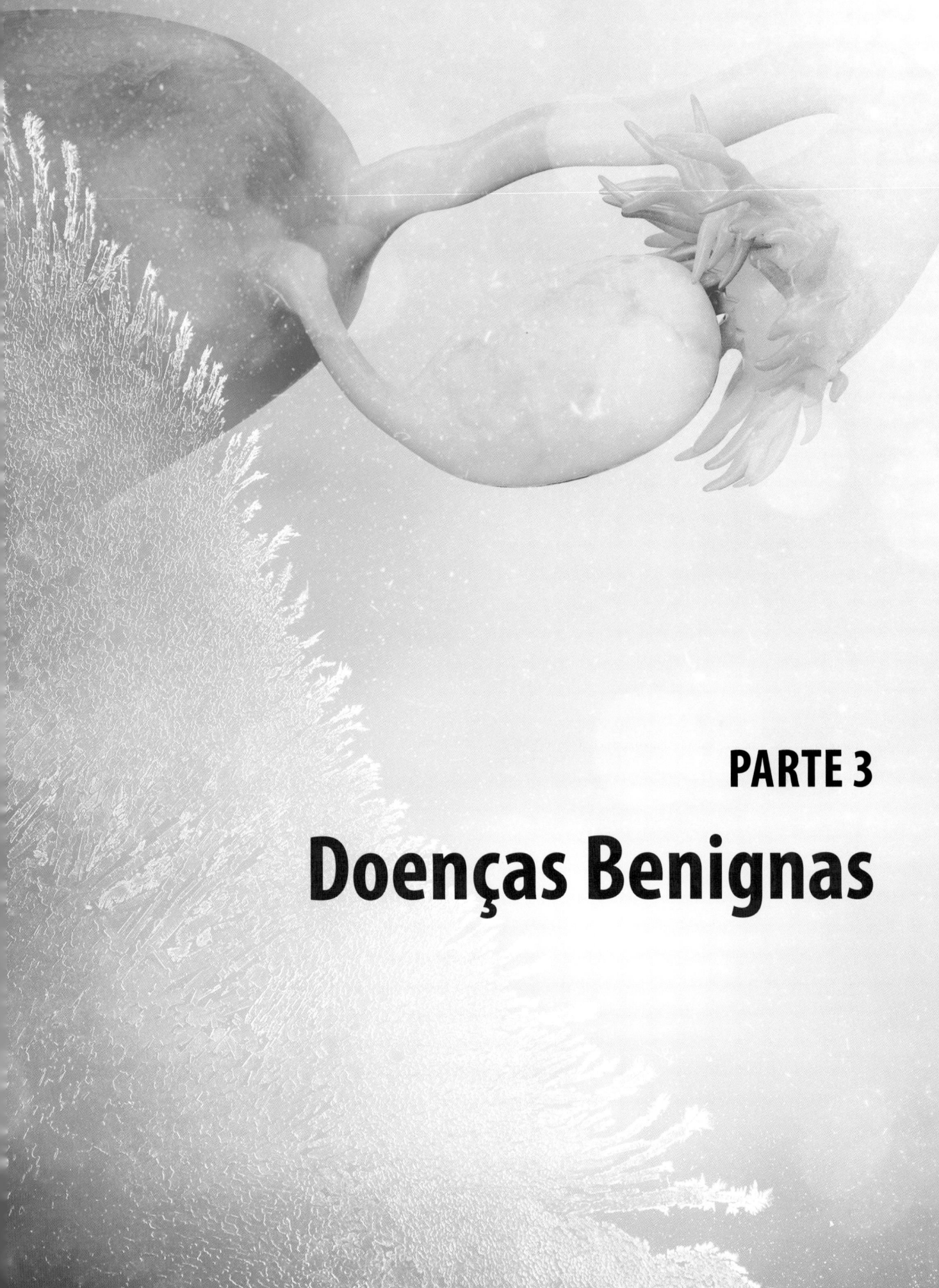

PARTE 3

Doenças Benignas

8

Doenças Benignas da Vulva

Angelina Maia | Aldejane Gurgel

INTRODUÇÃO

As alterações benignas que acometem a vulva são, na sua maioria, doenças dermatológicas. Para identificar as dermatoses é imprescindível o conhecimento das lesões elementares da pele, que podem ser definidas como padrões de alteração no tegumento cujo reconhecimento viabiliza a construção de hipóteses diagnósticas. Partindo desse princípio, será feita uma breve descrição das lesões elementares para, em seguida, ser apresentada a classificação das doenças, agrupadas de acordo com sua apresentação clínica. Dessa maneira, ao reconhecer uma lesão elementar, o leitor poderá consultar a classificação, analisando as patologias de um mesmo grupo, avaliando os possíveis diagnósticos diferenciais.

CLASSIFICAÇÃO DAS LESÕES ELEMENTARES DA PELE

As lesões elementares da pele podem ser classificadas conforme descrito a seguir:

- Lesões por modificação de cor (mancha ou mácula): qualquer alteração da cor da pele, sem relevo, independentemente de sua natureza
- Relacionadas com a melanina:
  - Hipercrômicas: excesso de melanina
  - Hipocrômicas: diminuição de melanina
  - Acrômicas: ausência de melanina
- Relacionadas com o pigmento sanguíneo (decorrentes de hemorragias):
  - Petéquia: lesão purpúrica puntiforme, em geral múltipla
  - Víbice: lesão purpúrica linear, de natureza traumática
  - Equimose: lesão purpúrica em lençol, portanto, de dimensões maiores
- Lesão por alteração vascular: está relacionada com alterações dos vasos sanguíneos. Pode ser dividida em dois grupos:
  - Transitórias: de ordem funcional, podendo ter duração variável
    - Eritema: cor vermelha devido a maior afluxo de sangue arterial
    - Cianose: cor azulada decorrente da concentração elevada de hemoglobina reduzida no sangue

- Permanentes:
    - Hemangiomas: relacionadas com a proliferação vascular
    - Telangiectasias: relacionadas com a dilatação vascular
- Lesões sólidas: decorrem do acúmulo circunscrito de células ou por espessamento cutâneo
    - Pápulas: elevação de consistência dura menor de 5 mm
    - Placa: lesão em platô que surge como confluência de pápulas
    - Nódulos: lesão maior de 5 mm
    - Tumoração: lesão maior de 3 cm
    - Vegetação: crescimento para o exterior devido a hipertrofia das papilas dérmicas
    - Queratose: espessamento superficial decorrente da proliferação da camada córnea
    - Liquenificação: espessamento da pele, consequente ao ato de coçar prolongado, com maior evidência de todos os seus sulcos e saliências
    - Infiltração: espessamento circunscrito ou difuso, decorrente do acúmulo de células ou substâncias (mucina, amiloide, lipídios)
- Lesões de conteúdo líquido:
    - Vesícula: acúmulo líquido de pequenas dimensões
    - Bolha: acúmulo de líquido de dimensões maiores (centímetros)
    - Pústula: conteúdo líquido purulento de dimensões variáveis
- Lesões por solução de continuidade:
    - Erosão: perda superficial, acomete apenas a epiderme
    - Exulceração: erosão mais profunda, atingindo a derme papilar
    - Úlcera: processo de maior profundidade, podendo atingir derme, hipoderme, músculo e osso
    - Fissura: solução de continuidade linear
    - Fístula: solução de continuidade linear que se inicia a partir de estrutura profunda, pela qual se elimina material.
- Lesões caducas:
    - Escama: corresponde a lâminulas epidérmicas que se desprendem facilmente
    - Crosta: decorre do ressecamento do exsudato
    - Escara: lesão de cor enegrecida decorrente de necrose do tecido
- Sequelas:
    - Atrofia: redução da espessura da pele por diminuição do número ou tamanho de células
    - Cicatriz: decorrente da proliferação de tecido fibroso. Pode ser atrófica, hipertrófica ou queloidiana.

CLASSIFICAÇÃO DAS DOENÇAS BENIGNAS DA VULVA

As doenças benignas da vulva, para fins didáticos, foram divididas em seis grupos por lesão elementar mais importante:

- Lesões brancas: hipocrômicas e acrômicas
- Lesões escuras: hipercrômicas
- Lesões eritematosas (vermelhas)
- Lesões sólidas: pápulas, placas, nódulos, tumorações, vegetações e liquenificações
- Lesões de conteúdo líquido: vesículas, bolhas e pústulas
- Lesões por solução de continuidade: úlceras, exulcerações, erosões, fissuras e fístulas.

Muitas dessas doenças têm diversas apresentações clínicas, mas o destaque será dado para a mais comum delas. Por não se tratar do foco do capítulo, as doenças com atipias intraepiteliais e cânceres não serão comentadas.

Lesões brancas

Vitiligo

Trata-se de uma dermatose de etiologia desconhecida, provavelmente autoimune, caracterizada por manchas acrômicas, decorrentes da diminuição ou inexistência de melanócitos. As lesões são assintomáticas, geralmente simétricas e de crescimento centrífugo com bordas muitas vezes hipercrômicas (Figura 8.1). Há localizações preferenciais como face, punhos, dorso dos dedos, genitália, regiões periorificiais e eminências ósseas (cotovelos e maléolos). Os cabelos podem ser focalmente atingidos. Sua evolução é imprevisível, com fases de erupção, remissão e recrudescência. A repigmentação se dá a partir do folículo piloso, o que justifica a presença de ilhotas de pele pigmentada no interior da área acrômica.

O tratamento visa à estabilização da doença e à repigmentação. Corticoides tópicos de média ou alta potência podem ser usados, com cuidado para evitar efeitos colaterais como atrofia, estrias, telangiectasias e hirsutismo. O esquema intermitente, no qual se administra o corticoide semana sim e semana não, ajuda a diminuir a frequência dos efeitos colaterais. Imunomoduladores tópicos (tacrolimo e pimecrolimo) podem ser empregados como fármacos poupadores de corticoide. A resposta aos tratamentos, seja por corticoide ou imunomoduladores tópicos, pode demorar meses a anos, e as pacientes devem ser informadas disso.

Líquen escleroso

Pode ter aspecto eritematoso, porém foi incluído neste grupo porque sua principal apresentação é a esbranquiçada. Trata-se de uma doença inflamatória crônica muito frequente na clínica de doenças vulvares, de etiologia desconhecida, provavelmente autoimune. Seu aparecimento é mais frequente na perimenopausa, podendo ocorrer também em crianças. Tem como sintomatologia: prurido (71%), ardor (33%), dispareunia (24%), irritação local e fissuras. Em 12% dos casos é assintomático.

Apresenta-se como mancha hipocrômica simétrica na vulva, nas áreas perineal e perianal. É comum encontrar fusão do prepúcio do clitóris, hipotrofia ou atrofia dos pequenos lábios, pele fina, apergaminhada e ressecada. Podem surgir escoriações, petéquias e equimoses. Raramente apresenta-se com estenose do introito vaginal. Diferentemente do líquen plano, o líquen escleroso vulvar (LEV) não acomete a vagina. É comum a ocorrência de hiperqueratoses, provavelmente em decorrência do traumatismo provocado pela coçadura (Figura 8.2). O diagnóstico é clínico, com confirmação histopatológica, se necessário. Não há cura para o LEV, mas o tratamento oferece controle da doença.

O tratamento pode ser feito com propionato de clobetasol tópico (0,05%) em creme: passe na área afetada 1 vez/dia, à noite. Use uma pequena porção (diga à paciente que a quantidade a ser usada deve ser semelhante a um caroço de feijão, por vez). No 1º mês, deve-se aplicar diariamente e no 2º mês, em noites alternadas. Em alguns casos pode ser necessário continuar o medicamento por mais 1 mês (3º mês) para controlar o prurido ou espessamento, devendo-se persistir nas aplicações tópicas duas vezes na semana. Raramente, as pacientes precisam de manutenção desse tratamento 1 a 2 vezes/semana por mais meses para permanecer sem prurido. Para evitar frustrações, deve-se esclarecer à paciente que o tratamento visa abolir o prurido e eliminar os espessamentos (hiperqueratoses) sem influenciar a recuperação da forma da vulva e que pode clarear a mancha, mas não promove o seu desaparecimento na maioria das vezes. Mais recentemente têm sido usados os imunomoduladores tópicos tacrolimo e pimecrolimo como agentes poupadores de corticoide. É importante recomendar higiene com sabões leves (pH neutro) seguida de aplicação de hidratante na mancha branca.

Em caso de recorrência, o que pode acontecer após 2 a 3 anos do tratamento inicial, deve-se reiniciar o esquema com o propionato de clobetasol a 0,05% e sempre fazer biopsia de lesões suspeitas. O líquen escleroso na infância apresenta as mesmas características clínicas da mulher adulta e seu tratamento é o mesmo, recomendando-se apenas doses menores do mesmo corticoide. O LEV é a principal via carcinogênica da vulva, pois 80% dos cânceres vulvares estão associados a ele. Entretanto, seu potencial oncogênico é baixo, de apenas 4 a 6%. São as formas de líquen escleroso hiperplásico mais associadas aos carcinomas escamosos invasivos. É recomendado que todas as

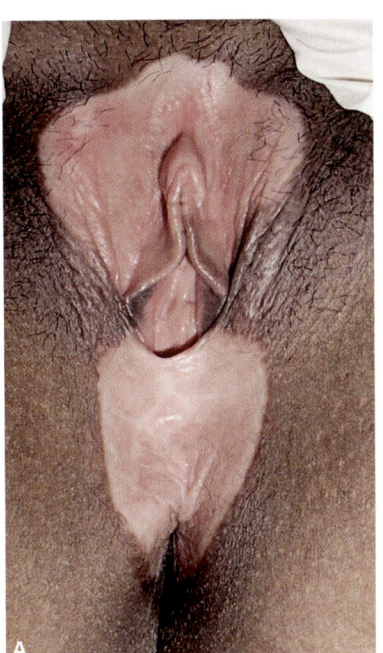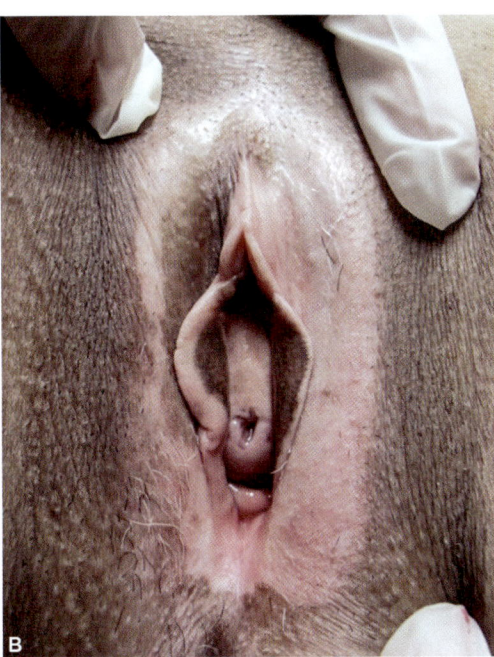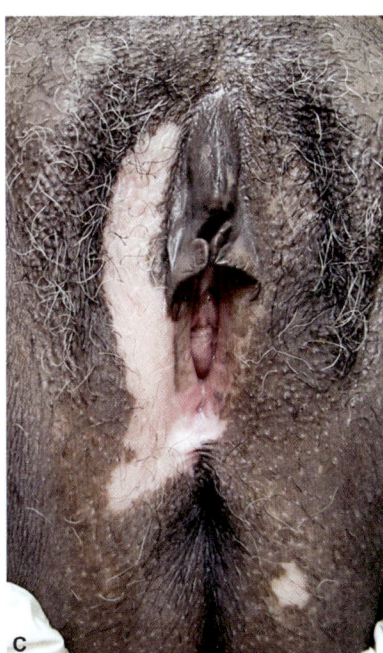

Figura 8.1 Vitiligo. **A.** Mancha acrômica simétrica com textura da pele normal e hipercromia da borda na região do períneo. **B.** Pelos brancos no interior da lesão. **C.** Lesão assimétrica com ilhota normocrômica no interior da mancha branca. Morfologia vulvar normal e assintomática.

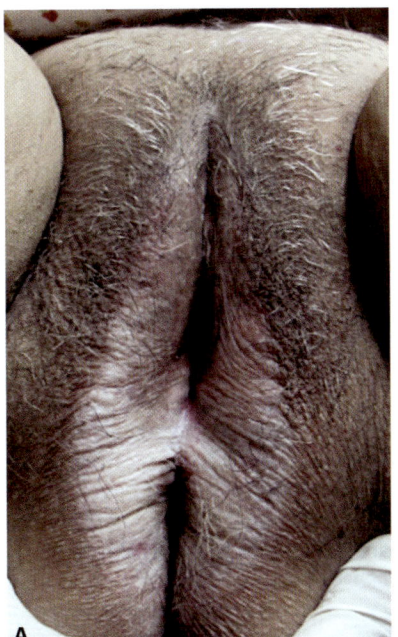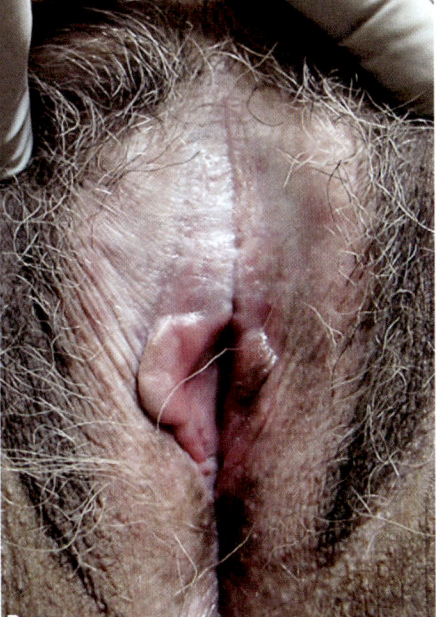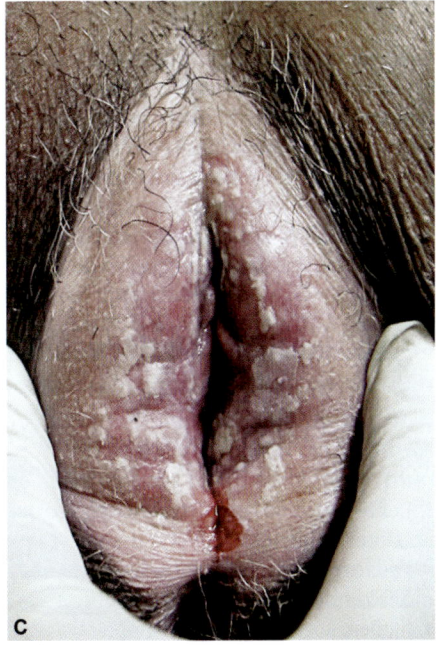

Figura 8.2 Líquen escleroso. **A.** Mancha hipocrômica simétrica com pele atrófica apergaminhada, acometendo vulva, períneo e região perianal. **B.** Fusão do capuz do clitóris e hipotrofia dos pequenos lábios. **C.** Eritema e placas de hiperqueratoses com atrofia de pequenos lábios e fissura em fúrcula.

pacientes com LEV sejam acompanhadas semestralmente ou anualmente, mesmo que estejam assintomáticas, para evitar o câncer de vulva e, quando possível, devem submeter-se a vulvoscopia.

Hipocromia pós-inflamatória

Pode ser vista após resolução de processos inflamatórios. Geralmente, o processo é temporário, com regressão espontânea em meses ou anos. Acromia definitiva pode, entretanto, ocorrer no caso de destruição de melanócitos com substâncias irritantes, como o ácido tricloroacético (ATA) (Figura 8.3).

Lesões escuras

Melanose (lentigo vulvar)

Lesões melanocíticas são frequentes na genitália, acometendo 10 a 15% das mulheres. Consistem em máculas pigmentadas, de coloração marrom, azulada ou mais comumente enegrecida. Geralmente se apresentam como lesões múltiplas, embora possa surgir como lesão única. São de tamanhos variados e as bordas podem ser difusas ou bem demarcadas (Figura 8.4). Ocorrem na pele queratinizada ou

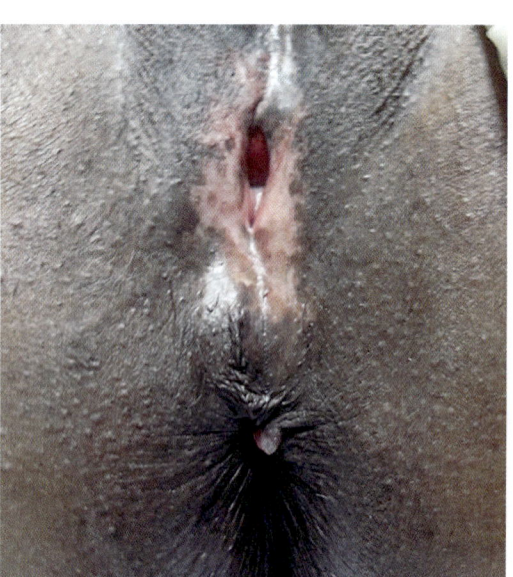
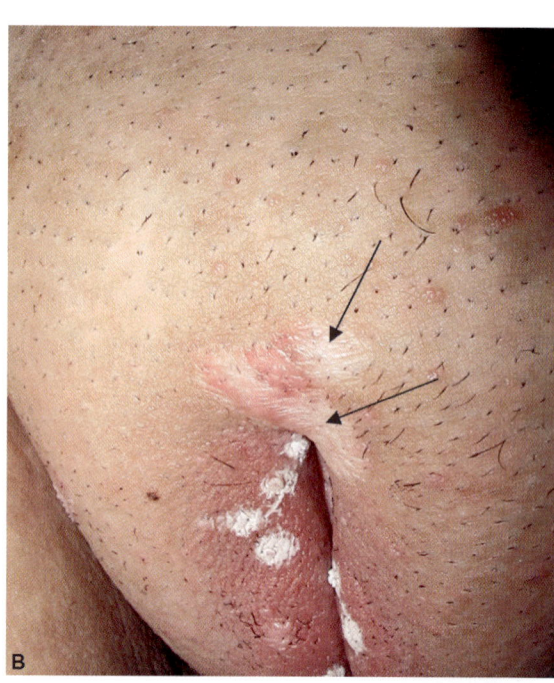

Figura 8.3 Hipocromia pós-inflamatória. **A.** Mancha hipocrômica decorrente de herpes simples em paciente imunossuprimida (lúpica). Nova lesão herpética na região anal. **B.** Mancha acrômica (*setas*) decorrente da aplicação de ácido tricloroacético a 80% para tratamento de condilomas.

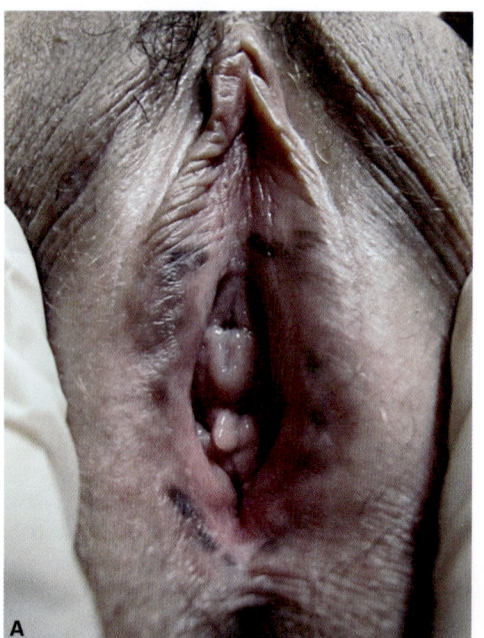
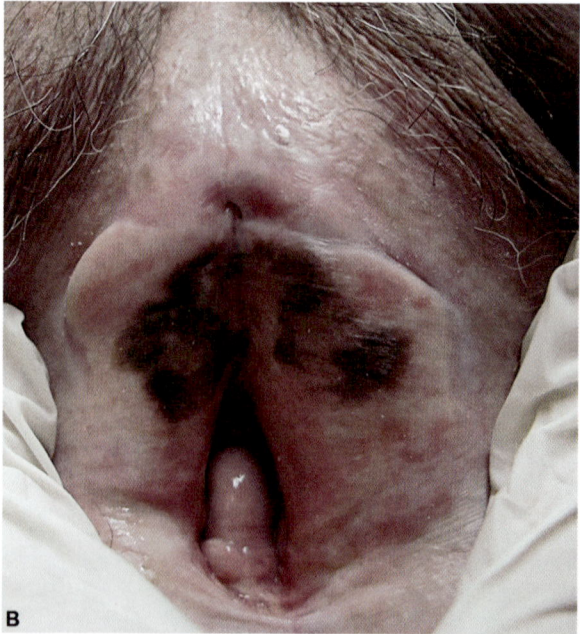

Figura 8.4 Melanose vulvar (lentigo). **A.** Máculas pigmentadas múltiplas, de tamanhos variados e bordas difusas. **B.** Manchas hipercrômicas de bordas borradas, simétricas na face medial dos pequenos lábios, em paciente com líquen escleroso (mancha hipocrômica simétrica, fusão do prepúcio do clitóris e hipotrofia dos pequenos lábios). Pelo importante diagnóstico diferencial com melanoma, a melanose foi confirmada por estudo histopatológico.

nas mucosas. Em mulheres, o local de eleição são os pequenos lábios. A maioria das lesões desenvolve-se na mulher adulta em torno da quarta década. O diagnóstico é feito com base clínica, porém, se houver dúvida diagnóstica, o exame histopatológico define. A doença tem evolução benigna e, se confirmada histologicamente, pode-se optar por conduta expectante.

Nevo melanocítico

Pode se apresentar também como uma pápula, mas foi incluído neste grupo porque, na maioria das vezes, a lesão é hiperpigmentada.

O nevo melanocítico é um tumor benigno de melanócitos e pode se apresentar como mácula pigmentada (nevo juncional) ou pápula (nevo composto e nevo intradérmico). A pigmentação é regular e as bordas são bem demarcadas (Figura 8.5). A lesão pode estar presente desde o nascimento ou surgir na vida adulta. Tem localização variada, podendo ocorrer na pele queratinizada ou nas mucosas. O diagnóstico pode ser feito com base nos achados clínicos e dermatoscópicos, sendo importante o diagnóstico diferencial com melanoma. Em caso de dúvida, o exame histopatológico é mandatório.

Queratose seborreica

Pode se apresentar também como placa, mas foi incluída neste grupo porque, na maioria das vezes, a lesão é pigmentada.

A queratose seborreica é uma lesão nevoide de provável herança autossômica dominante, frequente na vida adulta. Apresenta-se como lesões verrucosas, geralmente múltiplas, de tamanho variado, coloração acastanhada, bem demarcadas e superfície friável. Os pontos enegrecidos, que representam os rolhões córneos, quando visualizados, ajudam no diagnóstico (Figura 8.6). O tratamento, se realizado, será de cunho estético por meio de curetagem, nitrogênio líquido, ATA ou eletrocoagulação.

Acantose nigricante

Existem duas formas da doença: a forma benigna, geralmente relacionada com obesidade e resistência à insulina, e a maligna, considerada uma alteração paraneoplásica e associada principalmente ao câncer do trato gastrintestinal. Caracteriza-se por lesões de tonalidade castanho-escura e superfície aveludada, com localização preferencial em dobras cutâneas (axila, pescoço, inguinocrural e interglútea), podendo também envolver mucosas (Figura 8.7). Não existe tratamento específico. Na forma benigna, as lesões costumam melhorar com a perda de peso e o controle da endocrinopatia de base.

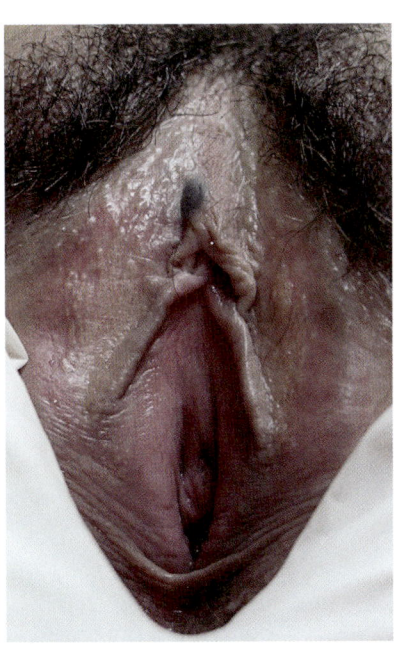

Figura 8.5 Nevo melanocítico: pápula pigmentada de cor uniforme.

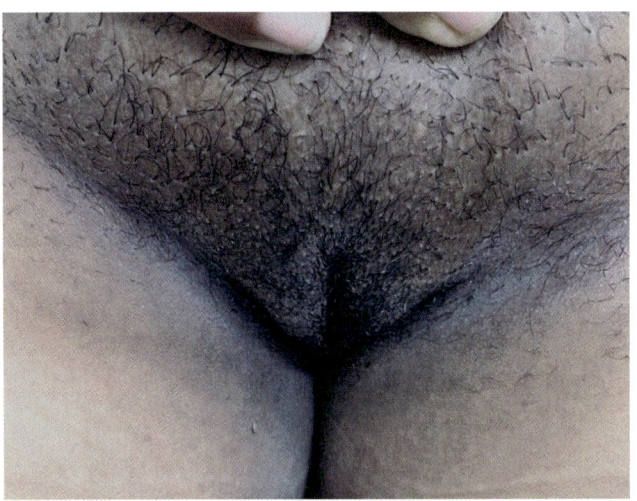

Figura 8.7 Acantose nigricante. Lesões de tonalidade castanho-escura, superfície aveludada, localizadas na região inguinal.

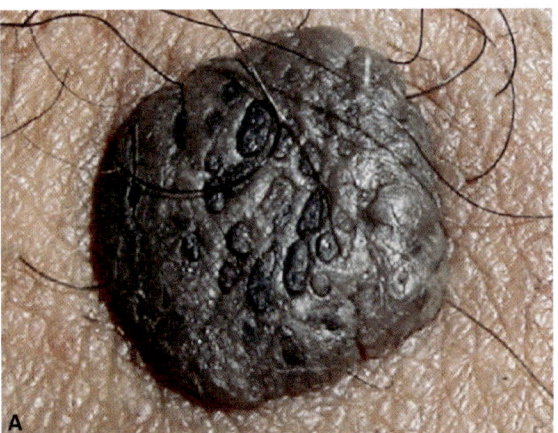
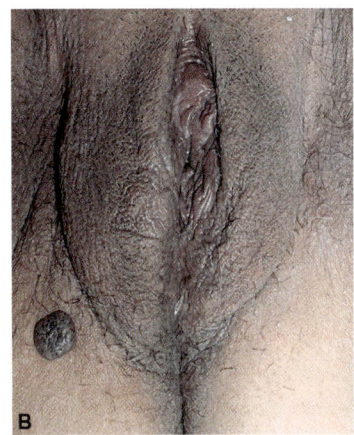
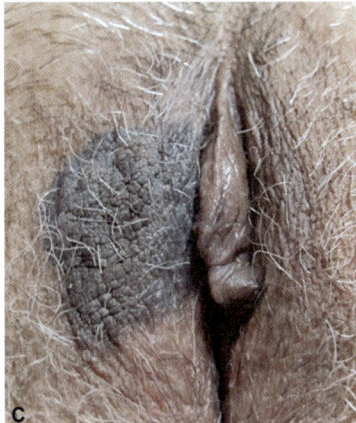

Figura 8.6 Queratose seborreica. **A** e **B.** Pápula marrom com rolhões córneos na superfície. **C.** Placa enegrecida de superfície irregular e graxenta.

Hiperpigmentação pós-inflamatória

A hipercromia pós-inflamatória pode se desenvolver no local de um processo inflamatório prévio, no qual tenha havido dano à junção dermoepidérmica, com queda de pigmento na derme. Geralmente, há história de lesão ou trauma anterior, que, ao se resolver, deixou no local uma mancha pigmentada (Figura 8.8). Essa alteração costuma ser mais frequente em pacientes de pele morena e negra. A histopatologia pode demonstrar melanófagos na derme. A pigmentação costuma melhorar com o passar do tempo, sem precisar de tratamento.

Lesões eritematosas (vermelhas)

Psoríase

A psoríase é uma dermatose inflamatória crônica, imunomediada, de base genética, de apresentação clínica bastante variável, que acomete cerca de 2% da população mundial. Classicamente, manifesta-se por placas eritematosas bem demarcadas, recobertas por escamas prateadas, distribuídas por todo o tegumento, com predileção pelas áreas de extensão (joelhos e cotovelos), couro cabeludo e região lombossacral. Quando acomete áreas de dobras, é conhecida como psoríase invertida. Nessas localizações observa-se predomínio do eritema com descamação discreta ou ausente (Figura 8.9). O tratamento da psoríase invertida deve considerar as particularidades dessas regiões, pois o potencial de maceração da pele, colonização por microrganismos e o próprio efeito oclusivo dos medicamentos podem interferir na resposta terapêutica. Os corticoides de baixa ou média potência podem ser empregados por curto período. Com a melhora clínica, a terapia pode ser descontinuada. Para controle em longo prazo, os imunomoduladores tópicos (tacrolimo e pimecrolimo) podem ser empregados sem o risco dos efeitos colaterais dos corticoides, embora muitos pacientes refiram sensação de prurido e queimor com seu uso. Hidratantes e emolientes devem ser recomendados como parte de qualquer esquema terapêutico escolhido. Agentes antimicrobianos podem ser benéficos quando houver evidência de colonização microbiana concomitante.

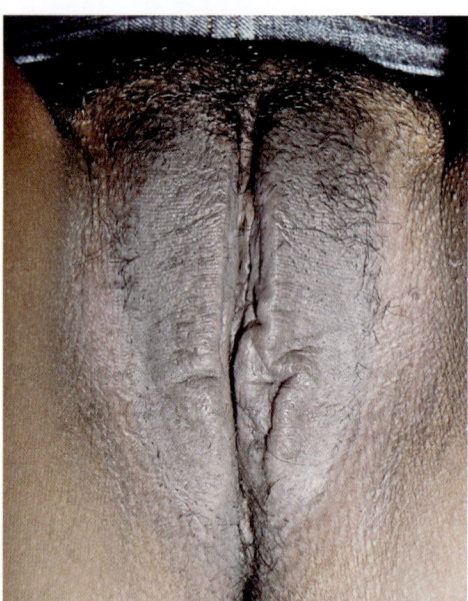

Figura 8.8 Hiperpigmentação pós-inflamatória: paciente melanodérmica com líquen simples crônico. Após o tratamento, houve regressão da liquenificação com persistência da hipercromia pós-inflamatória.

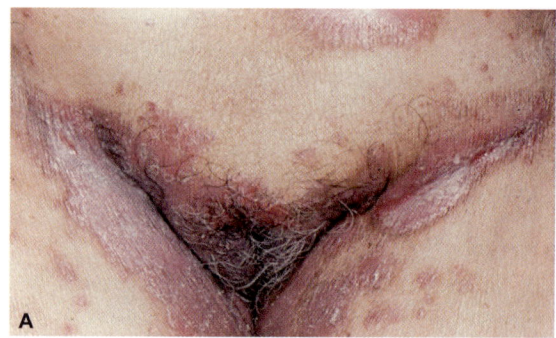

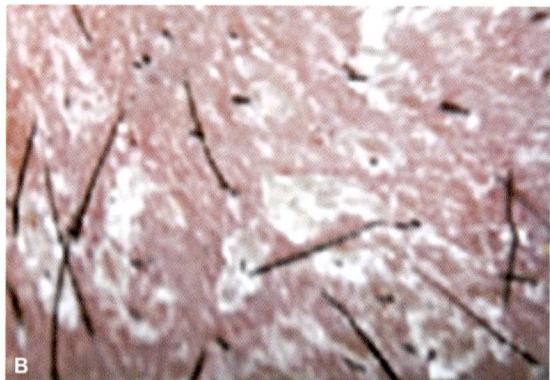

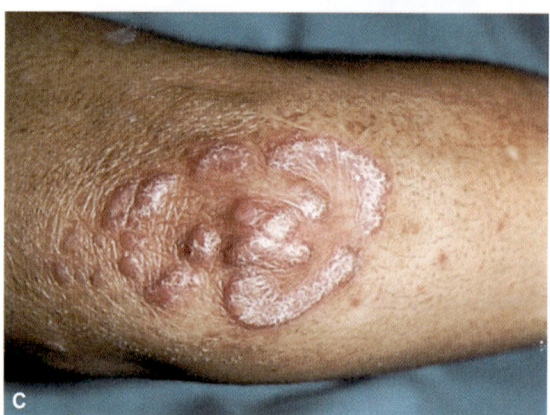

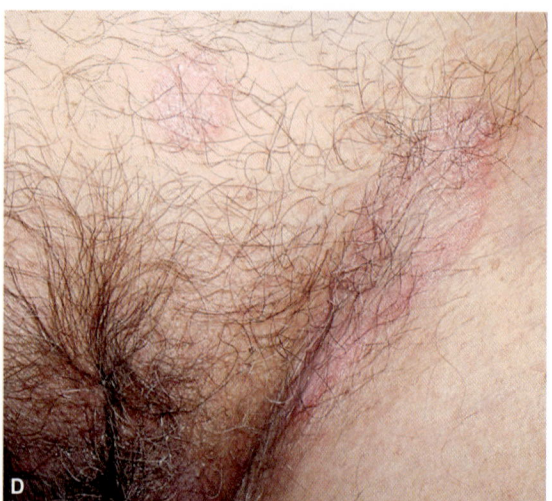

Figura 8.9 Psoríase. **A.** Placas eritematosas bem demarcadas, apresentando escamas finas e prateadas. **B.** Visão das escamas em maior aumento. **C.** Lesão bem característica em cotovelo. **D.** Placa eritematosa com menos escamas.

Dermatite seborreica

É uma dermatite crônica de caráter constitucional. As lesões apresentam distribuição preferencial em áreas de grande número e atividade de glândulas sebáceas, como couro cabeludo, face, região pré-esternal, interescapular, flexural e anogenital. São máculas e placas eritematosas recobertas por escamas de aspecto gorduroso (Figura 8.10). Nas áreas de dobras é comum observarem-se fissuras. O prurido, quando presente, é discreto ou moderado. A doença tende a cronicidade e recorrência. É frequente seu agravamento ou desencadeamento por estresse emocional. O diagnóstico é clínico, sendo importante o esclarecimento quanto à natureza crônica e recorrente da doença. Corticoide de baixa potência pode ser empregado por poucos dias e creme à base de cetoconazol associado ao corticoide pode ser usado no início. Logo após o controle, o cetoconazol deve ser mantido isoladamente até a lesão regredir.

Dermatite atópica

O termo atopia define uma predisposição genética para o desenvolvimento de hipersensibilidade a partir de fatores constitucionais e ambientais, com importante participação da imunidade celular e humoral. A dermatite atópica, uma dermatose crônica de evolução flutuante, é a principal manifestação cutânea da atopia. Pode ocorrer em qualquer idade a partir do terceiro mês de vida. Surge como áreas eritematoescamocrostosas na fase aguda, com predomínio de liquenificação na fase crônica (Figura 8.11). O prurido está sempre presente. Pode haver associação com outras manifestações de atopia, como asma e rinite. A doença tende a atenuar-se com a idade. O tratamento consiste em afastar fatores agravantes (sabão, roupa sintética, banhos demorados, substâncias irritantes), cremes de corticoide, imunomoduladores, antibióticos e hidratantes.

Dermatite de contato

A dermatite de contato é uma reação eczematosa em resposta a uma substância exógena, capaz de provocar reação inflamatória. Pode ser do tipo irritante primária ou alérgica. No primeiro caso, o agente é uma substância alcalina ou ácida que lesiona a pele ao entrar em contato com ela, como fezes, urina, produtos de higiene e lubrificantes. Na dermatite de contato alérgica existe envolvimento primário do sistema imunológico. Contato prévio é uma prerrogativa para sua ocorrência e a sensibilização ao agente pode ser vista em dias, meses ou anos após o primeiro contato. Em geral, a hipersensibilidade adquirida persiste por toda a vida. Clinicamente, a dermatite de contato apresenta-se como lesões eritematosas, com vesículas, exsudação, liquenificação e crostas em intensidades variáveis (Figura 8.12), podendo acompanhar prurido, ardor e dor. A resolução ocorre com afastamento da causa. Corticoides são empregados para alívio dos sintomas.

Líquen plano

Doença inflamatória de etiologia desconhecida que acomete pele, mucosas e anexos (cabelos e unhas). A lesão elementar característica é uma pápula aplanada, poligonal, eritematoviolácea, brilhante, com estrias esbranquiçadas na superfície. Existem diversas variantes, aqui serão descritas as formas mais frequentes na genitália feminina. O diagnóstico de líquen plano é difícil para o ginecologista. Na vulva, encontram-se principalmente as lesões eritematosas, muitas vezes, erosivas e dolorosas, marcadamente no vestíbulo. Em formas mais avançadas há comprometimento da arquitetura

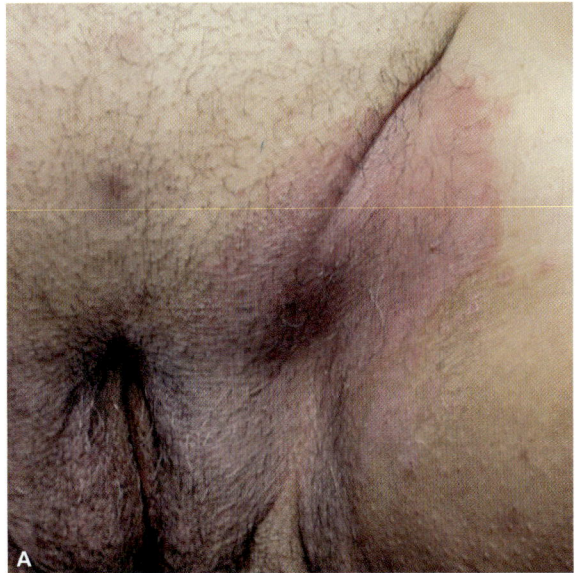

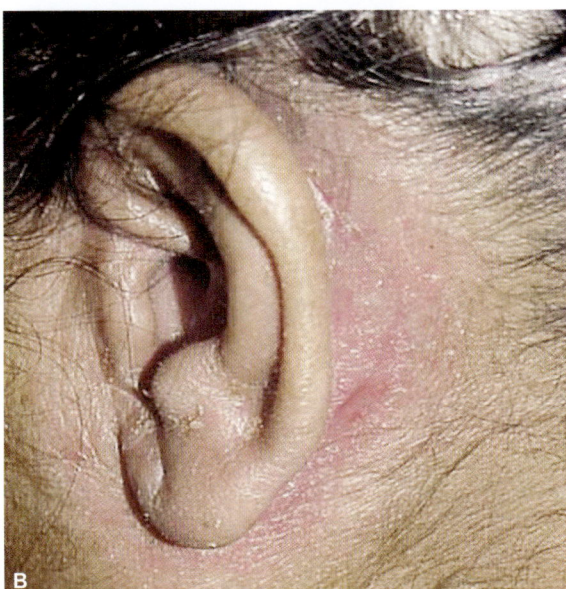

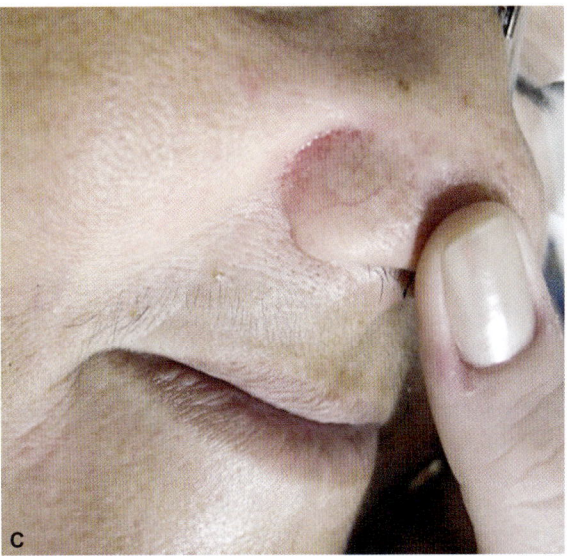

Figura 8.10 Dermatite seborreica. **A.** Placa eritematosa não demarcada na região inguinal, com discreta descamação. **B e C.** Pesquisa em áreas de grande número e atividade de glândulas sebáceas: retroauricular e prega nasogeniana.

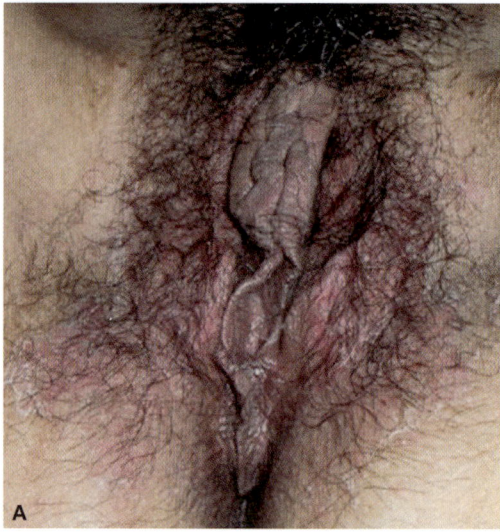
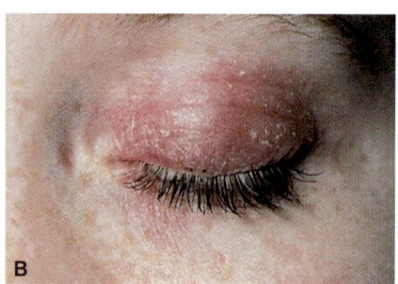
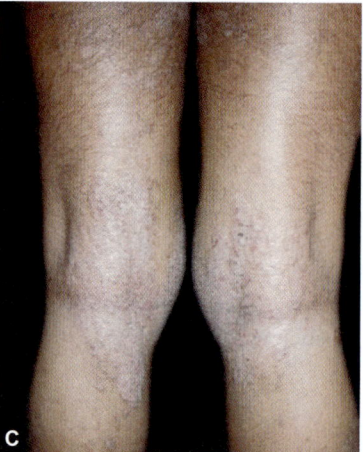

Figura 8.11 Dermatite atópica. **A.** Placa eritematoescamosa de limites imprecisos. **B** e **C.** Pesquisa por atopia pessoal e familiar e exame de outras regiões.

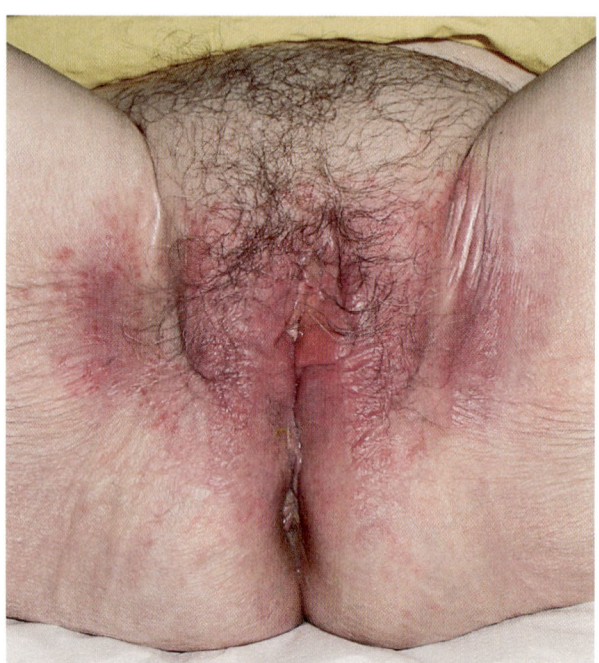

Figura 8.12 Dermatite de contato: eritema e fissuras em área de contato com a urina de paciente com incontinência urinária (dermatite amoniacal).

vulvar, com atrofia dos pequenos lábios, fusão do capuz do clitóris, semelhantes às ocorridas no líquen escleroso, e estreitamento do intróito. É indispensável realizar um exame especular, pelo qual se pode identificar vagina eritematosa, frequentemente erosiva, com secreção serossanguinolenta, favorecendo infecções. Se frequentes, as erosões determinam aderências nas paredes vaginais com dificuldade para o coito e para o exame ginecológico, muitas vezes sem ser possível visualizar o colo do útero (Figura 8.13). Os principais sintomas são ardor vulvar ou dor espontânea ao menor contato, dispareunia, leucorreia, sensação de que a profundidade da vagina está diminuindo e impossibilidade de relação sexual. Para ajudar no diagnóstico do líquen plano, é

importante pesquisar a clínica extragenital: pápulas violáceas na pele que podem ser pruriginosas, perda de cabelo, gengivite, estrias de Wickham na mucosa oral e estrias longitudinais nas unhas. O diagnóstico é clínico, com confirmação histopatológica. A biopsia não deve ser feita nas áreas erosivas. A doença tem evolução crônica, com relatos na literatura de carcinoma epidermoide nas formas erosivas. O tratamento é difícil. Na vagina, deve-se usar corticosteroide tópico de média ou baixa potência, geralmente associado a antibióticos, devido às frequentes infecções secundárias às erosões. Com frequência, esse tratamento deve ser repetido e é necessário vigiar a vagina para evitar aderências consequentes às erosões. Caso não haja atividade sexual, é recomendável o uso de moldes e exercícios para evitar as aderências vaginais. Na vulva, caso existam sintomas, deve ser feito esquema com o propionato de clobetasol e emolientes, semelhante ao usado no LEV. Corticoide sistêmico (40 a 60 mg/dia) costuma aliviar as queixas rapidamente, porém há recidiva com sua retirada. Outras opções terapêuticas são: metotrexato (15 a 25 mg/semana), ciclosporina (100 a 300 mg/dia), hidroxicloroquina (400 mg/dia) e acitretina (25 a 30 mg/dia).

Vulvite plasmocitária de Zoon

Doença rara e de etiologia desconhecida, mais frequente no sexo masculino, a vulvite plasmocitária de Zoon caracteriza-se por lesões eritematoinfiltradas, única ou múltiplas, de limites nítidos, por vezes erosadas (Figura 8.14). As lesões podem ser assintomáticas ou apresentarem prurido, queimor e dor em intensidade variável. Sua histopatologia é característica, com infiltrado inflamatório predominantemente plasmocitário. Não há tratamento satisfatório e existem relatos controversos sobre as vantagens do uso de tacrolimo, imiquimode e *laser* de CO_2.

Doença de Hailey-Hailey

É uma genodermatose autossômica dominante rara caracterizada por fragilidade da adesão epitelial, comprometendo a pele e, mais raramente, as mucosas. Essa doença manifesta-se por placas eritematosas com vesículas que se rompem

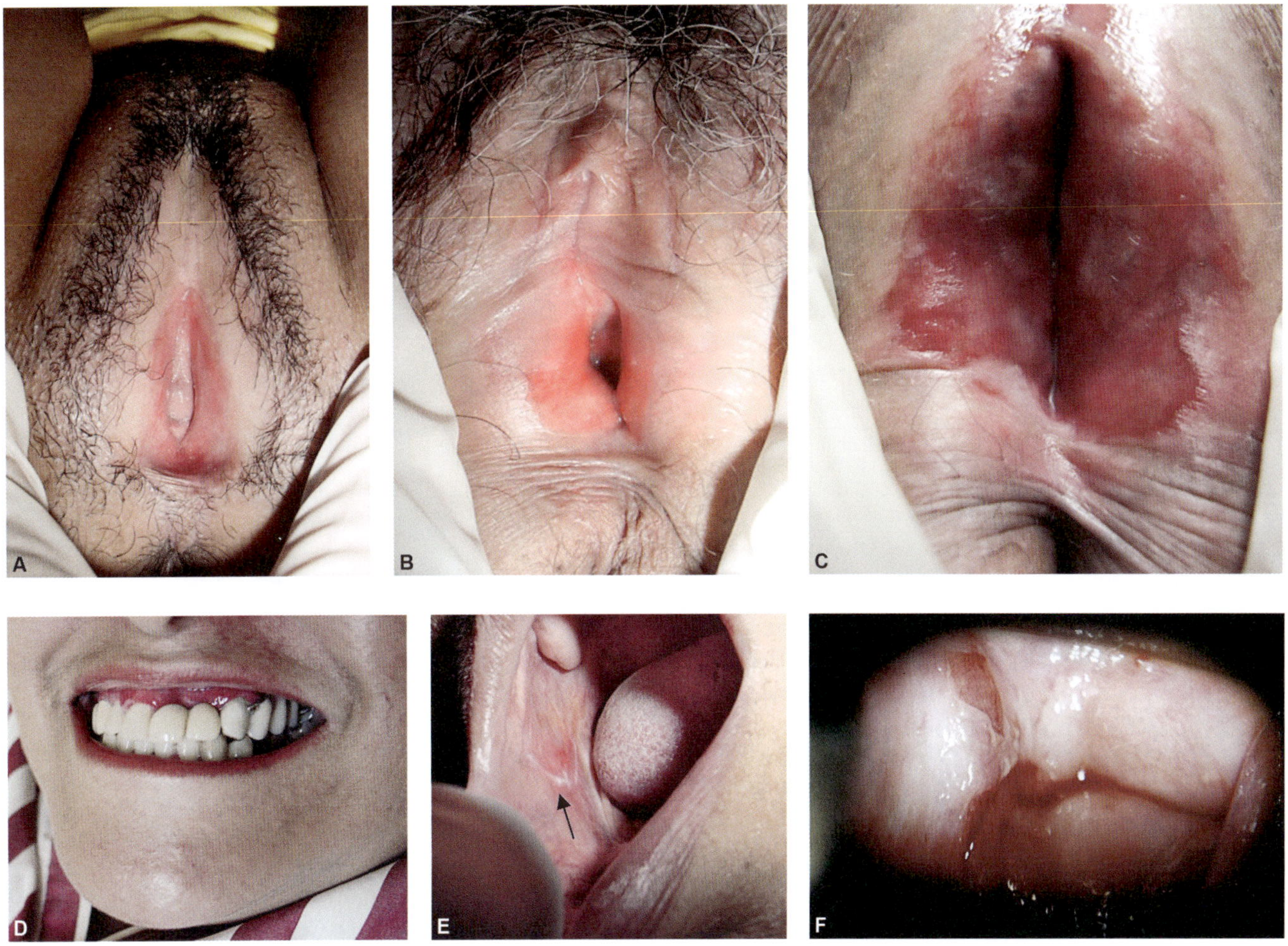

Figura 8.13 Líquen plano. **A.** Mancha eritematosa no vestíbulo, com fusão do prepúcio do clitóris e atrofia dos pequenos lábios. **B** e **C.** Placa eritematosa erosiva com fusão do prepúcio do clitóris e atrofia dos pequenos lábios. **D.** Gengivite. **E.** Aspecto redilhado na mucosa jugal. **F.** Erosão e aderência da mucosa vaginal embutindo o colo do útero.

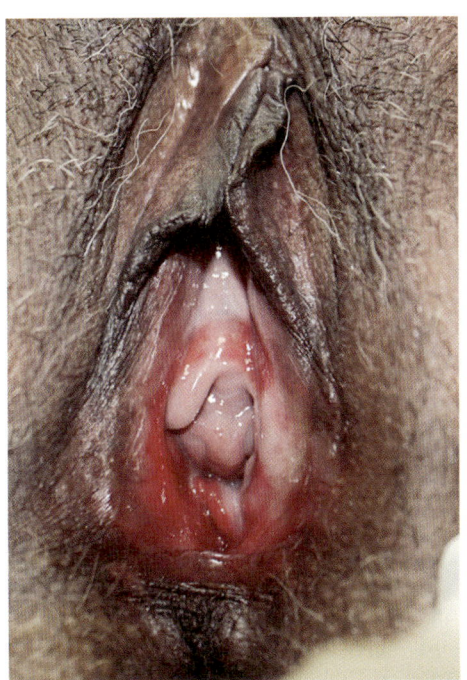

Figura 8.14 Vulvite plasmocitária de Zoon: lesão eritematosa aveludada no vestíbulo com área erosiva.

rapidamente, deixando erosões e fissuras (Figura 8.15). Os locais de predileção são pescoço, axilas, regiões inguinais e interglútea. A evolução é crônica, sendo comum ocorrência de infecção secundária. O diagnóstico é confirmado por exame histopatológico e o tratamento pode ser feito com antibióticos tópicos e sistêmicos para controle dos sintomas. Há relatos na literatura do uso de sulfona, psoralenos, metotrexato, ciclosporina e *laser* de CO_2.

Eritrasma

Infecção das regiões flexurais causada por *Corynebacterium minutissimum,* um bastonete gram-positivo produtor de porfirinas, detectado pela luz de Wood como fluorescência vermelho-coral. Clinicamente, manifesta-se por meio de manchas eritematoacastanhadas recobertas com fina descamação (Figura 8.16). O tratamento é feito com ceratolíticos (ácido salicílico a 2%) associados a eritromicina local e/ou oral.

Candidíase

Apresenta-se como mancha eritematosa úmida, não marginada e, às vezes, com escamas. Localizada com frequência no vestíbulo, nas margens do introito vaginal e nos sulcos interlabiais, pode atingir os grandes lábios e as regiões inguinais. Fissuras, erosões e edema podem ser vistos, sendo

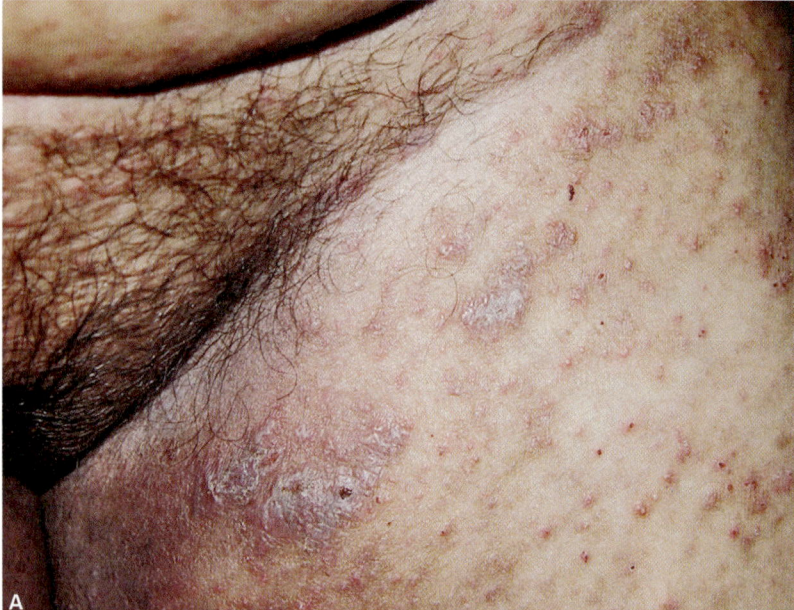
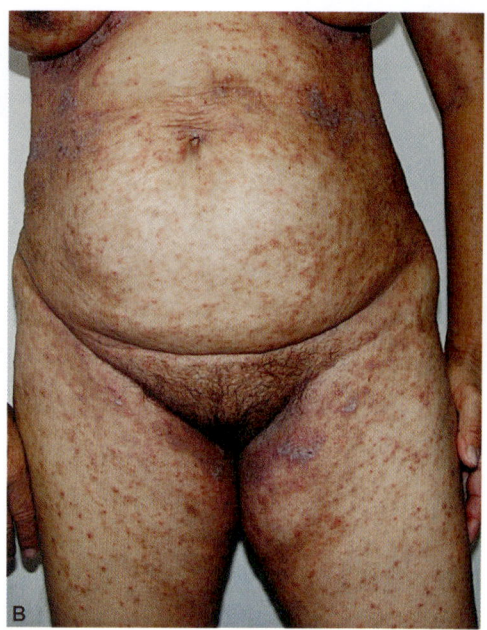

Figura 8.15 Doença de Hailey-Hailey. **A.** Diminutas vesículas isoladas e agrupadas com erosões em região inguinal. **B.** Lesões disseminadas por todo o tegumento.

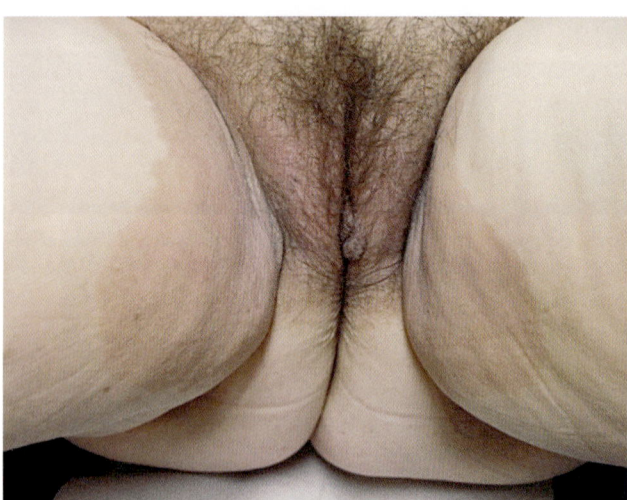

Figura 8.16 Eritrasma: mancha eritematoacastanhada com descamação fina.

frequentes pústulas assépticas satélites. O quadro cutâneo pode estar associado a vaginite fúngica e colpite com secreção esbranquiçada grumosa, sendo importante o exame especular (Figura 8.17). A candidíase intertriginosa caracteriza-se por placas eritematosas úmidas, que atingem as dobras inframamárias, inguinais e axilares. O quadro é acompanhado de prurido e ardor em intensidades variáveis. O diagnóstico é confirmado, se necessário, pelo achado de pseudo-hifas ao exame micológico. O tratamento requer cremes antifúngicos locais (nistatina, isoconazol, miconazol etc.) e vaginais na maioria das vezes, podendo-se associar antifúngicos orais (fluconazol ou itraconazol). Como na maioria das vezes a doença não é transmitida por contato sexual, basta tratar a parceria que apresente sintomas ou sinais. É importante controlar os fatores agravantes (diabetes, obesidade, umidade, calor e imunossupressão) para se evitarem recidivas. Nos casos mais graves, é importante reavaliar a paciente após o tratamento para constatar o desparecimento da mancha eritematosa e concluir o diagnóstico em relação aos importantes diagnósticos diferenciais, como doença de Paget, psoríase, eczema seborreico etc. Na vulva, se necessário, pode ser associado o corticoide tópico, de baixa ou média potência, aos antifúngicos até diminuir o edema e aliviar o prurido, seguido apenas de antifúngicos por 10 a 15 dias. Deve-se informar à paciente que o uso constante de cremes tópicos contendo associações de antifúngico e corticoide pode afinar a pele, diminuir a imunidade local, causar neovascularização e favorecer recidivas.

Tínea

Infecção fúngica, mais comum no sexo masculino, a tínea apresenta-se clinicamente como lesões eritematoescamosas, de borda circinada vesicocrostosa com tendência à cura central (Figura 8.18). Tem início a partir da prega inguinal e pode propagar-se para regiões glúteas e pubiana. Geralmente é muito pruriginosa. O diagnóstico é confirmado pela identificação do fungo ao exame direto e à cultura micológica. O tratamento deve ser prolongado: local com imidazólico (miconazol, clotrimazol, isoconazol ou tioconazol) ou terbinafina, aplicado 2 vezes/dia durante 30 dias; e sistêmico com fluconazol 150 mg (semanal), itraconazol 100 mg (2 vezes/dia), terbinafina 250 mg (1 vez/dia) ou griseofulvina 500 mg (1 vez/dia) por 3 a 4 semanas.

Lesões sólidas

Angioqueratoma

O angioqueratoma ocorre na região genital (vulva e bolsa escrotal), surgindo com a idade. Trata-se da associação de ectasias capilares à hiperqueratose da epiderme subjacente. Clinicamente, caracteriza-se por múltiplas pápulas queratósicas de cor vermelho-purpúrica (Figura 8.19). Não há necessidade de tratamento, exceto por motivos estéticos e, neste caso, é cirúrgico.

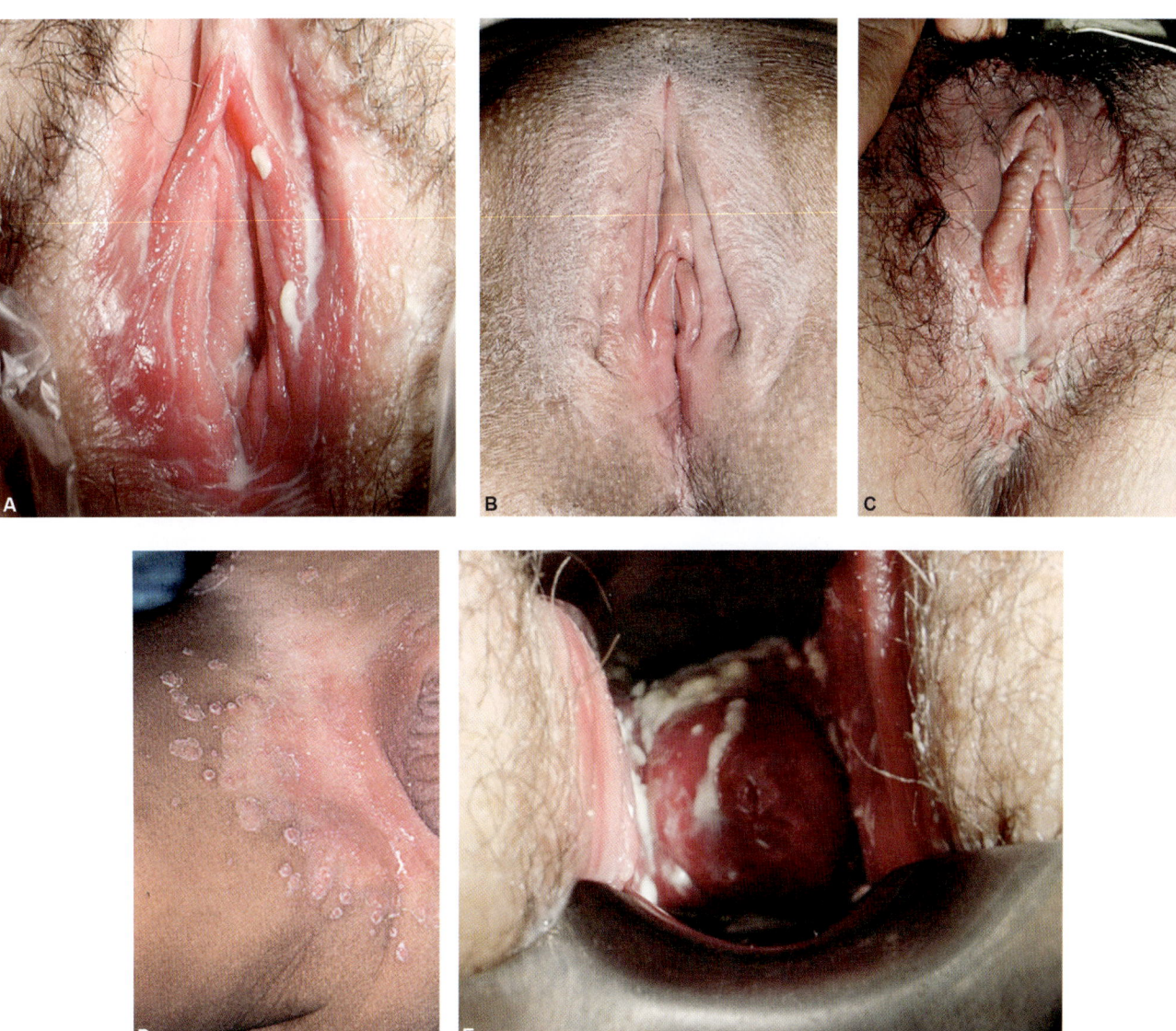

Figura 8.17 Candidíase. **A.** Eritema vulvar com secreção branco-grumosa. **B.** Eritema, edema dos pequenos lábios e fissura em região supraclitoridiana. **C.** Eritema, edema dos pequenos lábios e erosões no períneo e na porção inferior do pequeno lábio direito. **D.** Pústulas assépticas satélites (rompidas). **E.** É importante fazer um exame especular: secreção branco-amarelada e grumosa.

Linfangiectasia

Ocorre como consequência da fibrose provocada pelo tratamento radioterápico da região pélvica, determinando obstrução ou redução no retorno linfático. Evidenciam-se vasos linfáticos dilatados pela epiderme, e edema também é possível. Muitas vezes a paciente queixa-se de perda de líquido, decorrente de ruptura das vesículas. Apresenta-se como múltiplas pápulas diminutas, translúcidas à semelhança de vesículas (Figura 8.20), manifestadas ao nascimento ou durante a infância. A linfangiectasia tem como diagnóstico diferencial o linfangioma primário circunscrito, que representa malformação vascular linfática. O tratamento é difícil, com elevada taxa de recorrência, sendo opções terapêuticas: a cirurgia e a destruição com *laser* (CO_2, Nd-Yag, *pulsed dye laser*, díodo) que visa destruir as vesículas e selar os linfáticos superficiais.

Cisto epidérmico

É o cisto mais frequente da região genital. Surgindo a partir da porção infundibular ou superior do folículo piloso, o cisto epidérmico manifesta-se como pápula ou nódulo de consistência elástica, recoberto por pele normal, geralmente com uma abertura ou *punctum* central (Figura 8.21). As lesões são assintomáticas, porém dolorosas em caso de inflamação. Quando são cistos múltiplos e localizados na região genital, passam a ser chamados de lúpia. Pode ser feito tratamento cirúrgico das lesões, apenas por motivos estéticos.

Grânulos de Fordyce

Representam uma variação anatômica, correspondendo à ectopia de glândulas sebáceas ectópicas. Apresentam-se como pequenos pontos amarelados, geralmente numerosos (Figura 8.22), assintomáticos, localizados na face medial dos pequenos lábios ou mais raramente na face lateral dos pequenos lábios e prepúcio do clitóris. O diagnóstico é clínico, sem necessidade de biopsia.

Siringoma

Tumor benigno de canais sudoríparos, geralmente múltiplo, o siringoma constitui pápulas de superfície lisa cor da pele, de ocorrência simétrica (Figura 8.23). Pode ser muito

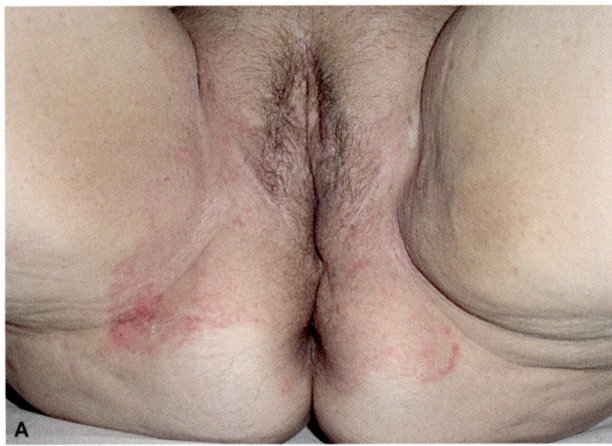

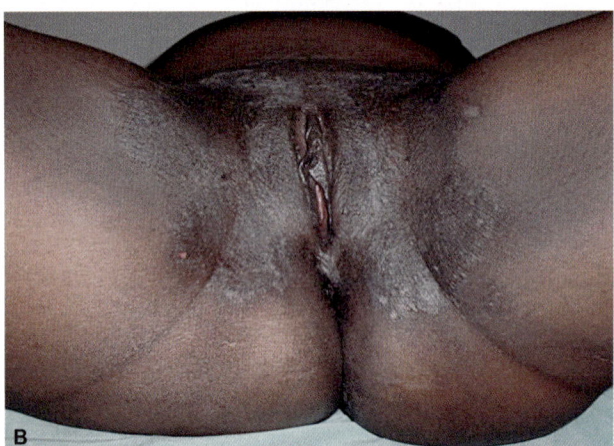

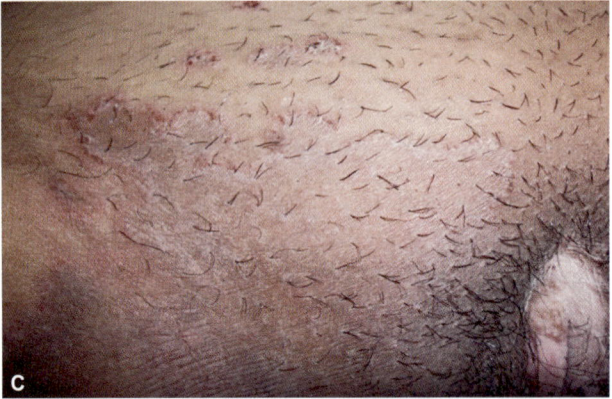

Figura 8.18 Tínea. **A.** Placa eritematoescamosa com borda bem demarcada e tendência à cura central. **B.** Em paciente melanodérmica, a lesão tem aspecto escurecido. **C.** Borda vesicoescamocrostosa (sobrelevada).

extenso e, por vezes, originar-se de maneira eruptiva. Além da genitália, registram-se ocorrências em torno dos olhos, no pescoço, nas axilas e no tórax. O diagnóstico é feito por confirmação histopatológica e o tratamento, por métodos destrutivos, como *laser*, eletrocoagulação ou cauterização química com ATA a 80 a 90%.

Cisto de glândula de Bartholin

As glândulas de Bartholin são duas glândulas localizadas uma de cada lado interno dos lábios menores, externamente à abertura vaginal, cuja função é produzir um fluido

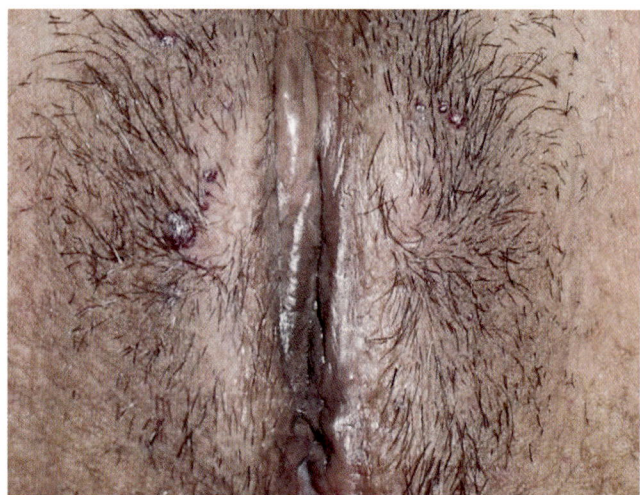

Figura 8.19 Angioqueratoma. Pápulas vinhosas (ectasia capilar) associadas à hiperqueratose da epiderme subjacente.

lubrificante. Duas complicações muito frequentes da glândula de Bartholin são a formação de cisto (Figura 8.24) ou de abscesso (bartolinite). Ambas as complicações costumam surgir quando há obstrução do orifício de saída da glândula impedindo a adequada drenagem dos seus fluidos. Os tumores sólidos benignos e malignos da glândula de Bartholin são muito raros. Quando pequeno, o cisto costuma passar despercebido, pois além de não ser facilmente visível ou palpável, também é indolor na maioria dos casos. Caso cresça muito e cause algum desconforto, seja físico ou estético, o cisto pode ser tratado. O padrão-ouro é a remoção cirúrgica de todo o cisto, no entanto, esse tratamento muitas vezes não é realizado porque afeta a lubrificação vaginal fisiológica e está associado a outras complicações. São estratégias terapêuticas menos invasivas a marsupialização, a fistulização (cateter de Word e anel de Jacobi), a ablação com nitrato de prata, a escleroterapia com álcool, a bartolinectomia e o *laser* de CO_2 (abertura do cisto, drenagem do conteúdo e vaporização da cápsula). Em mulheres com mais de 45 anos de idade, fase da vida em que esse tipo de cisto começa a ser incomum, é importante uma cuidadosa análise, pois pode se tratar de um tumor, e não de um cisto simples, sendo necessária a realização de biopsia para excluir carcinoma da vulva.

Lipoma

Tumor constituído por tecido gorduroso, de localização hipodérmica. Apresenta-se clinicamente como nódulo de tamanho variado, consistência mole, bem circunscrito e recoberto por pele normal (Figura 8.25). O tratamento é cirúrgico, por lipoaspiração ou exérese.

Hidradenoma papilífero

É um tumor glandular benigno, possivelmente originado nas glândulas anogenitais especializadas, tipicamente localizado no sulco interlabial ou, mais raramente, no períneo. Manifesta-se como nódulo móvel, cor da pele ou eritematoso, de aspecto translúcido que faz lembrar uma lesão cística (Figura 8.26). Pode ser assintomático. Em geral, a lesão ulcera-se, deixando drenar secreção serossanguinolenta. O exame histopatológico confirma o diagnóstico e o tratamento é cirúrgico. Em raras ocasiões, observa-se carcinoma em hidradenoma papilífero.

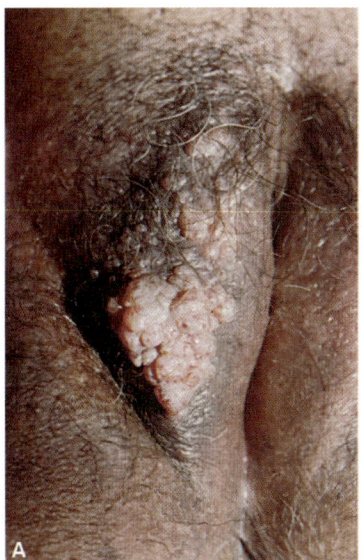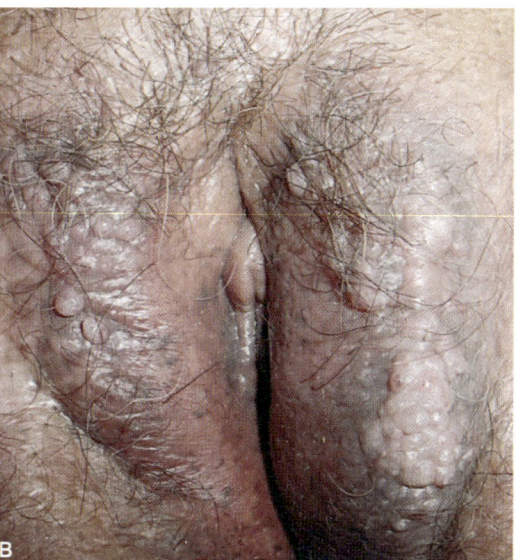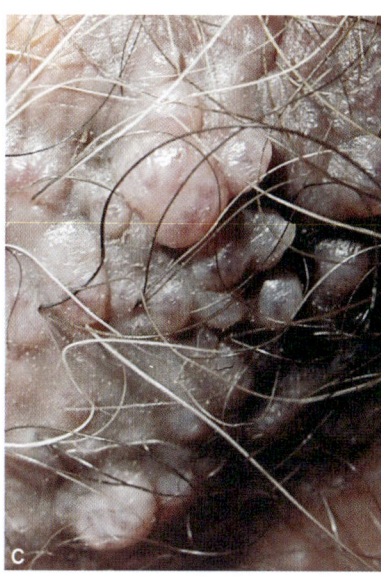

Figura 8.20 Linfangiectasia. **A.** Edema e múltiplas pápulas translúcidas à semelhança de vesículas. A paciente fez tratamento radioterápico para de câncer de colo uterino há 22 anos e foi tratada da linfangiectasia por cirurgia. **B.** Mesma paciente: recidiva das lesões após 3 anos do tratamento cirúrgico da linfangiectasia. **C.** Visão, em grande aumento, das pápulas.

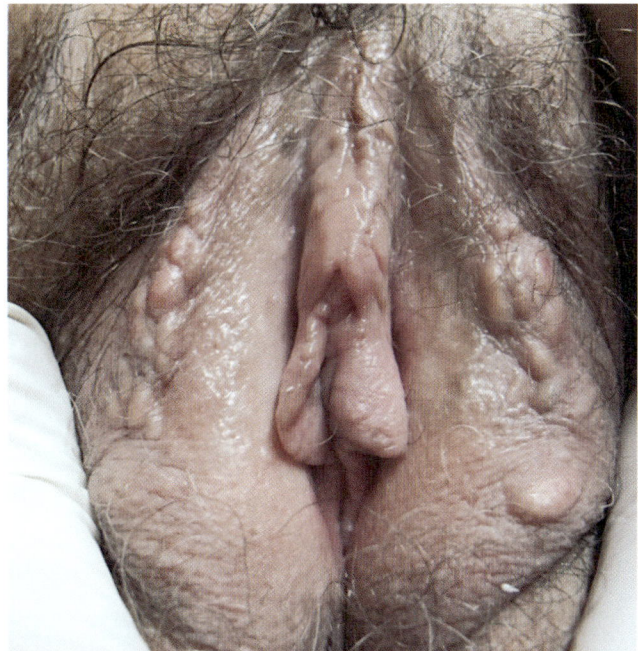

Figura 8.21 Cistos epidérmicos: pápula amarelada de consistência elástica, recoberta por pele normal. Quando múltiplos e localizados na região genital, esses cistos são chamados de lúpia.

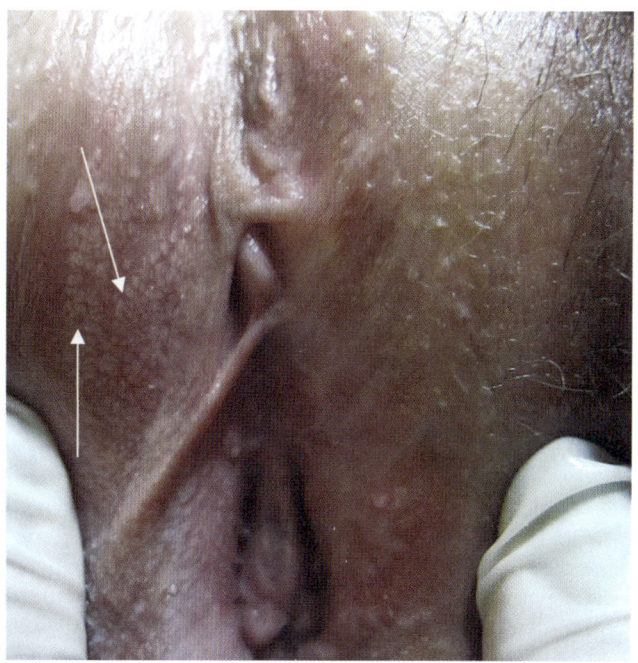

Figura 8.22 Grânulos de Fordyce: pequenos pontos amarelados, geralmente numerosos (*setas*).

Pólipo fibroepitelial

Também conhecido como fibroma mole, molusco pêndulo ou acrocórdone, o pólipo fibroepitelial é uma neoplasia benigna do tecido conectivo que surge na vida adulta como pápula pedunculada, cor da pele ou acastanhada, de dimensões variadas, podendo ser múltiplo ou único (Figura 8.27). Tem predileção pelas regiões axilares, pescoço e virilha. O tratamento é a exérese cirúrgica, cortando-se o pedículo e eletrocoagulando-se a base.

Granuloma piogênico

Também conhecido como hemangioma, o granuloma piogênico tem natureza hiperplásica reativa. Surge em local de traumatismo prévio e apresenta crescimento rápido, caracterizando-se por lesão vegetante, séssil ou pedunculada, de superfície úmida e friável que leva a sangramentos de repetição. O tratamento destrutivo por eletrocoagulação é o método de escolha, podendo também ser feita aplicação de ATA a 90%.

Parte 3

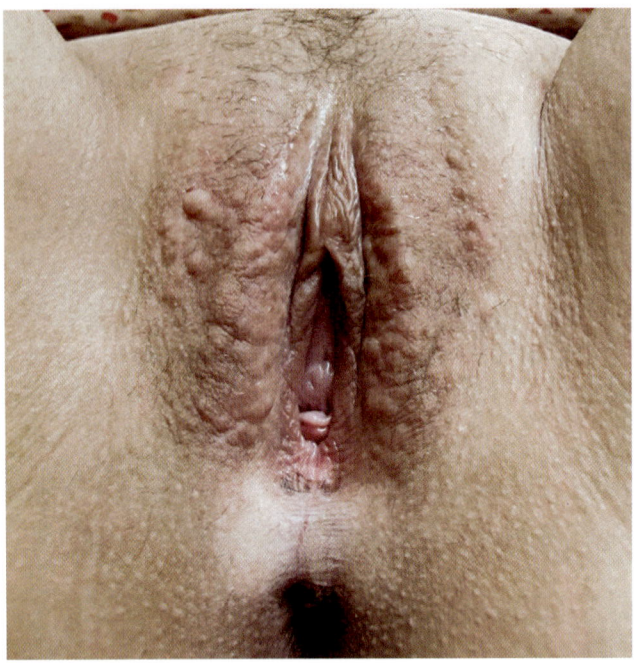

Figura 8.23 Siringoma: pápulas de superfície lisa, geralmente múltiplas, cor da pele, de ocorrência simétrica.

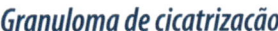

Granuloma de cicatrização

Lesão de cor vermelha, mas, como sua principal forma de apresentação é ser vegetante, foi incluída neste grupo. Além de vegetante eritematosa, é vascularizada e sangra facilmente ao contato (Figura 8.28). O granuloma de cicatrização surge após traumatismos ou cirurgias (parto normal etc.), sendo suas principais queixas ardor, prurido e sangramentos. É importante descartar uma fístula, e o tratamento é feito por excisão (enviar material para estudo histopatológico) ou por coagulação química com nitrato de prata, crioterapia ou solução de Monsel tópica.

Líquen simples crônico

Pode ter aspecto esbranquiçado pela hiperqueratose, ser uma lesão escura ou eritematosa, porém, como sua principal lesão elementar é o espessamento, foi enquadrado neste grupo.

Trata-se de uma liquenificação desenvolvida em pele previamente normal, sem distúrbios cutâneos subjacentes, manifestada por prurido de leve a intenso. Essa coceira muitas vezes é inconsciente e pode ser comparada a alguns "tiques", como estalar os dedos. Quando o ato de coçar é consciente, a paciente costuma relatar um prazer em coçar e refere-se, muitas vezes, ao prurido como uma coceira gostosa. O líquen simples crônico é uma lesão que demonstra espessamento da pele com acentuação dos sulcos naturais e, muitas vezes, escoriações (erosões pela coçadura). Pode ter cores variadas: esbranquiçada, acinzentada ou eritematosa (Figura 8.29). Geralmente a lesão é localizada e unilateral, podendo, algumas vezes, ser bilateral e múltipla, sem alterações na morfologia vulvar. O tratamento é feito com corticosteroide tópico, de potência leve a alta, dependendo do espessamento epitelial. A duração do tratamento também é variável. Em geral, prescreve-se pomada de betametasona a 0,1%, 2 vezes/dia, durante 20 a 40 dias. Nos casos mais graves, faz-se uso do propionato de clobetasol a 0,05%, uma aplicação à noite, durante 20 a 40 dias. Após esse primeiro tratamento com o corticoide tópico de média ou alta potência, que reduz o espessamento epitelial,

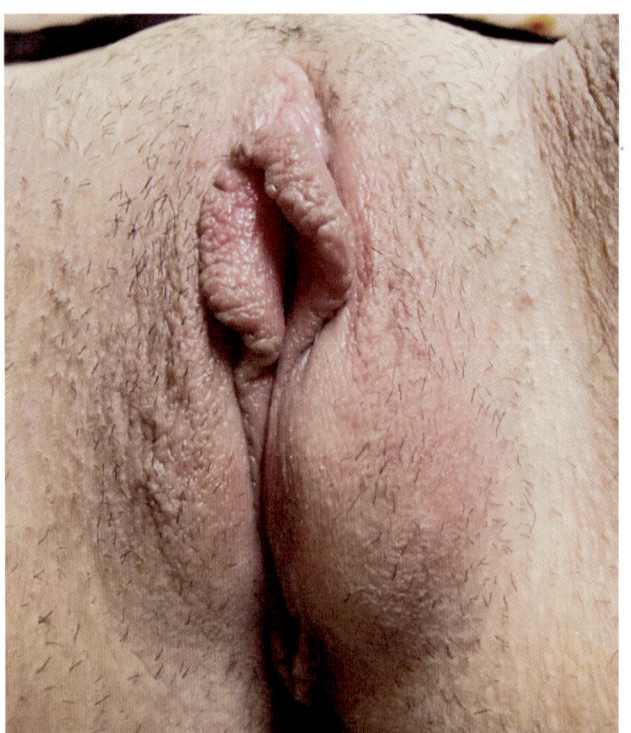

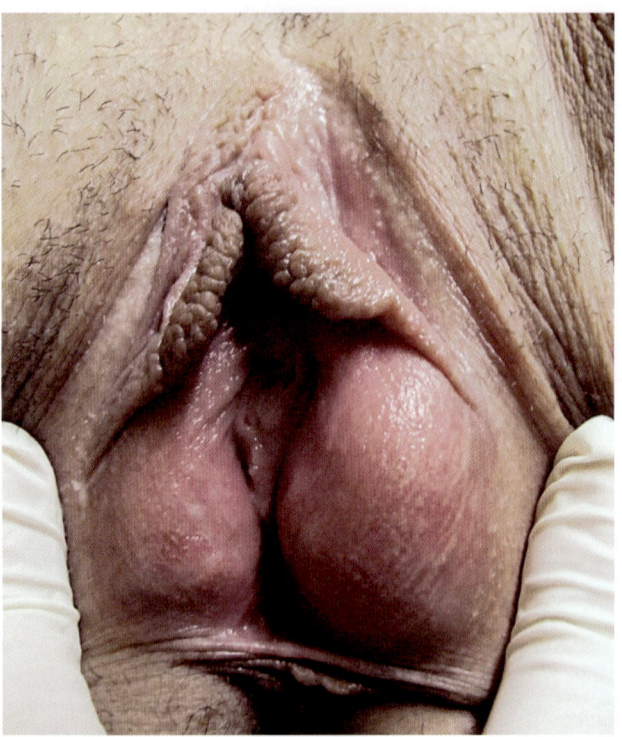

Figura 8.24 Cisto de glândula de Bartholin. Formação cística na localização da glândula de Bartholin esquerda.

é aconselhável dar continuidade a um segundo tratamento com corticoide de baixa potência, como o acetato de hidrocortisona a 1%, 2 vezes/dia, por 15 a 30 dias, para garantir a ausência do prurido e consolidar o ato de não coçar, evitando-se recidivas. Após o tratamento com o corticoide tópico, é importante indicar o uso de sabões leves com pH neutro, emolientes na região da lesão após os banhos e o controle do desejo de coçar. Quando o ato de coçar é inconsciente, é imprescindível instruir a paciente a ficar atenta para detectar

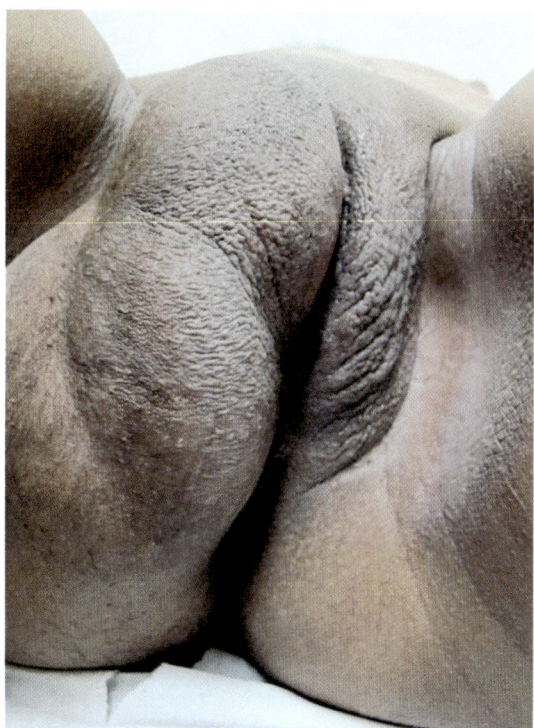
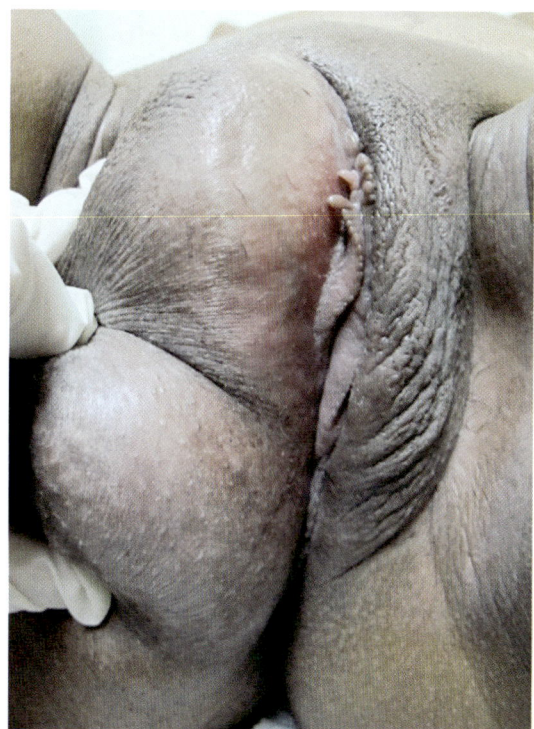

Figura 8.25 Lipoma. Nódulo de superfície lisa, consistência mole, bem circunscrito, móvel e recoberto por pele normal.

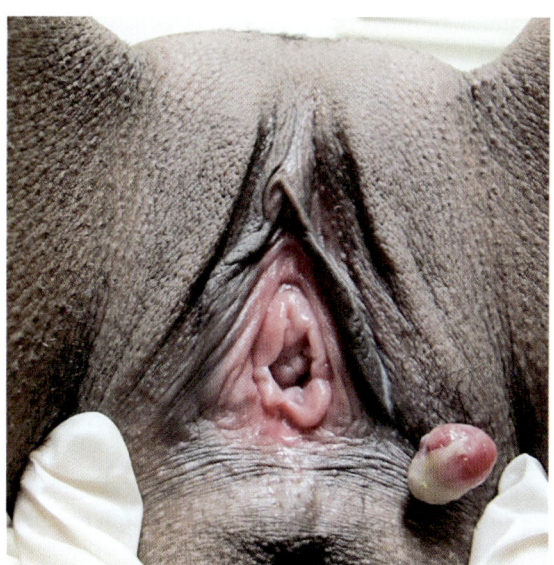
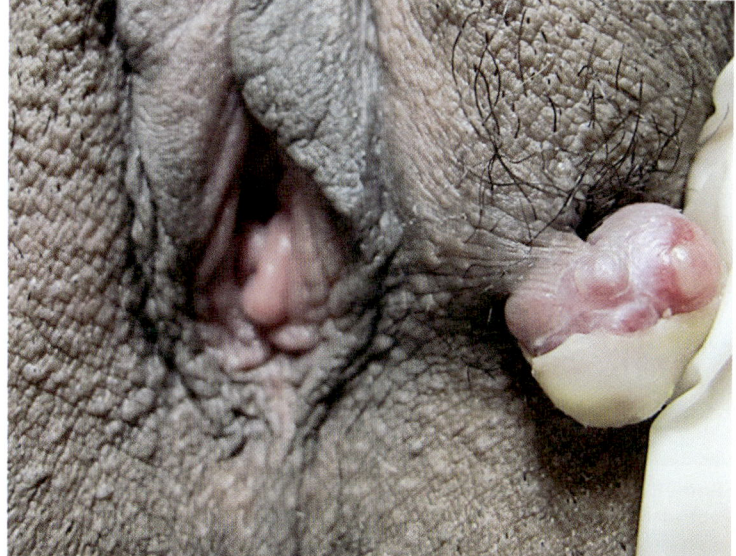

Figura 8.26 Hidradenoma papilífero. Nódulo pedunculado móvel, eritematoso, de aspecto translúcido à semelhança de uma lesão cística, localizado no sulco interlabial esquerdo.

essa ação inconsciente e bloqueá-la de modo consciente. A doença tende a ser recidivante, uma vez que existe o componente de estresse, difícil de ser controlado. É prudente, então, ao se prescrever algum corticoide, definir o início e o fim do tratamento, lembrando à paciente que o uso abusivo desse medicamento pode resultar em diversos efeitos colaterais indesejados (baixa da imunidade favorecendo infecções secundárias, atrofia dérmica, equimoses, estrias etc.). Identificado um comportamento de estresse ou ansiedade, recomenda-se um trabalho psicoterapêutico.

Papilomatose vestibular constitucional

Não é uma doença vulvar e sim uma característica constitucional de alguns vestíbulos vulvares, mais frequente em vulva de mulheres mais jovens. Corresponde a papilas simétricas no vestíbulo que, após a aplicação do ácido acético a 5%, não apresentam acetobranqueamento significativo, nem aglomeração (Figura 8.30). Em caso de infecção, tipo candidíase, essas papilas podem apresentar edema e chamar atenção da paciente e do médico e, às vezes, ser confundidas com condilomas acuminados.

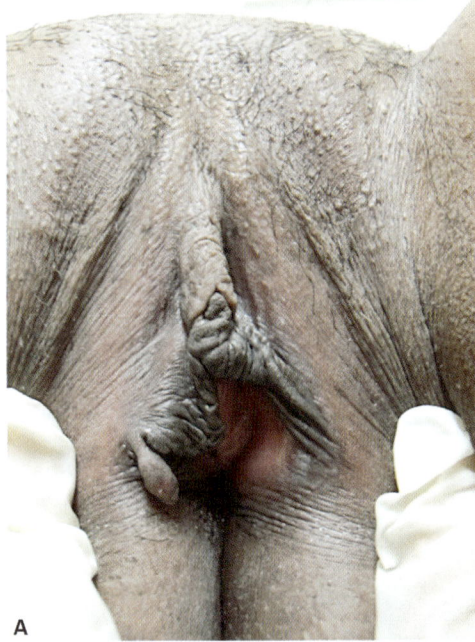

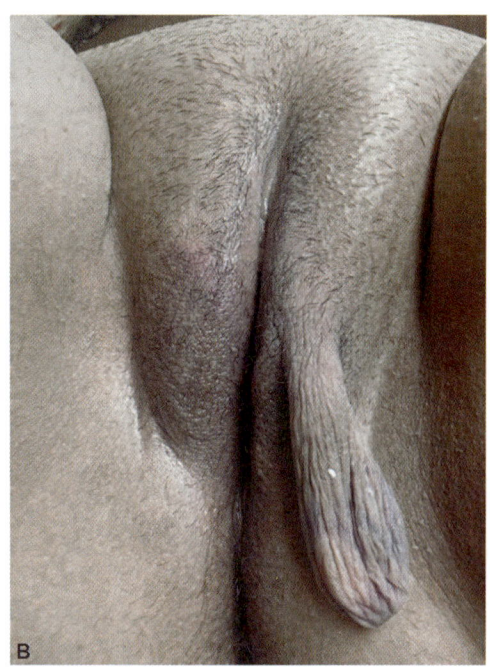

Figura 8.27 Pólipo fibroepitelial. **A.** Pápula pedunculada cor da pele e única. **B.** Pápula pedunculada acastanhada de maior dimensão e única.

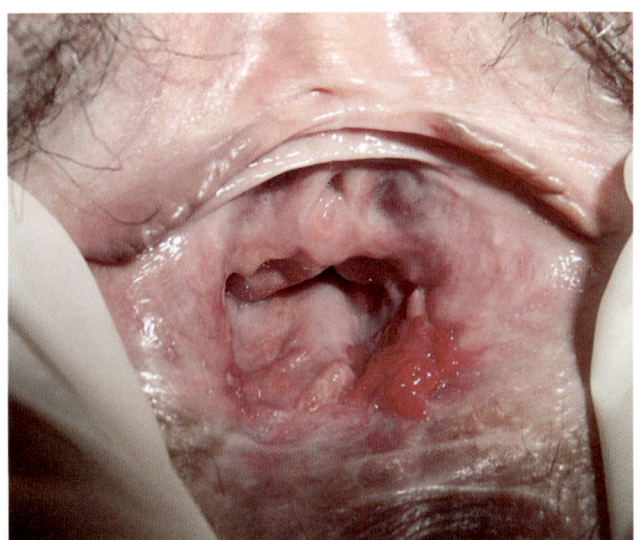

Figura 8.28 Granuloma de cicatrização: lesão vegetante eritematosa e vascularizada, sangrante ao contato que surgiu após parto normal.

Infecção por papilomavírus humano (HPV)

Pode se apresentar com cor escura, porém, como sua principal forma é a lesão vegetante, foi incluída neste grupo.

Esse tipo de infecção é muito frequente na vulva e pode ter três formas clínicas: benigna (condiloma), pré-maligna (lesão intraepitelial vulvar, antes chamada de VIN ou NIV – neoplasia intraepitelial vulvar) e maligna (carcinoma escamoso). Este capítulo tratará apenas da forma benigna, comumente chamada de condiloma, que pode se apresentar com múltiplos aspectos:

- Lesão elementar: mácula, pápula, placa, vegetação ou tumor
- Aspecto da superfície: papilar, filiforme, granular ou lisa

- Cor: normocrômica, hipocrômica, hipercrômica, rosada ou eritematosa
- Número: única, múltipla ou confluente (Figura 8.31).

Os condilomas estão relacionados com os HPV de baixo risco, sendo 90% das vezes o HPV 6 e o HPV 11. Mesmo diante de uma condição benigna como o condiloma, é frequente a coexistência de tipos de HPV de alto risco.

A infecção pelo HPV é de caráter multicêntrico e pode atingir todo o trato anogenital. Por isso, são necessárias a citologia oncótica e a colposcopia. Deve-se ter atenção às condições que diminuem a imunidade, por favorecerem a infecção por HPV e suas doenças. Portanto, o condiloma é uma excelente oportunidade de pesquisar anti-HIV 1 e 2, sífilis e hepatites A, B e C. O objetivo do tratamento dos condilomas é erradicar as lesões e, apesar de eles responderem bem a diversas formas terapêuticas, nenhuma delas garante o não reaparecimento de novas lesões.

O condiloma também pode apresentar remissão espontânea da lesão em 20 a 34% das vezes, em especial em caso de melhora imunológica do indivíduo. O tratamento dos condilomas é feito por citodestruição (antitumor): cirurgia, eletrocautério, laserterapia, crioterapia, agentes químicos (podofilina a 25%, podofilotoxina a 0,15%, e ATA a 80%); e também por imunoterapia (antiviral): imiquimode. O tratamento com ATA a 80% vem sendo muito usado por ser de baixo custo, eficiente e poder ser feito em gestantes. Quase sempre é realizado por meio de aplicação de ATA 80% na lesão a cada 15 dias até o seu desaparecimento. Quando a lesão é extensa, a melhor alternativa é a excisão (cirurgia, *laser*). Também tem sido uma excelente opção terapêutica o uso do imiquimode, não indicado para gestantes. O melhor é a prevenção e, uma maneira eficaz de fazê-la é por meio da vacina quadrivalente contra HPV, que evita condiloma e câncer. O momento ideal para aplicação da vacina é na adolescência, quando se produzem os mais altos níveis de anticorpos, de maneira que as mulheres já poderiam iniciar a atividade sexual protegidas. Quando não foi possível fazer

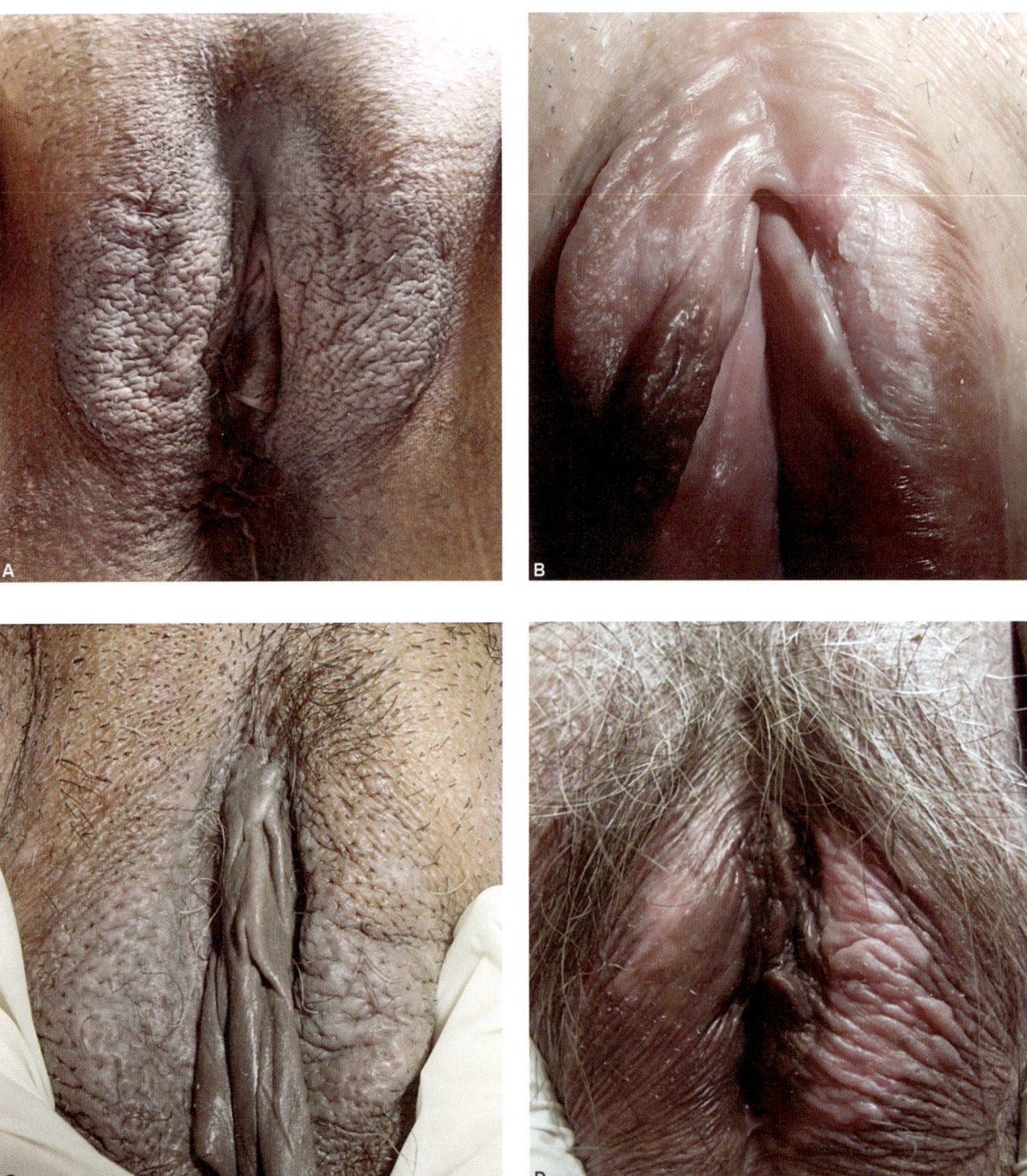

Figura 8.29 Líquen simples crônico. **A.** Placa liquenificada com acentuação dos sulcos naturais da pele. **B.** Aspecto esbranquiçado decorrente de hiperqueratose. **C.** Lesão escura (acinzentada) e evidente espessamento da pele. **D.** Placa eritematosa liquenificada assimétrica. Morfologia vulvar normal.

a vacina HPV mais cedo, os estudos com mulheres até 45 anos de idade vêm mostrando excelente resposta protetora contra o HPV.

Molusco contagioso

Causada pelo vírus do molusco contagioso (MVC), do grupo *Poxvirus,* essa é uma dermatose comum na infância e ocorre por transmissão sexual em adultos. As lesões são constituídas por pápulas com umbilicação central e geralmente múltiplas (Figura 8.32). São autoinoculáveis e podem persistir

por meses ou anos até desaparecerem. O tratamento de escolha é a curetagem, seguida por pincelagem de iodo.

Condiloma plano (sífilis secundária)

A sífilis secundária pode manifestar-se de diferentes maneiras, que tendem a se iniciar dois meses após regressão da lesão primária. O condiloma plano ou condiloma *lata* surge como lesão papulosa aplanada localizada na região anogenital, que pode ser cor da pele, rosada ou de superfície esbranquiçada, macerada, por causa da umidade local

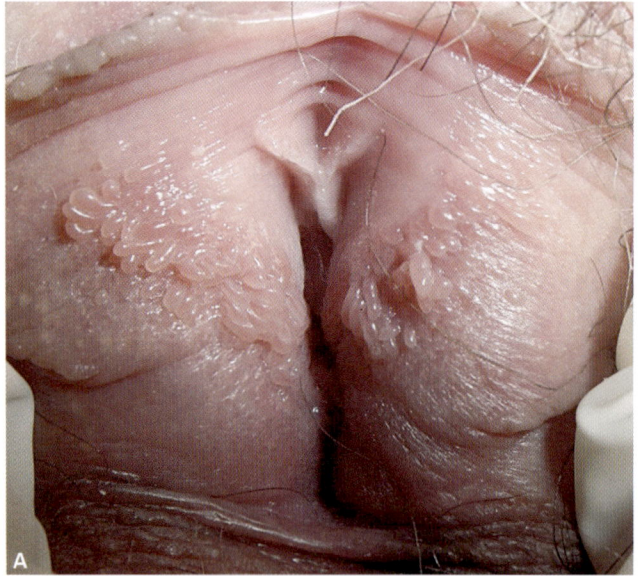

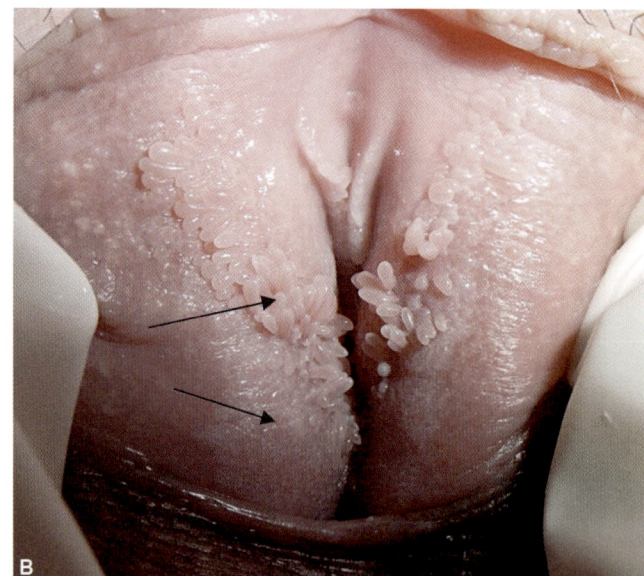

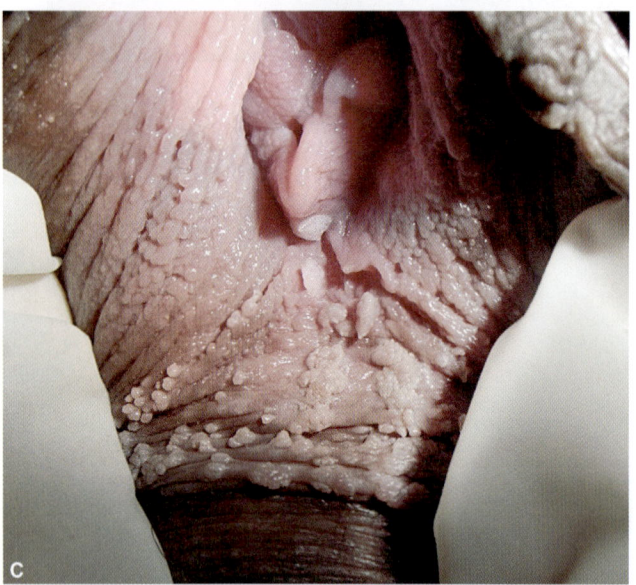

Figura 8.30 Papilomatose vestibular constitucional. **A.** É uma condição anatômica normal e apresenta-se como papilas simétricas no vestíbulo. **B.** Mesma paciente, após aplicação de ácido acético a 5%: as papilas ficam levemente acetorreativas (como na mucosa lisa) e não se aglomeram (*setas*). **C.** Diagnóstico diferencial após aplicação do ácido acético a 5%: as papilas constitucionais (acima) apresentam leve acetobranqueamento quando comparadas às papilas do condiloma (abaixo) que tendem a se aglomerar e ser mais assimétricas.

(Figura 8.33). Em geral as lesões são múltiplas, ricas em parasitas e, portanto, altamente contaminantes. Os exames sorológicos (RPR, VDRL, FTA-abs) são positivos, confirmando diagnóstico. O tratamento recomendado pelo Centers for Disease Control and Prevention (CDC), dos EUA, é a penicilina benzatina 2,4 milhões UI em dose única por via intramuscular (IM).

Hidradenite supurativa

A hidradenite supurativa é um processo inflamatório crônico, que se inicia por oclusão folicular com subsequente dilatação, ruptura e inflamação da glândula apócrina. Acomete preferencialmente axilas, virilhas e regiões glútea e perianal. Surge como nódulos inflamatórios dolorosos que se fistulam, drenando material purulento com posterior formação de múltiplos tratos sinusais e bridas cicatriciais (Figura 8.34). Embora possa se resolver espontaneamente, episódios recorrentes são a regra. O tratamento é muito difícil. Para casos agudos, recomendam-se assepsia local, antibióticos tópicos e sistêmicos; para os casos crônicos, com formação de fístulas e fibrose,

recomenda-se exérese cirúrgica de toda área envolvida. Algumas pacientes podem se beneficiar com isotretinoína. Para casos graves, recomenda-se terapia biológica.

Lesões de conteúdo líquido

Herpes simples

Apresenta-se também como úlcera, porém sua principal forma é ser uma vesícula, por isso foi enquadrada neste grupo.

O herpes simples é uma doença infecciosa causada pelo herpes-vírus simples (HSV), que pode ser dos tipos 1 ou 2. O HSV-2 é o agente etiológico de 80 a 90% dos casos de herpes genital e de 10 a 20% dos casos de herpes labial. Com o HSV-1 ocorre o contrário, a contaminação se dá pelo contato direto. Na maioria das vezes, a inoculação do vírus causa infecção inaparente.

Quando sintomática, a primoinfecção manifesta-se por vesicobolhas extensas e erosões dolorosas, acompanhadas de sintomatologia geral como febre e prostração. Após a primoinfecção, podem surgir episódios recorrentes com frequência

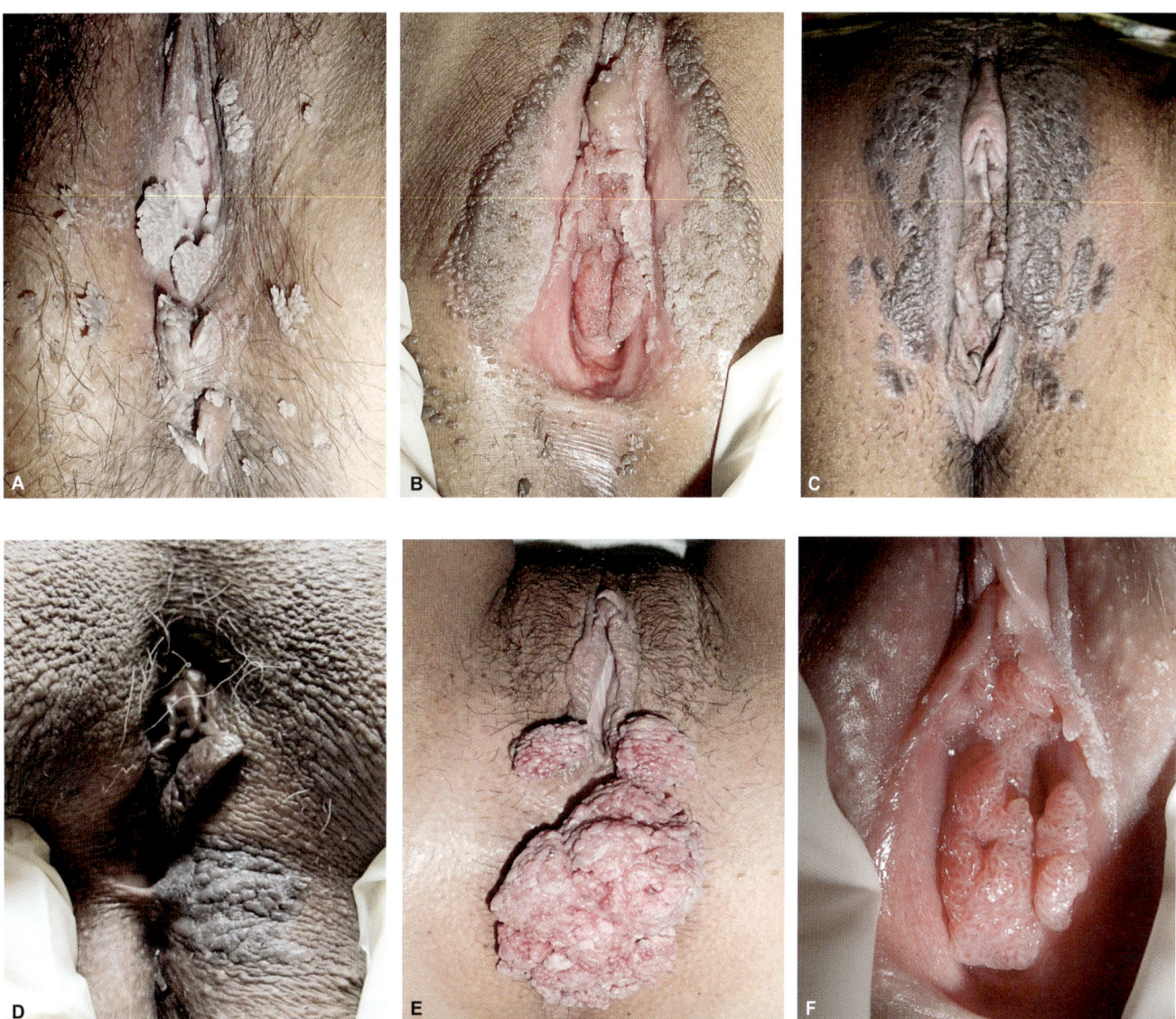

Figura 8.31 Infecção por papilomavírus humano. **A.** Múltiplas lesões esbranquiçadas papilares. **B.** Placa micropapilar margeada de pápulas de superfícies lisas e normocrômicas. **C.** Pápulas de superfície rugosa hipercrômicas, apresentando alguma confluência. **D.** Placa hipercrômica de superfície rugosa. **E.** Condiloma de aspecto tumoral. **F.** Lesão eritematosa com aspecto de framboesa no vestíbulo.

variável. Estímulos como febre, estresse, trauma, menstruação, imunossupressão e infecções são fatores precipitantes das recorrências.

Nos episódios recorrentes, as lesões surgem como pequenas vesículas agrupadas que se rompem deixando erosões que cicatrizam em 7 a 10 dias. Sintomas prodrômicos, como dor e parestesia, são comuns. Em pacientes imunossuprimidas, a infecção herpética pode apresentar-se na forma erosiva e raramente em forma tumoral (Figura 8.35). O tratamento é feito com antivirais sistêmicos. Antivirais tópicos são de pouca eficácia.

Foliculite

Infecção estafilocócica do folículo pilossebáceo, a foliculite caracteriza-se por pústulas em número variável, centradas por um pelo. O furúnculo representa uma foliculite profunda.

A lesão é representada por um nódulo com sinais flogísticos que sofre necrose central com drenagem de material purulento. Foliculite não infecciosa pode ocorrer após a raspagem do pelo,

como resultado de fatores irritativos que levam à reação inflamatória local. O diagnóstico é clínico. Cultura bacteriológica pode ser útil para identificar o agente etiológico e orientar a escolha terapêutica. O tratamento é feito com antibióticos tópicos e/ou sistêmicos, dependendo da extensão e gravidade do caso.

Lesões por solução de continuidade

Doença de Behçet

Doença multissistêmica, de etiologia desconhecida, com provável envolvimento imunológico, a doença de Behçet é caracterizada pela tríade úlceras orais, úlceras genitais recorrentes e uveíte (Figura 8.36). As lesões aftoides são dolorosas, geralmente múltiplas, com fundo recoberto por tecido fibroso. Pode ser encontrado envolvimento dos sistemas nervoso central, cardiovascular, articular e trato gastrintestinal, além de outras lesões cutâneas, como eritema nodoso, pápulas, vesículas e pústulas.

O diagnóstico é eminentemente clínico, a partir de três critérios, sendo um deles a ulceração aftosa recorrente. O

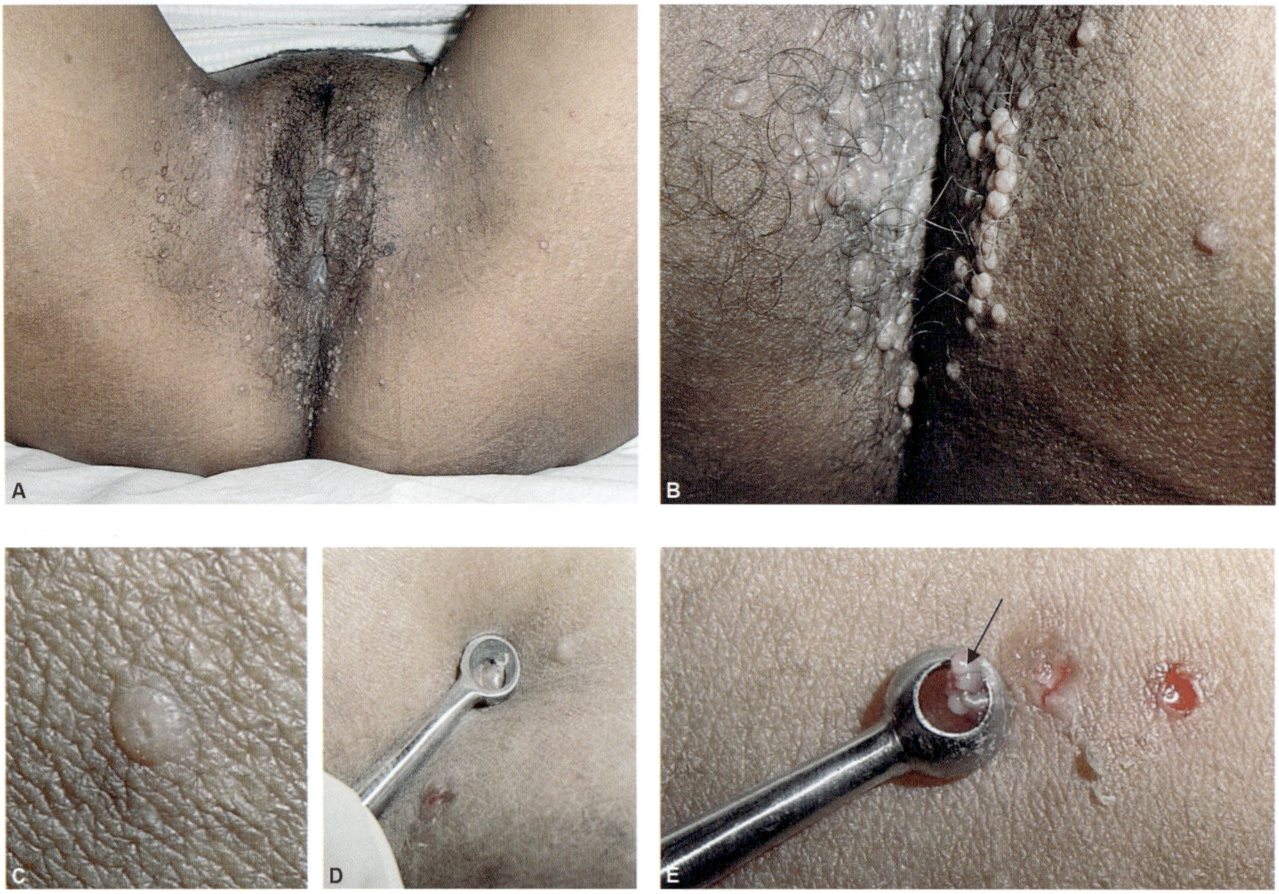

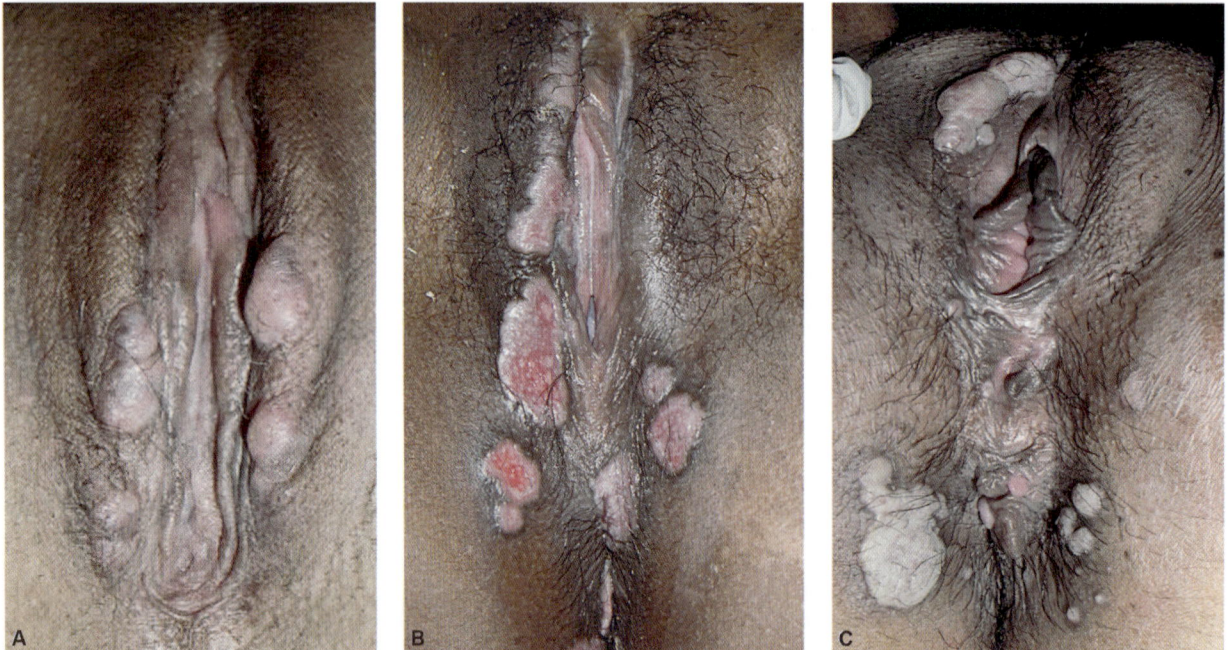

Figura 8.32 Molusco contagioso. **A** e **B.** Múltiplas pápulas com umbilicação central. **C.** Pápula umbilicada em maior aumento. **D.** Pequena cureta dermatológica, própria para a retirada do molusco. **E.** Outro lado da cureta evidenciando a retirada do núcleo da lesão (*seta*).

Figura 8.33 Condiloma plano (sífilis secundária). **A.** Múltiplas lesões papulosas aplanadas, normocrômicas. **B.** Múltiplas placas eritematosas, levemente erosadas. **C.** Placa de superfície esbranquiçada e macerada por causa da umidade local.

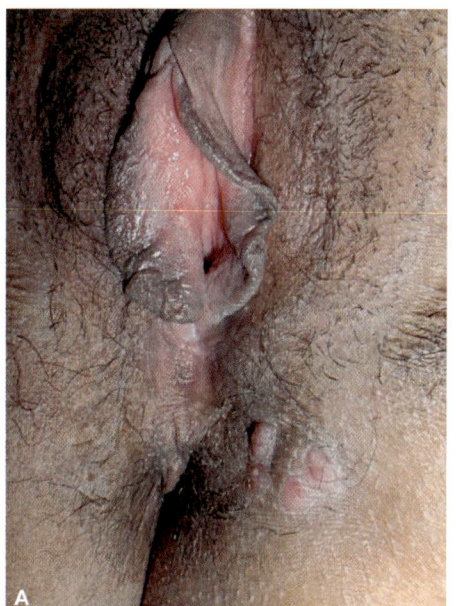

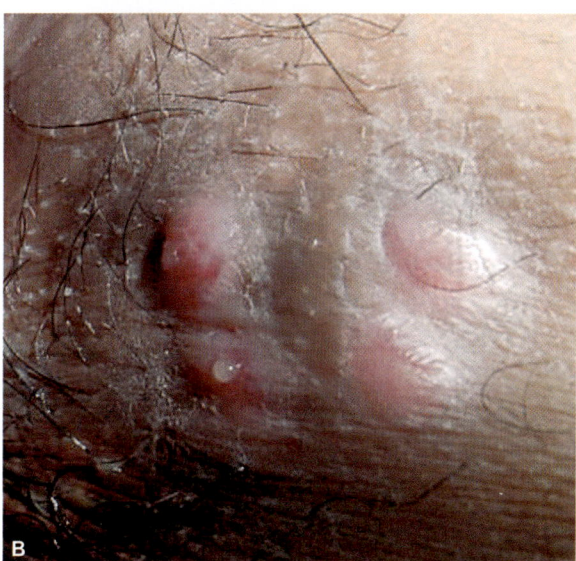

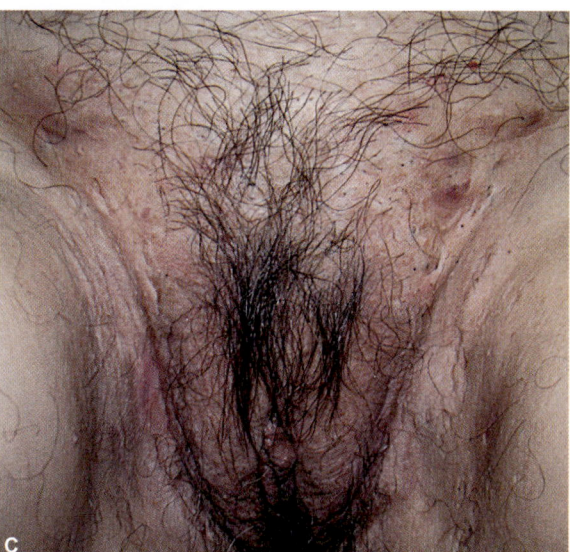

Figura 8.34 Hidradenite supurativa. **A** e **B.** Nódulos inflamatórios dolorosos que se fistulam, drenando material seroso ou purulento. **C.** Cicatrizes fibrosas e retraídas.

tratamento baseia-se na gravidade da doença. Corticoide tópico pode ser empregado como paliativo das lesões mucocutâneas. Nos casos mais graves, indica-se o uso de prednisona oral (0,5 a 1 mg/kg com desmame gradual até regressão da lesão) ou dapsona, talidomida, colchicina ou metotrexato. Com doença sistêmica e/ou ocular grave, azatioprina e ciclosporina podem ser indicadas.

Doença de Crohn

Trata-se de um processo inflamatório granulomatoso que acomete o trato intestinal. A extensão da doença para região perianal e genitália é relativamente comum e seu desenvolvimento tende a ocorrer após a instalação do quadro intestinal. As lesões podem se apresentar como edema, fissuras, fístulas e abscessos, porém a lesão mais característica é uma úlcera linear, dita em facada, que acomete principalmente as dobras cutâneas, de caráter destrutivo, deixando cicatrizes e distorção arquitetural (Figura 8.37). A confirmação diagnóstica é feita por estudo anatomopatológico, que revela um processo granulomatoso. Exames radiológico e endoscópico do trato intestinal devem ser considerados.

O tratamento das alterações intestinais nem sempre resulta em resolução da doença cutânea. Podem ser empregados corticoide sistêmico, metotrexato, sulfassalazina, metronidazol e imunobiológicos. Quando a doença intestinal está inativa ou não está presente, pode-se empregar terapia tópica com corticoide e metronidazol.

Pioderma gangrenoso

Trata-se de uma dermatose neutrofílica, de caráter destrutivo, de evolução crônica, recidivante, caracterizada por ulcerações de bordas elevadas, descoladas. Sua patogênese é incerta, sendo observadas numerosas alterações imunológicas. A lesão inicial pode ser um nódulo, uma pústula ou vesículas que rapidamente ulceram. A úlcera é irregular, de bordas elevadas, descoladas e de crescimento rápido, com halo eritematovioláceo. O fundo da lesão é granuloso, avermelhado e coberto por secreção seropurulenta e tecido fibroso (Figura 8.38). Metade dos pacientes pode ter outras doenças associadas como colite ulcerativa, artrites, gamopatias, paraproteinemias, leucemia, entre outras. São opções terapêuticas: corticoide sistêmico, sulfassalazina, sulfona, clofazimina, azatioprina e ciclosporina. Recomenda-se investigar a associação com outras doenças.

Úlcera de Lipschütz

Causada pelo vírus Epstein-Barr, a úlcera de Lipschütz manifesta-se por ulceração genital dolorosa, aguda, que ocorre predominantemente em adolescentes. Geralmente é múltipla e acompanhada de febre, astenia e linfadenopatia regional. O quadro regride espontaneamente em 10 a 15 dias e o tratamento é sintomático.

Sífilis primária

Trata-se de doença infectocontagiosa, causada pelo *Treponema pallidum,* cuja transmissão se faz, na maioria das vezes, pelo contato sexual. Em geral, o parasita penetra na mucosa ou semimucosa da área genital e, enquanto coloniza *in loco*, invade as vias linfáticas e/ou sanguíneas, constituindo uma infecção sistêmica desde as primeiras horas. Após um período médio de incubação de 21 dias, surge a lesão primária, o cancro duro ou protossifiloma, acompanhado de linfadenopatia

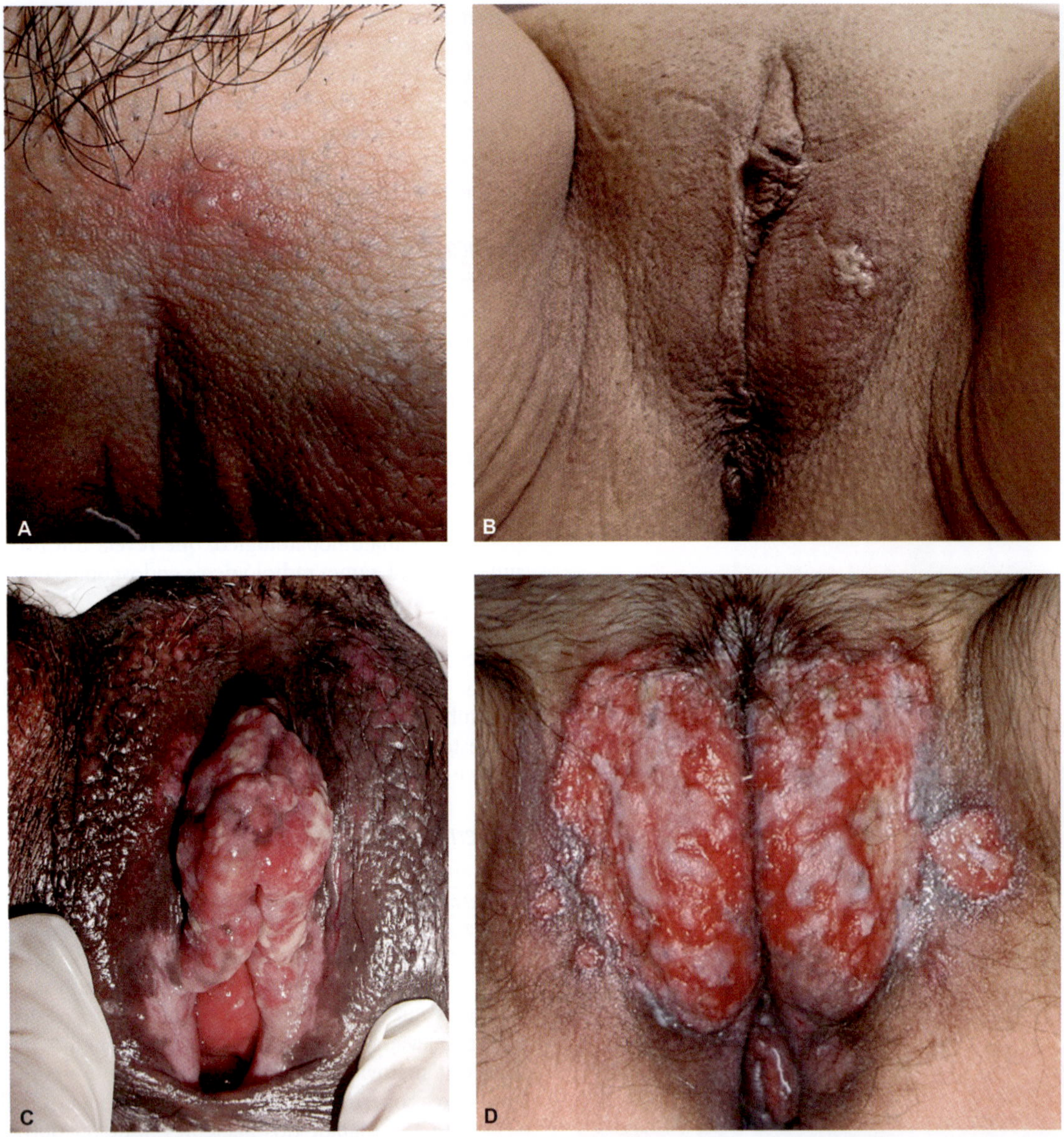

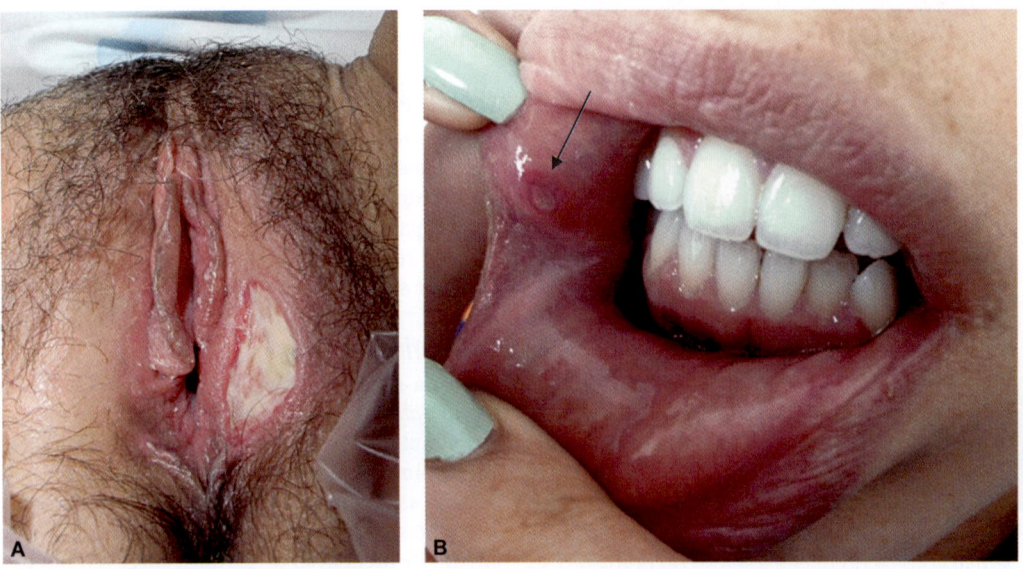

Figura 8.35 Herpes simples 1 e 2. **A.** Vesículas de aspecto translúcido agrupadas sobre base eritematosa. **B.** Vesícula com conteúdo de aspecto turvo. **C.** Herpes na forma tumoral em paciente imunossuprimida. **D.** Herpes na forma erosiva em paciente imunossuprimida.

Figura 8.36 Doença de Behçet. **A.** Úlcera genital com fundo recoberto por tecido fibroso. **B.** Lesão aftoide em mucosa oral (*seta*).

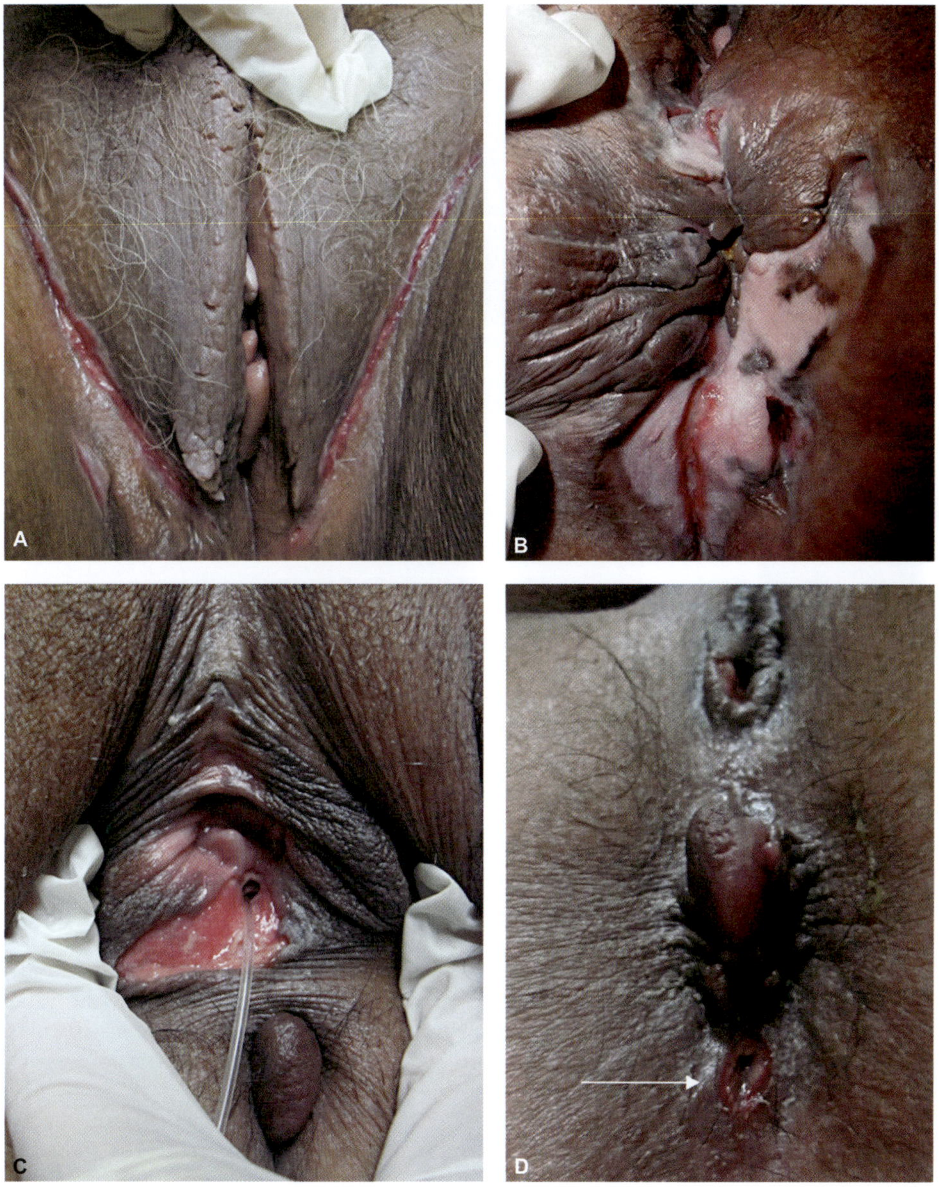

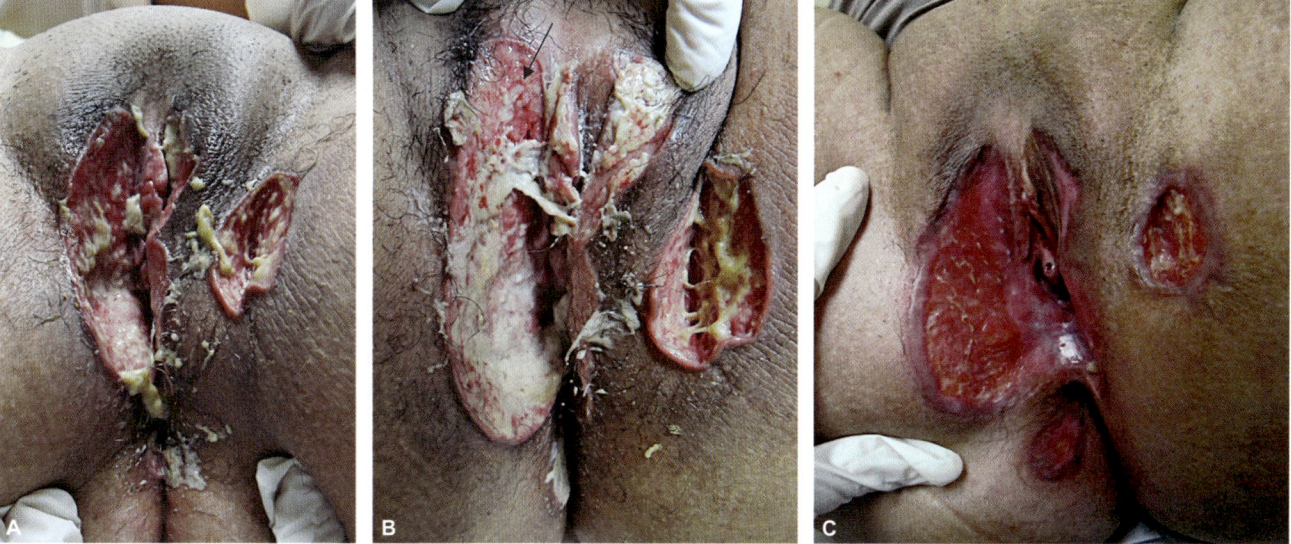

Figura 8.37 Doença de Crohn. **A.** Edema e úlcera linear, dita em facada na dobra cutânea. **B.** Úlcera em facada e cicatriz acrômica decorrente de lesões anteriores. **C** e **D.** Fístula períneo-perianal associada à doença de Crohn (*seta*).

Figura 8.38 Pioderma gangrenoso. **A.** Úlceras profundas e extensas com bordas elevadas. **B.** Úlcera de fundo granuloso recoberto por secreção purulenta e tecido fibroso (*seta*). **C.** Úlcera em cicatrização com halo eritematovioláceo.

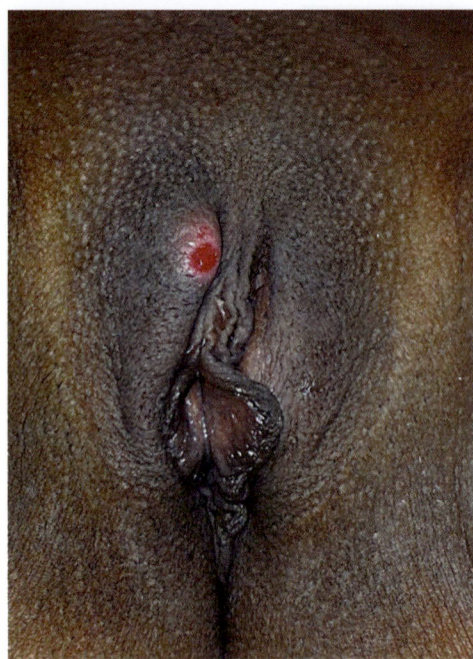

Figura 8.39 Sífilis primária. Ulceração única de base endurecida e fundo limpo denominada cancro duro ou protossifiloma. Trata-se de uma ulceração indolor.

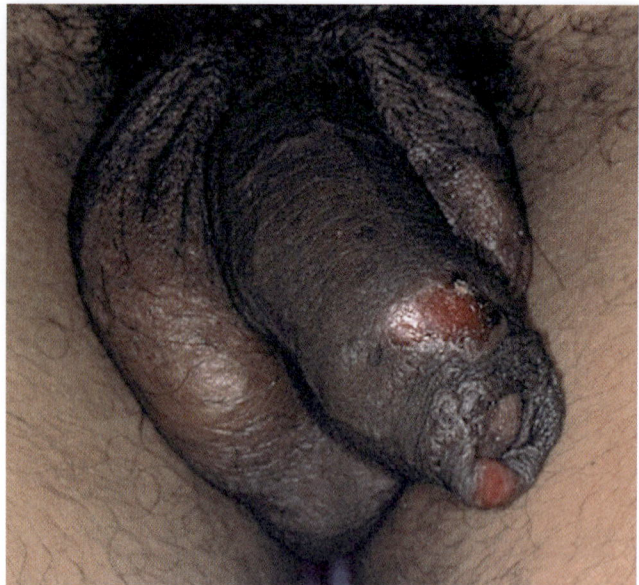

Figura 8.40 Cancroide: representação no sexo masculino com úlceras múltiplas, muito dolorosas, de fundo sujo e base amolecida.

regional. O cancro duro costuma ser indolor, único, erosado ou exulcerado, com bordas duras e fundo limpo (Figura 8.39). Em mulheres, tende a localizar-se no grade lábio ou no vestíbulo. Muitos cancros não são observados em mulheres por estarem localizados dentro da vagina ou da cérvice. O cancro involui espontaneamente em 1 a 2 meses, não deixando cicatriz. O diagnóstico é confirmado pela pesquisa do *T. pallidum* em campo escuro. O tratamento de eleição é a penicilina benzatina 2.400.000 UI dose única IM.

Cancroide

Constitui uma doença infectocontagiosa, de transmissão sexual, causada pelo bastonete gram-negativo *Haemophilus ducreyi*. Após período de incubação de 3 a 7 dias, surge a lesão inicial (pápula, pústula ou vesícula) que rapidamente evolui para ulceração. As úlceras geralmente são múltiplas (duas ou três), autoinoculadas, dolorosas, de fundo purulento e base mole (Figura 8.40). Metade dos pacientes pode apresentar adenopatia unilateral dolorosa, que drena por um único orifício. Os exames laboratoriais (bacterioscópico, cultura e histopatológico) têm baixa sensibilidade. O tratamento pode ser com doxiciclina (100 mg VO, 2 vezes/ dia durante 3 semanas) ou com azitromicina, ceftriaxona, tetraciclina, eritromicina, ciprofloxacino ou tianfenicol, que têm demonstrado boa resposta, com esterilização das lesões em 48 h.

Linfogranuloma venéreo

Doença infecciosa de transmissão essencialmente sexual, causada pela *Chlamydia trachomatis*. O período de incubação varia de 3 a 32 dias, após o qual surge papulovesícula ou pequena erosão, que muitas vezes passa despercebida e cicatriza em poucos dias. Manifestações sistêmicas como febre, cefaleia e prostração podem preceder o envolvimento dos linfonodos que surge em 1 a 3 semanas após a lesão inicial. Devido à diferença de drenagem linfática regional, a doença evolui de maneira diferente nos dois sexos.

No homem, surge adenopatia inguinal dolorosa, com fusão de vários gânglios, formando massa volumosa que necrosa, dando origem a múltiplas fístulas, com aspecto em bico de regador. Na mulher, a infecção localiza-se nos gânglios ilíacos profundos e pararretais, e o diagnóstico é feito mais tardiamente. Além da adenite, podem ocorrer vulvovaginite, uretrite, proctite, abscessos, ulcerações, fístulas e elefantíase (Figura 8.41).

Estiomene representa edema vulvar acompanhado de esclerose e hipertrofia tecidual. A síndrome genitoanorretal de Gersild é constituída por abscessos pararretais, fístulas uretrovaginais ou retovaginais, ulceração, retração e esclerose.

Os exames bacteriológicos e imunológicos (Elisa, reação de fixação do complemento, imunofluorescência indireta) são empregados para confirmação diagnóstica. O tratamento deve ser iniciado precocemente, para evitar complicações tardias. Pode ser empregada doxiciclina (100 mg, VO, 2 vezes/ dia, durante 3 semanas) ou outras opções, como tetraciclina, azitromicina, eritromicina, sulfametoxazol-trimetoprima ou tianfenicol.

Donovanose

Causada pelo *Calymmatobacterium granulomatis*, bacilo gram-negativo saprófita do intestino, a donovanose frequentemente é transmitida pelo ato sexual, principalmente anal, tem evolução crônica, pouco contagiosa, e é caracterizada por lesões ulceradas, autoinoculáveis. O período de incubação é bastante variável, de 3 a 90 dias. A lesão inicial é pápula, pústula ou nódulo, que rapidamente ulcera, tornando-se lesão ulcerovegetante, que é sua apresentação mais comum (Figura 8.42). Por autoinoculação surgem lesões satélites, que confluem, dando origem a grandes úlceras indolores, de crescimento lento e progressivo. A confirmação diagnóstica é feita pela demonstração do *C. granulomatis* na lesão por exame direto ou histopatológico. O tratamento é feito com tetraciclina (2 g/dia), doxiciclina (100 mg 12/12 h), tianfenicol (500 mg 12/12 h), ciprofloxacino (750 mg 12/12 h) ou eritromicina (500 mg 6/6 h), todos por 4 semanas.

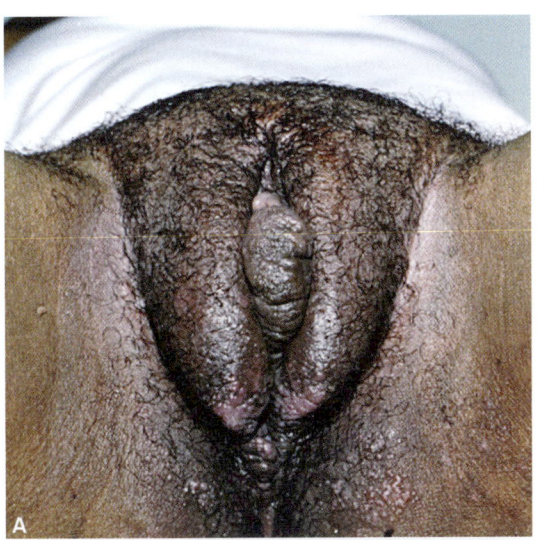

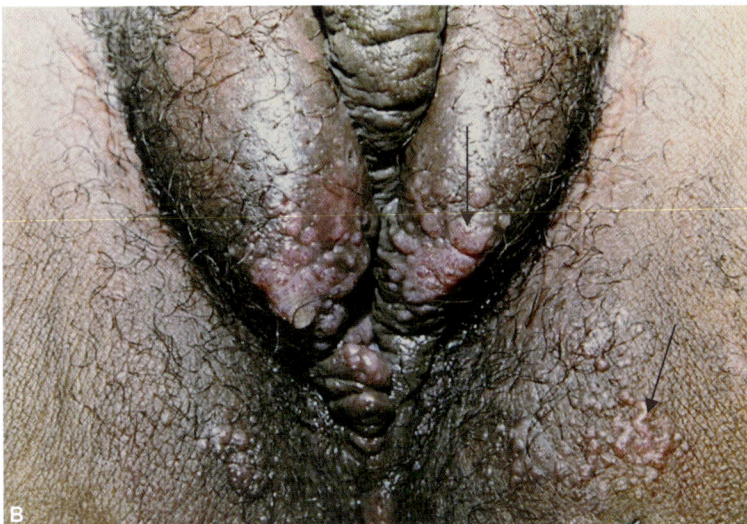

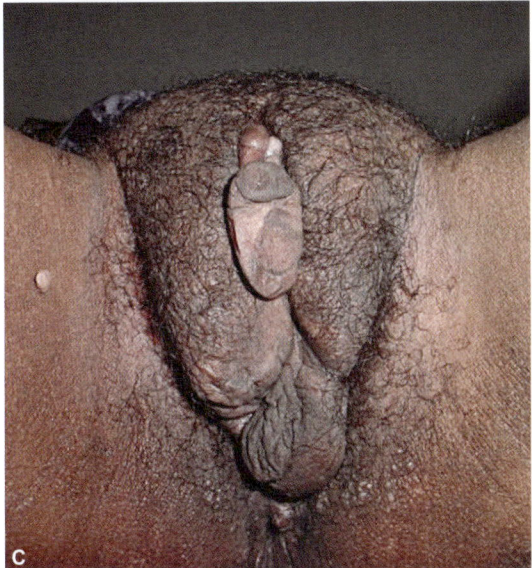

Figura 8.41 Linfogranuloma venéreo. **A.** Elefantíase vulvar pela obstrução dos linfáticos. **B.** Maior aumento para observar a linfagiectasia (*setas*). **C.** Estiomene que representa edema vulvar acompanhado de esclerose e hipertrofia tecidual.

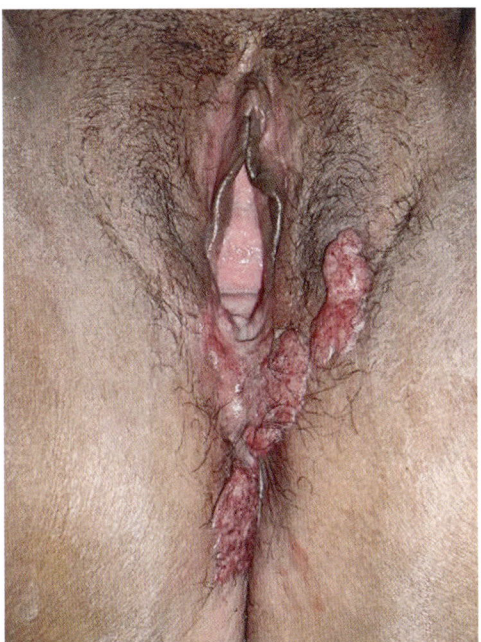

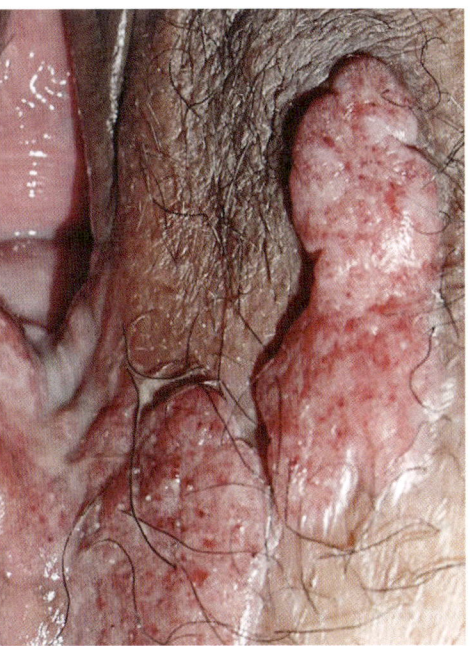

Figura 8.42 Donovanose. Lesões ulcerovegetantes.

Parte 3

Tuberculose cutânea orificial

A tuberculose cutânea (TB) pode ocorrer como infecção exógena, quando a inoculação se dá diretamente na pele, ou endógena, quando o comprometimento cutâneo se dá secundariamente, por autoinoculação, disseminação hematogênica ou extensão por contiguidade de um órgão acometido. A TB orificial caracteriza-se pelo aparecimento de lesão papulonodular que rapidamente evolui para úlcera rasa, de fundo granuloso, recoberto por pseudomembrana amarelada, muito dolorosa. Acomete regiões periorificiais como boca, ânus, vulva e uretra. Decorre da autoinoculação em portadores de tuberculose grave, geralmente imunossuprimidos, com doença do trato gastrogenital, ou urogenital. O diagnóstico é feito pela identificação do *Mycobacterium tuberculosis* (exame direto, cultura, inoculação e reação em cadeia da polimerase [PCR]) e estudo histopatológico. O tratamento é feito com esquema tríplice com rifampicina, hidrazida e pirazinamida.

Pênfigo vulgar

Pênfigo constitui um grupo de doenças bolhosas de natureza autoimune, de evolução crônica ilimitada, e prognóstico reservado, que pode ser classificado em pênfigo vulgar, com uma variante vegetante, e pênfigo foliáceo, com uma variante eritematosa.

No pênfigo vulgar, antes de surgirem na pele, as lesões bolhosas podem ocorrer inicialmente na mucosa oral. Ao se romperem, as bolhas cutâneas deixam grandes áreas erosivas exsudantes, sem tendência a reparação (Figura 8.43). A variante vegetante do pênfigo vulgar caracteriza-se por lesões vegetantes em áreas de flexão, acompanhadas de lesões nas mucosas oral, genital e anal.

No pênfigo foliáceo e sua variante eritematosa, as bolhas são tão efêmeras que passam despercebidas, deixando descamação intensa.

Eritema fixo pigmentar

Apresenta-se também como lesão bolhosa (que rapidamente se rompe, dificilmente vista). Como sua apresentação mais frequente é a úlcera, o eritema fixo pigmentar foi incluído neste grupo.

Trata-se de uma farmacodermia caracterizada pelo aparecimento de lesões em consequência à ingestão de determinada substância. A lesão tende a regredir após suspensão do fármaco, porém reaparece no mesmo local, após um novo contato. Na pele, costuma surgir como mácula eritematosa, edematosa, que se torna pigmentada ao evoluir, para depois regredir. Na mucosa, é comum apresentar-se como lesão bolhosa, que rapidamente se rompe, dificilmente vista, dando lugar a uma ulceração recoberta por crosta (Figura 8.44). Erosão de aparecimento súbito repetidamente no mesmo local deve levantar suspeita e questionamento sobre uso de medicação. A presença concomitante de lesões cutâneas, com sua evolução peculiar, ajuda a firmar o diagnóstico. O tratamento consiste no reconhecimento da medicação envolvida, a ser evitada. Tratamento sintomático, se necessário.

Síndrome de Steven-Johnson

Reação de hipersensibilidade, de instalação aguda, autolimitada e recorrente, caracterizada pelo desenvolvimento de lesões cutâneas e mucosas. Nem sempre se consegue determinar o fator etiológico envolvido. O uso de fármacos pode ser responsável por 60% dos casos e infecções, por 15%. Sintomas prodrômicos (febre, mialgia, artralgia, vômito) podem

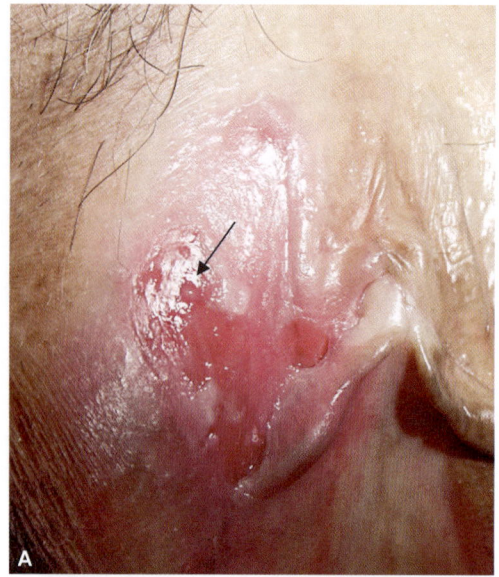

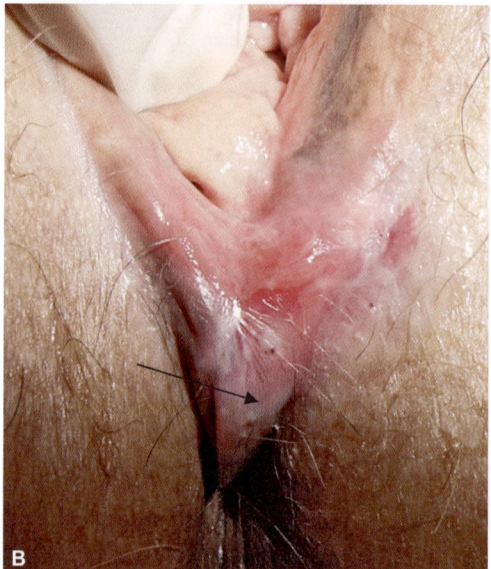

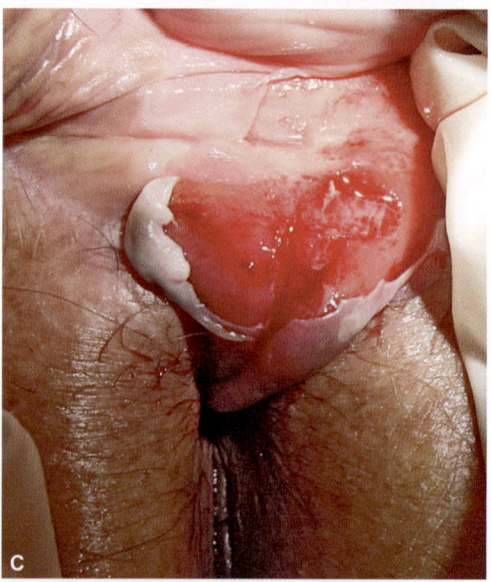

Figura 8.43 Pênfigo vulgar. **A.** Erosão pela bolha rompida no sulco interlabial direito, apresentando ainda uma vesícula íntegra. **B.** Grande bolha íntegra no períneo. **C.** Rompimento da grande bolha por ocasião da biopsia, com descolamento da pele nas margens da erosão.

preceder o aparecimento das lesões, que inicialmente surgem como placas eritematosas, com expansão centrífuga. O centro da lesão torna-se purpúrico e evolui com bolhas e necrose (Figura 8.45). O comprometimento mucoso pode ser extenso (estomatite, esofagite, uretrite, vulvovaginite, conjuntivite, uveíte), com queda do estado geral, podendo ter evolução fatal pelas complicações renais, cardíacas e infecções intercorrentes. Sem complicações, o surto dura, em média, 4 semanas. Internamento hospitalar e medidas de suporte, além de corticoides sistêmicos e antibióticos profiláticos, devem ser ponderados.

Úlcera amoniacal

A ação ácida da urina sobre a pele, sem proteção, em pacientes com importante incontinência urinária pode causar úlceras (Figura 8.46). A conduta terapêutica consiste em orientar o uso de sabonetes neutros ou alcalinos para a higiene e a aplicação de creme com nistatina e metronidazol até fecharem-se as úlceras. Em seguida, deve-se manter a pele protegida da ação ácida da urina com cremes de barreira à base de óxido de zinco (e associações) até a correção da incontinência urinária.

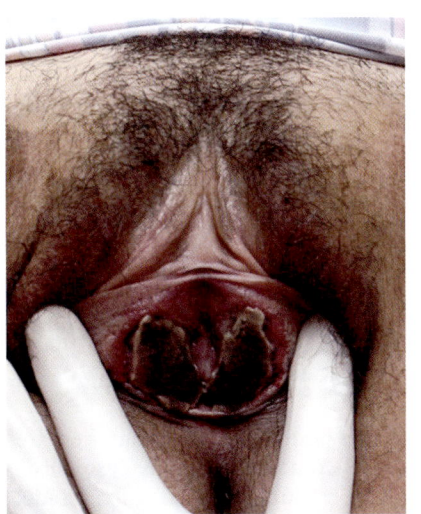 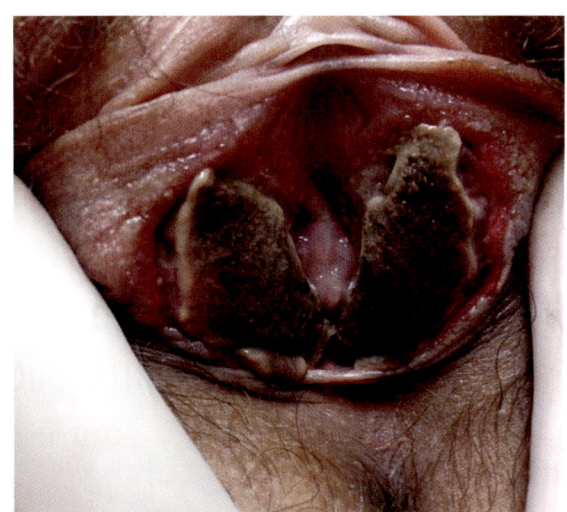

Figura 8.44 Eritema fixo pigmentar. Ulceração recoberta por crosta.

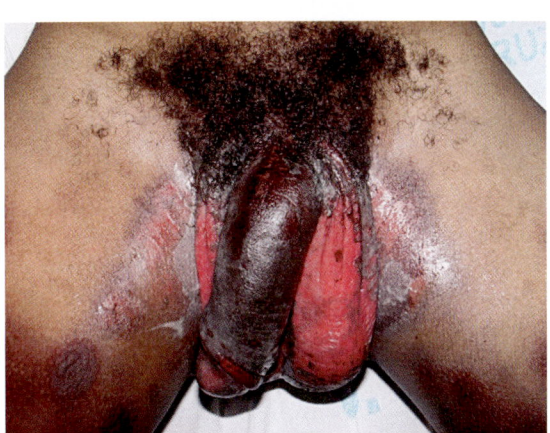

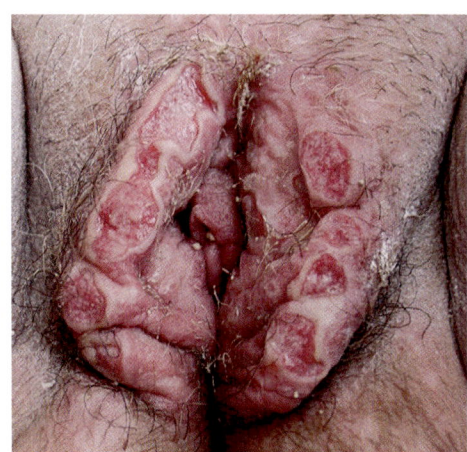

Figura 8.46 Úlcera amoniacal: grandes úlceras decorrentes da ação ácida permanente da urina em paciente com importante incontinência urinária.

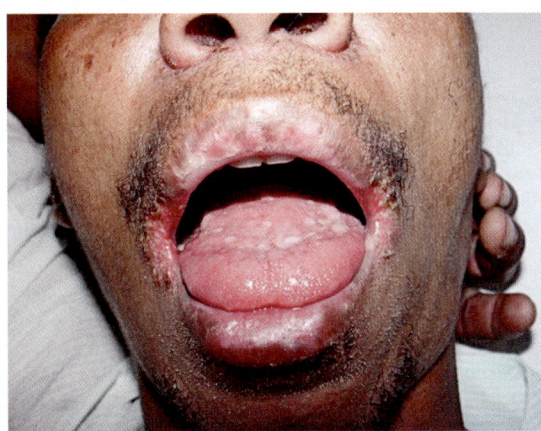

Figura 8.45 Síndrome de Steven-Johnson. Representação no sexo masculino. Bolhas e extensas áreas erosadas comprometendo região genital e mucosa oral.

BIBLIOGRAFIA

Azulay DR, David RA, Abulafia LA. Dermatologia. 6. ed. Rio de Janeiro: Guanabara Koogan; 2013.

Bolognia J, Jorizzo J L, Rapini RP. Dermatologia. 2. ed. Rio de Janeiro: Elsevier; 2008.

Carvalho NS, Maia A, Martins CR et al. Patologia do trato genital inferior e colposcopia: Manual prático com casos clínicos e questões comentadas. São Paulo: Atheneu; 2010.

Edwards L, Lynch PJ, Neil SM. Atlas de dermatologia genital. 2 ed. Rio de Janeiro: Revinter; 2012.

Fitzpatrik TB, Eisen Az, Wolff K et al. Tratado de dermatologia. 5 ed. Rio de Janeiro: Revinter; 2005.

Lupi O, Belo J, Cunha PC. Rotinas de diagnóstico e tratamento da Sociedade Brasileira de Dermatologia. 1 ed. São Paulo: Guanabara Koogan; 2010.

Vivier DV, McKee PH. Atlas de dermatologia clínica. 2 ed. São Paulo: Manole; 2000.

Wilkinson EJ, Stone IK. Atlas de doenças da vulva. Rio de Janeiro: Revinter; 1997.

9

Liquens Vulvares

Nilma Antas Neves | Renata Lopes Britto

INTRODUÇÃO

Os liquens vulvares podem ser classificados em três tipos: escleroso, plano e simples crônico. As expressões distrofias vulvares e líquen escleroatrófico, comumente usadas no passado, não são mais empregadas pelas sociedades médicas que lidam diretamente com as doenças vulvares, pois o líquen escleroso (LE) refere-se às áreas de atrofia e de hiperplasia. A classificação vigente é a da International Society for the Study of Vulvovaginal Disease (ISSVD), que busca a interação das diversas especialidades afins com essa área. A classificação atual enfatiza a importância da especificidade das alterações dermatológicas vulvares (2011),[1] e não menciona mais os termos distrofias (1975) ou alterações epiteliais não neoplásicas da vulva (1987).

O estudo dos liquens vulvares é importante em função de seu quadro clínico e da possibilidade de evolução para neoplasia intraepitelial e invasora. O sintoma mais frequente desses liquens é o prurido vulvar de intensidade variável, mas que pode perturbar o sono e as atividades cotidianas.

O LE e o líquen plano (LP) estão associados à neoplasia intraepitelial vulvar diferenciada (NIV) e ao câncer invasor vulvar. Mulheres com LE têm maior risco de desenvolver carcinoma epidermoide da vulva, geralmente menor do que 5%, e a NIV é precursora desse tipo de câncer.[2]

LÍQUEN ESCLEROSO

O LE é uma doença dermatológica benigna, crônica, que tende a acometer a região anogenital (85 a 98% dos casos), mas pode ocorrer em qualquer outra área. Lesões extragenitais podem estar presentes em até 15% dos pacientes.[2]

Há duas fases de surgimento das lesões: a pré-puberal na infância e a peri- ou pós-menopausa das mulheres. Não existem dados fidedignos de prevalência, mas estima-se que varie de 1 a cada 30 mulheres adultas ou idosas.[3]

Etiologia

A etiologia do LE ainda é desconhecida, mas já foram descritas possíveis associações com os fatores elencados a seguir:

- Fatores genéticos: alguns casos de história familiar têm sido relatados. Trauma e abuso sexual podem ser desencadeantes em pessoas geneticamente predispostas[4,5]
  - Anormalidades imunológicas: parece haver um mecanismo autoimune envolvido na etiologia do LE pela associação com outras doenças como alopecia areata, vitiligo, diabetes melito e alterações tireoidianas[6,7]
- Fatores hormonais: embora a alta incidência de LE em mulheres durante a infância e a senilidade (períodos com níveis estrogênicos mais baixos) possa sugerir influência hormonal na patogênese da doença, não foram identificados benefícios no tratamento com progesterona local ou terapia de reposição hormonal para essas pacientes. Os níveis androgênicos não parecem estar relacionados com a doença e vários estudos não encontraram benefício do tratamento do LE com testosterona
  - Cinética celular: na vulva afetada, o LE tem vasta capacidade de proliferação, e marcadores de proliferação, assim como o marcador de supressão tumoral p53, estão alterados no LE genital.[8]

Propedêutica

Quadro clínico

Apesar de a maioria das pacientes apresentar sintomas vulvares como prurido, ardor, dificuldade para o ato sexual e desconforto à micção, algumas mulheres são assintomáticas e o LE é detectado após inspeção da vulva pelo ginecologista ou outro especialista. O principal sintoma é o prurido vulvar de intensidade variada, entre um leve desconforto até prurido intenso, que interfere no sono. As pacientes também podem referir ardor e queimação vulvar, desconforto ao defecar (quando existe comprometimento perianal) e dificuldade para penetração vaginal em relações sexuais. Nos quadros avançados, pode haver fusão dos pequenos lábios, cobrindo o meato uretral, o que leva a sintomas como disúria, nictúria, retenção urinária e incontinência urinária por transbordamento.

Os sinais clássicos do LE são mancha hipocrômica, bilateral e simétrica, que geralmente acomete pequenos e grandes lábios, podendo estender-se para períneo, na região perianal e região inguinocrural. O aparecimento de fissuras no períneo, na região perianal, interlabial ou ao redor do clitóris também é frequente. Podem ser observadas equimoses, principalmente em crianças, devido à fragilidade do tecido, e o ato de coçar pode gerar escoriações e leve liquenificação com edema do pequeno lábio (Figura 9.1).

Ao início dos sintomas, a arquitetura vulvar não é afetada, mas conforme a doença evolui, pode ocorrer fusão dos pequenos com os grandes lábios, além de fusão do prepúcio do clitóris. Apesar de rara, pode ocorrer fusão completa do introito vaginal, restando apenas um orifício.

Para o diagnóstico diferencial, devem ser considerados vitiligo (Figura 9.2), psoríase (Figura 9.3), dermatite fúngica, LP e neoplasia intraepitelial. O vitiligo diferencia-se do LE por geralmente não ser pruriginoso na maioria dos casos e apresentar pele com textura semelhante à da pele normal e pelos brancos na pele alterada. Na psoríase, a pele costuma apresentar-se mais avermelhada e com escamas, associada a

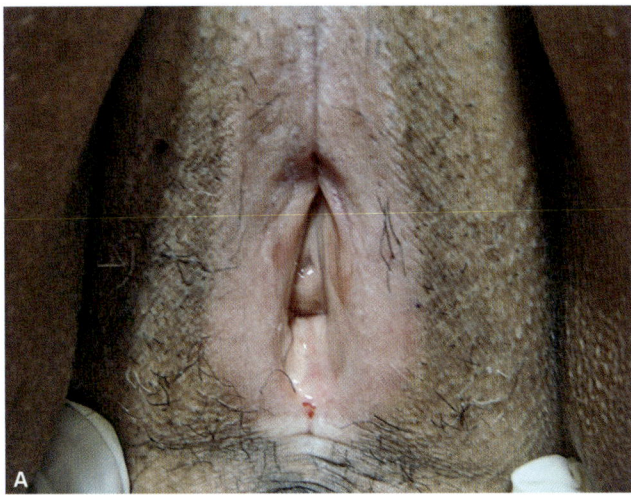

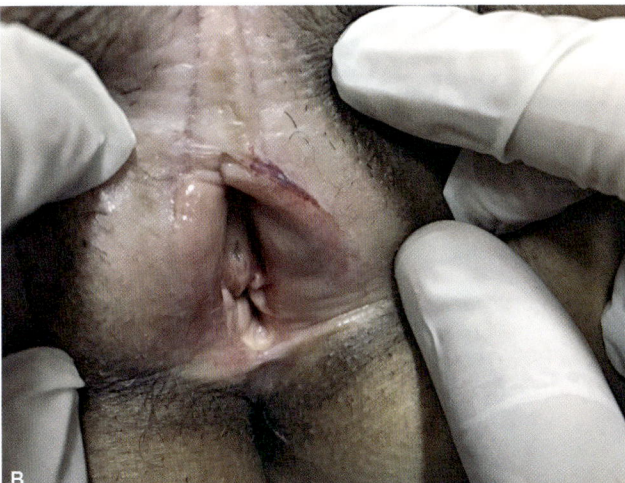

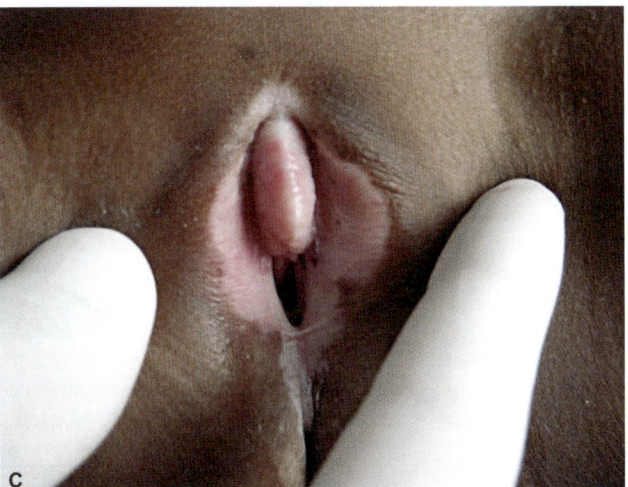

Figura 9.1 A. Líquen escleroso. **B.** Líquen escleroso com área de equimose. **C.** Líquen escleroso em criança.

prurido. Os casos de dermatite fúngica são pruriginosos, mas geralmente se apresentam com hiperemia e edema de pele/mucosas e com descamação fina. A principal lesão associada à neoplasia intraepitelial vulvar é a placa pruriginosa, que pode ser de coloração branca, vermelha ou mista. Os quadros de LP podem cursar com mancha hipocrômica, mas com comprometimento de mucosa vestibular e/ou vaginal, sendo que

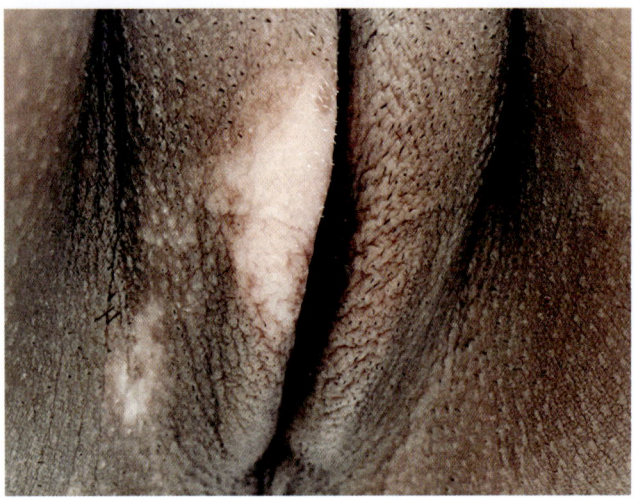

Figura 9.2 Vitiligo vulvar.

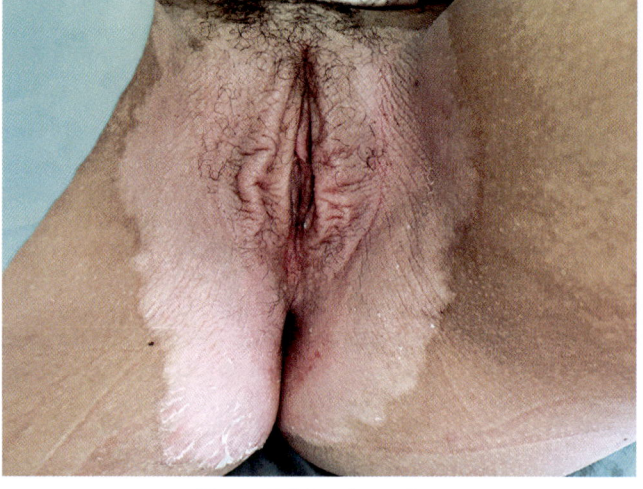

Figura 9.3 Psoríase vulvar.

dispareunia e ardor vulvar são mais frequentes do que o prurido, podendo também apresentar as alterações orais, que facilitam o diagnóstico diferencial.

Biopsia

A maioria dos casos de LE dispensa biopsia para confirmação diagnóstica, pois os sinais e sintomas são suficientes para definir o diagnóstico e iniciar o tratamento. Por ser dolorosa e desconfortável, a biopsia de vulva deve ser realizada apenas quando houver expectativa de que o resultado altere a conduta. A biopsia está indicada, portanto, na dúvida diagnóstica, para o diagnóstico diferencial com outras doenças que cursam com manchas hipocrômicas.

Outra indicação da biopsia é quando existirem áreas de espessamento ou erosões/ulcerações na mancha do LE, para afastar associação com NIV (Figura 9.4). É importante diferenciar a lesão causada pelo ato de coçar da erosão pela doença, a fim de se evitar uma biopsia desnecessária nos casos de simples escoriações.

Apesar de dolorosa, a técnica de biopsia é bastante simples. É necessário realizar um botão anestésico com lidocaína a 1 ou 2%, com ou sem vasoconstritor. A retirada da amostra pode ser com *punch* de 4 mm, bisturi frio ou tesoura e o leito deve ser eletrocauterizado.

O aspecto histopatológico é de epiderme fina e típica, embora nas lesões iniciais se observe acantose epidérmica leve e irregular, com áreas de hiperqueratose. A derme exibe homogeneização do colágeno com intensa infiltração linfocítica abaixo dessa área.

As características histológicas do LE podem estar ausentes na doença crônica, se a biopsia não atingir a área de patologia ativa ou se a biopsia indicar hiperplasia ou líquen simples crônico (LSC), que podem estar associados ao LE.

Exames laboratoriais

Deve ser investigada a possibilidade de doenças autoimunes associadas, como doença tireoidiana e diabetes. Nos casos de suspeita de infecção associada ao LE, pode ser necessária a pesquisa direta de fungos na pele.

Prevenção

Apesar de não haver um método de prevenção do LE, é preciso estar atento ao aspecto da lesão (áreas de espessamentos ou erosões), que podem estar associadas a NIV diferenciada ou ao câncer invasor. Não há consenso na literatura sobre como evitar a evolução do LE para a NIV ou câncer, mas alguns pesquisadores sugerem o uso contínuo de corticoide tópico como agente para prevenção. Também é incerto se o uso prolongado e indefinido do corticoide tópico impediria a fusão dos lábios, do prepúcio do clitóris e do introito vaginal.

Deve-se buscar a prevenção ou detecção precoce de lesões pré-neoplásicas ou neoplásicas, com indicação de biopsia nos casos com espessamentos ou erosões, introdução do uso de potente corticoide tópico e acompanhamento semestral ou, no máximo, anual.[9]

Tratamento

Recomenda-se tratar todas as pacientes, mesmo que assintomáticas, para evitar a progressão da doença. O tratamento deve ser iniciado precocemente, com melhores resultados nos primeiros 2 anos após o diagnóstico. O objetivo é a resolução do prurido, das áreas de fissuras, equimoses e hiperqueratose.[10] Em algumas mulheres, ocorre melhora da pigmentação e da atrofia, mas não se observa melhora das áreas de fusão ou modificação da anatomia vulvar.

O tratamento de escolha é com propionato de clobetasol a 0,05% (corticoide de alta potência) em pomada, por ter melhor penetração na pele, e porque os cremes podem ser irritantes para a pele sensível do LE. A pomada deve ser aplicada à noite, em fina camada, na quantidade de uma polpa digital. O esquema de uso ideal não é determinado, mas há boas experiências com sua aplicação de 2 a 3 meses, da seguinte maneira: todos os dias no primeiro mês, dias alternados no segundo mês e 2 vezes/semana no terceiro mês. Anti-histamínicos orais também podem ser indicados a pacientes com prurido intenso.[10-13]

A paciente deve ser reavaliada após 2 a 3 meses e considera-se boa resposta a melhora ou resolução do prurido, das fissuras ou da hiperqueratose.

Se a paciente apresentar áreas de hiperqueratose resistentes ao tratamento tópico, indica-se a administração de corticoide intralesional do seguinte modo: use triancinolona (10 mg/mℓ), coloque 2 mℓ de salina em 1 mℓ de triancinolona, e injete 1 mℓ em lesões até 2 cm e 3 mℓ em lesões maiores.[14]

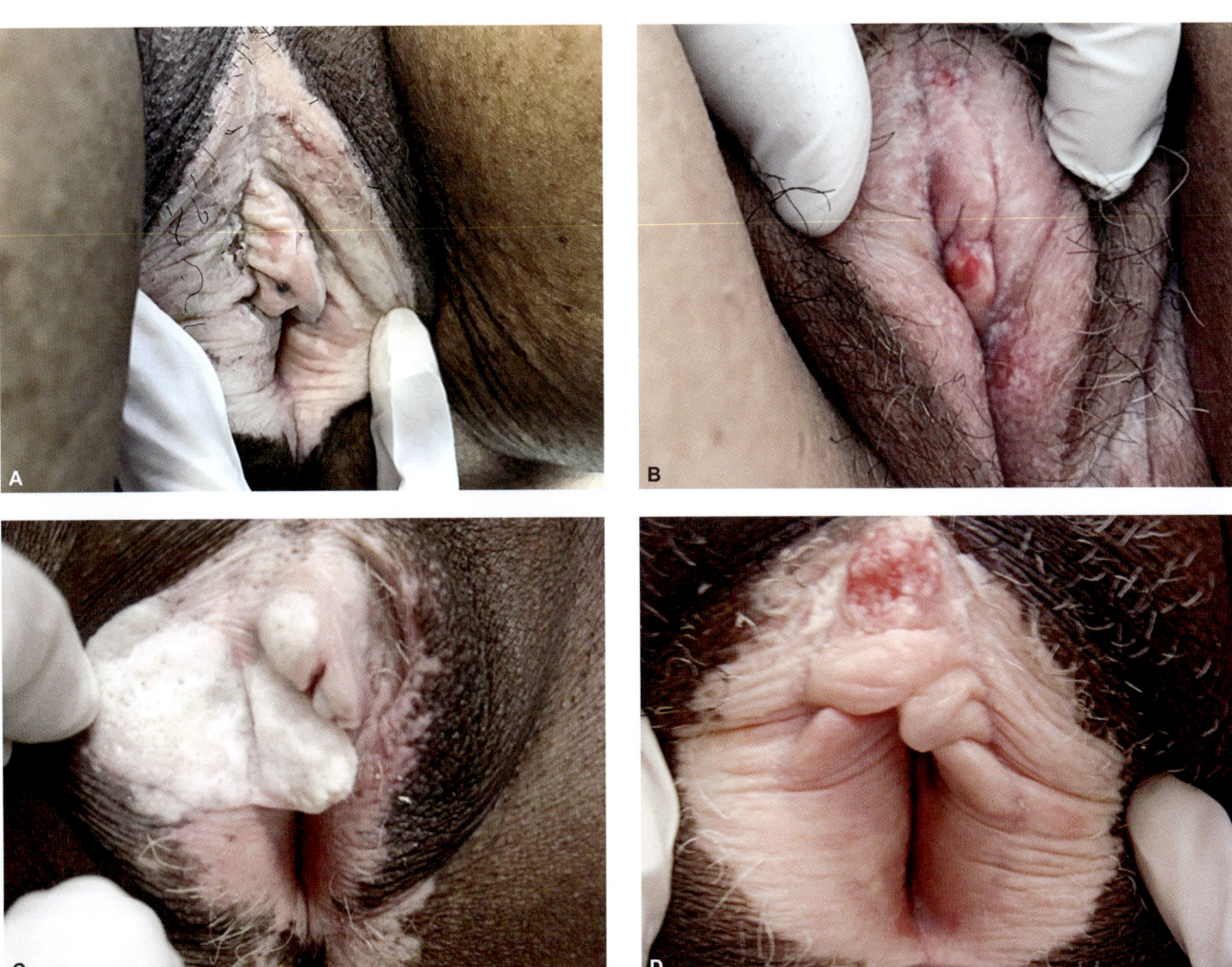

Figura 9.4 A. Líquen escleroso com áreas de espessamento e erosões. **B.** Líquen escleroso com áreas de espessamentos e erosões. A biopsia revelou associação com neoplasia intraepitelial diferenciada. **C.** Líquen escleroso com espessamento em placa branca. A biopsia revelou associação com neoplasia intraepitelial diferenciada. **D.** Líquen escleroso com área tumoral supraclitoridiana. A biopsia revelou câncer invasivo.

O tratamento de manutenção a longo prazo não é indicado a pacientes totalmente assintomáticas, mas há pesquisadores que recomendam o uso de corticoide potente (propionato de clobetasol a 0,05% ou furoato de mometasona 0,1%), 2 a 3 vezes/semana, por tempo indeterminado, considerando-se o risco de evolução para neoplasia.[15]

Tanto as pacientes em uso do corticoide de manutenção quanto aquelas que não o usam devem ser reavaliadas a cada 6 meses. Se houver retorno do prurido, áreas de hiperqueratose ou fusão com alteração da anatomia vulvar, deve-se intensificar a frequência da medicação.

Nos casos de pacientes não responsivas ao tratamento, é preciso investigar algumas possibilidades: uso adequado da medicação, associação com infecção fúngica ou bacteriana, associação com atrofia urogenital em mulheres menopausadas ou com alergia ao corticoide tópico. Pode-se também refazer a biopsia nos casos com hiperqueratose. Quando o corticoide tópico resulta em nenhum ou pouco efeito terapêutico, podem-se usar outros princípios ativos, preferencialmente os inibidores da calcineurina (tacrolimo e pimecrolimo).

A principal vantagem dos inibidores da calcineurina é a ausência de risco para atrofia secundária à medicação, mas não há conhecimento estabelecido acerca do uso prolongado dessas medicações para LE. Sua eficácia é comprovada, mas se mostra menos efetiva do que o propionato de clobetasol.[16,17] O uso deve ser feito 2 vezes/dia, por 3 meses, e o principal efeito adverso é o ardor vulvar. Ainda não foi comprovada sua eficácia na prevenção do câncer invasor da vulva.

Outras opções terapêuticas têm sido usadas, mas devido à pouca evidência científica sobre a eficácia e dos efeitos adversos, essas medicações não são as mais recomendadas. A acitretina (retinoide) pode ser administrada por via oral, na dose entre 20 e 30 mg/dia por 16 semanas, podendo apresentar muitos efeitos adversos: queilites, xeroses, aumento de enzimas hepáticas, dor abdominal, aumento de triglicerídeos e alopecia.[18]

Apesar de não superarem a eficácia do propionato de clobetasol, outras duas opções de tratamento são a fototerapia UVA 1 e a terapia fotodinâmica. Durante muito tempo, o uso tópico de progesterona e testosterona foi considerado o tratamento de escolha para LE, mas estudos clínicos randomizados demonstraram que o propionato de clobetasol é mais efetivo e apresenta menos efeitos colaterais.[19]

Outros tratamentos com ciclosporina, metotrexato, crioterapia, *laser* CO_2 também já foram descritos, com resultados bastante limitados.[20-22]

Quando existe fusão importante do introito vaginal com sinequias, é necessário um procedimento cirúrgico para restaurar a anatomia vulvar (Figura 9.5).

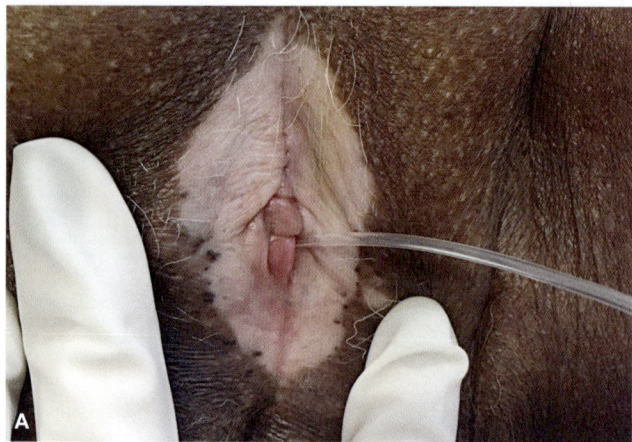

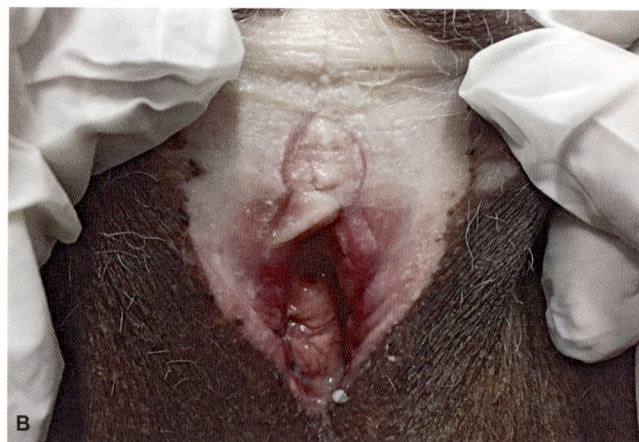

Figura 9.5 A. Líquen escleroso com fusão do introito vaginal. Antes da cirurgia. **B.** Após cirurgia para abertura do introito vaginal.

O tratamento do LE em crianças é semelhante ao dos adultos. O proprionato de clobetasol 0,05% é o tratamento de escolha, mas tacrolimo e pimecrolimo também são alternativas.[23,24]

LÍQUEN PLANO

O LP é menos comum do que o LE, ocorrendo em menos de 1% da população.[25] É mais frequente nas mulheres de meia-idade, entre 30 e 60 anos, e pode acometer pele, mucosa oral, genitais, couro cabeludo, unhas e esôfago. A etiologia é desconhecida, mas alguns mecanismos têm sido propostos, como ativação de células T CD8 contra queratinócitos, ativação exacerbada de resposta imune Th1 com gamainterferona, fator de necrose tumoral e interleucinas 1, 6 e 8.[26]

Propedêutica

O quadro clínico é o principal meio diagnóstico, com lesões papuloescamosas e manchas hipocrômicas associadas a prurido, ardor e dispareunia. Podem-se observar também finas linhas brancas, chamadas de estrias de Wickham, e algumas pacientes podem exibir a reação de Koebner, que frequentemente ocorre após o ato de coçar.

O LP erosivo é uma forma de apresentação na vulva, com quadro clínico intenso de ardor, prurido, descamação e erosão. Essa dermatite crônica pode envolver a vagina (70% dos casos) e provocar erosões da mucosa vaginal com posterior aderência das paredes vaginais, podendo impedir a penetração nas relações sexuais (Figura 9.6). As lesões são manchas ou placas branco-eritematosas, com erosão e, às vezes, com estrias brancas ou borda violácea.[13,17-19]

O comprometimento vaginal pode ocorrer mesmo na ausência de lesão vulvar, levando à aderência vaginal, que pode acontecer de modo assintomático em pacientes sem atividade sexual. A citologia oncótica pode mostrar alterações em caso de lesão no colo do útero.[20]

Existe, ainda, uma variação do LP denominada síndrome vulvovaginal-gengival (SVVG), com comprometimento dos epitélios da vulva, do vestíbulo, da vagina e da boca, além de eventual envolvimento da pele e do esôfago.[19,21-24]

Apesar de a SVVG poder acometer os três tecidos, a ocorrência de lesão gengival é bastante incomum, com erosão, placas brancas na mucosa, na língua e no palato (Figura 9.7).[24]

Biopsia

Embora muitas vezes o diagnóstico seja clínico, deve-se realizar biopsia em caso de suspeita de LP, pois o diagnóstico clínico é mais difícil e raro nessa situação. As áreas de LP erosivo devem passar por biopsia, dada a possibilidade de

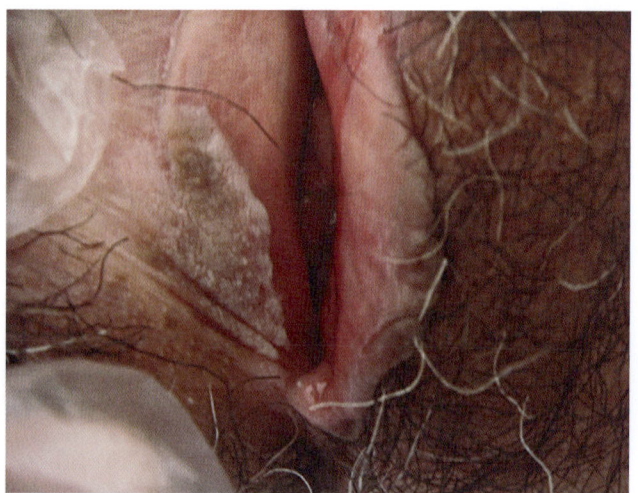

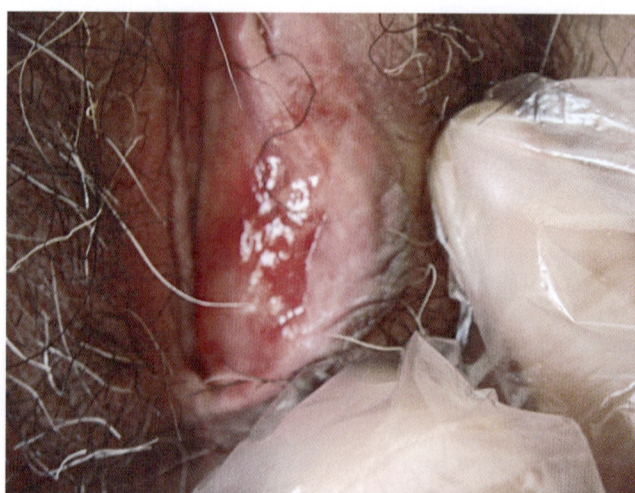

Figura 9.6 Líquen plano.

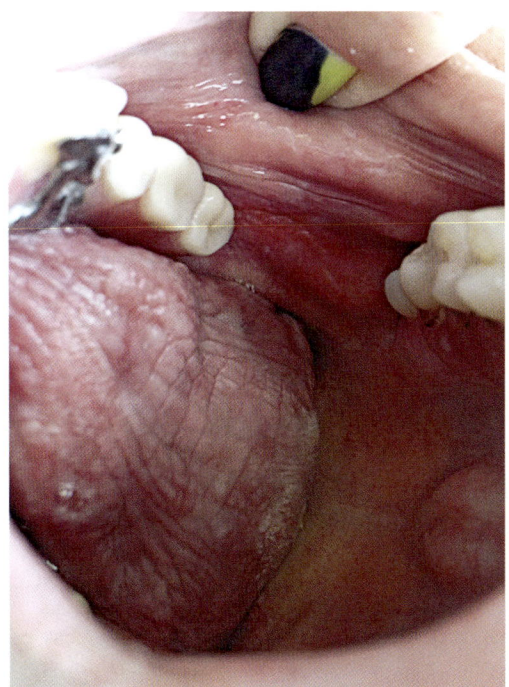

Figura 9.7 Úlceras orais em paciente com líquen plano.

associação com neoplasia invasora da vulva. Os principais achados histológicos são: hiperqueratose sem paraqueratose, vacuolização da camada basal do epitélio, queratinócitos apoptóticos e infiltrado linfocítico em banda na junção dermoepidérmica.

Tratamento

O tratamento de escolha para o LP localizado é, inicialmente, um corticoide tópico potente,[27] sendo indicada a pomada de dipropionato de betametasona a 0,05%, 2 vezes/dia. Se as lesões forem na região intertriginosa, deve-se optar por corticoides menos potentes, para evitar atrofia. Nas lesões espessas, pode ser usada a triancinolona, um corticoide intralesional, 2,5 a 10 mg/mℓ, com o máximo de 40 mg por sessão mensal.

As pacientes que não apresentam boa resposta aos corticoides tópicos podem se beneficiar de corticoides orais, retinoides (acitretina) e fototerapia, que deve ser conduzida por dermatologista.

Nos quadros de LP erosivo com comprometimento da mucosa vaginal, o tratamento consiste na associação de antibiótico e corticoide (clindamicina a 2% + hidrocortisona a 1%) em creme e por via vaginal durante 14 dias, mantida 2 vezes/semana, por mais 2 meses. Com o objetivo de restabelecer o canal vaginal, indica-se a dilatação vaginal com moldes ou, em último caso, com cirurgia para desfazer as aderências.

LÍQUEN SIMPLES CRÔNICO

O líquen simples crônico (LSC; anteriormente conhecido como distrofia hiperplásica, hiperplasia de células escamosas, dermatite atópica, eczema atópico e neurodermatite) pode representar o estágio final de uma variedade de distúrbios eczematosos e pruriginosos ou o resultado de infecções vulvovaginais crônicas.

O LSC afeta adultos, predominantemente entre 30 e 50 anos, e preferentemente mulheres. Em pacientes com dermatite atópica coexistente, o LSC pode ocorrer em qualquer idade.[27,28]

Etiologia

O LSC e o prurido nodular (PN) são induzidos pelo hábito de coçar, e vários fatores incitam o prurido em ambos os distúrbios, mas nem todos são bem compreendidos. Já foi estabelecida uma associação entre LSC e doenças atópicas em até 75% dos casos, assim como maior frequência de pacientes com PN e eczema atópico coexistente.[29,30] Quando ocorrem nódulos pruriginosos em pacientes com dermatite atópica, os nódulos são chamados de "prurido de Besnier".

Existe, ainda, o PN não atópico, quando a causa do prurido é uma doença sistêmica, incluindo insuficiência renal, hiper- ou hipotireoidismo, insuficiência hepática, AIDS, infecção parasitária, hepatite B e C sem falência hepática e doença celíaca.[31-33]

Fatores ambientais têm sido implicados na indução de coceira, tais como calor, suor e irritação local, mas fatores emocionais ou psicológicos também são mencionados na literatura. Estudos com portadoras de LSC e PN mostram maior frequência de depressão, ansiedade, transtorno obsessivo-compulsivo ou outras desordens psicológicas entre essas pacientes, sem, contudo, esclarecer se esses fatores emocionais são secundários à doença dermatológica primária ou se eles são primários, alterando a percepção do prurido.[34,35] Foi postulado que os neurotransmissores que afetam o humor, como dopamina, serotonina ou peptídios opioides, modulam a percepção de prurido e poderiam estar diretamente relacionados com os transtornos psiquiátricos.[28]

Propedêutica

O prurido intenso é a marca registrada do LSC e pode ser paroxístico, contínuo ou esporádico. O ato de esfregar e coçar pode ser consciente, com o objetivo de substituir a sensação de coceira por dor, ou inconsciente, durante o sono. Estudos do sono têm mostrado que os distúrbios causados pelo LSC reduzem o sono não REM e as pacientes têm maior índice de excitação com breves despertares do sono, causado pela coçadura.[36] A intensidade do prurido tende a piorar com estresse psicológico, assim como com sudorese, calor ou irritação causada pela coceira.[31]

A lesão inicial é caracterizada por áreas de escoriações em uma base eritematosa. Com o trauma crônico, a pele torna-se espessa com hiperqueratose em liquenificação. Assim, em casos de longa data, uma placa liquenificada com hiper ou hipopigmentação é vista e a pele vulvar torna-se grossa, com aparência enrugada e acinzentada (Figura 9.8). Essas alterações da pele costumam ser bilaterais e simétricas e podem ultrapassar os grandes lábios, alcançando tecidos adjacentes das coxas, do períneo ou da pele perianal. O prurido vulvar intenso provoca angústia psicológica e funcional e, muitas vezes, atrapalha o sono. São descritos, ainda, gatilhos de prurido que incluem irritação causada por roupas, calor ou transpiração, produtos químicos contidos em produtos de higiene e absorventes, medicamentos de uso tópico, produtos de lavanderia e até mesmo sensibilidade a alguns alimentos.[37] Uma história detalhada geralmente leva ao diagnóstico e normalmente é descrito um ciclo de processo inflamatório

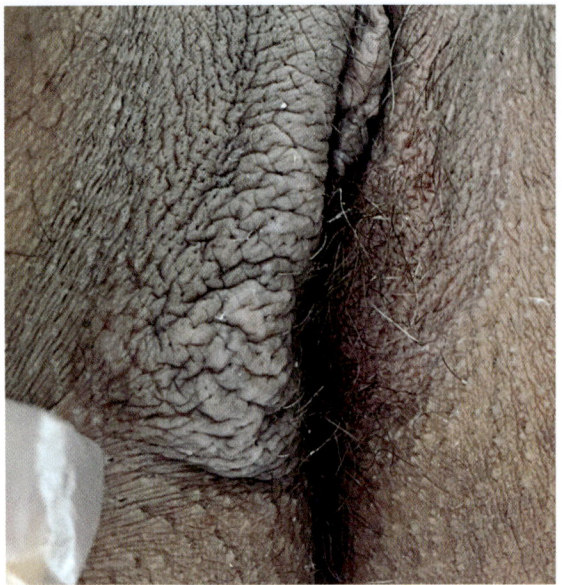

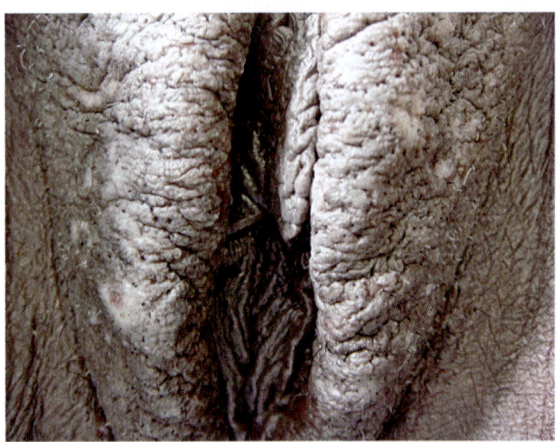

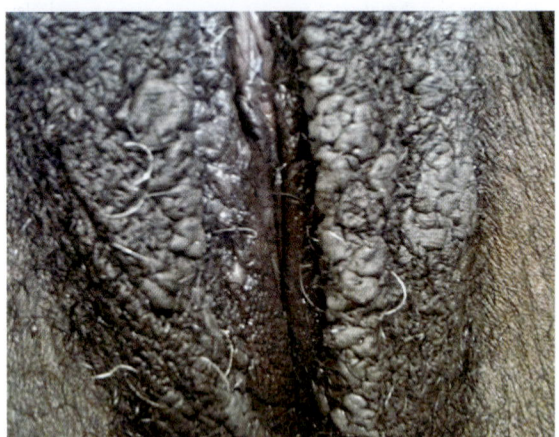

Figura 9.8 Líquen simples crônico.

local que leva ao prurido crônico, criando-se o hábito involuntário de esfregar e coçar, que causa espessamento epitelial e mais prurido.

Exames de laboratório devem ser feitos em pacientes com PN caso se acredite que a causa seja sistêmica. Hemograma completo com contagem diferencial, testes de função renal, hepática e avaliação de função tireoidiana podem ser solicitados. Radiografia de tórax para afastar a possibilidade de linfoma e sorologia para HIV também podem ser solicitadas.

A necessidade de avaliação mais extensa pode ser individualizada com base no histórico da paciente e em resultados dos exames já mencionados.

Biopsia

A biopsia é necessária para excluir neoplasia intraepitelial e tumor invasivo. O estudo histológico demonstra hiperqueratose e acantose resultando em espessamento do epitélio, hipergranulose e hiperplasia epidérmica psoriasiformes. A derme mostra espessamento de colágeno com feixes grosseiros e infiltrado inflamatório variável ao redor do plexo vascular superficial com linfócitos, histiócitos e eosinófilos. A biopsia pode também revelar distúrbio pruriginoso primário desencadeador de liquenificação secundária, como ocorre na psoríase. Os achados histológicos do PN são semelhantes aos do LSC, porém, a lesão é mais papular, com hiperplasia epidérmica bulbosa. Pode haver hipertrofia neural cutânea com feixes nervosos espessados e aumento de fibras nervosas.[38] Um aumento do número de células de Merkel é visto também adjacente às fibras de nervos cutâneos e mastócitos, e isso pode mediar a percepção anormalmente elevada de toque e coceira nessas pacientes.[30]

O diagnóstico diferencial inclui outras doenças epiteliais não neoplásicas, como neoplasia intraepitelial da vulva, condilomas acuminados planos, psoríase e LE.

Tratamento

O tratamento visa interromper o ciclo de coçadura. De início, os indutores de prurido devem ser identificados e eliminados. Em caso de doenças sistêmicas, o controle dessas afecções pode reduzir o prurido e interromper o ciclo de coçadura, informando-se à paciente o quão importante é evitar coçar. As unhas devem ser mantidas curtas e medidas de proteção (p. ex., luvas de algodão e filmes plásticos usados à noite) podem ajudar a diminuir a coceira durante o sono. Além disso, lubrificantes e emolientes como vaselina ou óleo vegetal e banhos de assento podem ajudar a restaurar a umidade de células, restaurando a função de barreira da pele.

As medidas de primeira linha para controlar o prurido incluem corticosteroides tópicos potentes. O tratamento de escolha é com dipropionato de clobetasol a 0,05% em pomada aplicado à noite, em fina camada, na quantidade de uma polpa digital, no seguinte esquema: todos os dias no primeiro mês, em dias alternados no segundo mês e 2 vezes/semana no terceiro mês. O uso intralesional de corticosteroides, como acetonida de triancinolona, em concentrações que variam de acordo com a espessura da placa ou nódulo, é benéfico. Tacrolimo tópico (ação anti-inflamatória) tem sido empregado com sucesso como agente poupador de esteroide. Anti-histamínicos com efeito sedativo, como a hidroxizina 25 mg, são bem indicados para uso à noite, assim como os antidepressivos tricíclicos, também administrados para abolir o prurido e equilibrar as alterações emocionais, muito comuns em pacientes com LSC. Os inibidores seletivos da recaptação da serotonina (SSRIs) são recomendados para alívio do prurido durante o dia.[30] A capsaicina a 0,05%, analgésico com estimulação seletiva de neurônios de fibras amielínicas, com ação anti-inflamatória (bloqueio da enzima ciclo-oxigenase [COX 2], fator nuclear kappa B [NFκB]), também pode ser usada sob a forma de creme para uso externo 1 ou 2 vezes/dia. Outros tratamentos como fototerapia e ciclosporina também se mostraram benéficos.[39,40]

Se os sintomas não melhorarem dentro de 1 a 3 semanas, a biopsia é indicada para excluir outra patologia.

REFERÊNCIAS BIBLIOGRÁFICAS

1. Bornstein J. Benign disorders of the vulva & vagina. In: DeCherney AH, Nathan L, Laufer N et al. Current diagnosis & treatment: Obstetrics & gynecology. 11. ed. New York: McGraw Hill; 2013.

2. Thomas RH, Ridley CM, McGibbon DH et al. Anogenital lichen sclerosus in women. J R Soc Med. 1996; 89(12):694-8.

3. Jones RW, Scurry J, Neill S et al. Guidelines for the follow-up of women with vulvar lichen sclerosus in specialist clinics. Am J Obstet Gynecol. 2008; 198(5):496.e1-3.

4. Cox NH, Mitchell JN, Morley WN. Lichen sclerosus et atrophicus in non-identical female twins. Br J Dermatol. 1986; 115(6):743.

5. Todd P, Halpern S, Kirby J et al. Lichen sclerosus and the Köbner phenomenon. Clin Exp Dermatol. 1994; 19(3):262-3.

6. Scrimin F, Rustja S, Radillo O et al. Vulvar lichen sclerosus: an immunologic study. Obstet Gynecol. 2000; 95(1):147-50.

7. Cooper SM, Ali I, Baldo M et al. The association of lichen sclerosus and erosive lichen planus of the vulva with autoimmune disease: a case-control study. Arch Dermatol. 2008; 144(11):1432-5.

8. Tan SH, Derrick E, McKee PH et al. Altered p53 expression and epidermal cell proliferation is seen in vulval lichen sclerosus. Cutan Pathol. 1994; 21(4):316-23.

9. Lee A, Bradford J, Fischer G. Long-term management of adult vulvar lichen sclerosus: a prospective cohort study of 507 women. JAMA Dermatol. 2015; 151:1061-7.

10. Neill SM, Lewis FM, Tatnall FM et al. British Association of Dermatologists' guidelines for the management of lichen sclerosus 2010. Br J Dermatol. 2010; 163:672-82.

11. Goldstein AT, Creasey A, Pfau R et al. A double-blind, randomized controlled trial of clobetasol versus pimecrolimus in patients with vulvar lichen sclerosus. J Am Acad Dermatol. 2011; 64(6):e99-104.

12. Funaro D, Lovett A, Leroux N et al. A double-blind, randomized prospective study evaluating topical clobetasol propionate 0.05% versus topical tacrolimus 0.1% in patients with vulvar lichen sclerosus. J Am Acad Dermatol. 2014; 71(1):84-91.

13. Borghi A, Corazza M, Minghetti S et al. Continuous vs. tapering application of the potent topical corticosteroid mometasone furoate in the treatment of vulvar lichen sclerosus: results of a randomized trial. Br J Dermatol. 2015; 173(6):1381-6.

14. Mazdisnian F, Degregorio F, Mazdisnian F et al. Intralesional injection of triamcinolone in the treatment of lichen sclerosus. J Reprod Med. 1999; 44(4):332-4.

15. Corazza M, Borghi A, Minghetti S et al. Clobetasol propionate vs. mometasone furoate in 1-year proactive maintenance therapy of vulvar lichen sclerosus: results from a comparative trial. J Eur Acad Dermatol Venereol. 2016; 30(6):956-61.

16. Goldstein AT, Creasey A, Pfau R et al. A double-blind, randomized controlled trial of clobetasol versus pimecrolimus in patients with vulvar lichen sclerosus. J Am Acad Dermatol. 2011; 64(6):99-104.

17. Luesley DM, Downey GP. Topical tacrolimus in the management of lichen sclerosus. BJOG. 2006; 113(7):832-4.

18. Bousema MT, Romppanen U, Geiger JM et al. Acitretin in the treatment of severe lichen sclerosus et atrophicus of the vulva: a double-blind, placebo-controlled study. J Am Acad Dermatol. 1994; 30(2 Pt 1):225-31.

19. Bornstein J, Heifetz S, Kellner Y et al. Clobetasol dipropionate 0.05% versus testosterone propionate 2% topical application for severe vulvar lichen sclerosus. Am J Obstet Gynecol. 1998; 178(1 Pt 1):80-4.

20. Lee A, Lim A, Fischer G. Fractional carbon dioxide laser in recalcitrant vulval lichen sclerosus. Australas J Dermatol. 2016; 57(1):39-43.

21. Bulbul Baskan E, Turan H, Tunali S et al. Open-label trial of cyclosporine for vulvar lichen sclerosus. J Am Acad Dermatol. 2007; 57(2):276-8.

22. Nayeemuddin F, Yates VM. Lichen sclerosus et atrophicus responding to methotrexate. Clin Exp Dermatol. 2008; 33(5):651-2.

23. Casey GA, Cooper SM, Powell JJ. Treatment of vulvar lichen sclerosus with topical corticosteroids in children: a study of 72 children. Clin Exp Dermatol. 2015; 40(3):289-92.

24. Boms S, Gambichler T, Freitag M et al. Pimecrolimus 1% cream for anogenital lichen sclerosus in childhood. BMC Dermatol. 2004; 4(1):14.

25. Le Cleach L, Chosidow O. Clinical practice. Lichen planus. N Engl J Med. 2012; 366(8):723-32.

26. Chen X, Liu Z, Yue Q. The expression of TNF-alpha and ICAM-1 in lesions of lichen planus and its implication. J Huazhong Univ Sci Technolog Med Sci. 2007; 2796):739-41.

27. Tanaka M, Aiba S, Matsumura N et al. Prurigo nodularis consists of two distinct forms: Early-onset atopic and late-onset non-atopic. Dermatology. 1995; 190(4):269-76.

28. Wallengren J. Prurigo: diagnosis and management. Am J Clin Dermatol. 2004; 5(2):85-95.

29. Singh G. Atopy in lichen simplex (neurodermatitis circumscripta). Br J Dermatol. 1973; 89(6):625-7.

30. Lynch PJ. Lichen simplex chronicus (atopic/neurodermatitis) of the anogenital region. Dermatol Ther. 2004; 17(1):8-19.

31. Lee MR, Shumack S. Prurigo nodularis: a review. Australas J Dermatol. 2005; 46(4):211-8.

32. Delfino M, Nino M, Delfino G et al. Dermatitis herpetiformis and gluten-sensitive enteropathy in a patient with nodular prurigo. J Eur Acad Dermatol Venereol. 2002; 16(1):88-9.

33. Francesco Stefanini G, Resta F, Marsigli L et al. Prurigo nodularis (Hyde's prurigo) disclosing celiac disease. Hepatogastroenterology. 1999; 46(28):2281-4.

34. Bhatia MS, Gautam RK, Bedi GK. Psychiatric profile of patients with neurodermatitis. J Indian Med Assoc. 1996; 94(12):445-6.

35. Fried RG, Fried S. Picking apart the picker: a clinician's guide for management of the patient presenting with excoriations. Cutis. 2003; 71(4):291-8.

36. Koca R, Altin R, Konuk N et al. Sleep disturbance in patients with lichen simplex chronicus and its relationship to nocturnal scratching: A case control study. South Med J. 2006; 99(5):482-5.

37. Virgili A, Bacilieri S, Corazza M. Evaluation of contact sensitization in vulvar lichen simplex chronicus. A proposal for a battery of selected allergens. J Reprod Med. 2003; 48(1):33-6.

38. Weigelt N, Metze D, Ständer S. Prurigo nodularis: systemic analysis of 58 histological criteria in 136 patients. J Cutan Pathol. 2010; 37(5):578-86.

39. Saraceno R, Nisticò SP, Capriotti E et al. Monochromatic excimer light (308 nm) in the treatment of prurigo nodularis. Photodermatol Photoimmunol Photomed. 2008; 24(1):43-5.

40. Rombold S, Lobisch K, Katzer K et al. Efficacy of UVA1 phototherapy in 230 patients with various skin diseases. Photodermatol Photoimmunol Photomed. 2008; 24(1):19-23.

Parte 3

10

Doenças Benignas da Vagina

José Eleutério Jr. | Ana Katherine Gonçalves |
Paulo César Giraldo | Mauro Romero Leal Passos

ANATOMIA E HISTOLOGIA

Na posição de repouso, a vagina forma um tubo fibrovascular aplanado anterior e posteriormente que conecta o colo uterino à região vestibular.[1] A borda vulvovaginal, ou linha de Hart, pode ser identificada ao exame colposcópico.[2] Esta divisão, entre vagina e vulva, ocorre por conta da diferença histológica entre as duas regiões. Apesar de ambas serem constituídas por epitélio escamoso estratificado, o da vagina é não queratinizado, enquanto o da vulva é queratinizado.

Durante a menacme, o tecido vaginal é elástico, anteriormente mede em torno de 8 cm e, posteriormente, em torno de 11 cm.[1] Histologicamente, a parede vaginal é composta por três camadas: o epitélio, a bainha muscular e a fáscia vaginal.

O epitélio é escamoso estratificado e é provido de uma lâmina própria, ambos influenciados por ação hormonal.[2] Durante a fase pré-ovulatória, quando há crescente ação estrogênica, a mucosa pode atingir 20 a 30 camadas de células. Já na pós-menopausa (hipoestrogenismo), sem reposição hormonal, ela diminui para 5 a 10 camadas de células.[3] A lâmina própria tem uma densa rede de fibras elásticas que prolifera até os 40 anos de idade, aproximadamente. O epitélio forma rugas ou dobras e, normalmente, não tem glândulas, por isso não é correto o termo secreção vaginal.[1]

FISIOLOGIA

A cavidade vaginal é virtual, no entanto, acomoda muitos elementos que constituem o conteúdo vaginal, como seu microbioma (bactérias e fungos comensais), secreção de endocérvice e glândulas parauretrais e vestibulares, infiltrado inflamatório e componentes do sistema imune, descamação epitelial e transudato.

Na vagina humana saudável há um mutualismo equilibrado entre os microrganismos e o hospedeiro, com benefícios para ambos. As bactérias, especificamente, desempenham um importante papel protetor contra patógenos.[4] Os lactobacilos teriam, na maioria das mulheres em idade reprodutiva, este papel, principalmente por sua capacidade de produzir ácido láctico (como produto de fermentação), reduzindo o pH (3,5 a 4,5).[5]

VAGINOSES

São situações nas quais não há quadro inflamatório definido, principalmente, pela presença de leucócitos, mas apenas um desequilíbrio no qual determinadas bactérias podem ter um crescimento anormal.

Vaginose bacteriana

Quadro mais frequentemente associado ao sintoma de corrimento vaginal, ainda é considerado uma situação enigmática. Esse tipo de vaginose é determinado por um desequilíbrio da população vaginal bacteriana, com suplantação das bactérias aeróbias (a população normal) por anaeróbias.

Etiologia

Embora a composição da microbiota vaginal em casos de vaginose bacteriana (VB) varie entre as mulheres, *Gardnerella*, *Atopobium*, *Prevotella*, *Megasphaera*, *Leptotrichia*, *Sneathia*, *Bifidobacterium*, *Dialister* e *Clostridium* sp. são os microrganismos mais frequentemente identificados.[6]

Fatores de risco

São considerados fatores de risco para VB:[7,8]

- Maior número de parceiros sexuais
- Alta frequência de coito
- Hábito de ducha vaginal
- Tabagismo
- Profissional do sexo
- Uso de dispositivo intrauterino
- Mulher que faz sexo com mulher.

Etiopatogenia

Segundo Nasioudis et al.,[6] a exposição a fatores exógenos, ou mesmo endógenos, pode acarretar mudança na microbiota vaginal com a perda da dominação de *Lactobacillus*. Se essa influência for temporária e as condições favorecerem o crescimento de *Lactobacillus*, o ambiente vaginal volta à normalidade. No entanto, caso haja proliferação bacteriana suficiente para inibir *Lactobacillus* e formar biofilme (espécie de trama de bactérias e proteínas que revestem a mucosa vaginal), instala-se a VB.

Propedêutica

Dois critérios têm sido amplamente utilizados para o seu diagnóstico: os critérios de Amsel[9] (Tabela 10.1) e o escore de Nugent[10] (Tabela 10.2).

Clinicamente, a VB varia de um quadro assintomático até a manifestação de sintomas como corrimento com odor, que piora com alcalinidade (sangue menstrual e sêmen). Ao exame especular, é frequente a visualização de um conteúdo vaginal algo acinzentado, mas o que chama a atenção é a ausência de inflamação da mucosa vaginal (Figura 10.1).

Tabela 10.1 Critérios para diagnóstico de vaginose bacteriana.

Conteúdo vaginal fino homogêneo
pH > 4,5
Teste do KOH 10% positivo (exala odor fétido)
Cocobacilos/bacilos supracitoplasmáticos (*clue cells*)

Para o diagnóstico de vaginose bacteriana, é preciso que pelo menos três desses critérios estejam presentes. *Fonte*: Amsel et al., 1983.[9]

Tabela 10.2 Escore de identificação de morfotipos bacterianos em esfregaço corado por Gram para diagnóstico de vaginose bacteriana.

Escore	*Lactobacillus*	*Gardnerella vaginalis*	*Mobiluncus*
0	≥ 30/CGA	0	0
1	5 a 30/CGA	≤ 1/CGA	Até 4/CGA
2	1 a 4/CGA	1 a 4/CGA	> 4/CGA
3	≤ 1/CGA	5 a 30/CGA	–
4	0	≥ 30/CGA	–

Escore: 0 a 3: normal; 4 a 6: intermediário; 7 a 10: vaginose bacteriana. CGA: campo de grande aumento (1.000×). *Fonte*: Nugent et al., 1991.[10]

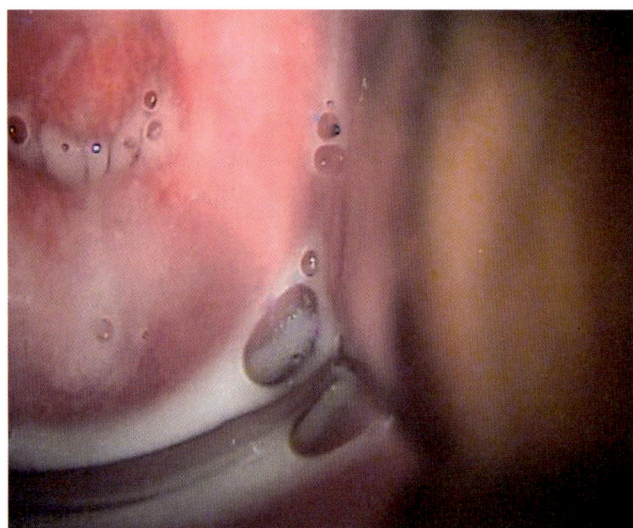

Figura 10.1 Aspecto de conteúdo vaginal ao exame especular em um caso diagnosticado como vaginose bacteriana.

Métodos complementares

Outros métodos para o diagnóstico de VB são:

- **Medição de pH**: pode ser feita com auxílio de fita ou pH-metro. O pH deve ser maior que 4,5
- **Teste de aminas**: coleta-se material da parede vaginal com um algodão, e a ele se aplicam duas gotas de cloreto de potássio a 10%. O teste é considerado positivo quando exala odor fétido (semelhante ao odor de peixe podre)
- **Microscopia**: para estudo de conteúdo vaginal a fresco, deve-se coletar material da parede vaginal e colocá-lo em uma lâmina. Sobre esse material coloca-se uma gota de solução salina e, então, a lamínula, examinando-se o material ao microscópio óptico com aumento de 100 e 400× (Figura 10.2)
- **Bacterioscopia por Gram**: feita por meio da contagem de morfotipos bacterianos, é considerada padrão-ouro para o diagnósticos de VB (escore de Nugent). Os morfotipos contados são os de *Lactobacillus*, *Gardnerella vaginalis* e *Mobiluncus* sp. (Figura 10.3)
- **Papanicolau**: embora não seja o ideal, esse método é bastante usado. Define-se como critério para o diagnóstico de VB a observação de mais de 20% de *clue cells* nos esfregaços (Figura 10.4).[11]

Métodos imunoenzimáticos

As bactérias anaeróbias associadas ao quadro de VB liberam substâncias muito específicas do quadro, que podem ser

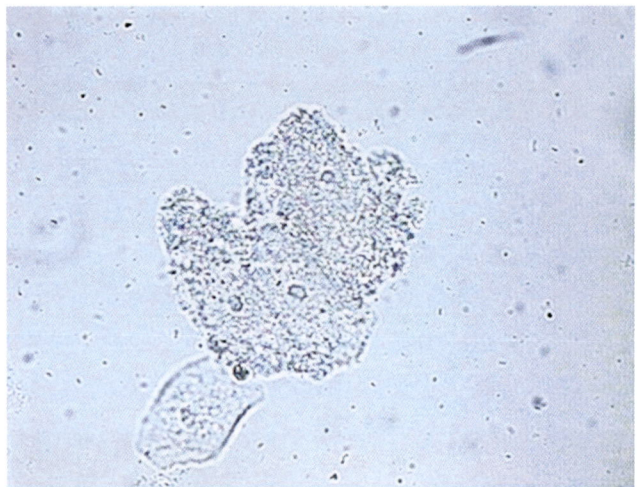

Figura 10.2 Exame a fresco do conteúdo vaginal sugerindo vaginose bacteriana. São evidentes as *clue cells* (400×).

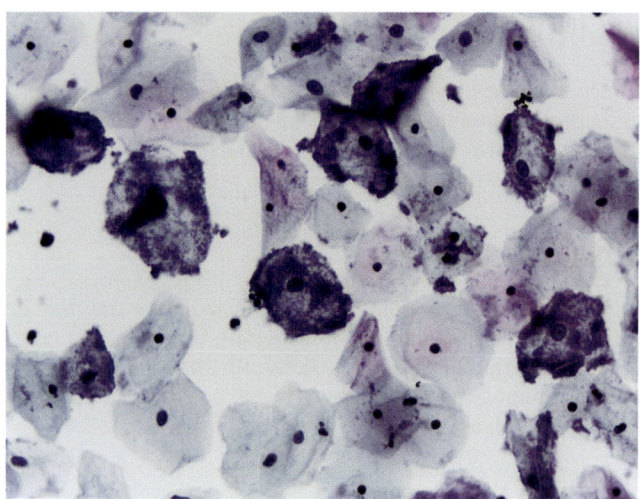

Figura 10.4 Citologia em meio líquido (SurePath) em um quadro de vaginose bacteriana (400×).

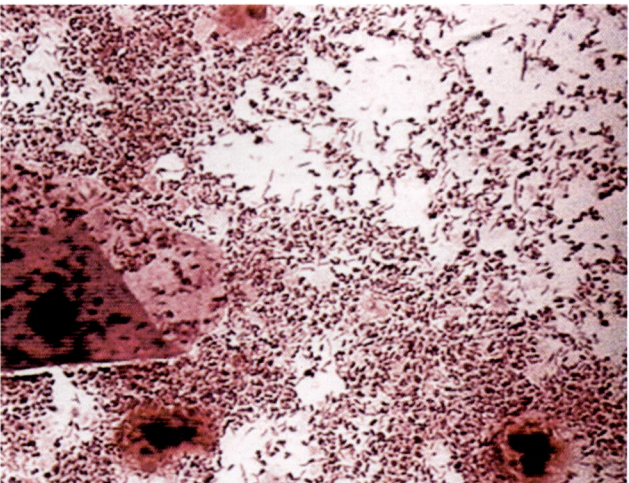

Figura 10.3 Escore de Nugent > 7 (vaginose bacteriana).

identificadas por métodos imunoenzimáticos, como é o caso do BV blue da OSOM®.[12]

Métodos biomoleculares

Por serem muito direcionados, esses métodos podem identificar o patógeno associado ao caso, o que não define necessariamente a instalação de VB, uma vez que tais bactérias podem fazer parte da microbiota normal. No entanto, alguns estudos consideram esses métodos como de boa acurácia para o diagnóstico de VB.[13]

Prevenção

Para quadros primários ainda não há medidas de prevenção adequadamente definidas, devendo-se evitar os fatores potencialmente de risco, como número excessivo de coitos e tabagismo. No entanto, para quadros recorrentes tem sido sugerido o uso de vitamina C vaginal[14] e probióticos.[15]

Tratamento

As opções de tratamento são:

- Metronidazol, 500 mg, VO, de 12/12 h, por 7 dias
- Metronidazol gel, 0,75%, intravaginal, à noite ao deitar, por 7 dias

- Clindamicina creme 2%, 5 g, intravaginal, à noite ao deitar, por 7 dias
- Tinidazol, 2 g, dose única ou secnidazol, 2 g, dose única. Nesse caso, há maior risco aparente de recorrência, por se tratar de dose única.

As alternativas de tratamento durante a gestação incluem:

- Metronidazol, 500 mg, VO, de 12/12 h, por 7 dias
- Metronidazol gel, 0,75%, intravaginal, à noite ao deitar, por 7 dias
- Clindamicina creme 2%, 5 g, intravaginal, à noite ao deitar, por 7 dias.

Complicações

A VB está associada a complicações como maior risco de infecção por vírus da imunodeficiência humana (HIV) e por papilomavírus humano (HPV), maior risco de infecções póscirúrgicas, maior risco de abortamento, amniorrexe prematura, parto prematuro e infecção neonatal. Não está estabelecido se o tratamento melhora o prognóstico na gravidez.[16]

Mediante um diagnóstico inequívoco da VB, com base no escore de Nugent, esta deve ser tratada independente de ser sintomática, pois os riscos estão associados ao desequilíbrio da microbiota vaginal e não aos sintomas.

Vaginose citolítica

Trata-se de um desequilíbrio da população bacteriana causado por crescimento excessivo de *Lactobacillus* com ação de lise sobre as células intermediárias ricas em glicogênio.[17]

Fatores de risco

Os episódios ocorrem predominantemente na fase lútea do ciclo, o que sugere que mulheres em uso de progesterona teriam maior risco. Considera-se, também, que diabetes melito possa estar associado, por maior aporte de glicogênio e menor pH vaginal, propiciando o quadro.[18]

Etiopatogenia

Embora se considere que as bactérias endógenas estejam associadas a uma vagina saudável, em algumas pessoas, essas bactérias, sozinhas ou em associação com outras bactérias, podem causar dano no epitélio vaginal, principalmente em sua camada intermediária, com destruição de células, levando a uma liberação no microambiente de substâncias citoplasmáticas irritativas que desencadeiam os sintomas.[18,19]

Propedêutica

Clinicamente, a vaginose citolítica apresenta-se como um quadro de prurido vulvovaginal associado a um corrimento branco, e costuma estar associada a história de vários tratamentos para candidíase vulvovaginal (CVV) sem resposta.

Ao exame especular pode ser observado um conteúdo branco aderido às paredes vaginais, semelhante ao que ocorre na candidíase (Figura 10.5), de maneira que seu diagnóstico depende de métodos complementares.

Métodos complementares

Entre outros métodos diagnósticos, incluem-se:

- Medida de pH: o pH deve ser menor que 4,5
- Exame a fresco do conteúdo vaginal: identifica numerosos bacilos e núcleos desnudos e ausência de células inflamatórias, em meio a restos celulares
- Exame por Gram do conteúdo vaginal: identifica numerosos bacilos médios Gram (+), núcleos desnudos, citodetritos e ausência de células inflamatórias. Nenhum patógeno é identificado (Figura 10.6)
- Papanicolau: identifica numerosos bacilos, núcleos desnudos e citodetritos. Ausência de leucócitos e patógenos (Figura 10.7)
- Cultura para fungos (meio de Saboraud): resultado negativo. O diagnóstico observa os critérios de Cibley e Cibley (Tabela 10.3).[20]

Prevenção

É difícil estabelecer medidas de prevenção quando a própria etiopatogenia não está adequadamente entendida. De todo modo, em casos específicos, evitar uso crônico de progestínicos e compensar o diabetes podem ser ações importantes.

Tratamento

Baseia-se tão somente em alcalinizar o meio vaginal. Para isso, usa-se bicarbonato de sódio diluído em água (em torno de 2 a 3%) ou óvulos de bicarbonato de sódio a 2% feitos em farmácias com manipulação. O composto é aplicado de 2 a 3 vezes/semana até a remissão dos sintomas.[19]

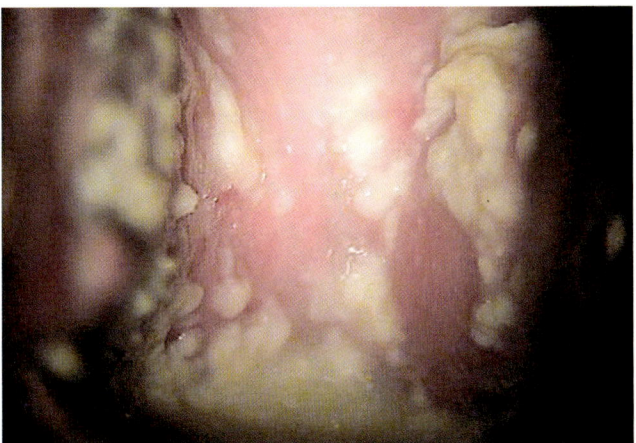

Figura 10.5 Aspecto do conteúdo vaginal ao exame especular em um caso de vaginose citolítica.

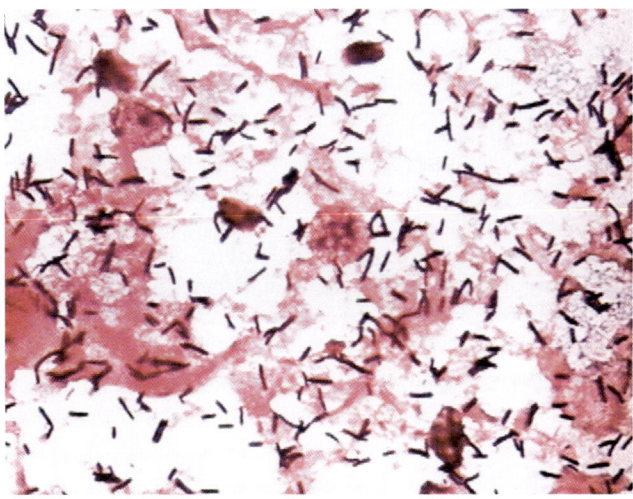

Figura 10.6 Esfregaço corado pelo método de Gram em caso de vaginose citolítica (1.000×).

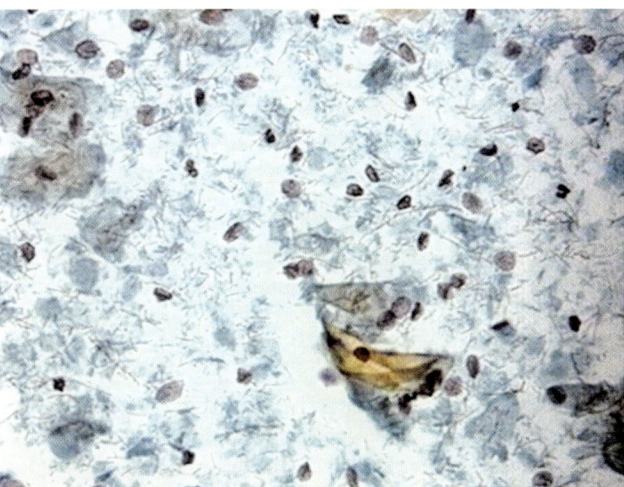

Figura 10.7 Papanicolau em caso de vaginose citolítica (400×).

Tabela 10.3 Critérios para diagnóstico de vaginose citolítica.

Queixa de prurido genital
Conteúdo vaginal branco a amarelado grumoso, por vezes, aderente à parede vaginal
pH < 4,5
Exame microscópico evidenciando grande quantidade de morfotipos de *Lactobacillus* associados a ausência de leucócitos e intensa citólise (núcleos desnudos e citodetritos)
Ausência de patógenos

Fonte: Cibley e Cibley, 1991.[20]

VAGINITES

Candidíase vulvovaginal

Vaginite frequente, associada principalmente a *Candida albicans*, mas também pode haver casos relacionados com espécies não *albicans* de cândida. Embora seja uma queixa frequente, o prurido genital não necessariamente indica candidíase. Em cerca da metade dos casos de queixa de prurido não se identifica fungo na vagina.[21] Esse tipo de candidíase pode ser classificado como se descreve a seguir:

- CVV complicada:
  - Esporádica
  - Leve a moderada
  - Associada a *C. albicans*
  - Em imunocompetente
- CVV não complicada:
  - Recorrente
  - Acentuada
  - Por espécie não *albicans* de cândida
  - Em mulheres debilitadas, com diabetes não controlado, imunodeprimida e em gestante.

Em 80 a 90% dos casos, a *C. albicans* é responsável pelo quadro de CVV, seguida por *Candida krusei* e *Candida glabrata*.[8]

Fatores de risco

Os fatores de risco incluem gravidez, terapia hormonal, diabetes não controlado, imunossupressão, uso de antibióticos, uso de corticoide, predisposição genética, uso de contraceptivos orais, hábitos de higiene e práticas sexuais.[22]

Propedêutica

Clinicamente, a CVV tende a se manifestar com queixa de corrimento branco, aos pedaços, associado a prurido genital, por vezes, intenso (Figura 10.8).

O quadro pode surgir em decorrência de um desequilíbrio da microbiota ocasionado por antibiótico. Pode também ser manifestação de um distúrbio imune com uma resposta IgE dependente exacerbada ao antígeno da *Candida*, que está associado a um quadro mais complicado.[23]

Uma das formas complicadas é a candidíase recidivante (mais de três episódios em 1 ano). Espécies não *albicans* de cândida e outros fatores (gestação, diabetes descompensado, antibióticos, corticoides, imunossupressores) podem estar associados.

Ao exame especular, é possível identificar um conteúdo branco, em pedaços, aderente às paredes vaginais, associado a uma colpite evidente.

Métodos complementares

Alternativas para o diagnóstico de CVV são:

- Exame a fresco do conteúdo vaginal: coleta-se conteúdo das paredes vaginais. Coloca-se em lâmina e sobre este material são aplicadas duas gotas de salina ou de KOH 10% (lisa células e promove melhor visualização das leveduras). Leva-se, então, ao microscópio óptico em aumento de 100 e 400× para identificação de blastósporos, pseudo-hifas e pseudomicélios (Figura 10.9)
- Exame de conteúdo vaginal com coloração de Gram: material coletado à semelhança do exame a fresco, mas o esfregaço feito é deixado secar ao ar para ser enviado ao laboratório, onde é feita a coloração de Gram. Uma vez corado, o esfregaço é avaliado em microscópio óptico em objetiva de imersão (1.000×) para se identificarem blastósporos e pseudo-hifas/pseudomicélios de leveduras (Figura 10.10)
- Papanicolau: embora não seja um exame adequado por ter sensibilidade inferior aos dois anteriores, na falta destes, pode ser usado. Mas seu resultado demora um pouco mais. Coletado material das paredes vaginais em lâmina, esta é fixada em álcool 95% e encaminhada ao laboratório para coloração. O esfregaço é montado com lamínula e examinado em microscópio óptico em objetivas de 100 e 400× (Figura 10.11)

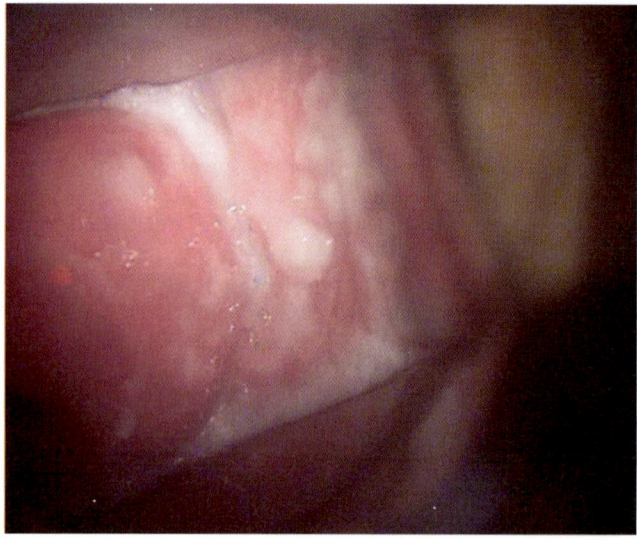

Figura 10.8 Aspecto de conteúdo vaginal ao exame especular de caso diagnosticado como candidíase vaginal.

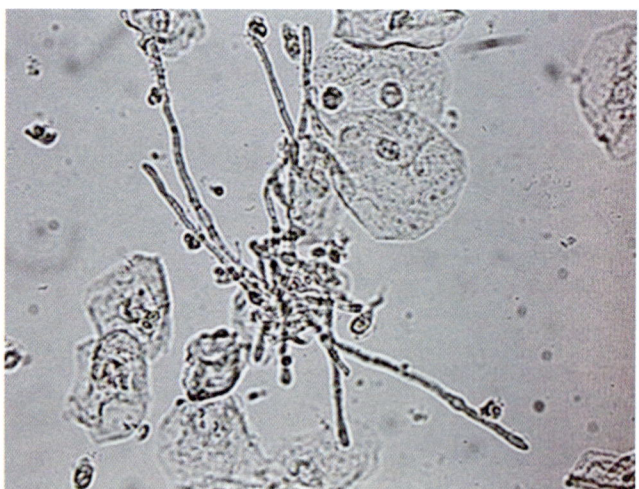

Figura 10.9 Blastoconídios e pseudomicélios de leveduras em exame a fresco (400×).

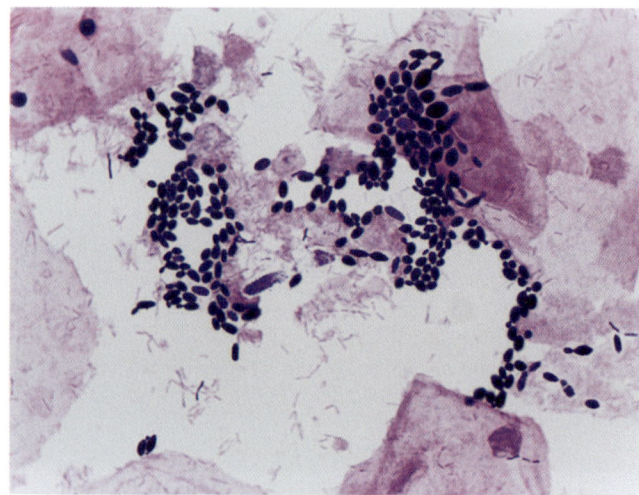

Figura 10.10 Gram em caso de candidíase vulvovaginal (1.000×).

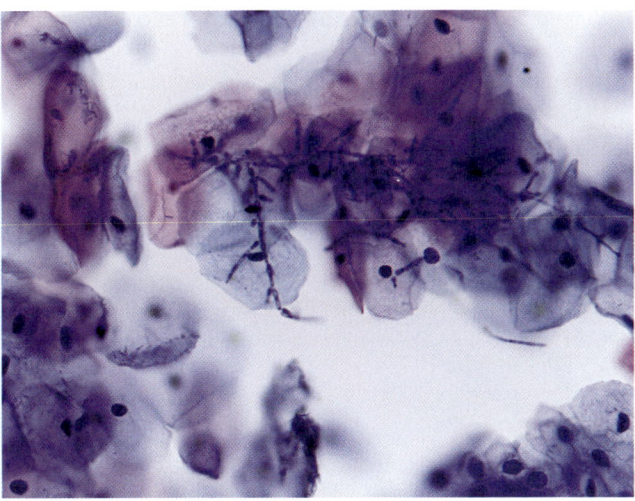

Figura 10.11 Citologia em meio líquido (SurePath) em caso de candidíase vulvovaginal (Surepath 400×).

- **Métodos biomoleculares:** recém-introduzidos no mercado e de custo mais elevado, identificam DNA de leveduras, em sua maioria para identificação de *C. albicans*
- **Cultura em meio de Sabouraud:** usada para identificação da espécie de *Candida*, principalmente em quadros recidivantes.

Prevenção

Com relação a quadros recorrentes, é importante manter bons hábitos, como dieta equilibrada evitando-se açúcar refinado, uso racional de antibióticos e alcalinização do microambiente vaginal com bicarbonato de sódio.

Tratamento

O tratamento da candidíase não complicada inclui:

- Fluconazol, 150 mg, VO, em dose única
- Itraconazol, 200 mg, VO, 2 vezes em 1 dia (total 400 mg)
- Fenticonazol creme, 5 g, vaginal, à noite ao deitar, por 5 dias
- Clotrimazol creme, 1%, 5 g, vaginal, por 7 dias
- Miconazol, creme, 5 g, vaginal, por 7 dias
- Nistatina, 100.000 UI, vaginal, por 14 dias.

O tratamento da candidíase complicada é feito com:

- Fluconazol, 150 mg/dia, VO, a cada 3 dias em um total de três doses. Manutenção de 150 mg, VO, 1 vez/semana, por 6 meses
- Ácido bórico, 600 mg, em óvulos, 1 vez/dia durante 14 dias. Deve-se evitar seu uso na gestação.

Tricomoníase

Trata-se de uma infecção sexualmente transmissível que costuma se manifestar como corrimento vaginal amarelo-esverdeado com odor fétido, causada por um protozoário, o parasita *Trichomonas vaginalis*.

Fatores de risco

Os fatores de risco incluem:[8]

- Baixo nível socioeconômico
- Múltiplos parceiros sexuais

- Outras infecções sexualmente transmissíveis
- Tabagismo
- Uso de drogas ilícitas.

Recentemente, tem se observado nos EUA um aumento na notificação de casos. No Brasil não há dados estatísticos, mas estudos isolados não detectam esse aumento, talvez, por se basearem nos resultados de Papanicolau, cuja sensibilidade é de quase 60%.[24]

Propedêutica

Mais de 50% dos casos são assintomáticos. Nos sintomáticos, há corrimento amarelado ou esverdeado, com odor e, eventualmente, prurido.[25]

Ao exame especular, observa-se conteúdo vaginal aumentado de coloração esverdeada, eventualmente, bolhoso. A mucosa vaginal tende a estar inflamada (colpite) (Figura 10.12). A colpite em framboesa por vezes considerada associada à tricomoníase; na realidade, é um sinal inespecífico que pode ocorrer em outras condições inflamatórias.

Métodos complementares

Alternativas para o diagnóstico de tricomoníase são:

- **pH vaginal:** o pH deve ser maior que 4,5
- **Exame a fresco do conteúdo vaginal:** embora sua sensibilidade seja de quase 60%, sua especificidade é muito alta. Observa-se o parasita mobilizando-se no campo
- **Exame de Gram do conteúdo vaginal:** presença de estrutura piriforme Gram-negativa
- **Papanicolau:** estrutura piriforme esverdeada (Figura 10.13) que, por vezes, ocupa o citoplasma celular, formando a figura em banquete
- **Testes imunoenzimáticos:** foram desenvolvidos para identificar substâncias produzidas pelo parasita (OSOM® Trichomonas)[26]
- **Testes biomoleculares:** testes como a reação em cadeia da polimerase (PCR; do inglês, *polymerase chain reaction*) e Affirm VPIII (BD®) têm sido usados em alguns centros para um diagnóstico mais sensível e mais específico[27]
- **Cultura em meio de Diamond:** não é muito usada, porque sua sensibilidade e especificidade foram ultrapassadas por métodos mais práticos e menos laboriosos.[28]

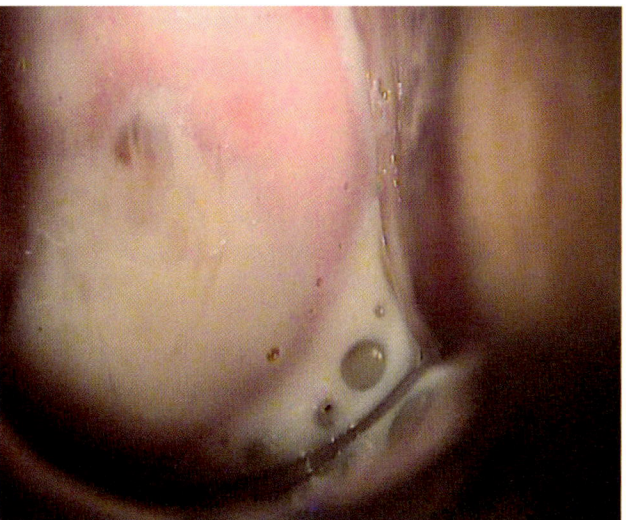

Figura 10.12 Aspecto de conteúdo vaginal ao exame especular em quadro diagnosticado como tricomoníase.

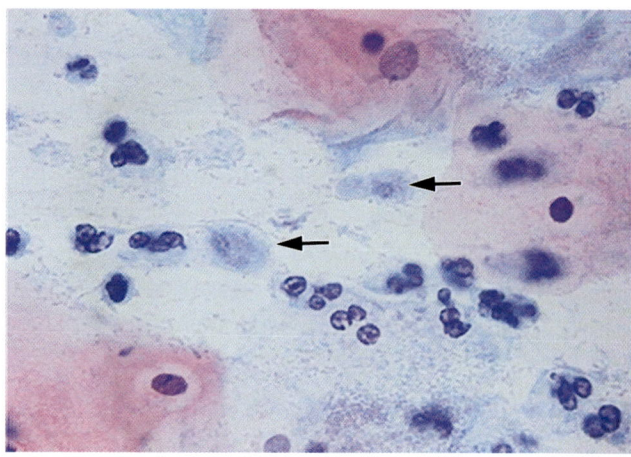

Figura 10.13 Papanicolau em caso de tricomoníase (*setas*) (1.000×).

Prevenção

Como se preconiza para as demais infecções sexualmente transmissíveis, o uso de preservativo é essencial. Além disso, devem ser evitados o tabagismo e outros fatores de risco já elencados.

Tratamento

As opções de tratamento incluem:

- Metronidazol, 2 g, VO, em dose única
- Tinidazol, 2 g, VO, em dose única
- Secnidazol, 2 g, VO, em dose única.

O parceiro deve também ser consultado e tratado.

Vaginite mista

Quadro inflamatório vaginal com ação de mais de um agente. A associação entre *G. vaginalis* e *T. vaginalis* já era bem estudada, e, recentemente, alguns pesquisadores começaram a indicar que é frequente a associação improvável de *G. vaginalis* e *Candida* sp.

Fatores de risco

Não foram identificados fatores de risco associados. No entanto, leucócitos em esfregaços de VB parecem ser um sinal de provável vaginite mista.[29]

Propedêutica

Os sintomas podem ser como os de vaginose ou candidíase. Predominantemente, há queixa de corrimento vaginal e, algumas vezes, de prurido genital. Ao exame especular, observa-se conteúdo vaginal aumentado de coloração branca ou branco-acinzentada, sem características definidas.

Métodos complementares

Alternativas para o diagnóstico são:

- pH vaginal: o pH deve ser maior que 4,5
- Exame a fresco do conteúdo vaginal: identificação de *clue cells* e de blastósporos, pseudo-hifas, pseudomicélios de leveduras. Leucócitos costumam ser identificados (Figura 10.14)
- Exame de Gram do conteúdo vaginal: população bacteriana pleomórfica predominantemente cocobacilar (escore de

Nugent > 7) e morfotipos de leveduras. Leucócitos costumam ser identificados (Figura 10.15)
- Papanicolau: *clue cells* e morfotipos de leveduras em meio a numerosos leucócitos (Figura 10.16)
- Testes biomoleculares: PCR e Affirm VPIII (BD®) positivos para *Gardnerella* e para *Candida*.

Prevenção

Como a fisiopatologia da instalação de um processo paradoxal em termos de meio ambiente vaginal ainda não é conhecida, as estratégias preventivas confundem-se com aquelas para VB e candidíase.

Tratamento

Para se definir o tratamento, é preciso confirmar se é apenas uma coocorrência de agentes ou uma vaginite mista na qual os dois são patogênicos. No caso de coocorrência, o tratamento é direcionado ao agente patogênico conforme os achados clínicos. No caso de vaginite mista, sugere-se uso de associações, como aplicação vaginal da associação metronidazol 0,75 g e miconazol ao deitar por 7 dias.

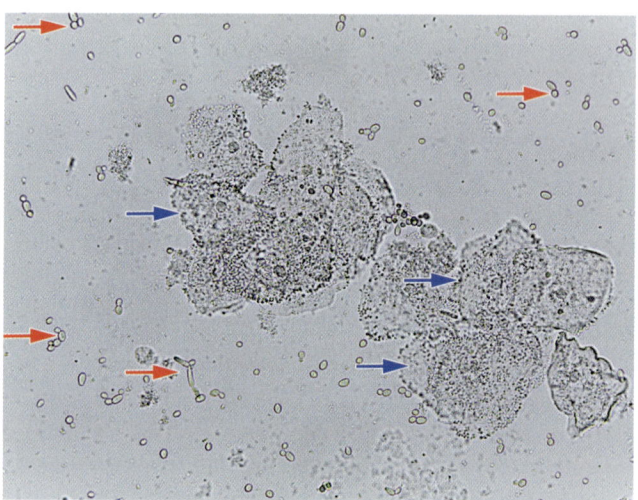

Figura 10.14 Exame a fresco do conteúdo vaginal em um caso de vaginite mista (400×). *Setas azuis* apontam *clue cells* e *setas vermelhas*, leveduras.

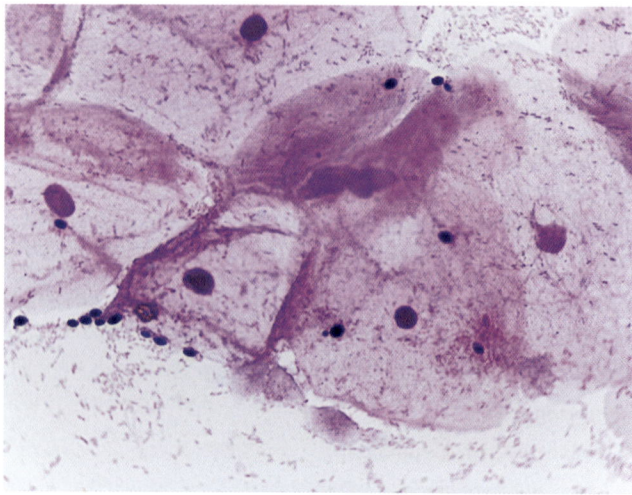

Figura 10.15 Gram em caso de vaginite mista (1.000×).

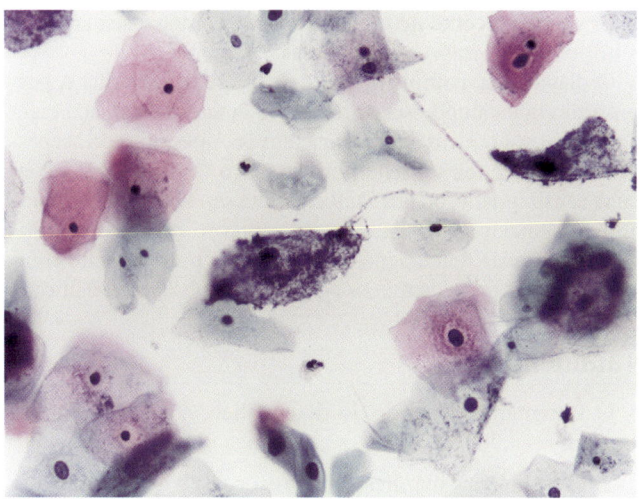

Figura 10.16 Papanicolau em caso de vaginite mista.

Vaginite aeróbia/vaginite inflamatória descamativa

Esse tipo de vaginite era considerado inespecífico, caracterizado por quadro inflamatório associado à descamação epitelial. A vaginite inflamatória descamativa seria o quadro extremo da vaginite aeróbia, que se acredita estar associada a *Streptococcus* do grupo B, *Staphylococcus aureus* ou *Escherichia coli*.

Sua etiologia, prevalência e fatores de risco ainda não estão bem estabelecidos,[30] de maneira que não se podem definir condutas de prevenção.

Propedêutica

É comum a queixa de corrimento vaginal abundante amarelado e sem odor, além de ardor e dispareunia. Há também muitos relatos de numerosas falhas terapêuticas com base no empirismo. Ao exame especular, observa-se conteúdo vaginal aumentado amarelado e mucosa vaginal hiperemiada (Figura 10.17). O diagnóstico é feito a partir dos critérios sugeridos por Donders et al.[31] e adaptados pelos autores desta obra (Tabela 10.4). A Figura 10.18 mostra exame corado por Gram de um caso de vaginite inflamatória descamativa.

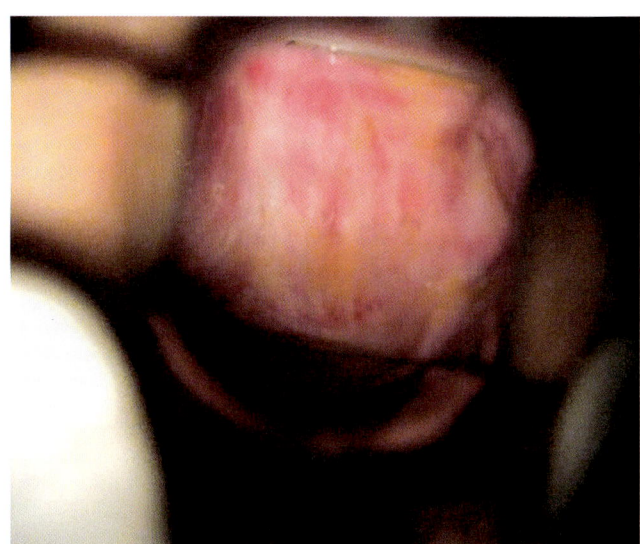

Figura 10.17 Aspecto de conteúdo vaginal em um caso de vaginite inflamatória descamativa.

Tabela 10.4 Critérios para diagnóstico de vaginite aeróbia. Exame em microscópio óptico a fresco ou corado por Gram em aumento de 1.000×.

Escore	Grau lactobacilar	Número de leucócitos	Morfotipos bacterianos	Células parabasais
0	> 75%	≤ 10/Campo de grande aumento (CGA)	Não avaliáveis	Ausentes ou < 1%
1	25 a 75%	> 10/CGA; ≤ 10/ célula epitelial	Pequenos bacilos	> 1 a ≤ 10%
2	< 25%	> 10/célula epitelial	Cocos	> 10%

0 a 2: normal; 3 a 4: vaginite leve; 4 a 6: vaginite moderada; 6 a 8: vaginite grave (descamativa inflamatória). *Fonte*: Donders et al., 2002.[31]

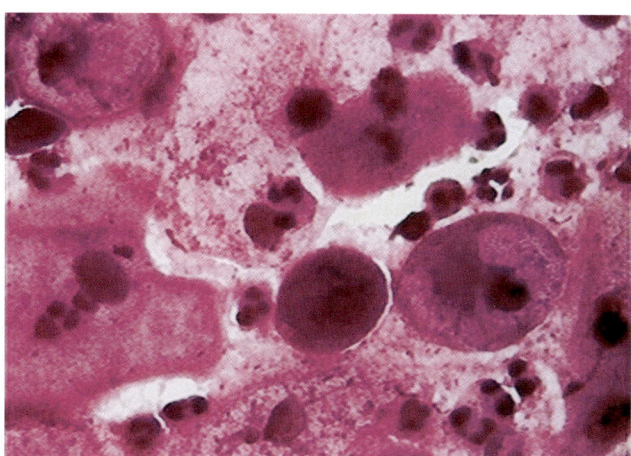

Figura 10.18 Gram de um caso de vaginite inflamatória descamativa (1.000×).

Tratamento

Como esta doença ainda não é bem conhecida, também não há diretriz terapêutica. No entanto, alguns tratamentos são sugeridos:

- Hidrocortisona, 25 mg, intravaginal, à noite, por 2 a 4 semanas
- Clindamicina 2%, creme vaginal, 5 g, à noite, por 2 a 8 semanas
- Clindamicina 2% + hidrocortisona, 25 mg, supositório vaginal, em noites alternadas, por 14 dias.

Vaginite atrófica

Processo inflamatório da mucosa vaginal hipotrofiada com queixas de irritação genital.[32] Está associada ao hipoestrogenismo.

Propedêutica

Paciente hipoestrogenizada refere quadro de irritação genital. O exame especular evidencia mucosa vaginal hipotrofiada e hiperemiada, com pontos de sangramento. Exames complementares como bacterioscopia e Papanicolau (Figura 10.19) evidenciam grande número de leucócitos em um esfregaço quase exclusivamente composto por células parabasais. Ao Papanicolau é possível identificar os "corpos azuis".

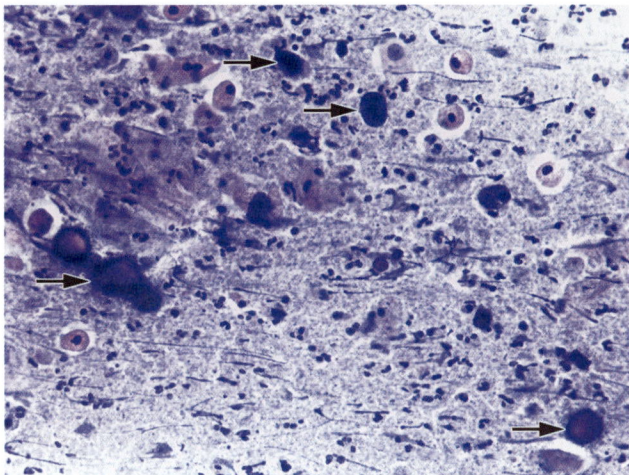

Figura 10.19 Papanicolau em caso de vaginite atrófica (400×). As *setas* apontam os "corpos azuis".

Prevenção e tratamento

Indica-se estrogenização tópica com estriol ou promestrieno, em uma aplicação à noite por 14 dias e manutenção de duas aplicações por semana.

ÚLCERAS VAGINAIS

Trata-se de um processo de perda epitelial da mucosa que pode ter diversas origens, desde infecciosa a neoplásica. No entanto, neste capítulo serão tratados apenas os quadros não invasivos.

A etiologia da úlcera infecciosa está associada a sífilis, herpes (Figura 10.20) e tuberculose, e também à doença de Behçet (origem provavelmente autoimune), condição em que há vasculite sistêmica de etiologia desconhecida.[33]

Propedêutica

De modo geral, as úlceras vaginais são assintomáticas, identificadas como achado de exame de prevenção de câncer ou na pesquisa da causa de um corrimento sem outra causa identificada. O histórico é importante, sendo útil para o diagnóstico saber do uso recente de medicações, de contatos sexuais suspeitos ou de úlceras orais dolorosas.

O diagnóstico complementar dependerá da suspeita. A pesquisa direta e campo escuro de treponema em esfregaço coletado da úlcera podem diagnosticar sífilis. A pesquisa de herpesvírus simples pode ser feita por esfregaço (Figura 10.21), com baixa sensibilidade, ou por PCR com alta sensibilidade. A tuberculose vaginal, por ser um achado raro, costuma ser diagnosticada por biopsia.[34] O diagnóstico de Behçet pode ser feito clinicamente por exame da mucosa oral, com biopsia inespecífica.

Tratamento

O tratamento depende do diagnóstico, como se descreve a seguir.

- Sífilis: a úlcera é manifestação precoce da sífilis, de maneira que o tratamento deve ser o já protocolado para esse quadro, ou seja, penicilina benzatina 2.400.000 unidades (1.200.000 U em cada nádega)
- Herpes: por serem assintomáticas na vagina, em geral as úlceras herpéticas não requerem tratamento
- Tuberculose: tratamento protocolado pelo Ministério da Saúde em serviço especializado
- Síndrome de Behçet: medidas tópicas, como corticoide local, constituiriam tratamento de primeira escolha para úlceras orais e genitais.

ADENOSE VAGINAL

Trata-se da presença de células glandulares na parede vaginal. Ocorre em virtude de exposição intraútero ao dietilestilbestrol[35] ou de complicação ao uso vaginal de 5-fluoruracila (5-FU).[36] O diagnóstico é feito por meio da história e da avaliação por colposcopia, identificando-se características glandulares de tecido em meio ao epitélio vaginal escamoso. Não há tratamento definido.

CISTO DO DUCTO DE GARTNER

Lesão cística que ocorre em parede vaginal anterolateral (Figura 10.22), causada por um resquício embriológico dos ductos mesonéfricos.[37] Exame clínico, e eventualmente

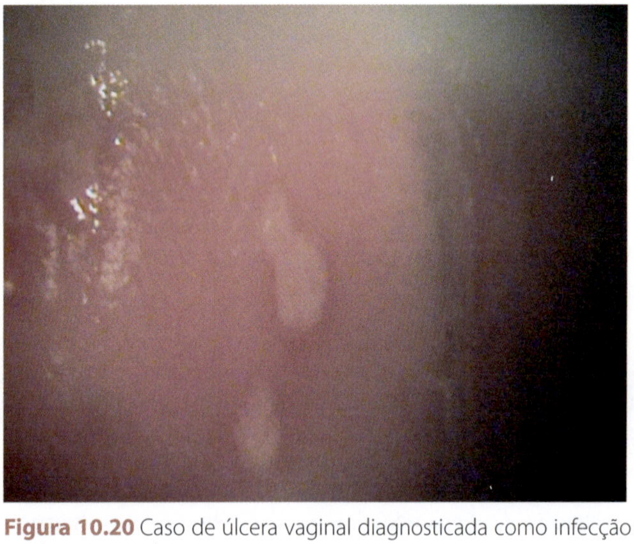

Figura 10.20 Caso de úlcera vaginal diagnosticada como infecção por herpes simples.

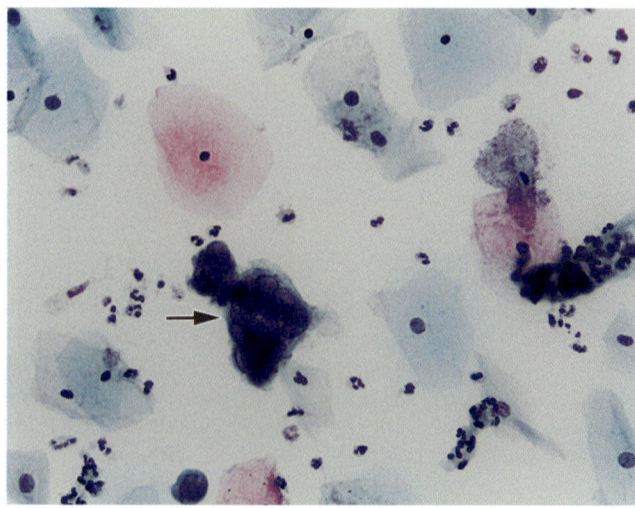

Figura 10.21 Célula herpética (*seta*) vista em exame de citologia em meio líquido (SurePath 400×).

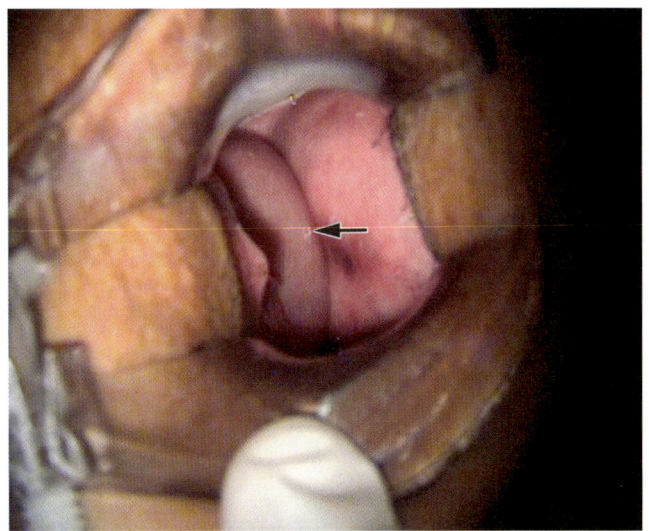

Figura 10.22 Cisto do ducto de Gartner (*seta*).

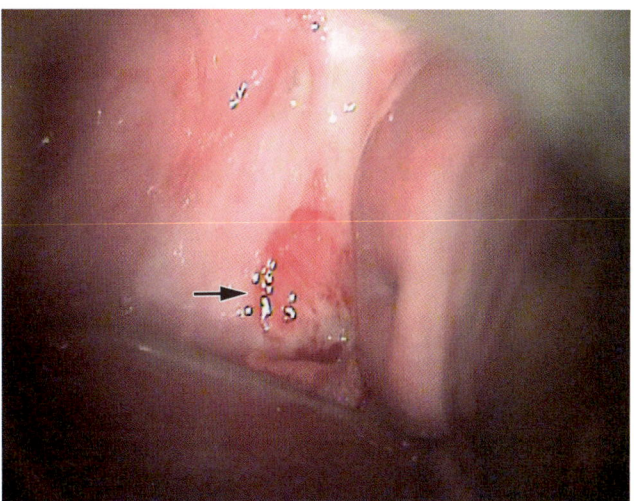

Figura 10.23 Exemplo de granuloma em cúpula vaginal pós-cirurgia (*seta*) para incontinência urinária de esforço.

colposcópico, identifica o cisto em parede vaginal lateral, na maioria das vezes menor que 2 cm. Quando muito grande, pode demandar tratamento cirúrgico.

ENDOMETRIOSE

Trata-se de uma implantação ectópica de tecido endometrial, que provavelmente ocorre durante o parto, quando há lesão vaginal ou ainda em cúpula vaginal pós-histerectomia.[38] Pode haver acometimento da vagina por infiltração da endometriose pélvica, em septo retovaginal, por exemplo, ou pela formação de tecido endometrial ectópico a partir de resquícios embrionários. Quando presente nessa topografia, causa dispareunia de profundidade e, se acometer toda a espessura da parede vaginal, pode ser identificada como nódulo azulado/achocolatado no exame especular.

Deve-se proceder com exame clínico, colposcopia e biopsia. Em casos sintomáticos, é preciso destruir ou fazer exérese do tecido.

TECIDO DE GRANULAÇÃO

Processo inflamatório decorrente da presença de corpo estranho, normalmente fios de sutura em cúpula vaginal pós-histerectomia ou de polipropileno para tratamento de incontinência urinária de esforço (Figura 10.23).[39]

Muitas mulheres são assintomáticas, mas outras podem referir corrimento crônico e sangramento espontâneo ou sinusorragia. O diagnóstico é feito por exame clínico e, se necessário, por biopsia.

Lesões menores que 5 mm tendem a regredir espontaneamente. Para casos que requerem tratamento, cauterização ou excisão pode ser necessária.

LESÕES INDUZIDAS POR PAPILOMAVÍRUS HUMANO

São lesões intraepiteliais escamosas de baixo ou alto grau causadas por HPV, principalmente de genótipos 6, 11 e 16. O tipo 16 é o principal tipo observado em neoplasias intraepiteliais vaginais.[40]

Propedêutica

O exame clínico tem limitações e frequentemente é necessária a colposcopia para ajudar no diagnóstico (Figura 10.24), uma vez que as lesões podem ter manifestações diversas, desde um condiloma localizado até uma lesão intraepitelial escamosa de alto grau (antes chamada neoplasia intraepitelial vaginal grau 2/3 [VAIN 2/3]).

De modo geral, são classificadas como lesão intraepitelial escamosa de baixo grau (condiloma ou VAIN 1) ou lesão intraepitelial escamosa de alto grau (VAIN 2/3).

O diagnóstico definitivo deve ser feito por biopsia, embora não seja necessária em casos de condilomas típicos e condilomatose difusa, comum em adolescentes.

Tratamento

Depende da lesão, conforme descrito a seguir:

- Condilomatose difusa: acompanhamento
- Condiloma localizado: cauterização com ácido tricloroacético (ATA) 85%

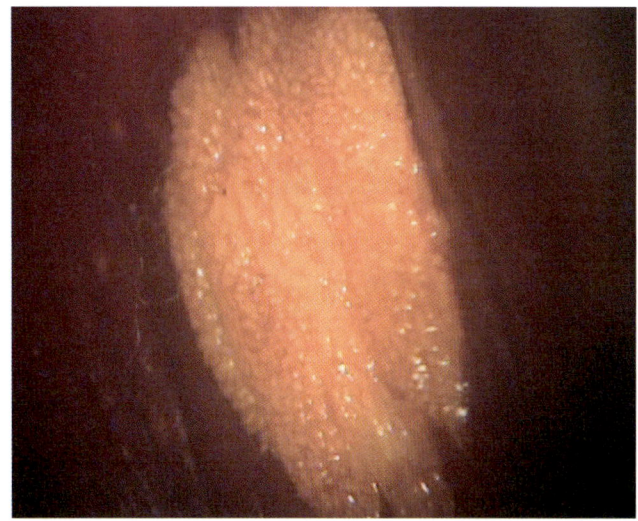

Figura 10.24 Condiloma vaginal visto à colposcopia após aplicação de lugol.

- Lesão intraepitelial escamosa de baixo grau (LIEBG) (VAIN 1): acompanhamento ou cauterização com ATA 85%
- Lesão intraepitelial escamosa de alto grau (LIEAG) (VAIN 2/3): exérese cirúrgica que, dependendo da localização, pode ser por cirurgia da alta frequência (CAF). Em lesões em parede anterior e posterior, há risco de lesão de estruturas nobres como bexiga e reto. Em casos específicos, pode ser feito administrada 5-FU em 1 a 2 vezes/semana em serviço especializado com cuidadoso acompanhamento para evitar ulcerações importantes.[41]

REFERÊNCIAS BIBLIOGRÁFICAS

1. Krumholtz B. Vagina: normal, premalignant, and malignant. In: Apgar B, Spitzer M, Brotzman GL. Colposcopy, principles & practice: an integrated textbook and atlas. 1. ed. Philadelphia: Saunders; 2002. p. 321-42.
2. Davis GD. Colposcopic examination of the vagina. Obstetric Gynecol Clin North Am. 1993; 20(1):217-29.
3. Baggish MS. Colposcopy of the cervix, vagina and vulva. A comprehensive textbook. 1. ed. Philadelphia: Elsevier; 2003.
4. Ma B, Forney LJ, Ravel J. The vaginal microbiome: rethinking health and diseases. Annu Rev Microbiol. 2012; 66:371-89.
5. Boskey ER, Telsch KM, Whaley KJ et al. Acid production by vaginal flora in vitro is consistent with the rate and extent of vaginal acidification. Infect Immun. 1999; 67(1):5170-5.
6. Nasioudis D, Linhares IM, Ledger WJ et al. Bacterial vaginosis: a critical analysis of current knowledge. BJOG. 2017; 124(1):61-9.
7. Bautista CT, Wurapa E, Sateren WB et al. Bacterial vaginosis: a synthesis of the literature on etiology, prevalence, risk factors, and relationship with chlamydia and gonorrhea infections. Military Med Res. 2016; 3:4.
8. Hainer BL, Gibson MV. Vaginitis. Am Fam Physician. 2011; 83(7):807-15.
9. Amsel R, Totten PA, Spiegel CA et al. Nonspecific vaginitis. Diagnostic criteria and microbial and epidemiologic associations. Am J Med. 1983; 74(1):14-22.
10. Nugent RP, Krohn MA, Hillier SL. Reliability of diagnosing bacterial vaginosis is improved by a standardized method of gram stain interpretation. J Clin Microbiol. 1991; 29(2):297-301.
11. Discacciati MG, Simoes JA, Amaral RG et al. Presence of 20% or more clue cells: an accurate criterion for the diagnosis of bacterial vaginosis in Papanicolaou cervical smears. Diagn Cytopathol. 2006; 34(4):272-6.
12. Madhivanan P, Krupp K, Li T et al. Performance of BVBlue rapid test in detecting bacterial vaginosis among women in Mysore, India. Infect Dis Obstet Gynecol. 2014; 2014:908313.
13. Pappas S, Makrilakis K, Anyfantis I et al. Clinical evaluation of affirm VP III in the detection and identification of bacterial vaginosis. J Chemother. 2008; 20(6):764-5.
14. Welch C, Baker K. The effectiveness of intravaginal vitamin C versus placebo for the treatment of bacterial vaginosis: a systematic review protocol. JBI Database System Rev Implement Rep. 2015; 13(6):96-113.
15. Bodean O, Munteanu O, Cirstoiu C et al. Probiotics – a helpful additional therapy for bacterial vaginosis. J Med Life. 2013; 6(4):434-6.
16. Brocklehurst P, Gordon A, Heatley E et al. Antibiotics for treating bacterial vaginosis in pregnancy. Cochrane Database Syst Rev. 2013; (1):CD000262.
17. Cerikcioglu N, Beksac MS. Cytolytic vaginosis: misdiagnosed as candidal vaginitis. Infect Dis Obstet Gynecol. 2004; 12(1):13-6.
18. Suresh A, Rajesh A, Bhat RM et al. Cytolytic vaginosis: A review. Indian J Sex Transm Dis. 2009; 30(1): 48-50.
19. Eleutério J Jr, Ferreira RN, Freitas SF et al. Vaginose citolítica – novos conceitos. Femina. 1995; 23(5):423-5.
20. Cibley LJ, Cibley LJ. Cytolytic vaginosis. Am J Obstet Gynecol. 1991; 165(4 Pt 2):1245-9.
21. Brandolt TM, Klafke GB, Gonçalves CV et al. Prevalence of Candida spp. in cervical-vaginal samples and the in vitro susceptibility of isolates. Braz J Microbiol. 2017; 48(1):145-50.
22. Gonçalves B, Ferreira C, Alves CT et al. Vulvovaginal candidiasis: Epidemiology, microbiology and risk factors. Crit Rev Microbiol. 2016; 42(6):905-27.
23. Weissenbacher TM, Witkin SS, Gingelmaier A et al. Relationship between recurrent vulvovaginal candidosis and immune mediators in vaginal fluid. Eur J Obstet Gynecol Reprod Biol. 2009; 144(1):59-63.
24. Sivaranjini R, Jaisankar TJ, Thappa DM et al. Trichomoniasis: How do we diagnose in a resource poor setting? Indian J Sex Transm Dis. 2013; 34(1):25-31.
25. Nwankwo TO, Aniebue UU, Umeh UA. Syndromic diagnosis in evaluation of women with symptoms of vaginitis. Curr Infect Dis Rep. 2017; 19(1):3.
26. Huppert JS, Batteiger BE, Braslins P et al. Use of an immunochromatographic assay for rapid detection of Trichomonas vaginalis in vaginal specimens. J Clin Microbiol. 2005; 43(2):684-7.
27. Brown HL, Fuller DD, Jasper LT et al. Clinical evaluation of affirm VPIII in the detection and identification of Trichomonas vaginalis, Gardnerella vaginalis, and Candida species in vaginitis/vaginosis. Infect Dis Obstet Gynecol. 2004; 12(1):17-21.
28. Patel SR, Wiese W, Patel SC et al. Systematic review of diagnostic tests for vaginal trichomoniasis. Infect Dis Obstet Gynecol. 2000; 8(5-6):248-57.
29. Eleuterio J Jr., Passos MRL, Giraldo PC et al. Estudo em citologia em meio líquido (SurePath) da associação de Candida sp. em mulheres com diagnóstico de vaginose bacteriana. DST – J Bras Doenças Sex Transm. 2012; 24(2):122-3.
30. Eleuterio J Jr, Giraldo PC, Jacyntho CMA et al. Vaginite inflamatória descamativa e vaginite aeróbia. Rev Bras Patol Trat Gen Inf. 2012; 2:182-4.
31. Donders GG, Vereecken A, Bosmans E et al. Definition of a type of abnormal vagina flora that is distinct from bacterial vaginosis: aerobic vaginitis. BJOG. 2002; 109(1):34-43.
32. Eleutério J Jr, Giraldo PC, Gonçalves AKS et al. Guia prático – infecção do trato genital inferior. 1. ed. Brasília: Febrasgo; 2015. 36 p.
33. Yazici Y, Yurdakul S, Yazici H. Behçet's syndrome. Curr Rheumatol Rep. 2010; 12(6):429-35.
34. Furtado SP, Eleutério J Jr, Rodrigues DC et al. Cervicovaginal tuberculosis in a postmenopausal woman. Int J Gynaecol Obst. 2010; 110(1):70-1.
35. Laronda MM, Unno K, Butler LM et al. The development of cervical and vaginal adenosis as a result of diethylstilbestrol exposure in utero. Differentiation. 2012; 84(3):252-60.
36. Dungar CF, Wilkinson EJ. Vaginal columnar cell metaplasia. An acquired adenosis associated with topical 5-fluorouracil therapy. J Reprod Med. 1995; 40(5):361-6.
37. Inocêncio G, Azevedo S, Braga A et al. Large Gartner cyst. BMJ Case Rep. 2013; 2013: bcr2012007996.
38. Choi CH, Kim JJ, Kim WY et al. A rare case of post-hysterectomy vault site iatrogenic endometriosis. Obstet Gynecol Sci. 2015; 58(4):319-22.
39. Eleutério J Jr, Giraldo PC, Cavalcante DIM et al. Actinomyces-like organisms from a vaginal granuloma following intravaginal slingplasty with polypropylene mesh. Int J Gynaecol Obst. 2008; 102(2):172-3.
40. Lamos C, Mihaljevic C, Aulmann S et al. Detection of human papillomavirus infection in patients with vaginal intraepithelial neoplasia. PLoS One. 2016; 11(12):e0167386.
41. Eleutério J Jr. Patologia do trato genital inferior – Abordagem ambulatorial. 1. ed. Fortaleza: Editora CD; 2008.

11

Doenças Benignas do Colo do Útero | Cervicites

Ana Katherine Gonçalves | Paulo César Giraldo | José Eleutério Jr.

INTRODUÇÃO

O colo uterino normal é revestido pelo epitélio escamoso estratificado, cuja localização na ectocérvice é fisiológica, e pelo epitélio glandular colunar, localizado na endocérvice. O epitélio escamoso original é de superfície lisa e brilhante com coloração rosácea clara, enquanto o epitélio glandular apresenta superfície vilosa com projeções tipo cacho de uva.

A ectopia é um processo fisiológico frequente na fase reprodutiva da mulher, caracterizado por epitélio glandular na ectocérvice, expondo o frágil epitélio colunar ao meio vaginal, o que favorece o acesso aos vasos sanguíneos e linfáticos, diminuindo as barreiras contra infecções e favorecendo a aquisição de doenças sexualmente transmissíveis (Figura 11.1). Por outro lado, a ectopia também pode ser um importante fator secundário na transmissão de infecções genitais.[1-3]

O processo inflamatório na ectopia configura cervicite e suas formas infecciosas causadas por agentes como gonococo e clamídia podem evoluir para doença inflamatória pélvica (DIP), esterilidade e facilitação da carcinogênese cervical. Em gestantes, essas formas podem favorecer abortamentos, ruptura prematura de membranas, prematuridade e infecções no concepto. Além disso, ainda não está bem estabelecido o potencial envolvimento da cervicite na transmissão do HIV.[4-6]

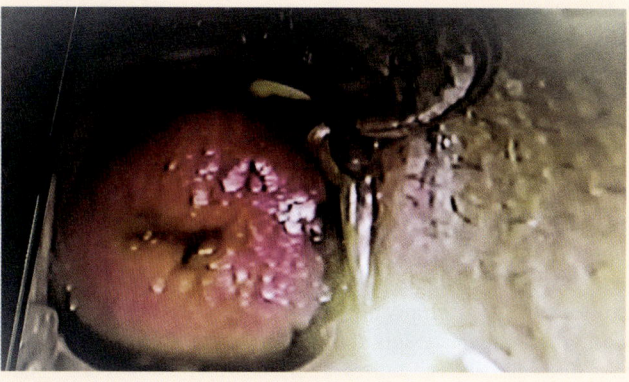

Figura 11.1 Ectopia.

Apesar de serem responsáveis por menos da metade dos casos de cervicites infecciosas, as infecções sexualmente transmissíveis (ISTs), como as causadas por clamídia e *Neisseria gonorrhoeae*, têm papel reconhecido na etiologia dessas cervicites. A etiologia da maioria delas ainda é indefinida, com aumento no suposto número de agentes etiológicos relacionados, incluindo-se *Mycoplasma genitalium*, herpes-vírus simples (HSV), citomegalovírus (CMV), vaginose bacteriana (VB) e *Trichomonas vaginalis*. Por outro lado, o crescente aumento da resistência antimicrobiana reforça a necessidade de terapias antibióticas específicas.[4]

ETIOLOGIA

Não infecciosa

Acredita-se que a secreção mucopurulenta seja causada pela exposição do epitélio colunar cervical a fatores não infecciosos, como tabagismo, uso de duchas e contraceptivos hormonais. Estudos longitudinais prospectivos encontraram associação significativa entre uso de anticoncepcionais orais e cervicites;[5] no entanto, pelo menos um estudo transversal não revelou tal associação após o ajuste para a presença de ectopia cervical.[5]

Infecciosa

As principais causas da cervicite infecciosa são: [1,4,5]

- *Chlamydia trachomatis*
- *N. gonorrhoeae*
- Outros agentes, como *Mycoplasma hominis*, *Ureaplasma urealyticum* e infecção secundária (bactérias anaeróbias e gram-negativas).

Os agentes infecciosos associados à cervicite mais estudados são *C. trachomatis* e *N. gonorrhoeae*.

INFECÇÃO POR *C. TRACHOMATIS*

A infecção por *C. trachomatis* é a mais frequente na população feminina (varia de 2 a 30%) e, a despeito da alta morbidade e do potencial de complicação (trabalho de parto prematuro, endometrite puerperal, DIP, esterilidade conjugal e dor pélvica crônica), quase sempre é assintomática (70%).[7-12]

A *C. trachomatis* é a causa mais comumente identificada nas cervicites; no entanto, a proporção de cervicite causada por esse agente é muito variável, de 11 a 50%, dependendo da população estudada.[4,7,8]

Apenas 10 a 20% das infecções por *Chlamydia* podem apresentar sinais clínicos de cervicite,[8] o que pode ser explicado em parte por infecções com menor quantidade de microrganismos infecciosos e variabilidade das cepas envolvidas.[4,7]

A crescente aplicação do teste de amplificação de ácido nucleico (NAAT) resultou em maior capacidade de detecção desse patógeno, entretanto, isso não explica completamente o aumento contínuo do número de casos associados a infecção por *Chlamydia* nas populações estudadas.[13]

A frequente escassez de sintomas da infecção por *C. trachomatis* explica por que é importante sua busca ativa, além de a gravidade das sequelas exigir tratamento precoce. A busca ativa em grupos de risco (gestantes, adolescentes, pessoas com outras doenças sexualmente transmissíveis) é primordial para prevenir sequelas e interromper a cadeia de transmissão.

Manifestações clínicas

Quando apresenta quadro clínico, a cervicite por *C. trachomatis* manifesta-se com colo edemaciado (volume aumentado) e hiperemiado, e mucorreia (por vezes purulenta) e friável (sangra fácil ao toque).[8] A infecção promove ou acentua a presença de ectrópio (mácula rubra). A paciente pode relatar dor no ato sexual e à mobilização do colo uterino ao exame ginecológico.

Diagnóstico

O estilo de vida intracelular da *C. trachomatis* e sua capacidade de causar infecções persistentes requer testes com alta sensibilidade analítica para detectá-la diretamente nas amostras cervicais. Os NAATs são os ensaios mais sensíveis e usados com especificidade semelhante à cultura celular, por isso, constituem o método de escolha para a detecção dessa bactéria.[14] Além disso, esses testes podem ser realizados em vários espécimes clínicos, sem necessidade de cultivo de microrganismos vivos. No caso de infecções do sistema genital, a amostra da primeira urina e *swabs* vaginais são os espécimes recomendados para o teste em homens e mulheres.[14-16]

Imunoensaio enzimático (IEE) e testes de diagnóstico rápido (TDRs) não são adequados para a detecção de antígenos de *C. trachomatis* por sua insuficiente sensibilidade e especificidade.

Os TDRs com base em reação da cadeia da polimerase (PCR, do inglês *polymerase chain reaction*) recente, no entanto, não são inferiores aos NAATs padrão e podem ser uma alternativa no pronto-atendimento. A serologia pode ser útil no diagnóstico da suspeita de infecção crônica por *C. trachomatis*, mas não de infecções agudas.[14]

Isolamento de *C. trachomatis* em cultura celular (meio de McCoy)

É considerado o teste de referência para a detecção de *C. trachomatis*. Por outro lado, a sensibilidade da cultura pode ser prejudicada por coleta e transporte inadequados, substâncias tóxicas em espécimes clínicos e supercrescimento de culturas celulares por comensais. Desvantagens adicionais incluem tempo estendido, mão de obra qualificada e dificuldades na padronização. Por isso, a cultura celular raramente é usada como método diagnóstico de *Chlamydia*.

Ensaios de amplificação de ácidos nucleicos

Considerados os testes mais sensíveis para detectar *Chlamydia*, os NAATs têm alta especificidade e são comparáveis à cultura, mas, em contraste com a cultura, não dependem de patógenos viáveis, facilitando o transporte de espécimes. Portanto, os NAATs geralmente são considerados o teste de escolha para *Chlamydia* e substituíram a cultura como padrão-ouro de diagnóstico.[14-16] A maioria dos NAATs baseia-se em PCR e usa sondas com fluorescência marcadas para detectar produtos de amplificação em tempo real, reduzindo significativamente a duração do teste. Combinados com a extração automatizada do ácido nucleico, os resultados podem ser gerados em algumas horas.[14]

A princípio, todos os espécimes clínicos relevantes podem ser analisados por NAATs, incluindo uretral, cervical, *swabs* vulvovaginal, anorretal e ocular, amostras urinárias (primeiro jato urinário – FVU; do inglês, *first void urine*) ou esperma. Os NAATs comerciais são usados, em geral, para urina, *swabs* uretrais, cervicais e vaginais.[14-16]

Testes rápidos de diagnóstico

O pronto início do tratamento em indivíduos infectados é essencial para evitar as complicações da infecção clamidiana. Normalmente, os NAATs são realizados em laboratórios, requerem o transporte de espécimes e a comunicação do resultado do exame, implicando uma segunda visita de pacientes, o que atrasa o tratamento; além do risco de os pacientes não retornarem e permanecerem sem tratamento. Os TDRs não apresentam essas exigências de logística e fornecem resultados em poucos minutos, de maneira que viabilizam o tratamento com antibióticos imediatamente após o teste ser positivo.[14]

Sorologia

O teste de anticorpos contra clamídia não é útil para diagnosticar infecções epiteliais localizadas, porque os anticorpos são detectáveis com um atraso de várias semanas. Desta forma, os títulos de anticorpos podem ser muito baixos e os métodos disponíveis podem não ser capazes de diferenciar anticorpos contra diferentes espécies de *Chlamydia*.[14]

Por outro lado, a sorologia pode ser útil no diagnóstico de infecções crônicas. Na maioria desses casos, as bactérias são indetectáveis em esfregaços anogenitais ou urina, e complicações de infecções ascendentes costumam estar associadas a uma resposta positiva de anticorpos. Muitas vezes a sorologia negativa não exclui o envolvimento da *Chlamydia*, mas a sorologia positiva também não representa uma prova definitiva da infecção associada a essa bactéria.[14]

A coleta deve ser realizada com *swab* endocervical e/ou uretral, com sensibilidade e especificidade diretamente dependente do modo de coleta.[14-17]

Ademais, a imunofluorescência direta tem leitura subjetiva, exige microscópio e profissionais bem treinados, com sensibilidade aquém do esperado.[14-17]

Captura híbrida

A captura híbrida é outro método de biologia molecular; embora menos sensível que os NAATs, avalia qualitativamente a presença do patógeno. Se o resultado mostrar infecção, deve ser instituído tratamento apropriado, referindo-se os parceiros sexuais para avaliação e tratamento.[17]

Tratamento

As recomendação do Ministério da Saúde do Brasil incluem:[17]

- Azitromicina 500 mg, 2 comprimidos, VO, dose única (DU)
- Doxiciclina 100 mg, VO, 2 vezes/dia, 7 dias (exceto gestantes)
- Amoxicilina 500 mg, VO, 3 vezes/dia, 7 dias.

É importante considerar, ainda, a possibilidade de outras infecções concomitantes, como *Gonococcus* ou *Trichomonas*. Em mulheres com sintomatologia persistente e colo fibrosado, a ablação parcial pode ser considerada. Recomenda-se tratar o(s) parceiro(s) sexual(is). O tratamento deve ser instituído o mais precocemente possível, independente da sintomatologia. A Tabela 11.1 apresenta um resumo da conceituação, do quadro clínico, do diagnóstico e do tratamento da infecção por *C. trachomatis*.[17]

INFECÇÃO POR *N. GONORRHOEAE*

A proporção de cervicite atribuível a *N. gonorrhoeae* é altamente variável, em consonância com a prevalência variada nas diferentes populações, mas sua prevalência costuma ser muito menor que a de *Chlamydia*.[16,17]

O agente etiológico *é a N. gonorrheae*, um diplococo gram-negativo, não flagelado, não formador de esporos, encapsulado, anaeróbio facultativo, com diâmetro entre 0,6 e 1,06 μ. Existem várias espécies de *Neisseria*, mas algumas são agentes comensais e fazem parte da microbiota normal, sendo colonizadoras das mucosas da nasofaringe, orofaringe, e até dos genitais. Quando isoladas em culturas, não devem ser valorizadas. Apenas as espécies *Neisseria meningitidis* e *N. gonorrhoeae* são consideradas patógenos humanos e transmissíveis de pessoa a pessoa.[17-20]

Fatores de virulência

Os principais fatores de virulência são descritos a seguir:[18-20]

- Pili/fímbrias: primeiro mecanismo na base da patogenicidade. Para haver infecção tem de haver adesão. São responsáveis pela adesão às células e pela transferência de material genético e aquisição de resistência aos antimicrobianos
- Proteínas de membrana externa (OMP)
  - Proteína de adesão da bactéria à célula (OPA)
  - POR b – porina: forma poros para inserção de *Gonococcus*
- Lipopolissacarídeos (LOS): desencadeiam intensa resposta inflamatória, com liberação de fator de necrose tumoral alfa (TNF-α), responsável pelo recrutamento de leucócitos, inflamação e aparecimento dos sintomas. Um grande mecanismo de patogenicidade dos gram-negativos é a produção de endotoxinas, que ocorre na parede dos LOS, bloqueia anticorpos e medeia a maioria das manifestações clínicas
- IgA protease: destrói e elimina a IgA das mucosas.

Etapas da patogênese

A Figura 11.2 apresenta as principais etapas da patogênese da infecção gonocócica, também descritas a seguir:[18-20]

- Adesão: *N. gonorrhoeae* adere às células das mucosas, mediadas por *pili*, OPA e outras proteínas de superfície

Tabela 11.1 *Chlamydia trachomatis*: quadro clínico, diagnóstico e tratamento.

Conceituação
■ Causa mais frequente de cervicites (2 a 30%): trabalho de parto prematuro, endometrite puerperal, DIP, infertilidade e dor pélvica crônica ■ 70% dos casos são assintomáticos

Quadro clínico
■ Colo edemaciado, hiperemiado, mucorreia, friável (ectrópio), dispareunia e dor à mobilização do colo uterino

Diagnóstico laboratorial
■ NAATs: urina e *swab* de vagina ■ TDRs: vagina ■ Cultura celular (McCoy): vagina ■ Captura híbrida: vagina

Opções de tratamento
■ Azitromicina: 500 mg, 2 comprimidos, VO, DU ■ Doxiciclina: 100 mg, VO, 2 vezes/dia, 7 dias (exceto em gestantes) ■ Amoxicilina: 500 mg, VO, 3 vezes/dia, 7 dias Recomenda-se tratar o(s) contactante(s) sexual(is)

DIP: doença inflamatória pélvica; DU: dose única; NAATs: testes de amplificação de ácido nucleico; TDRs: testes de diagnóstico rápido; VO: via oral.

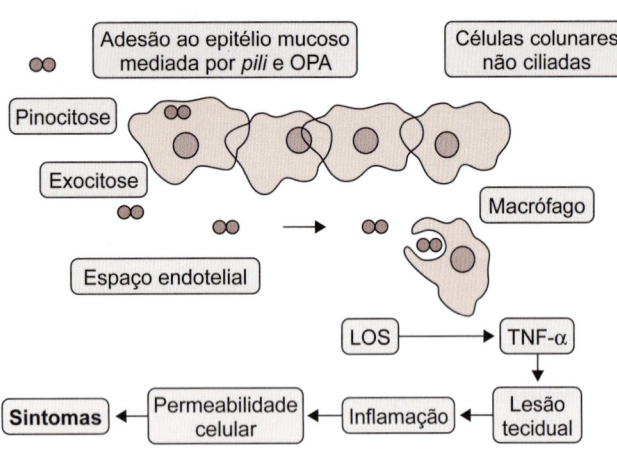

Figura 11.2 Patogênese da infecção gonocócica.

- Invasão: os microrganismos são pinocitados por células que os transportam da mucosa ao espaço subepitelial
- Endotoxina (LOS): prejudica a motilidade ciliar e contribui para a destruição das células ciliares
- LOS: dano celular e invasão da submucosa por neutrófilos, formação de abscessos e exsudação de material purulento
- Disseminação de *Gonococcus*: devido à incapacidade dos anticorpos e falha do sistema complemento.

Manifestações clínicas

A maioria dos casos de cervicite é assintomática, sendo descoberta apenas durante a investigação diagnóstica, por isso é importante investigar, especialmente em mulheres que procuram assistência médica por outros motivos. Quando sintomática, a cervicite por *N. gonorrhoeae* é muito mais exuberante, causando processo inflamatório intenso[16,17,21] (ver Figura 11.2). Os sinais mais importantes são:[16]

- Exsudato purulento ou mucopurulento endocervical visível no canal endocervical ou em uma amostra de *swab* endocervical (designado cervicite mucopurulenta ou cervicite) (Figura 11.3)
- Sangramento endocervical facilmente induzido pela passagem suave de um cotonete ou escovinha pelo orifício endocervical. Um ou ambos os sinais podem estar presentes. O colo fica edemaciado e aumenta de volume, adquirindo aspecto congesto.

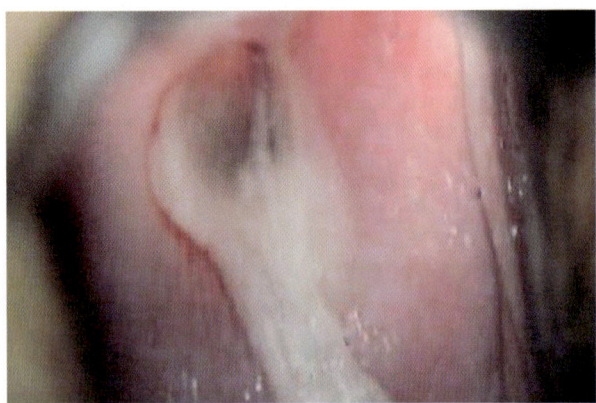

Figura 11.3 Cervicite por *Gonococcus*.

Outras queixas incluem:[16,17,21]

- Corrimento e/ou sangramento vaginal irregular no período intermenstrual e sangramento após a coleta de citologia
- Fluxo vaginal anormal ou disúria
- Bartolinite e DIP.

Diagnóstico

O diagnóstico laboratorial de *N. gonorrhoeae* inclui os aspectos descritos a seguir:[16,21]

- Bacterioscopia: diplococos intracelulares gram-negativos
- Cultura do gonococo em meio seletivo (Thayer-Martin modificado), a partir de amostras endocervicais
- NAAT: tornou-se padrão-ouro para diagnóstico de muitas ISTs
- PCR e líquido cefalorraquidiano (LCR)
- Captura híbrida: outro método de biologia molecular; menos sensível que os NAATs, avalia a presença do patógeno.

Tratamento

O tratamento da gonorreia anogenital é feito com:[16]

- Ciprofloxacino, 500 mg, VO, DU + azitromicina, 500 mg, 2 comprimidos, VO, DU
- Ceftriaxona, 500 mg, IM, DU + azitromicina, 500 mg, 2 comprimidos VO, DU.

Ciprofloxacino é contraindicado em gestantes e em mulheres com menos de 18 anos de idade, sendo a ceftriaxona o medicamento de escolha. Também está contraindicado e substituído por ceftriaxona nos estados do RJ, de MG e SP, em decorrência da circulação de cepas de gonococos resistentes. Na indisponibilidade de ceftriaxona, deve-se optar por cefalosporina de terceira geração, como a cefotaxima 1.000 mg, IM, DU.

Considerando-se a possibilidade da associação de *N. gonorrhoeae* e *C. trachomatis* e a dificuldade prática do diagnóstico, recomenda-se o tratamento de ambos. A Tabela 11.2 apresenta um resumo da conceituação, do quadro clínico, diagnóstico e tratamento da *N. gonorrhoeae* e a Figura 11.4, um fluxograma das cervicites.

Gonorreia resistente a antibióticos

A gonorreia é a segunda IST mais comum na Europa e EUA. Relatórios da Organização Mundial da Saúde indicam que formas intratáveis de gonorreia resistente a medicamentos estão se disseminando pelo mundo. A proporção de casos de gonorreia com resistência é de aproximadamente 10%.[16,22-26] O aumento de superbactérias indica que a gonorreia pode se tornar uma doença sem tratamento no futuro próximo, e o surgimento da gonorreia resistente a medicamentos está relacionado com acesso não regulamentado aos fármacos e com o uso excessivo de antibióticos, que favorece mutações genéticas da bactéria.

Rastreamento e prevenção

Todos os parceiros dos pacientes devem ser tratados para *N. gonorrhoeae* e *C. trachomatis* se o último contato tiver sido antes do diagnóstico. Pacientes com sintomas persistentes devem ser testados para suscetibilidade antimicrobiana do *Gonococcus*.

Tabela 11.2 *Neisseria gonorrhoeae*: quadro clínico, diagnóstico e tratamento.

Conceituação
▪ Prevalência variável. É um diplococo gram-negativo, não flagelado, não formador de esporos, encapsulado, anaeróbio facultativo, com diâmetro entre 0,6 e 1,06 μ

Quadro clínico
▪ Quando sintomática, é muito mais exuberante, causando processo inflamatório intenso, exsudato purulento ou mucopurulento endocervical, sangramento endocervical, colo edemaciado, fluxo vaginal anormal ou disúria, bartolinite

Diagnóstico laboratorial
▪ Bacterioscopia
▪ Cultura (Thayer-Martin modificado)
▪ NAAT
▪ Captura híbrida

Opções de tratamento
▪ Ciprofloxacino, 500 mg,* VO, DU + azitromicina, 500 mg, 2 comprimidos, VO, DU
▪ Ceftriaxona, 500 mg, IM, DU + azitromicina, 500 mg, 2 comprimidos, VO, DU Recomenda-se tratar o(s) parceiro(s) sexual(is)

DU: dose única; IM: intramuscular; NAAT: teste de amplificação de ácido nucleico; VO: via oral. *Exceto gestante; contraindicado em RJ, MG e SP.

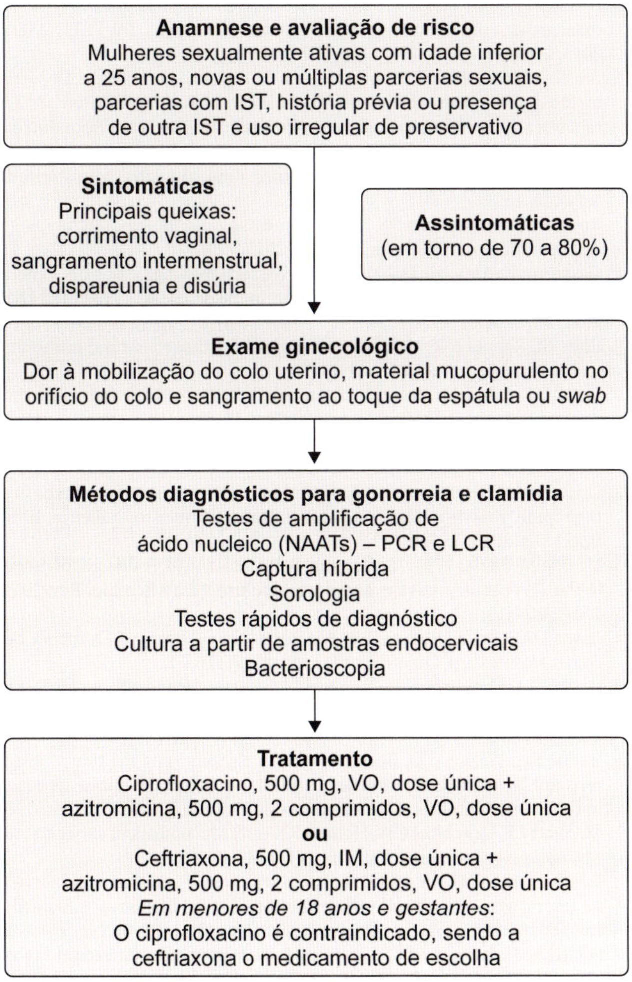

Figura 11.4 Fluxograma das cervicites. IST: infecção sexualmente transmissível; PCR: reação da cadeia da polimerase; LCR: líquido cefalorraquidiano.

Pacientes de risco e moradores de área de alta prevalência devem ser submetidos à triagem de rotina. Homens que fazem sexo com homens devem ser rastreados anualmente para gonorreia de uretra, reto e faringe. Na gravidez, também deve-se manter triagem de rotina.

Especialistas afirmam que a melhor maneira de reduzir o risco de desenvolver uma resistência ainda maior é diagnosticar a doença de modo preciso e rápido e tratá-la com combinações de antibióticos específicos, sendo urgente o desenvolvimento de novos fármacos que atuem sobre cepas resistentes.[16,17]

INFECÇÃO POR *MYCOPLASMA*

Espécies dos gêneros *Mycoplasma* (*M. genitalium*, *M. hominis*) e *Ureaplasma* (*U. urealyticum*) podem ser encontradas, respectivamente, em até 8% e 41% de mulheres assintomáticas sexualmente ativas e estão claramente relacionadas com a atividade sexual e os hormônios sexuais. Existem fortes evidências que associam o *M. genitalium* à etiologia de cervicites.[27]

Manifestações clínicas

As características clínicas mais comuns do *Mycoplasma* são: dispareunia, disúria, polaciúria, infecção urinária e genital. O corrimento vaginal não é característico.[27-31]

Diagnóstico

O exame clínico é feito por meio de:

- Descarga uretral de material com características purulentas
- Graus variados de cervicite.[28-31]

O diagnóstico laboratorial inclui:

- Exame bacterioscópico citológico (método de Leishman), direcionado às células cervicais e vaginais
- Cultura, apesar de trabalhosa, é bastante factível
- Biologia molecular (PCR), já rotina de muitos laboratórios.[30,31]

Tratamento

É feito com tetraciclinas, macrolídios e quinolonas. Usar apenas uma das opções terapêuticas a seguir:[30,31]

- Doxiciclina, 100 mg, 2 vezes/dia, durante 7 dias
- Tetraciclina, 500 mg, 4 vezes/dia, durante 7 dias
- Eritromicina, 500 mg, 4 vezes/dia, durante 7 dias
- Levofloxacino ou ciprofloxacino, 500 mg/dia, durante 7 dias
- Azitromicina, 1 g (dose única), ou 500 mg/dia, durante 5 dias.

VAGINOSE BACTERIANA

A VB é encontrada em até 50% das mulheres com cervicites e pode participar de sua etiologia.[5,32,33] A associação da VB com endometrite, DIP e resultado adverso da gravidez está cada vez mais confirmada,[34] sugerindo-se, ainda, que a VB poderia atuar como marcador de maior risco para cervicites e DIP.

Estudos sugerem que, em mulheres com VB, a presença de *Chlamydia* ou *N. gonorrhoeae* foi associada com um risco de 3,1 vezes de DIP em comparação com um risco de 1,91 vez observado quando a microbiota vaginal está normal.[33]

Além disso, um estudo observou a resolução da cervicite em pacientes com VB tratadas com gel de metronidazol,[35] e que o decréscimo dos lactobacilos produtores de H_2O_2 com o aumento das sialidases e glicosidases produzidas na VB pode quebrar a barreira protetora do muco cervical, favorecendo a instalação das cervicites.[36,37]

INFECÇÃO POR HERPES-VÍRUS SIMPLES, CITOMEGALOVÍRUS E ADENOVÍRUS

Diversos estudos já demonstraram a associação de HSV-1 e HSV-2 com as cervicites, que na maioria das vezes é assintomática ou oligossintomática.[38-40]

Estudos sugerem uma associação entre CMV e cervicite,[5,38-40] e esses casos representaram 7,6% das ocorrências de cervicite em um grande estudo transversal, sendo significativamente mais observada em pacientes HIV-positivos.[40]

Os adenovírus têm sido implicados na uretrite não gonocócica em homens e acredita-se que também estejam associados a cervicites.[41,42]

INFECÇÃO POR *T. VAGINALIS*

T. vaginalis tem sido associado à inflamação cervical e a maior risco de transmissão de HIV, mas o seu papel na etiologia das cervicites é altamente variável, refletindo a prevalência da infecção.[43]

CONSIDERAÇÕES FINAIS

A cervicite costuma ser assintomática e, por isso, tende a não ser diagnosticada e tratada de modo adequado, cursando com eventos adversos significativos. Por esses motivos, é importante a busca ativa pela infecção.

A multiplicidade de microrganismos envolvidos na etiologia das cervicites demanda vários meios de diagnóstico para as diferentes infecções envolvidas nesse processo, o que pode se tornar oneroso para o sistema de saúde.

Por outro lado, a escassez de métodos diagnósticos disponíveis tem causado o uso abusivo de antibióticos e o surgimento de mutações nas bactérias, tornando-as resistentes ao arsenal terapêutico atualmente disponível.

O aumento de bactérias resistentes (*N. gonorrhoeae*) sugere que a gonorreia pode se tornar uma doença sem tratamento no futuro próximo.

REFERÊNCIAS BIBLIOGRÁFICAS

1. Reich O, Fritsch H. The developmental origin of cervical and vaginal epithelium and their clinical consequences: a systematic review. J Low Genit Tract Dis. 2014; 18(4):358-60.
2. Çekmez Y, Şanlıkan F, Göçmen A et al. Is cryotherapy friend or foe for symptomatic cervical ectopy? Med Princ Pract. 2016; 25(1):8-11.
3. Narin R, Narin MA, Nazik H et al. The importance of size of cervical ectopy to predict postcoital bleeding: is there any cut-off value? Clin Exp Obstet Gynecol. 2015;42(2):195-8.
4. Lusk MJ, Konecny P. Cervicitis: a review. Curr Opin Infect Dis. 2008; 21(1):49-55.
5. Paavonen J, Critchlow CW, DeRouen T et al. Etiology of cervical infection. Am J Obstet Gynecol. 1986; 154(3):556-64.
6. Critchlow CW, Wolner-Hanssen P, Eschenbach DA et al. Determinants of cervical ectopia and of cervicitis: age, oral contraception, specific cervical infection, smoking and douching. Am J Obstet Gynecol. 1995; 173(2):534-43.
7. Currie MJ, Bowden FJ. The importance of chlamydial infections in obstetrics and gynaecology: an update. Aust NZ J Obstet Gynaecol. 2007; 47(1):2-8.
8. Marrazzo JM. Mucopurulent cervicitis: no longer ignored, but still misunderstood. Infect Dis Clin N Am. 2005; 19(2):333-49.
9. Land JA, Van Bergen JE, Morré SA et al. Epidemiology of Chlamydia trachomatis infection in women and the cost-effectiveness of screening. Hum Reprod Update. 2010; 16(2):189-204.
10. Silva MJ, Florêncio GL, Gabiatti JR et al. Perinatal morbidity and mortality associated with chlamydial infection: a meta-analysis study. Braz J Infect Dis. 2011; 1596):533-9.
11. Piazzetta RC, de Carvalho NS, de Andrade RP et al. Prevalence of Chlamydia trachomatis and Neisseria gonorrhoea infections in sexual actives young women at a southern Brazilian city. Rev Bras Ginecol Obstet. 2011; 33(11):328-33.
12. de Lima Freitas NS, Borborema-Santos CM, Barroso Serrão das Neves D et al. High prevalence detection of Chlamydia trachomatis by polymerase chain reaction in endocervical samples of infertile women attending university hospital in Manaus-Amazonas, Brazil. Gynecol Obstet Invest. 2011; 72(4):220-6.
13. Meyer T. Diagnostic procedures to detect Chlamydia trachomatis infections. Microorganisms. 2016; 4(3). Pii: E25.
14. Centers for Disease Control and Prevention. Recommendations for the laboratory-based detection of Chlamydia trachomatis and Neisseria gonorrhoeae – 2014. MMWR Recomm Rep. 2014; 63(RR-02):1-19.
15. Nwokolo NC, Dragovic B, Patel S et al. 2015 UK national guideline for the management of infection with Chlamydia trachomatis. Int J STD AIDS. 2016; 27(4):251-67.
16. Brasil. Ministério da Saúde. Secretaria de Vigilância em Saúde. Departamento de DST, Aids e Hepatites Virais. Protocolo Clínico e Diretrizes Terapêuticas para Atenção Integral às Pessoas com Infecções Sexualmente Transmissíveis/Ministério da Saúde, Secretaria de Vigilância em Saúde, Departamento de DST, Aids e Hepatites Virais. Brasília: Ministério da Saúde; 2015.
17. Rouphael NG, Stephens DS. Neisseria meningitidis: biology, microbiology, and epidemiology. Methods Mol Biol. 2012; 799:1-20.
18. Gasparini R, Amicizia D, Lai PL et al. Neisseria meningitidis, pathogenetic mechanisms to overcome the human immune defences. J Prev Med Hyg. 2012; 53(2):50-5.
19. Pizza M, Rappuoli R. Neisseria meningitidis: pathogenesis and immunity. Curr Opin Microbiol. 2015; 23:68-72.
20. Virji M. Pathogenic neisseriae: surface modulation, pathogenesis and infection control. Nat Rev Microbiol. 2009; 7(4):274-86.
21. Verma R, Sood S. Gonorrhoea diagnostics: An update. Indian J Med Microbiol. 2016; 34(2):139-45.
22. Unemo M. Current and future antimicrobial treatment of gonorrhoea – the rapidly evolving Neisseria gonorrhoeae continues to challenge. BMC Infect Dis. 2015; 15:364.
23. Unemo M, Shafer WM. Antimicrobial resistance in Neisseria gonorrhoeae in the 21st century: past, evolution, and future. Clin Microbiol Rev. 2014; 27(3):587-613.
24. Lewis DA. Global resistance of Neisseria gonorrhoeae: when theory becomes reality. Curr Opin Infect Dis. 2014; 27(1):62-7.
25. Barbee LA, Dombrowski JC. Control of Neisseria gonorrhoeae in the era of evolving antimicrobial resistance. Infect Dis Clin North Am. 2013; 27(4):723-37.
26. Buono SA, Watson TD, Borenstein LA et al. Stemming the tide of drug-resistant Neisseria gonorrhoeae: the need for an individualized approach to treatment. J Antimicrob Chemother. 2015; 70(2):374-81.
27. Manhart LE, Critchlow CW, Holmes KK et al. Mucopurulent cervicitis and Mycoplasma genitalium. J Inf Dis. 2003; 187(4):650-7.
28. Falk L, Fredlund H, Jensen JS. Signs and symptoms of urethritis and cervicitis among women with and without Mycoplasma genitalium or Chlamydia trachomatis infection. Sex Transm Infect. 2005; 81(1):73-8.
29. Schlicht MJ, Lovrich SD, Satin JS et al. High prevalence of genital Mycoplasmas among sexually active young adults with urethritis or cervicitis in La Crosse, Wisconsin. J Clin Microbiol. 2004; 42(10):4636-40.
30. Workowski KA, Berman S; Centers for Disease Control and Prevention. Sexually transmitted diseases treatment guidelines, 2010. MMWR Recomm Rep. 2010; 59(RR-12):1-110.

31. Gaydos C, Maldeis NE, Hardick A et al. Mycoplasma genitalium as a contributor to the multiple etiologies of cervicitis in women attending sexually transmitted disease clinics. Sex Transm Dis. 2009; 36(10):598-606.
32. Marrazzo JM, Wiesenfeld HC, Murray PJ et al. Risk factors for cervicitis among women with bacterial vaginosis. J Inf Dis. 2006; 193:617-24.
33. Schwebke JR, Weiss HL. Interrelationships of bacterial vaginosis and cervical inflammation. Sex Transm Dis. 2002; 29(1):59-64.
34. Ness RB, Hillier SL, Kip KE et al. Bacterial vaginosis and risk of pelvic inflammatory disease. Obstet Gynecol. 2004; 104(4):761-9.
35. Yudin MH, Landers DV, Meyn L et al. Clinical and cervical cytokine response to treatment with oral or vaginal metronidazole for bacterial vaginosis during pregnancy: a randomized trial. Obstet Gynecol. 2003; 10293):527-34.
36. Olmsted SS, Meyn LA, Rohan LC et al. Glycosidase and proteinase activity of anaerobic gram negative bacteria isolated from women with bacterial vaginosis. Sex Transm Dis. 2003; 30(3):257-61.
37. Holmes KK, Stamm WE. Lower genital tract infections in women. In: Holmes KK, Mardh PA, Sparling PF et al. (eds). Sexually transmitted diseases. 3. ed. New York: McGraw-Hill; 1999. pp. 761-81.
38. McGalie CE, McBride HA, McCluggage WG. Cytomegalovirus infection of the cervix: morphological observations in 5 cases of a possibly under-recognized condition. J Clin Pathol. 2004; 57(7):691-4.
39. Daxnerova Z, Berkova Z, Kaufman RH et al. Detection of human cytomegalovirus DNA in 986 women studied for human papillomavirus-associated cervical neoplasia. J Lower Genital Tract Dis. 2003; 7(3):187-93.
40. Clarke LM, Duerr A, Feldmen J et al. Factors associated with cytomegalovirus infection among human immunodeficiency virus type 1 seronegative and seropositive women from an urban minority community. J Infect Dis. 1996; 173(1):77-82.
41. Bradshaw CS, Tabrizi SN, Read TRH et al. Etiologies of nongonococcal urethritis: bacteria, viruses and the association of orogenital exposure. J Inf Dis. 2006; 193(3):336-45.
42. Swenson PD, Lowens MS, Celum CL et al. Adenovirus types 2, 8 and 37 associated with genital infections in patients attending a sexually transmitted disease clinic. J Clin Microbiol. 1995; 33(10):2728-31.
43. McClelland RC, Sangere L, Hassan WM. Infection with Trichomonas vaginalis increases the risk of HIV-1 acquisition. J Infect Dis. 2007; 195(5):698-702.

Parte 3

12

Doenças Benignas do Útero

Thomas Moscovitz | Marcos Tcherniakovsky | Daniel Spadoto-Dias | Flávia Neves Bueloni-Dias | William Kondo | Waldir Pereira Modotti | Bernardo Portugal Lasmar | Ricardo Bassil Lasmar | Ana Luiza Araújo Varanda | Caio Amilcar Ulisses de Carvalho Junior | Flavia Tarabini Castellani Asmar | Giuliano Moysés Borrelli | Gustavo Rubino de Azevedo Focchi | Celso Luiz Borrelli

PÓLIPO ENDOCERVICAL

Thomas Moscovitz | Marcos Tcherniakovsky

DEFINIÇÃO E ETIOLOGIA

Os pólipos cervicais resultam de uma hiperplasia focal do epitélio glandular que recobre o canal cervical. A etiopatogenia está relacionada com múltiplos fatores proliferativos que agem no epitélio glandular, como inflamação crônica, congestão vascular e estímulo hormonal.

O risco pode estar aumentado em mulheres com diabetes e vaginites recorrentes.

Os pólipos cervicais costumam ser tumorações benignas da cérvice uterina que acometem de 2 a 5% das mulheres, respondendo por 4 a 10% das lesões cervicais. A malignização pode ocorrer em até 1,5% dos casos.

Únicos ou múltiplos, tendem a se manifestar em mulheres multíparas, de 40 a 65 anos de idade, de pouca ocorrência antes da menarca. A maioria origina-se no canal endocervical e, raramente, na região ectocervical.

Têm a forma de lágrima ou lobular, geralmente são brilhantes, podendo ser vermelhos, púrpura ou cor de pele, dependendo da vascularização e congestão presente.

Tipicamente têm menos de 3 cm de diâmetro, no entanto, foram descritos pólipos suficientemente grandes para preencher a vagina e atingir o introito vaginal. O pedículo costuma ser longo e fino, mas pode ser curto e de base larga.

Histologicamente, os pólipos cervicais são caracterizados por estroma vascular do tecido conectivo coberto por epitélio, que pode ser colunar, escamoso ou escamocolunar (Figura 12.1).[1-3]

Com base na histologia, os pólipos endocervicais podem ser divididos em mucosos, adenomatosos, fibrosos e angiomatosos. Os mucosos representam 75 a 80% dos casos e são de pequenas dimensões e de cor rósea. Os pólipos adenomatosos costumam ter dimensões maiores e cor avermelhada intensa, com incidência média de 15%. Os fibrosos normalmente são violáceos com petéquias e placas hemorrágicas, erosadas ou necróticas, com incidência

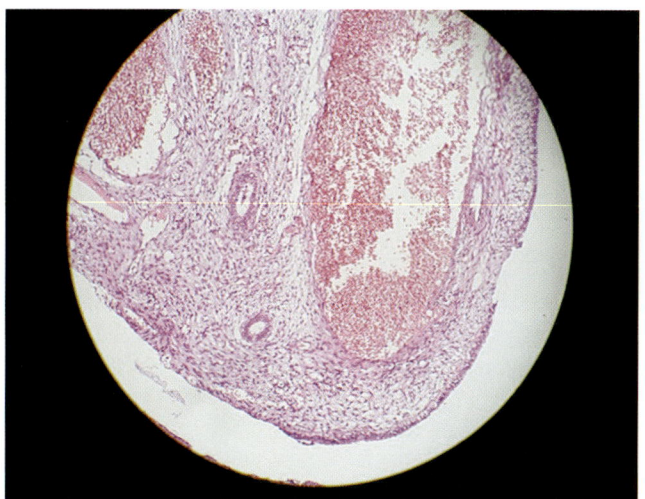

Figura 12.1 Imagem histológica de um pólipo endocervical.

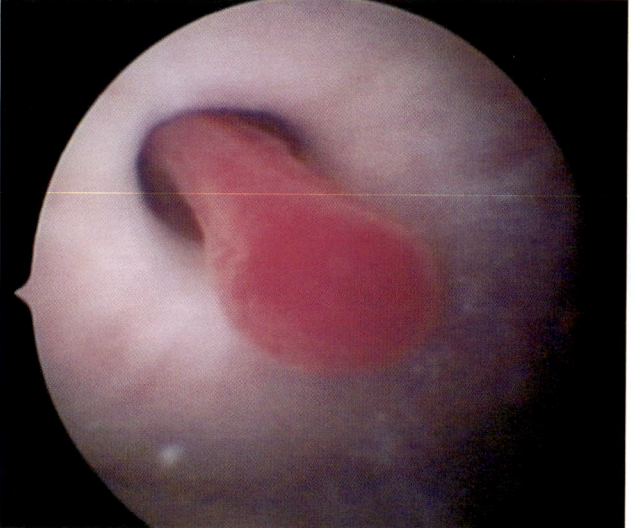

Figura 12.2 Pólipo endocervical exteriorizando-se pelo orifício externo do colo.

entre 4 e 20%. Já os pólipos angiomatosos apresentam-se com discretas dimensões e cor púrpura e violácea, geralmente sésseis, com incidência de 1 a 15%.[4]

Os pólipos podem evoluir para metaplasia, isquemia, necrose e transformação carcinomatosa. Os casos de isquemia e necrose são mais frequentemente evidenciados em pólipos com pedículo fino e longo e provocados pela torção do pedículo, que leva a infarto hemorrágico e à necrose do mesmo.

A transformação carcinomatosa advém da modificação de metaplasia em carcinoma escamoso, com incidência de 0,2 a 4%.[5]

MANIFESTAÇÕES CLÍNICAS

A maioria dos pólipos é assintomática e diagnosticada somente durante um exame ginecológico de rotina. Contudo, menos comumente, podem se manifestar por sangramento vaginal intermenstrual ou pós-coital e, até mesmo, por sangramento na pós-menopausa.[3,6]

Os pólipos podem estar associados à infertilidade, quando crescem o suficiente para bloquear a entrada do colo ou interferir na produção de muco cervical. A fertilidade é facilmente restaurada com a remoção do pólipo.

DIAGNÓSTICO

Comumente o diagnóstico é feito por exame especular, quando se pode visualizar um pólipo exteriorizando-se pelo orifício externo do colo (Figura 12.2). Através desse exame pode-se ter noção da morfologia do pólipo, do seu comprimento, da sua coloração, da sua base, e da presença ou ausência de ulceração em sua superfície, bem como da existência de sangramento.[6,7]

Não é incomum o diagnóstico na propedêutica de grupos de pacientes inférteis, submetidas aos exames de histerossalpingografia, histerossonografia, ultrassonografia endovaginal e histeroscopia diagnóstica. O diagnóstico diferencial deve ser feito com mioma parido, pólipo endometrial e neoplasia, quando ao exame especular evidencia-se um tumor, exteriorizando-se pelo orifício externo do colo, de superfície hipervascularizada, com sinais de ulceração e morfologia atípica.[6]

O exame colposcópico geralmente promove melhor avaliação das características do pólipo, mas muitas vezes não dá indícios sobre o local de sua origem, ou seja, o local da base do pólipo.[7,8]

O diagnóstico ultrassonográfico de um pólipo endocervical (Figura 12.3) costuma ser ocasional, uma vez que aparece em um exame solicitado muitas vezes por rotina. O sinal ultrassonográfico mais indicativo de pólipo endocervical é a dilatação irregular do canal endocervical em caso de lesão circular isoecoica uni- ou multilocular de margens bem definidas.

Doppler em lesões largas demonstrou ser útil para identificar e avaliar a vascularização dos pólipos endocervicais.

A histeroscopia estaria altamente indicada nos casos em que haja evidências de que o pólipo tenha uma implantação no canal cervical (Figura 12.4). Com isso, tem-se não somente uma informação acurada do local de implantação, mas também do tamanho, da forma, da coloração, da vascularização, do pedículo (se é curto ou longo) e da base (se é estreita ou larga).

A avaliação histeroscópica é de suma importância, uma vez que 15 a 20% dos pólipos diagnosticados inicialmente como endocervicais são endometriais. Além disso, 25% dos casos de pólipos endometriais coexistem com um pólipo endocervical (Figura 12.5), sendo necessária a avaliação da cavidade endometrial por via histeroscópica.[9-11]

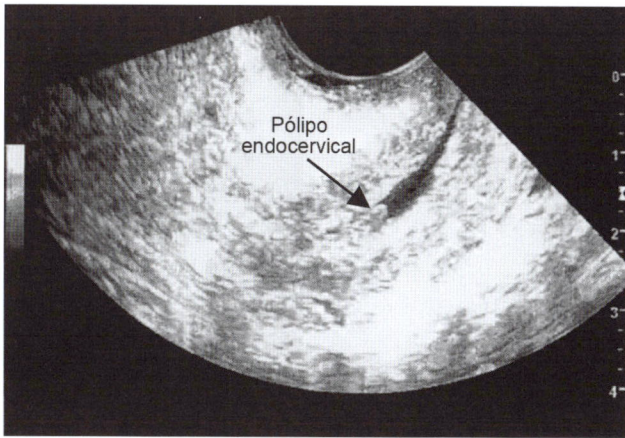

Figura 12.3 Imagem ultrassonográfica de um pólipo endocervical.

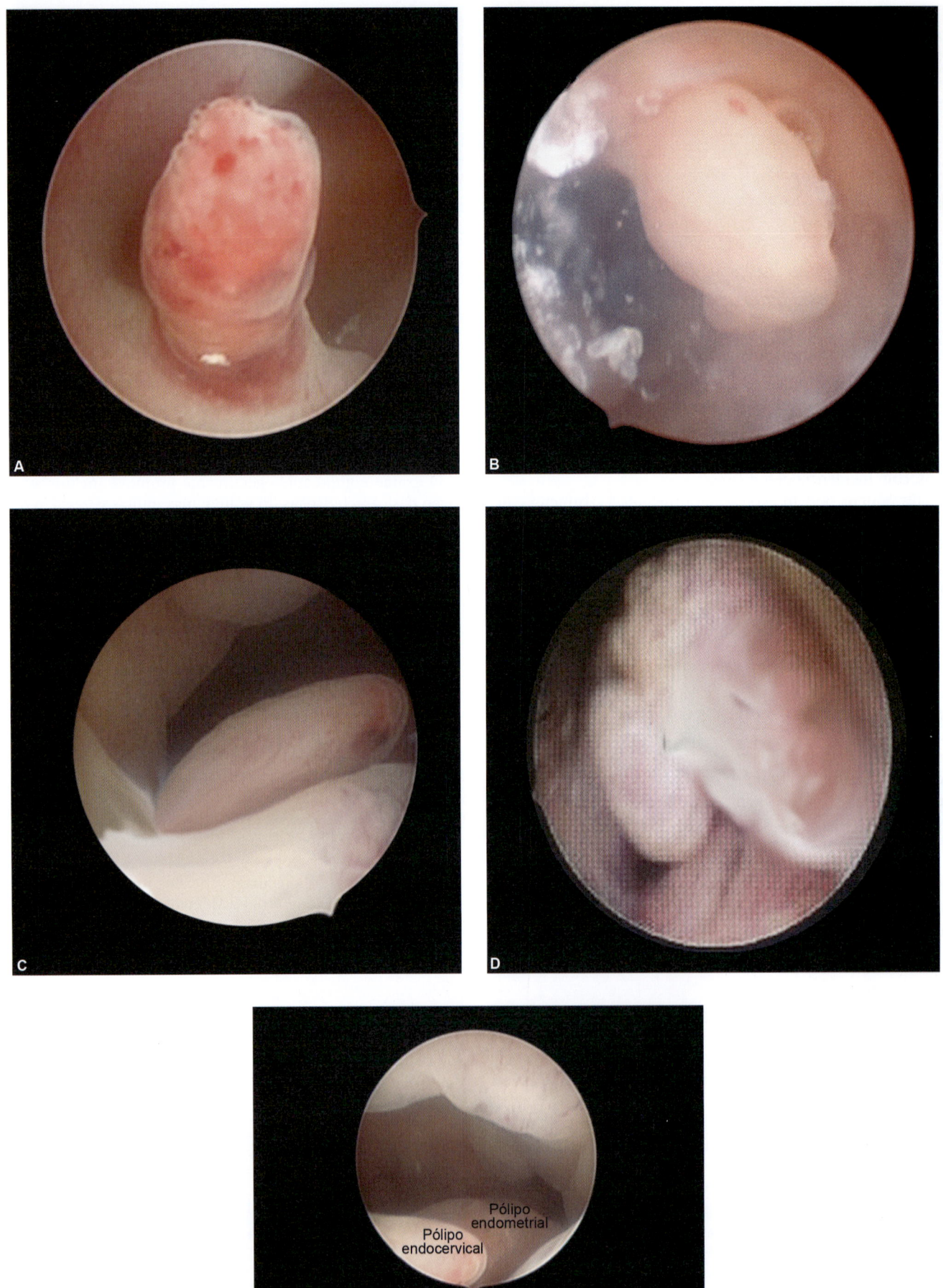

Figura 12.4 A a **D.** Pólipos endocervicais. **E.** Pólipos endocervical e endometrial.

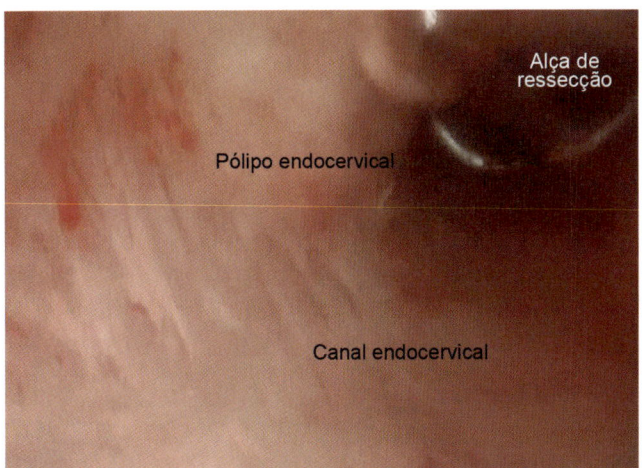

Figura 12.5 Polipectomia com ressectoscópio.

Labels in figure: Alça de ressecção; Pólipo endocervical; Canal endocervical

TRATAMENTO

Na literatura não há dados suficientes sobre o tratamento dos pólipos assintomáticos. Uma vez que a degeneração maligna dos pólipos endocervicais é extremamente rara, alguns pesquisadores consideram a remoção cirúrgica uma opção excessiva. Contudo, outros acreditam que a remoção precoce possa reduzir o risco de aumento de tamanho e fazer com que os pólipos tornem-se sintomáticos.[12,13]

Os pólipos devem ser removidos quando sintomáticos (p. ex., sangramento), grandes (≥ 3 cm) ou de aparência atípica. A polipectomia geralmente pode ser realizada segurando-se a base do pólipo com fórceps e torcendo-o. Se for visível, a base pode ser cauterizada para prevenir sangramento e reduzir a possibilidade de recorrência. Se a base for larga, como é o caso de um pólipo séssil, a porção principal do pólipo deve ser removida com uma pinça de biopsia e a base, destruída com cauterização ou *laser* para reduzir a probabilidade de recorrência.[14,15]

A histeroscopia é considerada a primeira linha de tratamento dos pólipos endocervicais, podendo ser realizada no ambulatório ou no centro cirúrgico, uma vez que remove por completo o pólipo.

Pólipos menores que 0,5 cm podem ser removidos por histeroscopia com uma tesoura e depois removidos com um *grasping*, o que diminui a sua recorrência. Já os pólipos maiores que 0,5 cm devem ser removidos por um ressectoscópio (ver Figura 12.5).[10]

Em pólipos de grandes proporções, muitas vezes se faz necessário que o ressectoscópio ultrapasse o pólipo, por vezes indo até a cavidade uterina para no retorno chegar-se à melhor posição para exérese e/ou cauterização da base vascular.

Alguns pólipos podem ser ressecados a partir do pedículo, outros podem ser extirpados por uma alternativa tática conhecida como técnica do fatiamento, que consiste em múltiplos cortes que fatiam o pólipo até a região do pedículo ser visualizada diretamente e alcançada pela alça do ressectoscópio.

A malignidade raramente é encontrada em um pólipo cervical,[16,17] no entanto, os pólipos removidos devem ser submetidos ao laboratório para estudo histológico.[18,19]

Uma vez que há correlação entre pólipo endocervical e endometrial, deve-se considerar a avaliação da cavidade uterina quando do tratamento de pólipos endocervicais.[11]

PÓLIPO ENDOMETRIAL

Daniel Spadoto-Dias | Flávia Neves Bueloni-Dias | William Kondo | Waldir Pereira Modotti

INTRODUÇÃO

Os pólipos endometriais representam a principal indicação de histeroscopia ambulatorial e cirúrgica sem, contudo, existir um consenso sobre seu melhor manejo, bem como critérios ou marcadores bioquímicos que indiquem com segurança seu potencial de malignidade.[20] Clinicamente, esses pólipos podem ser assintomáticos, sendo a manifestação clínica mais comum o sangramento uterino em suas diferentes apresentações (aumento do volume menstrual, aumento na duração da menstruação, sangramento no meio do ciclo, sangramento após a menopausa), associado ou não à dismenorreia.[21] Sua prevalência na pós-menopausa é bastante significativa, suscitando discussões recorrentes sobre seu diagnóstico diferencial com neoplasia de endométrio.

Desde os primeiros estudos, como o de Armênia em 1967, os pólipos endometriais são relacionados com o risco de desenvolvimento de neoplasia endometrial, sendo esse risco maior em mulheres na pós-menopausa com sangramento.[20,21] Apesar de já ter sido descrita uma associação com o câncer de endométrio na literatura, ainda não há uma definição completa de seus mecanismos e fatores de risco.[22,23]

Atualmente, o uso amplo da ultrassonografia transvaginal na avaliação ginecológica de rotina tem contribuído para aumentar os achados incidentais de espessamentos difusos ou focais da camada endometrial sugerindo, com frequência, uma investigação mais invasiva, com a realização de histeroscopia diagnóstica e biopsia endometrial, uma vez que nenhum parâmetro ultrassonográfico mostrou-se fidedigno na diferenciação entre pólipo e câncer de endométrio.[24]

Devido ao seu diagnóstico frequente, muitas vezes associado à ausência de sintomas, o tratamento dos pólipos é muito discutível, variando desde conduta expectante e tratamento clínico até sua remoção cirúrgica, conservadora ou radical.[25-32] Uma visão abrangente sobre essa condição pode auxiliar na escolha da conduta mais adequada.

DEFINIÇÃO

Pólipos endometriais são definidos como neoformações resultantes de hipertrofia focal da camada basal do endométrio, constituída por células estromais, glandulares e vasos sanguíneos em proporções variadas. Tais projeções podem ser sésseis ou pediculadas, múltiplas ou solitárias (Figura 12.6).[33]

À macroscopia, externamente os pólipos endometriais são visualizados como massas aveludadas, vermelhas ou alaranjadas, com interior sólido ou contendo cistos. Originam-se no endométrio, projetam-se para a cavidade uterina, ulceram e sangram com facilidade. O volume e o número são extremamente variáveis e a maioria apresenta entre 20 e 40 mm em seu maior diâmetro (Figura 12.7).

À microscopia, os pólipos contêm uma quantidade variável de glândulas, estroma e vasos sanguíneos. Na maioria dos

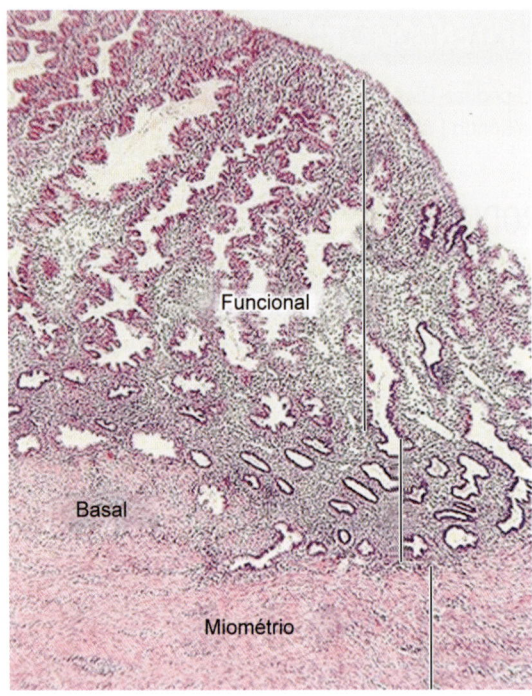

Figura 12.6 Relação entre o miométrio e as camadas basal e funcional do endométrio. A camada basal é a região endometrial mais próxima ao miométrio. Constitui a base da mucosa que nunca descama, onde se localizam as células que regeneram o endométrio. A camada funcional, por sua vez, é a região mais superficial do endométrio e descama a cada ciclo menstrual. Pólipos endometriais são originados a partir de uma hipertrofia focal da camada basal. (Hematoxilina-eosina [H & E]; 40×.)

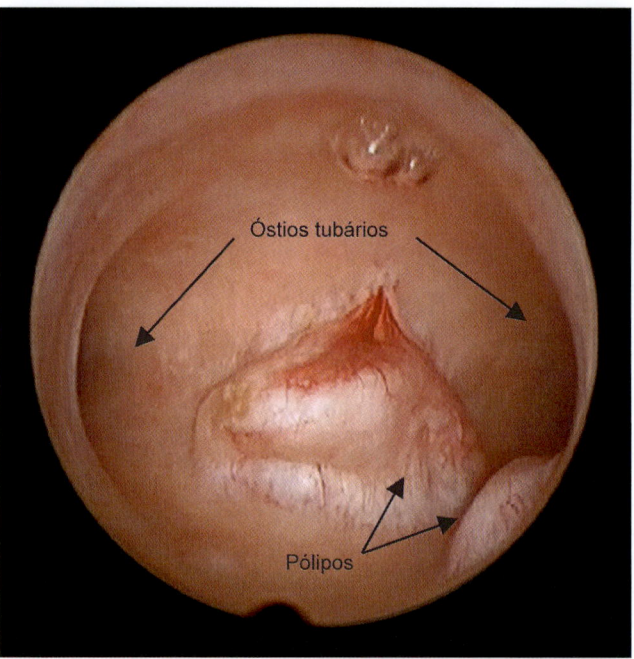

Figura 12.7 Pólipos endometriais à visão histeroscópica. Observam-se duas lesões sésseis na região fúndica do útero, próximo aos óstios tubários, de aspecto glandular e conteúdo cístico, em meio a endométrio de padrão proliferativo inicial.

casos, o quadro histológico é a hiperplasia simples da mucosa uterina e, às vezes, quase todas as glândulas endometriais estão dilatadas, revestidas por epitélio pseudoestratificado, justapostas e com áreas císticas em meio a estroma fibrovascular (Figura 12.8).

Em 1981, Hamou[34] classificou a morfologia dos pólipos endometriais por meio da histeroscopia em pólipos mucosos e fibrosos. Os primeiros podem ser sésseis ou pediculados, maiores que 10 mm, móveis, de aparência similar ao endométrio circundante e frequentemente congestos. Os fibrosos, por sua vez, são pediculados, móveis e maiores que 10 mm, de superfície lisa, pobremente vascularizada, sem observarem orifícios glandulares, com dificuldade em deformar-se com a pressão da ponta do histeroscópio.

Outras classificações para os pólipos foram propostas, considerando-se aspectos macroscópicos e histológicos. Para Labastida (1990),[35] os pólipos podem ser classificados em glandulares, císticos, adenofibromatosos e fibrosos, enquanto Dallenbach-Hellweg (1997),[36] observando sua estrutura glandular, classificou os pólipos em glandulares, glandulocísticos e fibrocísticos. Segundo Mazur e Kurman (1994), uma subclassificação morfológica é bastante difícil, pois os pólipos endometriais apresentam-se como lesões diversas.[35-37] Ainda assim, os dividiram em três tipos: hiperplásicos, funcionais e atróficos. De maneira geral, os pólipos podem ser classificados conforme descrito a seguir:[38-40]

- **Pólipos fibroglandulares:** são os mais comuns, variando de alguns milímetros a grandes dimensões. Apresentam superfície irregular e proliferação epitelial com pseudoestratificação e atividade mitótica. Apresentam quantidade moderada de estroma entre as glândulas, similar ao estroma do

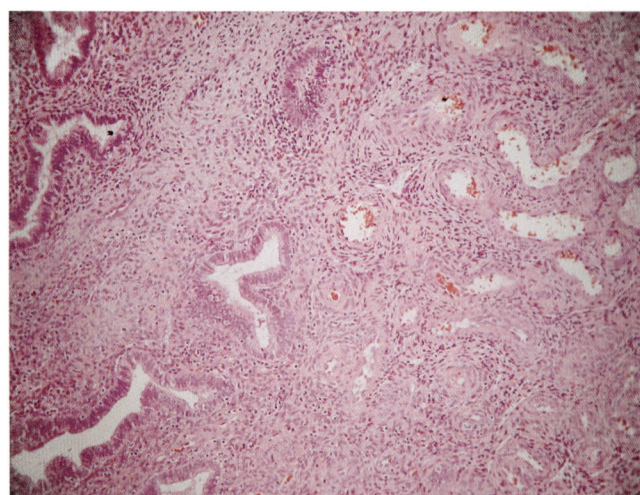

Figura 12.8 Visão microscópica de pólipo endometrial. Observe as glândulas endometriais dilatadas e vasos sanguíneos de paredes grossas em meio a estroma denso. (Hematoxilina-eosina [H & E]; 400×.)

endométrio proliferativo. O endométrio periférico ao pólipo costuma ser proliferativo ou atrófico, mas pode ser secretor e responsível aos estrógenos. Podem sofrer processo de hiperplasia (Figura 12.9)

- **Pólipos atróficos:** também chamados de pólipos inativos, fibrosos ou fibrocísticos. São comuns em mulheres na pós-menopausa e contêm glândulas atróficas alinhadas em epitélio glandular cuboide ou plano, sem atividade mitótica. As glândulas são dilatadas e de contornos circulares, estroma denso e fibrótico. Provavelmente representam mudanças regressivas em um pólipo hiperplásico ou funcional (Figura 12.10)

- **Pólipos funcionais:** também chamados de mucosos, são sensíveis a hormônios, mostram alterações proliferativas ou

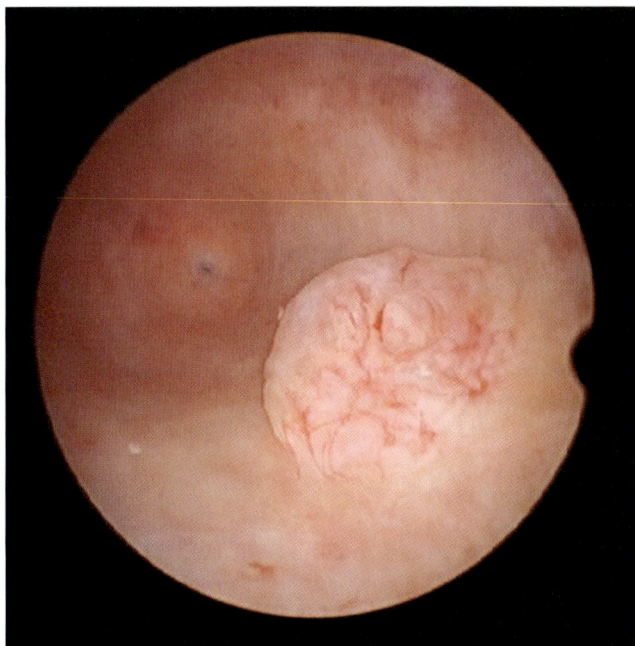

Figura 12.9 Pólipo fibroglandular em parede uterina fúndica próximo ao óstio tubário esquerdo. Observam-se lesão com superfície irregular e aspecto glandular em meio a endométrio proliferativo inicial. Visão histeroscópica.

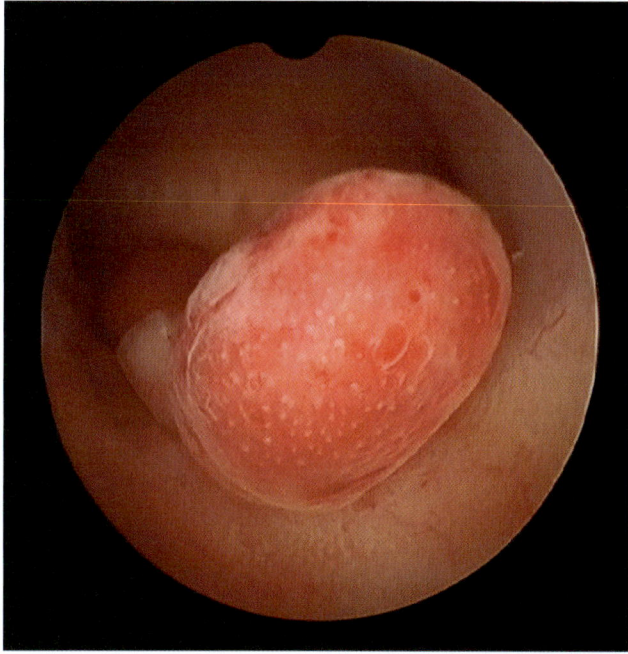

Figura 12.11 Pólipo pediculado de aspecto funcional em parede uterina posterior. Observe os orifícios glandulares na superfície do pólipo semelhantes ao endométrio de padrão secretor. Visão histeroscópica.

secretoras e ocorrem na pré-menopausa, podendo ser de difícil diagnóstico. Suas glândulas apresentam distribuições irregulares. O aspecto polipoide e o estroma denso com vasos de paredes grossas são características importantes para o diagnóstico. Quando secretores, tendem a apresentar glândulas pouco desenvolvidas, em contraste com o endométrio adjacente (Figura 12.11)

- Pólipos endometriais-endocervicais (mistos): são alguns pólipos localizados na porção superior da endocérvice ou no segmento uterino inferior, que mostram desenvolvimento

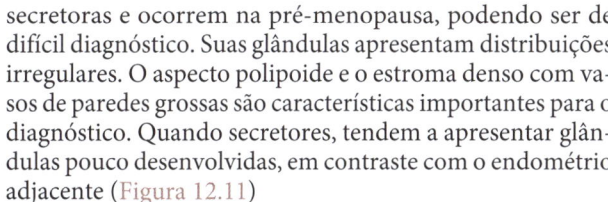

glandular tanto endometrial quanto endocervical e estroma fibroso
- Pólipos adenomiomatosos: apresentam fibras e feixes irregulares de musculatura lisa no estroma, próximos aos vasos de paredes grossas. As glândulas são revestidas pelo estroma
- Adenomioma polipoide atípico: é um pólipo incomum, normalmente encontrado na porção ístmica do útero. Diferente dos demais, suas glândulas alinham-se em um epitélio atípico e estão circundadas por células musculares lisas e exibem atipia nuclear, perda da polaridade e eosinofilia citoplasmática. O músculo liso é composto de pequenos fascículos entrelaçados e ocorre na pré- ou perimenopausa em mulheres com idade média de 40 anos. Não deve ser confundido com hiperplasia endometrial, carcinoma ou carcinossarcoma
- Pseudopólipos: são pequenos e menores que 10 mm, sésseis, com estrutura idêntica ao endométrio circundante. São identificados somente na fase secretora e desaparecem com a menstruação (Figura 12.12).

ETIOLOGIA

A etiologia dos pólipos endometriais ainda não está bem estabelecida, não havendo consenso sobre sua história natural e seu real significado como entidade patológica.

Fatores de risco

Como fatores de risco para o desenvolvimento de pólipos endometriais, bem como para sua suposta degeneração maligna, são considerados os mesmos fatores associados ao câncer de endométrio, como idade avançada, nuliparidade, menarca precoce, menopausa tardia, obesidade, diabetes, hipertensão e uso de tamoxifeno.[22,41] O risco de mulheres hipertensas apresentarem pólipos endometriais é descrito

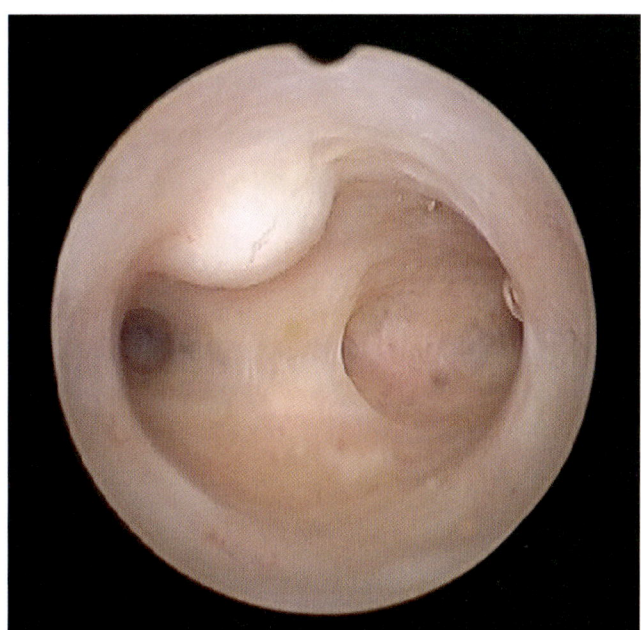

Figura 12.10 Pólipo fibroso em parede uterina anterior fúndica em endométrio atrófico. Visão histeroscópica.

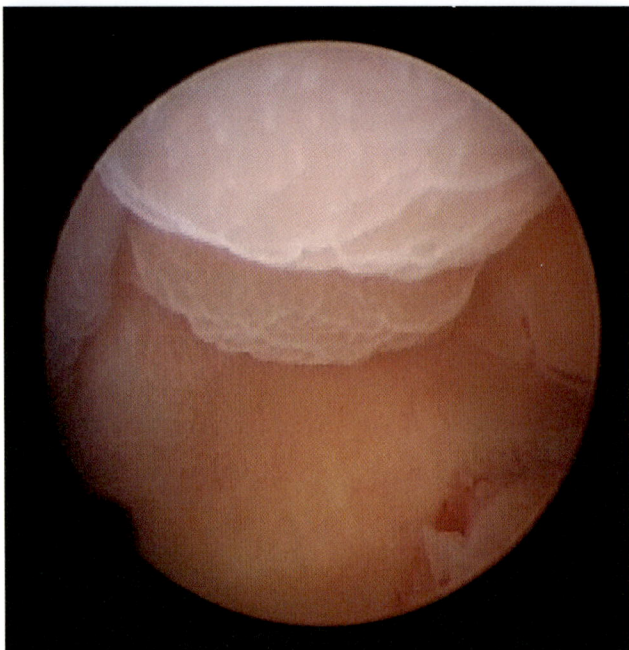

Figura 12.12 Pseudopólipos à visão histeroscópica. Observe que as projeções em parede uterina anterior na verdade correspondem à redundância de endométrio proliferado de padrão secretor tardio.

como 2,2 vezes maior [p < 0,001; intervalo de confiança de 95% (95% IC) 1,3-3,7], enquanto mulheres com antecedente de neoplasia mamária apresentam um risco 14,4 vezes maior [p = 0,01; 95% IC 1,9-111,9] pelo uso de tamoxifeno, atingindo prevalência de até 60% nesse grupo específico.[23,33]

A síndrome metabólica associada a obesidade, hipertensão e diabetes, reconhecidos fatores de risco para o pólipo endometrial, também pode ser considerada um fator preditor para o desenvolvimento de pólipo endometrial e câncer de endométrio.[42-44] O aumento das concentrações de estrona circulante, em função da maior conversão periférica, é o mecanismo provável do desenvolvimento dos pólipos em mulheres obesas na pós-menopausa; entretanto, a relação do pólipo com a hipertensão pode ser um fator de confusão, pois muitas mulheres obesas também são hipertensas.[23,44] Além do mais, estudos têm demonstrado que a perda de peso intencional, restrição calórica e atividade física associam-se a risco reduzido de patologia endometrial, possivelmente por mecanismos biológicos que reduzam os níveis de hormônios como insulina e esteroides sexuais.[40]

Contudo, tem-se demonstrado que, embora hipertensão, diabetes e obesidade sejam variáveis significativamente associadas aos pólipos endometriais, elas perdem significância quando realizados estudos de regressão logística multivariada para ajuste de idade.[23,45] Outro fator possivelmente associado ao risco de atipias nos pólipos endometriais é o tamanho. Pólipos grandes (> 15 mm) ou que ocupam mais de 1/3 da cavidade endometrial parecem ser mais suscetíveis a sangramentos e à transformação maligna.[33,46] Por outro lado, estudos demonstraram que pólipos menores que 10 mm podem sofrer regressão espontânea em até 27% dos casos no período de 1 ano.[26,30,31]

A incidência na literatura de câncer de endométrio associado a pólipos está em torno de 3,5%, variando segundo a maioria dos estudos entre 0 e 4,8%, podendo chegar a 13%, dependendo da população estudada e dos métodos diagnósticos escolhidos.[23,47-49] No entanto, a taxa de hiperplasia sem atipia no pólipo pode variar de 11 a 25%.[50] Dados da literatura

ainda demonstram que a taxa de hiperplasia e malignização dos pólipos pode ser similar em mulheres com (3,2%) e sem (3,9%) sangramento, a depender da população analisada.[51] O adenocarcinoma é a forma mais comum de lesão maligna, enquanto a hiperplasia atípica, em seus vários graus, é considerada lesão precursora da neoplasia (Figura 12.13).

Publicações científicas recentes corroboram o uso de terapia hormonal, visando eliminar sintomas vasomotores, prevenir atrofia genital e proteger contra a osteoporose.[52] Essa terapia não determina aparecimento ou crescimento de pólipos, mas sua ação no endométrio das pacientes, principalmente na pós-menopausa, pode causar sangramento uterino anormal, determinando uma preocupação quanto ao seu uso em pacientes com pólipo endometrial.[23,44,53]

ETIOPATOGENIA

Diversos mecanismos moleculares foram propostos para explicar o desenvolvimento dos pólipos endometriais, com destaque para a hiperplasia endometrial monoclonal, a expressão aumentada da aromatase endometrial e as mutações genéticas.[54-57] Assim como os leiomiomas uterinos, os pólipos parecem ter rearranjos citogenéticos característicos.[54,58]

Estudos já demonstraram que os pólipos endometriais expressam receptores estrogênicos e progestogênicos.[24,59] Acredita-se que um ambiente hiperestrogênico seja responsável pela proliferação tanto focal quanto difusa do endométrio, podendo ainda, a depender da suscetibilidade da mulher e do tempo de exposição, determinar até mesmo alterações hiperplásicas e neoplásicas.[33] O progestógeno apresenta função antiproliferativa no endométrio normal assim como no pólipo, ação também observada com os andrógenos, porém dados sugerem que a testosterona não substitui a atividade progestacional nos pólipos.[60]

Em mulheres na pós-menopausa, dados demonstram que os receptores de estrogênio são mais prevalentes em pólipos do que no endométrio normal.[23,59] Com evidência mais limitada, os receptores de progestógeno também poderiam contribuir

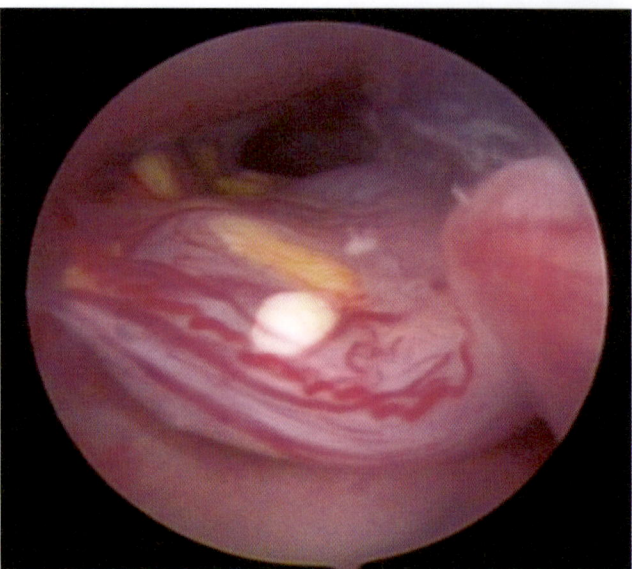

Figura 12.13 Pólipo de aspecto fibrocístico em parede uterina posterior. Observe a superfície hipervascularizada dessa lesão, que não apresenta atipias vasculares, caracterizada por vasos enovelados, com interrupção ou afunilamento abrupto. Visão histeroscópica.

para o desenvolvimento de pólipos em algumas mulheres. O estrógeno, assim como o progestógeno, contribuiria para o alongamento das glândulas endometriais, do tecido estromal e das artérias espiraladas, constituindo a aparência polipoide característica dessas neoformações.[23]

Contraditoriamente, a incidência dos pólipos endometriais tende a aumentar durante o climatério, quando produção dos esteroides sexuais diminui devido à falência ovariana fisiológica. Um desequilíbrio entre proliferação e apoptose celular, ambos influenciados pela concentração desses esteroides sexuais, poderia contribuir para o desenvolvimento de diferentes afecções endometriais, tanto benignas quanto malignas.[20] Outra possível etiologia é a influência de fatores genéticos, particularmente relacionados com os cromossomos 6 e 12, que alterariam o ciclo celular, resultando na formação de pólipos endometriais.[61]

Recentemente, estudos histoquímicos têm sido propostos para determinar a presença de proteínas relacionadas com a proliferação (Ki-67,CD105) e a apoptose (Bcl-2, p53) na tentativa de predizer o potencial de malignidade dos pólipos endometriais.[24] Análise imuno-histoquímica para receptores estrogênicos e progestogênicos também já foi realizada na tentativa de elucidar a natureza hormonal dos pólipos. Demonstrou-se uma concentração maior de receptores estrogênicos e de progestógeno no epitélio glandular de pólipos endometriais quando comparados ao tecido endometrial normal, corroborando a hipótese de hiperestímulo hormonal no desenvolvimento dessas afecções.[24,57]

Devido a seu caráter aparentemente benigno associado à ausência de sintomas clínicos, muitas lesões são sub-relatadas, sendo difícil determinar a real incidência dos pólipos endometriais. Sua prevalência é variada, descrita entre 7,8 e 34,9%, dependendo da definição de pólipo, do método diagnóstico e da população estudada.[31,62,63] De maneira geral, estima-se que a prevalência seja bastante elevada, em torno de 25 a 30% da população feminina, maior entre mulheres entre 40 e 60 anos de idade, e duas vezes maior entre mulheres na pós-menopausa (11,8%) comparativamente ao período de menacme (5,8%).[49,63] Contudo, a associação de pólipos e menopausa pode ser um viés de seleção, pois as mulheres na pós-menopausa com sangramento vaginal são mais propensas à investigação.[23,63]

Clinicamente, os pólipos endometriais podem ser assintomáticos em até 80% dos casos, dependendo da população analisada, sendo comum o diagnóstico incidental por meio de exames rotineiros de ultrassonografia pélvica transvaginal, observados como espessamentos difusos ou focais da camada endometrial.[63] Quando apresentam sintomatologia, mais comumente manifestam-se como sangramento uterino anormal, associado ou não à dismenorreia.[21,53,62] Os sintomas parecem não se correlacionar com a localização e quantidade dos pólipos, porém não há consenso quanto à relação de seu tamanho e os sintomas.[33,46] Os pólipos cervicais estão associados aos pólipos endometriais em 24 a 27% dos casos, com aumento da frequência desta associação quando há sangramento anormal e com o avançar da idade.[20,44] Estima-se que até 56,8% de mulheres na pós-menopausa, com sangramento anormal, apresentem ambas as doenças.[44] Segundo a maioria dos estudos, aproximadamente 39% dos sangramentos uterinos anormais durante a menacme estão associados a pólipos endometriais, enquanto 21 a 28% dos sangramentos após a menopausa são relacionados com os mesmos.[20,23,63]

A depender de sua localização, tamanho e quantidade, as lesões polipoides podem causar infertilidade. De fato, elas são diagnosticadas em 16,5 a 26,5% das mulheres com infertilidade sem causa aparente e, menos significativamente, em torno de 0,6 a 5%, nas mulheres com abortamentos de repetição.[20,64] Acredita-se que a obstrução mecânica, particularmente quando os pólipos encontram-se localizados próximo aos óstios tubários, seja o mecanismo principal, por impossibilitar a ascensão dos espermatozoides. Contudo, alguns estudos têm demonstrado que concentrações maiores de metaloproteinases e citocinas na matriz dos pólipos endometriais impactariam na receptividade endometrial, gerando um ambiente desfavorável à implantação e ao desenvolvimento embrionário.[65]

PROPEDÊUTICA

Os pólipos endometriais podem ser diagnosticados durante o exame ginecológico de rotina, quando da visualização de lesões exteriorizando-se pelo canal cervical. Estima-se que 24 a 27% dos pólipos endocervicais estejam associados a pólipos endometriais, reforçando a importância da avaliação da cavidade uterina quando da identificação de lesões cervicais.[20]

À ultrassonografia transvaginal, os pólipos podem ser identificados como espessamentos difusos ou focais da camada endometrial ou estar associados a áreas císticas de permeio, que corresponderiam à dilatação glandular com acúmulo de líquido proteináceo, própria do pólipo.[23] O Doppler tem sido bastante empregado na caracterização de pedículos vasculares, podendo indicar possíveis processos de neovascularização em alguns casos.[66] A identificação de pedículo único no eixo vascular da lesão confere ao Doppler especificidade de 95% na identificação de pólipos endometriais (Figura 12.14).[67]

Além da ultrassonografia, o diagnóstico pode ser realizado pela histerossonografia, que traz subsídios importantes por promover individualização e melhor caracterização de espessamentos focais em contraste ao meio líquido, apresentando sensibilidade e especificidade superiores às da ultrassonografia convencional (Figura 12.15).[68] Recentemente, exames ecográficos em três dimensões (3D) têm-se mostrado mais precisos na diferenciação entre endométrio e miométrio, principalmente na região uterina fúndica e nos ângulos cornuais, propiciando

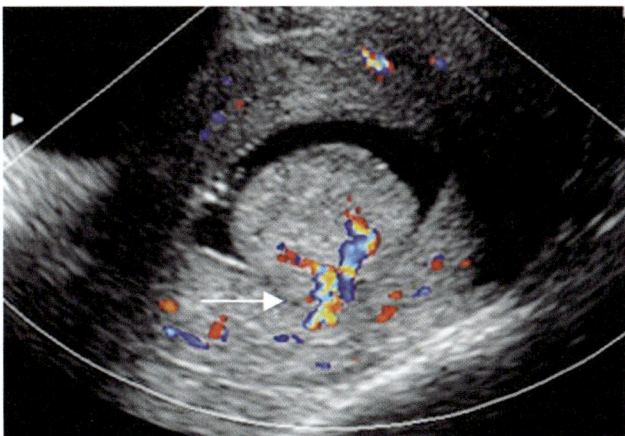

Figura 12.14 Exame ultrassonográfico revelando volumosa lesão circunscrita no interior da cavidade uterina. A identificação de pedículo vascular único na base da lesão, pelo estudo Doppler, ajuda a caracterizar o pólipo endometrial.

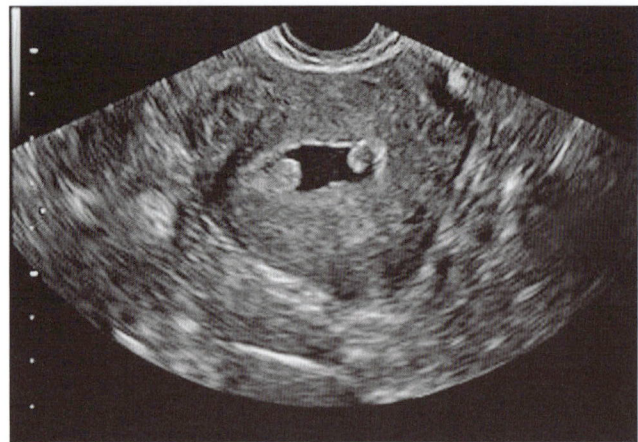

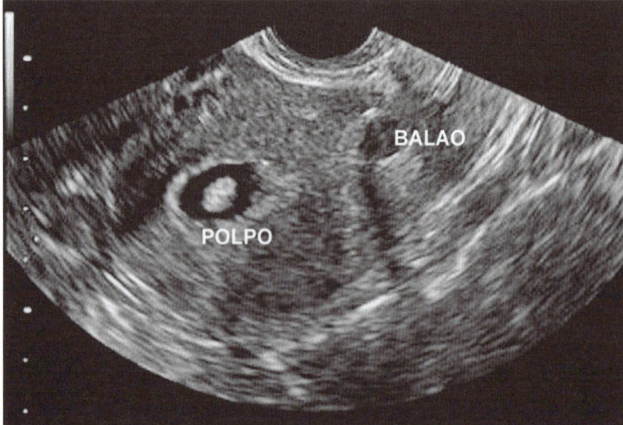

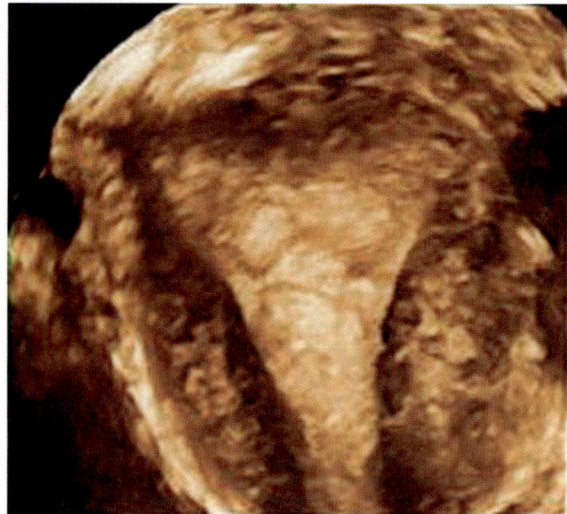

Figura 12.15 Histerossonografia realizada com instilação de solução fisiológica (cloreto de sódio 0,9%) na cavidade uterina. As lesões endometriais focais são mais bem identificadas em contraste ao meio líquido anecoico. (Cortesia da Dra. Lúcia Regina Marques Gomes Delmanto.)

acurácia diagnóstica superior na detecção de pólipos endometriais, comparativamente à ecografia em duas dimensões (2D) (Figura 12.16).[69] Porém, os custos do equipamento e a falta de uniformidade na técnica do exame 3D ainda não viabilizam seu uso em larga escala.[70]

A histerossalpingografia também pode ser útil como método de rastreamento quando realizada durante a investigação de casos de infertilidade, no entanto, apresenta baixa especificidade, de 34,9%, com taxa de acurácia de 73,2%, revelando falhas de enchimento intracavitário, sugestivas de lesões polipoides.[71]

Com o advento da histeroscopia, iniciado por Pantaleoni em 1869 na Inglaterra, criou-se a possibilidade de visualização direta da cavidade uterina. Essa modalidade de exame consolidou-se como *padrão-ouro* para o diagnóstico de lesões intrauterinas, por propiciar a identificação e a caracterização mais precisa de afecções.[38] Combinado à biopsia de endométrio, o exame histeroscópico pôde substituir métodos mais invasivos e menos eficazes para o diagnóstico, tal como a curetagem uterina.

Denomina-se biopsia orientada quando, após a visualização de lesões intrauterinas, retira-se o histeroscópio e posiciona-se a pinça de biopsia, normalmente a cureta de Novak ou Pipelle de Cornier®, em direção à parede uterina identificada como alterada. Como o procedimento não é realizado sob visualização direta, essa modalidade também é chamada

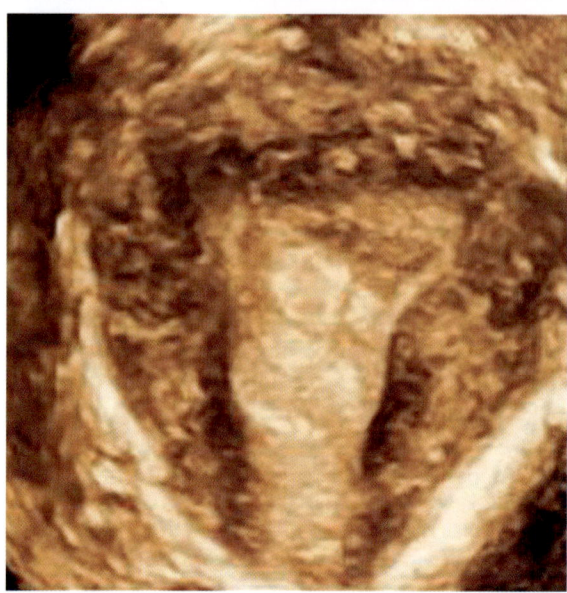

Figura 12.16 Ecografia tridimensional (3D) demonstrando três formações localizadas nos cornos uterinos e porção central da cavidade uterina. (Cortesia da Dra. Lúcia Regina Marques Gomes Delmanto.)

de biopsia às cegas. A biopsia dirigida, isto é, sob visualização histeroscópica direta, só é possível graças ao sistema desenvolvido por Stefano Bettocchi,* o qual promove o acoplamento de pequenas pinças e tesouras de 5 ou 7 French de diâmetro, propiciando a coleta do material durante o exame de histeroscopia (Figura 12.17).[27,72]

Dados da literatura mostram que a biopsia às cegas nem sempre confirma os achados histeroscópicos, devido à falta ou inadequação de material.[73] Levantamento realizado no Hospital das Clínicas da Faculdade de Medicina de Botucatu (FMB/UNESP) mostrou que a biopsia orientada foi capaz de diagnosticar com sucesso apenas 15% das lesões benignas, 20% das lesões atípicas e incapaz de diagnosticar lesões malignas, quando restritas aos pólipos.[74] Contudo, a biopsia orientada é um método altamente eficaz no diagnóstico de lesões difusas do endométrio, com sensibilidade de quase 100% nos casos de adenocarcinoma.[75,76] A literatura mostra que a biopsia orientada

*Stefano Bettocchi, professor de clínica obstétrica e ginecológica na Universidade de Bari, Departamento de Obstetrícia e Ginecologia, Hospital Santa Maria, Bari, Itália.

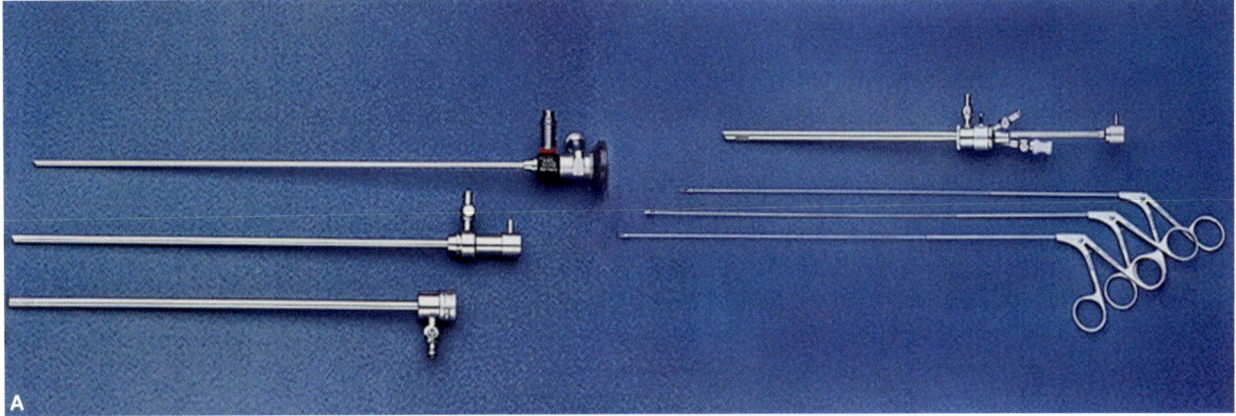

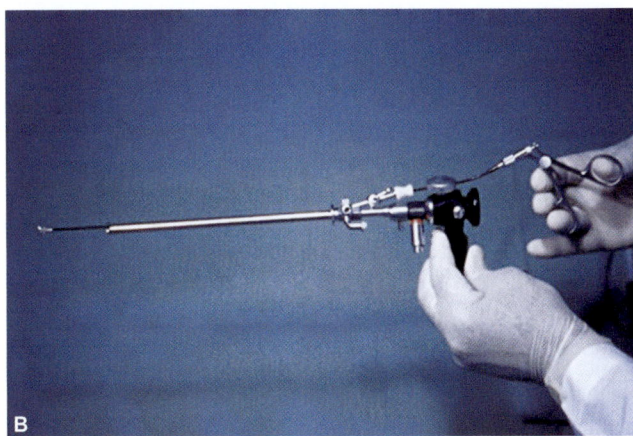

Figura 12.17 Material usado para realização de histeroscopia ambulatorial diagnóstica e cirúrgica. **A.** Histeroscópio rígido de 5,2 mm com canal operatório e pinças de 5 Fr para execução de procedimentos cirúrgicos. **B.** Histeroscópio rígido com diâmetro total de 3 mm.

tem baixa capacidade diagnóstica para pólipos endometriais, e que, nesses casos, essa modalidade de procedimento deveria ser abandonada.[23,71,76] Desse modo, recomenda-se a biopsia excisional ambulatorial de pólipos menores, com técnicas que viabilizem a remoção completa da lesão.[77]

PREVENÇÃO

O uso de contraceptivos hormonais orais parece diminuir o risco de desenvolvimento dos pólipos endometriais. A prevalência de pólipos é de 5,8% durante a menacme na população geral e de 2,1% em usuárias de pílulas contraceptivas.[63] Diferentemente do que se pensava, a terapia hormonal durante o climatério parece também reduzir o desenvolvimento dos pólipos. Em um estudo com mulheres na pós-menopausa, o uso de estrógenos conjugados 0,625 mg associado a medroxiprogestógeno 2,5 mg, estradiol 2 mg associado a noretisterona 1 mg e tibolona 2,5 mg demonstrou redução no aparecimento de lesões polipoides, por meio de exames de histeroscopia 36 meses após a instituição do tratamento.[23] Terapia hormonal em mulheres na pós-menopausa parece reduzir o desenvolvimento de pólipos endometriais, ao diminuir a atividade proliferativa e estimular a apoptose.[29,78,79] Esse efeito é mais bem-observado quando se usam progestógenos com alta ação antiestrogênica.[79]

Em populações específicas com risco aumentado para desenvolvimento de pólipos, como usuárias de tamoxifeno, o sistema intrauterino liberador de levonorgestrel (SIU-LNG) pode constituir estratégia interessante para reduzir a incidência de pólipos endometriais.[29]

TRATAMENTO

Estudos têm demonstrado que pólipos com menos de 10 mm podem sofrer regressão espontânea em até 27% dos casos, indicando que, em mulheres assintomáticas, a mera conduta expectante, por período de até 12 meses, pode ser uma alternativa razoável.[26,30,31] Apesar de suas propriedades antiproliferativas no endométrio, o SIU-LNG ainda está limitado a protocolos de pesquisa, sem recomendações formais de uso em pólipos endometriais.[29] Tratamento medicamentoso com base no uso de agonistas do hormônio liberador de gonadotrofina (GnRH) demonstrou efeito apenas temporário na sintomatologia e insatisfatório para regredir e eliminar da lesão.[25] Em função de seu alto custo e significativos efeitos colaterais, não há recomendações para o uso desse tipo de medicação no tratamento de pólipos.

Apesar de a curetagem uterina não ser mais indicada para extração de pólipos endometriais, por remover de maneira incompleta a maioria das lesões, pesquisas nacionais do Reino Unido e dos Países Baixos indicam que essa prática ainda é aplicada em muitos serviços.[80-82] A dilatação cervical seguida de curetagem também está associada a risco de perfuração uterina e potencial comprometimento das vísceras intra-abdominais, sendo empregada na remoção dos pólipos apenas diante da indisponibilidade de assistência especializada com experiência no uso de métodos endoscópicos. A ressecção histeroscópica dos pólipos é um método seguro, eficiente, que promove rápida recuperação, amostragem do material para estudo histopatológico, além da possibilidade de ser realizada em ambiente ambulatorial, sendo considerada tratamento de eleição.[27,28,83,84]

Na abordagem tradicional da histeroscopia ambulatorial, costuma-se usar espéculo associado a pinçamento do colo uterino com ou sem bloqueio cervical. No entanto, a vaginoscopia tem sido cada vez mais empregada para evitar o uso de instrumentação vaginal, minimizando a dor e o desconforto da paciente, e garantindo ao operador maior amplitude de movimentos, o que facilita a manipulação dentro da cavidade uterina. Nessa técnica, a vagina pode ser distendida introduzindo-se o meio de distensão pelo histeroscópio, posicionado no terço inferior da vagina, com a mesma pressão (30 a 40 mmHg) feita para subsequente distensão da cavidade uterina. Ao contrário da distensão uterina, a distensão da vagina não provoca dor. O histeroscópio é, então, direcionado para o fórnix posterior, gentilmente pressionado para trás para identificação do orifício cervical externo. Quando o orifício externo é visível, o histeroscópio é introduzido no canal cervical, distendendo-o e cuidadosamente percorrendo seu trajeto em direção ao orifício interno e à cavidade uterina, com o menor trauma possível. Essa técnica demonstrou-se ser mais rápida e associada com menor dor, promovendo a completa eliminação de qualquer pré-medicação, analgesia ou anestesia durante o procedimento.[85]

Os pólipos podem ser removidos de modo mecânico ou por eletrocirurgia.[27,77,83,84] A técnica de remoção mecânica consiste em tracionar gentilmente a base do pólipo em direção ao fundo uterino na tentativa de descolá-lo do endométrio. Muitas vezes, o procedimento deve ser repetido inúmeras vezes até ser liberada a lesão. Considerado eficaz, o método mecânico prevê o uso de um histeroscópio rígido com diâmetro total de 5,2 mm (o chamado sistema Bettocchi), o qual apresenta um canal operatório que viabiliza a passagem de pequenas tesouras e pinças de 5 ou 7 Fr de diâmetro, podendo ser realizada de maneira ambulatorial ou cirúrgica (Figura 12.18).[72,86,87] Ainda tem sido proposto o uso de mini-histeroscópios com diâmetros menores que 5 mm. No entanto, a fragilidade de tais instrumentos impede a excisão de pólipos grandes ou fibrosos, e sangramentos intrauterinos podem ocorrer durante o procedimento, dificultando a finalização do mesmo.[83]

Durante a remoção mecânica deve-se atentar ao diâmetro do instrumento e do canal cervical em relação ao tamanho do pólipo excisado. O material removido deve ser apreendido e recuperado retirando-se todo o sistema histeroscópico da cavidade uterina, sem transpassar a pinça de apreensão pelo canal operatório, o que pode fragmentar ou mesmo inviabilizar a remoção do espécime.[77,86] Com o uso de instrumental mais fino, que evita a necessidade de dilatação cervical, a retirada da lesão pode ser um desafio, pois o tecido polipoide pode escapar à apreensão da pinça de pequeno diâmetro ou pode ficar retido na cavidade, caso o diâmetro do canal cervical seja menor que a lesão. Nessas circunstâncias, o operador deve considerar a dilatação do colo do útero para promover a recuperação do material. Contudo, essa técnica não é recomendada de maneira rotineira, por aumentar os riscos de complicação do procedimento.[33] Porém, não há contraindicação para deixar o pólipo endometrial livre na cavidade uterina para posterior expulsão espontânea da lesão. De modo geral, mais importante que o tamanho do pólipo, é o tamanho de sua base. Pólipos com bases estreitas costumam ser removidos com facilidade e baixo desconforto, mesmo quando atingem 3 ou 4 cm de comprimento,[38] momento em que dilatam o orifício interno.

O uso de eletricidade apresenta como vantagens o maior potencial de corte do instrumental histeroscópico e melhor controle do sangramento pela coagulação dos vasos, superando as limitações dos instrumentais mecânicos e viabilizando a remoção de pólipos maiores e mais fibrosos. Os ressectoscópios de grande diâmetro (8,8 mm), que requerem dilatação cervical, podem ser usados sob anestesia ou sedação consciente (Figura 12.19). A alça semicircular de ressecção pode ser empregada para remover o pólipo em tiras (a chamada técnica de fatiamento ou *slice*) ou em bloco único seccionando a base do pólipo adjacente à parede uterina.[32,85]

A técnica de fatiamento é preferível quando são identificados pólipos fibrosos ou maiores que o óstio cervical, pela dificuldade em se retirar o espécime íntegro.[77] No entanto, tal abordagem é mais trabalhosa e costuma resultar em maior tempo cirúrgico, o que pode ser desvantajoso, especialmente em ambiente ambulatorial. Embora o uso do ressectoscópio seja rápido e eficaz, requer mais habilidade e treinamento.[32] As complicações mais frequentes associadas ao uso do ressectoscópio cirúrgico são a laceração de colo do útero e a perfuração uterina (2%), principalmente em mulheres após a menopausa, que tendem a apresentar dimensões uterinas reduzidas, atrofia e diminuição da complacência cervical à dilatação com velas de Hegar.[88,89] A laceração do colo uterino necessita de sutura quando muito extensa ou na presença de sangramento ativo.

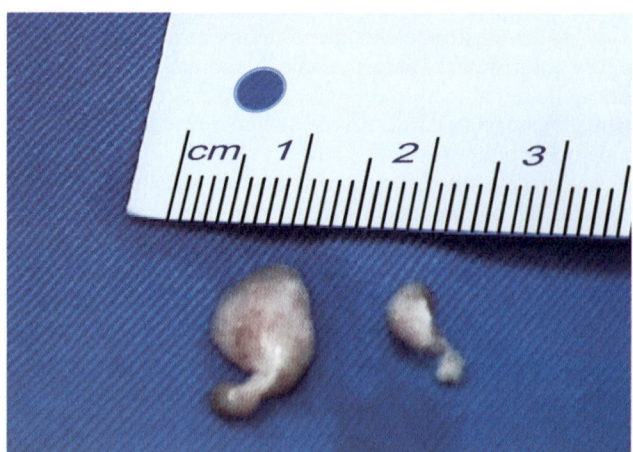

Figura 12.18 Produto final de ressecção de pólipo endometrial com histeroscópio cirúrgico ambulatorial de 5,2 mm (sistema Bettocchi). Esta técnica é recomendada para extração de pólipos glandulares menores.

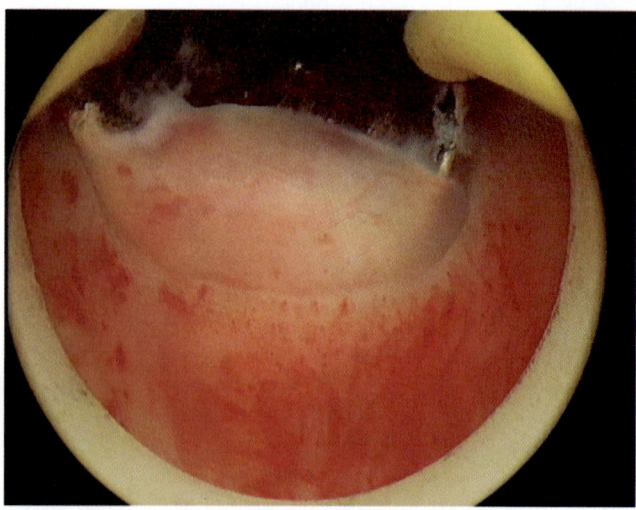

Figura 12.19 Ressecção de pólipo endometrial com ressectoscópio cirúrgico de 8,8 mm e alça semicircular. (Secção de base.)

A perfuração uterina, no momento da dilatação ou na introdução do ressectoscópio, impossibilita a distensão da cavidade, inviabilizando o procedimento cirúrgico. Na maioria dos casos, a paciente deve apenas ficar em observação, e caso o procedimento não tenha sido completado, nova abordagem pode ser realizada em 2 a 3 meses.[38]

Complicações menos comuns durante a extração de pólipos, mas com significativo potencial de gravidade, são a sobrecarga de fluidos, também conhecida como intoxicação hídrica ou *overload*, e a lesão inadvertida de vísceras pélvicas pela corrente elétrica.[38] A sobrecarga hídrica, caracterizada por hiponatremia, hiposmolaridade, náuseas, vômitos e sintomas neurológicos (contrações musculares, convulsão e coma), pode ocorrer em 1 a 5% dos casos nos quais se usam como meio distensor soluções não eletrolíticas, tais como glicina, sorbitol ou manitol,[38,90] necessárias para o emprego de corrente elétrica monopolar, amplamente usada no Brasil, devido ao risco de condução elétrica e lesão a distância de soluções eletrolíticas. Alternativamente, pode-se usar corrente elétrica bipolar, que possibilita o emprego de meios distensores isotônicos, tais como o soluto fisiológico (cloreto de sódio 0,9%).[38]

Visando minimizar os riscos de complicações, novas tecnologias (algumas delas ainda não muito difundidas no Brasil) foram propostas, com destaque para o desenvolvimento de lentes ópticas mais finas com melhor qualidade de imagem (mais brilho, melhor ângulo e campo de visão), desenvolvimento de sistemas bipolares e miniaturização de equipamentos, com o propósito de reduzir o trauma uterino e realizar os procedimentos sem a necessidade de anestesia ou sedação. O minirressectoscópio de 5,3 mm (16 Fr) foi descrito para uso ambulatorial, mas essa tecnologia não foi amplamente adotada, pois a extração de amostras de tecidos maiores ou fibrosos da cavidade uterina encontra as mesmas limitações observadas com o instrumental mecânico de pequeno diâmetro (Figura 12.20).[83,91]

Um dispositivo descartável contendo um laço retrátil em sua extremidade foi introduzido no mercado com o intuito de facilitar a secção e remoção de pólipos endometriais.[32] O laço é passado pelo canal operatório do histeroscópio e aberto para entrelaçar o pólipo, que é desprendido pela aplicação de energia monopolar e removido, retirando todo o sistema histeroscópico da cavidade uterina.[87] A facilidade com que os pólipos podem ser entrelaçados depende de sua localização e seu tamanho. É necessário um meio não condutor, tal como glicina ou sorbitol, devido à corrente monopolar. O dispositivo também pode ser usado sem ativar a corrente, apenas para recuperar os pólipos previamente liberados na cavidade uterina.[32,87]

A principal limitação do uso de instrumentos em miniatura é a incapacidade de recuperar amostras de tecido liberadas na cavidade uterina pelo canal endocervical, que é relativamente estreito. O reconhecimento desse problema e o desejo de superá-lo levaram ao desenvolvimento de dispositivos que possibilitem o corte e a extração simultâneos de tecidos. Os sistemas de remoção de tecidos foram idealizados para remover patologias focais, como pólipos e miomas submucosos, sem a necessidade de energia elétrica, viabilizando o corte mecânico e a aspiração simultânea da lesão.[92]

Tais dispositivos consistem em um histeroscópio personalizado com um canal operatório pelo qual é passada uma pinça de corte descartável conectada à tubulação de sucção externa. Essa pinça compreende dois tubos metálicos ocos e rotativos, cada um com uma pequena janela distal com bordas serrilhadas ou uma aresta de lâmina rotativa pela qual o tecido

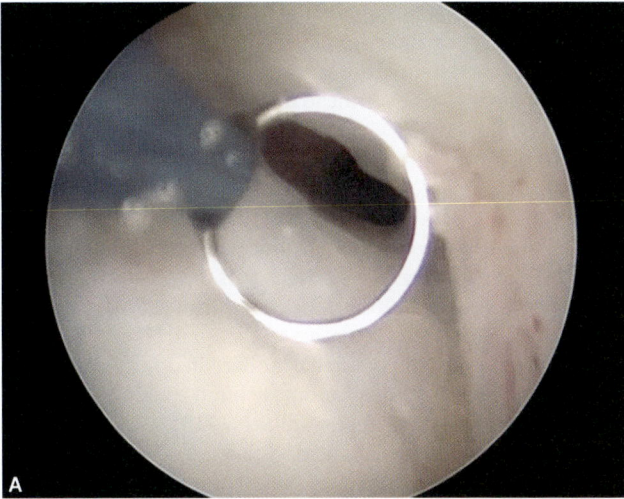

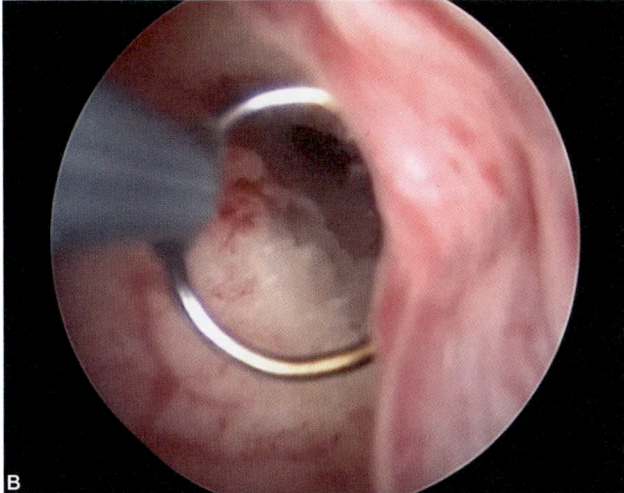

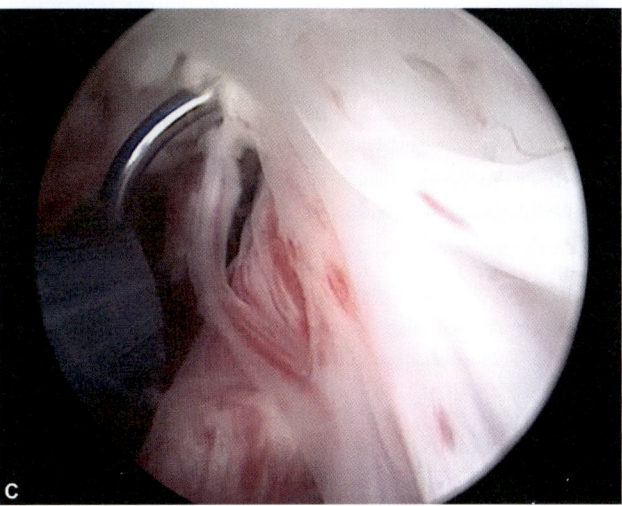

Figura 12.20 Polipectomia com minirressectoscópio de 5,3 mm e corrente elétrica em ambiente ambulatorial. **A.** Visão do orifício interno ao lado da base do pólipo. **B.** Posicionamento da alça atrás da base do pólipo. **C.** Ressecção do pólipo.

é cortado e aspirado para um coletor. A unidade de controle é composta por um gerador que fornece a energia elétrica para girar o instrumento de corte mecânico e um visor digital.

Atualmente, os sistemas de remoção de tecidos disponíveis apresentam uma variedade de especificações considerando seu tamanho e mecanismo de corte. O diâmetro externo pode variar de 5,7 mm (com a possibilidade de redução para 5 mm se a camisa externa de irrigação não for usada) a 9 mm. Em geral, os dispositivos menores são adequados para procedimentos ambulatoriais e remoção de pólipos, ao evitar a necessidade de dilatação cervical, enquanto os sistemas maiores são indicados para remover tecidos fibroides mais firmes, em ambiente cirúrgico. Essa técnica consiste, essencialmente, em aproximar a abertura de corte do instrumental ao pólipo, assegurando que o corte e a aspiração do tecido continuem sem interrupção para evitar que o sangue e os detritos obscureçam o campo visual. Essa abordagem demonstrou ser mais simples do que a ressecção eletrocirúrgica tradicional, com uma curva de aprendizado descrita como bastante reduzida.[32,92,93]

As taxas de melhora dos sintomas com o tratamento ambulatorial e cirúrgico parecem ser similares (73 *vs.* 80%), e as taxas de recorrência podem variar entre 15 e 18%; e 4,5 e 7%, respectivamente.[28,32,84,88] Além do mais, a polipectomia ambulatorial foi relacionada com aumento da dor pós-operatória e redução da aceitabilidade das pacientes. No entanto, as diferenças nos escores de dor pós-operatória e aceitabilidade foram marginais e não devem apresentar significância clínica.[32] Os escores médios de dor durante o procedimento ambulatorial tendem a ser de intensidade moderada, e no pós-operatório, baixa. Pesquisas qualitativas sugerem que as mulheres acreditam que o desconforto do tratamento ambulatorial seja compensado por sua conveniência, sendo considerado aceitável em 98% dos casos.[32]

Vale ressaltar que os custos dos procedimentos devem ser sempre balanceados, considerando-se o uso de alta tecnologia descartável e a possibilidade de se realizar um procedimento ambulatorial, evitando gastos com internação e centro cirúrgico. Como último e definitivo tratamento dos pólipos endometriais, está a histerectomia, que poderia evitar recorrências e o risco de malignização. Contudo, a morbidade associada ao procedimento e seus custos não justificam sua indicação como tratamento de pólipos endometriais.[94]

A remoção histeroscópica de pólipos é segura e tem poucas complicações.[88,89] No entanto, não há consenso estabelecido para determinar a conduta frente ao diagnóstico de pólipo endometrial, particularmente em mulheres assintomáticas após a menopausa. É preconizado o tratamento individualizado, com base na sintomatologia, na idade da paciente, no tempo de menopausa, nos antecedentes pessoais e de neoplasia ginecológica, no uso de terapia hormonal e no desejo da própria paciente.

Em virtude do diagnóstico frequente e da baixa taxa de malignização, muitos pesquisadores sugerem a retirada dos pólipos somente em casos sintomáticos, isto é, naqueles que causam sangramento vaginal ou infertilidade, enquanto outros defendem a remoção sistemática de todos os pólipos endometriais.[23,51] Apesar de os pólipos terem se tornado a principal indicação de histeroscopia cirúrgica, ainda não há informações suficientes para estabelecer o melhor tratamento dessa condição nem os marcadores de malignidade e indicadores para sua remoção.

Apesar da ausência de consenso, deve-se sempre ponderar pelo bom senso, evitando riscos, custos e procedimentos desnecessários. A histeroscopia ambulatorial é um instrumento precioso não apenas de diagnóstico como também de tratamento em muitos casos. É de obrigação do profissional da área médica fornecer a suas pacientes todas as informações necessárias, esclarecendo sobre a existência ou ausência de sinais e sintomas, bem como o risco particular de malignização em cada caso específico, para que a paciente possa decidir de maneira consciente, e em conjunto com o profissional, a melhor abordagem terapêutica.

MIOMA UTERINO

Bernardo Portugal Lasmar | Ricardo Bassil Lasmar
Ana Luiza Araújo Varanda | Caio Amilcar Ulisses de Carvalho Junior | Flavia Tarabini Castellani Asmar

INTRODUÇÃO

O leiomioma uterino é uma neoplasia benigna originária de células musculares lisas do miométrio cujo desenvolvimento depende da interação de hormônios esteroides, fatores de crescimento, citocinas e mutações somáticas. Os miomas uterinos são tumores monoclonais, sem fator desencadeante conhecido, o que demonstra a necessidade de se elucidar essa doença.

Microscopicamente, os miomas uterinos caracterizam-se por feixes de células musculares lisas entrelaçadas em várias direções, sem atipia, necrose ou mitose. Quando ocorrem, as atipias definem o leiomioma atípico, detentor de células gigantes pleomórficas, em sua maioria, focais.

A evidência de o mioma ser hormônio-dependente é o seu crescimento diante da presença de estrógeno e progestógeno, assim como sua redução de volume no período pós-menopausa e/ou sob uso de terapêutica medicamentosa inibidora. Isso também acontece no período gravídico ou mesmo após terapia hormonal. Embora haja sensibilidade hormonal exógena ou endógena, há heterogeneidade na resposta clínica entre os vários nódulos de um mesmo útero sob tratamento medicamentoso, explicitando a individualidade bioquímica e histológica dos tumores. O crescimento se dá não apenas por hiperplasia e hipertrofia, mas também pela deposição da matriz extracelular (composta por colágeno, proteoglicanos e fibronectinas) e aumento da atividade mitótica, esses últimos associados a fatores de crescimento (como fator de crescimento insulina-símile, fator de crescimento transformador beta, interleucinas e interferonas) aumentados nos leiomiomas e cuja expressão pode variar de acordo com o ciclo menstrual. Cerca de 40% dos tumores exibem, ainda, anormalidade citogenética e variações na mesma matriz uterina, apesar de a mutação primária permanecer desconhecida, sendo as mutações mais conhecidas aquelas nos cromossomos 6, 7, 12 e 14.

Todos os miomas nascem das células do miométrio. Os miócitos são inicialmente intramurais, isto é, têm todo o seu conteúdo no miométrio e podem se localizar em qualquer parte do útero, sendo classificados de acordo com essa localização em intramurais, submucosos e subserosos.

Os miomas intramurais são aqueles que nascem no miométrio e permanecem nele, com dimensões de até 3,5 cm, espessura máxima da parede uterina normal. Os submucosos desenvolvem-se no miométrio próximo ao endométrio, projetando-se para a cavidade uterina, e podem se desenvolver assumindo aspecto nodular. Raramente, tornam-se pediculados, podendo prolapsar-se transcervicalmente, o denominado mioma parido. Os subserosos, oriundos do miométrio adjacente à serosa, tendem a ser exofíticos, chegando a atingir grandes dimensões sem causar queixas (Figura 12.21). Quando os miomas são numerosos, o útero apresenta-se aumentado de tamanho, com superfície irregular e aspecto nodular, constituindo a chamada miomatose uterina.

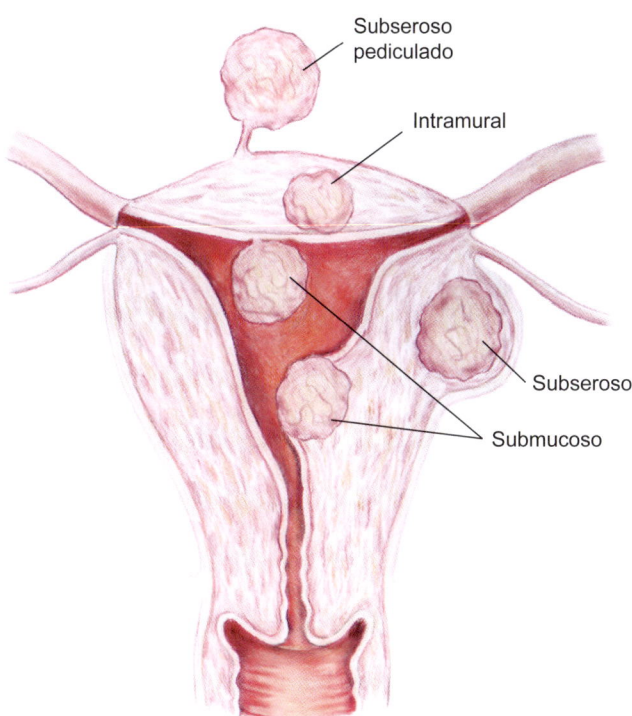

Figura 12.21 Classificação dos miomas de acordo com sua localização.

Os termos mioma, leiomioma e fibroma são sinônimos para o tumor benigno mais comum na mulher. Alguns pesquisadores consideram o termo fibroma indevido, pois apenas a sua aparência é fibrótica, mas não a sua formação, que é à base de colágenos. Sua prevalência é de 70 a 80% nas mulheres de 50 anos de idade, segundo estudos utrassonográficos e histológicos.[95] Um estudo, avaliando úteros submetidos pós-histerectomia em mulheres na perimenopausa, evidenciou mioma em 77% dos casos.[96]

Na maioria das vezes, os miomas são diagnosticados de modo acidental em exames de rotina, sendo clinicamente insignificantes, contudo, os leiomiomas podem ter alta morbidade em decorrência de distúrbios da menstruação (como sangramento menstrual aumentado, sangramento uterino prolongado e irregularidade menstrual), que podem causar anemia, dores pélvicas e infertilidade.[97] Quando o leiomiona é sintomático, pode causar impacto significativo na qualidade de vida da mulher e em sua produtividade no mercado de trabalho. Em um estudo com 21 mil mulheres de todo o mundo foi evidenciado impacto negativo na vida sexual em 43% dos casos, no desempenho no trabalho em 28%, e na relação com a família e esposo, em 27%.[98,99]

Os miomas são as principais indicações de histerectomia em todo o mundo. No Canadá, as histerectomias constituem a segunda cirurgia mais realizada, perdendo apenas para as cesarianas.[100] Nos EUA são aproximadamente 200 mil histerectomias e 30 mil miomectomias por ano.[101]

Estudos recentes vêm investigando o impacto econômico dos miomas, considerando os custos diretos, ou seja, cirurgias, internações hospitalares, visita médica e procedimentos após o tratamento. Segundo um estudo realizado por Flynn et al., este custo direto foi de 2.151.484.847 dólares por ano em 2000 e de 3.208.974.247 dólares em 2010.[102] Além disso, também há custos indiretos, como perda de dias trabalhados e impacto sobre a incapacidade da mulher, mas esses custos ainda não foram estudados e representam um aumento final

nos custos, de maneira que deveriam ser considerados.[102] Os impactos social e financeiro dos leiomiomas uterinos são muito significativos, por isso, o seu conhecimento e o manejo correto é de muita importância na prática do ginecologista.

DEFINIÇÃO E CONCEITUAÇÃO

Os miomas são tumores benignos, monoclonais das células do músculo liso do miométrio. De modo geral, têm aparência arredondada, cor branca nacarada, consistência firme e padrão espiralado na superfície de corte. Os leiomiomas apresentam uma camada fina de tecido conectivo externa, que os torna bem diferenciados do miométrio nos procedimentos cirúrgicos. Em seu tecido apresentam células alongadas de músculo liso que se enrolam e se cruzam em ângulo reto entre si. Apresentam baixa atividade mitótica, fator-chave na diferenciação para os leiomiossarcomas. Cada mioma é proveniente de um único miócito progenitor, por isso, cada tumor encontrado no mesmo útero tem origem citogenética independente.[103] São formados por matriz extracelular, composta por colágeno, fibronectina e proteoglicanos. Os colágenos dos tipos I e III estão em abundância em sua anatomia, contudo se encontram em desarranjo celular como no queloide.[104,105]

A influência hormonal dinamiza as apresentações histopatológicas e, por conseguinte, a exuberância clínica de cada nódulo. Macroscopicamente, são tumores arredondados, esbranquiçados, de consistência firme, elásticos, fasciculados e enucleáveis do miométrio devido a uma camada de tecido externa, pseudocápsula, possibilitando o plano de clivagem, facilitador no ato operatório. No entanto, processos degenerativos podem alterar esse aspecto, como hemorragia, necrose, calcificação e degeneração hialina, gordurosa, mixoide – formando cistos. A justificativa fisiopatológica para tais processos repousa na limitação do suprimento vascular, pois os miomas dispõem de reduzida densidade arterial quando comparados ao miométrio sadio, tornando possíveis eventos de hipoperfusão e isquemia, com registros de piora da dor.

ETIOLOGIA

As causas dos leiomiomas são desconhecidas, mas nos últimos anos houve avanços no entendimento de suas relações hormonais, fatores genéticos e da biologia molecular.[105] Os fatores relacionados com o desencadeamento inicial nas alterações genéticas das células encontradas nos miomas podem estar associados a mudanças intrínsecas do miométrio, níveis elevados de receptores de estrógeno de modo congênito no miométrio, distúrbios hormonais diversos ou uma resposta a lesões isquêmicas causadas pelas menstruações durante a vida reprodutiva da mulher.

Fatores genéticos

Os fibromas são monoclonais, com alterações cromossômicos em até 40% dos casos.[105] As principais alterações encontradas são: translocações entre os cromossomos 12 e 14, delações do cromossomo 7 e trissomia do cromossomo 12.[106] Contudo, mais de 100 genes já foram considerados alterados em células encontradas nos miomas. Receptores para estrógeno α, receptor para estrógeno β, receptor para progestógeno A, receptor para progestógeno B, receptor do hormônio do crescimento, receptor de prolactina, genes da matriz extracelular e do colágeno são os principais marcadores encontrados na sua etiologia, podendo estar aumentados ou diminuídos, dependendo do estudo descrito.[107]

Pesquisas demonstram que as origens do leimiossarcoma são muito distintas do mioma e que o conceito de leiomiossarcoma como algo decorrente de uma degeneração do mioma não é mais aceito. O sarcoma já nasce sarcoma, mas quando pequeno é confundido com miomas aos exames de imagem.[108]

Fatores hormonais

O estrógeno e o progestógeno têm relação muito próxima com a formação dos miomas. Os primeiros dados que suscitaram essa hipótese foram a baixa incidência dos fibromas antes da puberdade e sua diminuição após a menopausa, além de ter sua maior incidência na menacne. Outros fatores importantes dessa relação podem ser vistos em mulheres mais expostas aos estrógenos como obesidade e menarca precoce, relacionados, então, com o aumento da sua incidência. Fatores que diminuem a exposição aos estrógenos, como atividade física e paridade, são considerados protetores.[109] Mesmo com níveis séricos semelhantes de estrógeno e progestógeno em mulheres portadoras de mioma e em não portadoras, estudos demonstraram que nas portadoras os miomas apresentavam níveis aumentados de aromatase (enzima que converte andrógenos em estrógenos), quando comparados aos do miométrio normal. Da mesma maneira, foram encontrados níveis diminuídos de enzima conversora de estradiol em estrona e, com isso, pode-se verificar o aumento da concentração desses hormônios no microambiente do mioma, o que levaria a um aumento dos receptores de estrógeno e progestógeno e ao crescimento intrínseco dos miomas, tornando o ambiente hiperestrogênico.[109] O progestógeno é outro hormônio que tem relação direta com o crescimento do mioma, porém de maneira menos clara que os estrógenos. Pesquisas demonstraram que nos miomas, pode-se ter maior taxa maior de receptores de progestógeno A e progestógeno B, quando comparados com o miométrio normal.[110,111] As maiores taxas de mitose nos miomas são encontradas na fase lútea secretória, quando os níveis de progestógeno estão aumentados, assim como ocorre nas pacientes tratadas com um progestógeno como o medroxiprogestógeno.[112] Uma pesquisa avaliou o uso de hormônio liberador de gonadotrofina (GnRh), o qual diminui o tamanho dos leiomiomas, em conjunto com progestógeno, e demonstrou que não houve alterações nos miomas quando esses hormônios são usados juntos, entretanto, a mifepristona, um modulador da progestógeno, pode regredir o tamanho dos miomas.[113,114]

Os fatores de crescimento, tanto proteicos quanto polipeptídios, são produzidos localmente nas células do músculo liso, atuam no controle da proliferação celular e parecem ter relação com o crescimento dos miomas.[115] Os principais fatores de crescimento dos fibromas são: fator de crescimento transformador (β-TGF), fator de crescimento básico de fibroblasto (bFGF), fator de crescimento epidérmico (EGF), fator de crescimento derivado de plaqueta (PDGF), fator de crescimento endotelial vascular (VEGF), fator de crescimento insulinasímile (IGF) e prolactina.[116] Muitos desses fatores têm sua expressão aumentada nos miomas; β-TGF e bFGF aumentam a proliferação do músculo liso; EGF e PDGF aumentam a síntese de DNA; β-TGF estimula a produção da matriz extracelular; β-TGF, EGF, IGF e prolactina promovem mitose; e bFGF e VEGF fazem parte da angiogênese.[116]

O desenvolvimento dos leiomiomas parece ter relação com fatores angiogênicos, as metaloproteinases de matriz (MMPs). O VEGF parece estar associado ao crescimento dos miomas, atuando na indução de angiogênese, já tendo sido descrito como presente em concentrações mais altas na endometriose profunda. O estrógeno estimula a produção de VEGF pelo endométrio, reforçando a correlação entre este fator e o desenvolvimento do mioma.

Fatores de risco

Existem vários fatores relacionados com a formação dos miomas, contudo, antes de conhecê-los melhor, é importante ressaltar que esses fatores devem ser vistos com cautela. A maioria dos estudos envolvendo mioma e fatores de risco apresentam limitações e foi realizada em população caucasiana, com resultados conflitantes. A alta prevalência da doença faz com que médicos relacionem mais sintomas nas pacientes com a doença, dificultando a análise estatística. Além disso, falhas estatísticas podem ocorrer porque o aparecimento do mioma precede os sintomas, de maneira que os fatores de risco podem não ser reconhecidos no momento do diagnóstico.[115]

Idade

A idade média do diagnóstico do mioma é de 40 anos.[115] Contudo, em função das alterações hormonais que ocorrem nesse período, não se sabe se esse é o momento de maior taxa de formação de miomas ou de maior crescimento da doença.[115] Outro fator que pode justificar esse dado é o fato de a maioria das mulheres só aceitar a realização de histerectomia após a constituição de sua prole, o que aumenta a incidência de diagnostico histopatológico nesse período da vida.

Hormônios endógenos

Estudos demonstraram que pacientes com menarca precoce (< 10 anos de idade) apresentam maior risco de desenvolver fibromas (risco relativo [RR] 1,24) ao contrário das pacientes com menarca tardia (> 16 anos), nas quais essa característica parece ser um fator protetor (RR 0,68) na formação dos miomas.[116,117]

História familiar

A história familiar de miomatose é outro importante fator de risco. Parentes de primeiro grau de mulheres com mioma têm risco de 2,5 vezes maior de desenvolver a doença, quando comparadas à população geral.[118,119] Pesquisas demonstraram que mulheres com casos de mioma na família, em até duas parentes de primeiro grau, apresentaram alta incidência de expressão do VEGF-α, fator relacionado com o crescimento dos miomas, se comparadas a mulheres com mioma sem histórico familiar da doença.[120,121] Dados demonstram maior incidência de internações por mioma em gêmeas monozigóticas, quando comparadas a gêmeas dizigóticas.[122]

Etnia

Um estudo realizado nos EUA avaliou os prontuários de várias mulheres afro-americanas e evidenciou que esse grupo tem 2,9 vezes mais chances de desenvolver miomas, quando comparadas a mulheres caucasianas. Além disso, a doença apresentava-se nesse grupo em pacientes com menos idade, maiores em tamanho, maiores em quantidade de miomas e com sintomas mais importantes que no outro grupo.[123,124]

Não se tem conhecimento se essa diferença tem alguma relação com fatores genéticos, níveis de estrógenos produzidos e seu metabolismo, dieta ou algum fator relacionado com o ambiente a que cada grupo esteve exposto. Entretanto, uma pesquisa recente revelou que o gene val/val para a enzima catecolamina-metiltranferase (COMT), enzima essencial no metabolismo do estrógeno, é encontrado em 47% das afro-americanas e em apenas 19% de mulheres brancas. As mulheres com esse genótipo apresentam maior incidência de mioma, podendo ser essa uma explicação para as diferenças encontradas nos grupos étnicos.[125] O quinoide, doença de características genéticas semelhantes ao mioma, também apresenta maior incidência em grupos de mulheres afro-americanas, fazendo supor que alguma característica genética torna esse grupo de pacientes mais propenso a desenvolver miomas.

Peso

O peso da mulher pode ter relação com a formação dos fibromas, pois na gordura ocorre a produção de hormônios estrogênicos, de modo que mulheres obesas têm a produção de andrógenos da suprarrenal em estrona aumentados, assim como redução das proteínas carreadoras de hormônios sexuais. Isso resulta em aumento na circulação de estrógenos biologicamente ativos, o que explicaria o aumento na prevalência e maior a taxa de crescimento de miomas em mulheres obesas. Um estudo prospectivo encontrou o risco de mioma crescer em 21% a cada aumento de 10 kg de peso corporal, assim como em pacientes com índice de massa corpórea acima de 30.[126,127]

Dieta

A relação da alimentação com o risco de mioma é um tema controverso. Uma pesquisa avaliando alguns alimentos usados na dieta da população norte-americana demonstrou que o maior consumo de carne vermelha e presunto foi associado a risco aumentado para miomas, enquanto o maior consumo de legumes da cor verde foi considerado fator protetor. Entretanto, como se trata de um estudo populacional, esses dados são muito questionáveis, pois não foi considerada a quantidade de calorias consumida por esses grupos nem a quantidade de gordura dos alimentos consumidos.[128] Não existem evidências até o momento de que haja alguma relação entre o consumo de vitaminas, fibras e fitoestrogênios com a formação ou crescimento de miomas.

Exercícios

Os exercícios são considerados fatores protetores na formação dos fibromas. O menor índice de massa corporal e, consequentemente, reduzida conversão de andrógenos e estrógenos constituem a provável causa de os exercícios serem fatores protetores. Uma pesquisa realizada em atletas observou redução de 40% na prevalência de miomas nesse grupo, quando comparadas a não atletas.[129]

Contraceptivos orais

O uso de contraceptivos orais é outro tema polêmico. Muitos estudos mostraram resultados divergentes e até o momento não existe um consenso se os contraceptivos orais são um fator de risco para miomas.[116,126,130]

Terapias de reposição hormonal

A terapia de reposição hormonal (TRH) sempre foi associada ao crescimento de miomas uterinos. Contudo, pesquisas mais recentes vão de encontro a essa tradição. Um trabalho separou de maneira randomizada em dois grupos pacientes portadoras de fibromas que fizeram uso de TRH com 2 mg de estradiol. O primeiro grupo usou 2,5 mg de medroxiprogestógeno (MPA) por dia, e o segundo, 5 mg de MPA. Ambos os grupos foram acompanhados com ultrassonografia após 1 ano de tratamento, e 77% dos pacientes no grupo em uso de 2,5 mg não tiveram alterações no tamanho dos miomas, com 23% desse grupo apresentando crescimento sem significância clinica. Entretanto, o grupo que recebeu a dose de 5 mg apresentou crescimento médio de 3,2 cm em 50% dos pacientes.[131]

Outro estudo comparou o uso de estradiol transdérmico na dose de 0,005 mg em pacientes randomizadas para uso de placebo e MPA na dose de 2,5 mg dia. Não foi encontrado crescimento significativo nos dois grupos estudados em relação aos miomas.[132]

O uso de estrógeno e progestógeno oral foi avaliado em um grupo por 1 ano, e comparado a um grupo em uso de estrógeno isolado. Não houve crescimento dos miomas no grupo do estrógeno isolado e, no grupo que fez uso de progestógeno associado, registrou-se um crescimento médio de 0,5 cm ao ano dos fibromas. Dessa maneira, com base em evidências atuais, a TRH não é considerada fator de risco na formação nem no crescimento de miomas, contudo devem ser realizados mais estudos, principalmente em relação aos efeitos dos progestógenos nesses tratamentos.

Tabagismo

O tabagismo é considerado um fator protetor para a formação dos miomas. A redução da bioatividade do estrógeno é o motivo desse efeito, pois a nicotina reduz a conversão de andrógenos em estrógenos pela inibição das aromatases, estimula a produção das proteínas carreadoras dos hormônios sexuais e ainda diminui a atividade da 2-hidroxilação dos estrógenos.[133] Um estudo epidemiológico em mulheres afro-americanas não evidenciou aumento do risco de miomas em pacientes tabagistas e ainda concluiu que, devido às prováveis alterações nos estrógenos, esse hábito pode ser considerado fator protetor.[134]

Paridade

Acredita-se que a paridade diminua a incidência dos miomas. Durante a gestação ocorrem alterações no miométrio que também afetam os miomas, como aumento da matriz extracelular e aumento dos receptores peptídeos e de hormônios esteroides. Entretanto, no pós-parto ocorre uma apoptose das células miometriais, além da regressão dos vasos sanguíneos uterinos, o que resulta em involução dos fibromas.[135] Um estudo demonstrou que a gestação entre 25 e 29 anos de idade provê a melhor proteção contra os miomas, pois ocorre em um período anterior à sua formação. Entretanto, após os 30 anos de idade, a maioria das pacientes apresenta lesões muito grandes, que não regridem com a gestação.[136]

Lesões teciduais

A lesão celular do miométrio é um possível fator relacionado com a formação do mioma e, consequentemente, fatores como hipoxia, infecções e agentes agressores seriam também considerados fatores de risco. Contudo, pesquisas epidemiológicas não demonstraram aumento na incidência dos fibromas em pacientes com doença sexualmente transmissível, com maior número de parceiros, idade menor na primeira relação sexual, uso de dispositivo intrauterino (DIU) e exposição ao talco, sendo todos esses considerados fatores capazes de gerar inflamação ao miométrio.[137]

ETIOPATOGENIA

Mioma e sangramento uterino anormal

Dentre as diversas queixas associadas a mioma uterino, o sangramento uterino anormal (SUA) é a mais frequente, podendo atingir 30% das pacientes.

O sangramento causado pelo mioma uterino tende a acontecer no período menstrual, aumentando o fluxo ou prolongando o período menstrual. O sangramento intermenstrual e na pós-menopausa está mais relacionado com outros tipos de doenças uterinas e investigação adequada deve ser realizada.

Em 1956, Jacobson e Enzer descreveram a correlação entre mioma submucoso e SUA, demonstrando que em 57% dos casos de SUA foram encontrados miomas submucosos.[138]

O número e o tamanho desses miomas, assim como sua localização, podem interferir na sintomatologia. É possível associar o SUA do mioma uterino a alguns fatores:[139]

- Aumento da superfície endometrial
- Aumento da vascularização uterina
- Mudança no padrão de contratilidade uterina
- Exposição e ulceração da superfície do mioma submucoso
- Degeneração do nódulo miomatoso
- Ectasia venosa uterina por compressão do plexo venoso pelos nódulos.

Com miomas no interior do útero, a superfície endometrial aumentaria, levando a uma área maior de descamação e sangramento. Por outro lado, o mioma é pouco vascularizado, com vascularização periférica, o que pode ocasionar sangramento por ruptura de um vaso da sua superfície em alguns casos.

Yang et al.[140] compararam os níveis de hemoglobina de pacientes com miomas submucosos únicos na ausência de outras patologias associadas a menorragia e concluíram que o tamanho do mioma é o principal fator associado a anemia. Além disso, o grau de protrusão do nódulo na cavidade uterina também mostrou relação com os níveis de hemoglobina. Pacientes com miomas menores que 2 cm apresentavam níveis hematimétricos similares independentemente do grau de protrusão do mioma na cavidade. Miomas de 2 a 3,9 cm tiveram associação inversa dos valores de hemoglobina com o grau protrusão. Miomas com menos de 50% de protrusão na cavidade tiveram níveis de hemoglobina similares, independentemente do tamanho do nódulo. Nos casos de miomas com protrusão de 50 a 79% e maiores ou iguais a 80%, os níveis de hemoglobina foram menores, conforme o diâmetro do nódulo aumentou.

Korompelis et al.[141] realizaram um estudo caso-controle para comparar a expressão de MMP-2, MMP-9, seu fator inibidor tissular (TIMP-1) e o VEGF em pacientes com e sem miomas. O TIMP-1 promove inativação das MMPs quando ligado. As MMPs têm papel fundamental no processo de remodelação da matriz extracelular, atuando na degradação da mesma. Neste trabalho de Korompelis et al., foram demonstrados maiores níveis séricos de VEGF em pacientes com mioma, assim como maiores níveis de VEGF no tecido do mioma *versus* miométrio normal. Essa diferença na concentração de VEGF nos tecidos pode confirmar a importância da angiogênese local como fator de crescimento e desenvolvimento dos miomas. Em relação às MMPs, os pesquisadores identificaram aumento na concentração de MMP-2 no tecido miomatoso em comparação com o miométrio normal. A MMP-2 atua mediando a clivagem do colágeno tipo IV, levando à instabilidade da matriz extracelular e à interação célula/célula e célula/matriz, interferindo na proliferação e diferenciação celular.[141]

O mioma, principalmente o submucoso, altera a contratilidade uterina, com interrupção do movimento peristáltico normal, movimento importante para o transporte do espermatozoide no processo de fecundação. Essa interferência na contratilidade uterina pode estar associada ao SUA (aumentado), por impedir a adequada hemostasia dos vasos miometriais.

Em 2014, Kido et al.[142] compararam a peristalse uterina em pacientes com e sem mioma, por meio de ressonância magnética (RM) 3 Tesla. A direção da peristalse foi à cérvice – funda na maioria das pacientes, independente da presença ou não de nódulo. No entanto, pacientes com miomatose apresentaram redução significativa da peristalse uterina, corroborando a teoria de que o mioma impediria a transmissão da onda de contração do miométrio normal.[142,143] Nesse trabalho, a redução da peristalse uterina não teve relação com o tamanho ou a localização dos nódulos, tendo sido incluídas no trabalho apenas pacientes com miomas sintomáticos.

A vascularização do mioma costuma ser periférica, e quando o seu crescimento é maior que o suprimento sanguíneo, ocorre degeneração e necrose. Esse processo é mais frequente no período gestacional, quando pode ocorrer um crescimento acelerado do mioma. Em alguns casos, a degeneração do mioma pode expor a vascularização do nódulo, ocasionando sangramento transvaginal abundante.[144,145]

Mioma e infertilidade

O mioma uterino, apesar de muito prevalente, está diretamente relacionado com a infertilidade em apenas 3 a 5% dos casos. Os nódulos que mais dificultam a gravidez ou estão associados a abortamentos são os de localização submucosa. Nódulos grandes ou múltiplos, que levem a distorção importante da cavidade, ou obstrução de orifício interno ou tubas, também podem causar infertilidade. A histeroscopia é o método de escolha para avaliação do impacto do mioma na cavidade uterina, e deve ser solicitada em pacientes com infertilidade associada.

Mioma e outras queixas ginecológicas

Algumas queixas ginecológicas podem ser relatadas pelas pacientes com mioma, mesmo que de maneira incomum. Dor pélvica crônica, seja dispareunia ou dismenorreia, pode estar presente. Os nódulos miomatosos não costumam estar relacionados com dor, porém ela pode ocorrer em casos de miomas pediculados com torção do pedículo e ou degeneração do nódulo (quando o crescimento supera o aporte vascular), gerando isquemia, dor e, por vezes, febre.

É de fundamental importância afastar causas comuns de dor pélvica em pacientes com miomatose, pois essas condições costumam estar sobrepostas. É comum a associação com adenomiose, que pode ser mais bem diferenciada pela RM, e conduzida de maneira satisfatória com tratamento hormonal. A doença inflamatória pélvica também pode estar presente, gerando quadro de dor pélvica crônica, e portanto, deve ser afastada.

Queixas urinárias e intestinais podem estar presentes. Nódulos subserosos grandes podem levar a compressão vesical (quando na parede anterior) e compressão intestinal (quando na parede posterior). A paciente refere dificuldade de reter urina (diminuição da capacidade vesical total) por compressão direta do nódulo, assim como dificuldade para evacuar.

PROPEDÊUTICA

A propedêutica para o mioma uterino no diagnóstico de SUA é, inicialmente, a ultrassonografia, que identifica o número de miomas no interior do útero, além de afastar doenças endometriais (Figura 12.22). Na sequência, histeroscopia ou histerossonografia pode descrever o nível de penetração no miométrio.

A ultrassonografia é o exame inicial por apresentar boa acurácia, ser fácil acesso e baixo custo de realização, porém tem papel limitado em casos de útero volumoso ou de multiplos nódulos, pois a sombra acústica posterior dificulta a avaliação e contagem deles. Frequentemente é necessária a complementação da ultrassonografia transvaginal com a transabdominal nesses casos, para melhor avaliação.

Em útero maior que 375 cm³, deve-se solicitar a RM para melhor definição do número, da localização e do tamanho dos nódulos (Figura 12.23). Esse exame tem papel fundamental na indicação da abordagem conservadora (miomectomia) para promover um planejamento cirúrgico adequado. Além disso, a RM possibilita a diferenciação clara de adenomiose e miomatose, além de viabilizar a diferenciação com elevada acurácia entre mioma e leiomiossarcoma.

A histeroscopia é o padrão-ouro para identificação e definição da abordagem do nódulo submucoso (Figura 12.24), além de possibilitar a avaliação da cavidade, percebendo qualquer distorção existente.

Com a histeroscopia é possível afastar outras causas intrauterinas de sangramento e realizar um estudo anatomopatológico do endométrio ou das lesões identificadas, por isso deve ser indicada na investigação do SUA sempre que possível. Na avaliação de pacientes na pós-menopausa com SUA, com ou sem mioma, a investigação da cavidade uterina é mandatória, por histeroscopia, ou por meio de curetagem uterina quando a primeira opção não estiver disponível.

Os miomas que causam SUA têm, na maioria das vezes, indicação cirúrgica, e para que se avalie a dificuldade ou possibilidade de miomectomia histeroscópica, eles devem ser classificados. A European Society for Gynaecological Endoscopy (ESGE) descreve o mioma submucoso em três níveis, conforme descrito a seguir:

- Nível 0: totalmente localizado na cavidade uterina
- Nível 1: com sua maior porção localizada no interior do útero
- Nível 2: com sua menor porção na cavidade uterina.

Outra classificação, a STEPW, possibilita a orientação prévia à cirurgia quanto à possibilidade, complexa ou não, ou à impossibilidade de miomectomia histeroscópica, com base em cinco parâmetros: tamanho, topografia, extensão da base, penetração e parede.

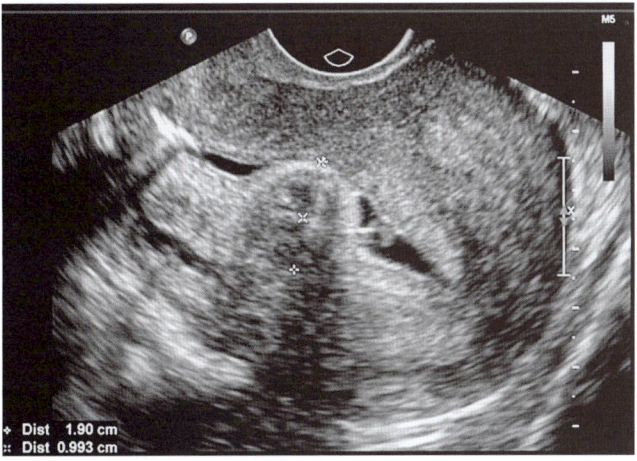

Figura 12.22 Ultrassonografia mostrando mioma submucoso.

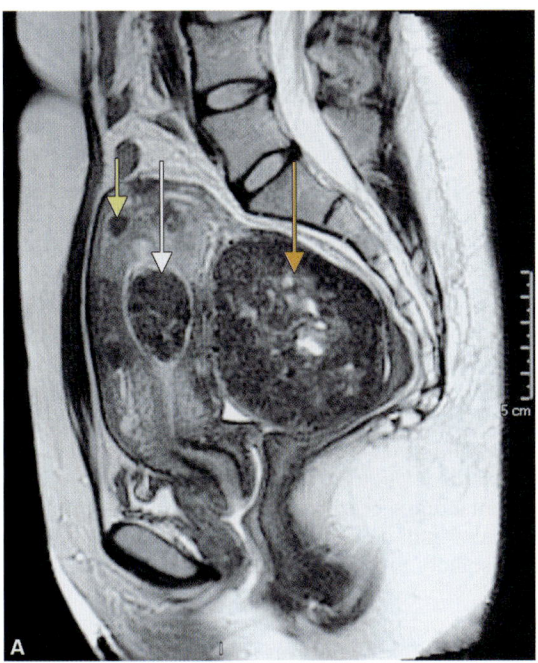
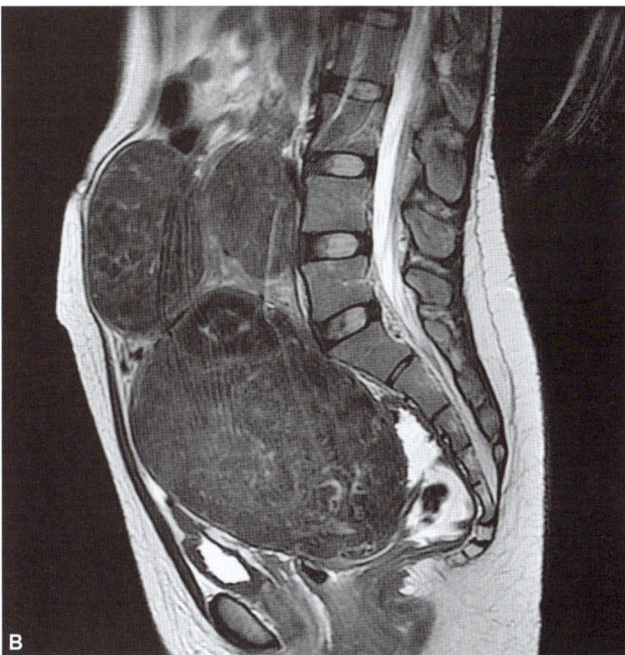

Figura 12.23 Ressonância magnética de pelve (corte sagital). **A.** Nódulo intramural (*seta amarela*), submucoso (*seta branca*) e subseroso (*seta laranja*). **B.** Volumosos nódulos, atingindo a cicatriz umbilical.

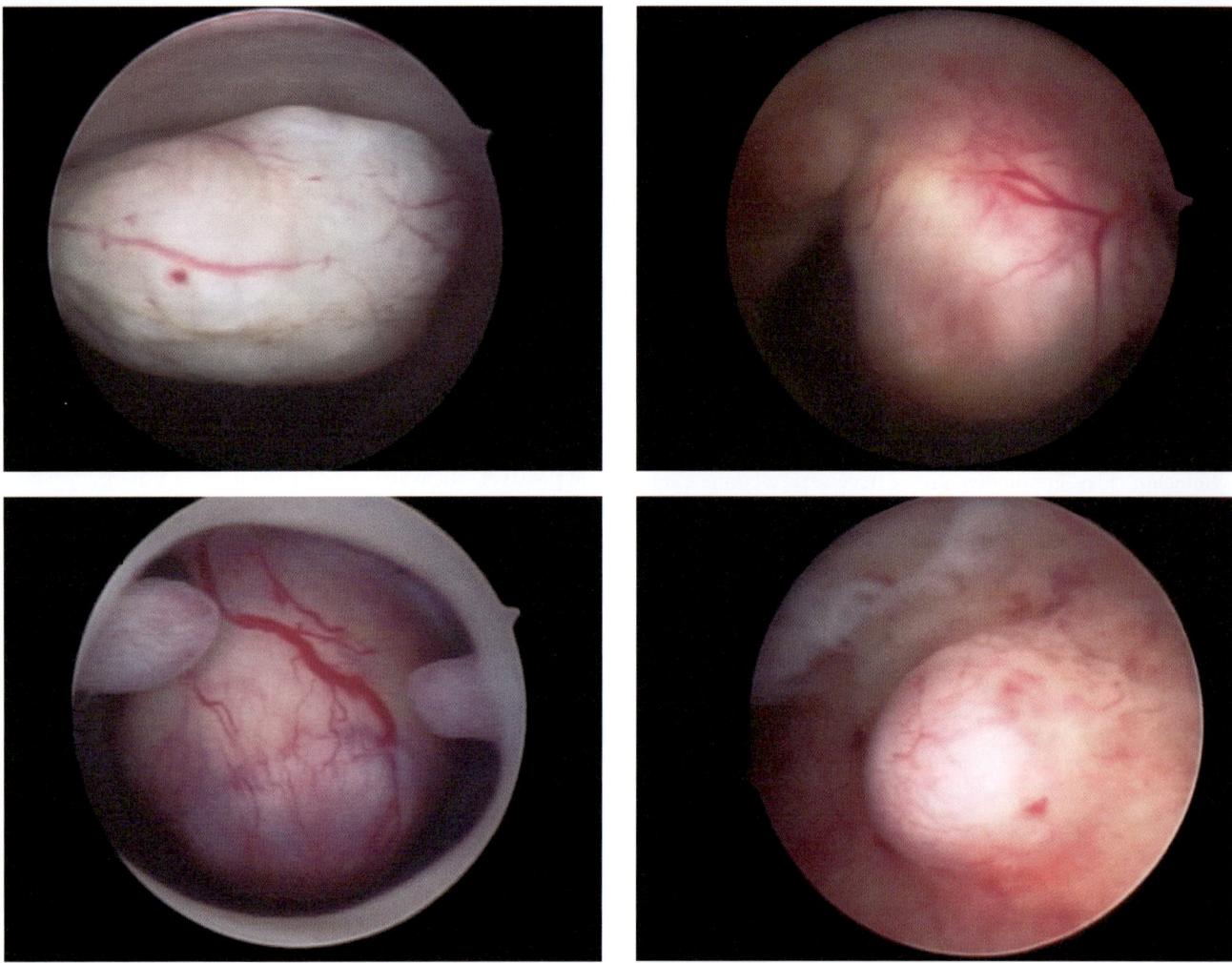

Figura 12.24 Miomas submucosos sob visão histeroscópica.

Outros exames, como a histerossalpingografia e a tomografia computadorizada, podem revelar os nódulos uterinos, porém não devem ser solicitados com o objetivo de estudá-los.

- Anamnese: idade; raça; paridade; infertilidade; tabagismo; uso de método contraceptivo; idade de menarca; alterações de frequência e volume menstruais; relatos de sangramento transvaginal acíclicos; dor hipogástrica em cólica, cíclica com espectro oscilando até dor pélvica crônica ou de intensidade variável; e aumento do volume abdominal são dados obtidos pela história coletada que podem se relacionar com os leiomiomas
- Exame especular: aventa o diagnóstico de mioma parido. Em pacientes com miomas volumosos, é frequente a posição anômala do colo, o que pode dificultar o exame especular
- Toque bimanual: mensura o tamanho uterino, a irregularidade em seus limites, possibilita a individualização de leiomiomas subserosos e avalia a mobilidade uterina.

Diagnóstico laboratorial

Devem ser solicitados os exames a seguir:

- Hemograma completo: pode apresentar complicações relacionadas com síndrome anêmica consequente à miomatose; auxilia no dignóstico da síndrome da eritrocitose miomatosa
- Fração beta da gonadotrofina coriônica humana (beta-hCG): ajuda a afastar gestação.

TRATAMENTO CLÍNICO

A terapia profilática a fim de ser evitarem complicações da miomatose uterina ou do seu tratamento não é indicada, pois, de modo geral, o mioma não é sintomático na maior parte dos casos. No entanto, pacientes assintomáticas com risco de compressão dos ureteres por efeito de massa local devem ser submetidas à abordagem cirúrgica. O controle dos sintomas, como SUA, dor, pressão suprapúbica, é o objetivo do tratamento de mulheres sintomáticas.[96]

Pacientes assintomáticas, sem risco de comprometimento ureteral, devem ser acompanhadas de modo expectante. Recomendam-se avaliação inicial com exame pélvico e complementação com exame de imagem, de preferência ultrassonografia. O acompanhamento de pacientes assintomáticas ou com sintomas leves é feito com exame pélvico anualmente, e em pacientes com menorragia, adiciona-se o hemograma.

O tratamento medicamentoso da miomatose está associado a uma taxa de 75% de remissão/controle dos sintomas em 1 ano, porém a longo prazo a eficácia é baixa.[99] Há uma associação de maior taxa de cura em mulheres quando o SUA é um sintoma isolado. Em uma população em tratamento medicamentoso observou-se que 60% dos casos foram submetidos à cirurgia em 2 anos.[100] A frequente associação de miomatose com adenomiose pode resolver o quadro com o uso de medicações hormonais quando a adenomiose for a responsável pelo sintoma.

Terapia hormonal

Anticoncepcionais orais combinados

São administrados como terapia em casos de menorragia/hipermenorreia associada a miomatose, como consequência da atrofia endometrial. Uso limitado em mulheres com contraindicações a terapia hormonal combinada ou efeito colateral que contribua para a não adesão ao tratamento. De maneira geral, os anticoncepcionais orais combinados não são capazes de controlar o SUA causado pelo mioma, porém não existem evidências de que possam causar crescimento do nódulo.

Dispositivo intrauterino de levonorgestrel e progestógenos

O progestógeno pode atuar de modo ambíguo em relação ao mioma ao provocar o aumento do fator de crescimento epidermoide, que estimula o crescimento do nódulo, porém inibe o IGF-1, o que pode inibir o crescimento. Além disso, os progestógenos promovem *down regulation* dos receptores de estrógeno e progestógeno nos miomas, podendo modular o seu crescimento.

O DIU medicado promove a liberação diária de 20 µg de levonorgestrel e seu uso está associado a redução dos volumes uterino e menstrual, e também à elevação dos níveis de hematócrito/hemoglobina, com efeito superior ao uso de contraceptivos orais combinados.[146-150] O mioma submucoso contraindica o DIU medicado.

Um estudo mostrou que o DIU medicado reduziu de modo significativo o fluxo menstrual e o volume uterino em pacientes com menorragia, com ou sem miomas, não apresentando redução importante no volume dos nódulos.[151]

As pílulas e injetáveis de progestógeno promovem ação progestogênica, causando atrofia endometrial, resultando em redução do sangramento. Há evidências de redução do risco da formação de miomas.[150]

Agonista de gonadotrofinas

Esta classe medicamentosa age inicialmente estimulando os receptores hipofisários, causando aumento das gonadotrofinas, seguido de dessensibilização e inibição da produção de hormônio foliculoestimulante e hormônio luteinizante, tendo como consequência o hipogonadismo hipogonadotrófico. Essa elevação inicial das gonadotrofinas é responsável pelo efeito *flare-up*, caracterizado por sangramento após 7 a 10 dias da 1ª dose do análogo. Os análogos de GnRH causam amenorreia, melhora da anemia, redução uterina de até 50% em 3 meses de uso.[152-154] Porém, estão associados a efeitos colaterais pelo hipoestrogenismo, como ressecamento vaginal, ondas de calor, transtornos do sono e perda de massa óssea. A acentuada perda mineral óssea é o principal impeditivo da terapia de longo curso. O uso de alguns agentes pode reduzir essa perda óssea, sendo necessária a terapia *add-back*, com tibolona ou mesmo alguns progestógenos. O efeito de redução volumétrica e resolução do SUA é temporário, retornando após alguns meses da interrupção da medicação. Algumas pesquisas mostraram efeito residual por longo período, como diminuição do fluxo menstrual após a interrupção do análogo, porém não há base científica que corrobore esse achado.

A principal indicação dos análogos de GnRH é pré-operatória, em um período de 3 a 6 meses, para facilitar o procedimento cirúrgico e melhorar os níveis hematimétricos pré-operatórios, de preferência com reposição de ferro associada.[155] Assim, pode ser obtida uma abordagem mais conservadora e minimamente invasiva. São prescritos também a curto prazo a mulheres com estimativa de menopausa próxima e contraindicações ao procedimento cirúrgico. A fim de minimizar os efeitos colaterais, podem ser associados a terapia de baixa dosagem de estrógeno e progestógeno, os mesmos usados na TRH.[156]

Antagonistas de gonadotrofinas

Agem bloqueando os receptores de GnRH hipofisários, levando ao hipogonadismo hipogonadotrófico, sem aumentar os níveis iniciais de gonadotrofinas, como ocorre com o uso dos agonistas de GnRH, além da rápida restauração da função ovariana.[157] Atualmente estão mais associados à indução de ovulação, pela inexistência de formulações de longo efeito, dificultando a terapia para a miomatose, quando seriam necessárias aplicações diárias.[158-160]

Moduladores dos receptores de progestógeno

Quando comparados com o miométrio normal, os miomas apresentam maior expressão dos receptores de estrógeno e progestógeno. Alguns trabalhos mostraram que o crescimento do mioma ocorre na fase secretora, portanto, sob estímulo direto do progestógeno. Pensando nessa relação, foram desenvolvidos moduladores dos receptores de progestógeno para o controle do crescimento do nódulo, que têm como vantagens a possibilidade de administração oral e seus efeitos colaterais, mas não se conhecem os efeitos endometriais a longo prazo,[161,162] e ocorre elevação das transaminases em alta dosagem.[163]

Acetato de ulipristal

Trata-se de um inibidor da ovulação, com pouco efeito nos níveis de estradiol, usado principalmente na Europa como terapia pré-operatória durante 3 meses, que está associado a melhora da hipermenorreia, elevação da hemoglobina e redução na dimensão do mioma.[164] Comparado ao uso de análogos do GnRH, apresenta taxas semelhantes de remissão da menorragia, porém isso ocorre mais rapidamente nas mulheres em uso do acetato de ulipristal, com menor ocorrência de fogachos e redução mais discreta do tamanho uterino.[165] Sua limitação ao uso deve-se à elevada dosagem disponível para comercialização para o tratamento clínico dos sintomas relacionados com miomatose.

Mifepristona

É um modulador de receptor de progestógeno com propriedade antagonista pura, reduzindo diretamente a expressão de receptores de progestógeno no miométrio e mioma. Apresenta a mesma limitação do acetato de ulipristal com relação à elevada dosagem e inapropriada disponibilidade no mercado para tratamento da miomatose uterina. É indicada na dose de 5 mg/dia, com redução volumétrica média de 50% dos miomas e poucos efeitos colaterais. Alguns casos de hiperplasia de endométrio foram descritos com o uso de mifepristona, mas esse efeito adverso é raro na dose de 5 mg/dia.

Uma revisão da Cochrane mostrou melhora da qualidade de vida nas usuárias de mifepristona, porém não evidenciou redução volumétrica significativa dos nódulos.[166]

Raloxifeno

Modulador seletivo do receptor de estrógeno, age como agonista nos ossos e no metabolismo do colesterol e como antagonista no útero e na mama. Os estudos nessa área são limitados por seus resultados conflitantes, além de um possível aumento do risco de trombose venosa profunda quando administrado em altas doses.[167]

Inibidores da aromatase (letrozol)

Culturas de células miometriais mostraram hiperexpressão de aromatase P450 e sintetizaram altos níveis de estradiol para acelerar o seu crescimento celular. Os inibidores da aromatase bloqueiam a conversão de andrógenos em estrógenos. Estudos com pequenas amostras descreveram redução dos sintomas em mulheres na transição climatérica.[168-170] Esses inibidores provocam redução volumétrica de até 50% dos miomas, efeito comparável e até superior ao do análogo de GnRH, pois não provocam sintomas vasomotores. No entanto, ainda é necessária mais investigação sobre o assunto.

Agentes antifibrinolíticos

O ácido tranexâmico atua na inibição da fibrinólise, estabilizando a formação do coágulo. Apesar de serem amplamente prescritos nos casos idiopáticos de hipermenorreia, os agentes antifibrinolíticos não foram bem estudados na menorragia associada a miomatose uterina. São bem tolerados e reduzem significativamente a perda sanguínea.[171]

Anti-inflamatórios não esteroides

Essa classe de medicamentos parece não causar redução do sangramento vaginal em mulheres com miomatose uterina,[172,173] podendo ser administrada para o controle da dor nessas pacientes. Os anti-inflamatórios não esteroides são prescritos por tempo limitado durante o período menstrual, pois seu uso prolongado aumenta o risco de complicações gastrintestinais e renais.

Danazol e gestrinona

São derivados da 19-nortestosterona com efeitos androgênicos e progestogênico que inibem a produção de gonadotrofinas e, consequentemente, também inibem o crescimento endometrial e a produção de estrógeno ovariana. Estão associados a melhora da hipermenorreia relacionada com miomatose e redução da dimensão do mioma,[174] com registro de redução de 20 a 25% no volume do mioma após uso de danazol.

Radiologia intervencionista

Embolização de mioma uterino (EMU)

Considerada um procedimento minimamente invasivo, consiste na oclusão das artérias que nutrem o mioma com microsferas de álcool polivinílico a partir da cateterização da artéria femoral direita e da artéria uterina. O objetivo desse procedimento é a obstrução do fluxo sanguíneo dos miomas, com consequente redução do tamanho em até 46%,[175] melhora da hipermenorreia em 73 a 90%[176,177] e melhora da dor pélvica em mais de 80% dos casos.[178,179] A EMU é feita sob sedação, com duração de 30 a 90 min e alta hospitalar em até 24 h. O pós-operatório imediato costuma trazer dor pélvica pela isquemia uterina aguda e pode haver febre, náuseas e vômitos (síndrome pós-embolização). As complicações costumam ser raras, mas consistem na embolização indesejada de ovários, ureteres ou outras estruturas adjacentes.

É a escolha para pacientes que desejam preservação uterina, que apresentem hipermenorreia ou dismenorreia associadas a miomatose, na menacme e que não desejem gestar (uma possível perfusão uterina deficiente pode causar um impacto negativo em uma futura gestação).

Estudos demonstraram menor período de internação, menos dor e retorno às atividades mais rápido em comparação às pacientes submetidas à miomectomia ou à histerectomia.[175,180] Esse procedimento deve ser evitado em pacientes com miomas transmurais, que atingem toda a espessura da parede uterina, com risco de necrose da parede e sepse. Nesses casos, se indicada a EMU, deve-se programar a miomectomia *a posteriori*. Miomas submucosos e subserosos pediculados podem se soltar da matriz uterina após a embolização, com ocorrência, no primeiro caso, de corrimento fétido e escuro, podendo haver expulsão de pedaços ou mesmo do mioma, e gerar um quadro infeccioso grave.

Apesar de diversos relatos de sucesso de gestação após a EMU, ainda não existe completo entendimento do impacto da embolização uterina na fertilidade, devendo-se priorizar a miomectomia nessas pacientes. Da mesma maneira, pacientes jovens com múltiplos miomas tendem a apresentar regressão dos sintomas a médio longo prazo após a EMU, com índices de miomectomia e histerectomia em torno de 5 e 14% em 5 anos.[175]

Ultrassom focalizado guiado por ressonância magnética

Consiste em uma técnica não invasiva de ablação térmica, caracterizada pela convergência de múltiplas ondas de ultrassom em uma pequena porção tecidual, causando destruição da mesma. Observa-se melhora dos sintomas nos primeiros 3 meses pós procedimento,[181-185] com redução da dimensão do mioma em aproximadamente 40% dos casos.[186] O tamanho máximo do leiomioma para indicação do tratamento ainda não está definido.[187-189] Alguns especialistas consideram que dimensões maiores que 10 cm tenham pior prognóstico. Fatores impeditivos à realização do procedimento seriam adenomiose grave, cinco ou mais miomas e ausência de realce com gadolínio.[190] O ultrassom focalizado guiado por RM não está indicado a miomas calcificados, passíveis de ressecção vídeo-histeroscópica ou quando há interposição da bexiga ou de partes ósseas, que podem prejudicar o tratamento.

TRATAMENTO CIRÚRGICO

A abordagem cirúrgica dos miomas deve ser indicada a pacientes sintomáticas não responsivas ao tratamento clínico, ou em casos de infertilidade/abortamento de repetição. Pacientes com miomas volumosos que levem a alterações estéticas, ainda que assintomáticas, também são beneficiadas pela intervenção cirúrgica.

De maneira geral, as mulheres com prole constituída, sem desejo futuro de gravidez, podem se beneficiar da histerectomia. Pacientes sem prole constituída devem ser conduzidas de modo conservador, preservando a matriz uterina. Em pacientes sintomáticas e com mioma submucoso, a miomectomia histeroscópica deve ser a primeira opção, e pode ser o suficiente para a resolução do quadro, mesmo que coexistam outros miomas não submucosos, sendo dispensada a histerectomia, ainda que a paciente tenha prole completa.

A histerectomia é uma das cirurgias ginecológicas mais realizadas em todo o mundo, sendo o SUA a sua principal indicação. Devido à forte correlação clínica entre miomatose uterina e SUA, os miomas são resposáveis por grande parte dessas indicações. No entanto, é frequente a associação de mioma com pólipos uterinos, adenomiose, hipertrofia endometrial e outras patologias estrógeno-dependentes, todas essas causas diretas de SUA. Pela relativa facilidade de diagnóstico (por meio de ultrasssonografias pélvicas e abdominais), os miomas são erroneamente identificados como a causa do sintoma/sinal da paciente, gerando alto índice de intervenções evitáveis.

A abordagem cirúrgica dos miomas uterinos deve ter como pilar principal a correlação direta destes com as queixas da paciente. Para tanto, é mandatória uma propedêutica adequada.

O tratamento cirúrgico dos miomas pode ser dividido em definitivo e conservador. O tratamento definitivo consiste na histerectomia, que garante a cura e a não recorrência da doença. Pode ser realizada por via abdominal, vaginal ou laparoscópica/robótica, sendo fundamental o planejamento da abordagem com base no tamanho/volume do conjunto útero-mioma(s) e na experiencia do cirurgião. Além de garantir a não recorrência da miomatose uterina, essa abordagem impossibilita gestação futura, uma vez que a matriz uterina é retirada, e por isso, é preciso ser sempre criterioso na indicação deste tratamento.

A miomectomia é considerada uma abordagem conservadora, pois preserva a matriz uterina. Por outro lado, mais importante que a preservação uterina é a preservação da função uterina, o que torna o tratamento conservador um enorme desafio em alguns casos. Essa abordagem exige experiência e habilidade do cirurgião, pois requer domínio da técnica de sutura (vias laparotômica e laparoscópica) e agilidade cirúrgica, uma vez que o sangramento miometrial durante o procedimento é frequente, podendo levar, com certa rapidez, a choque hipovolêmico, o que obriga a guinada para tratamento definitivo (histerectomia). Dessa maneira, é imprescindível que a paciente esteja ciente do risco de uma histerectomia não planejada quando submetida a uma miomectomia, e isso deve constar no termo de consentimento livre e esclarecido.

Assim como a histerectomia, a miomectomia pode ser realizada por diversas vias: vaginal, histeroscópica, laparoscópica e laparotômica. A definição da via de acesso depende do número, da localização e do tamanho dos miomas, sendo possível, e até frequente, a associação de vias em uma mesma abordagem. A escolha da conservação da matriz uterina exige, portanto, o mapeamento prévio do número, do tamanho e da localização dos miomas, para que a cirurgia possa ser planejada minimizando-se os riscos de insucesso.

O mapeamento dos miomas pode ser realizado por histeroscopia, ultrassonografia ou RM. A histeroscopia é o padrão-ouro na avaliação dos miomas submucosos, enquanto a RM possibilita a avaliação precisa de todos os nódulos e a definição da distância dos mesmos à serosa uterina (fundamental na abordagem histeroscópica) e a estruturas nobres (tubas, vasos uterinos).

Métodos para facilitar a abordagem cirúrgica

Devido à extensa rede de vascularização dos miomas e da circulação uterina colateral, a miomectomia é considerada uma cirurgia ginecológica avançada, com risco elevado de sangramento intraoperatório. Desse modo, é fundamental que a paciente, muitas das vezes com anemia causada por menometrorragia, esteja compensada durante o procedimento cirúrgico. Por isso, algumas estratégias cirúrgicas foram desenvolvidas para minimizar o sangramento intraoperatório e viabilizar miomectomias complexas com sucesso. As principais opções disponíveis são:

- Análogo de GnRH
- Uterotônicos
- Torniquete/ligadura das artérias uterinas
- Vasoconstritores
- Embolização uterina no pré-operatório.

Análogo de GnRH

Conforme mencionado anteriormente, o uso de análogo de GnRH por 3 a 6 meses causa amenorreia e importante redução dos miomas e do útero (até 50%), o que compensa o quadro de anemia (quando existente), diminui a chance de cirurgia de urgência, e, por vezes, altera a incisão abdominal de mediana para Pfannenstiel ou mesmo a histerectomia (quando indicada) de laparotômica para laparoscópica ou vaginal.

A principal indicação de uso é a anemia refratária ao tratamento clínico, praticamente eliminando-se a necessidade de transfusão no pré-operatório. O seu uso deve ser condicionado ao preparo cirúrgico, pois, após a suspensão, o útero volta rapidamente às suas medidas iniciais e os sinais e sintomas retornam.

Por outro lado, estudos mostraram que o uso de análogos de GnRH em pacientes no pré-operatório de miomectomia dificulta a enucleação do mioma no momento da cirurgia. A medicação parece interferir no plano entre o mioma e o miométrio, dificultando a sua dissecção. Essa interferência tende a regredir após o efeito da medicação e, por isso, pode ser interessante programar a miomectomia para um período entre 45 e 60 dias após a última dose do análogo 3,6 mg.

De maneira geral, não existe uma recomendação de uso de rotina dessa classe de fármaco para pacientes submetidas à miomectomia. O uso deve ser direcionado à correção de anemia no pré-operatorio ou à alteração da incisão abdominal/via de acesso da cirurgia.

Misoprostol e ocitocina

O uso de misoprostol 400 µg por via retal 1 h antes da miomectomia reduz de modo significativo a perda sanguínea durante o procedimento, sendo eficaz na redução da queda do hematócrito no pós-operatório e na redução do tempo operatório.

Pode ser usado de maneira isolada ou associado a alguma outra técnica, como vasopressina e/ou ligadura/torniquete dos vasos uterinos.

A ocitocina não mostrou efeito benéfico na miomectomia, por isso, não deve ser administrada para reduzir o sangramento.

Obstrução do fluxo uterino
Torniquete

Trata-se de uma técnica bem estabelecida, com baixo risco de complicações, que consiste na abertura de janelas no ligamento largo na altura do istmo uterino e na passagem de um torniquete (sonda de Foley ou dreno de Penrose) para ocluir os vasos uterinos e reduzir o sangramento intraoperatório (Figura 12.25). Deve ser usada sempre que forem necessárias multiplas incisões uterinas. O infúndibulo pélvico também pode ser ocluído de maneira conjunta para minimizar a perda sanguínea, porém ainda não há consenso sobre o benefício dessa técnica nem se os riscos compensam o benefício.

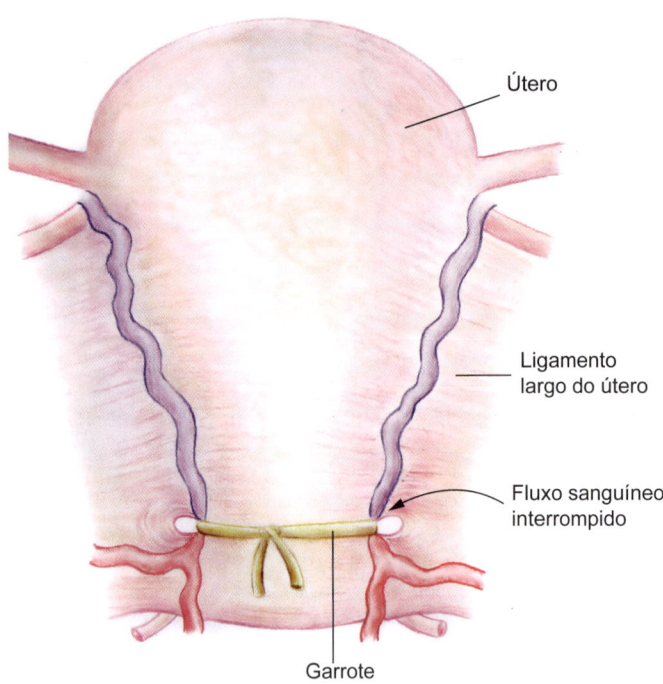

Úter

Ligamento
largo do útero

Fluxo sanguíneo
interrompido

Garrote

Figura 12.25 Aplicação de torniquete para redução do sangramento intraoperatório na miomectomia.

Ligadura das artérias uterinas

A ligadura pode ser definitiva ou temporária (retirada do *clamp* ou ponto após o procedimento), realizada tanto por via laparotômica quanto laparoscópica. O acesso aos vasos uterinos pode ser feito pelo istmo, com dissecção do ligamento largo e clipamento ou oclusão com ponto dos vasos (Figura 12.26), ou na origem da artéria uterina, na parede pélvica lateral, imediatamente após sua saída da artéria hipogástrica (Figura 12.27).

A ligadura permanente da artéria uterina pode ser feita antes do início do procedimento, especialmente em casos de miomectomia múltipla. Em relação à EMU, como não se sabe o impacto desse procedimento na fertilidade da paciente, há recomendação de evitá-lo em pacientes que desejam gestar. A EMU não tem indicação em miomectomia e sua indicação está nas pacientes com numerosos miomas uterinos, que desejem manter a matriz, mas que só teriam a histerectomia como tratamento. Nesses casos é possível ter o resgate do útero, mesmo com uma cirurgia conservadora após a embolização. A EMU é uma opção à histerectomia e não à miomectomia.

A técnica de ligadura permanente das artérias uterinas de modo isolado, ou seja, sem miomectomia associada, foi comparada à EMU em diversas pesquisas, mostrando efeito similar na redução volumétrica uterina e na remissão dos sintomas, com menos dor no pós-operatório.

Fármacos vasoconstritores

Epinefrina e vasopressina são os fármacos mais estudados para redução de sangramento intraoperatório em miomectomias, promovendo vasoconstrição de arteríolas, vênulas e capilares. Ambas se mostraram eficazes nessa função, porém a vasopressina é a mais utilizada.

A técnica consiste na diluição de 20 unidades de vasopressina em 100 mℓ de soro fisiológico 0,9%, com punção e infusão no miométrio, ao redor dos miomas, desta solução. A dose máxima

de vasopressina por procedimento ainda não foi estabelecida. É considerada segura a infusão de até 11 unidades (55 mℓ desta solução). É obrigatória a aspiração do êmbolo imediatamente antes da infusão, para garantir que o conteúdo não seja administrado de modo intravascular, pelo potencial de complicações. As complicações com o uso da vasopressina incluem bradicardia, bloqueio atrioventricular, edema pulmonar e morte, podendo ocorrer mesmo sem a infusão intravascular direta.

Embolização uterina no pré-operatório

Como já mencionado, a EMU leva a uma redução volumétrica importante dos miomas e, frequentemente, à resolução da sintomatologia associada. Em alguns casos, porém, ela pode ser associada à cirurgia, com as vantagens de menor sangramento no ato operatório e maior facilidade na preservação uterina, uma vez que proporcionalmente há mais miométrio livre. Por outro lado, assim como no uso de análogos de GnRH, pode-se ter uma piora no plano de dissecção do mioma.

A abordagem cirúrgica pós-embolização deve ser planejada antes da EMU, e não deve ser indicada em pacientes com mioma submucoso volumoso ou subseroso pediculado, pois podem se desprender do útero e causar infecção (Figura 12.28). Miomas submucosos pequenos podem ser expulsos pela vagina. Da mesma maneira, miomas transmurais podem evoluir com necrose de parede uterina e sepse, devendo ser abordados cirurgicamente entre 60 e 90 dias após a EMU, antes que isso ocorra.

Tipos de acesso

A miomectomia pode ser realizada por via vaginal, histeroscópica, laparotômica, laparoscópica/robótica, ou por uma combinação de uma ou mais dessas. A abordagem minimamente invasiva tende a diminuir a perda sanguínea, estimada entre 200 e 800 mℓ na miomectomia laparotômica, contra 80 a 250 mℓ na laparoscópica.

Miomectomia vaginal

Essa abordagem está associada ao mioma submucoso em parturição, que se caracteriza por massa na topografia do orifício externo, que pode apresentar-se friável e com sangramento abundante, levando a choque hipovolêmico. Esse nódulo se relaciona com sinusorragia e metrorragia, podendo facilmente ser confundido com tumor de colo de útero.

O tratamento consiste na ressecção de sua base, de preferência em centro cirúrgico, o que pode ser feito a partir da sutura e secção da mesma ou secção com instrumento de energia. Se disponível, a histeroscopia é capaz de ressecar essa lesão de modo mais adequado, com investigação da cavidade uterina, e ressecção completa de todo o pedículo vascular.

Existem ainda relatos na literatura de miomectomia vaginal em nódulos que acometam a região uterina inferior, com abordagem via abertura do fundo de saco vaginal, acesso ao nódulo, ressecção e sutura da parede uterina.

Miomectomia histeroscópica

Nódulos submucosos sintomáticos ou associados à infertilidade devem ser abordados preferencialmente por histeroscopia. Em pacientes com desejo de manutenção da fertilidade, com indicação de miomectomia laparotômica ou laparoscópica, caso apresentem mioma submucoso, deve-se associar a via histeroscópica para a remoção do mesmo, com melhor resultado para efeito reprodutivo.

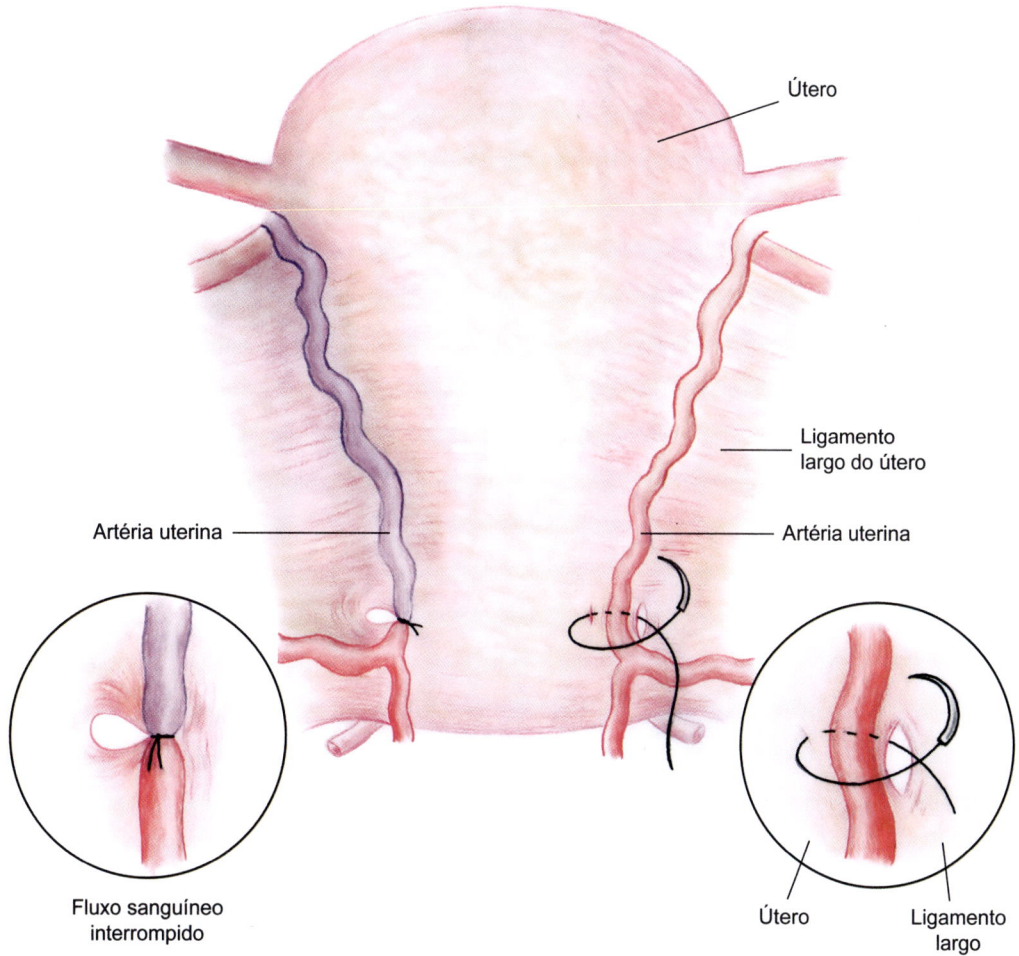

Figura 12.26 Ligadura das artérias uterinas para redução do sangramento intraoperatório na miomectomia.

A miomectomia histeroscópica pode ser dividida em ambulatorial ou hospitalar. A primeira, sem sedação, restringe-se a miomas de até 3 cm, com pouca penetração no miométrio (nível 0 ou 1). A cirurgia histeroscópica ambulatorial, como a miomectomia, tem como vantagens: tratamento imediato da lesão no mesmo momento do diagnóstico, diminuição da preocupação da paciente (assim como das queixas), menor custo em comparação com a cirurgia em ambiente hospitalar e, para o histeroscopista, o prazer da realização da melhor arte da histeroscopia.

É usada uma pinça saca-bocada ou tesoura para acesso ao plano da pseudocápsula e, com o conjunto do histeroscópio, faz-se a protrusão do nódulo e dissecção do plano. Ao término, o nódulo fica solto na cavidade e pode ser fragmentado ou retirado, por inteiro, com uma pinça de apreensão (Figura 12.29). Em casos de dificuldade na retirada do nódulo solto da cavidade, a paciente pode ser orientada a retornar em 7 a 10 dias, período em que ou o nódulo é expulso espontaneamente pela paciente (que deve ser orientada quanto a esta possibilidade) ou se reduz drasticamente de tamanho, viabilizando sua retirada com maior facilidade. Atualmente, temos à disposição o minirressectoscópio, que permite o uso de energia monopolar ou bipolar, em um instrumento com diâmetro final de 16 Fr (5,3 mm). Esse instrumento permite a ressecção de pólipos e miomas de maiores tamanhos, sem necessidade de analgesia, em ambiente ambulatorial, uma vez que possibilita a fragmentação de grandes nódulos e a retirada de toda a lesão, com hemostasia associada.

Outra tecnologia aplicada aos miomas é o *laser*. Sob visão histeroscópica, é possível a "vaporização" do nódulo utilizando uma fibra *laser* com uma ponteira especial, com excelentes resultados em estudos preliminares para nódulos submucosos e até para grandes componentes intramurais.

A miomectomia hospitalar está reservada a nódulos maiores, mais profundos, ou em pacientes com baixa tolerância ao procedimento ambulatorial. A analgesia de escolha para o procedimento é o bloqueio (raquidiano ou peridural), havendo necessidade, na maioria das vezes, de dilatação cervical para introdução de um ressectoscópio.

O ressectoscópio, seja ele bipolar ou monopolar, exige destreza e habilidade do cirurgião. Os movimentos do eletrodo devem ser planejados e a angulação do ressectoscópio durante o acionamento do pedal de corte define o grau de profundidade da ressecção. O movimento do eletrodo deve ser sempre no sentido do fundo uterino (cérvice, e nunca o contrário), sob o risco de perfuração uterina e necessidade de conversão laparoscópica ou laparotômica. As regiões cornuais são mais delgadas e exigem cuidado extremo com ressecções nesses locais. A perfuração uterina com o uso de corrente exige avaliação da cavidade abdominal à procura de lesões de alças intestinais associadas.

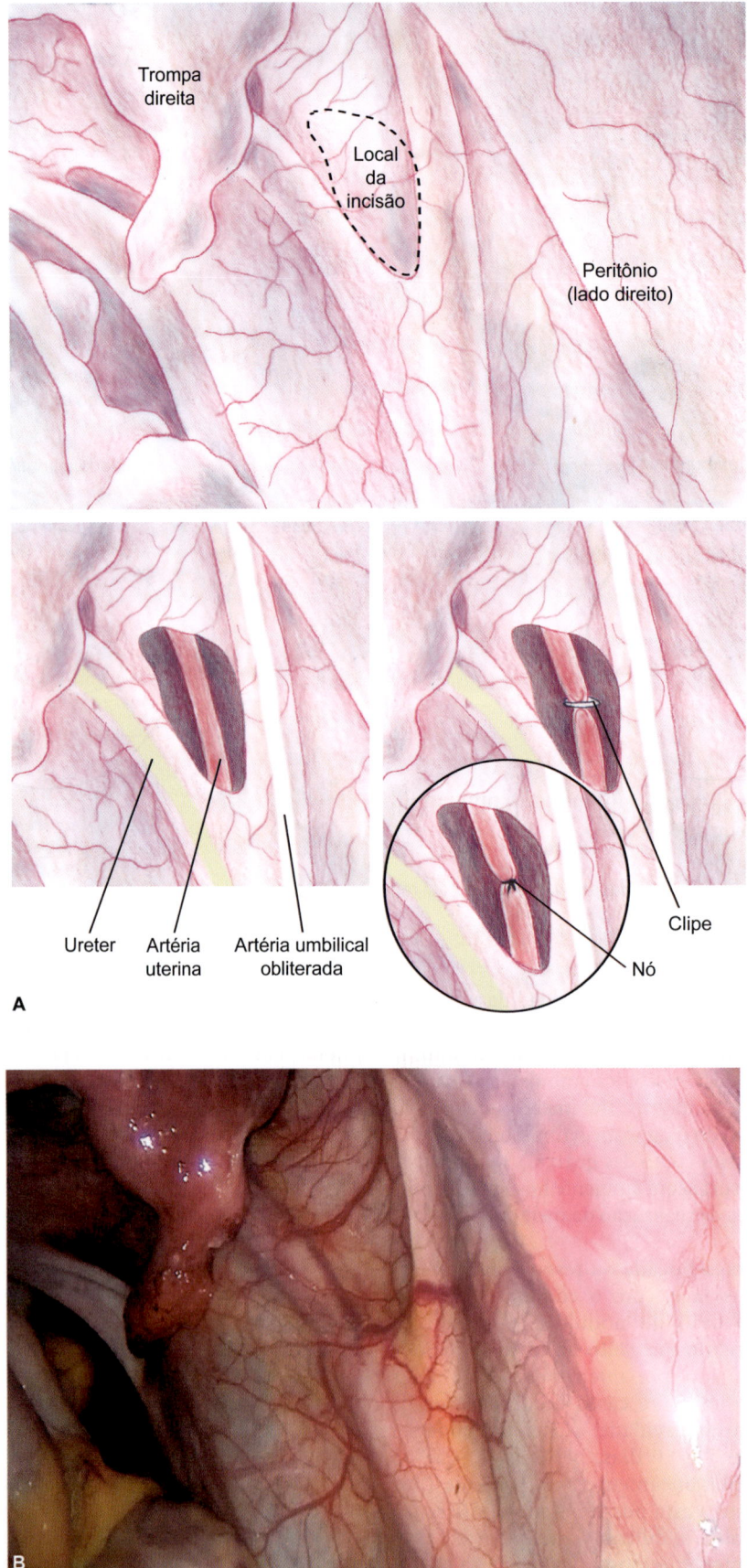

Figura 12.27 Ligadura da artéria uterina direita na origem por laparoscopia. **A.** Local de incisão para exposição da origem da artéria uterina direita. **B.** Visão laparoscópica da região.

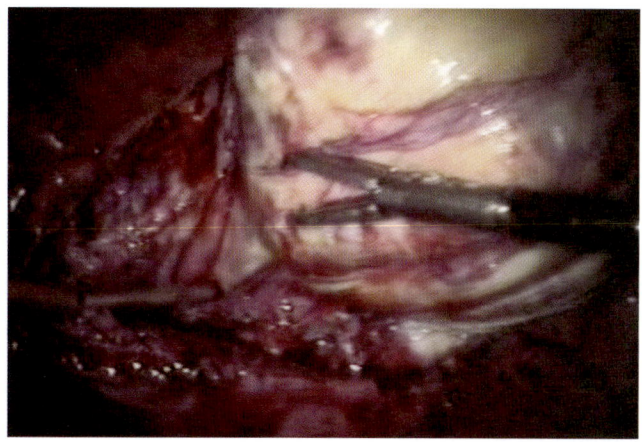

Figura 12.28 Miomectomia laparoscópica pós-embolização dos miomas uterinos. Note a coloração amarelada e a pequena quantidade de vasos/sangramento.

Para predizer a complexidade da miomectomia histeroscópica, Lasmar et al.[191] desenvolveram uma classificação préoperatória. A classificação de Lasmar ou STEPW torna possível que o cirurgião estratifique a dificuldade da miomectomia histeroscópica, antevendo uma cirurgia com baixa complexidade, média complexidade ou não recomendada por esta técnica (Tabela 12.1). Diversos parâmetros são considerados e, em posse dessas informações, pode-se prever o tempo de cirurgia esperado, assim como o grau de dificuldade do procedimento.[191]

A técnica usada para a miomectomia histeroscópica foi descrita por Ricardo Lasmar em 2002, e consiste na mobilização direta do nódulo a partir do desenvolvimento do plano da pseudocápsula. Para isso, usa-se um eletrodo tipo faca, ou eletrodo de *Collins*, para circundar todo o mioma e atingir a pseudocápsula (Figura 12.30). A partir desse ponto, o mioma é mobilizado e os feixes fibrosos são individualizados e

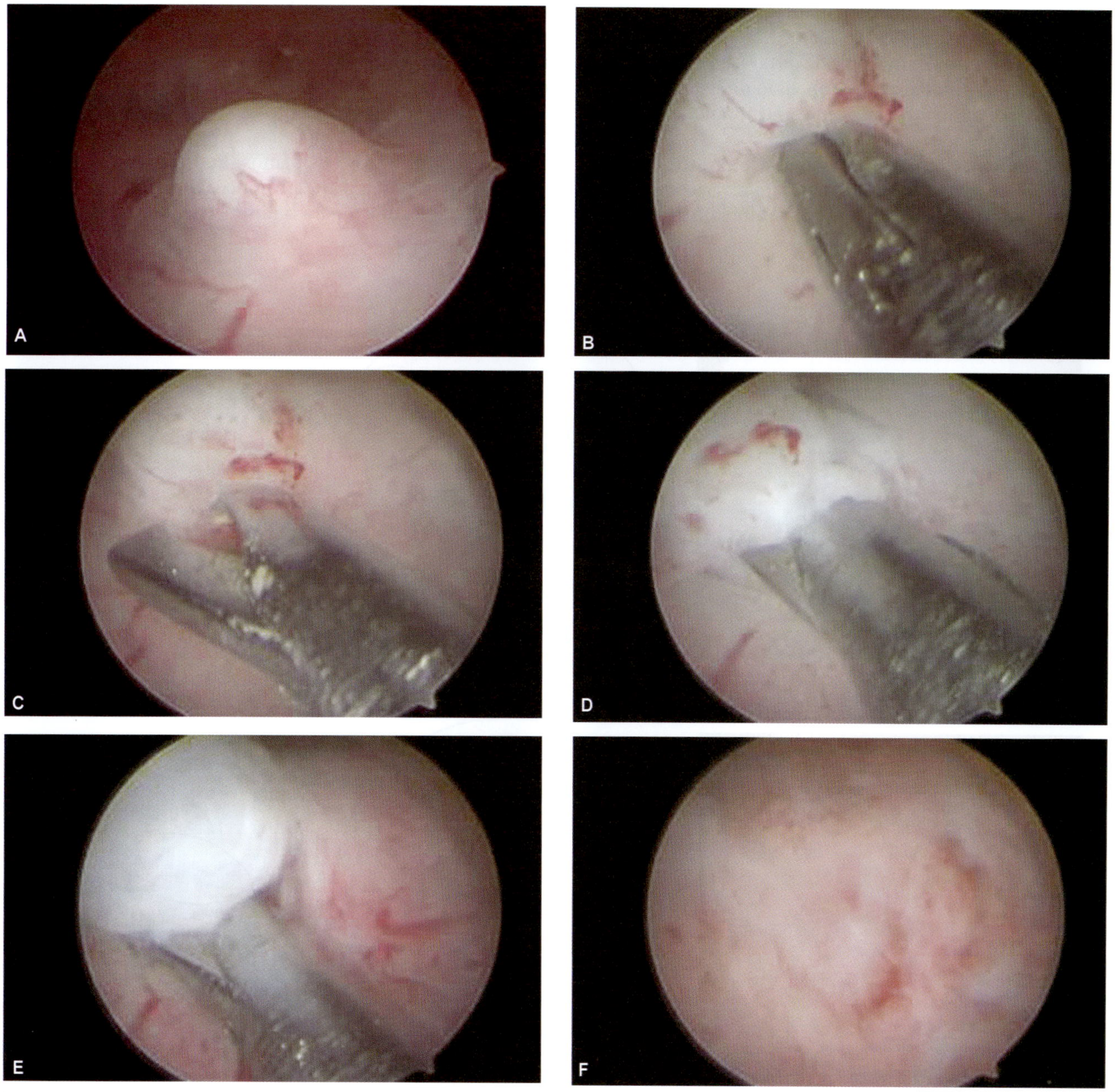

Figura 12.29 Miomectomia ambulatorial com pinça. **A.** Mioma submucoso. **B** a **E.** Dissecção da pseudocápsula. **F.** Nicho do mioma após miomectomia.

Tabela 12.1 Classificação de miomas submucosos – STEPW.

	Tamanho	Terço	Base	Penetração	Parede lateral	Total
0	≤ 2 cm	Inferior	≤ 1/3	0	+1	
1	> 2 a 5 cm	Médio	> 1/3 a 2/3	≤ 50%		
2	> 5 cm	Superior	> 2/3	> 50%		
Escore	+	+	+	+	+	

Escore	Grupo	Conduta sugerida
0 a 4	I	Miomectomia histeroscópica de baixa complexidade
5 e 6	II	Miomectomia de alta complexidade, considerar preparo com análogo da GnRH e/ou cirurgia em dois tempos
7 a 9	III	Outra técnica não histeroscópica

GnRH: hormônio liberador de gonadotrofina. *Fonte*: Lasmar et al., 2005.[191]

seccionados com energia. Essa técnica viabiliza a realização de miomectomias em nódulos com manto miometrial (distância até a serosa) extremamente fino (2 mm),[192,193] com baixo risco de perfuração uterina e síndrome de intravasamento. Os vasos são cauterizados pontualmente, sob visão direta, preservando o endométrio e miométrio adjacente, melhorando o resultado reprodutivo.

Após a miomectomia histeroscópica, é prudente a realização de histeroscopia ambulatorial para revisão em 45 a 60 dias. As sinequias cicatriciais que eventualmente surgem após o procedimento podem ser facilmente desfeitas nesse período, por vezes até com a simples passagem do histeroscópio.

Miomectomia laparotômica

A miomectomia laparotômica está indicada em pacientes com múltiplos miomas, ou em caso de indisponibilidade ou falta de experiência da equipe com a laparoscopia. Não há registro de um número máximo de miomas que possam ser retirados por laparoscopia, porém, múltiplos nódulos (mais de seis) tendem a aumentar o tempo de sutura laparoscópica, além de dificultar o encontro dos nódulos intramurais, uma vez que a laparoscopia impede a sensação tátil do nódulo no miométrio.

A técnica consiste no planejamento das incisões uterinas, para que sejam em menor número possível, a fim de evitar aderências no pós-operatório. Incisões posteriores estão mais associadas a aderências. Sempre que possível, deve-se aproveitar a incisão para retirada do maior número de nódulos. A abertura da cavidade uterina deve ser sempre evitada, para minimizar o risco de sinequias e infertilidade. Após a incisão uterina, traciona-se o nódulo com uma pinça com dente e utiliza-se uma pinça Kelly ou tesoura para dissecção da pseudocápsula. Por vezes, o dedo indicador pode ser utilizado para esse fim (Figura 12.31).

Após a retirada dos nódulos, a parede uterina deve ser fechada respeitando-se os planos. Pode-se usar o fio absorvível de poliglactina 3-0 para mucosa/submucosa endometrial, de poliglactina 0 para o miométrio com pontos em "X"

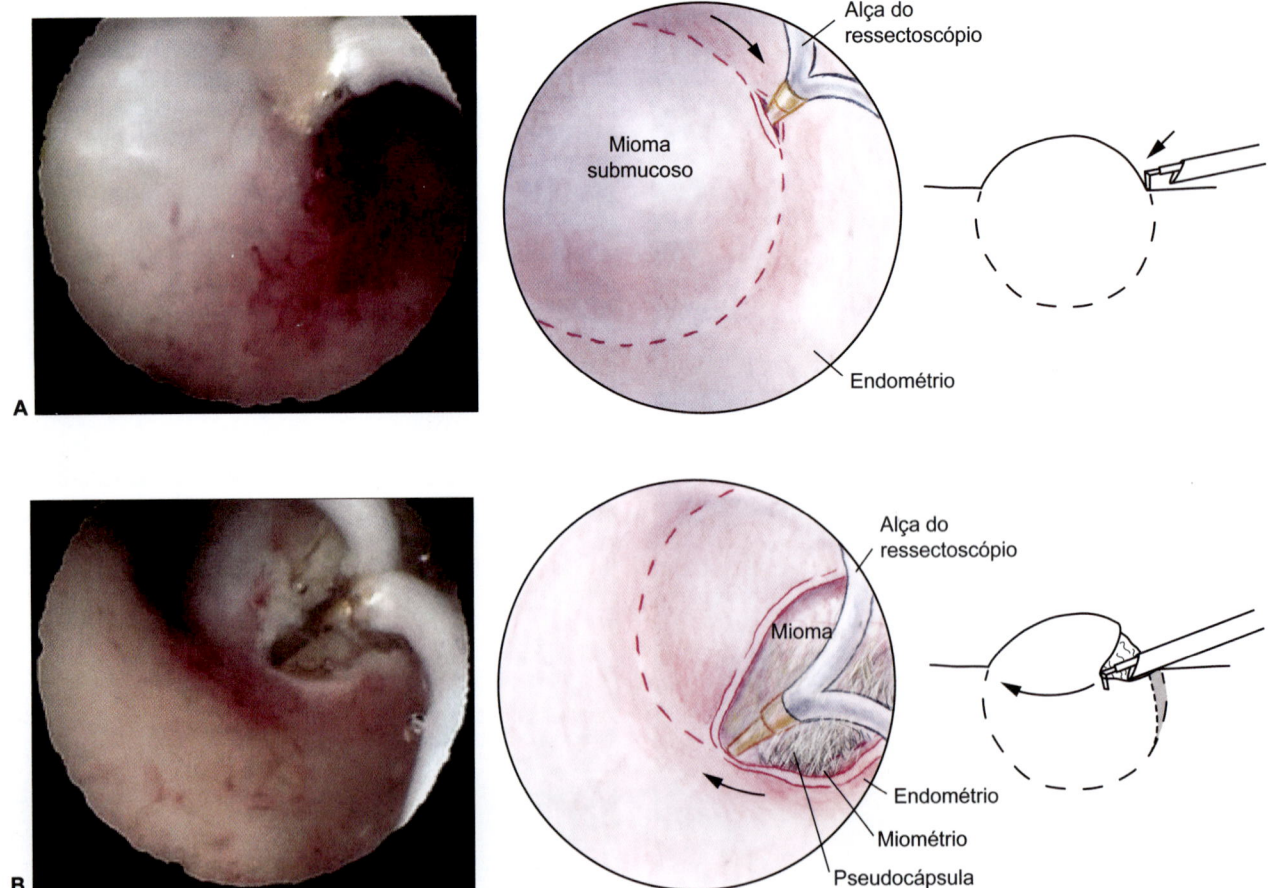

Figura 12.30 Miomectomia histeroscópica pela técnica de mobilização e fatiamento (técnica de Lasmar). **A.** Incisão ao redor de todo o mioma. **B.** Exposição do plano cirúrgico (pseudocápsula). (*continua*)

Parte 3

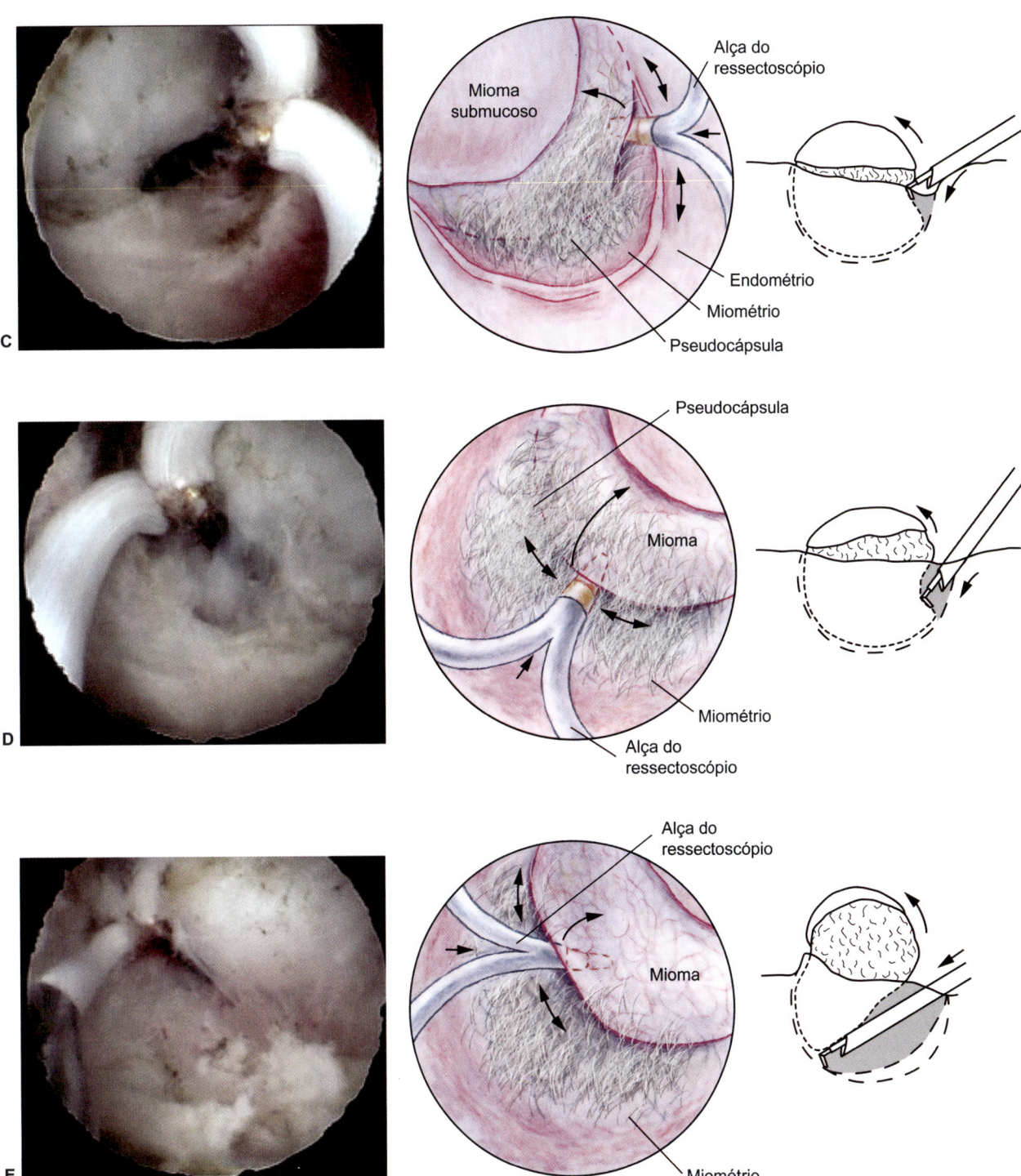

Figura 12.30 (*continuação*) Miomectomia histeroscópica pela técnica de mobilização e fatiamento (técnica de Lasmar). **C.** Liberação do mioma a partir da dissecção do plano. **D.** Secção dos feixes fibrosos da pseudocápsula pontualmente. **E** e **F.** Mobilização do mioma com uso da alça e da camisa do ressectoscópio. Notar a contração do miométrio. (*continua*)

separados (evitando-se a formação de bolsões de miométrio que podem acumular sangue e comprometer a cicatrização), e de poliglactina 2-0 para a serosa uterina. Dependendo da experiência e da velocidade do cirurgião, a síntese das incisões pode ser feita ao fim da retirada dos nódulos ou após a retirada de cada um deles. A perda sanguínea estimada nesse procedimento varia de acordo com o número e a localização dos nódulos, podendo ultrapassar 1 ℓ e com taxa de transfusão de até 20%. Em alguns casos, a ligaduras das artérias uterinas ou das hipogátricas têm de ser realizadas para controle efetivo do sangramento.

Miomectomia laparoscópica

A abordagem laparoscópica dos miomas soma a dificuldade da miomectomia laparotômica (sangramento, necessidade de redução no número de incisões, síntese adequada) à necessidade de dominar a técnica de sutura laparoscópica, à dificuldade na remoção/morcelamento de nódulos grandes e

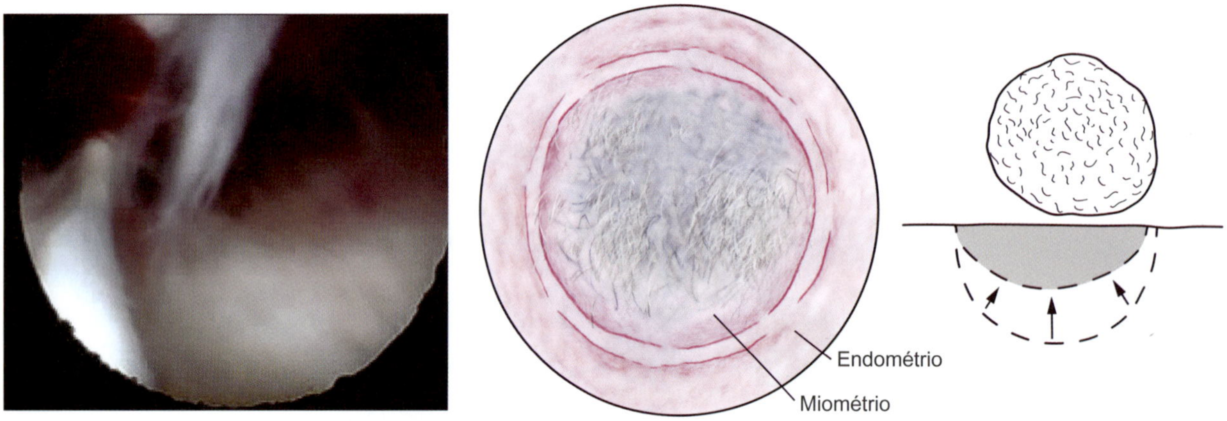

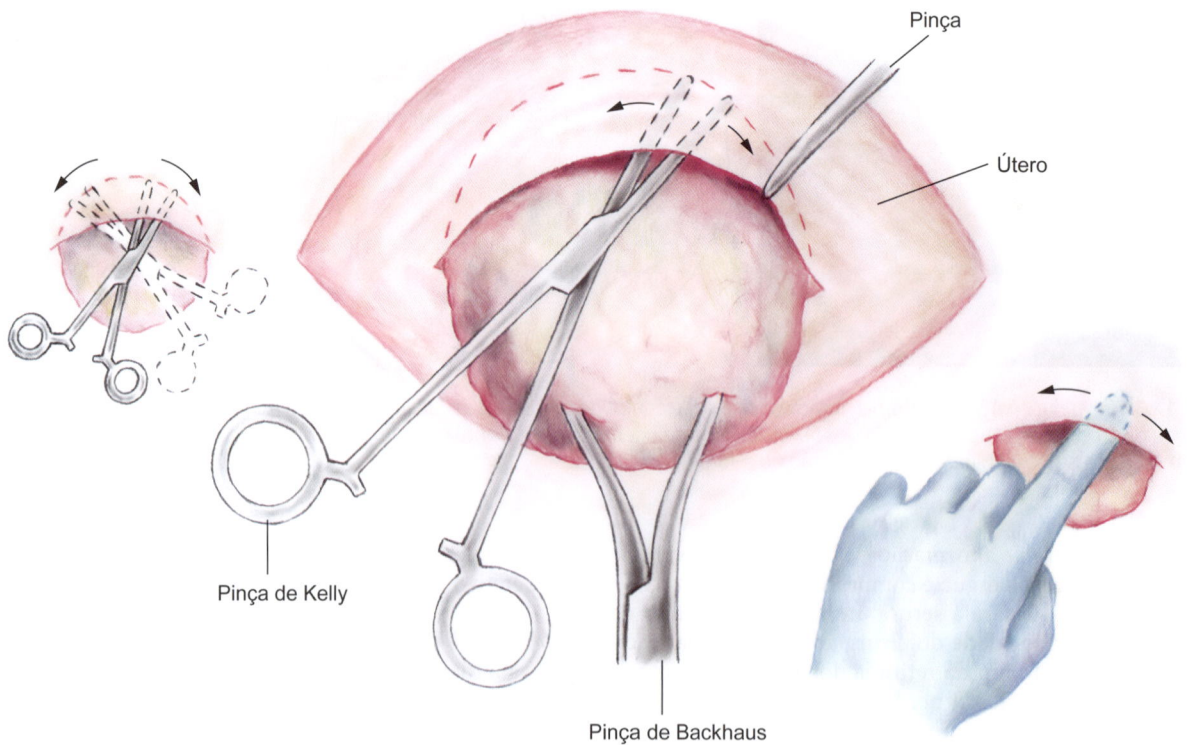

Figura 12.30 (*continuação*) **E** e **F.** Mobilização do mioma com uso da alça e da camisa do ressectoscópio. Notar a contração do miométrio. **G.** Nicho do mioma (visão final). Notar o dano mínimo ao endométrio adjacente.

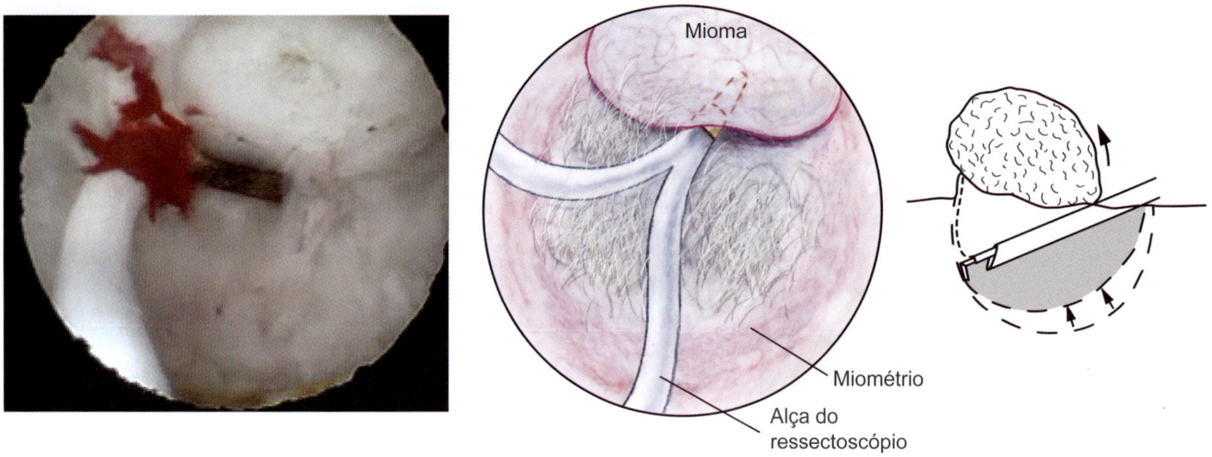

Figura 12.31 Técnica de miomectomia laparotômica. Tração do nódulo e dissecção da pseudocápsula com o dedo indicador ou com pinças.

à perda da sensação tátil do miométrio. É a cirurgia laparoscópica com maior taxa de conversão para laparotomia, variando entre 0 e 41%. Porém, está associada a menor tempo de hospitalização, menor incidência de aderências, recuperação mais rápida e redução na perda sanguínea. Os resultados em termos de gravidez após o procedimento, em pacientes operadas por cirurgiões experientes, são similare s aos da miomectomia laparotômica.

A técnica consiste em incisão na área de maior protrusão do mioma na serosa do útero, sempre que possível respeitando as linhas de tensão uterinas, com *Hook* monopolar ou pinça de energia ultrassônica, seccionando-se serosa e muscular até se alcançar a pseudocápsula do mioma. Apreende-se o nódulo com pinça forte denteada e inicia-se a dissecção dentro da pseudocápsula com tesoura ou pinça romba (Figura 12.32). Em seguida, com movimentos de tração com giro do mioma e contratração do miométrio, faz-se a liberação gradual do mioma de seu leito, procedendo-se à coagulação pontual dos vasos sangrantes. Os miomas subserosos são ressecados a partir da secção do seu pedículo após cauterização (Figura 12.33).

Como alternativa para a redução do sangramento intraoperatório, ou como ação adjuvante no tratamento de pequenos miomas não retirados, a ligadura das artérias uterinas pode ser útil, assim como a infusão de vasopressina antes de cada

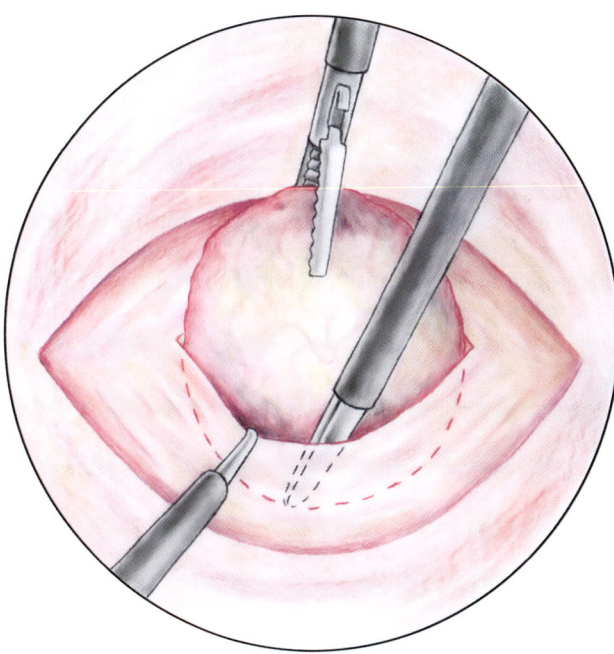

Figura 12.32 Técnica de miomectomia laparoscópica. Tração do nódulo e dissecção da pseudocápsula com pinça ou tesoura.

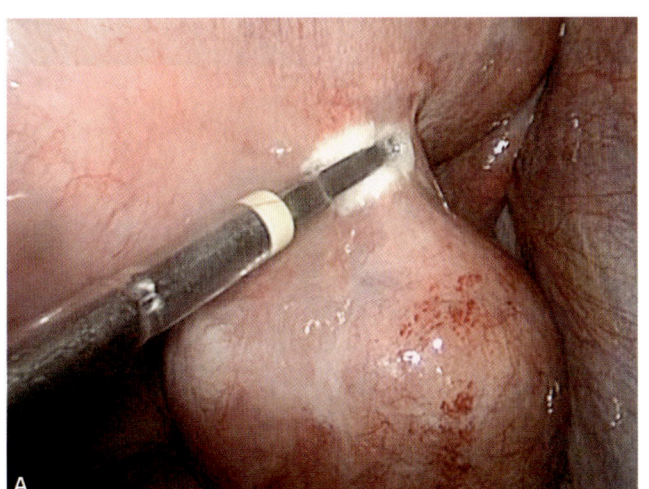

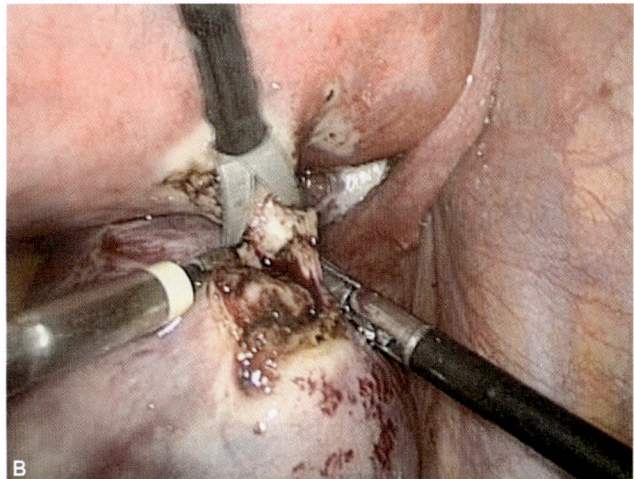

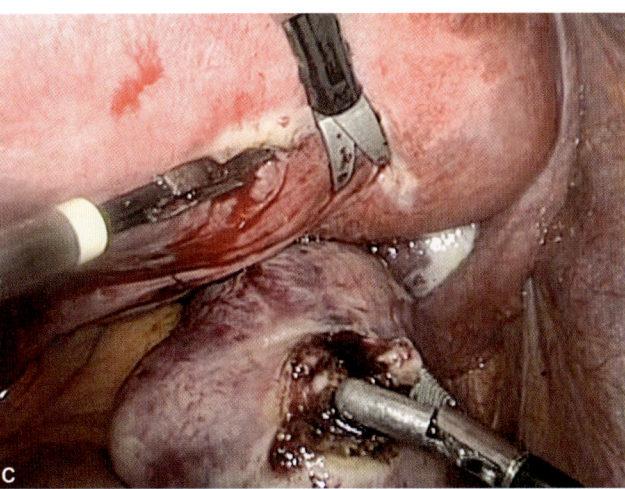

Figura 12.33 Abordagem laparoscópica do nódulo subseroso. Cauterização e secção do pedículo. **A.** Cauterização do pedículo do mioma. **B.** Secção do pedículo. **C.** Revisão da hemostasia.

incisão. A sutura miometrial requer extrema habilidade e uma equipe experiente, e deve ser realizada por planos, com preocupação em se coaptarem adequadamente os bordos e se promover a hemostasia sem, no entanto, causar isquemia do miométrio, como na laparotomia. Atualmente são comercializados fios barbados/farpados, que extinguem a necessidade de realização do nó, conferindo ganho de tempo e diminuição na perda sanguínea.

Na técnica de Nezhat, a sutura é feita por minilaparotomia (Figura 12.34). O fio mais recomendado é a poliglactina, podendo ser 2-0 ou 0, porém outros fios de absorção lenta, como o PDS, podem ser usados. A associação de minilaparotomia com laparoscopia (Nezhat) é bastante usada, pois possibilita a retirada de todos os miomas (inclusive os menores, não palpáveis à laparoscopia) com uma pequena incisão suprapúbica (de 6 a 8 cm). Os miomas maiores, que exigiriam incisão mais ampla para acesso, são retirados por laparoscopia e suturados em conjunto para não ficarem soltos pela cavidade (formando um "colar" de miomas). A minilaparotomia é realizada para sutura de incisões e ressecção dos miomas menores.

Na miomectomia laparoscópica, a retirada da peça da cavidade pode ser mais trabalhosa do que o restante da cirurgia. Na minilaparotomia para realização da histerorrafia,

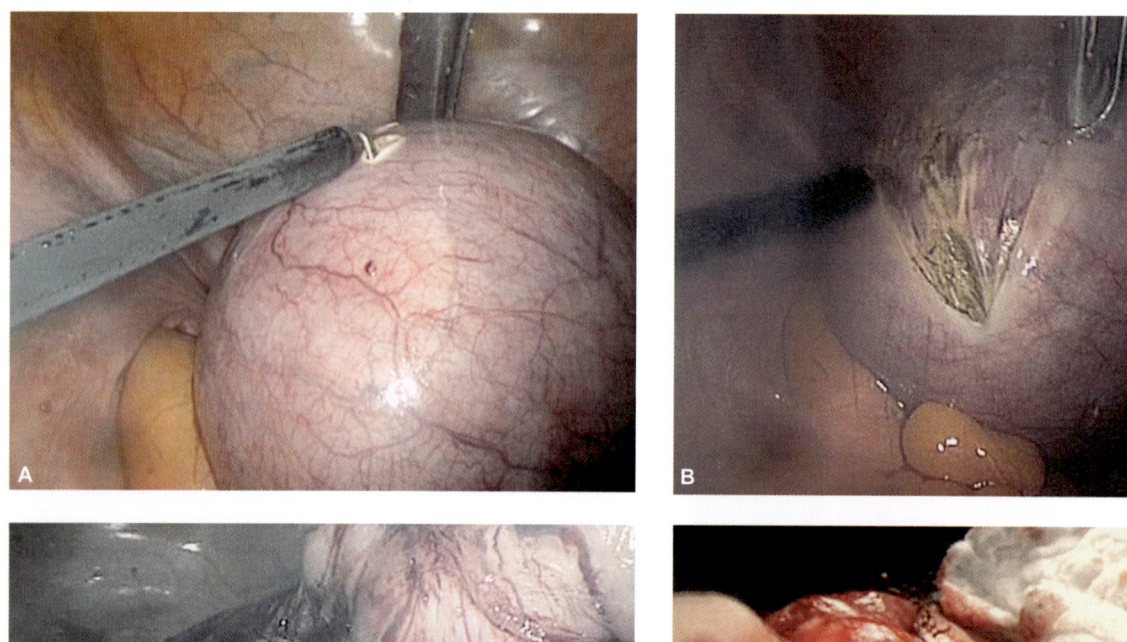

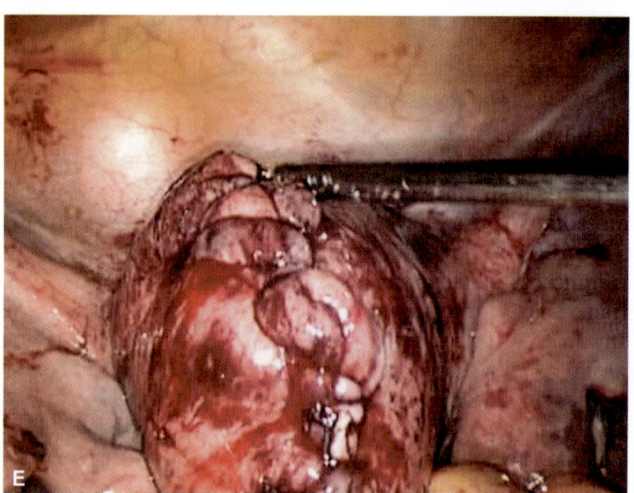

Figura 12.34 Técnica de Nezhat. **A** a **C.** Ressecção do maior nódulo por laparoscopia. **D.** Identificação de nódulos menores através da palpação direta após minilaparotomia. **E.** Visão final após sutura uterina.

essa mesma incisão pode ser usada para retirada da peça da cavidade. Os miomas com menos de 10 mm podem sair pelos trocartes desse mesmo diâmetro. Já os maiores devem ser fragmentados por morceladores mecânicos ou elétricos. Os miomas também podem ser retirados por colpotomia posterior.

Atualmente existe uma preocupação constante com a disseminação de doença maligna a partir do uso de morceladores na cavidade. Sarcomas não identificados no pré-operatório teriam fragmentos disseminados na cavidade abdominopélvica durante o morcelamento. Por isso, o uso de morceladores foi banido em alguns países. Para evitar esse problema, foi desenvolvida a técnica de morcelamento dentro de *bags*, na qual um saco plástico resistente é inflado com CO_2 no interior da cavidade abdominal, revestindo toda a cavidade, e tornando possível que o mioma seja morcelado em seu interior sem risco de disseminação ou de lesão de órgãos ou vasos.

Ao término da cirurgia, a hemostasia deve ser revisada e todos os coágulos e *debris* devem ser retirados da cavidade por meio de irrigação e aspiração exaustivas. Uma opção é, ao fim da cirurgia, deixar um volume entre 1.000 e 1.500 mℓ de lactato de Ringer aquecido na cavidade abdominal para oferecer um *buffer* de calor para a paciente e retirar completamente o CO_2 da cavidade, impedindo a formação de ácido carbônico e a consequente irritação frênica que provoca ombralgia.

Risco de ruptura uterina pós-miomectomia

Com o adiamento da maternidade para idades cada vez mais avançadas, por diversos motivos, a miomatose uterina agora está associada tanto à dificuldade de gestar (infertilidade) quanto ao risco de ruptura uterina por gestação após miomectomia.

A miomectomia prévia está associada a ruptura uterina, e alguns fatores parecem estar diretamente relacionados:

- Uso excessivo de energia
- Sutura inadequada
- Hemostasia insuficiente.

O uso excessivo de energia, com consequente desvascularização do miométrio adjacente, estaria relacionado com pior capacidade regenerativa da incisão miometrial. Do mesmo modo, a sutura inadequada, deixando áreas frouxas, ou a hemostasia ineficiente, possibilitando a formação de hematomas intramiometriais, seriam fatores diretamente associados a pior cicatrização. A sutura uterina pós-miomectomia deve ser sempre feita por camadas, respeitando-se os planos anatômicos.[194]

A miomectomia laparoscópica, se realizada respeitando-se os preceitos cirúrgicos de sutura e uso consciente de energia para coagulação, não apresenta maior risco de ruptura quando comparada à laparotômica.

De maneira geral, em miomectomias com grande manipulação miometrial ou invasão da cavidade uterina (comprometimento de toda a espessura da parede uterina) deve-se orientar o parto cesáreo eletivo entre 37 e 38 semanas de gestação. Em caso de miomectomia menos complexa, o trabalho de parto pode ser liberado, porém com monitoramento fetal contínuo e analgesia precoce. Miomas pediculados e subserosos não comprometem a matriz uterina após removidos.

O risco de ruptura uterina pós-miomectomia é relativamente baixo (em torno de 1%), mas a paciente deve aguardar 4 meses após a cirurgia para engravidar. No entanto, este risco não está associado apenas ao trabalho de parto e parto, com relato de caso de ruptura na 33ª semana de gestação.[195]

Esse prazo de intervalo entre miomectomia e gravidez deve ser respeitado em miomectomias laparotômicas e laparoscópicas/robóticas, sempre que houver grande manipulação do miométrio e/ou se atingir a cavidade uterina. A miomectomia histeroscópica isolada não exige esse intervalo, pois não está associada a risco de ruptura uterina.

ADENOMIOSE

Bernardo Portugal Lasmar | Ricardo Bassil Lasmar

INTRODUÇÃO

A adenomiose é uma doença uterina, benigna, caracterizada por glândulas e estroma endometrial na musculatura uterina, o que leva a hipertrofia e hiperplasia do miométrio adjacente. Há pouco tempo, o diagnóstico era realizado apenas por anatomopatologia, ou seja, a partir de estudo de peças uterinas pós-histerectomias. Dessa maneira, a estimativa de prevalência da doença sempre foi subestimada, uma vez que o diagnóstico só era realizado em pacientes submetidas à histerectomia. Além disso, os diversos trabalhos sobre esse tema aplicaram critérios histológicos diferentes para o diagnóstico, o que dificulta uma avaliação mais abrangente e leva a uma variação enorme na prevalência da doença em cada estudo, de 5 a 70%.[196-198]

Com a evolução dos métodos de imagem e definição dos critérios diagnósticos aplicados, foi possível estimar a prevalência média da doença na população, em torno de 20%, aumentando com a idade, e atingindo o ápice entre 40 e 49 anos (quando a prevalência chega a 32%).[197-199]

A adenomiose é uma doença estrógeno-dependente e, por isso, está frequentemente associada a endometriose, miomatose, pólipos endometriais, entre outros. Estima-se que até 60% das pacientes com endometriose tenham adenomiose associada.[196] Por outro lado, 30% das pacientes com adenomiose têm endometriose. Diversos trabalhos mostraram a expressão da aromatase P450 no endométrio de pacientes com adenomiose, com alta concentração local de estrógeno.[196,199,200]

A adenomiose pode ser assintomática em até 30% dos casos, porém, costuma estar associada a menorragia, dismenorreia, dispareunia e infertilidade. O diagnóstico é feito a partir de suspeição clínica na anamnese, podendo ser confirmado com exame físico e exames de imagem. O diagnóstico definitivo ainda exige análise histopatológica.[196-200]

A doença pode apresentar-se de duas formas principais, a difusa (conhecida como adenomiose) e a focal (chamada de adenomioma).

EPIDEMIOLOGIA E FATORES DE RISCO

A adenomiose tem prevalência média de 20%, sendo maior dos 40 aos 49 anos, quando atinge 32%. Acreditava-se ser uma doença da quarta década de vida, porém, com a evolução dos métodos de imagens, passou-se a identificar a adenomiose em adolescentes. Frequentemente se apresenta na forma difusa, com predileção pela parede uterina posterior.[198]

Por ser uma doença relacionada com a ação estrogênica, são considerados de risco fatores associados a maior exposição a este hormônio, como menarca precoce, menopausa tardia, ciclos menstruais curtos e obesidade. O hiperestrogenismo também é fator de risco para uma série de outras doenças, sendo frequente a associação de adenomiose com miomatose, pólipos uterinos e hiperplasia endometrial.[199] A multiparidade é outro fator de risco para a adenomiose, provavelmente por alterar a junção endométrio-miométrio, viabilizando a invasão do estroma glandular. Traumas obstétricos, como curetagem, e parto cesáreo também estão associados a essa condição. Pacientes usuárias de tamoxifeno parecem ter maior risco para doença, enquanto o tabagismo parece exercer efeito protetor.

ETIOLOGIA

A associação da adenomiose com endometriose é muito frequente, havendo na literatura um debate constante se são elas são de fato entidades diferentes ou apenas localizações diferentes da mesma doença. Assim como a endometriose, a etiologia da adenomiose não é conhecida, e compartilha algumas das teorias da primeira.[198-200]

A principal teoria é a da ruptura da camada endométrio-miométrio, possibilitando a invasão de glândulas e estroma endometrial no miométrio. Essa região é desprovida de camada submucosa, provavelmente para facilitar a invasão trofoblástica no período gestacional e, por isso, estados pró-inflamatórios ou traumas locais podem fragilizar o local, levando à ruptura. Não existe um tecido de transição entre o endométrio e o miométrio, portanto, curetagens uterinas, cesarianas, múltiplas gestações podem romper a interface endométrio-miométrio, causando hiperplasia da camada basal e infiltração no miométrio lesado.[200,201] Da mesma maneira, a hiperperistalse uterina ou a disperistalse pode levar a fissuras locais, favorecendo o desenvolvimento da doença.

O sistema imunológico também é considerado causador da adenomiose, a partir da ação de macrófagos T e B ativados que produzem anticorpos e citocinas capazes de fragilizar a interface endomiometrial e promover a invaginação da camada basal.[200]

Existem evidências de maior concentração local de estrógeno em pacientes com adenomiose. O endométrio tópico de pacientes com adenomiose e endometriose é uma fonte produtora de estrógeno. Kitawaki et al.[202] analisaram as concentrações de estradiol no endométrio tópico (sangue menstrual) e na circulação periférica de pacientes com adenomiose, com endometriose e com ciclo menstrual normal. Foi encontrada alta concentração de estradiol no sangue menstrual de pacientes com adenomiose, um pouco menos alta naquelas com endometriose, e baixa concentração nas pacientes sem doença. Os níveis sanguíneos não mostraram diferença significativa. Segundo os autores, esses resultados comprovam a produção local de estrógenos, o que é corroborado pela alta concentração da aromatase P450 no endométrio das pacientes com adenomiose, e pela ausência desta no endométrio de pacientes livres de doença.[196,200]

Outras alterações hormonais foram descritas como indutoras de adenomiose. Em modelos animais, a hiperprolactinemia causou adenomiose em ratos. Altas taxas de prolactina, junto a hormônios esteroides, estariam associadas a degeneração de células miometriais e, portanto, propiciariam a invasão de tecido endometrial no miométrio adjacente.[200,203-206] Algumas classes de antidepressivos estão relacionadas com o desencadeamento de hiperprolactinemia, sendo frequente o uso dessas substâncias em pacientes com adenomiose, por depressão associada a dor pélvica crônica.

A adenomiose compartilha com a endometriose a teoria de origem a partir de resquícios embrionários.[196,198,207] O tecido mulleriano presente no miométrio se diferenciaria em tecido endometrial. Essa teoria corrobora a presença de tecido adenomiótico sem continuidade ou proximidade com a cavidade uterina, próximo à serosa, por exemplo. Além disso, análises comparativas entre esses focos de adenomiose e o endométrio tópico mostraram composições distintas, sugerindo origens diferentes.

Outras teorias, similares à da endometriose, associam o desenvolvimento da doença à disseminação linfática intramiometrial de tecido endometrial, ou à transformação de células-tronco em tecido endometrial. A regeneração endometrial no ciclo menstrual está associada à presença de células-tronco, que poderiam levar ao desenvolvimento de tecido endometrial dentro do miométrio.[208,209]

Zona juncional

A camada de transição do endométrio para o miométrio é chamada de miométrio subendometrial ou zona juncional (ZJ). Essa região é mais parecida com o endométrio do que com o miométrio. Sua origem, assim como a do endométrio, é mulleriana, sofrendo alterações em sua constituição e espessura durante as fases do ciclo menstrual.[196,198,199] Assim como o endométrio, sua espessura máxima é alcançada em torno do 8º ao 16º dia do ciclo menstrual. O uso de contraceptivos hormonais, análogos do hormônio liberador de gonadotrofina (GnRH) e a menopausa reduzem a espessura dessa região. A ZJ pode estar ausente em até 20% das mulheres.

A espessura normal da ZJ é de até 6 a 8 mm, sendo bem delimitada à ressonância magnética (RM) ou à ultrassonografia transvaginal. Em caso de adenomiose, essa região encontra-se espessada, com mais de 12 mm, correspondendo à hiperplasia miometrial, podendo conter cistos endometriais.[196,198]

Análises da contratilidade uterina fora do período gravídico evidenciaram que essas contrações têm origem exclusivamente na ZJ. A amplitude e a frequência dessa peristalse está relacionada com a fase do ciclo menstrual, porém o controle ainda não é bem entendido.[210] Outra função da ZJ é tornar possível que a invasão trofoblástica ocorra de modo adequado, evitando-se abortamento, pré-eclâmpsia, crescimento intrauterino restrito e parto prematuro.

CLASSIFICAÇÃO

A adenomiose pode ser dividida em focal (adenomioma) e difusa. O adenomioma caracteriza-se por massa miometrial, de contornos mal definidos, que se diferencia do leiomioma por não apresentar pseudocápsula nem plano de clivagem com o miométrio. Existem, ainda, o pólipo adenomiomatoso e a adenomiose cística.[210] O primeiro corresponde a uma formação polipoide intracavitária com composição de células musculares e focos de endométrio, enquanto a adenomiose cística consiste em formações císticas com conteúdo hemático rodeadas de miométrio, sendo mais frequente em adolescentes ou adultas jovens. Os cistos mudam de tamanho ao longo do ciclo menstrual, e pode haver resistência clínica ao uso de tratamento hormonal.

A doença pode ser classificada de várias maneiras, no entanto, a proposta mais usada tem como parâmetro o grau de invasão do tecido endometrial ectópico no miométrio. Considera-se superficial a invasão menor que 40%, intermediária quando atinge 40 a 80% e profunda quando ultrapassa os 80% de penetração.

MANIFESTAÇÕES CLÍNICAS

Aproximadamente 30% das pacientes com adenomiose são assintomáticas. A principal sintomatologia da doença é a menorragia (40 a 50% dos casos), seguida de dismenorreia (15 a 30%) e metrorragia (10 a 12%).[197-200] Cerca de 7% das pacientes também podem apresentar dispareunia. A sintomatologia está diretamente relacionada com a extensão e o grau de penetração da doença, atingindo quase 7% das pacientes com adenomiose profunda contra uma maioria assintomática com a superficial.[208,211]

O foco de endométrio ectópico, durante o período menstrual, responde como o endométrio tópico que descama, promovendo irritação miometrial e dor, além de maior produção local de prostaglandina nesses focos.[212] A dismenorreia está associada a aumento de pressão intrauterina, causando isquemia miometrial e dor. Algumas substâncias, como prostaglandinas, ocitocina, vassopressina e acetilcolina, atuam na contratilidade uterina. Guo et al.[213] compararam a expressão de receptores de ocitocina no miométrio de pacientes com e sem adenomiose, e constataram um aumento significativo desses receptores nas pacientes com a doença. Nessas pacientes, as contrações uterinas tiveram maior amplitude e correlacionaram-se com a queixa de dismenorreia.

A relação entre adenomiose e infertilidade passou a ser valorizada recentemente, uma vez que a multiparidade sempre foi considerada fator de risco da doença. No entanto, com o adiamento da primeira gestação para a quarta década de vida, período de maior prevalência da doença, passou-se a valorizar a adenomiose na propedêutica do casal infértil.

Alguns dos principais fatores que justificam a associação da adenomiose com a infertilidade são:[214-218]

- Distúrbio da peristalse uterina e do transporte de espermatozoides
- Anormalidades na cavidade uterina
- Alteração da função e receptividade endometriais.

O sentido das contrações uterinas é fundamental para o processo reprodutivo, por promover o transporte adequado dos espermatozoides em direção ao óvulo. Dois momentos principais no ciclo menstrual marcam a peristalse uterina: o período menstrual, quando o sentido das contrações é fundo-cérvice, para facilitar o escoamento da descamação endometrial; e o período periovulatório, com contrações cérvice-fundo, para promover o transporte adequado de espermatozoides, direcionado para o óstio tubário ipsilateral ao folículo dominante. A peristalse uterina origina-se na ZJ, região comprometida na vigência de adenomiose, gerando hiperperistalse e disperistalse uterina, além de aumento na pressão intrauterina. Dessa maneira, o transporte dos espermatozoides fica comprometido e causa infertilidade.[203]

Assim como miomas submucosos, os adenomiomas (adenomiose focal) na cavidade uterina distorcem a arquitetura desta região e podem causar a infertilidade por obstrução do orifício interno ou dos óstios tubários, dificultando ou impossibilitando a passagem dos espermatozoides.[218]

A resposta endometrial parece estar alterada em pacientes com adenomiose. Como já discutido anteriormente, a elevada concentração de aromatase P450 no endométrio dessas pacientes está relacionada com pior resposta em métodos de reprodução assistida. Além disso, marcadores inflamatórios, como as interleucinas 6 e 10 (IL-6, IL-10), e radicais livres estão em concentrações elevadas nessa área, promovendo efeito tóxico sobre o embrião. Algumas moléculas de adesão (integrinas, selectinas e caderinas), fundamentais para a implantação do embrião, estão em concentrações mais baixas em pacientes com adenomiose quando comparadas a pacientes livres da doença. A expressão do gene HOXA 10, associado a receptividade endometrial e desenvolvimento embrionário, também parece estar alterada nestas pacientes em relação às pacientes férteis.[218] O ambiente intrauterino desfavorável associa-se a maior risco de abortamento nas pacientes com adenomiose.

Ao exame físico, a adenomiose caracteriza-se por útero globoso, aumentado difusamente de tamanho, conformação análoga a uma bala de canhão (Figura 12.35). A superfície uterina é lisa, com possível predomínio de crescimento da parede uterina posterior (local mais comum de acometimento) em detrimento da anterior. Em geral, o útero não ultrapassa o tamanho de uma gestação de 12 semanas.[198,200] A adenomiose retrocervical é um foco frequente de acometimento em pacientes com endometriose e causa importante de dispareunia de contato, podendo ou não estar associada a endometriose dos ligamentos uterossacros.

DIAGNÓSTICO

O diagnóstico da adenomiose, assim como o de endometriose, é pautado em anamnese, exame físico e exames de imagem. O diagnóstico definitivo ainda é o histopatológico, sendo reservado a casos de indicação cirúrgica.

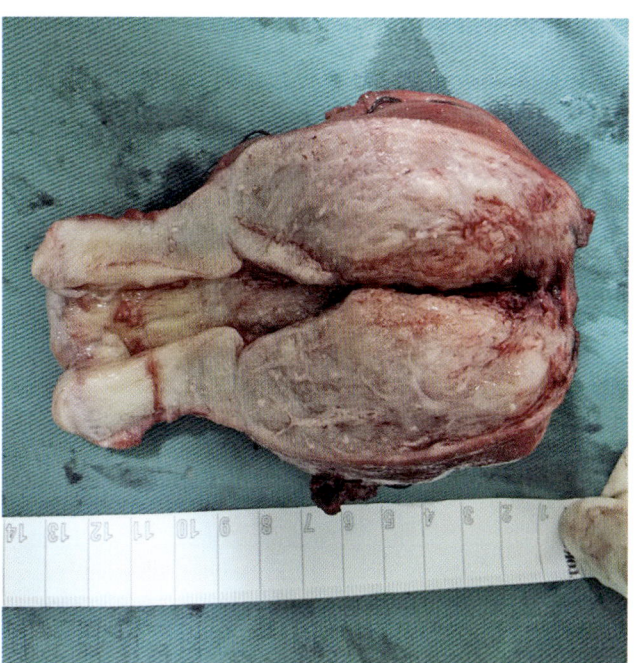

Figura 12.35 Adenomiose difusa em peça pós-histerectomia. Note hipertrofia importante das paredes uterinas.

Dismenorreia progressiva associada a menorragia (ou metrorragia em estágios mais avançados, com exame físico mostrando útero difusamente aumentado) pode sugerir fortemente o diagnóstico de adenomiose. A adenomiose retrocervical pode ser mais bem identificada por toque retal, quando se percebe uma nodulação em topografia retrocervical/ístmica, dolorosa à palpação. Os exames de imagem são importantes para confirmar tecido endometrial no miométrio e fundamentais para afastar outras causas desses sintomas, como pólipos uterinos e miomas. Ainda não há biomarcadores com sensibilidade e especificidade adequadas para o diagnóstico da doença, e a solicitação de CA-125 não é indicada de modo rotineiro.

Os principais exames de imagem para auxílio diagnóstico são a ultrassonografia transvaginal e a RM. A histeroscopia pode ser útil em alguns casos. A ultrassonografia transvaginal tem sensibilidade de 86%, especificidade de 50 a 86%, valor preditivo positivo (VPP) de 70 a 86% e valor preditivo negativo (VPN) de 77 a 94% para o diagnóstico de adenomiose.[212] A utilização de plataforma 3D aumenta um pouco esses valores. Os critérios sonográficos para diagnóstico foram relatados por Levy et al.[212] (Tabela 12.2).

A RM tem sensibilidade comparável à da ultrassonografia para o diagnóstico da adenomiose, sendo capaz de promover a identificação precisa da ZJ, e o estudo detalhado do miométrio (Figuras 12.36 a 12.38). A RM tem acurácia de 80% no diagnóstico da doença. O espessamento da ZJ maior que 12 mm é critério diagnóstico de adenomiose à RM (Tabela 12.3 e Figura 12.37). Além disso, o tecido endometrial ectópico pode ser identificado no miométrio como foco hiperintenso, sugerindo sangramento local.

O adenomioma caracteriza-se por margens mal definidas e baixo sinal de intensidade em todas as sequências à RM. À ultrassonografia, ele pode ser diferenciado do mioma uterino com certa facilidade, pois apresenta padrão vascular diferente e, ao contrário do mioma, não exerce efeito de massa (Tabela 12.4 e Figura 12.32).

A histeroscopia tem sido usada com sucesso na investigação de pacientes com sangramento uterino anormal (SUA), dismenorreia e infertilidade. A adenomiose pode ser identificada como focos azulados, com saída de conteúdo achocolatado à manipulação (Figura 12.39). A histeroscopia pode sugerir adenomiose em casos de irregularidades miometriais ou na presença de nódulo submucoso sem plano de clivagem com o miométrio (adenomioma). Para elevar a acurácia do exame, é fundamental que ele seja realizado durante o período pós-menstrual, pois garante melhor visão da camada basal, pois não há espessura endometrial expressiva.

Tabela 12.2 Achados ecográficos da adenomiose.

Sinais diretos
▪ Miocistos anecoicos subendometriais no seio do miométrio
▪ Miométrio de aparência não homogênea com estriações lineares hiperecoicas, pequenos nódulos subendometriais hiperecoicos, zonas pseudonodulares hipoecoicas de contornos indistintos e sem efeito de massa no endométrio
▪ Linha endométrio-miométrio mal definida ou espessada

Sinais indiretos
▪ Útero de tamanho aumentado, retrovertido, fibroelástico, de contornos regulares
▪ Padrão linear de vascularização ao Doppler, atravessando o miométrio pelas lesões adenomióticas
▪ Paredes uterinas assimétricas

Fonte: Levy et al., 2013.[212]

TRATAMENTO

O tratamento da adenomiose deve ser planejado de acordo com a clínica e o desejo da paciente. Pode ser conduzido de maneira medicamentosa, cirúrgica e/ou combinada com técnicas de reprodução assistida.[219,220] O tratamento definitivo da doença é a histerectomia total, mas isso exige uma prole constituída ou o desejo da mulher de não mais conceber.

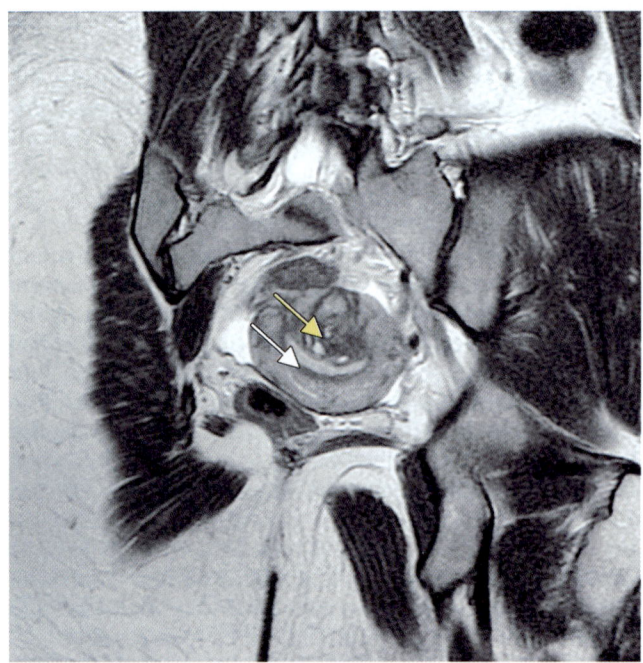

Figura 12.36 Ressonância magnética. Zona juncional normal (*seta branca*) e adenomiose em parede anterior (*seta amarela*).

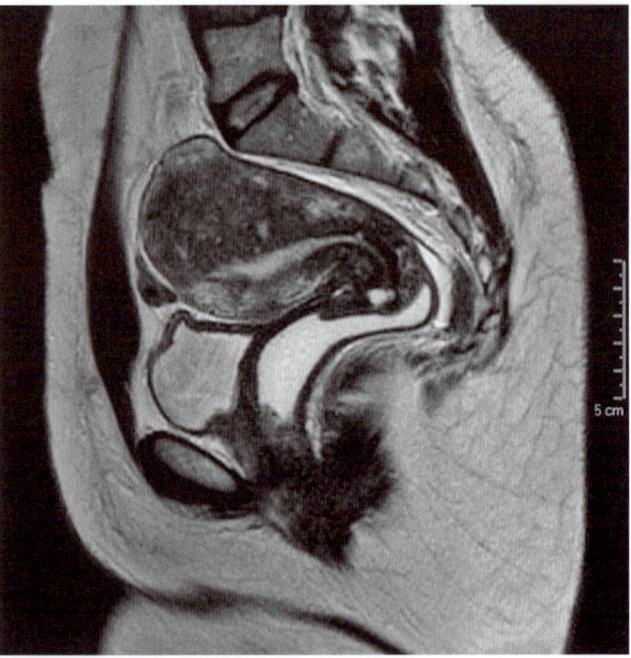

Figura 12.37 Ressonância magnética. Plano sagital, sequência T2. Adenomiose difusa em parede posterior. Perceba a diferença entre as espessuras das paredes anterior e posterior.

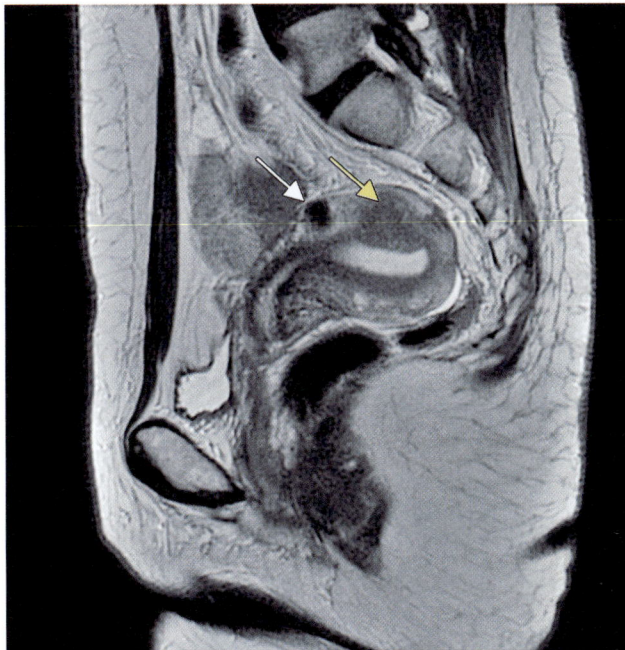

Figura 12.38 Leiomioma em parede anterior ístmica (*seta branca*) e adenomioma em parede anterior fúndica (*seta amarela*).

Tabela 12.3 Achados de adenomiose à ressonância magnética.

- Espessamento assimétrico das paredes do miométrio (parede posterior mais frequente)
- Útero globoso de contornos regulares
- Massa hipointensa miometrial com margens mal definidas
- Espessamento focal ou difuso da zona juncional (> 12 mm)
- Relação entre espessura da zona juncional e totalidade do miométrio superior a 40 a 50%
- Pequenos focos hiperintensos ao longo da lesão

Fonte: Levy et al., 2013.[212]

Tabela 12.4 Diferença entre adenomiose e miomatose à ultrassonografia.

Miomatose	Adenomiose
Margens definidas	Margens mal definidas
Formato redondo	Forma variável
Efeito de massa presente	Sem efeito de massa
Pode haver calcificação	Sem calcificação
Vascularização periférica	Vascularização infiltrando o miométrio hipertrofiado

Fonte: Levy et al., 2013.[212]

Com a postergação da maternidade nos dias atuais para a terceira e quarta décadas de vida, a adenomiose tem sido frequentemente atribuída a casos de insucessos, gerando uma demanda de tratamento para as pacientes com infertilidade.

A primeira linha de tratamento é o medicamentoso que, de modo geral, deve ser mantido até a menopausa ou a resolução cirúrgica do quadro (histerectomia). As medicações hormonais disponíveis têm o objetivo de resolução de sintomas a partir do controle endometrial. Em contrapartida, essas medicações têm efeito contraceptivo e não podem ser administradas em pacientes com desejo de gestar. A adenomiose compartilha o tratamento medicamentoso da endometriose, mas não há medicação específica para o tratamento da doença disponível no mercado. Como opção de tratamento, têm-se:[221-223]

- Anti-inflamatórios não hormonais
- Contraceptivo oral combinado
- Progestógenos
- Dispositivo intrauterino (DIU) de levonorgestrel
- Análogos de GnRH
- Gestrinona.

Os anti-inflamatórios não hormonais reduzem a produção de prostaglandinas nos implantes endometriais ectópicos. Não existe uma classe que tenha ação superior à outra, e há pouca evidência na literatura de sua efetividade no controle da dismenorreia causada pela adenomiose.

Os progestógenos, assim como os contraceptivos combinados, inibem o eixo ao inibirem a secreção de gonadotrofinas, levando a atrofia endometrial e controle da dismenorreia e menorragia. O uso contínuo, ou seja, sem pausa entre as cartelas, causa amenorreia e promove melhor controle dos sintomas em grande parte das pacientes. O dienogeste (progestógeno) é um fármaco mais novo, com resultados satisfatórios no manejo clínico da endometriose e adenomiose, e eficácia similar à dos análogos de GnRH em alguns trabalhos. Esse progestógeno inibe diretamente a proliferação celular e induz apoptose em células estromais adenomióticas.

O DIU medicado libera diariamente 20 μg de levonorgestrel na cavidade uterina, com excelentes resultados em termos de melhora da dismenorreia e da menorragia. Atua na decidualização do endométrio e na diminuição da expressão dos receptores de estrogênio, com tempo de ação de 5 anos. Diversos trabalhos mostraram redução expressiva na escala visual analógica de dor, e diminuição da espessura da ZJ com seu uso. O principal efeito adverso descrito é o sangramento irregular, *spotting*, que tende a se resolver espontaneamente em 3 a 5 meses após a inserção.

Os análogos de GnRH inibem a produção e secreção das gonadotrofinas, causando um estado de hipoestrogenismo, uma menopausa medicamentosa. A redução dos níveis de estrogênio atrofia as lesões adenomióticas e reduz consideravelmente (até 65%) o volume uterino. Esse estado hipoestrogênico também reduz a expressão da aromatase P450 no endométrio, com diversos trabalhos mostrando gravidez espontânea ou melhora da resposta a técnicas de reprodução assistida após o ciclo de tratamento com esta classe de medicamento. O principal problema dos análogos de GnRH são os efeitos colaterais: irritabilidade, secura vaginal, fogachos e, sobretudo, desmineralização óssea. Este último efeito adverso é a justificativa mais notável da impossibilidade de tratamento a longo prazo com esse fármaco, sendo necessário associar um progestógeno em baixa dosagem ou tibolona (*add-back*) para minimizar estes efeitos. Após a interrupção do tratamento, que não deve exceder 6 meses a 1 ano, o volume uterino e a sintomatologia retornam aos estágios pré-tratamento. Alguns trabalhos mostraram sucesso no uso dessas fármacos antes das terapias de reprodução assistida, em vez da terapia cirúrgica, sendo uma opção bastante usada nos dias de hoje. A redução volumétrica da adenomiose nesses casos pode facilitar a abordagem cirúrgica conservadora, promovendo a ressecção de uma extensão maior da doença.

A gestrinona é um esteroide sintético de ação androgênica, antiestrogênica e antiprogestogênica. Não existe formulação comercial disponível no Brasil, sendo indicada a manipulação via formulação para uso vaginal, oral ou subcutâneo. A dosagem para controle da sintomatologia é de

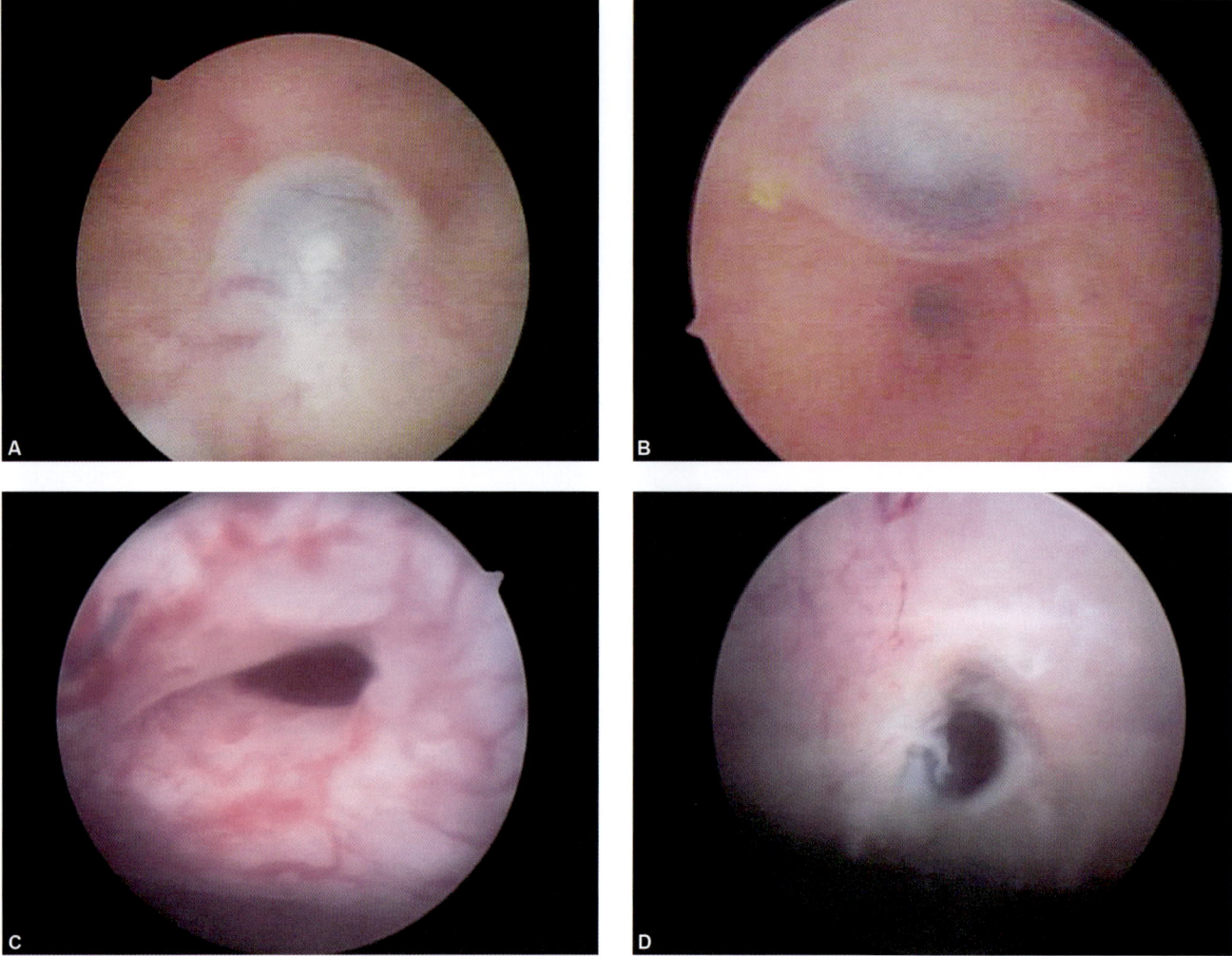

Figura 12.39 Visão histeroscópica de foco azulado compatível com adenomiose (**A** e **B**). Cavidades miometriais seccionadas por histeroscopia (**C** e **D**).

1 g por via vaginal ou 5 mg por via oral 2 a 3 vezes/semana. Os implantes subcutâneos são aplicados semestralmente em clínicas especializadas. A gestrinona causa amenorreia e promove controle satisfatório da dismenorreia. O efeito adverso mais comum é a resposta androgênica, com ganho de massa muscular, aumento da libido, aumento de pelos, acne e elevação do colesterol LDL.

Diversas outras classes de medicações estão em fase de testes clínicos, com resultados promissores, como inibidores de aromatases, moduladores de receptores de estrógeno e de progestógeno, melatonina e imunomoduladores.

A ausência de resposta clínica ao tratamento medicamentoso, ou a infertilidade associada à adenomiose, direciona o tratamento para a abordagem cirúrgica, uma vez que a abordagem medicamentosa promove contracepção associada. O tratamento cirúrgico pode ser dividido em conservador ou definitivo.

O tratamento cirúrgico definitivo consiste na histerectomia total, realizada por via vaginal, laparotômica, laparoscópica ou robótica. A histerectomia total costuma ser reservada a pacientes com prole constituída ou sem desejo de gestar.

O tratamento cirúrgico conservador é o atual grande desafio do ginecologista, principalmente em pacientes com infertilidade associada, pois além de promover citorredução do tecido adenomiótico, é fundamental manter-se a função uterina. Ou seja, é imprescindível a preservação da cavidade e da matriz, para que a gestação possa ser anatomicamente viável. Seguindo esse raciocínio, a cirurgia deve ser programada a partir do mapeamento da doença, que, quando muito extensa, impede a ressecção total do tecido adenomiótico. Deve-se informar à paciente que parte da doença (e dos sintomas) permanecerá, pois do contrário a cirurgia levaria a mutilação uterina e pior resultado reprodutivo. O uso de análogos de GnRH nesses casos reduz a extensão da doença, levando a uma cirurgia com maior ressecção de doença e menor agressão uterina.

A adenomiose superficial e o adenomioma localizado na cavidade uterina podem ser ressecados por histeroscopia. Deve-se usar o ressectoscópio com moderação para evitar a destruição endometrial extensa e sinequias na cavidade, comprometendo a fertilidade. Em pacientes que não desejam gestar, mas desejam manter a matriz uterina, a ablação endometrial por histeroscopia pode controlar a menorragia e minimizar a dismenorreia.

A abordagem pela via abdominal pode ser realizada por laparotomia ou laparoscopia/robótica. Esses procedimentos estão indicados em caso de doença profunda, quando não é possível o acesso histeroscópico. O mapeamento prévio da doença é fundamental para facilitar a localização do tecido adenomiótico no ato operatório, principalmente nas abordagens vídeo-assistidas, quando não há possibilidade de se manusear o útero. Em algumas situações, a infiltração no miométrio é muito profunda e extensa, inviabilizando uma ressecção completa do tecido sem comprometer a matriz uterina de modo permanente. Nesses casos, a paciente deve ser informada da dificuldade terapêutica do seu caso, e que provavelmente não será possível a ressecção completa, ou seja, haverá persistência de dismenorreia, porém de menor intensidade. Por não haver plano de clivagem com o miométrio sadio, a abordagem cirúrgica consiste na ressecção do tecido adenomiótico, caracterizado por tecido glandular e de consistência amolecida em relação ao miométrio. Na maioria das vezes é necessária a sutura da região ressecada para evitar a fragilidade da parede uterina e promover hemostasia adequada. A adenomiose retrocervical deve ser sempre ressecada, principalmente nas pacientes com dispareunia associada, sob risco de permanência desse sintoma.

A embolização das artérias uterinas e a ultrassonografia focada de alta intensidade têm sido usadas com relativo sucesso no tratamento da adenomiose, com melhora da sintomatologia, porém sem respaldo para uso em pacientes com desejo reprodutivo.

HIPERPLASIA ENDOMETRIAL

Giuliano Moysés Borrelli | Gustavo Rubino de Azevedo Focchi | Celso Luiz Borrelli

INTRODUÇÃO

A hiperplasia endometrial (HE) foi descrita pela primeira vez na literatura médica como entidade clínica independente quando relatos de caso do fim do século XIX foram descritos no livro *Cancer of the Uterus* de Thomas S. Cullen, em 1900.[224] Na época, essa condição patológica foi caracterizada como patologia endometrial comum, porém pouco mencionada e conhecida, responsável por causar sangramento excessivo e irregular no período menstrual ou fora dele.[225] Três décadas após essa entidade clínica ter recebido destaque na literatura científica entre ginecologistas e patologistas, cada vez mais casos são identificados, com elevada frequência, nos departamentos de patologia de diferentes centros, como no Vancouver General Hospital, no Canadá, que havia relatado até o ano de 1934 cerca de 200 casos de HE, e registrou apenas neste mesmo ano (1934) 161 histerectomias, das quais 31 (20%) tiveram como motivo/achado patológico a HE isolada, confirmando sua considerável prevalência.[226]

Desde os primeiros relatos, os autores já se mostravam preocupados com o fato de essa condição clínica manifestar-se com sangramento uterino importante em mulheres na perimenopausa, entre a quarta e quinta décadas de vida, e o possível risco associado ao carcinoma de endométrio.[226] Esse risco foi estimado em 1985, quando Kurman et al.[227] publicaram um estudo de *follow-up* para entender o comportamento da HE em seus diferentes graus, segundo classificação descrita pelos mesmos autores naquela ocasião (simples ou complexa, com ou sem atipia) e posteriormente estabelecida pela Organização Mundial da Saúde (OMS).[227,228] Por meio de curetagem uterina foram diagnosticadas 170 pacientes, incluindo todos os graus

de HE, não submetidas à histerectomia por ao menos 1 ano, com seguimento variando de 1 a 26,7 anos. A progressão para carcinoma de endométrio ocorreu em 1% das pacientes com hiperplasia simples (sem atipia), em 3% dos casos de hiperplasia complexa (sem atipia), em 8% daquelas com hiperplasia simples com atipia e em 29% dos casos de hiperplasia complexa com atipia.[227]

Estudos mais recentes revelaram que o risco de o adenocarcinoma endometrioide de endométrio coexistir em pacientes com diagnóstico de HE pode variar de 6,2 a 10,8%.[229,230] Fica, então, evidente a relação direta entre HE e carcinoma de endométrio, o que torna possível classificar alguns tipos de HE como lesão pré-maligna ou lesão precursora do adenocarcinoma endometrioide de endométrio, conotando a devida relevância dessa patologia.

Neste capítulo, com base na literatura atual, serão descritos os diferentes e mais importantes aspectos relacionados com a HE, bem como a proposta mais recente de classificação dessa entidade, para melhor compreensão das diferentes etiologias, das possibilidades terapêuticas e da correlação com o carcinoma de endométrio.

DEFINIÇÃO

A HE é definida pelo aumento da espessura do endométrio, resultado da proliferação anormal das glândulas endometriais que aumenta a proporção glândula/estroma se comparada ao endométrio da fase proliferativa do ciclo.[231-233]

ETIOLOGIA

O principal fator causal dessa proliferação anormal do endométrio é a exposição ou estimulação crônica por estrógenos sem a devida oposição de progestógenos, o que pode ocorrer por diversas condições secundárias (Figura 12.40).[233]

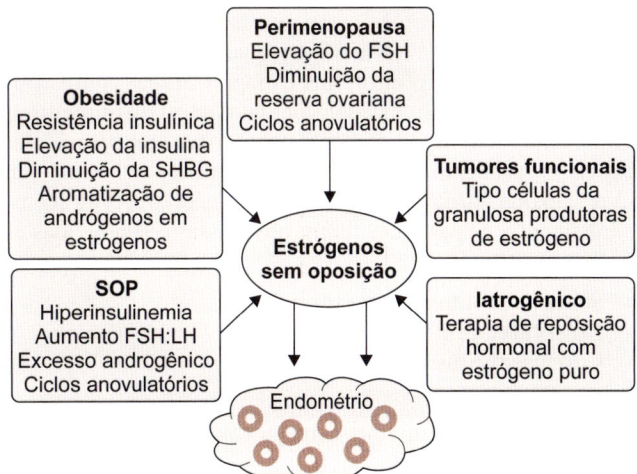

Figura 12.40 Fatores que contribuem ao estímulo estrogênico endometrial sem oposição do progestógeno (etiopatogenia). FSH: hormônio foliculoestimulante; LH: hormônio luteinizante; SOP: síndrome dos ovários policísticos; SHBG: globulina carreadora dos hormônios esteroides. (Adaptada de Sanderson et al., 2017.)[234]

CLASSIFICAÇÕES

Fazer a distinção entre os diferentes subgrupos de HE, identificando as lesões biologicamente mais graves e com maior risco de associação com diagnóstico futuro de adenocarcinoma, tem significado clínico relevante para determinar uma intervenção adequada, evitando-se o subtratamento e o tratamento excessivo.[235]

Durante muito tempo, compreender o real significado dos diferentes tipos ou graus de HE era difícil, em função dos múltiplos termos usados no diagnóstico histopatológico. Termos como hiperplasia simples, hiperplasia glandular simples e hiperplasia glandular cística ainda são empregados para se referir ao mesmo quadro anatomopatológico e clinicobiológico. Os termos hiperplasia adenomatosa e hiperplasia complexa estão mais associados a outro contexto clinicopatológico.[236] O próprio Código Internacional de Doenças – CID-10 preconiza uma nomenclatura não convencional, N85.0 (hiperplasia glandular endometrial) e N85.1 (hiperplasia adenomatosa endometrial), não informativa quanto à presença ou não de atipia, e pouco usada pelos patologistas.

Nas duas últimas décadas, a literatura mundial registrou dois sistemas de classificação da HE, de parâmetros diferentes, que normatizam o diagnóstico histopatológico da HE:[235,236]

- O sistema clássico da OMS de 1994
- O sistema neoplasia intraepitelial endometrial (NIE) desenvolvido pelo International Endometrial Collaborative Group em 2000.

Historicamente, a partir de 1994, a OMS passou a recomendar sua classificação para HE e, apesar das críticas aos critérios histopatológicos (especialmente à falta de critérios objetivos e/ou reprodutíveis) estabelecidos, tem sido aceita desde então pela International Society of Gynecological Pathologists (ISGYP). A classificação de 1994 da OMS propõe a seguinte divisão das HEs:

- Hiperplasia sem atipias
  - Simples
  - Complexa
- Hiperplasia com atipias
  - Simples
  - Complexa.

A classificação da OMS tem com base o estudo realizado por Kurman et al.[227] em 1985, no qual 170 pacientes foram submetidas à curetagem uterina e diagnosticadas com vários tipos ou graus de HE. As alterações citológicas e arquiteturais foram analisadas separadamente para avaliar seus respectivos papéis na probabilidade de progressão para carcinoma. Em intervalo que durou entre 1 e 26,7 anos (média 13,4) de acompanhamento, as pacientes foram observadas e submetidas às seguintes intervenções:

- Somente acompanhamento clínico
- Nova curetagem
- Curetagem e histerectomia
- Histerectomia.

Algumas receberam tratamento hormonal durante o acompanhamento.[227]

Durante o período de observação, os autores concluíram que as alterações iniciais poderiam sofrer as seguintes evoluções:

- Regressão
- Persistência
- Progressão (histológica).

A Tabela 12.5 representa esquematicamente esse comportamento.[227]

Apesar de amplamente aceita e tomada como referência por patologistas e ginecologistas, a classificação da OMS/ISGYP de 1994 é alvo de críticas, principalmente pelo International Endometrial Collaborative Group. Entre outras críticas, citam-se:[236-238]

- As categorias são de natureza descritiva e de interpretação subjetiva
- O número de categorias diagnósticas varia muito, com base nas permutações entre as categorias citológicas (com ou sem atipia) e arquiteturais (simples ou complexa)
- Estudos indicam baixo índice de concordância/reprodutibilidade diagnóstica mesmo quando as amostras são avaliadas por patologistas ginecológicos
- As categorias individuais não sugerem algoritmos de conduta específicos
- Ausência de citação sobre o foco original da neoplasia (clones) ou consideração sobre a evolução da doença (volume da lesão) com sua progressão.

Para o diagnóstico histopatológico das lesões pré-malignas, deveriam ser adotados critérios e terminologia capazes de distinguir claramente entidades clinicopatológicas que seriam geridas de maneira diferente.

A partir de 2000, um grupo de patologistas ginecológicos, liderados por George L. Mutter (patologista do Brigham & Women's Hospital – Harvard Medical School, Boston, EUA), tem desenvolvido na teoria e também aplicado na prática o conceito de NIE, propondo novos critérios e estabelecendo uma nova maneira de classificar as lesões proliferativas endometriais glandulares de padrão endometrioide.[235,237]

Diferentemente do sistema de quatro classes da OMS/ISGYP, o sistema NIE, com base em evidências clínicas, incorpora uma metodologia com critérios patológicos mais bem definidos e detalhados, lançando mão de técnicas mais elaboradas como a genética molecular e análise histomorfométrica computadorizada, na tentativa de predizer o potencial de progressão para/associação com adenocarcinoma de maneira mais precisa e criteriosa.[239]

Por essa sistemática, foram definidas três classes biológicas de proliferações endometriais glandulares de padrão endometrioide, como representado na Tabela 12.6 e elencado a seguir:[240]

- Benigna (hiperplasia endometrial benigna [HEB])
- Pré-cancerosa (neoplasia intraepitelial endometrial [NIE])
- Maligna (adenocarcinoma endometrial tipo endometrioide bem diferenciado).

Ao aplicar o sistema NIE na análise dos tecidos endometriais obtidos na rotina da propedêutica diagnóstica, os patologistas forneceriam ao clínico uma determinação mais específica de categorias clinicobiológicas, o que poderia determinar

Tabela 12.5 Evolução das hiperplasias endometriais.

Hiperplasia	N	Regressão N (%)	Persistência N (%)	Progressão N (%)
Simples	93	74 (80%)	18 (19%)	01 (1%)
Complexa	29	23 (79%)	05 (17%)	01 (3%)
Simples com atipia	13	9 (69%)	03 (23%)	01 (8%)
Complexa com atipia	35	20 (57%)	05 (14%)	10 (29%)

Fonte: Kurman et al., 1985.[227]

Tabela 12.6 Critérios estabelecidos para diagnóstico da neoplasia intraepitelial endometrial.

Neoplasia intraepitelial endometrial (NIE)	Comentários
Arquitetura	Área glandular maior que a estromal, com índice VPS (volume de porcentagem estromal) menor que 55%
Citologia	Diferenças citológicas entre o foco arquitetonicamente aglomerado e o restante dos campos em estudo
Tamanho > 1 mm	Tamanho da lesão TEM que exceder 1 mm
Exclusão de fatores de confusão	Condições benignas com critérios de sobreposição (p. ex., basal, secretor, pólipo, reparo etc.)
Exclusão de câncer	Carcinoma, se identificadas glândulas tipo labirinto, áreas sólidas, ou cribriformes

melhor as decisões de tratamento, conforme exemplificado na Tabela 12.7.

Em 2014 a OMS publicou uma nova classificação de HE, já aprovada para aplicação na prática clínica.[241] Reconhecendo as críticas à classificação anterior, esta sugere duas categorias de HE:

- Hiperplasia sem atipia
- Hiperplasia atípica/neoplasia intraepitelial endometrial.

Neste novo sistema[242] foram adotados critérios semelhantes (genética molecular) e incorporados conceitos do sistema NIE, como mostra a Tabela 12.8.

Tabela 12.7 Classificação de neoplasia intraepitelial endometrial – 2000.

Classificação NIE	Topografia	Categoria funcional	Tratamento
Hiperplasia endometrial benigna	Difusa	Efeito estrogênico	Hormonal
Neoplasia intraepitelial endometrial	Focal, progredindo para difusa	Pré-câncer	Hormonal ou cirúrgico
Adenocarcinoma	Focal, progredindo para difusa	Câncer	Estadiamento cirúrgico

Apesar de o novo sistema[242] associar conceitos do sistema clássico e também do sistema NIE, ainda é pouco divulgado ou citado nas publicações sobre o tema e não amplamente usado como padrão por patologistas e ginecologistas. A Figura 12.41 exemplifica os critérios dos diferentes sistemas.

FATORES DE RISCO

Os fatores de risco para o desenvolvimento da HE são semelhantes àqueles que predispõem ao adenocarcinoma endometrioide de endométrio, divididos didaticamente em cinco grupos, como representado na Tabela 12.9.[234] Dentre esses, duas populações de pacientes, em particular, são consideradas de alto risco: (1) mulheres obesas na peri/pós-menopausa, devido à aromatização periférica (tecido adiposo) de andrógenos em estrógenos, associada a ciclos anovulatórios; (2) mulheres no período da pré-menopausa com síndrome dos ovários policísticos (SOP), devido à anovulação hiperandrogênica.

PROPEDÊUTICA

Propedêutica clínica

A manifestação clínica mais comum da HE é o sangramento vaginal anormal, de origem uterina, que pode se apresentar no período da menacme e no período do climatério (peri- ou pós-menopausa), na forma de hipermenorragia, metrorragia ou menometrorragia; no entanto, alguns casos podem cursar de maneira assintomática.[226]

Etapa essencial da propedêutica clínica, o exame físico ginecológico deve ser o primeiro passo na investigação de sangramento vaginal/uterino anormal (SUA). Por meio do exame especular, pode-se confirmar a origem uterina do sangramento, afastando causas vaginais; sendo uterino, o exame físico também viabiliza a diferenciação do sangramento proveniente do colo uterino na sua parte externa (ectocérvice) ou proveniente da cavidade uterina (endometrial ou endocervical). Ao se confirmar a inexistência de patologia vaginal ou cervical (ectocérvice) e que o sangramento é proveniente da cavidade uterina, exames subsidiários são necessários para elucidar o diagnóstico.

Tabela 12.8 Classificação das hiperplasias endometriais (HEs).

Novo termo	Sinônimos	Alterações genéticas	Carcinoma endometrial coexistente	Associação com carcinoma invasivo*
Hiperplasia sem atipia	HE benigna HE simples sem atipia HE complexa sem atipia**	Baixo nível de mutações somáticas em glândulas dispersas com morfologia na coloração hematoxilina-eosina sem alterações	< 1%	RR: 1,01 a 1,03
Hiperplasia atípica/neoplasia intraepitelial endometrioide***	HE simples com atipia**** HE complexa com atipia	Alterações genéticas típicas do câncer de endométrio: ■ Instabilidade microssatélite ■ Inativação de PAX2 ■ Mutação de PTEN, KRAS e CTNNB1 (beta-catenina)	25 a 33%/59%	RR: 14 a 45

*Progressão para carcinoma ou carcinoma coexistente. **Potencialmente subestimada quanto ao risco de progressão para/associação com adenocarcinoma. ***O termo neoplasia intraepitelial endometrioide é preferido em vez de neoplasia intraepitelial endometrial (para evitar confusão com o termo carcinoma intraepitelial endometrial, lesão precursora de carcinoma seroso). ****Possivelmente trata-se de erro diagnóstico (mais frequentemente atipia superdiagnosticada ou, ainda, menos frequentemente, carcinoma seroso subdiagnosticado). *Fonte*: OMS, 2014.[242]

Parte 3

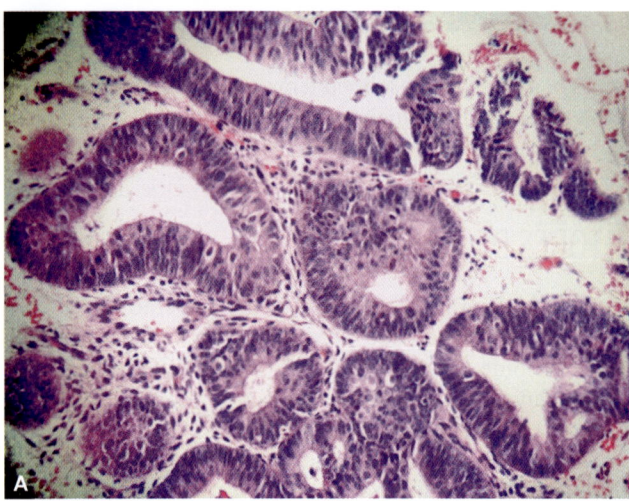
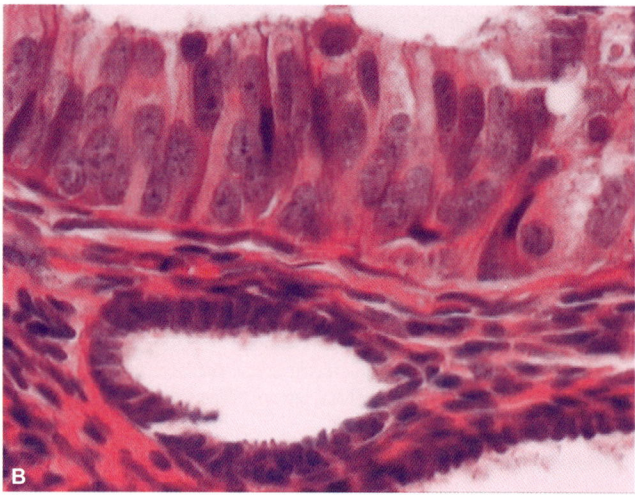

Figura 12.41 A. Fotomicrografia de hiperplasia atípica/neoplasia intraepitelial endometrioide.[242] Nesta imagem, em menor aumento, observa-se aumento da relação glândula/estroma maior que 2:1 ou 3:1 (critério histológico clássico e básico do sistema OMS/ISGYP de 1994 para o diagnóstico de hiperplasia endometrial) e também volume percentual de estroma menor que 55% (critério do sistema NIE). (hematoxilina-eosina [H & E], 100×.) **B.** Fotomicrografia de hiperplasia atípica/neoplasia intraepitelial endometrioide.[242] Nesta imagem, observa-se o critério do sistema NIE denominado: "demarcação ou diferença citológica" entre uma glândula proliferante (revestida por células colunares maiores, mais altas, com cariomegalia e aumento da relação núcleo/citoplasmática localizada na metade superior da imagem) e duas glândulas benignas (atróficas) remanescentes (revestidas por células colunares ou cuboidais menores, mais baixas, de núcleos pequenos e escuros, localizadas na metade inferior da imagem). Nesse caso, também é possível caracterizar a atipia citológica clássica (núcleos arredondados, de cromatina vesicular, por vezes com nucléolo evidente e com perda de polaridade). (H & E, 400×.)

Tabela 12.9 Fatores de risco para hiperplasia endometrial.

Categoria do fator de risco	Fator de risco
Não modificáveis	<ul><li>Idade > 35 anos</li><li>Etnia caucasiana</li><li>História familiar</li></ul>
Menstrual	<ul><li>*Status* pós-menopausal</li><li>Menarca precoce/menopausa tardia</li><li>Perimenopausa prolongada</li><li>Nuliparidade</li></ul>
Morbidades	<ul><li>Obesidade</li><li>Diabetes melito</li><li>Síndrome dos ovários policísticos (SOP)</li><li>Tumores funcionais (células da granulosa)</li><li>Síndrome de Lynch/câncer colorretal não polipoide hereditário</li></ul>
Iatrogênicos	<ul><li>Terapia com tamoxifeno por período longo</li><li>Terapia de reposição hormonal (TRH) com estrógeno puro</li><li>Exposição exógena ao estrógeno (interferentes endócrinos)</li></ul>
Outros	<ul><li>Tabagismo</li><li>Mutação genética</li></ul>

Fonte: Sanderson et al., 2017.[234]

Propedêutica complementar

No intuito de identificar a causa do sangramento oriundo da cavidade uterina, o primeiro recurso é a ultrassonografia transvaginal (USTV), exame que apresenta vantagens como praticidade, disponibilidade, baixo custo, reprodutibilidade e acurácia. À USTV, pode-se identificar com facilidade a linha ou o eco endometrial. Em mulheres climatéricas na pós-menopausa, consideram-se alterados valores de eco endometrial ≥ 5 mm, com maior risco de patologias endometriais, estando os valores acima de 10 mm mais associados ao diagnóstico de carcinoma de endométrio.[233]

Apesar de não existir consenso na literatura, um estudo que avaliou a espessura endometrial de 111 mulheres na pré-menopausa com SUA concluiu que um eco endometrial ≤ 8 mm tem baixa probabilidade de estar associado a patologia maligna ou pré-maligna no período da menacme.[243]

Ao se identificar espessamento endometrial por meio de exames ultrassonográficos em mulheres com SUA, deve-se prosseguir a investigação para análise histológica das células endometriais. Nesse caso, as possibilidades mais empregadas são descritas a seguir.

Dilatação e curetagem

Procedimento cirúrgico sob anestesia, em ambiente hospitalar, no qual o canal cervical (colo uterino) é dilatado e amostras do tecido endometrial são aleatoriamente removidas da cavidade uterina com auxílio de pinças especiais para análise histológica.[233] Uma alternativa a esse procedimento, disponível em alguns hospitais, é a aspiração manual intrauterina (AMIU), realizada com um dispositivo que apresenta cânulas de diferentes diâmetros e, por meio do vácuo, viabiliza a remoção de células endometriais da cavidade uterina. Ambos procedimentos são realizados sem visualização direta da cavidade uterina e podem deixar escapar áreas com lesão suspeita. Um estudo consagrado na década de 1970, que realizou sistematicamente dilatação e curetagem (D&C) antes de proceder à histerectomia em pacientes com SUA, mostrou que nesse tipo de procedimento, em aproximadamente 60% das vezes, as amostras adquiridas para análise têm representatividade em menos de 50% da cavidade uterina.[244]

Histeroscopia

É o procedimento considerado padrão-ouro para investigação da cavidade uterina em mulheres com SUA para diagnóstico das principais patologias endometriais. Enquanto apresenta alta acurácia diagnóstica para carcinoma do endométrio, pólipos e miomas submucosos, tem acurácia moderada para

HE (sensibilidade 75,2% e especificidade 91,5%) na sua modalidade diagnóstica segundo metanálise recente.[245] O procedimento é realizado com um instrumental específico equipado com óptica e câmera de vídeo, sendo inserido pelo orifício externo do colo uterino (OEC) em ambiente ambulatorial (histeroscopia diagnóstica) ou em centro cirúrgico (histeroscopia cirúrgica). Sem necessitar de anestesia nem dilatação prévia do canal cervical, sua vantagem é possibilitar, além da visualização da cavidade uterina por completo, a realização de biopsia dirigida para análise histológica, sendo um procedimento de maior sensibilidade, se comparado à D&C para o diagnóstico de lesões endometriais na cavidade uterina.[246] A histeroscopia cirúrgica deve ser realizada em ambiente cirúrgico e requer tanto anestesia quanto dilatação do canal cervical para sua execução. Esse procedimento viabiliza a remoção completa de lesões polipoides ou de áreas suspeitas, e pode fornecer fragmentos de endométrio em maior quantidade, oferecendo maior representatividade do tecido a ser analisado. Estudo recente que avaliou retrospectivamente 435 vídeos de histeroscopias diagnósticas de pacientes que posteriormente foram submetidas à biopsia endometrial propôs um sistema de escore histeroscópico com base em parâmetros morfológicos endometriais para o diagnóstico diferencial de endométrio normal, HE (com e sem atipia) e carcinoma do endométrio. Esse sistema de escore histeroscópico mostrou bom desempenho diagnóstico nesta diferenciação, com elevada acurácia especialmente na identificação do carcinoma de endométrio, distinguindo este das hiperplasias endometriais por meio de características morfológicas, o que o consolida como ferramenta diagnóstica de boa utilidade.[247]

A RM não mostrou valor adicional na investigação de mulheres com diagnóstico prévio de HE complexa com atipia antes da realização do tratamento cirúrgico, pois não modificou a conduta nesses casos em recente estudo realizado no Reino Unido.[248] Outro estudo mais recente avaliou o papel da RM ponderada de difusão no diagnóstico diferencial de câncer de endométrio, pólipo endometrial, HE e espessamento endometrial fisiológico. Essa técnica promoveu uma boa diferenciação entre as diversas situações benignas e o câncer de endométrio, mas não apresentou diferenças entre os grupos com condições benignas (pólipo, hiperplasia ou espessamento fisiológico).[249]

Apesar de não ser recomendado nem essencial o uso rotineiro da RM, ela também pode auxiliar em casos específicos, quando não há disponibilidade de se realizar a histeroscopia, antes de submeter a paciente à D&C, por exemplo, ou nos casos de pacientes virgens que não podem ser submetidas ao exame de USTV, em particular as obesas, nas quais a US pélvica por via abdominal perde a acurácia. Nesses casos, a RM pode ajudar na avaliação de lesões intracavitárias (pólipos, miomas) assim como na possibilidade de neoplasia maligna endometrial, seja pela característica da cavidade uterina ou pela invasão miometrial, bem identificadas à RM.[250]

PREVENÇÃO

A prevenção da HE se faz no sentido de evitar e/ou tratar todos os fatores de risco já discutidos anteriormente que levam a exposição ou estimulação crônica por estrógenos sem a devida oposição de progestógenos. Assim, com exceção aos tumores funcionais da granulosa, produtores de estrógeno (que são raros), e dos casos relacionados com mutações genéticas, todos os outros fatores de risco são tratáveis ou evitáveis: nuliparidade, obesidade, diabetes melito, SOP, terapia de reposição hormonal sem a devida proteção endometrial, terapia com tamoxifeno, perimenopausa prolongada com ciclos anovulatórios e tabagismo. Dessa maneira, combatendo esses fatores, o ginecologista previne o aparecimento não apenas da HE como também do adenocarcinoma endometrioide de endométrio.

TRATAMENTO

Apesar de não existir um tratamento único, padronizado e específico para a HE, a maioria das diretrizes atuais recomenda terapias hormonais ou tratamento cirúrgico. A escolha terapêutica deve considerar a idade da paciente, as condições de saúde, a presença ou não de atipia celular bem como o *status* da fertilidade e o desejo reprodutivo. HE sem atipia apresenta boa resposta clínica à terapia hormonal com base em progestógenos. A terapia hormonal também é indicada àquelas pacientes cujas condições de saúde impedem o tratamento cirúrgico devido ao elevado risco associado. Por outro lado, pacientes com HE com atipias, NIE ou HE sem atipias, mas persistente e sintomática, devem ser tratadas com histerectomia. Para as mulheres com desejo reprodutivo, o tratamento da HE é desafiador, pois requer um tratamento conservador independente da presença de atipia celular.[251] A Tabela 12.10 resume as modalidades terapêuticas com as opções atuais assim como áreas de interesse de pesquisa para futuras opções para o tratamento da HE.

Terapias com progestógenos

Os progestógenos sintéticos têm sido aplicados com frequência para induzir a regressão da HE em mulheres com HE sem atipia ou naquelas com desejo de preservar a fertilidade. Esses hormônios sintéticos são capazes de diminuir a celularidade glandular por indução da apoptose celular, além de inibir a angiogênese no miométrio imediatamente abaixo da área de HE.[252,253] Progestógenos podem ser administrados pelas vias oral, intramuscular, vaginal micronizada e ainda por meio de dispositivo ou sistema intrauterino liberador de hormônio.

Tabela 12.10 Opções terapêuticas para hiperplasia endometrial.

Terapias com progestógenos	• Acetato de medroxiprogestógeno • Acetato de megestrol • Levonorgestrel (SIU) • Noretisterona
Modalidades cirúrgicas	• Histerectomia (qualquer via) • Histeroscopia com ressectoscópio • Ablação com balão térmico • *Laser*
Outras modalidades	• Terapia com análogo de GnRH • Danazol • Metformina
Futuros alvos	• Receptor de estrógeno • Citocinas proinibitórias • Fatores de crescimento • Aromatase • Via de sinalização intracelular Wnt • Hidroxiesteroide deidrogenase

SIU: sistema intrauterino; GnRH: hormônio liberador de gonadotrofinas. *Fonte:* Chandra et al., 2016.[251]

Essa opção terapêutica (terapia com progestógenos) mostrou redução da HE em 61% das pacientes com hiperplasia atípica.[254] O modo e a duração da terapia com progestógenos são fundamentais para o sucesso do tratamento. A redução da HE aparece normalmente 10 semanas após a terapia mas respostas significativas são observadas com mais frequência após 12 semanas de terapia contínua com progestógenos, com um tempo médio de 6 meses até a resolução.[255]

As opções mais usadas na prática clínica são:

- Acetato de medroxiprogestógeno: pode ser administrado por via oral na dose de 10 mg/dia vezes 14 dias/mês por 3 meses ou 10 mg/dia durante 6 semanas seguidas (HE sem atipia) ou intramuscular de depósito[256]
- Acetato de megestrol: administrado por via oral na dose de 80 mg/dia × 14 dias/mês (HE sem atipia) ou 160 mg/dia contínuo (HE com atipia ou NIE)[257]
- Levonorgestrel: sistema intrauterino liberador de levonorgestrel – Mirena® na dose de 20 µg/dia – por 6 meses a 2 anos.[258]

Outras modalidades

Além dos progestógenos, outras substâncias com efeito antiestrogênico também podem ser empregadas no tratamento da HE. Dentre elas, o danazol, um andrógeno sintético, induz a atrofia endometrial pelo efeito hipoestrogênico e hipoandrogênico no útero, sendo considerado uma opção eficaz e segura aos progestógenos no tratamento da HE.[259] O danazol pode ser administrado por via oral ou ainda pela via vaginal (anel) ou em dispositivo intrauterino. Estas duas últimas apresentações não estão disponíveis na Brasil, apesar já estarem em alguns países. Entretanto, seus efeitos hiperandrogênicos sistêmicos podem limitar seu uso em algumas pacientes, como já relatado em estudos sobre sua atuação no tratamento da endometriose.[260]

Outro fármaco bastante conhecido no tratamento de outras patologias e que tem se mostrado eficiente também no tratamento da HE é a metformina. Como um dos fatores de risco para HE é a resistência insulínica e a metformina mostrou efeitos antiproliferativos, anti-invasivos e antimetastáticos em diversos tipos de câncer, seu uso no tratamento da HE pode ser interessante. Vários estudos demonstraram que a metformina é um agente antiestrogênico eficiente no controle de doenças proliferativas endometriais ou HE atípica.[261-263] Um ensaio clínico randomizado comparou a metformina (500 mg 12/12 h – por 4 semanas, seguida por 500 mg 8/8 h por mais 8 semanas) com o acetato de megestrol (40 mg/dia durante 12 semanas) no tratamento clínico da HE sem atipia e concluiu-se que, após 3 meses de tratamento, a normalização da celularidade endometrial confirmada por histologia foi comparável no grupo da metformina (81,8% das pacientes) e no grupo que recebeu o tratamento já estabelecido com megestrol (60% das pacientes).[264]

Os análogos do GnRH, também conhecidos nos tratamentos de outras afecções ginecológicas estrógeno-dependentes, suprimem o eixo hipotálamo-hipófise-ovário, inibindo a produção de estrógeno. Desse modo, acredita-se que os análogos de GnRH tenham um efeito antiproliferativo direto nas células endometriais.[265] São usados na dose mensal de 3,75 mg intramuscular por 6 meses para tratar mulheres com HE com ou sem atipia. No entanto, um estudo mostrou 25% de recorrência da HE após 16 meses do término do tratamento.[266] Em outro estudo, que associou o análogo de GnRH com a tibolona como terapia *add-back,* conseguiu-se remissão completa das

HE mas houve 19% de recorrência após 2 anos do término do tratamento.[267] Por esse motivo, mais estudos são necessários para estabelecer a segurança para o uso dessa opção terapêutica, especialmente para os casos de HE com atipia.

Modalidades cirúrgicas

As opções cirúrgicas podem ser divididas em conservadoras, com preservação do útero e da fertilidade, e definitivas, quando não é possível manter a capacidade reprodutora da mulher. Na primeira linha, algumas opções têm sido usadas na prática clínica, como a ablação térmica com balão, a terapia com *laser* e a técnica cirúrgica de ablação endometrial com ressectoscópio por meio da histeroscopia. No entanto, apesar de ser uma cirurgia conservadora, a ablação endometrial com ressectoscópio não está isenta de complicações e pode causar infertilidade, por remover a camada inteira do endométrio. Essas opções são seguras, factíveis e efetivas especialmente nas HEs sem atipia, entretanto, a histerectomia pode ser considerada a 1ª escolha no tratamento, principalmente para mulheres no período da pós-menopausa.[268,269] A ablação endometrial com ressectoscópio também pode ser uma ótima alternativa para pacientes com comorbidades que elevem o risco para o tratamento com terapia hormonal ou histerectomia.[270] Por fim, para aquelas mulheres com HE com atipia e prole constituída, devido ao risco de progressão para adenocarcinoma de endométrio, a cirurgia definitiva, ou seja, a histerectomia, é recomendada.[271] Além disso, para essas mulheres com HE com atipia que estiverem no período da pós-menopausa, deve-se recomendar a histerectomia com salpingo-oforectomia bilateral.[272]

REFERÊNCIAS BIBLIOGRÁFICAS

1. Aaro LA, Jacobsen LJ, Soule EH. Endocervical polyps. Obstet Gynecol. 1963; 21:659-65.
2. Caroll S, Woolfson J. The significance of cervical polyps. Diplomamte. 1996; 3:1179-82.
3. Schnatz PF, Ricci S, O'Sullivan DM. Cervical polyps in postmenopausal women: is there a difference in risk? Menopause. 2009; 16(3):524-28.
4. Gilardi EM, Montanari GR. Pólipo, endometriose, erosão, queratose, quadros colposcópicos raros e obsoletos. In: De Palo G (ed.). Colposcopia e patologia do trato genital inferior. São Paulo: Medsi; 1993. p. 88-101.
5. Savelli L, De Iaco, P, Santini D et al. Histopatologic features and risk factors for benignity, hiperplasia, and câncer in endometrial polyps. Am J Obstet Gynecol. 2003; 188(4):927-31.
6. Laufer MR, Barbieri RL, Falk SJ. Congenital cervical anomalies and benign cervical lesions. Amsterdam: UpToDate; 2016. Disponível em: https://www.uptodate.com/contents/congenital-cervical-anomalies-and-benign-cervical-lesions. Acesso em 30 de maio de 2017.
7. Burghardt E, Pickel H, Gimrdi F. Colposcopia e patologia cervicale. Teslo atlante. 3. ed. Roma: CIC Edizioni Internacionali; 1999. p. 275-84.
8. Izzo S, Negrotti S, Stanco D et al. L'esame dell'endocervice: la colposcopia dell'endocollo, ovvero l'endocervicoscopia. ln Patologia carvicovaginale: dal laboratorio alla clinica. Atti di XVII Congresso della SICPVC. Roma: Masson; 2002. p. 119-30.
9. Coeman O, Van Belle Y, Vanderick G et al. Hysteroscopic flndings in patients with a cervical polyp. Am J Obstet Gynecol. 1993; 169(6):1563-65.
10. Stamatellos I, Stamatopoulos P, Bontis J. The role af hysteroscopy in the current management of the cervical polyps. Arch Gynecol Obst. 2007; 276(4):299-303.
11. Vilodre LC, Bertat R, Petters R et al. Cervical polyp as a risk factor for hysteroscopically diagnosed endometrial polyps. Gynecol Obstet Invest. 1997; 44(3):191-5.
12. Esim Buyukbayrak EE, Karageyim Karsidag AY, Kars B et al. Cervical polyps: evaluation of routine removal and need for accompanying D&C. Arch Gynecol Obst. 2011; 283(3):581-4.
13. Golan A, Ber A, Wolman I et al. Cervical polyps: evaluation of current treatment. Gynecol Obstet Invest. 1994; 37(1):56-8.

14. Younis MT, Iram S, Anwar B et al. Women with asymptomatic cervical polyps may not need to see the gynaecologist or have them removed: an observational retrospective study of 1126 cases. Eur J Obstet Gynecol Reprod Biol. 2010; 150(2):190-4.

15. Pradham S, Chenon R, O'Brien PMS. Dilatation and curettage in patients with cervical polyps: a retrospective analysis. Brit J Obstet Gynaecol. 1995; 102(5):415-7.

16. Kerner H, Lichtig C. Müllerian adenosarcoma presenting as cervical polyps: a report of seven cases and review of the literature. Obstet Gynecol. 1993; 81(5 (Pt 1)):655.

17. Van Renterghem N, De Paepe P, Van den Broecke R et al. Primary lymphoma of the cervix uteri: a diagnostic challenge. Report of two cases and review of the literature. Eur J Gynaecol Oncol. 2005; 26(1):36-8.

18. Mackenzie IZ, Naish C, Rees CMP et al. Why remove all cervical polyps and examine them histologically? Brit J Obstet Gynaecol. 2009; 116(8):1127-9.

19. Tirlapur SA, Adeyemo A, O'Gorman N et al. Clinico-pathological stuty of carvical polyps. Arch Gyneco Obstet. 2010; 282(5):535-8.

20. Dias DS, Bueloni-Dias FN, Dias R et al. Endometrial polyps and the risk of malignancy: epidemiological, clinical and immunohistochemical aspects. Femina. 2013; 41(1):33-8.

21. Munro MG, Critchley HO, Fraser IS. The FIGO systems for nomenclature and classification of causes of abnormal uterine bleeding in the reproductive years: who needs them? Am J Obstet Gynecol. 2012; 207(4):259-65.

22. Nappi L, Indraccolo U, Di Spiezio Sardo A et al. Are diabetes, hypertension, and obesity independent risk factors for endometrial polyps? J Minim Invasive Gynecol. 2009; 16(2):157-62.

23. Salim S, Won H, Nesbitt-Hawes E et al. Diagnosis and management of endometrial polyps: a critical review of the literature. J Minim Invasive Gynecol. 2011; 18(5):569-81.

24. Dias DS, Bueloni-Dias FN, Dias R et al. Usefulness of clinical, ultrasonographic, hysteroscopic, and immunohistochemical parameters in differentiating endometrial polyps from endometrial cancer. J Minim Invasive Gynecol. 2014; 21(2):296-302.

25. Vercellini P, Trespidi L, Bramante T et al. Gonadotropin releasing hormone agonist treatment before hysteroscopic endometrial resection. Int J Gynaecol Obstet. 1994; 45(3):235-9.

26. DeWaay DJ, Syrop CH, Nygaard IE et al. Natural history of uterine polyps and leiomyomata. Obstet Gynecol. 2002; 100(1):3-7.

27. Bettocchi S, Ceci O, Nappi L et al. Operative office hysteroscopy without anesthesia: analysis of 4863 cases performed with mechanical instruments. J Am Assoc Gynecol Laparosc. 2004; 11(1):59-61.

28. Preutthipan S, Herabutya Y. Hysteroscopic polypectomy in 240 premenopausal and postmenopausal women. Fertil Steril. 2005; 83(3):705-9.

29. Gardner FJ, Konje JC, Bell SC et al. Prevention of tamoxifen induced endometrial polyps using a levonorgestrel releasing intrauterine system long-term follow-up of a randomised control trial. Gynecol Oncol. 2009; 114(3):452-6.

30. Lieng M, Istre O, Sandvik L et al. Prevalence, 1-year regression rate, and clinical significance of asymptomatic endometrial polyps: cross-sectional study. J Minim Invasive Gynecol. 2009; 16(4):465-71.

31. Haimov-Kochman R, Deri-Hasid R, Hamani Y et al. The natural course of endometrial polyps: could they vanish when left untreated? Fertil Steril. 2009; 92(2):828.e11-2.

32. Clark TJ, Stevenson H. Endometrial polyps and abnormal uterine bleeding (AUB-P): What is the relationship, how are they diagnosed and how are they treated? Best Pract Res Clin Obstet Gynaecol. 2017; 40:89-104.

33. Miranda SM, Gomes MT, Silva ID et al. Endometrial polyps: clinical and epidemiological aspects and analysis of polymorphisms. Rev Bras Ginecol Obstet. 2010; 32(7):327-33.

34. Hamou J. Microhysteroscopy: a new procedure and its original application in gynecology. J Reprod Med. 1981; 26(7):375-82.

35. Labastida RN. Tratado y atlas de histeroscopia. Barcelona: Salvat; 1990.

36. Dallenbach-Hellweg G. Histopathology of functional and neoplastic changes in cervix and endometrium. Verh Dtsch Ges Pathol. 1997; 81:240-4.

37. Mazur MT, Kurman RJ. Gestational trophoblastic disease. In: Kurman RJ (Ed.). Blaustein's pathology of the female genital tract. 4. ed. New York: Springer; 1994.

38. Lasmar R, Barrozo P. Histeroscopia: uma abordagem prática. Rio de Janeiro: Medsi; 2002.

39. de Oliveira MAP, Melki LAH, Cará PR et al. Pólipos endometriais. In: Crispi CP (ed.). Tratado de videoendoscopia e cirurgia minimamente invasiva em ginecologia. 2. ed. Rio de Janeiro: Revinter; 2007. p. 1015-28.

40. Lenci MA. Pólipos do endométrio. In: Lopes RGC (ed.). O endométrio. São Paulo: Atheneu; 2011. p. 213-24.

41. Cohen I. Endometrial pathologies associated with postmenopausal tamoxifen treatment. Gynecol Oncol. 2004; 94(2):256-66.

42. Campagnoli C, Abba C, Ambroggio S et al. Life-style and metformin for the prevention of endometrial pathology in postmenopausal women. Gynecol Endocrinol. 2013; 29(2):119-24.

43. Esposito K, Chiodini P, Capuano A et al. Metabolic syndrome and endometrial cancer: a meta-analysis. Endocrine. 2014; 45(1):28-36.

44. Bueloni-Dias FN, Spadoto-Dias D, Delmanto LR et al. Metabolic syndrome as a predictor of endometrial polyps in postmenopausal women. Menopause. 2016; 23(7):759-64.

45. Costa-Paiva L, Godoy CE Jr, Antunes A Jr et al. Risk of malignancy in endometrial polyps in premenopausal and postmenopausal women according to clinicopathologic characteristics. Menopause. 2011; 18(12):1278-82.

46. Lasmar BP, Lasmar RB. Endometrial polyp size and polyp hyperplasia. Int J Gynaecol Obstet. 2013; 123(3):236-9.

47. Ferrazzi E, Zupi E, Leone FP et al. How often are endometrial polyps malignant in asymptomatic postmenopausal women? A multicenter study. Am J Obstet Gynecol. 2009; 200(3):235.e1-6.

48. Lieng M, Istre O, Qvigstad E. Treatment of endometrial polyps: a systematic review. Acta Obstet Gynecol Scand. 2010; 89(8):992-1002.

49. Wethington SL, Herzog TJ, Burke WM et al. Risk and predictors of malignancy in women with endometrial polyps. Ann Surg Oncol. 2011; 18(13):3819-23.

50. Antunes A Jr, Costa-Paiva L, Arthuso M et al. Endometrial polyps in pre- and postmenopausal women: factors associated with malignancy. Maturitas. 2007; 57(4):415-21.

51. Lieng M, Qvigstad E, Sandvik L et al. Hysteroscopic resection of symptomatic and asymptomatic endometrial polyps. J Minim Invasive Gynecol. 2007; 14(2):189-94.

52. North American Menopause Society. The 2012 hormone therapy position statement of the North American Menopause Society. Menopause. 2012; 19(3):257-71.

53. Munro MG, Southern California Permanente Medical Group's Abnormal Uterine Bleeding Working G. Investigation of women with postmenopausal uterine bleeding: clinical practice recommendations. Perm J. 2014; 18(1):55-70.

54. Dal Cin P, Vanni R, Marras S et al. Four cytogenetic subgroups can be identified in endometrial polyps. Cancer Res. 1995; 55(7):1565-8.

55. Jovanovic AS, Boynton KA, Mutter GL. Uteri of women with endometrial carcinoma contain a histopathological spectrum of monoclonal putative precancers, some with microsatellite instability. Cancer Res. 1996; 56(8):1917-21.

56. Nogueira AA, Sant'Ana de Almeida EC, Poli Neto OB et al. Immunohistochemical expression of p63 in endometrial polyps: evidence that a basal cell immunophenotype is maintained. Menopause. 2006; 13(5):826-30.

57. Pal L, Niklaus AL, Kim M et al. Heterogeneity in endometrial expression of aromatase in polyp-bearing uteri. Hum Reprod. 2008; 23(1):80-4.

58. Tallini G, Vanni R, Manfioletti G et al. HMGI-C and HMGI(Y) immunoreactivity correlates with cytogenetic abnormalities in lipomas, pulmonary chondroid hamartomas, endometrial polyps, and uterine leiomyomas and is compatible with rearrangement of the HMGI-C and HMGI(Y) genes. Lab Invest. 2000; 80(3):359-69.

59. Lopes RG, Baracat EC, de Albuquerque Neto LC et al. Analysis of estrogen- and progesterone-receptor expression in endometrial polyps. J Minim Invasive Gynecol. 2007; 14(3):300-3.

60. Filho AM, Barbosa IC, Maia H Jr et al. Effects of subdermal implants of estradiol and testosterone on the endometrium of postmenopausal women. Gynecol Endocrinol. 2007; 23(9):511-7.

61. Di Domenico M, Santoro A, Ricciardi C et al. Epigenetic fingerprint in endometrial carcinogenesis: the hypothesis of a uterine field cancerization. Cancer Biol Ther. 2011; 12(5):447-57.

62. Lasmar RB, Dias R, Barrozo PR et al. Prevalence of hysteroscopic findings and histologic diagnoses in patients with abnormal uterine bleeding. Fertil Steril. 2008; 89(6):1803-7.

63. Dreisler E, Stampe Sorensen S, Ibsen PH et al. Prevalence of endometrial polyps and abnormal uterine bleeding in a Danish population aged 20-74 years. Ultrasound Obstet Gynecol. 2009; 33(1):102-8.

64. Lasmar RB, Barrozo PR, Parente RC et al. Hysteroscopic evaluation in patients with infertility. Rev Bras Ginecol Obstet. 2010; 32(8):393-7.

65. Elbehery MM, Nouh AA, Mohamed ML et al. Insulin-like growth factor binding protein-1 and glycodelin levels in uterine flushing before and after hysteroscopic polypectomy. Clin Lab. 2011; 57(11-12):953-7.

66. Lieng M, Qvigstad E, Dahl GF et al. Flow differences between endometrial polyps and cancer: a prospective study using intravenous contrast-enhanced transvaginal color flow Doppler and three-dimensional power Doppler ultrasound. Ultrasound Obstet Gynecol. 2008; 32(7):935-40.

67. Timmerman D, Verguts J, Konstantinovic ML et al. The pedicle artery sign based on sonography with color Doppler imaging can replace second-stage

tests in women with abnormal vaginal bleeding. Ultrasound Obstet Gynecol. 2003; 22(2):166-71.

68. La Sala GB, Blasi I, Gallinelli A et al. Diagnostic accuracy of sonohysterography and transvaginal sonography as compared with hysteroscopy and endometrial biopsy: a prospective study. Minerva Ginecol. 2011; 63(5):421-7.

69. Makris N, Skartados N, Kalmantis K et al. Evaluation of abnormal uterine bleeding by transvaginal 3-D hysterosonography and diagnostic hysteroscopy. Eur J Gynaecol Oncol. 2007; 28(1):39-42.

70. Van den Bosch T, Valentin L, Van Schoubroeck D et al. Detection of intracavitary uterine pathology using offline analysis of three-dimensional ultrasound volumes: interobserver agreement and diagnostic accuracy. Ultrasound Obstet Gynecol. 2012; 40(4):459-63.

71. Preutthipan S, Linasmita V. A prospective comparative study between hysterosalpingography and hysteroscopy in the detection of intrauterine pathology in patients with infertility. J Obstet Gynaecol Res. 2003; 29(1):33-7.

72. Nathani F, Clark TJ. Uterine polypectomy in the management of abnormal uterine bleeding: a systematic review. J Minim Invasive Gynecol. 2006; 13(4):260-8.

73. Svirsky R, Smorgick N, Rozowski U et al. Can we rely on blind endometrial biopsy for detection of focal intrauterine pathology? Am J Obstet Gynecol. 2008; 199(2):115.e1-3.

74. Dias R, Abrão F, Dias DS et al. Analytical study of endometrial polyps: the importance of polypectomy. In: 38th Global Congress of Minimally Invasive Gynecology – Annual Meeting of the AAGL Advancing Minimally Invasive Gynecology Worldwide; 2009; Orlando, Florida. J Minim Invasive Gynecol 2009; 16(Suppl):S61. [Congress Oral Presentation.]

75. Machado F, Moreno J, Carazo M et al. Accuracy of endometrial biopsy with the Cornier pipelle for diagnosis of endometrial cancer and atypical hyperplasia. Eur J Gynaecol Oncol. 2003; 24(3-4):279-81.

76. Epstein E. Management of postmenopausal bleeding in Sweden: a need for increased use of hydrosonography and hysteroscopy. Acta Obstet Gynecol Scand. 2004; 83(1):89-95.

77. Spadoto-Dias D, Bueloni-Dias FN, Elias LV et al. The value of hysteroscopic biopsy in the diagnosis of endometrial polyps. Womens Health (Lond). 2016; 12(4):412-9.

78. Maia H Jr, Maltez A, Studard E et al. Effect of previous hormone replacement therapy on endometrial polyps during menopause. Gynecol Endocrinol. 2004; 18(6):299-304.

79. Oguz S, Sargin A, Kelekci S et al. The role of hormone replacement therapy in endometrial polyp formation. Maturitas. 2005; 50(3):231-6.

80. Bettocchi S, Ceci O, Vicino M et al. Diagnostic inadequacy of dilatation and curettage. Fertil Steril. 2001; 75(4):803-5.

81. Clark TJ, Khan KS, Gupta JK. Current practice for the treatment of benign intrauterine polyps: a national questionnaire survey of consultant gynaecologists in UK. Eur J Obstet Gynecol Reprod Biol. 2002; 103(1):65-7.

82. van Dijk LJ, Breijer MC, Veersema S et al. Current practice in the removal of benign endometrial polyps: a Dutch survey. Gynecol Surg. 2012; 9(2):163-8.

83. Bettocchi S, Ceci O, Di Venere R et al. Advanced operative office hysteroscopy without anaesthesia: analysis of 501 cases treated with a 5 Fr. bipolar electrode. Hum Reprod. 2002; 17(9):2435-8.

84. Di Spiezio Sardo A, Bettocchi S, Spinelli M et al. Review of new office-based hysteroscopic procedures 2003-2009. J Minim Invasive Gynecol. 2010; 17(4):436-48.

85. Bettocchi S, Di Spiezio Sardo A, Ceci O. Instrumentation in office hysteroscopy: rigid hysteroscopy. In: Bradley LD, Falcone T (eds.). Hysteroscopy: office evaluation and management of the uterine cavity. Philadelphia: Elsevier; 2009. p. 1-6.

86. Bettocchi S, Di Venere R, Pansini N et al. Endometrial biopsies using small-diameter hysteroscopes and 5F instruments: how can we obtain enough material for a correct histologic diagnosis? J Am Assoc Gynecol Laparosc. 2002; 9(3):290-2.

87. Timmermans A, Veersema S. Ambulatory transcervical resection of polyps with the Duckbill polyp snare: a modality for treatment of endometrial polyps. J Minim Invasive Gynecol. 2005; 12(1):37-9.

88. Cooper NA, Clark TJ, Middleton L et al. Outpatient versus inpatient uterine polyp treatment for abnormal uterine bleeding: randomised controlled non-inferiority study. BMJ. 2015; 350:h1398.

89. van Hanegem N, Breijer MC, Slockers SA et al. Diagnostic workup for postmenopausal bleeding: a randomised controlled trial. BJOG. 2017; 124(2):231-40.

90. Umranikar S, Clark TJ, Saridogan E et al. BSGE/ESGE guideline on management of fluid distension media in operative hysteroscopy. Gynecol Surg. 2016; 13(4):289-303.

91. Papalampros P, Gambadauro P, Papadopoulos N et al. The mini-resectoscope: a new instrument for office hysteroscopic surgery. Acta Obstet Gynecol Scand. 2009; 88(2):227-30.

92. Emanuel MH, Wamsteker K. The intra uterine morcellator: a new hysteroscopic operating technique to remove intrauterine polyps and myomas. J Minim Invasive Gynecol. 2005; 12(1):62-6.

93. van Dongen H, Emanuel MH, Wolterbeek R et al. Hysteroscopic morcellator for removal of intrauterine polyps and myomas: a randomized controlled pilot study among residents in training. J Minim Invasive Gynecol. 2008; 15(4):466-71.

94. Apgar BS, Kaufman AH, George-Nwogu U et al. Treatment of menorrhagia. Am Fam Physician. 2007; 75(12):1813-9.

95. Day Baird D, Dunson DB, Hill MC et al. High cumulative incidence of uterine leiomioma in black and white women: ultrasoud evidence. Am J Obstet Gynecol. 2003; 188:100-7.

96. Cramer SF, Patel A. The frequency of uterine leiomyomas among premenopausal women by age and race. Obst Gynecol. 1997; 90:67-63.

97. Vilos GA, Allaire C, Laberge PY et al. The management of uterine leiomyomas. J Obstet Gyneacol Can. 2015; 37(2):157-78.

98. Zimmermann A, Bernuit D, Gerlinger C et al. Prevalence, symptoms and management of uterine fibroids: na international-based survey. BMC Womens Health. 2012; 12:6.

99. Pritts EA, Parker WH, Olive DL. Fibroides and infertility: na updated systematic review of evidence. Fertil Steril. 2009; 91:1215-23.

100. Canadian Institute for Health Information, Statistics Canada. Heath indicators. Ottawa: CIHI; 2010. Disponível em: https://secure.cihi.ca/free_products/Healthindicators2010_en.pdf.

101. Farquhar CM, Steiner CA. Hysterectomy rates in the United States 1990-1997. Obstet Gynecol. 2002; 99(2):229-34.

102. Flynn M, Jamison M, Datta S et al. Heath care resource use for uterine fibroide tumors in the United States. Am J Obstet Gynecol. 2006; 108:930-7.

103. Mashall RD, Fejzo ML, Freidman AJ et al. Analysis of androgen receptor DNA reveals the independent clonal origins of uterine leiomyomata and de secondary nature of cytogenetic aberrations in the development of leiomyomata. Genes Chromossomes Cancer. 1994; 11:1.

104. Wu Jm, Wechter ME, Geller EJ et al. Hyterectomy rates in the United States, 2003. Obstet Gynecol. 2007; 110(5):1091-5.

105. Stewart EA, Fridman AJ, Peck K et al. Relative overxpression of collagen type I and collagen type III mesenger ribonucleic acids by uterine leiomyomas during the proliferative phase of the menstrual cycle. J Clin Endocrinol Metab. 1994; 79:900-6.

106. Hashimoto K, Azuma C, Kamiura S et al. Clonal determination of uterine leiomyomas by analyzing differential inactivation of the X-chromosome-linked phosphoglycerokinase gene. Ginecol Obstet Invest. 1995; 40(3):204-8.

107. Ligon AH, Morton CC. Genetics of uterine leiomyomata. Genes Chromosomes Cancer. 2000; 28(3):235-45.

108. Lee EJ, Kong G, Lee SH et al. Profiling of differentially expressed genes in human uterine leiomyomas. Int J Gynecol Cancer. 2005; 15(1):146-54.

109. Walker CL, Stewart EA. Uterine fiboides: the elephant in the room. Scienci. 2005; 308(5728):1589-92.

110. Cook JD, Walker CL. Treatment strategies for uterine leiomyoma: the role of hormonal modulation. Semin Reprod Med. 2004; 22(2):105-11.

111. Englund K, Blanck A, Gustavsson I et al. Sex steroid receptors in human myometrion and fibroids:changes during the menstrual cycle and gonadotropin-releasing hormone treatment. J Clin Endocrinol Metab. 1998; 83(11):4092-6.

112. Nisolle M, Gillerot S, Casanas-Roux F et al. Immunohistochemical study of the proliferation index, oestrogenrecepors and progesterone receptors A and B in leiomyoma and normal myometrium during the menstrual cycle and under gonadotropin-releasing hormone agonist therapy. Hum Reprod. 1999; 14(11):2844-50.

113. Kawaguchi K, Fujii S, Konishi I et al. Mitotic activity in uterine leiomyomas during the menstrual cycle. Am J Obstet Gynecol. 1989; 160(3):637-41.

114. Wise LA, Palmer JR, Harlow BL et al. Reproductive factors, hormonal contraception and risk of uterine leiomyomata in african-americam women: a prospective study. Am J Epidemiol. 2004; 159(2):113-23.

115. Murphy AA, Morales AJ, Kettel LM et al. Regression of uterine leiomyomata to the antiprogesterone RU486: dose-response effect. Fertil Steril. 1995; 64(1):187-90.

116. Parker WH. Etiology, symptomatology, and diagnosis of uterine myomas. Fertil Steril. 2007; 87(4):725-36.

117. Flake GP, Andersen J, Dixon D. Etiology and pathogeniss of uterine leiomyomas: a review. Environ Heath Perspect. 2003; 111(8):1037-54.

118. Cramer SF, Patel A. The frequency of uterine leiomyomas. Am J Clin Pathl. 1990; 94(4):435-8.

119. Cramer SF, Marchetti C, Freedman J et al. Relationship of myoma cell size and menopausal status in small uterine leiomyomas. Arch Pathol Lab Med. 2000; 124(10):1448-53.

120. Schwartz SM, Marchall LM, Baird DD. Epidemiologic contributions to understanding the etiology of uterine leiomyomata. Envrion Health Perspect. 2000;108(Suppl 5):821-7.

121. Vikhlyaeva EM, Khodzhaeva ZS, Fantschenko ND. Familial predisposition to uterine leiomyomas. Int J Gynaecol Obst. 1995; 51(2):121-31.

122. Okolo SO, Gentry CC, Perrett CW et al. Familial prevalence of uterine fibroids is associated with distinct clinical and molecular features. Hum Reprod. 2005; 20(8):2321-4.

123. Treolar SA, Martin NG, Dennerstein L et al. Pathways to hysterectomy: insights from longitudinal twin research. Am J Obstet Gynecol. 1992; 167(1):82-8.

124. Marshall LM, Spiegelman D, Barbieri RL et al. Variation in the incidence of uterine leiomyioma among premenopausal women by age and race. Obstet Gynecol. 1997; 90(6):967-73.

125. Kjerulff KH, Langenberg P, Seidman JD et al. Uterine leiomyomas. Racial differences in severity, symptoms ethnic and age at diagnosis. J Reprod Med. 1996; 41(7):483-90.

126. Al-Hendy A, Salama SA. Catechol-O-methyltransferase polymorphism is associated with increased uterine leiomyoma risk in different ethnic groups. J Soc Gynecol Invest. 2006; 13(2):136-44.

127. Ross RK, Pike MC, Vessey MP et al. Risk factors for uterine fibroids: reduced risk associated with oral contraceptives. Br Med J (Clin Res Ed). 1986; 293(6543):136-44.

128. Shikora SA, Niloff JM, Bistrain BR et al. Relationship between obesity and uterine leiomyomata. Nutricion. 1991; 7(4):251-5.

129. Chiaffariano F, Parazzini F, La Vecchia C et al. Diet and uterine myomas. Obstet Gynecol. 1999; 94(3):395-8.

130. Wyshak G, Frisch RE, Albright NL et al. Lower prevalence of benign diseases of breast and benign tumor of the reproductive system among former college athletes compared to non-athletes. Br J Cancer. 1986; 54(5):841-5.

131. Ratner H. Risk factor for uterine fibroids: reduced risck associated with oral contraceptives. Br Med J (Clin Res Ed). 1986; 293(6553):1027.

132. Palomba S, Sena T, Morelli M et al. Effect of different doses of progestin on uterine leiomyomas in postmenopausal women. Eur J Obstet Gynecol Reprod Biol. 2002; 102(2):199-201.

133. Palomba S, Sammartino A, Di Carlo C et al. Effects of raloxifene treatment on uterine leiomyomas in postmenopausal women. Fertil Steril. 2001; 76(1):38-43.

134. Daniel M, Martin AD, Drinkwater DT. Cigarrete smoking, steroid hormones, and bone mineral density in young women. Calcif Tissue Inst. 1992; 50(4):300-5.

135. Wise LA, Palmer JR, Harlow BL et al. Risk of uterine leiomyomata in relation to tobacco, acohol and caffeine consumption in the Black Women's Health Study. Hum Reprod. 2004; 19(8):1746-54.

136. Burbank F. Childbirth and myoma treatment by uterine artery occlusion: do they share a common biology? J Am Assoc Gynecol Laparosc. 2004; 11(2):138-52.

137. Baird DD, Dunson DB. Why is parity protective for uterine fibroids? Epidemiology. 2003; 14(2):247-50.

138. Jacobson FJ, Enzer N. Uterine myomas and the endometrium; study of the mechanism of bleeding. Obstet Gynecol. 1956; 7(2):206-10.

139. Lasmar RB, Lasmar BP. The role of leiomyomas in the genesis of abnormal uterine bleeding (AUB). Best Pract Res Clin Obstet Gynaecol. 2017; 40:82-8.

140. Yang JH, Chen MJ, Chen CD et al. Impact of submucous myoma on the severity of anemia. Fertil Steril. 2011; 95(5):1769-72.

141. Korompelis P, Piperi C, Adamopoulos C et al. Expression of vascular endothelial factor-A, gelatinases (MMP-2, MMP-9) and TIMP-1 in uterine leiomyomas. Clin Chem Lab Med. 2015; 53(9):1415-24.

142. Kido A, Ascher SM, Hahn W et al. 3 T MRI uterine peristalsis: comparison of symptomatic fibroid patients versus controls. Clin Radiol. 2014; 69(5):468-72.

143. Nishino M, Togashi K, Nakai A et al. Uterine contractions evaluated on cine MR imaging in patients with uterine leiomyomas. Eur J Radiol. 2005; 53(1):142-6.

144. Buhimschi CS, Marvel RP. Degenerated uterine leiomyoma mimicking a hematoma associated with gas formation. Int J Gynaecol Obstet. 2001; 73(3):271-3.

145. Sim CH, Lee JH, Kwak JS et al. Necrotizing ruptured vaginal leiomyoma mimicking a malignant neoplasm. Obstet Gynecol Sci. 2014; 57(6):560-3.

146. Grigorieva V, Chen-Mok M, Tarasova M et al. Use of a levonorgestrel-releasing intrauterine system to treat bleeding related to uterine leiomyomas. Fertil Steril. 2003; 79(5):1194-8.

147. Starczewski A, Iwanicki M. Intrauterine therapy with levonorgestrel releasing IUD of women with hypermenorrhea secondary to uterine fibroids. Ginekol Pol. 2000; 71:1221.

148. Senol T, Kahramanoglu I, Dogan Y et al. Levonorgestrel-releasing intrauterine device use as an alternative to surgical therapy for uterine leiomyoma. Clin Exp Obstet Gynecol. 2015; 42(2):224-7.

149. Zapata LB, Whiteman MK, Tepper NK et al. Intrauterine device use among women with uterine fibroids: a systematic review. Contraception. 2010; 82(1):41-55.

150. Wise LA, Palmer JR, Harlow BL et al. Reproductive factors, hormonal contraception, and risk of uterine leiomyomata in African-American women: a prospective study. Am J Epidemiol. 2004; 159(2):113-23.

151. Magalhães J, Aldrighi JM, de Lima GR. Uterine volume and menstrual patterns in users of the levonorgestrel-releasing intrauterine system with-idiopathic menorrhagia or menorrhagia due to leiomyomas. Contraception. 2007; 75(3):193-8.

152. Friedman AJ, Barbieri RL, Doubilet PM et al. A randomized, double-blind trial of a gonadotropin releasing-hormone agonist (leuprolide) with or without medroxyprogesterone acetate in the treatment of leiomyomata uteri. Fertil Steril. 1988; 49(3):404-9.

153. Carr BR, Marshburn PB, Weatherall PT et al. An evaluation of the effect of gonadotropin-releasing hormone analogs and medroxyprogesterone acetate on uterine leiomyomata volume by magnetic resonance imaging: a prospective, randomized, double blind, placebo-controlled, crossover trial. J Clin Endocrinol Metab. 1993; 76(5):1217-23.

154. Minaguchi H, Wong JM, Snabes MC. Clinical use of nafarelin in the treatment of leiomyomas. A review of the literature. J Reprod Med. 2000; 45(6):481-9.

155. Lethaby A, Vollenhoven B, Sowter M. Efficacy of pre-operative gonadotrophin hormone releasing analogues for women with uterine fibroids undergoing hysterectomy or myomectomy: a systematic review. BJOG. 2002; 109(10):1097-108.

156. Thomas EJ. Add-back therapy for long-term use in dysfunctional uterine bleeding and uterine fibroids. Br J Obstet Gynaecol. 1996; 103(Suppl 14):18-21.

157. Felberbaum RE, Germer U, Ludwig M et al. Treatment of uterine fibroids with a slow-release formulation of the gonadotrophin releasing hormone antagonist Cetrorelix. Hum Reprod. 1998; 13(6):1660-8.

158. Gonzalez-Barcena D, Alvarez RB, Ochoa EP et al. Treatment of uterine leiomyomas with luteinizing hormone-releasing hormone antagonist Cetrorelix. Hum Reprod. 1997; 12(9):2028-35.

159. Flierman PA, Oberyé JJ, van der Hulst VP et al. Rapid reduction of leiomyoma volume during treatment with the GnRH antagonist ganirelix. BJOG. 2005; 112(5):638-42.

160. Felberbaum RE, Küpker W, Krapp M et al. Preoperative reduction of uterine fibroids in only 16 days by administration of a gonadotrophin-releasing hormone antagonist (Cetrotide). Reprod Biomed Online. 2001; 3(1):14-8.

161. Mutter GL, Bergeron C, Deligdisch L et al. The spectrum of endometrial pathology induced by progesterone receptor modulators. Mod Pathol. 2008; 21(5):591-8.

162. Wilkens J, Williams AR, Chwalisz K et al. Effect of asoprisnil on uterine proliferation markers and endometrial expression of the tumour suppressor gene, PTEN. Hum Reprod. 2009; 24(5):1036-44.

163. Steinauer J, Pritts EA, Jackson R et al. Systematic review of mifepristone for the treatment of uterine leiomyomata. Obstet Gynecol. 2004; 103(6):1331-6.

164. Donnez J, Tatarchuk TF, Bouchard P et al. Ulipristal acetate versus placebo for fibroid treatment before surgery. N Engl J Med. 2012; 366(5):409-20.

165. Donnez J, Tomaszewski J, Vázquez F et al. Ulipristal acetate versus leuprolide acetate for uterine fibroids. N Engl J Med. 2012; 366(5):421-32.

166. Tristan M, Orozco LJ, Steed A et al. Mifepristone for uterine fibroids. Cochrane Database Syst Rev. 2012; (8):CD007687.

167. Lingxia X, Taixiang W, Xiaoyan C. Selective estrogen receptor modulators (SERMs) for uterine leiomyomas. Cochrane Database Syst Rev. 2007; CD005287.

168. Varelas FK, Papanicolaou AN, Vavatsi-Christaki N et al.The effect of anastrazole on symptomatic uterine leiomyomata. Obstet Gynecol. 2007; 110(3):643-9.

169. Hilário SG, Bozzini N, Borsari R et al. Action of aromatase inhibitor for treatment of uterine leiomyoma in perimenopausal patients. Fertil Steril. 2009; 91(1):240-3.

170. Parsanezhad ME, Azmoon M, Alborzi S et al. A randomized, controlled clinical trial comparing the effects of aromatase inhibitor (letrozole) and gonadotropin-releasing hormone agonist (triptorelin) on uterine leiomyoma volume and hormonal status. Fertil Steril. 2010; 93(1):192-8.

171. Lukes AS, Moore KA, Muse KN et al. Tranexamic acid treatment for heavy menstrual bleeding: a randomized controlled trial. Obstet Gynecol. 2010; 116(4):865-75.

172. Mäkäräinen L, Ylikorkala O. Primary and myoma-associated menorrhagia: role of prostaglandins and effects of ibuprofen. Br J Obstet Gynaecol. 1986; 93(9):974-8.

Parte 3

173. Ylikorkala O, Pekonen F. Naproxen reduces idiopathic but not fibromyoma-induced menorrhagia. Obstet Gynecol. 1986; 68(1):10-2.

174. Coutinho EM, Gonçalves MT. Long-term treatment of leiomyomas with gestrinone. Fertil Steril. 1989; 51(6):939-46.

175. Gupta JK, Sinha AS, Lumsden MA et al. Uterine artery embolization for symptomatic uterine fibroids. Cochrane Database Syst Rev. 2006; CD005073.

176. de Bruijn AM, Ankum WM, Reekers JA et al. Uterine artery embolization vs hysterectomy in the treatment of symptomatic uterine fibroids: 10-year outcomes from the randomized EMMY trial. Am J ObstetGynecol. 2016; 215(6):745.

177. Spies JB. Current evidence on uterine embolization for fibroids. Semin Intervent Radiol. 2013; 30(4):340-6.

178. Volkers NA, Hehenkamp WJ, Birnie E et al. Uterine artery embolization versus hysterectomy in the treatment of symptomatic uterine fibroids: 2 years' outcome from the randomized EMMY trial. Am J Obstet Gynecol. 2007; 196(6):519.e1.

179. Pron G, Bennett J, Common A et al. The Ontario Uterine Fibroid Embolization Trial. Part 2. Uterine fibroid reduction and symptom relief after uterine embolization for fibroids. Fertil Steril. 2003; 79(1):120-7.

180. van der Kooij SM, Bipat S, Hehenkamp WJ et al. Uterine artery embolization versus surgery in the treatment of symptomatic fibroids: a systematic review and metaanalysis. Am J Obstet Gynecol. 2011; 205(4):317.e1-18.

181. Stewart EA, Rabinovici J, Tempany CM et al. Clinical outcomes of focused ultrasound surgery for the treatment of uterine fibroids. Fertil Steril. 2006; 85(1):22-9.

182. Fennessy FM, Tempany CM, McDannold NJ et al. Uterine leiomyomas: MR imaging-guided focused ultrasound surgery--results of different treatment protocols. Radiology. 2007; 243(3):885-93.

183. Stewart EA, Gostout B, Rabinovici J et al. Sustained relief of leiomyoma symptoms by using focused ultrasound surgery. Obstet Gynecol. 2007; 110(2 Pt 1):279-87.

184. Gorny KR, Woodrum DA, Brown DL et al. Magnetic resonance-guided focused ultrasound of uterine leiomyomas: review of a 12-month outcome of 130 clinical patients. J Vasc Interv Radiol. 2011; 22(6):857-64.

185. Kim HS, Baik JH, Pham LD et al. MR-guided high-intensity focused ultrasound treatment for symptomatic uterine leiomyomata: long-term outcomes. Acad Radiol. 2011; 18(8):970-6.

186. Funaki K, Fukunishi H, Sawada K. Clinical outcomes of magnetic resonance-guided focused ultrasound surgery for uterine myomas: 24-month follow-up. Ultrasound Obstet Gynecol. 2009; 34(5):584-9.

187. Smart OC, Hindley JT, Regan L et al. Gonadotrophin-releasing hormone and magnetic-resonance-guided ultrasound surgery for uterine leiomyomata. Obstet Gynecol. 2006; 108(1):49-54.

188. Hesley GK, Gorny KR, Henrichsen TL et al. A clinical review of focused ultrasound ablation with magnetic resonance guidance: an option for treating uterine fibroids. Ultrasound Q. 2008; 24(2):131-9.

189. Yoon SW, Lee C, Cha SH et al. Patient selection guidelines in MR-guided focused ultrasound surgery of uterine fibroids: a pictorial guide to relevant findings in screening pelvic MRI. Eur Radiol. 2008; 18(12):2997-3006.

190. Taran FA, Weaver AL, Coddington CC et al. Understanding adenomyosis: a case control study. Fertil Steril. 2010; 94(4):1223-8.

191. Lasmar RB, Barrozo PRM, Dias R et al. Submucous myomas: a new presurgical classification (STEP-w) to evaluate the viability of hysteroscopic surgical treatment – Preliminary report. et al.J Minim Invasive Gynecol. 2005; 12(4):308-11.

192. Lasmar RB, Barrozo PRM, da Rosa DB et al. Hysteroscopic myomectomy in a submucous fibroid near from tubal ostia and 5 mm from the serosa: a case report from the Endoscopy Service of Ginendo-RJ. Gynecol Surg. 2009; 6(3):283-6.

193. Lasmar RB, Barrozo PRM, da Rosa DB et al. Hysteroscopic myomectomy in a submucous fibroid 3 mm from the serosa: a case report. Gynecol Surg. 2007; 4(2):149-52.

194. Koh C, Janik G. Laparoscopic myomectomy: the current status. Curr Opin Obstet Gynecol. 2003; 15(4):295-301.

195. Sizzi O, Rossetti A, Malzoni M et al. Italian multicenterstudy on complications of laparoscopic myomectomy. J Minim Invasive Gynecol. 2007; 14(4):453-62.

196. Abbott JA. Adenomyosis and abnormal uterine bleeding (AUB-A)-Pathogenesis, diagnosis, and management. Best Pract Res Clin Obstet Gynaecol. 2017; 40:68-81.

197. Bird CC, McElin TW, Manalo-Estrella P. The elusive adenomyosis of the uterus--revisited. Am J Obstet Gynecol. 1972; 112(5):583-93.

198. Struble J, Reid S, Bedaiwy MA. Adenomyosis: a clinical review of a challenging gynecologic condition. J Minim Invasive Gynecol. 2016; 23(2):164-85.

199. Benagiano G, Brosens I, Habiba M. Adenomyosis: a life-cycle approach. Reprod Biomed Online. 2015; 30(3):220-32.

200. Benagiano G, Habiba M, Brosens I. The pathophysiology of uterine adenomyosis: an update. Fertil Steril. 2012; 98(3):572-9.

201. Taylor AH, Kalathy V, Habiba M. Estradiol and tamoxifen enhance invasion of endometrial stromal cells in a three-dimensional coculture model of adenomyosis. Fertil Steril. 2014; 101(1):288-93.

202. Kitawaki J, Noguchi T, Amatsu T et al. Expression of aromatase cytochrome P450 protein and messenger ribonucleic acid in human endometriotic and adenomyotic tissues but not in normal endometrium. Biol Reprod. 1997; 57(3):514-9.

203. Kissler S, Zangos S, Wiegratz I et al. Utero-tubal sperm transport and its impairment in endometriosis and adenomyosis. Ann N Y Acad Sci. 2007; 1101:38-48.

204. Yamashita M, Matsuda M, Mori T. Increased expression of prolactin receptor mRNA in adenomyotic uterus in mice. Life Sci. 1997; 60(17):1437-6.

205. Fiçicioğlu C, Tekin HI, Arioğlu PF et al. A murine model of adenomyosis: the effects of hyperprolactinemia induced by fluoxetine hydrochloride, a selective serotonin reuptake inhibitor, on adenomyosis induction in Wistar albino rats. Acta Eur Fertil. 1995; 26(2):75-9.

206. Bedaiwy MA, Dahoud W, Skomorovska-Prokvolit Y et al. Expression of progesterone receptor isoforms-A and-B in adenomyosis. Fertil Steril. 2013; 100(3 Suppl 1):S387.

207. Benagiano G, Brosens I, Habiba M. Structural and molecular features of the endomyometrium in endometriosis and adenomyosis. Hum Reprod Update. 2014; 20(3):386-402.

208. Bergeron C, Amant F, Ferenczy A. Pathology and physiopathology of adenomyosis. Best Pract Res Clin Obstet Gynaecol. 2006; 20(4):511-21.

209. Sasson IE, Taylor HS. Stem cells and the pathogenesis of endometriosis. Ann N Y Acad Sci. 2008; 1127:106-15.

210. Tocci A, Greco E, Ubaldi FM. Adenomyosis and 'endometrial-subendometrial myometrium unit disruption disease' are two different entities. Reprod Biomed Online. 2008; 17(2):281-91.

211. Levgur M, Abadi MA, Tucker A. Adenomyosis: symptoms, histology, and pregnancy terminations. Obstet Gynecol. 2000; 95:688-91.

212. Levy G, Dehaene A, Laurent N et al. An update on adenomyosis. Diagn Interv Imaging. 2013; 94(1):3-25.

213. Guo SW, Mao X, Ma Q et al. Dysmenorrhea and its severity are associated with increased uterine contractility and overexpression of oxytocin receptor (OTR) in women with symptomatic adenomyosis. Fertil Steril. 2013; 99(1):231-40.

214. Koike H, Egawa H, Ohtsuka T et al. Correlation between dysmenorrheic severity and prostaglandin production in women with endometriosis. Prostaglandins Leukot Essent Fatty Acids. 1992; 46(2):133-7.

215. Bazot M, Fiori O, Darai E. Adenomyosis in endometriosis prevalence and impact on fertility. Evidence from magnetic resonance imaging. Hum Reprod. 2006; 21(4):1101-2.

216. Kunz G, Beil D, Huppert P et al. Adenomyosis in endometriosis prevalence and impact on fertility. Evidence from magnetic resonance imaging. Hum Reprod. 2005; 20(8):2309-16.

217. Kissler S, Hamscho N, Zangos S et al. Uterotubal transport disorder in adenomyosis and endometriosis – a cause for infertility. Br J Obstet Gynaecol. 2006; 113(8):902-8.

218. Campo S, Campo V, Benagiano G. Adenomyosis and infertility. Reprod Biomed Online. 2012; 24(1):35-46.

219. Benaglia L, Cardellicchio L, Leonardi M et al. Asymptomatic adenomyosis and embryo implantation in IVF cycles. Reprod Biomed Online. 2014; 29(5):606-11.

220. Costello MF, Lindsay K, McNally G. The effect of adenomyosis on in vitro fertilisation and intra-cytoplasmic sperm injection treatment outcome. Eur J Obstet Gynecol Reprod Biol. 2011; 158(2):229-34.

221. Vercellini P, Consonni D, Dridi D et al. Uterine adenomyosis and in vitro fertilization outcome: a systematic review and meta-analysis. Hum Reprod. 2014; 29(5):964-77.

222. Farquhar C, Brosens I. Medical and surgical management os adenomyosis. Best Pract Res Clin Obstet Gynecol. 2006; 20(4):603-16.

223. Tosti C, Troìa L, Vannuccini S et al. Current and future medical treatment of adenomyosis J Endometr Pelvic Pain Disord. 2016; 8(4):127-35.

224. Cullen TS. Cancer of the uterus: its pathology, symptomatology, diagnosis, and treatment. New York: Appleton; 1900. p. 479.

225. Cullen TS. Address in gynecology. Can Med Assoc J. 1913; 3(8):658-71.

226. Blair EM. Endometrial hyperplasia: a clinical entity. Can Med Assoc J. 1936; 35(6):603-9.

227. Kurman RJ, Kaminski PF, Norris HJ. The behavior of endometrial hyperplasia. A long-term study of "untreated" hyperplasia in 170 patients. Cancer. 1985; 56(2):403-12.

228. Bergeron C, Nogales FF, Masseroli M et al. A multicentric European study testing the reproducibility of the WHO classification of endometrial hyperplasia with a proposal of a simplified working classification for biopsy and curettage specimens. Am J Surg Pathol. 1999; 23(9):1102-8.

229. Pivano A, Crochet P, Carcopino X et al. Risk of coexisting endometrial carcinoma in case of atypical endometrial hyperplasia diagnosed on total hysteroscopic resection. Eur J Obstet Gynecol Reprod Biol. 2016; 203:210-3.

230. Kadirogullari P, Atalay CR, Ozdemir O et al. Prevalence of co-existing endometrial carcinoma in patients with preoperative diagnosis of endometrial hyperplasia. J Clin Diagn Res. 2015; 9(10):QC10-4.

231. Kurman R, Carcangiu M, Herrington C et al. World Health Organisation classification of tumors of female reproductive organs. 4. ed. Lyon: International Agency for Research on Cancer (IARC) Press; 2014.

232. Ellenson LH, Ronnett BM, Kurman RJ. Precursor lesions of endometrial carcinoma. In: Kurman RJ, Ellenson LH, Ronnett BM (eds.). Blaustein's pathology of the female genital tract. Boston, MA: Springer; 2011. p. 359-92.

233. Trimble CL, Method M, Leitao M et al. Management of endometrial precancers. Obstet Gynecol. 2012; 120(5):1160-75.

234. Sanderson PA, Critchley HO, Williams AR et al. New concepts for an old problem: the diagnosis of endometrial hyperplasia. Hum Reprod Update. 2017; 23(2):232-54.

235. Committee on Gynecologic Practice, Society of Gynecologic Oncology. Committee opinion; Number 631. Washington: American College of Obstetricians and Gynecologists, Women's Health Care Physicians; 2015. Disponível em: http://www.acog.org/-/media/Committee-Opinions/Committee-on-Gynecologic-Practice/co631.pdf?dmc=1. Acesso em 30 de maio de 2017.

236. Abrão FS. Hiperplasia do endométrio. In: Tratado de oncologia genital e mamária. 2. ed. Rio de Janeiro: Revinter; 2006. p. 391-402.

237. Endometrium.org [site da internet]. Boston: Division of Women's and Perinatal Pathology at Brigham and Women's Hospital; 2016. Disponível em: www.endometrium.org. Acesso em 30 de maio de 2017.

238. Zaino RJ, Kauderer J, Trimble CL et al. Reproducibility of the diagnosis of atypical endometrial hyperplasia: a Gynecologic Oncology Group study. Cancer. 2006; 106(4):804-11.

239. Salman MC, Usubutun A, Boynukalin K et al. Comparison of WHO and endometrial intraepithelial neoplasia classifications in predicting the presence of coexistent malignancy in endometrial hyperplasia: J Gynecol Oncol. 2010; 21(2):97-101.

240. Mutter GL. Endometrial intraepithelial neoplasia (EIN): will it bring order to chaos? The Endometrial Collaborative Group. Gynecol Oncol. 2000; 76(3):287-90.

241. Emons G, Beckmann MW, Schmidt D et al. Uterus commission of the Gynecological Oncology Working Group (AGO). New WHO Classification of Endometrial Hyperplasias. Geburtshilfe Frauenheilkd. 2015; 75(2):135-6.

242. Zaino R, Carinelli SG, Ellenson LH et al. Tumours of the uterine corpus: epithelial tumours and precursors. Lyon: WHO Press; 2014.

243. Getpook C, Wattanakumtornkul S. Endometrial thickness screening in premenopausal women with abnormal uterine bleeding. J Obstet Gynaecol Res. 2006; 32(6):588-92.

244. Stock RJ, Kanbour A. Prehysterectomy curettage. Obstet Gynecol. 1975; 45(5):537-41.

245. Gkrozou F, Dimakopoulos G, Vrekoussis T et al. Hysteroscopy in women with abnormal uterine bleeding: a meta-analysis on four major endometrial pathologies. Arch Gynecol Obstet. 2015; 291(6):1347-54.

246. Bedner R, Rzepka-Gorska I. Hysteroscopy with directed biopsy versus dilatation and curettage for the diagnosis of endometrial hyperplasia and cancer in perimenopausal women. Eur J Gynaecol Oncol. 2007; 28(5):400-2.

247. Ianieri MM, Staniscia T, Pontrelli G et al. A new hysteroscopic risk scoring system for diagnosing endometrial hyperplasia and adenocarcinoma. J Minim Invasive Gynecol. 2016; 23(5):712-8.

248. Ofinran O, Balega J. The value of magnetic resonance imaging in investigating complex atypical hyperplasia of the endometrium. Minerva Ginecol. 2016; 68(4):400-4.

249. Bakir B, Sanli S, Bakir VL et al. Role of diffusion weighted MRI in the differential diagnosis of endometrial cancer, polyp, hyperplasia, and physiological thickening. Clin Imaging. 2017; 41:86-94.

250. Dueholm M, Hjorth IM. Structured imaging technique in the gynecologic office for the diagnosis of abnormal uterine bleeding. Best Pract Res Clin Obstet Gynecol. 2017; 40:23-43.

251. Chandra V, Kim JJ, Benbrook DM et al. Therapeutic options for management of endometrial hyperplasia. J Gynecol Oncol. 2016; 27(1):e8.

252. Amezcua CA, Lu JJ, Felix JC et al. Apoptosis may be an early event of progestin therapy for endometrial hyperplasia. Gynecol Oncol. 2000; 79(2):169-76.

253. Abulafia O, Triest WE, Adcock JT et al. The effect of medroxyprogesterone acetate on angiogenesis in complex endometrial hyperplasia. Gynecol Oncol. 1999; 72(2):193-8.

254. Horn LC, Schnurrbusch U, Bilek K et al. Risk of progression in complex and atypical endometrial hyperplasia: clinicopathologic analysis in cases with and without progestogen treatment. Int J Gynecol Cancer. 2004; 14(2):348-53.

255. Gunderson CC, Fader AN, Carson KA et al. Oncologic and reproductive outcomes with progestin therapy in women with endometrial hyperplasia and grade 1 adenocarcinoma: a systematic review. Gynecol Oncol. 2012; 125(2):477-82.

256. Figueroa-Casas PR, Ettinger B, Delgado E et al. Reversal by medical treatment of endometrial hyperplasia caused by estrogen replacement therapy. Menopause. 2001; 8(6):420-3.

257. Güven M, Dikmen Y, Terek MC et al. Metabolic effects associated with high-dose continuous megestrol acetate administration in the treatment of endometrial pathology. Arch Gynecol Obstet. 2001; 265(4):183-6.

258. Varma R, Soneja H, Bhatia K et al. The effectiveness of a levonorgestrel-releasing intrauterine system (LNG-IUS) in the treatment of endometrial hyperplasia--a long-term follow-up study. Eur J Obstet Gynecol Reprod Biol. 2008; 139(2):169-75.

259. Soh E, Sato K. Clinical effects of danazol on endometrial hyperplasia in menopausal and postmenopausal women. Cancer. 1990; 66(5):983-8.

260. Vercellini P, Somigliana E, Vigano P et al. Endometriosis: current therapies and new pharmacological developments. Drugs. 2009; 69(6):649-75.

261. Shao R, Li X, Feng Y et al. Direct effects of metformin in the treatment of women with PCOS and endometrial carcinoma. J Exp Clin Cancer Res. 2014; 33:41.

262. Shen ZQ, Zhu HT, Lin JF. Reverse of progestin-resistant atypical endometrial hyperplasia by metformin and oral contraceptives. Obstet Gynecol. 2008; 112(2 Pt 2):465-7.

263. Cantrell LA, Zhou C, Mendivil A et al. Metformin is a potent inhibitor of endometrial cancer cell proliferation--implications for a novel treatment strategy. Gynecol Oncol. 2010; 116(1):92-8.

264. Sharifzadeh F, Aminimoghaddam S, Kashanian M et al. A comparison between the effects of metformin and megestrol on simple endometrial hyperplasia. Gynecol Endocrinol. 2017; 33(2):152-5.

265. Meresman GF, Bilotas MA, Lombardi E et al. Effect of GnRH analogues on apoptosis and release of interleukin-1beta and vascular endothelial growth factor in endometrial cell cultures from patients with endometriosis. Hum Reprod. 2003; 18(9):1767-71.

266. Agorastos T, Bontis J, Vakiani A et al. Treatment of endometrial hyperplasias with gonadotropin-releasing hormone agonists: pathological, clinical, morphometric, and DNA-cytometric data. Gynecol Oncol. 1997; 65(1):102-14.

267. Agorastos T, Vaitsi V, Paschopoulos M et al. Prolonged use of gonadotropin-releasing hormone agonist and tibolone as add-back therapy for the treatment of endometrial hyperplasia. Maturitas. 2004; 48(2):125-32.

268. Järvlä IY, Santala M. Treatment of non-atypic endometrial hyperplasia using termal ballon endometrial ablation therapy. Gynecol Obstet Invest. 2005; 59(4):202-6.

269. Vilos GA, Oraif A, Vilos AG et al. Long-term clinical outcomes following resectoscopic endometrial ablation of non-atypical endometrial hyperplasia in women with abnormal uterine bleeding. J Minim Invasive Gynecol. 2015; 22(1):66-77.

270. Vilos GA, Harding PG, Ettler HC. Resectoscopic surgery in women with abnormal uterine bleeding and nonatypical endometrial hyperplasia. J Am Assoc Gynecol Laparosc. 2002; 9(2):131-7.

271. Sirimusika N, Peeyananjarassri K, Suphasynth Y et al. Management and clinical outcomes of endometrial hyperplasia during a 13-year period in Songklanagarind Hospital. J Med Assoc Thai. 2014; 97(3):260-6.

272. Mutter GL, Ferenczy A. Endometrial hyperplasia and neoplasia: definition, diagnosis, and management principles. In: The Global Library of Women's Medicine. London: International Federation of Gynecology and Obstetrics; 2008.

Parte 3

13

Doenças Benignas de Ovário e Tuba

Frederico José Silva Corrêa | Priscila Morais Galvão Souza | Paula Vieira Nunes Brito

INTRODUÇÃO

Conhecer a anatomia, a fisiologia e as principais doenças relacionadas aos ovários e às tubas uterinas é extremamente relevante, tanto para o médico generalista, quanto para o ginecologista.

Os ovários são constituídos por células do estroma, do córtex e do tecido germinativo, e estão em constante modificação fisiológica, com desenvolvimento folicular, ovulação, formação do corpo lúteo, cicatrização e produção dos hormônios sexuais. Devido às suas características, vários tipos de alteração podem ocorrer (desde cistos funcionais, passando por cistos ou tumores benignos, até lesões malignas), sendo extremamente importantes o diagnóstico correto e a implementação da terapêutica adequada, a fim de evitar tratamentos equivocados e iatrogênicos.

As tubas uterinas têm como função o transporte dos espermatozoides, do óvulo e do embrião, assim como a nutrição deste último, sendo essenciais para a gravidez espontânea. Suas principais alterações estão relacionadas à doença inflamatória pélvica (DIP), com formação de aderências, obstrução tubária, abscesso tubário e hidrossalpinge. Nos últimos anos, têm sido associadas a lesões malignas inicialmente relacionadas aos ovários, aumentando a importância do conhecimento sobre essa estrutura.

OVÁRIO

O ovário consiste em três porções principais: córtex externo, medula central e *rete ovarii* (hilo).[1] O hilo liga o ovário ao mesovário. Contém nervos, vasos sanguíneos e células com o potencial de se tornarem ativas na esteroidogênese ou de formar tumores.[1] A porção mais externa do córtex é chamada túnica albugínea, cuja superfície apresenta camada única de epitélio cuboidal (referido como epitélio de superfície ovariana ou mesotélio ovariano). Os carcinomas epiteliais ovarianos representam 90% dos cânceres ovarianos humanos.[1] Os oócitos, encapsulados em complexos chamados folículos, são a parte interna do córtex, incorporados ao tecido estromal. Este é composto de tecido conectivo e células intersticiais, derivados das células mesenquimais, e tem a capacidade de responder ao hormônio luteinizante (LH) ou à gonadotrofina coriônica humana (hCG), com a produção de androgênio. A área central medular do ovário deriva em grande parte das células mesonéfricas.[1]

Etiologia

O ovário é um órgão com estrutura embriológica, histológica e fisiológica muito complexa, capaz de desenvolver mais de 50 tipos de neoplasias primárias, variando de lesões benignas e *borderline* a malignas.[2] De acordo com a estrutura anatômica da qual se origina, a maioria dos tumores ovarianos se enquadra em uma de três categorias: tumores epiteliais, tumores do estroma gonadal ou tumores de linhagem germinativa.[3] Cistos ovarianos benignos e funcionais são os achados estruturais anormais mais encontrados em mulheres em idade reprodutiva e são a quinta causa de internação hospitalar nos EUA.[4] Cerca de 80 a 85% dos tumores ovarianos são benignos e dois terços deles ocorrem entre os 22 e os 44 anos de idade.[3] Dados dos EUA da década de 1990 mostraram taxas anuais de hospitalização de 32 a cada 10 mil mulheres em idade reprodutiva, das quais 67% foram submetidas a tratamento cirúrgico.[5]

Os tumores ovarianos podem ser neoplásicos ou não neoplásicos (Tabela 13.1). A classificação reconhecida pela Federação Internacional de Ginecologia e Obstetrícia (FIGO) inclui tumores neoplásicos benignos, tumores de baixo potencial de malignidade e tumores malignos primários ou secundários.[3] Os tumores não neoplásicos podem ser diferenciados em funcionais e não funcionais.[6]

Características dos tumores

Cistoadenoma seroso

Neoplasia benigna frequente de ovário (de 15 a 20% dos tumores ovarianos), caracteriza-se por ser uni ou bilateral e de tamanho variável, com superfície lisa, fina, e parede branca ou azulada.[7] Em geral unilocular e de conteúdo fluido seroso, branco ou transparente, pode apresentar projeções papilares na parede interna ou externa associadas a ascite e implantes na superfície peritoneal, levando à falsa impressão de malignidade (Figura 13.1).[2,6,8]

Cistoadenoma mucinoso

Tumores mucinosos geralmente atingem grandes tamanhos, são multiloculados e bilaterais em 10% dos casos. O cistoadenoma mucinoso é revestido por células epiteliais colunares altas que produzem substância gelatinosa, a mucina. É cheio de um líquido espesso incolor, esverdeado, amarelado ou amarronzado, mas pode apresentar papilas nos espaços císticos, constituindo o cistoadenoma mucinoso papilífero. Pode levar a um quadro de complicação rara, o pseudomixoma peritoneal, com implantes no omento e no peritônio, produzindo mucina e causando dor abdominal e vômitos.[2,6,8,9]

Teratoma benigno

Tumores ovarianos benignos mais frequentes (25 a 40%) em mulheres com menos de 40 anos de idade. Os teratomas benignos ou cistos dermoides se originam das células germinativas dos ovários, tendo, portanto, tecidos derivados dos três folhetos germinativos: mesoderma, endoderma e ectoderma. Podem existir ao nascimento, mas são mais prevalentes na terceira e quarta décadas de vida. Bilaterais em 10 a 12% dos casos, os cistos dermoides costumam ser arredondados, com cápsula espessa, de cor branco-acinzentada. A ruptura do cisto e o extravasamento do conteúdo para a cavidade peritoneal podem causar reação peritoneal acentuada e aderências densas. Devido ao seu peso, está relacionado com torção anexial, quadro de dor e irritação peritoneal (Figura 13.2).[2,5,7,8,10]

Tabela 13.1 Classificação de tumores neoplásicos e não neoplásicos de ovário.

Classificação de tumores neoplásicos
Tumores de linhagem epitelial
▪ Tumores serosos
▪ Tumores mucinosos
▪ Tumores endometrioides
▪ Tumor de células claras
▪ Tumor de Brenner
▪ Tumores epiteliais mistos
▪ Carcinoma indiferenciado
▪ Tumores epiteliais não classificados
Tumores do estroma gonadal
▪ Tumores de células da granulosa
• Tumor de células
– Tecoma
– Fibroma
– Tumor não classificado
▪ Androblastomas
▪ Ginandroblastomas
▪ Não classificados
Tumor de células lipídicas
Gonadoblastomas
▪ Puro
▪ Misto com disgerminoma ou outras formas de tumor de células germinativas
Tumor de células germinativas
▪ Disgerminoma
▪ Tumor do seio endodérmico
▪ Carcinoma embrionário
▪ Poliembrioma
▪ Coriocarcinoma
▪ Teratomas
• Imaturo
• Maduro (sólido ou cístico)
• Monodermal e altamente especializado: *struma ovarii* e carcinoide
▪ Formas mistas
Tumores de partes moles não específicos do ovário
Tumores não classificados
Tumores metastáticos
Condições tumor-like
Classificação de tumores não neoplásicos
Tumores funcionais
▪ Cistos foliculares
▪ Cistos luteínicos
▪ Cistos tecaluteínicos
▪ Ovários policísticos
Tumores não funcionais
▪ Endometriomas

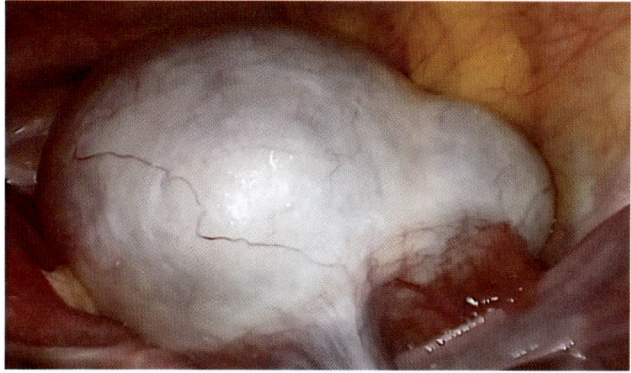

Figura 13.1 Cistoadenoma seroso ovariano.

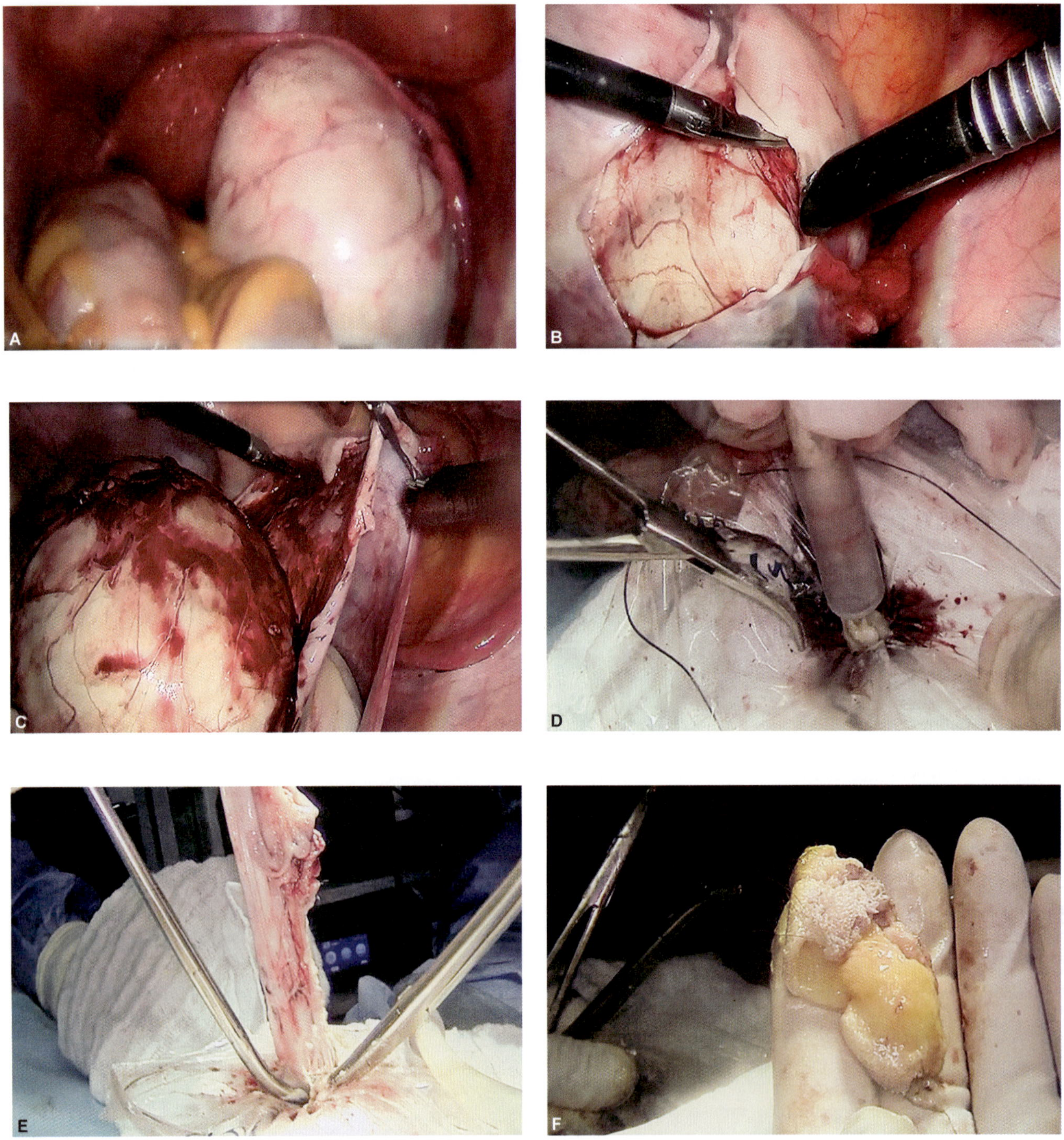

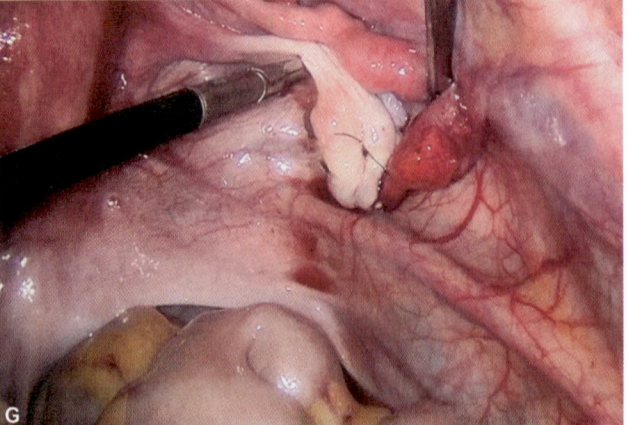

Figura 13.2 Teratoma benigno de ovário. **A.** Visão do teratoma ovariano direito. **B.** Incisão do parênquima ovariano até a parede do teratoma. **C.** Contração do parênquima ovariano e liberação do plano de clivagem entre o cisto e o parênquima ovariano. **D.** Exteriorização pela punção de 10 mm do teratoma em uma *endobag* para aspiração do conteúdo cístico. **E.** Retirada das partes sólidas do teratoma, com ajuda de duas pinças. **F.** Retirada de todo o conteúdo do teratoma. **G.** Visão final da cirurgia, com a aproximação das bordas do ovário.

Fibromas

Tumores do tecido conjuntivo do ovário (composto por fibroblastos e colágeno), representam menos de 5% dos tumores ovarianos e são encontrados em todas as faixas etárias, sendo bilaterais em 12% dos casos. Podem estar associados a ascite e hidrotórax (mais comum à direita), constituindo a síndrome de Meigs. A retirada do tumor costuma resultar na remissão imediata do quadro. Em função do peso desses tumores, é comum ocorrer torção do pedículo.[6,8,11]

Tumor de Brenner

O tumor de Brenner é sólido, geralmente assintomático e unilateral na maioria dos casos (bilateral em apenas 5 a 7% deles). Está associado a cistoadenoma seroso ou mucinoso em até 30% dos casos. Histologicamente, caracteriza-se por colunas de células escamosas ou de transição com uma camada central de epitélio colunar. Macroscopicamente, são tumores bem circunscritos, endurecidos, com superfície branca, acinzentada ou amarelada. São tipicamente benignos, mas podem se apresentar *borderline* ou malignos.[6,8,12]

Tecomas

Tumores derivados do estroma gonadal, histologicamente semelhantes aos fibromas, de aparência firme e fibrosa, essencialmente benignos. Caracterizam-se pela produção de estrogênio e podem levar a sangramento uterino anormal, hiperplasia e câncer de endométrio (Figura 13.3).[6,8,13,14]

Tumores funcionais

Tumores ou cistos funcionais surgem de estruturas que normalmente fazem parte da fisiologia ovariana: o folículo ovariano e o corpo lúteo (Figura 13.4). Os cistos foliculares são os mais frequentes durante a menacme. Geralmente unilaterais e únicos, de paredes finas, com eixos variando entre 2,5 e 10 cm, originam-se de folículos que não se rompem, dilatam-se e acumulam líquido.[2,3,6,8] Menos frequentes, os cistos luteínicos provêm do corpo lúteo que, em vez de sofrer processo regular de absorção e cicatrização, passa por modificação cística. Ao exame microscópico, a parede desses cistos apresenta cor marrom ou amarelada, dependendo do conteúdo das células. Devido ao seu grande número de vasos sanguíneos, podem evoluir para cisto hemorrágico e consequente ruptura com hemoperitônio (Figura 13.5).[2,3,6,8] Os cistos tecaluteínicos são os menos frequentes dos cistos funcionais e decorrem da reação normal dos ovários a altos níveis de gonadotrofinas, habitualmente associados a gestação múltipla ou molar, coriocarcinoma e indução da ovulação (citrato de clomifeno, gonadotrofinas urinárias, purificadas ou recombinantes, e análogos do hormônio liberador de gonadotrofinas [GnRH]). São bilaterais, multicísticos e podem chegar a 30 cm de diâmetro.[2,3,6,8]

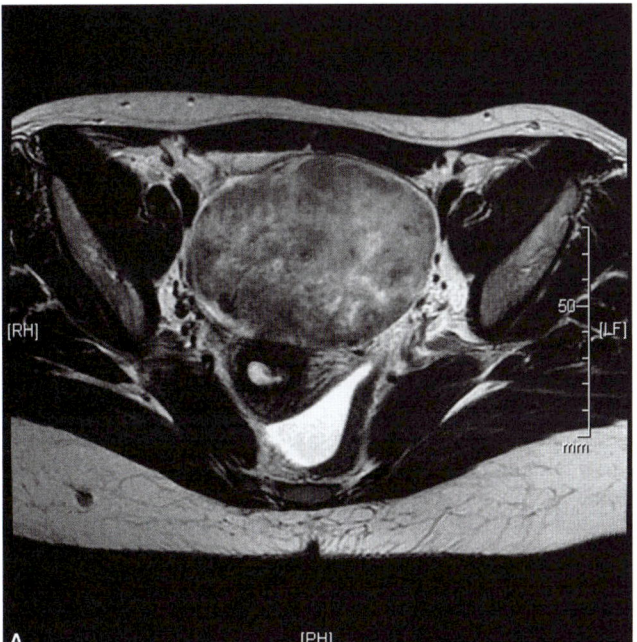

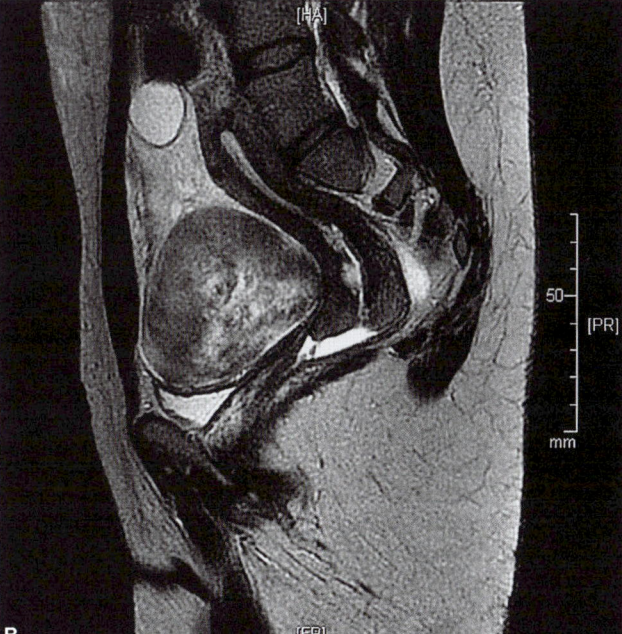

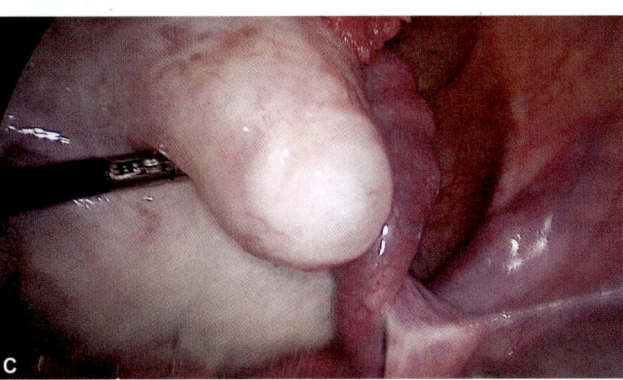

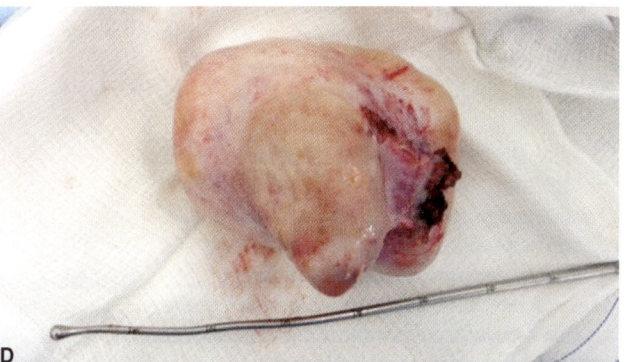

Figura 13.3 Tecoma ovariano – ressonância magnética (**A** e **B**) e visão laparoscópica (**C** e **D**).

Os ovários policísticos são consequência de quadros de anovulação crônica, hiperandrogenismo e disfunção do eixo hipotálamo-hipófise-ovário.[2,3,6,8]

Endometriomas

Os endometriomas ou cistos de chocolate foram descritos há quase um século por Sampson.[15] São cistos de endometriose no ovário que acumulam sangue e hemossiderina e podem estar associados a aderências pélvicas ovarianas, dor

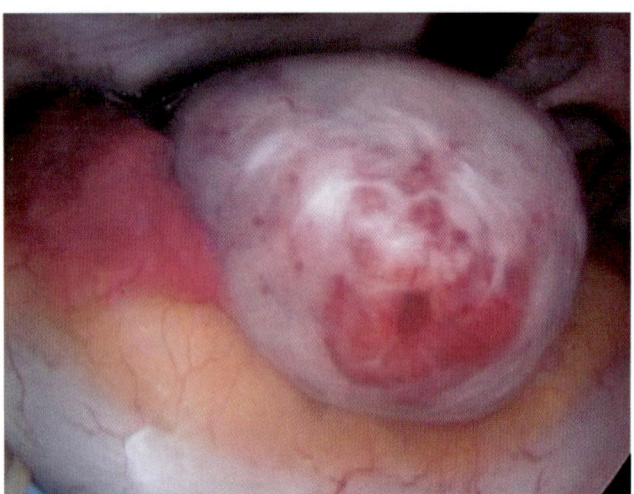

Figura 13.4 Corpo lúteo íntegro.

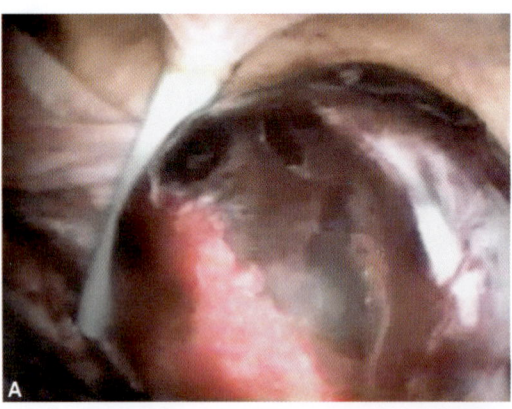

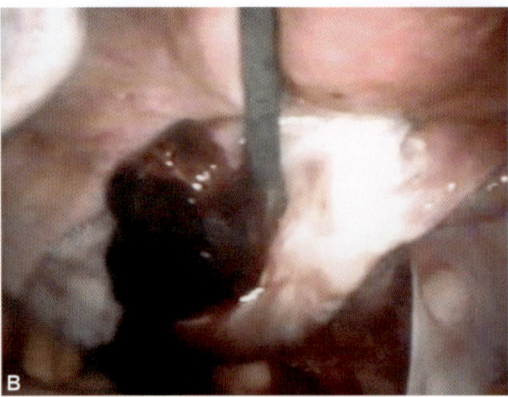

Figura 13.5 Ovário com cisto hemorrágico. **A.** Corpo lúteo hemorrágico ou cisto hemorrágico, percebendo-se área de hemorragia recente. **B.** Abordagem laparoscópica, com retirada do cisto hemorrágico e coagulação dos vasos.

e infertilidade. Seu tamanho pode variar de pequenos endometriomas de 0,5 cm a tumores de 8 a 10 cm (Figura 13.6).[6,8]

Diagnóstico

O diagnóstico das neoplasias benignas de ovário se faz por meio de anamnese, exame físico e exames complementares. Deve-se ter atenção especial na avaliação dos diagnósticos diferenciais, principalmente em relação às neoplasias malignas de ovário.

Anamnese e exame físico

A identificação da faixa etária das pacientes é muito importante na avaliação e no diagnóstico diferencial das neoplasias ovarianas. Como tumores benignos do ovário em geral são assintomáticos em sua fase inicial, muitas vezes o diagnóstico é feito por meio de exames de imagem realizados por outro motivo. Com a evolução dos tumores e o consequente aumento de volume, as pacientes podem perceber alguns sintomas, tais como: polaciúria, desconforto pélvico, sensação de peso em hipogástrio, distensão abdominal e obstipação. A dor normalmente é insidiosa, mas pode ser aguda e intensa nos casos de torção do ovário, ruptura ou hemorragia com drenagem de conteúdo para a cavidade abdominal, e tumores funcionantes produtores de hormônios podem causar irregularidade menstrual.

O exame físico pode contribuir no diagnóstico dos tumores ovarianos. A palpação abdominal pode permitir a identificação de tumores pélvicos ou abdominais de grande volume. Deve-se realizar o toque vaginal, que favorece a identificação de lesões ovarianas menores. Ao exame físico, é importante a caracterização do tumor, destacando-se tamanho, superfície, consistência, mobilidade, localização e sinais relacionados (p. ex., dor à mobilização tumoral e ascite).[2,6,8,16]

Exames complementares
Exames de imagem

A ultrassonografia transvaginal (USTV) é exame imprescindível na avaliação acurada dos tumores ovarianos, pois permite a caracterização do tumor nos seus aspectos morfológicos e auxilia no diagnóstico diferencial com outras patologias. Deve-se avaliar o tamanho do tumor, o aspecto do conteúdo – ecogenicidade (sólido, cístico, misto) –, a espessura da parede e se há septos e outras lesões intracísticas.[16] Deve-se observar alguns critérios ultrassonográficos de malignidade na avaliação dos tumores ovarianos:

- Espessamento da parede do tumor
- Septos grosseiros
- Papilas ou vegetações
- Áreas sólidas ou ecogenicidade no tumor
- Ascite
- Bilateralidade.

A dopplerfluxometria associada à USTV é um método auxiliar no diagnóstico de tumores ovarianos que aumenta a acurácia do exame, avaliando o índice de resistência (IR) e o índice de pulsatilidade (IP). Estudos demonstram melhor acurácia na diferenciação entre neoplasias ovarianas benignas e malignas quando o exame ultrassonográfico é complementado por Doppler.[17,18]

A ressonância magnética (RM) é outro método de imagem auxiliar no diagnóstico das neoplasias ovarianas, indicado nos casos de diagnóstico ultrassonográfico indeterminado. Apesar

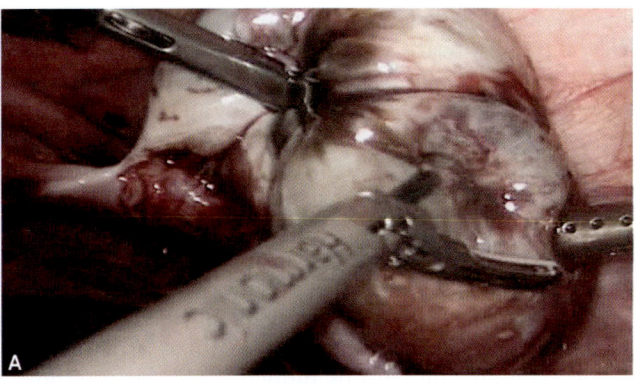
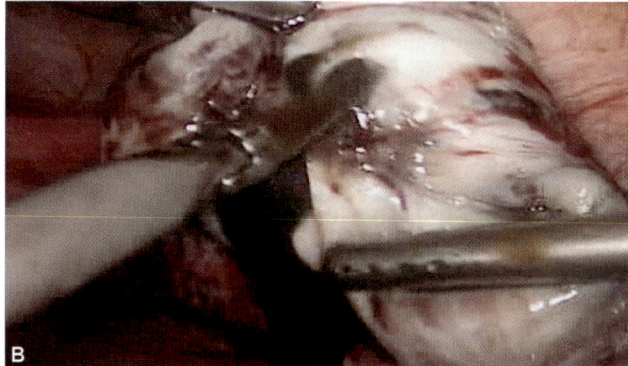
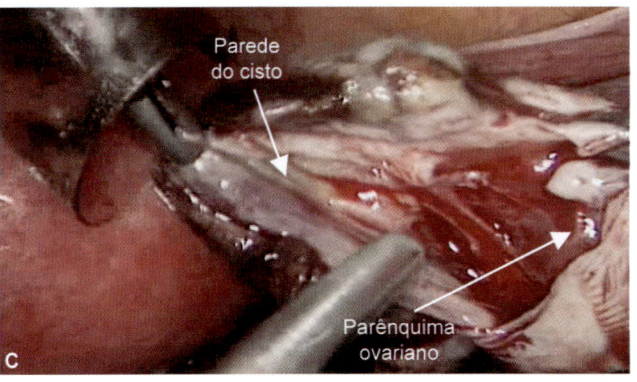
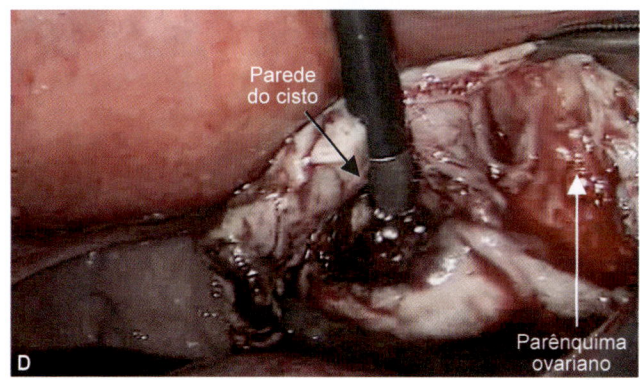

Figura 13.6 Endometrioma ovariano (**A** e **B**), parede do cisto e parênquima ovariano (**C** e **D**).

de a USTV ser o método de escolha no diagnóstico desses tumores, sua capacidade é limitada na caracterização dos tecidos. A RM tem sua principal aplicação na diferenciação dos tecidos e do conteúdo dos tumores, possibilitando distinguir tumores de aspecto complexo à USTV.[6,19,20] Em 2008, o International Ovarian Tumor Analysis Group (IOTA) definiu 10 regras simples para predizer malignidade (regras M) e benignidade (regras B) (Tabela 13.2), de acordo com as quais 937 (76%) dos 1.233 tumores avaliados puderam ser classificados em benignos ou malignos, com sensibilidade e especificidade de 93 e 90%, respectivamente.[21]

Marcadores tumorais

Vários marcadores tumorais vêm sendo estudados para auxiliar no diagnóstico das neoplasias malignas de ovário.[22,23] Entretanto, ainda não foi possível definir um marcador ideal com altas sensibilidade e especificidade. Os principais marcadores utilizados no diagnóstico do câncer de ovário são:[22,23]

- **CA 125:** produzido pelos tecidos derivados do epitélio celômico (endométrio, endocérvice, tubas uterinas, peritônio, pleura e pericárdio), apresenta baixa especificidade e deve ser mais valorizado nos casos de pacientes menopausadas. Valores acima de 35 UI/mℓ são considerados positivos
- **CA 19.9:** específico para tumores mucinosos. Positivo acima de 40 UI/mℓ
- **Gonadotrofina coriônica:** para coriocarcinomas
- **Alfafetoproteína:** para tumores do seio endodérmico e tumores mistos de células germinativas
- **Antígeno carcinoembrionário:** para carcinomas embrionários
- **Testosterona:** para tumores de células de Sertoli-Leydig
- **Estradiol:** para tumores de células da granulosa
- **Desidrogenase láctica:** para disgerminomas.

Tabela 13.2 Modelo de regras simples para benignidade (B) ou malignidade (M) nos tumores ovarianos.

Regras B	Regras M
Cisto unilocular	Tumor sólido irregular
Componentes sólidos, cujo maior componente tenha menos de 7 mm no eixo máximo	Ascite
Sombra acústica	Pelo menos quatro estruturas papilares
Tumor multilocular, liso, com menos de 100 mm de eixo máximo	Tumor sólido multilocular irregular, com eixo máximo de pelo menos 100 mm
Fluxo sanguíneo não detectável ao Doppler	Fluxo sanguíneo intenso

Fonte: Timmerman et al., 2008.[21]

Tratamento

Tratamento conservador

O tratamento conservador expectante é o mais indicado para cistos ou tumores funcionais do ovário. Em geral, os cistos funcionais apresentam regressão espontânea em intervalos de 1 a 3 meses. Portanto, pacientes na menacme com lesões ovarianas compatíveis com cistos funcionais, sem sinais de malignidade, devem ser reavaliadas em 3 a 6 meses antes de se considerar o tratamento cirúrgico. Revisão sistemática realizada pela Cochrane em 2008 indicou que o uso de pílulas contraceptivas para o tratamento de cistos funcionais não traz benefício à paciente, mas diminui o risco de recorrências dos cistos.[24] Em mulheres menopausadas, os cistos funcionais são pouco prováveis, mas admite-se conduta conservadora em cistos simples menores que 3 cm, com Doppler e CA 125 normais. Nesses casos, o acompanhamento clínico e ultrassonográfico deve ser realizado a cada 3 meses, reavaliando-se a conduta frente a qualquer modificação.[2,6,8]

Tratamento cirúrgico

Indicado nos casos de tumores ovarianos não funcionais (neoplasias) e cistos funcionais grandes. A aspiração dos cistos ovarianos é uma técnica pouco utilizada nos dias atuais e não é recomendada por três motivos: falta de material para estudo histopatológico; risco de disseminação de células malignas para a cavidade peritoneal; alta taxa de recorrência após a aspiração.

Pode-se abordar cirurgicamente as neoplasias ovarianas benignas por meio das técnicas de cistectomia, ooforoplastia e ooforectomia, de acordo com as características da paciente e do tumor. A laparoscopia (LP) é a cirurgia de escolha para o tratamento cirúrgico dos tumores benignos de ovário – revisão sistemática recente da Cochrane, comparando-a aos resultados do tratamento cirúrgico dos tumores benignos de ovário por laparotomia, associou a LP a menores taxas de febre, infecção urinária, complicações e dor pós-operatórias, menos dias de internação e menor custo.[25]

A cistectomia, ooforoplastia e ooforectomia, por laparoscopia ou laparotomia, devem seguir alguns passos importantes, como: realizar lavado peritoneal; inspecionar o tumor na busca de características de malignidade; evitar a ruptura do tumor, principalmente nos casos de teratomas ou suspeitos de malignidade.[25-28] No caso de ruptura de tumor, deve-se lavar a cavidade abdominal exaustivamente com soluto fisiológico. Diagnosticada malignidade na biopsia de congelação, deve-se realizar a cirurgia definitiva imediatamente ou em até 7 dias, para que o prognóstico não mude. São características intraoperatórias sugestivas de malignidade:

- Implantes peritoneais
- Áreas de hemorragia e necrose
- Aderências a outros órgãos
- Ascite
- Ruptura da cápsula
- Excrescências na cápsula
- Áreas sólidas
- Bilateralidade.

A laparoscopia é a melhor abordagem dos tumores benignos de ovário, desde que realizada por profissionais treinados, com avaliação pré-operatória adequada para afastar o risco de malignidade, disponibilidade de instrumentos e equipamentos necessários para o procedimento, e mediante o consentimento da paciente. Caso contrário, deve-se realizar a laparotomia, mantendo-se os mesmos passos e preocupações descritos para a abordagem desses tumores.[24-28]

TUBA UTERINA

As tubas uterinas ou de Falópio são um par de estruturas tubulares de comprimento variável (7 a 12 cm) que representam a porção proximal não fundida dos ductos müllerianos, cada tuba dividida em quatro regiões distintas. No útero, a tuba atravessa a região cornual como porção intersticial e emerge do corpo uterino como uma porção estreita (istmo tubário); lateralmente ao istmo, há um segmento mais largo, denominado ampola, no qual ocorre a fecundação do óvulo; a última porção da tuba (infundíbulo) tem formato de funil e termina com as fímbrias tubárias,

importantes na captação do óvulo após a ovulação (uma delas, a fímbria ovárica, é ligada ao ovário para manter a porção distal da tuba próxima a ele). A mucosa tubária é um epitélio colunar ciliado, com arquitetura mais complexa à medida que se aproxima das fímbrias. A musculatura consiste em uma camada circular interna e outra longitudinal externa de músculo liso. A tuba é recoberta por peritônio através da mesossalpinge, que se liga à margem superior do ligamento largo. O aporte sanguíneo para as tubas é realizado pelas artérias uterinas e ovarianas, que formam duas arcadas vasculares na mesossalpinge. A drenagem venosa acompanha as artérias, e os vasos linfáticos acompanham as artérias e drenam para os linfonodos ilíacos internos e para-aórticos.[2-4]

As principais funções das tubas uterinas dizem respeito ao processo de concepção e incluem a captação do óvulo, o transporte de espermatozoides em direção aos ovários, a provisão de um ambiente adequado para a fecundação e o transporte, e a nutrição do oócito fertilizado.[3] Alterações que comprometam qualquer uma dessas funções são causas comuns de infertilidade conjugal e gravidez ectópica.[4]

Doenças tubárias

Salpingite e doença inflamatória pélvica

A doença inflamatória pélvica (DIP) compreende diversos distúrbios inflamatórios do sistema genital superior feminino, incluindo qualquer combinação de endometrite, salpingite, abscesso tubo-ovariano (ATO) e peritonite pélvica.[29] Dados indicam que o diagnóstico clínico de DIP sintomática tem valor preditivo positivo de 65 a 90% para salpingite, se comparado à laparoscopia. Microrganismos sexualmente transmissíveis, principalmente *Neisseria gonorrhoeae* e *Chlamydia trachomatis*, estão implicados em muitos casos, mas estudos recentes sugerem que a proporção de casos de DIP atribuíveis a *C. trachomatis* ou *N. gonorrhoeae* está em declínio (das mulheres que receberam diagnóstico de DIP aguda, menos de 50% têm teste positivo para qualquer desses organismos).[29] Microrganismos que compõem a flora vaginal (p. ex., anaeróbios, *Gardnerella vaginalis*, *Haemophilus influenzae*, bastonetes gram-negativos entéricos, *Streptococcus agalactiae*) têm sido associados à DIP; citomegalovírus (CMV), *Mycoplasma hominis*, *Ureaplasma urealyticum* e *Mycoplasma genitalium* também podem estar associados.[29]

Hidrossalpinge

Obstrução completa do óstio tubar abdominal (fímbrias), com dilatação da tuba a montante e retenção de serosidade de volume variável. Em geral, é sequela de processo infeccioso pélvico, enquadrando-se na DIP crônica (Figura 13.7).[29]

Endossalpingiose

Epitélio ectópico semelhante ao encontrado nas tubas uterinas, de epidemiologia e potencial significado clínico e patogênese não bem entendidos. Estudos estimam prevalência de 7,6% em mulheres submetidas a cirurgia laparoscópica por outras condições ginecológicas, podendo ser encontrada em 12,5% das biopsias de omento. Pode estar associada a endometriose em até 34% dos casos, relacionada a dor pélvica crônica e infertilidade, embora tais achados ainda sejam conflitantes.[22]

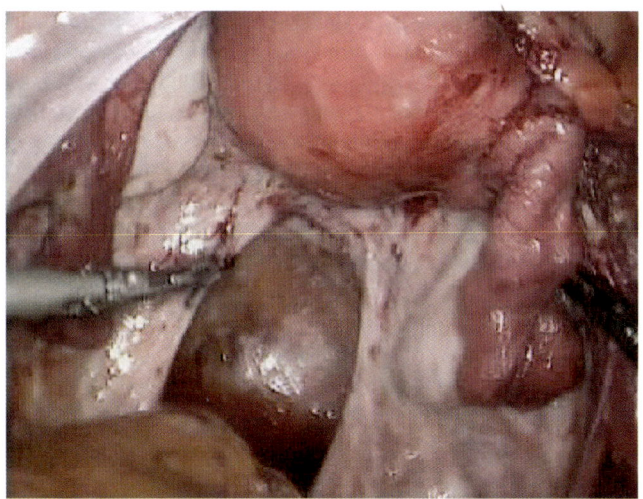

Figura 13.7 Hidrossalpinge direita.

Fatores de risco

As doenças tubárias são responsáveis por 25 a 35% das causas de infertilidade feminina. A infertilidade por fator tubário é considerada a complicação mais significativa da DIP, em função de suas implicações psicossociais e econômicas. Em trabalho prospectivo clássico de Westrom et al., a taxa de infertilidade após um, dois e três ou mais episódios de DIP foi de 8, 19,5 e 40%, respectivamente.[5] Estudos mostram que 30 a 80% das pacientes com infertilidade tubária desconhecem história pessoal de DIP, demonstrando que em muitos casos a infecção é subclínica.[6] Luttjeboer et al., em metanálise que avaliou a associação entre dados da história clínica da paciente e patologia tuboperitoneal, identificaram uma razão de chances (OR; do inglês, *odds ratio*) de 5,5 para patologia tuboperitoneal em pacientes com história de DIP (OR 5,5; intervalo de confiança de 95% [95% IC] 2,7-11,0).[7] A gravidade da doença está diretamente relacionada ao risco de infertilidade tubária.[8] A aglutinação fimbrial com formação de hidrossalpinge, espessamento parietal e aderências tubárias são os principais achados (ver Figura 13.2).[9] Ocorre ATO em 15% dos casos de DIP e em 34% das pacientes internadas pela doença.[8,10-12] O comprometimento da mucosa tubária também pode causar infertilidade de difícil detecção pelos métodos diagnósticos habituais.[6] Os tratamentos disponíveis são cirurgias de lise de aderências e salpingoplastias ou fertilização *in vitro* (FIV).[6,8,9] Estima-se que 60% dos casos de DIP sejam subclínicos, 36% de leves a moderados e apenas 4% sejam graves,[14] o que dificulta o diagnóstico clínico das patologias tubárias decorrentes dessa doença.[5]

Diagnóstico

Encontram-se alterações tubárias principalmente em pacientes submetidas a investigação de infertilidade conjugal, que deve ser realizada rápida e eficazmente, com os menores custo e invasão possíveis, por meio de história clínica cuidadosa, abrangente e exames complementares escolhidos com critério.[3,21]

Aspectos levantados na história clínica da paciente também podem ser importantes na determinação do diagnóstico de doença tubária ou tuboperitoneal. Em revisão sistemática sobre o assunto, Luttjeboer et al. (2009) avaliaram a correlação entre achados na história clínica e patologias tubárias em pacientes inférteis. Os autores encontraram a associação de patologias tubárias com apendicite complicada (OR 7,2; 95% IC 2,2-22,8), cirurgia pélvica (OR 3,6; 95% IC 1,4-9,0) e DIP (OR 3,2; 95% IC 1,6-6,6), e em estudos caso-controle com apendicite complicada (OR 3,3; 95% IC 1,8-6,3), DIP (OR 5,5; 95% IC 2,7-11,0), gravidez ectópica (OR 16,0; 95% IC 12,5-20,4), endometriose (OR 5,9; 95% IC 3,2-10,8) e doenças sexualmente transmissíveis (DSTs) (OR 11,9; 95% IC 4,3-33,3).[7] Os dados reforçam a relevância da história clínica da mulher na avaliação da infertilidade conjugal. O exame físico, em especial o toque vaginal bimanual, pode contribuir para o diagnóstico de patologias pélvicas, como a DIP, a endometriose pélvica e as aderências pélvicas, através da percepção da mobilidade uteroanexial, dor ao toque e de lesões palpáveis em fundo de saco posterior.[23-26]

O tratamento presuntivo para DIP deve ser iniciado em mulheres jovens sexualmente ativas e mulheres em situação de risco para DSTs quando relatada dor abdominal pélvica ou inferior, excluídas outras causas, e se o exame pélvico indicar um ou mais dos seguintes critérios clínicos:[29]

- Dor à mobilização cervical
- Dor à palpação bimanual de fundo uterino ou sensibilidade uterina
- Dor à mobilização anexial.

Um ou mais dos seguintes critérios adicionais podem melhorar a especificidade dos critérios clínicos mínimos e apoiar um diagnóstico de DIP:[29]

- Temperatura axilar acima de 38,3°C
- Descarga mucopurulenta cervical anormal do colo do útero ou friabilidade cervical
- Abundância de leucócitos em microscopia salina de fluido vaginal
- Taxa de sedimentação de eritrócitos elevada
- Proteína C reativa elevada
- Documentação laboratorial de infecção cervical com *N. gonorrhoeae* ou *C. trachomatis.*

Os critérios mais específicos para o diagnóstico de DIP incluem:[29]

- Evidência histopatológica de endometrite em biopsia do endométrio
- USTV ou RM mostrando tubas uterinas com paredes espessadas, cheias de fluido, com ou sem líquido livre na cavidade pélvica, ou Doppler sugerindo infecção pélvica (p. ex., hiperemia das tubas)
- USTV ou RM com achados laparoscópicos consistentes com DIP.

Em mulheres com DIP de leve a moderada, regimes parenterais e orais parecem ter eficácia semelhante.[29] A decisão quanto à hospitalização deve se basear no julgamento do médico assistente, enquadrando-se a paciente em qualquer um dos seguintes critérios:[29]

- Emergências cirúrgicas (p. ex., apendicite) não podem ser excluídas
- Abscesso tubo-ovariano
- Gravidez
- Enfermidade grave, náuseas e vômitos ou febre alta
- Incapacidade de seguir ou tolerar um regime oral ambulatorial
- Nenhuma resposta clínica ao tratamento antimicrobiano oral.

Parte 3

Tratamento ambulatorial

O tratamento ambulatorial da DIP consiste na administração de uma das seguintes associações medicamentosas:[29]

- Ceftriaxona, 250 mg, por via intramuscular (IM), em dose única + doxiciclina, 100 mg, por via oral (VO), 2 vezes/dia, durante 14 dias, associada ou não a metronidazol, 500 mg, VO, 2 vezes/dia, durante 14 dias
- Cefoxitina, 2 g, IM, em dose única + probenecida, 1 g, VO, em dose única + doxiciclina, 100 mg, VO, 2 vezes/dia, durante 14 dias, associada ou não a metronidazol, 500 mg, VO, 2 vezes/dia, durante 14 dias
- Outra cefalosporina parenteral de terceira geração (p. ex., ceftizoxima ou cefotaxima) + doxiciclina, 100 mg, VO, 2 vezes/dia, durante 14 dias, associada ou não a metronidazol, 500 mg, VO, 2 vezes/dia, durante 14 dias.

As pacientes devem demonstrar melhora clínica (p. ex., normotermia, redução na sensibilidade abdominal e da dor à mobilização cervical, do útero e anexos) dentro de 3 dias após o início da terapia.[29] Caso não ocorra melhora clínica dentro de 72 h após o início do tratamento IM/VO ambulatorial, são indicadas hospitalização, avaliação do regime antimicrobiano e pesquisa de diagnósticos alternativos (incluindo a consideração de laparoscopia diagnóstica).[29] Todas as mulheres diagnosticadas com clamídia ou DIP gonocócica devem ser testadas novamente 3 meses após o tratamento, independentemente do tratamento de seus parceiros sexuais.[29]

Tratamento hospitalar

O tratamento hospitalar da DIP deve optar por uma das seguintes associações medicamentosas:[29]

- Cefotetana, 2 g, por via intravenosa (IV), a cada 12 h + doxiciclina, 100 mg, VO ou IV, a cada 12 h
- Cefoxitina, 2 g, IV, a cada 6 h + doxiciclina, 100 mg, VO ou IV, a cada 12 h
- Clindamicina, 900 mg, IV, a cada 8 h + gentamicina, dose de ataque IV ou IM (2 mg/kg), seguida por dose de manutenção (1,5 mg/kg) a cada 8 h – pode ser substituída por dose única diária (3 a 5 mg/kg).

Ao utilizar regimes parenterais com cefotetana ou cefoxitina, a terapia com doxiciclina, 100 mg, VO, 2 vezes/dia, pode ser utilizada de 24 a 48 h após a melhora clínica, até completar 14 dias de tratamento.[29] Quando se utiliza regime parenteral com clindamicina/gentamicina, pode-se usar terapia com clindamicina, 450 mg, VO, 4 vezes/dia, ou doxiciclina, 100 mg, 2 vezes/dia, para completar os 14 dias de tratamento.[29] Entretanto, havendo ATO, deve-se utilizar clindamicina, 450 mg, VO, 4 vezes/dia, ou metronidazol, 500 mg, 2 vezes/dia, para completar pelo menos 14 dias de terapêutica, associado à doxiciclina, para fornecer cobertura anaeróbia mais eficaz do que a doxiciclina isoladamente.[29]

Homens que tiveram contato sexual com uma mulher com DIP durante os 60 dias que antecederam o início dos sintomas devem ser avaliados, testados e presumivelmente tratados para clamídia e gonorreia, independentemente da etiologia da DIP ou dos patógenos isolados da mulher.[29] Se a última relação sexual da mulher antecedeu o início dos sintomas ou diagnóstico em mais de 60 dias, deve-se tratar o parceiro sexual mais recente.[29] Parceiros de mulheres com DIP causada por *C. trachomatis* e/ou *N. gonorrhoeae* frequentemente são assintomáticos.[29]

Exames complementares

Os exames ou procedimentos de avaliação tubária devem ser indicados como parte da investigação básica inicial nos casos de infertilidade conjugal. Mesmo em situações em que há indicação formal para FIV, como nas alterações graves do sêmen, a avaliação tubária é necessária antes da realização do procedimento, para afastar patologias que possam comprometer o resultado do tratamento, como a hidrossalpinge.[30] Os métodos para avaliação de anatomia, permeabilidade e fisiologia tubárias são complementares e não mutuamente excludentes. Em algumas situações, o diagnóstico adequado e o tratamento efetivo requerem a realização de mais de um dos exames descritos a seguir.

Histerossalpingografia

Estudo contrastado da cavidade e das tubas uterinas. Exame diagnóstico simples, de baixo custo, seguro e rápido, que, quando realizado adequadamente, fornece informações importantes sobre a morfologia uterina e tubária. O procedimento utiliza contraste iodado solúvel em óleo ou água (este o mais utilizado, por ser melhor tolerado pelas pacientes e mais rapidamente absorvido, além de não apresentar risco de embolia lipídica ou formação de granuloma) e deve ser feito entre o 6º e o 11º dia do ciclo menstrual. A histerossalpingografia (HSG) permite a visualização de todas as porções da tuba uterina com pregueado mucoso e as fímbrias, e o diagnóstico de obstrução tubária proximal e distal, hidrossalpinge, salpingite ístmica nodosa, pólipos tubários, aderências intratubárias, fimose da porção distal e aderências perianexiais, além de alterações da morfologia e patologias uterinas.[3,21,31] A sensibilidade da HSG na identificação da obstrução tubária varia de 85 a 100%, e a especificidade pode chegar a 90% (Figura 13.8).[32,33] Entretanto, a HSG apresenta limitações no diagnóstico das lesões intrauterinas, falso-positivo nas obstruções tubárias cornuais e baixo valor preditivo no diagnóstico de aderências perianexiais e endometriose.[21,31] Nesses casos, a laparoscopia pode ser indicada para o diagnóstico definitivo.[21]

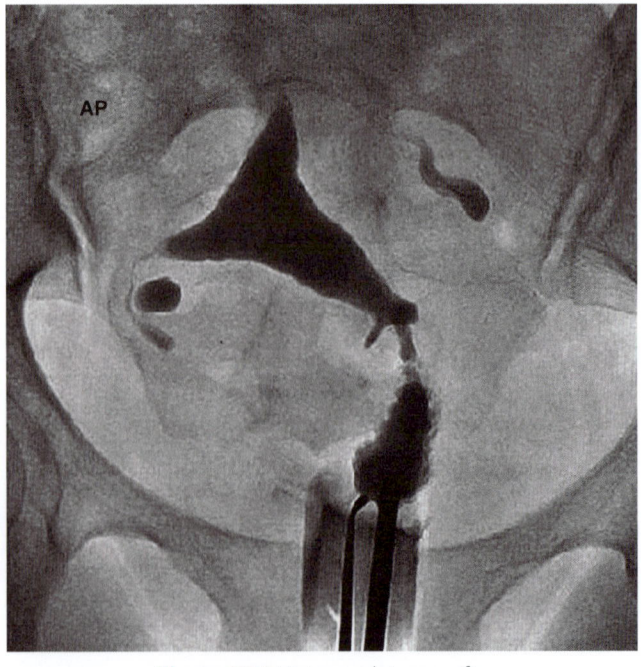

Figura 13.8 Histerossalpingografia.

Salpingografia seletiva e canulação tubária

Injeção de meio de contraste diretamente no interior do óstio tubário utilizando cânula especial radiopaca inserida através do colo uterino. A canulação da tuba requer o uso de um guia de arame flexível especial e uma cânula mais larga; após penetração na tuba, o arame é retirado e substituído por outra cânula. A salpingografia com ou sem canulação da tuba é muito útil na diferenciação entre oclusão tubária cornual falsa ou verdadeira. O procedimento é ambulatorial e tecnicamente possível em 90% dos casos. Pode ser útil no aparente espasmo cornual da tuba e na obstrução causada por material amorfo e sinequia tubária, mas seu efeito positivo nos casos de fibrose obliterativa, salpingite crônica, salpingite ístmica nodosa e endometriose é duvidoso.[3,21]

Ultrassonografia transvaginal

A ultrassonografia transvaginal (USTV) é um método de imagem pouco invasivo e de baixo custo, mas com sensibilidade muito baixa para diagnóstico de patologias tubárias, tendo melhor acurácia nos casos de hidrossalpinge. Apresenta boa sensibilidade e especificidade nas patologias uterinas e ovarianas, lesões de endometriose profunda de septo retovaginal e intestinal.[3,21,23,34] A histerossonossalpingografia (HSoG), que é a USTV com contraste, apresenta resultados concordantes com a HSG em cerca de 80 a 90% dos casos na avaliação da permeabilidade tubária. Entretanto, tem a desvantagem de não avaliar a arquitetura tubária, as patologias tubárias não obstrutivas e patologias anexiais.[17,35,36]

Laparoscopia

Procedimento cirúrgico minimamente invasivo que permite a visão direta da cavidade peritoneal, pelve e dos órgãos reprodutivos internos, e possibilita a avaliação da permeabilidade tubária por meio da cromotubagem, introdução sob pressão de azul de metileno, diluído em soro, através do colo do útero, com visão da passagem do contraste pelas tubas. Pode ser método diagnóstico nos casos de infertilidade conjugal e apresenta a maior acurácia no diagnóstico de aderências perianexiais e endometriose. A laparoscopia é realizada sob anestesia geral, com a paciente em decúbito dorsal e as pernas entreabertas em "v". Antes de iniciar o procedimento, deve-se avaliar os órgãos pélvicos por meio de toque bimanual, com a paciente anestesiada. É necessário inserir uma cânula uterina com canal interno através da cérvice, para manipular o útero com melhor exposição das estruturas, e realizar a cromotubagem. As punções para inserção dos trocartes habitualmente são realizadas na região umbilical, de 5 ou 10 mm, e nos quadrantes inferiores do abdome, na região suprapúbica e nas fossas ilíacas direita (FID) e esquerda (FIE), de 5 ou 3 mm. Após inserção do laparoscópio, toda a cavidade peritoneal é inspecionada, iniciando pelo abdome superior (fígado, vesícula, estômago, baço e diafragma), com especial atenção ao abdome inferior. A posição de Trendelenburg é importante para facilitar o acesso à pelve e o posicionamento das alças intestinais fora dela. Faz-se uma inspeção panorâmica da pelve antes de avaliar minuciosamente as estruturas pélvicas. Deve-se observar se há líquido peritoneal e quais as suas características, todo o peritônio pélvico, a superfície e as características do útero, das tubas e dos ovários, e os ligamentos redondo, uterossacro e largo, em ambos os lados. A pesquisa cuidadosa de aderências pélvicas e perianexiais e de sinais de endometriose é imprescindível. Após a avaliação completa da pelve, realiza-se a cromotubagem, com azul de metileno ou índigo

carmim injetados pelo colo através da cânula uterina, observando-se a passagem do contraste por toda a tuba e as características da exteriorização pelas fímbrias, a fim de determinar se há obstrução tubária, dilatações anormais, fimose fimbrial e sinequias ou finas aderências fimbriais.[4,21,24,34] Havendo obstrução fimbrial, a extensão das lesões tubárias é classificada em mínima, moderada ou grave, envolvendo desde mínima hidrossalpinge, aderências peritubárias ou periovarianas pouco significativas, a aderências pélvicas densas com fixação do ovário, obliteração do fundo de saco posterior e, em grau mais avançado, o que chamamos de pelve congelada.[37]

Tratamento cirúrgico

Cirurgias tubárias laparoscópicas

São classificadas de acordo com o tipo e a localização do procedimento.[38]

Microcirurgia

As cirurgias tubárias que visam ao tratamento da infertilidade por meio da preservação ou do restabelecimento da anatomia e função tubárias devem ser realizadas dentro dos princípios da microcirurgia. Dentre vários aspectos, esses princípios incluem:

- Minimizar o trauma: uso de instrumentos delicados, parcimônia com o uso de energia elétrica ou *laser* e irrigação contínua
- Magnificação da imagem
- Hemostasia meticulosa
- Identificação adequada dos planos de clivagem
- Alinhamento preciso dos planos de sutura
- Uso de sutura fina e não absorvível
- Prevenção de contaminação por corpo estranho.

As técnicas microcirúrgicas são aplicáveis tanto na laparotomia quanto na laparoscopia (LP). Gomel tem demonstrado a aplicabilidade da microcirurgia por LP para adesiólise, salpingo-ovariólise, fimbrioplastia e salpingostomia desde a metade dos anos 1970.[57] Alguns avanços da técnica microcirúrgica são específicos da LP, que fornece melhor visão do campo operatório e das estruturas e magnificação da imagem ao aproximarmos o laparoscópio da área operada: a operação com a cavidade peritoneal fechada diminui o risco de contato com corpo estranho, compressas, talcos, entre outros; o aumento da pressão abdominal por pneumoperitônio com CO_2 diminui o sangramento venoso e permite a coagulação espontânea de pequenos vasos; a LP possibilita irrigação contínua, que diminui os efeitos nocivos da cirurgia. Além disso, instrumentos delicados, finos, apropriados para microcirurgia foram desenvolvidos para uso nessas cirurgias.[21,24] Sistemas avançados de microcâmeras, fibra óptica e monitores permitem excelente e confortável visão do campo cirúrgico para toda a equipe, e facilitam o treinamento e o acompanhamento das cirurgias.

Salpingo-ovariólise

As aderências pélvicas e perianexiais são sequelas comuns de DIP, endometriose e cirurgias prévias. Nos casos de DIP, podem ser amplas ou superficiais, pouco vascularizadas e vão de um órgão a outro, sem que os mesmos estejam colados. Nos casos de cirurgias e endometriose grave ou profunda, as aderências são densas, e os órgãos ou estruturas adjacentes estão aglutinados. São consideradas causas frequentes de infertilidade conjugal, sendo observadas em cerca de 15% dos casais inférteis.[3] As taxas de gravidez intrauterina após salpingo-ovariólise variam de 52 a 62%, e a gravidez ectópica ocorre em 5 a 8% dos casos operados.[30] A infertilidade é causada pela distorção anatômica da pelve, pelo bloqueio tubário ou ovariano e pela fixação das fímbrias longe dos ovários (p. ex., na parede abdominal anterior), dificultando a captura ovular pela tuba.

As aderências podem ser classificadas de acordo com o seu tipo ou o comprometimento tubário e ovariano. Donnez et al.[39] propuseram uma classificação que considera as características da própria aderência:

- Tipo I: traves finas ou em véu, avasculares
- Tipo II: traves finas ou em véu, vasculares
- Tipo III: traves densas, fibrosas e vasculares.

De acordo com essa proposta de classificação, as pacientes com aderências tipo I se beneficiariam mais da cirurgia e as pacientes com aderências tipo III se beneficiariam mais da fertilização *in vitro* nos casos de infertilidade.

O procedimento de lise de aderências pélvicas deve seguir alguns princípios gerais, visando ao tratamento adequado. A paciente deve ficar em decúbito dorsal, com as pernas entreabertas e em posição de Trendelenburg, após a inserção dos trocartes. A inserção dos trocartes segue o padrão de um trocarte para laparoscópio umbilical de 10 ou 5 mm e três punções auxiliares em regiões suprapúbica, FID e FIE. Ao iniciar a cirurgia, o cirurgião deve identificar e avaliar as características das aderências, considerando os possíveis benefícios e potenciais riscos para a paciente. Após a avaliação inicial, a equipe deve traçar a estratégia cirúrgica, começando preferencialmente pelas aderências mais fáceis de serem desfeitas.

A adesiólise pode ser feita com dissecção e tesoura, eletrocirurgia (monopolar e/ou bipolar), *laser*, endocoagulador e bisturi ultrassônico. As aderências devem ser pinçadas e tracionadas, a fim de permitir boa exposição do limite entre elas e os órgãos de interesse. A secção das aderências deve ser paralela ao órgão, distando cerca de 1 mm, evitando-se a lesão do mesotélio visceral.[21,24,40] O ovário deve ser tracionado com pinça de apreensão atraumática através do ligamento útero-ovárico ou tubo-ovariano, para melhor visualização das aderências, facilitando a adesiólise. Pode-se usar a hidrodissecção. Deve-se evitar a apreensão das tubas, a fim de diminuir o risco de iatrogenia. Nesse caso, deve-se apreender as aderências e realizar a lise sem o pinçamento tubário. A hemostasia deve ser feita com atenção, a fim de evitar formação de novas aderências, e a irrigação deve ser abundante. O uso de métodos de barreira antiaderentes (Interceed®, Goro-Tex®, Seprafilm®, Intergel®, Sepracoat®, Spraygel®) também pode diminuir o risco de novas aderências.[21,24,40]

Salpingostomia

A salpingostomia ou salpingoneostomia é a criação de um novo orifício em uma tuba com completa obstrução na porção distal e hidrossalpinge. A salpingostomia pode ser distal (nos casos de hidrossalpinge), ampular (apenas em casos de tratamento da gravidez ectópica íntegra) ou ístmica (atualmente não é realizada), dependendo da localização anatômica onde o novo orifício será feito.

Com os avanços das técnicas de reprodução assistida (TRA) nas últimas décadas e a melhora nos resultados reprodutivos da FIV, as cirurgias tubárias têm sido questionadas, mas taxas de gravidez de 30 a 40%, associadas a baixa morbidade, rápida recuperação e possibilidade de promover a salpingostomia na

própria laparoscopia diagnóstica, justificam sua realização em pacientes selecionados.[38]

A posição da paciente e das punções para os trocartes são as mesmas descritas anteriormente para salpingo-ovariólise. Deve-se realizar novas incisões semelhantes à inicial, em formato de cruz ou de ípsilon, ao longo da circunferência da tuba, criando um novo orifício. As incisões devem ser feitas de modo a seccionar todas as camadas da tuba, e não só a serosa. As pregas tubárias precisam ser preservadas, para manter a função tubária, e qualquer ponto de sangramento deve ser coagulado com microeletrodo monopolar ou pinça bipolar fina. As bordas da tuba em formato de pontas, resultantes das incisões, devem ser evertidas por meio de sutura interrompida sem tensão com fio Vicryl® (de 5-0 até 8-0) ou cauterização bipolar, monopolar ou *laser*. Finalizada a abordagem tubária, é importante revisar a hemostasia, limpar a cavidade abdominal, irrigando-a abundantemente, e aspirar todo o sangue e os coágulos.[38]

A salpingostomia linear é técnica de cirurgia tubária que pode ser realizada em pacientes com gravidez ectópica tubária íntegra e saco gestacional preferencialmente menor que 5 cm. Nesse caso, realiza-se a apreensão da tuba na porção distal e uma incisão linear na borda antimesossalpinge, com cautério monopolar ou tesoura com cerca de 1,5 cm no ponto de maior abaulamento. Feita a incisão, os produtos da concepção começam a se exteriorizar espontaneamente. Pode-se usar pinças de apreensão delicadas para retirada de estruturas mais fixas na tuba, com cuidado para evitar sangramentos intensos. A hemostasia pode ser feita com cautério monopolar ou bipolar fino, ou mesmo por meio do pinçamento da extremidade sangrante por alguns minutos.[40,41] Em termos de futuro reprodutivo, os resultados com a sutura da tuba não se mostram melhores que com a cicatrização sem sutura.[42] Extensa revisão da literatura, publicada por Mol et al. em 2008, concluiu que a cirurgia tubária laparoscópica é o tratamento mais custo-efetivo para a gravidez ectópica integra.[45] O Royal College of Obstetricians and Gynaecologists (RCOG), em sua *guideline* sobre o manejo da gravidez ectópica, recomenda com grau A a cirurgia laparoscópica como cirurgia de escolha para o tratamento cirúrgico da gravidez tubária.[44] O tratamento da gravidez ectópica foi melhor abordado no Capítulo 20, *Dor Pélvica Aguda* (Figura 13.9).

Fimbrioplastia

Técnica cirúrgica de reconstrução da fímbria ou do infundíbulo na tuba que apresenta aglutinação fimbrial ou fimose pré-fimbrial com obstrução distal parcial.

Consiste na introdução de uma pinça com ponta fina tipo Maryland, fechada, pelo orifício estenosado identificado pelo azul de metileno, retirando-a parcial ou completamente aberta, forçando a desaglutinação das fímbrias, repetindo-se a manobra com mudança da posição da extremidade da pinça no interior da luz tubária, até se conseguir boa amplitude na abertura da tuba. Quando houver obstrução total da tuba com aglutinações graves, a técnica mais indicada será a salpingostomia.[45] As taxas de gravidez intrauterina após fimbrioplastia laparoscópica variam de 20 a 56%, e de 5 a 23% dos casos em diferentes estudos descrevem gravidez ectópica.[46-49]

Anastomose tubária

Técnica cirúrgica que visa à reconstituição da permeabilidade da tuba que se encontra obstruída. Tem como sinônimos os termos reanastomose e recanalização tubárias. As principais indicações para a anastomose tubária são a reversão de laqueadura tubária prévia, oclusão tubária secundária a tratamento para gravidez ectópica, salpingite ístmica nodosa e bloqueio tubário secundário a alguma patologia.[50] Por muitos anos a técnica microcirúrgica foi considerada o procedimento de escolha para a anastomose tubária, pois apresentava os melhores resultados. Com o desenvolvimento

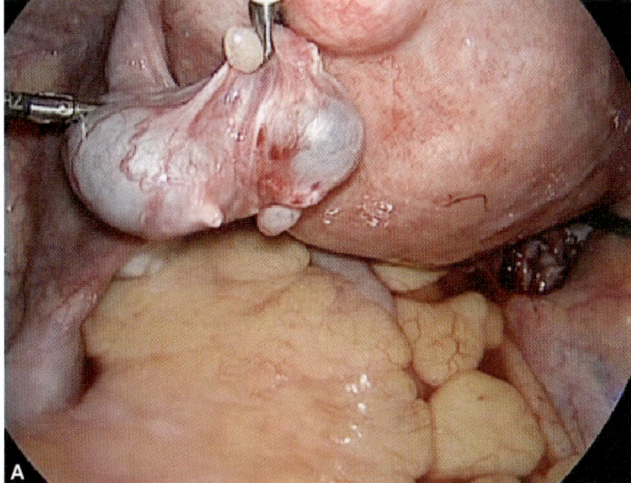

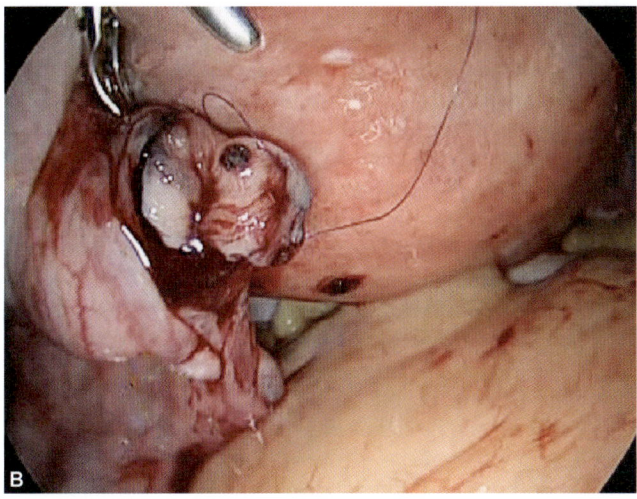

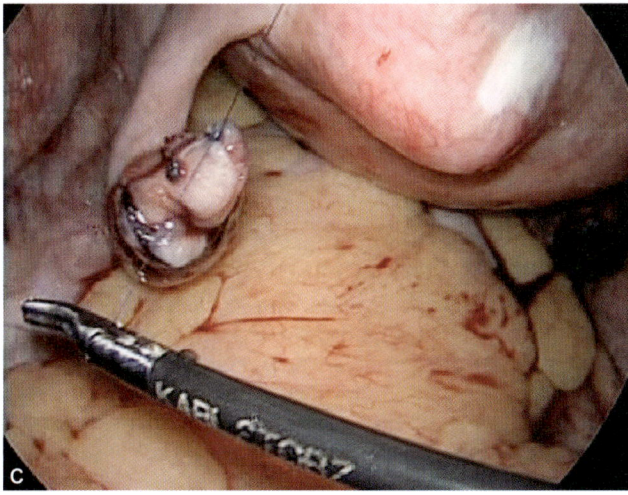

Figura 13.9 Salpingostomia ampolar. **A.** Visão da obstrução da tuba com dilatação ampolar. **B.** Incisão em cruz na região ampolar. **C.** Pontos com eversão da mucosa do endossalpinge.

da laparoscopia e a evolução do instrumental específico em 1992, Koh realizou a primeira anastomose tubária microcirúrgica por laparoscopia.[51]

Apesar de serem todas anastomoses tubárias, há diferenças quanto ao grau de dificuldade de realização da cirurgia e aos resultados esperados em cada caso. Neste capítulo, descreveremos a técnica básica de reanastomose tubária, utilizada na maioria dos procedimentos realizados. As pacientes devem ser avaliadas previamente quanto à possibilidade de outros fatores de infertilidade ou outro aspecto que contraindicaria a cirurgia. É necessário realizar uma HSG, para avaliar o coto proximal da tuba, e exames para pesquisa de reserva folicular ovariana, como dosagem de hormônio foliculoestimulante (FSH) basal e USTV, para contagem de folículos antrais. Um espermograma do parceiro é importante para avaliar se há fator masculino com possível indicação para FIV.[52,53]

A paciente deve ficar em decúbito dorsal, com as pernas entreabertas, para permitir o posicionamento do segundo auxiliar, que fará a manipulação uterina e a infusão de azul de metileno por meio do manipulador uterino durante o procedimento. A bexiga deve ser esvaziada com sonda de demora. O cirurgião destro se posiciona do lado esquerdo da paciente. A punção umbilical deve seguir o diâmetro da óptica (5 ou 10 mm) utilizada, bem como as punções auxiliares em região suprapúbica, FID e FIE (5 ou 3 mm). Após as punções e a introdução do laparoscópio, realiza-se avaliação geral da cavidade peritoneal, as alças intestinais são afastadas do campo e as tubas avaliadas cuidadosamente. Fímbrias normais, ausência de aderências tubo-ovarianas significativas e comprimento final da tuba maior que 5 cm são fatores essenciais para um bom resultado do tratamento.

Em 1999, Falcone realizou a primeira reanastomose tubária totalmente por robótica. Nos últimos anos, a anastomose tubária laparoscópica com uso da robótica tem demonstrado resultados interessantes.[53,54]

Alguns cirurgiões preconizam abstinência sexual de 2 semanas, mas não há consenso quanto ao tempo de contracepção após a cirurgia antes da exposição à gravidez. Em alguns serviços, o tempo de espera para obtenção de gravidez é de 6 meses. Entretanto, alguns autores relatam aumento nas taxas de gravidez com períodos de até 12 ou 18 meses.[50] Portanto, se após 12 meses não houver gestação, deve-se solicitar uma HSG para avaliação da permeabilidade tubária. Caso as tubas estejam alteradas, a paciente deve ser encaminhada para FIV.

As taxas de gravidez intrauterina após reanastomose tubária microcirúrgica, primeiro realizadas por laparotomia e depois por laparoscopia, variam de 41 a 93% e não demonstram diferenças significativas, independentemente da via de acesso.[49,50,52-65] Os fatores que mais afetam os resultados do procedimento são: tipo de esterilização prévia; local da anastomose na tuba; tamanho final da tuba (maior do que 4 cm); reanastomose apenas unilateral; outras alterações tubárias; extensão e natureza das aderências; idade da paciente; outros fatores de infertilidade (principalmente no parceiro); técnica cirúrgica utilizada.[66] Caillet et al. publicaram em 2010 avaliação retrospectiva de 97 pacientes submetidas a reanastomose tubária microcirúrgica laparoscópica com robótica, com idade média de 37 anos.[54] A taxa de gravidez e de nascidos vivos geral foi de 71% (95% IC, 61 a 80%) e 62% (95% IC, 52 a 72%), respectivamente. Ao estratificarem os resultados por faixa etária, demonstrou-se a importância da idade nos resultados reprodutivos.[54]

Salpingectomia

A salpingectomia é um procedimento simples e fácil de ser realizado por laparoscopia. Suas principais indicações são: salpingites agudas com abscessos tubários ou crônicas (principalmente nos casos de hidrossalpinge antes da FIV); tratamento radical da gravidez ectópica; esterilização tubária; raros casos de outras alterações tubárias, como hemangiomas, torção tubária com isquemia e câncer de tuba.

É amplamente conhecido hoje o efeito deletério da hidrossalpinge nos resultados reprodutivos das pacientes submetidas à FIV, pois acarreta diminuição das taxas de implantação e taxas de gravidez, e aumento nas taxas de abortamento e de gravidez ectópica.[21,24,67] Além da causa mecânica provocada pela passagem do líquido tubário pela cavidade uterina, foi detectado que o líquido da hidrossalpinge é embriotóxico e age sobre o endométrio, prejudicando a implantação embrionária. Portanto, nos casos de alterações tubárias graves com hidrossalpinge ou casos em que haja indicação de FIV, indica-se a salpingectomia ou a oclusão tubária proximal para diminuir o efeito negativo da hidrossalpinge nos resultados de FIV.[47,48,68]

A técnica cirúrgica segue o mesmo padrão inicial já relatado para as outras cirurgias tubárias, mas sem a necessidade de material de microcirurgia laparoscópica. Inicia-se a retirada da tuba com uso de pinça bipolar e tesoura, através de cauterização e corte. Pode-se começar pela região ístmica, em direção às fímbrias (técnica retrógrada), ou, ao contrário, das fímbrias em direção ao istmo tubário (técnica anterógrada). O auxiliar traciona a tuba e expõe a mesossalpinge, que é cauterizada com bipolar e seccionada com tesoura. A secção da mesossalpinge deve ser o mais próximo possível da tuba, a fim de diminuir o risco de comprometimento da circulação ovariana. O procedimento é feito em toda a extensão da tuba, até a sua secção completa. A tuba pode ser retirada da cavidade através de trocarte de 10 mm da punção umbilical ou auxiliar. Nos casos de grande hidrossalpinge, pode-se aspirar o líquido salpíngeo antes de retirar a tuba da cavidade abdominal. Realiza-se revisão cuidadosa da hemostasia, com cauterização dos pontos sangrantes. O risco de complicações é muito pequeno, e a recuperação rápida, com prazo curto para o retorno às atividades.[66]

Cirurgias tubárias e fertilização in vitro

As cirurgias tubárias podem e devem ser oferecidas a pacientes ou casais como uma das possibilidades de tratamento para infertilidade por fator tubário com resultados satisfatórios em casos selecionados. Antes de se indicar FIV, alguns critérios devem ser avaliados para a seleção adequada dos casos que podem se beneficiar da cirurgia tubária laparoscópica (minimamente invasiva):[22]

- Pacientes com menos de 37 anos
- Em casos de reanastomose tubária até 42 anos, se a reserva ovariana for adequada
- Pacientes com alterações tubárias de leves a moderadas
- Pacientes sem lesão dupla (proximal e distal) nas tubas
- Pacientes sem outros fatores de infertilidade (masculino)
- Pacientes não submetidas a outras cirurgias prévias para reconstrução tubária
- Pacientes que por algum motivo não têm acesso à FIV
- Pacientes com falhas prévias em ciclos de FIV.

Nos demais casos, a FIV/injeção intracitoplasmática de espermatozoides (ICSI) é indicada como primeira opção de tratamento para casais com infertilidade conjugal.

Diante de pacientes com infertilidade por fator tubário, duas opções de tratamento podem ser oferecidas: a cirurgia ou as técnicas de reprodução assistida de alta complexidade, principalmente a FIV.[47] Por muitos anos, ao longo do século XX, as cirurgias tubárias foram consideradas a única opção de tratamento para casais com infertilidade por fator tubário ou tuboperitoneal. Por sua vez, as técnicas cirúrgicas para tratamento de patologias tubárias se desenvolveram consideravelmente nesse período, sendo, posteriormente, incorporadas à laparoscopia e às vantagens da cirurgia minimamente invasiva.[47,48,50,68] Com o advento da FIV e o nascimento da primeira criança por esse método em 1978, pelas mãos de Steptoe e Edwards, iniciou-se um processo lento e gradual de substituição das cirurgias tubárias pelas TRA.[52] O aprimoramento da técnica e a melhora dos resultados, refletidos no aumento das taxas de gravidez e nascimentos, fizeram da FIV o tratamento de primeira escolha para mulheres com infertilidade por anormalidades tubárias. As publicações sobre cirurgias tubárias no tratamento da infertilidade diminuíram consideravelmente nos últimos anos, provavelmente demonstrando menor interesse dos serviços nessa modalidade tratamento.[48,50,68] De acordo com Feinberg, as principais desvantagens da cirurgia em relação à FIV são: maior tempo de espera para a concepção; maior risco de gestação ectópica; risco potencial de formar novas aderências; risco da anestesia geral; risco de infecção, sangramento e lesões de outros órgãos.[56] Por outro lado, o risco de gestação múltipla, de síndrome de hiperestímulo ovariano, a necessidade de congelamento e preservação de embriões sobressalentes, e o elevado custo da FIV em países que não incorporaram as TRA na saúde pública são pontos negativos.[48,50,68] Apesar de ter sua indicação diminuída, as cirurgias tubárias continuam sendo úteis no tratamento da infertilidade feminina por fator tubário. É importante, entretanto, que a escolha das pacientes que realmente irão se beneficiar do tratamento cirúrgico seja criteriosa, considerando aspectos importantes como a idade da mulher, o tempo de infertilidade, o local, o tipo e o grau de lesão tubária, a existência ou não de causas associadas de infertilidade e a história de tentativas prévias de tratamento cirúrgico. A avaliação diagnóstica prévia é imprescindível à indicação do tratamento adequado para cada caso.[48]

CONSIDERAÇÕES FINAIS

As doenças benignas de ovário e tuba são causas importantes de dor e infertilidade nas mulheres, principalmente em idade reprodutiva.

Para o diagnóstico, são importantes a anamnese e o exame físico, principalmente o toque vaginal bimanual, mas é fundamental o exame de imagem.

Nos tumores anexiais, o exame de imagem é o determinante e, por isso, deve ser de qualidade, pois apenas ele pode descrever com segurança as características da doença e a suspeição ou não do caso. Os marcadores têm importância na suspeição de malignidade, mas não fazem parte da rotina. Deverão ser solicitados em caso de USTV ou RM com sinais de suspeição e para pacientes na pós-menopausa.

Tumor anexial é exame de imagem-dependente, sem o qual não é possível fazer a suspeição diagnóstica nem de malignidade.

REFERÊNCIAS BIBLIOGRÁFICAS

1. Fritz MA, Speroff L. Endocrinologia, ginecologia e infertilidade. 8. ed. Rio de Janeiro: Revinter; 2015.

2. Hillard PJA. Benign diseases of the female reproductive Tract. In: Berek JS (Ed.). Berek & Novak's gynecology. 14. ed. Philadelphia: Lippincott Williams & Wilkins; 2007; 431-504.

3. Chen VW, Ruiz B, Killeen JL et al. Pathology and classification of ovarian tumors. Cancer. 2003; 97(10 Suppl):2631-42.

4. Westhoff CL, Clark CJG. Benign ovarian cysts in England and Wales and in the United States. Brit J Obstet Gynaecol. 1992; 99:329-32.

5. Westrom L. Effect of pelvic inflammatory disease on fertility. Venerology. 1995; 8(4):219-22.

6. Luttjeboer FY, Verhoeve HR, van Dessel HJ et al. The value of medical history taking as risk indicator for tuboperitoneal pathology: a sistematic review. BJOG. 2009; 116(5): 612-25.

7. Koonings PP, Campbell K, Mishell DR Jr et al. Relative frequency of primary ovarian neoplasms: a 10-year review. Obstet Gynecol. 1989; 74(6):921-6.

8. Salum R. Doenças benignas dos ovários. In: Halbe HW. Tratado de ginecologia. 2. ed. São Paulo: Roca; 1995, p. 103-16.

9. Hulka JF, Parker WH, Surrey MW et al. Management of ovarian masses. AAGL 1990 survey. J Reprod Med. 1992; 37(7):599-602.

10. Kim MJ, Kim NY, Lee DY et al. Characteristics of ovarian teratoma: age-focused retrospective analysis of 580 cases. Am J Obstet Gynecol. 2011. [Epub ahead of print].

11. Chechia A, Attia L, Temime RB et al. Incidence, clinical analysis, and management of ovarian fibromas and fibrothecomas. Am J Obstet Gynecol. 2008; 199(5):473.e1-4. Epub 2008 May 23.

12. Borah T, Mahanta RK, Bora BD et al. Brenner tumor of ovary: an incidental finding. J Midlife Health. 2011; 2(1):40-1.

13. Nocito AL, Sarancone S, Bacchi C et al. Ovarian thecoma: clinicopathological analysis of 50 cases. Ann Diagn Pathol. 2008; 12(1):12-6. Epub 2007.

14. Shanbhogue AK, Shanbhogue DK, Prasad SR et al. Clinical syndromes associated with ovarian neoplasms: a comprehensive review. Radiographics. 2010; 30(4):903-19.

15. Sampson JA. Perforating hemorrhagic (chocolate) cysts of the ovary. Their importance and especially their relation to pelvic adenomas of endometrial type ("adenomyoma" of the uterus, rectovaginal septum, sigmoid etc.). Arch Surg. 1921; 3:245-323.

16. American College of Obstetricians and Gynecologists (ACOG). Management of adnexal masses. Obstet Gynecol. 2007; 110(1):201-14.

17. Twickler DM, Moschos E. Ultrasound and assessment of ovarian cancer risk. AJR Am J Roentgenol. 2010; 194(2):322-9.

18. Alcazar JL, Royo P, Jurado M et al. Triage for surgical management of ovarian tumors in asymptomatic women: assessment of an ultrasound-based scoring system. Ultrasound Obstet Gynecol. 2008; 32(2):220-5.

19. Bazot M, Daraí E, Nassar-Slaba J et al. Value of magnetic resonance imaging for the diagnosis of ovarian tumors: a review. J Comput Assist Tomogr. 2008; 32(5):712-23.

20. Heilbrun ME, Olpin J, Shaaban A. Imaging of benign adnexal masses: characteristic presentations on ultrasound, computed tomography, and magnetic resonance imaging. Clin Obstet Gynecol. 2009; 52(1):21-39.

21. Timmerman D, Testa AC, Bourne T et al. Simple ultrasound-based rules for the diagnosis of ovarian cancer. Ultrasound in obstetrics & gynecology: the official journal of the International Society of Ultrasound in Obstetrics and Gynecology. 2008; 31(6):681-90.

22. Esselen KM, Terry KL, Samuel A et al. Endosalpingiosis: more than just na incidental finding at the time of gynecologic surgery? Gynecol Oncol. 2016; 142(2):255-60.

23. Corrêa FJS. Moléstia inflamatória pélvica aguda. In: Donadio N, Amaral WN, Morais KM (Eds.). Endoscopia em ginecologia. Goiânia: Contato Comunicação; 2010, p. 93-103.

24. Soper DE. Pelvic inflammatory disease. Obstet Gynecol. 2010; 116:419-28.

25. Burney RO, Schust DJ, Yao MWM. Infertility. In: Berek JS (Ed.). Berek & Novak's gynecology. 14. ed. Philadelphia: Lippincott Williams & Wilkins; 2007, p. 1185-275.

26. Abrão MS, Gonçalves MOC, Dias Jr JA et al. Comparison between clinical examination, transvaginal sonography and magnetic resonance imaging for the diagnosis of deep endometriosis. Hum Reprod. 2007; 22:3092-7.

27. Nakae M, Iwamoto I, Fujino T et al. Preoperative plasma osteopontin level as a biomarker complementary to carbohydrate antigen 125 in predicting ovarian cancer. J Obst Gynaecol Res. 2006; 32(3):309-14.

28. Rein BJ, Gupta S, Dada R et al. Potential markers for detection and monitoring of ovarian cancer. J Oncol. 2011; 2011:475983. Epub 2011.

29. Workowski KA, Bolan GA. Sexually transmitted diseases treatment guidelines. MMWR Recomm Rep. 2015; 64(3):1-138.

30. The Practice Committee of the American Society for Reproductive Medicine. Optimal evaluation of the infertile female. Fertil Steril. 2006; 84(S4):S264-67.

31. Medeiros LR, Rosa DD, Bozzetti MC et al. Laparoscopy versus laparotomy for benign ovarian tumour. Cochrane Database Syst Rev. 2009;(2):CD004751.

32. Krynicki E, Kaminski P, Szymanski R et al. Comparison of hysterosalpingography with laparoscopy and chromopertubation. J Am Assoc Gynecol Laparosc. 1996;3:S22-3.

33. Reis MM, Soares SR, Cancado ML et al. Hysterosalpingo contrast sonography (HyCoSy) with SH U 454 (Echovist) for the assessment of tubal patency. Hum Reprod. 1998; 13:3049-52.

34. Ubaldi F, Wisanto A, Camus M et al. The role of transvaginal ultrasonography in the detection of pelvic pathologies in the infertility workup. Hum Reprod. 1998; 13:330-3.

35. Strandell A, Bourne T, Bergh C et al. The assessment of endometrial pathology and tubal patency: a comparison between the use of ultrasonography and X-ray hysterosalpingography for the investigation of infertility patients. Ultrasound Obstet Gynecol. 1999; 14:200-4.

36. De Almeida I, Souza C, Reginatto F et al. Histerossonossalpingografia e histerossalpingografia no diagnóstico de permeabilidade tubária em pacientes inférteis. Rev Ass Med Brasil. 2000; 46(4):342-5.

37. Rock JA, Katayama KP, Martin EJ. Factors influencing the success of salpingostomy techniques for distal fimbrial obstruction. Obstet Gynecol. 1978; 52:591.

38. Gomel V. Microsurgical reversal of female sterilization: a reappraisal. Fertil Steril. 1980; 33:587.

39. Donnez J, Nisolle M, Squifflet J et al. CO2 laser laparoscopic surgery: fimbrioplasty, salpingoneostomy and adhesiolysis. In: Donnez J, Nisolle M (Eds.). Atlas of operative laparoscopy and histeroscopy. 2. ed. New York: Parthenon Publishing; 2001, p. 137-54.

40. Cohen MA, Lindheim SR, Sauer MV. Hydrosalpiges adversely affects implantation in donor oocyte cyclos. Hum Reprod. 1999;14:1087-9.

41. Strandell A, Waldenstrom U, Nillsson N et al. Hydrosalpinx reduces in-vitro fertilization/embryo transfer rates. Hum Reprod. 1994; 9:861-3.

42. Fujishita A, Masuzaki H, Khan KN et al. Laparoscopic salpingotomy for tubal pregnancy: comparison of linear salpingotomy with and without suturing. Hum Reprod. 2004; 19(5):1195-200.

43. Hajenius PJ, Mol F, Mol BWJ et al. Interventions for tubal ectopic pregnancy. Cochrane Database Syst Rev. 2007; (1):CD000324.

44. Royal College of Obstetricians and Gynaecologists. The management of tubal pregnancy. Guideline n. 21. London: RCOG Press; 2004.

45. Mol F, Mol BW, Ankum WM et al. Current evidence on surgery, systemic methotrexate and expectant management in the treatment of tubal ectopic pregnancy: a systematic review and meta-analysis. Hum Reprod Update. 2008; 14(4):309-19.

46. Gomel V. Salpingo-ovariolysis by laparoscopy in infertility. Fertil Steril. 1983; 34:607.

47. Dubuisson JB, Bouquet de Jolinière J, Aubriot FX et al. Terminal tuboplasties by laparoscopy: 65 consecutive cases. Fertil Steril. 1990; 54(3):401-3.

48. Donnez J, Casanas-Roux F. Prognostic factors of fimbrial microsurgery. Fertil Steril. 1986; 46:200.

49. Owen E. Reversal of female sterilization. Review of 252 microsurgical salpingo-salpingostomies. Med J Aust. 1984; 141:276-80.

50. Cunha GB, Amaral WN. Reanastomose Tubária. In: Donadio N, Amaral WN, Morais KM et al. (Eds.). Endoscopia em ginecologia. Goiânia: Contato Comunicação; 2010. p. 65-72.

51. Luciano DE, Jain A, Roy G et al. Ectopic pregnancy from surgical emergency to medical management. J Am Assoc Gynecol Laparosc. 2004; 11(1):109-21.

52. Mettler L, Ibrahim M, Lehmann-Willenbrock E et al. Pelviscopic reversal of tubal sterilization with the one- to two-stitch technique. J Am Assoc Gynecol Laparosc. 2001; 3:353-8.

53. Falcone T, Goldberg J, Garcia-Ruiz A et al. Full robotic assistance for laparoscopic tubal anastomosis: a case report. J Laparoendosc Adv Surg Tech A. 1999; 9:107-13.

54. Caillet M, Vandromme J, Rozenberg S et al. Robotically assisted laparoscopic microsurgical tubal reanastomosis: a retrospective study. Fertil Steril. 2010; 94:184-7.

55. Koh CH, Jannick GM. Laparoscopic microsurgical tubal anastomosis. Obstet Gynecol Clin North Am. 1999; 26:189-200.

56. Feinberg EC, Levens ED, DeCherney AH. Infertility surgery is dead: only the obituary remains? Fertil Steril. 2008; 89(1):232-6.

57. Gomel V. Tubal reanastomosis by microsurgery. Fertil Steril. 1977; 28:59-65.

58. Silber SJ, Cohen R. Microsurgical reversal of female sterilization: the role of tubal length. Fertil Steril. 1980; 33:598-601.

59. Siegler AM, Hulka J, Peretz A. Reversibility of female sterilization. Fertil Steril. 1985; 43:499-510.

60. Rock JA, Guzick DS, Katz E et al. Tubal anastomosis: pregnancy success following reversal of Falope ring or monopolar cautery sterilization. Fertil Steril. 1987; 48:13-7.

61. Kim JD, Kim KS, Doo JK et al. A report on 387 cases of microsurgical tubal reversals. Fertil Steril. 1997; 68:875-80.

62. Kim SH, Shin CJ, Kim JG et al. Microsurgical reversal of tubal sterilization: a report on 1,118 cases. Fertil Steril. 1997;68:865-70.

63. Sedbon E, Delajolinieres JB, Boudouris O et al. Tubal desterilization through exclusive laparoscopy. Hum Reprod. 1989; 4:158-9.

64. Dubuisson JB, Swolin K. Laparoscopic tubal anastomosis (the one stitch technique): preliminary results. Hum Reprod. 1995; 10:2044-6.

65. Bissonnette F, Lapensée L, Bouzayen R. Outpatient laparoscopic tubal anastomosis and subsequent fertility. Fertil Steril. 1999; 72:549-52.

66. Brosens IA, Puttemans PJ. Double-optic laparoscopy: salpingoscopy, ovarian cystoscopy and endo-ovarian surgery with the argon laser. Baillieres Clin Obstet Gynaecol. 1989; 3:595.

67. Castro CLA. Salpingoplastia e fimbrioplastia. In: Donadio N, Amaral WN, Morais KM et al. (Eds.). Endoscopia em ginecologia. Goiânia: Contato Comunicação; 2010. p. 59-64.

68. Audebert AJM, Pouly JL, Von Theobald P. laparoscopic fimbrioplasty: an evaluation of 35 cases. Hum Reprod. 1998; 13(6):1496-9.

14

Doença Trofoblástica Gestacional

Antonio Braga

INTRODUÇÃO

A doença trofoblástica gestacional (DTG) é conhecida desde os idos hipocráticos, quando Diocles de Caristo, discípulo de Hipócrates, fazia referência a mulheres que sangravam após apresentarem "inchaço no útero" devido ao consumo de água pantanosa contaminada.

No século V da era cristã, o grande compilador bizantino Aécio de Amida foi o primeiro a referir, em seu *Tetrabiblos*, que grávidas eliminavam pequenas vesículas uterinas, acompanhadas de sangramento no início da gravidez. Em vista da semelhança com as hidátides, nomeou-as "*hydrops uteri*".

Coube a William Smelie, em 1754, apresentar os termos mola e hidátide para descrever as vesículas uterinas características dessa doença. Apenas com Alfredo Velpeau, em 1827, é que as vesículas hidatiformes foram apresentadas como uma degeneração edematosa das vilosidades coriais.

Em 1889, Max Sanger aventou a transformação maligna da mola hidatiforme, cuja natureza histológica só foi corretamente descrita por Félix Jacob Marchand, em 1895, como coriocarcinoma. Nesses casos, a única alternativa até a década de 1950 era a histerectomia, que nem sempre determinava a cura das pacientes, dada a natureza sistêmica da doença. Eis que em 1956 três pesquisadores do National Cancer Institute de Bethesda, Maryland (EUA), Min Chiu Li, Donald Spencer e Roy Hertz, descobriram a ametopterina, hoje conhecida como metotrexato, o primeiro quimioterápico do mundo capaz de curar virtualmente todos os casos de transformação maligna da mola hidatiforme.

Coube a John Brewer, da Northwestern University's Feinberg School, em Chicago (EUA), criar, em 1960, o primeiro centro mundial de referência para acompanhamento de mulheres com gravidez molar. No mesmo ano, Jorge de Rezende e Paulo Belfort fundaram, na 33ª Enfermaria (Maternidade) da Santa Casa da Misericórdia do Rio de Janeiro, o primeiro centro especializado em seguimento de doença trofoblástica no Brasil. O Centro de Referência em Doença Trofoblástica Gestacional do Rio de Janeiro permaneceu na 33ª Enfermaria (Maternidade) da Santa Casa da Misericórdia do Rio de Janeiro até 2012, quando foi transferido para a Maternidade-Escola da Universidade Federal do Rio de Janeiro e para o Hospital Universitário Antonio Pedro, onde é dirigido pelo Professor Antonio Braga, cuja casuística encorpada é das maiores do mundo em tratamento dessa moléstia obstétrica.[1]

GRAVIDEZ MOLAR

Conceituação

Atualmente, sabe-se que a DTG engloba grupo heterogêneo de proliferação celular originária do epitélio trofoblástico placentário, com formas clínicas benignas, representadas pela mola hidatiforme completa (MHC) e parcial (MHP) e por formas malignas, representadas pela mola invasora, coriocarcinoma, tumor trofoblástico do sítio placentário (TTSP) e tumor trofoblástico epitelioide (TTE), agrupados sob o epíteto de neoplasia trofoblástica gestacional (NTG).[2-4] O denominador comum da DTG é a presença de elevados níveis de gonadotrofina coriônica humana (hCG), marcador biológico de gravidez.[2-4]

Etiologia

A gravidez molar ou mola hidatiforme (MH) decorre de fertilização anômala, verdadeira contrafação reprodutiva, que se caracteriza, do ponto de vista citogenético, pela formação de duas entidades clínicas distintas: MHC e MHP.[5,6]

Cerca de 90% das MHC têm um cariótipo 46,XX, pois são provenientes da duplicação de um oócito sem conteúdo genético materno, fecundado por um espermatozoide haploide. Os outros 10% são provenientes da fecundação de um oócito vazio por dois espermatozoides, originando, portanto, um cariótipo 46,XX ou 46,XY (fenômeno da dispermia, com ovo androgenético),[5,6] como mostra a Figura 14.1 A.

Já na MHP o cariótipo é triploide diândrico, e há duas possibilidades: a primeira baseia-se na possibilidade de falha na primeira ou segunda divisão meiótica, durante a gametogênese, ou fertilização de um óvulo normal por 2 espermatozoides – dispermia, como ilustra a Figura 14.1 B.

Epidemiologia e fatores de risco

É difícil estabelecer a verdadeira incidência de mola hidatiforme. Diversos fatores sancionam a afirmação: diferenças étnicas, geográficas, alimentares etc. Além do mais, a interpretação e a comparação entre estudos sofre limitações à conta de inconsistências e de indefinições da população em risco. Diversos estudos não definem a população analisada, enquanto outros apontam a incidência por 1.000 nascimentos, assim como por 1.000 gestações ou 1.000 nascidos vivos.[1]

Os dados citados na literatura também variam muito, a depender da proveniência do estudo: se hospitalar ou populacional. Assim, por exemplo, a incidência por 1.000 gestações é baixa (0,26) no Paraguai e elevada (9,93) na Indonésia. A proporção verificada em Formosa, na Indonésia, e nas maternidades públicas da Cidade do México é de 1:200. Esses achados, e a diversidade das condições nutricionais entre os grupos, ressaltam sua importância na patogenia de blastoma.[1]

Estudos populacionais realizados no Japão, China e EUA apresentam incidência mais confiável. A média, por 1.000 gravidezes, é de 0,78 na China, 2 no Japão e 1 nos EUA. Predomina, na maior parte do mundo, a incidência de 1 caso de mola por 1.000 gestações. Talvez a incidência mais elevada no Japão esteja relacionada com efeitos ionizantes causados pela bomba atômica durante a II Grande Guerra, mas esta assertiva não foi confirmada.[1]

Steigrad afirma existir forte influência das idades extremas sobre a ocorrência de mola. O risco de incidência da doença em jovens é 1,5 a 2 vezes maior do que na população feminina em idade reprodutiva convencional, sendo esse valor 5 vezes maior entre mulheres acima de 35 anos e mais ainda entre aquelas com mais de 40 anos de idade.[7] Essa curva em forma de J aplica-se a diferentes etnias, em numerosos países do mundo.

Embora seja alto o risco de que mulheres com idade materna avançada desenvolvam doença trofoblástica, é pequena sua influência sobre o número total de pacientes com gravidez molar, por estar a fecundidade reduzida nessa faixa etária. Se o envelhecimento dos oócitos é responsável pela gametogênese e/ou fertilização anormal – assim explicando, pelo menos em parte, a elevada frequência de mola em idosas –, tal argumento não justifica os achados entre mulheres jovens.[8,9]

A paridade não parece circunstância notável na gênese da neoplasia. Há numerosos casos de primíparas. Revisão recente de casos de DTG tratados no Centro de Referência em DTG do Rio de Janeiro revelou amplo predomínio (78,7%) da incidência entre nulíparas.[10]

Estão relacionados como fatores de risco para a ocorrência de gravidez molar, além daqueles já mencionados: tabagismo, contracepção hormonal oral, dispositivo intrauterino e herbicidas (agente laranja, inclusive – de acordo com estudos relativos a países do continente asiático, em especial o Vietnã).[1]

Kim et al. também observaram decréscimo na incidência de doença trofoblástica e melhora dos índices de remissão na Coreia em 2 períodos analisados: 1971-75 e 1991-95, de

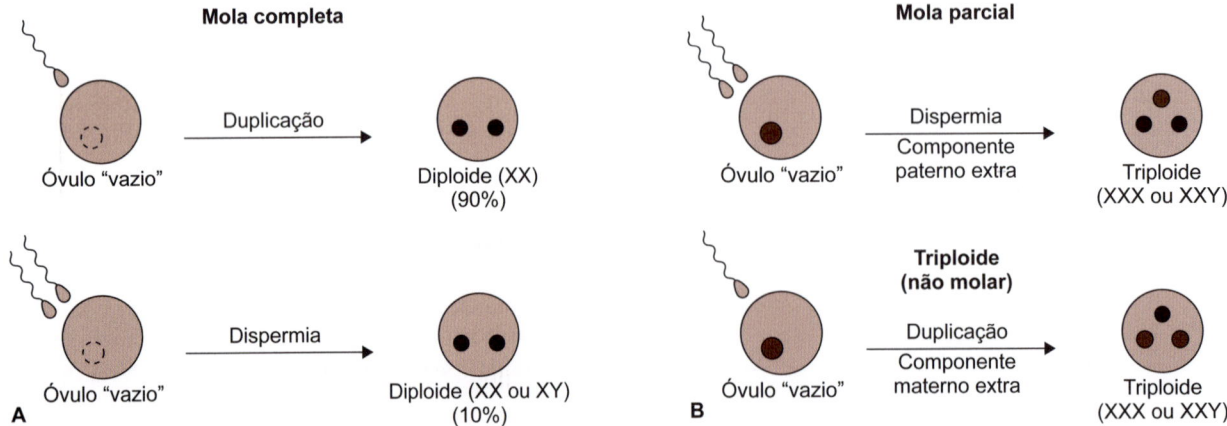

Figura 14.1 Origem citogenética da gravidez molar. **A.** Observa-se a formação de mola hidatiforme completa e sua origem partenogenética. **B.** Pode-se observar a triploidia diândrica, originando mola hidatiforme parcial.

40,2 para 2,05 por 1.000 nascimentos, e atribuíram o feito à melhora das condições socioeconômicas do país.[11]

Ingestão alimentar pobre em proteínas, gordura animal, vitaminas hidro- e lipossolúveis, notadamente carotenoides e ácido fólico, tem sido também relacionada com a gênese de DTG, pois promove uma alteração na defesa antioxidante do organismo.[12]

Harma et al. relataram que níveis séricos aumentados de vitamina B$_{12}$, por longo tempo, estariam associados à ocorrência de MHC, salientando que não apenas as hipovitaminoses, como também o excesso de vitaminas estão arrolados na etiopatogênese de gravidez molar.[13] Ao revés, observou-se que o folato poderia desempenhar papel protetor no surgimento da gravidez molar. Assim, as estratégias nutrológicas, seja por suplementação, seja por ajustes da ingestão dietética recomendada, podem reduzir o risco de MHC e o aparecimento de NTG, corroborando o estudo de Kokanali et al.[14]

Quando os níveis séricos de vitamina A de pacientes com MH foram avaliados, Andrijono et al. observaram que eram menores do que em gestantes com gravidez normal e que baixos níveis dessa vitamina ou de retinol podem constituir um dos fatores causais da proliferação de células trofoblásticas na MH.[15]

Todavia, e *in finis*, os únicos fatores de risco para DTG seguramente estabelecidos são idade materna avançada e antecedente de gravidez molar.

Etiopatogenia

A apresentação clínica da MH vem mudando ao longo dos últimos 30 anos, graças, principalmente, à evolução tecnológica dos aparelhos de ultrassonografia (US). Não obstante, o sangramento transvaginal ainda permanece como sintoma mais relevante. Ainda assim, o diagnóstico no 1º trimestre permitiu o reconhecimento de pacientes assintomáticas, tornando raras algumas complicações clínicas como pré-eclâmpsia precoce, hipertireoidismo e insuficiência respiratória.[3,16]

Sem dúvida, o diagnóstico precoce é o responsável pela atenuação dos sinais e sintomas que, no passado, levavam a desfechos catastróficos na vigência de DTG. Ainda assim, os elementos clínicos da gravidez molar persistem; no entanto, a diminuição de sua frequência e intensidade contribui para melhora do prognóstico para a paciente.[3,16]

Sabe-se que as complicações clínicas, como pré-eclâmpsia precoce, hipertireoidismo, anemia e hiperêmese gravídica, são mais comumente observadas nos casos de MHC. Nesses casos, é notório o maior risco de progressão para NTG, uma vez que esses sintomas exuberantes refletem hiperplasia trofoblástica marcante, caracterizada por aumento exagerado do volume uterino, pela presença de cistos tecaluteínicos e por dosagens elevadas de hCG.[17,18]

Hemorragia genital

Hemorragia genital indolor é o sintoma mais prevalente por ocasião do diagnóstico, ocorrendo em aproximadamente 80 a 90% dos casos. Esse sinal apresenta-se entre a 4ª e a 16ª semana de amenorreia, e mesmo quando a doença é descoberta precocemente o sangramento continua tendo prevalência elevada nos casos de MHC. Ainda assim, apenas 5% das pacientes vão apresentar anemia (hemoglobina < 9 mg/dℓ).[19]

Sabe-se que a hemorragia esteve presente em 84% dos 74 casos estudados por Soto-Wright et al. (1988-1993),[17] em 81% dos 230 casos descritos por Bahasadri e Kashanian[20] (1996-2006), em 74% dos 311 casos estudados por Mangili et al.[19] (1970-1982) e 51% de 184 casos estudados pelo mesmo grupo italiano entre 1992 e 2004.

No estudo realizado no Brasil por Belfort e Braga,[16] a hemorragia genital representou 98% dos sintomas apresentados entre as pacientes com gravidez molar entre 1960 e 1980 e em 76% dos casos consignados entre 1992 e 1998.

Por vezes, ainda que raramente, deparamo-nos com situações graves e emergenciais, que resultam em choque hipovolêmico devido à gravidez molar, determinando risco à vida materna e culminando em um *near-miss* obstétrico, como mostra a Figura 14.2. Nesses casos, serão necessárias ações de suporte hemodinâmico além de medidas consagradas, com vistas à hemostasia. Especialistas do Reino Unido (Charing Cross Hospital) adotam a quimioterapia profilática com o objetivo de cessar o sangramento, nos casos que evoluem com hemorragia genital de difícil controle, mesmo com dosagem de hCG em declínio.[4] Não se deve esquecer do uso de fármacos uterotônicos, tamponamento uterino, embolização arterial, balão interarterial e também ligadura das artérias ilíacas internas. Recurso extremado é a histerectomia, reservada aos casos refratários e para situações em que haja risco à vida materna.[2]

Útero aumentado para a idade gestacional

Quando o volume uterino atinge 4 cm acima do tamanho esperado para a idade gestacional, configura-se fator de risco no seguimento pós-molar.[16] Além de maior chance de evolução maligna, sabe-se que essas pacientes cursam com maior ocorrência de perfuração durante o esvaziamento uterino e de possível embolização pulmonar.[17] Cerca de 50% das pacientes com gravidez molar apresentam útero aumentado para a idade gestacional, que diminui após o sangramento e volta a crescer devido à proliferação do trofoblasto remanescente intrauterino, dando causa ao chamado "útero em sanfona".[21] Com o diagnóstico precoce, as taxas de útero aumentado para a idade gestacional chegaram a 28%, nas pacientes atendidas no New England Trophoblastic Disease Center[22] no período entre 1988 e 1993. Em Israel, um estudo que incluiu 41 pacientes com MHC encontrou útero maior do que o esperado em 44% dos casos.[21] Mangili et al.[19] observaram útero aumentado em 51% das mulheres estudadas entre 1970 e 1982 e em 29% das estudadas no período de 1992 a 2004. Na experiência de Belfort e Braga,[16] o útero apresentou-se volumoso em 41% dos 801 casos (1992-98), como ilustra a Figura 14.3.

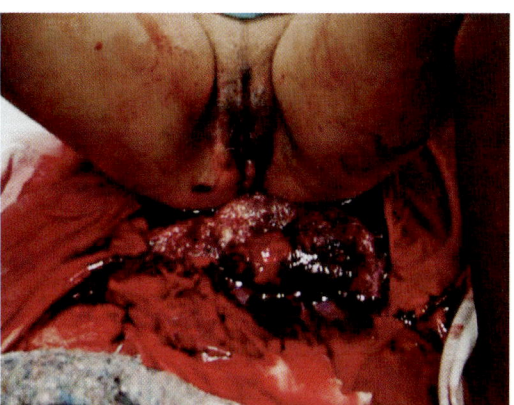

Figura 14.2 Hemorragia transvaginal com grande eliminação de vesículas molares, em gestação de 2º trimestre com atraso diagnóstico.

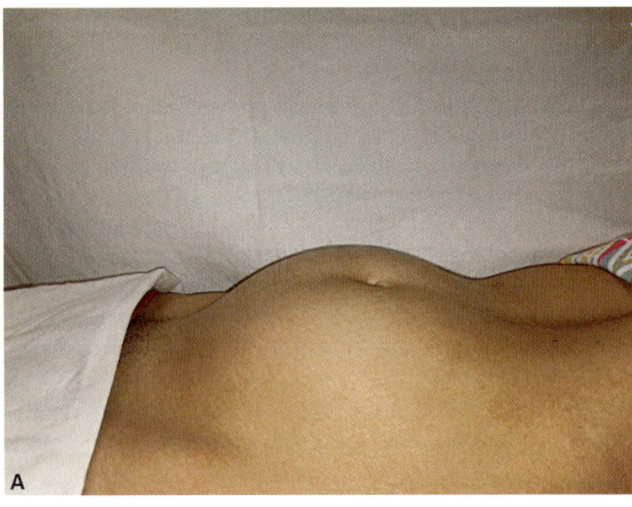
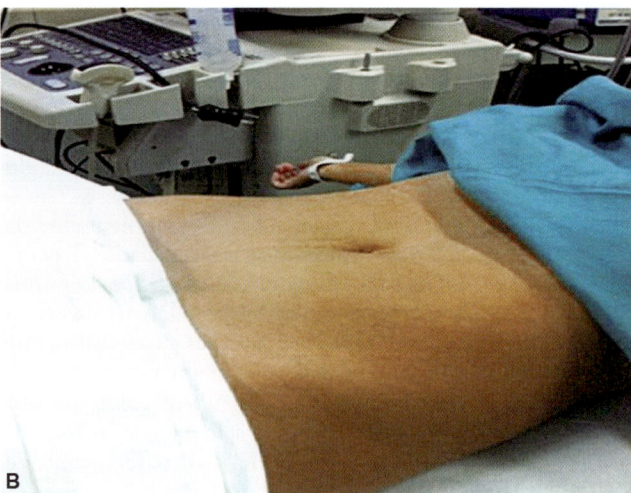

Figura 14.3 A. Observa-se paciente com gravidez molar de 2º trimestre, com fundo de útero estimado medindo 24 cm. **B.** Pode-se observar a mesma paciente logo após aspiração no útero, com importante redução do volume do órgão.

A vacuoaspiração elétrica, como bem mostra a Figura 14.4, é o método de escolha, quando comparada à curetagem uterina, independentemente do volume uterino, para pacientes com pretensões de reproduzir, pois representa menor risco de perfuração e de formação de sinequias. No entanto, alguns cuidados são necessários diante de úteros compatíveis com 16 semanas de gestação ou mais. Alguns profissionais recomendam a associação de US peroperatória, além de infusão de ocitocina (20 unidades em 500 mℓ de solução salina) ao se iniciar o esvaziamento uterino para minimizar o risco de perfuração.[4] Caso o acidente ocorra, a vacuoaspiração deve ser suspensa e uma laparotomia realizada. Procede-se à revisão da hemostasia e do sistema gastrintestinal e esvaziamento uterino sob visão direta.[1]

Uma alternativa à vacuoaspiração elétrica é a técnica de aspiração manual intrauterina (AMIU), introduzida no Brasil em 1990 e difundida através de cursos de treinamento a partir de 1992. Trata-se de um sistema de aspiração pelo qual um sistema de válvula e êmbolo modificado aspira para dentro de uma seringa de 60 mℓ o conteúdo intrauterino, através de cânula inserida dentro do útero e conectada a este sistema. O procedimento pode ser realizado sob anestesia local ou sedação e é perfeitamente aplicável a pacientes com gravidez molar, como mostra a Figura 14.5. Alguns trabalhos já demonstram a semelhança entre os dois métodos no que se refere a eficácia e aceitação, podendo ser mais seguro que a vacuoaspiração elétrica.[23]

O esvaziamento completo do útero é essencial para diminuir o risco de sequelas malignas. Sivanesaratnam relatou em 2003 que, em 25% dos casos atendidos no Departamento de Ginecologia e Obstetrícia da Universidade da Malásia, o esvaziamento completo não foi alcançado no primeiro tempo.[24] A fim de evitar tal condição, tornou a US per ou pós-operatória medida rotineira. Há de se evitar curetagens repetidas, em vista do maior risco de perfuração uterina e da maior predisposição a síndrome de Asherman, com comprometimento da fertilidade.[1]

A histerectomia, com preservação dos ovários, pode ser considerada uma alternativa se a prole já estiver concluída.[25] A indução de abortamento e a histerotomia não são recomendadas para esvaziamento uterino. Esses métodos aumentam a chance de embolização trofoblástica, assim como o risco de progressão para NTG.[3]

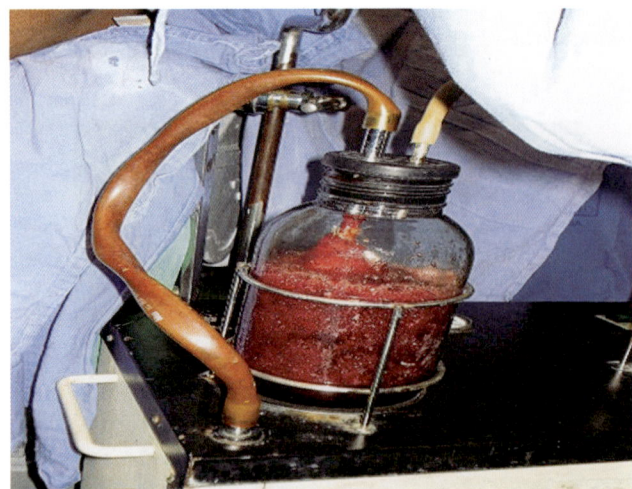

Figura 14.4 Aspirador elétrico utilizado para esvaziamento de útero com gravidez molar. Notar a grande quantidade de material molar coletado.

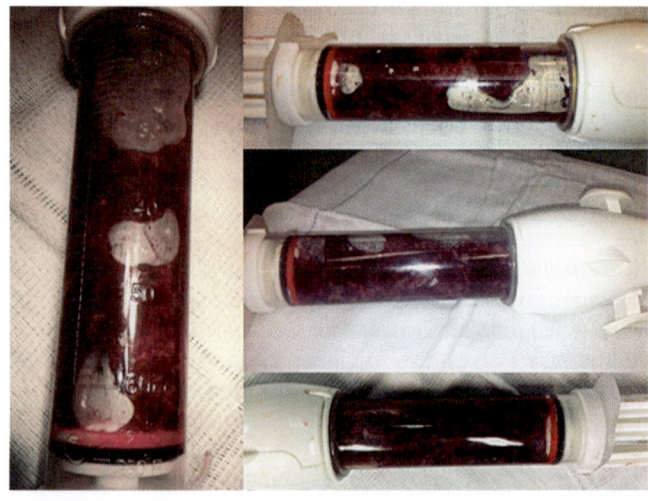

Figura 14.5 Aspirador manual intrauterino para tratamento de gravidez molar. Trata-se de alternativa barata e amplamente disponível no Brasil para realização de esvaziamento de útero com gravidez molar.

Cistose ovariana

A hiper-reação luteínica, presente entre as pacientes com gravidez molar, deve-se a estímulo exagerado de hCG, além de maior sensibilidade ovariana a esse hormônio. Nesses casos, os ovários apresentam-se com grandes e inúmeros cistos, bilaterais e multiloculados, com líquido claro em seu interior.[1]

Trata-se de situação benigna associada a 25% dos casos de MHC e 10% dos casos de coriocarcinoma.[26] Sendo seu tamanho proporcional à atividade gonadotrófica da massa trofoblástica, sua avaliação volumétrica (> 6 cm) é dado relevante para o estabelecimento do fator prognóstico, podendo ser responsável pela lenta queda do hCG no seguimento pós-molar e maior risco de progressão para NTG.[16,19]

A prevalência de cistose ovariana também vem demonstrando queda quando analisamos algumas séries históricas.[16,17] No entanto, mercê de o diagnóstico de gravidez molar ser feito predominantemente pelos préstimos da US, foi possível o reconhecimento de cistose ovariana, que outrora não era realizado, como mostra a Figura 14.6. Isso foi demonstrado em algumas séries com aumento da prevalência, como de Soto-Wright et al.,[17] que na coorte histórica (1965-1975) não era nem citada e no período de 1988-93 se apresenta com prevalência de 9%. Tal fato também foi demonstrado por Belfort e Braga[16] com uma prevalência em torno de 15%. Em geral, a conduta clínica a ser adotada é de vigilância estrita, pois a regressão dos cistos dá-se espontaneamente em cerca de 6 a 8 semanas após o esvaziamento uterino, com a normalização do hCG.

Sabe-se que 3% das pacientes com gravidez molar e cistos tecaluteínicos de volume exagerado podem evoluir para complicações, necessitando de abordagem por cirurgião habilidoso. Casos de abdome agudo podem ser originários de torção anexial, conforme relatado por Özdemir et al.,[27] ou até mesmo ruptura dos cistos volumosos, tornando imperiosa a exploração cirúrgica por laparotomia ou laparoscopia, apresentada na Figura 14.7. Pensando sempre na possibilidade de preservação dos ovários, o cirurgião precisa verificar a presença de sinais de necrose, que podem ser indicadores da necessidade de uma cirurgia mutiladora da fertilidade,[27] como mostra a Figura 14.8.

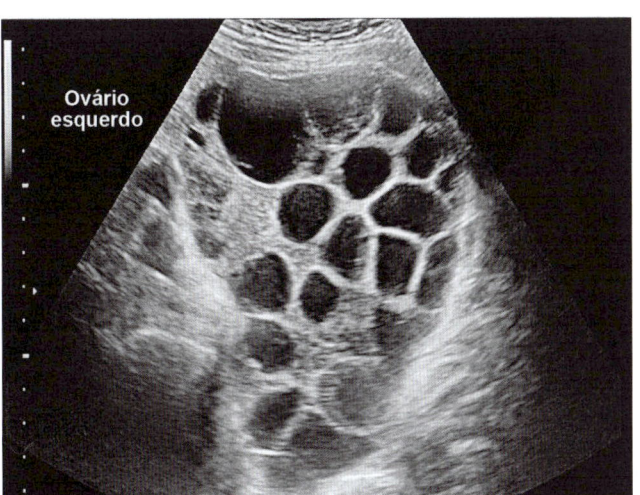

Figura 14.6 Ultrassonografia mostrando cisto tecaluteínico gigante decorrente da hiperestimulação ovariana em virtude dos elevados níveis de hCG.

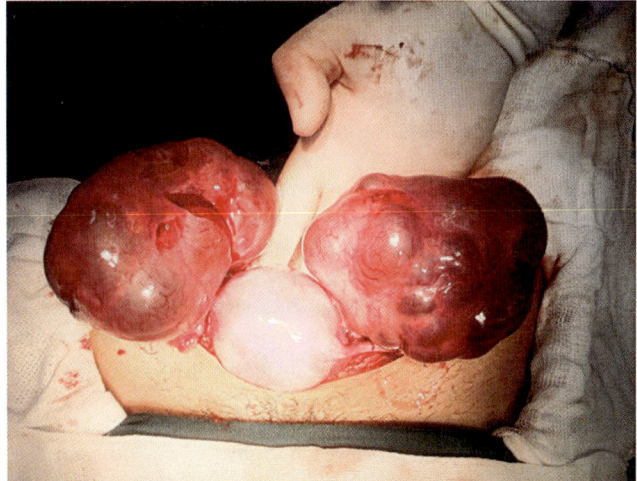

Figura 14.7 Laparotomia exploradora para tratamento de hemoperitônio devido a ruptura de cistos tecaluteínicos em paciente com gravidez molar. Foi feita apenas ooforoplastia para controle hemostático.

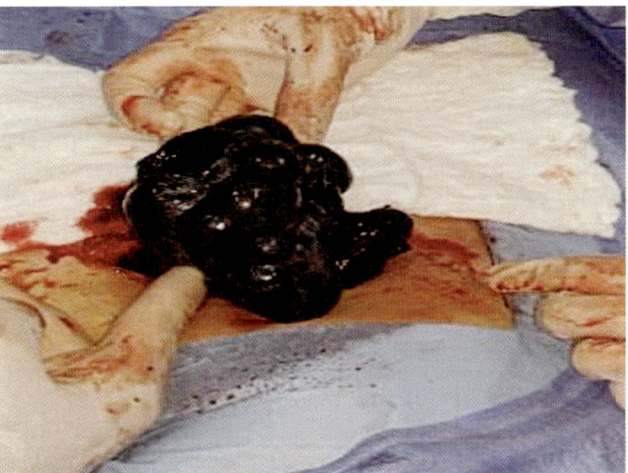

Figura 14.8 Laparotomia exploradora para tratamento de dor pélvica aguda em vigência de cistose ovariana em paciente com gravidez molar. Notar o aspecto isquêmico, necrótico, dos ovários. Nesse caso, foi necessário ooforectomia.

Pré-eclâmpsia grave precoce

O diagnóstico de pré-eclâmpsia em gravidez precoce, antes de 24 semanas, deve sugerir a ocorrência de mola hidatiforme.[1,16,17] Trata-se de complicação grave, causada por acentuada hiperplasia trofoblástica e de ocorrência rara nos dias atuais. Relatos anteriores chegaram a mostrar incidências variando de 12 a 30%, sendo mais comum na mola parcial, e rara a associação com eclâmpsia.[28] Segundo Maestá et al.,[29] no Centro de Referência do Hospital das Clínicas da Faculdade de Medicina de Botucatu, a incidência de MH com pré-eclâmpsia foi de 0,9%.

A literatura internacional descreve casos de pré-eclâmpsia, eclâmpsia e síndrome HELLP (*hemolysis, elevated liver enzymes, and low platelet count* – hemólise, aumento de enzimas hepáticas e plaquetopenia) com suas complicações antes de 20 semanas. Os sintomas são exuberantes e não diferem daqueles descritos em gestações não molares, a saber: hipertensão, proteinúria, anasarca e edema pulmonar.[29]

O tratamento clínico é o mesmo de uma paciente com pré-eclâmpsia grave, com uso de sulfato de magnésio a 50% para prevenir quadro convulsivo e melhorar o prognóstico para a gestante, além de anti-hipertensivos para controle da pressão arterial.[29] O uso de sulfato de magnésio deve ser iniciado antes do procedimento cirúrgico, conforme recomenda o Esquema de Zuspan, na dose de 4 g (dose de ataque), seguida de 1 a 2 g por via intravenosa (IV) por hora. A conduta obstétrica deve ser proceder imediatamente ao esvaziamento do útero, utilizando-se de vacuoaspiração, com menor tempo cirúrgico e menor risco de perfuração uterina. Em seguida, o controle pressórico deve ser alcançado através do uso de anti-hipertensivos habituais, como hidralazina e nifedipino. Nos casos renitentes, potentes anti-hipertensivos podem ser utilizados, como diazóxido e nitroprussiato de sódio, quando necessário, e sob monitoramento intensivo.[29]

Vale ressaltar que, em casos de associação com pré-eclâmpsia, o controle pós-molar deve ser rigoroso, devido ao maior risco de evolução para NTG.[1,16,19]

Hipertireoidismo

A ocorrência de hipertireoidismo associado a doença molar deve-se à semelhança estrutural entre a subunidade alfa do hCG e o hormônio estimulante da tireoide (TSH), fazendo com que os receptores deste sejam estimulados pelo hCG.[30] Hipertireoidismo clínico está presente em 5% dos casos de MH e ocasionalmente a crise tireotóxica se desenvolve com quadro clínico exuberante.[31]

Com o diagnóstico precoce, a incidência de hipertireoidismo assintomático reduziu-se para 1%.[16,17,19] A expressão clínica da crise tireotóxica consiste em taquicardia, hipertensão arterial, tremores finos, intolerância ao calor, fraqueza muscular, sudorese, miopatia tireotóxica, reflexos hiperativos, perda de peso e irritabilidade.[32] Pode ocorrer também aumento difuso da glândula tireoide, que se torna firme e lobulada. Os testes hormonais mostram níveis baixos (ou mesmo ausência) de TSH e aumentados de T_3 e T_4 livres associados a níveis muito elevados de hCG, chegando a mais de 1 milhão UI/mℓ.

O tratamento consiste em esvaziamento uterino após o bloqueio da tireoide e utilização de medicamento básico para hipertireoidismo (p. ex., propiltiouracila), associado a medicamento de controle dos sintomas periféricos (p. ex., propranolol) e de bloqueadores do sítio do hormônio tireoidiano (p. ex., iodo).[32] A plasmaférese pode ser ainda uma boa opção terapêutica no manejo pré-operatório dos casos graves. A demora em remover o tecido molar, à espera do controle clínico, pode ser danosa.[33]

Complicações pulmonares

Cerca de 1% das mulheres morre por complicações pulmonares durante ou logo após o esvaziamento de útero com gravidez molar.[34] No intercurso da vacuoaspiração é preciso atenção e cuidado na administração de líquidos, pois a sobrecarga congestiva do coração esquerdo pode levar a graves complicações pulmonares.

Twiggs demonstrou complicações pulmonares agudas em 10% das mulheres com MH.[31] Esse percentual aumenta para 25 a 30% quando estamos diante de úteros volumosos com outros fatores associados, como: anemia, pré-eclâmpsia, hipertireoidismo, hiper-hidratação, associados a deportação trofoblástica.

O tratamento ideal inclui suporte ventilatório, monitoramento central e esvaziamento imediato do útero. A literatura demonstra claramente que os casos com desfecho fatal tiveram origem quando o esvaziamento molar foi postergado.[35]

A embolia trofoblástica ocorre porque a vilosidade corial penetra nos canais venosos do miométrio, deixa os lindes da pelve, e é levada pelas veias uterinas à veia cava inferior, ao coração e aos pulmões. O quadro cardiorrespiratório é grave e pode ser confundido com insuficiência cardíaca ou embolia pulmonar. Alguns autores acreditam que a indução prévia do esvaziamento uterino da gravidez molar possa aumentar o risco de embolização trofoblástica.[36] Há ainda maior risco de ocorrência de NTG entre as pacientes que cursaram com essas complicações pulmonares.[1]

Propedêutica

O diagnóstico de MH ocorre geralmente no 1º trimestre de gravidez. A anamnese e o exame físico deixam entrever situações suspeitas: hemorragia, útero aumentado para a idade gestacional, vômitos incoercíveis, massas pélvicas anexiais e pré-eclâmpsia precoce; não é rara na atualidade a observação de pacientes assintomáticas.[16,19]

Sem dúvida, a dosagem de hCG mostra valores elevados, frequentemente acima de 100.000 UI/ℓ, muitas vezes não compatíveis com a idade gestacional, auxiliando no diagnóstico. Ainda de valia será a dosagem de hCG nos casos em que a histopatologia é inconclusiva (notadamente em casos de aborto hidrópico) ou quando não se dispõe de avaliação histopatológica do produto de esvaziamento uterino.[1]

O diagnóstico de MH foi revolucionado pelo emprego da US. A MHC é facilmente visualizada pela US, quando se observa eco endometrial hiperecoico, preenchido por imagens hipoanecogênicas, irregulares, centrais ou margeando o miométrio, na ausência de embrião-feto, como mostra a Figura 14.9. É frequente o útero encontrar-se aumentado para a idade gestacional e os ovários apresentarem policistose (inúmeras formações císticas, de 4 a 8 cm, anecogênicas, bem delimitadas, geralmente bilaterais). Nesses casos, 80% das MHC são diagnosticadas por meio da US.[37] O impacto da idade gestacional nesse diagnóstico é inquestionável. Estima-se que 25 a 50% das gestações molares não são diagnosticadas por meio de US devido à idade gestacional precoce em que os exames são feitos.[38]

O diagnóstico de MHP, estando íntegro o feto, não oferece dificuldade após a 12ª semana de gestação. A suspeita diagnóstica é fortalecida ao visualizarem-se imagens de feto com áreas hidrópicas e hiperecogênicas semelhantes a "flocos de neve" no sítio placentário, como mostra a Figura 14.10. O feto apresenta malformações grosseiras, mais bem visualizadas no 2º trimestre. A US reconhecerá 90% das MHP com as alterações

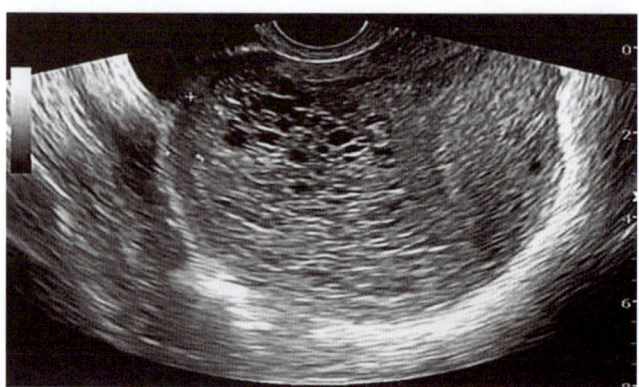

Figura 14.9 Ultrassonografia sugestiva de mola hidatiforme completa. São evidentes as formações anecogênicas permeando a cavidade endometrial.

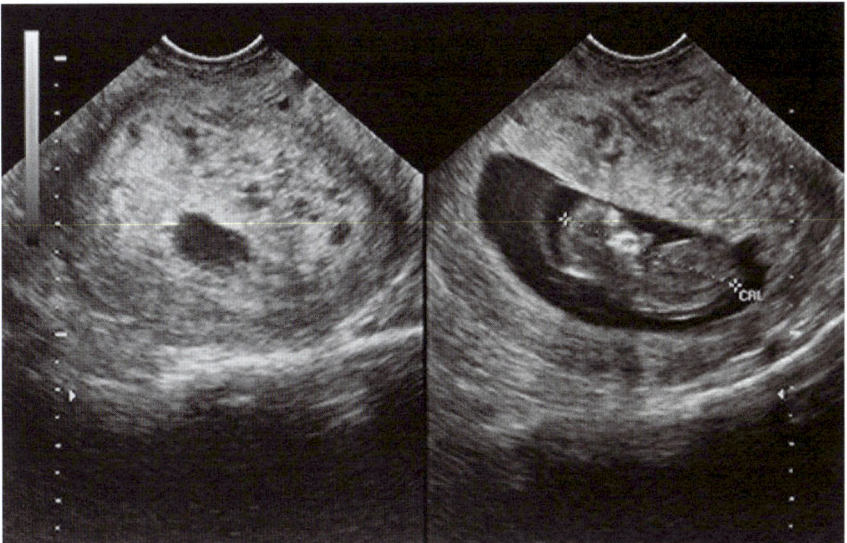

Figura 14.10 Ultrassonografia compatível com mola hidatiforme parcial. Percebe-se a presença embrionária algo hidrópica diante de área placentária repleta de material amorfo e sonoluscente.

clássicas descritas. Infelizmente, esse não é o cenário mais frequente.[39] Em verdade, o cenário da MHP diagnosticada precocemente é tão inespecífico que faz com que mais de 70% desses casos não sejam diagnosticados por meio de US.[1]

O diagnóstico definitivo de MH é exarado, de hábito, pela anatomia patológica. Na macroscopia da MHC estão sistematicamente ausentes o embrião ou feto, cordão e membranas. As vilosidades de 1º trimestre medem entre 1 e 88 mm de diâmetro, e as de 2º trimestre, entre 1,5 e 20 mm, não sendo jamais anotada a presença de vilosidades normais (Figura 14.11). À histopatologia, o trofoblasto – sincício e citotrofoblasto – mostra acentuada e sistemática hiperplasia com anaplasia celular. Veem-se, em certos exemplos, vilosidades atróficas e hiperplasia trofoblástica discreta. Excepcionalmente consigna-se a presença de capilares e, nesses casos raros, os vasos semelham os existentes nas vilosidades primordiais de ovos muito jovens. Quando há presença de vasos, neles nunca se visualizam glóbulos vermelhos fetais nucleados; se preservado, o estroma da vilosidade semelha mesênquima imaturo. Não é notada a presença de fragmentos de âmnio (Figura 14.12).[1]

Na macroscopia da MHP visualizam-se, com frequência, o embrião ou feto, cordão e membrana amniótica. Na maioria das vezes, os vilos dilatados não medem mais de 5 mm de diâmetro, porém, em alguns exemplos, quando a gravidez evolui até sua metade, alcançam cerca de 20 mm. Não deixa de ser documentada a presença de vilosidades normais (Figura 14.13). Na histopatologia as vilosidades hidrópicas exibem hiperplasia moderada, sem anaplasia celular. São, sistematicamente, evidenciadas vilosidades normais nas quais, quando preservadas, está consignada a presença de vasos. De hábito, também não faltam fragmentos de membranas (Figura 14.14).[1]

Diagnóstico diferencial de gravidez molar

Há que se considerar duas situações clínicas distintas que servirão como diagnóstico diferencial de gravidez molar.

A primeira delas é a displasia mesenquimatosa da placenta (DMP). Trata-se de anomalia obstétrica bissexta, com incidência descrita de 0,002%.[40] Acometendo mais fetos do sexo feminino (razão de 3,6:1), a DMP caracteriza-se pela presença de placentomegalia, com tamanho superior ao esperado para a idade gestacional com vilosidades coriais anômalas, exibindo inúmeros cistos proeminentes e orientados

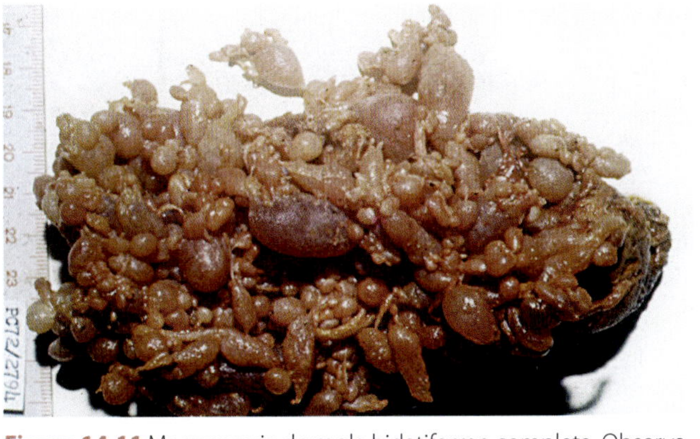

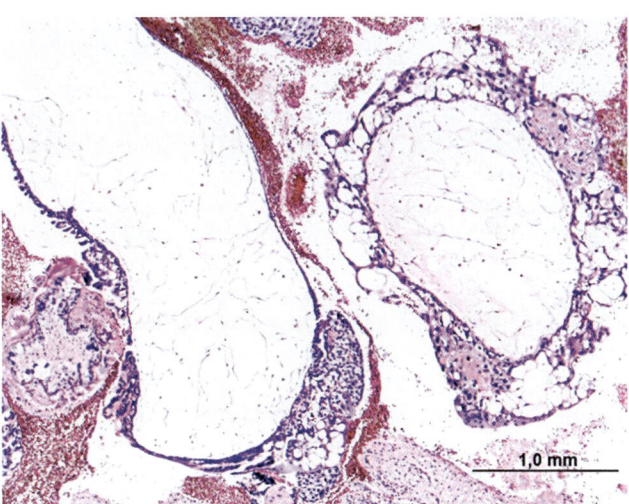

Figura 14.11 Macroscopia de mola hidatiforme completa. Observa-se a presença de inúmeras vesículas hidatiformes, na ausência de embrião ou feto ou de anexos.

Figura 14.12 Microscopia de mola hidatiforme completa. Notar as vilosidades gigantes, com trofoblasto hiperplasiado e área de cisterna central.

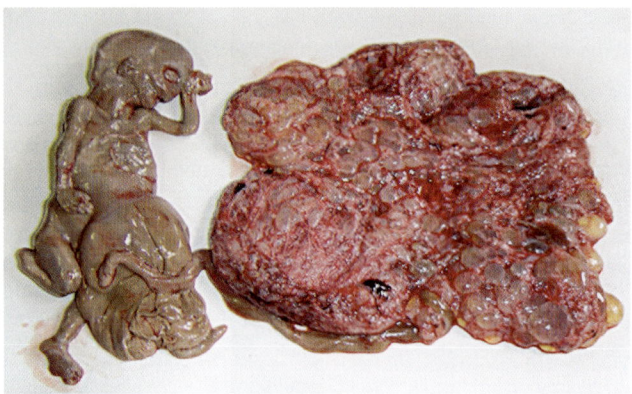

Figura 14.13 Macroscopia de mola hidatiforme parcial de 2º trimestre.

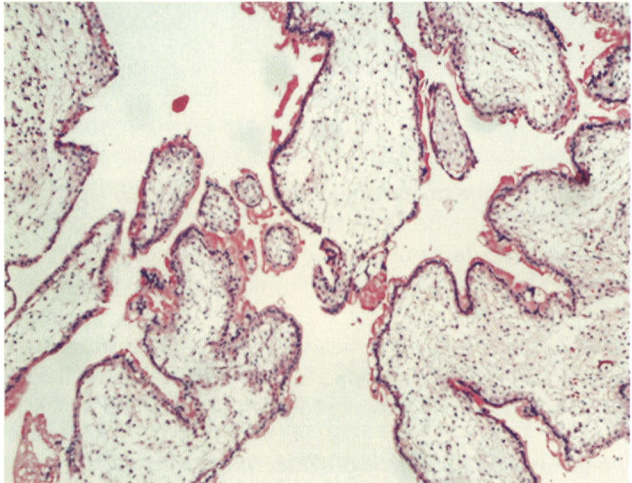

Figura 14.14 Microscopia de mola hidatiforme parcial. Notar a presença de vilosidades gigantes, mas com moderada hiperplasia trofoblástica e ausência de cisterna central.

perpendicularmente à placa corial e apresentando vasos coriônicos tortuosos, dilatados e trombosados no 3º trimestre. Do ponto de vista histopatológico, essas placentas cursam com vilosidades coriais aumentadas e hidrópicas com cisternas centrais envolvidas por um estroma laxo, mixoide e rico em mucina ácida. Todavia, não exibem proliferação trofoblástica ou inclusão trofoblástica no estroma – elemento que nos permite diferenciar a DMP das doenças trofoblásticas. Em se tratando dos aspectos macroscópicos e ultrassonográficos, as alterações da DMP são praticamente indistinguíveis daquelas presentes na MHP.[40] Uma vez que a DMP pode coexistir com presença de um feto viável e normal, é de extrema importância fazer esse diagnóstico diferencial, de modo a prevenir interrupções desnecessárias da gravidez. Embora a etiologia exata da DMP permaneça desconhecida, existem várias teorias que procuram explicá-la: malformação congênita da mesoderme, expressão anormal de genes de *imprinting* no cromossomo 11p15.5 (associado à síndrome de Beckwith-Wiedemann) e mosaicismo androgenético biparental. As principais complicações da DMP são restrição do crescimento, morte fetal e parto pré-termo. A DMP está associada à síndrome de Beckwith-Wiedemann em aproximadamente 25% dos casos.[40]

A segunda situação clínica é a gravidez molar gemelar, em que uma gravidez normal coexiste com uma gravidez molar. A coexistência do feto com degeneração molar é relativamente rara, e ocorre em 1:22.000 a 100.000 gestações.[1] O achado é mais frequente em caso de mola parcial e pode estar presente na gestação gemelar. Na maioria dessas gestações gemelares molares o diagnóstico é feito por meio de US, que revela massa cística, complexa, distinta da unidade fetoplacentária, como mostra a Figura 14.15. As complicações clínicas das molas com fetos são maiores e incluem hipertireoidismo, hemorragia e pré-eclâmpsia. Comparadas com a gravidez molar única, as gestações gemelares com mola e feto não estão oneradas com maior risco de progressão para NTG pós-molar nem de apresentar a forma metastática, e requerem quimioterapia combinada. Para pacientes com mola e feto coexistente, a US deve ser repetida para que se possa descartar a presença de outras doenças, como hematoma retroplacentário, anormalidades da placenta não molar e degradação miomatosa. Se a suspeita de gravidez molar e feto coexistente persistir, por meio da US deve-se investigar a presença de malformações congênitas, o cariótipo fetal, as anomalias cromossômicas (triploidia) e o exame de radiografia de tórax da mãe para afastar metástases pulmonares.[1] Ausentes anomalias fetais e metástases, a gravidez pode prosseguir, mas a paciente deve ser avisada da maior incidência de complicações (sangramento, parto pré-termo, pré-eclâmpsia), assim como do risco aumentado de doença trofoblástica pós-molar depois do esvaziamento ou do parto. O seguimento molar, visto adiante, é o mesmo da mola isolada e a placenta deve ser examinada histologicamente.[1]

Tratamento

Uma vez identificadas, as pacientes com suspeita de DTG deverão ser encaminhadas para Centros de Referência, nos quais serão submetidas a esvaziamento uterino da mola hidatiforme.[41] No estado do Rio de Janeiro, estão vinculados à Associação Brasileira de Doença Trofoblástica Gestacional os Centros de Referência da Maternidade-Escola da Universidade Federal do Rio de Janeiro (que incorporou o Centro de Doenças Trofoblásticas da Santa Casa da Misericórdia do Rio de Janeiro) e o Hospital Universitário Antonio Pedro, da Universidade Federal Fluminense. Para outros estados, deve-se consultar o *site* da Associação Brasileira de Doença Trofoblástica Gestacional (www.trofos.org.br), onde é possível encontrar o endereço de todos os Centros de Referência em DTG no Brasil.[1]

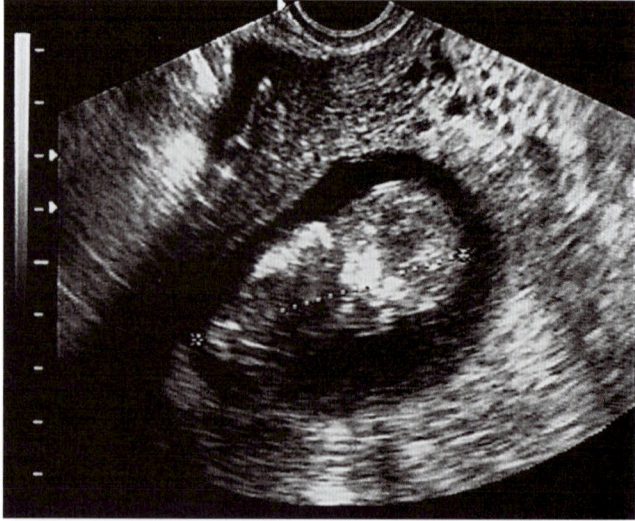

Figura 14.15 Ultrassonografia mostrando gravidez molar gemelar: um ovo representa um feto normal; o outro, característico de mola hidatiforme completa.

Além de anamnese minuciosa e exame físico completo, são recomendados os seguintes exames pré-operatórios: tipo sanguíneo, fator Rh (aplicar imunoglobulina anti-Rh nas pacientes com MHP que forem Du negativo), hemograma completo, aspartato aminotransferase (AST), alanina transaminase (ALT), elementos e sedimentos anormais (EAS), radiografia de tórax, hCG. Pacientes com fundo de útero maior que 20 cm devem ter avaliados ainda os níveis de TSH, T_4 livre, a fim de diagnosticar hipertireoidismo, e eletrocardiograma para análise da função cardíaca.[2-4] Reserva de concentrados de hemácias deve ser feita para todos os casos. Salienta-se que estão proscritos os métodos de esvaziamento uterino por prostaglandinas ou ocitocina, incriminadas em aumentar o risco de embolização trofoblástica.[31,34]

Recomenda-se o uso de vacuoaspiração, elétrica ou manual, uma vez que a curetagem concorre para maior chance de perfuração uterina, amolecidos e aumentados estão esses úteros. Exige-se parcimônia na infusão de ocitocina durante o esvaziamento uterino, reservada para os casos de hemorragia.[1-4]

A alta hospitalar pode ser oferecida após 12 a 24 h do procedimento, desde que estejam estáveis as condições clínicas da paciente e ausentes as complicações associadas da gravidez molar.[1]

Seguimento pós-molar

Após o esvaziamento uterino inicia-se o seguimento pós-molar, com objetivo de monitorar a curva de hCG a fim de detectar evolução para NTG.

A molécula de hCG é complexa e há inúmeros testes para sua dosagem, ainda que nenhum deles tenha sido feito especificamente para o seguimento de DTG, mas tão somente para o diagnóstico de gravidez.[42] Para o seguimento pós-molar, recomenda-se o uso do *kit* DPC Immulite®, próprio para análise de todas as frações de hCG. Quando isto não for possível, deve-se dar preferência ao uso do mesmo *kit* a fim de que sejam evitadas variações no método de leitura hormonal.

Fundamental no seguimento pós-molar é contracepção sistemática a fim de evitar-se gravidez, cuja hCG placentária não permitiria diferençar hCG de origem tumoral.

Impacto da gravidez molar no futuro reprodutivo

Mulheres que tiveram gravidez molar apresentam 98 a 99% de chance de cursar com uma gravidez não molar nas gestações seguintes. Todavia, há risco de 1 a 2% de nova gravidez molar, o qual, embora pequeno, é cerca de 4 a 50 vezes maior em comparação ao risco da população em geral.[43]

Assim, diante de uma nova gravidez, as pacientes devem ser orientadas a ter especial atenção à US de 1º trimestre a fim de se detectar precocemente MH de repetição. Da mesma forma, ao término de qualquer gravidez a paciente deve submeter-se a dosagem de hCG após 42 dias, a fim de afastar a possibilidade de NTG.[43]

NEOPLASIA TROFOBLÁSTICA GESTACIONAL

Conceituação

Neoplasia trofoblástica gestacional é a expressão utilizada para designar lesões malignas que se originam das vilosidades coriais e do trofoblasto extraviloso. Sob esse epíteto encontram-se quatro formas clínicas distintas, com diferentes graus de proliferação, invasão e disseminação, representadas por mola invasora (MI) (Figura 14.16), coriocarcinoma (CCA) (Figura 14.17), tumor trofoblástico do sítio placentário (PSTT) (Figura 14.18) e tumor trofoblástico epitelioide (ETT) (Figura 14.19).[44-46]

O maior estudo epidemiológico realizado no Brasil observou evolução para NTG em 24,6% das pacientes com mola hidatiforme completa e em 7,6% após mola hidatiforme parcial.[47]

A maior parte dos casos de NTG é representada por MI e CCA. São formas da doença que cursam com elevados níveis de hCG, altamente responsivas à quimioterapia (QT), com taxas de cura superiores a 90%. Por outro lado, o PSTT e o ETT, mais raros, têm produção escassa de hCG e são relativamente resistentes à QT, o que torna a cirurgia sua primeira linha de tratamento.[44-47]

Etiologia

Aproximadamente 50% dos casos de NTG originam-se de gestações molares, 25% de abortamento ou gravidez ectópica e 25% de gestações a termo ou pré-termo.[1,44-47] Já o PSTT e o ETT seguem gestações a termo ou abortamentos não molares em 95% das vezes.[1,44-47]

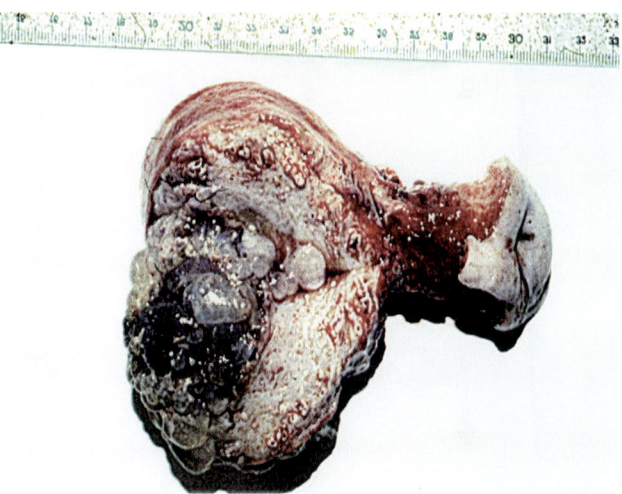

Figura 14.16 Mola invasora. Notar a presença de vesículas ocupando a intimidade miometrial. Histerectomia feita por ruptura uterina e hemoperitônio.

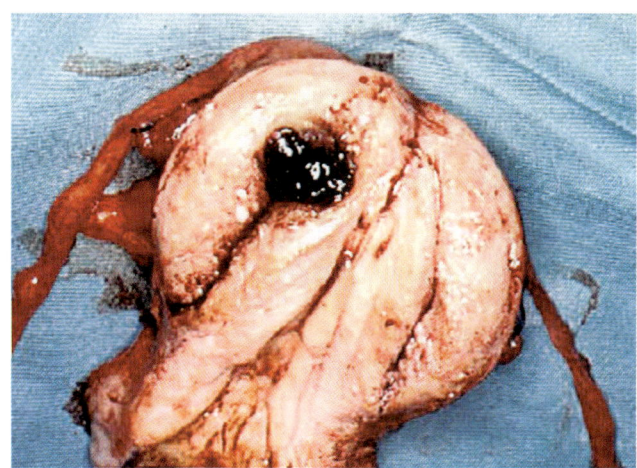

Figura 14.17 Coriocarcinoma. Observa-se grande área necro-hemorrágica ocupando grande parte do útero. Histerectomia feita por quimiorresistência.

Parte 3

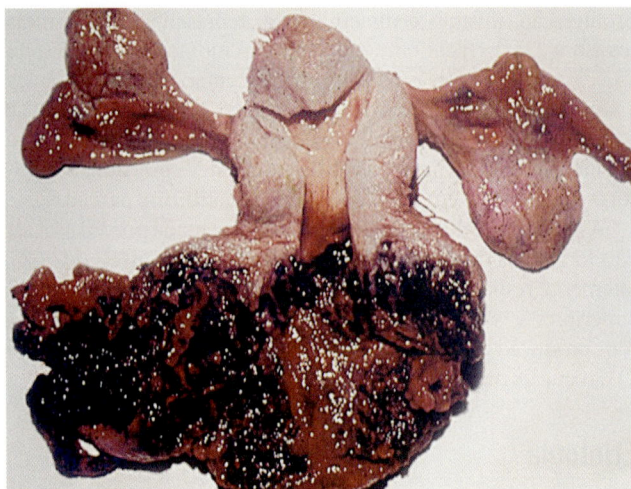

Figura 14.18 Tumor trofoblástico do sítio placentário. Presença de grande metástase vaginal, sangrante. Tentou-se, sem sucesso, exérese da área tumoral, evolvendo a paciente a óbito por choque hemorrágico.

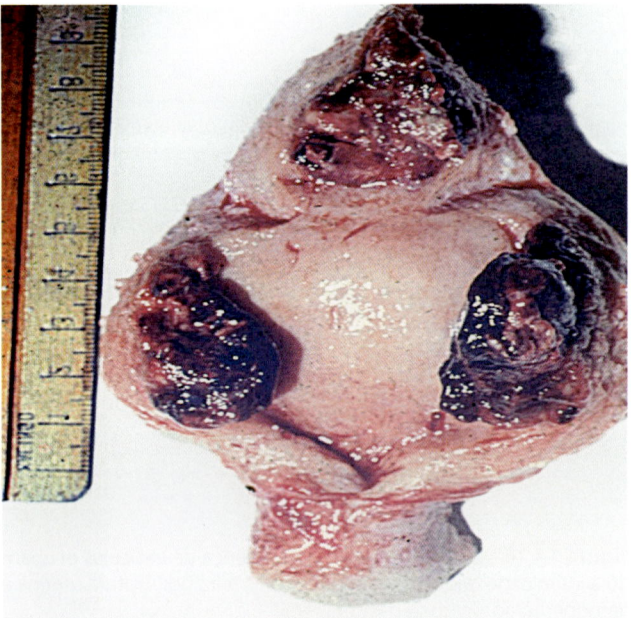

Figura 14.19 Tumor trofoblástico epitelioide. Pode-se observar área neoplásica uterina. Histerectomia feita por quimiorresistência, na vigência de níveis baixos e persistentes de hCG.

Epidemiologia e fatores de risco

Varia expressivamente também a incidência de coriocarcinomas:[1] de 1:14.000 gestações a 1:660.000, flutuações aceitáveis devido aos numerosos casos falsamente positivos, aos diferentes critérios para o diagnóstico e, sobretudo, ao condicionamento dos blastomas aos diversos fatores ambientais: estado nutricional, clima, condições socioeconômicas.[48]

Especula-se que a paridade talvez condicione maior índice de coriocarcinoma ou que o elevado número de multíparas propicie frequência mais alta desses tumores. Todavia, isso parece relacionar-se mais com a idade. Isso refletiria apenas a maior frequência de câncer, em geral, nesse grupo.[1]

A instalação e manutenção de condição pró-oxidante na MH poderiam levar a progressão para NTG. Sabe-se que um nível persistentemente diminuído de retinol pode ser responsável pela proliferação de células trofoblásticas após o esvaziamento uterino do tecido molar, determinando o surgimento de NTG.[49]

Etiopatogenia

A apresentação clínica da NTG é mais importante do ponto de vista do tratamento e do prognóstico do que o diagnóstico histológico preciso.[1,44-47]

A mola invasora, outrora também denominada *corioadenoma destruens*, é doença confinada ao útero, caracterizada pela presença de vilosidades coriônicas hidrópicas, com proliferação trofoblástica que invade diretamente o miométrio. Raramente alcança locais extrauterinos. A mola invasora é sempre sequela da mola hidatiforme. Pacientes com mola invasora podem apresentar resolução espontânea em 40% dos casos.[1,44-47] O diagnóstico de mola invasora é habitualmente clínico (NTG não metastática), e não histológico. A US fornece subsídios de valor ao mapear, por meio de Doppler colorido, a invasão do miométrio pelo trofoblasto, como mostra a Figura 14.20. A dilatação e a curetagem diagnóstica devem ser evitadas devido à possibilidade de perfusão uterina.[1,44-47]

Já a constituição celular do coriocarcinoma é dimórfica, com a presença de sincício e citotrofoblasto, mas não forma estrutura vilosa. É muito invasivo e metastático. Procede de qualquer tipo de gravidez: 50% de gestação normal, 25% de mola hidatiforme, 25% de abortamento e até de gravidez ectópica.[1,44-47]

Localizam-se coriocarcinomas em qualquer parte do útero. Apresentam superfície vermelho-escura (devido às hemorragias frequentes, repetidas, e à destruição de vasos). As dimensões variam de exíguas a volumosas massas, que deformam o órgão, e podem ser únicas ou múltiplas, irrompendo ou não para o peritônio. Algumas vezes mantêm relação com a cavidade do órgão; em outras oportunidades isso não ocorre, e é impossível o diagnóstico pela curetagem.[1,44-47]

A consistência é diminuída (há necrose em graus variados), e os tumores podem desagregar-se à realização do estudo anatomopatológico.[1,44-47]

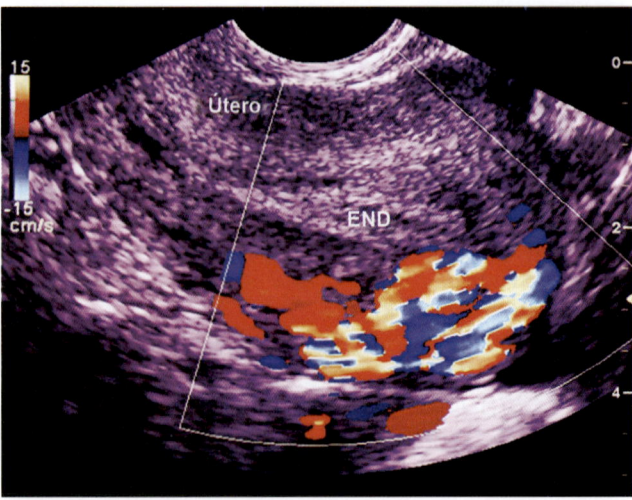

Figura 14.20 Ultrassonografia mostrando intensa vascularização miometrial em paciente com história de gravidez molar, que cursa com hemorragia genital e níveis ascendentes de gonadotrofina coriônica humana.

O tumor trofoblástico do sítio placentário foi inicialmente descrito como "pseudotumor trofoblástico" – uma lesão trofoblástica invasiva que se comportava benignamente e que surgia após gestação tópica normal.[1,44-47] Mais tarde, esse blastoma foi denominado tumor trofoblástico do sítio placentário (*placental site trophoblastic tumor* – PSTT), caracterizado essencialmente por um trofoblasto intermediário (citotrofoblasto extravilositário) que se infiltrava no útero e nos vasos; raramente estão presentes vilos.[1,44-47] Macroscopicamente, o PSTT forma massa branco-amarelada que invade o miométrio, podendo projetar-se para a cavidade uterina, assumindo aspecto polipoide. Forma rara de NTG, pode originar-se de qualquer tipo de gestação. Caracteriza-se pela ausência de vilosidades, com proliferação de trofoblasto intermediário (extraviloso), apresentando constituição celular monomórfica, o trofoblasto intermediário, caracterizado por célula grande, poligonal e irregular. O número de células de sinciciotrofoblasto mostra-se diminuído no PSTT, o que se reflete nos baixos níveis de hCG em geral encontrados.[1,44-47] No PSTT, ao contrário do que ocorre no coriocarcinoma, não há tendência a invasão vascular precoce e generalizada. O coriocarcinoma compreende células trofoblásticas de origem vilosa, produtoras de hCG hiperglicosilado (hCG-H), com concentração variável de células sinciciotrofoblásticas multinucleadas secretoras de hCG regular.[1,44-47] O PSTT, ao contrário, é neoplasia maligna do trofoblasto não viloso (intermediário), tecido morfológico e funcionalmente distinto, com citoplasma difuso denso. Em geral, o PSTT não é sensível à quimioterapia como as outras formas de NTG, daí a importância de sua distinção histológica. O PSTT geralmente apresenta quadro clínico de amenorreia ou de sangramento vaginal 2 a 5 anos após uma gestação normal, abortamento ou mola hidatiforme.[50] Está associado a baixos níveis de hCG (< 200 UI/ℓ) e não cresce com o tempo, o que pode levá-lo a ser confundido com DTG quiescente.[50] Embora o lactogênio placentário humano (hPL) possa ser útil para diagnosticar PSTT, seu uso está limitado à imuno-histoquímica e não como marcador tumoral plasmático. É valiosa a sua caracterização imuno-histoquímica com positividade para o hPL.[1,44-47] A necrose celular está em geral ausente. Forma rara de NTG, apresenta características clínicas e terapêuticas diferenciadas, e seu diagnóstico requer estudo imuno-histoquímico de tecido tumoral. O PSTT apresenta positividade difusa para hPL e MEL-CAM (CD146) (anticorpo específico do trofoblasto intermediário), sendo fracamente positivo para hCG e PLAP (fosfatase alcalina placentária). O PSTT é produtor de hCG-β-livre, o que se traduz na urina por elevada concentração do fragmento *b-core* nessas pacientes. O hCG-β-livre > 35% é diagnóstico de PSTT [associado a níveis imuno-histoquímicos elevados de hPL (> +++)], o que o diferencia da DTG quiescente e do coriocarcinoma. A cirurgia assume papel crítico nesses casos e, felizmente, na maioria das pacientes a doença está confinada ao útero e é curada por meio de histerectomia, pois, comparado a outras neoplasias trofoblásticas, o PSTT é menos responsivo à quimioterapia.[1,44-47]

Já o tumor trofoblástico epitelioide (*epithelioid trophoblastic tumor* – ETT) é uma neoplasia de ocorrência rara e representa a mais nova categoria entre as neoplasias trofoblásticas gestacionais, relatada inicialmente como inúmeros nódulos uterinos de trofoblasto intermediário, ou ainda como coriocarcinoma atípico. Acomete, de modo geral, mulheres em idade reprodutiva, entre 15 e 48 anos, sendo raro na pós-menopausa. A apresentação clínica comum dos ETT consiste em sangramento transvaginal irregular após algum tipo de gravidez, notadamente gravidez a termo, abortamento espontâneo e mola hidatiforme, mas recentemente foi relatada a presença de amenorreia. Metástases, geralmente nos pulmões, ocorrem em 25% dos casos. Existe elevação persistente de β-hCG em praticamente todos os casos de ETT, mas com valores baixos (< 2.500 UI/ℓ). Apesar de prognóstico favorável, observa-se evolução para óbito em 10% das pacientes com ETT. O intervalo de tempo entre a gravidez precedente e a manifestação do tumor varia de 1 a 18 anos (média de 6,2).[1,44-47] O diagnóstico diferencial de ETT é feito entre coriocarcinoma, PSTT e carcinoma de células escamosas, e utilizam-se, além da avaliação clínica e ginecológica, o exame histopatológico e a imuno-histoquímica.[1,44-47] O estudo imuno-histoquímico de ETT mostra imunoexpressão focal dos marcadores trofoblásticos hPL e hCG e positividade para citoqueratina 18, antígeno epitelial de membrana (EMA), p63, PLAP e inibina-alfa e taxa de proliferação celular (Ki-67) > 10%.[1,44-47] Chamam a atenção relatos sobre pacientes com associação de ETT com focos de PSTT ou de coriocarcinoma, em 50% das vezes. Nesses casos, considera-se que os elementos trofoblásticos epitelioides levam à persistência de doença localmente invasiva e de resistência ao tratamento quimioterápico. Devido às semelhanças no comportamento biológico entre PSTT e ETT, o tratamento primário do ETT deve ser cirúrgico; diante de falha do tratamento cirúrgico, cogita-se quimioterapia.[1,44-47]

A apresentação clínica da NTG varia, a depender do evento gestacional que a originou, da extensão da doença e de seu diagnóstico anatomopatológico.[1,44-47]

Útero aumentado de volume, sangramento transvaginal irregular e persistência dos cistos tecaluteínicos nos ovários são sinais sugestivos de NTG.[1,44-47] No entanto, mais de 50% das pacientes com NTG pós-molar não apresentam nenhum achado clínico e o diagnóstico é feito somente pelo platô ou aumento da hCG sérica dosada durante o seguimento após o esvaziamento uterino.[51]

Quando o CCA está associado a antecedente gestacional não molar, não há sinais e sintomas típicos, e estes são, em sua maioria, relacionados com a invasão do útero pelo tumor ou sítios de metástases, notadamente nos pulmões e na pelve.[1,44-47]

A disseminação da NTG ocorre pela via hematogênica,[52] mais frequentemente para pulmão (80%) (Figura 14.21 A), vagina (30%) (Figura 14.21 B), cérebro (10%) (Figura 14.21 C) e fígado (10%) (Figura 14.21 D).

As metástases pulmonares são, em geral, assintomáticas; porém, quando extensas, podem provocar dispneia, tosse, hemoptise e dor torácica.[1,44-47]

Nódulos vaginais metastáticos ocorrem mais frequentemente nos fórnices e na região suburetral. Podem causar leucorreia purulenta e sangramento de difícil controle, uma vez que apresentam exuberante vascularização.[53]

Sangramento resultante de perfuração uterina ou lesões metastáticas cursa com dor abdominal, hemoptise, melena e sinais e sintomas de aumento da pressão intracraniana (p. ex., cefaleia, convulsões, alterações na fala, distúrbios visuais e hemiplegia).[1,44-47] A NTG é perfundida por circulação anômala, aberrante, com vasos frágeis que apresentam tendência a sangramento. Pelo elevado risco de hemorragia, não são recomendadas biopsias de sítios metastáticos.[53]

Em quase todas as pacientes com PSTT e ETT há sangramento uterino anormal, após longo período do evento gestacional anterior.[54] São descritas também, ainda que em raras apresentações, virilização e síndrome nefrótica.[55]

Uma vez que os sintomas podem ser mínimos ou até mesmo ausentes, e o antecedente gestacional remoto, deve-se

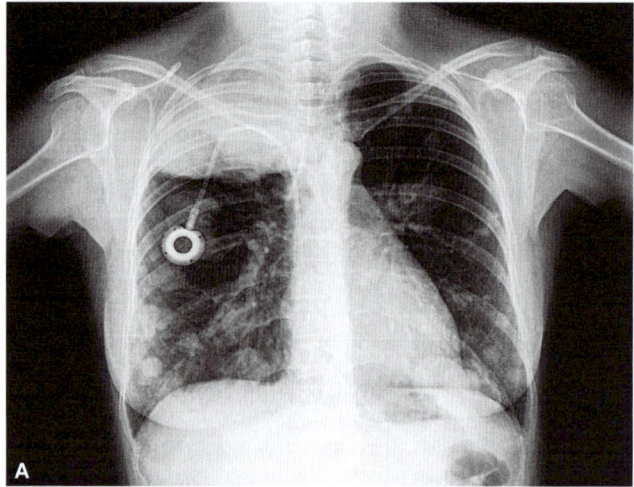

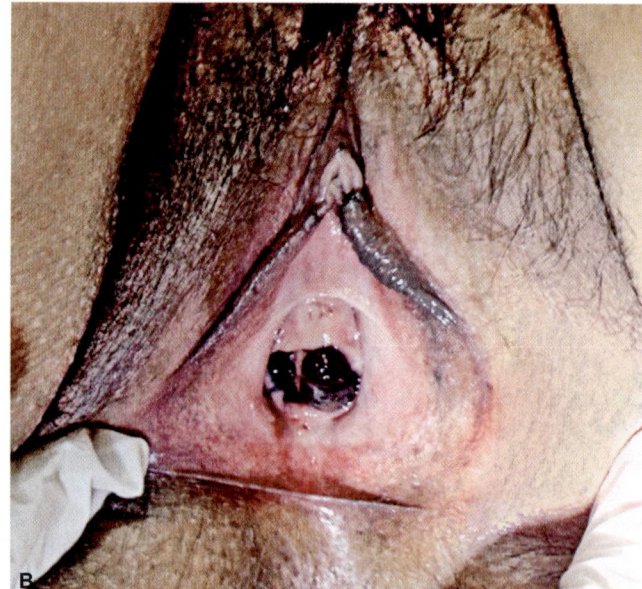

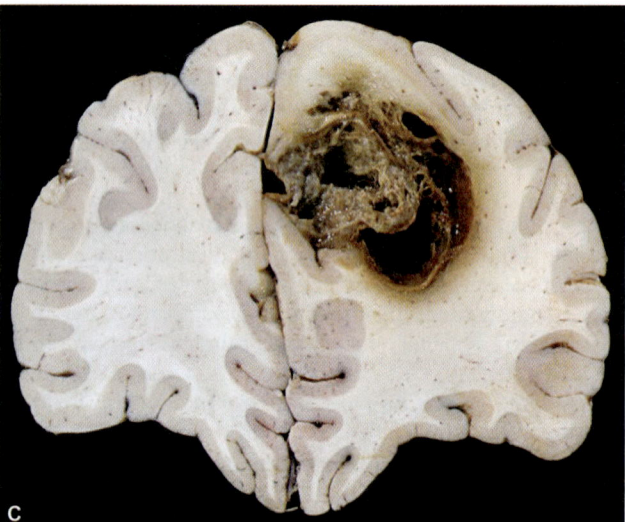

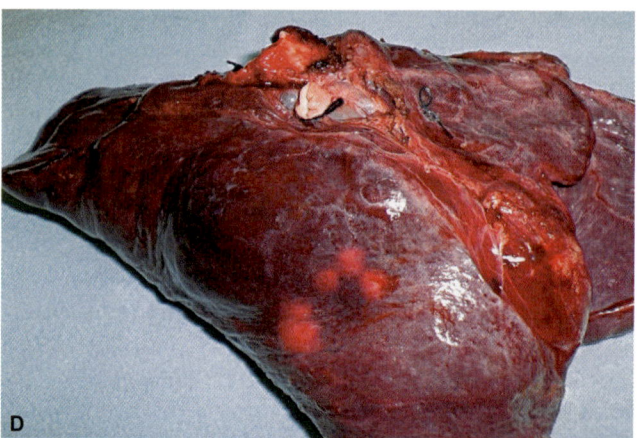

Figura 14.21 Metástase de neoplasia trofoblástica gestacional no pulmão (**A**), na vagina (**B**), no cérebro (**C**) e no fígado (**D**).

suspeitar de diagnóstico de NTG diante de toda mulher em idade reprodutiva com sintomas pulmonares ou sistêmicos inexplicáveis, notadamente na presença de metástases com sítio desconhecido de neoplasia primária.[53]

Propedêutica

A avaliação sérica quantitativa de hCG é o pilar diagnóstico de NTG pós-molar, cujos critérios diagnósticos são apresentado a seguir:[56]

- Quatro valores ou mais de hCG em platô em um período superior a 3 semanas, ou seja, nos dias 1, 7, 14 e 21
- Aumento nos níveis de hCG por três medidas consecutivas ou mais, ao menos por duas semanas, ou seja, nos dias 1, 7 e 14
- Diagnóstico histológico de coriocarcinoma
- Níveis elevados de hCG por seis meses ou mais.

Vale citar os estudos de Agarwal et al. e Braga et al. em que se avaliou o rigoroso seguimento clinicolaboratorial de pacientes com níveis elevados de hCG por 6 meses ou mais em detrimento da quimioterapia.[57,58] Os resultados dessa investigação mostraram ser aceitável apenas o acompanhamento prolongado, evitando-se a utilização desnecessária de quimioterapia.

Ademais, podem ser incluídos como critérios diagnósticos de NTG os seguintes elementos clínicos, considerados pelo Charing Cross Trophoblastic Disease Center como indicativos de tratamento: hemorragia vaginal abundante, evidência de hemorragia gastrintestinal ou intraperitoneal, evidência de metástase no cérebro, no fígado ou no trato gastrintestinal e opacidades radiológicas de tamanho superior a 2 cm na radiografia de tórax.[46]

A US é ferramenta diagnóstica fundamental para o diagnóstico de NTG, e os vários tipos da doença podem ter aparência semelhante nos exames de imagem.[59]

Massa miometrial focal é a imagem mais comum. Pode ser uniformemente hipo- ou hiperecogênica, complexa ou ainda multicística. Espaços anecoicos intramiometriais resultam de hemorragia e necrose dos tecidos ou espaços vasculares.[59]

Na doença mais extensa, pode-se observar também útero volumoso, heterogêneo e lobulado ou massa pélvica indiferenciada.[59]

Ao mapeamento com Doppler colorido encontra-se vascularização intensa e caótica, com perda de continuidade dos vasos. O fluxo sanguíneo apresenta alta velocidade e baixa resistência, padrão inverso ao das artérias miometriais normais. Exceção se faz ao PSTT, que pode ser hipo- ou hipervascular.[59]

A radiografia de tórax é o método de imagem recomendado pela Federação Internacional de Ginecologia e Obstetrícia (FIGO) para avaliação de metástases pulmonares.[1,44-47] Até 41% das pacientes com metástases pulmonares apresentam radiografia de tórax normal. Geralmente são as micrometástases mais bem avaliadas por meio de tomografia computadorizada (TC), mas com importância questionável, uma vez que sua presença não parece afetar a sobrevida a longo prazo.[59]

Outros exames de imagem, como ressonância magnética (RM) e TC, não fazem parte da avaliação rotineira de NTG, ficando reservados a casos duvidosos ou em que haja suspeita de metástases.[59]

A TC é o método mais adequado para avaliação dos sítios mais comuns de metástases, exceto para lesões vaginais e cerebrais, mais bem visualizadas à RM.[59]

Apesar de existirem poucos estudos a respeito, parece que a TC com emissão de pósitrons tem a propriedade de identificar sítios de doença metabolicamente ativa não evidenciados por outros exames. Outrossim, também pode ser útil na diferenciação de cicatrizes uterinas e doença recidivante.[59]

Classificação e estadiamento da neoplasia trofoblástica gestacional

Ao longo do tempo, diversos estadiamentos, classificações e sistemas prognósticos foram utilizados para NTG em todo o mundo, o que tornava difícil a comparação entre os resultados de trabalhos realizados em diferentes centros de referência.

Frente à necessidade de uma linguagem universal, de critérios comuns de tratamento e de um sistema de estadiamento mundialmente aceito, a FIGO[56] publicou em 2002[56] um novo sistema de classificação para NTG (Tabela 14.1), que combinou seu antigo sistema de estadiamento anatômico com um sistema modificado de pontuação de fatores de risco da Organização Mundial da Saúde (OMS).[1,44-47]

Nessa nova classificação, excluiu-se grupo sanguíneo dos fatores de risco, atribuiu-se à metástase hepática pontuação 4 em vez de 3 e foi eliminado o grupo doença de médio risco. Por meio deste sistema, a paciente poderá ter seu tumor classificado em dois grupos: NTG de baixo risco, se a pontuação for igual ou inferior a 6, e NTG de alto risco, se a pontuação for igual ou superior a 7.[56] O estadiamento é designado por um algarismo romano seguido de um algarismo arábico, que representam o estadiamento anatômico da FIGO e o escore modificado da OMS, respectivamente. PSTT e ETT são classificados separadamente.[56]

O tratamento baseia-se no escore total dos fatores de risco, o qual representa a chance de as pacientes desenvolverem resistência aos medicamentos de primeira linha.[56]

Diagnóstico diferencial de neoplasia trofoblástica gestacional

A malformação arteriovenosa uterina (MAVU) é alteração vascular rara, com menos de uma centena de casos relatados na literatura.[60] Trata-se de dilatação no espaço interviloso da intimidade miometrial que permite fluxo direto do sistema arterial para o venoso, sem participação capilar.[60]

É classificada de cotio, congênita ou adquirida. É congênita quando há diferenciação anômala no plexo capilar primitivo, resultando em comunicação anormal entre artérias e veias – fístula. Histopatologicamente, essas malformações são classificadas como cirsoides ou cavernosas, conforme o diâmetro da

Tabela 14.1 Estadiamento e classificação da FIGO/OMS para neoplasia trofoblástica gestacional (NTG).

Fatores prognósticos	Pontuação			
	0	1	2	4
Idade	< 40	≥ 40	–	–
Gestação anterior	Mola	Aborto	Termo	–
Intervalo (meses)*	< 4	4 a 6	7 a 12	> 12
hCG sérica pré-tratamento (UI/ℓ)	< 10^3	10^3 a < 10^4	10^4 a < 10^5	> 10^5
Maior tumor, incluindo útero (cm)	< 3	3 a 4	≥ 5	-
Local de metástases	Pulmão	Baço, rim	TGI	Cérebro, fígado
Número de metástases	–	1 a 4	5 a 8	> 8
Falha à primeira quimioterapia	–	–	Monoterapia	2 fármacos ou mais

NTG: estadiamento e classificação FIGO (Washington, 2000)
Estadiamento anatômico da FIGO

- Estádio I: doença confinada ao útero
- Estádio II: doença que se estende além do útero, porém limitada a estruturas genitais
- Estádio III: doença que se estende aos pulmões com ou sem envolvimento do sistema genital
- Estádio IV: todos os outros sítios metastáticos.

*Intervalo (em meses) entre o fim do antecedente gestacional (quando conhecido) e o início dos sintomas.
Fonte: sistema de escore prognóstico da OMS modificado pela FIGO, 2002.[56]

fístula vascular. Nos casos congênitos, é habitual a presença dessas alterações vasculares em diversas áreas do organismo, notadamente no cérebro; presente no útero, não se associa, de modo geral, a hemorragia. Já a MAVU adquirida tem etiopatogenia relacionada com episódios traumáticos na matriz – curetagem uterina, carcinoma endometrial e cervical, cicatriz uterina de cesariana e exposição da mulher ao dietilestilbestrol. A DTG é a causa mais importante de MAVU adquirida.[60]

Exibindo clínica variável, sinala-se a hemorragia transvaginal como o elemento sintomatológico mais frequente. Vale citar a metrorragia cataclísmica que se segue após curetagem, iatrogênica, que pode levar a choque hipovolêmico se não forem instauradas, de pronto, medidas para estabilização hemodinâmica.[60]

Ainda que o método padrão para o diagnóstico de MAVU seja a angiografia pélvica, a US com dopplerfluxometria tem-se mostrado recurso semiótico de valor, com vantagem de ser procedimento inócuo, não invasivo. TC, histeroscopia e RM ganham espaço no diagnóstico dessa anomalia vascular.[60]

O tratamento contempla desde conduta expectante, reservada às pacientes assintomáticas, até histerectomia, naquelas refratárias ao tratamento farmacológico, desde que esteja presente hemorragia. Atualmente, terapêutica com embolização seletiva da vasculatura uterina tem mostrado resultados promissores, principalmente naquelas que, jovens, mantêm desejo reprodutivo.[60]

Tratamento

Há 50 anos, antes da introdução da quimioterapia (QT) no manejo da NTG a taxa de mortalidade por mola invasiva chegava a 15%, ocorrendo mais frequentemente por hemorragia, sepse, fenômenos embólicos ou complicações cirúrgicas.[1,44-47] Na presença de metástases, o CCA apresentava taxa de mortalidade de quase 100% e de aproximadamente 60% quando se realizava histerectomia por doença aparentemente não metastática.[1,44-47]

Atualmente, mesmo com doença disseminada, a taxa de cura é superior a 90%.[61] Estudo multicêntrico realizado no Brasil observou que, das 5.250 pacientes com DTG estudadas, 21,79% evoluíram para NTG, sendo 81,3% classificadas como de baixo risco, 17,5% como de alto risco e 1,2% como PSTT.[47]

Metotrexato (MTX), actinomicina D (ActD), ciclofosfamida, vincristina, etoposídeo, cisplatina e paclitaxel são exemplos de fármacos bastante efetivos no tratamento da NTG.[1,44-47]

Após a normalização da hCG, os ciclos de QT, ditos QT de consolidação, são repetidos por mais 3 a 4 vezes, principalmente em caso de doença de alto risco, na tentativa de evitar recidivas.[1,44-47,62]

Estudo recente, realizado por Lybol et al., observou maior taxa de recidiva em pacientes com NTG de baixo risco tratadas com dois em vez de três cursos de QT de consolidação.[63] Porém, trata-se de dados retrospectivos; são necessários mais estudos, prospectivos e randomizados, para confirmação desses resultados.

Tratamento de neoplasia trofoblástica gestacional de baixo risco

A NTG de baixo risco inclui doença não metastática (estádio I) e doença metastática com escore FIGO/OMS inferior a 7.[56] Essas pacientes devem ser tratadas inicialmente com agente quimioterápico único, MTX ou ActD.[64]

Estudo retrospectivo relatou diminuição no número de ciclos de QT necessários para se alcançar remissão e taxa de cura sem necessidade de QT adicional de 9,4% em mulheres submetidas a um segundo esvaziamento uterino.[65] O benefício parece ser maior quando a hCG encontra-se inferior a 1.500 UI/ℓ no momento do esvaziamento. No entanto, esta recomendação permanece controversa e estudos prospectivos e randomizados são necessários para confirmar os benefícios do esvaziamento uterino repetido.

Para esse grupo de pacientes, a terapia de primeira linha depende do desejo de preservar a fertilidade. Para pacientes com prole constituída, pode-se oferecer histerectomia total associada a um ciclo de monoquimioterapia adjuvante, com intuito de eliminar metástases ocultas.[1,44-47]

Apesar da extensa experiência no tratamento da NTG de baixo risco acumulada ao longo dos anos e da descrição de mais de 14 tipos diferentes de regimes quimioterápicos, não há consenso acerca da primeira linha de tratamento. Na ausência de fortes evidências que confirmem a superioridade de um método, diversos tratamentos são arbitrariamente utilizados por diferentes centros.[1,44-47,64] No entanto, há consenso sobre o uso de monoquimioterapia com MTX ou ActD para essas pacientes.[1,44-47,64] São relatadas taxas de indução de remissão de 50 a 90%, para esses dois fármacos.[1,44-47,64]

Três regimes são mais frequentemente utilizados:[66]

- MTX semanal por via intramuscular (IM) em baixas doses
- Pulsos de ActD por via intravenosa (IV) a cada 2 semanas
- Várias outras dosagens de MTX com ou sem ácido folínico (AF) de resgate.

A Tabela 14.2 mostra as taxas de remissão primária de acordo com o regime de QT utilizado.

A variabilidade na resposta primária reflete diferenças nas dosagens dos fármacos, horários e vias de administração, bem como na seleção de pacientes. De modo geral, injeção IM

Tabela 14.2 Taxas de remissão primária na neoplasia trofoblástica gestacional de baixo risco de acordo com o regime utilizado.

Regime de quimioterapia	Taxa de remissão primária
MTX 0,4 mg/kg (máximo de 25 mg)/dia IV ou IM por 5 dias; repetir a cada 14 dias	87 a 93%
MTX 30 a 50 mg/m² IM semanalmente	49 a 74%
MTX 1 mg/kg IM nos dias 1, 3, 5, 7; ácido folínico 0,1 mg/kg IM nos dias 2, 4, 6 e 8; repetidos a cada 15 a 18 dias, ou quando necessário	74 a 90%
MTX 100 mg/m² push IV, após 200 mg/m² em 500 mℓ SG5% a cada 12 h; ácido folínico 15 mg IM ou VO de 12 em 12 h por 4 doses, começando 24 h após o início do MTX; repetir a cada 18 dias ou quando necessário	69 a 90%
ActD 10 a 13 µg/kg IV diariamente por 5 dias; repetidos a cada 14 dias	77 a 94%
ActD 1,25 mg/m² IV a cada 2 semanas	69 a 90%
Alternando regimes 1 e 5 (MTX/ActD)	100%

ActD: actinomicina D; IM: via intramuscular; IV: via intravenosa; MTX: metotrexato; SG5%: solução glicosada a 5%. *Fonte:* Lurain, 2011.[44]

semanal ou infusão IV intermitente de MTX e protocolos com ActD a cada 2 semanas são menos efetivos que protocolos com MTX e ActD por 5 dias e MTX/AF por 8 dias. Porém, apesar das diferentes taxas de remissão inicial com a QT primária, quase todas as pacientes são curadas, com preservação da fertilidade.[1,44-47]

O regime com MTX, 30 a 50 mg/m² semanal, tem as vantagens de comodidade, baixo custo e baixa toxicidade, mas apresenta a menor taxa de resposta completa quando comparado a qualquer outro regime e não é terapia apropriada para doença metastática ou CCA.[1,44-47]

A ActD tem sido utilizada como terapia primária quando há comprometimento renal ou hepático ou contraindicações ao uso do MTX e terapia secundária quando há resistência ao MTX. Tem mais efeitos adversos (náuseas, alopecia) que o MTX e há risco de dano tissular local caso haja extravasamento durante a aplicação IV. Os regimes mais eficazes são ActD, 10 a 12 mg/kg IV diariamente, por 5 dias a cada 2 semanas, ou dose única de 1,25 mg/m² IV a cada 2 semanas.[1,44-47]

Diversos estudos têm comparado a eficácia de MTX *versus* ActD no tratamento de NTG de baixo risco, a maioria retrospectivos e não randomizados.

Um recente estudo randomizado e prospectivo do grupo Gynecologic Oncology mostrou que ActD, 1,25 mg/m² IV a cada 2 semanas, foi significativamente superior ao regime com MTX 30 mg/m² IM semanal, com taxa de resposta completa de 70% *versus* 53% ($p = 0,01$), respectivamente. Contudo, ambos os regimes foram menos efetivos quando o escore era 5 ou 6 ou quando havia diagnóstico histopatológico de coriocarcinoma.[67]

Evidências sugerem que pacientes com hCG superior a 400.000 UI/ℓ devem iniciar tratamento quimioterápico com vários agentes, devido à resistência significativamente mais alta à monoquimioterapia.[1,44-47]

Seja qual for o esquema de monoquimioterapia utilizado, a QT deve continuar até que a hCG retorne aos valores normais, e pelo menos mais três cursos de QT têm sido administrados após a primeira hCG normal. O medicamento em uso deve ser substituído por outro caso seja observado platô de hCG ou caso se instale toxicidade que não permita dose ou frequência adequadas de tratamento. Se houver elevação significativa do hCG, aparecimento de metástases ou resistência sequencial aos agentes únicos, deve-se instituir poliquimioterapia.[1,44-47]

Ao que parece, qualquer regime de ActD promove taxas de remissão primária superiores às dos esquemas com MTX, mas a maioria dos estudos compara ActD pulsada a MTX semanal, regime que tem sido visto como menos efetivo que aqueles com 5 e 8 dias de tratamento.[1,44-47]

Quanto aos efeitos adversos, a comparação entre os estudos é difícil frente à heterogeneidade das pacientes envolvidas. Os efeitos adversos mais comuns para ambos os fármacos são náuseas, anemia e fadiga, semelhantes em ambos os regimes, pulsado de ActD e MTX em doses baixas.[1,44-47]

Tratamento de neoplasia trofoblástica gestacional de alto risco

Pacientes com NTG metastática de alto risco (FIGO estádio IV e estádios II e III com escore > 7) devem ser tratadas com vários agentes quimioterápicos, com ou sem radioterapia e cirurgia adjuvantes.[1,44-47]

Ao longo dos anos, a terapia de escolha para agentes múltiplos tem sofrido mudanças. Nas décadas de 1970 e 80, MTX, ActD e ciclofosfamida ou clorambucila (MAC) constituíam a primeira linha de tratamento, alcançando taxas de cura de 63 a 71%. No início dos anos 1980, sugeriu-se que o regime contendo ciclofosfamida, hidroxiureia, ActD, MTX/AF, vincristina e doxorrubicina (CHAMOCA) aumentava as taxas de remissão primária para 82%, porém observou-se que tanto a cura final quanto a taxa de remissão primária eram inferiores com CHAMOCA quando comparadas às do regime MAC e que aquele resultava em maior toxicidade.[1,44-47]

Em 1980, descobriu-se que o etoposídeo era um agente muito efetivo para NTG e que esquemas contendo este fármaco em associação com alta dose de MTX, AF, ActD, ciclofosfamida e vincristina (EMA-CO) resultavam em aumento das taxas de remissão e sobrevida.[1,44-47]

O regime EMA-CO (Tabela 14.3) tornou-se, então, a primeira escolha para o tratamento de NTG de alto risco, graças a sua baixa toxicidade e altas taxas de resposta completa e sobrevida.[1,44-47,68]

HTA primária ou secundária não é efetiva em reduzir a necessidade de QT ou taxas de indução de cura em mulheres com NTG de alto risco metastática, provavelmente devido à maior carga de doença extrauterina presente nessas pacientes.[1,44-47]

As taxas de remissão primária para o regime EMA-CO variam de 54 a 91% e, apesar de ser o esquema mais comumente empregado no tratamento de pacientes com NTG de alto risco, as evidências atualmente disponíveis são incompletas, pois não há na literatura estudos de alta qualidade que sustentem a superioridade desse regime em comparação a outros esquemas de quimioterapia com vários agentes.[1,44-47] Evidências sugerem que QT de indução com EP (etoposídeo 100 mg/m^2 e cisplatina 20 mg/m^2) por um a dois ciclos antes do início do EMA-CO, em pacientes selecionadas, de alto risco (hCG superior a 100.000 UI/ℓ e escore FIGO/OMS > 12), tem o potencial de aumentar a sobrevida global e diminuir óbitos precoces.[69]

Para determinar o tratamento mais eficaz e menos tóxico para esses casos, é necessária a realização de estudos bem conduzidos, multicêntricos e com controle de variáveis que possam influir nas taxas de remissão e sobrevida, como escore de risco, presença de metástases hepáticas e cerebrais e uso de terapias adjuvantes (cirurgias, radioterapia, fator estimulador de colônia de granulócitos), por exemplo.[1,44-47]

Tabela 14.3 Protocolos dos regimes EMA-CO e EMA-EP.

Dia	Fármaco	Dose
EMA-CO		
1	Etoposídeo	100 mg/m^2 diluídos em 200 mℓ de solução salina e infundidos por via IV em 30 min
	ActD	0,5 mg em *push* IV
	MTX	100 mg/m^2 em *push* IV
		200 mg/m^2 por infusão IV em 12 h
2	Etoposídeo	100 mg/m^2 diluídos em 200 mℓ de solução salina e infundidos por via IV em 30 min
	ActD	0,5 mg em *push* IV
	Ácido folínico	15 mg IM a cada 12 h (4 doses) ou VO começando 24 h após o início do MTX
8	Ciclofosfamida	600 mg/m^2 diluídos em solução salina e infundidos em 30 min
	Vincristina	1 mg/m^2 em *push* IV
EMA-EP		
1	Etoposídeo	100 mg/m^2 diluídos em 200 mℓ de solução salina e infundidos por via IV em 30 min
	ActD	0,5 mg em *push* IV
	MTX	100 mg/m^2 em *push* IV
		200 mg/m^2 por infusão IV em 12 h
2	Etoposídeo	100 mg/m^2 diluídos em 200 mℓ de solução salina e infundidos IV em 30 min
	ActD	0,5 mg em *push* IV
	Ácido folínico	15 mg IM a cada 12 h (4 doses) ou VO, começando 24 h após o início do MTX
8	Cisplatina	60 mg/m^2 IV com hidratação prévia
	Etoposídeo	100 mg/m^2 diluídos em 200 mℓ de solução salina e administrados em 30 min

ActD: actinomicina D; MTX: metotrexato; IV: via intravenosa; IM: via intramuscular; VO: via oral. *Fonte*: Goldstein e Berkowitz, 2012.[45]

Tratamento de tumor trofoblástico do sítio placentário e tumor trofoblástico epitelioide

Devido à raridade, o tratamento desses tipos de tumor tem sido baseado em pequenas séries de casos descritas retrospectivamente.

São tumores relativamente resistentes à QT, com propensão a disseminação linfática. Por este motivo, HTA com ou sem linfadenectomia e salpingo-oforectomia bilateral ocupa papel principal no tratamento quando a doença está confinada ao útero e é, por si só, curativa em 2/3 dos casos.[1,44-47]

Pode haver resposta ao regime EMA-EP (Tabela 14.3) ou paclitaxel/cisplatina-paclitaxel/etoposídeo (TE-TP), esquema indicados para pacientes com fatores prognósticos adversos ou doença disseminada.[1,44-47]

Tratamento de neoplasia trofoblástica gestacional resistente ou recidivante

Quimiorresistência ocorre quando há platô ou aumento nos níveis de hCG, com ou sem desenvolvimento de novas metástases, frequentemente enquanto a paciente está recebendo terapia. Por outro lado, o diagnóstico de recidiva exige pelo menos duas elevações nos níveis de hCG, na ausência de gestação, após alcançado um período de titulação normal.[1,44-47] Ambas as condições são um desafio no tratamento da NTG.

Dados recentes mostraram que número de cursos de QT de consolidação administrados, diagnóstico clinicopatológico de coriocarcinoma, nível inicial alto de hCG, extensão da doença (metástases em cérebro, fígado e sistema gastrintestinal) e alto

Parte 3

escore de risco OMS são fatores de risco associados a taxas mais altas de doença resistente.[1,44-47]

Aproximadamente 5% das pacientes com NTG de baixo risco sem metástases e 10 a 15% daquelas com metástases desenvolverão resistência à QT primária.[1,44-47] Para doença de baixo risco, em geral tratamento de resgate com outro agente único (p. ex., ActD após quimioterapia com MTX) é tudo que é preciso quando a hCG está em platô. Quando há falha da terapia sequencial com agente único, deve-se instituir poliquimioterapia, sendo EMA-CO o regime de segunda linha mais comumente utilizado.[1,44-47]

Quimiorresistência e doença recidivante ocorrem mais frequentemente em pacientes com NTG de alto risco.[1,44-47]

Cerca de 20 a 30% das pacientes de alto risco terão resposta incompleta à QT de primeira linha ou recidiva após remissão, e necessitarão de QT de resgate. Geralmente, esquemas com agentes alternativos, especialmente contendo cisplatina, são necessários após falha da QT inicial combinada.[1,44-47]

Devido às altas taxas de cura e aos poucos casos de resistência à QT, a maioria dos estudos nesse grupo de pacientes é retrospectiva e baseada em séries de casos. Vários esquemas de resgate (Tabela 14.4) são utilizados em todo o mundo e não está claro quais regimes são mais efetivos e menos tóxicos;[1,44-47] todavia, o regime EMA-EP é o preferido e recomendado pela FIGO. A taxa de resposta completa com este esquema é superior em caso de resistência (81,8%) quando comparada a recidivas (42,9%) e os efeitos adversos mais comuns são mielossupressão, náuseas, vômitos e hepatotoxicidade.[1,44-47]

Além da QT de resgate, procedimentos auxiliares, como HTA, ressecção cirúrgica de sítios de doença resistente, radioterapia e técnicas de quimioembolização fazem parte do tratamento adjuvante dessas pacientes.[1,44-47]

Recidiva de neoplasia trofoblástica gestacional

O risco global de recidiva é de 3 a 9% no primeiro ano após a terapia e é incomum após 12 meses de hCG normal.[1,44-47]

Acompanhamento pós-tratamento

Após 3 dosagens consecutivas semanais de hCG indetectável e completada a QT, faz-se seguimento com dosagem sérica mensal de hCG por 12 meses.[1,44-47] Alguns centros recomendam acompanhamento adicional após esse período. No New England Trophoblastic Disease Center (Harvard Medical School), especialistas recomendam 2 anos de seguimento para doença de alto risco, e no Charing Cross Trophoblastic Disease Center (Reino Unido), o seguimento é realizado por toda a vida, com dosagem urinária de hCG a cada 6 meses após 5 anos de seguimento.[1,44-47]

Tabela 14.4 Quimioterapia de resgate para NTG resistente ou recaídas.

- EMA-EP: etoposídeo, MTX, ActD, cisplatina
- BEP: bleomicina, etoposídeo, cisplatina
- TE/-P: paclitaxel, etoposídeo/paclitaxel, cisplatina
- FA: 5-fluorouracila, ActD
- FAEV: floxuridina, ActD, etoposídeo, vincristina
- MBE: MTX, bleomicina, etoposídeo
- VIP/ICE: ifosfamida, cisplatina, etoposídeo

ActD: actinomicina D; MTX: metotrexato; NTG: neoplasia trofoblástica gestacional. *Fonte:* Ngu e Chan, 2014.[70]

Contracepção é obrigatória durante o seguimento, preferencialmente com anticoncepcionais orais combinados. Dispositivos intrauterinos não devem ser inseridos até que os níveis de hCG se tornem indetectáveis.[1,44-47]

Impacto da neoplasia trofoblástica gestacional no futuro reprodutivo

No que se refere ao futuro reprodutivo após NTG, há muito se sabe do potencial mutagênico e teratogênico dos agentes quimioterápicos. É corrente que até 50% das pacientes tratadas com quimioterapia para linfoma de Hodgkin cursam com falência ovariana permanente e infertilidade.[1,44-47] Os fatores associados aos efeitos gonadotóxicos da quimioterapia incluem a idade da paciente, o regime quimioterápico, a dose e a duração do tratamento. Sabe-se que a quota de folículos ovarianos é determinada antes do nascimento, de modo que na menacme as células germinativas ovarianas não mais proliferam, diferentemente do que ocorre nos testículos. Assim, agentes citotóxicos que necessitam da proliferação celular para atuar causam menos lesões ovarianas do que os agentes alquilantes que lesionam o ácido desoxirribonucleico (DNA) na intimidade celular. Dos quimioterápicos frequentemente empregados no tratamento da NTG, são antiblásticos citotóxicos o metotrexato, a actinomicina D, o etoposídeo e a vincristina; a cisplatina e a ciclofosfamida são alquilantes. Uma vez que haja eventual lesão ovariana, às vezes com destruição folicular, outras vezes com fibrose ovariana, algumas pacientes experimentam elevação do hormônio foliculoestimulante (FSH) e do hormônio-luteinizante (LH), com queda dos níveis de estradiol, o que pode levar a uma amenorreia temporária. Trata-se de fenômeno passageiro que logo cede aos ciclos ovulatórios. Desta forma, são consignadas muitas gravidezes havidas após quimioterapia para NTG.

Durante o seguimento para NTG, as pacientes fazem dosagens periódicas de β-hCG a fim de que sejam detectadas formas persistentes e metastáticas da doença. Após três dosagens consecutivas normais, dosa-se o hormônio em 15 dias e depois mensalmente até completar 12 meses, quando as pacientes são liberadas para engravidar. Contudo, não são raros os casos de gravidez antes da alta do seguimento.

Gravidez ainda no seguimento pós-NTG representa importante óbice à detecção precoce de recidivas desta neoplasia. Recomenda-se, criteriosamente, que as gravidezes após quimioterapia ocorram depois de 12 meses do último ciclo de quimioterapia, a fim de lobrigar NTG recidivante, o que é mais frequente no primeiro ano de seguimento. Ademais, deve-se propiciar intervalo suficiente para que os oócitos lesionados pelos agentes antiblásticos possam ser substituídos pelo recrutamento de novos oócitos. Ainda que 12 meses após o término da quimioterapia seja intervalo de tempo recomendado pela maioria dos autores, salientamos que 90% das recidivas ocorrem nesse período.[1,44-47]

Atualmente, os especialistas preconizam contracepção pelo menos durante 1 ano em pacientes com NTG, depois do sucesso da quimioterapia. Entretanto, no caso de uma paciente conceber antes de se completar 1 ano pós-tratamento, não é necessária a interrupção da gravidez; aconselha-se então pré-natal cuidadoso para vigiar o desenvolvimento e a vitalidade do feto.[71]

CONSIDERAÇÕES FINAIS

Deve-se suspeitar de gravidez molar diante de uma gestante com hemorragia no 1º trimestre. A combinação de um teste quantitativo de hCG com uma US transvaginal será capaz de diagnosticar com precisão essa doença.

Uma vez feito o diagnóstico, a paciente com gravidez molar deverá ser encaminhada para Centros de Referência em DTG, onde será submetida a esvaziamento uterino, por meio da técnica de vacuoaspiração.

O seguimento pós-molar é fundamental a fim de diagnosticar-se precocemente a evolução da gravidez molar para NTG. Essa vigilância consiste em dosagens semanais de hCG e contracepção rigorosa.

Decorridos 6 meses com dosagens normais de hCG, após remissão espontânea, a paciente com gravidez molar pode receber alta do seguimento e ser liberada para nova gestação. Deve-se assegurar à paciente que seu desempenho reprodutivo é idêntico ao das outras mulheres, exceto pelo risco elevado de desenvolver nova gravidez molar (1 a 2%). Por isso, ao engravidar a paciente deverá retornar ao Centro de Referência em DTG para uma avaliação.

Conquanto a NTG venha em 50% das vezes de gravidez molar, sabe-se que qualquer gravidez pode determinar seu aparecimento.

Níveis de hCG ascendentes ou em platô persistente constituem a principal forma de diagnosticar NTG.

Mulheres na menacme, com história obstétrica recente, que apresentem metástases sem sítio primário conhecido, devem ser avaliadas para NTG, quando uma singela dosagem de hCG será capaz de atestar o diagnóstico.

Uma vez diagnosticada NTG, as pacientes devem ser submetidas a rastreamento de metástases e estadiamento da NTG, e avaliadas quanto ao risco de quimiorresistência tumoral.

Nos casos de NTG de baixo risco, quimioterapia por agente único, seja MTX ou ActD, são as melhores opções terapêuticas. Já nos casos de NTG de alto risco, será necessário início imediato de quimioterapia com vários agentes, conjugados sob o regime EMA-CO. A resposta ao tratamento, assim como a identificação de casos de resistência ou recidiva, é feita mediante monitoramento rigoroso dos níveis de hCG.

Após a cura da NTG, as mulheres devem evitar nova gravidez ao menos por 6 meses após a última sessão de quimioterapia; o ideal é um intervalo de 12 meses, não apenas para garantir melhores resultados obstétricos, como também para permitir melhor seguimento de NTG recidivante.

REFERÊNCIAS BIBLIOGRÁFICAS

1. Braga A. Doença trofoblástica gestacional. In: Montenegro CAB, Rezende-Filho (Eds.). Rezende-Obstetrícia. Rio de Janeiro: Guanabara Koogan; 2014.
2. Tse KY, Ngan HY. Gestational trophoblastic disease. Best Pract Res Clin Obstet Gynaecol. 2012; 26(3):357-70.
3. Lurain JR. Gestational trophoblastic disease I: epidemiology, pathology, clinical presentation and diagnosis of gestational trophoblastic disease, and management of hydatidiform mole. Am J Obstet Gynecol. 2010; 203(6):531-9.
4. Seckl MJ, Sebire NJ, Berkowitz RS. Gestational trophoblastic disease. Lancet. 2010; 376(9742):717-29.
5. Soper JT, Mutch DG, Schink JC. Committee on Practice Bulletins-Gynecology, American College of Obstetricians and Gynecologists. ACOG Practice Bulletin n.53. Diagnosis and treatment of gestational trophoblastic disease. Obstet Gynecol. 2004; 103(6):1365-77.
6. Tidy J, Hancock BW. The management of gestational trophoblastic disease. Green-top Guideline No. 38. Royal College of Obstetricians and Gynae-
cologists. Disponível em: http://www.rcog.org.uk/files/rcog-corp/GT38 Management Gestational0210.pdf. Acesso em 20 de julho de 2012.
7. Steigrad SJ. Epidemiology of gestational trophoblastic diseases. Best Pract Res Clin Obstet Gynaecol. 2003; 17(6):837-47.
8. Braga A, Growdon WB, Bernstein M et al. Molar pregnancy in adolescents. J Reprod Med. 2012; 57(5-6):225-30.
9. Rauh-Hain JA, Growdon WB, Braga A et al. Gestational trophoblastic neoplasia in adolescents. J Reprod Med. 2012; 57(5-6):237-42.
10. Braga A, Maesta I, Michelin OC et al. Maternal and perinatal outcomes of first pregnancy after chemotherapy for gestational trophoblastic neoplasia in Brazilian women. Gynecol Oncol. 2009; 112(3):568-71.
11. Kim SJ, Bae SN, Kim JH et al. Epidemiology and time trends of gestational trophoblastic disease in Korea. Int J Gynaecol Obstet. 1998; 60(Suppl 1):S33-8.
12. Kolusari A, Adali E, Kurdoglu M et al. Catalase activity, serum trace element and heavy metal concentrations, vitamin A, vitamin D and vitamin E levels in hydatidiform mole. Clin Exp Obstet Gynecol. 2009; 36(2):102-4.
13. Harma M, Kocyigit A, Yurtseven S et al. Serum levels of folate, vitamin B_{12} and homocysteine in complete hydatidiform mole. J Reprod Med. 2004; 49(4):285-8.
14. Kokanali MK, Öztürkkan D, Ünsal N et al. Plasma homocysteine, vitamin B_{12} and folate levels in hydatidiform moles and histopathological subtypes. Arch Gynecol Obstet. 2008; 278(6):531-4.
15. Andrijono A, Kurnia K, Asikin N. A case-control study of vitamin A level in hydatidiform mole. Med J Indonesia. 1997; 6(3):153-7.
16. Belfort P, Braga A. The changing clinical presentation of molar pregnancy. Rev Bras Ginecol Obstet. 2004; 26(6):483-8.
17. Soto-Wright V, Bernstein M, Goldstein DP et al. The changing clinical presentation of complete molar pregnancy. Obstet Gynecol. 1995; 86(5):775-9.
18. Berkovitz RS, Goldstein DP. Molar pregnancy. N Engl J Med. 2009; 360 (16):1639-45.
19. Mangili G, Garavaglia E, Cavoretto P et al. Clinical presentation of hydatidiform mole in Northern Italy: has it changed in the last twenty years? Am J Obstet Gynecol. 2008; 198(3):302.e1-4.
20. Bahasadri S, Kashanian M. Clinical presentation of molar pregnancy at a teaching hospital in Iran, 1996-2006. Inter J Gynecol Obstet. 2011; 115(2):194-5.
21. Sasaki S. Clinical presentation and management of molar pregnancy. Best Pract Res Clin Obstet Gynaecol. 2003; 17(6):885-92.
22. Mosher R, Goldstein DP, Berkovitz R et al. Complete hydatidiform mole. Comparison of clinicopathologic features current and past. J Reprod Med. 1998; 43(1):21-7.
23. Wen J, Cai Q, Deng F et al. Manual versus electric vacuum aspiration for first-trimester abortion: a systematic review. BJOG. 2008; 115(1):5-13.
24. Sivanesaratnam V. Management of gestational trophoblastic disease in developing countries. Best Pract Res Clin Obstet Gynaecol. 2003; 17(6):925-42.
25. Elias KM, Goldstein DP, Berkovitz RS. Complete hydatidiform mole in women aged 40 to 49 years. J Reprod Med. 2012; 57(5-6):254-8.
26. Upadhyaya G, Goswami A, Babu S. Bilateral theca lutein cysts: A rare cause of acute abdomen in pregnancy. Emerg Med Australasia. 2004; 16(5-6):476-7.
27. Ozdemir S, Balcı O, Gorkemli H et al. Bilateral adnexal torsion due to postmenopausal hydatidiform mole. J Obstet Gynaecol Res. 2011; 37(4):359-62.
28. Barrón Rodríguez JL, Saucedo FP, Carmona JC et al. Mola parcial y preeclampsia atípica: reporte de un caso y revisión de la bibliografía. Ginecol Obstet Mex. 2012; 80(12):783-7.
29. Maestá I, Peraçoli JC, Passos JR et al. Complete hydatidiform mole and eclampsia: a case report. Rev Bras Ginecol Obstet. 2003; 25(6):445-8.
30. Erturk E, Bostan H, Saracoglu S et al. Total intravenous anesthesia for evacuation of a hydatidiform mole and termination of pregnancy in a patient with thyrotoxicosis. Inter J Obstet Anest. 2007; 16(4):363-6.
31. Twiggs LB. Nonneoplastic complications of molar pregnancy. Clin Obstet Gynecol. 1984; 27(1):199-210.
32. Narasimhan KL, Ghobrial MW, Ruby EB. Hyperthyroidism in the setting of gestational trophoblastic disease. Am J Med Sci. 2002; 323(5):285-7.
33. Azezli A, Bayraktaroglu T, Topuz S et al. Hyperthyroidism in molar pregnancy: rapid preoperative preparation by plasmapheresis and complete improvement after evacuation. Transfus Apher Sci. 2007; 36(1):87-9.
34. Delmis J, Pfeifer D, Ivanisevica M et al. Sudden death from trophoblastic embolism in pregnancy. Eur J Obstet Gynecol Reprod Biol. 2000; 92(2):225-7.
35. Huberman RP, Fon GT, Bein ME. Benign molar pregnancies: pulmonary complications. AJR. 1982; 138(1):71-4.
36. Orr JW, Austin JM, Hatch KD et al. Acute pulmonary edema associated with molar pregnancies: A high risk factor for development of persistent trophoblastic disease. Am J Obstet Gynecol. 1980; 136(3):412-5.
37. Deavers MT, Kalhor N, Silva EG. Diagnostic problems with trophoblastic lesions. Arch Pathol Lab Med. 2008; 132(2):168-74.

Parte 3

38. Kani KK, Lee JH, Dighe M et al. Gestational trophoblastic disease: multi-modality imaging assessment with special emphasis on spectrum of abnormalities and value of imaging in staging and management of disease. Curr Probl Diagn Radiol. 2012; 41(1):1-10.

39. Kirk E, Papageorghiou AT, Condous G et al. The accuracy of first trimester ultrasound in the diagnosis of hydatidiform mole. Ultrasound Obstet Gynecol. 2007; 29(1):70-5.

40. Figueiredo MARM. Variabilidade clínica na displasia mesenquimatosa da placenta. Tese. Faculdade de Medicina da Universidade do Porto. 2015. Disponível em: https://sigarra.up.pt/ffup/pt/pub_geral.show_file?pi_gdoc_id=528251.

41. Dantas PRS, Maesta I, Cortés-Charry R et al. Influence of hydatidiform mole follow-up setting on postmolar gestational trophoblastic neoplasia outcomes: a cohort study. J Reprod Med. 2012; 57(4):305-9.

42. Delmanto LRMG, Maestá I, Braga A et al. A curva de regressão da gonadotrofina coriônica humana é útil no diagnóstico precoce da neoplasia trofoblástica gestacional pós-molar? Rev Bras Ginecol Obstet. 2007; 29(10):506-10.

43. Belfort P, Braga A. Recurrent gestational trophoblastic disease. Rev Bras Ginecol Obstet. 2003; 25(1):61-6.

44. Lurain JR. Gestational trophoblastic disease II: classification and management of gestational trophoblastic neoplasia. Am J Obstet Gynecol. 2011; 204(1):11-8.

45. Goldstein DP, Berkowitz RS. Current management of gestational trophoblastic neoplasia. Hematol Oncol Clin N Am. 2012; 26:111-31.

46. Seckl MJ, Sebire NJ, Fisher RA et al. Gestational trophoblastic disease: ESMO Clinal Practice Guidelines for diagnosis, treatment and follow-up. Ann Oncol. 2013; 24(Suppl 6):vi 39-50.

47. Braga A, Uberti EMH, Fajardo MC et al. Epidemiological report on the treatment of patients with gestational trophoblastic disease in 10 Brazilian referral centers. Results after 12 years since International FIGO 2000 consensus. J Reprod Med. 2014; 59:241-7.

48. Ferraz L, Burlá M, Lopes P et al. Impacto da ingestão dietética e do estresse oxidativo em pacientes com doença trofoblástica gestacional. Femina. 2014; 42:153.

49. Andrijono A, Muhilal M. Prevention of post-mole malignant trophoblastic disease with vitamin A. Asian Pac J Cancer Prev. 2010; 11(2):567-70.

50. Cole LA, Dai D, Butler SA et al. Gestational trophoblast diseases: 1. Pathophysiology of hyperglycosylated hCG. Gynecol Oncol. 2006; 102:145-50.

51. Khoo SK, Sidhu M, Baartz D et al. Persistance and malignant sequelae of gestational trophoblastic disease: clinical presentation, diagnosis, treatment and outcome. Aust N Z J Obstet Gynaecol. 2010; 50(1):81-6.

52. Hui P, Martel M, Parkash V. Gestational trophoblastic diseases. Adv Anat Pathol. 2005; 12(3):116-25.

53. Berkowitz RS, Goldstein DP. Current management of gestational trophoblastic diseases. Gynecol Oncol. 2009; 112:654-62.

54. Sung WJ, Shin HC, Kim MK et al. Epithelioid trophoblastic tumor: clinicopathologic and immunohistochemical analysis of three cases. Korean J Pathol. 2013; 47(1):67-73.

55. Hyman DM, Bakios L, Gualtiere G et al. Placental site trophoblastic tumor: Analysis of presentation, treatment and outcome. Gynecol Oncol. 2013; 129:58-62.

56. FIGO Committee. FIGO staging for gestational trophoblastic neoplasia 2000. FIGO Oncology Committee. Int J Gynaecol Obstet. 2002; 77(3):285-7.

57. Agarwal R, Teoh S, Short D et al. Chemotherapy and human chorionic gonadotropin concentrations 6 months after uterine evacuation of molar pregnancy: a retrospective cohort study. Lancet. 2012; 379:130-5.

58. Braga A, Torres B, Burlá M et al. Is chemotherapy necessary for patients with molar pregnancy and human chorionic gonadotropin serum levels raised but falling at 6 months after uterine evacuation? Gynecol Oncol. 2016; 143(3):558-64.

59. Kani KK, Lee JH, Dighe M et al. Gestational trophoblastic disease: multimodality imaging assessment with special emphasis on spectrum of abnormalities and value of imaging in staging and management of disease. Curr Probl Diagn Radiol. 2012; 41:1-10.

60. Belfort P, Freire NS, Braga A. Malformação arteriovenosa uterina após doença trofoblástica gestacional. Rev Bras Ginecol Obstet. 2006; 28(2):112-21.

61. Kohorn EI. Worldwide survey of the results of treating gestational trophoblastic disease. J Reprod Med. 2014; 59(3-4):145-53.

62. Maestá I, Braga A. Challenges of the treatment of patients with gestational trophoblastic disease. Rev Bras Ginecol Obstet. 2012; 34(4):143-6.

63. Lybol C, Sweep FCGJ, Harvey R et al. Relapse rates alter two versus three consolidation courses of methotrexate in the treatment of low-risk gestational trophoblastic neoplasia. Gynecol Oncol. 2012; 125:576-9.

64. Alazzam M, Tidy J, Hancock BW et al. First-line chemotherapy in low-risk gestational trophoblastic neoplasia. Cochrane Database of Systematic Reviews. 2012, Issue 7. Art. No. CD007102. DOI: 10.1002/14651858. CD007102.pub3.

65. van Trommel NE, Massuger LF, Verheijen RH et al. The curative effect of a second curettage in persistent trophoblastic disease: a retrospective cohort survey. Gynecol Oncol. 2005; 99(1):6-13.

66. Berkowitz RS, Goldstein DP. Current advances in the management of gestational trophoblastic disease. Gynecol Oncol. 2013;128(1):3-5.

67. Osborne RJ, Filiaci V, Schink JC et al. Phase III trial of weekly metrotrexate or pulsed dactinomycin for low-risk gestational trophoblastic neoplasia: a gynecologic oncology group study. J Clin Oncol. 2011; 29(7):825-31.

68. Deng L, Zhang J, Wu T et al. Combination chemotherapy for primary treatment of high-risk gestational trophoblastic tumour. Cochrane Database of Systematic Reviews, 2013. Art. No. CD005196. DOI: 10.1002/14651858. CD005196.pub4.

69. Alifrangis C, Agarwal R, Short D et al. EMA/CO for High-risk gestational trophoblastic neoplasia: good outcomes with induction low-dose etoposide-cisplatin and genetic analysis. J Clin Oncol. 2013; 31(2):280-6.

70. Ngu SF, Chan KKL. Management of chemoresistant and quiescent gestational trophoblastic disease. Curr Obstet Gynecol Rep; 2014.

71. Matsui H, Litsuka Y, Suzuka K et al. Early pregnancy outcomes after chemotherapy for gestational trophoblastic tumor. J Reprod Med. 2004; 49:531-4.

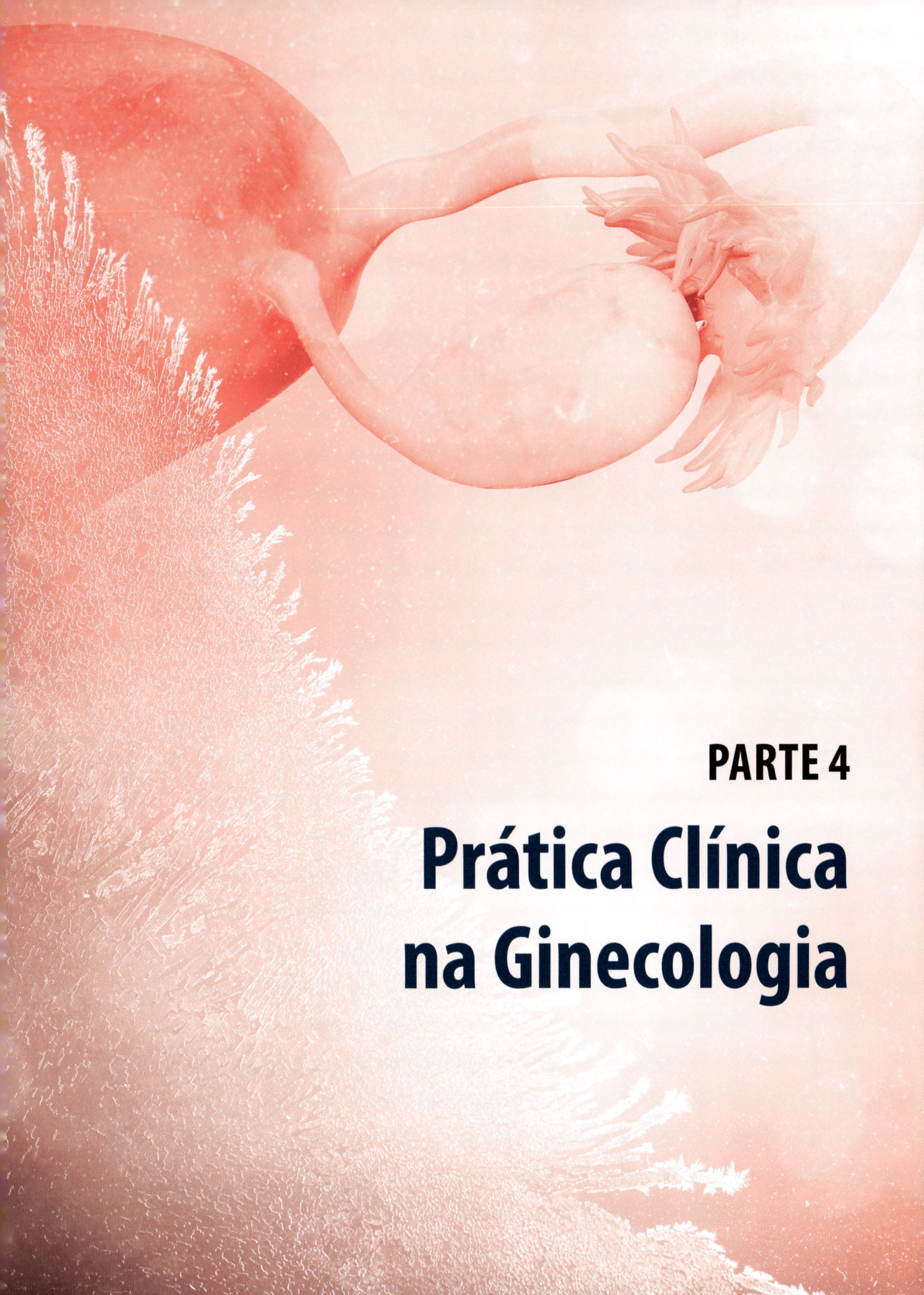

PARTE 4

Prática Clínica na Ginecologia

15

Prevenção do Câncer de Colo do Útero e Vacina contra HPV

Edison Natal Fedrizzi

INTRODUÇÃO

O câncer do colo do útero é a segunda neoplasia maligna mais comum na população feminina no mundo (cerca de 530 mil casos novos e 270 mil óbitos em 2012).[1] Aproximadamente 80% dos episódios ocorrem em nações em desenvolvimento, onde em algumas regiões torna-se o mais frequente. No Brasil, é a quarta neoplasia maligna mais habitual entre as mulheres, sendo superado apenas pelos cânceres de pele não melanoma, mama e colorretal. Também consiste na quarta causa de morte por câncer em mulheres no país. A estimativa de 2016 foi de 16.340 novos casos e uma média de 5.000 mortes/ano.[2] Sem considerar os tumores de pele não melanoma, quando se avaliam as regiões no Brasil, o câncer do colo do útero é o primeiro mais incidente na Região Norte (23,97/100 mil). Nas Regiões Centro-Oeste (20,72/100 mil) e Nordeste (19,49/100 mil), ocupa a segunda posição; na Região Sudeste (11,30/100 mil), a terceira; e, na Região Sul (15,17/100 mil), a quarta posição.[3]

Quanto à etiologia, a International Agency for Research on Cancer (Iarc) e a Organização Mundial da Saúde (OMS) definiram o vírus do papiloma humano (HPV, do inglês *human papilomavirus*) como agente etiológico do câncer do colo de útero em 1991, após avaliação de inúmeros dados laboratoriais e epidemiológicos.[4,5] Antes da doença invasora, o HPV causa as lesões precursoras, as neoplasias intraepiteliais cervicais de alto grau (NIC 2 e 3 e o adenocarcinoma *in situ* [AIS]),[6-8] que, quando diagnosticadas precocemente, são completamente curáveis.[2,9] Existem mais de 45 genótipos diferentes do HPV, os quais infectam as áreas anogenitais masculina e feminina e se associam a lesões benignas e cânceres invasivos, mas a maioria dos casos de câncer é causada pelos HPV 16 e 18.[10,11]

A infecção pelo HPV é comum, sobretudo em mulheres jovens, e sua prevalência está relacionada principalmente com o comportamento sexual.[12,13] No Brasil, a prevalência geral da infecção genital pelo HPV em mulheres é de 14 a 54%; e, naquelas com citologia normal, 10 a 25%.[14] A infecção sozinha não é suficiente para causar a neoplasia cervical. Outros fatores associados ao hospedeiro (genético, imunológico) ou ambientais (tabagismo, anticoncepcional oral de alta dosagem, dieta pobre em vitaminas e oligoelementos, atividade sexual e gestações, entre outros) também contribuem para a progressão de uma lesão HPV-induzida ao carcinoma.[5,15,16]

Uma fase obrigatória no desenvolvimento desse câncer é a integração do DNA viral ao DNA das células hospedeiras, que propicia a divisão celular desordenada e o aparecimento do tumor.[17] Tal integração acontece quase que exclusivamente com os vírus de alto risco oncogênico.[18,19] É a persistência da infecção com esses tipos específicos de HPV, principalmente o 16 e o 18, o fator responsável pelo desenvolvimento, pela manutenção e pela progressão de uma neoplasia intraepitelial cervical para o câncer invasor.[15,18,19] Sem tratamento, o tempo médio entre a infecção por HPV e o desenvolvimento de uma lesão de alto grau (NIC 3) fica em torno de 58 meses.[20] Em geral, estima-se que a maioria (60 a 70%) das lesões de baixo grau regrida espontaneamente. Cerca de 20 a 30% tornam-se persistentes; 10 a 20% irão progredir para lesões de alto grau; e 40% das lesões de alto grau não tratadas evoluem para câncer invasivo em um período médio de dez anos.[21] Mais especificamente, o Instituto Nacional de Câncer dos EUA calcula que somente 10% dos casos de uma lesão de alto grau (NIC 3/carcinoma *in situ*) evoluirão para câncer invasivo no primeiro ano e 30 a 70% em 10 a 12 anos, caso não seja oferecido tratamento.[22]

As estratégias de prevenção do câncer do colo de útero consistem na prevenção da infecção por HPV e no diagnóstico precoce das lesões pré-invasivas, uma vez que sua progressão é lenta e curável com o tratamento.[16] A prevenção da infecção por HPV pode ser realizada com o uso do preservativo e a vacina. O diagnóstico das lesões pré-invasivas pode ser realizado por meio de inspeção visual do colo (utilizando o ácido acético ou a solução de Lugol), colpocitologia oncótica (teste de Papanicolau) ou teste de DNA do HPV.[16,23]

A citologia oncótica é o exame de rastreamento mais utilizado para identificação dos casos que necessitam encaminhamento para colposcopia.[20,24-26] A avaliação colposcópica, por sua vez, possibilita identificar anormalidades epiteliais cervicais e orientar a biopsia das áreas com alterações mais significativas, aumentando a acurácia do diagnóstico.[27,28] Entretanto, a colposcopia é um exame subjetivo, que depende muito da avaliação do observador. Além disso, apesar da alta sensibilidade, apresenta baixa especificidade para detectar as lesões intraepiteliais.[29,30]

PREVENÇÃO PRIMÁRIA

Preservativo

O preservativo é bastante eficaz na prevenção da maioria das infecções de transmissão sexual, exceto para o herpes genital e o HPV, cuja transmissão ocorre pelo contato com a pele e/ou a mucosa contaminadas. Como parte do genital masculino não é coberta pelo preservativo (base da glande, púbis e escroto), pode haver a transmissão do HPV tanto do homem para a mulher quanto da mulher para o homem, mesmo com a utilização correta do material.[31]

Em média, a redução do HPV por meio do uso de preservativo é de 60 a 70% para verruga genital; 80% para NIC 1; 30 a 70% para NIC 2/3; e 20 a 80% para câncer.[32,33] Por outro lado, as mulheres já infectadas pelo HPV e com lesão intraepitelial apresentam maior regressão da lesão com o uso do preservativo (53 *vs.* 35%) e maior chance de *clearance* viral (23 *vs.* 4%).[34] Provavelmente, a causa da regressão por meio do uso do preservativo esteja associada ao não contato com o esperma, que tem várias substâncias de ação imunossupressora,[35,36] entre elas as prostaglandinas (principalmente PGE2),

em concentrações no sêmen 10.000 vezes maiores do que nos processos inflamatórios.[37] Outro mecanismo seria a inibição da síntese pela célula epitelial de citocinas e quimiocinas envolvidas na resposta imune.[38] Portanto, a ação imunossupressora do sêmen pode facilitar a transmissão sexual do HPV, reativar uma infecção latente e promover a progressão de uma lesão intraepitelial para o câncer.[36,38]

Vacinas contra o HPV

A infecção por HPV é a doença sexualmente transmissível (DST) mais frequente em todo o mundo, tanto em homens quanto em mulheres.[1,39] Apresenta um período de incubação extremamente variável, de poucos dias a vários anos, podendo chegar a 20 a 30 anos ou mais. Dos tipos de HPV de alto risco, 16 e 18 são os mais frequentemente associados ao câncer anogenital e do trato aerodigestivo.[40] São estritamente espécie-específicos, e denominam-se por números os diferentes genótipos do HPV.[41] Hoje em dia, existem mais de 200 tipos diferentes identificados. Destes, mais de 100 estão com total sequenciamento genético e mais de 120 com parcial. Cerca de 45 tipos infectam o epitélio dos tratos anogenitais masculinos e femininos – 18 a 20 são considerados de alto risco oncogênico e em torno de 12 a 15, de baixo risco.[40,42] Os HPV 16, 18, 31, 33, 35, 39, 45, 51, 52, 56, 58, 59, 68, 82, 26, 53, 66 e 73 são os mais frequentemente considerados como de alto risco oncogênico. Por sua vez, atribuem-se os HPV 6, 11, 40, 42, 43, 44, 53, 54, 61, 70, 72, 73, 81 e CP6108 como de baixo risco.[43] Os HPV 16 e 18 respondem por 70% dos casos de câncer do colo de útero e 80 a 90% dos cânceres por HPV em outras áreas. Os HPV 6 e 11 são os causadores de, pelo menos, 90% das verrugas genitais.[11,12,44] Os HPV de alto risco ainda são responsáveis pelo câncer em outros órgãos: 90% dos casos são no ânus; 70% na vagina; 50% no pênis; 40% na vulva; e 13 a 72% na orofaringe.[44]

Segundo a OMS, mais de 630 milhões de homens e mulheres (1:10 pessoas) estão infectadas pelo HPV no mundo.[45] Para o Brasil, estima-se que haja 9 a 10 milhões de infectados e que, a cada ano, 700 mil casos novos surjam. Assim, pode-se considerar uma pandemia.[46]

Atualmente, a forma mais eficaz de prevenção é o uso de vacinas. Três vacinas contra o HPV estão disponíveis no mercado, a bivalente ou Cervarix® (contra os HPV 16 e 18, com o esquema de 0, 1 e 6 meses), a quadrivalente ou Gardasil® (contra os HPV 6, 11, 16 e 18, com o esquema de 0, 2 e 6 meses) e a nonavalente ou Gardasil 9® (contra os HPV 6, 11, 16, 18, 31, 33, 45, 52 e 58, com o esquema de 0, 2 e 6 meses). Elas se mostraram altamente eficazes nos ensaios clínicos, com taxas de 95 a 100% de eficácia para as lesões pré-cancerosas do sistema genital inferior associadas aos HPV 16 e 18 (vacina bi, quadri e nonavalente) e para os outros cinco tipos de HPV de alto risco para a vacina nonavalente. Todas as três apresentam-se altamente imunogênicas e seguras, sendo associadas, na maioria das vezes, a efeitos tópicos adversos não preocupantes, como dor, desconforto, hiperemia e edema.[46-56]

As três vacinas anti-HPV foram originalmente testadas e aprovadas no regime de 3 doses (0, 1 ou 2 e 6 meses). No entanto, recentemente, a Organização Mundial da Saúde passou a recomendar um esquema de 2 doses com intervalo de 6 a 12 meses para meninos e meninas de 9 a 14 anos. Isso porque tal esquema, nestas idades, tem demonstrado imunogenicidade igual ou melhor na produção de anticorpos em relação às mulheres sexualmente ativas de 16 a 26 anos que receberam o esquema tradicional de 3 doses.[57]

Para as lesões de alto grau (NIC 2/3), a eficácia da vacina bivalente foi de 93% para mulheres jovens de 15 a 25 anos e 81% para as adultas de 25 a 45 anos. A eficácia da vacina quadrivalente para este mesmo tipo de lesão foi de 98% para as mulheres de 16 a 26 anos e 100% para aquelas de 24 a 45 anos. A vacina nonavalente demonstrou a mesma eficácia da quadrivalente para as lesões NIC 2/3 associadas aos HPV 16 e 18. Para as lesões por outros tipos de HPV contidos na vacina (31, 33, 45, 52 e 58), a ação foi de 97%.[50-56]

O momento mais adequado para o uso da vacina é antes da exposição ao vírus.[47] Entretanto, os estudos mais recentes mostram benefícios também para as mulheres já infectadas, inclusive aquelas com lesões NIC 2/3. Assim, ocorre uma diminuição das recidivas em cerca de 75 a 88% para as mulheres vacinadas.[48,49] Apesar de haver restrições quanto à idade nas bulas das vacinas, estas se mostraram altamente seguras, imunogênicas e eficazes também em homens e mulheres de faixa etária mais avançada.[47]

Desde março de 2014, a vacina quadrivalente anti-HPV está no calendário público de vacinação no Brasil. Atualmente, o Programa Nacional de Imunizações adotou o esquema de duas doses (0 e 6 meses) para as meninas de 9 a 14 anos e meninos de 12 a 13 anos. O esquema de duas doses da vacina mostrou-se altamente imunogênico e eficaz para meninos e meninas na faixa etária de 9 a 14 anos, cujo intervalo mínimo entre as doses deve ser de 5 meses e o máximo, 15 meses.[58,59] O esquema tradicional de 3 doses (0, 2 e 6 meses) deve ser mantido para as meninas/mulheres e meninos/homens de 9 a 26 anos sob algum evento imunossupressor (infecção por HIV, transplante de órgãos sólidos e medula, uso de fármacos imunossupressores ou corticosteroides e câncer).[59]

Os benefícios da vacinação têm sido descritos em vários países que iniciaram programas públicos de vacinação já há alguns anos. O primeiro impacto é observado na redução da infecção por HPV e das verrugas genitais, que apresentam um período de incubação pequeno após a exposição viral. Nota-se uma diminuição de 90% das verrugas genitais em até 5 anos após a vacinação. Os efeitos sobre as lesões pré-cancerosas do colo do útero são percebidos a médio prazo e, nos países onde a vacinação já completa 10 anos, como a Austrália, houve uma redução de 85% das NIC 3 em mulheres jovens vacinadas. Espera-se a redução do câncer em um prazo mais longo, pois a carcinogênese causada pelo HPV demora algumas décadas para ocorrer.[60,61]

Após a segunda geração das vacinas contra o HPV (nonavalente) ser introduzida nos programas nacionais de imunizações, e com sua alta cobertura, certamente os mecanismos de rastreamento do câncer do colo do útero devem sofrer alterações. Em um futuro, talvez não muito distante, até sejam desnecessários.[62]

A próxima geração de vacinas contra o HPV deverá consistir em vacinas terapêuticas, cujos alvos antigênicos são as oncoproteínas E6 e E7. Estas vacinas deverão ser capazes de estimular o sistema imune mediado por células. Os estudos preliminares mostram que tais vacinas são seguras e imunogênicas e requerem mais estudos em seres humanos.[63]

PREVENÇÃO SECUNDÁRIA

Inspeção visual

A inspeção visual consiste na observação do colo do útero a olho nu, utilizando algumas substâncias reveladoras, como ácido acético e solução de Lugol. Este método só será eficaz se a junção escamocolunar for visível. Logo, recomenda-se sua utilização por mulheres na menacme, geralmente até os 50 anos de idade.[16]

Inspeção visual com o ácido acético

A inspeção visual com o ácido acético (VIA; do inglês, *visual inspection with acetic acid*) consiste em examinar o colo do útero 1 a 2 min após a aplicação do ácido acético 3 a 5%. Considera-se o exame positivo quando se observa uma reação acetobranca. Tal reação ocorre pela coagulação momentânea das proteínas das células. Quanto maior o grau da lesão celular, melhores a relação núcleo-citoplasmática e a reação acetobranca. Isso porque se encontra maior quantidade de proteína no núcleo das células.[64]

A reação acetobranca não é específica das NIC, pois pode ocorrer nas metaplasias escamosas imaturas e nos processos inflamatórios. As reações acetobrancas associadas às NIC estão localizadas na zona de transformação, próximas à junção escamocolunar (JEC), geralmente bem demarcadas e com branco intenso.[64,65] As reações que desaparecem rapidamente (menos 1 min) costumam estar associadas aos processos benignos de metaplasia e inflamação.[16] Este método simples, que não requer equipamento, a não ser espéculo e luz, é fácil de ser executado e interpretado e requer pouco treinamento do seu executor.[16,65] Com o teste positivo, pode-se evoluir para biopsia, colposcopia ou tratamento imediato (método Ver e Tratar – "*See and Treat*"). Tal exame tem sido implementado, principalmente, em locais bastante pobres da África e da Índia, apresentando ótimos resultados. A sensibilidade da VIA é equivalente ou melhor que a colpocitologia oncótica, mas sua especificidade é muito baixa, pois muitas reações acetobrancas encontradas não estão relacionadas com a doença.[66-69] A sensibilidade para detectar NIC 3 e câncer invasor varia de 60 a 80%, com uma especificidade de 77 a 84%.[23,70]

Inspeção visual com a solução aquosa iodada de Lugol

A inspeção visual com a solução aquosa iodada de Lugol (VILI, do inglês *visual inspection with Lugol's iodine*) segue os mesmos princípios da VIA. Considera-se VILI positivo quando uma área do colo apresenta coloração amarelo-mostarda, diferente da marrom-ocre do colo normal.[70,71] O iodo irá corar o glicogênio, presente no citoplasma da célula. Nas NIC, há uma diminuição do citoplasma, em função do núcleo volumoso, o que leva a uma impregnação menor pelo Lugol.[70] Interpreta-se o exame logo após a aplicação do Lugol. A sensibilidade para detecção das NIC é maior que a da VIA (92%), com especificidade semelhante (85%). Quando comparamos com a colpocitologia oncótica, observa-se o mesmo problema da inspeção com ácido acético, que é o sobrediagnóstico de lesão.[72] Da mesma maneira que a VIA, possibilita o tratamento na mesma visita (método Ver e Tratar).[70]

Colpocitologia oncótica

A colpocitologia oncótica, também conhecida como citologia cervicovaginal ou teste de Papanicolau, consiste no exame de rastreamento do câncer de colo de útero mais empregado no mundo. Ele é o utilizado no Brasil. Os programas de rastreamento bem organizados, de alta cobertura, têm reduzido substancialmente a morbidade e a mortalidade pela doença nas últimas décadas, chegando a uma redução de 75% nos países desenvolvidos que adotaram tais programas.[73] Entretanto, este método tem muitas limitações, como altas taxas de falso-negativo (20 a 30%), subjetividade do exame, necessidade de ser repetido em intervalos regulares e considerável variação da sensibilidade e da especificidade de acordo com o laboratório.[74]

A classificação atual da colpocitologia oncótica (sistema de Bethesda) baseia-se tanto no aspecto morfológico quanto no risco de câncer cervical, fundamentado na história natural do HPV. É dividida em atipia de células escamosas de caráter indeterminado (ASC-US; do inglês, *atypical squamous cells of undetermined significance*); atipia de células escamosas que não pode afastar uma lesão de alto grau (ASC-H); atipia de células glandulares (AGC; do inglês, *atypical glandular cells*); lesão intraepitelial de baixo grau (LIEBG); de alto grau (LIEAG); e adenocarcinoma in situ (AIS). Por exemplo, a LIEBG representa apenas uma infecção aguda pelo HPV, podendo ser causada pelos vírus de alto (75% das vezes) ou baixo risco oncogênico.[75,76] Por outro lado, a LIEAG sugere a possibilidade de uma NIC 2/3, associada aos HPV de alto risco oncogênico.[75] As alterações citológicas equívocas, como ASC-US e AGC, representam o limite entre as citologias normal e anormal. Cerca de 50 a 70% delas estão associadas aos HPV de alto risco oncogênico.[76]

A sensibilidade da colpocitologia oncótica para o diagnóstico de NIC 3 é relativamente baixa – em torno de 50 a 60%.[77] Logo, para aumentar esta sensibilidade (diminuindo os falso-negativos), é necessário repetir o exame. Com o objetivo de aumentar a sensibilidade da colpocitologia oncótica, vários países têm substituído a citologia convencional pela citologia em base líquida (lâminas mais uniformes, monocamada celular e com menos leucócitos, hemácias e detritos) ou automatizada. Entretanto, estas duas novas tecnologias não mostraram ter maior sensibilidade e/ou especificidade que a técnica tradicional.[78,79] A citologia líquida tem vantagem operacional e logística. Isso resulta em leitura mais rápida, baixas taxas de amostras insatisfatórias e realização de exames de biologia molecular no líquido para diagnóstico, sobretudo, das doenças sexualmente transmissíveis, entre elas o HPV.[79]

Frente a uma colpocitologia oncótica alterada, a conduta mais adequada é a realização da colposcopia, que irá identificar a lesão com aspecto mais agressivo, direcionando a biopsia para o diagnóstico definitivo da lesão pela histopatologia para adotar o tratamento definitivo. O método Ver e Tratar também pode ser utilizado (exceto nas mulheres jovens/adolescentes) quando a colposcopia é compatível com o resultado da citologia.[80] Como se trata de um exame que requer treinamento específico e é muito subjetivo, o percentual de colposcopias falso-negativas pode chegar a 20 a 40%.[39]

Tratamento das lesões pré-cancerosas

As NIC são bastante frequentes na mulher, principalmente em idade reprodutiva. Assim, o equilíbrio entre o tratamento e a conduta conservadora é essencial para a manutenção da função reprodutiva dessa paciente. A progressão de uma NIC 1 para NIC 2/3 é de cerca de 15% em um período acima de 2 anos.[81] De modo geral, as lesões menores (como a NIC 1) podem ser acompanhadas (geralmente até 2 anos), uma vez que a maioria delas é transitória e desaparece de 6 meses a 2 anos. No entanto, as mulheres imunodeficientes (HIV-positivas, usuárias de imunossupressores ou corticosteroides) devem ser tratadas, pelo maior risco de evolução para o câncer.[4,80]

As lesões NIC 2 são uma transição entre as NIC 1 (tratamento conservador, geralmente) e NIC 3, cujo tratamento é a regra. A diferenciação entre as duas pode ser vista por meio do exame de expressão da proteína 16 (p16), que demonstra risco de progressão. Desse modo, quanto maior o risco de progressão da doença, maior a necessidade de tratamento da lesão.[82]

As NIC 3 são as verdadeiras lesões precursoras do câncer do colo de útero que, se não forem tratadas, cerca de 30% irão progredir para o câncer após 2 anos.[81] Estas lesões sempre devem ser tratadas, exceto nas mulheres abaixo dos 25 anos, com colposcopia demonstrando-as completamente visíveis, sem sinais de (micro)invasão, mediante seguimento semestral. Caso contrário, devem também ser tratadas com a retirada da lesão (exérese da zona de transformação com cirurgia de alta frequência ou *laser* ou a conização clássica com bisturi).[80] O tratamento destrutivo destas lesões não é aceito, uma vez que em torno de 2 a 5% pode haver uma invasão associada.[80,83] Um teste DNA HPV-negativo (em 6 meses) após o tratamento de uma NIC tem alta probabilidade de cura e pode ser utilizado em substituição à repetição da colpocitologia (6 em 6 meses por 2 anos) pelo seu alto valor preditivo negativo.[84]

Teste DNA HPV

O pico de incidência da infecção por HPV ocorre por volta dos 20 anos; o da NIC 3, aos 30; e o do câncer de colo de útero, aos 40 anos. Sem a prevenção secundária, o câncer ocorre em cerca de 3 a 5% das mulheres infectadas pelos HPV de alto risco oncogênico. Portanto, a maioria das infecções regride espontaneamente ou permanece no mesmo grau de lesão.[12] O tipo histológico da lesão invasora mais frequente é o de células escamosas (85%), associadas principalmente aos HPV 16 e 18. Os outros 15% são quase que exclusivamente o adenocarcinoma, fortemente associado aos HPV 18 e 45.[85,86] Portanto, o diagnóstico da infecção pelos HPV de alto risco antecede em vários anos o aparecimento do câncer. Este é o princípio do rastreamento utilizando-se os testes de DNA do HPV.[85]

Atualmente, há evidências suficientes de que o teste DNA HPV mostra-se bem mais sensível (25% mais) que a colpocitologia oncótica para o diagnóstico de NIC 3, perdendo muito pouco na menor especificidade (menos 6%) e no valor preditivo positivo, uma vez que a maioria das infecções por HPV é transitória.[86] Para minimizar esta menor especificidade, para os testes DNA HPV-positivos, recomenda-se realizar um exame mais específico, como a colpocitologia oncótica ou a colposcopia.[28,29,39] Convém especial atenção ao canal endocervical, que pode albergar uma lesão (como AIS), não visível à colposcopia.[24]

O risco de câncer em 5 anos para um teste DNA HPV-positivo é de 7,6%, enquanto para citologia positiva, de 4,7%. O risco para um teste DNA-positivo e citologia negativa é muito alto, chegando a 6%. Um teste DNA HPV-negativo, no entanto, tem um elevado valor preditivo negativo para o desenvolvimento de uma NIC 3 ou câncer. Tal fato possibilita maior intervalo entre os exames (5 a 10 anos), baixeando o rastreamento e tornando-o com um bom custo-benefício.[87,88]

No Brasil e no mundo, os dois testes DNA HPV mais utilizados são a captura híbrida e a reação em cadeia de polimerase (PCR). A captura híbrida tem se destacado pela sua rapidez de realização (6 h), detecção de 99% dos HPV de alto risco oncogênico (16, 18, 31, 33, 35, 39, 45, 51, 52, 56, 58, 59, 68 – grupo B) e 70% dos de baixo risco (6, 11, 42, 43, 44 – grupo A) e carga viral. A carga viral baixa (< 50 pg/mℓ) indica baixa replicação viral, que ocorre nas fases iniciais de proliferação ou negativação. A alta carga viral indica replicação viral e maior chance de lesão associada ao vírus, mas não maior gravidade da lesão. Tal exame pode ser utilizado como critério de cura após o tratamento da infecção por HPV. Costuma ser realizado após 6 meses do desaparecimento completo das lesões.[89]

A PCR amplifica fragmentos do DNA viral de amostras coletadas por escova, cotonete, lavado vaginal e biopsias. Este exame genotipa o HPV e possibilita a pesquisa de vários tipos diferentes simultaneamente.[90]

Na era da vacina contra o HPV, o futuro da prevenção e do rastreamento do câncer do colo do útero será a realização de um exame mais sensível primeiro (como o teste DNA HPV: sensibilidade de 85%, especificidade de 84%) seguido por um mais específico (como a colpocitologia oncótica: sensibilidade de 60%, especificidade de 95%) para os casos HPV-positivos.[91]

PREVENÇÃO DO CÂNCER DO COLO DE ÚTERO NO BRASIL

A prevenção do câncer do colo de útero no Brasil baseia-se no rastreamento das lesões precursoras, por meio do exame de colpocitologia oncótica e de seu tratamento. É certo que as lesões pré-cancerosas NIC 2/3 e o adenocarcinoma *in situ* (AIS) são tratáveis em sua quase totalidade, evitando a forma invasora. A decisão de quem e quando rastrear estas lesões é complexa e requer uma avaliação de custos, vantagens e desvantagens.[80]

É consenso que as mulheres que nunca tiveram relação sexual não correm risco de câncer do colo do útero, pois não foram expostas ao agente etiológico para essa doença (o HPV de alto risco oncogênico) por tempo prolongado.[5] Portanto, o rastreamento deve ser iniciado alguns anos (3 a 5 anos) após o início da atividade sexual, momento em que se pode diagnosticar a infecção por HPV e/ou suas lesões precursoras. Da mesma maneira, o rastreamento pode ser encerrado, independentemente da idade, para as mulheres que não sejam mais sexualmente ativas e seu teste DNA HPV for negativo.[36,40,41]

Até a última recomendação do Ministério da Saúde/Instituto Nacional de Câncer (Diretrizes Brasileiras para o Rastreamento do Câncer do Colo do Útero, 2016), não há orientação quanto à utilização do teste DNA HPV, em função da dificuldade de se introduzir uma nova tecnologia no Brasil.[80]

O padrão predominante do rastreamento no Brasil é oportunístico. Ou seja, as mulheres têm realizado o exame colpocitológico quando procuram os serviços de saúde por outras razões.[80] Com isso, as mulheres fora da faixa etária de maior prevalência são rastreadas com intervalos inadequados, o que leva a supertratamento em algumas situações e subtratamento em outras. O início do rastreamento, de acordo com as Diretrizes 2016, deve ser aos 25 anos para as mulheres que já tiveram ou têm atividade sexual. O rastreamento de mulheres com menos de 25 anos não causa impacto na redução da incidência ou mortalidade por câncer do colo do útero, uma vez que 99% dos casos estão acima desta faixa etária.[22,80,92] Recomenda-se fazer o teste anualmente e, quando dois exames forem negativos, os próximos devem ser realizados a cada 3 anos. Isso

porque a redução estimada de incidência cumulativa de câncer de colo de útero para intervalos anuais é de 93,5% e de 90,8% para cada 3 anos, diferença não significativa para um programa populacional.[22] Termina-se o rastreamento aos 64 anos de idade, com pelo menos 2 exames anteriores negativos consecutivos nos últimos 5 anos. Caso uma mulher acima dos 64 anos nunca tenha realizado um exame de colpocitologia oncótica, ela deverá realizar 2 exames com intervalo de 1 a 3 anos e ser dispensada do rastreamento caso ambos sejam negativos.[80]

As mulheres com atrofia vaginal importante deverão utilizar estrogenoterapia tópica (estriol, estradiol ou promestrieno) por 3 semanas e somente depois realizar a coleta da citologia ou realizar colposcopia.[93] Mulheres histerectomizadas (histerectomia total) por lesões benignas e sem história prévia de diagnóstico ou tratamento de lesões de alto grau (NIC 2/3, AIS) podem ser excluídas do rastreamento, desde que apresentem os exames anteriores normais. Em caso de histerectomia por lesões precursoras ou câncer, a mulher deverá manter o acompanhamento.[80]

Nas mulheres imunossuprimidas (infectadas por HIV, usuárias de imunossupressores, transplantadas de órgãos sólidos e medula principalmente, usuárias crônicas de corticosteroides e pacientes em tratamento para neoplasia maligna), o exame citopatológico deve ser realizado após o início da atividade sexual. Os intervalos são semestrais no primeiro ano e, depois, anuais – até o fator imunossupressivo se manter.[80]

O rastreamento das gestantes deve seguir as mesmas recomendações de periodicidade e faixa etária como para as demais mulheres. Vale lembrar que o período de gravidez é uma grande oportunidade para realização da citologia, pela procura do serviço médico de pré-natal.[80] Na Tabela 15.1, pode-se observar um resumo das recomendações para o rastreamento do câncer do colo de útero no Brasil.

Para o Brasil, um país com dimensões continentais e diferentes condições socioeconômicas, seria útil utilizar o teste DNA HPV no rastreamento. Com um intervalo maior entre eles para os casos negativos, por exemplo 5 anos, teríamos uma redução nos custos, uma vez que apenas os testes positivos seriam encaminhados para citologia e, posteriormente, colposcopia, se necessário. A Figura 15.1 apresenta uma

Tabela 15.1 Resumo das recomendações para o rastreamento do câncer do colo de útero no Brasil, de acordo com as Diretrizes Brasileiras de 2016.

Início do rastreamento	25 anos, sexualmente ativa
Intervalo	2 exames anuais e após de 3/3 anos
Término do rastreamento	64 anos com 2 exames prévios normais

Situações especiais	• Mulheres imunossuprimidas
	  • Início do rastreamento: ao iniciar a atividade sexual
	  • Intervalo: 6/6 meses e após anual
	• Gestantes
	  • Mesmas recomendações das mulheres não gestantes
	• Histerectomizadas
	  • Por doença benigna: suspender rastreamento
	  • Por lesão pré-cancerosa ou câncer: manter rastreamento
	• Atrofia genital
	  • Estrogenoterapia tópica por 3 semanas antes da coleta

Fonte: Instituto Nacional de Câncer, 2016.[80]

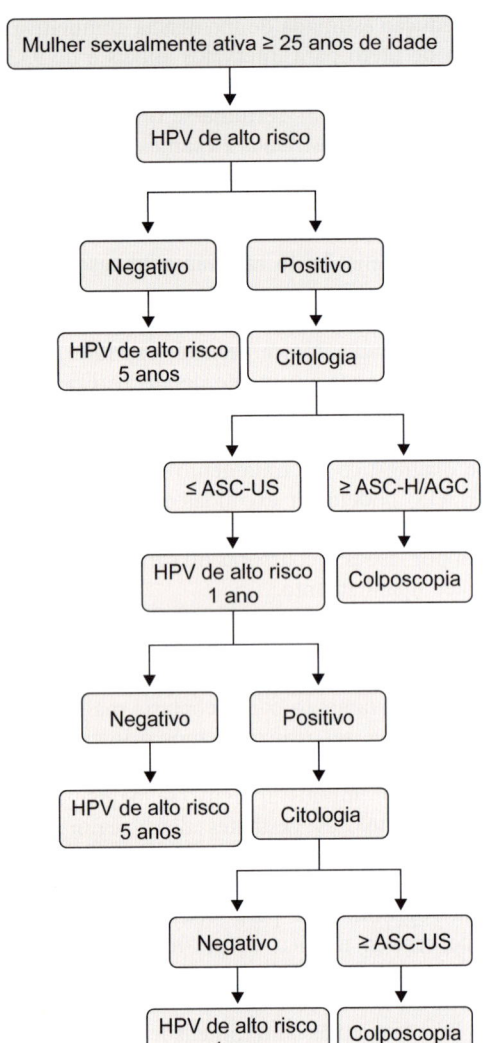

Figura 15.1 Estratégia de prevenção do câncer do colo do útero, com base em primeiro rastreio com teste DNA HPV de alto risco, seguido de citologia e colposcopia, quando necessário. ASC-US: atipia de células escamosas de caráter indeterminado; ASC-H: atipia de células escamosas que não pode afastar uma lesão de alto grau; AGC: atipia de células glandulares.[94]

Tabela 15.2 Dados demográficos e de prevenção da infecção por HPV e câncer do colo de útero no Brasil.

Casos de câncer de colo de útero/ano (2016): 16.000 casos novos
Óbitos por câncer de colo de útero/ano (2016): 5.000
Risco estimado de câncer de colo de útero/100.000 mulheres: 15,85
Percentual de HPV 16 e/ou 18: ■ Citologia normal: 15,4% ■ LIEBG/NIC 1: 30,6% ■ LIEAG/NIC 2/3: 59,4% ■ Câncer de colo de útero: 68,5%
Idade de rastreamento para colpocitologia oncótica: 25 a 64 anos
Intervalo de rastreamento após 2 exames normais anuais: 3 anos
Aprovação e comercialização da vacina anti-HPV: ■ Bivalente: 2009 ■ Quadrivalente: 2006 ■ Nonavalente (previsão): 2018
Introdução da vacina quadrivalente no Programa Nacional de Imunizações (PNI): 2014

Calendário da vacina quadrivalente no PNI (2017):
■ 2 doses (0 e 6 meses)
  • Meninas de 9 a 14 anos: 10.179.060
  • Meninos de 12 a 13 anos: 3.615.583
■ 3 doses (0, 2 e 6 meses) para homens e mulheres de 9 a 26 anos
  • HIV-positivos (homens): 99.514
  • HIV-positivos (mulheres): 61.731
■ Transplantados de órgãos sólidos e medula óssea
■ Em uso de imunossupressor
■ Em uso de corticosteroides
■ Portadores de câncer

Fonte: INCA, 2017;[2] INCA, 2015;[3] Ministério da Saúde, 2017;[59] INCA, 2016;[80] Ministério da Saúde, 2005;[92] Fedrizzi et al., 2015;[94] Bruni et al., 2016.[95]

proposta de prevenção do câncer de colo de útero, por meio do teste DNA HPV (rastreamento primário), seguido de citologia e colposcopia, quando necessárias, que poderia ser aplicada no Brasil. Este programa poderia aumentar a cobertura utilizando a autocoleta, e somente os casos DNA HPV-positivos seriam encaminhados à citologia, reduzindo os custos.[94] É bem provável que, em um futuro não muito distante, o Brasil venha adotar um programa semelhante a este na prevenção do câncer de colo de útero, diminuindo as altas taxas de morbimortalidade por esta doença em nosso meio.

Na Tabela 15.2, pode-se observar um resumo dos dados demográficos e de prevenção da infecção por HPV e câncer do colo de útero no Brasil.

CONSIDERAÇÕES FINAIS

A prevenção do câncer do colo de útero baseia-se na prevenção da infecção pelo HPV e no diagnóstico e no tratamento das lesões pré-cancerosas NIC 2/3. Tal procedimento pode ser realizado por meio do uso do preservativo ou de vacinas. A utilização do preservativo em todas as relações sexuais e desde o início delas oferece uma proteção parcial (60%), uma vez que ele não consegue cobrir toda a área genital, e a transmissão do vírus acontece por meio do contato da pele ou da mucosa, infectando as células basais por microtraumatismo ou pelo acesso direto à célula nas junções escamocolunares. A prevenção com a utilização das vacinas (bivalente, contra os HPV 16 e 18; quadrivalente, contra os HPV 6, 11, 16 e 18; e nonavalente, contra os HPV 6, 11, 16, 18, 31, 33, 45, 52 e 58) é altamente eficaz (95 a 100% de prevenção das NIC associadas aos tipos de vírus contidos na vacina) e segura. O rastreamento das lesões pré-cancerosas e pós-tratamento pode ser realizado com métodos bastante simples, como a inspeção visual (com ácido acético – VIA ou solução aquosa de Lugol – VILI), a colpocitologia oncótica ou o teste DNA HPV. A inspeção visual tem alta sensibilidade, porém baixa especificidade, pois muitas alterações visualizadas (reação acetobranca ou coloração amarelo-mostarda, na VIA e VILI, respectivamente) podem representar apenas manifestações fisiológicas, como a metaplasia escamosa imatura ou o processo inflamatório. A colpocitologia oncótica convencional ou em base líquida apresenta sensibilidade satisfatória (60 a 70%) e detecta as lesões associadas ao HPV, desde as atipias menores até o câncer. No entanto, necessita da repetição periódica para diminuir os falso-negativos e da realização da colposcopia para os casos positivos, a fim de localizar as lesões e realizar a biopsia e/ou o tratamento (tratamento após resultado histopatológico ou pelo método Ver e Tratar na mesma consulta). O teste DNA HPV parece ser o melhor método para o rastreamento do câncer do colo do útero, pois apresenta alta sensibilidade (maior que a colpocitologia oncótica) e razoável especificidade. Entretanto, necessita de um exame de maior especificidade (colpocitologia oncótica, colposcopia, marcadores tumorais etc.) para os casos positivos para decidir sobre o tratamento ou o acompanhamento. Provavelmente, tais métodos de rastreamento serão cada vez menos utilizados, conforme a vacinação contra o HPV apresente uma alta cobertura na população de homens e mulheres.

REFERÊNCIAS BIBLIOGRÁFICAS

1. World Health Organization. Human papillomavirus (HPV) and cervical cancer. Disponível em: http://www.who.int/mediacentre/factsheets/fs380/en/. Acesso em: 20 de março de 2017.
2. Brasil. Instituto Nacional de Câncer José Alencar Gomes da Silva (Inca). Tipos de câncer: colo do útero. Disponível em: http://www2.inca.gov.br/wps/wcm/connect/tiposdecancer/site/home/colo_utero/. Acesso em: 20 de março de 2017.
3. Brasil. Instituto Nacional de Câncer José Alencar Gomes da Silva (Inca). Coordenação de Prevenção e Vigilância Estimativa 2016. Incidência de câncer no Brasil/Instituto Nacional de Câncer José Alencar Gomes da Silva. Rio de Janeiro: Inca; 2015.
4. Bosch FX, Munoz N, De Sanjose S et al. Risk factors for cervical cancer in Colombia and Spain. Int J Cancer. 1992; 52: 750-8.
5. Walboomers JM, Jacobs MV, Manos MM et al. Human papillomavirus is a necessary cause of invasive cervical cancer worldwide. J Pathol. 1999;189(1):12-9.
6. Carvalho MO, Almeida RW, Leite FM et al. Detection of human papillomavirus DNA by the hybrid capture assay. Braz J Infect Dis 2003;7(2):121-5.
7. Muñoz N. Human papillomavirus and cancer: the epidemiological evidence. J Clin Virol. 2000;19(1-2):1-5.
8. Bosch FX, Lorincz A, Muñoz N et al. The causal relation between human papillomavirus and cervical cancer. J Clin Pathol. 2002;55(4):244-65.
9. Stival CO, Lazzarotto M, Rodrigues YB et al. Avaliação comparativa da citopatologia positiva, colposcopia e histopatologia: destacando a citopatologia como método de rastreamento do câncer do colo do útero. RBAC. 2005;37(4):215-8.
10. zur Hausen H. Papillomavirus infections: a major cause of human cancers. Biochim Biophys Acta. 1996;1288(2):F55-78.
11. Munõz N, Bosch FX, de Sanjosé S et al. Epidemiologic classification of Human papillomavirus types associated with cervical cancer. N Engl J Med. 2003;348(6):518-27.
12. Franco EL. Cancer causes revisited: Human papillomavirus and cervical neoplasia. J Natl Cancer Inst. 1995;87(11):779-80.
13. Adam E, Berkova Z, Daxnerova Z et al. Papillomavirus detection: demographic and behavioral characteristics influencing the identification of cervical disease. Am J Obstet Gynecol. 2000;182(2):257-64.
14. Ayres ARG, Silva GA. Prevalência de infecção do colo do útero pelo HPV no Brasil: revisão sistemática. Rev Saude Publ. 2010;44(5):963-74.
15. Stanley MA. Human papillomavirus and cervical carcinogenesis. Best Pract Res Clin Obstet Gynaecol. 2001;15(5):663-76.
16. World Health Organization (WHO). Comprehensive cervical cancer control. A guide to essential practice. 2nd ed, 2014.
17. Oliveira LHS, Rodrigues EV, Lopes APS et al. HPV 16 detection in cervical lesions, physical state of viral DNA and changes in p53 gene. São Paulo Med J. 2003;121(2):67-71.
18. Hernández-Hernández DM, Ornelas-Bernal L, Guido-Jiménez M et al. Association between high-risk human papillomavirus DNA load and precursor lesions of cervical cancer in Mexican women. Gynecol Oncol. 2003;90(2):310-7.
19. Dalstein V, Riethmuller D, Prétet JL et al. Persistence and load of high-risk HPV are predictors for development of high-grade cervical lesions: a longitudinal French cohort study. Int J Cancer. 2003;106(3):396-403.
20. Manos MM, Kinney WK, Hurley LB. Identifying women with cervical neoplasia. J Am Med Assoc. 1999;281(17):1605-10.
21. Ho GY, Bierman R, Beardsley L et al. Natural history of cervicovaginal papillomavirus infection in young women. N Engl J Med. 1998;338(7):423-8.
22. International Agency of Research on Cancer. IARC Working Group on Evaluation of Cervical Cancer Screening Programmes. Screening for squamous cervical cancer: duration of low risk after negative results of cervical cytology and its implication for screening policies. Br Med J. 1986;293 (6548):659-64.
23. Sankaranarayanan R, Gaffikin L, Jacob M et al. A critical assessment of screening methods for cervical neoplasia. Int J Gynaecol Obstet. 2005;89 (Suppl 2):S4-12.
24. Carta G, Di Stefano L, Perelli AC et al. Colposcopy, cytology and histology in the diagnosis of squamous intraepithelial lesions of the cervix. Clin Exp Obstet Gynecol. 1999;26(2):60-6.
25. Hathaway JK. HPV: Diagnosis, prevention and treatment. Clin Obstet Gynecol. 2012;55(3):671-80.
26. Snidjers PFJ, Heideman DAM, Meijer CJLM. Methods for HPV detection in exfoliated cell and tissue specimens. Acta Pathol Microbiol Imunol Scand. 2010;118:520-8.
27. Ferris D, Cox JT, O'Connor DM et al. Modern colposcopy. Dubuque: Kendall/Hunt; 2004.
28. Massad LS, Collins YC. Strenght of correlations between colposcopic impression and biopsy histology. Gynecol Oncol. 2003;89(3):424-8.
29. Ferris DG, Litaker MS. Prediction of cervical histologic results using an abbreviated Reid Colposcopic Index during ALTS. Am J Obstet Gynecol. 2006;194(3):704-10.
30. Gage JC, Hanson VW, Abbey K et al. Number of cervical biopsies and sensitivity of colposcopy. Obstet Gynecol. 2006;108(2):264-72.
31. Plummer M, Franceschi S. Strategies for HPV prevention: review. Virus Res. 2000;89:285-293.
32. Manhart LE, Koutsky LA. Do condoms prevent genital HPV infection, external genital warts, or cervical neoplasia? A meta-analysis. Sex Trans Dis. 2002;29:725-35.
33. Winer RL, Hughes J P, Feng Q et al. Condom use and the risk of genital human papillomavirus infection in young women. New Engl J Med. 2006;354:2645-56.
34. Hogewoning CJ, Bleeker MC, Van Den Brule AJ et al. Condom use promotes regression of cervical intraepithelial neoplasia and clearance of human papillomavirus: a randomized clinical trial. Int J Cancer. 2003;107:811-6.
35. Kelly RW. Immunosuppressive mechanisms in semen: implications for contraception. Hum Reprod. 1995;10(7):1686-93.
36. Wang X, Zhuang J, Wua K et al. Human semen: the biological basis of sexual behaviour to promote human papillomavirus infection and cervical cancer. Med Hypotheses. 2010;74:1015-6.
37. Sales KJ, Katz AA, Millar RP, Jabbour HN. Seminal plasma activates cyclooxygenase-2 and prostaglandin E2 receptor expression and signalling in cervical adenocarcinoma cells. Mol Hum Reprod. 2002;8(12):1065-70.
38. Stanley M. Immunobiology of HPV and HPV vaccines. Gynecol Oncol. 2008;109(Suppl. 2):S15-21.
39. Schiffman M, Castle PE, Jeronimo J et al. Human papillomavirus and cervical cancer. Lancet. 2007;370(9590):890-907.
40. Trottier H, Franco EL. The epidemiology of genital human papillomavirus infection. Vaccine. 2006;24(Sl):S1-15.
41. Burchell NA, Winer RL, Sanjosé S, Franco EL. Epidemiology and transmission dynamics of genital HPV infection. Vaccine. 2006;24(S3):52-61.
42. Muñoz N, Castellsagué X, Berrington GA, Gissmann L. HPV in the etiology of human cancer. Vaccine. 2006;24(S3):1-10.
43. Baseman JG, Koutsky LA. The epidemiology of Human papillomavirus infections. J Clin Virol. 2005;32S:S16-24.
44. Ferlay J, Shin HR, Bray F et al. Estimates of worldwide burden of cancer in 2008: GLOBOCAN 2008. Int J Cancer. 2010;127:2893-917.
45. Ferlay J, Bray F, Pisani P, Parkin DM. Globocan 2002 cancer incidence. Mortality and prevalence worldwide. IARC Cancer Base. 2004;5:123-9.
46. Giraldo PC, Silva MJPMA, Fedrizzi EN et al. Prevenção da infecção por HPV e lesões associadas com o uso de vacinas. J Bras Doenças Sex Transm. 2008;20(2):132-40.
47. Harper DM. Prophylactic Human papillomavirus vaccines to prevent cervical cancer: review of the Phase II and III trials. Therapy. 2008; 5(3): 313-24.
48. Kang WD, Choi HS, Kim SM. Is vaccination with quadrivalent HPV vaccine after loop electrosurgical excision procedure effective in preventing recurrence in patients with high-grade cervical intraepithelial neoplasia (CIN 2/3)? Gynecol Oncol. 2013;130(2):264-8.
49. Garland S, HPV PATRICIA Study Group. Does the HPV 16/18 AS04-adjuvanted vaccine benefit women with cervical disease? Eurogin. 2011. Anals:SS 9-3.
50. Paavonen J, Jenkins D, Bosch FX et al. Efficacy of a prophylactic adjuvanted bivalent L1 virus-like-particle vaccine against infection with human papillomavirus types 16 and 18 in young women: an interim analysis of a phase III double-blind, randomized controlled trial. Lancet. 2007; 369: 2161-70.
51. Villa LL, Costa RCR, Petta CA et al. Prophylactic quadrivalent human papillomavirus (Types 6, 11, 16 and 18) l1 virus-like particle vaccine in young women: a randomized double-blind placebo-controlled multicentre phase II efficacy trial. Lancet Oncol. 2005; 6(5): 271-8.

Parte 4

52. The FUTURE II Study Group. Quadrivalent vaccine against human papillomavirus to prevent high-grade cervical lesions. N Engl J Med. 2007; 356(19):1915-27.

53. The FUTURE II Study Group. Effect of a prophylactic human papillomavirus L1 virus-like-particle vaccine on risk of cervical intraepithelial neoplasia grade 2, grade 3 and adenocarcinoma in situ: A combined analysis of four randomized clinical trials. Lancet. 2007; 369: 1861-8.

54. Muñoz N, Manalastas RJr, Pitisuttithum P et al. Safety, immunogenicity, and efficacy of quadrivalent human papillomavirus (types 6, 11, 16, 18) recombinant vaccine in women aged 24-45 years: a randomised, double-blind trial. Lancet. 2009; 373:1949-57.

55. Skinner SR, Szarewski A, Romanowski B and the VIVIANE Study Group. Efficacy, safety, and immunogenicity of the human papillomavirus 16/18 AS04-adjuvanted vaccine in women older than 25 years: 4-year interim follow-up of the phase 3, double-blind, randomised controlled VIVIANE study. Lancet. 2014; 384: 2213-27.

56. Joura EA, Giuliano AR, Iversen O-E et al. for the Broad Spectrum HPV Vaccine Study. A 9-valent HPV vaccine against infection and intraepithelial neoplasia in women. N Engl J Med. 2015;372:711-23.

57. Dobson SR, McNeil S, Dionne M et al. Immunogenicity of 2 doses of HPV vaccine in younger adolescents versus 3 doses in young women: a randomized clinical trial. J Am Med Assoc. 2013; 309:1793-802.

58. Brasil. Ministério da Saúde. Programa Nacional de Imunizações. Informe técnico sobre a vacina contra o papilomavírus humano (HPV) na atenção básica. Brasília; 2015.

59. Brasil. Ministério da Saúde. Secretaria de Vigilância em Saúde, Departamento de Vigilância das Doenças Transmissíveis, Coordenação Geral do Programa Nacional de Imunizações. Nota Informativa referente às mudanças no Calendário Nacional de Vacinação para o ano de 2017. Brasília; 2017.

60. Drolet M, Bénard É, Boily M-C et al. Population-level impact and herd effects following human papillomavirus vaccination programmes: a systematic review and meta-analysis. Lancet Infect Dis. 2015; 15:565-80.

61. Garland SM, Kjaer SK, Muñoz N et al. Impact and effectiveness of the quadrivalent Human papillomavirus vaccine: A systematic review of 10 years of real-world experience. Clin Infect Dis. 2016;63(4): 519-27.

62. Franco EL, Cuzick J. Cervical cancer screening following prophylactic Human papillomavirus vaccination. Vaccine. 2008;26(Suppl 1).A16-23.

63. Roden RB, Ling M, Wu TC. Vaccination to prevent and treat cervical cancer. Hum Pathol. 2004; 35: 971-82.

64. Sankaranarayanan R, Wesley R. A practical manual on visual screening for cervical neoplasia. Lyon, France: IARC Press; 2003.

65. Blumenthal P, Lauterbach J, Sellors J, Sankaranarayanan R. Training for cervical cancer prevention programs in low-resource settings: Focus on visual inspection with acetic acid and cryotherapy. Int J Gynaecol Obstet. 2005;89(Suppl 2):S30-7.

66. Tsu VD, Pollack AE. Preventing cervical cancer in low-resource settings: How far have we come and what does the future hold? Int J Gynecol Obstet. 2005; 89:S55-9.

67. Denny L, Kuhn L, Pollack A, Wright Jr TC. Direct visual inspection for cervical cancer screening: an analysis of factors influencing test performance. Cancer. 2002;94(6):1699– 707.

68. Gaffikin L, Lauterbach M, Blumenthal PD. Performance of visual inspection with acetic acid for cervical cancer screening: a qualitative summary of evidence to date. Obstet Gynecol Surv. 2003;58(8):543-50.

69. Sankaranarayanan R, Rajkumar R, Theresa R et al. Initial results from a randomized trial of cervical visual screening in rural South India. Int J Cancer. 2004;109(3):461-7.

70. Denny D, Sankaranarayanan R. Secondary prevention of cervical cancer. Int J Gynecol Obstet. 2006;94(Suppl 1): S65-70.

71. Wright T. Cervical cancer screening using visualization techniques. J Natl Cancer Inst Monographs 2003;31:66-71.

72. Sankaranarayanan R, Wesley R, Thara S et al. Test characteristics of visual inspection with 4% acetic acid (VIA) and Lugol's iodine (VILI) in cervical cancer screening in Kerala, India. Int J Cancer. 2003;105(3):404-8.

73. Kitchener HC, Castle PE, Cox JT. Achievements and limitations of cervical cytology screening. Vaccine. 2006;24S3:63-70.

74. Denny LA, Wright TC. Human papillomavirus testing and screening. Best Pract Res Clin Obstet Gynaecol. 2005; 20:1-15.

75. Smith JS, Lindsay L, Hoots B et al. Human papillomavirus type distribution in invasive cervical cancer and high-grade cervical lesions: a meta-analysis update. Int J Cancer. 2007;121(3):621-32.

76. Clifford GM, Rana RK, Franceschi S et al. Human papillomavirus genotype distribution in low-grade cervical lesions: comparison by geographic region and with cervical cancer. Cancer Epidemiol Biomark Prev. 2005;14(5):1157-64.

77. Nanda K, Macrory DC, Myers ER et al. Accuracy of the Papanicolaou test in screening for and follow-up of cervical cytologic abnormalities: a systematic review. Annals Int Med. 2000; 132(10):810-9.

78. Siebers AG, Klinkhamer PJ, Grefte JM et al. Comparison of liquid-based cytology with conventional cytology for detection of cervical cancer precursors: a randomized controlled trial. J Am Med Assoc. 2009; 302(16):1757-64.

79. Davey E, Barratt A, Irwig L et al. Effect of study design and quality on unsatisfactory rates, cytology classifications, and accuracy in liquid-based versus conventional cervical cytology: a systematic review. Lancet. 2006; 367:122-32.

80. Instituto Nacional de Câncer (Inca). Diretrizes brasileiras para o rastreamento do câncer do colo do útero 2016. 2. ed. Rev. atual. Rio de Janeiro: Inca; 2016.

81. Castellsague X, Diaz M, de Sanjose S. Worldwide human papillomavirus etiology of cervical adenocarcinoma and its cofactors: implications for screening and prevention. J Nat Cancer Inst. 2006; 98(5):303-15.

82. Ikenberg H, Bergeron C, Schmidt D et al. Screening for cervical cancer precursors with p16/Ki-67 dual-stained cytology: results of the PALMS study. J Natl Cancer Inst. 2013; 105(20):1550-7.

83. Veiga FR. Prevalence of high-grade squamous intraepithelial lesions and cervical cancer among patients with unsatisfactory colposcopic examination, without visible lesion. Med J. 2009; 127(5):266-9.

84. Kreimer AR, Guido RS, Solomon D et al. Human papillomavirus testing following loop electrosurgical excision procedure identifies women at risk for post treatment cervical intraepithelial neoplasia grade 2 or 3 disease. Cancer Epidemiol Biomarkers Prev. 2006; 15(5):908-14.

85. Kjaer SK, van den Brule AJ, Paull G et al. Type specific persistence of high risk human papillomavirus (HPV) as indicator of high grade cervical squamous intraepithelial lesions in young women: population based prospective follow up study. Br Med J. 2002; 325(7364):572-6.

86. Cuzick J, Arbyn M, Sankaranarayanan R et al. Overview of Human papillomavirus-based and other novel options for cervical cancer screening in developed and developing countries. Vaccine. 2008; 26(Suppl 10):K29-41.

87. Castle PE, Rodríguez AC, Burk RD et al. Proyecto Epidemiológico Guanacaste (PEG) Group: short term persistence of Human papillomavirus and risk of cervical precancer and cancer: population based cohort study. Br Med J. 2009; 28(339:2569-75.

88. Khan MJ, Castle PE, Lorincz AT et al. The elevated 10-year risk of cervical precancer and cancer in women with Human papillomavirus (HPV) type 16 or 18 and the possible utility of type-specific HPV testing in clinical practice. J Nat Cancer Inst. 2005; 97(14):1072-9.

89. Carvalho MO, Almeida RW, Leite FM et al. Detection of human papillomavirus DNA by the hybrid capture assay. Braz J Infect Dis. 2003; 7(2):121-5.

90. de Carvalho JJM. Atualização em HPV – abordagem científica e multidisciplinar. 2ª ed. São Paulo: Instituto Garnet; 2012.

91. Franco EL. Primary screening of cervical cancer with human papillomavirus tests. J Natl Cancer Inst. 2003; 92:818-25.

92. Brasil. Ministério da Saúde. Secretaria de Vigilância em Saúde. Programa Nacional de DST e AIDS. Manual de controle das doenças sexualmente transmissíveis. 4. ed. Brasília: Ministério da Saúde; 2005, 140 p.

93. Sturdee DW, Panay N, International Menopause Society Writing Group. Recommendations for the management of postmenopausal vaginal atrophy. Climacteric. 2010; 13(6):509-22.

94. Fedrizzi EN, Ribeiro AF, Aguiar FG et al. Detecção do papilomavírus humano de alto risco oncogênico e avaliação dos seus fatores de risco nas neoplasias intraepiteliais cervicais grau 1. J Bras Doenças Sex Transm. 2015;27(3-4):79-85.

95. Bruni L, Barrionuevo-Rosas L, Albero G et al. ICO. Information Centre on HPV and Cancer (HPV Information Centre). Human papillomavirus and related diseases in Brazil. Summary Report. 2016-02-26.

16

Doenças Sexualmente Transmissíveis

Mauro Romero Leal Passos | Edilbert Pellegrini Nahn Junior | José Eleutério Jr.

INTRODUÇÃO

Doenças ou, mais adequadamente, infecções sexualmente transmissíveis (DSTs/ISTs) são diagnosticadas desde os tempos antigos, e no decorrer da história do homem, tiveram descritos sua patogênese, seu diagnóstico e tratamento. Como o próprio nome indica, a transmissão por via sexual é característica desse grupo. Métodos de diagnóstico complementar permitem, junto à anamnese e ao exame físico, o diagnóstico acurado e o tratamento adequado. Segundo a Organização Mundial da Saúde (OMS), as DSTs estão entre os dez principais problemas de saúde pública no mundo.

A OMS estima que ocorram anualmente perto de 500 milhões de novos casos apenas das DSTs curáveis (sífilis, gonorreia, clamídia e tricomoníase), em adultos de 15 a 49 anos, não incluindo nessa estatística infecções pelo vírus da imunodeficiência humana (HIV), papilomavírus humano (HPV) e herpes-vírus, entre outras.

A relação das DSTs com o aumento da morbidade e da mortalidade materna e infantil, seu papel facilitador da transmissão sexual do HIV e dos cânceres genitais, e as repercussões físicas e emocionais em ambos os sexos estão fartamente documentados, evidenciando a relevância desse grupo de enfermidades.

Além da anamnese e do exame físico, obrigatórios em todas as consultas, o atendimento clínico às DSTs deve contemplar ações imediatas que não devem ser banalizadas: aconselhar (educação em saúde); disponibilizar exames laboratoriais (particularmente VDRL, anti-HIV, anti-HBs, HBsAg e anti-HCV); enfatizar a adesão ao tratamento (se possível com terapia supervisionada durante a consulta, disponibilizando o medicamento no momento do atendimento); ressaltar a importância da consulta/tratamento dos parceiros sexuais, de exames periódicos (ginecológico/próstata) e dos esquemas vacinais disponíveis no país (hepatite B, hepatite A, HPV, rubéola); disponibilizar preservativos (masculino/feminino); notificar os casos aos órgãos de saúde pública para adequada vigilância epidemiológica.

Ressalta-se que pode existir mais de um agente e/ou mais de uma infecção de DST ao mesmo tempo, com sintomatologias que se confundam. Muitas alterações genitais, algumas também infecciosas, não são DSTs/ISTs (vários casos são doenças autoimunes), e mais de 20% das feridas genitais, mesmo se utilizando de bons recursos laboratoriais, ficam sem diagnóstico. Deve-se ter cautela e bom senso para não exagerar no uso de antibióticos, principalmente em associações, pois seu uso indiscriminado seleciona germes resistentes e conduz à resistência bacteriana.

SÍFILIS ADQUIRIDA

Doença bacteriana infectocontagiosa, de evolução sistêmica (crônica), transmitida principalmente através do contato sexual com lesões infectadas da pele ou mucosas (sífilis adquirida), via transfusão sanguínea e uso de agulhas contaminadas, ou transplacentária, na transmissão vertical da mãe para o feto (intraútero) ou pelo contato da criança com as lesões maternas durante o parto (sífilis congênita). Apresenta evolução crônica quando não tratada, com períodos de silêncio clínico, podendo atingir todo o organismo.

A sífilis é causada pelo *Treponema pallidum*, subespécie *pallidum*, bactéria espiroqueta exclusiva do ser humano, sensível ao calor, a detergentes e antissépticos, que não se cora pela técnica de Gram nem cresce em meios de cultivo artificiais.

Fatores de risco

A OMS aponta que em 2012 houve 5,6 milhões de novos casos entre adolescentes e adultos (15 a 49 anos) em todo o mundo (taxa de incidência: 1,5/1.000; prevalência de 0,5%) e 350 mil complicações na gestação atribuíveis à sífilis (143 mil mortes fetais/neonatais; 44 mil pré-termo/baixo peso ao nascer; 120 mil conceptos infectados). Estima-se que mais de 900 mil novos casos ocorram por ano no Brasil, com franco aumento nas últimas décadas. É doença de notificação compulsória em nosso país, entretanto, a subnotificação é triste realidade nacional.

O não uso de preservativo nas relações sexuais (particularmente entre homens que fazem sexo com homens), outras DSTs (em especial aquelas com ulcerações genitais) e a infecção pelo vírus HIV amplificam o contágio e a disseminação da doença.

Etiopatogenia

O ser humano não tem imunidade natural ao *Treponema pallidum*, consistindo em doença sistêmica desde o início. A infecção por essa espiroqueta induz respostas celular e humoral. Os anticorpos (Acs) produzidos são do tipo treponêmico – dirigidos aos diversos antígenos (Ags) próprios do *Treponema pallidum* – e não treponêmicos – resultantes da interação do parasita com os tecidos do hospedeiro –, ambos pouco efetivos no combate à infecção.

Propedêutica

A sífilis adquirida é classificada clinicamente em:

- Recente: infecção com menos de 1 ano de evolução após o contágio, apresentando grande variedade de lesões infectantes transitórias ricas em bactérias
- Latente: precoce (até 1 ano de evolução) e tardia (após 1 ano do contágio), com total ausência de manifestações clínicas, mantendo-se as sorologias reatoras como único meio de diagnóstico da infecção
- Tardia: após o primeiro ano de infecção, manifestando-se com lesões destrutivas com poucos treponemas ou nenhum.

As manifestações clínicas apresentam a seguinte cronologia:

- Sífilis recente:
  - 21 a 30 dias: cancro duro ou de inoculação. Lesão única, indolor, com bordas endurecidas pelo processo inflamatório linfoplasmocitário. Ocorre nas áreas de maior atrito durante a relação sexual, mas pode acometer qualquer sítio cutaneomucoso exposto ao coito (p. ex., ânus, dedos etc.). Mais comum em homens, particularmente no sulco balanoprepucial; nas mulheres, é comum no introito vaginal. Se não diagnosticado e tratado, o cancro duro pode persistir por 30 a 90 dias, involuindo espontaneamente sem deixar cicatriz
  - 30 dias: adenopatia satélite ao cancro de inoculação. Quando inguinal, é bilateral, indolor e não inflamatória. As fases do cancro duro e da adenite satélite são conhecidas como sífilis primária (Figura 16.1)
  - 30 a 40 dias: identificam-se as sorologias positivas
  - 50 a 180 dias: fase também chamada de sífilis secundária. Surgem lesões exantemáticas, maculares e papulosas, na pele e/ou mucosas genitais ou bucais, sendo a primária denominada roséola e as subsequentes sifílides. Podem ocorrer outras manifestações clínicas: condiloma plano, placas mucosas, alopecia, micropoliadenopatia generalizada, hepatoesplenomegalia etc. Todas regridem espontaneamente sem deixar sequelas, mesmo na ausência de tratamento
- Sífilis latente:
  - 1 a 2 anos: conhecida como fase de "silêncio clínico", por não apresentar qualquer sintomatologia. Divide-se em latente precoce (até 1 ano do contágio) e latente tardia (após o primeiro ano do contágio)
- Sífilis tardia: fase evolutiva de cerca de 28% dos pacientes sem tratamento. As manifestações clínicas podem ter início no final da fase latente ou se estender por vários anos. São didaticamente divididas em:
  - Tegumentares: gomas, sifílides tuberosas, nodosidades justarticulares e eritema terciário (Figura 16.2)
  - Extrategumentares: ósseas, cardiovasculares e do sistema nervoso.

Diagnóstico laboratorial e diferencial

A sífilis recente pôde ser melhor diagnosticada devido às pesquisas do espiroqueta *Treponema pallidum* em campo escuro. Testes sorológicos – teste laboratorial de pesquisa de

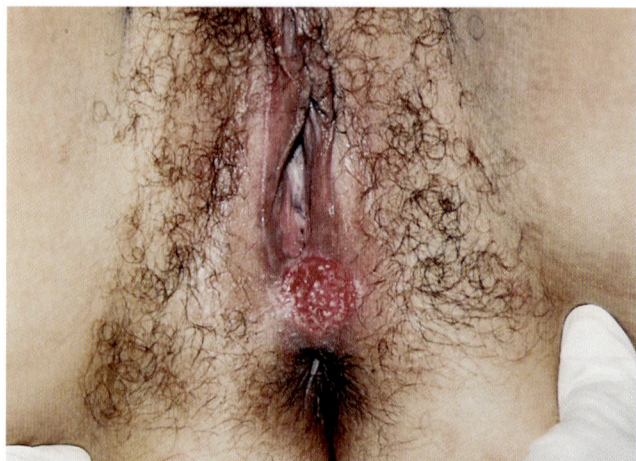

Figura 16.1 Úlcera vulvar sugerindo cancro duro em caso de sífilis primária. (Cortesia da Prof.ª Nilma Antas Neves.)

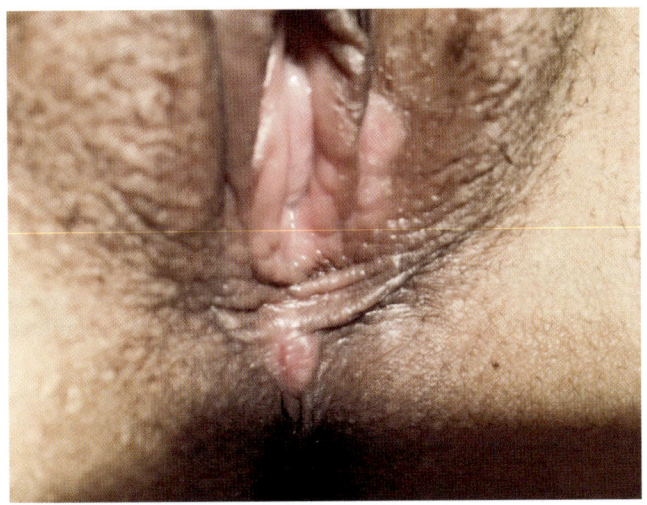

Figura 16.2 Sífilis secundária. (Cortesia da Prof.ª Nilma Antas Neves.)

doença venérea (VDRL; do inglês, *venereal disease research laboratory*), teste rápido da reagina plasmática (RPR; do inglês, *rapid plasma reagin*), teste sérico não aquecido com vermelho de toluidina (TRUST; do inglês, *toluidine red unheated serum test*) e teste de triagem de reagina (RST; do inglês, *reagin screening test*) – são bastante úteis no rastreio e na confirmação do diagnóstico em todas as fases da doença. Pacientes com testes não treponêmicos positivos podem ser retestados para testes treponêmicos, como: aglutinação de partículas de *Treponema pallidum* (Tp-PA; do inglês, *Treponema pallidum particle agglutination*), absorção fluorescente de anticorpos treponêmicos (FTA-ABS; do inglês, *fluorescent treponemal antibody absorption*) e micro-hemaglutinação para *Treponema pallidum* (MHA-Tp).

Nos ambulatórios de referência para DSTs, particularmente na rotina pré-natal, realiza-se triagem por meio de testes treponêmicos imunocromatográficos, denominados testes rápidos devido à fácil execução e ao rápido resultado (cerca de 30 min).

O exame de VDRL pode dar falso-positivo em títulos baixos devido às reações cruzadas, e falso-negativo, sobretudo, nas fases primária e latente tardia; menos frequentemente, o mesmo pode ocorrer com exames treponêmicos. É incomum, mas pode ocorrer falso-negativo devido ao efeito prozona, causado pelo excesso de anticorpos em relação ao antígeno, diluindo-se o soro durante a realização do VDRL. Os pacientes que na fase secundária da evolução clínica apresentam exuberante quadro dermatológico e títulos sorológicos altos são mais propensos a esse falso resultado.

Pacientes HIV-positivos ou portadores de AIDS podem apresentar sorologias discordantes com as fases evolutiva e clínica.

O diagnóstico diferencial depende da fase clínica da sífilis adquirida: herpes simples, cancro mole, cancro misto de Rollet (coinfecção por cancros duro e mole), donovanose, farmacodermias, viroses exantemáticas, fissuras e ulcerações traumáticas.

Prevenção

O diagnóstico e o tratamento de todo paciente portador de sífilis recente, em particular aqueles com lesões abertas infectantes, é a primeira e mais importante ação de prevenção na disseminação da infecção.

Campanhas constantes de educação em saúde sexual e reprodutiva junto à população, enfatizando (nas famílias, escolas, serviços médicos e mídias em geral) o uso regular de preservativo masculino ou feminino, e a realização de testes sorológicos (VDRL, anti-HIV e para hepatites virais) em pessoas sexualmente ativas (em especial aquelas que desejam engravidar) estimulam a prevenção da sífilis e demais DSTs.

A notificação de todos os casos de DSTs diagnosticados (etiológicos ou sindrômicos) é fundamental para conhecer a real magnitude dessas doenças e melhorar a programação de atividades educacionais, profiláticas e terapêuticas.

Tratamento

A Tabela 16.1 apresenta o esquema terapêutico para sífilis proposto pelo Ministério da Saúde (MS) e o Centers for Disease Control and Prevention (CDC) (2015).

Critério de cura

Solicitar o exame de VDRL no 3º, 6º e 12º mês após o tratamento. Não há indicação de solicitação de sorologia imediatamente após o tratamento. Deve haver queda de quatro títulos da sorologia ou sua negativação entre 6 meses a 1 ano. Realizar novo tratamento se a sorologia aumentar quatro títulos. Pacientes tratados com esquemas alternativos devem ser acompanhados clínica e sorologicamente em intervalos mais curtos. A sorologia pode permanecer reatora em títulos baixos (1:4) por toda a vida, mesmo após tratamento correto (cicatriz imunológica)

Nas gestantes, usam-se os mesmos esquemas com penicilina G benzatina, sendo contraindicados tetraciclinas, doxiciclina e estolato de eritromicina. O acompanhamento clínico e sorológico deve ser mensal. É esperada a diminuição de um título por mês

Nunca deixar de examinar e solicitar as sorologias para o/a(s) parceiro/a(s) sexual(is).

CANCRO MOLE

Doença infectocontagiosa aguda de transmissão essencialmente sexual, causadora de lesão ulcerada, localizada, fagedênica e autoinoculável (Figura 16.3).

Tabela 16.1 Esquema terapêutico para sífilis.

Esquema recomendado (MS, CDC)	Esquema alternativo (MS, CDC)
Sífilis recente	
Penicilina G benzatina, 2.400.000 UI, IM (1.200.000 UI em cada região glútea), dose única	Doxiciclina, 100 mg, VO, 12/12 h, por 15 dias **ou** Ceftriaxona, 1 g, IM ou IV, 1 vez/dia, durante 8 a 10 dias **ou** Eritromicina, 500 mg, VO, 6/6 h, por 20 dias **ou** Tetraciclina, 500 mg, VO, 6/6 h, por 20 dias
Sífilis latente ou tardia	
Penicilina G benzatina 2.400.000 UI, IM (1.200.000 UI em cada região glútea), 1 vez/semana, por 3 semanas	Doxiciclina, 100 mg, VO, 12/12 h, por 30 dias **ou** Ceftriaxona, 1 g, IM ou IV, 1 vez/dia, durante 8 a 10 dias **ou** Eritromicina, 500 mg, VO, 6/6 h, por 40 dias **ou** Tetraciclina, 500 mg, VO, 6/6 h, por 40 dias

VO: via oral; IM: via intramuscular; IV: via intravenosa. *Fonte*: Brasil, 2015; CDC, 2015.

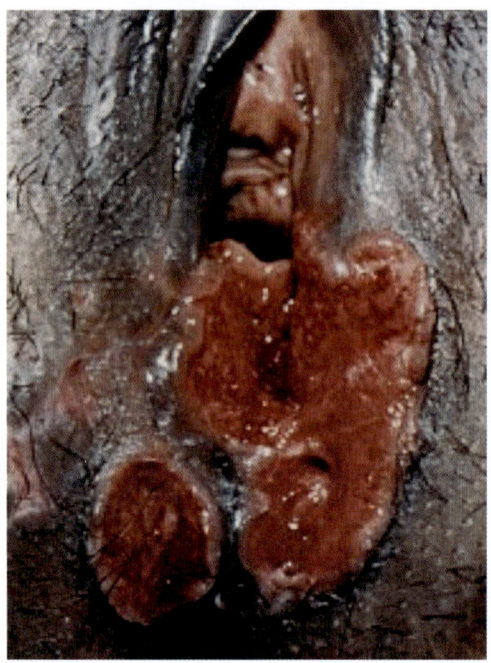

Figura 16.3 Lesão ulcerosa vulvar em um caso de cancro mole (cancroide).

Causada pelo *Haemophilus ducreyi*, cocobacilo gram-negativo, apresenta-se nos esfregaços aos pares ou em cadeias, lembrando cardume de peixes, com coloração mais intensa nos polos. Cultivado em meios artificiais enriquecidos, mas com pouca chance de sucesso.

Fatores de risco

Doença facilitadora da transmissão de HIV, herpes genital e sífilis, estimada em sete milhões de novos casos por ano em regiões com baixos níveis socioeconômicos (p. ex., África, Ásia e Caribe) e frequente em todos os países com prevalência do HIV acima de 8%. Não apresenta alta incidência/prevalência no Brasil, não sendo considerada problema de saúde pública. Os achados clínicos são mais comuns em homens do que em mulheres.

Etiopatogenia

O bacilo tem predileção por pele e semimucosas, sendo raro o acometimento de mucosas. As áreas de maior atrito durante o ato sexual são mais frequentemente acometidas. Em 5% dos casos, observa-se o cancro misto de Rollet, devido à associação da infecção por *H. ducreyi* e *T. pallidum*.

Propedêutica

Após 2 a 5 dias de incubação aparecem lesões ulceradas, geralmente múltiplas, com bordas irregulares, autoinoculáveis, fagedênicas, inflamadas e acompanhadas de adenite regional unilateral dolorosa (bubão), que costuma evoluir para supuração em orifício único. São relatados cerca de 20 casos em homens para cada caso em mulher. No homem, os locais mais frequentes são o frênulo e o sulco balanoprepucial; na mulher, a fúrcula e a face interna dos pequenos e grandes lábios da vulva.

A literatura refere que o acometimento de gestantes não representa ameaça para mãe, feto ou neonato. A doença não apresenta sintomatologias sistêmicas nem atinge órgãos internos.

Ressalta-se que nos pacientes portadores de HIV ou com AIDS as manifestações clínicas da maioria das doenças infecciosas, incluindo todas as DSTs, podem apresentar alterações na evolução, nos aspectos clínicos e na resposta terapêutica.

Diagnóstico laboratorial e diferencial

No diagnóstico laboratorial são realizados os seguintes exames:

- Exame direto do esfregaço das bordas da lesão: bacterioscopia corada pelo método de Gram e identificação de morfotipos de *H. ducreyi*
- Cultura em meio de Nairobi, Johannesburg ou ágar-chocolate enriquecido: método de escolha, porém de difícil sucesso
- Dosagem de proteína C reativa (PC-R): tem alta sensibilidade, e já existe um conjunto para análise de DNA de *T. pallidum*, *H. ducreyi* e herpes-vírus simples (HSV) passível de uso em caso de úlceras genitais.

Segundo o CDC, deve-se dar um diagnóstico provável de cancro mole quando há uma ou mais úlceras dolorosas, lesões e adenopatia típicas da doença, não se identifica o *T. pallidum* em microscopia de campo escuro, a sorologia para sífilis é negativa e a PCR para HSV é negativa.

O diagnóstico diferencial considera, particularmente: cancro duro da sífilis; lesões do herpes simples genital em pacientes imunodeprimidos; linfogranuloma venéreo (LGV); donovanose; erosões traumáticas infectadas secundariamente.

Prevenção

É prioritário solicitar a presença do(s) parceiro(s) sexual(is) de paciente com DST. Não se considera ético prescrever qualquer tratamento sem antes proceder a anamnese e exame clínico. Alguns protocolos recomendam o tratamento para todos os parceiros do paciente com cancro mole dos últimos 10 dias. Ressalta-se que tão importante quanto diagnosticar e tratar é a educação em saúde (aconselhamento), como meio de diagnosticar outros casos inter-relacionados e principalmente prevenir de outras doenças.

Tratamento

A Tabela 16.2 apresenta o esquema terapêutico para o cancro mole proposto pelo MS e o CDC (2015).

Tabela 16.2 Esquema terapêutico para o cancro mole.

	MS	CDC
Esquema recomendado	Azitromicina, 1 g (2 comprimidos de 500 mg), VO, dose única **ou** Ceftriaxona, 500 mg, IM, dose única	Azitromicina, 1 g (2 comprimidos de 500 mg), VO, dose única **ou** Ceftriaxona, 250 mg, IM, dose única **ou** Ciprofloxacino, 500 mg, VO, 12/12 h, por 3 dias **ou** Eritromicina, 500 mg, VO, 8/8 h, por 7 dias
Esquema alternativo	Ciprofloxacino,* 500 mg, VO, 12/12 h, por 3 dias	

VO: via oral; IM: via intramuscular. *Contraindicado para gestantes, nutrizes e crianças. *Fonte*: Brasil, 2015; CDC, 2015.

Nos casos em que o bubão apresentar flutuação ou tamanho volumoso, pode-se aspirar com agulha de grosso calibre, introduzindo-a através da pele normal adjacente, evitando a fistulização. Incisão e drenagem são contraindicadas, por retardarem o processo de cicatrização, possibilitando a disseminação local da infecção.

DONOVANOSE (GRANULOMA INGUINAL)

Doença progressiva caracterizada por lesões granulomatosas, ulceradas, indolores e autoinoculáveis, acometendo a pele e as mucosas das regiões genitais, perianais e inguinais (Figura 16.4).

O agente etiológico da donovanose é a *Klebsiella granulomatis* (*comb.nov.*), cocobacilo gram-negativo, imóvel, intracitoplasmático, geralmente encapsulado, com condensação de cromatina única ou bipolar, a qual se cora mais intensamente, podendo assumir o aspecto de "alfinete de fralda" ou "halteres". Nas lesões, as bactérias podem ser visualizadas como corpúsculos ovais de inclusão citoplasmática (corpúsculos de Donovan).

Fatores de risco

A transmissão sexual da donovanose deve-se ao predomínio em pessoas sexualmente ativas, por serem as lesões mais frequentes nas regiões genitais e perigenitais, pelo acometimento anal e perianal entre homens que fazem sexo com homens, e pela associação a outras DSTs. Entretanto, há contraditórios que suscitam a origem não exclusivamente venérea da doença: ausência de lesões nos parceiros sexuais; inexistência da doença em profissionais do sexo, mesmo em áreas endêmicas da doença; surgimento de casos em adultos e crianças sem atividade sexual.

A literatura atribui como principais fatores de risco para a donovanose o baixo nível socioeconômico, a falta de higiene e a promiscuidade sexual. Descrita mais frequentemente nos

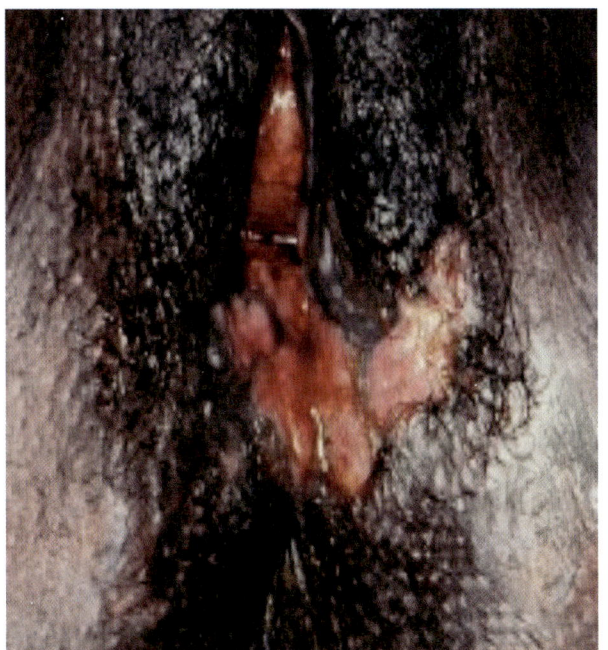

Figura 16.4 Úlcera vulvar em caso de donovanose.

trópicos e subtrópicos, e endemicamente em certos países (p. ex., Índia, Indonésia, Papua-Nova Guiné, Austrália e África do Sul), não é encontrada na prática médica no Brasil.

Etiopatogenia

A *K. granulomatis* é bactéria gram-negativa aeróbia facultativa, aparentemente saprófita do intestino e possivelmente oportunista, que, conforme a suscetibilidade individual ou a ação de um bacteriófago, penetra no tegumento, provocando a doença. Tem período de incubação muito variável (de 3 dias a 6 meses).

Propedêutica

A apresentação mais comum da donovanose consiste em lesão inicial (pápula ou nódulo) única ou múltipla, de localização subcutânea, que rapidamente ulcera, formando lesão ulcerovegetante. A evolução e as manifestações subsequentes estão diretamente ligadas às respostas tissulares do hospedeiro, originando formas localizadas ou extensas por autoinoculação, ou mesmo lesões viscerais por disseminação hematogênica. Localizadas nas regiões genital, inguinal e mais raramente anal (em particular em homens que fazem sexo com homens), costumam se apresentar como lesões ulceradas com fundo granulomatoso de aspecto vermelho vivo e sangramento fácil, com bordas hipertróficas ou planas, por vezes evoluindo com necrose, resultando em extensas cicatrizes. Em número variável, são lesões crônicas de crescimento lento e progressivo, indolores, não acompanhadas de linfadenopatia regional. Ocorrem manifestações extragenitais em 6% dos casos, e disseminação sistêmica por via hematogênica com comprometimento ósseo e do fígado são raras.

Diagnóstico laboratorial e diferencial

No diagnóstico laboratorial são realizados os seguintes exames:

- Exame direto do esfregaço das bordas da lesão: bacterioscopia corada por método de Gram e identificação dos corpúsculos de Donovan
- Biopsia da lesão: importante nas lesões com mais de 30 dias de evolução, para afastar neoplasia e buscar a identificação dos corpúsculos de Donovan
- Não há teste biomolecular padronizado.

No diagnóstico diferencial são considerados: sífilis (lesões de condiloma plano), cancro mole, tuberculose cutânea, neoplasias cutâneas, leishmaniose tegumentar americana e outras doenças cutâneas ulceradas e granulomatosas.

Prevenção e tratamento

Como em todas as DSTs, o uso do preservativo, principalmente no coito anal, é modo eficaz de prevenção. É incomum o parceiro sexual apresentar a doença, entretanto, deve-se examinar os contatos sexuais dos últimos 60 dias e ofertar-lhes tratamento. O valor da terapia profilática, na ausência de sinais clínicos e sintomas, ainda não foi bem estabelecido.

A Tabela 16.3 apresenta o esquema terapêutico para donovanose proposto pelo MS e o CDC (2015).

Tabela 16.3 Esquema terapêutico para a donovanose.

MS	CDC
Esquema recomendado	
Doxiciclina, 100 mg, VO, 12/12 h	Azitromicina, 1 g (2 comprimidos de 500 mg), VO, 1 vez/semana **ou** 500 mg, VO, 1 vez/dia
Esquema alternativo	
Azitromicina, 1 g (2 comprimidos de 500 mg), VO, 1 vez/semana **ou** Ciprofloxacino, 750 mg (1 e 1/2 comprimidos de 500 mg), VO, 12/12 h **ou** Sulfametoxazol/trimetoprima (400/80 mg) (2 comprimidos), VO, 12/12 h	Doxiciclina, 100 mg, VO, 12/12 h **ou** Ciprofloxacino, 750 mg (1 e 1/2 comprimido de 500 mg), VO, 12/12 h **ou** Eritromicina, 500 mg, VO, 6/6 h **ou** Sulfametoxazol/trimetoprima (400/80 mg) (2 comprimidos), VO, 12/12 h

VO: via oral. *Fonte*: Brasil, 2015; CDC, 2015.

Todos os esquemas terapêuticos são administrados por pelo menos 3 semanas ou até a cicatrização completa das lesões. O protocolo do MS sugere adicionar gentamicina 1 mg/kg, IM, 8/8 h, se não houver melhora das lesões nas primeiras semanas com os outros tratamentos. O controle de cura é eminentemente clínico.

LINFOGRANULOMA VENÉREO

Doença infectocontagiosa sistêmica de transmissão exclusivamente sexual, caracterizada por grande bubão inguinal na fase aguda (Figura 16.5).

O agente etiológico do LGV é a *Chlamydia trachomatis*, cepas L1, L2 e L3, bactérias intracelulares obrigatórias, gram-negativas.

Fatores de risco

Doença relativamente incomum, com predomínio em populações de baixo nível socioeconômico e maior promiscuidade sexual, particularmente nas zonas tropicais e subtropicais. Incide mais em homens, principalmente entre 20 e 30 anos, mas a existência de portadores sãos dificulta precisar a prevalência da infecção. Não há relato de transmissão vertical,

mas recém-natos pode ser contaminados durante o parto por via vaginal. O contágio não venéreo é excepcional.

No início deste século, observou-se aumento do número de casos de LGV na Europa, relacionados principalmente a homens que fazem sexo com homens e a cepa específica de *C. trachomatis* (sorovar L2b), com quadro clínico predominantemente anal.

Etiopatogenia

O alvo principal da *C. trachomatis* é o tecido linfoide. O comprometimento das cadeias linfáticas, em sequência ao sítio de inoculação da bactéria e das diferenças nas drenagens linfáticas regionais, favorece evolução distinta da doença entre os dois sexos, quando não tratada. Abscessos pararretais, fístulas uretrovaginais ou retovaginais, ulcerações, retrações, vegetações e esclerose, associadas ou não a elefantíase genital e estenoses, são complicações observadas nesses casos.

O período de incubação do LGV é de 1 a 2 semanas.

Propedêutica

A lesão ulcerada inicial raramente é percebida. O quadro clínico é dominado por adenite inguinal inflamatória e dolorosa (bubão), e as lesões podem ser genitoinguinais (fase aguda) ou genitorretais (fase crônica).

Na fase aguda, o comprometimento ganglionar pode evoluir com fistulização multifocal (supuração em "bico de regador") e pode ocorrer mal-estar geral (tipo gripe). A fase crônica pode acometer os linfonodos pararretais, causando estenose do reto. A região genital pode evoluir para estiomene (elefantíase com fístulas e úlceras).

A sintomatologia aguda é mais comum nos homens, observando-se nas mulheres as complicações da fase crônica. Lesões extragenitais são raras.

Entre homens que fazem sexo com homens e mulheres que praticam sexo anal desprotegido a lesão retal se manifesta como proctite hemorrágica ou proctocolite, com dor ou prurido anal, tenesmo, constipação intestinal ou diarreia e secreção mucoide, sanguinolenta ou mucopurulenta.

O tratamento incorreto ou tardio facilita sequelas e complicações clínicas, tais como: estiomene; fístulas; ulceração vulvar; retite estenosante; elefantíase da vulva, do pênis, escroto e períneo.

Diagnóstico laboratorial e diferencial

O diagnóstico laboratorial de quadros suspeitos pode ser feito através de cultura, imunofluorescência direta ou PCR. Sorologia para clamídia com títulos maiores que 1:64 com fixação de complemento ou 1:256 em microimunofluorescência podem ajudar a diagnosticar LGV.

No diagnóstico diferencial, são considerados: cancro mole, sífilis, tuberculose ganglionar/vulvar, doença da arranhadura do gato (linforreticulose benigna), paracoccidioidomicose e doença de Hodgkin.

Prevenção

Protocolos recomendam examinar e ofertar o tratamento para todos os parceiros sexuais dos últimos 60 dias anteriores ao início dos sintomas. O uso regular de preservativo

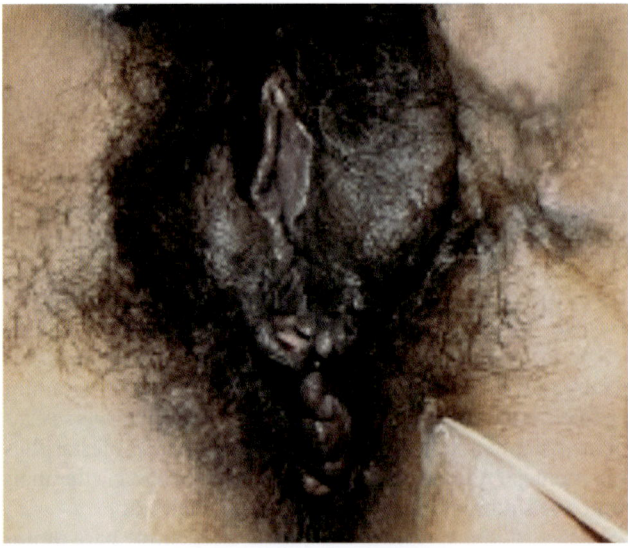

Figura 16.5 Lesão vulvar em caso de linfogranuloma venéreo.

masculino ou feminino, particularmente nas relações entre homens que fazem sexo com homens, reduz a incidência de todas as DSTs.

Tratamento

A Tabela 16.4 apresenta o esquema terapêutico do LGV proposto pelo MS e o CDC (2015).

Antibioticoterapia não reverte sequelas da fase crônica nem influencia significativamente a duração da linfadenopatia inguinal, mas os sintomas agudos costumam ser rapidamente erradicados.

Deve-se esvaziar o bubão por meio de punção, utilizando agulha de grosso calibre com penetração em tecido normal adjacente. A incisão e a drenagem cirúrgica são contraindicadas, a fim de evitar retardo na cicatrização, disseminação da infecção e formação de fístulas.

HERPES GENITAL

Doença infectocontagiosa sujeita a crises de repetição que pode ser transmitida nos diferentes tipos de relações sexuais ou através do canal do parto, em gestantes infectadas. Em muitos casos a fonte de contaminação é indefinida.

O agente etiológico do herpes genital é o HSV, com dois tipos antigênicos: HSV-1 (prevalente em lesões labiais, faciais e de regiões expostas à luz solar) e HSV-2 (predominante na região genital).

São DNA-vírus, termolábeis e sensíveis a éter, fenol e formol, sendo parcialmente inativados pela radiação ultravioleta e resistindo bem ao resfriamento.

Fatores de risco

A exposição sexual é o principal fator de risco (soroprevalência do HSV-2), associada ao aumento da idade e do número de parceiros sexuais ao longo da vida. O contato direto com lesões erosadas ou vesículas é a via mais comum, mas a transmissão também pode se dar por meio de portadores assintomáticos (Figura 16.6).

O HSV-2 é a principal causa de úlcera genital e aumenta o risco de aquisição de HIV, podendo ainda provocar herpes neonatal. Estima-se que atualmente infecte 417 milhões de pessoas (entre 15 e 49 anos) em todo o mundo, com prevalência de 11,3%, com 19,2 milhões de novas infecções por ano. A soroprevalência é muito variável em todo o mundo, sendo quase duas vezes maior em mulheres do que em homens (14,8% contra 8%, respectivamente).

Tabela 16.4 Esquema terapêutico para o linfogranuloma venéreo.

MS	CDC
Esquema recomendado	
Doxiciclina, 100 mg, VO, 12/12 h, por 21 dias	Doxiciclina, 100 mg, VO, 12/12 h, por 21 dias
Esquema alternativo	
Azitromicina, 1 g (2 comprimidos 500 mg), VO, 1 vez/semana, por 21 dias (indicado nas gestantes)	Eritromicina, 500 mg, VO, 6/6 h, por 21 dias

VO: via oral. *Fonte:* Brasil, 2015; CDC, 2015.

Etiopatogenia

Período de 1 a 26 dias (média de 7 dias) após o contágio, podendo ser bem mais longo em vários casos, de difícil precisão.

Propedêutica

A primomanifestação é precedida de sintomas subjetivos. Os sintomas começam já no primeiro dia: eritema, ardor, prurido, dor. Aparecem vesículas agrupadas sobre a base eritematosa, que permanecem por 4 a 5 dias e depois erosão (todo o processo dura de 2 a 3 semanas). A primomanifestação pode ser acompanhada de febre, cefaleia, mal-estar e mialgias, e adenopatias inguinais ou femorais em 75% dos casos.

Infecções recorrentes se devem ao fato de o HSV ficar latente na bainha de mielina dos nervos periféricos. Novos surtos, portanto, são esperados, mas não obrigatórios, e desencadeados por diversos fatores: exposição solar excessiva, relação

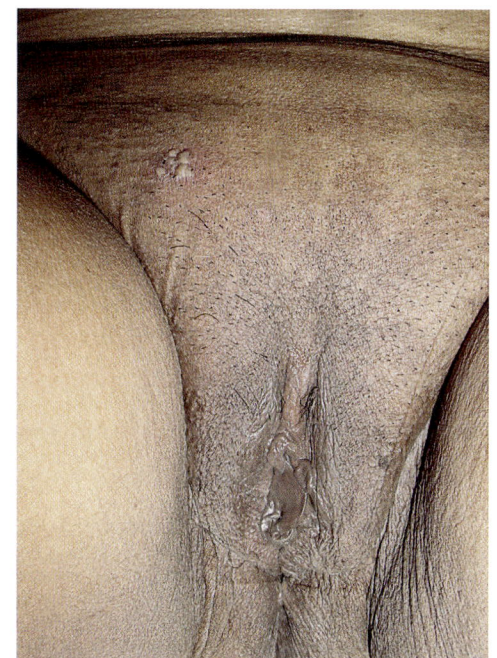

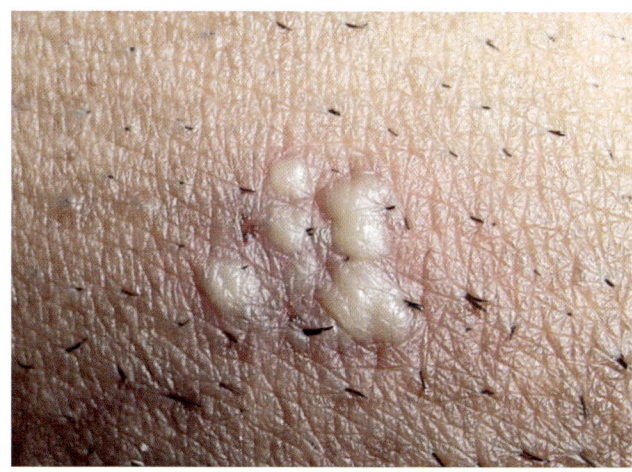

Figura 16.6 Herpes vulvar. (Cortesia da Dra. Angelina Maia.)

Parte 4

sexual, menstruação, estresse, outros processos infecciosos, doenças imunodepressoras etc. Esses episódios tendem a ser menos intensos e mais curtos que o inicial.

Nos pacientes com imunossupressão (AIDS ou outras situações), as lesões são geralmente maiores e mais dolorosas, e o comprometimento do sistema nervoso central (meningite/encefalites), mais frequente.

Diagnóstico laboratorial e diferencial

Os métodos de biologia molecular podem ser empregados para diagnóstico de infecção em liquor, fluido da vesícula e *swab* de base da lesão. Testes de amplificação de ácidos nucleicos (NAAT) têm sensibilidade e especificidade próximas de 100%. Métodos como a pesquisa de células multinucleadas por citologia (teste de Tzanck) e imunoenzimáticos têm baixa acurácia. Há testes de PCR disponíveis para detecção de HSV-1 e HSV-2 em espécimes genitais, e testes sorológicos que utilizam glicoproteína G específica para HSV-2 e HSV-1 podem ser úteis.

O diagnóstico diferencial considera: sífilis (lesão do cancro duro); cancro mole; esfoliações traumáticas; eritema polimorfo em genital; aftas genitais de origem desconhecida ou causadas pelo *rash* cutaneomucoso na primeira infecção do HIV.

Prevenção

Aconselhamento sobre os modos de transmissão e identificação dos aspectos clínicos do herpes genital, associado ao uso regular de preservativo masculino ou feminino, particularmente nas relações entre homens que fazem sexo com homens, podem reduzir sua incidência, assim com das demais DSTs.

Tratamento

A Tabela 16.5 apresenta o esquema terapêutico para herpes genital proposto pelo MS e o CDC (2015).

GONORREIA

Doença infectocontagiosa de mucosas, clássica DST, sendo excepcional a contaminação acidental ou por fômites.

A gonorreia é causada pela bactéria *Neisseria gonorrhoeae*, diplococo gram-negativo, intracelular de polimorfonuclear, que pode, no entanto, ter suas características morfotintoriais alteradas nos processos crônicos ou após o uso de antibióticos. Em fase bem inicial, os gonococos podem também ser encontrados extracelularmente. São sensíveis à maioria dos antissépticos, morrendo facilmente fora do seu *habitat*.

Fatores de risco

A gonorreia é a segunda mais frequente infecção sexualmente transmissível causada por bactérias, provocando importante morbidade. A OMS estimou 78 milhões de novos casos no mundo em 2012 (apenas na faixa etária entre 15 e 49 anos). Diferentes estudos detectam coinfecção com *C. trachomatis* em 10 a 40% dos casos. No Brasil, ocorrem mais de 1,5 milhão de novos casos por ano.

Tabela 16.5 Esquema terapêutico para herpes genital.

MS	CDC
Primeiro episódio	
Aciclovir, 400 mg (2 comprimidos de 200 mg), VO, 8/8 h, por 7 dias **ou** Aciclovir, 200 mg, VO, 4/4 h (5 vezes/dia), por 7 dias	Aciclovir, 400 mg (2 comprimidos de 200 mg), VO, 8/8 h, por 7 dias **ou** Aciclovir, 200 mg, VO, 4/4 h (5 vezes/dia), por 7 dias **ou** Valaciclovir, 1 g (2 comprimidos de 500 mg), VO, 12/12 h, por 7 a 10 dias **ou** Fanciclovir, 250 mg, VO, 8/8 h, por 7 dias
Episódios recorrentes	
Aciclovir, 400 mg (2 comprimidos de 200 mg), VO, 8/8 h, por 5 dias **ou** Aciclovir, 200 mg, VO, 4/4 h (5 vezes/dia), por 5 dias	Aciclovir, 400 mg (2 comprimidos de 200 mg), VO, 8/8 h, por 5 dias **ou** Aciclovir, 800 mg (4 comprimidos de 200 mg), VO, 12/12 h, por 5 dias **ou** Aciclovir, 800 mg (4 comprimidos de 200 mg), VO, 8/8 h, por 2 dias **ou** Valaciclovir, 500 mg, VO, 12/12 h, por 3 dias **ou** Valaciclovir, 1 g (2 comprimidos de 500 mg), VO, 1 vez/dia, por 5 dias **ou** Fanciclovir, 125 mg, VO, 12/12 h, por 5 dias **ou** Fanciclovir, 1 g (4 comprimidos de 250 mg), VO, 12/12 h, por 1 dia **ou** Fanciclovir, 500 mg (2 comprimidos de 250 mg), VO, dose única no primeiro dia, seguido de 250 mg, 12/12 h, por mais 2 dias
Terapia de supressão	
Aciclovir, 400 mg (2 comprimidos de 200 mg), VO, 12/12 h, por até 6 meses, podendo se prolongar o tratamento por até 2 anos	Aciclovir, 400 mg (2 comprimidos de 200 mg), VO, 12/12 h **ou** Valaciclovir, 500 mg, VO, 1 vez/dia **ou** Valaciclovir, 1 g (2 comprimidos de 500 mg), VO, 1 vez/dia **ou** Fanciclovir, 250 mg, VO, 12/12 h. Todos os esquemas por tempo indeterminado

VO: via oral. *Fonte*: Brasil, 2015; CDC, 2015.

Etiopatogenia

Cerca de 2 a 10 dias após contato infectante pode se instalar quadro de uretrite ou cervicite, mas há relatos de casos com período de incubação de 24 h e outros que ultrapassaram 20 dias. O quadro pode permanecer assintomático (na maioria das vezes) ou se manifestar com corrimento uretral e/ou cervical purulento; outros casos podem evoluir para endometrite, salpingite (doença inflamatória pélvica) e peritonite (Figura 16.7). O acometimento da cápsula hepática (peri-hepatite) é raro. Frequentemente, tem-se detectado cepas com resistência antimicrobiana, plasmidial e cromossômica.

Propedêutica

Na mulher, a uretrite gonocócica não tem a exuberância de sintomas encontrada no homem, e o quadro clínico inclui disúria, urgência urinária e secreção amarelada (menos frequente). Em geral, os casos são explicados apenas por endocervicite, que, associada aos dados da anamnese, possibilita

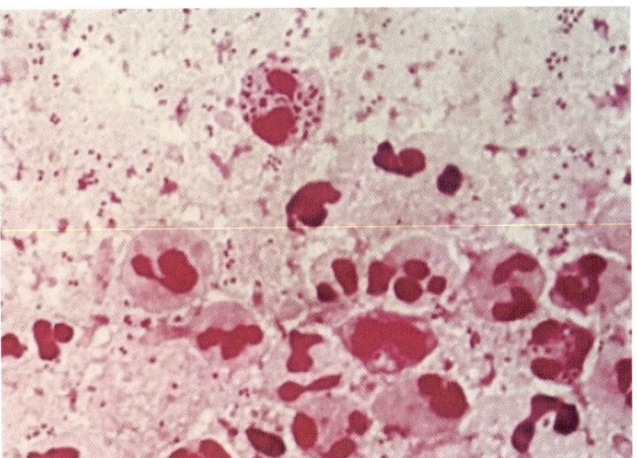

Figura 16.7 Bacterioscopia por Gram identificando diplococos gram-negativos intracitoplasmáticos, sugerindo gonococo. (1.000×.)

a suspeição de infecção gonocócica. Parceiro ou parceiros sexuais do sexo masculino com fluxo uretral mucoso ou mucopurulento de eliminação abundante e espontânea ou à mais leve pressão do pênis favorecem a suspeição diagnóstica.

São complicações possíveis: bartholinite; salpingite, também conhecida como doença inflamatória pélvica (DIP); pelviperitonite; peri-hepatite. A gonorreia se dissemina em 0,3 a 3% dos casos e afeta principalmente a pele (dermatite), articulações (artrite) e, com menor frequência, as válvulas cardíacas (endocardites) e o cérebro (meningite). Gonococcemias são casos raros.

Diagnóstico laboratorial e diferencial

O diagnóstico laboratorial recorre aos seguintes exames:

- Esfregaço cervical ou uretral corado por técnica de Gram: observam-se diplococos gram-negativos intracitoplasmáticos (em leucócitos), mas não qualifica o diagnóstico, sendo necessária a confirmação
- Cultura em meio de Thayer-Martin
- Captura híbrida para gonococo
- PCR para gonococo.

O diagnóstico diferencial considera principalmente endocervicites, bartholinites e salpingites por clamídia.

Prevenção e tratamento

As medidas de prevenção são as mesmas adotadas em outras DSTs, com ênfase no uso de preservativos.

O tratamento consiste na administração de um dos seguintes medicamentos:

- Ceftriaxona, 250 mg, IM, dose única
- Cefixima, 400 mg VO, dose única
- Espectinomicina, 2 g, IM, dose única.

Nas infecções crônicas, extragenitais e/ou complicadas, os esquemas não devem ser com doses únicas, mas com doses e intervalos clássicos, durante 10 dias ou mais. No homem, o critério de cura é basicamente clínico; na mulher, faz-se necessária a cultura do material de endocérvice 7 a 10 dias após o término do tratamento.

INFECÇÃO POR *CHLAMYDIA TRACHOMATIS*

DST que pode se apresentar com quadro de uretrite, endocervicite, oftalmia subaguda ou quadro de DIP. Causada pela *Chlamydia trachomatis*; os tipos D a K estão associados a cervicites, uretrites, endometrites e salpingites. São bactérias parasitas intracelulares obrigatórias, principalmente de células epiteliais cilíndricas.

Etiopatogenia

A infecção por clamídia tem elevadas incidência e prevalência em todo o mundo (mais de 90 milhões de casos por ano; só no Brasil, admite-se quase dois milhões de novos casos por ano), acometendo principalmente mulheres (maioria absoluta), sendo assintomática na maioria dos casos.

O mecanismo associado às suas repercussões é muito mais de natureza imunológica do que por ação direta do microrganismo, estando comprovada a sua associação com aborto de repetição, devido à reação imune contra a proteína de choque térmico (HSP 60).

Propedêutica

O início dos sintomas ocorre cerca de 2 semanas após a infecção, podendo se estender por até 1 mês ou mais. Nos homens, a infecção por clamídia induz quadro de uretrite, com secreção clara e mucoide raramente purulenta, acompanhada de disúria leve ou moderada. Nas mulheres, observam-se endocervicites, com muco cervical igual ao da uretrite masculina (que pode ocorrer também no sexo feminino). Quadros de ectopia e friabilidade com sangramento fácil da mucosa cervical não são raros. Mais da metade dos homens e das mulheres infectados por clamídia são oligo ou assintomáticos. Podem ocorrer complicações, como: epididimite, orquite, prostatite, salpingite, pelviperitonite, peri-hepatite, infertilidade, esterilidade e artrite. Um terço das mulheres com clamídia terá DIP.

Diagnóstico laboratorial e diferencial

No diagnóstico laboratorial são realizados os seguintes exames:

- Citologia (Papanicolau ou Giemsa)
- Imunofluorescência direta
- Captura híbrida para clamídia
- PCR para clamídia.

O rastreio laboratorial é indicado em mulheres com mais de 24 anos, ou mais jovens, quando sexualmente ativas, mulheres que mudaram de parceiro ou com história de outras infecções sexualmente transmissíveis.

O diagnóstico diferencial se dá em todos os quadros clínicos em que há suspeita de infecção por gonococo ou micoplasma e vice-versa.

Prevenção e tratamento

As medidas de prevenção são as mesmas adotadas em outras DSTs, com ênfase no uso de preservativos.

O tratamento deve seguir um dos seguintes esquemas:

- Azitromicina, 1 g, VO, dose única
- Doxiciclina, 100 mg, VO, 12/12 h, por 7 dias
- Estolato de eritromicina, 500 mg, de 6/6 h, por 7 dias (na gravidez).

TRICOMONÍASE

Infecção causada pelo protozoário *Trichomonas vaginalis* no trato geniturinário da mulher e do homem, classificada, com sífilis, gonorreia e clamídia, como clássica DST curável.

Trichomonas vaginalis é um patógeno exclusivo dos seres humanos, quase não havendo estudos detalhados. Trata-se de um protozoário ovoide, de grande motilidade devido a seus quatro flagelos, pouco maior do que um leucócito e menor do que uma célula epitelial vaginal.

Fatores de risco

Estima-se que ocorram mais de 170 milhões de casos por ano no mundo (no Brasil são mais de 4,3 milhões de casos novos por ano). Considera-se que seja uma epidemia negligenciada.

Etiopatogenia

Admite-se que, após a inoculação do *Trichomonas vaginalis* na vagina, a sintomatologia ocorra em 1 a 2 semanas, mas isso dependerá da quantidade do inóculo, virulência do parasita e imunidade local. Já foram descritos raros casos de transmissão não sexual por fômites.

Propedêutica

As mulheres são as principais portadoras da doença, embora muitas (50%) sejam oligo ou assintomáticas. Nelas, pode ocorrer corrimento amarelo-esverdeado, bolhoso, com odor desagradável, ardência ao coito e colpite difusa, também chamada de colpite "tigroide" (multifocal); muitas apresentam prurido vulvar. A maioria dos homens infectados é assintomática. A infecção pelo *Trichomonas vaginalis* pode ser um dos vetores de microrganismos da DIP. Geralmente, o pH vaginal está acima de 4,5 e o teste das aminas é positivo, devido à associação a outros germes anaeróbios.

Diagnóstico laboratorial e diferencial

Dado por intermédio dos seguintes exames:

- Exame a fresco/salina da secreção vaginal
- Bacterioscopia pelo Gram
- Colpocitologia corada
- Cultura em meio de Diamond
- Biologia molecular (PCR).

O diagnóstico diferencial se faz com vaginose bacteriana, gonorreia, candidíase, vaginite hipotrófica (que também faz quadro de colpite multifocal) e vaginite inflamatória esfoliativa (causada por estreptococos do grupo B).

Prevenção e tratamento

As medidas de prevenção são as mesmas adotadas em outras DSTs, com ênfase no uso de preservativos. As vulvovaginites, como todas as lesões genitais, favorecem a transmissão de outras DSTs, incluindo a AIDS.

O tratamento deve seguir um dos seguintes esquemas:

- Metronidazol, 2 g, VO, dose única
- Metronidazol, 250 mg, VO, de 8/8 h, por 7 dias
- Secnidazol, 2 g, VO, dose única
- Tinidazol, 2 g, VO, dose única.

Recidivas ocorrem mais por falta de tratamento dos parceiros e/ou pelo uso incompleto do tratamento primário. O controle de cura pode ser feito com os mesmos exames usados no diagnóstico, 1 a 2 semanas após o tratamento. O parceiro, mesmo que não apresente sintomas, deve ser chamado para orientações e tratamento.

BIBLIOGRAFIA

Brasil. Ministério da Saúde (MS). Protocolo clínico e diretrizes terapêuticas para atenção integral as pessoas com infecções sexualmente transmissíveis. Ministério da Saúde, Secretaria de Vigilância em Saúde, Departamento de DST, AIDS e hepatites virais. Brasília: MS, 2015.

Brasil. Ministério da Saúde (MS). Transmissão vertical do HIV e Sífilis: estratégias para redução e eliminação. Ministério da Saúde, Secretaria de Vigilância em Saúde, Departamento de DST, AIDS e hepatites virais. Brasília: MS, 2014.

Centers for Disease Control and Prevention (CDC). 2015 Guidelines for treatment of sexually transmitted diseases. MMWR. 2015; 64(RR-3). Disponível em: http://www.cdc.gov/std/tg2015/

Fearon M. The laboratory diagnosis of HIV infections. Can J Infect Dis Med Microbiol. 2005; 16:26.

Holmes KK, Sparling PF, Mardh PA et al. Sexually transmitted diseases. 4. ed. New York: McGraw-Hill, 2008.

Johnston C, Corey L. Current concepts for genital herpes simplex virus infection: diagnostics and pathogenesis of genital tract shedding. Clin Microbiol Rev. 2016; 29(1):149.

Morse AS, Moreland AA, Holmes KK. Atlas de DST e AIDS. Porto Alegre: Artes Médicas, 1997.

Passos MRL, Almeida Filho GL. Atlas de DST e Diagnóstico diferencial. 2. ed. Rio de Janeiro: Revinter, 2012.

Passos MRL, Nahn Jr EP. Cancro mole. In: Tavares W, Marinho LAC. Rotinas de diagnóstico e tratamento das doenças infecciosas e parasitárias. 4. ed. São Paulo: Atheneu, 2015, p. 160.

Passos MRL, Nahn Jr EP. Sífilis. In: Tavares W, Marinho LAC. Rotinas de diagnóstico e tratamento das doenças infecciosas e parasitárias. 4. ed. São Paulo: Atheneu, 2015, p. 990.

Passos MRL. Deessetologia, DST. 5. ed. Rio de Janeiro: Cultura Médica, 2011.

Singh A, Preiksaitis J, Romanowski B. The laboratory diagnosis of herpes simplex virus infections. Can J Infect Dis Med Microbiol. 2005; 16:92.

Song B, Dwyer DE, Mindel A. HSV type specific serology in sexual health clinics: use, benefits, and who gets tested. Sex Transm Infect. 2004; 80:113.

Tavares W. Antibióticos e quimioterápicos para o clínico. 3. ed. São Paulo: Atheneu, 2014.

World Health Organization (WHO). Guidelines for the treatment of Neisseria gonorrhoeae. WHO, 2016.

17

Sangramento Uterino Anormal

Tatiana Serra da Cruz | Maria Auxiliadora Budib |
Vítor Hugo Kussumoto | Giovanna Serra da Cruz Vendas

INTRODUÇÃO

Sangramento uterino anormal (SUA) é uma queixa comum nos consultórios dos ginecologistas; porém, apesar do uso corriqueiro, há muitos anos a expressão vem sendo mal definida tanto em relação aos sintomas quanto à etiologia. O início do conflito quanto à terminologia data de 1700, ano em que William Herberden, médico ginecologista e também professor em Londres, descreveu quatro expressões para definir sangramento uterino anormal: "fluxos que excediam os limites saudáveis", "hemorragia uterina", "sangramentos excessivos", "sangramentos abundantes".[1,2] No mesmo período, William Cullen, professor de física da Universidade de Edimburgo, adotou o termo "menorragia" para descrever sangramento não moderado em mulheres em idade reprodutiva, e o termo continua sendo utilizado até os dias atuais.[1] Outra expressão erroneamente utilizada para descrever SUA foi sangramento uterino disfuncional (SUD), adotada pela primeira vez em 1930 por Graves, que se referia a sangramentos causados por fatores exclusivamente endócrinos.[1]

Devido à dificuldade de definição de SUA e, portanto, de manejo das pacientes que apresentam tal queixa, em 2011 a Federação Internacional de Ginecologia e Obstetrícia (FIGO) publicou um novo sistema de classificação, que facilita o entendimento da etiologia, dos sintomas, dos diagnósticos e do tratamento.[2,3]

Entre as mudanças propostas pela FIGO estão a extinção de termos e expressões como: menorragia, metrorragia, hipermenorreia, hipomenorreia, menometrorragia, polimenorreia, sangramento uterino disfuncional, entre outros, devido à definição imprecisa e ao consequente prejuízo no entendimento e no tratamento das pacientes.[4]

É importante destacar que esse quadro clínico tem impacto na qualidade de vida das pacientes, com repercussão nas atividades laborais e sociais. Na maioria das vezes, os sintomas são intermitentes, recorrentes e com sangramento de pequena ou média intensidade, mas há casos em que a hemorragia pode ter repercussão hemodinâmica, impondo necessidade de intervenção imediata para estabilização clínica.

Existe uma ampla gama de diagnósticos etiológicos possíveis para SUA; por esse motivo, é de suma importância que o médico saiba estabelecer os principais passos propedêuticos para que possa definir com precisão a doença de base e promover tratamento adequado.

CONCEITO

Para definir SUA, é preciso inicialmente ter em mente o que se consideram índices de normalidade. Com o propósito de estabelecer os limites da função menstrual normal, foi realizada em Vancouver, em 2011, por um grupo de especialistas, uma grande revisão da FIGO, para formulação de um consenso. A menstruação normal tem as seguintes características:[3,5]

- Frequência: 24 a 38 dias
- Regularidade: diferença máxima de 7 a 9 dias entre os ciclos mais curtos e os mais longos, sendo que a duração do ciclo corresponde ao número de dias a partir do primeiro dia de um ciclo menstrual até o primeiro dia do ciclo seguinte
- Duração: número de dias de sangramento em um único ciclo menstrual, sendo normal até 8 dias
- Volume: a definição clínica é subjetiva; considera-se normal um volume que não interfira na qualidade de vida física, social, emocional e/ou material da mulher.[6,7] A definição de pesquisa é um volume ≤ 80 mℓ de sangue perdido por ciclo.

CLASSIFICAÇÕES ATUAIS

Segundo a FIGO, o SUA caracteriza-se por distúrbios ou alterações na regularidade, no volume ou na frequência do ciclo menstrual.[4] Com base nessas classificações, podem-se especificar melhor os sintomas como:

- Alterações na regulação do ciclo:
  - Sangramento irregular: fases de ausência de sangramento que podem durar dois ou mais meses, alternadas com escapes e episódios de sangramento uterino intenso[4]
  - Ausência de menstruação (amenorreia): definida pela ausência de sangramento em um período de 90 dias[4]
- Alterações na frequência:
  - Sangramento uterino infrequente: conhecido antes como oligomenorreia, é definido por dois episódios, no máximo, em um período de 90 dias[4]
  - Sangramento uterino frequente: mais de quatro episódios em um período de 90 dias[4]
- Alterações na duração:
  - Sangramento menstrual prolongado: período menstrual com duração superior a 8 dias[4]
  - Sangramento menstrual encurtado: período menstrual com duração inferior a 2 dias[4]
- Distúrbios na intensidade:
  - Sangramento menstrual intenso: sangramento que interfere no dia a dia da paciente e que normalmente vem associado a outros sintomas, como dor pélvica[4]
  - Sangramento menstrual intenso e prolongado: queixa menos comum nos consultórios; deve-se, porém, fazer uma ampla investigação, pois em geral as queixas provêm de diferentes causas.[4]
- Sangramento intermenstrual: ocorre entre ciclos bem definidos:
  - Sangramento intermenstrual em meio aos ciclos: ocorre entre ciclos regulares, sendo curto e de pouca quantidade[8]
  - Sangramento pré-menstrual ou pós-menstrual: sangramento cíclico, com duração de alguns dias, que pode ocorrer na fase folicular ou na fase lútea do ciclo, sendo de pequeno volume[8]
  - Sangramento intermenstrual acíclico: não segue o ciclo regular da mulher e não pode ser previsto. Pode ser indicativo de lesões benignas, como pólipos.[8]

ETIOLOGIA

O sangramento uterino anormal pode ocorrer em todas as fases do ciclo reprodutivo da vida da mulher.[9]

Sangramentos genitais ocorridos antes da menarca em geral não são de origem uterina e não se enquadram na classificação proposta pela FIGO (Figura 17.1), assim como aqueles ocorridos na pós-menopausa, que, apesar de poderem ser de origem endometrial, não estão inclusos na classificação atual.

Uma forma prática de abordagem para investigação diagnóstica de sangramento uterino anormal é associar a incidência etiológica de acordo com a idade da paciente. As principais causas de SUA por ciclo de vida são:[10]

- Infância:
  - Privação do estrogênio materno (na recém-nascida)
  - Tumor ovariano
  - Os demais sangramentos genitais na infância não têm origem uterina (corpo estranho, traumatismo, infecção, sarcoma botrioide)
- Adolescência:
  - Anovulação (mais frequente)
  - Coagulopatias
  - Infecções
  - Complicações da gravidez
- Menacme:
  - Anovulação (mais frequente)
  - Contracepção hormonal
  - Complicações da gravidez
  - Infecções
  - Endocrinopatias (p. ex., tireoidopatias)
  - Pólipos
  - Miomas
- Perimenopausa:
  - Anovulação
  - Pólipos
  - Miomas
  - Hiperplasia endometrial
  - Neoplasias (colo de útero e endométrio)
- Pós-menopausa:
  - Atrofia genital (vagina/endométrio) (mais frequente)
  - Terapia hormonal
  - Neoplasia de endométrio.

A sigla PALM-COEIN é uma forma mnemônica para designar as principais causas de SUA orgânica e não orgânica (ver Figura 17.1). O sistema foi construído a partir do reconhecimento de que qualquer paciente pode ter uma ou várias

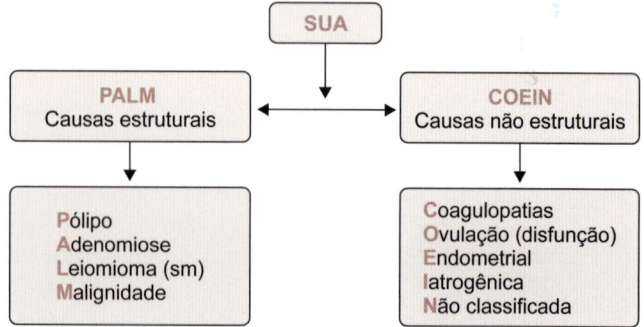

Figura 17.1 Acrônimo PALM-COEIN: classificação das causas de sangramento uterino anormal em mulheres em idade reprodutiva e não grávidas. sm: submucoso (Adaptada de Munro et al., 2011.)[3]

patologias que podem causar ou contribuir para SUA (p. ex., adenomioses, leiomiomas e pólipos endocervicais ou endometriais), mas que também podem, muitas vezes, ser assintomáticas e, portanto, não necessariamente são causadoras dos sintomas. O diagnóstico de causas não orgânicas é feito com base na história clínica e após exclusão de todas as causas orgânicas.[11]

Em geral, os componentes do grupo PALM são entidades orgânicas, estruturais, que são mensuráveis visualmente por meio de técnicas de imagem e/ou histopatologia. Já o grupo COEIN está relacionado com entidades que não são definidas por imagem ou histopatologia.[8]

Causas estruturais

Pólipos

São tumores epiteliais que podem estar localizados no endométrio ou no canal cervical. O diagnóstico pode ser feito por ultrassonografia transvaginal, hidrossonografia, histeroscopia.[4] Atualmente, indica-se a retirada dos pólipos diagnosticados mesmo quando assintomáticos, uma vez que a análise histológica é mandatória.[12] O risco de malignidade ou de alterações pré-malignas em pólipos endometriais é muito baixo antes da menopausa e maior após a menopausa, e os índices de sangramento uterino variam de 0,2 a 24% na alteração pré-maligna e de 0 a 13% na neoplasia maligna.[12]

Adenomiose

Presença de glândulas endometriais e estroma endometrial em meio ao miométrio, promovendo sangramento com sintomas de dismenorreia. O diagnóstico requer análise histopatológica. No entanto, a ultrassonografia transvaginal e/ou ressonância magnética evidenciam imagens que são altamente sugestivas da patologia.[13,14]

Leiomiomas

Neoplasias benignas de células musculares lisas do miométrio, responsivas aos hormônios ovarianos. Seu desenvolvimento decorre da interação de hormônios esteroides, citocinas e mutações somáticas.[15] O risco de desenvolver um mioma é 2,5 vezes maior na mulher que tem histórico familiar em primeiro grau de miomatose uterina. Entre mulheres negras, a incidência de miomatose uterina é de 2,9 vezes em comparação com as brancas.[16] O diagnóstico de leiomiomas pode ser sugerido por exame pélvico, com massa abdominal palpável, abaulamento ao toque vaginal. No entanto, são necessários exames de imagem pélvica para um diagnóstico mais preciso. Tais imagens podem ser obtidas por meio de ultrassonografia, hidrossonografia, tomografia computadorizada ou ressonância magnética.[17]

Malignidade e hiperplasia

São classificadas nesta etiopatogenia mulheres com SUA em idade reprodutiva em quem se identifica hiperplasia endometrial atípica, sarcoma de estroma endometrial ou câncer de útero. São diagnosticadas com análise histológica por biopsia adquirida por histeroscopia ou curetagem.[4]

Causas não estruturais

Coagulopatias

Entre 15 e 24% das mulheres com SUA apresentam algum tipo de coagulopatia, como doença de von Willebrand ou púrpura trombocitopênica. Por ocasião da anamnese, é importante buscar sintomas e fatores de risco para coagulopatias.[4,18]

Disfunções ovulatórias

Entre as disfunções ovulatórias, é importante diferenciar se o SUA está sendo causado por alterações em ciclo ovulatório ou se decorre de anovulação:

- SUA em ciclo: pode decorrer de hiperprolactinemia, doenças tireoidianas, síndrome do ovário policístico. Os ciclos anovulatórios podem ocorrer em qualquer fase da vida reprodutiva, mas são mais comuns nos seus extremos, logo após a menarca e no período da transição menopausal. Os ciclos anovulatórios na puberdade ocorrem devido à imaturidade do eixo hipotalâmico-hipofisário-ovariano (H-H-O), que gera um mecanismo de *feedback* inapropriado, e a ovulação não ocorre de maneira adequada. Já na transição menopausal, a anovulação ocorre por falência progressiva da função ovariana. Os sangramentos anovulatórios ocorrem devido ao fato de os níveis de estrogênio não serem capazes de manter o endométrio.[11]
- SUA em ciclo ovulatório:[11]
  - Sangramento da ovulação: escasso, frequente no fim da vida reprodutiva e coincide com o período da ovulação. Pode decorrer de ruptura folicular ou formação de trombos nas artérias superficiais do endométrio
  - Descamação irregular: sangramento prolongado e abundante; é possível encontrar um endométrio misto, parte sob influência da progesterona do ciclo anterior e parte sob ação estrogênica do ciclo atual
- Persistência do corpo lúteo: leva a um atraso menstrual, seguido de perdas irregulares de sangue, dor hipogástrica ou na fossa ilíaca e presença de massa anexial. Muito confundida com gravidez ectópica.

Iatrogênicas

Relacionam-se com SUA decorrente do uso de medicamentos hormonais ou não hormonais e de contracepção intrauterina.[8] Os medicamentos que podem causar SUA incluem:

- Esteroides gonadais (p. ex., estrogênios, progestógenos, androgênios)
- Terapia relacionada com esteroides gonadais (p. ex., análogos de hormônio liberador de gonadotrofina (GnRH), inibidores da aromatase, moduladores seletivos de receptores de estrogênio, moduladores seletivos de receptores de progesterona)
- Anticoagulantes
- Agentes sistêmicos que contribuem para distúrbios da ovulação (p. ex., aqueles que interferem no metabolismo da dopamina ou causam hiperprolactinemia)
- Dispositivos intrauterinos (DIU): são feitos de cobre e plástico, ou assumem a forma de um sistema de liberação de progestógeno local. O DIU de cobre está relacionado com aumento do fluxo menstrual e índice maior de sangramento uterino frequente e prolongado, principalmente nos três primeiros meses após a inserção.

Não classificadas

Existem várias etiologias adicionais que podem causar ou contribuir para SUA, mas estas têm sido mal definidas, inadequadamente examinadas e/ou são extremamente raras.

Exemplos incluem malformação arteriovenosa e SUA causado por istmocele uterina secundária a uma cesariana de segmento inferior. Alguns autores denominam "divertículo uterino" o local em que se forma uma depressão cicatricial proveniente de uma incisão prévia, no qual pode ocorrer acúmulo de sangue que será eliminado dias após o término da menstruação. Geralmente se trata de um sangramento de pequena monta, de aspecto escurecido e autolimitado.[19]

PROPEDÊUTICA

Esta é a principal etapa para assistência das pacientes com queixa de sangramento uterino anormal. É imprescindível que o médico tenha consciência da importância dos dados de uma anamnese bem coletada e da construção de uma boa relação entre médico e paciente na primeira consulta.

Sintomas bem investigados e bem compreendidos abrem caminho para um exame físico objetivo e para solicitação de exames complementares direcionados, quando necessário. Ao realizar-se a anamnese em pacientes com queixa de SUA, alguns dados são imprescindíveis para se chegar ao diagnóstico e manejo correto, tais como:[20]

- Padrão de sangramento: quantidade, frequência da troca de absorventes, presença de coágulos, duração dos ciclos menstruais, impacto na qualidade de vida da paciente
- Sintomas sugestivos de anemia: cefaleia, taquicardia, dispneia, tontura, fadiga
- História sexual e reprodutiva: uso de contracepção, doenças sexualmente transmissíveis, possibilidade de gravidez, desejo de futura gravidez, infertilidade conhecida, colpocitologias oncóticas prévias
- Sintomas associados: febre, dor pélvica, corrimento vaginal
- Sintomas associados a causas sistêmicas: aumento de peso, obesidade, hipotireoidismo, hiperprolactinemia, distúrbios hipotalâmicos e adrenais
- Doenças crônicas: coagulopatias, lúpus eritematoso sistêmico, insuficiência renal, insuficiência hepática, insuficiência cardíaca
- Medicações em uso: contraceptivo hormonal, anticoagulantes, antipsicóticos, tamoxifeno
- Antecedentes familiares: coagulopatias, doenças tromboembólicas, câncer.

O exame físico deve ser completo, abrangendo todos os sistemas, uma vez que várias doenças não restritas ao sistema reprodutor podem cursar com sangramento uterino anormal; todavia, alguns quesitos são indispensáveis à avaliação, como:[20]

- Sinais vitais: pressão arterial, pulso
- Palpação da tireoide
- Abdome: distensão, massas palpáveis, hepatomegalia
- Pele: petéquias, sinais de hirsutismo.

Ao exame ginecológico devem-se examinar vulva, vagina, cérvice, uretra e ânus, bem como fazer toque bimanual do útero e anexos.[20] Os exames laboratoriais para auxílio no diagnóstico são:[20]

- Beta-hCG (imperativa a exclusão de gravidez em toda paciente com SUA em idade reprodutiva)
- Hemograma completo
- Hormônio tireoestimulante (TSH) (em caso de suspeita de tireoidopatia)
- Prolactina (conforme história clínica)
- Tempo de atividade de protrombina (TAP), tempo de tromboplastina parcial ativada (TTPA), fator de von Willebrand (se houver suspeita desta coagulopatia)
- Ultrassonografia transvaginal
- Hidrossonografia (se indicada para estudo da cavidade uterina)
- Biopsia de endométrio (se houver indicação clínica)
- Histeroscopia (se houver indicação clínica).

TRATAMENTO

O tratamento de SUA será definido após análise dos seguintes fatores previamente avaliados na história clínica e propedêutica realizadas:

- SUA agudo ou crônico
- SUA de causa orgânica ou não orgânica
- Idade
- Desejo de preservação da fertilidade
- Fatores de risco.

Neste capítulo, será abordado o tratamento do SUA de causa não orgânica. O SUA de causa orgânica deverá ser tratado de forma específica, conforme sua etiologia (p. ex., leiomiomas, pólipos etc.). Deve-se sempre lembrar que é possível haver mais de uma causa para o sangramento; por exemplo, uma paciente com um pólipo ou um mioma pode apresentar também uma coagulopatia ou SUA de causa ovulatória, daí a importância da história clínica e propedêutica adequadas antes do início do tratamento.

SUA agudo

O SUA agudo caracteriza-se como episódio de sangramento uterino de volume, duração e/ou frequência anormais no período reprodutivo e na ausência de gestação, que requeira avaliação médica imediata.[1,2] O tratamento de SUA agudo deve ser individualizado conforme a intensidade do sangramento e o estado hemodinâmico da paciente, e objetiva:[3]

- Estabilizar a hemodinâmica (se for o caso)
- Interromper o sangramento
- Impedir a recorrência.

O tratamento do SUA agudo deve ser individualizado conforme a intensidade do sangramento e do estado hemodinâmico da paciente. Deve ser realizado mesmo antes da confirmação etiológica, apenas excluindo gestação e sangramento de origem extrauterina (p. ex., vaginal e cervical), para que, após estabilização do quadro clínico e interrupção ou redução do sangramento, seja realizada a investigação diagnóstica para se determinar a etiologia primária do SUA e prevenir recorrência.[20,21]

Os casos em que o sangramento é intenso revestem-se de caráter de urgência, sendo adotadas as medidas necessárias para manutenção da volemia e interrupção da perda de sangue com a maior brevidade possível e estabilização hemodinâmica, quando necessário.

A abordagem inicial da paciente consiste em:

- Internação
- Monitoramento dos sinais vitais
- Reposição volêmica
- Controle da diurese
- Exame especular para confirmação da origem uterina do sangramento
- Exclusão da presença de gestação (β-hCG sérica)
- Exames laboratoriais para avaliar anemia e coagulopatia (hematócrito, hemoglobina, contagem de plaquetas, coagulograma).

A terapêutica do SUA terá objetivos diversos conforme a fase do sangramento. Na fase aguda, objetiva-se a interrupção do quadro hemorrágico a curto prazo, e na sequência deve ser iniciada a fase de manutenção, para evitar recorrência nos ciclos seguintes.

Tratamento hormonal

O tratamento hormonal será eficaz tanto para SUA intenso como para os casos de sangramentos leves a moderados, desde que se faça o ajuste da dose, conforme a intensidade do sangramento.

O tratamento clínico de escolha aprovado pela Food and Drug Administration (FDA) em novembro de 2009, para SUA agudo e intenso, consiste na administração de estrógenos equinos conjugados (EEC) por via intravenosa (IV),[20] na dose de 25 mg de EEC a cada 4 a 6 h por 24 h. Entretanto, como atualmente os EEC injetáveis não estão disponíveis no Brasil, a opção terapêutica é por via oral (VO):

- EEC na dose de 5 a 10 mg/dia, VO, a cada 6 h, por até 48 h[11]
- Valerato de estradiol, 2 a 4 mg, VO, a cada 4 h, por 24 h.[21]

Nos SUA leves a moderados, realizar o tratamento hormonal em doses menores:

- EEC: 1,25 mg, VO, a cada 8 h, por 24 a 48 h
- Valerato de estradiol: 2 mg, VO, a cada 6 a 8 h, por 24 h
- Anticoncepcional hormonal oral combinado (AHOC) contendo 20 a 35 μg de etinilestradiol: 1 comprimido a cada 12 h, por 5 a 7 dias.[11,21,22]

Os estrogênios em altas doses levam a uma rápida reepitelização do endométrio, estabilização das membranas dos lisossomos, além de estimular o vasospasmo das artérias uterinas e a coagulação em nível capilar.[10,23]

Após cessado o sangramento deverá ser instituído tratamento combinado com um progestógeno por 10 a 14 dias:[22]

- Acetato de medroxiprogesterona, 5 a 10 mg, VO, ao dia
- Acetato de noretisterona, 10 mg/dia, VO
- Progesterona micronizada, 200 mg/dia, VO.[22]

Outra possibilidade é suspender o uso de EEC após a interrupção do sangramento agudo e prescrever um AHOC com 30 a 35 μg de etinilestradiol 2 vezes ao dia, durante 5 dias, e reduzir a dose para 1 vez ao dia durante mais 20 dias.[22] Após a interrupção do uso da medicação, ocorrerá o sangramento de privação hormonal com uma descamação fisiológica do endométrio que, embora ainda intenso, não deverá persistir por mais de 7 dias.[11,22]

Algumas vezes é necessária a utilização de um antiemético, pois as altas doses de estrogênios podem causar náuseas e/ou vômitos.

Não devem ser utilizados progestógenos isolados por qualquer via para interrupção do sangramento agudo, pois esses agentes não potencializam os mecanismos fisiológicos responsáveis por cessar o fluxo menstrual e, por esse motivo, são administrados somente para tratamento de manutenção.[21]

O tratamento com estrogênio ou com AHOC deve ser evitado para mulheres que tenham contraindicação absoluta à sua utilização.[22,24]

Tratamento não hormonal

O tratamento não hormonal é uma opção para mulheres com SUA agudo e que apresentam contraindicação ao tratamento hormonal. O ácido aminocaproico, o ácido tranexâmico (ambos antifibrinolíticos) e os anti-inflamatórios não esteroides (AINE) são excelentes opções disponíveis.

Ácido tranexâmico

O ácido tranexâmico atua por meio de efeito antifibrinolítico. Seu mecanismo de ação consiste na inibição do ativador de plasminogênio, impedindo a formação de plasmina e, assim, reduzindo a fibrinólise.[20,22,25]

Sua utilização no tratamento de SUA foi aprovada pela FDA em 2009 e o risco de eventos trombóticos é controverso;[26-28] pode ser utilizado tanto em casos de sangramentos intensos como de leves a moderados.

Estudos demonstraram superioridade do ácido tranexâmico para o tratamento de sangramento menstrual intenso em relação ao placebo[29-32] e ao ácido mefenâmico.[33]

A posologia a ser utilizada é de 25 a 30 mg/kg dia fracionados para três tomadas (de 8 em 8 h), por até 7 dias.

Ácido aminocaproico

Atua também por ação antifibrinolítica e está indicado para os casos de sangramento agudo e intenso, na dosagem de 50 mg/kg/dose IV a cada 6 h.

Anti-inflamatórios não esteroides

Os AINE reduzem o sangramento de origem endometrial por diminuírem a síntese de prostaglandinas (PGE_2 e PGF_2) no endométrio através da inibição da ciclo-oxigenase[34] e também alteram o equilíbrio entre o tromboxano A_2 (que causa vasoconstrição e agregação plaquetária) e a prostaciclina (cuja atuação é vasodilatadora e antiagregante plaquetária); logo, a vasoconstrição e o aumento da agregação plaquetária resultarão em redução do sangramento.[35,36]

Em uma metanálise da Cochrane, os AINE mostraram-se mais eficazes que o placebo em reduzir sangramento menstrual, porém menos eficazes que o ácido tranexâmico.[37]

Os dois AINE mais estudados para esta finalidade são o ácido mefenâmico e o naproxeno.[38]

As doses recomendadas são:

- Ácido mefenâmico: 500 mg, VO, de 8 em 8 h
- Naproxeno: 250 a 500 mg, VO, de 12 em 12 h.

O ibuprofeno também tem sido utilizado por via oral, na dose de 400 mg de 8 em 8 h ou 600 mg de 12 em 12 h. Qualquer que seja o AINE, deve-se manter o tratamento até redução do sangramento.[25]

Os AINE são uma opção terapêutica para os SUA leves a moderados e, além de não aumentarem o risco de trombose, melhoram a dismenorreia, apresentam poucos efeitos adversos, são utilizados apenas durante o sangramento e têm baixo custo.[25]

SUA crônico

Tratamento de manutenção

O SUA crônico caracteriza-se pela ocorrência de sangramento de origem endometrial, com frequência, regularidade, duração e/ou volume anormais, por, pelo menos, 6 meses.[1,2] Os objetivos do tratamento são:

- Tratar a etiologia primária
- Aliviar os sintomas associados (p. ex., dismenorreia, dor pélvica)
- Prevenir e tratar a anemia (se houver), orientando o uso de suplementação de ferro
- Restaurar a qualidade de vida
- Prevenir neoplasia endometrial nas pacientes de risco (anovulatórias crônicas).

Da mesma forma, após a interrupção do SUA agudo, seja leve, moderado ou intenso, faz-se necessária a adoção de medidas que impeçam novos episódios de sangramento. Para tal finalidade, institui-se o tratamento de manutenção, que deverá prolongar-se pelo mínimo de três ciclos.

A escolha da opção terapêutica será pautada no desejo, ou não, da paciente de engravidar e na presença de sintomas de hipoestrogenismo nas pacientes que se encontrarem no período de transição menopausal, respeitadas as contraindicações que porventura existam.

As possibilidades terapêuticas são:

- Anticoncepcional combinado ou apenas de progestógeno
- DIU de levonorgestrel
- Progestógeno na segunda fase do ciclo
- Terapia hormonal (ciclo substitutivo)
- Análogos do GnRH
- Danazol.

A anticoncepção combinada está indicada para pacientes que não desejam engravidar, desde que não apresentem contraindicações aos estrogênios. Os métodos combinados regulam o ciclo e reduzem o fluxo menstrual, além de aliviarem a dismenorreia. Para pacientes que não podem utilizar estrogênios e desejam anticoncepção oral, as pílulas somente de progestógeno são uma possibilidade.

O DIU de levonorgestrel (DIU-LNG) foi aprovado pela FDA em 2009 para tratamento de sangramento menstrual intenso em mulheres que desejam anticoncepção.[19] A liberação diária do progestógeno é de 20 µg e atua em nível local, no endométrio, reduzindo sua espessura e vascularização.[39]

Lethaby et al.[40] demonstraram redução do fluxo menstrual de 86 e 97%, respectivamente, após três e 12 meses de utilização do DIU-LNG em mulheres com sangramento intenso, sendo o DIU-LNG superior a diversos outros tratamentos, como anticoncepcionais combinados,[41,42] progestógeno oral cíclico (fase lútea) e contínuo,[43-45] ácido mefenâmico.[46]

Há melhora significativa na qualidade de vida das usuárias do DIU-LNG que apresentam sangramento intenso,[19] inclusive quando comparadas àquelas submetidas a ablação endometrial.[47]

Para pacientes que não necessitam de anticoncepção ou não desejam utilizar anticoncepcionais combinados, ou ainda tenham contraindicação aos estrogênios, o progestógeno cíclico ou o anticoncepcional apenas de progestógeno são opções de tratamento.[20,21] Os progestógenos atuam inibindo a proliferação endometrial por estímulo da apoptose: inibem a angiogênese e aumentam a conversão de estradiol em estrona.[10]

A terapia hormonal (ciclo substitutivo) é alternativa para mulheres que se encontram no período de transição menopausal, principalmente se apresentarem sintomas de hipoestrogenismo, e pode ser cíclica ou contínua.[21]

Os análogos do GnRH ocupam os receptores do GnRH inibindo a secreção das gonadotrofinas, o que gera um estado de hipogonadismo que resulta em atrofia do endométrio.[20] Uma das indicações para sua prescrição é a contraindicação aos estrogênios, assim como para portadoras de algumas doenças hematológicas.[21] Todavia, os efeitos colaterais secundários a esse hipoestrogenismo (p. ex., sintomas vasomotores, atrofia vaginal e perda de massa óssea) limitam sua utilização, que não deve ultrapassar 6 meses, ocasião em que se deve discutir outra opção terapêutica.[48,49]

O danazol, um esteroide sintético que inibe a secreção de hormônios luteinizante (LH) e foliculoestimulante (FSH), é dotado de fraca ação androgênica, leva a atrofia endometrial[20] e causa mais efeitos adversos do que outras opções terapêuticas, como ganho de peso e acne, além de efeitos androgênicos.[50]

Tratamento cirúrgico

O tratamento cirúrgico será indicado quando não houver resposta satisfatória ao tratamento clínico e em casos de contraindicação ao uso de estrogênios ou AHOC, sempre se levando em consideração as condições hemodinâmicas da paciente.[3,51] As opções cirúrgicas consistem em:

- Curetagem uterina: eficaz para interromper sangramento em atividade por meio de raspagem da camada funcional do endométrio, cuja amostra será enviada ao laboratório para estudo histopatológico; é, portanto, também diagnóstica, mas outras providências deverão ser tomadas para evitar novos sangramentos
- Embolização de artéria uterina: tem utilização limitada em pacientes hemodinamicamente instáveis, pois os serviços em geral não têm como realizar o procedimento em caráter de urgência. Nos centros em que é possível realizá-lo, é uma alternativa para mulheres que desejam preservar o útero, mas as pacientes devem ser esclarecidas de que a segurança de uma gestação posterior é incerta[22]
- Ablação endometrial: deve ser vista como uma opção, em caso de falha do tratamento clínico, para mulheres com prole constituída e que não desejam ser submetidas a uma histerectomia[20]
- Histerectomia: último recurso terapêutico, utilizado quando todos os demais forem ineficazes.[22]

CONSIDERAÇÕES FINAIS

A utilização da nomenclatura proposta pela FIGO para classificação dos SUA uniformiza a terminologia e norteia a propedêutica e o tratamento.

O diagnóstico e a seleção da terapêutica adequada estão embasados em dados pessoais (idade, desejo de fertilidade), história clínica e fatores de risco.

Não cabe apenas ao especialista o diagnóstico e tratamento desses casos. É de suma importância que o médico generalista esteja capacitado para realizar a abordagem e terapêutica correta dessas pacientes, que podem eventualmente dar entrada nas unidades de saúde apresentando quadros de anemia crônica ou instabilidade hemodinâmica, o que requer ação imediata do médico assistente.

O tratamento objetiva interromper SUA agudo, definir sua etiologia e prevenir recorrências, proporcionando melhor qualidade de vida a essas pacientes.

Cabe ao ginecologista dominar a fisiologia do ciclo menstrual, identificar os quadros de urgência que necessitem de intervenção imediata com estabilização clínica, sempre excluir gravidez em pacientes no período reprodutivo, tratar o SUA crônico apenas após o diagnóstico etiológico, avaliar a propedêutica de acordo com cada período (adolescência, menacme e climatério), evitar o tratamento com progestógenos isolados nos casos de SUA agudo e saber que o tratamento cirúrgico é exceção, indicado para os casos de insucesso do tratamento clínico.

REFERÊNCIAS BIBLIOGRÁFICAS

1. Woolcock JG, Critchley HO, Munro MG et al. Review of the confusion in current and historical terminology and definitions for disturbances of menstrual bleeding. Fertil Steril. 2008; 90(6):2269-80.
2. Rindfleisch K, Falleroni J, Schrager S. Abnormal uterine bleeding in reproductive-aged women. Abnormal uterine bleeding. 2015; 22(2):85-94.

3. Munro MG, Critchley HO, Broder MS et al. FIGO classification (PALM-COEIN) for causes of abnormal uterine bleeding in nongravid women of reproductive age. Int J of Gynecology and Obstetrics. 2011; 113:3-13.

4. Fraser IS, Critchley HO, Broder M et al. The FIGO recommendations on terminologies and definitions for normal and abnormal uterine bleeding. Semin Reprod Med. 2011; 29(5): 383-90.

5. Fraser IS, Critchley HO, Munro MG et al. Can we achieve international agreement on terminologies and definitions used to describe abnormalities of menstrual bleeding? Human Reprod. 2007; 22 (3): 635-43.

6. Graves WP. Some observations on etiology of dysfunctional uterine bleeding. Am J Obstet Gynecol. 1930; 20:500.

7. Critchley HO, Munro MG, Broder M et al. A five-year international review process concerning terminologies, definitions and related issues around abnormal uterine bleeding. Semin Reprod Med. 2011; 29(5):377-82.

8. Fraser IS, Munro MG, Critchley HOD. Abnormal uterine bleeding in reproductive-age women: terminology and PALM-COEIN etiology classification. Human Reprod. 2016.

9. Kjerulff KH, Erickson BA, Langenberg PW. Chronic gynecological conditions reported by US women: findings from the National Health Interview Survey, 1984 to 1992. Am J Public Health. 1996; 86:195.

10. Fritz MA, Speroff L. Endocrinologia ginecológica clínica e infertilidade. Revinter: Rio de Janeiro, 2015; 8: 613.

11. Machado LV. Endocrinologia ginecológica. Rio de Janeiro: Medbook, 2015; 3:118-27.

12. Lieng M, Istre O, Qvigstad E. Treatment of endometrial polyps: a systematic review. Acta Obest Gynecol Scan. 2010; 89:992-1002.

13. Weiss G, Maseelall P, Schott LL et al. Adenomyosis a variant, not a disease? Evidence from hysterectomized menopausal women in the Study of Women's Health Across the Nation (SWAN). Fertil Steril. 2009; 91: 201.

14. Naftalin J, Hoo W, Pateman K et al. Is adenomyosis associated with menorrhagia? Hum Reprod. 2014; 29: 473.

15. Federação Brasileira das Associações de Ginecologia e Obstetrícia. Manual de Orientação em Leiomioma Uterino (Ed. Nillo Bozzini). São Paulo: FEBRASGO – Ponto; 2004.

16. Berek JS. Berek e Novak: tratado de ginecologia. Rio de Janeiro: Guanabara Koogan; 2014.

17. Flake GP, Andersen J, Dixon D. Etiology and pathogenesis of uterine leiomyomas: a review. Environ Health Perspect. 2003; 111:1037-54.

18. Shankar M, Lee CA, Sabin CA et al. Von Willebrand disease in women with menorrhagia: a systematic review. BJOG. 2004; 111:734.

19. Tower AM, Frishman GN. Cesarean scar defects: an underrecognized cause of abnormal uterine bleeding and other gynecologic complications. J Minim Invasive Gynecol. 2013; 20:562.

20. Bradley LD, Gueye NA. The medical management of abnormal uterine bleeding in reproductive-aged women. Am J Obstet Gynecol. 2016; 214(1):31-44.

21. Fernandes CE, Pompei LM. Endocrinologia ginecológica. Barueri: Manole; 2016.

22. Zacur HA. Managing an episode of severe or prolonged uterine bleeding. Literature review current through. Official Topic from UpToDate. Dec 2016.

23. March CM. Bleeding problems and treatment. Clin Obstet Gynecol. 1998; 59:285.

24. OMS World Health Organization (WHO). Medical eligibility criteria for contraceptive use. Geneva, WHO, Family and Reproductive Health, 2015.

25. Kaunitz AM. Management of abnormal uterine bleeding. Literature review current through. Official Topic from UpToDate. Dec 2016.

26. Sundstrom A, Seaman H, Kieler H, Alfredsson L. The risk of venous thromboembolism associated with the use of tranexamic acid and other drugs used to treat menorrhagia: a case-control study using the General Practice Research Database. BJOG. 2009; 116:91.

27. Berntorp E, Follrud C, Lethagen S. No increased risk of venous thrombosis in women taking tranexamic acid. Thromb Haemost. 2001; 86:714.

28. Fraser IS, Porte RJ, Kouides PA, Lukes AS. A benefit-risk review of systemic haemostatic agents. Part 2: in excessive or heavy menstrual bleeding. Drug Saf. 2008; 31:275.

29. Rybo G. Tranexamic acid therapy: effective treatment in heavy menstrual bleeding. Clinical update on safety. Ther Adv. 1991; 4:1-8.

30. Freeman EW, Lukes A, VanDrie D et al. A dose-response study of a novel, oral tranexamic formulation for heavy menstrual bleeding. Am J Obstet Gynecol. 2011; 205:319:e1-7.

31. Lethaby A, Farquhar C, Cooke I. Antifibrinolytics for heavy menstrual bleeding. Cochrane Database Syst Rev. 2000; CD000249.

32. Gultekin M, Diribas K, Buru E et al. Role of a non-hormonal oral anti-fibrinolytic hemostatic agent (tranexamic acid) for management of patients with dysfunctional uterine bleeding. Clin Exp Obstet Gynecol. 2009; 36:163-5.

33. Bonnar J, Sheppard BL. Treatment of menorrhagia during menstruation: randomized controlled trial of ethamsylate, mefenamic acid, and tranexamic acid. BMJ. 1996; 313:579-82.

34. Smith SK, Abel MH, Kelly RW et al. Prostaglandin synthesis in the endometrium of women with ovular dysfunctional uterine bleeding. Br J Obst Gynaecol. 1981; 88:434-42.

35. Fraser IS. Prostaglandin inhibitors in gynaecology. Aust N Z J Obstet Gynecol. 1985; 25:114-7.

36. Dawood MY. Nonsteroidal anti-inflammatory drugs and reproduction. Am J Obstet Gynecol. 1993; 169:1255-65.

37. Lethaby A, Duckitt K, Farquhar C. Non-steroidal anti-inflammatory drugs for heavy menstrual bleeding. Cochrane Database Syst Rev. 2013; CD00400.

38. Hall P, Maclachlanm N, Thorn N et al. Control of menorrhagia by the cyclooxygenase inhibitors naproxen sodium and mefenamic acid. Br J Obstet Gynaecol. 1987; 94:554-8.

39. Nelson AL. Levonorgestrel intrauterine system: a first-line medical treatment for heavy menstrual bleeding. Womens Health. 2010; 6:347-56.

40. Lethaby A, Cooke I, Rees MC. Progesterone or progesterone-releasing intrauterine systems for heavy menstrual bleeding. Cochrane Database Syst Rev. 2005: CD002126.

41. Endrikat J, Shapiro H, Lukkari-Lax E et al. A Canadian, multicenter study comparing the efficacy of a levonorgestrel-releasing intrauterine system to an oral contraceptive in women with idiopathic menorrhagia. J Obstet Gynaecol Can. 2009; 31:340-7.

42. Shaaban MM, Zakherah MS, El-Nashar SA et al. Levonorgestrel-releasing intrauterine system compared to low-dose combined oral contraceptive pills for idiopathic menorrhagia: a randomized clinical trial. Contraception. 2011; 83:48-54.

43. Lethaby A, Irvine G, Cameron I. Cyclical progestogens for heavy menstrual bleeding. Cochrane Database Syst Rev. 2008; CD001016.

44. Munro MG. Dysfunctional uterine bleeding: advances in diagnosis and treatment. Curr Opin Obstet Gynecol. 2011; 13:475-89.

45. Irvine GA, Campbell-Brown MB, Lumsden MA et al. Randomised comparative trial of the levonorgestrel intrauterine system and norethisterone for treatment of idiopathic menorrhagia. Br J Obstet Gynaecol. 1998; 105:592-8.

46. Reid PC, Virtanen-Kari S. Randomised comparative trial of the levonorgestrel intrauterine system and mefenamic acid for the treatment of idiopathic menorrhagia: a multiple analysis using total menstrual fluid loss, menstrual blood loss, and pictorial blood loss assessment charts. BJOG 2005; 112: 1121-5.

47. Busfield RA, Farquhar CM, Sowter MC et al. A randomised trial comparing the levonorgestrel intrauterine system and thermal balloon ablation for heavy menstrual bleeding. BJOG. 2006; 113:257-63.

48. Cetin NN, Karabacak O, Korucuoglu U et al. Gonadotropin-releasing hormone analog combined with a low-dose oral contraceptive To treat heavy menstrual bleeding. Int J Gynaecol Obstet. 2009; 104:236-9.

49. Nelson AL, Teal SB. Medical therapies for chronic menorrhagia. Obstet Gynecol Surv. 2007; 62:272-81.

50. Beaumont HH, Augood C, Cuckitt K et al. Danazol for heavy menstrual bleeding. Cochrane Database Syst Rev. 2007: CD001017.

51. American College of Obstetricians and Gynecologists. ACOG committee opinion no.557: Management of acute abnormal uterine bleeding in nonpregnant reproductive-aged women. Obstet Gynecol. 2013; 121:891.

Parte 4

18

Incontinência Urinária de Esforço

Samantha Condé | G. Willy Davila

INTRODUÇÃO

A incontinência urinária (IU) é uma condição comum em algumas mulheres e, antigamente, era considerada um problema inevitável da idade, sendo um sintoma com implicações sociais, uma vez que causa desconforto, vergonha e perda da autoconfiança. Desse modo, pode ter efeito negativo na qualidade de vida, trazendo impactos significativos de caráter psicológico, social e sexual, além de significativos impasses financeiros.[1]

Muitas vezes, as mulheres com incontinência urinária de esforço (IUE) não discutem o problema com o profissional de saúde nem em ambiente familiar, omitindo a patologia por constrangimento ou por acharem ser parte de um processo fisiológico natural decorrente da idade. Assim, por falta de conhecimento, não são beneficiadas pelas diversas opções de tratamentos existentes para tratar a afecção.[2] Recomenda-se o médico ter uma abordagem sutil e sensível, ao indagar sobre a história pessoal, e na avaliação física de pacientes com IUE.

A Associação Internacional de Uroginecologia (IUGA) e a International Continency Society (ICS) definem clinicamente a IUE como uma condição de perda involuntária de urina durante o esforço físico, associada a tosse e espirro.[3] A partir de dados estatísticos de uma metanálise de 48 estudos, Hampel et al. estimaram que 16% de mulheres abaixo de 30 anos e 29% entre 30 e 60 anos sofrem desta condição. Diversos trabalhos científicos apontam que a IUE é o tipo predominante de IU, representando quase 49% das mulheres, 29% de urgeincontinência e 22% seguida de incontinência mista.[4]

Aproximadamente 38% das mulheres de meia-idade e idosas apresentam incontinência urinária. Portanto, trata-se de uma condição crônica comum entre mulheres de diversas idades. Nos próximos 30 anos, o número de mulheres acima de 60 anos irá aumentar em 82%, e o envelhecimento populacional tem profundas implicações na área de saúde feminina. A percepção dos sintomas pode variar com relação à gravidade da condição, e mulheres com sintomas médios a graves relataram piora de qualidade de vida, quando são submetidas a questionários objetivos validados, diário miccional e estudo urodinâmico.[5]

Nos diversos dados epidemiológicos referentes à IUE e prevalência, há uma gama de diferenças na população estudada, sendo também tais diferenças encontradas por outros autores. Por este motivo, surgem muitos obstáculos no momento de comparar os dados epidemiológicos, como a identificação de fatores de risco e o desenvolvimento de programas de prevenção para a IUE.[6]

FATORES DE RISCO

Os fatores de risco envolvidos no desenvolvimento dessa condição são a idade, a obesidade e o tabagismo. Vale ressaltar que todos estes fatores estão crescendo em incidência na população feminina. Existem outros fatores de grande importância também, como a gestação, o parto vaginal, a herança genética, o diabetes e outras morbidades, que podem afetar o desenvolvimento e a progressão da IUE.

Bump e Norton,[7] em um estudo epidemiológico, elaboraram os fatores de risco e os dividiram em estágios: fatores predisponentes, estimuladores, promotores e fatores de descompensação. Os autores salientam, ainda, que as intervenções médicas podem ter um efeito (positivo ou negativo) nas mudanças da função do assoalho pélvico e interferir na qualidade de vida da paciente, conforme pode ser observado na Figura 18.1.

Idade

Embora seja claro que, com o envelhecimento, ocorram modificações anatômicas e fisiológicas associadas com alto risco para o desenvolvimento de IUE, por outro lado existem algumas evidências de que as alterações específicas ainda não estão muito delineadas. Verificou-se que, de acordo com a idade e a paridade, ocorre perda de 1% de fibras neurológicas do assoalho pélvico por ano. Isso resulta em denervação dos órgãos pélvicos e sua resultante disfunção, com prolapso vaginal e IUE (Figura 18.2).

Um estudo realizado com 27.936 mulheres acima de 20 anos na Noruega (EPICONT) demonstrou uma relação clara de IUE com o decorrer da idade, confirmando a prevalência

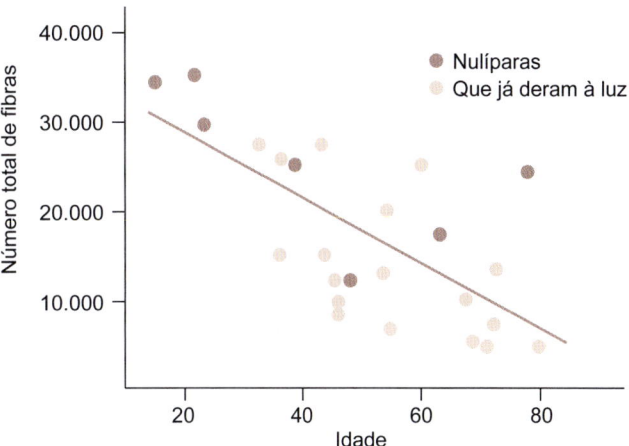

Figura 18.2 Denervação do assoalho pélvico por ano. (Adaptada de Hannestad et al., 2000.)[8]

desta em, aproximadamente, 50% nas pacientes que apresentavam esse tipo de incontinência, 11% urgeincontinência e 36% com incontinência mista.[8]

Obesidade

A obesidade tem sido considerada um fator de risco para a IUE, devido a razões mecânicas e fisiológicas, pois o aumento da pressão intravesical ocasionado pelo aumento de IMC (índice de massa corporal) contribui para a redução da continência pelo gradiente de pressão entre uretra e bexiga, comprimindo a uretra contra a camada de suporte, conforme mostra a Figura 18.3.

A composição corporal pode afetar o risco de incontinência urinária em mulheres idosas. A prevalência de IUE e urgência foi, pelo menos, duas vezes maior entre as mulheres na categoria com alto IMC. As mulheres que perderam 5% de seu IMC ou percentual de gordura tiveram menos probabilidade de experimentar IUE nova ou persistente ao longo de 3 anos do que aquelas com menor perda de peso. Os achados sugerem que maior IMC e percentual de gordura são importantes

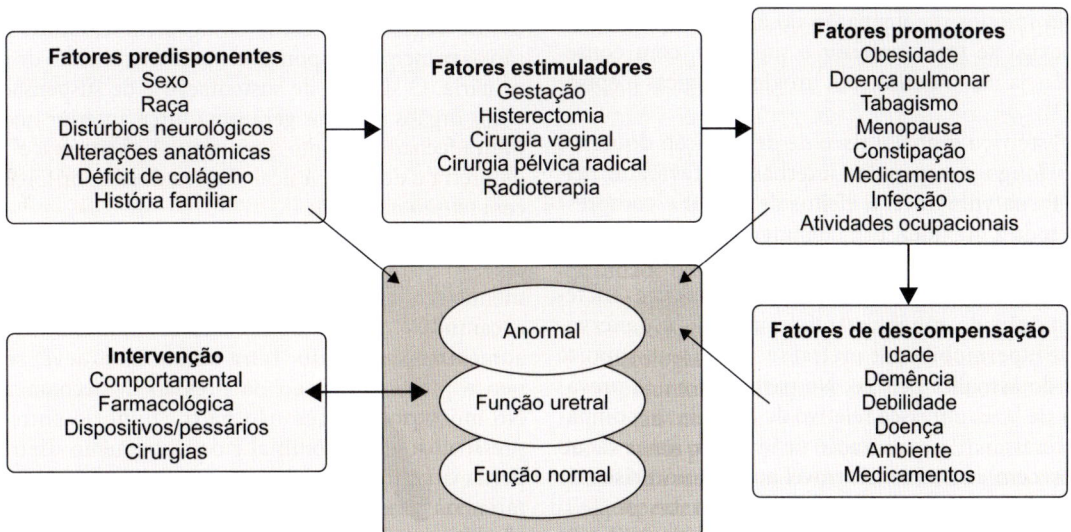

Figura 18.1 Esquema representativo de fatores de risco para incontinência urinária de esforço. (Adaptada de Bump e Norton, 1998.)[7]

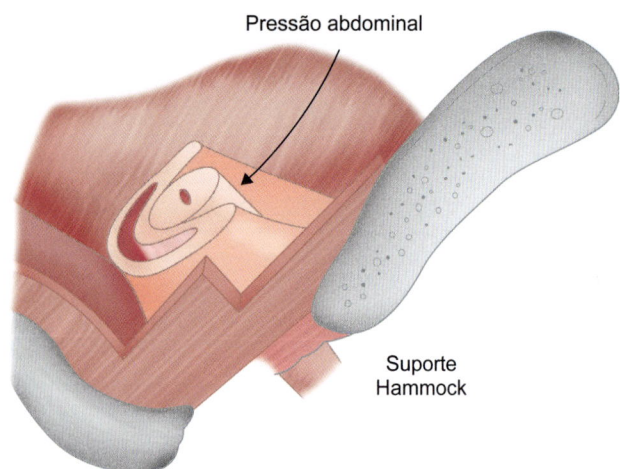

Pressão abdominal

Suporte Hammock

Figura 18.3 Aumento da pressão abdominal comprimindo a uretra contra tecido de suporte estável. (Adaptada de DeLancey e Starr, 1990.)[9]

marcadores de risco para IUE e urgeincontinência em mulheres idosas. Assim, seu risco pode ser reversível por meio da perda de peso. Tais achados sugerem que a otimização da composição corporal pode ajudar a modificar o risco de IUE, mas não necessariamente a urgeincontinência.[10]

Tabagismo

Segundo um estudo, o hábito de fumar acima de 20 cigarros ao dia estaria associado a qualquer tipo de incontinência.[11] Além disso, provocaria episódios de tosse, colaborando para o aumento de IUE, além de a nicotina irritar a bexiga. As toxinas excretadas pela urina na tabagista podem colaborar com sintomas de bexiga hiperativa.[12]

Gestação e tipo de parto

De acordo com Sampselle et al.,[13] na gestação ocorrem intensas modificações fisiológicas e anatômicas. Há o crescimento uterino, assim como alterações de hormônios como a relaxina e o estrogênio, que atuam na diminuição do tônus do músculo esquelético e descontraem os ligamentos. Ocorrem também alterações degenerativas na inervação autonômica do trato urinário inferior ou atenuação do ângulo uretrovesical posterior (bexiga se torna anterior e superior), com consequente influência nas modificações uroginecológicas e episódios de IUE.[14]

O fator obstétrico exerce o risco de denervação do nervo pudendo ao longo das paredes internas da cavidade pélvica. Ela se torna vulnerável a efeitos de tração e compressão durante toda a gravidez, principalmente durante o parto vaginal. A lesão muscular direta da uretra e do colo vesical que ocorre durante o parto resulta em deficiência esfincteriana (diminuição do tônus uretral secundário a denervação), além de hipermobilidade uretral secundária ao suporte inadequado do assoalho pélvico. No parto vaginal, a prevalência maior de IUE, um risco relativo de 2,8 quando comparado com a cesariana[15] e a utilização de instrumental a vácuo e fórceps parecem causar considerável aumento no risco de IUE.

O aumento da paridade é considerado fator de risco para incontinência urinária, especialmente após quatro filhos.[16]

São fatores que aumentam o risco da IUE no período puerperal:[17-19]

- Idade materna acima de 35 anos
- Período expulsivo prolongado
- Incontinência urinária antes e durante a primeira gestação
- Multiparidade
- Elevado índice de massa corporal.

Ao se estudar a prevalência desse tipo de incontinência 12 anos após o parto e a primeira gestação, essa prevalência foi considerada maior do que quando comparada a mulheres sem apresentar sintomas iniciais, assim como a cesariana realizada no primeiro parto foi considerada de baixo risco para a IUE.[20]

ETIOPATOGENIA

O conhecimento da anatomia pélvica possibilita o entendimento da interação das estruturas musculares, o tecido conectivo e os ligamentos envolvidos no processo fisiopatológico relacionado com as disfunções do assoalho pélvico e a IUE. A etiopatogenia está relacionada a um processo complexo, com a integração de:

- Suporte anatômico
- Integridade muscular
- Suporte neural
- Função esfincteriana.

Isso leva a modificações referentes ao tratamento da IUE. Inicialmente, pode-se identificar a causa multifatorial da IUE. De acordo com DeLancey, a conexão da vagina e da uretra aos músculos levantadores e a fáscia do arco tendíneo determinam a estabilidade estrutural da uretra.[10] Se o suporte conectivo se enfraquece, o suporte uretral se afrouxa, provocando a incontinência urinária por falta de fechamento da uretra durante atividade física, assim como tosse (Figura 18.4).

Segundo a teoria de Petros e Ulmsten em 1990,[22] existe uma interação complexa de ligamentos e suportes musculares e sintomas decorrentes da IUE e outras disfunções do assoalho pélvico. A frouxidão da vagina e de seus ligamentos de suporte resultaria na alteração do tecido conectivo e na redução do suporte anatômico do assoalho pélvico.

De acordo com a teoria integral,[22] a elasticidade e a posição da vagina, bem como os ligamentos, fáscias e músculos, são os principais responsáveis pelo mecanismo de continência urinária. O sistema de sustentação e de suspensão da vagina e dos órgãos pélvicos gera uma força anterior que mantém a uretra fechada durante o repouso. A abertura e o fechamento da uretra e do colo vesical são regulados por forças que exercem tensão na vagina.[23]

Com o aumento da pressão intra-abdominal, há maior pressão intravesical, sendo o mesmo ocasionado por movimentos como tossir, espirrar, levantar peso, subir escada e caminhar, entre outros. Nessas situações de estresse, o aumento da pressão intra-abdominal deve ser simultâneo e proporcional ao da pressão de fechamento uretral. No momento em que não há o equilíbrio entre essas duas pressões, intra-abdominal e de fechamento uretral, ocorre a perda de urina involuntária. Desse modo, a perda involuntária de urina pode ocorrer sob duas circunstâncias: quando há diminuição da pressão na via de saída (uretra) ou no aumento da pressão intravesical.[24]

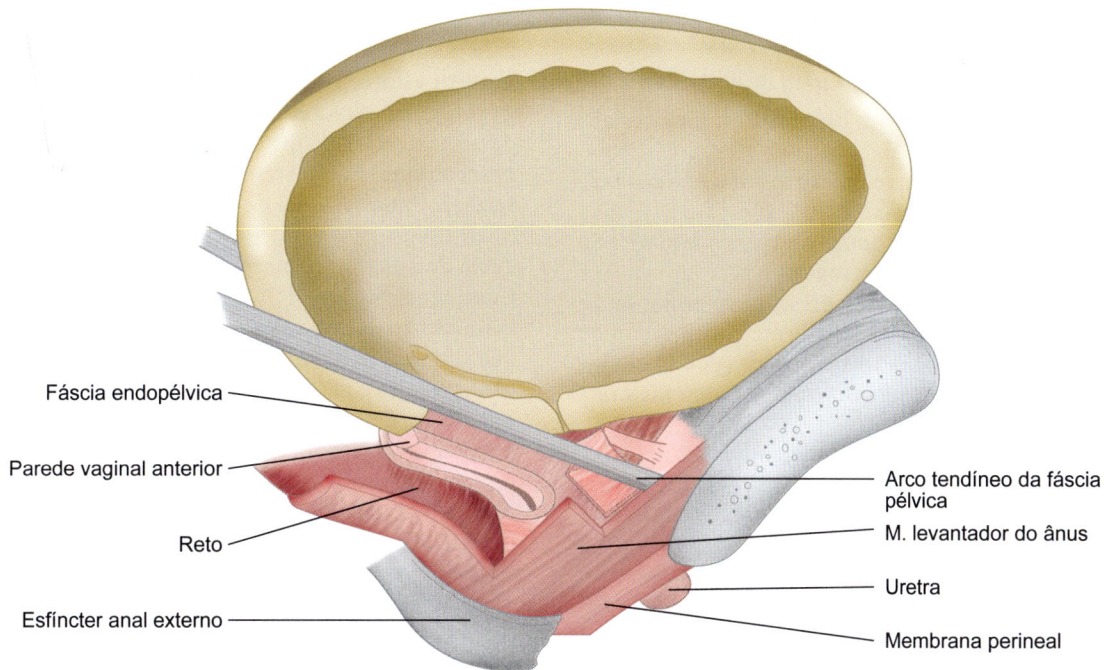

Figura 18.4 Esquema da continência urinária. (Adaptada de DeLancey, 1996.)[21]

Labels: Fáscia endopélvica · Parede vaginal anterior · Reto · Esfíncter anal externo · Arco tendíneo da fáscia pélvica · M. levantador do ânus · Uretra · Membrana perineal

PROPEDÊUTICA UROGINECOLÓGICA

A anamnese e o exame físico fazem parte inicial da avaliação de perda involuntária de urina sincrônica em caso de esforço, tosse ou espirro. Convém o bom relacionamento médico-paciente para se evitarem constrangimentos durante a consulta e proporcionar diagnóstico preciso e planejamento terapêutico. Durante a anamnese, devem ser seguidos alguns procedimentos, como:

- Caracterizar a IUE
- Investigar outras queixas associadas, como urgência, nictúria, urgeincontinência e outros sintomas
- Detectar doenças associadas (diabetes, condições neurológicas) e uso de medicamentos
- Investigar antecedentes pessoais e fatores de risco crônicos ou transitórios (obesidade, tabagismo, paridade, hipoestrogenismo, infecção urinária recorrente)
- Investigar padrão de atividade sexual
- Investigar hábitos evacuatórios (constipação intestinal e incontinência anal)
- Investigar cirurgias prévias urológicas, abdominais, ginecológicas (histerectomia, cirurgia de prolapso e paridade (episiotomia, tipo de parto, parto instrumental)
- Analisar impacto dos sintomas na qualidade de vida – existem questionários validados
- Avaliar hábitos fisiológicos, como ingesta hídrica e tipo de líquido (bebidas como café, chá, bebidas gasosas podem interferir em sintomas de urgência, urgeincontinência e nictúria assim como os episódios de incontinência urinária).

Poderá ser fornecido como parte adicional da anamnese um diário miccional (Tabela 18.1), que a paciente receberá para completar em casa e retornará depois ao médico com a descrição de possíveis eventos (perda urinária, frequência, urgência etc.). Isso possibilita ao profissional analisar a quantidade de líquidos ingerida, a qual pode ser excessiva. A paciente é orientada a registrar o horário, o tipo e a quantidade de líquidos ingeridos, o volume do líquido urinado e as perdas

Tabela 18.1 Diário miccional.

Nome:					
Data:					
Instruções: marque com **X,** na coluna apropriada, a hora mais próxima em que você urinou no banheiro. Em caso de episódio de perda urinária, anote o motivo da incontinência (tosse, espirro, urgência). Descreva também o tipo e a quantidade de ingestão líquida (p. ex., 1 copo de líquido, 1 xícara de café)					
Horário	Micção no banheiro	Tive uma pequena perda urinária	Tive uma grande perda urinária	Motivo da perda urinária (tosse, espirro, urgência)	Tipo/ quantidade de líquido ingerido
6-8					
8-10					
10-12					
12-14					
14-16					
16-88					
18-20					
20-22					
22-00					
Durante a noite					
Número de absorventes usados hoje:				Número de episódios de incontinência:	

urinárias, bem como a relação com as atividades diárias e o número de protetores absorventes usados.

Assim, há vários testes diagnósticos e instrumentos que podem determinar a natureza e a gravidade dos sintomas de IUE. Eles podem ser divididos em:

- **Informação subjetiva:** história da paciente
- **Informação semiobjetiva:** diários, teste do absorvente (*pad test*) e questionários validados
- **Informação objetiva:** avaliação física, ultrassonografia, cistoscopia e urodinâmica.

Parte 4

Exame físico

O exame físico em uroginecologia deve incluir:

- Avaliação abdominal: presença de cicatrizes, tumores abdominais
- Exame neurológico: teste arco reflexo sacral e reflexos bulbocavernoso e anal (Figura 18.5)
- Exame da genitália externa: anormalidades anatômicas e atrofia genital (deficiência de estrogênio)
- Introdução do espéculo: avaliar a presença de prolapso. Se houver, realizar estadiamento conforme classificação de quantificação do prolapso de órgão pélvico (POPQ; do inglês, *pelvic organ prolapse quantification*), como mostra a Figura 18.6
- Teste de esforço: poderá ser realizado em posição ginecológica, observando-se se há perda urinária pela uretra sincrônica, manobra de Valsalva ou tosse com a bexiga cheia (Figura 18.7)
- Teste do cotonete: tradicionalmente utilizado para detecção de hipermobilidade uretral com uma rotação acima de 30° do eixo horizontal. Solicita-se a paciente a realizar manobra

de Valsalva ou esforço. Um goniômetro poderá ser utilizado para minimizar o desconforto (Figuras 18.8 e 18.9)
- Teste de esforço com a paciente em posição supina e bexiga vazia: pode favorecer a avaliação de IUE grave. A perda de urina nestas circunstâncias sugere IUE por deficiência esfincteriana. Não é recomendado como rotina pela Associação Internacional de Uroginecologia (IUGA) (Figura 18.10)
- Teste do absorvente ou *pad test*: segundo a International Continence Society (ICS), convém realizar em 1 ou 24 h. Durante o teste, a paciente usa absorvente e realiza exercícios que simulam as atividades diárias. O peso do absorvente é medido antes e depois.[25] O *pad test* é considerado um método de medida simples, não invasivo e eficaz para avaliar a incontinência urinária, inclusive aquela não facilmente detectada no exame clínico ou na avaliação urodinâmica. Assim, o teste pode estimar a gravidade da incontinência. O resultado mostra-se positivo quando o volume medido é superior a 8 gramas. Valores inferiores sugerem sudorese e/ou corrimento vaginal. Nele, são realizadas atividades como subir e descer uma escada por 15 min, sentar e levantar

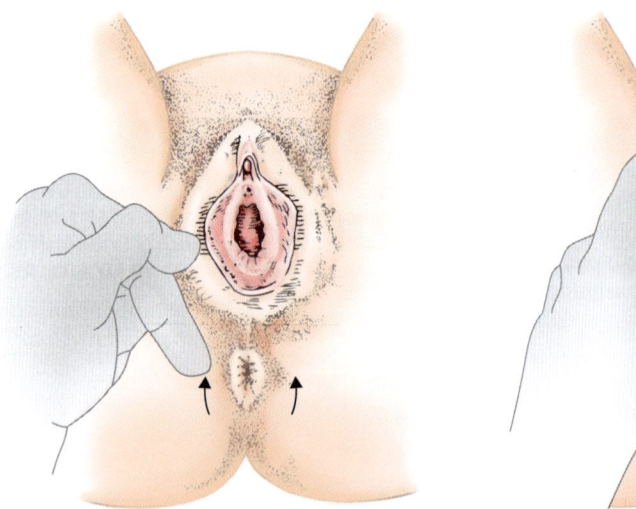

Figura 18.5 Testes neurológicos de sensibilidade e reflexos.

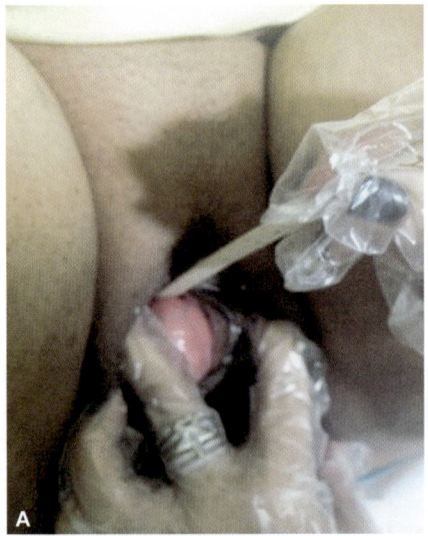
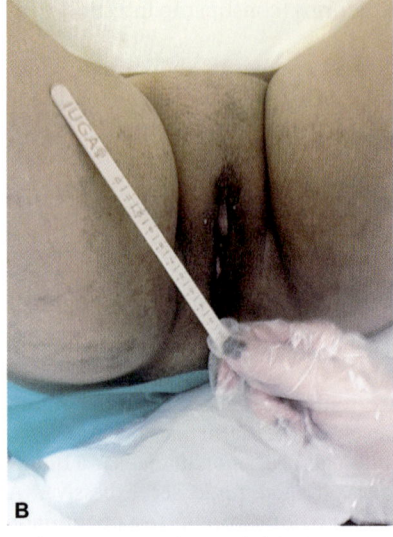

Figura 18.6. A. Avaliação de estadiamento de prolapso genital. **B.** Avaliação de sensibilidade e testes neurológicos.

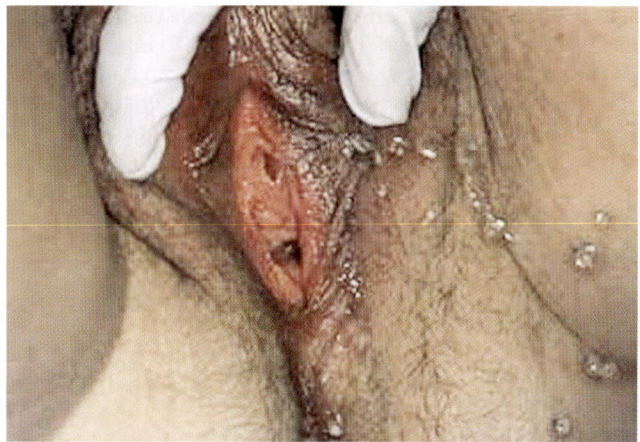

Figura 18.7 Paciente em posição ginecológica e com teste de esforço positivo. Houve confirmação de incontinência urinária de esforço.

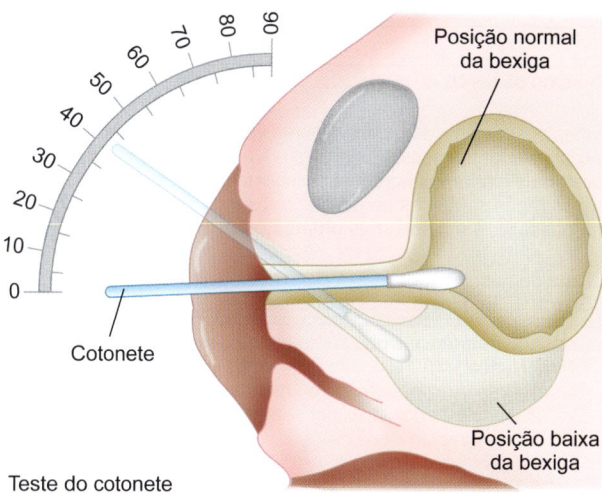

Figura 18.9 Teste do cotonete.

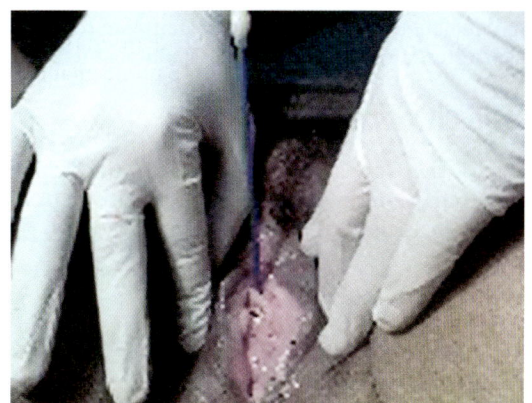

Figura 18.8 Hipermobilidade uretral – teste do cotonete.

dez vezes, tossir dez vezes, pegar objetos no chão cinco vezes, correr no mesmo lugar por um minuto e lavar as mãos em água corrente por um minuto. Daí, avaliam-se as perdas de urina:

- Até 1 g: insignificantes
- De 1,1 e 9,9 g: leves
- De 10 a 49,9 g: moderadas
- Acima de 50 g: graves

- Avaliação do volume residual pós-miccional: é considerada uma ferramenta importante em pacientes com sintomas de incontinência urinária e pode ser mensurada por cateterismo uretral, ultrassonografia ou estudo urodinâmico. O resíduo pós-miccional varia com idade, mas geralmente acima de 100 mℓ deve-se desconfiar de incontinência por disfunção miccional, o que contribui para infecção urinária recorrente. Elas são diagnósticos diferenciais na propedêutica de incontinência urinária.[26]

Além da avaliação clínica, a aplicação de questionários validados para a língua portuguesa pode ser adotada. Entre eles, há o questionário com versão em português chamado *International Consultation on Incontinence Questionnaire – Short Form* (ICIQ-SF). Ele é composto de quatro questões que avaliam a frequência, a gravidade, a quantidade de urina perdida e o impacto da IU na vida diária, além de um conjunto de oito itens de autodiagnóstico, relacionados com as causas ou a situações de IU vivenciadas. Apenas as três primeiras questões são pontuadas. O escore total varia de 0 a 21 pontos, sendo

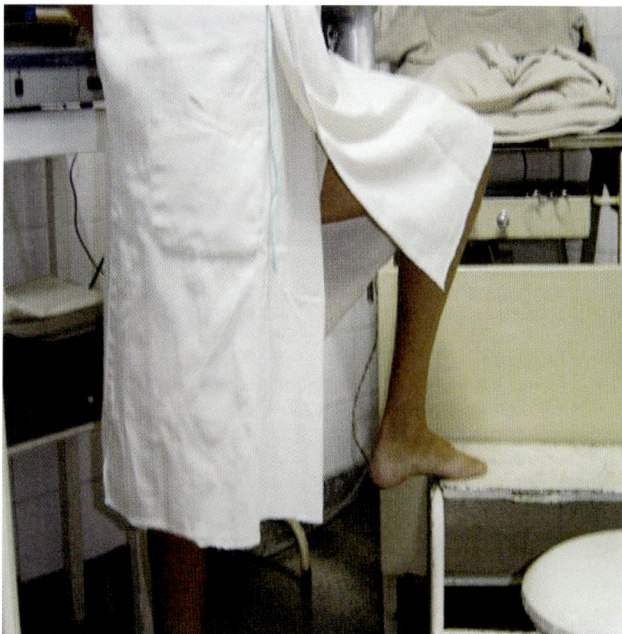

Figura 18.10 Paciente em posição supina e bexiga vazia.

que, quanto maior a pontuação, maior o impacto da IU na vida diária (Figura 18.11).

A ICS recomenda para uso em pesquisas e na prática clínica, por apresentar satisfatória confiabilidade, validade e responsividade.

Estudo urodinâmico

A realização do estudo urodinâmico (Figura 18.12) é um importante instrumento utilizado para confirmação diagnóstica de casos de IUE. Costuma ser de simples realização e disponível em âmbito ambulatorial. Ele é definido como o estudo funcional do sistema urinário inferior avaliado pela urofluxometria e a cistometria. A IUE é registrada com manobra de Valsalva ou tosse – o registro da pressão de perda pode ser útil para indicar a terapia efetiva, assim como o prognóstico durante a evolução clínica das pacientes.[27] Pacientes com pressão de perda baixa (< 60 cm H_2O) têm melhores resultados com tratamento cirúrgico (*sling*).

ICIQ-SF

Nome do paciente: _____ Data de hoje: ___/___/___

Muitas pessoas perdem urina alguma vez. Estamos tentando descobrir quantas pessoas perdem urina e o quanto isso as aborrece. Ficaríamos agradecidos se você pudesse nos responder às seguintes perguntas, pensando em como você tem passado, em média, nas **últimas quatro semanas**.

1. Data de nascimento: ___/___/___ (dia/mês/ano)
2. Sexo: ☐ Feminino   ☐ Masculino

3. Com que frequência você perde urina? (Assinale uma resposta.)
   ☐   0 Nunca
   ☐   1 Uma vez por semana ou menos
   ☐   2 Duas ou três vezes por semana
   ☐   3 Uma vez ao dia
   ☐   4 Diversas vezes ao dia
   ☐   5 O tempo todo

4. Gostaríamos de saber a quantidade de urina que você pensa que perde. (Assinale uma resposta.)
   ☐   0 Nenhuma
   ☐   2 Uma pequena quantidade
   ☐   4 Uma moderada quantidade
   ☐   6 Uma grande quantidade

5. Em geral, perder urina interfere quanto em sua vida diária? Por favor, circule um número entre 0 (não interfere) e 10 (interfere muito).

   0   1   2   3   4   5   6   7   8   9   10
   Não interfere   Interfere muito

ICIQ Escore: soma dos resultados 3 + 4 + 5 = _____

6. Quando você perde urina? (Por favor, assinale todas as alternativas que se aplicam a você.)
   ☐   Nunca
   ☐   Perco antes de chegar ao banheiro
   ☐   Perco quando tusso ou espirro
   ☐   Perco quando estou dormindo
   ☐   Perco quando estou fazendo atividades físicas
   ☐   Perco quando terminei de urinar e estou me vestindo
   ☐   Perco sem razão óbvia
   ☐   Perco o tempo todo

"Obrigado por você ter respondido às questões"

Figura 18.11 Questionário para incontinência urinária de esforço.

O método consiste na introdução de sonda uretral, vaginal ou anal com sensores para medição da pressão intra-abdominal, vesical e do detrusor. Por meio de um computador, registram-se a fase de armazenamento vesical (cistometria), a fase miccional (estudo fluxo/pressão), o perfil pressórico uretral, a eletromiografia e a urofluxometria. Em casos mais complexos, realiza-se fluoroscopia.

Na urodinâmica, são estudados e interpretados diversos parâmetros para análise do médico, que contribuem no planejamento da IUE.

A classificação do diagnóstico e do tipo de IUE baseia-se em dois fatores:

- Avaliação esfincteriana (pressão de perda/perfil pressórico uretral)
- Avaliação da hipermobilidade uretral.

O aumento da pressão abdominal resulta em perda urinária e medição indireta da função uretral. Diversos artigos sugerem valores de pressão de perda acima de 60 cmH_2O por hipermobilidade uretral no estudo urodinâmico. Abaixo, indicam deficiência esfincteriana. O tratamento recomendado com base nestes fatores é apresentado na Tabela 18.2.

Exame de ultrassonografia

Apesar de não fazer parte da propedêutica rotineira, a ultrassonografia vem sendo utilizada na IUE. Didaticamente, as aplicações mais comuns na prática clínica são:

- Avaliação da hipermobilidade ou uretra fixa: ocorre a descida do colo vesical em 30 mm. Considera-se um método eficaz de avaliação dos parâmetros prognósticos de tratamento cirúrgico da IUE (Figura 18.13)
- Identificação do posicionamento de um *sling* ou tela – migração, encolhimento, contração
- Por meio de US transperineal e transvaginal 3D: quantificação da função do assoalho pélvico em mulheres com incontinência antes e após o parto (mensuração dos músculos pubococcígeo, puborretal, hiato urogenital). Estudos recentes sugerem a avaliação do volume esfincteriano para deficiência esfincteriana
- Avaliação da localização de substâncias injetáveis periuretrais (Macroplastique®).

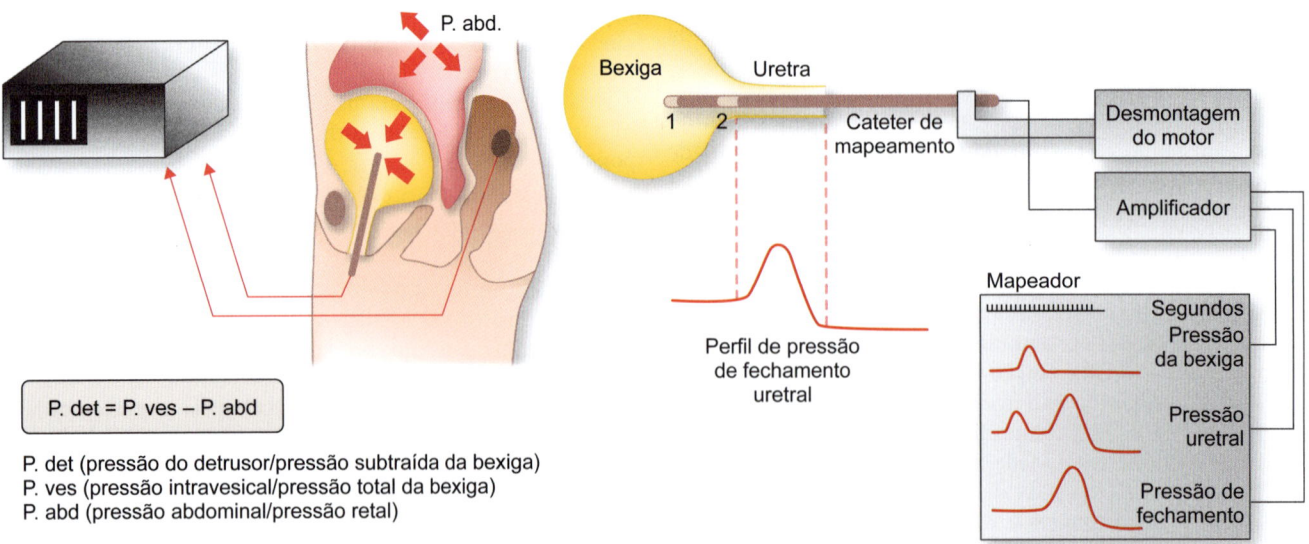

P. det = P. ves − P. abd

P. det (pressão do detrusor/pressão subtraída da bexiga)
P. ves (pressão intravesical/pressão total da bexiga)
P. abd (pressão abdominal/pressão retal)

Figura 18.12 Demonstrações do exame de urodinâmica.

Tabela 18.2 Algoritmo de tratamento de incontinência urinária por esforço.

| Mobilidade uretral | Função uretral (UPP, VLPP) | |
	Normal	Baixo
> 30	Kegel, fisioterapia, pessário, TVT, TVTO, Burch etc.	*Sling* (tradicional)
< 30	Kegel, fisioterapia	Substâncias injetáveis periuretrais

UPP: perfil pressórico uretral; VLPP: *Valsalva leak point pressure*, ou pressão de perda; TVT: *sling* retropúbico; TVTO: *sling* transobturatório.

IUE variáveis:
Grau da avaliação esfincteriana é um espectro: hipermobilidade

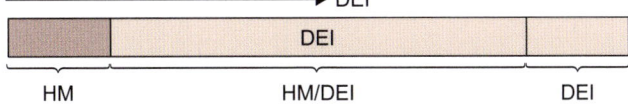

Figura 18.13 Ilustração representativa de avaliação uretral. HM: hipermobilidade; DEI: deficiência esfincteriana.

As recomendações da International Urogynecology Association (IUGA) para avaliação dos resultados para IUE são apresentadas na Tabela 18.3.

PREVENÇÃO

Após avaliação criteriosa, pode-se realizar um planejamento preventivo e terapêutico da IUE. A mudança comportamental no estilo de vida é importante (principalmente em fatores como obesidade, tabagismo, nível de atividade física e dieta), pois pode melhorar os episódios e a gravidade desse tipo de incontinência. Dessa maneira, torna-se possível a melhora da incontinência por meio de intervenções no estilo de vida, como perda de peso, restrição hídrica, restrição de cafeína ou álcool, limitação de atividades de impacto e suspensão do cigarro.

Tabela 18.3 Recomendações de IUGA para avaliação dos resultados para incontinência urinária de esforço.

Parâmetros	Clínica	Pesquisa
Avaliação clínica	R	R
Diário miccional	O	R
Teste de esforço	R	R
Teste com bexiga vazia	O	O
Gravidade da incontinência	O	R
Questionários validados de qualidade de vida	O	R
Mobilidade de colo vesical/uretral	R	R
Anatomia (prolapso)	R	R
Satisfação da paciente	R	R
Exame de urodinâmica	R	R
Exame eletrodiagnóstico	N	N
Relatório de complicações	R	R
Análise de custo	N	O

R: recomendado; O: opcional; N: não recomendado. *Fonte*: Ghoniem et al., 2008.[28]

O treinamento vesical faz parte de uma abordagem de alteração na modificação comportamental em que se solicita à paciente aumentar progressivamente o intervalo entre as micções, começando com uma hora e aumentando progressivamente de 15 a 30 min por dia até 2 e 3 h. Esta técnica é utilizada principalmente quando existem sintomas de bexiga hiperativa e incontinência mista.

Em mulheres menopausadas com IUE, a terapia estrogênica tópica pode ser recomendada como tratamento inicial, com melhora subjetiva aumentando a resistência uretral. Também deve ser individualizada a escolha do tratamento para melhor adesão e maior benefício à paciente.

Fisioterapia uroginecológica

A indicação para fisioterapia é amplamente aceita como modo conservador de tratamento e tem diversas ferramentas de aplicabilidade, como orientações comportamentais, exercícios de Kegel, *biofeedback*, estimulação elétrica e cones vaginais. Em alguns casos de uroginecologia, segundo as propedêuticas atuais, a fisioterapia é uma terapia segura, não invasiva e recomendada como tratamento primário ou adicional, assim como complementação de cirurgias (Tabela 18.4). A terapia comportamental baseia-se em exercícios da musculatura do assoalho pélvico e reabilitação. Inicialmente, deve-se aplicar no início do tratamento um questionário para se verificar o sucesso terapêutico de sintomas urinários, o diário miccional.

Os exercícios pélvicos, conhecidos como exercícios de Kegel, são considerados efetivos em pacientes com sintomas de urgeincontinência, IUE e IU mista.[29] De acordo com diretrizes e protocolos internacionais, eles devem ser indicados como primeira linha de tratamento.

Em obstetrícia, a realização dos exercícios de Kegel tem sido utilizada como forma preventiva, no tratamento de incontinência urinária no pré-natal e no pós-parto, devido ao enfraquecimento ou a lesões dos tecidos conectivo e muscular, neuropatia ou associação dos três.[30] Considera-se o *biofeedback* (Figura 18.14) uma ferramenta comportamental em que é utilizado um sensor para monitorar a atividade muscular. Esta é exibida na tela do computador, e isso possibilita uma avaliação precisa da função da musculatura pélvica. Assim, ajuda a contrair os músculos para controle dos movimentos e consequente IUE.[26]

Os exercícios de assoalho pélvico são muito importantes após cirurgias reconstrutivas de assoalho pélvico por problemas como prolapso e IUE. Eles devem ser instituídos para manter os músculos fortalecidos e evitar a recorrência de prolapso e sintomas de incontinência. Devem ser iniciados após as primeiras 6 semanas de pós-operatório.

Tabela 18.4 Recomendações para a prática clínica da fisioterapia.

- Deve-se escolher um local tranquilo, como o banheiro ou o quarto, na cama, adequados para concentração. Assim, convém proceder aos seguintes exercícios:
  - Contração dos músculos pélvicos, segurando-os por 3 s. Depois, deve-se relaxar por 3 s
  - Realização de três séries de 10 repetições
  - Repetição das contrações de forma lenta (músculos de tônus, fibras tipo 1) e rápida (fibras tipo 2)

Esta técnica simples leva cerca de 5 min e a melhora, entre 3 e 6 semanas. Ela é adaptada das diretrizes do National Institute of Diabetes and Digestive and Kidney Diseases.

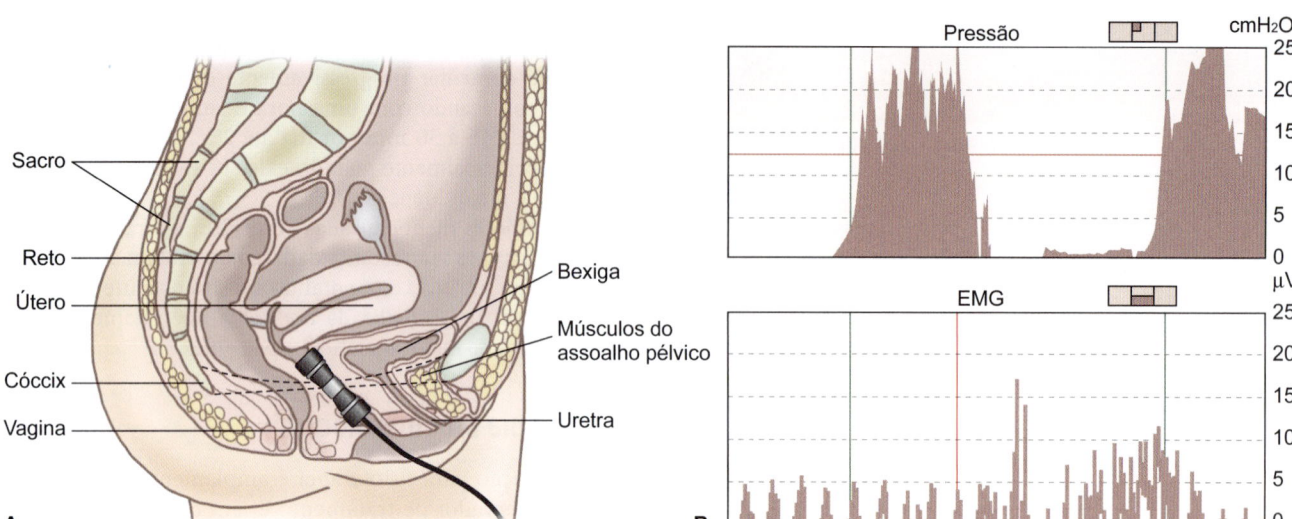

Figura 18.14 A e B. Técnica de fisioterapia com *biofeedback*. **A.** Sensor introduzido na vagina para registro. **B.** Mapas de registro da atividade muscular.

TRATAMENTO CIRÚRGICO

Existem, aproximadamente, mais de 150 procedimentos para o tratamento de IUE. Nos últimos anos, foram realizadas muitas mudanças referentes às técnicas utilizadas. Como os conceitos e o entendimento da fisiopatologia da IUE nos últimos anos progrediram, as cirurgias tiveram o mesmo processo. Algumas cirurgias, como as de Kelly-Kennedy e colporrafia anterior, eram praticadas no começo do século XX para correção de IUE. Atualmente, são utilizadas somente para correção de compartimento anterior (cistocele). Para a IUE, a cirurgia de *sling*s suburetrais consiste no principal método.

As vias de acesso e a existência de prolapso genital (com possível correção concomitante) devem ser consideradas (abdominal, vaginal ou combinadas). A avaliação clínica com teste de esforço, os parâmetros na urodinâmica e a sintomatologia da paciente, além da experiência do cirurgião, possibilitam acurácia diagnóstica e melhor planejamento cirúrgico.

Os procedimentos mais realizados são:

• Operação retropúbica: Marshall Marchetti Krantz (MMK) ou Burch
• Suspensão colovesical: Stamey, Pereyra, Raz
• *Slings*: retropúbico (TVT), transobturatório (TVTO), *minislings*, pubovaginal (Figuras 18.15 e 18.16)

• Injeção periuretral
• Esfíncter urinário artificial.

Em pacientes com IUE grave por deficiência esfincteriana, a via retropúbica alcança um índice de sucesso de aproximadamente 70% e a transobturatória, de 40%. Além disso, algum grau de compressão na uretra parece ser necessário.[31]

Podem ser utilizados parâmetros urodinâmicos para a escolha da via do *sling*, como pressão de perda abaixo de 60 cmH$_2$O e fechamento uretral abaixo de 40. Estes sugerem deficiência esfincteriana e melhor resultado com o *sling* retropúbico[32] e no exame físico com teste de esforço positivo após esvaziamento miccional em posição supina ou ginecológica. Recomenda-se a realização de videocistoscopia concomitante ao ato operatório de *slings* como rotina para descartar complicações como perfuração de bexiga e uretra.

Em um estudo randomizado com 84 pacientes realizado na Cleveland Clinic Florida em 2011 comparando as técnicas transobturatórias e *minislings*, houve taxa de sucesso semelhante em ambas as técnicas. O *minisling* demonstrou ter um ato operatório menor com perda sanguínea inferior. A técnica de *minislings* (Figura 18.17) tem sido um método eficaz, pois possibilita uma incisão única e rapidamente executável, embora existam poucos dados referentes a tensão e acompanhamento a longo prazo (*follow up*).

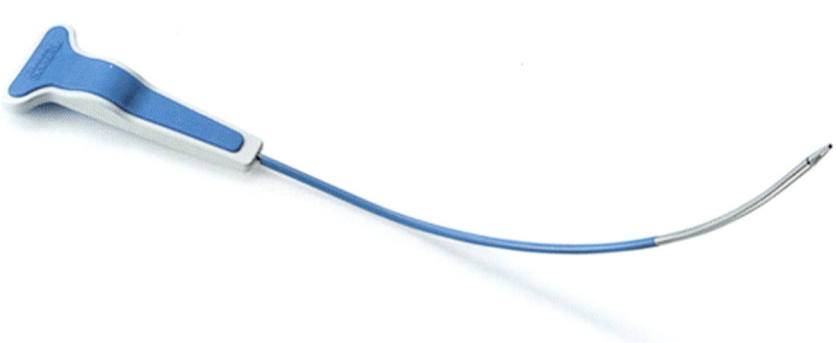

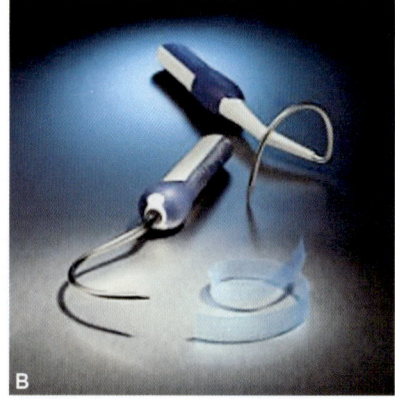

Figura 18.15 Agulha de *sling* retropúbico (**A**) e transobturatório (**B**).

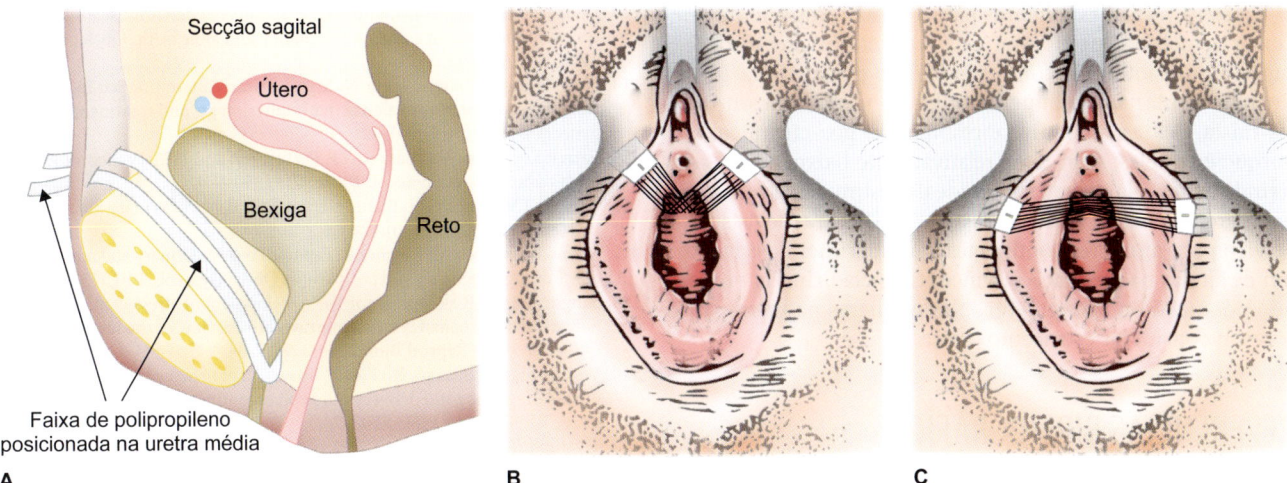

Figura 18.16 Posição do *sling* retropúbico (**A**) e posição do *sling* retropúbico e transobturatório (**B** e **C**).

Incontinência urinária de esforço recidivada

A incontinência urinária recorrente requer avaliação específica e abordagem direcionada. Quando a IUE persiste por insucesso dos *slings*, deverá ser realizada uma abordagem ou reavaliar-se a IUE para certificar o diagnóstico. Isso porque podem passar despercebidos no estudo urodinâmico sintomas de hiperatividade do detrusor. Recomendam-se 3 a 6 meses, para haver tempo de inervação após a cirurgia (se for imediato), além de exercícios de Kegel como manobra conservadora.

Outras opções são a infiltração periuretral de material (Macroplastique®) para aumentar a pressão uretral ou programar o *sling* com outra via de acesso (*resling*), embora o índice de falha seja 3,4 vezes maior que o *sling* primário. No tratamento de deficiência esfincteriana, a repetição do *sling* resulta em índices objetivos e subjetivos inferiores, se comparados com os *slings* primários. Assim, deve sempre ser feito um *sling* retropúbico.

A infiltração de agentes pode ser realizada transuretral (Figura 18.18) ou parauretralmente (a agulha é posicionada paralelamente ao lúmen da uretra), com anestésico tópico e cistoscópio.

Em um estudo realizado na Cleveland Clinic Florida, com 26 pacientes submetidas a injeções e acompanhadas em 28 semanas, houve melhora subjetiva e diminuição dos números

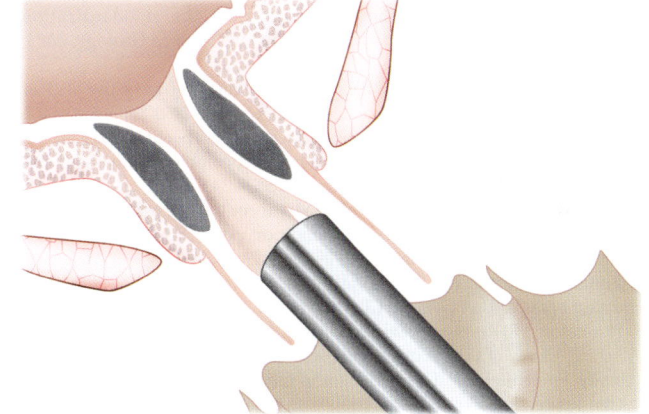

Figura 18.18 Técnica transuretral.

de absorventes/dia (p = 0,047) e episódios de incontinência por dia (p < 0,001). Reserva-se o dispositivo artificial esfincteriano para as pacientes que tiveram insucesso nas cirurgias e deficiência esfincteriana. Há poucos relatos destes casos na literatura.

A ultrassonografia 3D é útil na IUE recorrente e tem sido realizada nos casos de insucesso dos *slings*. Isso porque possibilita identificar se houve migração da tela ou posicionamento da tela proximal para o trígono vesical ou terço distal; se ela dobrou; ou se encontra frouxa.

CONSIDERAÇÕES FINAIS

A incontinência urinária tem alta prevalência e impacto na qualidade de vida. Conhecer fatores de risco é importante, pois alguns são reversíveis. O custo com esta condição e o impacto higiênico e social são consideráveis. O mecanismo completo da fisiopatologia da IUE ainda permanece incerto, pois se trata de um conjunto complexo de integrações do suporte anatômico, muscular, neural e esfincteriano uretral. A boa avaliação é importante para o planejamento do tratamento da paciente e possibilita melhor resultado e prognóstico para o tratamento da IUE. Apesar de diferentes técnicas de *slings* para correção desse tipo de incontinência, os procedimentos têm índice sucesso em torno de 75 a 90%.

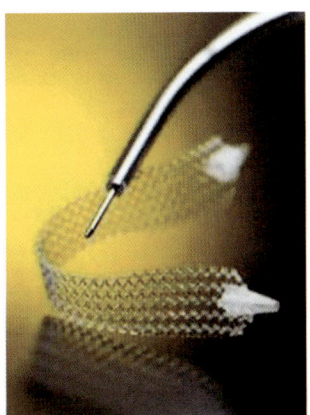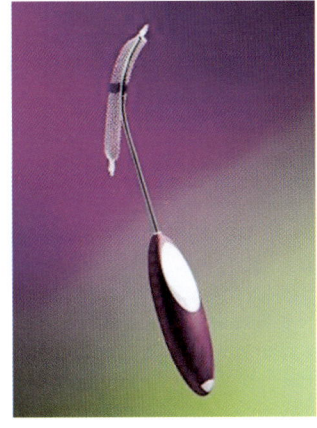

Figura 18.17 Base da cirurgia minimamente invasiva (*minislings*).

Existem vários tratamentos para a IUE. É importante selecionar a melhor opção para cada paciente. A literatura tem sugerido a fisioterapia como tratamento primário da incontinência urinária por hipermobilidade uretral, incontinência mista, bexiga hiperativa e reabilitação pós-cirúrgica. Isso porque é simples, com risco relativamente baixo, e sem contraindicações. Na obstetrícia, o ideal é estimular a realização de exercícios supervisionados da musculatura do assoalho pélvico para mulheres continentes na sua primeira gestação, a fim de ajudar na prevenção da incontinência urinária no período pós-natal ou futuramente. Nas mulheres na menopausa, convém considerar estrogênio tópico.

REFERÊNCIAS BIBLIOGRÁFICAS

1. Raz S, Rodriguez LV (Eds.). Female urology. 3. ed. Philadelphia: Saunders Elsevier; 2008.
2. Hampel C, Wienhold D, Benken N. Prevalence and natural history of female incontinence. Eur Urol. 1997; 32(Suppl 2):3-12.
3. Abrams P, Cardoso L, Fall M et al. The standardization of terminology in lower urinary tract function: report from the standardization sub-committee of the International Continence Society. Urology. 2003; 61:37-49.
4. Hampel C, Weinhold N, Eggersmann C et al. Definition of overactive bladder and epidemiology of urinary incontinence. Urology. 1997; 50(Suppl 6 A):4-14.
5. Oh SJ, Ku JH, Hong SK et al. Factors influencing self-perceived disease severity in women with stress urinary incontinence combined with or without urge incontinence. Neurourol Urodyn. 2005; 24:341-7.
6. Thom D. Variations in estimates of urinary incontinence prevalence in the community: effects of differences in definition, population, characteristics, and study type. J Am Geriatr Soc. 1998; 46:473-80.
7. Bump RC, Norton PA. Epidemiology and natural history of pelvic floor dysfunction. Obstet Gynecol Clin North Am. 1998; 25:723-46.
8. Hannestad YS, Rortveit G, Sandvik H et al. A community-based epidemiological survey of female urinary incontinence: the Norwegian EPICONT study. Epidemiology of incontinence in the County of Nord-Trondelag. J Clin Epidemiol. 2000; 53(11):1150-7.
9. DeLancey JO, Starr RA. Histology of the connection between the vagina and levator ani muscles. Implications for urinary tract function. J Reprod Med. 1990; 35:765-71.
10. Subak LL, Richter HE, Hunskaar S. Obesity and urinary incontinence: epidemiology and clinical research update. J Urology. 2009; 182(6 Suppl):S2-7.
11. Hannestad Y, Rortveit G, Daltveit A et al. Are smoking and other lifestyle factors associated with female urinary incontinence? The Norwegian EPINCONT Study. BJOG. 2003; 110:247-54.
12. Bump RC, McClish DK. Cigarette smoking and urinary incontinence in women. Am J Obstet Gynecol. 1992; 167:1213-8.
13. Sampselle CM, Miller JM, Mims BL et al. Effect of pelvic muscle exercise on transient incontinence during pregnancy and after birth. Obstet Gynecol. 1998; 91(3):406-12.
14. Sangsawang B, Sangsawang N. Stress urinary incontinence in pregnant women: a review of prevalence, pathophysiology, and treatment. Int Urogynecol J. 2013; 24(6):901-12.
15. Farrell SA, Allen VM, Baskett TF. Parturition and urinary incontinence in primiparas. Obstet Gynecol. 2001; 97(3):350-6.
16. Thomas TM, Plymat KR, Blannin J et al. Prevalence of urinary incontinence. Br Med J. 1980; 281(6250):1243-5.
17. Solans-Domènech M, Sánchez E, Espuña-Pons M. Urinary and anal incontinence during pregnancy and postpartum. Obstet Gynecol. 2010; 115(3):618-28.
18. Sangsawang B. Risk factors for the development of stress urinary incontinence during pregnancy in primigravidae: a review of the literature. Eur J Obstet Gynecol Reprod Biol. 2014; 178:27-34.
19. Wesnes SL, Hunskaar S, Bo K et al. The effect of urinary incontinence status during pregnancy and delivery mode on incontinence postpartum: a cohort study. BJOG. 2009; 116(5):700-7.
20. Viktrup L, Rortveit G, Lose G. Risk of stress urinary incontinence twelve years after the first pregnancy and delivery. Obstet Gynecol. 2006; 108(2):248-54.
21. DeLancey JO. Stress urinary incontinence: where are we now, where should we go? Am J Obstet Gynecol. 1996; 175(2):311-9.
22. Petros PE, Ulmsten UI. An integral theory of female urinary incontinence. Experimental and clinical considerations. Acta Obstet Gynecol Scand Suppl. 1990; 153:7-31.
23. Oliveira E, Sartori MGF, Araújo MP et al. Mecanismos de continência e teoria integral da incontinência urinária feminina. Femina. 2007; 35:4.
24. Grosse T, Sengler DJ. Reeducação perineal: concepção, realização e transcrição em prática liberal e hospitalar. São Paulo: Manole; 2002.
25. Tubaro A, Artibani W, Bartram C et al. Pad testing. In: Abrams P, Cardozo L, Khoury S et al. (Eds.). 3rd International Consultation on Incontinence, 2005. pp. 774-96.
26. Davila G, Ghoniem G, Wexner S. Pelvic floor dysfunction: a multidisciplinary approach. London: Springer; 2008. p. 304.
27. Schäfer W, Abrams P, Liao L et al. Good urodynamic practices: uroflowmetry, filling cystometry and pressure-flow studies. Neurourol Urodyn. 2002; 21:261-74.
28. Ghoniem G, Stanford E, Kenton K et al. Esquema modificado das recomendações da IUGA. IUJ. 2008; 19:5-33.
29. Wilson PJ, Bereghams B, Hagen S et al. Adult conservative management. In: Abrams P, Cardoso L, Khoury S et al. Paris: Health Publications Ltd. 2005; 11:869-83.
30. Koelbl H, Nitti V, Baessler K et al. Pathophysiology of urinary incontinence, faecal incontinence and pelvic organ prolapse. In: Abrams P, Cardozo L, Khoury S, Wein A (eds.). Incontinence. London: Health Publication Limited; 2009. p. 203-42.
31. Arias B, Smith AL, Raders J et al. An inexpensive polypropylene patch sling for treatment of intrinsic sphincteric deficiency. J Minim Invasive Gynecol. 2010; 17(4):526-30.
32. Schierlitz L, Dwyer PL, Rosamilia A et al. Effectiveness of tension-free vaginal tape compared with transobturator tape in women with stress urinary incontinence and intrinsic sphincter deficiency: a randomized controlled trial. Obstet Gynecol. 2008; 112(6):1253-61.

19

Distopias Genitais

Walter Antonio Prata Pace | Octacílio Figueirêdo Netto |
Tatiana Teixeira Ferreira

INTRODUÇÃO

Distopias genitais e prolapso de órgãos pélvicos (POP) são termos que se referem ao descenso dos órgãos pélvicos ou das paredes vaginais do seu lugar anatômico, alterando suas relações com os órgãos adjacentes.[1] O POP vem se tornando comum com o envelhecimento da população e tem grandes repercussões nas atividades diárias, na função sexual e na qualidade de vida das mulheres nessa faixa. O POP pode prejudicar a imagem corporal e a sexualidade das mulheres, estando frequentemente associado a incontinência urinária de esforço (IUE) ou a prolapso retal.[2] Foi relatado que, nos EUA, 11% das mulheres a partir dos 80 anos de idade necessitam de tratamento cirúrgico para POP.[3] O tratamento de POP requer recursos significativos na área de saúde, e o impacto nos serviços de saúde tende a aumentar, com base nas estimativas de aumento crescente na população de mulheres idosas.

A incidência e a prevalência de POP variam muito nos diversos estudos, sendo difícil precisá-las por algumas razões: diferentes sistemas de classificação são utilizados para o diagnóstico; os estudos variam se a taxa de prolapso relatada é para mulheres sintomáticas ou assintomáticas; acredita-se que os percentuais registrados sejam subestimados, pois não se sabe quantas mulheres com POP não procuram atendimento médico.[4] A distinção entre POP sintomático e assintomático é clinicamente relevante, uma vez que o tratamento costuma ser indicado apenas para mulheres com sintomas, mas o número de mulheres que se submetem ao reparo do prolapso cirúrgico sugere maior prevalência de POP sintomático (aproximadamente 200 mil procedimentos cirúrgicos para prolapso são realizados anualmente nos EUA).[5] Estudos mostram taxas diferentes de prevalência, quando analisados os diferentes compartimentos: defeitos da parede vaginal anterior (33 a 34%) foram significativamente mais comuns do que os defeitos de parede posterior (18%) ou apicais (14%). É importante lembrar que a vagina é órgão contínuo e defeitos no ápice podem contribuir para prolapsos de parede vaginal anterior e posterior.[6] No Brasil, não há dados confiáveis, devido às dificuldades já citadas anteriormente e à fragilidade nas estatísticas brasileiras.

DEFINIÇÃO

A International Continence Society (ICS) define prolapso genital como o descenso da parede vaginal anterior e/ou posterior, e do ápice da vagina (útero ou cúpula vaginal após histerectomia).[7] Os termos comumente usados para descrever locais específicos de prolapso genital feminino incluem:

- Prolapso de compartimento anterior: descida da parede vaginal anterior, muitas vezes associada à descida da bexiga (cistocele)
- Prolapso de compartimento posterior: descida do segmento vaginal posterior, muitas vezes associada à descida do reto (retocele) ou do intestino e/ou conteúdo intraperitoneal (enterocele)
- Prolapso de compartimento apical (prolapso uterino ou prolapso de cúpula vaginal): descida do ápice da vagina até o hímen ou para além do introito vaginal. O ápice pode ser o útero e o colo do útero, apenas o colo do útero, ou a cúpula vaginal (se a mulher for histerectomizada)
- Procidência uterina: descida de todos os três compartimentos através do introito vaginal.

Preferem-se os termos prolapso da parede vaginal anterior e posterior a cistocele e retocele, porque não há como prever de modo confiável a localização das vísceras associadas em POP.[8]

A interação dos músculos do assoalho pélvico (MAP) com a fixação das fáscias de tecido conectivo à pelve óssea sustentam os órgãos pélvicos nas mulheres. O complexo músculo levantador do ânus, constituído pelos músculos pubococcígeo, puborretal e iliococcígeo, fornece apoio primário aos órgãos pélvicos, proporcionando base firme, porém elástica, sobre a qual descansam os órgãos pélvicos. As fáscias, em particular as condensações da fáscia endopélvica (ligamentos uterossacro e cardinal), estabilizam os órgãos pélvicos na posição correta, para que os MAP forneçam suporte ideal.[8] A Figura 19.1 apresenta sistema de três níveis integrados de suporte vaginal descrito por DeLancey (1992).[9] Todos os níveis de suporte estão conectados por uma rede contínua de suporte:

- Nível 1: formado pelas fibras do complexo uterossacrocardinal, sustenta o útero e o terço superior da vagina. A perda do suporte do nível 1 contribui para o prolapso do útero e/ou do ápice vaginal
- Nível 2: formado pelas fáscias pubocervical e retovaginal, e suas inserções; sustenta o terço médio da vagina. A perda do suporte do nível 2 contribui para o prolapso da parede vaginal anterior
- Nível 3: formado pelo corpo perineal (CP), a membrana perineal e os músculos perineais superficiais e profundos, que suportam o terço distal da vagina. A perda do suporte do nível 3 pode resultar em hipermobilidade uretral (anteriormente) e defeito do compartimento posterior ou descida perineal (posteriormente).[8,9]

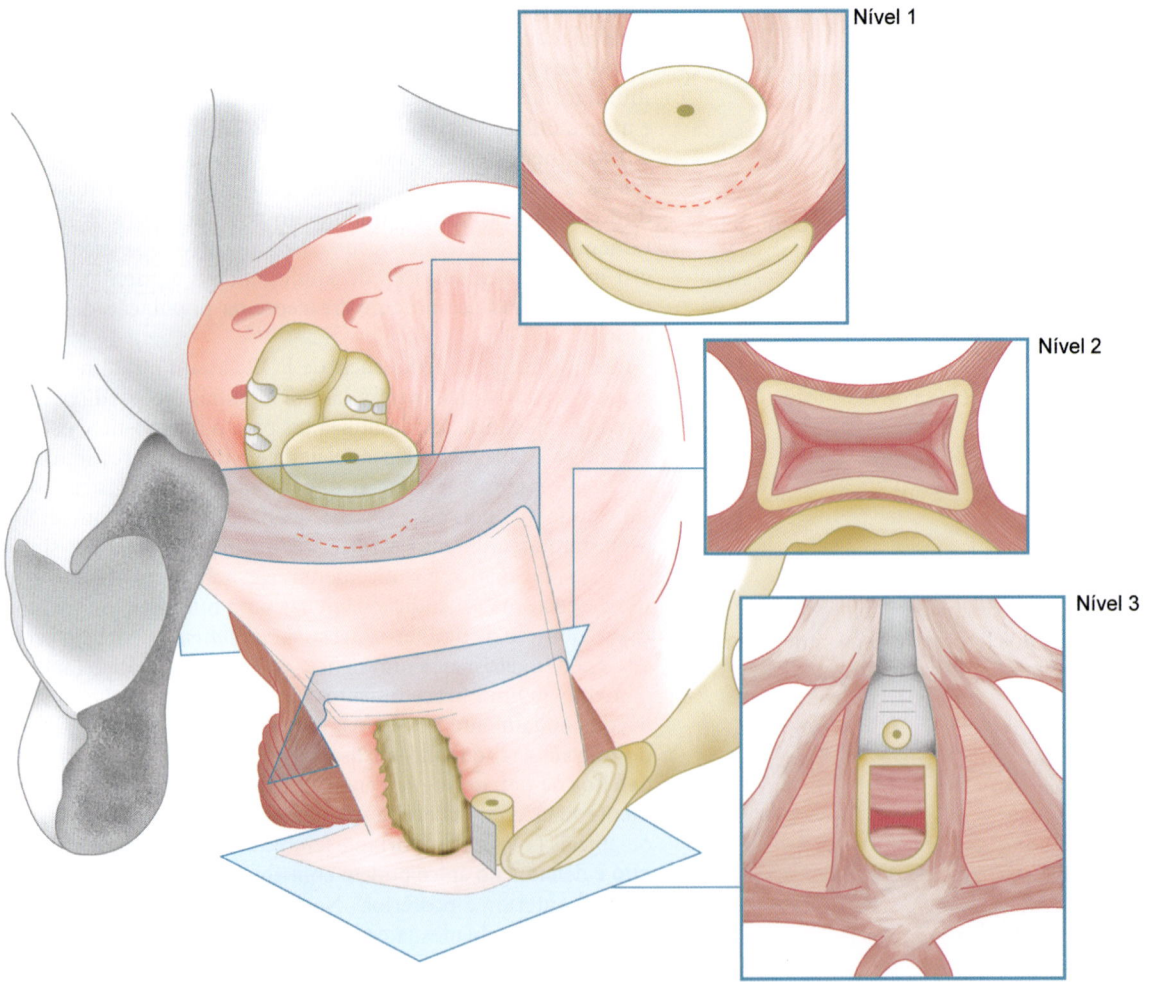

Figura 19.1 Níveis de suporte vaginal de DeLancey. (Adaptada de DeLancey, 1992.)[9]

ETIOLOGIA

A etiologia do POP é multifatorial. É provável que alterações anatômicas, fisiológicas, genéticas, estilo de vida e história reprodutiva se associem ao longo da vida da mulher e contribuam para a disfunção do assoalho pélvico. Assim, os fatores etiológicos variam de paciente para paciente, e a busca pelo esclarecimento dessa rede causal é sempre complexa.[10,11]

O trauma ou a lesão das fáscias de sustentação durante o trabalho de parto e o parto continua sendo o principal fator etiológico estudado, mas outros fatores associados à história obstétrica, como o comprometimento da musculatura do elevador do ânus e trauma ao nervo pudendo (teoricamente plausíveis, embora haja pouca evidência clínica de neuropatia em mulheres com prolapso), também parecem contribuir para o POP.[12,13]

Outro importante fator estudado são as alterações do tecido conectivo e do colágeno. Sabe-se que a parede vaginal e a fáscia endopélvica contêm grandes quantidades de colágeno tipo I (alfa-1), que pode ser degradado pela metaloproteinase-1 (MMP-1), também conhecida como colagenase intersticial, produzida por leucócitos durante processos inflamatórios, a gestação e o parto. A plataforma pélvica e a parede vaginal sofrem ainda alterações fisiológicas mediadas por hormônios (durante a gestação e o parto); após o parto, principalmente na parede vaginal, há interferências fisiológicas que causam remodelação tecidual. No entanto, mulheres jovens e idosas nulíparas também sofrem alterações, como prolapso de compartimentos anterior, posterior e disfunções intestinais, tornando importante a investigação de outras causas e associações.[14] Estudos apontam associação com doenças crônicas, como doença pulmonar obstrutiva crônica (DPOC), asma, hábitos defecatórios anormais (associação com o crônico aumento da pressão intra-abdominal) e etiologia congênita em algumas mulheres. É possível que algumas dessas mulheres tenham musculatura pélvica e fáscias constitucionalmente fracas (constituição do tecido conectivo e colágeno), com evidente predisposição.[1,14]

FATORES DE RISCO

Dois terços das mulheres têm evidência anatômica de POP, mas a maioria dessas mulheres é assintomática. Relatou-se que, em uma população geral, 40% das mulheres com idade entre 45 e 85 anos têm um POP evidente no exame ginecológico, mas apenas 12% dessas mulheres são sintomáticas. São as mulheres com distúrbios sintomáticos que buscam os serviços de saúde e evidenciam o impacto desse distúrbio no seu bem-estar social, físico e psicológico.[11]

A identificação dos fatores de risco para o desenvolvimento do POP e sua recorrência, portanto, parecem cruciais para o melhor manejo das mulheres com essa condição. DeLancey et al. sugerem modelo conceitual para facilitar o entendimento de como diferentes fatores podem, individualmente e associados, contribuir para o POP.[15]

O assoalho pélvico cresce e se desenvolve durante a infância, atingindo capacidade ou desenvolvimento máximo. Nesse ponto, há considerável reserva funcional (ausência de lesões, concentração de colágeno, força muscular) e os sintomas são raros. Com o aumento da idade, há declínio normal na reserva funcional e, em certas mulheres, essa reserva é esgotada a tal ponto que um limiar é cruzado e os sintomas começam a ocorrer, de acordo com a quantidade de reserva originalmente obtida durante o desenvolvimento, a taxa de declínio, o grau de estresse que o estilo de vida de cada mulher impôs sobre o assoalho pélvico, e os efeitos de qualquer evento de incitação. Assim, sugere-se a subdivisão: fatores de predisposição (o crescimento e o desenvolvimento); fatores incitadores (lesões sobre as estruturas); e fatores intervenientes (idade, obesidade, comorbidades crônicas).[4,15]

Embora o assoalho pélvico seja único, é composto por várias estruturas distintas que envolvem músculos, tecido conectivo e plexos nervosos que se relacionam com sintomas clínicos e problemas, como prolapso, disfunção sexual e incontinências. Cada uma dessas estruturas tem sua própria composição tecidual; cada tipo de tecido tem tipos específicos de lesão; o grau da lesão determina o mecanismo e o percentual de recuperação de cada estrutura. A lesão permanente de nervos, a avulsão de um músculo e a ruptura do tecido conectivo sob a pele são exemplos de lesões que causam mudanças duradouras no assoalho pélvico. Como este tem potencial de recuperação em mulheres jovens, o dano não se torna imediatamente evidente em todos os casos, mas a perda da capacidade de recuperação, aliada à deterioração com o avanço da idade, pode causar sintomas tardios. A compreensão dos vários processos de recuperação é limitada, mas é certo que, para a maioria das mulheres, o parto (particularmente o parto vaginal) causa danos inicialmente recuperáveis à musculatura do assoalho pélvico. Porém, quando associados diferentes danos, estiramento muscular e compressão de nervos (ocasionada, por exemplo, por fetos macrossômicos, segunda fase de trabalho de parto prolongada e partos instrumentalizados), pode não haver reserva suficiente para a recuperação completa.[15,16]

Hoje, a maioria das mulheres vive mais da metade da sua vida após o fim da idade reprodutiva, e nesses 40 a 50 anos, a taxa de declínio do assoalho pélvico influencia a probabilidade de distúrbios dessa região (p. ex., uma mulher pode ter assoalho pélvico normalmente desenvolvido e não apresentar qualquer dano relacionado a partos, mas desenvolver distúrbio do assoalho pélvico à medida que envelhece). No entanto, outros fatores podem influenciar o declínio normal do assoalho pélvico ao longo da vida: constipação intestinal crônica (CIC), que afeta a carga do assoalho pélvico, aumentando o estresse e a tensão ao longo do tempo; obesidade, associada a taxas aumentadas de distúrbios do assoalho pélvico dependentes de outros fatores associados; problemas sistêmicos (p. ex., diabetes), que podem afetar alterações motoras e sensoriais periféricas; aumento da pressão intra-abdominal (devido a ocupações que envolvam levantamento de peso e comorbidades como asma e bronquite crônica), que pode causar "movimento repetitivo" traumático que desafia o assoalho pélvico; composição genética; processo de envelhecimento; desenvolvimento físico. Qualquer um desses fatores (ou suas combinações) pode acelerar a perda da função do assoalho pélvico durante o curso da vida da mulher e predispor a prolapsos.[8,10,15]

PROPEDÊUTICA

O POP pode originar sintomas de plenitude vaginal, vindo a paciente a notar, com o passar dos anos, protrusão da vagina ou conteúdo pélvico além do hímen. Algumas formas de prolapsos são associadas à bexiga e ao intestino, com a paciente apresentando sintomas vesicais e intestinais, relacionados ao enchimento ou esvaziamento. Os sintomas de prolapso genital variam em relação à percepção da doença. Não existe qualquer sintoma comum a todas as pacientes, e os sintomas não estão necessariamente relacionados ao grau de prolapso, sendo frequentemente piores ao fim do dia e depois que a paciente tenha estado de pé por longo período. Disfunções sexuais, incluindo anosgarmia, dispareunia e flatulência vaginal, podem ser proeminentes. É importante determinar se houve alguma cirurgia pélvica prévia ou radioterapia que possa ter lesionado o suprimento nervoso pélvico do assoalho pélvico ou uretra. Sintomas urinários que comumente acompanham o POP podem incluir frequência, urgência, noctúria, dificuldade em iniciar a micção, esvaziamento prolongado e sensação de esvaziamento incompleto.[17]

É importante que, durante o exame físico, o examinador veja e descreva a protrusão máxima percebida pela paciente durante suas atividades diárias. Para isso, o examinador deveria usar mais de uma posição para o exame físico. Pede-se para a paciente ficar em posição específica (como a ginecológica), visando a percepção da extensão do prolapso, principalmente quando é solicitado que a paciente faça força no abdome, aumentando, assim, a pressão intracavitária (manobra de Valsalva) e, desse modo, confirma-se o grau máximo do prolapso. O exame da paciente deve ser feito com espéculo, posicionado na vagina até o ápice e retirado com a paciente fazendo força. O exame vaginal deve avaliar efeito estrogênico, infecções em curso ou atrofia, e avaliar o suporte pélvico. Nos casos em que o colo uterino permanece longo tempo abaixo do introito, o que torna a sua irrigação sanguínea deficiente, podem aparecer úlceras de decúbito em tecidos do colo e vaginal. A musculatura do assoalho pélvico pode ser avaliada em relação a sua força. Um dos métodos é a avaliação digital, na qual o examinador introduz os dedos indicador e médio na vagina, com a palma da mão voltada para baixo. De acordo com Bernardes et al. (2000)[18] e Contreras Ortiz et al. (1994),[19] a força de contração foi categorizada como:

- Grau 0: sem contração perineal visível, nem à palpação (ausência de contração)
- Grau 1: sem contração perineal visível, contração reconhecível somente à palpação
- Grau 2: contração perineal fraca, contração fraca à palpação
- Grau 3: contração perineal presente e resistência não opositora à palpação
- Grau 4: contração perineal presente e resistência opositora não mantida mais do que 5 s à palpação
- Grau 5: contração perineal presente e resistência opositora mantida mais do que 5 s à palpação.

Outro modo de avaliar a força de contração é a avaliação manométrica (perineometria), cujo aparelho consiste em monitor, transformador de pressão e sensor de pressão. Depois de esvaziar a bexiga, solicita-se às pacientes que posicionem o sensor de pressão dentro da vagina e contraiam seus MAP. Os resultados são visualizados em cmH_2O.[17]

Exames de imagem como a ultrassonografia (US), a ressonância magnética (RM) e a colpocistodefecografia (CCD) podem contribuir com o diagnóstico. A US permite visualizar a natureza dinâmica do músculo levantador do ânus e seu efeito no mecanismo de continência. Um *biofeedback* visual demonstra o grau de mobilidade uretral e a habilidade de, em curto período, estabilizar a musculatura durante a tosse.[12] Também utilizada para detectar defeitos paravaginais (embora menos utilizada que a US, é tão eficiente quanto e mais barata), a RM tem demonstrado aumento de perda muscular, diminuição na espessura do músculo levantador do ânus e aumento de largura e do comprimento do hiato do levantador do ânus em mulheres com POP. Em pacientes com sintomas de prolapso

em vários compartimentos, para as quais uma reparação complexa é planejada ou que tenham sofrido reparos anteriores, a RM pode ser útil como ferramenta para planejamento pré-operatório.[20] A CCD, exame radiológico indicado em situações complexas de POP, visualiza a uretra e o colo vesical, a vagina, o reto e o canal anal por radiopacidade. A avaliação urodinâmica é essencial para confirmar diagnóstico de IUE, principalmente quando existem sintomas mistos, e é obrigatória depois de cirurgias de reconstrução prévias sem sucesso.[17]

Para melhor compreensão dos sintomas e adequada abordagem são de suma importância anamnese direcionada, exame ginecológico detalhado, classificação e estadiamento.

Classificação

Durante muitos anos cientistas e médicos adotaram classificações arbitrárias na definição do prolapso, o que dificultava a comparação dos resultados. Em 1968, Baden et al.[21] introduziram novo conceito na avaliação do assoalho pélvico: o perfil vaginal. O método, também chamado *halfway grading system* (sistema de graduação em metades), fixava um ponto de referência para medir o prolapso e padronizava os escores em metades. Nesse sistema de classificação, o relaxamento vaginal seria avaliado em seis sítios: dois na parede vaginal anterior (cistocele e uretrocele), dois no ápice da vagina (enterocele e prolapso do útero ou cúpula vaginal) e dois na parede vaginal posterior (retocele e laceração do períneo). As notas seriam graduadas de zero (melhor possível) a quatro (pior possível) e expressas em números. A classificação de Baden et al.[21] foi a primeira que analisou separadamente as estruturas da vagina. Nessa classificação, são utilizadas denominações distintas para os diferentes compartimentos. A distopia da uretra e da bexiga seria classificada em 0, 1º, 2º, 3º e 4º graus; a distopia da parede vaginal posterior classificada em leve, moderada e grave; o prolapso uterino em 1º, 2º e 3º graus.[22]

Em 1995, a ICS propõe nova classificação visando padronizar de maneira mais reprodutível e fiel os prolapsos genitais. O sistema proposto pela ICS foi chamado de *Pelvic Organ Prolapse Quantification* (POP-Q) e contém uma série de medidas e pontos específicos de suporte dos órgãos pélvicos da mulher (Figura 19.2).

O prolapso de cada segmento é avaliado de acordo com a sua posição em relação ao hímen, ponto anatômico fixo de fácil identificação a partir do qual as posições são descritas por seis pontos definidos e as medidas expressas em centímetros. Valores positivos se referem a posições abaixo ou distais ao hímen, valores negativos a posições acima ou proximais ao hímen e, se a localização for ao nível do hímen, denomina-se zero. Os seis pontos são localizados originalmente com referência ao plano himenal, sendo dois na parede anterior da vagina, dois na parte vaginal superior e dois na parede vaginal posterior. Outras medidas incluem o hiato genital (HG), que vai do ponto médio do meato uretral ao ponto posterior da fúrcula vaginal, e o CP, que vai da margem posterior do HG à metade da abertura anal. O comprimento total da vagina é a maior medida, estendendo-se até o ponto mais alto da vagina, no fundo de saco posterior (quando há colo do útero) e na cicatriz da cúpula vaginal (quando o útero está ausente).

▶ **Princípios estabelecidos.** O examinador deve identificar o ponto de maior distopia pedindo a confirmação da paciente, com esforço (Valsalva), inclusive de pé ou por meio de tração do ponto máximo de prolapso.[22,23]

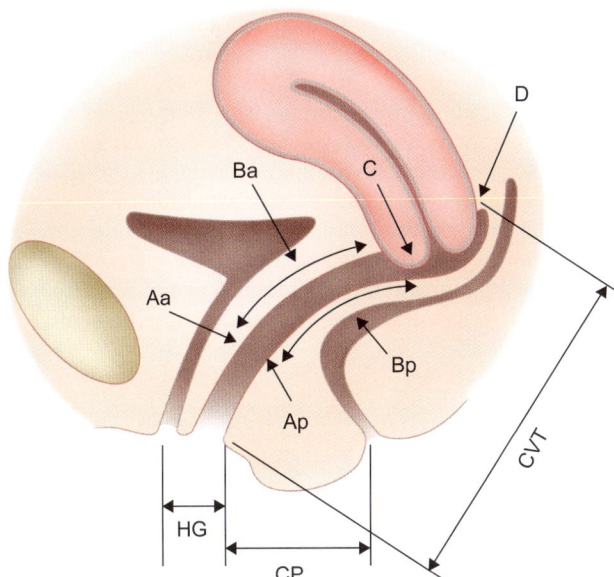

Figura 19.2 Desenho esquemático dos pontos da classificação dos prolapsos genitais (POP-Q). Aa: ponto A da parede vaginal anterior; Ba: ponto B da parede vaginal anterior; Ap: ponto A da parede vaginal posterior; Bp: ponto B da parede vaginal posterior; C: ponto mais distal do colo uterino ou da cúpula vaginal pós-histerectomia; D: localizado no fórnix vaginal posterior; CVT: comprimento vaginal total (medida da maior profundidade vaginal); HG: hiato genital (medida do meato uretral externo até a linha posterior do hímen ou fúrcula); CP: corpo perineal (medida da fúrcula até o centro do orifício anal).

▶ **Ponto fixo.** O hímen passou a ser o ponto de referência e o prolapso quantificado em centímetros a partir dele. Se acima do hímen, será negativo (–1, –2 e –3 cm); se abaixo, positivo (+1, +2 e +3 cm).[22,23]

▶ **Pontos de referência.** Dois pontos na parede anterior, dois na superior e dois na posterior.[22,23]

▶ **Ponto Aa (ponto A da parede vaginal anterior).** Localizado 3 cm para dentro do hímen na linha média da parede anterior da vagina. Sua posição varia de –3 cm a +3 cm. Para determiná-lo, coloca-se marcação (régua) no ponto –3 cm em repouso, observando-se onde ele se localiza quando a paciente faz esforço.[22,23]

▶ **Ponto Ba (ponto B da parede vaginal anterior).** Ponto de maior prolapso na parede vaginal anterior. Na ausência de prolapso, localiza-se em –3 cm; havendo prolapso total, equivale ao comprimento vaginal total (CVT). Para determiná-lo, afasta-se a parede vaginal posterior com espéculo de Sims e pede-se à paciente para fazer esforço. O ponto que mais se exteriorizar será o ponto Ba.[22,23]

▶ **Ponto C.** Ponto mais distal do colo uterino ou da cúpula vaginal pós-histerectomia. Para determiná-lo, passa-se o espéculo de Sims e localiza-se o colo, encosta-se a marcação (régua) no colo e pede-se para a paciente fazer esforço, verificando-se até onde o colo vai em direção ao hímen.[22,23]

▶ **Ponto D.** Localizado no fórnix vaginal posterior, no nível de inserção dos ligamentos uterossacros. Na ausência do útero esse ponto é omitido. Ao se determinar o fórnix posterior, coloca-se a marcação e pede-se à paciente para que faça esforço, encontrando-se o ponto D.[22,23]

▶ **Ponto Ap.** Localizado na linha média da parede vaginal posterior, análogo do ponto Aa.[22,23]

▶ **Ponto Bp.** Ponto de maior prolapso da parede vaginal posterior, análogo do ponto Ba.[22,23]

▶ **Comprimento vaginal total (CVT).** Medida da maior profundidade vaginal, cujo cálculo não pede realização de esforço pela paciente.[22,23]

▶ **Hiato genital (HG).** Medida do meato uretral externo até a linha posterior do hímen ou fúrcula, determinada em repouso.[22,23]

▶ **Corpo perineal (CP).** Medida da fúrcula até o centro do orifício anal, também não necessita de esforço da paciente para ser calculada.[22,23]

Estadiamento

O sistema de quantificação de prolapso de órgãos pélvicos (POP-Q) é o sistema de estadiamento mais utilizado. Após a determinação dos pontos, classificam-se os prolapsos em:

- Estágio 0: ausência de prolapso. Os pontos Aa, Ap, Ba e Bp estão em –3 cm, e os pontos C e D estão entre o CVT e o CVT –2 cm
- Estágio I: ponto de maior prolapso, localizado até 1 cm para dentro do hímen (–1 cm)
- Estágio II: o ponto de maior prolapso está localizado entre –1 cm e +1 cm (entre 1 cm acima e 1 cm abaixo do hímen)
- Estágio III: o ponto de maior prolapso está a mais de 1 cm para fora do hímen, mas sem ocorrer eversão total
- Estágio IV: eversão total do órgão prolapsado. O ponto de maior prolapso corresponde, no mínimo, ao comprimento da vagina menos 2 cm.[24]

PREVENÇÃO

As estratégias de prevenção do prolapso, como perda de peso, tratamento da CIC, de comorbidades crônicas que predisponham a tosse repetitiva (p. ex., asma e DPOC) e a não realização de trabalhos que exijam levantamento de peso, são intervenções potenciais para evitar o desenvolvimento ou a progressão de POP, mas que precisam de mais investigações.[24]

Embora se associe o parto vaginal ao risco aumentado de prolapso, não está claro que a cesariana eletiva possa prevenir sua ocorrência.[25,26] Alguns dados sugerem que as mulheres com prolapso que usam pessário vaginal têm estágio inferior de prolapso nos exames subsequentes.[8]

Revisão sistemática com seis ensaios randomizados avaliou os efeitos de estrogênios ou medicamentos com efeitos estrogênicos (p. ex., moduladores seletivos de receptores de estrogênio – MSREs), isoladamente ou em conjunto com outros tratamentos, para a prevenção de POP. Em relação à prevenção, o único achado com dados suficientes para a metanálise foi que o uso de raloxifeno em mulheres com 60 anos ou mais reduziu significativamente na proporção de mulheres que posteriormente foram submetidas à cirurgia (0,8% e 1,5%; *odds ratio* [OR] 0,5; intervalo de confiança de 95% [95% IC] 0,3 a 0,8); nenhuma associação significativa entre raloxifeno e cirurgia foi encontrada em mulheres com menos de 60 anos, o que demonstra a necessidade de estudo mais aprofundado sobre o papel dos agentes estrogênicos na prevenção do POP.[27]

TRATAMENTO

Em geral, não está indicado para mulheres com prolapso assintomático ou levemente sintomático, casos nos quais a conduta expectante é mais apropriada. O tratamento é indicado para mulheres com sintomas de prolapso ou condições associadas (urinária, intestinal ou disfunção sexual), podendo ser conservador ou cirúrgico, em caso de obstrução urinária ou intestinal, ou hidronefrose por obstrução ureteral crônica, independentemente do grau de prolapso.[8]

O tratamento deve ser individualizado para cada paciente, de acordo com os sintomas e seu impacto sobre a qualidade de vida. Estudos mostram que quase dois terços das mulheres com prolapso sintomático inicialmente optaram por tratamento conservador; aquelas que optam por cirurgia são frequentemente mais jovens, sexualmente ativas e têm prolapsos mais graves com sintomas associados.[8,24]

Tratamento conservador

A terapia conservadora é a primeira opção para todas as mulheres com POP, já que o tratamento cirúrgico incorre no risco de complicações e recorrência.[28] No entanto, devido à natureza crônica do prolapso, muitas mulheres preferem a cirurgia à terapia conservadora, uma vez que, quando bem-sucedida, a cirurgia não requer manutenção contínua.

O pilar principal do tratamento não cirúrgico é o pessário vaginal (Figura 19.3). Pessários são dispositivos de silicone de formatos e tamanhos variados que suportam os órgãos pélvicos e podem ser classificados em dois grupos: suporte e preenchimento de espaço. Muitas vezes são tentados diversos tamanhos e modelos até se encontrar o mais eficaz e confortável, e o efeito colateral mais comum na utilização é o aumento da secreção vaginal e do odor. Ambos os tipos de pessários apresentaram igual eficácia no alívio dos sintomas de prolapso e disfunção miccional.[29] Aproximadamente metade das mulheres que usam pessário continuam a fazê-lo por 1 a 2 anos, e sua aceitação varia de 42 a 100%.[8,24]

Outra linha de tratamento não cirúrgico é o treinamento da musculatura do assoalho pélvico (TMAP), com o objetivo de melhorar sua coordenação e sua resistência funcional. Embora revisões sistemáticas e ensaios clínicos randomizados comprovem seu efeito sobre a IUE e a incontinência urinária mista (IUM), a pesquisa sobre o TMAP para o tratamento do POP ainda é nova.[30] Revisão da Cochrane sobre o tratamento conservador para POP concluiu que há grande necessidade de estudos sobre a eficácia do TMAP.[31] Até então, os ensaios clínicos randomizados avaliaram o TMAP para tratamento do POP sintomático e todos evidenciaram melhora estatisticamente significante em sintomas e estágio de prolapso, particularmente com treinamento individualizado e/ou supervisão.[31,32] O maior estudo na área demonstra melhora de 19% no estágio do prolapso (avaliado por POP-Q) no grupo que recebeu acompanhamento fisioterápico, em comparação a 4% no grupo-controle, que recebeu apenas aconselhamento sobre estilo de vida.[32]

Estrogênios tópicos são utilizados para prevenir ou melhorar a atrofia vaginal, que pode causar desconforto e dispareunia. Questiona-se se o seu uso poderia prevenir ou tratar o prolapso, quando utilizado sozinho ou com outros tratamentos.[24] Embora estudo de biopsias vaginais relate que o estrogênio vaginal tópico peroperatório aumentou a produção de colágeno maduro e a espessura da parede vaginal, e diminuiu a atividade da enzima degradativa, esses achados histológicos precisam ser substanciados com resultados clínicos.[8] Atualmente, não existem dados para apoiar o estrogênio sistêmico ou tópico como terapia para tratamento primário de POP. Revisão sistemática avaliando o uso de estrogênios locais para o tratamento de distúrbios do assoalho pélvico identificou apenas três ensaios que avaliaram o impacto dos estrogênios locais no prolapso, mas os resultados avaliados se concentraram nos sintomas de atrofia vaginal e não no próprio prolapso.[33] Atualmente, os MSREs, como o raloxifeno, são largamente utilizados no tratamento da osteoporose, e há diversos estudos examinando os seus possíveis efeitos sobre o POP. Metanálise encontrou redução da necessidade de cirurgia de prolapso em mulheres fazendo uso de raloxifeno, em comparação com um placebo, após 3 anos (OR 0,47; 95% IC 0,28 a 0,80), mas os dados foram insuficientes para aconselhar raloxifeno como tratamento de rotina.[27]

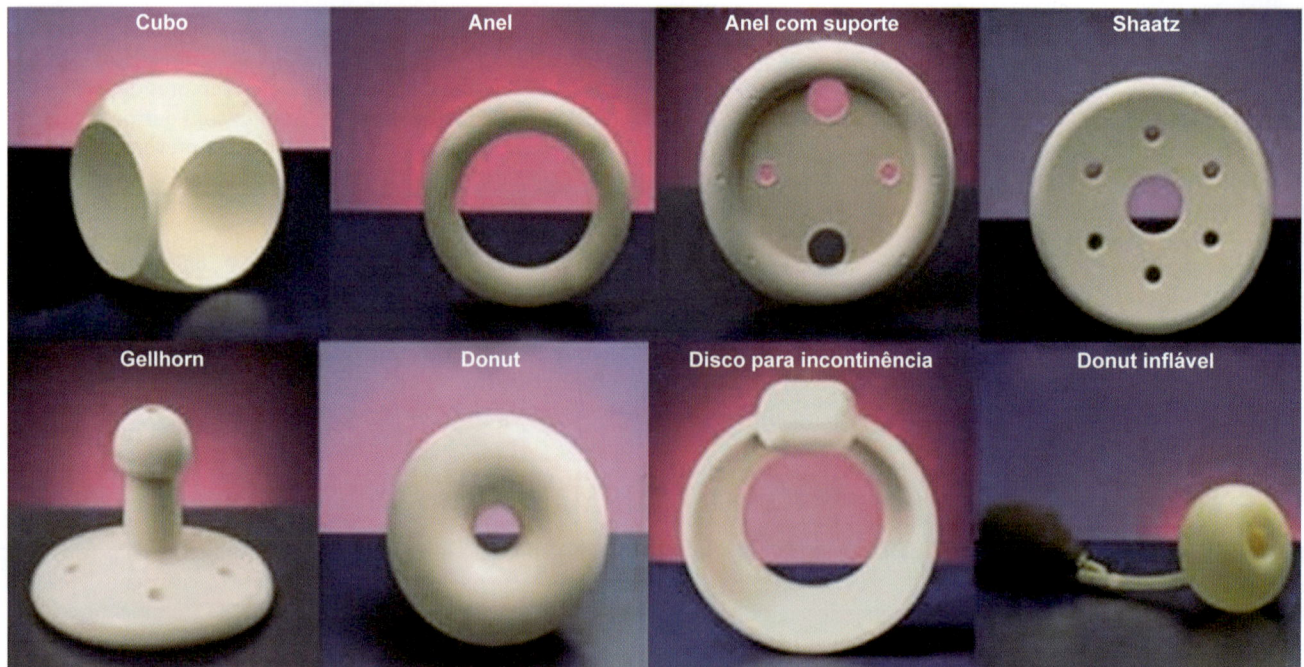

Figura 19.3 Modelos de pessários.

Tratamento cirúrgico

Mulheres com prolapso sintomático com falha ou recusa do tratamento conservador também são candidatas ao tratamento cirúrgico. O objetivo da terapêutica cirúrgica é aliviar os sintomas, restaurar a anatomia e corrigir alterações funcionais, quer sejam sexuais, eventual incontinência urinária ou fecal. Para mulheres jovens, em idade reprodutiva, que desejam procriar, são indicadas cirurgias conservadoras, preservando o útero; para as demais, é necessário avaliar a histerectomia associada à correção do prolapso como coadjuvante no tratamento do POP. É importante lembrar que nenhuma técnica cirúrgica tem eficácia total, sendo necessário tratar fatores etiológicos e agravantes, caso existam, para reduzir recidivas.[34] Existem inúmeras cirurgias para prolapso, incluindo abordagens vaginais e abdominais, e pode-se dividir o tratamento em reparos sítio-específicos ou reparos com materiais sintéticos e biológicos. As técnicas sítio-específicas se baseiam no uso da própria fáscia endopélvica para correção dos defeitos; no entanto, nas situações em que os tecidos da paciente estão extremamente comprometidos, pode-se considerar utilizar telas de material biológico ou sintético.[35] Para defeitos do compartimento anterior, a técnica mais utilizada ainda é a colporrafia do tecido nativo anterior, envolvendo a plicatura da fáscia pubocervical na linha média. Preconiza-se o uso de fios de sutura com maior tempo de absorção e/ou material de enxerto para tratamento cirúrgico do prolapso anterior. O material de enxerto mais comumente utilizado é a tela de polipropileno, monofilamento macroporoso com baixo risco de infecção e exposição, se comparado a outros materiais sintéticos.

O compartimento posterior apresenta maior sucesso com colporrafia de tecido nativo do que o compartimento anterior, com taxas de cura na ordem de 80%. Evidências atuais não recomendam o uso de enxerto na região posterior para prolapso primário.[36] O tratamento do prolapso apical pode ser realizado por meio de grande variedade de técnicas e vias de abordagem laparoscópica, abdominal e vaginal. Com a via vaginal, o procedimento requer menor tempo cirúrgico e está associado à mobilização precoce e a menor tempo de internação hospitalar. A abordagem abdominal tem a vantagem de restaurar o eixo vaginal normal e é associada a menor taxa de recorrência e de dispareunia, quando comparada à fixação sacroespinhosa por via vaginal.[24] O prolapso apical raramente ocorre isoladamente; assim, o reparo do ápice é muitas vezes combinado ao reparo do compartimento anterior, posterior ou de ambos.

O prognóstico cirúrgico depende da gravidade dos sintomas, da extensão do prolapso, da experiência do médico e das expectativas do paciente. A cirurgia tem sido tradicionalmente associada a taxa de recorrência/reabordagem de até 30% após a cirurgia inicial, com alguns centros relatando necessidade de nova cirurgia em mais de 50% das pacientes submetidas a, pelo menos, dois procedimentos cirúrgicos prévios para prolapso.[8]

A seguir, serão descritas técnicas que podem ser realizadas por meio da abordagem vaginal ou abdominal.

Abordagem cirúrgica por via vaginal

Colpopexia sacroespinhosa (ou sacroespinal)

A suspensão do ápice vaginal no ligamento sacroespinhoso se beneficia das vantagens da abordagem vaginal, com redução da morbidade em relação a outras vias de acesso. Pode ser realizada após a histerectomia vaginal, para tratamento de prolapso uterino e correção do prolapso de cúpula vaginal pós-histerectomia.

Pode-se acessar o ligamento sacroespinhoso pela via anterior ou posterior, e realizar as suturas uni ou bilateralmente, para suspensão da cúpula vaginal. Preferimos a fixação unilateral realizada através do compartimento vaginal posterior. Para isso, o cirurgião deve estar familiarizado com a anatomia do espaço pararretal. O ligamento sacroespinhoso se estende de cada uma das espinhas isquiáticas lateralmente, até a porção inferior do sacro medialmente (Figura 19.4). Os vasos pudendos internos e o nervo pudendo atravessam o canal de Alcock e passam atrás da espinha isquiática, na borda lateral do ligamento sacroespinhoso.

Para acessar o ligamento sacroespinhoso através do espaço retovaginal, realiza-se incisão transversal na fúrcula vaginal, seguida da abertura longitudinal da mucosa posterior até o ápice da vagina. Caso se tenha feito correção de cistocele e/ou incontinência urinária, as incisões das paredes vaginais anterior e posterior devem se unir. Na maioria dos casos se encontra uma enterocele, que deve ser tratada com a dissecção do saco herniário e seu fechamento com sutura em bolsa na base, e ressecção do peritônio redundante (Figuras 19.5 e 19.6).

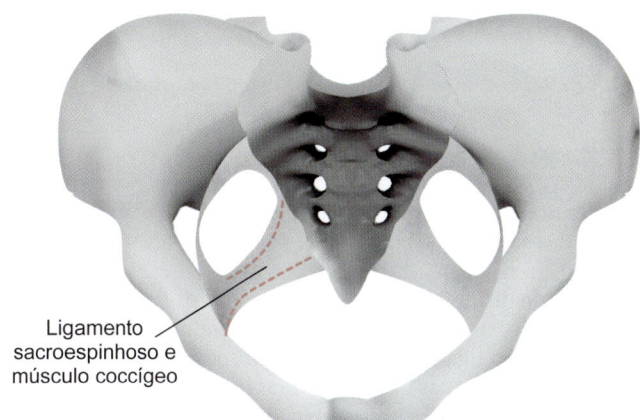

Ligamento sacroespinhoso e músculo coccígeo

Figura 19.4 Localização anatômica do ligamento sacroespinhoso. (Adaptada de Figueirêdo e Figueirêdo Netto, 2007.)[37]

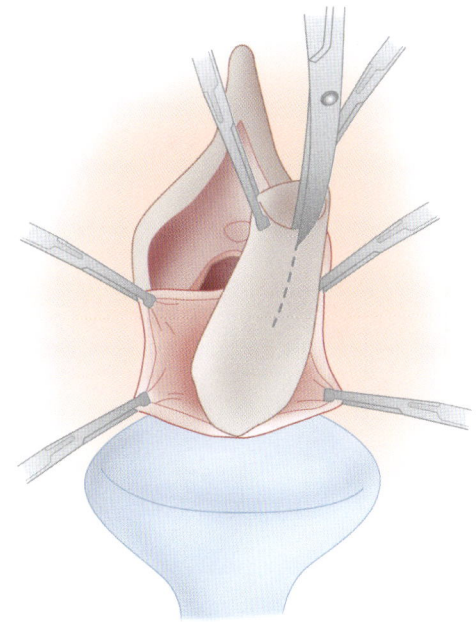

Figura 19.5 Dissecção da enterocele e abertura do saco herniário. (Adaptada de Figueirêdo e Figueirêdo Netto, 2007.)[37]

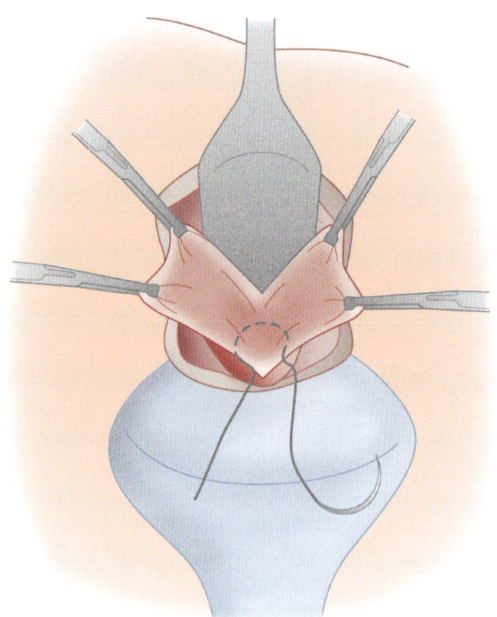

Figura 19.6 Fechamento do saco herniário com sutura em bolsa. (Adaptada de Figueirêdo e Figueirêdo Netto, 2007.)[37]

Após dissecção ampla da fáscia retovaginal, o cirurgião perfura o pilar retal descendente com os dedos indicador e médio da mão direita, penetrando no espaço pararretal direito (Figura 19.7).

A espinha isquiática direita é palpada, e os dedos são direcionados posteromedialmente, identificando estrutura firme composta pelo ligamento sacroespinhoso e o músculo coccígeo. Colocam-se duas ou três válvulas de Breisky para ampliar o espaço pararretal e visualizar diretamente o ligamento (Figura 19.8).

Embora diversos instrumentos tenham sido idealizados para transfixação do ligamento sacroespinhoso (agulha de Deschamps, Miya Hook, Capio etc.), preferimos utilizar o porta-agulha curvo, passando dois pontos sempre com movimento de lateral (zona de perigo) para medial (zona segura) (Figura 19.9).

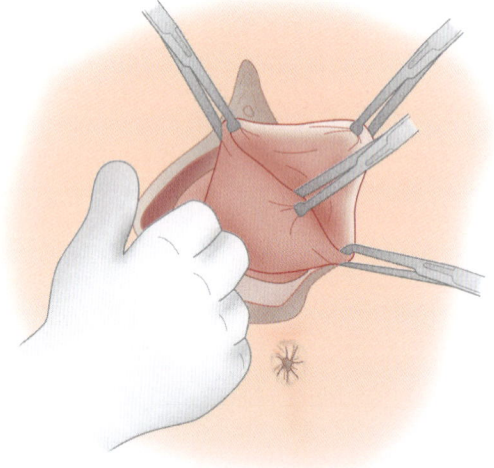

Figura 19.7 Penetração no espaço pararretal direito através de dissecção romba. (Adaptada de Figueirêdo e Figueirêdo Netto, 2007.)[37]

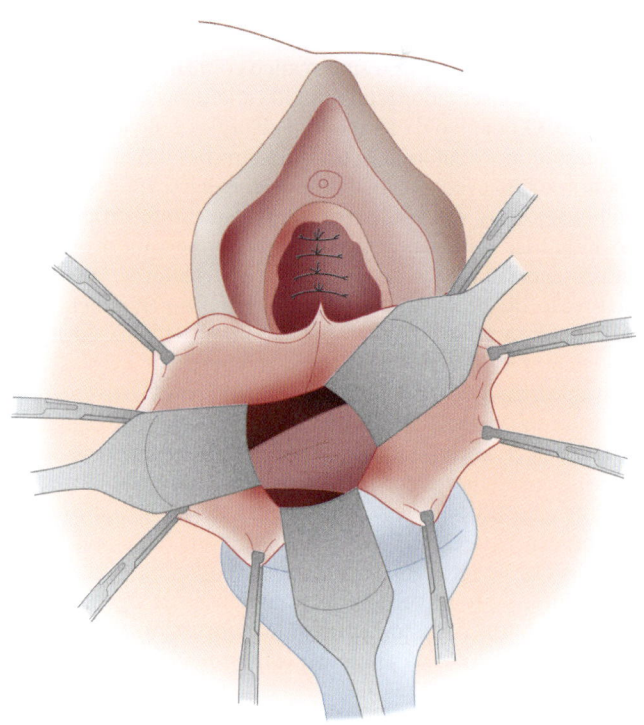

Figura 19.8 Exposição do ligamento sacroespinhoso direito com válvulas de Breisky. (Adaptada de Figueirêdo e Figueirêdo Netto, 2007.)[37]

Não há consenso quanto ao melhor fio de sutura a ser empregado, se absorvível ou não absorvível. A preferência é pelo fio de poligalactina número 1. Após a transfixação do ligamento, a agulha permanece presa ao porta-agulha, sendo removida com porta-agulha de Mayo ao mesmo tempo que se libera o porta-agulha de Heaney. O excesso de mucosa vaginal é ressecado e realiza-se sutura contínua ancorada com categute simples 0, até aproximadamente o terço médio da parede posterior. O ápice vaginal ainda prolapsado é então transfixado com os dois fios passados no ligamento sacroespinhoso direito, sendo que na metade lateral da mucosa vaginal se utiliza o fio mais lateral, e na metade medial o fio mais medial (Figura 19.10).

Essas suturas são então amarradas, colocando a cúpula vaginal em aposição com o ligamento sacroespinhoso direito. O discreto desvio do canal vaginal para a direita regride quase completamente após alguns meses. Após a correção de eventual retocele e estreitamento do HG com a aproximação dos músculos elevadores do ânus, completa-se a sutura da mucosa vaginal posterior. Com a reconstituição da placa dos elevadores, o ápice vaginal volta a ter anteparo, sobre o qual ela repousará durante os episódios de aumento da pressão intra-abdominal (Figura 19.11).

Abordagem cirúrgica por via abdominal

Suspensão do ligamento uterossacro

Pode ser realizada por via intraperitoneal ou extraperitoneal. Intraperitoneal consiste em realizar de uma a três suturas não absorvíveis ou tardiamente absorvíveis no terço médio do ligamento uterossacro, bilateralmente, e passar cada extremidade delas pela borda proximal das fáscias pubocervical e retovaginal, recriando o anel pericervical. Essa técnica pode ser realizada concomitantemente à histerectomia vaginal ou na

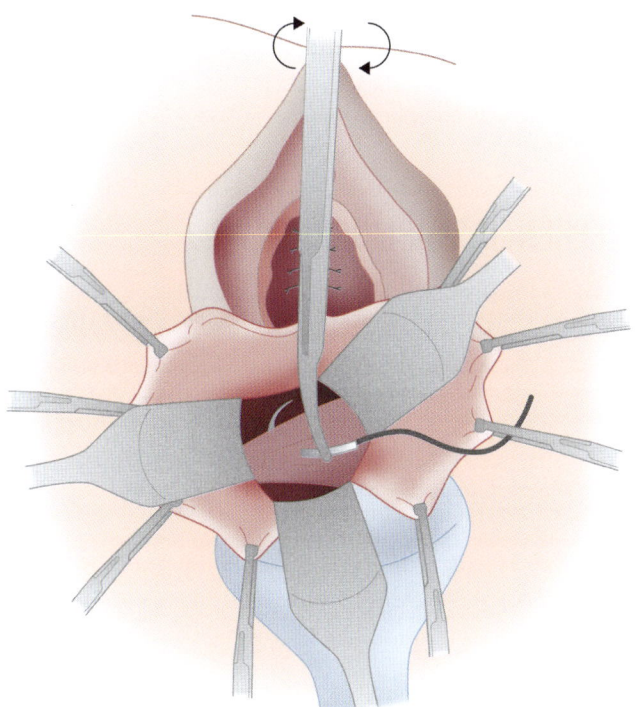

Figura 19.9 Passagem dos pontos no ligamento sacroespinhoso com porta-agulha curvo. (Adaptada de Figueirêdo e Figueirêdo Netto, 2007.)[37]

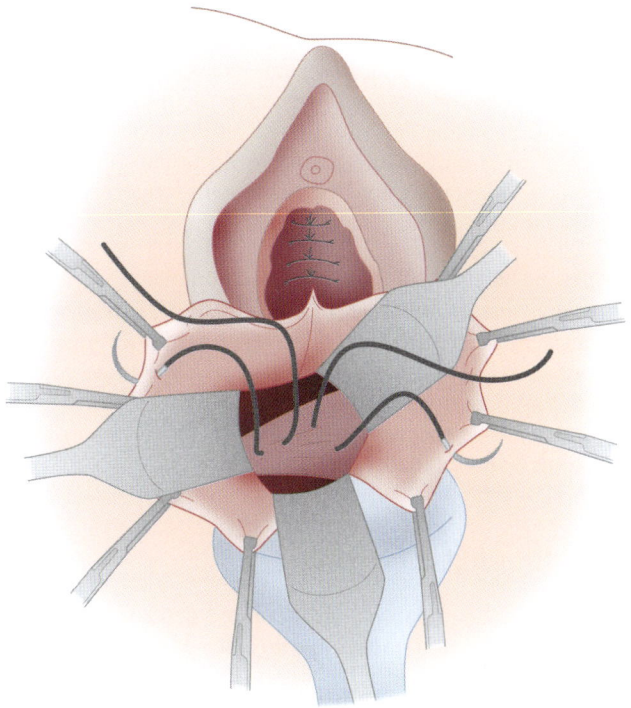

Figura 19.10 Transfixação da mucosa vaginal no local correspondente ao futuro ápice da vagina. (Adaptada de Figueirêdo e Figueirêdo Netto, 2007.)[37]

abordagem de um prolapso de cúpula. Metanálise avaliando suspensão do ligamento uterossacro mostra sucesso de 98% na correção de prolapso apical, com mediana de seguimento de 25 meses, e de 81 e 87% na correção dos compartimentos anterior e posterior, respectivamente. É importante tomar cuidado com lesões ureterais, descritas em 11% dos casos. Com objetivo de minorar complicações e o risco cirúrgico, pode-se realizar a sutura na porção inferomedial do ligamento uterossacro, posição mais distante do ureter e das estruturas vasculares. A abordagem extraperitoneal é útil para a pós-histerectomia e o prolapso de cúpula, pois não requer entrada na cavidade e tem menor risco de lesão do que a suspensão do ligamento uterossacro intraperitoneal. Pode ser realizada por abordagem anterior ou posterior, obtendo-se 95% de sucesso para prolapso apical em 2 anos.

Culdoplastia de McCall

Pode ser realizada no momento da histerectomia vaginal e consiste em duas suturas "internas" (intraperitoneais) de um ligamento com o outro, incorporando o peritônio do fundo de saco posterior, cujo objetivo é obliterar o fundo de saco posterior para prevenir a formação de enterocolite. Pequeno estudo randomizado mostrou que a culdoplastia de McCall resultou em menos prolapsos recorrentes em 2 anos, quando comparada à simples plicatura do peritônio do fundo de saco posterior.

Colpocleise

Procedimento obliterativo para prolapso vaginal tradicionalmente realizado em mulheres não sexualmente ativas com comorbidades médicas existentes que as impeçam de passar por cirurgia de prolapso mais extensa. O procedimento pode ser parcial (útero *in situ*) ou incompleto (prolapso de cúpula) e envolve a denudação das paredes vaginais

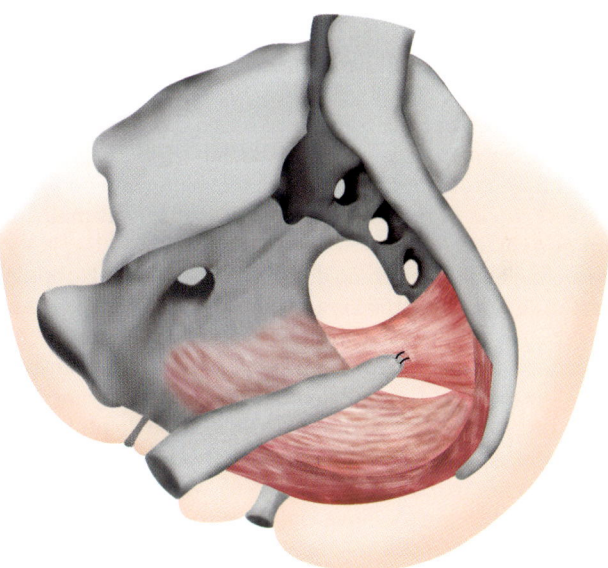

Figura 19.11 Reposicionamento da vagina sobre o diafragma pélvico. (Adaptada de Figueirêdo e Figueirêdo Netto, 2007.)[37]

anterior e posterior, com imbricação da fáscia e sutura das bordas distais anterior e posterior da mucosa. É frequentemente realizado com perineorrafia agressiva, para fornecer apoio extra.

Sacrocolpopexia abdominal

Pode ser realizada aberta, laparoscopicamente ou com o auxílio de dispositivo robótico. Após a dissecção cuidadosa dos espaços vesicovaginal e retovaginal, um enxerto (geralmente malha de polipropileno) é suturado à fáscia endopélvica exposta e a extremidade livre fixada ao ligamento longitudinal anterior do sacro, no nível do promontório. Essa abordagem proporciona reparações duradouras e mantém o comprimento vaginal adequado e a função sexual. As taxas de sucesso relatadas para todos os compartimentos são 78 a 100%, ocorrendo exposição de malha em 3,4% dos casos. É considerado tratamento padrão-ouro para a correção do prolapso de cúpula vaginal, apresentando bons resultados em longo prazo, com altas taxas de cura.

Suspensão do ligamento uterossacro abdominal

Muitas técnicas diferentes foram descritas, mas envolvem a passagem de suturas através do terço médio do ligamento uterossacro, que são então anexadas à cúpula ou ao colo do útero. Embora os resultados em curto prazo sejam encorajadores (88% de sucesso em 1 ano), não há dados em longo prazo sobre durabilidade disponíveis.[36]

CONSIDERAÇÕES FINAIS

A ICS define prolapso genital como o descenso da parede vaginal anterior e/ou posterior, e do ápice da vagina (útero ou cúpula vaginal após histerectomia). POP pode ter impacto prejudicial na imagem corporal e na sexualidade das mulheres, e está frequentemente associado à IUE, podendo estar associado também a prolapso retal. Relata-se que 11% das mulheres nos EUA necessitam de tratamento cirúrgico para POP e/ou condição relacionada a partir dos 80 anos de idade (aproximadamente 200 mil procedimentos cirúrgicos para prolapso são realizados anualmente nos EUA).

A etiologia do POP é multifatorial. É provável que alterações anatômicas, fisiológicas, genéticas, de estilo de vida e história reprodutiva se associem ao longo da vida da mulher e contribuam para a disfunção do assoalho pélvico. A identificação dos fatores de risco para o desenvolvimento do POP e sua recorrência é crucial para o melhor manejo das mulheres com essa condição.

Para melhor compreensão dos sintomas e adequada abordagem são de suma importância a anamnese direcionada, o exame ginecológico detalhado, a classificação e o estadiamento.

Exames de imagem como a US e a RM podem contribuir com o diagnóstico. Durante muitos anos, cientistas e médicos adotaram classificações arbitrárias na definição do prolapso, o que dificultava a comparação dos resultados. Em 1968, Baden e Walker introduziram novo conceito na avaliação do assoalho pélvico, e a ICS propõe nova classificação (POP-Q), visando padronizar de modo mais reprodutível e fiel os prolapsos genitais.

Intervenções como perda de peso, tratamento da CIC e comorbidades crônicas que predispõem a tosse repetitiva (p. ex., asma e DPOC) e a não realização de trabalhos que exigem levantamento de peso são intervenções potenciais para evitar o desenvolvimento ou a progressão de POP.

Geralmente, não se indica o tratamento para mulheres com prolapso assintomático ou levemente sintomático, casos em que a conduta expectante é mais apropriada. O tratamento é indicado para mulheres com sintomas de prolapso ou condições associadas (urinária, intestinal ou disfunção sexual), podendo ser conservador ou cirúrgico. As diretrizes básicas para cirurgia permanecem inalteradas. A utilização de telas para correção do POP tem o seu espaço, contudo, os esforços devem ser voltados para a identificação de subgrupos de pacientes que apresentem maior risco de recidiva e melhor definição de fatores de risco para complicações com o uso de telas. Isso refinará as indicações do uso das telas e reduzirá as recorrências e as complicações associadas ao uso de materiais sintéticos.

REFERÊNCIAS BIBLIOGRÁFICAS

1. Badi SS, Foarfã MC, Rîcã N et al. Etiopathogenic, therapeutic and histopathological aspects upon the anterior vaginal wall prolapse. Rom J Morphol Embryol. 2015; 56(2 Suppl):765-70.
2. Ismail S. The management of pelvic organ prolapse in England: a 4-year analysis of hospital episode statistics (HES) data. Journal Of Obstetrics And Gynaecology: The Journal Of The Institute Of Obstetrics And Gynaecology. 2014; 34(6):527-30.
3. Obinata D, Yamaguchi K, Ito A et al. Lower urinary tract symptoms in female patients with pelvic organ prolapse: efficacy of pelvic floor reconstruction. Int J Urol. 2014; 21(3):301-7.
4. Elbiss H, Osman N, Hammad F. Prevalence, risk factors and severity of symptoms of pelvic organ prolapse among Emirati women. BMC Urol. 2015; 15:66.
5. Jones KA, Shepherd JP, Oliphant SS et al. Trends in inpatient prolapse procedures in the United States, 1979-2006. Am J Obstet Gynecol. 2010; 202(5):501.e1-7.
6. Summers A, Winkel LA, Hussain HK et al. The relationship between anterior and apical compartment support. Am J Obstet Gynecol. 2006; 194(5):1438-43.
7. Haylen BT, Ridder D, Freeman RM et al. IUGA/ICS Joint Report on the Terminology For Female Pelvic Floor Dysfuction. Standardisation and Terminology Committees IUGA and ICS, Joint IUGA/ICS Working Group on Female Terminology. Neurourol Urodyn. 2010; 29:4-20.
8. Rogers RG, Fashokun TB. Pelvic organ prolapse in women: an overview of the epidemiology, risk factors, clinical manifestations, and management. Disponível em: https://www.uptodate.com/contents/pelvic-organ-prolapse-in-women-epidemiology-risk-factors-clinical-manifestations-and-management. Acesso em 20 de janeiro de 2016.
9. DeLancey JO. Anatomic aspects of vaginal eversion after hysterectomy. Am J Obstet Gynecol. 1992; 166:1717-24.
10. Vergeldt TF, Weemhoff M, IntHout J et al. Risk factors for pelvic organ prolapse and its recurrence: a systematic review. Int Urogynecol J. 2015; 26(11):1559-73.
11. Slieker-ten Hove MC, Pool-Goudzwaard AL, Eijkemans MJ et al. Prediction model and prognostic index to estimate clinically relevant pelvic organ prolapse in a general female population. Int Urogynecol J Pelvic Floor Dysfunct. 2009; 20(9):1013-21.
12. van Delft K, Sultan AH, Thakar R et al. The relationship between postpartum levator ani muscle avulsion and signs and symptoms of pelvic floor dysfunction. BJOG: an International Journal Of Obstetrics And Gynaecology. 2014; 121(9):1164-71.
13. Dietz HP. The aetiology of prolapse. Int Urogynecol J Pelvic Floor Dysfunct. 2008; 19(10):1323-9.
14. Dietz HP, Clarke B. Prevalence of retocele in young nulliparous women. Aust N Z J Obstet Gynaecol. 2005; 45(5):391-4.
15. DeLancey JOL, Low LK, Miller JM et al. Graphic integration of causal factors of pelvic floor disorders: an integrated lifespan model. Am J Obstet Gynecol. 2008; 199(6):610.e1-5.
16. Rogers RG, Leeman LM, Borders N et al. Contribution of the second stage of labour to pelvic floor dysfunction: a prospective cohort comparison of nulliparous women. BJOG. 2014; 121(9):1145-53; discussion 1154.
17. Oliveira IM, Carvalho VCP. Prolapso de órgãos pélvicos: etiologia, diagnóstico e tratamento conservador, uma metanálise. Femina. 2007; 35(5).
18. Bernardes NO, Péres FR, Souza ELBL et al. Métodos de tratamento utilizados na incontinência urinária de esforço genuína: um estudo comparativo entre cinesioterapia e eletroestimulação endovaginal. Rev Bras Ginecol Obstet. 2000; 22(1):49-54.
19. Contreras Ortiz O, Coya Nuñez F, Ibañez G. Evaluación funcional del piso pelviano femenino (clasificación funcional). Bol Soc Latinoam Uroginecol Cir Vaginal. 1994; 1:5-9.
20. Gupta S, Sharma JB, Hari S et al. Study of dynamic magnetic resonance imaging in diagnosis of pelvic organ prolapse. Arch Gynecol Obstet. 2012; 286(4):953-8.
21. Baden WF, Walker TA, Lindsey JH. The vaginal profile. Tex Med. 1968; 64(5):56-8.

22. Araujo MP, Takano CC, Girão MJBC et al. A história da classificação do prolapso genital. Femina. 2009; 37(5).

23. Petros P. The female pelvic floor: function, dysfunction and management according to the integral theory. 3. ed. Berlin: Springer; 2009.

24. Machin S, Mukhopadhyay S. Pelvic organ prolapse: review of the aetiology, presentation, diagnosis and management. Menopause Int. 2011; 17(4):132-6.

25. Gyhagen M, Bullarbo M, Nielsen TF et al. The prevalence of urinary incontinence 20 years after childbirth: a national cohort study in singleton primiparae after vaginal or caesarean delivery. BJOG. 2013; 120(2):144-51.

26. Li H, Wu RF, Qi F et al. Postpartum pelvic floor function performance after two different modes of delivery. Genet Mol Res. 2015; 14(2):2994-3001.

27. Ismail SI, Bain C, Hagen S. Oestrogens for treatment or prevention of pelvic organ prolapse in postmenopausal women. Cochrane Database Syst Rev. 2010; (9):CD007063.

28. Culligan PJ. Nonsurgical management of pelvic organ prolapse. Obstet Gynecol. 2012; 119(4):852-60.

29. Bugge C, Adams EJ, Gopinath D et al. Pessaries (mechanical devices) for pelvic organ prolapse in women. Cochrane Database Syst Rev. 2013; (2):CD004010.

30. Bø K. Pelvic floor muscle training in treatment of female stress urinary incontinence, pelvic organ prolapse and sexual dysfunction. World J Urol. 2012; 30(4):437-43.

31. Hagen S, Stark D, Maher C et al. Conservative management of pelvic organ prolapse in women. Cochrane Database Syst Rev. 2006; (4):CD003882. Review. Update in: Cochrane Database Syst Rev. 2011; (12).

32. Braekken IH, Majida M, Engh ME et al. Can pelvic floor muscle training reverse pelvic organ prolapse and reduce prolapse symptoms? An assessor-blinded, randomized, controlled trial. Am J Obstet Gynecol. 2010; 203(2):170.

33. Weber MA, Kleijn MH, Langendam M et al. Local oestrogen for pelvic floor disorders: a systematic review. Kim J (Ed.) PLoS One. 2015; 10(9):e0136265.

34. Lima MIM, Lodi CTC, Lucena AA et al. Prolapso genital. Femina. 2012; 40(2).

35. Girão MJBC, Sartori MGF, Ribeiro RM et al. Prolapso genital. In: Tratado de uroginecologia e disfunções do assoalho pélvico. São Paulo: Manole; 2015.

36. Cvach K, Dwyer P. Surgical management of pelvic organ prolapse: abdominal and vaginal approaches. World J Urol. 2012; 30(4):471-7.

37. Figueirêdo O, Figueirêdo Netto O. Histerectomia vaginal: novas perspectivas. 2. ed. Londrina: Midiograf; 2007.

Parte 4

20

Dor Pélvica Aguda

Carlos Romualdo Barboza Gama | Gustavo Falcão Gama |
José Carlos Damian Jr. | Karen Soto Perez Panisset | Thiago Rodrigues Dantas Pereira

INTRODUÇÃO

A dor pélvica aguda é um dos motivos que mais levam mulheres a buscar o setor de emergência de um hospital, onde se encontram ginecologistas, cirurgiões gerais e especialistas em emergência para resolver este problema. Em geral, o principal sintoma é uma dor aguda, habitualmente localizada no baixo-ventre e que persiste por menos de 6 meses. A dor costuma ser inespecífica e sua causa pode ser confundida com a de muitas doenças que apresentam sinais e sintomas semelhantes, exigindo atenção e acurácia do médico para que possa estabelecer o diagnóstico e instituir o tratamento de maneira correta.[1]

A dor pélvica aguda é definida como aquela que tem início e persistência por menos de 30 dias, manifestando-se assim de modo pontual.

Deve ser diferenciada da dor pélvica crônica, que persiste por 6 meses ou mais, mesmo que sua apresentação seja intermitente e sua intensidade, variável. O principal motivo dessa diferenciação é que, de modo geral, a etiologia dessas duas dores é inteiramente diversa.

A dor pélvica aguda, também frequentemente chamada de abdome agudo, pode ser dividida em três tipos: infeccioso (doença inflamatória pélvica aguda), hemorrágico (gravidez ectópica, cisto hemático roto de ovário) e isquêmico (torção anexial).

ETIOLOGIA

Como causas de dor pélvica aguda podemos citar as de origem gineco-obstétrica, as não ligadas ao sistema genital feminino e ainda a agudização de uma dor pélvica crônica. Assim sendo, podemos dividi-la conforme a apresentação da Tabela 20.1.[2]

ABDOME AGUDO INFECCIOSO (DOENÇA INFLAMATÓRIA PÉLVICA AGUDA)
Aspectos clínicos e epidemiológicos

A doença inflamatória pélvica aguda (DIPA) é uma síndrome clínica atribuída à ascensão de microrganismos do trato genital inferior. Pode ser espontânea, mas está associada mais

Tabela 20.1 Causas de dor pélvica aguda.

Causas gineco-obstétricas
■ Anexiais: gravidez ectópica, torção anexial, DIPA, ruptura de cistos funcionais ou hemorrágicos, hiperestimulação ovariana, uterinas
■ Endometrites ou DIP
Causas não gineco-obstétricas
■ Urológicas: cistites, pielonefrites, litíases urinárias
■ Intestinais: obstrução intestinal, diverticulite, gastrenterite, apendicite aguda
■ Outras: hérnias, hematomas, porfirias
Agudização de dor pélvica crônica
■ Endometriose
■ Recorrência de infecção ou patologia do trato urinário (cistite crônica; cistite intersticial)
■ Causas musculoesqueléticas.

DIPA: doença inflamatória pélvica aguda. DIP: doença inflamatória pélvica.

frequentemente à vida sexual. Pode ainda ser secundária a manipulações do sistema genital (p. ex., curetagens, inserção de dispositivo intrauterino [DIU] e biopsias do endométrio), mas essa associação é rara. Habitualmente, quando a origem situa-se em infecções sexualmente transmissíveis, estão comprometidos órgãos de todo o trato genital, desde vestíbulo vulvar (glândulas de Bartholin e Skene), colo uterino (cervicite aguda), endométrio (endometrite), tubas, anexos uterinos e/ou estruturas contíguas à matriz, como paramétrios e ligamentos uterossacros (parametrites), até o peritônio pélvico (pelviperitonite).

A DIPA é uma infecção aguda e polimicrobiana, causada, na maioria dos casos, por agentes sexualmente transmissíveis. Os mais comumente envolvidos são: *Chlamydia trachomatis* + *Neisseria gonorrhoeae* + flora polimicrobiana (*Mycoplasma genitalium*, *M. hominis*, *Ureaplasma urealyticum*, *Ureaplasma parvum*, *Corynebacterium* spp., *Enterococcus faecalis*, *Escherichia coli*, *Gardnerella vaginalis*, *Klebsiella* spp., *Peptostreptococcus*, *Staphylococcus* spp., *Staphylococcus aureus*, *Streptococcus* spp., *Streptococcus agalactiae* (beta-hemolítico) e ainda protozoários e vírus como *Trichomonas vaginalis*, citomegalovírus, herpes-vírus simples.

A prevalência de DIPA é subestimada, uma vez que mais de 60% dos casos são subclínicos, mas a doença ocorre com maior frequência entre mulheres sexualmente ativas, de 15 a 24 anos de idade.[3]

Os fatores de risco são sexarca precoce, doença inflamatória pélvica (DIP) prévia, infecções sexualmente transmissíveis (IST) prévias, parceiro portador de IST.

Diagnóstico

O Protocolo Clínico e Diretrizes Terapêuticas (PCDT) do Ministério da Saúde,[3] publicado em 2015 e revisto e atualizado em agosto de 2016, visa melhorar a qualidade da atenção à saúde das pessoas com IST no país, sendo baseado em extensa revisão de evidências científicas e validado em discussões com especialistas. Trata-se de um documento que orienta o papel dos gestores no manejo programático e operacional desses agravos, bem como as ações dos profissionais de saúde em triagem, diagnóstico, tratamento e ações de prevenção às populações-chave e/ou pessoas portadoras de IST e seus parceiros sexuais.

Por esse protocolo, o diagnóstico de IST é estabelecido a partir do achado de 3 critérios principais e um critério secundário OU um critério elaborado:

- Critérios principais: dor hipogástrica ou anexial ou à mobilização do colo
- Critérios secundários ou adicionais: febre, leucocitose, velocidade de hemossedimentação/proteína C reativa (VHS/PC-R), cervicite, comprovação de gonococo, clamídia ou micoplasma
- Critérios elaborados: endometrite (na histopatologia), abscesso tubo-ovariano ou no fundo de saco (na ultrassonografia transvaginal [USTV] ou ressonância magnética [RM]) ou DIPA na laparoscopia.

Assim, tanto o Centers for Disease Control and Prevention dos EUA (CDC) como o Ministério da Saúde do Brasil têm recomendado que o diagnóstico de IST seja feito de forma sindrômica e não etiológica. Ou seja, que o médico deve basear-se em – e dar mais importância a – sinais e achados clínicos específicos e não se preocupar com identificar o agente etiológico. Assim, quando o médico suspeitar de uma IST, pelos critérios principais, secundários ou elaborados, deve iniciar imediatamente o tratamento, tenha sido ou não identificado o agente etiológico: mulher sexualmente ativa ou em risco de IST + dor pélvica ou dor abdominal baixa + dor à mobilização do colo e/ou dor à palpação do útero e/ou dor à palpação dos anexos = estabelecer o diagnóstico sindrômico de DIPA e iniciar imediatamente o tratamento.

Tratamento

Já é clássico classificar as DIPs pela sistematização de Gilles,[4] conforme se segue:

- Estágio I: apenas endometrite (Figura 20.1)/salpingite
- Estágio II: salpingite + sinais ou irritação peritoneal
- Estágio III: formação de abscesso
- Estágio IV: ruptura do abscesso + sepse.

Assim, somente no estágio I o tratamento é feito em caráter ambulatorial. Nos demais, o tratamento exige internação em hospital.

- Ambulatorial: Monif 1 – DIP não complicada
- Hospitalar: Monif > 1, gestantes, imunocomprometidas, sem melhora após 72 h.

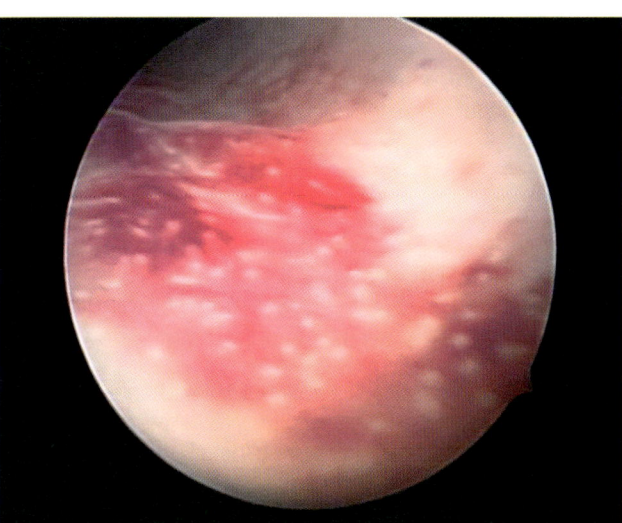

Figura 20.1 Endometrite.

Tratamento medicamentoso

O Protocolo Clínico e Diretrizes Terapêuticas (PCDT) para atenção integral a pessoas portadoras de ISTs tem recomendado o seguinte:[3]

- Tratamento ambulatorial
  - Ceftriaxona, 500 mg, por via intramuscular (IM) + doxiciclina, 100 mg, de 12 em 12 h, por via oral (VO), por 14 dias, em associação com
  - Metronidazol, 250 mg, 2 comprimidos de 12 em 12 h, VO, por 14 dias
- Tratamento hospitalar
  - Clindamicina, 900 mg, por via intravenosa (IV), de 8 em 8 h +
  - Gentamicina, IV, 2 mg/kg de peso (ataque)
  - 1,5 mg/kg de 8 em 8 h (manutenção).

Tratamento cirúrgico

O tratamento cirúrgico deve ser instituído diante das seguintes condições:

- Falha do tratamento clínico
- Massa pélvica que persista ou aumente apesar do tratamento clínico
- Suspeita de ruptura de abscesso tubo-ovariano
- Hemoperitônio
- Abscesso de fundo de saco de Douglas.

Desde o início da década de 1990, quando se acreditava que a laparoscopia seria contraindicada na DIPA, tem-se revisto radicalmente a adoção deste procedimento em caso de abdome agudo inflamatório. Assim, desde a virada do milênio a laparoscopia tem sido empregada largamente no tratamento de infecção pélvica aguda, mesmo em fase inicial, com o objetivo de promover lavagem da cavidade pélvica e consequente prevenção de danos à fertilidade, restabelecendo-se a anatomia e diminuindo-se a probabilidade de sequelas como aderências, obstruções e torções tubárias, compartimentalização da pelve ou do ovário impedindo a união dos gametas – enfim, melhorando a chance de manutenção da fertilidade e prevenindo a ocorrência de dor pélvica crônica.

ABDOME AGUDO HEMORRÁGICO (GRAVIDEZ ECTÓPICA)

Nas últimas décadas, observou-se um aumento na incidência, provavelmente relacionado com a maior liberdade sexual de homens e mulheres, que eleva a exposição a infecções sexualmente transmissíveis e, em consequência, a sequelas pélvicas dessas infecções (p. ex., gravidez tubária).[5] Nos

---

DIPA | O que o médico deve fazer

- Valorizar a clínica e o exame físico
- A USTV é, muitas vezes, a peça-chave do diagnóstico (detecta coleção líquida)
- Em dúvida, faça avaliação comparativa!
- Reforçar o papel da laparoscopia como método diagnóstico e terapêutico, tanto nas fases iniciais da doença quanto diante de massa pélvica que persista ou aumente de tamanho apesar do tratamento clínico
- Iniciar o tratamento antimicrobiano com base no diagnóstico sindrômico da doença e não se apegar ao diagnóstico do agente etiológico para a decisão terapêutica.

EUA, a incidência em 1970 era de 4,5/1.000 e, em 1992, de 19,7/1.000; na Noruega, em 1976 era de 12,5/1.000 e, em 1993, de 18/1.000.

Por outro lado, nos países desenvolvidos tem havido estabilização da mortalidade, que reflete uma boa rede de saúde pública em serviços de urgência, em contraposição a taxas de mortalidade bem mais elevadas nos países não desenvolvidos: nos EUA, 3,8%; no Reino Unido, 3,4%; e, na África, 27%.

Os fatores de risco para o abdome agudo hemorrágico são:

- Salpingite crônica
- Cirurgias tubárias prévias
- Sequelas de DIP (p. ex., aderências pélvicas e alterações da anatomia do útero e anexos)
- Falhas na laqueadura tubária
- Falha no uso de DIUs de cobre
- Tubas muito alongadas (o que aumenta o tempo de migração intrafalopiana do ovo)
- Ovulação tardia que gera um retorno do ovo para as tubas pelo refluxo menstrual.

Diagnóstico

O diagnóstico e a suspeita de gravidez ectópica seguem os mesmos parâmetros dos ensinamentos propedêuticos. Por ocasião da anamnese, destacam-se a informação de amenorreia ou pequeno atraso menstrual, seguido de sangramento vaginal irregular, geralmente de pequena monta. Estes sinais vêm frequentemente associados a uma queixa de algia pélvica irregular, enquanto a gravidez ectópica, geralmente tubária, se mantém íntegra e com o surgimento de um episódio de dor aguda, ou agudização do quadro doloroso, em geral associado a ruptura da tuba e acúmulo de sangue na cavidade peritoneal, hemoperitônio, que leva a grande desconforto pélvico, secundário a irritação peritoneal promovida pela presença do sangue na pelve.

Diagnóstico de gravidez ectópica

- Anamnese
  - Amenorreia de curta duração ou ausente
  - Sangramento vaginal irregular
- Exame físico
  - Dor à mobilização cervical
  - Dor em fundo de saco de Douglas
  - Massa anexial
  - Desequilíbrio hemodinâmico (taquicardia, taquisfigmia, hipotensão, extremidades frias).

Diagnóstico laboratorial

▶ **β-hCG.** Nas primeiras semanas de gestação, os níveis de hCG dobram a cada 2 ou 3 dias. Se, nos primeiros 30 dias de gravidez, o ritmo de elevação da gonadotrofina coriônica humana for nitidamente diminuído, é possível que haja algum problema na gestação, tal como inviabilidade fetal ou gravidez ectópica.

▶ **USTV.** Quando o hCG é maior que 1.500 UI, já se observa o saco gestacional intrauterino. A ausência de saco pode significar gravidez ectópica, mesmo quando não se identifica saco gestacional na tuba. Nem sempre se dá a identificação do saco gestacional na tuba por ultrassonografia.

▶ **Culdocentese.** A punção do fundo de saco posterior com agulha grossa é de fácil realização; pode ser feita em uma sala do setor da emergência, não exige anestesia nem sedação, e a presença de sangue incoagulável define o diagnóstico de abdome agudo hemorrágico.

▸ **Progesterona.** Muito falha, e não ajuda no diagnóstico.

▸ **Biopsia endometrial.** Além de não ajudar no diagnóstico no setor de emergência, pois exige fixação em formol, corte na parafina, coloração especial, avaliação pelo patologista – sendo, portanto, um método demorado –, ainda pode ser responsável por uma manobra abortiva se estivermos diante de uma gravidez tópica ou mesmo combinada (extra e intrauterina).

Tratamento

Pode ser o chamado tratamento conservador, menos comum, com medicações que matam as células trofoblásticas; ou o tratamento cirúrgico, chamado tratamento clássico. Atualmente, tem sido cada vez mais frequente o tratamento cirúrgico, pois já existem protocolos seguros que norteiam a melhor escolha pelo médico.

Tratamento conservador

O tratamento clínico medicamentoso com metotrexato (MTX), um antagonista do ácido fólico altamente tóxico para tecidos em rápida multiplicação celular, é bastante utilizado em gestações ectópicas íntegras, adequadamente selecionadas.[6]

Baseia-se na administração de fármacos antiblásticos, especialmente o MTX, que tem especial ação antineoplásica sobre as células trofoblásticas, fazendo com que haja uma remissão do tecido trofoblástico ectópico. Inicialmente prescrito a pacientes com leucemia, descobriu-se que esse fármaco tinha também excelente ação na doença trofoblástica gestacional, graças a seu efeito antineoplásico direto no tecido corial. Assim sendo, passou a ser utilizado no tratamento conservador de gravidez ectópica.[6] O tratamento conservador deve ser utilizado quando a paciente está hemodinamicamente estável, β-hCG for < 1.000 e em queda, e na ausência de imagem à USTV.

Em 2013, o comitê da American Society for Reproductive Medicine (ASRM)[7] publicou as normas referentes à administração de MTX, especificando as contraindicações absolutas:

- Gravidez intrauterina
- Evidência de imunodeficiência
- Anemia, leucopenia ou trombocitopenia moderadas ou graves
- Disfunção hepática ou renal
- Gravidez ectópica rota
- Instabilidade hemodinâmica.

Em uma revisão da literatura realizada em nosso meio, Brito et al.[6] definiram os critérios de elegibilidade para terapia com MTX em pacientes com gravidez ectópica:

- Critérios absolutos:
  - Estabilidade hemodinâmica, ausência de hemoperitônio
  - Diagnóstico não laparoscópico
  - Desejo de permanecer fértil
  - Alto risco para anestesia geral
  - Apta a realizar o seguimento
  - Ausência de contraindicações ao MTX relativas
- Critérios relativos:
  - Massa anexial íntegra
  - Ausência de atividade cardíaca fetal
  - Níveis de β-hCG < 15.000 UI/ℓ.

A administração pode ser feita em dose única ou em esquema de repetição de doses, definidos pela ASRM em 2013[7] conforme se vê nas Tabelas 20.2 e 20.3. Os membros do comitê da ASRM referem sucesso de 76 a 96% com o uso desse protocolo, tubas pérvias em 76%, gestação em 65% e recorrência em 13% dos casos.

Tratamento cirúrgico

Trata-se do tratamento clássico e o mais praticado no mundo. A abordagem pode ser por via laparotômica, vaginal ou laparoscópica. A via laparoscópica exige atenção ao posicionamento da paciente, pois o CO_2 pode agravar o desequilíbrio hemodinâmico ao reduzir o retorno venoso. Por outro lado, a posição habitual de Trendelenburg facilita o retorno venoso nos membros inferiores.

Praticamente toda a literatura moderna coloca a laparoscopia como a melhor alternativa cirúrgica, pois é a opção que assegura menor perda sanguínea e mais rápido retorno às atividades, e permite atitudes mais conservadoras sobre as tubas,

Tabela 20.2 Protocolo de tratamento de múltiplas doses com MTX.

Dia do tratamento	Avaliação laboratorial	Intervenção
Pré-tratamento	hCG, hemograma completo, hepatograma, creatinina, tipagem sanguínea e painel de anticorpos	Afastar abortamento espontâneo RhoGAM se Rh negativo
1	hCG	MTX 1,0 mg/kg IM
2	–	LEU 0,1 mg/kg IM
3	hCG	MTX 1,0 mg/kg se declínio <15% do 1º ao 3º dia Se >15%, interromper tratamento e iniciar vigilância
4	–	LEU 0,1 mg/kg IM
5	hCG	MTX 1,0 mg/kg IM se declínio < 15% do 3º ao 5º dia Se >15%, interromper tratamento e iniciar vigilância
6	–	LEU 0,1 mg/kg IM
7	hCG	MTX 1,0 mg/kg IM se declínio < 15% do 5º ao 7º dia Se >15%, interromper tratamento e iniciar vigilância
8	–	LEU 0,1 mg/kg IM

Vigilância a cada 7 dias (até hCG < 5 mUI/mℓ). Exames laboratoriais de rastreio devem ser repetidos a cada 7 dias após a última dose de MTX. MTX: metotrexato; IM: via intramuscular; LEU: leucovorina. *Fonte*: ASRM, 2013.[7]

Tabela 20.3 Protocolo de tratamento com dose única de MTX.

Dia do tratamento	Avaliação laboratorial	Intervenção
Pré-tratamento	hCG, hemograma completo, hepatograma, creatinina, tipagem sanguínea e painel de anticorpos	Afastar abortamento espontâneo RhoGAM se Rh negativo
1	hCG	MTX 50 mg/m² IM
4	hCG	–
7	hCG	MTX 50 mg/m² IM se declínio β-hCG < 15% do 4º ao 7º dia

MTX: metotrexato; IM: via intramuscular.

Parte 4

além de melhor estética nos portais. Pode ser realizada por laparoscopia convencional (2 ou 3 portais) ou por *single port*, método pelo qual todas as pinças cirúrgicas entram por um único portal umbilical, o que melhora a estética.

A técnica operatória pode variar de uma salpingectomia clássica (Figura 20.2), em tubas rotas e muito destruídas, até uma salpingostomia (Figura 20.3), que conserva a tuba; por esta técnica se faz uma incisão no dorso da tuba, por onde se faz aspiração do trofoblasto, lavagem do seu leito de implantação, e a tuba é preservada.

A discussão atual é sobre se deve, ou não, ser realizada sutura da tuba. Li et al.[8] obtiveram resultados melhores no grupo de sutura do que naquele em que a tubostomia não é fechada. Em sua casuística, esses autores referem uma taxa de gravidez intrauterina de 69% no grupo com sutura da tuba, contra 42% no grupo sem sutura.

Berretta et al.[9] podem nos trazer uma amostra do que falamos anteriormente. Em publicação em que analisam os resultados de seu grupo de 2000 a 2013, esses autores descreveram que, em 402 pacientes tratadas nesse período com gravidez tubária, o MTX foi efetivo em 56 de 65 pacientes (falha de 13,8%). Entretanto, o hCG estava significativamente mais alto no grupo que teve a falha. Foram realizadas 299 salpingectomias, sendo 297 por laparoscopia, o que mostra a exequibilidade desta via. A associação de MTX e *single port* é segura em pacientes selecionadas. O tratamento cirúrgico é o mais utilizado e seguro. Os fatores limitantes são material adequado e equipe treinada e entrosada.

ABDOME AGUDO ISQUÊMICO (TORÇÃO ANEXIAL)

A torção dos anexos é considerada uma emergência cirúrgica (Figura 20.4). Trata-se da quinta causa mais comum de emergência ginecológica, com uma incidência de 2,7% entre as complicações ginecológicas agudas. Entretanto, apesar de alguns autores tentarem não valorizar o problema, o diagnóstico preciso é complexo, porque a lista de diagnósticos diferenciais é longa e inclui muitas causas de dor pélvica aguda, como gravidez ectópica, DIP, apendicite aguda, infecções do trato urinário e muitas outras.

Tradicionalmente, o manejo de torção anexial, quando aparenta isquemia, consiste na realização de anexectomia. Entretanto, mais recentemente têm sido adotados procedimentos conservadores, que evitam a cirurgia radical sobre os anexos – anexectomia.[10] A despeito de muitas evidências de que é

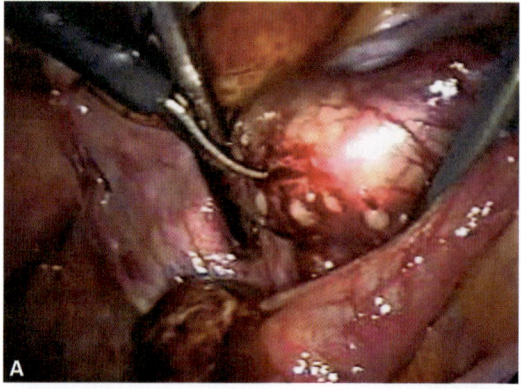

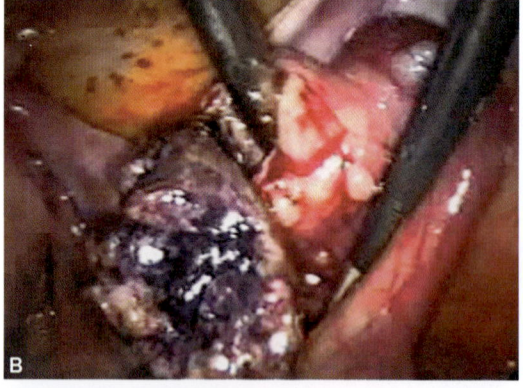

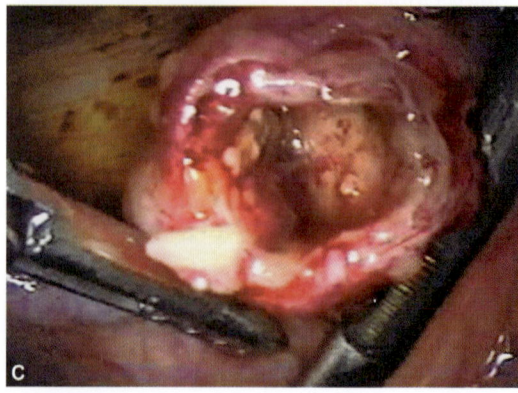

Figura 20.3 A. Panorâmica inicial com detalhe de gravidez tubária direita íntegra. **B.** Tuba incisada com a saída de material trofoblástico. **C.** Panorâmica final pós-salpingostomia direita.

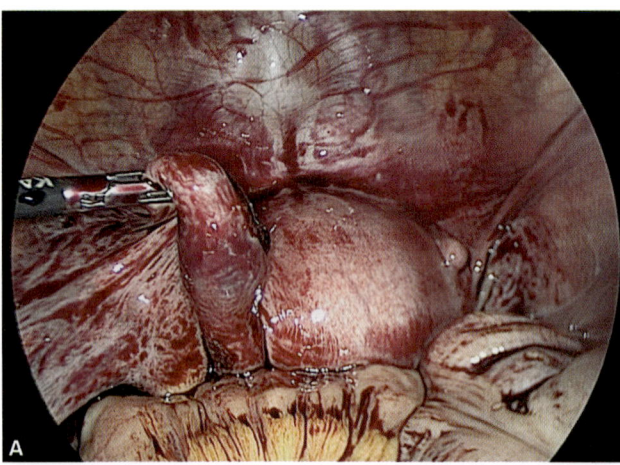

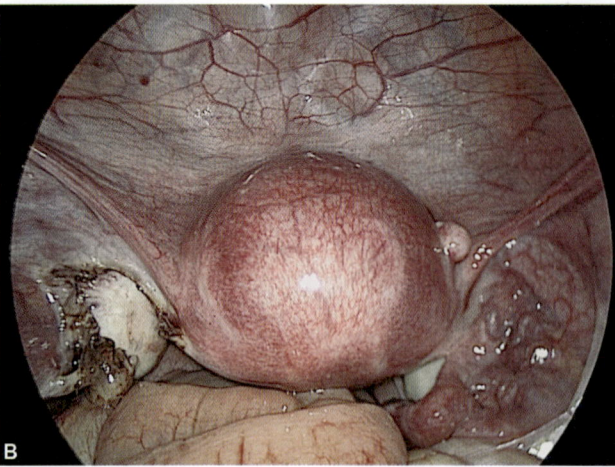

Figura 20.2 A. Detalhe de gravidez tubária esquerda íntegra. **B.** Panorâmica final pós-salpingectomia esquerda.

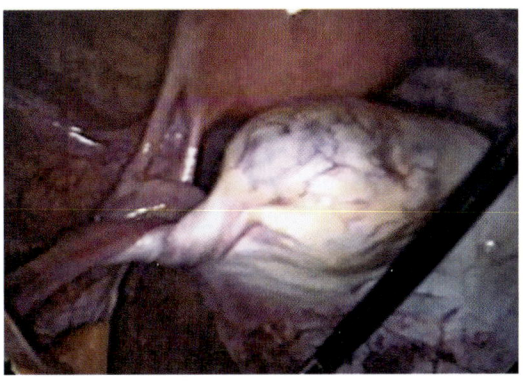

Figura 20.4 Torção anexial.

possível conservar os ovários por via laparoscópica, ainda é muito comum a cirurgia de ablação dos anexos, especialmente quando se usa a via laparotômica.

Os sinais e sintomas pré-operatórios associados a torção de ovários são os seguintes:[11]

- Massa pélvica ou ovário: 98,3%
- Dor pélvica: 82%
- Náuseas e vômitos: 49%
- Sinais de irritação peritoneal: 25%
- Leucocitose > 12.000: 20%
- Sintomas urinários: 14%
- Febre: 7%.

Podem ser observados os seguintes achados de anatomia patológica na torção dos ovários:[11]

- Teratomas: 33%
- Cisto folicular: 14%
- Cisto do corpo lúteo: 11%
- Cistoadenoma seroso: 10%
- Cistoadenoma mucinoso: 8%
- Endometrioma: 3,95
- Neoplasia maligna: 1,7%
- Fibroma e tecoma: 3,4%.

Etiopatogenia

A maioria das pacientes é de portadoras de massas anexiais de maior porte e isso pode justificar a grande maioria dos casos de torção:

- Estruturas anormalmente longas e pesadas (tumores)
- Congestão venosa dos anexos
- Impacto excessivo sobre o corpo
- Anormalidades das tubas e/ou ovários: tumores, DIP e neoplasia
- Causa idiopática.

Os graus de torção estão associados aos danos ao parênquima ovariano e são classificados em:

- Torção < 90°: geralmente a paciente é assintomática e o grau de lesão da estrutura acometida é pequeno
- Torção > 180°: obstrução linfática e venosa, edema, congestão venosa, infarto hemorrágico, obstrução arterial, gangrena e necrose.

Os fatores predisponentes para o abdome agudo isquêmico são:

- Sem fator de risco (a maior parte dos casos)
- Cirurgia abdominal ou pélvica prévia

- Hiperestimulação ovariana
- Laqueadura tubária com eletrocautério
- Maior incidência do lado direito: 60%[12]
- Gravidez: Descargues et al.[12] observaram 12 gestantes (27%) que apresentavam torção anexial. Dessas, 10 foram avaliadas no acompanhamento; registraram-se 7 gestações e 3 perdas (2 voluntárias e 1 espontânea)
- Hérnia inguinal: Merriman e Auldist[13] avaliaram 71 casos de hérnia em meninas; 58 (82%) tinham ovário em seu conteúdo; 11 estavam torcidos (5 ooforectomias).

Diagnóstico complementar

Pode ser feito por meios dos seguintes exames de imagem:

- Ultrassonografia: útil para identificação de massas anexiais
- Doppler: avalia a presença ou ausência de fluxo sanguíneo
- Doppler 3D.

Tratamento

Tratamento radical

Tradicionalmente, tem sido aconselhado o tratamento radical de torção dos anexos, devido ao grande receio de fenômenos tromboembólicos e infecções no pós-operatório. Inúmeras gerações de cirurgiões gerais e mesmo de ginecologistas optam, instintivamente, por uma ooforectomia ou mesmo uma anexectomia. A seguir listamos os motivos mais frequentes de tratamento radical ablativo citados na literatura:

- Fenômenos tromboembólicos
- Infecção no pós-operatório
- Risco de doença maligna
- Bilateralidade rara
- Diminuição do risco de morte
- Falta de estatística para cirurgias conservadoras.

Entretanto, mais recentemente muitas publicações vêm defendendo cirurgias mais conservadoras em casos de torção ovariana e embasando suas opiniões em bons resultados estatísticos.

Tratamento conservador

A tendência atual é a conservação dos anexos, mesmo de ovários que julgamos mais isquêmicos. Portanto, devemos pensar em conservação nas seguintes situações:

- Pacientes com menos de 40 anos
- Torção assincrônica
- Diagnóstico precoce favorece o tratamento conservador
- Aspecto macroscópico × necrose: Taskin et al.[14] observaram completa resolução histológica após reperfusão de ovários isquêmicos, em ratas, por até 36 h.

As técnicas empregadas no tratamento conservador são:

- Desfazer a torção
- Cistectomia
- Ooforopexia
- Bipartir o ovário
- Retirada do tecido nitidamente necrótico e fixação do tecido remanescente.

As complicações pós-tratamento são raras (< 3%). É necessária a reavaliação com ultrassonografia em 6 a 8 semanas.

Cohen et al.[15] demonstraram crescimento folicular em 95% dos ciclos e fertilização bem-sucedida em caso de FIV. Em

Parte 4

caso de uma nova cirurgia, o aspecto ovariano estava normal em 100% dos casos.

A conclusão é de que o tratamento conservador é viável, tem baixo índice de complicações, preserva o futuro reprodutivo e deve ser incentivado e cogitado quando nos deparamos com uma torção anexial, especialmente em mulher jovem. Para isso, é necessário conversar com a paciente, acompanhar a função ovariana no pós-operatório e usar o bom senso.

CONSIDERAÇÕES FINAIS

Alguns fatores não devem ser esquecidos sobre a dor pélvica aguda:

- Sempre realizar e valorizar anamnese e exame físico
- Não desprezar os diagnósticos diferenciais em caso de dor pélvica aguda, inclusive não esquecer das causas não ginecológicas
- Em caso de DIP, valorizar o diagnóstico sindrômico em detrimento do etiológico
- Iniciar o uso de antimicrobianos o mais cedo possível aumenta a chance de cura e diminui o potencial de complicações
- A laparoscopia pode ajudar muito a preservar a fertilidade de uma paciente com DIP, com gravidez tubária e mesmo em caso de torção dos anexos
- Cogitar a conservação dos ovários, especialmente em mulher jovem, mesmo se aparentemente estiverem isquemiados
- Sempre que possível, optar pela laparoscopia no tratamento cirúrgico dos anexos e da pelve
- Em caso de urgência, se houver equipe treinada disponível, a laparoscopia deve ser a via de escolha.

REFERÊNCIAS BIBLIOGRÁFICAS

1. Celikel E, Beyan E, Tasyurt A. Acute pelvic pain: evaluation of 503 cases. Archives of Iranian Medicine. 2013; 16(7):397.
2. Harvrilesky LJ, Dinan M, Sfakianos GP et al. Costs, effectiveness, and workload impact of management strategies for women with an adnexal mass. J Natl Cancer Inst. 2014 Dec 16; 107(1):322.
3. Brasil. Ministério da Saúde (MS). Protocolo Clínico e Diretrizes Terapêuticas (PCDT). Atenção Integral às Pessoas com Infecções Sexualmente Transmissíveis (IST). Brasília: MS; 2015.
4. Monif GRG. Infectious diseases in obstetrics and gynecology. Hagerstown: Harper & Row; 1974.
5. Levens ED, Wittenberger MD, Decherney AH. Ectopic pregnancy and spontaneous abortion. ACP Medicine. 2010; 1-9.
6. Brito MB, Silva JCR, Barbosa HF et al. Tratamento clínico da gravidez ectópica com metotrexato. Femina. 2009; 37(1).
7. Practice Committee of American Society for Reproductive Medicine. Medical treatment of ectopic pregnancy: A committee opinion. Fertil. Steril. 2013 Sep; 100(3):638-44.
8. Li L, Wang JJ, Cheng JM. Laparoscopic salpingotomy for tubal pregnancy: comparison of linear salpingotomy with and without suturing. Zhonghua Yi Xue Za Zhi. 2016; 96(30):2424-6.
9. Berretta R, Dall'Asta A, Merisio C et al. Tubal ectopic pregnancy: our experience from 2000 to 2013. Acta Biomed. 2015; 86(2):176-80.
10. Huchon C, Starac S, Fauconnier A. Adnexal torsion: a predictive score for pre-operative diagnosis. Hum Reprod. 2010; 25 (9):2276-80.
11. Lo LM, Chang SD, Horng SG et al. Laparoscopy versus laparotomy for surgical intervention of ovarian torsion. Chung Liang J Obstet Gynaecol Res. 2008; 34(6):1020-5.
12. Descargues G, Tinlot-Mauger F, Gravier A. Adnexal torsion: a report on forty-five cases. Loïc Marpeau. Eur J Obstetr Gynecol Reprodu Biol. 2001; 98.
13. Merriman TE, Auldist AW. Ovarian torsion in inguinal hernias. Pediatr Surg Int. 2000; 16(5-6):383-5.
14. Taskin O, Birincioglu M, Aydin A et al. The effects of twisted ischaemic adnexa managed by torsion of ovarian viability and histology: an ischaemia-reperfusion rodent model. Human Reproduction. 1998; 13(10):2823-7.
15. Cohen MA, Lindheim SR, Sauer MV. Donor age is paramount to success in oocyte donation. Hum Reprod. 1999; 14(11):2755-8.

21

Dor Pélvica Crônica

Paulo Ayroza Ribeiro | Helizabet Salomão Abdalla-Ribeiro |
Aline Eras

INTRODUÇÃO

A dor pélvica crônica (DPC) apresenta-se como uma das principais causas de encaminhamento de mulheres aos serviços de saúde.[1] Não se trata de uma doença, mas de um quadro clínico que pode ser desencadeado por diferentes afecções. Assim, costuma estar associada a outros problemas, como disfunção sexual, ansiedade e depressão.[2,3] A maior compreensão dos mecanismos da dor levou a uma mudança na abordagem desta afecção, anteriormente centrada em uma conduta multidisciplinar.[4]

A DPC é causa comum de angústia de muitas mulheres, e algumas relatam enfaticamente sua insatisfação com os cuidados recebidos no diagnóstico e no tratamento de sua enfermidade. Tais pacientes buscam invariavelmente um cuidado mais personalizado, com um profissional que valorize seus sintomas e seja preciso quanto aos possíveis diagnósticos e tratamentos.[5]

A DPC caracteriza-se com dor na região inferior do abdome, acíclica, com duração igual ou superior a 6 meses, não causada pela gravidez e sem associação exclusiva ao coito. A dor é localizada entre a pelve, a parede anterior do abdome, a coluna lombossacra ou as nádegas, na altura ou abaixo da cicatriz umbilical. Ela se mostra bastante intensa, a ponto de impossibilitar atividades diárias e/ou requerer tratamento médico.[6]

Tal quadro de dor cíclica e dor desencadeada pelo coito é controverso, porém defendido por alguns autores. Por isso, seriam acrescentadas a esta afecção a dismenorreia e a dispareunia.[7]

Assim, podem-se considerar três principais formas de apresentação desta síndrome: dismenorreia, dispareunia ou dor acíclica, sendo que a última não guarda relação com o fluxo menstrual, tampouco com o coito.

PREVALÊNCIA

Embora existam síndromes dolorosas que acometem adolescentes ou mulheres na pós-menopausa, a maior parte das pacientes encontra-se em idade reprodutiva. A DPC é afecção de alta prevalência em todo o mundo, variando de 4 a 25% das mulheres em idade reprodutiva,[8-12] e sua taxa de recorrência ao longo da vida pode chegar a 33%.[13] No entanto, apenas um terço das portadoras de DPC procura atendimento médico. Em um estudo de Zondervan et al. (2001),[14] 41% das portadoras de DPC nunca buscaram ajuda para resolver seus sintomas.[14]

Ainda assim, a queixa de DPC responde por 10 a 20% das consultas ginecológicas, sendo indicação frequente de procedimentos diagnósticos e cirúrgicos. Estima-se que aproximadamente 20% das histerectomias e 40% das laparoscopias ginecológicas sejam realizadas para tratamento de dor pélvica.[1,7]

No Reino Unido, 38 em cada 1.000 mulheres entre 15 e 70 anos de idade apresentarão queixa de DPC em algum período da vida.[15] Acredita-se que, em países em desenvolvimento, a prevalência seja ainda maior.[16]

No Brasil, em 1997, houve cerca de 1,8 milhão de consultas e 300.000 internações hospitalares devido a queixa compatível com DPC.[17] Estudos nacionais relataram prevalência de DPC de 11,5% em Ribeirão Preto (SP) e 19% em São Luís (MA) em mulheres acima de 14 anos.[18,19]

ETIOLOGIA

Em muitos casos, os sintomas podem ser decorrentes do acometimento de apenas um órgão. No entanto, a complexa inervação da pelve pode resultar em um quadro álgico que acomete toda a pelve, com relatos de sintomatologia em diversos órgãos.[20] Mais de um órgão pode estar envolvido com a gênese desta síndrome álgica e é frequente a associação a outros quadros como ansiedade e depressão. Assim, recomenda-se considerar sempre a natureza multifatorial desta entidade para oferecer a tais pacientes uma abordagem integrada e abrangente.

No que se refere às etiologias primárias, didaticamente, elas são divididas em causas ginecológicas e não ginecológicas. A frequência relativa de cada uma das afecções que podem causar a DPC varia de acordo com a população estudada. Por isso, em alguns centros, contrariando as experiências de nossos serviços, as causas urológicas e gastrintestinais são mais frequentes que as causas ginecológicas.[10]

Entre as causas ginecológicas, destacam-se a endometriose, as varizes pélvicas, as aderências e os miomas uterinos. Já entre as causas não ginecológicas citam-se as intestinais, como a síndrome do intestino irritável e a constipação intestinal crônica; as urológicas, destacando-se a cistite intersticial crônica; e as osteomusculares. Finalmente, destaca-se que não podem ser negligenciados os transtornos emocionais como fatores primários ou secundários à DPC (Tabela 21.1)

Deve-se ter em mente, no entanto, que a existência de alguma doença orgânica pode não justificar o quadro de algia crônica. Além disso, em até um terço das pacientes nenhuma causa é identificada.[3,11] Convém salientar também que, por vezes, diversas afecções podem coexistir, e a associação de enfermidades acaba por acentuar ou agravar o quadro clínico das mulheres portadoras de DPC. Um exemplo clássico desta associação de doenças é a endometriose, a qual coexiste com cistite intersticial, distúrbios do assoalho pélvico e estresse psicológico. Todas estas afecções, unidas e atuando concomitantemente, podem agravar o quadro de DPC.

Relata-se que mulheres com mais de uma causa de DPC apresentam dor mais intensa e mais frequente. Vale lembrar que, em algumas mulheres com DPC de origem multifatorial, o único diagnóstico a ser firmado é o sindrômico, ficando a causa real da dor muitas vezes mascarada pela associação de doenças. A dificuldade em estabelecer a "causa" da dor acentua

Tabela 21.1 Causas ginecológicas e não ginecológicas associadas à DPC.

Ginecológicas
Aderências peritoneais
Cistos anexiais
Salpingite/endometrite crônica
Endossalpingiose
Síndrome do ovário residual
Síndrome do ovário remanescente
Síndrome de congestão pélvica
Cistos peritoneais pós-operatórios
Adenomiose
Endometriose
Leiomioma
Distopias genitais
Urológicas
Neoplasia de bexiga
Infecção urinária de repetição
Cistite intersticial
Litíase
Síndrome uretral
Gastrintestinais
Carcinoma de cólon
Obstrução intestinal crônica intermitente
Doenças inflamatórias
Obstipação crônica
Hérnias de parede abdominal
Síndrome do intestino irritável
Osteomusculares
Dor miofascial
Síndrome do piriforme
Coccialgia crônica
Alterações de coluna lombossacra
Alterações posturais
Neuralgias
Espasmos musculares de assoalho pélvico
Psicológicas
Somatização
Uso excessivo de fármacos
Assédio (ou abuso) sexual ou moral
Depressão
Transtornos do sono
Outras causas
Sequestro neural em cicatriz cirúrgica prévia (*nerve entrapment*)
Porfiria
Transtornos bipolares
Nevralgia (principalmente dos nervos ílio-hipogástrico, ilioinguinal, genitofemoral e pudendo)
Epilepsia abdominal
Enxaqueca abdominal

a insatisfação e a frustração, tanto da paciente quanto dos médicos. Por outro lado, o correto diagnóstico aumenta bastante as chances de sucesso terapêutico.

PRINCIPAIS CAUSAS GINECOLÓGICAS
Endometriose

A endometriose é o diagnóstico mais comum firmado durante as laparoscopias realizadas em mulheres portadoras de DPC. Relata-se que um terço das mulheres submetidas a laparoscopia por DPC tenha endometriose. Em centros especializados no acompanhamento de mulheres com endometriose, tal frequência pode chegar a 70%.[21] Mulheres com endometriose frequentemente se queixam de DPC, que apresenta expressiva piora no período menstrual (dismenorreia), associada a dispareunia profunda.

Doença inflamatória pélvica

A doença inflamatória pélvica (DIP) parece ser uma causa comum de DPC em populações com elevada prevalência de doenças sexualmente transmissíveis. Aproximadamente 30% das mulheres com DIP desenvolvem DPC posteriormente. Os mecanismos exatos que levam a DPC em mulheres que tiveram DIP não são completamente conhecidos, mas se acredita que estejam relacionados com dois fatores principais: desenvolvimento de aderências pelo intenso processo inflamatório e ocorrência de lesão tubária levando a hidrossalpinge.[22]

Aderências pélvicas

As aderências são formações fibrosas regenerativas, decorrentes de traumatismos mecânicos, infecções, inflamações ou sangramentos. Quando ocorrem na pelve, levam a infertilidade, DPC, dispareunia e, em casos mais graves, obstrução intestinal.

Com a realização de mapeamento consciente da dor, durante os quais as pacientes são submetidas à minilaparoscopia com anestesia local, demonstrou-se que a manipulação de aderências pélvicas desencadeia dor em pacientes com DPC. Isso reforça sua associação a esta síndrome.[23]

Os mecanismos que levam tais aderências a desencadearem dor crônica ainda não foram esclarecidos. Especula-se que a menor mobilidade das estruturas, a limitação do peristaltismo intestinal, a tração entre os órgãos e os estímulos das fibras aferentes C são os principais desencadeantes do desconforto e da dor de origem visceral.

Convém suspeitar de a DPC ser decorrente de aderências, diante de queixa de desconforto pélvico pouco específico. Ou seja, quando há difícil caracterização quanto a tipo da dor, início, periodicidade, fatores de melhora ou piora e irradiação. Quando se relata alguma relação com o ciclo menstrual, nota-se o recrudescimento do sintoma álgico no período pré-menstrual.[24]

Outros elementos permanecem mal compreendidos, como a difícil correlação entre a quantidade das aderências com a intensidade da dor e a imprevisibilidade do surgimento das aderências diante de determinada agressão iatrogênica como cirurgias e radioterapias. Pela falta de informações sobre estes mecanismos, bem como seu surgimento imprevisível e a dificuldade de confirmação diagnóstica, a melhor alternativa é a prevenção (Figura 21.1).[25]

Congestão ou varizes pélvicas

As varizes pélvicas também são conhecidas como síndrome da congestão pélvica. Trata-se de uma condição na qual se observam dilatação e tortuosidade do plexo venoso pélvico associadas à diminuição do retorno venoso. Apesar de serem conhecidas algumas alterações hidraulicomecânicas que predispõem à afecção, sua exata fisiopatologia ainda é obscura.[26] Entre os fatores que podem justificar a ocorrência de varizes pélvicas, destacam-se a desembocadura da veia ovariana esquerda na veia renal esquerda em ângulo reto, que facilita o

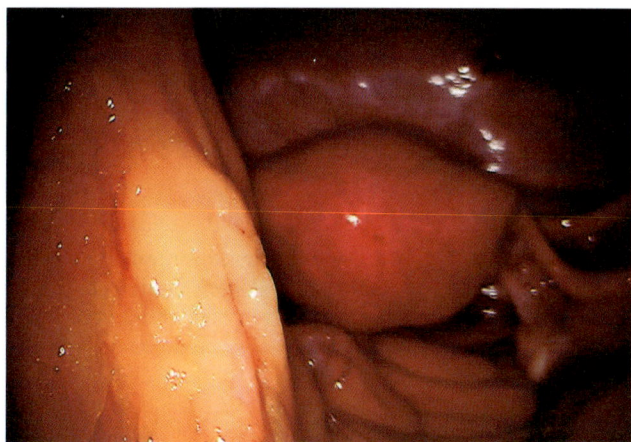

Figura 21.1 Aderências pélvicas.

refluxo venoso; a transmissão da pulsação da aorta no cruzamento desta artéria com a veia renal esquerda; e o dano valvular observado em muitas veias ovarianas de mulheres portadoras de DPC. O refluxo venoso e a congestão induzida por este dano seriam possíveis responsáveis pela dor nestas mulheres. Ressalta-se, no entanto, que esta alteração valvular também pode ser observada em mulheres assintomáticas.[27]

A congestão pélvica afeta com maior frequência mulheres multíparas e leva a desconforto abdominal baixo. A dor varia quanto a intensidade e duração. Costuma ser acompanhada de dispareunia de profundidade e dor após o coito, as quais comprometem bastante a vida sexual. Outro sintoma comum é a exacerbação da dor após longa permanência em posição ortostática.[28]

Finalmente, é importante salientar que, por vezes, as varizes pélvicas podem ser encontradas em mulheres assintomáticas, o que nos faz questionar se, em pacientes com DPC ela seria, realmente, a causa da queixa ou apenas um achado de exame. Assim, devemos ser criteriosos antes de firmar o diagnóstico de varizes pélvicas como causa da DPC.

Adenomiose

A existência de tecido endometrial ectópico entre as fibras do miométrio habitualmente causa dor pélvica cíclica, manifestando-se geralmente com dismenorreia intensa e sangramento uterino anormal. A dor pode ser desencadeada pelo sangramento ou pela descamação das ilhas de endométrio existentes dentro do miométrio durante o período menstrual. Os sintomas costumam se instalar ao redor dos 40 ou 50 anos de idade.

Síndromes do ovário remanescente e do ovário residual

A síndrome do ovário remanescente é uma condição rara observada em mulheres submetidas a ooforectomia com remoção incompleta do ovário durante o procedimento. Nestas, os fragmentos remanescentes de ovário levam a persistência da função ovariana e podem se apresentar como massas pélvicas, que cursam frequentemente com dor pélvica. Recentemente, sugeriu-se que a endometriose poderia aumentar o risco de carcinoma de ovário em pacientes com síndrome do ovário remanescente. Dada esta associação a malignidades ovarianas, as excisões cirúrgicas do tecido remanescente continuam sendo o tratamento de escolha.[29]

Na síndrome do ovário residual, o ovário é preservado intencionalmente e desenvolve, após a cirurgia, alguma afecção causando dor, como cistos ou aderências.

Leiomioma uterino

Os leiomiomas uterinos podem causar sintomas de pressão e levar à dor pela compressão. Podem ainda causar dor aguda devido a sua degeneração, torção ou expulsão pelo colo do útero. A dor crônica é comum nas portadoras de miomas uterinos (Figura 21.2).[9]

PRINCIPAIS CAUSAS UROLÓGICAS

Cistite intersticial

A cistite intersticial consiste em uma causa comum de DPC. É uma condição inflamatória crônica da bexiga que causa dor pélvica e disfunção irritável da bexiga, com vontade exagerada de urinar e aumento da frequência urinária. A incontinência urinária é também um sintoma associado. Esta síndrome é também citada como síndrome da bexiga dolorosa, o que reflete a importância da dor na bexiga como principal característica da síndrome (Figura 21.3).[30]

Neoplasia de bexiga

O carcinoma *in situ* e o carcinoma invasivo de bexiga podem apresentar sintomas semelhantes aos da cistite intersticial. A possibilidade de neoplasia deve ser considerada em mulheres com hematúria, história de tabagismo e idade acima de 60 anos.

PRINCIPAIS CAUSAS GASTRINTESTINAIS

Síndrome do intestino irritável

A síndrome do intestino irritável (SII) é um dos diagnósticos mais comuns em mulheres com DPC, ocorrendo em até 35% destas pacientes. No entanto, em muitas mulheres com

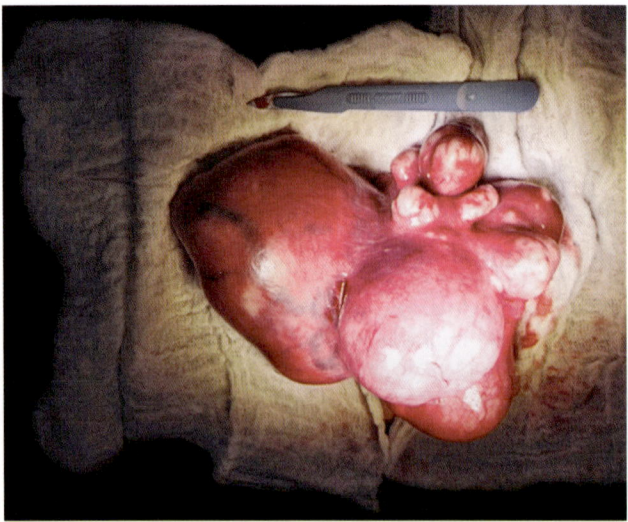

Figura 21.2 Leiomiomas.

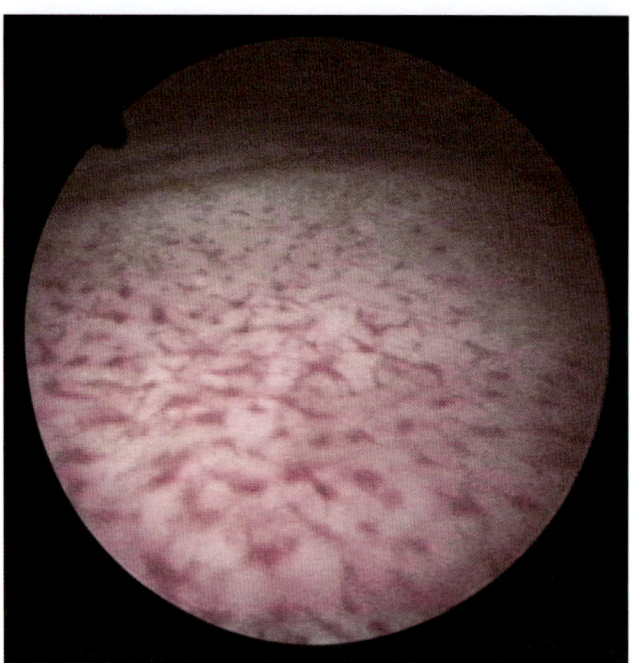

Figura 21.3 Cistoscopia com visão de cistite intersticial.

DPC e SII associada, a SII não é diagnosticada ou tratada adequadamente.[31]

A SII, por vezes também chamada de hiperalgesia visceral, é uma síndrome caracterizada por dor gastrintestinal crônica ou intermitente e dor abdominal. Ela está associada à função intestinal, sem qualquer causa orgânica. A maioria dos pacientes com SII também tem disfunção intestinal. Cerca de 10% da população geral apresenta sintomas compatíveis com o SII, e as mulheres têm probabilidade de diagnóstico duas vezes maior que os homens.[32-35] O diagnóstico da SII baseia-se na anamnese, pois habitualmente os pacientes apresentam sintomas específicos da doença e exame físico normal.

Doença inflamatória intestinal

Fadiga, diarreia, cólica abdominal, perda de peso e febre, com ou sem sangramento grave, são as principais características da doença de Crohn. A natureza "transmural" do processo inflamatório causa fibrose importante que pode evoluir com quadros obstrutivos do intestino delgado e, em menor frequência, do cólon. A retocolite ulcerativa, assim como outras causas de colite, tem uma apresentação semelhante, porém o sangramento retal é mais comum na retocolite ulcerativa que na doença de Crohn (Figura 21.4).

Diverticulite

Os pacientes com doença diverticular podem desenvolver colite segmentar, normalmente no cólon sigmoide. As características endoscópicas e histológicas variam de leves alterações inflamatórias com hemorragias submucosas (manchas vermelhas peridiverticulares na colonoscopia) até um quadro mais grave, com inflamação crônica ativa, assemelhando-se, histológica e endoscopicamente, à doença inflamatória intestinal. A patogênese não é completamente compreendida. A causa pode ser multifatorial, relacionada com o prolapso da mucosa, a estase fecal ou a isquemia localizada (Figura 21.5).

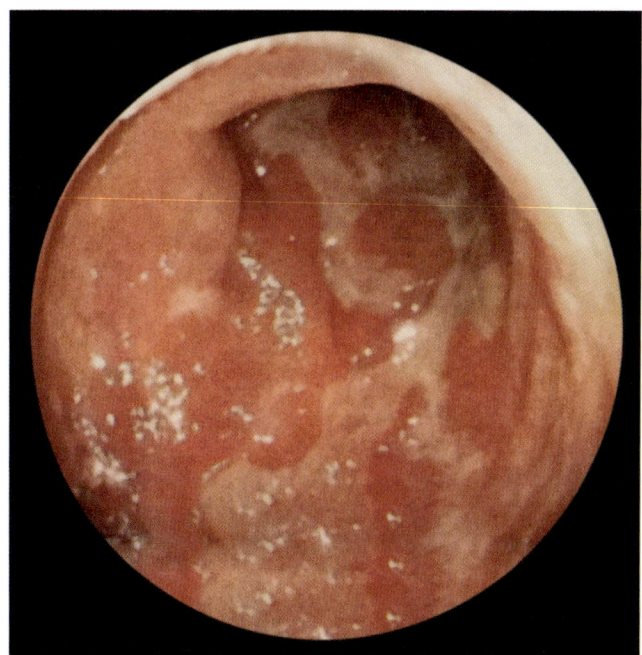 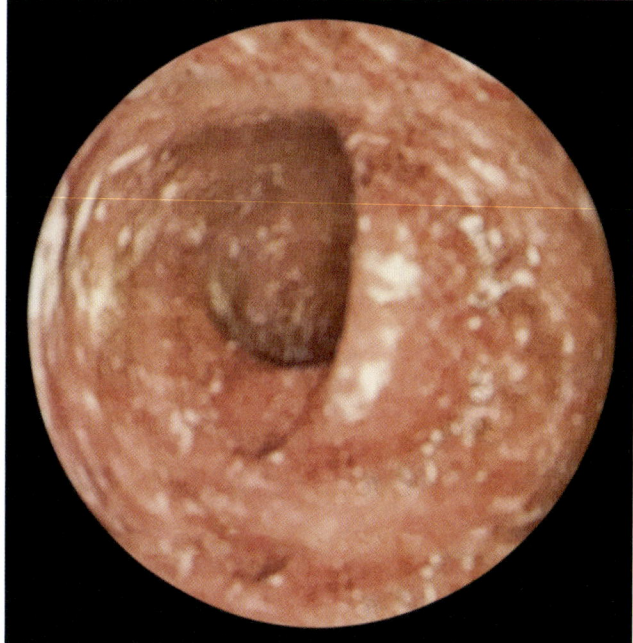

Figura 21.4 Doença inflamatória intestinal. (Cortesia do Dr. Henri C. Castanheira.)

Câncer de cólon

A maioria das pacientes com câncer colorretal tem hematoquezia ou melena, dor abdominal e/ou mudança nos hábitos intestinais (Figura 21.6).

Constipação intestinal crônica e doença celíaca

Apesar de a constipação intestinal crônica ser um sintoma comum em mulheres, a dor crônica não é um sintoma comum nestas mulheres.

Já a doença celíaca é uma doença causada por uma reação imune ao glúten que causa prejuízos na absorção e na digestão de nutrientes pelo intestino delgado. Isso costuma resultar em diarreia de repetição e perda de peso. As pacientes podem apresentar também dor pélvica como queixa inicial.[36]

PRINCIPAIS CAUSAS OSTEOMUSCULARES

Fibromialgia

As mulheres com fibromialgia frequentemente procuram seus ginecologistas citando a DPC como queixa principal. A fibromialgia é uma enfermidade de difícil caracterização, que frequentemente se sobrepõe a outras afecções, como síndrome da fadiga crônica, depressão, somatização e SII.[35]

O American College of Rheumatology definiu dois critérios que devem ser seguidos no diagnóstico de fibromialgia:

- O paciente deve apresentar dor em todos os quatro quadrantes do corpo
- Dor em, pelo menos, 11 áreas distintas do corpo, em um total de 18 áreas possíveis. Entre estas áreas, salientam-se os joelhos, os ombros, os cotovelos e o pescoço, bem como a região pélvica e o assoalho pélvico. Estas áreas devem ser sensíveis ao estímulo de pressão física aplicada pelo médico.[37]

Dor miofascial pélvica

Coccidinia, mialgia, tensão do assoalho pélvico ou dor miofascial pélvica são causadas por espasmos involuntários da musculatura do assoalho pélvico (p. ex., piriforme, levantador do ânus, iliopsoas, obturador interno). Sobretudo o levantador do ânus pode sofrer processos dolorosos observados em outros grupos musculares, como hipertonia, mialgia, excessiva e fadiga. A etiologia inclui qualquer distúrbio inflamatório doloroso, parto, cirurgia pélvica e traumatismo. Além de dispareunia, pode haver dor pélvica, que é agravada por permanecer por períodos prolongados sentada e aliviada pelo calor e ao deitar-se com os quadris flexionados.

Há evidências de que mulheres com DPC diminuíram o limiar de dor nos músculos do assoalho pélvico. Isso pode sugerir que a mialgia do assoalho pélvico pode às vezes ser uma sequela direta do DPC, devido a outras doenças, como endometriose ou cistite intersticial.[38]

Dor de origem postural

A má postura pode causar desequilíbrio muscular envolvendo musculatura abdominal, fáscia toracolombar, lombar, extensores ou flexores do quadril e abdutores, o que leva a dor local ou relatada.

Dor crônica da parede abdominal

A dor crônica proveniente da parede abdominal não costuma ser reconhecida ou é confundida com a dor visceral, levando a extensa investigação antes que um diagnóstico preciso seja alcançado. Pode estar relacionada com a lesão muscular ou uma tensão (p. ex., reto abdominal, piramidal, oblíquo externo, transverso abdominal) ou lesão do nervo (ílio-hipogástrico, ilioinguinal, genitofemoral, cutâneo femoral lateral, pudendo). A patologia dos nervos também pode

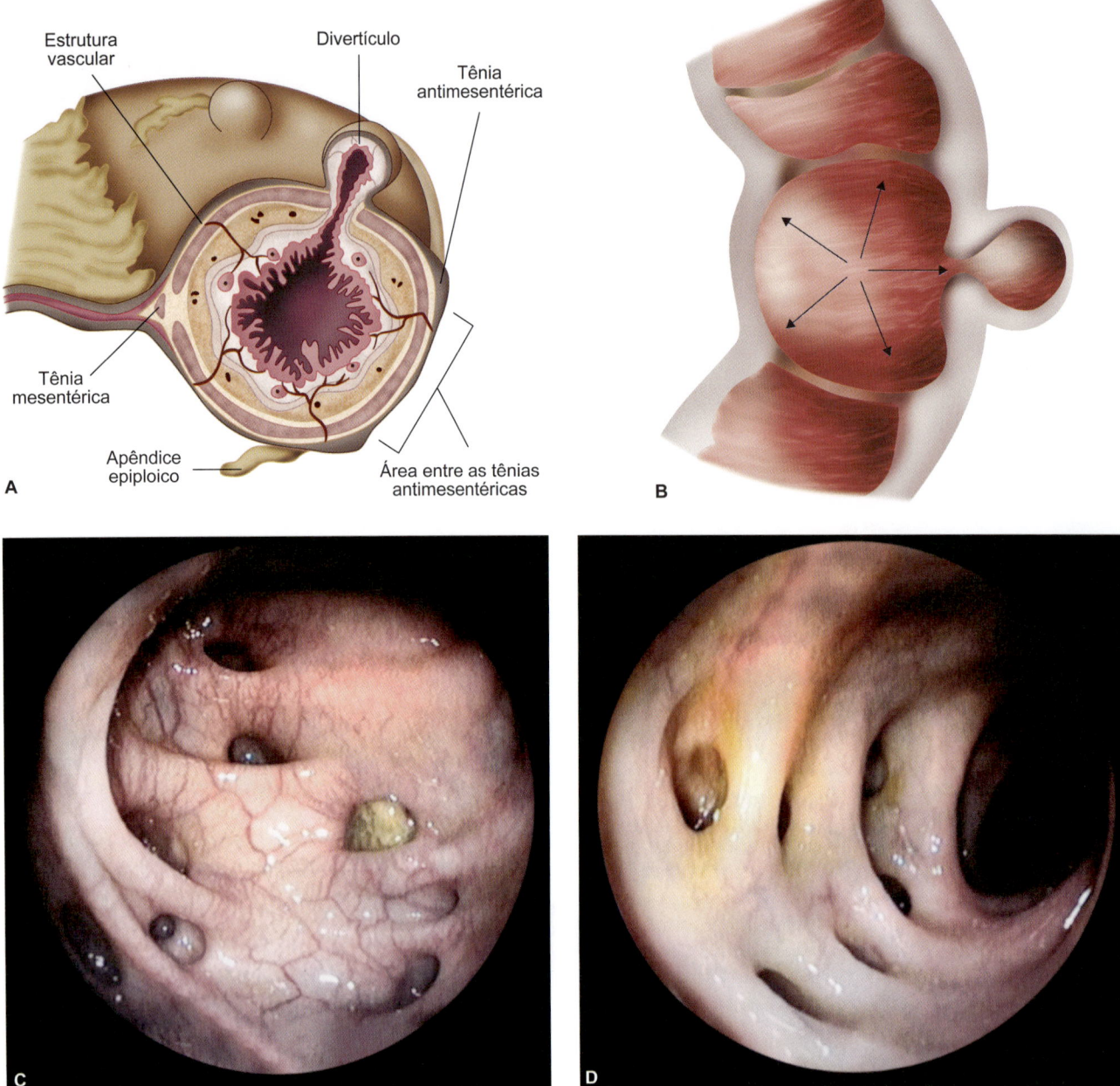

Figura 21.5 A a **D.** Diverticulite. (Cortesia do Dr. Henri C. Castanheira.)

resultar em dor nos órgãos viscerais. A dor crônica da parede abdominal ocorre em 7 a 9% das mulheres após uma incisão de Pfannenstiel.[39]

A síndrome miofascial é a dor que se origina após contato com pontos-gatilho miofasciais na musculatura esquelética. A compressão destes locais hipersensíveis provoca dor local e relatada, por vezes acompanhada de fenômenos autonômicos (piloereção, vasodilatação hiperidrose, ou vasoconstrição) e sintomas viscerais (diarreia, vômito).[40] Pode desenvolver-se após uma lesão (lesão muscular direta ou tensão excessiva) ou estar relacionada com a escoliose postural ou outras anormalidades articulares.

Osteíte púbica

Refere-se à dor abdominal e pélvica mais baixa, devido à inflamação não infecciosa da sínfise púbica. Pode ser uma complicação da cirurgia (p. ex., procedimentos uroginecológica) ou relacionada com gravidez/parto, atividades esportivas, traumatismo ou doenças reumatológicas. A dor é agravada por movimentos como andar, subir escadas e tosse. No exame, a sínfise púbica é macia à palpação.

PRINCIPAIS CAUSAS DE SAÚDE MENTAL

Os transtornos mentais, especialmente o de somatização, o uso frequente de fármacos ou a dependência de opiáceos, as experiências de abuso sexual ou outros tipos de abuso físico e a depressão são comumente diagnosticados em mulheres com DPC.

Transtorno de somatização

Trata-se de um diagnóstico de exclusão, em indivíduos com várias queixas físicas que não podem ser totalmente explicadas

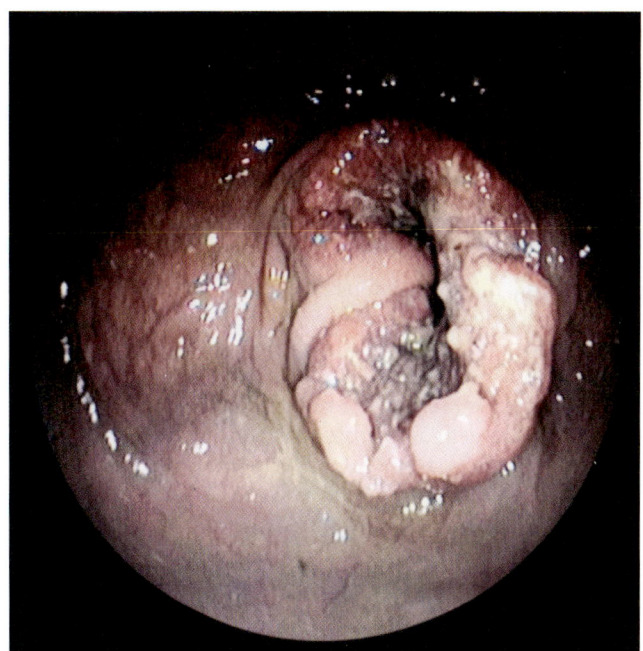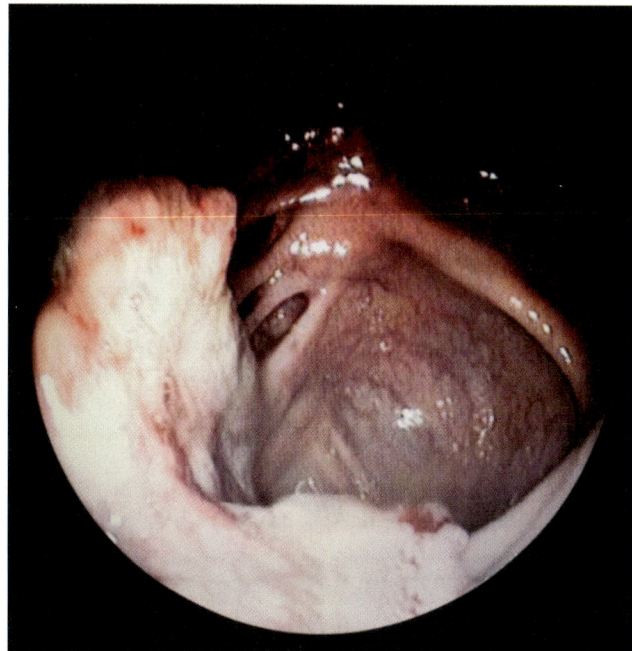

Figura 21.6 Câncer de cólon. (Cortesia do Dr. Henri C. Castanheira.)

por uma condição médica conhecida. Para diagnóstico, devem estar presentes os seguintes critérios: pelo menos quatro locais diferentes de dor, dois sintomas gastrintestinais, além da dor, um sintoma neurológico e um problema sexual e reprodutivo (que não seja a dor). Embora alguns relatos de práticas de psiquiatria sugiram que até 70% das mulheres com DPC tenham um transtorno de somatização coexistente, a prevalência é muito menor em centros especializados em dor crônica.

Dependência de opiáceos

Os pacientes tratados com opioides para dor crônica têm um risco de 3 a 7% de manifestar dependência. Além disso, aqueles com dor crônica têm menor resposta aos analgésicos opioides, de tal modo que doses superiores às normais são necessárias para a conduta adequada. Devido a esses fatores, a decisão de tratar as mulheres com DPC com opioides deve ser feita somente após uma avaliação cuidadosa, após falha de outras modalidades de tratamento e mediante orientação adequada dos riscos.

Abuso sexual e outras formas

As pacientes com dor crônica parecem ter maior incidência de abuso físico ou sexual prévio, e este parece ser o caso da DPC. Até 47% das mulheres com DPC relatam história de abuso físico e sexual.[41] Um passado de experiências traumáticas pode alterar o processamento neuropsicológico dos sinais de dor, bem como as respostas da hipófise-adrenal e autonômicas ao estresse.

Depressão

A depressão, prevalente na população em geral, parece ocorrer mais frequentemente em mulheres com DPC. Não está claro se a depressão e a DPC estão causalmente relacionadas. Alguns especialistas acreditam que certos casos de DPC sejam uma variante da depressão.[42] Enquanto isso, outros acham que experiências estressantes, como abuso sexual na infância, podem causar tanto DPC quanto depressão.

Transtornos do sono

Mulheres com DPC podem ter transtornos do sono, que tanto podem ser resultado quanto contribuir para dor e/ou depressão. Algumas pacientes com DPC têm histórias de comorbidades psiquiátricas primárias. É importante distingui-las daquelas que estão desenvolvendo problemas psicológicos secundários, ou seja, pacientes com sintomas de ansiedade, depressão ou outras expressões da psicopatologia, em reação à dor. Como as vias nociceptivas são moduladas por processos psicológicos, tal mecanismo provavelmente tem um papel importante na amplificação da dor sintomatológica.[43]

PROPEDÊUTICA E DIAGNÓSTICO

A diversidade de órgãos e tecidos com comportamentos biomoleculares distintos faz da pelve uma região única. Por isso, o diagnóstico da causa da DPC talvez seja um dos mais desafiadores na ginecologia. Anamnese minuciosa e exame físico detalhado são pontos fundamentais para a elucidação diagnóstica. Tais etapas propedêuticas, em conjunto, podem demorar até 90 min nas mulheres com DPC, o que torna necessário em algumas situações realizar mais de uma consulta.

Anamnese

A anamnese deve abranger as características da dor, todos os sintomas detalhados relacionados com a queixa. Também devem ser enfatizadas as perguntas sobre diversos aparelhos e sistemas, dado que cerca de 40% das afecções que levam à DPC não são ginecológicas. Nesta fase, o ginecologista pode optar pela realização de consultas estruturadas de forma clássica ou pelo emprego de questionários específicos para a avaliação de mulheres com DPC, como o recomendado pela International Pelvic Pain Society.

A história da dor deve ser completa e avaliar todos os possíveis sistemas envolvidos, em especial os sistemas genital, gastrintestinal, urinário e musculoesquelético. Outro ponto de extrema importância é a investigação de tratamentos prévios (clínicos ou cirúrgicos) ou de qualquer forma de abuso (sexual, psicológico, profissional ou doméstico).

As características da dor devem ser registradas de maneira detalhada, com dados sobre a primeira ocorrência do quadro, início da dor (súbito, insidioso), tipo (cólica, pontada, queimação), localização, duração (constante ou intermitente), intensidade, fatores de melhora e de piora, irradiação e sintomas associados, principalmente queixas urinárias, intestinais e dispareunia. O examinador deve sempre aplicar algum método objetivo de quantificação da dor, como a escala visual analógica, o calendário com as características de cada episódio e o mapa da dor, entre outros.

Exame físico

O exame físico visa confirmar ou excluir hipóteses levantadas durante a anamnese. Deve sempre contemplar a palpação de todo o abdome com rastreamento de pontos dolorosos, tanto superficiais quanto profundos. As cicatrizes devem ser notadas, assim como as alterações, como as fibroses, os nódulos ou os pontos-gatilho.

O exame ginecológico é etapa fundamental na avaliação da paciente com DPC. Deve-se iniciar com a inspeção da genitália, em busca de anormalidades anatômicas e lesões visíveis, seguida pela palpação de linfonodos inguinais, avaliando-se quanto à ocorrência de linfonodomegalia inguinal ou mesmo tumorações endurecidas. A seguir, colo uterino, vagina, conteúdo vaginal e secreção endocervical devem ser analisados com o auxílio de um espéculo.

A bexiga, as paredes vaginais e o músculo levantador do ânus podem ser palpados após o exame especular, utilizando-se 1 ou 2 dedos, avaliando-se se ocorre dor com tal manobra. O toque vaginal bidigital possibilita palpação mais profunda, fazendo-se perceber nodulações e/ou espessamento em região retrocervical e nos ligamentos cardinais e/ou uterossacros. O toque bimanual fornece informações quanto a tamanho e contorno uterinos, bem como quanto a mobilidade e ocorrência de dor à mobilização. Possibilita ainda a palpação dos anexos, etapa mais difícil do exame físico ginecológico, já que os ovários são palpáveis em apenas 50% das mulheres na menacme.[43] No entanto, quando palpáveis, podem-se detectar cistos ou tumorações anexiais. Quando há formações anexiais palpáveis, deve-se atentar para o tamanho, a mobilidade, a consistência e a dor à manipulação. A inspeção do ânus em busca de alterações, como doenças orificiais e prolapso retal, bem como o toque retal proporcionam informações adicionais, especialmente quando se suspeita de doenças intestinais, endometriose e malignidades.

O exame ginecológico, além de incluir a propedêutica clássica que avalia a ocorrência de alterações uterinas, ovarianas ou no fórnix posterior da vagina, deve abranger a identificação de alterações da musculatura de assoalho pélvico, piriforme e obturadores. Para esta avaliação, pode ser necessária a mediação de especialista na área osteomuscular para o diagnóstico de vícios posturais ou pélvicos.

Achados sugestivos de condições específicas

As pacientes com endometriose profunda apresentam alterações sugestivas no exame físico em cerca de 40% dos casos. Três achados característicos de endometriose são: espessamento ou existência de nódulo endurecido em região retrocervical e/ou no ligamento uterossacro; deslocamento do colo uterino causado por envolvimento assimétrico dos ligamentos uterossacros, levando a um encurtamento unilateral; e estenose cervical, que pode intensificar menstruação retrógrada e, assim, teoricamente aumentar o risco de desenvolvimento da endometriose.[44]

As excrescências glandulares ou as lesões escurecidas em parede vaginal, sobretudo em fundo de saco posterior, podem sinalizar endometriose profunda com acometimento até mucosa vaginal. Já a consistência uterina mais amolecida e dolorosa à manipulação talvez sugira adenomiose. Se houver suspeita de endometriose profunda com acometimento dos ligamentos uterossacros, o diagnóstico é realizado, com precisão, com o toque retal.

Um aumento dos anexos uterinos pode ser notado durante palpação abdominal, principalmente no toque bimanual. Tal aumento pode ser decorrente, principalmente, de cistos ou tumores ovarianos, endometriomas, gestação ectópica, hidro/hematossalpinge e abscesso tubo-ovariano. A existência de cistos de inclusão peritoneal e tumores de outros órgãos pode confundir esta avaliação, mas o toque bimanual geralmente possibilita a distinção.

A presença de ascite deve suscitar hipótese de malignidade. Assim, convém tentar palpar os ovários. A palpação de massa pélvica após realização ooforectomia e/ou histerectomia sugere síndrome do ovário remanescente, síndrome do ovário residual ou cistos de inclusão peritoneal.

Volume aumentado do útero e/ou contornos irregulares, sobretudo com útero móvel, sugerem a existência de leiomiomas uterinos. Conforme mencionado, as mulheres com adenomiose podem apresentar útero aumentado globalmente e mais amolecido. A diminuição da mobilidade uterina deve chamar atenção para a existência de aderências pélvicas. Quando o útero se apresenta em retroflexão e com mínima mobilidade, a hipótese de endometriose deve ser sempre considerada, já que suas aderências tipicamente densas com alguma frequência conduzem a este quadro. Outras condições que devem ser consideradas frente a um útero pouco móvel são DIP e bridas.

A palpação e a mobilização dolorosas do útero são os achados mais comuns no exame físico de mulheres com endometrite crônica relacionada com doença inflamatória pélvica, embora as acometidas possam ter um exame físico completamente normal. Nestas pacientes, podem ocorrer sangramento uterino anormal, metrorragia, *spotting*, sinusorragia e amenorreia associada a dor pélvica baixa inespecífica.

A síndrome de congestão pélvica não está associada a sintomas específicos, e o principal achado no exame físico é o amolecimento do ovário durante compressão suave. Pode haver ainda amolecimento uterino à mobilização do colo e palpação profunda abdominal. Reforçam este diagnóstico diferencial a dor que se manifesta em locais diversos em diferentes momentos, dispareunia profunda, dor pélvica depois do ato sexual e exacerbação da dor após permanecer em posição ortostática por longo período.[45]

A neuropatia caracteristicamente cursa com dor em queimação, sensação de choque e parestesia. Mononeuropatias envolvendo nervos com origem em T10 a L4 podem se apresentam como DPC. Em particular, a síndrome de aprisionamento nervoso do nervo ilioinguinal (após incisões abdominais transversas) pode ocasionar dor pélvica. Por sua vez, a neuralgia do nervo pudendo pode se apresentar como dor pélvica e vulvar.

Em mulheres com cistite intersticial, quase sempre há dor à palpação difusa de abdome, base da bexiga e uretra. A possibilidade de divertículo ureteral deve ser considerada se houver massa subureteral. É comum haver dor suprapúbica nos casos de infecção de repetição do trato urinário, cistite intersticial e osteíte púbica.

Na síndrome do piriforme e do levantador do ânus, costuma ocorrer dor na palpação unidigital destes músculos durante o toque vaginal. Tais músculos encontram-se com contratura e podem apresentar fasciculação. Pode não haver reflexo anal (ao se tocar delicadamente a pele ao redor do ânus, observa-se uma contração reflexa do esfíncter anal externo), em virtude de os músculos do assoalho pélvico já se encontrarem contraídos. Este reflexo pode também não ocorrer por motivo de lesão nervosa.

Na vulvodinia, a dor vulvar costuma ser descrita como uma dor em queimação, que pode ser localizada ou generalizada, provocada ou espontânea. A vestibulodinia caracteriza-se pela dor intensa no toque do vestíbulo vulvar ou na tentativa de penetração vaginal, e estas afecções podem ser confundidas com DPC, caso a vulva não seja examinada.

Para o exame psicológico, podem ser utilizados questionários, como o fornecido pela International Pelvic Pain Society, que traz perguntas a respeito de sintomas depressivos e abuso físico/sexual. Alguns estudos sugerem que aumentar a gravidade dos fatos é uma característica importante nas pacientes com DPC. Assim, deve ser avaliada durante o exame psicológico e sinalizada para contribuir no tratamento.

Exames complementares

A anamnese, o exame físico e a avaliação psicológica são os componentes mais importantes para o diagnóstico de DPC. A complementação propedêutica com exames laboratoriais, de imagem ou mesmo cirurgia varia amplamente, conforme as hipóteses aventadas.

Na maioria dos casos, os exames laboratoriais ou de imagem pouco auxiliam na confirmação diagnóstica da causa de DPC, porém são importantes na exclusão de outras afecções associadas e na definição da programação terapêutica. O exame de urina, por exemplo, pode contribuir para confirmar ou excluir diagnóstico de infecção urinária. Do mesmo modo, a reação em cadeia da polimerase (PCR) para clamídia e gonococo auxilia na avaliação de DIP. O teste de gravidez possibilita excluir gestação.

A ultrassonografia pélvica, sobretudo transvaginal, tem alta sensibilidade na detecção de miomas uterinos e de massas pélvicas, além de auxiliar na localização destas (útero/ovário/tubas). A ressonância magnética pode auxiliar no diagnóstico de endometriose e adenomiose, complementando com informações não fornecidas pela ultrassonografia pélvica. Na suspeita de doenças inflamatórias intestinais, a colonoscopia proporciona informações valiosas. Já na congestão pélvica, os métodos diagnósticos disponíveis são a ultrassonografia e a venografia.

Deve-se ter em mente, no entanto, que muitas afecções causadoras de DPC têm diagnóstico exclusivamente clínico, como fibromialgia, quadros psicossomáticos e migrânea abdominal. Desse modo, o diagnóstico correto somente será firmado se as hipóteses forem consideradas. Apoiar-se apenas nos métodos

complementares para definição diagnóstica configura erro grosseiro na propedêutica da paciente com DPC. Isso pode levar a diagnósticos equivocados e persistência do quadro.

Laparoscopia diagnóstica e cirurgia laparoscópica

Modernamente, a laparoscopia diagnóstica tem papel secundário na rotina propedêutica da DPC, devendo seu emprego ser restringido a situações especiais nas quais os métodos diagnósticos disponíveis apresentem controvérsia. Durante algum tempo, considerou-se a laparoscopia como o principal método diagnóstico da endometriose, ao possibilitar a visão e a biopsia das lesões. Atualmente, no entanto, com o aprimoramento de exames de imagem, como a ultrassonografia e a ressonância magnética, é possível firmar diagnóstico com grande grau de certeza. Assim, permite-se não apenas o diagnóstico, mas também o mapeamento da doença, reservando-se a cirurgia para um tratamento potencialmente definitivo das lesões.

Com relação às varizes pélvicas, alguns estudos sugeriram que a laparoscopia deve ser utilizada para o diagnóstico, por meio da realização de manobras de redução da pressão intra-abdominal, colocando-se a paciente em posição de proclive para identificar possíveis dilatações venosas. No entanto, o procedimento endoscópico não deve ser indicado como método de escolha, sobretudo porque as varicosidades isoladas não são diagnósticas. Para este fim, os principais exames complementares são a ultrassonografia endovaginal com Doppler, a ressonância magnética, a tomografia computadorizada e, em especial, a flebografia ovariana retrógrada ou transuterina. A flebografia revela o aumento dos diâmetros venosos ovariano e uterino, além da estase com redução do retorno venoso.

TRATAMENTO

O sucesso do tratamento de mulheres com DPC é bastante facilitado quando se pode contar com a confiança da paciente. Esta confiança pode ser conquistada com o acolhimento adequado e uma avaliação completa e detalhada do caso. Isso possibilita à paciente expor suas aflições, validando sua queixa, demonstrando reconhecer que a dor é "real", oferecendo explicações sempre que possível e reafirmando a intenção de ajudar. A maioria das pacientes compreende que não existem remédios milagrosos ou curas instantâneas e mostra-se satisfeita com a certeza de que seu médico é honesto e fará um esforço real em ajudá-las, mesmo que de modo gradual.

Abordagem terapêutica

Geralmente, a anamnese e o exame físico sugerem uma ou mais causas que parecem levar a DPC. Para auxiliar na decisão do melhor plano terapêutico para uma mulher específica, o médico e a paciente devem discutir suas expectativas e suas pretensões quanto a tratamento clínico, cirurgias e planos de engravidar.

A abordagem terapêutica da síndrome de algia pélvica crônica pode seguir três linhas principais:

- Extensa avaliação diagnóstica seguida por tratamento da doença diagnosticada. Apesar de provavelmente tratar-se da abordagem ideal, pode ser onerosa, pois talvez sejam necessários diversos exames complementares

- Prescrição sequencial de medicações que tratam as principais causas de DPC. Por exemplo, se a endometriose, principal causa de DPC, parece ser uma hipótese plausível para o caso, mas não foi comprovada sua existência, pode-se realizar um teste terapêutico temporariamente para avaliar a melhora dos sintomas. Se não for bem-sucedido, então se inicia outra terapia empírica. Deve-se ter em mente que, neste caso, mesmo diante de melhora clínica, não se pode afirmar a real etiologia da DPC, já que um mesmo tratamento pode ser eficaz para várias afecções
- Tratamento não específico com analgésicos. Visa ao tratamento da dor em vez do tratamento de doenças específicas.

Há uma tendência em se recomendar que pacientes portadoras de DPC sejam abordadas de modo multidisciplinar. Isso porque a dor visceral, por suas características próprias, é de difícil localização – a descoberta de uma afecção não garante que esta seja a causadora do quadro e, sobretudo, são comuns as associações de diferentes problemas. Apenas um profissional dificilmente deterá todo o conhecimento específico ginecológico, urológico, gastrintestinal e psicológico necessário para assegurar que a paciente seja avaliada de modo completo e com adequado embasamento científico.[20]

Para o tratamento de pacientes com aderências pélvicas e DPC, as opções podem ser clínicas ou cirúrgicas, sendo que a eficácia de ambos é discutível e, com certa frequência, insatisfatória. A indicação de um procedimento cirúrgico deve ser cuidadosamente avaliada e reservada para casos específicos em que sua realização tenha reais chances de melhora da dor e da qualidade de vida, conforme já comprovado nos quadros de endometriose profunda.

As pacientes com DPC devem ser tratadas de forma global. O tratamento visa à redução da dor, à melhora funcional e ao impacto positivo nos estados psicológico, comportamental, social e sexual.[20]

Laparoscopia na paciente com DPC

A partir da incorporação do sistema de vídeo à laparoscopia, o método repercutiu imensamente na ginecologia. Assim, foi sendo amplamente utilizado no diagnóstico e no tratamento de inúmeras afecções pélvicas, tendo se destacado na função propedêutica nas mulheres com queixa de DPC.

A possibilidade de observar a pelve por meio de procedimento minimamente invasivo aumentou bastante o conhecimento acerca de enfermidades que levam a DPC. Entretanto, com o passar das décadas, nova reflexão se faz necessária: para o diagnóstico das principais doenças que levam à DPC, a laparoscopia é imprescindível?

Atualmente, com o maior conhecimento das causas da DPC, reconhece-se que boa parte das pacientes não tem alterações observáveis por meio do procedimento que justifiquem sua queixa. Portanto, embora vista como um método diagnóstico invasivo, a endoscopia pélvica tem atuação fundamental na terapêutica de doenças específicas, desde que passíveis de tratamento por este método.

Cirurgias neuroablativas

A interrupção do plexo nervoso sensitivo de Lee-Frankenhäuser pela ablação do ligamento uterossacro (LUNA) por laparoscopia para o controle da dor foi proposta em 1963. Para este fim, a eletrocauterização, seguida de secção do ligamento uterossacro (LUS), é a técnica mais utilizada.

Diversos estudos procuraram avaliar a eficácia da LUNA em mulheres com DPC. A revisão de metanálises concluiu que a ablação do LUS não deve ser considerada como opção para o tratamento da DPC, independentemente da etiologia.[46]

Quanto à neurectomia pré-sacra, outra cirurgia neuroablativa, não foram encontrados dados suficientes na literatura que respaldem tal procedimento em pacientes com DPC. Ressalta-se que complicações intraoperatórias, como sangramento, e pós-operatórias, como disfunções urinárias e/ou gastrintestinais, não são infrequentes.[47]

Tratamento complementar

Cabe destacar que alterações osteomusculares e psicoemocionais são bem comuns nas pacientes com DPC e podem ser a causa primária da síndrome ou ser consequência desta. Além dos sintomas clássicos da doença, as alterações osteomusculares podem surgir, perdurando ou piorando a queixa álgica. Tal fato ocorre pelo longo tempo em que as mulheres permanecem com a queixa. Assim, em busca de uma maneira de amenizar o sintoma, adotam uma postura antálgica como adaptação e proteção ao estímulo doloroso persistente. A longo prazo, essa atitude acaba levando às alterações posturais persistentes que contribuem para o quadro álgico. Posteriormente, mesmo que a afecção de base seja tratada, as alterações posturais podem ser o percalço na persistência da queixa.[48]

Em 1993, Baker definiu a chamada *typical pelvic pain posture*. São alterações posturais características deste grupo de mulheres, caracterizando-se principalmente por hiperlordose lombar, anteversão pélvica e hiperextensão de joelhos.[44] Além da postura típica, outras alterações, como espasmo de assoalho pélvico e pontos-gatilho em musculatura abdominal ou lombar, são encontradas com frequência. Tais dados tornam a correta avaliação destes parâmetros fundamental e, se presentes, alterações devem ser tratadas em conjunto com a terapêutica da doença de base. Desse modo, justifica-se um fisioterapeuta para melhor avaliação e tratamento.

Da mesma maneira, o longo tempo sem diagnóstico, a incerteza quanto à etiologia e o anseio sobre a possibilidade de doença maligna somada à diminuição acentuada na qualidade de vida das mulheres com DPC levam, com frequência, a consideráveis transtornos emocionais que devem ser avaliados. A depressão, principalmente na sua forma mais grave, não é infrequente. Por isso, a utilização de medicamentos psicoativos deve ser considerada. O parecer do psicoterapeuta e/ou psiquiatra deve ser contemplado quando o ginecologista suspeita de alterações emocionais maiores.[49] Assim, demonstra-se a importância da abordagem multidisciplinar das pacientes portadoras de DPC. Finalmente, destaca-se que o sistema nervoso central reage aos estímulos dolorosos por fenômeno de neuroplasticidade que, a longo prazo, acaba levando a hiperalgesia (sensação exagerada) e alodinia (dor sem que haja estímulo que a justifique). Desse modo, o tratamento deste fenômeno deve ser efetuado nas pacientes com dor persistente.[50]

CONSIDERAÇÕES FINAIS

Diante deste quadro complexo, fica patente a importância do atendimento adequado da paciente com DPC, contando-se com uma anamnese ampla e detalhada, além de exame físico meticuloso. Deve haver, também, a preocupação em estreitar o relacionamento médico-paciente, pois a investigação, por vezes, é frustrante, dado que os exames comumente não revelam as etiologias. Várias destas podem coexistir e, normalmente, as pacientes têm dificuldades em aceitar associações etiológicas. Em inúmeras vezes, observa-se relativa resistência em aceitar a demanda de duas ou mais intervenções para o tratamento.

Além disso, a queixa apresenta caráter bastante subjetivo, com situações de persistência de uma qualidade de vida ruim, mesmo quando há diminuição do estímulo doloroso. Isso porque disfunções emocionais podem interferir na percepção dolorosa. Eventualmente, identificam-se benefícios secundários da queixa, muitas vezes inconscientes à paciente, o que, também, dificulta a aceitação das propostas terapêuticas.

Ponderando-se sobre estas dificuldades, conclui-se que a capacitação do médico deve ser aprimorada e atualizada. Do mesmo modo, as opções diagnósticas e terapêuticas devem ser discutidas com a paciente e escolhidas criteriosamente para evitar intervenções desnecessárias que possam remeter a riscos, limitações reprodutivas ou agravar a síndrome.

Até mesmo a abordagem conjunta com outras especialidades para avaliação de outros especialistas deve ser discutida com a paciente para maior aceitação. Isso porque, em muitas ocasiões, a mulher traz o anseio de que apenas o presente atendimento resolveria sua queixa. Assim, conclui-se que, apesar de todos os recursos tecnológicos, tanto na área diagnóstica quanto na terapêutica, o conhecimento e o zelo médico e dos seus pares ainda permanecem soberanos nas mulheres com DPC.

A DPC apresenta-se como uma das principais queixas em mulheres na menacme. É definida como dor na região inferior do abdome, acíclica, com duração igual ou superior a 6 meses, não causada pela gravidez e sem associação exclusiva ao coito.

Não se trata de uma doença, mas de um quadro clínico que pode ser desencadeado por diferentes afecções. Frequentemente, está associado a outros problemas, como disfunção sexual, ansiedade e depressão. Entre as causas ginecológicas, destacam-se a endometriose, as varizes pélvicas, as aderências e os miomas uterinos. Entre as causas não ginecológicas, citam-se as intestinais, como a síndrome do intestino irritável e a constipação intestinal crônica; as urológicas, destacando-se a cistite intersticial crônica; e as osteomusculares, bem como os transtornos emocionais. Anamnese minuciosa e exame físico detalhado são pontos fundamentais para a elucidação diagnóstica. Trata-se de um equívoco apoiar-se somente em exames complementares na abordagem da paciente com DPC. Por isso, recomenda-se uma abordagem multidisciplinar.

Frente aos progressos nos exames de imagem, a laparoscopia perdeu importância na propedêutica da paciente com DPC, sendo mais importante na terapêutica cirúrgica de doenças específicas. Os quadros de DPC são bastante associados a transtornos emocionais, comportamentais e sexuais. Por isso, uma abordagem cuidadosa e acolhedora, mais do que desejável, mostra-se determinante no sucesso terapêutico.

REFERÊNCIAS BIBLIOGRÁFICAS

1. Latthe P, Latthe M, Say L et al. WHO systematic review of prevalence of chronic pelvic pain: A neglected reproductive health morbidity. BMC Public Health. 2006; 6:177.
2. Fall M, Baranowski AP, Elneil S et al. EAU guidelines on chronic pelvic pain. Eur Urol. 2010; 57(1):35-48.
3. Fall M, Baranowski AP, Fowler CJ et al. European Association of Urology. EAU guidelines on chronic pelvic pain. Eur Urol. 2004; 46(6):681-9.
4. Engeler DS, Baranowski AP, Dinis-Oliveira P et al. The 2013 Guidelines on Chronic Pelvic Pain. Is management of chronic pelvic pain a habit, a philosophy, or a science? 10 years of development. Eur Urol. 2013; 64:431-9.
5. Price J, Farmer G, Harris J et al. Attitudes of women with chronic pelvic pain to the gynaecological consultation: a qualitative study. BJOG. 2006; 113(4):446-52.
6. ACOG Commitee on Practice Bulletins – Gynecology, 2004. ACOG Practice Bulletin No. 51. Chronic pelvic pain. Obstetr Gynecol. 2004; 103(3):589-605.
7. Reiter RC. A profile of women with chronic pelvic pain. Clin Obstet Gynecol.1990; 33(1):130-6.
8. Bruckenthal P. Approaches to diagnosis and treatment. Pain Manag Nurs. 2011; 12(1):4-10.
9. Lippman SA, Warner M, Samuels S et al. Uterine fibroids and gynecologic pain symptoms in a population-based study. Fertil Steril. 2003; 80:1488.
10. Zondervan KT, Yudkin PL, Vessey MP et al. Prevalence and incidence of chronic pelvic pain in primary care: evidence from a national general practice database. Br J Obstet Gynaecol. 1999; 106:1149.
11. Grace VM, Zondervan KT. Chronic pelvic pain in New Zealand: prevalence, pain severity, diagnoses and use of the health services. Aust N Z J Public Health. 2004; 28:369-75.
12. Mathias SD, Kuppermann M, Liberman RF et al. Chronic pelvic pain: prevalence, health-related quality of life, and economic correlates. Obstet Gynecol. 1996; 87:321.
13. Brookoff D. Genitourinary pain syndromes: interstitial cystits, chronic prostatitis, pelvic floor dysfunction, and related disorders. In: Smith H (ed.). Current therapy in pain. Philadelphia: Saunders-Elsevier; 2009. p. 205-15.
14. Zondervan KT, Yudkin PL, Vessey MP et al. The community prevalence of chronic pelvic pain in women and associated illness behaviour. Brit J Gen Pract. 2001;51(468):541-7.
15. Zondervan KT, Yudkin PL, Vessey MP et al. Patterns of diagnosis and referral in women consulting for chronic pelvic pain in UK primary care. Br J Obstet Gynaecol. 1999; 106:1156.
16. Farquhar CM, Steiner CA. Hysterectomy rates in the United States 1990-1997. Obstet Gynecol. 2002; 99(2):229-34.
17. Yeng LT, Teixeira MJ, Romano MA et al. Avaliação funcional do doente com dor crônica. Rev Med. 2001; 80: 443-73.
18. Silva GP, Nascimento AL, Michelazzo D et al. High prevalence of chronic pelvic pain in women in Ribeirão Preto, Brazil and direct association with abdominal surgery. Clinics. 2011; 66(8):1307-12.
19. Coelho LSC, Brito LMO, Chein MBC et al. Prevalence and conditions associated with chronic pelvic pain in women from São Luís, Brazil. Braz J Med Biol Res. 2014; 47(9):818-25.
20. Baranowski AP. Chronic pelvic pain. Best Pract Research Clin Gastr. 2009; 23:593-610.
21. Howard FM. The role of laparoscopy in the evaluation of chronic pelvic pain: pitfalls with a negative laparoscopy. J Am Assoc Gynecol Laparosc. 1996; 4(1):85-94.
22. Ness RB, Soper DE, Holley RL et al. Effectiveness of inpatient and outpatient treatment strategies for women with pelvic inflammatory disease: results from the Pelvic Inflammatory Disease Evaluation and Clinical Health (PEACH) Randomized Trial. Am J Obstet Gynecol. 2002; 186(5):929-37.
23. Howard FM, El-Minawi AM, Sanchez R. Conscious pain mapping by laparoscopy in women with chronic pelvic pain. Obstet Gynecol. 2000; 96(6):934-9.
24. Alpay Z, Saed GM, Diamond MP. Postoperative adhesions: from formation to prevention. Semin Reprod Med. 2008; 26(4):313-21.
25. Monk BJ, Berman ML, Montz FJ. Adhesions after extensive gynecologic surgery: clinical significance, etiology, and prevention. Am J Obstet Gynecol. 1994; 170(5 Pt 1):1396-403.
26. Cheong Y, Stones R. Chronic pelvic pain: aetiology and therapy. Best Pract Res Clin Obstet Gynaecol. 2006; 20-5:695-711.
27. Rozenblit AM, Ricci ZJ, Tuvia J et al. Incompetent and dilated ovarian veins: a common CT finding in asymptomatic parous women. AJR Am J Roentgenol. 2001; 176(1):119-22.
28. Beard RW, Reginald PW, Wadsworth J. Clinical features of women with chronic lower abdominal pain and pelvic congestion. Br J Obstet Gynaecol. 1988; 95(2):153-61.
29. KHO RM, Abrao MS. Ovarian remnant syndrome: etiology, diagnosis, treatment and impact of endometriosis. Curr Opin Obstet Gynecol. 2012; 24(4):210-4.
30. Stanford EJ, Dell JR, Parsons CL. The emerging presence of interstitial cystitis in gynecologic patients with chronic pelvic pain. Urology. 2007; 69:53.
31. Williams RE, Hartmann KE, Sandler RS et al. Recognition and treatment of irritable bowel syndrome among women with chronic pelvic pain. Am J Obstet Gynecol. 2005; 192:761.
32. Aslam N, Harrison G, Khan K, Patwardhan S. Visceral hyperalgesia in chronic pelvic pain. BJOG. 2009; 116:1551.
33. Parsons CL. Diagnosing chronic pelvic pain of bladder origin. J Reprod Med. 2004; 49:235.

34. O'Leary MP, Sant GR, Fowler FJ Jr. et al. The interstitial cystitis symptom index and problem index. Urology. 1997; 49:58.

35. Lane, TJ, Manu, P, Matthews, DA. Depression and somatization in the chronic fatigue syndrome. Am J Med. 1991; 91:335.

36. Porpora MG, Picarelli A, Prosperi Porta R et al. Celiac disease as a cause of chronic pelvic pain, dysmenorrhea, and deep dyspareunia. Obstet Gynecol. 2002; 99:937.

37. Wolfe F, Smythe HA, Yunus MB et al. The American College of Rheumatology 1990. Criteria for the Classification of Fibromyalgia. Report of the Multicenter Criteria Committee. Arthritis Rheum. 1990; 33:160.

38. Tu FF, Fitzgerald CM, Kuiken T et al. Comparative measurement of pelvic floor pain sensitivity in chronic pelvic pain. Obstet Gynecol. 2007; 110:1244.

39. Loos MJ, Scheltinga MR, Mulders LG et al. The Pfannenstiel incision as a source of chronic pain. Obstet Gynecol. 2008; 111:839.

40. Sharp HT. Myofascial pain syndrome of the abdominal wall for the busy clinician. Clin Obstet Gynecol. 2003; 46:783.

41. Walling MK, Reiter RC, O'Hara MW et al. Abuse history and chronic pain in women: I. Prevalences of sexual abuse and physical abuse. Obstet Gynecol. 1994; 84:193.

42. Eisendrath SJ. Psychiatric aspects of chronic pain. Neurology. 1995; 45:S26.

43. Beckmann CR. Obstetrics and gynecology. 4. ed. Baltimore: Lippincott Williams & Wilkins; 2002.

44. Baker PK. Musculoskeletal origins of chronic pelvic pain. Diagnosis and treatment. Obstet Gynecol Clin North Am. 1993; 20:719.

45. Beard RW, Reginald PW, Wadsworth J. Clinical features of women with chronic lower abdominal pain and pelvic congestion. Br J Obstet Gynaecol. 1988; 95:153.

46. Daniels J, Gray R, Hills RK et al. LUNA Trial Collaboration. Laparoscopic uterosacral nerve ablation for alleviating chronic pelvic pain: a randomized controlled trial. JAMA. 2009; 302(9):955-61.

47. Proctor ML, Latthe PM, Farquhar CM et al. Surgical interruption of pelvic nerve pathways for primary and secondary dysmenorrhoea. Cochrane Database Syst Rev. 2005; 19(4):CD001896.

48. Montenegro ML, Mateus-Vasconcelos EC, Rosa e Silva JC et al. Postural changes in women with chronic pelvic pain: a case control study. BMC Musculoskelet Disord. 2009; 10:82.

49. Lorençatto C, Petta CA, Navarro MJ et al. Depression in women with endometriosis with and without chronic pelvic pain. Acta Obstet Gynecol Scand. 2006; 85(1):88-92.

50. Jarrell J. Demonstration of cutaneous allodynia in association with chronic pelvic pain. J Vis Exp. 2009; 23(28).

22

Endometriose

Ricardo Bassil Lasmar | Bernardo Portugal Lasmar

INTRODUÇÃO

Define-se endometriose como a existência de tecido endometrial ectópico, ou seja, fora da cavidade uterina.[1] Consiste em uma doença crônica, inflamatória, eminentemente benigna e estrógeno-dependente.[2] O tecido endometrial ectópico pode apresentar glândulas e/ou estroma, geralmente sendo encontrado na região pélvica, mas pode estar em qualquer local. Denomina-se adenomiose quando o tecido com características de endométrio está localizado no miométrio.

A incidência de endometriose é de 10 a 15% da população feminina em idade reprodutiva, podendo acometer 25% das mulheres com infertilidade. O que mais preocupa a todos os pesquisadores é a doença levar de 7 a 10 anos para ser diagnosticada – isso em qualquer lugar no mundo.[3-5]

A endometriose é considerada profunda quando penetra mais de 5 mm no tecido. Por isso, quando se percebem as lesões no exame físico, chama-se endometriose profunda. Isso porque, para se notar alguma alteração no toque, certamente a lesão tem mais de 5 mm. A queixa mais frequente das pacientes com endometriose é dor, sendo a principal causa ginecológica de dor pélvica crônica nas mulheres.

A primeira referência à endometriose na história vem de Hipócrates, cinco séculos antes de Cristo, apenas por observação clínica. Ele afirmava que a mulher que relatasse, ao menstruar, dor pélvica, alteração menstrual e infertilidade, melhoraria das queixas se engravidasse.[6] Existem desenhos de 1860, de Karl Freiherr von Rokitansky, representando a endometriose como células endometriais fora da cavidade uterina. Em 1920, Thomas Cullen publicou um trabalho sobre a capacidade de penetração da endometriose em estruturas e órgãos, como nervos e mucosa intestinal, com desenho sinalizando lesões em septo e alça intestinal, entre outros (Figura 22.1).[7]

Coube a John Sampson, em 1927, criar a teoria da menstruação retrógrada como causa da endometriose, publicando trabalho sobre o fato de as células endometriais presentes no fluido menstrual poderem aderir e desenvolver a endometriose, ao caírem na cavidade pélvica.[8] Esse mesmo autor já havia apresentado, em 1921, a semelhança no processo de desenvolvimento da endometriose no endometrioma e na endometriose pélvica.

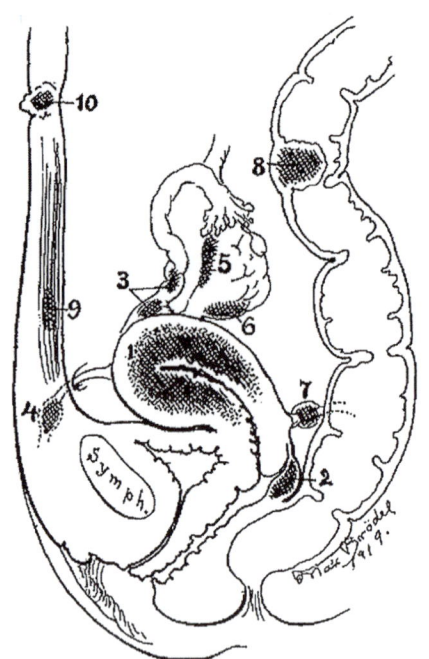

Figura 22.1 Ilustração publicada por Thomas Cullen. (Adaptada de Cullen, 1920.)[7]

ETIOPATOLOGIA

Existem várias teorias que tentam explicar a etiologia da endometriose, porém nenhuma, isoladamente, consegue explicar a existência de endometriose em todos os sítios já mencionados até hoje. Apenas no baço não há referências quanto à presença de tecido endometrial. A primeira delas é a teoria mülleriana. De acordo com ela, resquícios embrionários dos ductos de Müller poderiam se desenvolver no tecido endometrial, por resposta à ação estrogênica.[9]

Sampson correlaciona a implantação das células endometriais no peritônio com o refluxo menstrual tubário, ao formular uma teoria aceita até os dias de hoje, como causa de endometriose.[8] Segundo tal teoria, a disseminação das células endometriais poderia ocorrer por menstruação retrógrada e/ou contiguidade em procedimentos cirúrgicos, o que levaria ao surgimento dos focos de endometriose. A discussão, porém, se deve ao fato de haver menstruação retrógrada em 70 a 90% das mulheres, e em apenas 10 a 15% da população feminina ocorre endometriose. Alguns trabalhos justificam este achado pelo aumento e pela constância do fluxo retrógrado, além de baixa resposta imunológica da paciente.[10] As malformações congênitas ou adquiridas do sistema genital feminino, como hímen imperfurado, septos vaginais, miomas distorcendo a cavidade uterina e outras anomalias uterinas também constituem um fator de risco para o desenvolvimento e o agravamento da endometriose. A estenose cervical causada por cauterização ou conização do colo uterino pode provocar um aumento do refluxo menstrual, reforçando a teoria da implantação.[11]

Com esta teoria, não seria possível justificar a endometriose em pré-púberes, recém-nascidas e endometriose extrapélvica, nem a ocorrência em homens.

Outra teoria aceita pela comunidade científica é a da metaplasia celômica. Esta propõe que células indiferenciadas extrauterinas se desenvolveriam em células endometriais, ao serem induzidas por um fator bioquímico endógeno.[12]

Há também outras teorias que levam em conta a possibilidade de essas células endometriais se alocarem em outros órgãos por disseminação hemática ou linfática. Existem trabalhos, por exemplo, sugerindo a etiopatogenia da endometriose com estresse oxidativo e inflamação, em que o aumento da oxidação das lipoproteínas poderia causar dano ao DNA das células endometriais.[13] Há referência ainda a disfunções imunológicas, em que o desenvolvimento da doença possa estar relacionado com o defeito na resposta imunológica da paciente. Isso se deve à maior incidência de doenças autoimunes em pacientes com endometriose, além de alteração na concentração de macrófagos e da função das células NK.[14-16]

Achados de endometriose em pessoas da mesma família e em gêmeas reforçam a questão genética como causa para a doença. Isso é demonstrado pelo risco 6,9 vezes maior de doença mais grave, bilateral e mais precoce em mulheres com parentes de primeiro grau acometidas por endometriose.[17,18]

Existe grande número de estudos que relacionam os polimorfismos genéticos com o desenvolvimento da endometriose. Foram relatadas algumas regiões cromossômicas associadas ao fenótipo correspondente à endometriose, já que esta tem hereditariedade poligênica, que envolve múltiplos *loci*.[19] A endometriose também já foi descrita no sexo masculino, porém sempre em uso de medicação hormonal.

FATORES DE RISCO

Como a doença é hormônio-dependente e a maioria das queixas das pacientes com endometriose acontece após a menarca, convém atenção às pacientes jovens sintomáticas. Principalmente aquelas que relatam dismenorreia incapacitante e não conseguem manter suas atividades regulares nos períodos menstruais. Estando relacionada com a ação estrogênica, a maior exposição a este hormônio representa fator de risco para endometriose. Além disso, história familiar de 1º grau, menarca precoce, menopausa tardia e infertilidade (anovulação), malformações uterinas e exposição ambiental a substâncias tóxicas, como as dioxinas, podem estar relacionadas com endometriose.

FISIOPATOLOGIA

Considerando a definição de endometriose, o tecido ectópico responde da mesma maneira que o endométrio tópico. Desse modo, a ação dos hormônios ovarianos, que leva à proliferação endometrial sob ação estrogênica, tornando-o secretor na presença da progesterona para propiciar a nidação, também aconteceria no endométrio ectópico. Da mesma maneira, na ausência de gravidez e com a consequente privação hormonal, haverá descamação de tal endométrio, que será exteriorizado com o sangramento transvaginal, tanto no tópico (fenômeno fisiológico) quanto no ectópico. Isso se deve também aos receptores hormonais no endométrio ectópico.

A resposta do endométrio tópico ou ectópico está ligada à existência de hormônios ovarianos (estes têm liberação cíclica) e o resultado final, sem gravidez, é o sangramento Assim, haverá sangramento cíclico em todos os locais com endométrio. A existência de sangue acarretará processo inflamatório, aderências e dor. Por isso, na maioria das vezes, a dor é cíclica, ou seja, coincidente com a menstruação.

Na endometriose profunda, vários fatores hormonais e imunológicos estão alterados, podendo levar ao quadro álgico.[20] O aumento da expressão do P450 aromatase (responsável pela conversão de androgênios em estradiol) eleva a produção deste estrogênio, independentemente da função ovariana.[21]

HISTÓRIA CLÍNICA

A paciente tem como queixa principal dor. Geralmente, a dor é cíclica, coincidente com a menstruação. No entanto, pode haver também dor ao contato com a área de lesão e dor acíclica, contínua ou não. Além disso, um pequeno grupo pode ser assintomático ou oligossintomático. A infertilidade e a ocorrência de tumor formam, com a dor, a tríade da história clínica da endometriose. Mesmo com este quadro de dor cíclica, geralmente dismenorreia incapacitante, leva-se um período de 5 a 10 anos para a suspeita diagnóstica de endometriose – isso em todo o mundo, apenas pela pouca atenção à história clínica da paciente.[22-24]

A causa da dor pode estar relacionada com o processo inflamatório local, devido a sangramento, infiltração em terminações nervosas e citocinas circulantes. Por isso, na maioria das vezes, é cíclica e coincidente com a menstruação. Conforme o sítio da doença, a queixa pode não ser algia, e sim desconforto, claudicação e parestesia, entre outros. Assim, considera-se que o maior sinal de endometriose é o desconforto cíclico. Em alguns pacientes, a ausência de queixas decorre do sítio acometido ou do tamanho reduzido da lesão. Como é infrequente o acometimento de apenas um sítio, e a doença tem um caráter infiltrativo, costuma haver queixa de dor. Isso leva à investigação e ao diagnóstico de todas as lesões. O que se destaca na investigação da dor, além de ela ser cíclica, ou seja, coincidente com a menstruação, é a correlação do tipo de dor e da localização desta com o local da endometriose.

A base da investigação de uma paciente com endometriose e dor passa por conhecimento anatômico e funcional dos órgãos pélvicos e abdominais e caracterização do tipo de dor. A dor do tipo cólica pode significar acometimento de víscera muscular oca. Se for central, retropúbica, poderá estar relacionada com acometimento uterino, ou seja, adenomiose, sobretudo se associada ao aumento do fluxo menstrual.

A dismenorreia hoje é considerada o maior marcador de endometriose. Se esta dor em cólica, coincidente com a menstruação, tiver diarreia associada, disquezia, e por vezes, sangue nas fezes, hematoquezia, pode haver endometriose em alça intestinal, talvez em retossigmoide.

A dor ao contato com a área relacionada com o sítio de endometriose está mais ligada a alguns locais e a lesões com mais fibrose do que glândula. Talvez isso sinalize mais de um tipo de endometriose. Lesões em uterossacros, retrocervicais e vaginais estão mais relacionadas com dor à relação sexual, com penetração. Nestes casos, a distensão da vagina e de tais ligamentos na penetração levaria a dor com irradiação para região posterior. Isso se dá, principalmente, quando o posicionamento da mulher, no momento da relação, facilita o contato do pênis com o fundo de saco posterior. Ou seja, quando a mulher tem relação sexual com penetração vaginal estando posicionada em quatro apoios. O mesmo quadro álgico acontece nos endometriomas de parede abdominal, em que o contato da área de lesão com roupa mais apertada leva a dor acentuada no período menstrual, podendo inclusive ter drenagem de secreção sanguinolenta (Figura 22.2).

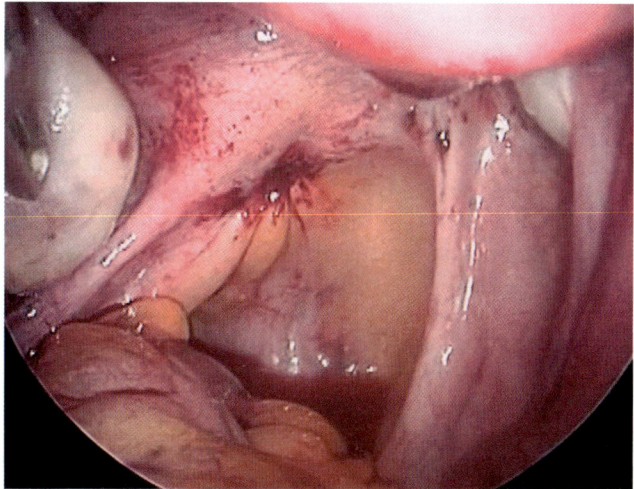

Figura 22.2 Endometriose em uterossacros e no reto.

No entanto, convém ter atenção, pois alguns sítios de endometriose são assintomáticos, e estes poderão levar a graves consequências. Os endometriomas ovarianos e o acometimento dos ureteres são bons exemplos, os quais podem acarretar dificuldade em gestar e alteração na função renal. A doença no ureter costuma ser extrínseca e deve sempre ser suspeitada nos casos de endometriose lateral, ou seja, com acometimento do paramétrio, e em grandes endometriomas ovarianos aderidos à parede posterior. Isso porque pode acarretar perda da função renal em pacientes sem qualquer queixa.

Algumas pacientes com endometriose relatam dor permanente e, na maioria destas, a anamnese bem feita mostrará que a dor inicialmente se apresentava de forma cíclica e piorava na menstruação. Com o passar do tempo, percebe-se que ela evolui para dor contínua, mas se agrava na menstruação. A provável explicação desta evolução para dor crônica seria pelas consideráveis aderências causadas pela endometriose. Desse modo, as alças intestinais aderidas podem levar a dor contínua, pelo próprio movimento peristáltico. Além disso, a infiltração de terminações nervosas pode gerar dor constante e, portanto, fora do período menstrual (ver Figura 21.1, no Capítulo 21, *Dor Pélvica Crônica*).

Vale destacar a existência de um ambiente inflamatório pélvico-abdominal permanente na paciente com endometriose, além de interleucinas, macrófagos e outras entidades que podem estar relacionados com a dor. A endometriose profunda caracteriza-se por maior expressão de processos invasivos (metaloproteinases da matriz e activinas) e de neuroangiogênese (composta por fator de crescimento nervoso [NGF, do inglês *nerve growth factor*], fator de crescimento endotelial vascular e adesão intercelular molecular) do que a peritoneal superficial e a do endometrioma ovariano.[21] O quadro clínico pode ser classificado com:

- Dor: cíclica, acíclica, ao contato
- Infertilidade: primária, secundária
- Tumor: sítio-dependente.

DIAGNÓSTICO

Diferentemente do que é apresentado até o momento nos livros, o diagnóstico de endometriose nas pacientes baseia-se na história clínica e no exame físico, principalmente o ginecológico, sendo confirmado com a constatação da extensão da doença, com exames de imagem. Hoje, não se utiliza a laparoscopia como um instrumento para o diagnóstico da doença, e sim como forma de abordagem cirúrgica para o tratamento. A laparoscopia indicada para o tratamento cirúrgico tem em seu primeiro momento a investigação de toda a cavidade para confirmação diagnóstica e avaliação da extensão da doença.

Com anamnese, exame físico e exames de imagem, é possível se fazer o diagnóstico e mapear os sítios acometidos, além de ser acessível a todos os ginecologistas.

No entanto, a paciente com endometriose, com quadro álgico por longo período, sem diagnóstico, traz outras queixas emocionais que talvez dificultem a identificação da doença. A inadequação da paciente na relação com amigos, companheiros e com a própria família, devido a dor e incapacidade cíclicas e de longa data, leva esta mulher a ser encaminhada para tratamento psicológico ou psiquiátrico antes de se pensar em endometriose, mesmo tendo sido acompanhada regularmente ou não por um ginecologista.

O fundamento desta visão sobre endometriose é que não há razão para a demora do diagnóstico de endometriose, pois a queixa da paciente é bem característica da doença. Dessa maneira, mulheres com dor crônica, cíclica ou não, devem, pelo menos, fazer o diagnóstico diferencial com endometriose, anamnese, exame físico e exames de imagem, não aguardando a laparoscopia. Vale lembrar que, na laparoscopia, avalia-se a superfície dos órgãos pélvicos e abdominais, geralmente não se identificando as lesões profundas, pela dificuldade de acesso, em decorrência das aderências existentes. Por isso, não há razão para indicar a laparoscopia diagnóstica. Além de inadequado para o diagnóstico, o exame pode, em mãos menos experientes, revelar erroneamente uma endometriose profunda ou inoperável, devido a importantes aderências. São suas colocações equivocadas, de grave repercussão para uma mulher com sofrimento crônico. Ao lidar com pacientes com dor pélvica crônica incapacitante, cíclica ou acíclica, deve-se considerar ou afastar endometriose.

Diagnóstico clínico

Geralmente, uma paciente com queixa álgica de longa data, que nenhum outro médico conseguiu tratar, representa um grande desafio para o ginecologista. Não é infrequente ser identificada no ambulatório como uma paciente "chata", "triste", "de difícil abordagem". O profissional não deve se preocupar, pois ela, por vezes, também se acha assim. Na verdade, quando o ginecologista para e a escuta, fazendo anamnese cuidadosa, prestando atenção e diferenciando a dor, o tipo de dor, a razão do disparo da dor, sua correlação com o ciclo menstrual, o coito, a evacuação, com mais detalhes, realizando exame físico, esta paciente mudará o comportamento. Isso porque perceberá que pode haver algum tratamento ou diagnóstico para seu desconforto. Com a anamnese e o exame físico, é possível chegar à suspeita de endometriose, com detalhamento dos sítios que serão confirmados nos exames de imagem, junto à extensão da doença.

São dois momentos distintos na anamnese. O primeiro é a abordagem inicial para coleta dos dados: idade, menarca, última menstruação, ciclo menstrual, paridade, estado civil, profissão, cirurgias prévias, história familiar (principalmente endometriose, infertilidade e câncer) e relato espontâneo da paciente. Depois disso, outras informações deverão ser questionadas, como: dor e suas características; caracterização da relação sexual, com ou sem penetração; hábito intestinal; queixas urinárias; e secreções vaginais.

Não se tem o hábito de fazer anamnese da dor. Geralmente é colocado "dor no BV, solicitada US" no prontuário. Desta maneira, com certeza, ninguém conseguiria fazer o diagnóstico de endometriose ou ao menos pensar na possibilidade, a não ser diante de grandes lesões pélvicas. Nas pacientes com dor pélvica crônica, é fundamental que a anamnese seja o mais precisa possível, solicitando-se que a paciente caracterize a dor, a intensidade, a periodicidade. Isso faz com que ela apareça, como e quando melhora e se algumas destas características se alteraram com o tempo. A dor de contato também deve ser detalhada, pois a dispareunia profunda costuma estar relacionada com endometriose profunda em vagina, região retrocervical, septo retovaginal e ligamentos uterossacros. Enquanto isso, a dor na parede abdominal, que piora na menstruação, pode estar relacionada com endometrioma de parede. Não se pode esquecer que a dor, na maioria das pacientes com endometriose, se inicia na menacme e, por vezes, tem um longo curso de evolução.

Ao reforçar a sugestão de endometriose doença sítio-dependente, é possível compreender que a disquezia pode estar relacionada com a endometriose em alça intestinal ou já acometendo a alça com penetração até a submucosa. Há hematoquezia quando a doença acomete a mucosa intestinal.

A endometriose em prega vesicouterina ou mesmo acometendo o músculo detrusor pode cursar com disúria no período menstrual, simulando infecção urinária. A queixa de hematúria acontece apenas quando a doença já acomete a mucosa vesical (Figura 22.3).

Hoje, considera-se a dismenorreia o maior marcador clínico para endometriose. Será possível reduzir o intervalo de tempo entre os sintomas e o diagnóstico de endometriose quando se valorizar não só a dismenorreia, mas o desconforto cíclico, como maior marcador da doença.

O mesmo deve ser feito quanto à história de sangramento. Se for no ciclo menstrual, convém saber se este é intermenstrual, menstrual, associado ou não a dor. O hiperfluxo menstrual pode estar mais relacionado com a endometriose, sobretudo a adenomiose, porém geralmente associado a dismenorreia (ver Adenomiose no Capítulo 12, *Doenças Benignas do Útero*). Conforme mencionado, o sangramento intestinal ou urinário, coincidente com a menstruação, poderá

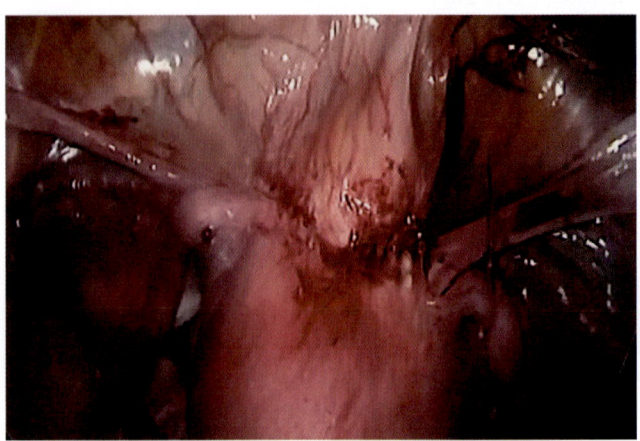

Figura 22.3 Endometriose em prega vesicouterina.

sugerir acometimento da mucosa intestinal ou vesical, respectivamente (Figuras 22.4 e 22.5).

A endometriose também pode estar relacionada com a infertilidade, basicamente pela distorção da anatomia pélvica e pelo processo inflamatório pélvico presente nas pacientes. Por isso, na anamnese, saber se a paciente está tentando engravidar e o intervalo de tempo são informações importantes.

Do mesmo modo, convém averiguar se a mulher pretende engravidar mesmo com prole constituída.

Como a endometriose acomete mulheres jovens, em idade fértil, após a anamnese completa é fundamental saber das pacientes o que elas desejam. Algumas apenas querem melhorar da dor e outras querem apenas engravidar, ou desejam melhorar da dor e engravidar. Como se trata de uma doença benigna, este dado é fundamental para que seja decidida a conduta, não só pelo limite da radicalidade cirúrgica, mas também na opção pelo tratamento hormonal.

O exame físico deverá incluir o exame das mamas, pois em muitos casos a opção por medicação hormonal estará indicada. Já o exame especular poderá identificar lesões na vagina, que nunca serão vistas na laparoscopia. Por sua vez, o toque bimanual vaginal é fundamental para se perceberem dimensões uterinas, forma, superfície, mobilização e dor à mobilização, assim como a avaliação dos ovários, dimensão e mobilização.

O toque retal tem indicação absoluta, pois quase 90% da doença está no compartimento posterior[25] e este tem acesso facilitado por esta via. Além disso, avaliam-se os parâmetrios, sítios importantes na doença ureteral, que podem levar a grave sequela renal assintomática. No momento do toque retal, avaliam-se também alterações na mucosa retal até 15 cm da borda, assim como uterossacros, septo retovaginal, nódulo

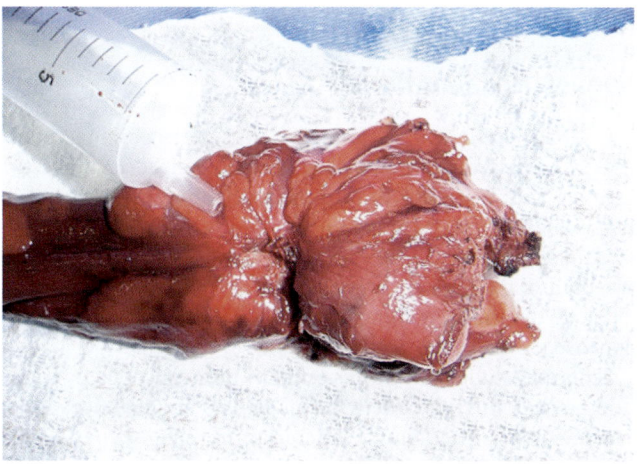

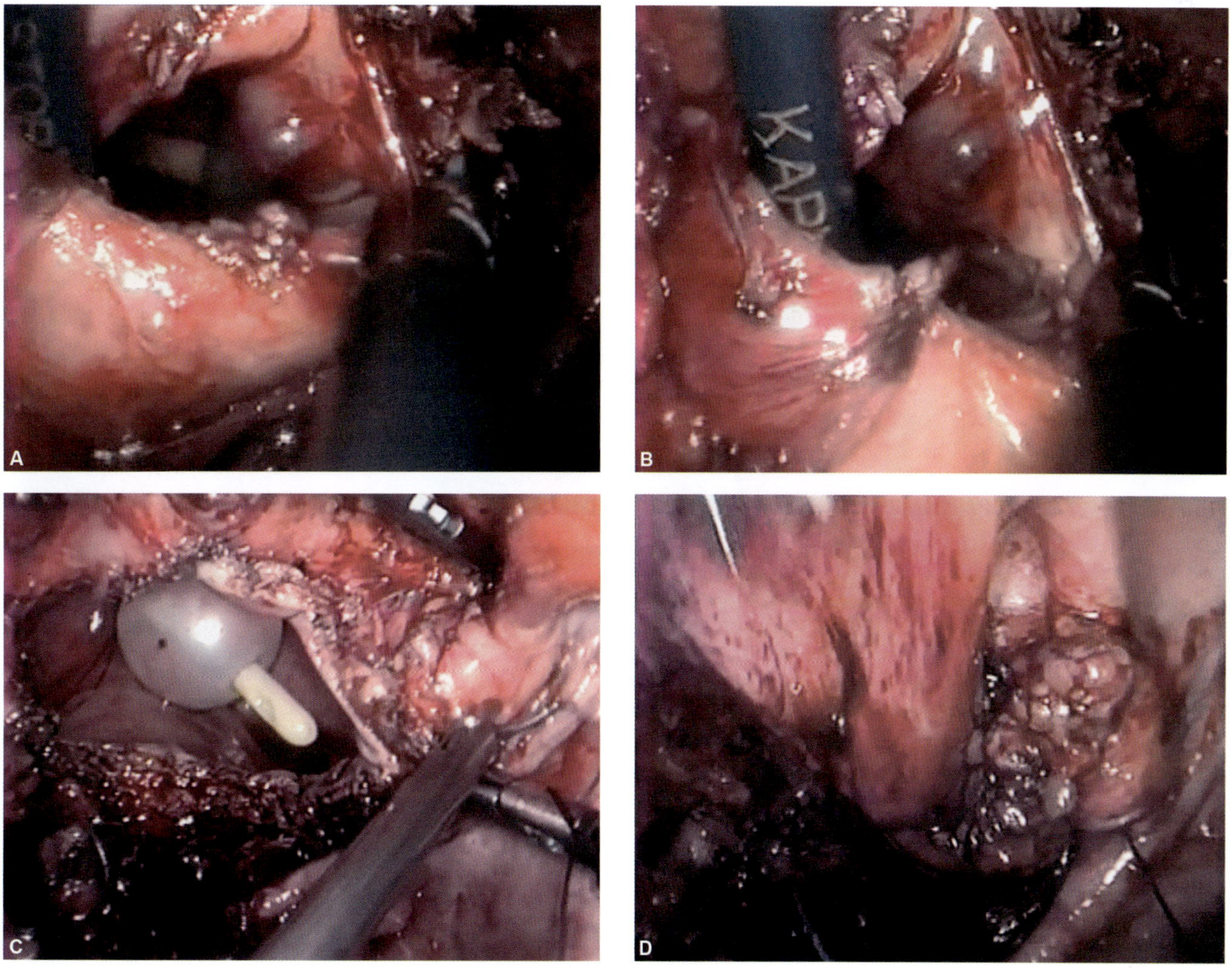

Figura 22.4 Endometriose profunda em retossigmoide.

Figura 22.5 A e **B.** Cistostomia com visão de lesão cística azulada em parede de bexiga. **C.** Pós-ressecção da lesão, com visão das bordas da bexiga e da sonda de Folley. **D.** Visão pós-síntese da bexiga, em dois planos.

Parte 4

retrocervical, região retrouterina e ovários, que frequentemente estão aderidos à parede posterior do útero e à parede pélvica posterior (Figura 22.6).

Uma nova anamnese mais dirigida após o exame físico pode reforçar a lembrança da paciente sobre outras queixas. Por se tratar de doença crônica, algumas queixas não são mais valorizadas ou citadas, pois a paciente já considera normal. Mesmo as lesões que cursam com dispareunia (retrocervical, uterossacral e vaginal) podem não ser citadas espontaneamente (a mulher acredita que está se "protegendo"; ou não tem mais penetração; ou impede a penetração profunda na relação; ou não pratica mais posições que levavam a dor antes).

Ao reforçar a determinação de endometriose doença sítio-dependente, possibilita-se a suspeita da doença, assim como o local desta, tornando a grande bandeira para diminuir o intervalo de tempo do início dos sintomas e o diagnóstico de endometriose. Não só as descrições anteriores justificam tal proposta, como também os problemas no compartimento anterior, como a endometriose de bexiga, em que a queixa de disúria menstrual pode estar relacionada com doença em prega vesicouterina ou no detrusor, enquanto há hematúria na menstruação ao acometimento da mucosa vesical. O mesmo acontece com a alça intestinal, disquezia e hematoquezia – além da estenose de reto, em que a fezes ficam em "fita".[26]

Nas doenças profundas do compartimento posterior, as dores lombares são sinais frequentes, e, quando se irradiam para a região dorsal lateralmente, poderão sinalizar o sítio da doença, apenas com conhecimento anatômico da região acometida.

O maior risco está nas doenças laterais que podem ser assintomáticas e levar a comprometimento ureteral e renal. Por isso, nas lesões de paramétrio e endometriomas grandes, fixos à parede posterior, a investigação das vias urinárias, com métodos de imagem, é obrigatória (Figura 22.7 e Tabela 22.1).

Diagnóstico laboratorial

O *cancer antigen 125* (CA-125) consiste no biomarcador periférico mais amplamente pesquisado e utilizado na investigação de endometriose. É produzido pelo endométrio e pelas células mesoteliais, entrando na circulação através do revestimento endotelial de capilares em resposta à inflamação.[27] No entanto, o nível no sangue periférico do CA-125 não tem poder de diagnóstico como um único biomarcador da endometriose, devido à baixa sensibilidade.[28,29]

Embora estudos anteriores tenham mostrado que os marcadores tumorais, as citocinas e os fatores angiogênicos e de crescimento apresentem-se alterados no sangue periférico (plasma ou soro) de mulheres com endometriose, quando comparados com os controles, até agora nenhum deles, sozinho ou em combinação, foi validado como um teste não invasivo para a endometriose.[30]

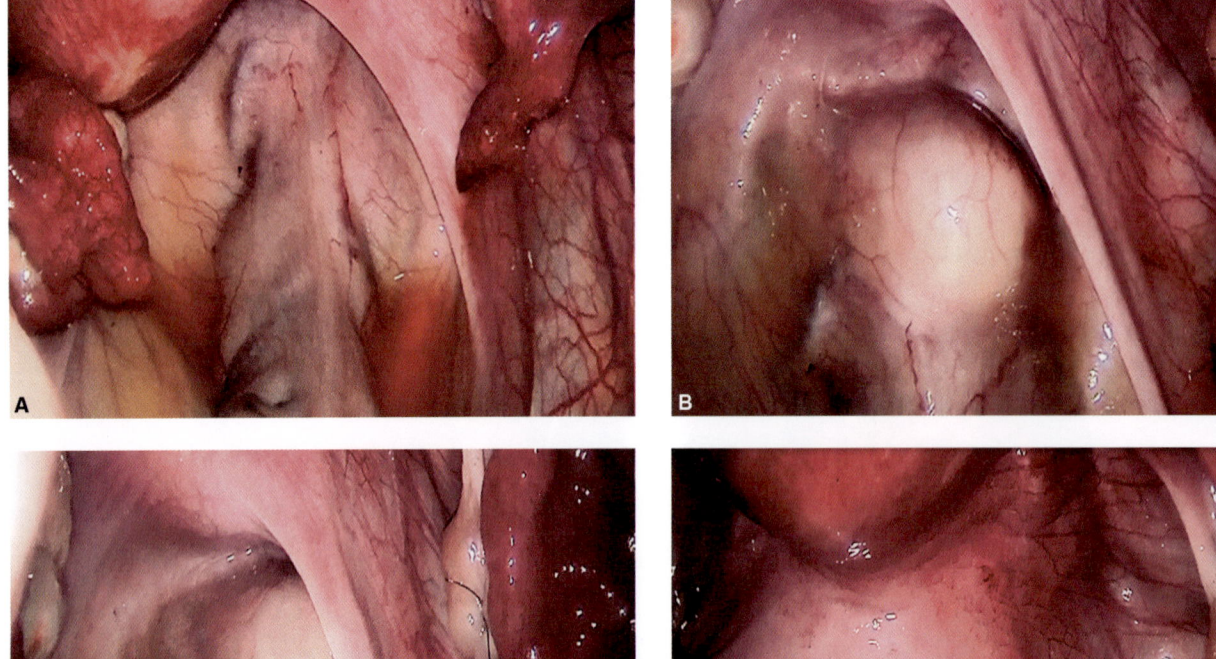

Figura 22.6 Visão por laparoscopia de toque retal para avaliação de ligamentos uterossacros e região retrocervical. **A.** Reto e ligamentos uterossacros. **B.** Toque retal. **C.** Toque retal e palpação de ligamento uterossacro direito. **D.** Toque retal e palpação da região retrocervical.

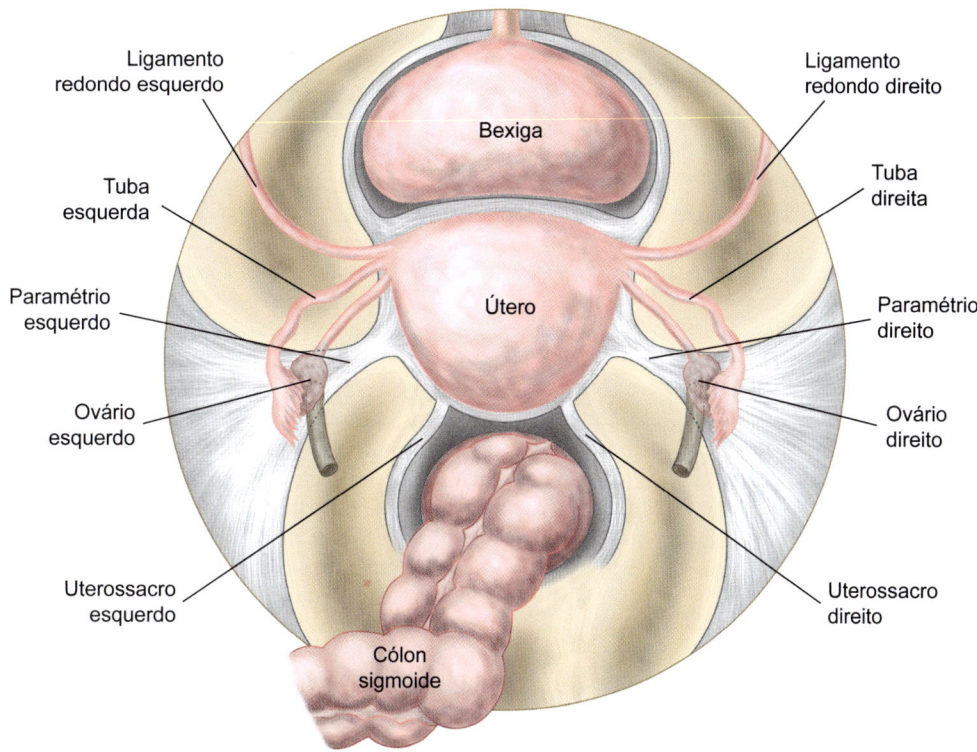

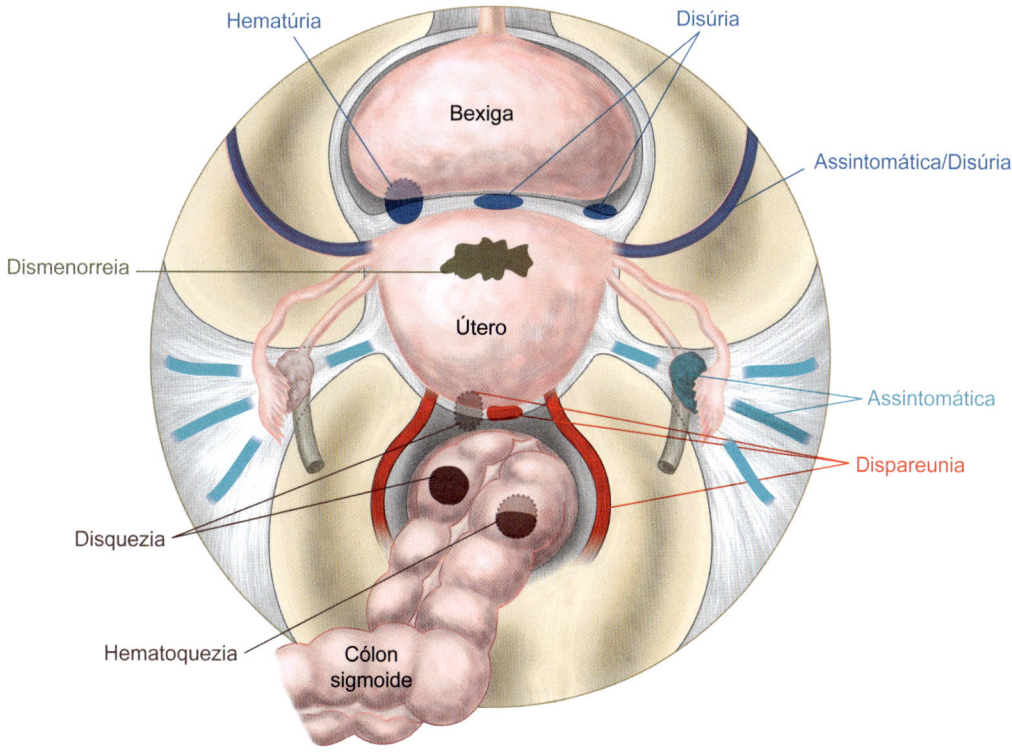

Figura 22.7 Sítios de endometriose e prováveis queixas.

Tabela 22.1 Correlação das queixas com os prováveis compartimentos e sítios de endometriose.

Queixas	Compartimento	Sítio provável a avaliar
Na menstruação		
Disúria	Anterior	Prega vesicouterina/bexiga – superficial
"Infecção urinária"	Anterior	Prega vesicouterina/bexiga – superficial/muscular
Hematúria	Anterior	Bexiga acometendo a mucosa
Disquezia	Posterior	Retossigmoide – lesão superficial – septo retovaginal
Diarreia	Posterior	Retossigmoide – lesão superficial/muscular
Hematoquezia	Posterior	Retossigmoide – na mucosa
Fezes em fita	Posterior	Retossigmoide com estenose
Dismenorreia	Central	Adenomiose uterina
Ombralgia	Andar superior	Diafragma
Dor abdominal/distensão	Abdome	Alças do delgado
"Apendicite crônica"	Abdome	Apêndice
Dor irradiando para dorso e MIS	Pélvica profunda	Nervos sacrais/hipogástricos
Nódulo no umbigo/cicatriz cirúrgica	Parede abdominal	Umbigo/cicatriz cirúrgica
Sangramento no umbigo/cicatriz cirúrgica	Parede abdominal	Umbigo/cicatriz cirúrgica
No contato		
Dispareunia profunda	Posterior	Vagina posterior, uterossacros, retrocervical, septo retovaginal
Dispareunia	Central	Adenomiose cervical
Assintomática		
Assintomática	Lateral	Ovários, paramétrios, ureteres

MIS: membros inferiores.

Parece que é possível uma sensibilidade maior quando se utiliza um *pool* de biomarcadores. Isso está sendo realizado em pesquisas clínicas, mas não ainda na prática.[31,32]

A dosagem do CA-125 pode ser importante quando há endometriomas com características suspeitas nos exames de imagem ou em pacientes na perimenopausa – quando o valor está muito elevado (normal = 35 U/mℓ), talvez haja tumor ovariano maligno. Vale lembrar que, nos casos de adenomiose e miomas uterinos, ele também poderá estar elevado.

Independentemente da baixa sensibilidade dos marcadores biológicos, estes não têm qualquer valor para o rastreamento da endometriose e nunca deverão ser solicitados em pacientes assintomáticas.

Os exames de imagens são importantes para a confirmação diagnóstica e para determinar a extensão da doença. No entanto, para que sejam eficientes, devem ser solicitados após a investigação clínica, pois cabe ao ginecologista a suspeição da doença, sinalizando para o radiologista os prováveis sítios da doença, com base na anamnese e no exame físico. Vale destacar que raramente o radiologista faz anamnese e nunca o exame físico. As lesões sintomáticas têm mais correlação com o sítio do que com a dimensão das lesões. As informações

oferecidas pelo ginecologista aumentam a sensibilidade e o direcionamento do radiologista na investigação.

Nem todos os aparelhos de ultrassonografia (US) e ressonância magnética (RM) são iguais. Nem todos os radiologistas têm a mesma experiência com endometriose.

Os exames de imagem mais indicados para o diagnóstico são a US com preparo e a RM. Não há grandes diferenças entre os dois. Outros exames são solicitados para pesquisa de sítios específicos.

O exame de imagem está diretamente ligado à qualidade do equipamento e à experiência do examinador, por isso a grande dificuldade do diagnóstico. A US e a RM têm sensibilidade e especificidade semelhantes. Contudo, o custo da RM é superior ao da US. Em ambas, o preparo intestinal é necessário, sendo que na RM o gel vaginal e o soro retal acentuam a interface lesão/estrutura. Outro fator importante é a avaliação prévia com anamnese e exame físico realizados pelo ginecologista, com suspeição dos sítios acometidos (Figuras 22.8 a 22.10).

Caso a paciente reclame de possível doença extrapélvica, o exame deverá incluir abdome total, principalmente quando houver queixa de distensão abdominal e dor em flanco direito, coincidente com a menstruação, para que seja afastada a doença em apêndice, íleo e ceco.

O exame de imagem é fundamental para confirmar a endometriose nos sítios suspeitados e também fazer diagnóstico de lesões extrapélvicas. Nos casos de infertilidade, sangramento e dismenorreia, a realização da histeroscopia poderá afastar outras doenças ou mesmo identificar outras que também cursam com essa clínica.

A colonoscopia pode ser indicada nas lesões múltiplas que acometem a mucosa intestinal e para afastar outras doenças que causam sangramento ou dor.

A cistoscopia tem indicação na suspeição de endometriose vesical próxima aos óstios ureterais, para que se avalie a possibilidade de reimplante ureteral no ato operatório.

A avaliação da função renal com urorressonância, urografia ou tomografia está indicada no comprometimento grave na endometriose lateral, sobretudo quando acomete os paramétrios.

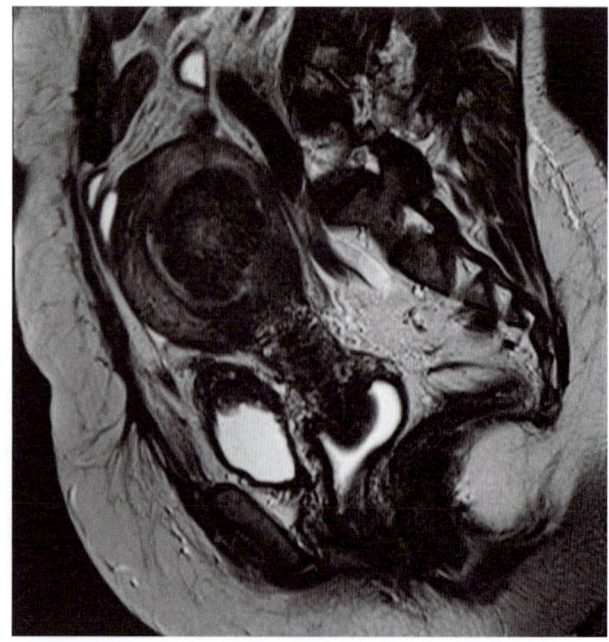

Figura 22.8 Ressonância magnética com endometriose em bexiga.

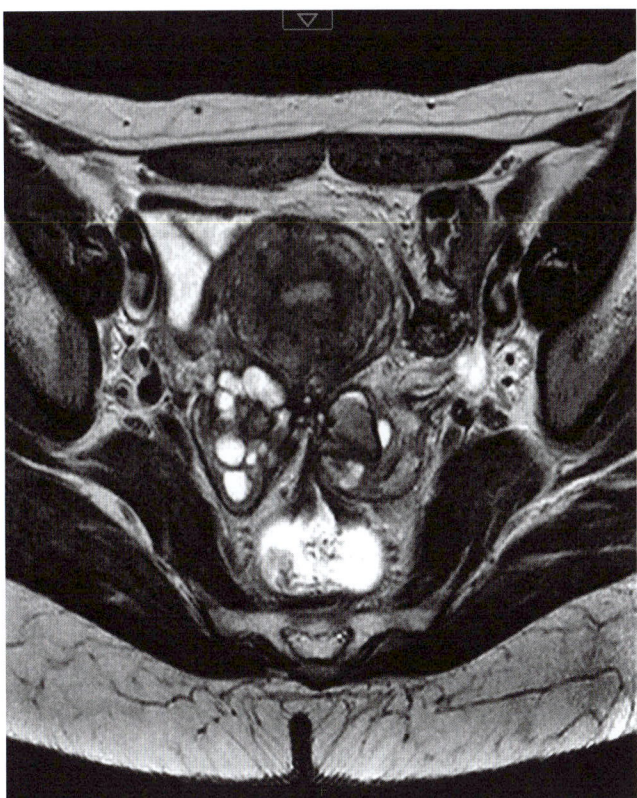

Figura 22.9 Ressonância magnética com endometriomas ovarianos.

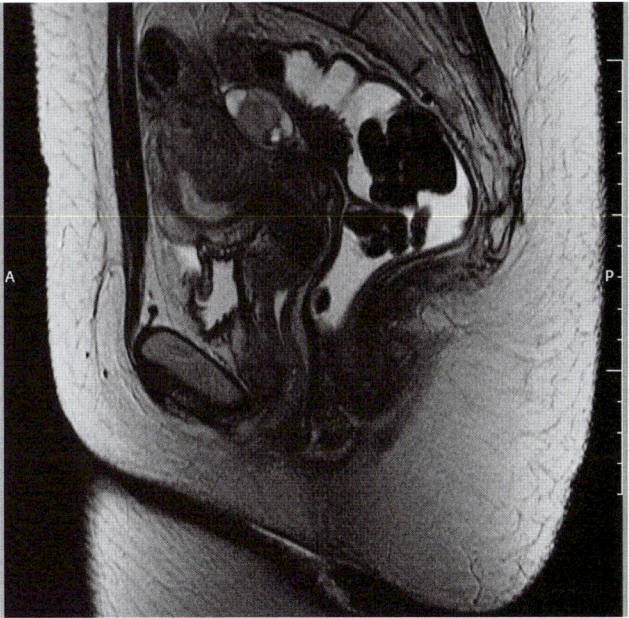

Figura 22.10 Ressonância magnética com adenomiose, endometrioma de ovário e endometriose profunda em reto.

CLASSIFICAÇÃO

Não há padronização na classificação de endometriose. Normalmente, ela pode ser denominada superficial ou profunda, sendo profunda quando penetra mais de 5 mm no tecido. A classificação mais utilizada na prática clínica, que facilita a abordagem terapêutica, é a que separa a endometriose em peritoneal, ovariana e infiltrativa profunda. Alguns autores sugerem, com tal classificação, a possibilidade de haver doenças diferentes e, consequentemente, abordagens diferentes.

Existe a classificação da American Fertility Society (AFS) revisada pela American Society of Reproductive Medicine (ASRM). Ela divide a doença em mínima, leve, moderada e grave, tendo como parâmetro o grau e a extensão das aderências, entre as estruturas pélvicas, mais relacionadas com a infertilidade (Tabela 22.2).[33]

Em 2005, Tuttlies et al. publicaram a *ENZIAN Score* para classificar a endometriose profunda, especialmente a retroperitoneal, utilizando a localização e a expansão dos nódulos de endometriose.[34] Tais classificações dificultam a discussão e a comparação de trabalhos sobre o assunto, sobretudo quando se trata de tratamento cirúrgico e resultados. A classificação da AFS é muito utilizada nos trabalhos científicos sobre as endometrioses superficial, ovariana e profunda. Eles versam mais sobre tratamento cirúrgico. A *ENZIAN*, classificação nova, ainda é pouco utilizada.

Independentemente da classificação adotada, é importante ter conhecimento sobre todos os sítios de endometriose, sua repercussão quanto às queixas da paciente e interferência nos objetivos desta. Só assim será possível decidir a terapêutica adequada.

Tabela 22.2 Classificação da endometriose da AFS, revisada pela ASRM.

	Endometrioses	**< 1**	**1 a 3**	**> 3**
Peritônio	Superficial	1	2	4
	Profunda	2	4	6
Ovário direito	Superficial	1	2	4
	Profunda	4	16	20
Ovário esquerdo	Superficial	1	2	4
	Profunda	4	16	20
Obliteração do fundo de saco posterior			**Parcial = 4**	**Completa = 40**
Ovário direito	Aderências	< 1/3	1/3 a 2/3	> 2/3
	Velamentosa	1	2	4
	Densa	4	8	16
Ovário esquerdo	Velamentosa	1	2	4
	Densa	4	8	16
Tuba direita	Velamentosa	1	2	4
	Densa	4*	8*	16
Tuba esquerda	Velamentosa	1	2	4
	Densa	4*	8*	16
Estágio		**Soma dos pontos**		
Estágio I: mínima		1 a 5		
Estágio II: leve		6 a 15		
Estágio III: moderada		16 a 40		
Estágio IV: grave		> 40		

*O escore passa para 16, caso haja fímbrias totalmente aderidas. *Fonte*: Revised American Society for Reproductive Medicine classification of endometriosis: 1996, 1997.[33]

TRATAMENTO

O diagnóstico de endometriose não é difícil como vem sendo afirmado. No entanto, o tratamento representa um grande desafio para o médico. O tratamento da endometriose envolve alguns importantes parâmetros, como extensão da doença, comprometimento funcional de órgãos, intensidade de queixas, qualidade de vida e melhora ou não com tratamento medicamentoso. Ademais, tudo isso está associado ao desejo de engravidar, mesmo que mais tarde. Desse modo, cabe ao ginecologista avaliar a parte clínica e funcional, saber o risco da endometriose naquela paciente e dividir com esta as outras questões. Só assim o tratamento será adequado e eficiente.

O tratamento poderá ser clínico ou cirúrgico. O clínico poderá ser medicamentoso ou não. O acompanhamento clínico sem medicação é a melhor opção nos casos de endometriose oligo ou assintomática, em pacientes jovens sem risco de dano funcional que desejem engravidar. O medicamentoso tem como fundamento aliviar o desconforto crônico com uso de medicações. Enquanto isso, o cirúrgico visa à erradicação dos focos da doença, sempre que necessário, preservando a função dos órgãos acometidos. O tratamento medicamentoso pode ser eficiente para a melhora das queixas álgicas, mas ainda não existe nenhum fármaco capaz de curar a paciente com endometriose. A opção de tratamento com uso de medicações pode variar de analgésicos e anti-inflamatórios ao bloqueio da menstruação com hormônios. A medicação hormonal é, preferencialmente, utilizada de modo contínuo, para que a paciente não menstrue, sendo uma ótima opção para aquela que não deseja engravidar. Existe também a possibilidade da aplicação do dispositivo intrauterino de levonorgestrel nos casos de endometriose, que parece ser a melhor indicação quando há adenomiose. O tratamento hormonal, como bloqueia a ovulação e a menstruação, não é a melhor opção para as pacientes que queiram engravidar.

As medicações utilizadas para levar a amenorreia podem ser: os progestógenos (orais, injetáveis, implantes ou intrauterinos); a associação de estrogênio de baixa dosagem à progesterona (pílula anticoncepcional); e os análogos do GnRH. Alguns autores, inclusive nosso grupo, utilizam o anticoncepcional hormonal de modo cíclico nas pacientes oligossintomáticas que relatam efeitos colaterais com o uso contínuo, principalmente sangramento de escape. Para os autores que não acreditam na importância da teoria do refluxo tubário, como o nosso grupo, o uso de medicação hormonal contínua é útil para aliviar as queixas e talvez endometriose peritoneal e ovariana. Para aqueles que pensam diferente, o uso teria importância para evitar progressão da doença.

Os progestógenos, assim como a pílula, melhoram as queixas álgicas e o sangramento. No entanto, podem ter como efeitos colaterais o sangramento de escape, o ganho de peso, a baixa da libido e a depressão, o que também acontece com os anticoncepcionais pela presença de progesterona.

A aplicação do sistema de liberação de levonorgestrel (DIU levonorgestrel) tem indicação nas pacientes com adenomiose associada a dismenorreia e sangramento irregular, sobretudo nas que não desejam engravidar.

O análogo do hormônio liberador de gonadotrofina (GnRH) é uma medicação com efeitos colaterais mais marcantes, principalmente em pacientes jovens, pois acarreta uma pseudomenopausa e todos os seus sintomas, como insônia, irritabilidade, sudorese e secura vaginal. É um fármaco eficiente para cessar a amenorreia, diminuindo o processo inflamatório, mas não trata a endometriose. Pode ser usado por 6 meses, prolongando-se por até 24 meses, mas com associação de tibolona, por exemplo, para diminuir o risco de osteoporose (terapia *add-back*). Indica-se às pacientes na perimenopausa que buscam uma janela de tratamento até a menopausa. Para nosso grupo, o análogo é indicado na tentativa de tornar focal a adenomiose difusa para possível ressecção cirúrgica, com preservação do útero.

Como a endometriose é uma doença benigna, que acomete pacientes jovens, na maioria sem filhos e que desejam ainda engravidar, a decisão da conduta, clínica ou cirúrgica, é complexa. Por isso, desenvolveu-se um sistema de avaliação da conduta em pacientes com endometriose chamado *ECO System*. Este leva em consideração a queixa clínica da paciente, os achados do exame físico e/ou de imagem e o desejo da paciente, qualificando e quantificando por meio de escore o grau de acometimento e sintomas da paciente. A partir de tais parâmetros, um escore total é somado, o que sugere a seguinte conduta: tratamento clínico, cirúrgico ou casos em que um ou outro seriam cabíveis.[35] O *ECO System* foi publicado em 2012 e validado em 2015 em trabalho multicêntrico internacional, tendo como fundamento o balanceamento de três parâmetros: extensão da doença (E), clínica da paciente (C) e objetivo ou desejo da paciente (O). Tem sua principal indicação para o ginecologista não especialista em endometriose, orientando-o quando é possível o tratamento clínico ou quando encaminhar ao especialista, nos escores 4 a 6[36] (Tabela 22.3).

Com a decisão de tratamento cirúrgico, este só deverá ser realizado após o mapeamento de todos os sítios da doença. Não há mais razão para que seja realizada laparoscopia diagnóstica para o diagnóstico de endometriose. Isso leva a falsos diagnósticos de ausência de doença, pois só se avalia a superfície da cavidade pélvica, não sendo identificada lesão profunda, ou a pelve congelada, ou seja, inoperável. O diagnóstico clínico pré-operatório é possível e como apresentado neste capítulo. Assim, podem-se conhecer os sítios, os danos funcionais e o limite do tratamento cirúrgico, avaliando os riscos cirúrgicos e fazendo prognóstico do resultado operatório.

Em 2012, publicou-se o MAPA para endometriose, no qual todos os sítios diagnosticados no pré-operatório são preenchidos, no momento da marcação da cirurgia, e levados para o centro cirúrgico no dia do procedimento.[37] O MAPA tem ajudado na programação cirúrgica, sinalizando de modo simples todos os locais doentes, garantindo que não se perca nenhuma

Tabela 22.3 *ECO System* na abordagem de paciente com endometriose.

Parâmetros	Escore	Achados
Extensão	0	Peritoneal
	1	Útero e/ou ligamentos uterinos, endometrioma ovariano ≤ 3 cm
	2	Intestino e/ou bexiga, ureter, endometrioma ovariano > 3 cm
Clínica	0	Assintomática
	1	Infertilidade ou dor não incapacitante
	2	Dor incapacitante (disquezia, dispareunia, disúria, dismenorreia)
Objetivos	0	Não mudar nada, aceita a situação
	1	Deseja engravidar ou diminuir a dor
	2	Deseja engravidar e diminuir a dor
Conduta no *Eco System* (modificada)		
Escore	**Condutas sugeridas**	
0 a 3	Conservadora (tratamento medicamentoso)	
4	Conservadora ou cirúrgica	
5 a 6	Cirúrgica (laparoscopia)	

lesão em uma cirurgia de 6 a 7 h. Além disso, possibilita a comparação da investigação com os achados operatórios e, consequentemente, a reavaliação da propedêutica (Figura 22.11). Este MAPA está disponível, sem custo, na internet: www.ginendo.com/MAPforENDOMETRIOSIS.html.

Em nosso serviço, preconiza-se que todos os focos de endometriose, superficiais ou profundos, devem ser ressecados e não coagulados. Esta forma de abordagem melhora a dor e diminui a recidiva da doença. A ressecção pode ser realizada com tesoura, bisturi harmônico ou *laser*.

A melhor abordagem cirúrgica conservadora para a paciente com endometriose é a endoscópica, por laparoscopia ou robótica. Com certeza, a melhor visão da pelve, com a robótica 3D; o melhor acesso à região pélvica; e o uso de pinças e tesouras de 3 e 5 mm tornam a cirurgia realizada por esta via de acesso como minimamente invasiva.

A cirurgia laparoscópica é apresentada no Capítulo 51, *Laparoscopia*. Seus tempos operatórios no tratamento da endometriose profunda são: punção umbilical e punções acessórias; investigação da pelve e abdome superior, com ênfase ao apêndice; liberação dos ovários e tratamento cirúrgico dos endometriomas; fixação dos ovários à parede abdominal; dissecção dos ureteres bilateralmente, em geral até seu túnel; e ressecção das áreas com endometriose.

Após o acesso com a óptica e punções acessórias, realiza-se a investigação detalhada das cavidades abdominal e pélvica. Assim, confirmam-se o diagnóstico pré-operatório e a extensão da doença. A meta da abordagem cirúrgica é liberar todas as aderências, remover todos os implantes endometriais para aliviar a dor, reduzir o risco de recorrência da doença e da formação de novas aderências e, principalmente, restaurar as normalidades anatômica e fisiológica dos órgãos envolvidos. Desse modo, busca-se, também, restaurar a fertilidade em pacientes com este desejo.

Nesta cirurgia, são 12 tempos a serem seguidos:

1. Investigação de toda a cavidade: assim se tem a confirmação da extensão e da complexidade da doença
2. Liberação das aderências: este procedimento facilitará a identificação das estruturas pélvico-abdominais e evitará lesões térmicas ou de secção – os acidentes cirúrgicos
3. Tratamento inicial dos endometriomas ovarianos: deve-se iniciar pelo ovário mais comprometido. Possibilita também maior tempo para a hemostasia espontânea, evitando-se o uso excessivo de energia e dano ovariano
4. Tratamento da endometriose de compartimento anterior: a exposição é mais fácil antes da fixação dos ovários e, como é menos frequente nesses sítios, eles podem ser esquecidos ao final da cirurgia
5. Fixação dos ovários na parede anterior: existem sistemas descartáveis para fixação dos ovários, mas o procedimento pode ser realizado com fio de náilon 3-0, transfixando a parede, o ovário e retornando à parede. Melhora o campo operatório e colabora com a hemostasia espontânea do ovário operado (Figura 22.12)
6. Identificação de dissecção dos ureteres: esta dissecção deve ser realizada sempre que houver doença profunda lateral e/ou posterior baixas. Isso porque, com a ressecção dos uterossacros, paramétrios, a doença em septo retovaginal é realizada com uso de energia, e a proximidade do ureter com esta região pode causar dano térmico neste
7. Ressecção da endometriose das regiões laterais para a central: esta metodologia vai liberando a pelve e traz para cima do retossigmoide as áreas acometidas. Dessa maneira, há maior preservação dos vasos e nervos, otimizando o tempo operatório
8. Ressecção dos ligamentos posteriores e laterais acometidos: neste momento, o compartimento está mais exposto; e as estruturas nobres, devidamente afastadas

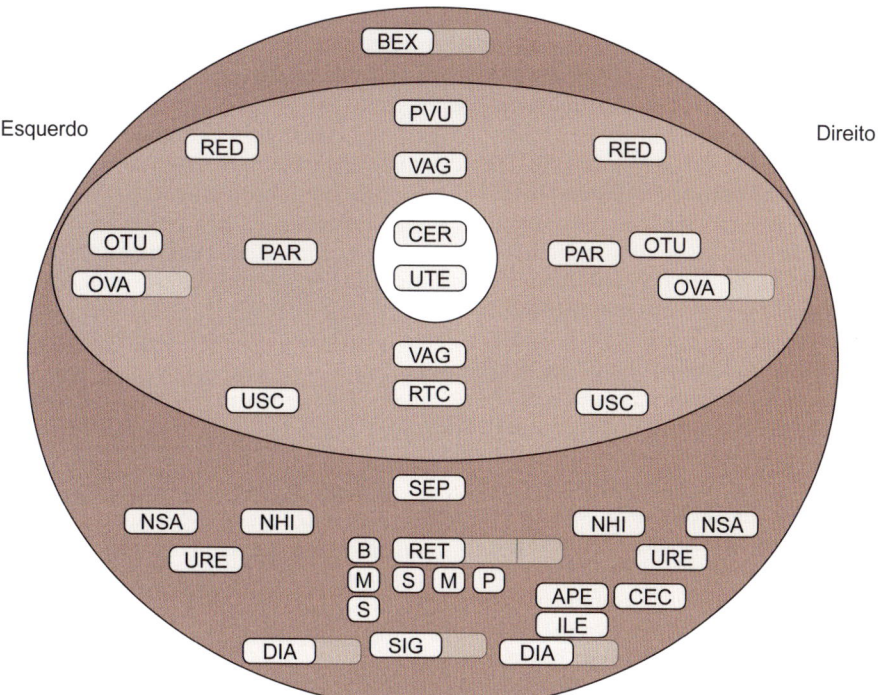

Figura 22.11 MAPA para localização dos sítios de endometriose. APE: apêndice; BEX: bexiga; CEC: ceco; CER: adenomiose cervical; DIA: diafragma; ILE: íleo; M: lesão muscular do reto; NHI: nervos hipogástricos; NSA: nervos sacrais; OTU: obstrução tubária; OVA: ovário; P: lesão profunda no reto; PAR: paramétrio; PVU: prega vesicouterina; RED: ligamento redondo; RET: reto; RET B: reto baixo, RET S: reto superior; RET M: reto médio; RTC: retrocervical; S: lesão superficial no reto; SEP: septo retovaginal; SIG: sigmoide; URE: ureter; USC: ligamento uterossacro; UTE: adenimiose uterina; VAG: vagina.

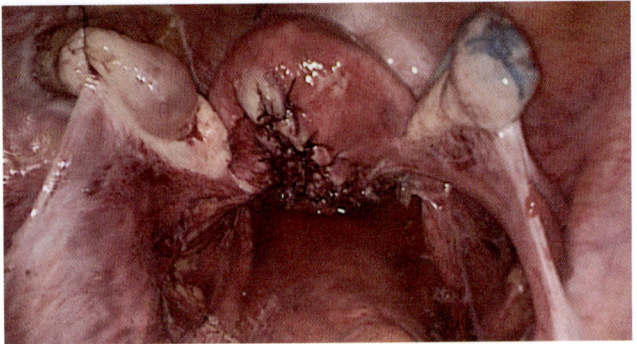

Figura 22.12 Fixação dos ovários em ressecção de adenomiose de parede posterior.

9. Ressecção da lesão em alça intestinal: este é o último tempo da cirurgia, pois será trabalhado em área com maior potencial de contaminação
10. Retirada do material para estudo anatomopatológico
11. Revisão da hemostasia: quando se tem esta metodologia, poucas áreas ainda vão precisar de hemostasia, normalmente realizada com energia
12. Retirada do instrumental e fechamento dos acessos: primeiro se retiram os instrumentais das punções acessórias, com os trocartes; depois, o trocarte de 10 mm da punção umbilical e, por último, a óptica de 10 mm. Deve-se suturar a aponeurose em punções de 10 mm ou mais.

Nas cirurgias em que não houve ressecção intestinal, discoide ou segmentar, utilizam-se 1.500 mℓ de lactato de Ringer aquecido, o que facilita a retirada do CO_2 da cavidade abdominal, evitando a ombralgia. Depois, retira-se o ácido carbônico. Isso afasta as alças com um leve calor, proporcionando um grande conforto abdominal.

Como há várias formas de apresentação da endometriose, com sítios das doenças, por vezes, em áreas nobres, como ureter, nervo hipogástrico e nervo sacral, nestas abordagens cirúrgicas só o conhecimento anatômico e o domínio da técnica operatória não são suficientes. É necessário o cirurgião também conhecer a técnica cirúrgica. Convém ainda que a equipe seja adequada ao procedimento multiprofissional.

Para se alcançar tal meta, além de toda a investigação clínica prévia e cuidadosa, a intervenção deve ser realizada por cirurgiões habilitados e habituados com a abordagem conservadora da pelve com grande distorção anatômica, com instrumental e equipamentos adequados. Não há mais espaço para a laparoscopia diagnóstica e a cauterização dos focos de endometriose. Isso porque, além das falhas diagnósticas já informadas, a cauterização destruiria apenas a superfície da lesão profunda, que poderia continuar a crescer, sendo alvo de constantes queixas da paciente.

Nas pacientes com prole definida e na perimenopausa, além da ressecção completa dos focos de endometriose, a opção de histerectomia total com anexectomia bilateral pode melhorar a dor central e diminuir a incidência, em alguns casos de recorrência da doença. Convém ter cuidado na cirurgia do endometrioma ovariano, pois o objetivo da cirurgia minimamente invasiva consiste em retirar a doença com menor dano possível ao órgão, principalmente quando é o ovário.

A melhor técnica para preservar o parênquima normal no endometrioma ovariano é a seguinte (Figura 22.13):

- Incisão da parede do cisto e drenagem
- Apreensão da parede do ovário e do endometrioma, fazendo tração central do endometrioma e contratração lateral da parede ovariana

- Dissecção leve da área de aderência entre as duas faces para facilitar a liberação, com a ponta da tesoura
- Hemostasia pontual e aproximação das bordas apenas quando muito afastadas.

Aceita-se o acompanhamento clínico de endometrioma com até 3 cm, não se devendo indicar cirurgia quando é esta a única razão. Nas lesões que envolvem profundamente a bexiga, atingindo a mucosa, a ressecção deverá englobar toda a área de doença, com abertura da bexiga. A síntese deverá ser realizada, em um ou dois planos, com permanência do cateter vesical por 7 dias para prevenção de fístula.

A abordagem em retossigmoide dependerá da extensão, da profundidade da lesão e do grau de estenose da alça. Nas lesões superficiais, a excisão com tesoura ou energia ultrassônica é o suficiente. A liberação da paciente acontece no primeiro dia de pós-operatório (*shaving*).

Nas lesões que atingem a muscular, a submucosa e aquelas com menor extensão, é possível realizar a ressecção discoide (ou seja, ressecção circular) até a mucosa, com margens livres de doença e síntese. A sutura poderá ser manual ou com grampeadores lineares ou circulares. Com o uso dos grampeadores, a excisão e a sutura mecânica são realizadas ao mesmo tempo. Atualmente, o grampeamento circular, intraluminal, é o mais utilizado. Nestes casos, a paciente deverá ser avaliada no pós-operatório e, depois, quanto ao controle do restabelecimento do trânsito intestinal e da possibilidade de fístula, que acontece em 0,5% dos casos.

Hoje, a ressecção discoide é considerada em casos com maior extensão da endometriose intestinal, com a técnica de duplo grampeamento.[38] Contudo, nos casos de maior comprometimento, estenose ou de lesões múltiplas, a ressecção segmentar se faz necessária. Nesta técnica, retira-se o segmento intestinal acometido pela doença, com margem livre de doença, além de reanastomose dos cotos. Em tal intervenção, o risco de fístula no pós-operatório é de 2%.

CONSIDERAÇÕES FINAIS

A paciente com endometriose precisa de um bom clínico ginecologista e, por vezes, necessitará de um bom cirurgião. Realiza-se o diagnóstico com anamnese, exame físico e exames de imagem, não havendo espaço para a laparoscopia diagnóstica. O diagnóstico de endometriose é acessível a todo ginecologista, inclusive a identificação dos sítios da doença.

A endometriose é uma doença sítio-dependente. Ou seja, as queixas da paciente têm relação com o local da doença. Quando ela se liga a queixas urinárias, o comprometimento é anterior; se ocorre dor à relação sexual ou há queixas intestinais, posterior; e, em casos de dismenorreia, lateral e geralmente assintomática.

A laparoscopia diagnóstica não deve ser parte dos mecanismos diagnósticos, por indicar apenas as superfícies dos órgãos. Também não faz o diagnóstico de endometriose profunda e, ao identificar aderências importantes, frequentes na endometriose, aponta a pelve como inoperável.

Para a decisão da conduta, convém avaliar a extensão da doença, o risco de dano funcional de órgãos, a resposta ao tratamento medicamentoso e o desejo de gestar. Por isso, após a investigação clínica deve-se perguntar quais são os objetivos da paciente.

A aplicação do *ECO System* pode ajudar o ginecologista na condução do caso.

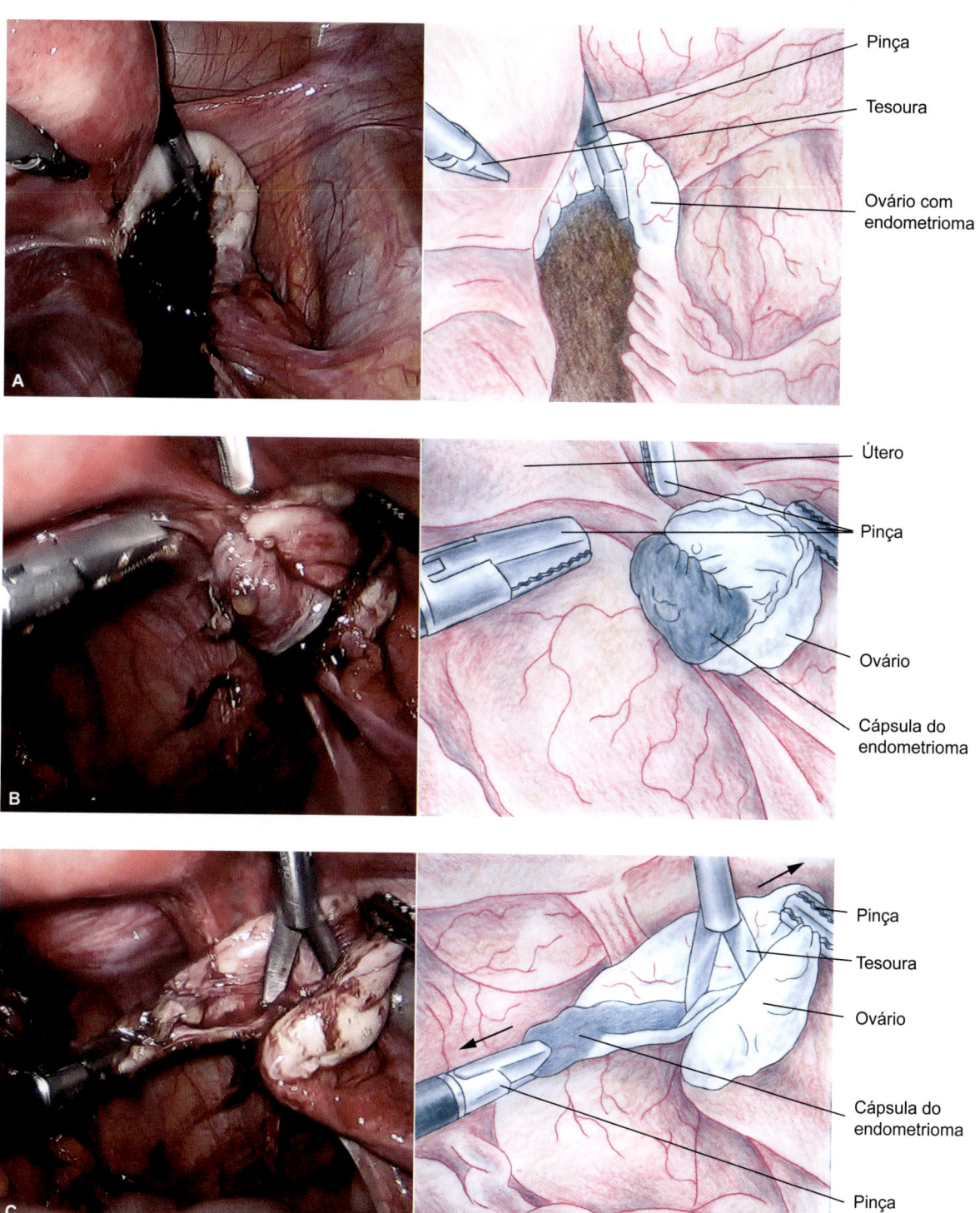

Figura 22.13 Ooforoplastia com tração, contratração e tesoura.

Nas pacientes com infertilidade, é conveniente a conduta ser discutida com o profissional da reprodução assistida, já que em alguns casos o congelamento de embriões antes da cirurgia pode ser uma boa indicação. A avaliação do espermograma do companheiro da paciente é necessária.

A indicação cirúrgica deve oferecer qualidade de vida para a paciente e melhorar a possibilidade de alcançar seus objetivos. O cirurgião deve ser qualificado e experiente, vinculado a uma equipe multiprofissional.

O MAPA para endometriose pode funcionar como bom guia e instrumento de pesquisa e avaliação da propedêutica.

Há descrição na literatura de correlação de endometriose e câncer de ovário, principalmente do endometrioma ovariano. É importante acompanhar os estudos. Nas pacientes com endometriomas na perimenopausa, a ooforectomia tem indicação absoluta.

Por fim, a jovem paciente com endometriose representa um desafio ao médico. A complexidade da doença e o longo tempo de sofrimento podem acarretar comprometimento psicológico. Assim, um atendimento interdisciplinar, com ginecologistas, médicos especializados no tratamento da dor e psicólogos, é importante para o sucesso do tratamento.

REFERÊNCIAS BIBLIOGRÁFICAS

1. Jansen RP, Russell P. Non pigmented endometriosis: clinical, laparoscopic, and pathologic definition, Am J Obstet Gynecol. 1986; 155(6):1154-9.
2. Giudice LC, Kao LC, Endometriosis. Lancet. 2004; 364(9447):1789-99.
3. Carneiro MM, Filogônio ID, Costa LM et al. Clinical prediction of deeply infiltrating endometriosis before surgery: is it feasible? A review of the literature. Biomed Res Int. 2013; 564153.
4. Macer ML, Taylor HS. Endometriosis and infertility: a review of the pathogenesis and treatment of endometriosis-associated infertility. Obstet Gynecol Clin North Am. 2002; 39:535-49.
5. Tsoumpou I, Kyrgiou M, Gelbaya TA et al. The effect of surgical treatment for endometrioma on in vitro fertilization outcomes: a systematic review and meta-analysis. Fertil Steril. 2009; 92:75-87.
6. King H. Hippocrates' woman: reading the female body in ancient Greece. London: Routledge; 1998.
7. Cullen TS. The distribution of adenomyomas containing uterine mucosa. Chicago: American Medical Association Press; 1920.
8. Sampson JA. Intestinal adenomas of endometrial type. Arch Surg. 1922; 5:217-80.
9. Burney R O, Giudice LC. "Pathogenesis and pathophysiology of endometriosis. Fertil Steril. 2012; 98(3): 511-9.
10. Koninckx PR, Kennedy SH, Barlow DH. Endometriotic disease: the role of peritoneal fluid. Hum Reprod Update. 1998; 4(5):741-51.
11. D'Hooghe TM et al. Development of a model of retrograde menstruation in baboons (Papioanubis). Fertil Steril. 1994; 62(3):635.
12. Gruenwald P. Origin of endometriosis from the mesenchyme of the celomic walls. Am J Obstetr Gynecol. 1942; 44(3):470-4.
13. Murphy AA, Palinski W, Rankin S et al. Evidence for oxidatively modified lipid-protein complexes in endometrium and endometriosis. Fertil Steril. 1998; 69(6):1092-4.
14. Sinaii N, Cleary SD, Ballweg ML et al. High rates of autoimmune and endocrine disorders, fibromyalgia, chronic fatigue syndrome and atopic diseases among women with endometriosis: a survey analysis. Hum Reprod. 2002; 17(10):2715-24.
15. Sikora J, Mielczarek-Palacz A, Kondera-Anasz Z. Role of natural killer cell activity in the pathogenesis of endometriosis. Curr Med Chem. 2011; 18(2):200-8.
16. Osuga Y, Koga K, Hirota Y et al. Lymphocytes in endometriosis. American J Reprod Immunol. 2011; 65(1):1-10.
17. Seli E, Berkkanoglu M, Arici A. Pathogenesis of endometriosis. Obstetr Gynecol Clin North America. 2003; 30(1):41-61.
18. Hadfield RM, Mardon HJ, Barlow DH et al. Endometriosis in monozygotic twins. Fertil Steril. 1997; 68(5):941-2.
19. Albertsen HM, Chettier R, Farrington P et al. Genome-wide association study link novel loci to endometriosis. PloS ONE. 2013; 8(3):e58257.
20. Tosti C, Pinzauti S, Santulli P et al. Pathogenetic mechanisms of deep infiltrating endometriosis. Reprod Sci. 2015; 22:1053-9.
21. Bulun SE, Monsavais D, Pavone ME et al. Role of estrogen receptor-beta inendometriosis. Semin Reprod Med. 2012; 30:39-45.
22. Ballard K, Lowton K, Wright J. What's the delay? A qualitative study of women's experiences of reaching a diagnosis of endometriosis. Fertil Steril. 2006; 86:1296-301.
23. Hudelist G, Fritzer N, Thomas A et al. Diagnostic delay for endometriosis in Austria and Germany: causes and possible consequences. Hum Reprod. 2012; 27:3412-6.
24. Nnoaham KE, Hummelshoj L, Webster P. World Endometriosis Research Foundation Global Study of Women's Health consortium et al. Impact of endometriosis on quality of life and work productivity: a multicenter study across ten countries. Fertil Steril. 2011; 96:366-73.
25. Chapron C, Chopin N, Borghese B et al. Deeply infiltrating endometriosis: pathogenetic implications of the anatomical distribution Hum Reprod. 2006; 21(7):1839-45.
26. Barcellos MB, Lasmar BP, Lasmar RB. Agreement between the preoperative findings and the operative diagnosis in patients with deep endometriosis. Arch Gynecol Obstet. 2016; 293(4):845-50.
27. Gupta S, Agarwal A, Sekhon L et al. Serum and peritoneal abnormalities in endometriosis: potential use as diagnostic markers. Minerva Ginecol. 2006; 58:527-51.
28. Kennedy S, Bergqvist A, Chapron C et al. ESHRE guideline for the diagnosis and treatment of endometriosis. Hum Reprod. 2005; 20:2698-704.
29. Mol BW, Bayram N, Lijmer JG et al. The performance of CA-125 measurement in the detection of endometriosis: a meta-analysis. Fertil Steril. 1998; 70:1101-8.
30. Othman Eel D, Hornung D, Al-Hendy A. Biomarkers of endometriosis. Expert Opin Med Diagn. 2008;2:741-52.
31. May KE, Conduit-Hulbert SA, Villar J et al. Peripheral biomarkers of endometriosis: a systematic review. Hum Reprod Update. 2010; 1-24.
32. Vodolazkaia A, El-Aalamat Y, Popovic D et al. Evaluation of a panel of 28 biomarkers for the non-invasive diagnosis of endometriosis. Hum Reprod. 2012; 27:2698-711.
33. Revised American Society for Reproductive Medicine classification of endometriosis: 1996. Fertil Steril. 1997; 67(5):817-21.
34. Tuttlies F, Keckstein J, Ulrich U et al. ENZIAN-score, a classification of deep infiltrating endometriosis. Zentralbl Gynakol. 2005; 127(5):275-81.
35. Lasmar RB, Abraão MS, Lasmar BP et al. Simplified approach to the treatment of endometriosis-ECO system. Minerva Ginecol. 2012; 64(4):331-5.
36. Lasmar RB, Lasmar BP, Celeste RK et al. Validation of a score to guide endometriosis therapy for the non-specialized gynecologist. Int J Gynaecol Obstet. 2015; 131(1):78-81.
37. Lasmar RB, Lasmar BP, Pillar C. Diagram to map the locations of endometriosis. Int J Gynaecol Obstet. 2012; 118(1):42-6.
38. Oliveira MA, Crispi CP, Oliveira FM et al. Double circular stapler technique for bowel resection in rectosigmoid endometriosis. J Minim Invasive Gynecol. 2014; 21(1):136-41.

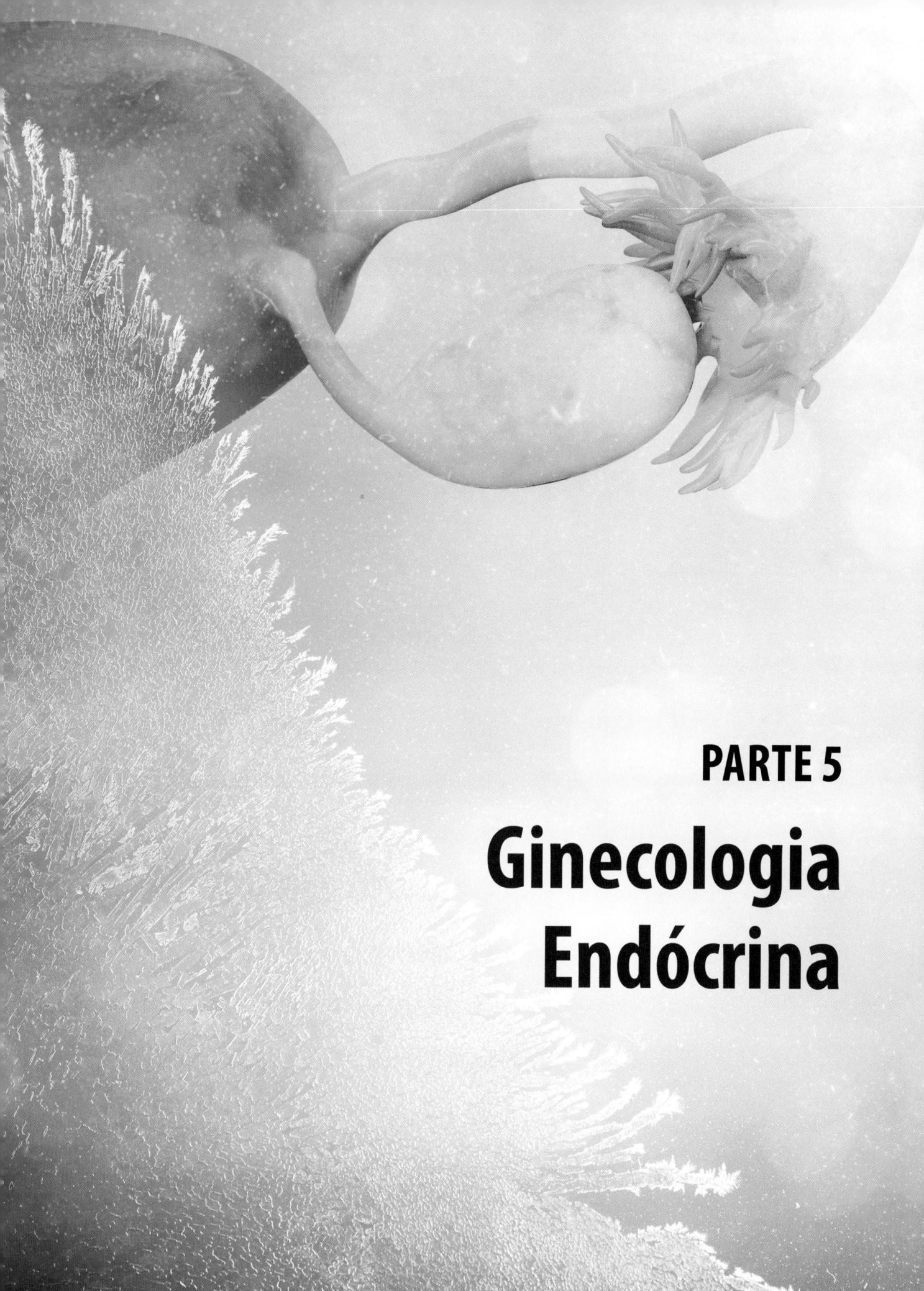

PARTE 5

Ginecologia Endócrina

23

Neuroendocrinologia Feminina

Aricia Helena Galvão Giribela

INTRODUÇÃO

O ciclo menstrual normal é rigidamente coordenado por efeitos estimuladores e inibitórios que resultam na liberação de um único oócito maduro e de um conjunto de oócitos primordiais. Para a harmonia do ciclo, existem várias conexões entre os neurônios corticais com os do sistema límbico e do hipotálamo.

O controle do eixo reprodutivo origina-se no hipotálamo com a liberação periódica pulsátil do hormônio liberador de gonadotrofina (GnRH). Em resposta ao GnRH, a hipófise libera pulsos de gonadotrofinas, hormônio luteinizante (LH) e hormônio foliculo-estimulante (FSH) na corrente sanguínea.

O hipotálamo e a hipófise são os sítios de maior ação na regulação da função reprodutiva. Diversos fatores contribuem para a regulação de tal processo, como hormônios, e fatores parácrinos e autócrinos (que ainda estão sendo identificados). Os sistemas envolvidos são: dopaminérgico, noradrenérgico, serotoninérgico, gabaérgico e glutaminérgico.

HIPOTÁLAMO

O hipotálamo localiza-se na base do cérebro, logo abaixo do quiasma óptico. A comunicação com a hipófise ocorre por meio de neuro-hormônios nas veias portais que atravessam a hipófise até a adeno-hipófise. Suas funções principais são a síntese e a secreção do hormônio liberador de GnRH. Este último é responsável pela síntese de armazenamento e secreção de FSH e LH.

Secreção pulsátil de GnRH

Para a estimulação adequada da liberação de gonadotrofina, os neurônios GnRH devem estar corretamente localizados e secretar de modo pulsátil. Alguns neurônios GnRH terminam em corpos celulares de outros neurônios GnRH, o que sugere um mecanismo para o controle coordenado da pulsatilidade. Além disso, os neurônios GnRH imortalizados *in vitro* continuam a liberar GnRH de modo pulsátil. Isso sugere a existência de um gerador de pulso hipotalâmico intrínseco.

A libertação pulsátil apropriada de GnRH estimula a libertação de LH e de FSH. Por sua vez, o padrão de liberação de LH e FSH induz à produção gonadal de hormônios esteroides, como estradiol, progesterona, testosterona e androstenediona, além de outras substâncias, como inibina e ativina.

O controle da liberação de GnRH é complexo. Há um gerador de pulso que coordena a secreção de GnRH de modo discreto e aleatório, mas em ritmo regular. Vários neurotransmissores e neuro-hormônios têm sido implicados como tendo atuação no controle da secreção de GnRH, como catecolaminas, opiáceos, neuropeptídio Y, galanina, hormônio liberador de corticotropina, kisspeptina, neuroquinina B, dinorfina e prolactina, bem como esteroides gonadais.

Os esteroides sexuais têm efeitos positivos e negativos sobre a frequência de pulso de GnRH. Como isso ocorre, não é bem compreendido. Tem sido difícil identificar receptores de esteroides sexuais em neurônios hipotalâmicos secretores de GnRH, e sua existência permanece controversa. No entanto, os receptores de estrogênio foram encontrados em células adjacentes no hipotálamo. As células gliais têm receptores hormonais esteroides e são intimamente envolvidas no *feedback* esteroide sexual (e outros sinais) aos neurônios GnRH.

O GnRH tem meia-vida curta. A maior concentração de sua produção ocorre no núcleo arqueado local, onde há a determinação do ritmo de liberação de GnRH do ciclo menstrual. A liberação do GnRH é regulada pelos sistemas monoaminérgicos, opioide e outros peptídios, hormônios sexuais, fatores de crescimento e citocinas.

Os agentes neuroendócrinos originários do hipotálamo têm efeito estimulante no hormônio de crescimento (GH), no hormônio liberador de tireotrofina (TRH), no hormônio adrenocorticotrófico (ACTH) e nas gonadotrofinas (FSH e LH).

O neuro-hormônio hipotalâmico que controla as gonadotrofinas chama-se GnRH; e o que controla o hormônio inibidor da prolactina (PRL), provavelmente, é a dopamina. A dopamina inibe a atividade do neurônio secretor de GnRH e aumenta a secreção de TRH e PRL. Os esteroides sexuais podem apresentar efeitos hipotalâmicos inibitórios, sobretudo em altas doses.

Outros hormônios que agem inibindo a secreção de GnRH são o ácido gama-aminobutírico (GABA), o neuropeptídio Y e a histamina. O CRH controla o ACTH, ativa o sistema nervoso simpático e suprime a secreção gonadotrofina. Tal ação é mediada por inibição de endorfinas do GnRH. O CRH tem ação inibitória nos hormônios liberadores de GnRH.

Sugere-se que, em estados de estresse ou depressão intensos, haja aumento de CRH. Com isso, há alteração na secreção de GnRH e no ciclo menstrual.

Resumidamente, é possível dividir a interação dos sistemas em retroalimentação de alça curta e longa. A retroalimentação em alça curta trata do estímulo ou da inibição hipotalâmica pelos hormônios hipofisários. A retroalimentação de alça longa trata da regulação por meio de esteroides sexuais. O fluxo inverso possibilita o *feedback* da hipófise sobre o hipotálamo.

Adeno-hipófise

Os esteroides sexuais agem na síntese, no armazenamento e na liberação das gonadotrofinas. O estrogênio inibe a liberação de FSH e aumenta seu armazenamento. Seu pico ocorre antes do pico de LH e FSH. A progesterona tem ação negativa tanto na síntese quanto na liberação de gonadotrofinas. Na adeno-hipófise, também agem a inibina e a ativina. A inibina causa redução da produção de FSH e, consequentemente, aumento de LH. A Figura 23.1 mostra as alterações séricas dos hormônios hipofisários e ovarianos.

OVÁRIOS

O primeiro dia da menstruação consiste no primeiro dia do ciclo. A partir daí, é possível dividir o ciclo em duas fases: folicular e lútea (Figura 23.2).

Fase folicular

Começa com o início da menstruação e termina no dia anterior ao aumento (pico) de hormônio luteinizante (LH). Ocorre o crescimento do folículo dominante selecionado em ciclos anteriores. Nesta fase, o FSH causa aumento das células da granulosa e da teca interna, aumentando a expressão dos receptores de LH.

A esteroidogênese ocorre nas células da granulosa e na teca interna. Esse fenômeno é conhecido como teoria das duas células (Figura 23.3). Nas células da teca interna, por ação do LH, ocorre produção de androgênios que, por difusão passiva, atingem as células da granulosa e são convertidos em estrogênios por ação da aromatase.

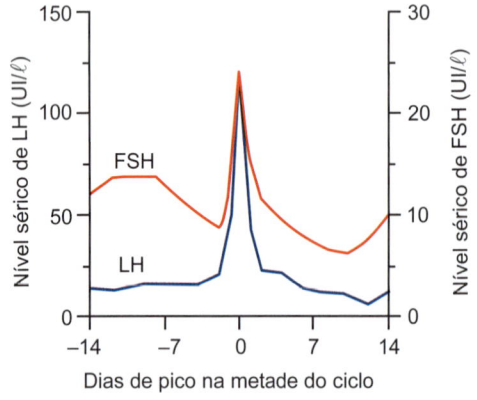
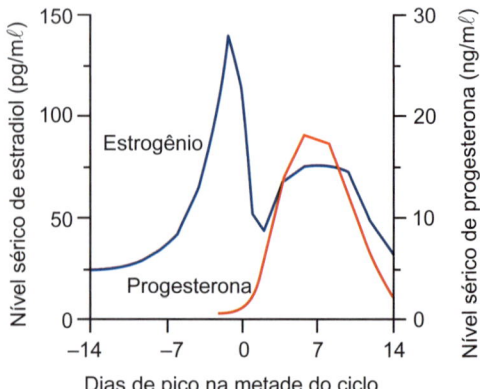

Figura 23.1 Alterações séricas dos hormônios hipofisários durante o ciclo menstrual normal (FSH e LH; à esquerda) e ovarianos (estrógeno e progesterona; à direita). FSH: hormônio foliculoestimulante; LH: hormônio luteinizante.

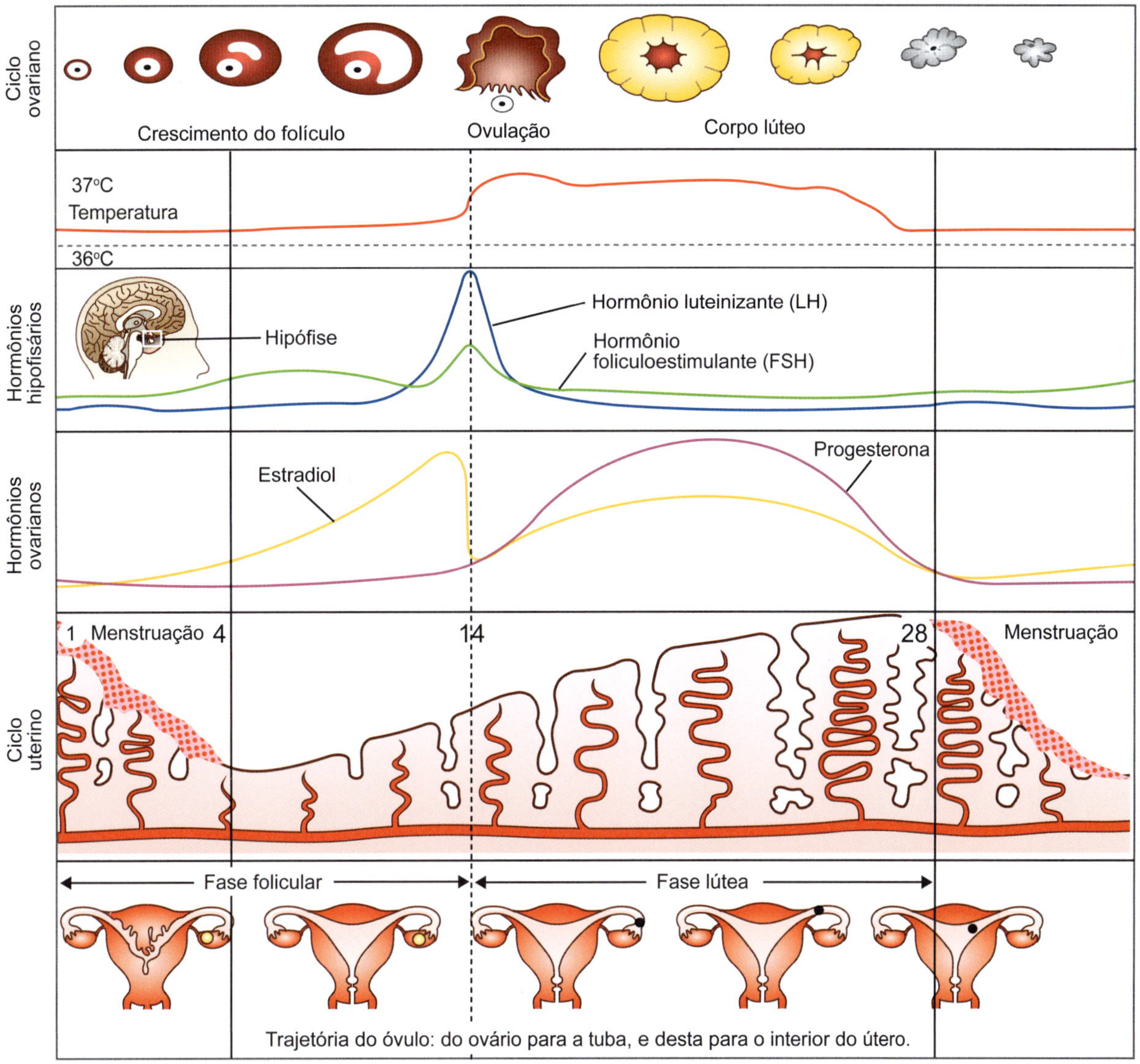

Ciclo ovariano

Crescimento do folículo   Ovulação   Corpo lúteo

37°C
Temperatura

36°C

Hormônios hipofisários

Hipófise

Hormônio luteinizante (LH)

Hormônio
foliculoestimulante (FSH)

Hormônios ovarianos

Estradiol

Progesterona

Ciclo uterino

1 Menstruação 4   14   28   Menstruação

Fase folicular   Fase lútea

Trajetória do óvulo: do ovário para a tuba, e desta para o interior do útero.

Figura 23.2 Ciclo menstrual.

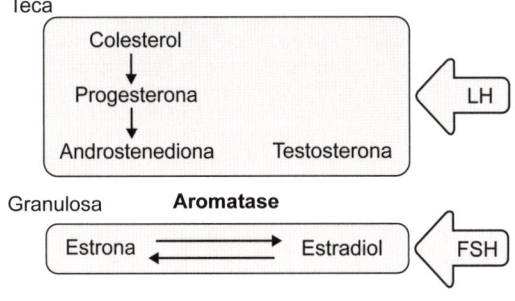

Teca

Colesterol

Progesterona

Androstenediona   Testosterona

LH

Granulosa   **Aromatase**

Estrona ⇄ Estradiol   FSH

Figura 23.3 Teoria das duas células.

Os coordenadores da atividade da aromatase são o FSH e a inibina. No início do ciclo (3º ao 5º dia), ocorre o primeiro pico de FSH, seguido da produção estrogênica e do crescimento folicular. Outro órgão afetado nesse ambiente é o endométrio, que se torna proliferativo.

Aproximadamente 36 h antes da ovulação, ocorre novo pico de gonadotrofinas, mas com preponderância de LH, que será responsável pelo amadurecimento folicular e pela postura ovular. Há um pico estrogênico que precede o pico de FSH e LH.

Fase folicular inicial

Na fase folicular inicial, o ovário é menos ativo. Isso torna baixas as concentrações séricas de estradiol e progesterona. Um pequeno aumento na secreção de FSH parece ser necessário para o recrutamento da próxima coorte de folículos em desenvolvimento. Um deles se tornará o folículo dominante e, depois, ovulatório durante o ciclo.

As concentrações séricas de inibina B, secretadas pelo *pool* de folículos recrutados, são máximas e podem atuar na supressão da elevação do FSH nesse momento do ciclo. Há também um rápido aumento da frequência de pulso de LH nesse momento: de um pulso a cada 4 h na fase lútea tardia para outro a cada 90 min na fase folicular precoce.

Utiliza-se o hormônio antimülleriano (AMH) sérico como marcador potencial da saúde ovariana e do envelhecimento. Ele é secretado por pequenos folículos antrais e correlaciona-se com o número total de folículos antrais ovarianos. A variabilidade do AMH sérico ao longo do ciclo menstrual parece mínima.

O modesto aumento da secreção de FSH na fase folicular precoce estimula gradualmente a produção de foliculogênese e estradiol, levando ao crescimento progressivo da coorte de folículos selecionados nesse ciclo. Como vários folículos crescem inicialmente para o estágio antral, suas células granulosas hipertrofiam e dividem-se, produzindo concentrações séricas crescentes de estradiol, pela estimulação do FSH, da aromatase e da inibina A das células da granulosa nos ovários. O aumento da produção de estradiol alimenta negativamente o hipotálamo.

Fase lútea

Começa no dia do aumento de LH e termina no início da menstruação seguinte. Após a ovulação, ocorre vacuolização das células da granulosa, com acúmulo de luteína, o que as torna lúteas. Nessa fase, ocorre aumento da amplitude dos picos de GnRH, mantendo a produção de LH e, consequentemente, o corpo lúteo. Um modo indireto de estudar a pulsatilidade do GnRH é correlacioná-la com o pulso de LH por dosagem sérica. Caso não haja fecundação, a progesterona causa a inibição do GnRH e das gonadotrofinas (retroalimentação por alça longa).

O ciclo menstrual médio dura de 28 a 35 dias, com aproximadamente 14 a 21 dias de fase folicular e sempre 14 dias de fase lútea. Há relativamente pouca variabilidade do ciclo entre as mulheres entre as idades de 20 e 40 anos. Nos primeiros 5 a 7 anos após a menarca e nos últimos 10 anos antes da última menstruação, há variabilidade mais significativa do ciclo.

As alterações no intervalo intermenstrual são principalmente decorrentes das mudanças na fase folicular. Em comparação, a fase lútea permanece relativamente constante. A Figura 23.4 resume o eixo hipotálamo-hipófise-ovariano.

ENDOMÉTRIO

A ultrassonografia ovariana demonstrou que o ovário está quiescente na fase folicular precoce, com exceção do corpo lúteo ocasionalmente visível do ciclo anterior. O endométrio é relativamente indistinto durante a menstruação e, em seguida, torna-se uma linha fina quando a menstruação está completa. É normal ver pequenos folículos de 3 a 8 mm de diâmetro nessa ocasião.

O endométrio sofre as mesmas variações cíclicas causadas pela secreção de estradiol e progesterona pelo ovário. Seu ciclo pode ser dividido nas fases proliferativa, secretora e menstrual.

A fase proliferativa coincide com o ovário em fase folicular. O aumento da secreção de estradiol estimula o crescimento da área funcional do endométrio que alcança até 10 mm de espessura. Desenvolvem-se vasos tortuosos e artérias espiraladas. O estradiol também estimula a síntese de receptores para a progesterona, preparando a fase seguinte.

Já a fase secretora coincide com a fase luteínica do ovário. O aumento da secreção de progesterona estimula o desenvolvimento de glândulas uterinas e a acumulação de glicogênio. A fase menstrual resulta da queda da secreção ovariana ao final da fase lútea.

Há necrose e desagregação do estrato funcional do endométrio por constrição das artérias espiraladas por ação das prostaglandinas produzidas localmente (PGF2α). A menstruação normal contém sangue, células endometriais descamadas, prostaglandinas e fibrinolisina. A fibrinolisina, de origem endometrial, lisa os coágulos. A duração do fluxo menstrual pode variar de 1 a 8 dias em mulheres normais.

KISSPEPTINA E LEPTINA

A kisspeptina é um polipeptídio com atuação importante na regulação endócrina reprodutiva. Por isso, estudou-se a tendência dinâmica dos níveis de kisspeptina durante o ciclo menstrual e a relação com ovulação. Os níveis séricos deste peptídio foram relacionados com o aumento do nível de 17-betaestradiol (E2). Seu aumento no soro e na urina pode ser utilizado como marcador para o desenvolvimento do folículo dominante e para a pré-ovulação.

As concentrações séricas de leptina flutuam durante o ciclo menstrual, e a maior concentração coincide com a ovulação. Neurônios hipotalâmicos revelam um papel estimulador da leptina na secreção de GnRH. Embora isso tenha levado à hipótese inicial de que a leptina poderia regular diretamente a secreção de GnRH, por várias razões a leptina age indiretamente via neurônios aferentes.

Estes achados suportam a hipótese de que kisspeptina é um alvo direto na mediação da ação da leptina no eixo hipotálamo-hipófise-gonadal.

BIBLIOGRAFIA

Adams JM, Taylor AE, Schoenfeld DA et al. The midcycle gonadotropin surge in normal women occurs in the face of an unchanging gonadotropin-releasing hormone pulse frequency. J Clin Endocrinol Metab. 1994; 79:858.

Christensen A, Bentley GE, Cabrera R et al. Hormonal regulation of female reproduction. Horm Metab Res. 2012; 44(8):587-91.

Filicori M, Butler JP, Crowley WF Jr. Neuroendocrine regulation of the corpus luteum in the human. Evidence for pulsatile progesterone secretion. J Clin Invest. 1984; 73:1638.

Hall JE, Schoenfeld DA, Martin KA et al. Hypothalamic gonadotropin-releasing hormone secretion and follicle-stimulating hormone dynamics during the luteal-follicular transition. J Clin Endocrinol Metab. 1992; 74:600.

Kissell KA, Danaher MR, Schisterman EF et al. Biological variability in serum anti-Müllerian hormone throughout the menstrual cycle in ovulatory and sporadic anovulatory cycles in eumenorrheic women. Hum Reprod. 2014; 29:1764.

Nestor CC, Kelly MJ, Ronnekleiv OK. Cross-talk between reproduction and energy homeostasis: central impact of estrogens, leptin and kisspeptin signaling. Horm Mol Biol Clin Investig.2014; 17(3):109-28.

Sherman BM, Korenman SG. Hormonal characteristics of the human menstrual cycle throughout reproductive life. J Clin Invest. 1975; 55:699.

Soares Júnior JM, Baracat MCP, Barcat EC. Controle neuroendócrino do ciclo menstrual. In: Fernandes C E, Pompei, LM. Endocrinologia feminina. São Paulo: Manole; 2016.

Stocco C, Telleria C, Gibori G. The molecular control of corpus luteum formation, function, and regression. Endocr Rev. 2007; 28:117.

Taylor AE, Whitney H, Hall JE et al. Midcycle levels of sex steroids are sufficient to recreate the follicle-stimulating hormone but not the luteinizing hormone midcycle surge: evidence for the contribution of other ovarian factors to the surge in normal women. J Clin Endocrinol Metab. 1995; 80:1541.

Tsafriri A, Chun SY, Reich R. Follicular rupture and ovulation. In: Adashi EY, Leung PCK (eds). The ovary. New York: Raven Press; 1993. p. 227.

Welt C, Crowley WF, Blake D, Martin KA. Physiology of the normal menstrual cycle. Disponível em: https://www.uptodate.com/contents/physiology-of-the-normal-menstrual-cycle?. Acesso em: 02 de junho de 2017.

Welt CK, Martin KA, Taylor AE et al. Frequency modulation of follicle-stimulating hormone (FSH) during the luteal-follicular transition: evidence for FSH control of inhibin B in normal women. J Clin Endocrinol Metab. 1997; 82:2645.

Zhai J, Ding L, Zhao S et al.Kisspeptin: a new marker for human pre-ovulation. Gynecol Endocrinol. 2017; 7:1-4.

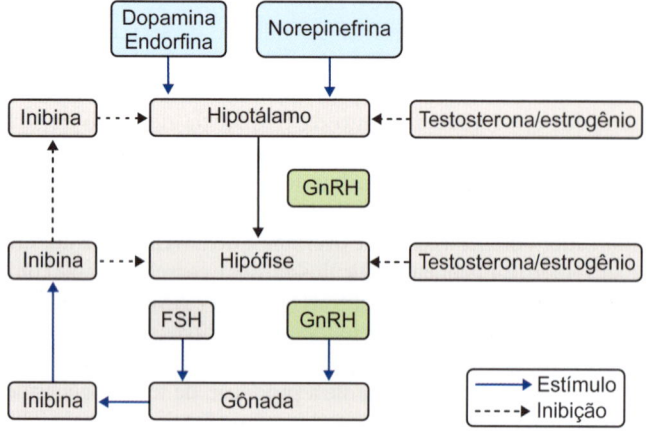

Figura 23.4 Eixo hipotálamo-hipófise-ovariano.

24

Hormônios Esteroides

Edmund Chada Baracat | José Maria Soares Júnior |
Ricardo dos Santos Simões | Maria Cândida Pinheiro Baracat |
Gustavo Arantes Rosa Maciel

INTRODUÇÃO

Os hormônios esteroides são compostos lipossolúveis, com estrutura básica de 17 átomos de carbono dispostos em quatro anéis. Na síntese dessas substâncias, o colesterol é o ponto de partida para a síntese de cortisol, aldosterona, vitamina D e esteroides sexuais (estrogênio, progesterona e androgênio).[1-3]

Os esteroides têm estrutura química comum, denominada ciclopentanoperidrofenantreno: núcleo cíclico semelhante ao do fenantreno (anéis A, B e C, ligados a um anel ciclopentano D) (Figura 24.1).

Os hormônios esteroides ovarianos ou sexuais (estrogênio, progesterona e androgênio) são importantes para a fisiologia feminina, bem como para o sistema reprodutor e o sucesso da gravidez.[4] Por sua vez, os estrogênios são substâncias que, independentemente de sua origem ou da composição química, induzem o estro em roedores. Nas mulheres, são responsáveis pela manutenção dos caracteres sexuais secundários, principalmente o desenvolvimento das mamas e da genitália externa, inclusive os pelos pubianos.[4] Além disso, são responsáveis pelo adequado desenvolvimento endometrial na primeira fase do ciclo. Posteriormente, com a ação da progesterona pelas alterações fisiológicas e histomorfológicas, são essenciais para o sucesso da implantação embrionária.[4] Sua estrutura química foi descrita por dois pesquisadores, Adolf Butenandt e Edward Adelbert Doisy, os quais, de maneira independente, isolaram-no e descobriram que o estrogênio tem 18 carbonos.[5]

A progesterona é o hormônio responsável pela transformação endometrial, imprescindível para a adequada interação materno-fetal. Também impede a proliferação excessiva do endométrio determinada pelo estrogênio e possibilita o incremento da secreção das glândulas endometriais. Tal processo é essencial para a implantação e o desenvolvimento da gravidez.[4] Caso não ocorra a gestação, contribui para que a descamação seja universal e o fluxo menstrual, regular. Na falta destes, pode ocorrer sangramento uterino anormal, em alguns casos em grande quantidade. Ademais, tal esteroide tem outras funções, como o desenvolvimento do tecido mamário durante a gestação.[4,6] Sua estrutura química é composta por 21 carbonos.

O androgênio (estrutura química com 19 carbonos) é precursor do estrogênio, tanto no ovário, quanto em tecidos periféricos.

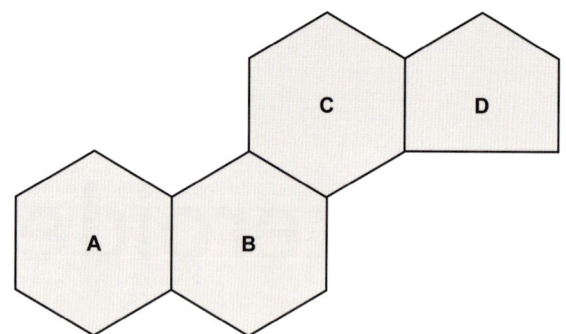

Figura 24.1 Estrutura química básica dos hormônios esteroides (ciclopentanoperidrofenantreno). Núcleo cíclico semelhante ao do fenantreno (anéis A, B e C ligados a um anel ciclopentano). (Adaptada de Selye, 1942.)[3]

Na mulher, é importante para o desejo sexual e pela manutenção dos pelos sexuais. A produção em excesso deste hormônio e/ou a maior atividade de seu receptor estão relacionadas com quadro de hiperandrogenismo cutâneo e/ou infertilidade. Por essa razão, assume grande importância na ginecologia.[7]

CLASSIFICAÇÃO

Os esteroides podem ser classificados, conforme sua composição química, em:

- Colestanos com 27 carbonos (colesterol)
- Colanos com 24 carbonos (ácido cólico)
- Pregnano com 21 carbonos (progesterona)
- Androstano com 19 carbonos (testosterona)
- Estrano com 18 carbonos (estradiol).[8]

Outra classificação muito empregada para os esteroides é a divisão em dois grandes grupos: sexuais (pregnano, androstano e estrano); e não sexuais (colestanos e colanos).[4]

ESTEROIDOGÊNESE

É o processo biológico pelo qual os esteroides são sintetizados a partir do colesterol e transformados em outros esteroides.[9] As vias de esteroidogênese diferem entre as espécies. A biossíntese dos esteroides depende da expressão do complexo enzimático citocromo p450 (ou CYP), que é responsável pelo processamento do colesterol.[9]

A esteroidogênese humana ocorre em vários tecidos. A progesterona é precursora de todos os outros esteroides sexuais humanos, pela conversão do colesterol em pregnenolona. Esta conversão é o limitante da síntese de esteroides, que ocorre dentro da mitocôndria.[10,11] A primeira etapa na produção da progesterona é a oxidação dupla do colesterol, convertido em 22R-hidroxicolesterol e, posteriormente, em 20α, 22R-di-hidroxicolesterol. Tal processo depende da enzima CYP11A1. Em seguida, há perda da cadeia lateral do carbono 22 para produzir a pregnenolona, a qual se desloca para o retículo endoplasmático liso.[11]

A conversão da pregnenolona em progesterona ocorre em duas etapas: oxidação do grupo 3-hidroxila; e tautomerização do grupo ceto em enol, quando ocorre a remoção da ligação dupla no carbono 5 para o carbono 4, sendo catalisada pela 3β-hidroxiesteroide desidrogenase.[12]

As grandes fontes de progesterona são o corpo lúteo ovariano e a placenta. Após sua síntese, a progesterona circula ligada à globulina de ligação (ou carreadora) dos esteroides sexuais (SHBG; 45%), à albumina (50%) e a outras proteínas. Menos de 2% da progesterona se encontra na forma livre, que irá agir nos tecidos-alvo. Tem meia-vida curta, sendo metabolizada no fígado em pregnanediol, que é conjugado com o ácido glicurônico e, finalmente, excretado na urina.[10]

A progesterona ainda é a precursora da aldosterona na suprarrenal (mineralocorticoide) e, após conversão em 17α-hidroxiprogesterona, de cortisol e androstenediona (suprarrenal e ovário). Esta última pode também ser convertida em testosterona. Nos tecidos em que há ação da aromatase, estes dois androgênios podem ser convertidos, respectivamente, em estrona e estradiol. A principal fonte de estradiol é o folículo ovariano.[12]

Estruturalmente, os androgênios pertencem à série de esteroides com estrutura baseada no androstano, com 19 carbonos. O principal androgênio circulante de origem gonadal é a testosterona. Dois outros androgênios, a deidroepiandrostenediona (DHEA) e a androstenediona, são precursores da testosterona (Figura 24.2).[13-17]

Em geral, a quantidade de esteroides sexuais produzida pela suprarrenal (androgênios e estrogênios) é menor do que a dos ovários durante o período reprodutivo. Aproximadamente 50% da produção diária de androstenediona e 90% da produção diária de DHEA são originárias da suprarrenal. A outra metade da androstenediona é secretada pelos ovários, e o restante da DHEA tem sua produção dividida igualmente entre ovário e tecidos periféricos. Cerca de 50% da testosterona deriva da conversão periférica da androstenediona, enquanto a suprarrenal e o ovário contribuem com porcentagens semelhantes para os níveis circulantes de testosterona.[13-17]

Na mulher, a testosterona livre, para agir nos tecidos, necessita ser convertida em di-hidrotestosterona (DHT). Esta etapa depende da ação da 5-alfarredutase. Posteriormente, é convertida em androstenediol pela 3-alfa ou pela betacetorredutase (ver Figura 24.2).[13-17] Portanto, uma maneira de tratar os efeitos cutâneos do hiperandrogenismo consiste no uso de fármacos que bloqueiem tal enzima.[13-17] Além disso, os androgênios podem ser convertidos em estrogênios.[18,19]

Estrogênio é um termo usado para um grupo de hormônios esteroides com 18 carbonos, produzidos, principalmente, pelo ovário e, em menor quantidade, pelas suprarrenais.[19] Engloba três hormônios esteroides na mulher adulta, estruturalmente semelhantes, mas com afinidade diferente pelo seu receptor: 17-betaestradiol (E2) > estrona (E1) > estriol (E3). Destes, o 17-betaestradiol é o principal esteroide em humanos.

Após a ação da aromatase, a androstenediona e a testosterona são convertidas, respectivamente, em estrona e estriol.[19] No feto, há ainda outra forma de estrogênio ativo, o estretrol, que é produzido pelo fígado durante a gestação.[20]

A produção dos esteroides sexuais é regulada por hormônios do eixo hipotálamo-hipofisário-ovariano.[21,22] Em resposta ao hormônio liberador de gonadotrofinas (GnRH), a hipófise anterior secreta, de modo coordenado, as gonadotrofinas (hormônio foliculoestimulante [FSH] e o luteinizante [LH]), cuja concentração varia durante o ciclo menstrual.[21,22]

O FSH regula o crescimento folicular e a produção crescente de estradiol pelas células da granulosa. Enquanto isso, o LH aumenta a captação de colesterol e estimula as células intersticiais e da teca interna dos folículos ovarianos a produzirem androgênios (androstenediona e testosterona).[21,22]

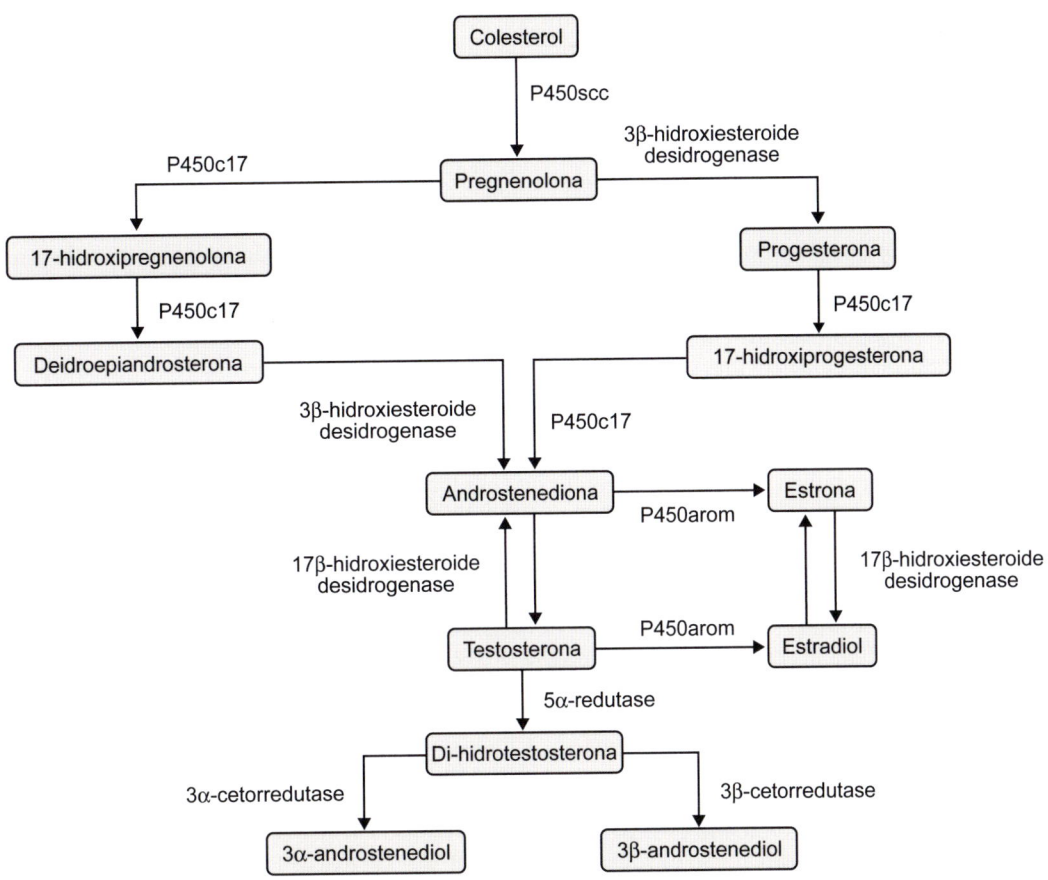

Figura 24.2 Esteroidogênese dos hormônios sexuais.

Após a ovulação, o FSH e, sobretudo, o LH agem nas células luteinizadas do corpo lúteo, aumentando a produção de estradiol e, em maior quantidade, de progesterona. Por sua vez, os hormônios sexuais regulam a pulsatibilidade de GnRH, interferindo na concentração sérica de FSH e LH, pelo mecanismo de retroalimentação negativa. Além disso, há outros hormônios produzidos pelo ovário que também influenciam a produção de gonadotrofinas, como a inibina, peptídio que regula negativamente a produção de FSH. Outras substâncias que também interferem na liberação de gonadotrofinas são a foliculostatina e a ativina.[21-24]

METABOLIZAÇÃO E EXCREÇÃO DOS ESTEROIDES SEXUAIS

Os esteroides são, em geral, oxidados pelas enzimas citocromo P450 oxidase, como a CYP3A4. Essas reações introduzem uma molécula de oxigênio no anel esteroide, possibilitando que o colesterol seja quebrado por enzimas biliares[25] e eliminado na bile.[26-27] Os hormônios esteroides, sem a cadeia lateral de colesterol e ácidos biliares, são tipicamente hidroxilados em várias posições de anel ou oxidados na posição 17, conjugados com sulfato ou ácido glicurônico e excretados na urina, conforme ocorre com a progesterona.[25-27]

ESTROGÊNIOS

Os estrogênios são responsáveis pelas características sexuais femininas. Podem ser naturais ou artificiais, esteroídicos ou não. Os naturais são esteroídicos e podem ser encontrados na natureza ou, ainda, sintetizados. Derivam da estrana (18 átomos de C) e são metabolizados, inativados e excretados pelo fígado. Uma pequena fração tem eliminação renal. Os principais estrogênios são os estrogênios conjugados (EC), 17-betaestradiol, valerato de estradiol, estrona e estriol.[27-29]

O mais potente é o estradiol, que pode ser parcialmente destruído pelo suco gástrico e inativado no fígado, sobrando aproximadamente 20% de sua atividade original, quando empregado por via oral. Todavia, na sua forma micronizada, ao não sofrer o mesmo impacto no sistema gástrico, permanece com sua potência. Por isso, é bastante usado em tratamentos.

Outra forma de preservar as propriedades do estradiol é pela conjugação, como nas formas de valerato e estrogênios conjugados. Na via de ministração intramuscular, os estrogênios são esterificados ou conjugados (sulfatos, valeratos e benzoatos, entre outros). Salienta-se que os estrogênios ainda podem ser ministrados por vias vaginal, transdérmica e subcutânea (implante).

Em especial, os estrogênios conjugados contêm diversas substâncias com propriedades estrogênicas, como o sulfato de estrona. Contudo, há outras com atividade antiestrogênica, como o hidróxido de equilenina. Há, ainda, estrogênios com atividade mais fraca, como o estriol, que tem menor potência no receptor. Por isso, alguns investigadores acreditam que tais hormônios podem agir como moduladores seletivos do receptor de estrogênio.[27-31]

Os estrogênios artificiais são obrigatoriamente representados pelo etinilestradiol, pelo mestranol e pelo promestrieno. Este último tem aplicação clínica por via vaginal, amenizando a atrofia vaginal nos casos de hipoestrogenismo.[28]

A principal ação do estrogênio ocorre após o acoplamento aos seus receptores, podendo ter efeito rápido ou não genômico, ou mais lento, ou genômico, o qual depende da transcrição do gene. O estrogênio atua em receptores presentes nas mais diversas estruturas e órgãos, desde o sistema reprodutor feminino e mamas até os sistemas circulatório, nervoso e osteomuscular.[27-29]

As vias de ministração podem ser a oral e a não oral (pele, subcutâneo, muscular, nasal e vaginal).[29,30] Na via oral, os estrogênios são absorvidos pelo intestino delgado e, pela veia porta, chegam ao fígado (primeira passagem hepática), onde determinam seus efeitos e são metabolizados em parte, sendo excretados pela bile. Em geral, são conjugados (sultatos e glicuronatos) e caem na circulação sistêmica, onde executam suas funções. Parte será excretada pelo sistema renal e o restante volta ao fígado.[29,30]

A ação prolongada dos estrogênios nos hepatócitos leva à síntese de várias proteínas, como SHBG, globulina ligadora de corticosteroide (CBG), timoglobulina (THG), substrato de renina, proteína ligadora do fator de crescimento semelhante à insulina (IGFBP), fatores de coagulação e substâncias que influenciam o metabolismo lipídico, acarretando incremento de fração HDL do colesterol e de triglicerídeos, além de facilitar a eliminação da LDL. Deve-se ainda salientar que o estrogênio pode ter impacto na insulina e, consequentemente, no metabolismo de carboidratos.

Com a via não oral, não há o fenômeno da primeira passagem hepática, que degrada parte dos hormônios. Portanto, teria impactos hepático e metabólico menores. O promestrieno, em geral, tem seu efeito restrito à vagina. O estriol, pela mesma via, pode ser absorvido, mas, como é um estrogênio fraco, em geral, não prolifera o endométrio. Os estrogênios conjugados por via vaginal podem ocasionar mastalgia e até atenuar os fogachos, em virtude de sua maior potência. Neste caso, convém realizar ecografia endometrial a cada 6 meses ou quando houver sangramentos. Se ele se revelar endométrio espesso, deve-se associar progestógenos.[29]

As principais indicações dos estrogênios são contracepção e redução dos efeitos do hipoestrogenismo em mulheres com amenorreia primária e secundária, durante o climatério (transição menopáusica e pós-menopausa) ou naquelas em uso de análogo de GnRH durante a menacme (terapia de *add back*).[28] O emprego dos estrogênios pode ter alguns impasses, como o aumento do risco de tromboembolismo e de doença cardiovascular, principalmente quando associado ao progestógeno por via oral. Além disso, pacientes com antecedentes de neoplasia dependente de estrogênio, como câncer de mama e de endométrio, não devem receber terapia hormonal com estrogênio. Na transição menopáusica e na pós-menopausa, as mulheres com hiperplasia atípica da mama têm também maior risco de desenvolver câncer mamário. Portanto, o estrogênio deve ser empregado com cautela ou até ser evitado nessas situações.[31]

Os estrogênios também incrementam a produção do angiotensinogênio. Portanto, podem ter impacto no aumento da pressão arterial, principalmente com o uso do etinilestradiol. Assim, sua administração deve ser cautelosa em mulheres com doença cardiovascular e nas hipertensas.[30,31] Ademais, os estrogênios devem ser evitados em mulheres com significativa diminuição da função hepática, bem como nas com porfiria, pois pioram a evolução da doença.[30,31]

PROGESTERONA E PROGESTÓGENOS

A progesterona e outros progestógenos são hormônios que mantêm a gravidez e impedem a proliferação do endométrio provocada pelos estrogênios. Ao mesmo tempo, conferem a ele a característica morfológica secretora, preparando-o para a implantação do embrião.[32]

A progesterona é o hormônio natural, enquanto o progestógeno é o esteroide sintetizado a partir de androgênio (norderivado), da pregnenolona e da espirolactona.[32] Tais substâncias agem após ligação dos seus receptores nucleares (A e B) ou da superfície da célula.[32]

Sabe-se, ainda, que a ação dos estrogênios é importante para induzir receptores de progesterona. Por sua vez, estes diminuem os receptores de estrogênios, levando a uma redução da ação estrínica. Por esta propriedade, o progestógeno pode proteger o endométrio de proliferação intensa.[32]

Os primeiros progestógenos com finalidade contraceptiva foram desenvolvidos a partir dos noresteroides (noretindrona, noretisterona, acetato de noretisterona, linestrenol, acetato de etinodiol), considerados de primeira geração e com grande ação androgênica. Em seguida, surgiram os de segunda geração, como o norgestrel, o levonorgestrel e a norelgestromina, com menor potência androgênica do que os de primeira geração. Posteriormente, vários pesquisadores procuraram progestógenos com ação nula ou antiandrogênica. Assim, surgiram os de terceira geração (norgestimato, gestodeno, desogestrel e etonogestrel). Mais recentemente, foram os desenvolvidos os de quarta geração, como a trimegestona, o nomegestrol, a nestorona e o dienogeste. Nem todos são empregados para contracepção.[32,33] Além dos norderivados, há a drospirenona, derivado da espirolactona (diurético), e os derivados da pregnenolona, como a clormadinona, a ciproterona e a medroxiprogesterona, que têm atividade antiandrogênica.[32,33]

Os progestógenos não se restringem apenas à contracepção, pois podem ser úteis na terapia hormonal na pós-menopausa, evitando o crescimento excessivo do endométrio e diminuindo o risco do surgimento de hiperplasias e de adenocarcinoma de endométrio do tipo I.[34] De igual modo, agem contra os distúrbios menstruais na menacme. No entanto, podem produzir efeitos colaterais, que dependem de sua seletividade pelo receptor de progesterona, como de outros esteroides (estrogênio, androgênio, mineralocorticoide ou glicocorticoide).

Os derivados de quarta geração são os mais seletivos, pois se acoplam mais frequentemente aos receptores de progesterona. Apesar de não ser um norderivado, a didrogesterona (retroprogesterona) e a progesterona natural também têm esta característica. Em geral, os demais fármacos podem ter efeitos secundários ou adversos, de acordo com o tipo de receptor a que se ligam. Alguns podem ter efeitos androgênicos devido à redução da SHBG, o que facilita o incremento de testosterona livre, resultando em acne e hirsutismo. Outros podem ter efeitos semelhantes aos dos glicocorticoides, promovendo retenção hidrossalina, aumento temporário de peso, edema, mastalgia e impacto negativo no metabolismo de carboidratos.[32,33]

Especificamente, a drospirenona tem atividade antimineralocorticoide e antiandrogênica, sendo recomendada para o tratamento do hirsutismo. O noretinodrel, o acetato de etinodiol e a clormadinona têm certa atividade estrogênica. Já o acetato de ciproterona tem ação antiandrogênica mais pronunciada, o que lhe confere lugar especial no tratamento das síndromes hiperandrogênicas.[35] Há ainda a tibolona, progestógeno que pode ter efeitos estrogênico, androgênico e progestogênico, que pode ser empregada isoladamente na pós-menopausa, devido a essas propriedades.[32-35]

Os metabólitos da progesterona, como a pregnenolona e a alopregnenolona, também têm efeito biológico e ação no sistema nervoso central, via modulação do complexo do ácido gama-aminobutírico (GABA), agindo como sedativo. Isso pode ter influência na memória e no padrão de sono.[36]

Com relação às vias de ministração, os progestógenos podem também ser empregados por via oral e não oral (adesivo transdérmico, implante subcutâneo, intramuscular, intrauterino, vaginal e cremes dérmicos).[37] Entre as aplicações clínicas dos progestógenos, ressaltam-se a contracepção; a regulação do ciclo menstrual, principalmente na paciente com anovulação crônica; o liomioma; a endometriose; a dismenorreia; a tensão pré-menstrual; e a terapia hormonal na transição menopáusica e na pós-menopausa.[37] A tibolona pode ser empregada para amenizar o hipoestrogenismo nas mulheres usuárias de terapia com análogos do GnRH (*add back*).[31-33]

Isoladamente, os progestógenos têm impacto pequeno pró-tromboembólico e impacto negativo no sistema cardiovascular. Contudo, tal efeito é bem maior com a combinação estroprogestativa, que deve ser evitada em mulheres com trombofilia ou doença cardiovascular não compensada. Outro efeito negativo dessa associação é o maior risco de câncer mamário, sobretudo com a ministração de acetato de medroxiprogesterona e dos estrogênios conjugados.[30-35] A tibolona também tem as mesmas contraindicações da terapia estrogênica na pós-menopausa.[37] Deve ser evitada na transição menopáusica, pois sua propriedade de antagonizar o efeito do estrogênio é menor do que os outros progestógenos. Isso pode resultar em sangramento uterino excessivo neste período.[37]

ANDROGÊNIOS

As substâncias androgênicas determinam as características sexuais secundárias masculinas e têm efeito na libido. Entretanto, podem atuar de formas diferentes nos tecidos: convertendo testosterona em di-hidrotestosterona, que é o androgênio mais potente, pois tem afinidade maior ao receptor; ligando a testosterona diretamente ao receptor; modulando enzimas que podem afetar outros hormônios; e convertendo estrogênios pela aromatase. Por esta última característica, deve-se ter o mesmo cuidado na sua administração que com o estrogênio na pós-menopausa.[38-40]

Existem dois tipos de receptores (A e B) funcionalmente diferentes. Há semelhança estrutural destes receptores com os de progesterona, mineralocorticoide e glicocorticoide. Portanto, os androgênios podem ter efeitos colaterais semelhantes aos dos progestógenos. Além da retenção salina, podem interferir no metabolismo dos carboidratos, piorando a resistência à insulina. Podem ainda inverter a relação HDL/LDL, aumentando o risco de doença cardiovascular.[38-40]

Em alguns casos, podem alterar a função hepática, reduzindo a produção de SHBG (com maior fração livre de androgênios) e de outras proteínas carreadoras. Podem ser causas de colestase intra-hepática por alterações nos canalículos biliares. Ocasionalmente, podem aumentar o risco de câncer mamário e endometrial, conforme a atividade da aromatase. Portanto, em mulheres com útero intacto, sugere-se associá-los aos progestógenos.[38-40]

Os androgênios são empregados para atenuar os fogachos na falha dos estrogênios; para melhorar o desejo sexual ao agirem no hipotálamo (maior indicação); e, na forma de gel, sobre o clitóris (por aumentar a vascularização na região), para torná-lo mais sensível e melhorar o orgasmo da paciente. Descreve-se, ainda, efeito no trofismo vulvar e na massa óssea.[38-40]

Os androgênios mais usados por via oral são: undecilato de testosterona (40 a 80 mg/dia); mesterolona (25 a 50 mg/dia); e metiltestosterona (2,5 a 5 mg/dia). Este último deve ser confeccionado em farmácia de manipulação. Por via intramuscular, há formulações com os ésteres da testosterona. Há

formulações com associação a progestógeno e estrogênio. Geralmente, os sintomas androgênicos (acne, hirsutismo e em casos extremos, virilização) são mais frequentes com os injetáveis, bem como alteração hepática, lipídica e glicêmica.[41-43]

Os androgênios por via transdérmica, como gel, adesivo ou *spray*, não estão disponíveis no mercado nacional. Os cremes com testosterona a 2% podem ser manipulados em base perolada e aplicados no sistema genital, melhorando o trofismo genital e, após absorção, tendo impacto na libido.[41-44]

BIOIDÊNTICOS E MODULADORES SELETIVOS DO RECEPTOR DE ESTROGÊNIO E DE PROGESTERONA

O grande debate na comunidade científica, bem como na mídia, é sobre a segurança dos tratamentos com esteroides sexuais, principalmente no climatério, com relação à doença cardiovascular e ao risco do câncer mamário.[45] Assim, alguns investigadores estão avaliando formas de administração e até os tipos de esteroides que seriam mais seguros.[46]

Os hormônios bioidênticos popularizaram-se após celebridades norte-americanas terem informado ser usuárias de hormônios bioidênticos para reposição hormonal na pós-menopausa. Todavia, não há um consenso sobre a superioridade na sua segurança e do seu efeito quanto a outros hormônios da terapia convencional.[47,48]

O termo bioidêntico na sua forma mais estrita é reservado, em geral, às substâncias de origem vegetal que tiveram modificação química em sua estrutura, tornando-se indistinguíveis dos hormônios humanos: estrogênio (17-betaestradiol, estrona e estriol); progesterona; e androgênios (testosterona e deidroepiandrosterona).[49]

Salienta-se que estes compostos não incluem os fito-hormônios, como os derivados da soja, do trevo-vermelho e do inhame-mexicano, entre outros. O bioidêntico contrasta com os estrogênios oriundos da urina de égua prenhe e dos derivados sintéticos do estrogênio (promestrieno) e da progesterona (progestógenos). De forma mais ampla, Cirigliano[49] considera, ainda, que os compostos tornados semelhantes ao hormônio original também devem ser considerados bioidênticos, como o valerato e o cipionato de estradiol, além dos ésteres da testosterona.

Alguns estudiosos alegam que a melhor maneira de administrar o bioidêntico seria por via transdérmica. Além disso, sugerem monitoramento frequente, pela urina ou pela saliva, para avaliar os níveis hormonais. Tal prática é muito onerosa, e os resultados podem ser questionáveis, pois ainda não se sabe o nível hormonal ideal para cada mulher.[50] Todavia, o tema mais polêmico é a comprovação científica da superioridade das substâncias bioidênticas e de seu menor risco à saúde da mulher. Várias sociedades e organizações compartilham dessa opinião: International Menopause Society; American College of Obstetricians and Gynecologists; Society of Obstetricians and Gynaecologists of Canada; The Endocrine Society; North American Menopause Society; United States Food and Drug Administration; American Association of Clinical Endocrinologists; American Medical Association; American Cancer Society; Mayo Clinic; e Associação Brasileira de Climatério (Sobrac). Portanto, não há evidências de que os bioidênticos sejam superiores aos não idênticos no tratamento de mulheres na pós-menopausa.

O grande avanço na área da hormonoterapia foi o surgimento dos moduladores seletivos dos receptores de estrogênio (SERM) e de progesterona (SPRM), que teriam efeitos mais específicos, auxiliando no tratamento de osteoporose e câncer de mama, na indução da ovulação no caso dos SERMs e na terapia do liomioma e da endometriose pelos SPRMs. Outra opção é o emprego dos modulares seletivos de receptores de estrogênio associados aos estrogênios, principalmente na pós-menopausa, que melhoram os sintomas vasomotores e não aumentam os riscos da terapia hormonal convencional na mama e no endométrio.[51]

CONSIDERAÇÕES FINAIS

O conhecimento dos hormônios esteroides ovarianos e suas aplicações, bem como de seus efeitos colaterais, é fundamental para o adequado tratamento da maioria das afecções ginecológicas que podem acometer a mulher desde a infância (puberdade precoce) até a senectude. Os esteroides sexuais são essenciais para as características sexuais secundárias, a atividade sexual, a ovulação e a gestação (progesterona). Contudo, há alguns efeitos colaterais que podem ser deletérios ou trazer risco de neoplasia ou doença cardiovascular. Portanto, conhecer estes esteroides e seus mecanismos de ação é essencial para a prática ginecológica.

REFERÊNCIAS BIBLIOGRÁFICAS

1. Ryan KJ. Biochemistry of aromatase: significance to female reproductive physiology. Cancer Res. 1982; 42(8 Suppl):3342s-4s
2. Evans RM. The steroid and thyroid hormone receptor superfamily. Science. 1988; 240(4854):889-94.
3. Selye H. Correlations between the chemical structure and the pharmacological actions of the steroids. Endocrinology. 1942; 30:437-53.
4. Soares Junior JM, Baracat MC, Baracat EC. Hormonioterapia em ginecologia. In: Urbanetz AA, Luz SH (org.). Proago Febrasgo. Vol 1. 1ed. Porto Alegre: Artmed Panamericana; 2015, p. 123-156.
5. Tata JR. One hundred years of hormones. EMBO Reports. 2005; 6(6):490-6.
6. Torres SM, Simões RS, Baracat MC et al. Breast histomorphometry of rats treated with estrogen and/or progestogen. Rev Assoc Med Bras. 2011; 57(2):177-81.
7. de Paula FJ, Soares JM Jr, Haidar MA et al. The benefits of androgens combined with hormone replacement therapy regarding to patients with postmenopausal sexual symptoms. Maturitas. 2007; 56(1):69-77.
8. Zorea A. Steroids (Health and Medical Issues Today). Westport, CT: Greenwood Press; 2014. p. 10-12.
9. Hanukoglu I. Steroidogenic enzymes: structure, function, and role in regulation of steroid hormone biosynthesis. J Steroid Biochem Mol Biol. 1992; 43(8):779-804.
10. Rossier MF. T channels and steroid biosynthesis: in search of a link with mitochondria. Cell Calcium. 2006; 40(2):155-64.
11. Häggström M, Richfield D. Diagram of the pathways of human steroidogenesis. WikiJournal of Medicine. 2014; 1(1):1-5.
12. Bewick PM. Medicinal natural products: a biosynthetic approach. New York: Wiley; 2002. p. 244.
13. Michels G, Hoppe UC. Rapid actions of androgens. Front Neuroendocrinol. 2008; 29(2):182-98.
14. Russell DW, Wilson JD. Steroid 5 alpha-reductase: two genes/two enzymes. Annu Rev Biochem. 1994; 63:25-61.
15. Silva PD, Gentzschein EE, Lobo RA. Androstenedione may be a more important precursor of tissue dihydrotestosterone than testosterone in women. Fertil Steril. 1987; 48(3):419-22.
16. Roy P, Alevizaki M, Huhtaniemi I. In vitro bioassays for androgens and their diagnostic applications. Hum Reprod Update. 2008; 14(1):73-82.
17. Labrie F, Bélanger A, Cusan L et al. Marked decline in serum concentrations of adrenal C19 sex steroid precursors and conjugated androgen metabolites during aging. J Clin Endocrinol Metab. 1997; 82(8):2396-402.
18. Mean F, Pellaton M, Magrini G. Study on the binding of dihydrotestosterone, testosterone and oestradiol with sex hormone binding globulin. Clin Chim Acta. 1977; 80(1):171-80.
19. Files JA, Ko MG, Pruthi S. Bioidentical hormone therapy. Mayo Clin Proc. 2011; 86(7):673-80.
20. Baker ME. What are the physiological estrogens? Steroids. 2013; 78(3):337-40.
21. Miller KK, Al-Rayyan N, Ivanova MM et al. DHEA metabolites activate estrogen receptors alpha and beta. Steroids. 2013; 78(1):15-25.
22. Genazzani AR, Petraglia F, Gamba O et al. Neuroendocrinology of the menstrual cycle. Ann N Y Acad Sci. 1997; 816:143-50.
23. South SA, Yankov VI, Evans WS. Normal reproductive neuroendocrinology in the female. Endocrinol Metab Clin North Am. 1993; 22(1):1-28.
24. Hurwitz JM, Santoro N. Inhibins, activins, and follistatin in the aging female and male. Semin Reprod Med. 2004; 22(3):209-17.
25. Pikuleva IA. Cytochrome P450 s and cholesterol homeostasis. Pharmacol Ther. 2006; 112(3):761-73.
26. Steimer T. Steroid hormone metabolism. WHO Collaborating Centre in Education and Research in Human Reproduction. Geneva Foundation for Medical Education and Research.
27. Adashi EY. Endocrinology of the ovary. Hum Reprod. 1994; 9(5):815-27.
28. Sitruk-Ware R, Nath A. Characteristics and metabolic effects of estrogen and progestins contained in oral contraceptive pills. Best Pract Res Clin Endocrinol Metab. 2013; 27(1):13-24.
29. Baracat EC, Simões MJ, Soares JM Jr et al. Ultrastructural aspects of the postmenopausal endometrium after oral or transdermal estrogen administration. Clin Exp Obstet Gynecol. 2001; 28(1):26-30.
30. Galhardo CL, Soares JM Jr, Simões RS et al. Estrogen effects on the vaginal pH, flora and cytology in late postmenopause after a long period without hormone therapy. Clin Exp Obstet Gynecol. 2006; 33(2):85-9.
31. North American Menopause Society. The 2012 hormone therapy position statement of: The North American Menopause Society. Menopause. 2012; 19(3):257-71.
32. Sitruk-Ware R, El-Etr M. Progesterone and related progestins: potential new health benefits. Climacteric. 2013; 16 (Suppl 1):69-78.
33. Sitruk-Ware R, Nath A. Characteristics and metabolic effects of estrogen and progestins contained in oral contraceptive pills. Best Pract Res Clin Endocrinol Metab. 2013; 27(1):13-24.
34. Patel B, Elguero S, Thakore S et al. Role of nuclear progesterone receptor isoforms in uterine pathophysiology. Hum Reprod Update. 2015; 21(2):155-73.
35. Karabulut A, Demirlenk S, Sevket O. Effects of ethinyl estradiol-cyproterone acetate treatment on metabolic syndrome, fat distribution and carotid intima media thickness in polycystic ovary syndrome. Gynecol Endocrinol. 2012; 28(4):245-8.
36. Hachul H, Bittencourt LR, Andersen ML et al. Effects of hormone therapy with estrogen and/or progesterone on sleep pattern in postmenopausal women. Int J Gynaecol Obstet. 2008; 103(3):207-12.
37. Wiegratz I, Kuhl H. Progestogen therapies: differences in clinical effects? Trends Endocrinol Metab. 2004; 15(6):277-85.
38. Braunstein GD. The Endocrine Society Clinical Practice Guideline and The North American Menopause Society position statement on androgen therapy in women: another one of Yogi's forks. J Clin Endocrinol Metab. 2007; 92(11):4091-3.
39. de Paula FJ, Soares JM Jr, Haidar MA et al. The benefits of androgens combined with hormone replacement therapy regarding to patients with postmenopausal sexual symptoms. Maturitas. 2007; 56(1):69-77.
40. Penteado SR, Fonseca AM, Bagnoli VR et al. Effects of the addition of methyltestosterone to combined hormone therapy with estrogens and progestogens on sexual energy and on orgasm in postmenopausal women. Climacteric. 2008; 11(1):17-25.
41. Fonseca AM, Bagnoli VR, Aldrighi JM et al. Esquemas de terapia de reposição hormonal no climatério. RAMB. 2001; 47(2):98.
42. Yasui T, Matsui S, Tani A et al. Androgen in postmenopausal women. J Med Invest. 2012; 59(1-2):12-27.
43. Davison SL, Davis SR. Androgenic hormones and aging – the link with female sexual function. Horm Behav. 2011; 59(5):745-53.
44. Davison SL, Davis SR. Androgens in women. J Steroid Biochem Mol Biol. 2003; 85(2-5):363-6.
45. Lobo RA. Hormone-replacement therapy: current thinking. Nat Rev Endocrinol. 2017; 13(4):220-31.
46. Deleruyelle LJ. Menopausal symptom relief and side effects experienced by women using compounded bioidentical hormone replacement therapy and synthetic conjugated equine estrogen and/or progestin hormone replacement therapy. Part 3. Int J Pharm Compd. 2017; 21(1):6-16.
47. Holtorf K. The bioidentical hormone debate: are bioidentical hormones (estradiol, estriol, and progesterone) safer or more efficacious than commonly used synthetic versions in hormone replacement therapy? Postgrad Med. 2009; 121(1):73-85.
48. North American Menopause Society. The 2012 hormone therapy position statement of: The North American Menopause Society. Menopause. 2012; 19(3):257-71.
49. Cirigliano M. Bioidentical hormone therapy: a review of the evidence. J Women's Health. 2007; 16:600-31.
50. Fishman JR, Flatt MA, Settersten RA. Bioidentical hormones, menopausal women, and the lure of the "natural" in U.S. Anti-Aging Medicine. Soc Sci Med. 2015; 132:79-87.
51. Parish SJ, Gillespie JA. The evolving role of oral hormonal therapies and review of conjugated estrogens/bazedoxifene for the management of menopausal symptoms. Postgrad Med. 2017; 129(3):340-51.

25

Malformações Genitais

Mauri José Piazza | Almir Antonio Urbanetz

INTRODUÇÃO

Malformações genitais são defeitos na formação ou no desenvolvimento do sistema genital, cujo surgimento pode ser detectado em diferentes fases da vida, com etiologias diversas que variam de causas genéticas até ambientais e tóxicas.

A frequência dessas malformações varia conforme a sua localização, mas muitas vezes não são detectáveis, pois inúmeras pacientes são assintomáticas ou têm manifestações mínimas. Acien[1] refere que, na população geral, a incidência está entre 1 e 5% e, no grupo de pacientes inférteis, em torno de 6,5%. Essas malformações afetam o desenvolvimento de tubas, útero, vagina e vulva e podem estar associadas com anomalias ovarianas, urinárias ou esqueléticas.

Até o momento, fatores genético-tóxicos ou ambientais podem ser responsabilizados, mas ainda não foi determinada uma causa específica. Deste modo, serão analisadas neste capítulo as diversas malformações que podem ocorrer a partir da vida embrionária com as mais distintas manifestações clínicas e suas possíveis repercussões na vida menstrual, sexual e reprodutiva.

ORIGENS DO SISTEMA GENITAL FEMININO

No início do seu desenvolvimento, os embriões não têm testículos nem ovários. Entre a 5ª e 6ª semanas de vida, eles têm gônadas ainda indiferenciadas e bipotenciais, as quais poderão evoluir para um ou para o outro, dependendo do seu padrão cromossômico-gênico. Nesta diferenciação sexual, ocorrem eventos que dependem de fatores cromossômico-gênicos, gonadais e hormonais. Todos são interdependentes e, deste modo, propiciam uma perfeita organogênese aos embriões. A diferenciação sexual masculina é também progressiva. Existindo o padrão cromossômico 46,XY, ocorre o estímulo ao desenvolvimento dos testículos, consequentemente das estruturas mesonéfrico-wolffianas; sob a ação dos androgênios testiculares, os genitais externos sofrem processo de androgenização. Para que ocorra o desenvolvimento testicular, faz-se necessária a expressão do gene SRY (*sex determining region Y*), o qual está localizado no braço curto do cromossomo Y, *loci* Yp11.[2]

Por sua vez, a diferenciação sexual feminina no seu aspecto gênico é menos conhecida, mas, por meio de várias análises observacionais, concluiu-se que o desenvolvimento dos ovários se dá pela ausência da expressão gênica do SRY e que o desenvolvimento das estruturas paramesonéfrico-müllerianas ocorre pela ausência da expressão gênica do hormônio anti-mülleriano (AMH) produzido nas células de Sertoli dos testículos.[3,4]

Diferenciação das gônadas

Depois de passar por todo o processo de diferenciação, as gônadas servem inicialmente como repositórios das células germinativas, tanto masculinas como femininas, que atuam e controlam a maturação destas até espermatozoides ou oócitos. Em um segundo momento, agem na produção dos hormônios esteroides e no desenvolvimento dos genitais internos e externos. Como terceira função das gônadas, com a puberdade e mediante produção hormonal, inicia-se o ciclo reprodutivo com a liberação das células germinativas.

Na 5ª semana de gestação, quando o embrião mede 5 mm no nível da crista urogenital, começa a ocorrer um espessamento desta e torna-se possível distinguir duas saliências: a eminência genital e, mais lateralmente, a eminência nefrogênica. A eminência celomática torna-se distinta do mesentério dorsal primitivo e, neste local, no epitélio celomático, inicia-se intenso processo proliferativo. As gônadas iniciam sua diferenciação em testículos ou em ovários entre a 5ª e 7ª semanas, e surgem os cordões sexuais dentro do epitélio celômico.

Na diferenciação para testículos, delineiam-se os cordões sexuais e ocorre o desenvolvimento dos túbulos seminíferos e das células de Sertoli. Outras células do mesênquima se diferenciam em células de Leydig, que são as responsáveis pela produção dos androgênios. Esta diferenciação testicular está completa em fetos humanos masculinos entre 43 e 50 dias de gestação.

Para ocorrer o desenvolvimento dos ovários nos indivíduos geneticamente 46,XX, é preciso que haja o espessamento da crista genital; após isso, por volta da 6ª semana de gestação, migram para esta crista as células germinativas originárias do mesentério do saco vitelino. Esta migração celular direcionada à crista genital é semelhante a movimentos ameboides, e estas células colonizam a gônada indiferenciada. Em seguida, ocorre intensa proliferação mitótica destas células e inicia-se a 1ª meiose, quando o número total de oogônias é em torno de 600.000. Este sucessivo processo de meiose-mitose e atresia das oogônias culmina em um aumento total de células germinativas nesses ovários – de 6 a 7 milhões – em torno da 20ª semana de gestação. Ao nascimento, estas meninas têm um total de 1 a 2 milhões de células germinativas e, neste momento, já terão perdido em torno de 80% do seu potencial germinativo.[5]

Entre 8 e 13 semanas de gestação, muitas das oogônias deixam de ter atividade mitótica com mudanças nucleares que são características da prófase da 1ª divisão meiótica. Com tais mudanças, formam-se os oócitos primários, que assim se manterão até o momento da ovulação já na adolescência, quando o 1º corpúsculo polar será formado e eliminado. Após a eliminação, forma-se o oócito secundário, que é envolto pelas células da teca granulosa. Na fase ovulatória do ciclo menstrual, este folículo de De Graaf maduro é estimulado, eliminado do ovário e captado pela tuba uterina, onde pode ocorrer o encontro com espermatozoide. Nesse momento, ocorrerá a 2ª divisão meiótica, com a eliminação do 2º corpúsculo polar. Havendo a fecundação, forma-se o ovo haploide.

Também na 1ª metade da gestação, entre 18 e 20 semanas, ocorre a diferenciação das células da teca granulosa, sucedendo a formação de canais vasculares na medula ovariana. Estes canais perfuram o córtex ovariano e carreiam consigo células perivasculares originadas do rete-ovarii, as quais rodeiam os oócitos com uma camada celular única. Assim, formam-se os folículos primordiais.

As células da granulosa estão separadas do estroma ovariano por uma membrana chamada lâmina basal. As células estromais se agrupam em torno da lâmina basal de um modo concêntrico, formando camadas ditas teca interna e teca externa. As células da teca são responsáveis pela produção androgênica nos ovários e, quando passam para as células da granulosa que contêm a enzima aromatase, ocorre a conversão destes androgênios em estrogênios.[6-8]

Diferenciação dos genitais internos e externos

Na 6ª semana da vida embrionária, os embriões ainda estão na fase indiferenciada da diferenciação sexual. Tanto os embriões masculinos quanto os femininos têm dois pares de estruturas que são os primórdios dos ductos wolffianos e müllerianos. A diferenciação depende da existência ou não do AMH e da produção ou não de androgênios fetais.

Em 1947, por meio de diversos experimentos, Jost[9] evidenciou que a diferenciação sexual masculina era dependente não somente da produção de androgênios, como também da síntese de AMH pelas células de Sertoli.[4] Desta ação do AMH ocorrem a inibição e a regressão do desenvolvimento das estruturas mülleriano-paramesonéfricas, que já se inicia na 8ª semana de gestação.

A diferenciação sexual feminina caracteriza-se pela estabilização do desenvolvimento das estruturas müllerianas e sua diferenciação em tubas e útero. Por sua vez, os ductos mesonéfrico-wolffianos começam a degenerar em torno da 10ª semana de gestação e sofrem um processo de incorporação aos ductos müllerianos. Estes ductos são originários de invaginações do epitélio celômico-mesodérmico que se situam anteriormente à crista urogenital. Nestas estruturas, que são longitudinais aos embriões, há um processo de alongamento em torno da 9ª semana de gestação; elas são abertas e separadas na sua porção superior, dando origem às tubas uterinas. O primórdio uterovaginal tem duas partes: uma uterina e outra vaginal, na parte superior desta.

Em sua fase inicial de desenvolvimento, o útero tem aspecto bicorno, mas, em torno da 12ª semana, ocorre um aumento do seu fundo, assumindo, assim, um aspecto piriforme. Todo o desenvolvimento uterino está completo na 22ª semana de gestação.

Para o desenvolvimento da vagina, é essencial a fusão das estruturas müllerianas com o seio urogenital. A porção caudal do primórdio uterovaginal deve inserir-se na porção dorsal do seio urogenital, formando o tubérculo dito sinus mülleriano. Este tubérculo forma a placa vaginal de aspecto tubular, e o canal vaginal está pérvio e formado na 20ª semana de gestação.[10]

Ainda na 6ª semana de gestação, os genitais externos estão indiferenciados, mas consistem em um tubérculo genital, um seio urogenital e, lateralmente, duas pregas labioescrotais. Quando a diferenciação sexual for masculina e pela ação dos androgênios testiculares, ocorrem também desenvolvimento prostático e regressão do desenvolvimento vaginal. Em torno da 10ª semana de gestação, ocorre aumento da distância entre o ânus e os genitais externos, seguindo-se a fusão das pregas labioescrotais, da rima uretral e anteriorização da uretra.

A organogênese peniana se completa em torno do 80º dia de gestação, mas o acompanhamento ecográfico possibilitou evidenciar que até a 16ª semana de gestação as dimensões do clitóris e do pênis são semelhantes. A testosterona é responsável pelo estímulo e pela manutenção dos ductos de Wolff, das vesículas seminais e dos vasos deferentes.

A conversão da testosterona em di-hidrotestosterona (DHT) perifericamente propicia a virilização dos genitais externos, o crescimento prostático e, consequentemente, a regressão vaginal. Nos fetos masculinos, com o desenvolvimento dos testículos e pela produção da testosterona nas células de Leydig nestes, a concentração máxima de DHT se dá em torno da 15ª a 18ª semanas de gestação, coincidindo com os níveis de gonadotrofina coriônica (hCG).

A diferenciação sexual feminina começa pelo desenvolvimento vaginal a partir do seio urogenital, e já na 11ª semana de gestação, os seus primórdios têm origem na parte caudal dos ductos müllerianos. Na 15ª semana, há fusão entre estes dois ductos müllerianos, e o lúmen vaginal se forma em torno da 19ª a 20ª semana.[10] Inexistindo ação de androgênios da DHT, os genitais externos permanecem abertos e não soldados. A seguir, serão analisados, separadamente, os diversos grupos de anomalias genitais.

ANOMALIAS NA DIFERENCIAÇÃO DOS OVÁRIOS

Disgenesias gonadais

Gônadas disgenéticas são aquelas que não sofreram um processo de diferenciação adequado e, sob aspecto macroscópico, configuram-se como estrias gonadais (*streak-gonads*), em geral causadas por inúmeras anormalidades cromossômicas. Existem três entidades bastante características:

- Disgenesia gonadossomática (DGS)
- Disgenesia gonadal pura (DGP)
- Disgenesia gonadal mista/assimétrica (DGM).

A DGS e a DGP apresentam gônadas constituídas como estrias conjuntivas desprovidas de células germinativas e de células não produtoras de esteroides. O aspecto clínico de ambas, a partir da puberdade, não apresenta qualquer desenvolvimento puberal. Na DGS, além das alterações gonadais, existem uma ampla gama de anomalias somáticas, como pescoço alado, epicanto, baixa estatura (142 a 147 cm), linfedema nos membros inferiores (MMII), anomalias cardíacas etc. A etiologia de ambas se deve a diferentes anormalidades nos padrões cromossômicos, como 45,X (síndrome de Turner),[11] 46,XX/45,X e 45,X/46,XY na DGS, e 46,XX, 46,XY (síndrome de Swyer)[12] ou diversos mosaicismos na DGP.

Nos casos de DGP, torna-se essencial a realização do cariótipo. Embora a maioria seja 46,XX, deve-se conhecer que, nas portadoras de cariótipo 46,XY ou nos casos de mosaicismos que contenham mesmo fragmento do cromossomo Y (síndrome de Swyer), pode haver, durante sua evolução, um risco de 25 a 30% de desenvolverem neoplasias gonadais tipo gonadoblastomas, disgerminomas ou tumores do seio endodérmico nestas gônadas.[13]

Na DGM ou assimétrica, coexistem, de um lado, uma gônada em estria e, do outro lado, um testículo/ovário. Como consequência, ao lado da gônada em estria, há o desenvolvimento de estruturas müllerianas; já do lado do testículo, pela presença de células de Sertoli produzindo o AMH, as estruturas müllerianas não se desenvolvem. Os genitais externos desses indivíduos apresentam graus variáveis de masculinização, podendo ser masculinos, ambíguos, com diferentes graus de hipospadia ou até completamente femininos.

Os protocolos terapêuticos para as disgenesias gonadais consistem basicamente na reposição estrogênica e progesterônica a partir da puberdade para induzir perfeito desenvolvimento sexual. Habitualmente, no início da medicação hormonal, recomenda-se empregar somente estrogênios por aproximadamente 1 ano. Depois, passa-se ao emprego substitutivo e cíclico de estrogênios e progestógenos.

A ressecção cirúrgica das gônadas disgenéticas em estria está recomendada quando houver risco acentuado de desenvolvimento de neoplasias nestas gônadas. A terapêutica hormonal complementar deve ser estabelecida conforme a orientação sexual prévia.

Mulheres com variantes de disgenesias gonadais e que menstruam poderão engravidar no futuro, desde que estas gônadas possam excepcionalmente conter células germinativas. Caso contrário, a gestação só será possível mediante oócitos obtidos de doadoras. Um importante controle deve ser seguido, uma vez que eventos graves ou fatais podem ocorrer nas grávidas portadoras de DGS, como aneurismas da aorta com dissecção e ruptura, principalmente a partir do 2º trimestre de gestação. Tornam-se importantes a avaliação e o acompanhamento cardiológico com consultas e avaliações ecocardiológicas desde o início da gestação.

A síndrome de Noonan[14] é uma ocorrência em homens e mulheres dos estigmas somáticos de Turner em indivíduos geneticamente normais e também com função gonadal normal, sendo, portanto, férteis. Suas possíveis anomalias cardíacas são diferentes da síndrome de Turner, e a mais frequente é a estenose da valva pulmonar; já na síndrome de Turner, a mais frequente é a coarctação da aorta. A causa desta síndrome é uma anomalia autossômica.

Insuficiência ovariana prematura (falência ovariana prematura)

É a interrupção precoce da função ovariana antes dos 40 anos de idade, com manifestações clínicas decorrentes de hipoestrogenismo, níveis elevados de hormônios foliculoestimulante (FSH) e luteinizante (LH) e níveis baixos do AMH. Os possíveis fatores causais podem ser: genéticos, imunológicos/autoimunes, tóxico-ambientais (fármacos quimioterápicos tipo alquilantes), procedimentos cirúrgicos sobre os ovários e radioterapia.

As causa genéticas induziriam uma degradação do *pool* de folículos primordiais e uma aceleração no processo de atresia e apoptose com falha na maturação folicular e no envelhecimento ovariano precoce (Tabela 25.1).

As causas cromossômicas da insuficiência ovariana são múltiplas e bastante variáveis na população em geral. Assim como na monossomia do cromossomo X (45,X) e pela presença de um único X, há uma grande deficiência de genes vitais que seriam os causadores frequentes de abortamentos embrionários, mais incidentes no 1º trimestre de gestação. Nesta eventualidade, 80% dos cromossomos X perdidos são

Parte 5

Tabela 25.1 Causas genéticas de insuficiência ovariana precoce.

Causas ligadas ao cromossomo X

- Alterações estruturais/mutações ou ausência de um cromossomo X
  - Com estigmas da síndrome de Turner (45,X ou mosaicismos)
  - Sem os estigmas da síndrome de Turner
    - Mutações na insuficiência ovariana prematura 1 (Xq26-q28)
    - Mutações na insuficiência ovariana prematura 1. Premutação do X frágil (Xq27.3)
    - Mutações na insuficiência ovariana prematura (Xq21 e Xq22)
    - Mutações na insuficiência ovariana prematura com alterações da proteína morfogenética do osso 15 (Xp11.2)
  - Trissomia do X com ou sem mosaicismos

Mutações associadas com cariótipo 46,XY

- Mutações no Xp22.11-p21.2 (síndrome de Swyer)
- Mutações no centrômero do cromossomo 5

Causas autossômicas

- Mutações envolvendo enzimas:
  - Deficiência da galactose. Galactosemia. Cromossomo 9p.13
  - Deficiência da 17-alfa-hidroxilase. Cromossomo 10q24.3
- Mutações envolvendo os receptores hormonais do FSH. Cromossomo 2p21-p16; do receptor do LH e hCG. Cromossomo 2p21; da inibina; inativando FSH e LH
- Outras mutações:
  - Blefarofimose/ptose e epicanto. Cromossomo 3q23
  - Insuficiência ovariana prematura 5. Cromossomo 7q35
  - Síndrome da poliendocrinopatia autoimune. Cromossomo 21q22.3
  - Insuficiência ovariana prematura com leucodistrofia cerebral. Cromossomo 2p23.3

de origem paterna, e muitas das anormalidades somáticas seriam induzidas por perdas de genes localizado no braço curto do cromossomo X. Mosaicismos tipo 45,X/46,XX ou 45,X/47,XXX[15] ou translocações[16-18] de fragmentos de cromossomos onde ocorreram perdas de fragmentos do braço longo do cromossomo X são causas da insuficiência ovariana prematura. É no braço curto do cromossomo X que se encontram os genes que propiciariam uma diferenciação adequada dos ovários.

Entre outras anormalidades gênicas associadas a insuficiência ovariana precoce, é importante salientar:

- Mutações do gene FMR1 (*fragil mental retardation*): gene situado no braço longo do cromossomo X no *loci* Xq27.3 que induz expansão e repetição de trinucleotídios (CGC). Esta mutação é conhecida como síndrome do X frágil e a ela está associada a insuficiência ovariana prematura com retardo mental. Rife et al.[19] demonstraram por imuno-histoquímica, em biopsias de tecido ovariano nestas pacientes com retardo mental, a presença de uma proteína nas células germinativas (FMRP = *fragile X mental retardation protein*). Sua incidência é variável e depende da ocorrência em grupos familiares (13%) ou esporádicos (3%)[20,21]
- Mutações do gene FMR2: um segundo sítio de fragilidade caracterizado como FMR2 foi evidenciado e caracterizado como Xq28, com as mesmas manifestações clínicas das pacientes anteriores do FMR1.

Outras anormalidades gênicas de cromossomos autossômicos também foram evidenciadas, como:

- Genes da galactosemia: doença em que há um erro inato do metabolismo que gera uma incapacidade em converter a galactose em glicose por deficiências de três enzimas – galactoquinase, uridina-difosfogalactose epimerase e galactose-1-P-uridiltransferase. Pelo acúmulo de galactose e/ou de seus metabólitos em diversos órgãos e nos ovários, sucede um processo degenerativo nas oogônias. Os diversos genes envolvidos são o *GALK-17q24*, o *GALE-1p36* e o *GALT-9p13*[22]

- Síndrome da blefarofimose-ptose e epicanto inverso: foi descrita com dois tipos de manifestações, e o tipo 1 associa-se à insuficiência ovariana precoce. Trata-se de uma doença autossômica dominante induzida por mutações do gene do fator de transcrição FOXL2, e o gene alterado está localizado no *locus* 3q22-23 no braço longo do cromossomo 3

- Mutações gênicas e poliendocrinopatia: gene AIRE que está localizado no cromossomo 21q22.3; estas mutações induzem uma doença autoimune que gera destruição de diversos tecidos endócrinos, coexistindo deficiências das suprarrenais, paratireoide e simultâneas candidíases de repetição[23,24]

- Mutações dos genes dos receptores hormonais para o FSH-LH: também pelo mapeamento gênico, evidenciou-se que os genes envolvidos situam-se no cromossomo 2p21-p16 para o FSH e no 2p21 para o LH. Estes defeitos dos genes indutores da resposta ao FSH e LH são capazes de induzir baixa resposta e atresia dos folículos ovarianos de modo precoce.

Como causas frequentes, vale relatar e observar que os fármacos quimioterápicos tipo alquilantes são muito tóxicos às gônadas. Esta observação se deve ao fato de mulheres na menacme e/ou pré-menopausa e portadoras de câncer mamário, quando submetidas à quimioterapia com metotrexato, ciclofosfamida e/ou fluoruracila, desenvolverem quadro de insuficiência ovariana.

Por sua vez, os efeitos da radioterapia sobre os ovários dependem da idade da paciente e da dose de radioterapia procedida. Por este motivo, o maior número de oócitos nas mulheres jovens possibilita que, nestas, a função ovariana seja retomada alguns meses após o término do tratamento radioterápico.

Depois da instalação de todo o quadro clínico progressivo nestas pacientes ainda jovens, além das manifestações de hipoestrogenismo, ocorrem também distúrbios cardiovasculares, urogenitais, endócrino-metabólicos e cerebrais. Deste modo, as alterações degenerativas ocorrem precocemente, com sensível piora das condições de vida.

Nestas pacientes, torna-se essencial e frequente a avaliação do seu potencial reprodutivo, por meio de dosagens hormonais de FSH, LH, estradiol e AMH, mas o prognóstico definitivo só é feito pela biopsia do tecido ovariano, para detectar a presença de células reprodutivas. Confirmado o quadro de insuficiência ovariana, deve-se iniciar imediatamente a reposição estrogênico-progesterônica de longa duração.

Síndrome dos ovários resistentes

É uma doença bastante rara, anteriormente descrita como síndrome de Savage. As descrições originais foram de Keettel[25] e de Jones e Moraes-Ruehsen,[26] chamada inicialmente de disgenesia folicular. Os critérios diagnósticos são os seguintes:

- Amenorreia primária ou secundária
- Desenvolvimento dos caracteres sexuais secundários
- Biopsia ovariana contendo inúmeros folículos primordiais
- Níveis elevados de FSH-LH
- Cariótipo 46,XX com útero e vagina intactos
- Ausência de doença autoimune ovariana à biopsia
- Resistência aos fármacos indutores da ovulação, como as gonadotrofinas.

Inúmeras causas têm sido propostas, mas o mecanismo mais aceito é um defeito pós-receptor ovariano aos hormônios como o FSH e o LH. Os possíveis esquemas terapêuticos direcionam-se à obtenção de ciclos ovulatórios com o uso de gonadotrofinas em maiores doses, mas os resultados não são satisfatórios. O emprego simultâneo de corticosteroides pode ser justificável se houver uma doença autoimune concomitante. Atualmente, a doação de oócitos tem sido a solução com melhores resultados.

ANOMALIAS DAS ESTRUTURAS MÜLLERIANAS

São condições relativamente comuns e que frequentemente geram dificuldades na vida sexual e reprodutiva. As diversas anormalidades müllerianas originam-se de déficits na fusão destas estruturas na linha média, ao se conectar com o seio urogenital, de alterações na criação do lúmen na parte superior da vagina e do útero e pela não reabsorção do septo na fusão dos ductos müllerianos.

Do ponto de vista embriológico, os ductos de Müller originam-se de invaginações do epitélio celômico, situados na superfície anterolateral da crista urogenital. Estas estruturas situam-se de modo longitudinal no embrião e sofrem um processo de alongamento em torno da 9ª semana de gestação. Os ductos de Müller formam-se nos dois sexos, mas os masculinos regridem e tornam-se residuais, exceto o utrículo prostático, que é chamado de útero-vagina masculino.

As duas estruturas são bilaterais e têm uma porção superior craniovertical, onde são abertas e separadas; delas originam-se as fímbrias das tubas. Medialmente, estas duas estruturas dispõem-se de modo horizontal no início e depois situam-se de modo craniocaudal, paralelas às estruturas de Wolff, formando-se, assim, as tubas e a parte superior do útero. Por sua vez, a fusão das estruturas de Müller se faz na direção craniocaudal e, entre elas, existe um septo que se funde com o primórdio uterovaginal.

O primórdio uterovaginal tem duas partes: uma uterina e outra na porção superior da vagina. Em sua fase inicial, o útero é bicorno, mas, em torno da 12ª semana de gestação, há um sensível aumento do fundo uterino e este assume a forma piriforme. O endométrio deriva-se da linha de fusão dos ductos de Müller, enquanto o estroma endometrial e o miométrio se originam do mesênquima subjacente. O desenvolvimento uterino está completo na 22ª semana de gestação.[5,27]

Para o desenvolvimento da vagina, é importante que ocorra a fusão do seio urogenital com as estruturas müllerianas. Assim, a porção caudal do primórdio uterovaginal se insere na parte dorsal do seio urogenital, formando o tubérculo ou *sinus* mülleriano. Este tubérculo induz a formação da dita placa vaginal, de formato tubular, e esta canalização está completa na 20ª semana de gestação. Deste modo, os 4/5 superiores da vagina são de origem mülleriana (mesoblástica) e o 1/5 inferior provém do seio urogenital (endoblástica). O epitélio do 1/3 superior da vagina é originado do primórdio uterovaginal e os 2/3 inferiores do seio urogenital. O hímen é um vestígio da membrana endodérmica que se diferencia no vestíbulo vaginal e a sua abertura ocorre no período perinatal.[28]

Classificações das anomalias müllerianas

Com relativa frequência nos procedimentos terapêuticos, o diagnóstico não é preciso, em virtude da avaliação clínica e dos métodos diagnósticos empregados. Isto se deve ao desconhecimento de toda a embriologia envolvida e, consequentemente, a terminologia e a classificação diagnóstica estão incorretas. Ao longo dos anos, inúmeras classificações foram criadas e divulgadas, cada uma contendo imprecisões e, assim, propiciando discussões ou mesmo alguma confusão.

As primeiras classificações foram publicadas no século 19 por Cruveilhier,[29] Foerster[30] e von Rokitansky.[31] Durante a primeira metade do século 20, outras classificações foram propostas, como a de Ombredanne e Martin,[32] Strassmann,[33] Piquand,[34] Forgue e Massabuau,[35] Kaufmann,[36] Stoeckel e Reifferscheid,[37] De Lee,[38] Way[39] e Jarcho,[40] baseadas na embriologia e no desenvolvimento dos ductos de Müller. Outras classificações foram criadas posteriormente, e Butram,[41,42] em 1979 e 1983, mostrou que elas eram imprecisas inclusive na sua terminologia. Deste modo, idealizou-se outra classificação, que foi posteriormente aceita e emendada pela American Fertility Society (AFS), hoje American Society of Reproductive Medicine[43] (ASRM) classificando as diversas anomalias em sete classes (Tabela 25.2).

Posteriormente, diversos autores criaram novas classificações, sobretudo com o intuito de ordenar as terminologias e tornar os diagnósticos mais precisos, possibilitando, inclusive, comparações de casuísticas.

Vale citar também as classificações propostas por Oppelt et al.,[44] Grimbizis e Campo[45] e Acien e Acien.[46] A European Society of Human Reproduction and Embryology (ESHRE) e a European Society for Gynaecological Endoscopy[47] (ESGE) criaram um grupo de trabalho e estudo e desenvolveram uma nova classificação baseada na categorização das anomalias anatômicas, da origem embriológica, nos graus de deformidade uterina e nas anomalias cervicais e vaginais (Tabela 25.3).

A seguir, com base na Classificação da ASRM, serão analisadas algumas entidades mais frequentes e discutidas.

▶ **Classe 1.** Engloba principalmente os casos de agenesia uterovaginal (síndrome de Mayer-Rokitansky-Kuster-Hauser) cuja ocorrência é de 1:4.500 a 5.000 mulheres. Esta anormalidade é bem descrita clinicamente e com inúmeras propostas corretivas, sejam clínicas ou cirúrgicas, para sua resolução. Muitos casos são esporádicos, mas a ocorrência em vários membros de uma mesma família foi descrita.[48] Casos de agenesia mülleriana também foram associados a erros enzimáticos, como o da GALT (*galactose-1-phosphate uridyltransferase*), pois a exposição excessiva à galactose condicionaria um desenvolvimento anormal da vagina.[49] Os genes da família WNT são os responsáveis pela

Tabela 25.2 Classificação das anomalias müllerianas segundo AFS-ASRM.

Classe 1	Agenesias e hipoplasias	Tubas/útero/cérvice/vagina Associadas a útero-vagina
Classe 2	Útero unicorno	Único Corno rudimentar acessório: com ou sem cavitação (sólido)
Classe 3	Útero didelfo	Septo vaginal longitudinal Septo vaginal oblíquo
Classe 4	Útero bicorno	Parcial Completo
Classe 5	Útero septado	Parcial Completo
Classe 6	Útero arqueado	–
Classe 7	Induzida pelo DES	Útero em T ou hipotrófico (DES)

DES: dietilestilbestrol. *Fonte*: American Fertility Society, 1988.[43]

Tabela 25.3 Classificação das anomalias do sistema genital feminino segundo ESHRE/ESGE.

Anomalias uterinas	
Classe principal	**Subclasses**
U0 – Útero normal	–
U1 – Útero dismórfico	Forma de T Infantil Outras formas
U2 – Útero septado	Parcial Completo
U3 – Útero bicorporal	Parcial Completo Bicorporal septado
U4 – Hemiútero	Com cavidade rudimentar (com corno comunicante ou não) Corno sem cavidade rudimentar
U5 – Aplásico	Com cavidade rudimentar Sem cavidade rudimentar e sem remanescentes uterinos
U6 – Anomalias não müllerianas associadas	–
Anomalias cervicais e vaginais	
C0 – Cérvice normal	
C1 – Cérvice septada	
C2 – Cérvice normal e dupla	
C3 – Aplasia cervical unilateral	
C4 – Aplasia cervical	
V0 – Vagina normal	
V1 – Septo longitudinal não obstrutivo	
V2 – Septo longitudinal obstrutivo	
V3 – Septo vaginal transverso/hímen imperfurado	
V4 – Aplasia vaginal	

Fonte: Grimbizis et al., 2013.[47]

interação dos epitélios com o mesênquima.[50] Havendo perda da função gênica por mutação do gene *Wnt4* e/ou alterações dos genes *HOXA 9* e *HOXA 13*, surgem anomalias de tubas, útero, cérvice e 1/3 superior da vagina.[51] Por sua vez, outras entidades desta classe, como as agenesias de colo uterino e/ou de vagina associadas, apresentam-se a partir da época da menarca com dores pélvicas e aumento de volume abdominal, pela retenção do fluxo menstrual, caracterizando-se como criptomenorreia. A resolução cirúrgica destes casos costuma ser difícil, e a tunelização cervical e/ou vaginal pode ser inadequada. Quanto à resolução clinicocirúrgica da agenesia uterovaginal, inúmeras técnicas foram desenvolvidas e, atualmente, o transplante de útero é considerado uma opção, o que traz uma nova perspectiva quanto à fertilidade para tais pacientes.[52,53]

▶ **Classe 2.** Útero unicorno é uma anormalidade em que ocorre uma falha do desenvolvimento unilateral, pois um dos ductos müllerianos não migra para seu local adequado. Esta configuração de um hemiútero desenvolvido pode acompanhar-se de "restos" com configuração de um nódulo que pode ser cavitado ou não, que pode ou não ter tecido endometrial, o qual, por sua vez, pode sofrer os estímulos hormonais e progressivamente aumentar de volume por conta da retenção de sangue menstrual, causando dores e aumento de volume pélvico. Estas pacientes podem apresentar complicações obstétricas, como abortamentos precoces, retardo de crescimento

fetal intrauterino e/ou trabalho de parto prematuro. Quando houver manifestação de dores pélvicas ou retenção menstrual, o corno rudimentar deve ser extirpado.

▶ **Classe 3.** Útero didelfo é a ocorrência de uma total falha de aproximação e fusão das duas estruturas müllerianas. Os dois hemiúteros contendo duas cérvices desembocam em vaginas duplicadas por um septo longitudinal em que não há retenção do sangue menstrual. Também é possível que este septo seja "oblíquo" e feche uma hemivagina. Nesta situação, ocorre a retenção do sangue menstrual, acompanhando-se de desconforto vaginal e aumento de volume pélvico, tendo sido caracterizada como síndrome de Wunderlich.[54,55] Há simultânea agenesia renal ipsilateral e torna-se necessária a imediata ressecção do septo vaginal oblíquo, o que propicia uma vida sexual e reprodutiva normal.

▶ **Classe 4.** Útero bicorno se dá quando há um defeito na fusão das duas estruturas müllerianas e existem um colo uterino e dois cornos uterinos com uma deficiência em graus diversos nesta fusão. Tal deficiência pode gerar um útero bicorno parcial ou total. Habitualmente, a vida obstétrica destas pacientes é normal, mas muitas delas têm interrupção prematura da gestação, com abortamentos fetais ou partos prematuros.[56]

▶ **Classe 5.** Útero septado é quando há um déficit na reabsorção do septo mediano entre as duas estruturas müllerianas, resultando em um septo que divide parcial ou totalmente a cavidade uterina. Esta divisão condicionada pelo septo pode propiciar inclusive o surgimento do septo vaginal com a formação de duas vaginas. O septo não é causa de infertilidade, mas é associado com abortamentos fetais de repetição ou partos prétermo. A ressecção histeroscópica tem propiciado excelentes resultados.[57]

▶ **Classe 6.** Útero arqueado com discreta curvatura no fundo uterino. Sem tradução clínica e sem anormalidades reprodutivas.

▶ **Classe 7.** Útero em T ou decorrente do dietilestilbestrol (DES). Anomalia detectada em filhas de mães anteriormente grávidas e que haviam empregado o DES para tratamento, inclusive por ameaça de abortamento. O útero destas tem a forma em T e a cavidade uterina é irregular e hipoplásica. Apresentam chances reduzidas de engravidar, com altos riscos de abortamento ou de gestação ectópica.[58] No Brasil, não há registro desta anomalia.

Outras anomalias classificadas pela ESHRE/ESGE são descritas a seguir.

▶ **Septo vaginal longitudinal.** Decorre de uma incompleta reabsorção do septo que separa as estruturas müllerianas, e sua ocorrência pode estar associada a defeitos de fusão/aproximação uterina. Duas síndromes genéticas foram associadas a esta malformação: a síndrome de Edwards-Gale[59] (autossômica dominante) e a síndrome de Johanson-Blizzard[60] (autossômica recessiva). A sua ressecção cirúrgica é recomendada.

▶ **Septo vaginal transverso.** De ocorrência esporádica e etiologia desconhecida, podendo ser completo e obstrutivo ao fluxo menstrual e, às vezes, fenestrado. Este septo pode estar presente associado à doença cardíaca congênita com polidactilia na síndrome de McKusik-Kaufman.[61] O seu *locus* genético situa-se no cromossomo 20 no 20p12. Há também hidrometrocolpo.

▶ **Hímen imperfurado.** Também de incidência esporádica, ocorre em torno de 0,1% dos recém-nascidos do sexo feminino. Quando diagnosticado precocemente, deve ser aberto para liberar a drenagem de secreções vaginais e, posteriormente, a passagem do fluxo menstrual. O diagnóstico diferencial deve ser feito com a aplasia-agenesia de vagina.

Anomalias genitais de causas genéticas

Como visto, grande parte das anomalias müllerianas são de ocorrência esporádica, mas, atualmente, tornou-se possível determinar que várias anormalidades ou mutações gênicas são passíveis de induzirem tais anomalias. Algumas são citadas a seguir.

▶ *HOXA 13.* Os genes da família HOXA são necessários para determinar o desenvolvimento das estruturas müllerianas. O gene *HOXA 9* atua no desenvolvimento das tubas; *HOXA 10* e *11* atuam no desenvolvimento do útero e do seu segmento inferior, bem como do endométrio. *HOXA 13* age no desenvolvimento da ectocérvice e do 1/3 superior da vagina; ele se localiza no braço curto do cromossomo 7, entre as posições dos *loci* 14 e 15. Trata-se, portanto, de uma doença autossômica dominante e foi descrita como síndrome mão-pé-útero, pois coexistem anomalias esqueléticas, principalmente nas mãos e nos pés, e associam-se vários tipos de anomalias de fusão das estruturas müllerianas.[62]

▶ *CFTR (cystic fibrosis transmembrane conductance regulator).* A mutação do gene *CFTR* é uma doença genética de grande letalidade que induz a fibrose cística, bem como a uma grande diversidade de doenças com fenótipos diversos. Além da fibrose cística pulmonar, podem coexistir insuficiência pancreática e anomalias müllerianas e/ou wolffianas nos homens.[63]

▶ *WT 1 (tumor de Wilms 1).* O gene *WT 1* é capaz de induzir o aparecimento do nefroblastoma de Wilms e se localiza no cromossomo 11p13. Trata-se de tumor renal sólido com frequência estimada de 1:1.000 recém-nascidos. Pode acompanhar-se de retardo mental, malformações genitais e hipoplasia ou agenesia da íris. Quando há uma expressão precoce ou mutação deste gene, o resultado é uma ação inapropriada do fator inibidor dos ductos de Müller, e há uma parcial regressão destas estruturas[64]

▶ *MIS/AMH (Müllerian inhibiting substance).* De localização no cromossomo 19 com sub-bandas 13.2 e 13.3, este gene é capaz de codificar uma glicoproteína produzida nas células de Sertoli dos testículos fetais e, deste modo, induzir a regressão das estruturas müllerianas. Em fetos femininos, sua presença é capaz de induzir uma diminuição da atividade da aromatase nas células da granulosa dos ovários. A deficiência do seu sinal ou a ausência do receptor do MIS induz a persistência dos ductos de Müller em homens, enquanto uma inapropriada expressão gênica resulta em regressão anormal dos ductos de Müller, como na agenesia uterovaginal.[65]

▶ **Defeitos na fusão de estruturas müllerianas.** Têm sido relatados conforme manifestações poligênicas ou multifatoriais. Entre estas, vale citar as anomalias müllerianas também descritas em casos de trissomias 13 ou 18, como nas síndromes de Meckel-Fraser-Robert e na síndrome de Bardet-Biedl.[66]

Possíveis anomalias gênicas induzidas por fatores ambientais

Há vários anos, dois agentes ambientais – o DES e a talidomida – atuaram como indutores de diferentes anomalias sistêmicas e genitais.

O DES é um estrogênio sintético não esteroide que foi anteriormente empregado em gestantes. Na sequência, observou-se que os recém-nascidos do sexo feminino, além de maior incidência de neoplasias vaginais (adenocarcinoma de células claras da vagina), também apresentavam com frequência anomalias uterinas como útero em T ou hipoplásico. O exato mecanismo causal é desconhecido, mas acredita-se que a substância interfira e exerça mudanças em genes da família HOXA como o *HOXA 10-11* ou 13.[62]

A talidomida é um agente teratogênico que induz anormalidades no mesoderma e consequentes anomalias em membros (focomelia), sistema urinário e circulatório. Também pode induzir anomalias no sistema genital que variam entre agenesia genital, útero bicorno e/ou septos longitudinais.

MÉTODOS DIAGNÓSTICOS DAS MALFORMAÇÕES GENITAIS

Exame ginecológico

▶ **Vantagens.** O exame ginecológico é sempre o ponto inicial da avaliação clínica da mulher. É não invasivo, simples e de baixo custo. Oferece informação única nos casos de anomalias da vagina e da cérvice.

▶ **Desvantagens.** Não é de grande utilidade para o diagnóstico de anomalias uterinas. Não é o método inicial em pacientes que nunca tiveram atividade sexual.

▶ **Recomendações.** Em casos de amenorreia primária, a inspeção da genitália externa deve ser cuidadosa para verificar a presença de agenesia vaginal distal. Inspeção detalhada da vagina para evitar erro diagnóstico em casos de septo vaginal longitudinal. Também é preciso cautela na inspeção com espéculo da parede vaginal, para estabelecer a presença de um colo uterino ou mais ou um colo uterino com um ou dois orifícios externos. Em caso de dor pélvica cíclica, com ou sem amenorreia primária, o uso da palpação pode evidenciar massa pélvica decorrente do acúmulo de sangue menstrual.[67]

Exames complementares

Vários métodos são usados para o diagnóstico de anomalias uterinas. O método inicial é a ultrassonografia 2D (US2D).[68] A histeroscopia é útil na avaliação da cavidade uterina, e a laparoscopia é útil na avaliação no contorno uterino externo. Histeroscopia e laparoscopia têm sido consideradas o método diagnóstico padrão-ouro.[69-71]

A ressonância magnética (RM) e a ultrassonografia 3D (US3D) têm vantagens sobre as outras técnicas, já que proporcionam simultaneamente informações sobre a cavidade uterina e o contorno externo. A RM tem sido considerada o padrão-ouro entre as técnicas de imagens.[67,72-74] Já a ultrassonografia 3D é um método não invasivo, de baixo custo, reprodutível, cuja vantagem é capturar os três planos, inclusive o coronal. Pode ser uma alternativa à RM.[75]

Em um estudo retrospectivo, 60 pacientes com diagnóstico de malformações uterinas feito por US2D foram avaliadas por US3D e RM. A conclusão foi de que a US3D tem uma alta acurácia diagnóstica para malformações uterinas, tendo um bom nível de concordância com a RM. A limitação do estudo e o número pequeno de pacientes podem ter influenciado os resultados.[76]

A tomografia computadorizada (TC) não tem um lugar no diagnóstico das anomalias genitais femininas em virtude da radiação e da má representação das estruturas genitais femininas. Portanto, não deve ser incluída na avaliação.

A seguir, estão as principais vantagens e desvantagens dos métodos diagnósticos das malformações genitais congênitas estabelecidas pelo The Thessaloniki ESHRE/ESGE.[77]

Histerossalpingografia

▶ **Vantagens.** Fornece informações sobre a anatomia da cavidade uterina na ausência de obstrução cervical. Não oferece informações sobre vagina, parede uterina, contorno externo do útero, cavidade uterina e contornos uterinos rudimentares. Os filmes podem ser avaliados a qualquer tempo. Em casos de investigação do casal infértil com potencial de doença intrauterina, indica a presença de defeitos/diagnóstico diferencial com aderências, pólipos, leiomiomas e morfologia tubária.

▶ **Desvantagens.** Dor, risco de infecção, irradiação da paciente. É mais invasiva que a ecografia, necessitando de uma unidade radiológica. A acurácia do diagnóstico é restrita pelos resultados falso-positivos e falso-negativos. A distensão da cavidade uterina pode distorcer a sua forma. Não pode ser usada no diagnóstico de anomalias de obstrução.[77]

Ultrassonografia 2D

▶ **Vantagens.** Fornece informações confiáveis, objetivas e consegue avaliar as medidas da anatomia da cérvice, da cavidade uterina, da parede uterina, da parte externa do útero, além de detectar doenças da pelve. É não invasivo, simples, de baixo custo e quase sempre disponível. Em caso de mulheres inférteis, fornece informações principalmente sobre alterações intracavitárias, suspeita de aderências maiores entre as paredes uterinas, pólipos, leiomiomas e doença intramural (adenomiose e leiomioma).

▶ **Desvantagens.** Por ser um exame dinâmico, a acurácia diagnóstica da US2D é altamente dependente da experiência do examinador e da sistemática da realização do procedimento.

▶ **Recomendações.** Em casos de obstrução ou estenose da vagina, se a mulher permitir, pode ser feita uma ultrassonografia transretal com sonda vaginal ou transperineal para avaliar o canal vaginal e o útero (não deve ser realizada em crianças e adolescentes).[77]

Histerossonografia

▶ **Vantagens.** É um método minimamente invasivo e de baixo custo. Permite informações sobre anatomia da cérvice, cavidade uterina, parede uterina, contorno externo do útero e outras estruturas peritoneais (ovários), exceto tubas uterinas (utilizar histerossalpingografia [HSG] na investigação do casal infértil). A imagem da cavidade uterina é mais bem avaliada com injeção de solução salina. Tem utilidade na investigação da mulher infértil porque avalia a cavidade intrauterina (aderências entre as paredes, pólipos, leiomiomas) e patologia intramural (leiomiomas, adenomiose), porém não funciona tão bem para malformações uterinas.

▶ **Desvantagens.** A acurácia da histerossonografia é altamente dependente da experiência do examinador. A distensão da cavidade uterina pode potencialmente modificar o contorno interno uterino, resultando em imagens falso-negativas da cavidade uterina.

▶ **Recomendações.** Fazer o exame na primeira fase do ciclo menstrual, pois a paciente pode estar grávida e, na fase secretora, podem ocorrer artefatos relacionados ao endométrio.[77]

Ultrassonografia 3D

▶ **Vantagens.** Promove imagens confiáveis da anatomia uterina nos planos sagital, transversal e coronal. Oferece informações adicionais mais confiáveis que as da US2D em casos de mulheres inférteis quanto a alterações intracavitárias (aderências entre as paredes, pólipos, leiomiomas) e patologia intramural (leiomiomas e adenomiose). Também possibilita a avaliação de estruturas pélvicas, incluindo vagina e cérvice. É importante no diagnóstico de anomalias do sistema genital feminino.

▶ **Desvantagens.** Não está tão disponível quanto a US2D. Necessita de operador com adequado treinamento em 3D. Pode não avaliar muitos detalhes nos poucos casos de anomalias complexas.[77]

Ressonância magnética

▶ **Vantagens.** Método não invasivo e sem irradiação. Oferece informações objetivas sobre anatomia da vagina, cérvice, cavidade uterina, parede uterina, contorno externo do útero e estruturas peritoneais, exceto as tubas. Mesmo as informações de partes dilatadas (obstruídas) do sistema genital feminino são confiáveis. Fornece informações tridimensionais (plano sagital, transverso e coronal). Pode ser usada nos casos de anomalias complexas e obstrutivas.

▶ **Desvantagens.** Mais caro e menos disponível que a US. Não é indicada em pacientes com claustrofobia e obesidade mórbida. Necessita de experiência e formação na avaliação dos resultados. Não pode ser usada para testes de permeabilidade tubária em casos de pacientes inférteis.[77]

Histeroscopia

▶ **Vantagens.** Fornece informações altamente confiáveis sobre anatomia da vagina, canal cervical e principalmente cavidade uterina e óstio tubário. É minimamente invasiva e traz a oportunidade adicional de tratar útero em forma de T, septado e bicorporal. Avalia de maneira objetiva o canal cervical e a cavidade endometrial (diagnóstico diferencial do útero em forma de T e útero infantil). Avaliação minimamente invasiva da vagina e/ou cérvice em caso de paciente virgem.

▶ **Desvantagens.** Precisa de uma estrutura mais complexa. Não oferece informação da espessura da parede uterina e de seu contorno. Incapaz de oferecer diagnóstico diferencial entre útero septado e bicorporal. A avaliação da cavidade não é factível em casos de anomalias obstrutivas. Não pode ser utilizada na avaliação da permeabilidade tubária nos casos de pacientes inférteis.[77]

Endoscopia | Laparoscopia e histeroscopia

▶ **Vantagens.** Avalia o estado de vagina, canal cervical, cavidade uterina, óstio tubário, contorno externo do útero e estruturas intraperitoneais. Oferece visualização direta do canal cervical, cavidade endometrial e contorno externo do útero. Representa o padrão-ouro no diagnóstico e no diagnóstico diferencial. Representa método minimamente invasivo para tratamento e uma ampla variedade de anomalias do sistema genital feminino.

▶ **Desvantagens.** É um método invasivo. Não avalia a espessura da parede uterina. Exige experiência e treinamento do operador. O diagnóstico é baseado principalmente na impressão subjetiva de quem realiza o procedimento.

▶ **Recomendações.** Não deve ser considerado procedimento de rastreamento de primeira, e sim um complemento ao diagnóstico de imagens para anomalias complexas em combinação com possível conduta cirúrgica.[77]

DIAGNÓSTICO E CONDUTA DAS MALFORMAÇÕES GENITAIS E DA INFERTILIDADE

Útero septado

É a anomalia estrutural uterina mais comum. A US transvaginal é o método mais acurado para o diagnóstico, com sensibilidade de 100% e especificidade de 80%.[73] A US3D tem acurácia diagnóstica de 92%.[78] Em uma grande série, a histerossonografia apresentou acurácia diagnóstica de 100%.[79] A RM detectou 100% do útero septado em duas séries,[73,80] porém, em uma série, a RM não teve acurácia suficiente para o diagnóstico, detectando somente 50% dos casos.[81] A HSG pode revelar duas hemicavidades sem visualização do fundo uterino, sendo indistinguível do útero bicorno. A acurácia diagnóstica está entre 20 e 60%.[82,83] A combinação de histeroscopia e laparoscopia é o padrão-ouro para o diagnóstico de útero septado.[84]

Entre as malformações müllerianas, o útero septado está associado com a maior incidência de falhas reprodutivas. É associado com abortamentos de primeiro e segundo trimestres[85] e infertilidade.[86] A metroplastia histeroscópica deve ser considerada antes da utilização da fertilização *in vitro*.[84]

Útero unicorno

Útero unicorno é uma anomalia incomum, representando somente 4,4% das anomalias uterinas.[1] Está associado com mau prognóstico reprodutivo e é diagnosticado com 100% de acurácia pela RM.

Diferentes tipos de útero unicorno estão associados a diferentes taxas de sucesso reprodutivo, o qual depende de alguns fatores: variação na contribuição vascular da artéria uterina e artéria útero-ovariana contralateral, extensão da redução da massa muscular do útero unicorno, grau de competência cervical e presença e extensão de doença pélvica coexistente, como endometriose.[84]

Geralmente se aceita que corno rudimentar sem comunicação com endométrio funcionante deve ser removido, particularmente em pacientes sintomáticas. No entanto, não existe um consenso para remoção do corno rudimentar com comunicação com endométrio funcionante ou corno sem endométrio funcionante, já que não existem evidências de que a remoção desses tipos de cornos melhore os resultados reprodutivos.[84]

Útero bicorno

Útero bicorno é uma anomalia comum, representando 46,3% das anomalias uterinas.[1] Apesar de 25% das mulheres com útero bicorno apresentarem perda recorrente da gestação, a maioria das mulheres com tal anomalia não tem dificuldade de concepção.[87] Após a concepção, mulheres com útero bicorno têm alto risco de aborto no 2º trimestre e parto prematuro.[84]

O útero bicorno, diagnosticado pela RM com 100% de acurácia, raramente requer tratamento cirúrgico. Metroplastia está reservada para paciente com aborto espontâneo, aborto no 2º trimestre e parto prematuro quando nenhuma outra causa foi identificada. Metroplastia transabdominal tem aumentado significativamente os resultados, com taxas de 90% de gestação a termo.[88] A metroplastia laparoscópica surge como uma abordagem viável.[89]

Útero didelfo

Útero didelfo representa 11,1% das anomalias uterinas. Atualmente, pode ser diagnosticado com 100% de acurácia pela RM. Em comparação com as outras anomalias uterinas, tem um prognóstico relativamente bom para uma gestação. A ressecção do septo vaginal, se presente, é apropriada se for associada com obstrução, dispareunia ou infertilidade,

se a atividade sexual ocorre na parte da vagina contralateral ao lado em que ocorreu a ovulação ou se o septo bloqueia o esperma que vem da cérvice.[84]

CONSIDERAÇÕES FINAIS

O conhecimento da embriologia do sistema geniturinário é essencial para o entendimento, o diagnóstico e o subsequente tratamento das malformações genitais, particularmente nas malformações complexas e aquelas que determinam problemas ginecológicos (sobretudo em pacientes jovens). A apresentação clínica e o tratamento das malformações do sistema genital feminino estão diretamente relacionados à anatomia do defeito, especialmente nos casos de anomalias müllerianas isoladas (útero dimórfico, septado ou bicorporal da nova classificação ESHRE/ESGE). Contudo, em razão da conhecida associação entre algumas anomalias geniturinárias femininas, como agenesia renal unilateral ou hipoplasia de uma das cristas urogenitais ou qualquer anomalia mesonéfrica distal, o achado de qualquer dessas anomalias na genitália (hemivagina obstruída ou atresia unilateral) ou no sistema urinário (agenesia renal unilateral, hipoplasia, ureter ectópico) leva a investigar a presença de outra malformação associada, para o diagnóstico apropriado das malformações complexas antes de qualquer correção terapêutica.[90]

Achados clínicos como amenorreia primária, dismenorreia pós-menstrual, dor pélvica cíclica em mulher jovem, metrorragia ou escape (*spotting*) pós-menstrual (algumas vezes com odor fétido), incontinência ou perda urinária permanente entre episódios normais da micção, massa pélvica, endometriose e anexite em adolescentes e massa pélvica ou cisto paravaginal (cistos de Gartner) na parede vaginal anterolateral são situações que podem indicar malformação complexa geniturinária que pode ser resolvida com uma cirurgia relativamente simples em muitos casos. Portanto, o ginecologista deve estar ciente tanto dos achados quanto da suspeita clínica e seu tratamento.[90]

O tratamento cirúrgico para correção da malformação genital depende do tipo de anomalia, complexidade, sintomas da paciente e interpretação embriológica apropriada da anomalia. Algumas anomalias podem requerer cirurgias complexas envolvendo várias especialidades. A maioria das malformações pode ser resolvida por via vaginal ou histeroscópica, porém laparoscopia e laparotomia são frequentemente necessárias.[90]

REFERÊNCIAS BIBLIOGRÁFICAS

1. Acien P. Incidence of Mullerian defects in fertile and infertile women. Hum Reprod. 1997; 12:1372-6.
2. Page DC, Mosher R, Simpson EM et al. The sex-determining region of the human chromosome encodes a finger protein. Cell. 1987; 51:1091-44.
3. De Mello MP, Assumpção JG, Hackel C. Genes envolvidos na determinação e diferenciação do sexo. Arq Bras Endocrinol Metab. 2005; 49:1-8.
4. Picard JY, Losso N. Purification of testicular anti-Mullerian hormone allowing direct visualization of the pure glycoprotein and determination of yeld and purification factor. Molol Cell Endocrinol. 1984; 34:23-31.
5. Silvany Filho A. As origens do aparelho genital feminino. In: Tourinho CR, Bastos AC, Moreira AJ. (Eds.). Ginecologia da infância e da adolescência. Rio de Janeiro: Fundo Editorial Bik-Procienx; 1977.
6. Erickson GF, Magoffin DA, Dyer CA et al. The ovarian androgen producing cells: a review of structure/function relationships. Endocr Rev. 1985; 6:371-75.
7. Magoffin DA. Regulation of differentiated functions in ovarian theca cells. Seminars Reprod Endocrol. 1991; 9:321.
8. Nahum R, Thong KJ, Hillier SG. Metabolic regulation of androgen production by human theca cells in vitro. Hum Reprod. 1995; 10:75.
9. Jost A. Recherches sur la differentiation sexuelle de l'embryon de lapin. Rôle des gonads dans la differentiation sexuelle. Arch d'Anat Micr Morph. 1947; 36:271.

10. Sanchez-Ferrer ML, Acien MI, Sanchez del Campo F et al. Experimental contributions to the study of the embriology of the vagina. Hum Reprod. 2006; 21:1623-8.

11. Turner HH. A syndrome of infantilism, congenital webbed neck and cubitus valgus. Endocrinology. 1938; 28:566-74.

12. Page DC. Hypothesis: a Y chromosomal gene causes gonadoblastoma in dysgenetic gonads. Development. 1987; 101(Suppl):151-5.

13. Kingsbury AC, Frost F, Cookson WO. Disgerminoma, gonadoblastoma and testicular germ cell neoplasia in phenotipically female and male siblings with 46,XY genotype. Cancer. 1987; 59:288-91.

14. Allanson JE, Hall JG, Hughes HE et al. Noonan syndrome: the changing phenotype. Am J Med Genet. 1985; 21:507.

15. Simpson JL. Gonadal dysgenesis and abnormalities of the human sex chromosomes: current status of phenotypic-kariotypic correlations. Birth Defects Orig Artic Ser. 1975; 11:23-59.

16. Sarto GE, Therman E, Patau K. X inactivation in man: a woman with t (Xq-12q+. Am J Hum Genet. 1973; 25:262-70.

17. Phelan JP, Upton RT, Summit RL. Balanced reciprocal X-4 translocation in a female patient with early secondary amenorrhea. Am J Obstet Gynecol. 1977; 129:607-13.

18. Therman E, Laxova R, Susman B. The critical region on the human Xq. Hum Genet. 1990; 85:455-61.

19. Rife M, Nadal A, Milá M et al. Immunohistochemical FMRP studies in a full mutated female fetus. Am J Med Genet. 2004; 124:129-32.

20. Conway GS. Premature ovarian failure. Curr Opin Obstet Gynecol. 1997; 9:202-6.

21. Hunter JE, Epstein MP, Tinker SW et al. Fragile X-associated ovarian insufficiency evidence for addition genetic contribution to severity. Genet Epidemiol. 2008; 32:553-9.

22. Waggoner DD, Buist NR, Donell GN. Long term prognosis in galactosaemia: results of a survey of 350 cases. J Inherit Metab Dis. 1990; 13:802-18.

23. Wang HQ, Takakura F, Takebayashi K et al. Mutational analysis of the Mullerian-inhibiting substance gene and its receptor gene in Japanese women with policystic ovary syndrome and premature ovarian failure. Fertil Steril. 2002; 78:1329-30.

24. Laml T, Preyer O, Umek W, Hengstschlager M, Harizal H. Genetic disorders in premature ovarian failure Hum Reprod Update. 2002; 8(5):483-91.

25. Keettel WC. Primary ovarian failure. Discussion. Am J Obstet Gynecol. 1965; 91:642-44.

26. Jones GS, de Moraes-Ruehsen M. A new syndrome of amenorrhea in association with hypergonadotropism and apparently normal ovarian follicular apparatus. Am J Obstet Gynecol. 1969; 104:597-600.

27. Jost A. A new look at the mechanism controlling sex differentiation in mammals. John Hopkins Med J. 1972; 130:38-53.

28. Forsberg JG. Cervico-vaginal epithelium: its origin and development. Am J Obstet Gynecol. 1973; 115:1025-43.

29. Cruveilhier. Anatomie pathologique. 5ª parte 1842. In: Piquand; 1910.

30. Foerster. Handbuch der pathologischen. Anatomie. Leipzig; 1853. In: Piquand: Foerster; 1910.

31. Von Rokitansky C. Lehrbuch der path Anat 1859. IIIp146. In: Piquand; 1910

32. Ombredane L, Martin A. Les uterus doubles. Revue de Gynecologie. 1905; VII. 959-84.

33. Strassmann P. Die operative Vereingung eines doppelten Uterus. Zentralbt f Gynaek. 1937; 31:1322-35.

34. Piquand G. Les úteros doublés. Anatomie et développment. Revue de Gynecologie. 1910; XV:401-66.

35. Forgue E, Massabuau G. Deformidades de los organos genitales. In: Pubul M (ed.). Ginecologia. Tomo II. Valencia: Manuel Pubol; 1917. p.398-420.

36. Kaufman E. Lehrbuch der spezielenpathologischen Anatomie fur Studierende und Artze. Berlin: Walter de Gruyter & Co; 1922. p.1151-52. In: Jarcho; 1946.

37. Stoeckel W, Reifferscheid K. Vicios de conformacion de los organos genitales femininos. In: Morata J (ed.) Tratado de Ginecologia Madrid: Javeri Morata Editor; 1926.

38. De Lee JB. Principles and practice of obstetrics. Philadelphia: WB Saunders; 1938. In: Taylor; 1943.

39. Way S. The influence of minor degrees of failure of fusion of the Mullerian ducts on pregnancy and labour. J Obstet Gynecol Br Emp. 1945; 52:325-33.

40. Jarcho J. Malformations of the uterus. Am J Surg. 1946; 714:106-6641.

41. Buttram VC, Gibbons WE. Mullerian anomalies a proposed classification (an analysis of 144 cases). Fertil & Steril. 1979; 32:40-6.

42. Buttram VC. Mullerian anomalies and their management. Fertil & Steril. 1983; 40:159-63.

43. American Fertility Society. The American Fertility Society classification of adnexal adhesions, distal tubal oclusion secondary to tubal ligation, tubal pregnancies, Mullerian anomalies and intrauterine adhesions. Fertil & Steril. 1988; 49:944-55.

44. Oppelt PG, Lermann J, Strick R et al. Malformations in a cohort of 284 women with Mayer-Rokitansky-Kuhster-Hauser syndrome (MRKH). Reprod Biol Endocr. 2012; 10:57-64.

45. Grimbizis GF, Campo R. Congenital malformations of the female genital tract: the need for a new classification system. Fertil & Steril. 2010; 94:401-7.

46. Acien P, Acien MI. The history of female genital tract malformation: classification and proposal of an updated system. Hum Reprod Update. 2011; 17:693-705.

47. Grimbizis GF, Gordts S, Sardo AS et al. The ESHRE/ESGE consensus on the classification of female genital tract congenital anomalies. Hum Reprod. 2013; 28:2032-44.

48. Tiker F, Yildirim SV, Barutcu O et al. Familial Mullerian agenesis. Turk J Pediatr. 2000; 42(4):322-24.

49. Klipstein S, Bhagavath B, Topipat C et al. The N314D polymorphism of the GALT gene is not associated with congenital absence of the uterus and vagina. Mol Hum Reprod. 2003; 9(3):171-4.

50. Biason-Lauber A. WNT4 and sex development. Sex Dev. 2008; 2:210-8.

51. Goodman FR. Limb malformations and the human HOX genes. Amer J Med Genet. 2002; 112:256-65.

52. Brannstrom M. Uterus transplantation. Fertil & Steril. 2013; 99:348-9.

53. Brannstrom M, Johannesson L, Dahn-Kahler P et al. Uterus trasnplantation: first trial after one year report. Fertil & Steril. 2014; 103:199-204.

54. Wunderlich M. Unusual form of genital malformation with aplasia of the right kidney. Zentralbl Gynakol. 1976; 98:559-62.

55. Piazza MJ, Carvalho NS, Peixoto AP et al. Uterus didelphys with obstructed hemivagina and ipsilateral renal agenesis. J Bras Ass Reprod. 2015; 19(4):259-62.

56. Raga F, Bausset C, Remohi J et al. Reproductive impacts of congenital Mullerian anomalies. Hum Reprod. 1997; 12:2277.

57. Fedele L, Bianchi S. Hysteroscopic metroplasty for septate uterus. Obstet Gynecol Clin North Am. 1995; 22:473089.

58. Kaufman RH, Adan E, Binder GL, Gerthoffer F. Upper genital tract changes and pregnancy outcome in offspring exposed in utero to diethylstilbestrol. Am J Obstet Gynecol. 1980; 137:299.

59. Edwards JA, Gale RP. Camptobrachydactily: a new autosomal dominant trait with two probable homozygotes. Am J Hum Genet. 1972; 24(4):464-74.

60. Johanson A, Blizzard R. A syndrome of congenital aplasia of the alae nasi, deafness, hypothyroidism, dwarfism, absent permanent teeth and malabsorption. J Pediatr. 1971; 79(6):982-7.

61. Slavotinek AM, Biesecker LG. Phenotypic overlap of Mckusik-Kaufman syndrome with Bardet-Biedl syndrome: a literature review. Am J Med Genet. 2000; 95:208-15.

62. Mortlock DP, Innis JW. Mutations of HOXA 13 in hand-foot-genital syndrome. Nature Genet. 1997; 15:179-80.

63. Dork T, Dworniczak B, Aulehla-Scholz C et al. Distinct spectrum of CFTR gene-mutations in congenital absence of vas deferens. Hum Genet. 1997; 100:365-77.

64. Reddy JC, Licht JD. The WT1 Wilms' tumor suppressor gene: how much do we really know? Biochim Biophys Acta. 1966; 1287:1-28.

65. Rey R. Anti-Mullerian hormone in disorders of sex determination and differentiation. Arq Bras Endocrinol Metab. 2005; 49:26-36.

66. Stoler JM, Herrin JT, Holmes LB. Genital abnormalities in females with Bardet-Biedl syndrome. Am J Med Genet. 1995; 55:276-8.

67. Troiano RN. Magnetic resonance imaging of Mullerian duct anomalies of the uterus. Top Magn Reson Imaging. 2003; 14:269-79.

68. Jurkovic D, Geipel A, Gruboeck K et al. Three-dimensional ultrasound for the assessment of uterine anatomy and detection of congenital anomalies: comparison with hysterosalpingography and two-dimensional sonography. Ultrasound Obstet Gynecol. 1995; 5:233-7.

69. Randolph Jr. JF, Ying YK, Maier DB et al. Comparison of real-time ultrasonography, hysterosalpingography, and laparoscopy/hysteroscopy in the evaluation of uterine abnormalities and tubal patency. Fertil Steril. 1986; 46:828-32.

70. Fedele L, Ferrazzi E, Dorta M et al. Ultrasonography in the differential diagnosis of "double" uteri. Fertil Steril. 1988; 50:361-4.

71. Homer HA, Li TC, Cooke ID. The septate uterus: a review of management and reproductive outcome. Fertil Steril. 2000; 73:1-14.

72. Wagner BJ, Woodward PJ. Magnetic resonance evaluation of congenital uterine anomalies. Semin Ultrasound CT MR. 1994; 15:4-17.

73. Pellerito JS, McCarthy SM, Doyle MB et al. Diagnosis of uterine anomalies: relative accuracy of MR imaging, endovaginal sonography, and hysterosalpingography. Radiology. 1992; 183:795-800.

74. Doyle MB. Magnetic resonance imaging in Mullerian fusion defects. J Reprod Med. 1992; 37:33-8.

75. Deutch TD, Abuhamad AZ. The role of 3-dimensional ultrasonography and magnetic resonance imaging in the diagnosis of Mullerian duct anomalies: a review of the literature. J Ultrasound Med. 2008; 27:413-23.

76. Graupera B. Validación de la ecografía 3D como técnica diagnóstica de las malformaciones uterinas de origen mulleriano. Thesis. Universitat Autònoma de Barcelona; 2012.

77. Grimbizis GF, Sardo ADS, Saravelos SH et al. The Thessaloniki ESHRE/ESGE consensus on diagnosis of female genital anomalies. Hum Reprod. 2016; 31(1):2-7i.

78. Wu MH, Hsu CC, Huang KE. Detection of congenital Mullerian duct anomalies using three-dimensional ultrasound. J Clin Ultrasound 1997; 25:487-92.

79. Alborzi S, Dehbashi S, Parsanezhad ME. Differential diagnosis of septate and bicornuate uterus by sonohysterography eliminates the need for laparoscopy. Fertil Steril. 2002; 78:176-8.

80. Fischetti SG, Politi G, Lomeo E et al. Magnetic resonance in the evaluation of Mullerian duct anomalies. Radiol Med (Torino). 1995; 89:105-11.

81. Letterie GS, Haggerty M, Lindee G. A comparison of pelvic ultrasound and magnetic resonance imaging as diagnostic studies for Mullerian tract abnormalities. Int J Fertil Menopausal Stud. 1995; 40:34-8.

82. Reuter KL, Daly DC, Cohen SM. Septate versus bicornuate uteri: errors in imaging diagnosis. Radiology. 1989; 172:749-52.

83. Braun P, Grau FV, Pons RM et al. Is hysterosalpingography able to diagnose all uterine malformations correctly? A retrospective study. Eur J Radiol. 2005; 53:274-9.

84. Taylor E, Gomel V. The uterus and fertility. Fertil Steril. 2008; 89:1-16.

85. Raga F, Bauset C, Remohi J et al. Reproductive impact of congenital Mullerian anomalies. Hum Reprod. 1997; 12:2277-81.

86. Pabuccu R, Gomel V. Reproductive outcome after hysteroscopic metroplasty in women with septate uterus and otherwise unexplained infertility. Fertil Steril. 2004; 81:1675-8.

87. Grimbizis GF, Camus M, Tarlatzis BC et al. Clinical implications of uterine malformations and hysteroscopic treatment results. Hum Reprod Update. 2001; 7:161-74.

88. Papp Z, Mezei G, Gavai M et al. Reproductive performance after transabdominal metroplasty: a review of 157 consecutive cases. J Reprod Med. 2006; 51:544-52.

89. Sinha R, Mahajan C, Hegde A et al. Laparoscopic metroplasty for bicornuate uterus. J Minim Invasive Gynecol. 2006; 13:70-3.

90. Acién P, Acién M. The presentation and management of complex female genital malformations. Hum Reprod Update. 2016; 22(1):48-69.

26

Doenças da Tireoide na Endocrinologia Feminina

Ruth Clapauch | Laura S. Ward | Rosita Fontes | Gláucia M. F. S. Mazeto

INTRODUÇÃO

As doenças da tireoide compreendem, principalmente, os distúrbios autoimunes (DATs), que podem ou não resultar em disfunções, tanto hipo como hipertireoidismo, e as lesões nodulares, que podem ser benignas ou malignas. Além disso, alguns nódulos podem apresentar mecanismo etiopatogênico que resulte concomitantemente em hipo ou hiperfunção da glândula. Dependendo de características próprias do paciente e de sua natureza, a tireopatia pode carrear morbidade considerável.

Seja qual for a natureza da afecção, as doenças tireoidianas são frequentes e têm sido cada vez mais diagnosticadas. A causa desse aumento na incidência pode ser *overdiagnosis*,[1] devido ao maior acesso aos serviços de saúde e ao aprimoramento que vem ocorrendo na sensibilidade dos métodos diagnósticos. Contudo, a constatação de maior número também de casos de maior gravidade sugere que tem havido um aumento real na incidência, em especial de câncer de tireoide.[2]

Fatores como o estresse da vida moderna, obesidade, diabetes melito, presença de disruptores ambientais e a consequente desregulação hormonal têm sido sugeridos como potenciais responsáveis pela elevação na incidência de doenças da tireoide.[3-7] Nesse sentido, emerge o possível papel do estrógeno no desencadeamento desses distúrbios. O fato é que as tireopatias sempre foram mais prevalentes em mulheres[8,9] e parece lógico responsabilizar o hormônio sexual feminino por essa predileção, embora ainda não se tenha esclarecido o exato mecanismo envolvido. A participação do estrógeno na regulação imunológica e a expressão de receptores para o estrógeno, tanto em tecido tireoidiano[9,10] como em outras células (p. ex., em fibroblastos orbitais na vigência de oftalmopatia de Graves),[11] reforçam a ligação entre o hormônio e a ocorrência ou a evolução de DAT. Além disso, o estrógeno pode estimular a secreção, pela hipófise, de prolactina, cujas concentrações alteradas têm sido associadas a DAT, bócio e nódulos tireoidianos.[9] Além dos hormônios intrinsecamente relacionados com a biologia da mulher, outros fatores parecem estar envolvidos na predileção das doenças da tireoide pelo sexo feminino. Distúrbios na inativação fisiológica de um dos dois cromossomos X, presentes nas células femininas, por exemplo, podem resultar em DAT, devido à falta de exposição de autoantígenos tireoidianos específicos no timo.[9] De fato, mulheres com doença de Graves e tireoidite de Hashimoto apresentam maior propensão a esses distúrbios cromossômicos.[12]

A maior frequência e as peculiaridades diante de situações próprias da vida da mulher, como o período grávido-puerperal e a menopausa,[13] assim como o fato de que frequentemente o ginecologista é o único médico com quem a paciente mantém acompanhamento regular, fazem com que o conhecimento das doenças da tireoide por esse profissional seja obrigatório.

EIXO HIPOTALÂMICO-HIPOFISÁRIO-TIREOIDIANO E DISFUNÇÕES TIREOIDIANAS

Em termos simplificados, a tireoide produz tiroxina (T4) e tri-iodotironina (T3) a partir da inclusão de íons iodeto na glicoproteína tireoglobulina, e os armazena dentro do coloide, que fica no interior de folículos de células tireoidianas (células foliculares). Esse processo conta com a participação de várias substâncias e enzimas, que captam e transportam ativamente o iodeto para dentro da célula (NIS), o incorporam à tireoglobulina (enzima tireoperoxidase) e deslocam o iodeto entre T4 e T3 (desiodinases), modulando a atividade dos hormônios tireoidianos em nível do receptor. Todo esse processo é coordenado pelo hormônio tireoestimulante (TSH) produzido pela hipófise, o qual, por sua vez, é comandado pelo hormônio liberador de tirotrofina (TRH) hipotalâmico. Os hormônios tireoidianos produzidos, T4 e T3, fazem *feedback* negativo com o TSH e o TRH, o que mantém os níveis de todos em equilíbrio (Figura 26.1).

No hipotireoidismo, os níveis de T3 e T4 estão baixos e o quadro clínico decorre dessa diminuição. Se a causa for tireoidiana, o TSH estará elevado. Hipotireoidismo subclínico é observado quando apenas o TSH está elevado e os hormônios tireoidianos estão normais, podendo representar um estado "compensado" e reversível, ou intermediário na evolução para hipotireoidismo clínico, a depender dos níveis de TSH e da presença de anticorpos antitireoidianos.[14]

No hipertireoidismo ocorre o contrário: níveis de T3 e T4 altos e geralmente TSH abaixo do valor de referência, com sinais e sintomas próprios de hiperatividade da glândula. Também existe o quadro de hipertireoidismo subclínico, em que apenas o TSH está suprimido e T3 e T4 estão normais, com sintomas sutis ou ausência de sintomas.

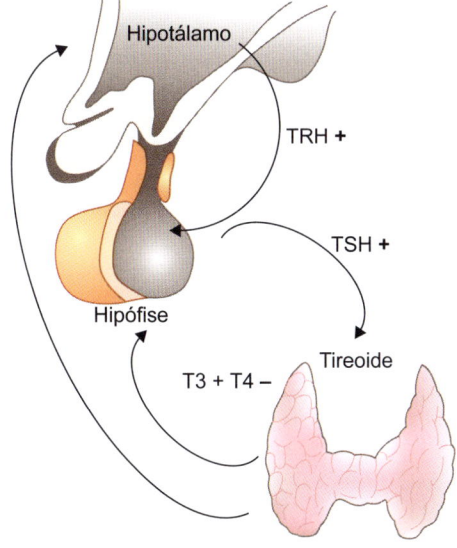

Figura 26.1 *Feedback* no eixo hipotalâmico-hipofisário-tireoideano.

A dosagem de TSH é considerada supersensível e muito valorizada no diagnóstico laboratorial das diferentes disfunções tireoidianas. É importante salientar que os níveis normais de TSH variam com a idade do indivíduo, sendo mais altos em idosos. Já na mulher grávida, os níveis são mais baixos, e de acordo com o trimestre.

Em situações especiais, como gravidez e infertilidade, ou em situações de risco cardiovascular, como hiperlipemia e arritmias, a abordagem das disfunções subclínicas da tireoide se reveste de maior importância.

AUTOIMUNIDADE NA GÊNESE DAS DISFUNÇÕES TIREOIDIANAS

Várias situações podem levar a hipo ou hipertireoidismo, das quais as principais são os DATs, que incluem, respectivamente, a tireoidite de Hashimoto (ou tireoidite linfocítica crônica) e a doença de Graves (ou bócio difuso tóxico). Têm caráter familiar; assim, uma pessoa com pelo menos um parente de primeiro grau com DAT deve ser submetida a rastreamento da função tireoidiana e da presença de autoimunidade. Nesses casos, a prevalência de hipo ou hipertireoidismo em nosso meio situou-se em torno de 10%.[15]

O diagnóstico de tireoidite de Hashimoto é realizado pela presença de títulos elevados de anticorpos antitireoidianos (principalmente antitireoperoxidase ou anti-TPO, mas também anticorpos antitireoglobulina). Por inibirem a tireoperoxidase, enzima crucial na síntese dos hormônios tireoidianos, os anticorpos antitireoidianos vão lenta e progressivamente causando redução no funcionamento da glândula. Quadros de ativação temporária (*hashtireotoxicose*) podem ocorrer no início do processo, por liberação súbita de hormônio tireoidiano já formado no coloide. Vale lembrar que os anti-TPO também estão presentes em 75% da pacientes com tireoidite pós-parto, e podem estar associados a outros anticorpos na doença de Graves. Refletem o grau de infiltração linfocítica da tireoide e não se correlacionam à gravidade do quadro clínico de hipotireoidismo;[16] por esse motivo, sua dosagem não deve ser repetida após a constatação de seu aumento, ou seja, servem apenas para o diagnóstico e não têm qualquer papel no acompanhamento da tireoidite de Hashimoto.

Na doença de Graves, também autoimune, outro tipo de anticorpo predomina: são os anticorpos antirreceptor do TSH (TrAb), que competem com o TSH pelo receptor e o estimulam de forma autônoma, independente do *feedback* pelos hormônios tireoidianos que se tornam aumentados pelo estímulo. Ao contrário dos anticorpos anti-TPO, sua dosagem raramente é necessária para o diagnóstico, pois o quadro clínico da doença de Graves é típico, cursando com hipertireoidismo, bócio com captação difusa de iodo, exoftalmia e, eventualmente, mixedema pré-tibial. Todavia, em caso de dúvida podem ser úteis. A dosagem de TrAb é indicada em casos específicos (p. ex., em gestantes), para diferenciar de tireotoxicose gestacional (1º trimestre) ou para avaliação da passagem transplacentária de anticorpos e risco de tireotoxicose neonatal.[17]

HIPOTIREOIDISMO

O hipotireoidismo é primário, ou de origem tireoidiana, em cerca de 95% dos casos, cursando com TSH aumentado.

Além da tireoidite crônica linfocítica, ou tireoidite de Hashimoto, já mencionada, também é possível citar como causa tireoidites reversíveis, como a pós-parto, ou a subaguda. Outras causas de hipotireoidismo incluem: pós-cirurgia (imediata), ou pós-radiação (por I[131] ou radiação externa para tireoide ou outras patologias); nesse caso, a evolução para hipotireoidismo é lenta, podendo manifestar-se até 10 anos depois. Hipotireoidismo pós-radioterapia supraclavicular para câncer de mama ou nasofaringe foi descrito em 29% das pacientes, em média 21 meses após, e em 78% após 5 anos.[18]

Doenças infecciosas e infiltrativas, e agenesia ou disgenesia tireoidiana desde o nascimento também podem provocar hipotireoidismo, que, dependendo do grau, pode manifestar-se menos ou mais tardiamente. A deficiência de iodo é causa de hipotireoidismo em muitos países, mas atualmente não é problema em nosso meio, após a obrigatoriedade de iodação do sal. Medicamentos como lítio ou amiodarona, além de agentes citostáticos e interferona, podem levar a hipotireoidismo, geralmente reversível quando é possível a retirada do agente.

Raramente o hipotireoidismo é central, ou seja, decorrente de falta de estímulo hipofisário (como em adenomas ou outras causas de hipopituitarismo) ou hipotalâmico (como na anorexia nervosa); em ambas as situações, os níveis dos hormônios tireoidianos estarão baixos, e os de TSH estarão normais ou abaixo do valor de referência.

Das causas centrais de hipotireoidismo, uma importante para o ginecologista ou obstetra é a síndrome de Sheehan, uma necrose isquêmica da hipófise após parto em que tenha ocorrido grande hemorragia ou transfusão. Por ser a hipófise muito vascularizada, durante a gravidez, se ocorrer sangramento importante, com choque, a isquemia pode levar a perda permanente de função hipofisária, que em geral se manifesta gradativamente, sendo o primeiro sinal agalactia, ou seja, ausência de leite para amamentar. Em seguida, classicamente descreve-se hipogonadismo hipogonadotrófico. Meses ou anos mais tarde podem surgir quadros de hipotireoidismo e insuficiência adrenal. A ordem de aparecimento das disfunções hipofisárias pode variar.

De modo geral, exceto após tireoidectomia, os sintomas de hipotireoidismo são insidiosos e geralmente estão relacionados com sua duração e gravidade. Observamos alentecimento geral do organismo, muitas vezes atribuído pela paciente a outros fatores: cansaço, mialgia, ganho de peso (discreto), redução da libido, menometrorragia ou simplesmente aumento de fluxo menstrual, edema (que em casos graves pode chegar a edema pericárdico e derrame pleural), pele fria e pálida, ressecada e às vezes até amarelada por hipercarotenemia, cabelos e unhas frágeis e de crescimento lento, alopecia, perda da porção distal das sobrancelhas (madarose), bradicardia, constipação intestinal, confusão mental, esquecimento, sonolência. Há maior sensibilidade ao frio, tendência a anemia e aumento de colesterol LDL.

O hipotireoidismo primário pode levar a aumento do volume hipofisário, por aumento dos tireotrofos que produzem mais TSH, e a hiperprolactinemia, inclusive com galactorreia, irregularidade menstrual e infertilidade. Ambas as situações são reversíveis quando a causa básica é hipotireoidismo e este é corrigido.

A Tabela 26.1 mostra os principais sinais e sintomas de hipotireoidismo.

Tabela 26.1 Sinais e sintomas de hipotireoidismo.

Neuropsíquicos	Cansaço Sono Desânimo Depressão Esquecimento Bradipsiquismo Reflexos alentecidos
Gerais	Edema Fraqueza e dor muscular Cãibras Intolerância ao frio Ganho de peso Constipação intestinal Bradicardia Pressão arterial convergente
Pele e fâneros	Alopecia Secura da pele Palidez (anemia) Unhas fracas Sola dos pés descamativa
Ginecológicos	Irregularidade menstrual Hipermenorreia Infertilidade Abortamentos Galactorreia (rara)

HIPERTIREOIDISMO

A principal causa é a doença de Graves, que se caracteriza por produção aumentada de hormônios tireoidianos estimulados pelos TrAb; todavia, pode também ser causado por nódulos hiperfuncionantes, únicos (doença de Plummer) ou dentro de um bócio multinodular. Ademais, pode ser transitório, como nas tireoidites agudas e pós-parto e mesmo em uma fase inicial da tireoidite crônica de Hashimoto.

Entre as causas ginecológicas, tumores trofoblásticos (mola, coriocarcinoma) podem promover hipertireoidismo pela secreção de gonadotrofina coriônica (hCG), que tem atividade discreta semelhante à do TSH, porém, quando secretado em grandes quantidades, tem potencial de estimular a tireoide. Após a remoção desses tumores, a função tireoidiana volta rapidamente ao normal.

Denomina-se *struma ovarii* a presença de tecido tireoidiano em um teratoma ou cisto dermoide do ovário. Trata-se de um tumor raro (menos que 1% dos tumores de ovário), mas pode ser bilateral e maligno, com características papilíferas ou foliculares. Hipertireoidismo ocorre em 8% desses pacientes, com clínica de difícil identificação, em meio a um quadro pélvico e às vezes toxêmico, mas caracteristicamente não há bócio, o TSH está suprimido e níveis de T3 e T4 mostram-se elevados. Além do aumento de Ca-125 e massas ovarianas visíveis na tomografia ou ressonância, o diagnóstico pode ser esclarecido pela captação de I[131] na pelve ou no ovário e redução de captação no pescoço.

Existe, ainda, entre as causas não negligenciáveis ao diagnóstico, o hipertireoidismo factício. Por suas características de aumento do metabolismo, e consequente emagrecimento, os hormônios tireoidianos vêm sendo usados inapropriadamente em fórmulas para emagrecimento, quando na verdade ocasionam perda de massa muscular e efeitos cardiovasculares e ósseos deletérios. Em estudo populacional realizado em nosso meio, em mulheres cariocas acima de 35 anos, observou-se que 34% delas já haviam usado pílulas para emagrecimento em alguma época da vida e que, nas então usuárias desses medicamentos, o nível de TSH estava significativamente mais baixo,[19] o que indica necessidade de sempre indagarmos sobre o uso de algum medicamento, suplemento ou fórmula a mulheres que se apresentem com TSH reduzido.

As apresentações clínicas mais comuns de hipertireoidismo clínico e sua frequência estão descritas na Tabela 26.2.

TIREOIDITES

São situações em que há ruptura de folículos tireoidianos com extravasamento de T3 e T4 armazenadas, levando a um hipertireoidismo transitório, seguido de hipotireoidismo transitório ou definitivo, a depender do agente agressor que promoveu tal ruptura.

Os agentes agressores compreendem vírus (no caso da tireoidite subaguda ou de De Quervain), caso em que geralmente se observa forte dor à palpação da tireoide e história de infecção viral prévia; ou bactérias, que levam a um quadro agudo e purulento. Há também tireoidites crônicas fibrosas, ambas situações mais raras.

A tireoidite de Hashimoto pode cursar com um quadro clínico semelhante ao da tireoidite subaguda, mas sem dor; nesse caso, é chamada tireoidite silenciosa, e muitas vezes ocorre no pós-parto.

Tabela 26.2 Sinais e sintomas do hipertireoidismo e sua incidência.

Sinais e sintomas	Incidência (%)
Nervosismo	99
Sudorese excessiva	91
Intolerância ao calor	89
Palpitação	89
Fadiga	88
Perda de peso	85
Dispneia	75
Fraqueza	70
Aumento do apetite	65
Queixas oculares	54
Edema dos membros inferiores	35
Hiperdefecação	33
Diarreia	23
Distúrbios menstruais	20
Anorexia	9
Ganho de peso	2
Taquicardia	100
Bócio	97
Tremor	97
Pele quente e úmida	90
Sopro na tireoide	77
Alterações oculares	71
Fibrilação atrial	10
Ginecomastia	10
Eritema palmar	8

Fonte: Maia et al., 2013.[17]

PATOLOGIAS GINECOLÓGICAS QUE SUGEREM DISFUNÇÕES DA TIREOIDE

Como vimos, as disfunções tireoidianas podem causar diferentes sintomas ginecológicos; portanto, é importante pesquisar se, em pacientes com determinadas queixas, há sintomas associados de hipo ou hipertireoidismo para consideração dessas patologias como causa básica. A seguir, serão descritas algumas dessas situações.

Distúrbios da puberdade

Puberdade precoce de apresentação peculiar pode ocorrer em meninas com hipotireoidismo de longa evolução: a pista aqui, além do quadro clínico de hipotireoidismo, é que essa é a única causa de puberdade precoce que cursa com idade óssea atrasada. Observa-se ainda desenvolvimento mamário desproporcional ao dos pelos pubianos. À ultrassonografia (US), os ovários apresentam-se multicísticos, e pode haver galactorreia e menarca com muito fluxo, seguida de menorragias. Essa pseudopuberdade precoce parece ser devida ao excesso de TRH atuando nos gonadotrofos e à reação cruzada do TSH elevado com o receptor do FSH. O estímulo, portanto, é maior para produção estrogênica do que androgênica, motivo pelo qual a pubarca é discreta; além disso, pode haver hiperprolactinemia. A situação se corrige com o tratamento do hipotireoidismo.

Puberdade atrasada também pode decorrer de hipotireoidismo; nesse caso, a evolução não foi tão prolongada para acarretar estímulos pelo TSH e TRH. Gonadotrofinas e esteroides sexuais estarão em níveis normais, mas os estrógenos totais serão menores, devido à redução da globulina ligadora de hormônios sexuais (SHBG) no hipotireoidismo.

Na puberdade atrasada e amenorreia pela síndrome de Turner, a prevalência de hipotireoidismo, devido a DAT, varia de 10 a 25%[20] e recomenda-se rastreamento com dosagens anuais de TSH e T4 livre (T4L) a partir dos 4 anos de idade.[21] A síndrome de Turner ocorre em aproximadamente 1:4.000 nascidos vivos e caracteriza-se por perda total ou parcial de um cromossomo X.

Distúrbios menstruais

Em toda irregularidade menstrual, deve-se pesquisar a função tireoidiana, através, pelo menos, de dosagem do TSH. Tanto o hipo quanto o hipertireoidismo estão associados a ciclos anovulatórios e irregularidade menstrual. Além disso, hiperprolactinemia decorrente de estímulo pelo TRH pode ser um fator adicional a provocar hipoestrogenismo.[22] Especialmente na anovulação, oligomenorreia e hipermenorreia ou menorragia secundária a sangramento de privação estrogênica, é mandatória a pesquisa de disfunções da tireoide, bem como sua exclusão como causa primária de síndrome dos ovários policísticos.[23] Hipomenorreia ou amenorreia são manifestações mais comuns quando há hiperprolactinemia associada.

Hipomenorreia com polimenorreia ocorre com maior frequência em quadro de hipertireoidismo. Um estudo que relacionou a função tireoidiana de mulheres com irregularidade menstrual, complementado com biopsia de endométrio, observou maior chance de endométrio proliferativo naquelas com hipo- e atrófico naquelas com hipertireoidismo.[24]

Infertilidade

Autoimunidade com disfunção tireoidiana pode ser uma causa de infertilidade; contudo, mesmo quando a função tireoidiana é normal a presença de anticorpos anti-TPO ou antitireoglobulina está inversamente associada a prognóstico de gravidez. É possível que esses anticorpos sejam sinalizadores de maior prevalência de anticorpos antifosfolipídios e antinucleares e antiovarianos,[25] que comprovadamente têm ligação com a infertilidade e insuficiência ovariana prematura (IOP). Como são de fácil aferição, uma medida sensata que compõe a maior parte dos protocolos de infertilidade é a dosagem de anticorpos antitireoidianos, além do TSH.

Hipotireoidismo está associado a menor fertilidade, mas não exclui a possibilidade de concepção. Uma vez grávida, há maior possibilidade de abortamentos. Mulheres com disfunções tireoidianas (tanto hiper- quanto hipotireoidismo) têm maior risco de intercorrências na gravidez, como pré-eclâmpsia, parto pré-termo, recém-nascidos de baixo peso e hemorragia pós-parto. As relações entre disfunções tireoidianas e gestação serão discutidas no final deste capítulo.

Climatério

O pico de incidência de hipotireoidismo em mulheres situa-se entre 40 e 55 anos, época em que a mulher também se encontra na transição climatérica. Por isso, muitos sintomas e sinais inespecíficos podem ser interpretados como devidos a "menopausa" pela paciente, quando na verdade decorrem de disfunção tireoidiana. E muitos sintomas das disfunções de tireoide são comuns aos da transição menopáusica: desânimo, cansaço, secura na pele e na vagina no hipotireoidismo; calor (porém contínuo, não em ondas), insônia, palpitações no hipertireoidismo. Em ambos, irregularidade menstrual.

Em um estudo retrospectivo da primeira avaliação para menopausa em 128 mulheres de 35 a 55 anos, todas sem história de doença tireoidiana,[26] observou-se que o grupo que comprovou ter disfunção de tireoide em exames posteriores (grupo T) apresentou queixas mais gerais, com menor valorização dos fogachos e níveis mais altos de colesterol que o grupo de mulheres que realmente tinham queixas apenas pela transição menopáusica (grupo C) (Tabela 26.3). Concluiu-se que, se os fogachos não predominam no quadro clínico e o colesterol se encontra fora dos níveis normais em mulheres na perimenopausa, é importante testar a função da tireoide. É necessário caracterizar bem o fogacho como sintoma transitório e ascendente, diferente do calor permanente do hipertireoidismo.

Tabela 26.3 Comparação das queixas entre grupos de mulheres menopausadas com e sem disfunção tireoidiana.

Sintomas	Grupo T (%)	Grupo C (%)	p
Secura na pele	62,5	23,6	< 0,0001
Secura vaginal	44,6	23,6	0,012
Diminuição da libido	69,6	20,8	< 0,0001
Dispareunia	53,7	11,1	< 0,0001
Nervosismo	39,2	16,6	0,004
Fogachos	37,5	58,3	0,019
Sonolência	57,1	15,2	< 0,0001
Queda de cabelo	44,6	13,8	< 0,0001

$p < 0,05$: valor de significância estatística. *Fonte*: Clapauch e Reis, 2000.[26]

Por outro lado, é importante saber que o uso de isoflavonas para combater sintomas vasomotores, cuja eficácia é comparável à do placebo, pode interferir na função tireoidiana:[27] foram demonstrados competição com os hormônios tireoidianos pela ligação a proteínas plasmáticas e ao seu receptor nuclear;[28] inibição da atividade da enzima tireoperoxidase; modulação da atividade das 5' desiodases;[29] e influência sobre o cotransportador NIS.[30]

No caso da menopausa precoce, mais recentemente chamada de insuficiência ovariana prematura, o estudo da autoimunidade tireoidiana pela dosagem de anticorpos anti-TPO é fundamental,[31] já que os DAT estão frequentemente associados à autoimunidade ovariana, bem como à adrenal. Em caso de anti-TPO positivo, essas pacientes devem dosar TSH anualmente com propósito de diagnóstico precoce de hipotireoidismo.[32]

Risco de osteoporose

Hipertireoidismo atual ou passado, endógeno ou provocado por medicamentos, está associado a menor densidade mineral óssea, principalmente em osso cortical, e, em menor grau, em osso trabecular.[33] Hiper- e hipotireoidismo foram associados a maior risco de fraturas, principalmente em mulheres na pós-menopausa, e a outros fatores de risco.[34] Embora as disfunções tireoidianas não constem no rol de perguntas feitas para avaliação do risco de fraturas (FRAX), história de hipertireoidismo prolongado sugere, a nosso ver, a realização de densitometria óssea, mesmo que a mulher tenha menos de 65 anos.

NÓDULOS TIREOIDIANOS

Os nódulos tireoidianos são frequentes, particularmente em mulheres,[35] e essa frequência aumenta com o avançar da idade[36] e em função da presença de comorbidades e do método diagnóstico utilizado. Enquanto a palpação, por exemplo, detecta nódulos em aproximadamente 6% das mulheres, a US da tireoide pode encontrá-los em 14 a 67% dos indivíduos.[35,37,38]

Diante de um nódulo de tireoide, a principal preocupação é que seja um câncer, embora existam várias condições que podem se manifestar como esses nódulos, como:

- Cisto simples
- Bócio coloide
- Adenoma folicular
- Câncer primário da tireoide
- Metástase de outros tumores
- Tireoidite de Hashimoto
- Tireoidite de De Quervain
- Tireoidite aguda
- Fibrose
- Hemorragia
- Calcificação
- Hemiagenesia da tireoide
- Linfonodo intratireoidiano
- Tumor de paratireoide
- Doenças granulomatosas.

Contudo, essas neoplasias são consideradas raras, e apenas 5 a 15% dos nódulos são malignos.[39] Por outro lado, considerando-se, por exemplo, uma prevalência de nódulos, em mulheres de 40 anos ou mais de idade, de 35%,[40] poder-se-ia estimar uma prevalência de câncer de tireoide, nesse grupo populacional, de cerca de 5%. Além disso, a incidência dessa neoplasia vem aumentando progressivamente.[41] É verdade que a maioria dos tumores é composta por microcarcinomas papilíferos, que podem progredir de maneira muito lenta e não ter repercussão clínica.[42] De fato, apesar do aumento na incidência, a mortalidade por câncer de tireoide, particularmente em mulheres, segue estável ou mesmo vem diminuindo.[41] Porém, mesmo os tumores grandes e agressivos devem ter sido microcarcinomas em sua origem.

Assim, todo nódulo tireoidiano deve ser investigado.[44] Uma vez que alguns fatores clínicos têm sido associados a maior risco de malignidade, o primeiro passo nessa investigação consiste em levantamento do histórico familiar e pessoal (Tabela 26.4).[45] A história obstétrica ou ginecológica deve ser levada em conta, uma vez que o risco de câncer de tireoide parece ser maior em mulheres que já engravidaram do que em nulíparas,[46] naquelas que experimentaram uma primeira gravidez com idade mais avançada e naquelas submetidas a histerectomia.[13] Por outro lado, maior tempo de amamentação parece ter efeito protetor contra esse tipo de câncer.[46] Deve ser realizado exame físico completo, incluindo, obviamente, avaliação cervical.[45] Inicialmente, deve-se observar se existem linfonodomegalias, além de ingurgitamento vascular ou desvios traqueais que denotem compressão.[47] O exame da tireoide consiste principalmente em inspeção e palpação, sendo úteis também a percussão e a ausculta.[48] Deve-se considerar a presença de lesões visíveis ou palpáveis, e os nódulos devem ser avaliados quanto ao número, volume, consistência, localização, mobilidade, superfície e sensibilidade.[47]

Tabela 26.4 Fatores clínicos associados a maior risco de malignidade dos nódulos tireoidianos.

Histórico pessoal
Sexo masculino
Diagnóstico prévio de câncer de tireoide tratado com tireoidectomia parcial
Extremos etários (abaixo dos 14 a 20 anos e acima dos 60 a 70 anos)
Nódulo tireoidiano com: ■ Crescimento rápido   ■ Disfagia   ■ Disfonia   ■ Dispneia
Síndromes hereditárias (NEM 2, de Cowden, de Pendred, de Werner, complexo de Carney, polipose adenomatosa familiar)
Exposição a radiação ionizante ou radioterapia cervical na infância ou adolescência
Histórico familiar
Parente de 1º grau com câncer de tireoide (principalmente se houver dois ou mais membros afetados, no caso de CDT)
Parente de 1º grau com síndromes hereditárias (NEM 2, de Cowden, de Pendred, de Werner, complexo de Carney, polipose adenomatosa familiar)
Exame cervical
Nódulo tireoidiano: ■ Volumoso   ■ Endurecido   ■ Com superfície irregular   ■ Aderido a planos profundos   ■ Pouco móvel   ■ Com paralisia ipsilateral de corda vocal   ■ Com linfonodomegalia cervical

CDT: carcinoma diferenciado da tireoide; NEM 2: neoplasia endócrina múltipla tipo 2. *Fonte*: Kimura et al., 2011,[44] Rosario et al., 2013;[49] Gharib et al., 2016.[50]

O passo seguinte é a avaliação funcional da tireoide. Para isso, deve ser realizada avaliação das concentrações do TSH no soro em todos os casos de doença nodular.[51] Caso o TSH esteja alterado, a dosagem das concentrações de T4L no soro auxilia na classificação da disfunção como subclínica ou manifesta. Na presença de concentrações elevadas de TSH, deve-se solicitar dosagem de anticorpo antitireoperoxidase (anti-TPO), com o objetivo de investigar tireoidite de Hashimoto.[49] Por outro lado, caso o TSH se apresente supresso, deve ser realizada uma cintigrafia tireoidiana, para averiguar a possibilidade de o nódulo ser autônomo.[49,51] Além do diagnóstico funcional tireoidiano, a importância da dosagem do TSH reside na associação relatada entre concentrações mais elevadas do hormônio e maior risco de malignidade.[52]

A US da tireoide, com avaliação dos linfonodos cervicais, também deve ser realizada em todos os pacientes com suspeita clínica ou com evidência de nódulos tireoidianos por meio de outros métodos de imagem.[51] Particularmente, os nódulos detectados incidentalmente (captação focal) ao exame de tomografia por emissão de pósitrons de desoxiglicose (FDG-PET, de *fluorodeoxyglucose positron emission tomography*), realizado para outros fins, apresentam elevado risco de malignidade e devem ser avaliados por US.[50] Além dessas situações, a US da tireoide estará indicada aos pacientes de risco para malignidade da glândula e àqueles com suspeita de linfadenopatia.[50] Por outro lado, a realização de US de tireoide na população em geral, como método de rastreamento para detecção de nódulos, não é recomendada.[50]

A US fornece informações fundamentais para avaliação dos nódulos tireoidianos, como as dimensões, o número e a localização, bem como sobre a presença de linfonodopatias associadas. Além disso, algumas características nodulares têm sido associadas a maior risco de malignidade. Recentemente, em suas últimas diretrizes e com base nos resultados de três relevantes estudos,[53-55] a American Thyroid Association (ATA) propôs uma categorização para os padrões ultrassonográficos, baseada na aparência nodular à US (Tabela 26.5). De acordo com essa categorização, os nódulos altamente suspeitos à US

Tabela 26.5 Categorização dos nódulos tireoidianos conforme o padrão ultrassonográfico, de acordo com American Thyroid Association.

Categorização dos padrões à US	Aspecto à US
Benigno	Cistos puros (sem componente sólido)
Muito baixa suspeição	Nódulos espongiformes ou parcialmente císticos sem quaisquer dos aspectos ultrassonográficos descritos nas classes de baixa, intermediária ou alta suspeição
Baixa suspeição	Nódulos sólidos iso ou hiperecoicos, ou nódulos parcialmente císticos com áreas sólidas excêntricas, sem: microcalcificações, margem irregular ou extensão extratireoidiana, ou forma com altura maior que a largura
Suspeição intermediária	Nódulos sólidos hipoecoicos com margens lisas, sem: microcalcificações, extensão extratireoidiana, ou forma com altura maior que a largura
Alta suspeição	Nódulos sólidos hipoecoicos ou parcialmente císticos com componentes sólidos hipoecoicos, com um ou mais dos seguintes aspectos: margens irregulares (infiltrativas, microlobuladas), microcalcificações, forma com altura maior que a largura, halo calcificado interrompido por pequeno componente extrusivo de partes moles, evidência de extensão extratireoidiana.

US: ultrassonografia. *Fonte*: Haugen et al., 2016.[51]

apresentariam risco estimado de malignidade de 70 a 90%, enquanto os benignos apresentariam risco inferior a 1%. Os nódulos com suspeição intermediária, baixa e muito baixa, por sua vez, apresentariam risco de 10 a 20%, 5 a 10% e < 3%, respectivamente.[51]

Outros métodos diagnósticos de imagem (FDG-PET, ressonância magnética e tomografia computadorizada) não fazem parte da rotina na investigação de nódulos da tireoide,[49] sendo indicados apenas em situações específicas.[45,50]

O método diagnóstico não cirúrgico com maior sensibilidade para detecção de malignidade na avaliação dos nódulos tireoidianos é análise citológica de material obtido por punção aspirativa por agulha fina (PAAF). Porém, devido à elevada frequência com que se observam nódulos tireoidianos, a dúvida reside em a quais casos indicar a PAAF. Segundo as últimas diretrizes da ATA, a PAAF será recomendada para todo nódulo com grau de suspeição alto ou intermediário à US (ver Tabela 26.5) que apresente 1 cm ou mais de diâmetro e para aqueles com baixa suspeição a partir de 1,5 cm de diâmetro. Os nódulos com muito baixa suspeição, com 2 cm ou mais de diâmetro, podem ser submetidos a PAAF ou observados. Casos que não preencham esses critérios e os nódulos puramente císticos não requerem PAAF.[51] Já conforme as últimas diretrizes da American Association of Clinical Endocrinologists/American College of Endocrinology/Associazione Medici Endocrinologi, diante de nódulos espongiformes ou predominantemente císticos, sem achados suspeitos à US, a PAAF será recomendada em casos de lesões maiores que 2 cm e que venham aumentando de tamanho, ou associadas a história de alto risco e antes de cirurgia tireoidiana ou terapia minimamente invasiva.[50] Essas últimas diretrizes enfatizam ainda que, diante de nódulos de alto risco à US, que apresentem 0,5 a 1 cm de diâmetro, também se deve cogitar PAAF, particularmente se apresentarem localização subcapsular ou paratraqueal, linfonodos suspeitos ou extensão extratireoidiana, história pessoal ou familiar de câncer de tireoide, radiação prévia de cabeça e pescoço ou achados clínicos suspeitos (p. ex., disfonia).[50]

Atualmente, o diagnóstico citológico de material obtido por PAAF de lesões tireoidianas deve realizado[51] com base na Classificação de Bethesda,[56] a qual compreende seis classes: não diagnóstica ou insatisfatória; benigna; atipia de significado indeterminado ou lesão folicular de significado indeterminado; neoplasia folicular ou suspeita de neoplasia folicular; suspeita de malignidade; maligno. Lesões com diagnósticos citológicos classe I carreiam risco de malignidade de 1 a 4%, e esses diagnósticos devem ser repetidos, enquanto diagnósticos classes V e VI apresentam riscos de 60 a 75% e de 97 a 99%, respectivamente, sendo indicativos de tireoidectomia.[51,56] Nódulos com diagnóstico citológico classe II, ou benignos, podem ainda apresentar risco de malignidade de 8 a 10%.[51,57] Assim, essas lesões devem ser acompanhadas e, segundo as diretrizes da ATA, o seguimento será determinado pelo padrão nodular à US (ver Tabela 26.5): as de alta suspeição devem ter a PAAF repetida, guiada por US, dentro de 12 meses; nas de suspeição baixa a intermediária deve-se repetir a US em 12 a 24 meses, e se o nódulo crescer (aumento ≥ 20% em pelo menos dois diâmetros com aumento mínimo de 2 mm, ou mudança no volume > 50%) ou surgirem novas características de suspeição à US, a PAAF pode ser repetida ou apenas mantido o seguimento, com indicação de nova PAAF caso o nódulo continue crescendo; os de muito baixa suspeição podem ser reavaliados por US em 24 meses ou mais.[51] A maior dúvida surge quanto aos diagnósticos citológicos classes III e IV, os quais carreiam riscos de malignidade muito variáveis, de 6 a 48%.[51] No caso da

classe III, de acordo com as diretrizes da ATA, após se considerarem as características de suspeição clínicas e à US, a repetição da PAAF, a realização de testes moleculares, a preferência do paciente e a viabilidade dos procedimentos, pode-se optar pelo acompanhamento ou por cirurgia diagnóstica.[51] Em caso de classe IV, embora a cirurgia diagnóstica seja há muito tempo o procedimento padrão, as diretrizes estabelecem que os mesmos parâmetros citados para a classe III podem ser utilizados para complementar a avaliação, em vez de se proceder diretamente à cirurgia diagnóstica.[51] Porém, recomendam que se cogite cirurgia diagnóstica caso o teste molecular não seja possível ou se mostre inconclusivo.[51]

Em suma, a investigação dos nódulos de tireoide envolve anamnese e exames, tanto físico como laboratoriais e de propedêutica armada, com a finalidade de excluir-se a presença de malignidade. Devido às peculiaridades que as abordagens diagnóstica e terapêutica dessas lesões envolvem, as pacientes com doença nodular devem ser encaminhadas, inicialmente, para avaliação por um endocrinologista.[58]

RASTREAMENTO DAS DOENÇAS DA TIREOIDE DURANTE A GRAVIDEZ | INDICAÇÕES DAS DIFERENTES DIRETRIZES

Fisiologia da tireoide na gestação

A gestação promove impacto relevante sobre a glândula tireoide e a função tireoidiana. Na gestante sem tireoidopatia, há aumento de 10% na tireoide em regiões em que as pessoas têm aporte suficiente de iodo e adaptações no metabolismo dos hormônios tireoidianos (HT), absorção de iodo e regulação do eixo hipotalâmico-hipofisário-tireoidiano (HHT).[59]

No início da gravidez, a hCG estimula a produção de T4 e T3 devido à semelhança estrutural da hCG com o TSH, uma vez que ambos apresentam homologia da subunidade alfa e diferenciam-se apenas em relação à subunidade beta (Figura 26.2). Devido ao mecanismo de retroalimentação negativa, ocorre diminuição concomitante do TSH. Considerando-se o valor de referência (VR) mínimo de TSH de 0,4 μUI/mℓ,[60] até 15% das gestantes saudáveis podem ter TSH abaixo desse valor. Nos trimestres subsequentes a prevalência de TSH abaixo do VR diminui progressivamente.[61,62]

A globulina ligadora de tiroxina (TBG) começa a se elevar em torno da 7ª semana de gestação, atingindo um pico na 16ª semana. Em vista disto, T4 e T3 totais (TT4 e TT3) aumentam no sangue, com tendência a diminuição de T4 e T3 livres (T4L e T3L), o que estimula a secreção de TSH, estabelecendo-se então novo equilíbrio hormonal. A Figura 26.3 resume os principais eventos hormonais que ocorrem durante a gestação.

A gravidez normal está associada a aumento da excreção de iodo pelo rim, aumento da produção de hormônio tireoidiano e das necessidades de iodo pelo feto, levando a aumento de

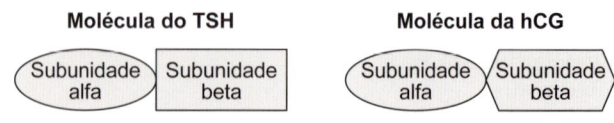

Figura 26.2 Semelhança estrutural entre hormônio estimulador da tireoide (TSH) e gonadotrofina coriônica (hCG). (Adaptada de Carvalho e Fighera, 2013.)[63]

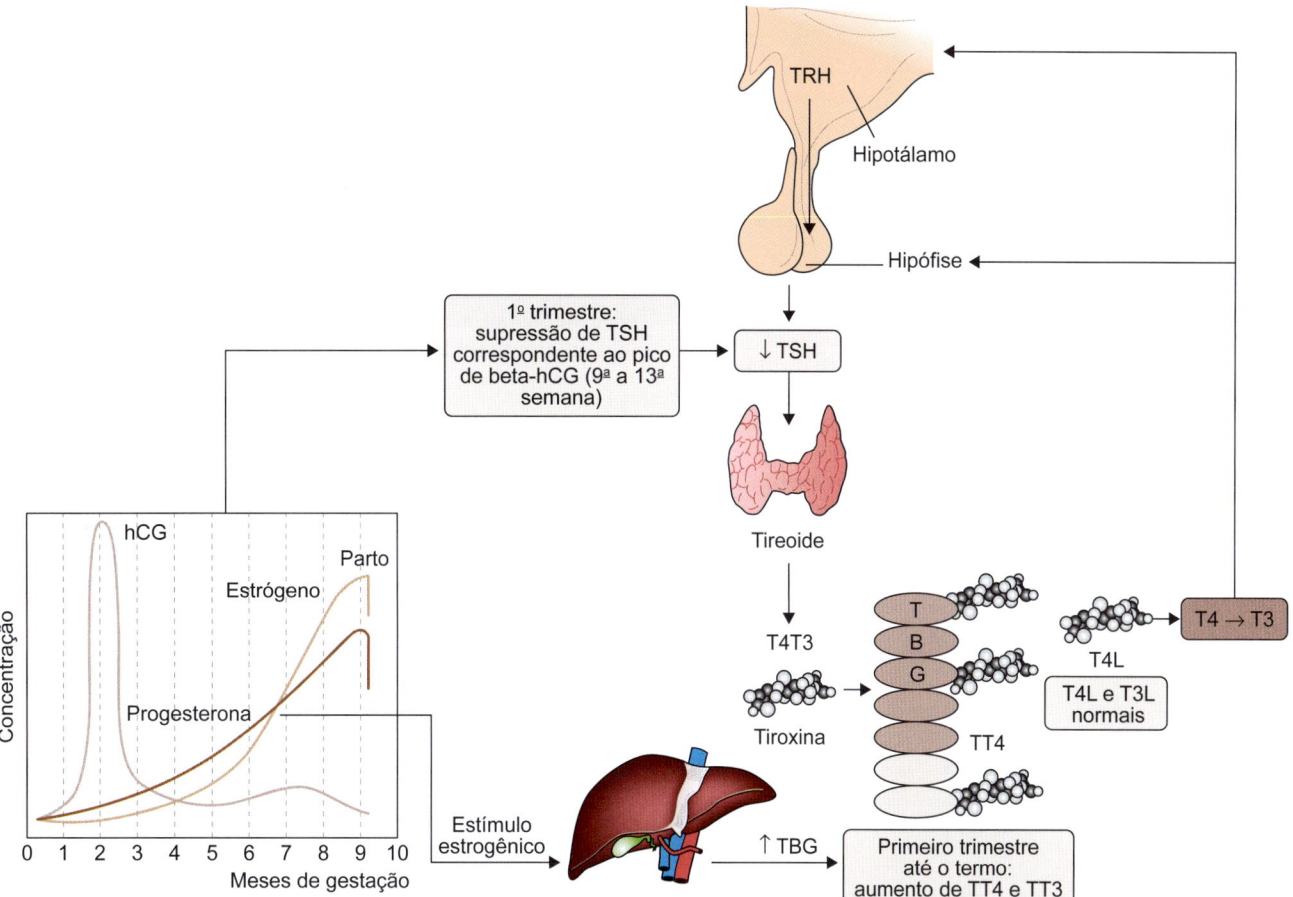

Figura 26.3 Função tireoidiana durante a gestação: hormônio tireoestimulante (TSH) em função da estimulação da tireoide pela gonadotrofina coriônica (hCG) no 1º trimestre. Em decorrência dos estímulos estrogênicos, ocorre maior produção de globulina ligadora de tiroxina (TBG), aumentando consequentemente os hormônios tireoidianos totais (TT4 e TT3). Os hormônios tireoidianos livres (T4L e T3L) permanecem normais, embora mais baixos do que na mulher não grávida. TRH: hormônio liberador da tirotropina.

50% na exigência diária de iodo pela gestante em comparação à não grávida.[64] Como esse elemento também é secretado pelo leite, esta necessidade mantém-se durante o período de lactação.[65] Em áreas em que se observa deficiência de iodo, o aumento da tireoide nesse período pode chegar a 20 a 40%, para suprir a produção hormonal.[66,67] A ATA recomenda a ingestão de 250 µg de iodeto por dia pela gestante.[66] Já a Organização Mundial da Saúde (OMS) recomenda que esta não seja superior a 500 µg/dia.[68-70]

Rastreamento das doenças tireoidianas durante a gestação

Doenças da tireoide podem ocorrer em até 4% das gestações,[66,71] sendo o hipotireoidismo primário autoimune a doença mais prevalente. Outras causas de hipotireoidismo são cirurgia da tireoide, ou dose terapêutica ou ablativa com NaI[131] para tratamento de hipertireoidismo autoimune ou câncer da tireoide. Além disto, hipotireoidismo assintomático ocorre em até 2,5% das gestantes.[72] O hipertireoidismo também tem a autoimunidade como principal fator (bócio difuso tóxico – BDT). Outras causas de disfunção são menos frequentes. A doença tireoidiana pós-parto ocorre em 5 a 9% das mulheres; o percentual aumenta para 50% naquelas que têm anti-TPO positiva.[66]

O principal diagnóstico diferencial do hipertireoidismo autoimune é feito com hipertireoidismo gestacional transitório (HGT), que ocorre em 1,0 a 3,0% das gestações, devido a níveis elevados de hCG e que pode estar associado a hiperêmese gravídica. Na maioria dos casos não permanece dúvida quanto ao diagnóstico diferencial entre BDT e HGT. Apesar das apresentações clínicas semelhantes, geralmente no BDT por doença autoimune há história prévia de doença tireoidiana e outros sinais como bócio e oftalmopatia. Nos casos duvidosos, está indicada a determinação do antirreceptor do TSH (TrAb), que é positivo em 95% dos casos de BDT. O hipertireoidismo gestacional transitório pode vir acompanhado de quadro grave de náuseas, vômitos, perda de peso, desidratação e alterações eletrolíticas. Nesse quadro, a evolução é boa e a resolução ocorre em algumas semanas.

A disfunção tireoidiana, seja hipo ou hipertireoidismo, tem impacto na evolução da gestação, com desfechos negativos para a mãe e o feto ou recém-nascido, como abortamento espontâneo, parto prematuro, doença hipertensiva específica da gravidez (DHEG), eclâmpsia, crise tireotóxica, descolamento de placenta, restrição do crescimento intrauterino (RCIU) e morte neonatal.

A discussão acerca da realização de rastreio de disfunção tireoidiana na gestante gira em torno do custo-benefício que este procedimento gera para os sistemas de saúde. Levando em conta esta consideração, algumas entidades definiram seu posicionamento acerca do tema: a American Association of Clinical Endocrinologists (AACE) recomendava em 2002 a dosagem de TSH em mulheres em idade fértil antes da gravidez ou durante o primeiro trimestre.[73] O American College of Obstetricians and Gynecologists (ACOG) recomendava que a triagem considerasse se havia sintomas de disfunção e/ou fatores de risco de disfunção tireoidiana pós-parto e realizasse dosagem do TSH, quando indicada.[74] Para a Endocrine Society,[75] o rastreio universal no primeiro trimestre tem relação custo-benefício positiva. A diretriz da US Preventive Services Task Force (USPSTF) recomendava em 2015 que o TSH seja dosado imediatamente após a concepção.[76] Já a diretriz mais recente, publicada em 2017 pela ATA, considera que o rastreio universal não mostra benefício, devendo ser reservado apenas para pacientes em risco de apresentar disfunção tireoidiana.[66]

Como se observa, este tema ainda está longe de obter unanimidade em relação às recomendações das sociedades de especialidades afins ao tema, sobre o rastreio universal. Já em relação às mulheres com risco de hipotireoidismo (anticorpos dirigidos contra a tireoide positivos, após tireoidectomia parcial, ou com histórico de tratamento com iodo radioativo para BDT), há consenso de que o TSH seja estritamente monitorado durante a gravidez, sendo dosado a cada 4 semanas, especialmente na primeira metade da gestação.[66] No entanto, faz-se necessário comentar que, na prática, o TSH já está sendo incorporado aos exames pré-gestacionais ou do início da gestação.

Interpretação das alterações laboratoriais na gestação

TSH

A dosagem do TSH é a mais sensível para rastrear alterações da função tireoidiana. Durante a gravidez, o nível de TSH é mais baixo do que na mulher não grávida, mesmo no segundo e terceiro trimestres.[73] Essa queda é de cerca 0,1 a 0,2 µUI/mℓ no VR inferior. Como as gestações gemelares cursam com hCG mais elevada, o TSH tende a ser ainda mais baixo, e há casos em que pode até estar suprimido. Em relação ao limite superior, o TSH diminui em cerca de 0,5 a 1,0 µUI/mℓ quando se comparam gestantes a não gestantes. A diretriz da ATA de 2017 recomenda que se estabeleçam VRs próprios para cada trimestre.[66]

T4L

A T4L é útil na conformação diagnóstica quando o TSH está alterado. O método habitualmente utilizado, um ensaio competitivo, fornece a estimativa da concentração de T4L no soro e costuma diferenciar adequadamente as concentrações eutireóideas daquelas que denotam disfunção. Caso não estejam disponíveis VRs para T4L específicos para cada trimestre, deve-se usar o VR de não grávidas. Entretanto, devido a interferências fisiológicas e analíticas durante o período gravídico, espera-se que a T4L esteja mais baixa em comparação à contagem da não gestante, especialmente no 2º e no 3º trimestre. No entanto, se a paciente tiver função tireoidiana normal ou receber reposição adequada de levotiroxina (LT4), raramente a T4L se encontrará fora do VR (0,7 a 1,9 ng/dℓ) durante toda a gestação.[77] Nos casos em que possa haver dúvida, pode ser utilizada a quantificação direta da T4L por ultracentrifugação e espectrometria de massas *em tandem* (LC-MS/MS). Também se pode lançar mão da dosagem da T4 total (TT4). Nesse caso, o VR a ser utilizado para a gestante deverá ser multiplicado por 1,5, já que se estima que, devido ao aumento de TBG, a TT4 deverá estar 50% mais elevada à medida que esta proteína aumenta.[66]

Anticorpos dirigidos contra a tireoide

Os anticorpos dirigidos contra a tireoide são da classe IgG e, portanto, passíveis de transporte transplacentário, o que ocorre a partir da segunda metade da gestação. Na grávida com doença tireoidiana autoimune, a anti-TPO e a antitireoglobulina (ATG) não alteram a função tireoidiana fetal ou neonatal. O ensaio para dosagem do TrAb detecta anticorpos estimuladores ou bloqueadores da tireoide, e pode afetar a tireoide fetal. Em caso de transferência transplacentária de anticorpos estimuladores, pode ocorrer tireotoxicose fetal e/ou neonatal; a transferência dos anticorpos bloqueadores leva ao hipotireoidismo congênito.[78]

Acompanhamento da paciente previamente tireoideopata durante a gravidez

O tratamento de hipotireoidismo na gestante com levotiroxina sódica (LT4) é consensual, em vista das complicações já demonstradas para mãe e feto. Recomenda-se manter o TSH na metade inferior do intervalo de referência específico do trimestre. Caso este não esteja disponível, a última diretriz recomenda mantê-lo inferior a 2,5 µUI/mℓ. Das gestantes com hipotireoidismo prévio tratadas com LT4, 50 a 85% necessitarão aumentar a dose da medicação em 20 a 30%, o que é maior naquelas que não têm tecido tireoidiano, comparadas às portadoras de tireoidite crônica. Em condições ideais, a dose de LT4 deve ser aumentada antes da gestação, a fim de se manter o TSH na faixa ideal. As diretrizes especializadas recomendam manter o TSH pré-gestacional entre 1,2 e 2,5 µUI/mℓ.[66,79] Nos casos em que o hipotireoidismo é recém-descoberto na paciente já grávida, a dose de LT4 pode ser ajustada pelo nível de TSH.[80] Recomenda-se acompanhamento mensal, pelo menos até a 30ª semana.[66]

Em caso de hipertireoidismo, a T4L ou a TT4 e, caso necessário, a T3 são os parâmetros utilizados para se monitorar o tratamento do BDT. Recomenda-se manter a T4L ou a TT4 no VR superior. O TSH não deve ser um guia do tratamento, pois pode permanecer suprimido durante toda a gestação.[77] O tratamento se dá com antitireoidianos na menor dose possível, a fim de evitar hipotireoidismo e bócio no feto. Duas preocupações têm guiado o tratamento nesse período: a primeira, evitar o risco dos efeitos teratogênicos provocados pelo tapazol (TPZ) no início da gestação; a segunda, evitar hepatotoxicidade, que é maior com o uso de propiltiouracila (PTU). Mais recentemente demonstrou-se que a ocorrência de teratogenicidade com o uso de PTU pode ser próxima a ou tão elevada quanto com o TPZ, mas provocando malformações diferentes. Em vista disso, há que se considerar a interrupção da medicação na paciente que inicie a gestação em uso de dose baixa de antitireoidiano ou usar a menor dose necessária, já que a tireoide do feto responde mais à medicação do que a da mãe.[66]

Cuidados com o recém-nascido

A gestação de paciente com hipotireoidismo ou hipertireoidismo deve ser considerada de risco, e a paciente deve ser acompanhada em serviço especializado. O hipotireoidismo não deve ser uma preocupação especial em recém-nascidos de mães portadoras de hipotireoidismo. Basta a realização do teste de triagem neonatal para o acompanhamento. Em caso de hipertireoidismo materno por BDT, geralmente ocorrem hipertireoidismo transitório no recém-nascido se a mãe tiver altos títulos de TrAb com atividade estimuladora; e hipotireoidismo transitório, devido à presença de anticorpos bloqueadores. Recomenda-se que o neonatologista seja comunicado da doença da mãe e que sejam discutidos com ele os possíveis efeitos adversos da presença de TrAb e da medicação antitireoidiana.

CONSIDERAÇÕES FINAIS

As disfunções tireoidianas podem causar alterações da puberdade, irregularidade menstrual, infertilidade e abortamentos, ser confundidas com sintomas climatéricos e levar a maior risco de osteoporose. Na presença destas queixas, é importante pesquisar sintomas de hipo- ou hipertireoidismo, pois estas patologias podem constituir a causa básica.

Nódulos de tireoide são frequentes e, em sua maioria, benignos. Embora o rastreio da população em geral, em relação a essas lesões, não seja recomendado, quando detectadas elas devem ser investigadas quanto à possibilidade de câncer. Essa investigação envolve uma série de passos de complexidade escalonada e deve ser realizada, precoce e preferencialmente, pelo endocrinologista.

O rastreamento universal de doença tireoidiana na gestação também não é recomendação unânime das Sociedades envolvidas, mas na prática o TSH já está sendo incorporado aos exames pré-gestacionais ou do início da gestação. Na paciente com tireoidopatia, anterior ou descoberta durante a gravidez, é necessário que se estabeleça uma parceria entre obstetra, endocrinologista e neonatologista, a fim de que seja proporcionado tratamento mais eficaz à mãe, com menores riscos para o feto.

REFERÊNCIAS BIBLIOGRÁFICAS

1. Ahn HS, Kim HJ, Kim KH et al. Thyroid cancer screening in South Korea increases detection of papillary cancers with no impact on other subtypes or thyroid cancer mortality. Thyroid. 2016; 26(11):1535-40.
2. Li N, Du XL, Reitzel LR et al. Impact of enhanced detection on the increase in thyroid cancer incidence in the United States: review of incidence trends by socioeconomic status within the surveillance, epidemiology, and end results registry, 1980-2008. Thyroid. 2013; 23(1):103-10.
3. Freire C, Koifman RJ, Sarcinelli PN et al. Long-term exposure to organochlorine pesticides and thyroid status in adults in a heavily contaminated area in Brazil. Environ Res. 2013; 127:7-15.
4. Han C, He X, Xia X et al. Subclinical hypothyroidism and type 2 diabetes: a systematic review and meta-analysis. PLoS One. 2015; 10(8):e0135233.
5. Ma J, Huang M, Wang L et al. Obesity and risk of thyroid cancer: evidence from a meta-analysis of 21 observational studies. Med Sci Monit. 2015; 21:283-91.
6. Damian L, Ghiciuc CM, Dima-Cozma LC et al. No definitive evidence for a connection between autoimmune thyroid diseases and stress in women. Neuro Endocrinol Lett. 2016; 37(3):155-62.
7. Weng TI, Chen MH, Lien GW et al. Effects of gender on the association of urinary phthalate metabolites with thyroid hormones in children: a prospective cohort study in Taiwan. Int J Environ Res Public Health. 2017; 14(2).
8. Vanderpump MP, Tunbridge WM, French JM et al. The incidence of thyroid disorders in the community: a twenty-year follow-up of the Whickham Survey. Clin Endocrinol (Oxf). 1995; 43(1):55-68.
9. Li H, Li J. Thyroid disorders in women. Minerva Med. 2015; 106(2):109-14.
10. Molteni A, Warpeha RL, Brizio-Molteni L et al. Estradiol receptor-binding protein in head and neck neoplastic and normal tissue. Arch Surg. 1981; 116(2):207-10.
11. Cury SS, Oliveira M, Síbio MT et al. Gene expression of estrogen receptor-alpha in orbital fibroblasts in Graves' ophthalmopathy. Arch Endocrinol Metab. 2015; 59(3):273-6.
12. Simmonds MJ, Kavvoura FK, Brand OJ et al. Skewed X chromosome inactivation and female preponderance in autoimmune thyroid disease:

an association study and meta-analysis. J Clin Endocrinol Metab. 2014; 99(1):E127-31.
13. Caini S, Gibelli B, Palli D et al. Menstrual and reproductive history and use of exogenous sex hormones and risk of thyroid cancer among women: a meta-analysis of prospective studies. Cancer Causes Control. 2015; 26(4):511-8.
14. Baumgartner C, Blum MR, Rodondi N. Subclinical hypothyroidism: summary of evidence in 2014. Swiss Med Wkly. 2014; 144:w14058.
15. Pontes AAN, Adam LF, Costa ADM et al. Prevalência de doenças da tireoide em uma comunidade do nordeste brasileiro. Arq Bras Endocrinol Metab. 2002; 46(5)544-9.
16. Prummel MF, Wiersinga WM. Thyroid peroxidase autoantibodies in euthyroid subjects. Best Pract Res Clin Endocrinol Metab. 2005; 19(1):1-15.
17. Maia AL, Scheffel RS, Meyer EL et al.; Brazilian Society of Endocrinology and Metabolism. The Brazilian consensus for the diagnosis and treatment of hyperthyroidism: recommendations by the Thyroid Department of the Brazilian Society of Endocrinology and Metabolism. Arq Bras Endocrinol Metabol. 2013; 57(3):205-32.
18. Daoud J, Siala W, Guermazi F et al. Hypothyroidism following cervical irradiation in the management of carcinoma of the nasopharynx and of the breast: a prospective study on eighty-four cases. Cancer Radiother. 2005; 9(3):140-7.
19. Sichieri R, Andrade R, Baima J et al. TSH levels associated with slimming pill use in a population-based study of Brazilian women. Arq Bras Endocrinol Metabol. 2007; 51(9):1448-51.
20. Davenport ML. Approach to the patient with Turner syndrome. J Clin Endocrinol Metab. 2010; 95(4):1487-95.
21. Bondy CA; Turner Syndrome Study Group. Care of girls and women with Turner syndrome: a guideline of the Turner Syndrome Study Group. J Clin Endocrinol Metab. 2007; 92(1):10-25.
22. Shrestha S, Neupane S, Gautam N et al. Association of thyroid profile and prolactin level in patient with secondary amenorrhea. Malays J Med Sci. 2016; 23(5):51-6.
23. Rotterdam ESHRE/ASRM-Sponsored PCOS Consensus Workshop Group. Revised 2003 consensus on diagnostic criteria and long-term health risks related to polycystic ovary syndrome (PCOS). Hum Reprod. 2004; 19(1):41-7.
24. Ajmani NS, Sarbhai V, Yadav N et al. Role of thyroid dysfunction in patients with menstrual disorders in Tertiary Care Center of Walled City of Delhi. J Obstet Gynaecol India. 2016; 66(2):115-9.
25. Deroux A, Dumestre-Perard C, Dunand-Faure C et al. Female infertility and serum auto-antibodies: a systematic review. Clin Rev Allergy Immunol. 2016.
26. Clapauch R, Reis EF. Thyroid disease in pre- and perimenopause. In: 8th World Congress of Gynecological Endocrinology, 2000, Florence. Gynecological Endocrinology. 2000; 14(Suppl 2):93.
27. Clapauch R, Meirelles RM, Julião MASG et al. Fitoestrogênios: posicionamento do Departamento de Endocrinologia Feminina da Sociedade Brasileira de Endocrinologia e Metabologia (SBEM). Arq Bras de Endocrinologia & Metabologia. 2002; 46(6):679-e95.
28. Doerge DR, Sheehan DM. Goitrogenic and estrogenic activity of soy isoflavones. Environ Health Perspect. 2002;110 Suppl 3:349-53.
29. Olivares EL, Marassi MP, Fortunato RS et al. Endocrinology. 2007 Oct; 148(10):4786-92.
30. Tran L, Hammuda M, Wood C et al. Exp Biol Med (Maywood). 2013 Jun; 238(6):623-30.
31. Mendoza N, Juliá MD, Galliano D et al. Spanish consensus on premature menopause. Maturitas. 2015; 80(2):220-5.
32. Webber L, Davies M, Anderson R et al. ESHRE Guideline: management of women with premature ovarian insufficiency. Human Reproduction. 2016; 31(5):926-37.
33. Uzzan B, Campos J, Cucherat M et al. Effects on bone mass of long-term treatment with thyroid hormones: a meta-analysis. J Clin Endocrinol Metab. 1996; 81:4278-89.
34. Mirza F, Canalis E. Management of endocrine disease: Secondary osteoporosis: pathophysiology and management. Eur J Endocrinol. 2015; 173(3):R131-51.
35. Reiners C, Wegscheider K, Schicha H et al. Prevalence of thyroid disorders in the working population of Germany: ultrasonography screening in 96,278 unselected employees. Thyroid 2004; 14: 926-32.
36. Mazzaferri EL. Management of a solitary thyroid nodule. N Engl J Med. 1993 Feb 25; 328(8):553-9.
37. Vander JB, Gaston EA, Dawber TR. The significance of nontoxic thyroid nodules: final report of a 15-year study of the incidence of malignancy. Ann Intern Med 1968; 69:537-40.
38. Brander AE, Viikinkoski VP, Nickels JI et al. Importance of thyroid abnormalities detected at US screening: a 5-year follow-up. Radiology. 2000; 215:801-6.

Parte 5

39. Cooper DS, Doherty GM, Haugen BR et al. Revised American Thyroid Association management guidelines for patients with thyroid nodules and differentiated thyroid cancer. Thyroid. 2009; 19(11):1167-214.

40. Furlanetto TW, Peccin S, de O Schneider MA et al. Prevalence of thyroid nodules in 40 years-old or old women. Rev Assoc Med Bras. 2000; 46(4):331-4.

41. Veiga LH, Neta G, Aschebrook-Kilfoy B et al. Throid cancer incidence patterns in Sao Paulo, Brazil, and the U.S. SEER program, 1997-2008. Thyroid. 2013; 23(6):748-57.

42. Ito Y, Miyauchi A, Inoue H et al. An observational trial for papillary thyroid microcarcinoma in Japanese patients. World J Surg. 2010; 34(1):28-35.

43. Gharib H, Papini E, Paschke R et al.; AACE/AME/ETA Task Force on Thyroid Nodules. American Association of Clinical Endocrinologists, Associazione Medici Endocrinologi, and European Thyroid Association medical guidelines for clinical practice for the diagnosis and management of thyroid nodules. J Endocrinol Invest. 2010; 33(5 Suppl):1-50.

44. Kimura ET, Tincani AJ, Ward LS et al. Doença nodular da tireoide: diagnóstico. In: Diretrizes Clínicas na Saúde Suplementar. Associação Médica Brasileira e Agência Nacional de Saúde Suplementar. Sociedade Brasileira de Endocrinologia e Metabolismo, Sociedade Brasileira de Cirurgia de Cabeça e Pescoço e Sociedade Brasileira de Citopatologia. 31 de janeiro de 2011; p. 1-14.

45. Mazeto GMFS. Nódulo da tireoide: quando e como investigar. Prática Hospitalar. 2014; 16(95):7-12.

46. Cao Y, Wang Z, Gu J et al. Reproductive factors but not hormonal factors associated with thyroid cancer risk: a systematic review and meta-analysis. Biomed Res Int. 2015; 2015:103515.

47. Campana AO, Okoshi MP, Polegato BF et al. Exame da cabeça e do pescoço. In: Exame clínico – sintomas e sinais em clínica médica. Rio de Janeiro: Guanabara Koogan; 2010.

48. Mazeto GMFS, Hokama NK, Mazeto IFS et al. Thyroid examination. Publicado em 7 de setembro de 2015. Disponível em: www.youtube.com/watch?v=TVopqSqxOqc. Acesso em 23 de fevereiro de 2017.

49. Rosário PW, Ward LS, Carvalho GA et al. Thyroid nodules and differentiated thyroid cancer: update on the Brazilian consensus. Arq Bras Endocrinol Metabol. 2013; 57(4):240-64.

50. Gharib H, Papini E, Garber JR et al.; AACE/ACE/AME Task Force on Thyroid Nodules. American Association of Clinical Endocrinologists, American College of Endocrinology, and Associazione Medici Endocrinologi Medical Guidelines for Clinical Practice for the Diagnosis and Management of Thyroid Nodules – 2016 Update. Endocr Pract. 2016; 22(5):622-39.

51. Haugen BR, Alexander EK, Bible KC et al. 2015 American Thyroid Association Management Guidelines for Adult Patients with Thyroid Nodules and Differentiated Thyroid Cancer: The American Thyroid Association Guidelines Task Force on Thyroid Nodules and Differentiated Thyroid Cancer. Thyroid. 2016; 26(1):1-133.

52. Boelaert K, Horacek J, Holder RL et al. Serum thyrotropin concentration as a novel predictor of malignancy in thyroid nodules investigated by fine-needle aspiration. J Clin Endocrinol Metab. 2006; 91(11):4295-301.

53. Tae HJ, Lim DJ, Baek KH et al. Diagnostic value of ultrasonography to distinguish between benign and malignant lesions in the management of thyroid nodules. Thyroid. 2007; 17(5):461-6.

54. Ito Y, Amino N, Yokozawa T et al. Ultrasonographic evaluation of thyroid nodules in 900 patients. Thyroid. 2007; 17(12):1269-76.

55. Horvath E, Majlis S, Rossi R et al. An ultrasonogram reporting system for thyroid nodules stratifying cancer risk for clinical management. J Clin Endocrinol Metab. 2009; 94(5):1748-51.

56. Cibas ES, Ali SZ; NCI Thyroid FNA State of the Science Conference. The Bethesda System For Reporting Thyroid Cytopathology. Am J Clin Pathol. 2009; 132(5):658-65.

57. Ward LS, Kloos RT. Molecular markers in the diagnosis of thyroid nodules. Arq Bras Endocrinol Metabol. 2013; 57(2):89-97.

58. Garber JR, Cobin RH, Gharib H et al.; American Association Of Clinical Endocrinologists And American Thyroid Association Taskforce On Hypothyroidism In Adults. Clinical practice guidelines for hypothyroidism in adults: cosponsored by the American Association of Clinical Endocrinologists and the American Thyroid Association. Thyroid. 2012; 22(12):1200-35.

59. Glinoer D. The regulation of thyroid function in pregnancy: pathways of endocrine adaptation from physiology to pathology. Endocr Rev. 1997; 8(3): 404-33.

60. Fontes R, Coeli CR, Aguiar F et al. Reference interval of thyroid stimulating hormone and free thyroxine in a reference population over 60 years old and in very old subjects (over 80 years): comparison to young subjects. Thyroid Research. 2013, 6:13-20.

61. Soldin OP, Tractenberg RE, Hollowell JG et al. Trimester specific changes in maternal thyroid hormone, thyrotropin, and thyroglobulin concentrations during gestation: trends and associations across trimesters in iodine sufficiency. Thyroid. 2004; 14:1084-90.

62. Orito Y, Oku H, Kubota S et al. Thyroid function in early pregnancy in Japanese healthy women: relation to urinary iodine excretion, emesis, and fetal and child development. J Clin Endocrinol Metab. 2009; 94:1683-8.

63. Carvalho GA, Fighera TM. In: Vencio S, Fontes R, Scharf M. Manual de exames laboratoriais na prática do endocrinologista. Rio de Janeiro: AC Farmacêutica; 2013.

64. Brander L, Als C, Buess H et al. Urinary iodine concentration during pregnancy in an area of unstable dietary iodine intake in Switzerland. J Endocrinol Invest. 2003; 26:389-96.

65. Fisher W, Wang J, George IN et al. Dietary iodine deficiency and moderate insufficiency in the lactating mother and nursing infant: a computational perspective. PLoS One. 2016; 11(3):e0149300.

66. Alexander EK, Pearce EN, Brent GA et al. 2017 Guidelines of the American Thyroid Association for the Diagnosis and Management of Thyroid Disease during Pregnancy and the Postpartum. Thyroid. 2017; DOI: 10.1089/thy.2016.0457.

67. Glinoer D. The importance of iodine nutrition during pregnancy. Public Health Nutr. 2007; 10:1542-46.

68. Ferreira SM, Navarro AM, Magalhães PK et al. Iodine insufficiency in pregnant women from the State of São Paulo. Arq Bras Endocrinol Metabol. 2014; 58(3):282-7.

69. Resolução DA – RDC No. 23, de 24 de abril de 2013. Disponível em: http://www.in.gov.br/imprensa/visualiza/index.jsp?jornal=1&pagina=55&data=25/04/2013. Acesso em 2 de março de 2017.

70. WHO, UNICEF. Reaching optimal iodine nutrition in pregnant and lactating women and young children: a joint statement by WHO and UNICEF. Geneva, World Health Organization; 2007. Disponível em www.who.int/nutrition/publications/micronutrients/WHOStatement__IDD_pregnancy.pdf. Acesso em 28 de fevereiro de 2017.

71. Männistö T, Mendola P, Grewal J et al. Thyroid diseases and adverse pregnancy outcomes in a contemporary US cohort. J Clin Endocrinol Metab. 2013; 98(7):2725-33.

72. Lazarus JH. Thyroid dysfunction: reproduction and postpartum thyroiditis. Semin Reprod Med. 2002; 20(4):381-8.

73. AACE Thyroid Task Force. American Association of Clinical Endocrinologists medical guidelines for clinical practice for the evaluation and treatment of hyperthyroidism and hypothyroidism. Endocrine Prac 2002; 8:457-69.

74. American College of Obstetricians and Gynecologists. Thyroid disease in pregnancy. Technical Bulletin No. 37. Washington, DC: American College of Obstetricians and Gynecologists, 2002.

75. Dosiou C, Bames J, Schwartz A et al. Cost-effectiveness of universal and risk-based screening for autoimmune thyroid disease in pregnant women. J Clin Endocrinol Metab. 2012; 97 (5):1536-46.

76. LeFevre ML; U.S. Preventive Services Task Force. Screening for thyroid dysfunction: U.S. Preventive Services task force recommendation statement. Ann Intern Med. 2015; 162(9):641-50.

77. Fontes R, Elmor J. Abordagem à gestante com endocrinopatia não diabética. In: Sociedade Brasileira de Endocrinologia e Metabologia; Czepielewski MA, Meirelles R, Carvalho GA (Orgs.). PROENDÓCRINO – Programa de Atualização em Endocrinologia e Metabologia: ciclo 6. Porto Alegre: Artmed Panamericana; 2015. 91-127. (Sistema de Educação Continuada a Distância, v.3.)

78. Benvenga S, Ordookhani A, Pearce EN et al. Detection of circulating autoantibodies against thyroid hormones in an infant with permanent congenital hypothyroidism and her twin with transient congenital hypothyroidism: possible contribution of thyroid hormone autoantibodies to neonatal and infant hypothyroidism. J Pediatr Endocrinol Metab. 2008; 21:1011-20.

79. Abalovich M, Alcaraz G, Kleiman-Rubinsztein J et al. The relationship of preconception thyrotropin levels to requirements for increasing the levothyroxine dose during pregnancy in women with primary hypothyroidism. Thyroid. 2010; 20(10):1175-8.

80. Abalovich M, Vázquez A, Alcaraz G et al. Adequate levothyroxine doses for the treatment of hypothyroidism newly discovered during pregnancy. Thyroid. 2013; 23(11):1479-83.

27

Fisiologia da Puberdade Feminina

Ricardo Cristiano Leal da Rocha

INTRODUÇÃO

Na língua portuguesa, puberdade é uma palavra que se originou a partir do latim *pubertas*, que, por sua vez, derivou de *pubens*. Este último termo significa "coberto de pelos". Ambos as expressões, no entanto, referem-se a *pubes*, que pode ser traduzido como "gente jovem" ou "juventude". Puberdade, substantivo feminino, estado ou qualidade de púbere.

A puberdade é a fase do desenvolvimento humano a qual compreende o período de transição entre a infância e a vida adulta. Nela, ocorrem as modificações neurológicas, hormonais e físicas que resultam na maturação sexual, possibilitando ao organismo alcançar sua forma e sua capacidade funcional de mulher adulta preparada para a reprodução.[1]

A puberdade ocorre mais cedo em meninas cujas mães tiveram a menarca em idades precoces e em neonatos que nasceram com baixo peso ou que tiveram excesso de ganho do peso ou obesidade nos primeiros anos de vida.[1] É um período dinâmico e complexo, com várias alterações endócrinas que serão abordadas neste capítulo, apenas na perspectiva do sexo feminino.[2]

A idade da puberdade normal tem uma grande variação considerando-se, de modo geral, que ela se inicia entre os 8 e os 13 anos (com a média em torno dos 10,5 anos). Parte desta variação fisiológica está relacionada com fatores genéticos e ambientais. É relevante a importância da etnia neste contexto. O uso de diferentes marcos para a definição temporal da puberdade é também um fator que justifica algumas das variações apontadas.[2] Os mais utilizados desses marcos são os estágios de Tanner[3] e a idade da menarca. No primeiro caso, aceita-se que o estágio 2 (aparecimento do botão mamário) corresponde ao começo do processo pubertário. De acordo com os dados publicados por Marshall e Tanner, 95% das meninas alcançam tal estágio entre os 8 e os 13 anos. Vale lembrar que a acuidade da identificação do botão mamário varia conforme o método usado (apenas inspeção ou também palpação). Tal identificação pode se tornar difícil em caso de obesidade. Os estudos populacionais costumam se basear na idade da menarca, mas mesmo a primeira menstruação tem registro mais significativo quando é efetuado de modo prospectivo. Vários estudos na Europa e nos EUA mostraram uma diminuição progressiva da idade da menarca desde o fim do século 19 até a metade do século 20.[4,5]

Essa evolução tem sido atribuída a melhorias na saúde, na alimentação e nas condições de vida em geral. Não existe concordância a respeito se tal tendência se manteve entre meados e o fim do século 20.[6]

ASPECTOS NEUROENDÓCRINOS

A puberdade faz parte de uma sequência temporal, endocrinológica, social e evolutiva, que começa na vida embrionária.[7-9] O eixo hipotálamo-hipófise-ovariano (H-H-O) começa a funcionar desde a metade da vida fetal, estando bem desenvolvido ao nascimento, apresentando mecanismos de *feedback* negativo e positivo. Os esteroides sexuais e as gonadotrofinas são fundamentais na divisão celular e no desenvolvimento folicular no ovário fetal (Figura 27.1).[10]

Período fetal/infância

Durante a vida fetal, no meio da gestação, as concentrações de FSH/LH (hormônio foliculoestimulante/hormônio luteinizante) do feto alcançam níveis semelhantes àqueles encontrados na mulher adulta, mas declinam logo que os altos níveis de esteroides da gravidez exercem *feedback* negativo sobre eles.[11] No nascimento, o feto deixa de receber os altos níveis de estrogênio e progestógeno da mãe e da placenta. As gonadotrofinas (LH/FSH) são liberadas por *feedback* negativo, com consequente e rápido aumento dos seus pulsos, podendo alcançar valores semelhantes aos encontrados na mulher adulta, com elevação transitória dos níveis de estrogênio.[12]

Após o nascimento, o estímulo dos hormônios maternos sobre o eixo H-H-O do neonato cessa. Isso leva a aumento das gonadotrofinas, estímulo dos ovários e produção de estrogênios. Tal situação pode se prolongar até em torno do quarto

mês de vida pós-natal, quando por *feedback* negativo ocorre declínio dos níveis de gonadotrofinas e dos esteroides sexuais ovarianos.

No período pós-natal, evidencia-se uma significativa secreção do hormônio liberador das gonadotrofinas (GnRH) de origem hipotalâmica, seguida de uma fase de relativa quiescência hormonal até o início da puberdade em humanos (8 anos de idade cronológica). Os mecanismos envolvidos na supressão relativa da secreção de GnRH durante a infância, mantida pelo predomínio de fatores inibitórios, e a subsequente ativação puberal, ainda não são totalmente compreendidos. Estudos experimentais e clínicos das décadas de 1980 e 1990 identificaram vários neurotransmissores neuromoduladores envolvidos no controle da secreção de GnRH. Ácido gama-aminobutírico (GABA), neuropeptídio Y (NPY), opioides endógenos, betaendorfinas, hormônio liberador de corticotrofina (CRH) e melatonina são os principais neurotransmissores inibitórios. Enquanto isso, glicina, glutamato, norepinefrina, dopamina, prostaglandinas, serotonina, fatores de crescimento derivados da glia, como fator transformador de crescimento alfa (TGF-α) e fator de crescimento epidermal (EGF), são primariamente excitatórios (Figura 27.2).[13]

Durante a primeira infância, o eixo H-H-O apresenta atividade diminuída. Identifica-se a existência do gonadostato, sistema regulador das gonadotrofinas, extremamente sensível ao *feedback* negativo exercido pelo estrogênio, fazendo com que pequenas concentrações inibam sua secreção. Além deste mecanismo de *feedback* negativo, identifica-se a existência de um fator de inibição central intrínseca ao GnRH. A melatonina, hormônio produzido pela glândula pineal, parece estar relacionada com esse fator intrínseco de bloqueio do eixo.[14,15]

Na primeira infância, ocorre a reinstauração do *feedback* negativo e a queda acentuada dos níveis de FSH-LH, os quais permanecem baixos até aproximadamente os 8 anos de idade.[16] Além dos moduladores neuronais, diversos fatores endógenos, ambientais, étnicos, nutricionais e genéticos interagem para determinar o começo preciso da puberdade. Na evolução das modificações do corpo da púbere, sob ação estrogênica, advinda da maturação do eixo H-H-O, verifica-se o desenvolvimento de mamas, pelos pudendos e axilares, conformação esquelética e distribuição de gordura em tecido subcutâneo, panículo adiposo, quadril e coxas, o que torna seu fenótipo característico.[7]

O início da puberdade decorre de um mecanismo central, marcado por aumento de estímulos excitatórios e concomitante redução dos aferentes inibitórios sobre a secreção pulsátil de GnRH hipotalâmico. Tal processo independe da inibição exercida pelos esteroides sexuais.[11,16]

Fatores temporais desencadeantes

A puberdade representa a reativação da secreção pulsátil do GnRH na infância tardia. Um sinal desconhecido é responsável pelo decréscimo da inibição central da liberação do GnRH. Sua liberação episódica aumenta a secreção das gonadotrofinas. Mudanças na amplitude e na frequência dos pulsos de GnRH alteram a relação FSH/LH durante a puberdade. No início da puberdade, a secreção de FSH/LH é alta. Ocorre predominância na liberação do FSH em resposta ao GnRH exógeno. Em altos níveis, o FSH é importante para o desenvolvimento dos folículos.[14]

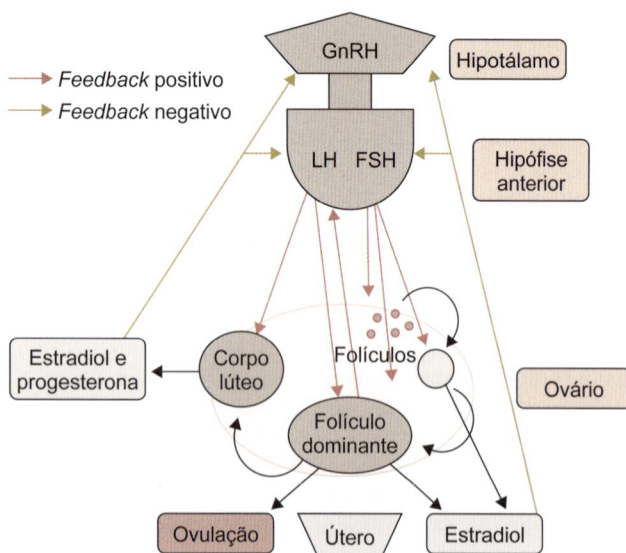

Figura 27.1 Mecanismo neuroendócrino de ativação do eixo hipotálamo-hipófise-ovariano. GnRH: hormônio liberador das gonadotrofinas; LH: hormônio luteinizante; FSH: hormônio foliculoestimulante.

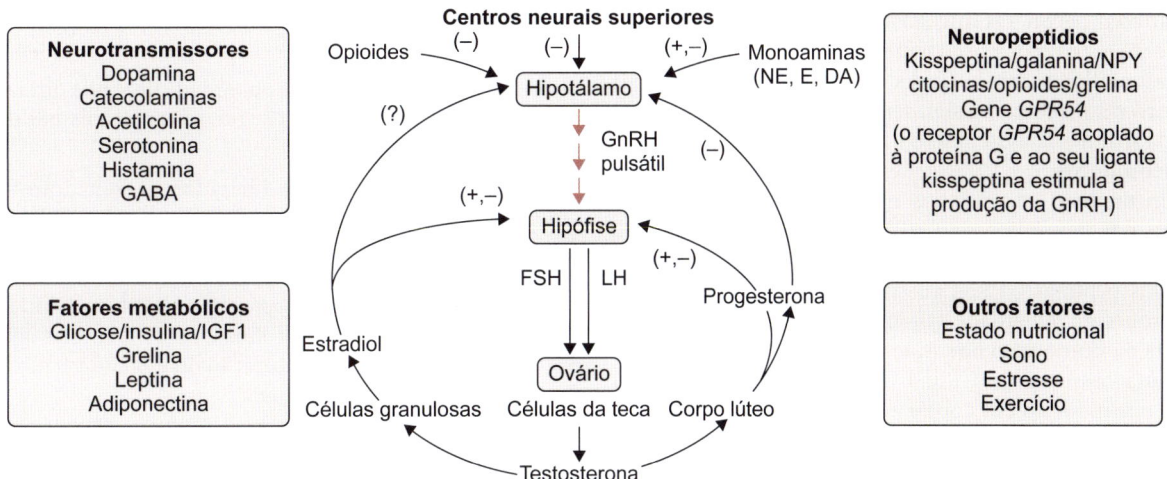

Figura 27.2 Fatores estimuladores e bloqueadores do eixo hipotálamo-hipófise-gonadal. DA: dopamina; E: epinefrina; GABA: ácido gama-aminobutírico; IGF-1: fator de crescimento semelhante à insulina tipo 1; FSH: hormônio foliculoestimulante; LH: hormônio luteinizante; NE: norepinefrina; NPY: neuropeptídio Y; GnRH: hormônio liberador das gonadotrofinas. (Adaptada de Palmert e Boepple, 2001.)[12]

Entre 7 e 8 anos de idade, inicia-se a ativação do eixo H-H-O, com pulsos noturnos de GnRH. Nesse período, identifica-se a liberação do gonadostato, resultante da diminuição da inibição central intrínseca ao GnRH e da menor sensibilidade do *feedback* negativo dos esteroides sexuais. Sob a ação do GnRH, inicia-se a secreção de FSH e LH. Inicialmente os níveis são baixos, associados a pulsos, a princípio noturnos, durante o sono.[14]

A resposta do FSH é mais precoce que a do LH, sendo intensa no início da puberdade e declinando no meio do processo. Sob a ação dos picos de FSH, inicia-se a produção de estradiol pelos ovários. A partir do estradiol sérico, começam a se desenvolver os caracteres sexuais secundários.[14]

A resposta ao LH é pequena no início e aumenta acentuadamente depois, no evoluir da puberdade. No começo, ocorrem picos noturnos, durante o sono, que vão aumentando gradativamente em amplitude e frequência. Ao final da puberdade, os pulsos diurnos predominam sobre os noturnos.[17]

Nessa época, estabelece-se o padrão bifásico do *feedback* entre estrogênio e LH. Em baixas concentrações, o *feedback* é negativo; em altas, *feedback* positivo. Isso leva ao surgimento do pico de LH no meio do ciclo, facilitando a ocorrência da ovulação, evento que determina o fim do processo puberal. Em termos endócrinos, a puberdade em seres humanos caracteriza-se por dois processos: a produção de androgênios pelas glândulas suprarrenais (adrenarca) e a reativação do eixo hipotálamo-hipófise-gonadal (H-H-G; gonadarca).[18]

Diversas evidências indicam que se trata de fenômenos independentes, em casos de aparecimento de pelos púbicos e axilares antes dos 8 anos (adrenarca prematura). A adrenarca ocorre depois da gonadarca. Adrenarca é, portanto, a designação atribuída ao aumento da secreção de androgênios a partir da zona reticular do córtex suprarrenal. É acompanhada por alterações nas estruturas pilossebáceas (associadas a desenvolvimento de acne e de odor corporal), por um surto de crescimento transitório e pelo aparecimento de pelos axilares e púbicos, mas sem desenvolvimento sexual. Chegou a ser sugerido que a ativação da secreção de androgênios pelas suprarrenais pudesse constituir o fenômeno responsável pelo desencadeamento da puberdade. No entanto, as informações disponíveis são mais no sentido de que a ativação das suprarrenais é um fenômeno progressivo, com início anos antes. A adrenarca clínica apenas refletiria o fato de os androgênios terem alcançado níveis suficientes para produzir alterações somáticas.[15]

A primeira evidência química da puberdade é, compreensivelmente, um aumento na produção e na liberação de deidroepiandrosterona (DHEA) e respectivo sulfato (S-DHEA) pelas glândulas suprarrenais. Esse aumento inicial costuma ser detectado entre os 7 e os 9 anos de idade. Em seguida, há um aumento progressivo para os níveis adultos. Não se conhecem os fatores que regulam a adrenarca, mas ela não parece estar sob controle direto de hormônio adrenocorticotrófico (ACTH) ou gonadotrofinas.[10]

A gonadarca, que ocorre anos mais tarde, relaciona-se com a ativação da produção de hormônios esteroides sexuais. Na segunda metade da vida fetal e logo após o nascimento, a secreção de hormônio liberador das gonadotrofinas (GnRH) mantém-se elevada, mas diminui durante a primeira infância. Praticamente não aparece até a puberdade, apesar da inexistência de qualquer retrocontrole por esteroides sexuais. Tal período de quiescência do eixo gonadotrófico durante a infância está ligado a uma inibição central da secreção de GnRH.[10]

Assim, há dados que indicam que a ativação da secreção de GnRH possa ser regulada por vias inibidoras e estimuladoras, como as de comunicação transinápticas e glioneuronais.[18]

Conforme são ativadas redes neuronais que usam aminoácidos excitatórios ou o peptídio kisspeptina, há redução da atividade dos neurônios que usam neurotransmissores inibitórios, como o ácido gama-aminobutírico (GABA)[19] ou o neuropeptídio Y.[20]

Estudos recentes sugerem que remodelações estruturais dos neurônios produtores de GnRH podem ter atuação importante no início da puberdade.[11] Por outro lado, peptídios produzidos por tecidos periféricos, como o hormônio leptina, derivada dos adipócitos, parecem integrar este processo complexo. Desse modo, atuam, às vezes, como sinal de que as reservas energéticas são adequadas para manter, completar e, até mesmo, iniciar a puberdade. A leptina aumenta durante a infância até o início da puberdade, e há uma relação direta entre seus níveis e a idade da menarca.[12]

A relação entre a maturação pubertária e a massa adiposa é posta em evidência não só pelo reconhecimento generalizado de que as crianças obesas iniciam a puberdade mais cedo, em contraponto às magras. Frisch também teoriza que é indispensável massa adiposa crítica (cerca de 17% do peso corporal) para ocorrer a menarca. Assim, seria necessária uma proporção ainda maior (22% do peso corporal) para manter a capacidade reprodutiva.[23]

Foram também encontrados novos genes envolvidos na migração dos neurônios de GnRH e na regulação do eixo H-H-G. Portanto, realça-se a importância do sistema de hormônios kisspeptinas/GPR54 no controle modulador do eixo gonadotrófico na puberdade, tendo sido atribuída a ele a atuação direta na síntese e na liberação de GnRH.[14]

As mutações do gene GPR54 (no cromossomo 19 p13.3) causam, nos modelos em cobaia e humano, uma situação de ausência de puberdade (hipogonadismo hipogonadotrófico [HH]), de transmissão autossômica recessiva. Desse modo, evidencia-se a necessidade de sua normalidade para o processamento e a secreção de GnRH.[15]

O sistema glutaminérgico funciona como estimulador das células produtoras de GnRH em nível hipotalâmico. Durante a puberdade, demonstrou-se uma neurotransmissão de tipo glutaminérgico aumentada indutora da estimulação da produção de GnRH.[15]

O sistema GABA-aminérgico (GABA) intervém por meio da ativação de receptores específicos (receptor GABAa). Tem atuação inibitória sobre os neurônios secretores de GnRH durante o período pré-pubertário. Durante a puberdade, essa ação inibitória diminui.[15]

As células gliais regulam a secreção de GnRH por intermédio dos fatores de crescimento transformador (TGF) tipo α e β, fator de crescimento epidérmico (EGF) e neurregulina (NRG).[15] Na regulação neuroendócrina, também intervêm outros sinais estimulatórios ou inibitórios, como o neuropeptídio Y, a melatonina, as catecolaminas, a serotonina e a galanina.[15]

Durante a puberdade, a concentração de hormônio do crescimento (GH) circulante aumenta bastante. Por estimulação pelo GH, por volta dos 10 anos de idade, os níveis circulantes de fator de crescimento semelhante à insulina tipo 1 (IGF-1) começam a elevar-se e alcançam um pico quando da velocidade máxima de crescimento durante a puberdade. A diminuição dos níveis da proteína 1 de transporte de IGF-1 (IGFBP-1), durante a puberdade, contribui para maior fração metabolicamente ativa de IGF-1.[14]

FISIOLOGIA

A sequência de eventos da puberdade depende diretamente da integridade do eixo H-H-O, com seus mecanismos de *feedback* (Figura 27.3).

▶ **Hipotálamo.** Produz o fator liberador de gonadotrofinas, o GnRH, um decapeptídio de secreção pulsátil e meia-vida de 2 a 4 min. Sua secreção é influenciada por centros corticais, sistema límbico, neurotransmissores e esteroides sexuais.

▶ **Hipófise.** Estimulada pela secreção pulsátil do GnRH hipotalâmico, produz as gonadotrofinas: FSH e LH. Elas agem sobre os ovários, levando à maturação do epitélio germinativo e à secreção dos esteroides sexuais.

▶ **Ovários.** Estimulados pelas gonadotrofinas, produzem os esteroides sexuais. Produzem, ainda, IGF-1, inibina, ativina e citoquininas, e determinam o desenvolvimento dos caracteres sexuais secundários. Por meio de mecanismo de *feedback*, os hormônios ovarianos exercem ação sobre a secreção de gonadotrofinas. No hipotálamo modulam a secreção de GnRH, e na hipófise influenciam diretamente a secreção de FSH e LH.[14,19-31]

▶ **LHRH/FSH/LH/esteroides sexuais.** Mecanismos neuroendócrinos iniciam o aumento da secreção e da pulsatilidade do LHRH, que irá estimular a hipófise. O processo é contínuo ao longo dos anos. Um dos fatores é o gene GPR54, que estimula a secreção pulsátil hipotalâmica do LHRH. O primeiro sinal pubertário biológico é o aumento da pulsatilidade noturna do LH. Com a progressão da puberdade, o padrão torna-se também diurno. Nas meninas, os níveis de FSH aumentam a partir dos 10 a 11 anos (Tanner II), cerca de 1 ano antes do LH.[14,19-31]

▶ **Eixo GH-IGF-1.** O eixo GHRH-GH-IGF-1 tem atuação fundamental no desencadeamento da puberdade. Os níveis de GHRH-GH-IGF-1 aumentam, inicialmente, durante a noite. Os pulsos e sua frequência aumentam ao longo da puberdade e também no decorrer do dia. O GH-IGF-1 intraovariano aumenta e sensibiliza o ovário à ação do FSH. O GH-IGF-1 intraovariano regula a esteroidogênese. O surto pubertário de crescimento resulta do sinergismo entre os esteroides sexuais, o GH e o IGF-1. Os sinalizadores metabólicos periféricos são: obesidade ligeira, que pode acelerar a puberdade; obesidade grave, que pode levar a atraso pubertário; e leptina, fator permissivo ao desencadeamento da puberdade (48 kg).[14,19,31]

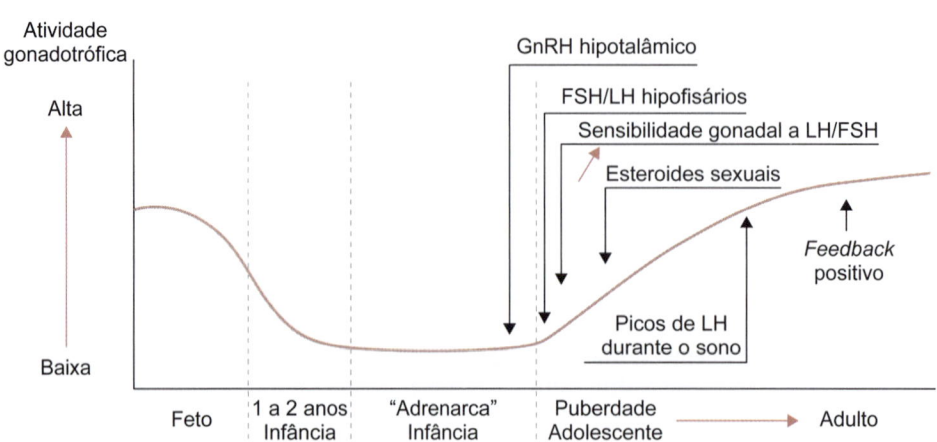

Figura 27.3 Atividade gonadotrópica de acordo com a faixa etária feminina. GnRH: hormônio liberador das gonadotrofinas; FSH: hormônio foliculoestimulante; LH: hormônio luteinizante. (Adaptada de Forest et al., 1976.)[29]

Entre os fatores determinantes da puberdade, destacam-se a genética (50 a 80% as filhas seguem o padrão de suas mães e irmãs), o hábito alimentar, a saúde geral e a localização geográfica (p. ex., as meninas que habitam as regiões de baixas altitudes e próximas à linha do equador crescem e se desenvolvem mais cedo com relação a outras que moram em regiões mais frias). O estado psicológico também pode interferir no processo de crescimento e desenvolvimento, conforme os conflitos internos da púbere. A etnia é também um fator importante no processo de amadurecimento dos caracteres sexuais secundários. As meninas negras desenvolvem-se mais cedo quando comparadas com as brancas. Vale lembrar ainda os fatores relacionados com o meio ambiente, sobretudo a exposição a disruptores endócrinos (DEs), cada vez mais presentes no dia a dia, que tendem a acelerar o desencadeamento da puberdade.[30,31]

O estrogênio, um dos hormônios desencadeadores da puberdade, é fundamental para a diferenciação sexual e para o estirão puberal, maturação das gônadas e do cérebro (Figura 27.4). A similaridade estrutural de alguns DEs com estrogênio possibilita que eles se liguem, ativem os receptores deste hormônio e desencadeiem resposta similar mesmo sem ele. Isso pode levar ao aparecimento de telarca, pubarca e menarca precoce isolada ou ao desencadeamento da puberdade precoce periférica.[32]

Os DEs têm sido encontrados em vários produtos plásticos, retardadores de chamas, pesticidas e muitos outros produtos de uso diário. Os DEs mais abundantes em nosso ambiente que têm sido responsáveis por alterações puberais são o diclorodifeniltricloetano (DDT), as dioxinas, os bifenis policlorinados (PCBs), o bisfenol A (BPA) e os ésteres de ftalato. O DDT foi amplamente utilizado em pesticidas agrícolas e no combate à malária. Pequenas quantidades de dioxinas são produzidas no processo de transformação de celulose em papel e em muitos outros processos industriais de manufatura e transformação. É um grupo de várias substâncias químicas com similaridade estrutural. O homem é exposto às dioxinas que contaminam alimentos, como o leite. Já os PCBs são substâncias químicas adicionadas a plásticos que eram comumente usados em produtos como monitores de computador, televisores, têxteis e espumas para torná-los resistentes ao fogo. Por sua vez, o BPA consiste no DE mais comumente encontrado no ambiente. É usado para fabricar plásticos carbonados e resinas epóxi, empregados em vários produtos domésticos. Entre estes, estão recipientes plásticos reutilizáveis, como os do tipo *tupperware*, garrafas de fórmulas infantis, selantes dentários e frascos de laboratório policarbonados. Por fim, os ftalatos e os ésteres de ftalato são plastificantes que poluem o ambiente por contaminarem alimentos e bebidas empacotados em embalagens ou garrafas plásticas.[32]

ASPECTOS CLÍNICOS DA PUBERDADE NORMAL

O início da puberdade é marcado pelo aumento gradual dos picos de LH e FSH, a princípio durante a noite e, depois, ao longo do dia. O LH estimula as células da teca interna, que sintetizam os precursores androgênicos. Por sua vez, o FSH aumenta a síntese de aromatase, a qual converte os precursores em estrogênio. Os ovários crescem em volume e adquirem um aspecto multifolicular.[18]

Na puberdade, ocorre o desenvolvimento dos caracteres sexuais secundários, com alteração na massa muscular e na distribuição de gordura corporal. Além disso, a maturação esquelética acelera, culminando na fusão das epífises e na estatura final adulta.[10]

O curso da puberdade é muito variável, não só quanto ao começo, mas também quanto à duração. Em cerca de 50% das meninas, dura 4 anos, variando de 1 ano e 6 meses até 5 anos.[7]

Paralelamente ao início da secreção de GnRH, mas independentemente dele, observa-se a ativação da zona reticular das suprarrenais, que recebe o nome de adrenarca. Inicia-se a secreção dos hormônios androgênicos, sobretudo a DHEA, o S-DHEA e a androstenediona. Ocorre ainda o aumento da atividade da 17-alfa-hidroxilase e do P450. Observa-se o crescimento dos pelos pubianos (pubarca) e dos axilares (axilarca),

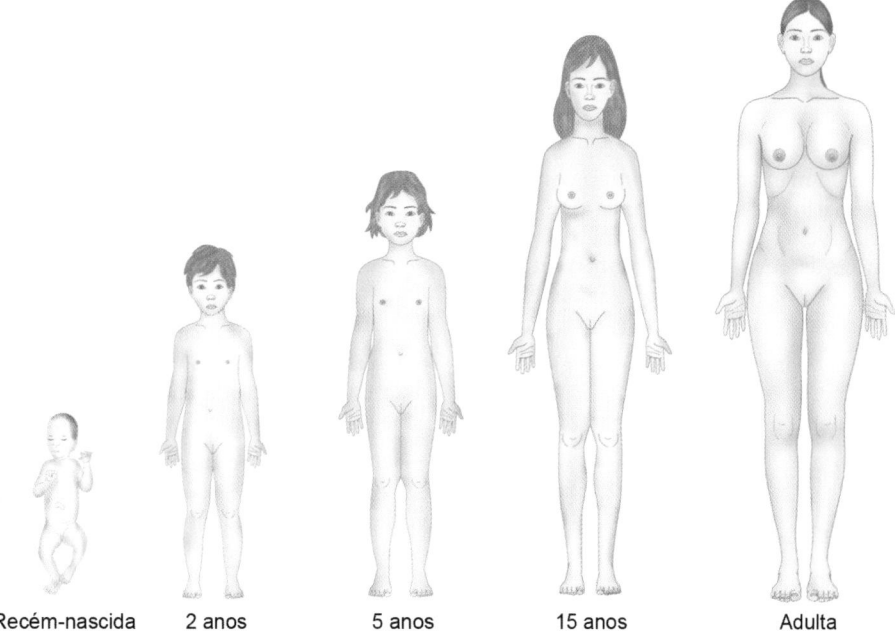

Recém-nascida   2 anos   5 anos   15 anos   Adulta

Figura 27.4 Escala evolutiva do aparecimento dos caracteres sexuais secundários femininos de acordo com a idade.

bem como a secreção das glândulas sebáceas. A adrenarca ocorre geralmente 2 anos antes do estirão de crescimento e da elevação das gonadotrofinas e dos estrogênios. Não depende de GnRH, gonadotrofinas ou função ovariana.[33,34]

Adrenarca

A adrenarca ocorre com a maturação do córtex suprarrenal. Precede em cerca de 2 anos o início da puberdade. Neste período, há aumento da DHEA, do S-DHEA e, posteriormente, da androstenodiona, sob acção parcial do ACTH. Aparecem, então, pelo axilar e/ou púbico isolado (pubarca) e há aceleração ligeira da idade óssea (IO) e da velocidade de crescimento (VC). A adrenarca é acelerada em crianças obesas (insulinorresistência), o que favorece mais tarde o desenvolvimento do ovário policístico (síndrome metabólica).

No período que precede a menarca, o aumento dos pulsos de FSH em intensidade e frequência e o aumento da sensibilidade ovariana ao estímulo das gonadotrofinas levam ao aumento da secreção de estradiol. Sob o estímulo estrogênico, tornam-se evidentes os caracteres sexuais secundários e a sequência de eventos do desenvolvimento puberal.[14]

▸ **Estirão de crescimento.** Caracteriza-se pelo desenvolvimento somático que acontece mais cedo nas meninas. Depende da ação conjunta do hormônio do crescimento (GH), dos estrogênios e do IGF-1. O estrogênio estimula o GH, que ativa o IGF-1, um mediador da ação do GH.

▸ **Relação entre o estrogênio e o GH.** As baixas doses de estradiol estimulam o GH, porém as altas o inibem, pela modulação do IGF-1. Durante o estirão, ocorre ganho de peso, com alteração importante no percentual de gordura corporal. Sua duração é de 2 a 3 anos e a velocidade de crescimento, de 9 a 10 cm/ano. Ocorre desaceleração do crescimento após a menarca, com ganho estatural médio de 6 a 11 cm. O ritmo de crescimento pode ser avaliado pelas curvas de crescimento. Atualmente, as curvas recomendadas são as da Organização Mundial da Saúde (OMS), que representam melhor nossa população do que as curvas do National Center for Health Statistics (NCHS).[3] A altura-alvo pode auxiliar a verificar se a menina está crescendo dentro do seu padrão familiar. O cálculo pode ser obtido pela seguinte fórmula:

$$\text{Altura-alvo} = \frac{\text{altura do pai (cm)} + \text{altura da mãe (cm)} - 13}{2}$$

▸ **Telarca.** Desenvolvimento mamário, que se inicia com o aparecimento do broto mamário por volta de 2 anos antes da menarca. Eventualmente, pode ser precedida pela pubarca (Figura 27.5). A sequência de desenvolvimento foi bem estudada por Marshall e Tanner (1969) e ainda hoje é bastante utilizada no acompanhamento da puberdade.[3] Ela é a seguinte:

- M1: ausência de desenvolvimento mamário; estágio infantil
- M2: aparecimento do broto mamário
- M3: crescimento de mama e aréola, sem separação de contornos
- M4: projeção da papila e aréola acima do contorno da mama
- M5: projeção apenas da papila e retorno da aréola ao contorno da mama.

O primeiro sinal, telarca ou pubarca, aparece entre 8 e 13 anos de idade em 95% das meninas.[7] O desenvolvimento mamário (telarca) (Figura 27.6) resulta da adequada secreção de estrógeno. Tem estágios de desenvolvimento bem

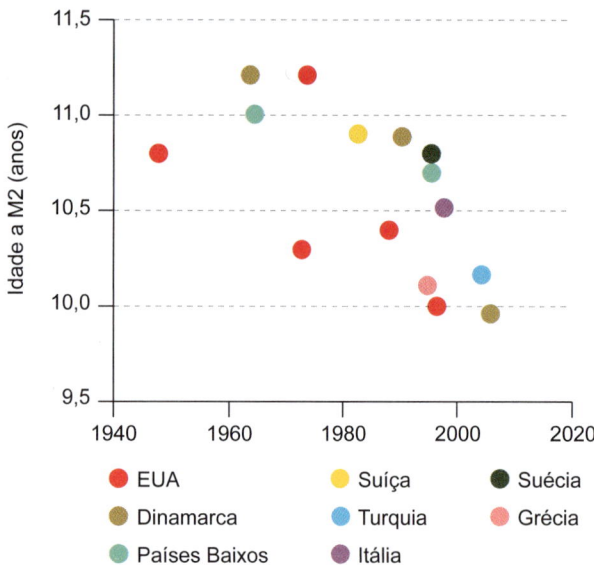

Figura 27.5 Evolução temporal da idade da telarca nos EUA e na Europa. (Adaptada de Sorensen et al., 2012).[35]

estabelecidos (inicialmente descritos por Tanner). Na maioria das meninas, o botão mamário (estágio 2 de Tanner) é o primeiro sinal da puberdade. Há desenvolvimento completo em 4 anos.[3]

▸ **Pubarca.** Caracteriza-se externamente pelo aparecimento dos pelos pubianos, seguidos dos axilares. O aumento da secreção das glândulas sebáceas confere à adolescente odor peculiar, além do surgimento da acne. O desenvolvimento dos pelos pubianos foi também registrado pelo trabalho de Marshall e Tanner e serve como parâmetro no acompanhamento clínico (Figura 27.7).[3] As etapas são as seguintes:

- P1: ausência de pelos pubianos
- P2: pelos finos e lisos na borda dos grandes lábios
- P3: aumento na quantidade de pelos nos grandes lábios e na sínfise púbica; pelos mais escuros e crespos
- P4: pelos escuros, crespos, grossos, nos grandes lábios, na sínfise púbica e no períneo
- P5: pelos terminais abundantes em sínfise, períneo e raiz das coxas.[3]

Nas meninas, DHEA e S-DHEA aumentam entre os 6 e 7 anos, com elevação da androstenodiona em 1 a 2 anos.

O crescimento dos pelos pubianos é estimulado durante adrenarca. Em geral, a pubarca ocorre logo após a telarca. Somente 15% das meninas têm a pubarca precedendo a telarca.

O crescimento de pelos púbicos e axilares se dá pelo aumento de produção de androgênios suprarrenais (DHEA/S-DHEA/Δ-4A) (Figura 27.8). Os pelos axilares geralmente surgem após 2 anos do início dos pelos pubianos e completam o desenvolvimento após 15 meses, em média. Também dependem da produção de androgênios suprarrenais. Pode surgir acne no mesmo período dos pelos axilares.[3]

▸ **Menarca.** Trata-se do fenômeno mais marcante da puberdade, porém não é marcador final do processo de desenvolvimento. A idade da menarca apresentou queda importante no século 20, sobretudo após a Segunda Guerra Mundial. Atualmente, encontra-se estável. É influenciada por vários fatores, como condições de vida e saúde. A idade média de ocorrência é 12,65 anos, com variação de até 1 a 2 anos (Figura 27.9).[36]

Telarca

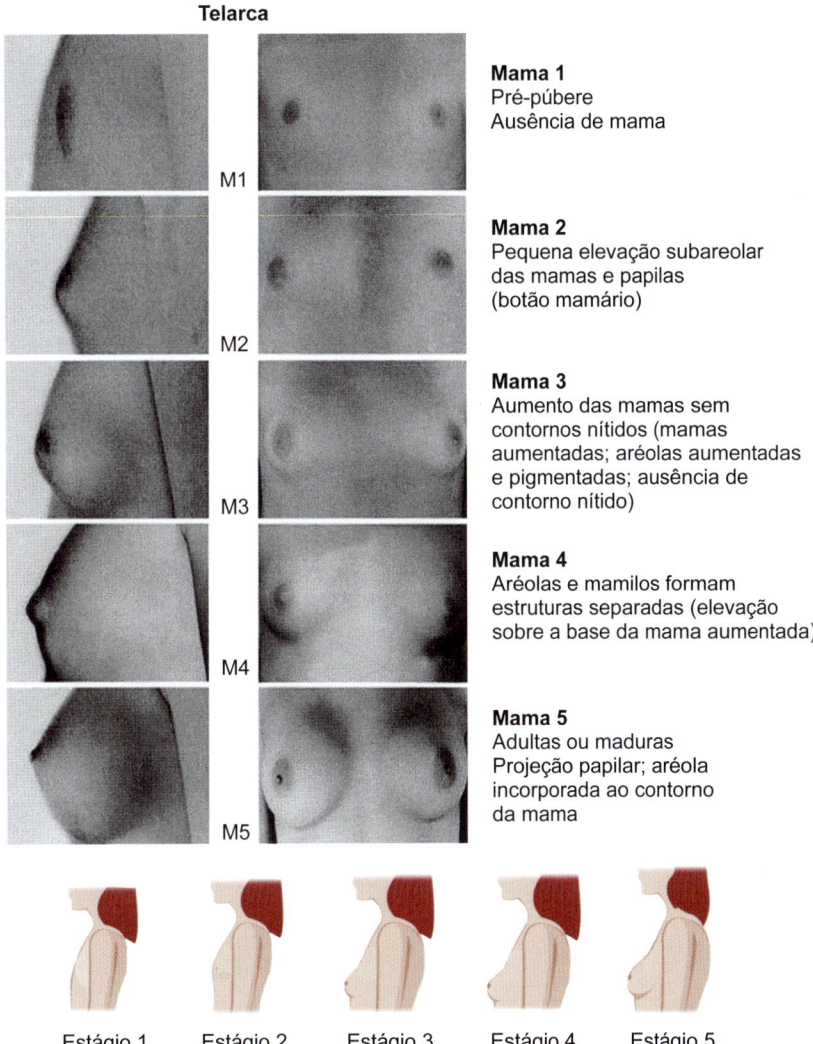

Mama 1
Pré-púbere
Ausência de mama

Mama 2
Pequena elevação subareolar
das mamas e papilas
(botão mamário)

Mama 3
Aumento das mamas sem
contornos nítidos (mamas
aumentadas; aréolas aumentadas
e pigmentadas; ausência de
contorno nítido)

Mama 4
Aréolas e mamilos formam
estruturas separadas (elevação
sobre a base da mama aumentada)

Mama 5
Adultas ou maduras
Projeção papilar; aréola
incorporada ao contorno
da mama

Estágio 1   Estágio 2   Estágio 3   Estágio 4   Estágio 5

Figura 27.6 Estágios de desenvolvimento das mamas.

No Brasil, como em diversos países, a menarca tem sido observada em torno dos 12 aos 14 anos. O tempo médio decorrido entre o aparecimento do broto mamário e a menarca é de 2 a 3 anos. Geralmente, a menarca ocorre após o pico do crescimento ponderal, com idade óssea igual ou maior que 13 anos, e com desenvolvimento mamário em estágio M4 e de pelos P4.[36]

A menarca depende de um peso corporal médio, do percentual de gordura corporal e da leptina.[36] Após a menarca, os ciclos menstruais tendem a ser anovulatórios (raramente ocorre luteinização) e são irregulares, o que se torna uma queixa frequente no ambulatório. Essa irregularidade menstrual, por imaturidade do eixo H-H-O, deve ser esclarecida e acompanhada pelo médico. Este, na vigência ou não de gravidez, poderá adotar conduta conservadora, expectante com controle de hemograma completo, reposição sanguínea e/ou hormonal de emergência, descartadas outras causas patológicas.[37]

As alterações físicas seguem-se às modificações hormonais. Sob o ponto de vista do biotipo, a puberdade normal consiste em uma progressão, em sequência ordenada, de processos que se prolongam, em média, por um período de 4,5 anos (entre 1,5 e 6 anos).[30] Os processos são os seguintes:

* Crescimento somático acelerado
* Maturação dos caracteres sexuais primários (genitais e gonadais)
* Aparecimento dos caracteres sexuais secundários
* Menarca.

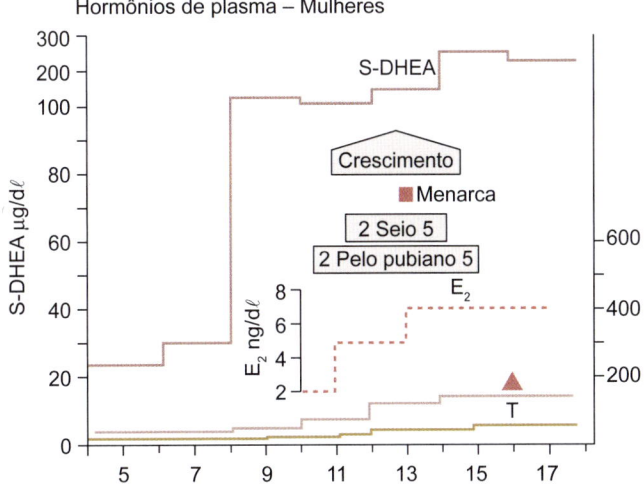

Figura 27.7 Mudanças plasmáticas da mulher de acordo com a idade. S-DHEA: sulfato de deidroepiandrosterona; E_2: estradiol. (Adaptada de Marshall e Tanner, 1969.)[3]

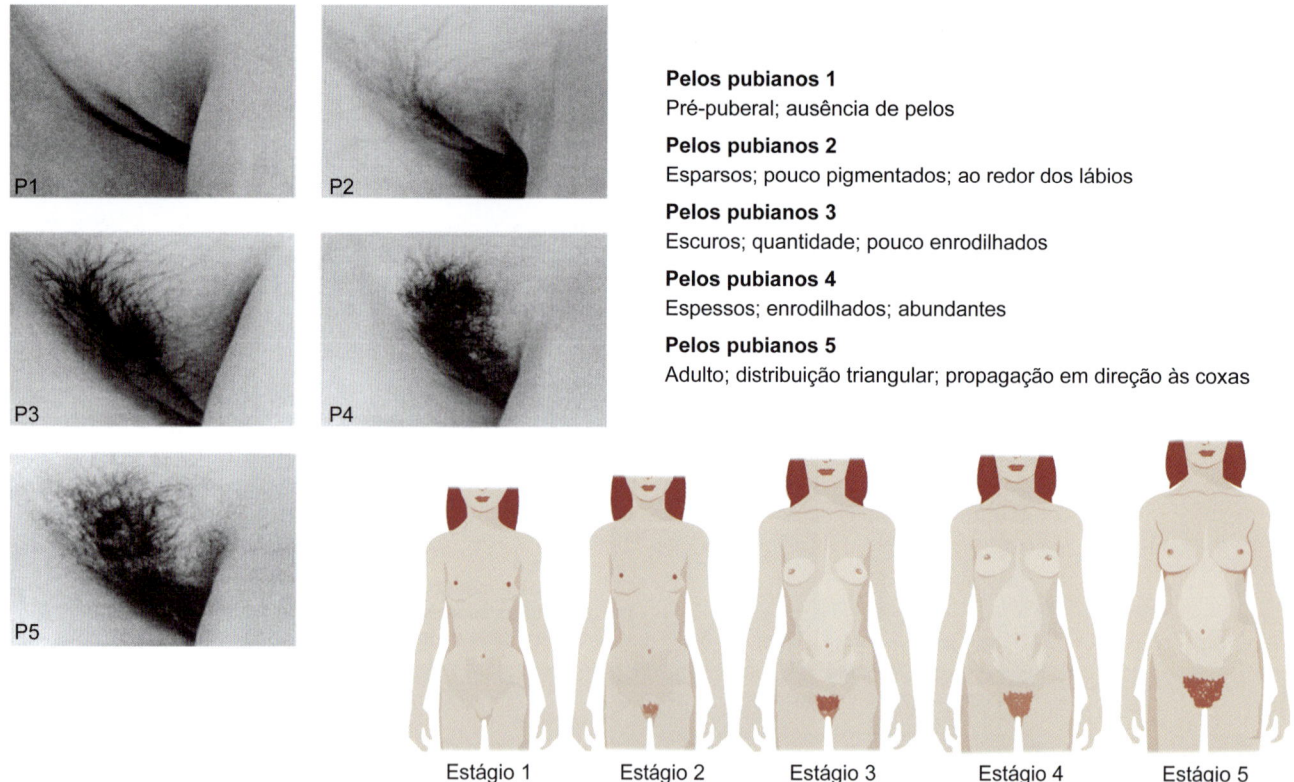

Pelos pubianos 1
Pré-puberal; ausência de pelos

Pelos pubianos 2
Esparsos; pouco pigmentados; ao redor dos lábios

Pelos pubianos 3
Escuros; quantidade; pouco enrodilhados

Pelos pubianos 4
Espessos; enrodilhados; abundantes

Pelos pubianos 5
Adulto; distribuição triangular; propagação em direção às coxas

Estágio 1　　Estágio 2　　Estágio 3　　Estágio 4　　Estágio 5

Figura 27.8 Crescimento e amadurecimento dos pelos pubianos de acordo com a idade. (Adaptada de Marshall e Tanner, 1969.)[3]

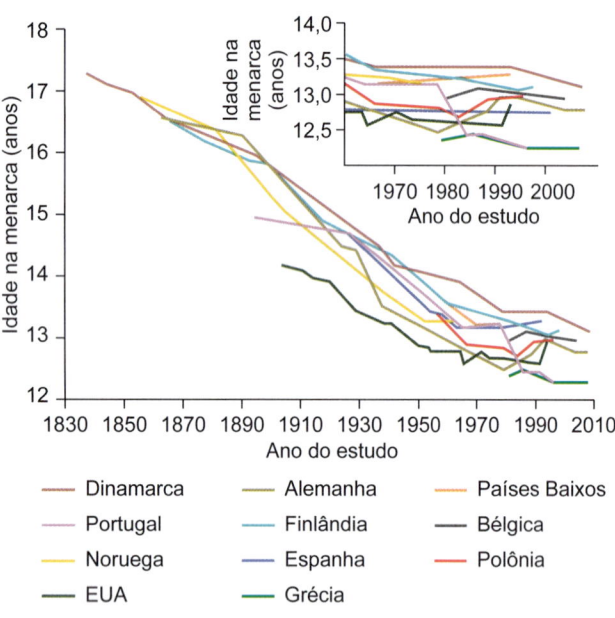

— Dinamarca　　— Alemanha　　— Países Baixos
— Portugal　　— Finlândia　　— Bélgica
— Noruega　　— Espanha　　— Polônia
— EUA　　— Grécia

Figura 27.9 Escala evolutiva da menarca.

Embora não sejam as primeiras alterações no desenvolvimento, os caracteres sexuais secundários são os marcadores clínicos do início da puberdade. Desde que sua progressão constitua um contínuo e não uma sucessão de episódios ou degraus, convém definir níveis ou estágios na sua evolução. O sistema habitualmente utilizado é o proposto por Marshall e Tanner.[30] Costuma-se denominar a sequência de modificações como estágios de Tanner. Estes, no sexo feminino, baseiam-se na avaliação do desenvolvimento mamário, ou telarca (dimensões mamárias e contornos areolares), e da pilosidade púbica (muitas vezes designada pubarca). Trata-se de uma escala de cinco estágios em que o 1 é o pré-pubertário; o 2, o início da puberdade; e o 5, de desenvolvimento adulto.[30]

O primeiro sinal da puberdade é, em cerca de 80% das meninas, o aparecimento de tecido mamário palpável subareolar. Para as restantes, o primeiro sinal é o surgimento de pelos púbicos.[3]

Com o passar do tempo, ocorre a maturação do eixo H-H-O, e instala-se o *feedback* bifásico entre o estradiol e o LH. Em baixas doses, ele é negativo e em altas doses, positivo. Isso leva ao pico de LH no meio do ciclo, o que determina a ovulação. A ciclicidade da ovulação leva à regularidade menstrual e marca o fim da puberdade. Pode haver variações individuais quanto à sequência destes eventos.[3]

MODIFICAÇÕES MORFOFUNCIONAIS

Vagina

Na infância, o epitélio vaginal é atrófico e monoestratificado, com pH alcalino, células basais e parabasais. À medida que os anos da puberdade vão se instalando, este epitélio começa a sofrer maturação e, por ação do estrogênio e da progesterona, passa a apresentar graus variáveis de trofismo. O pH da vagina vai se acidificando pela ação do estrogênio que transforma glicogênio em ácido láctico, e começam a surgir percentuais diferentes de células superficiais e intermediárias pelas ações do estrogênio e da progesterona, respectivamente. A vagina que, na infância, media em torno de 5 cm alcança 10 a 12 cm perto da menarca. O fluxo vaginal fisiológico torna-se mais intenso e a microbiota vaginal passa a ter um grande número de lactobacilos, responsáveis pela mudança do pH alcalino para ácido.

Nesta fase, ocorre maior crescimento dos grandes lábios, que se tornam mais pigmentados e enrugados.[7] Os pequenos lábios também crescem e ficam mais espessos.

Os ovários da menina pré-púbere, que têm aproximadamente até 0,5 cm³ de volume, aumentam gradualmente em resposta à ação das gonadotrofinas. Um volume de 1 cm³ ou mais indica ação gonadotrófica e, consequentemente, início da puberdade, fase na qual rapidamente começará a produzir folículos, quando o volume ovariano for de aproximadamente 4 cm³.[7]

Ovários

Durante a puberdade, ocorre aumento rápido dos ovários, em média 4 cm³ (1,8 a 5,3 cm³). Existe correlação com os níveis de estradiol e o estágio pubertário (Figura 27.10).[7]

Útero

O útero é o órgão do sistema genital feminino que apresenta crescimento mais intenso durante a puberdade. Seu volume aumenta de 1 cm³, aos 7 anos de idade, alcançando cerca de 25 cm³ na época da menarca (Figura 27.11).[7]

O corpo uterino na infância é menor que o colo, com relação 1:3. Alcança volume semelhante à cérvice próximo à menarca e, ao fim da puberdade, aumenta em três vezes seu tamanho (3:1).

Mamas

As mamas, sob ação estrogênica, crescem à custa de depósito de gordura e proliferação do estroma e ductos mamários. Em um segundo momento, ocorrerá o desenvolvimento dos lóbulos e ácinos, sob a ação da progesterona (Figura 27.12 e Tabela 27.1).[7]

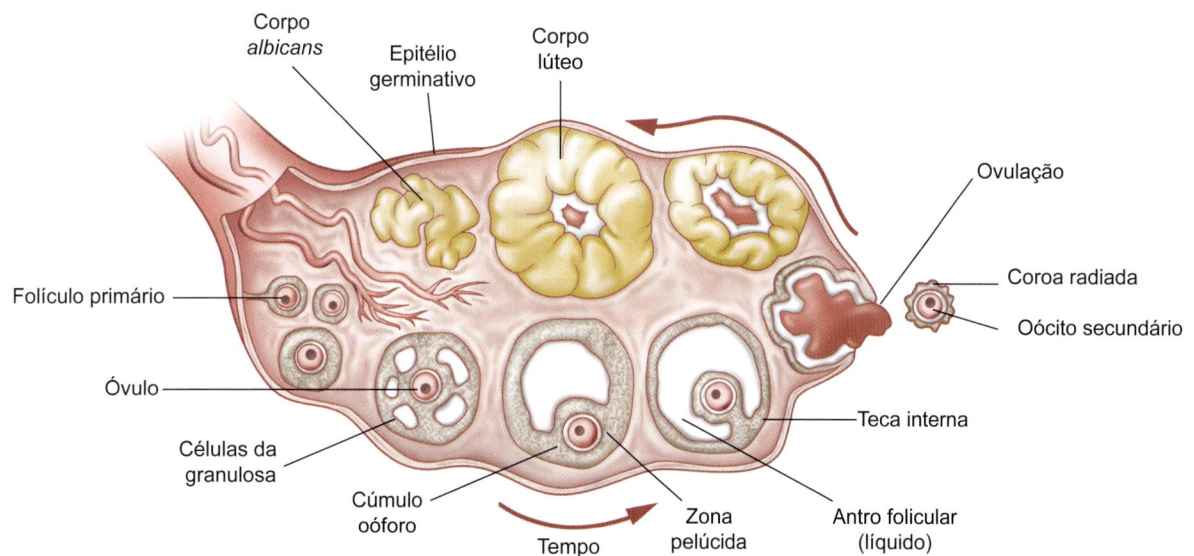

Figura 27.10 Maturação folicular ovariana.

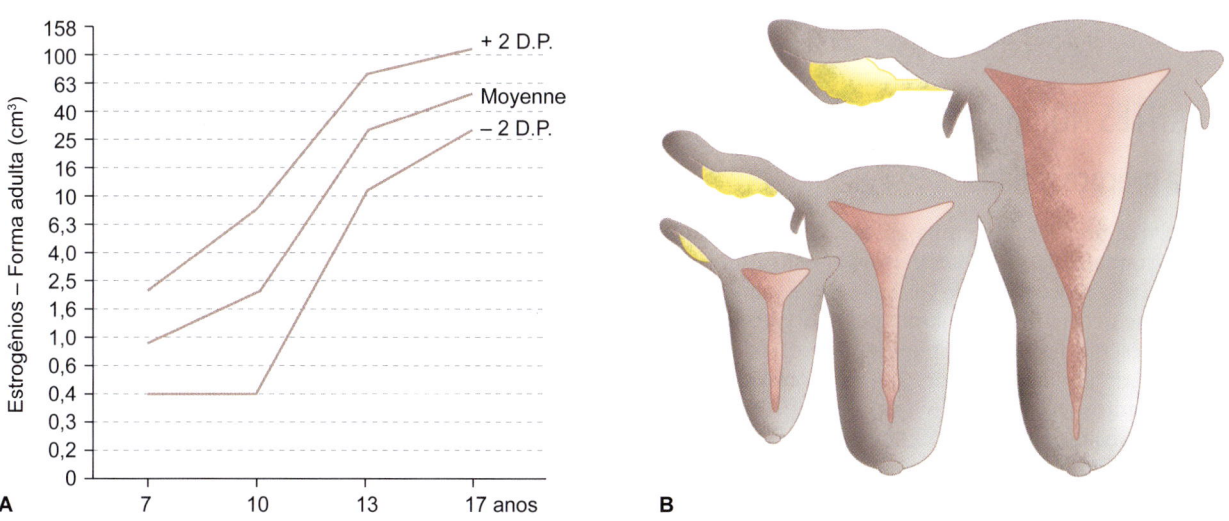

Figura 27.11 Maturação uterina de acordo com a idade. (Adaptada de Lima et al., 2007).[7]

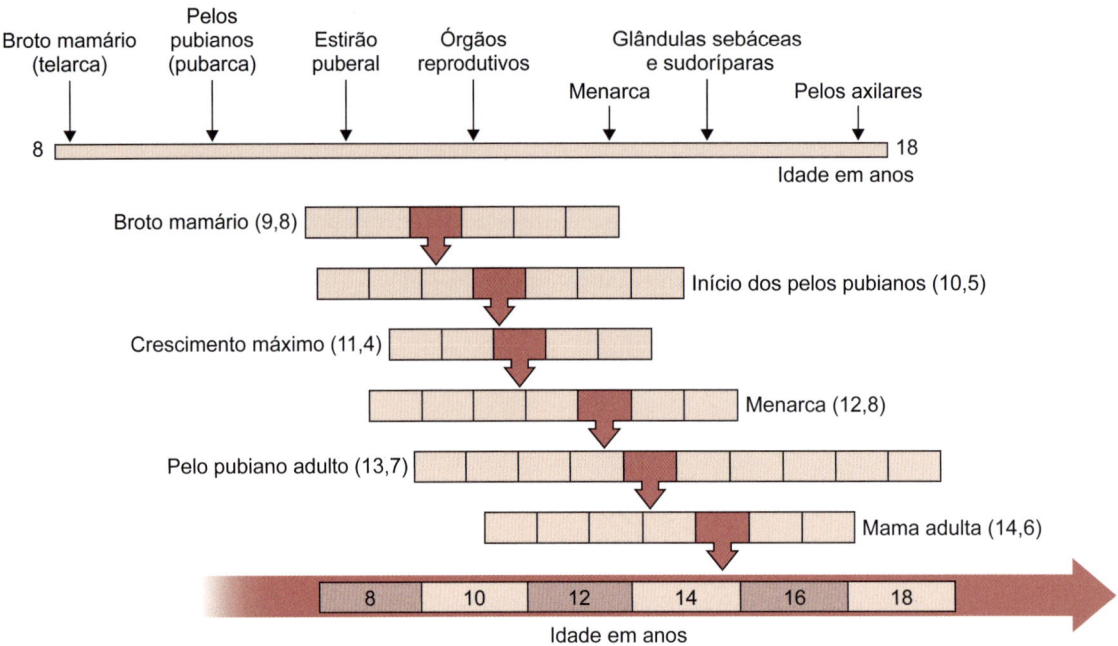

Figura 27.12 Esquematização da escala evolutiva do aparecimento dos caracteres sexuais secundários da puberdade à menacme.

Tabela 27.1 Resumo das principais características da puberdade normal.

Idade (anos)	Características
8 a 10	▪ Começo de ampliação da bacia óssea ▪ Distribuição "feminina" do panículo adiposo (coxas e quadris) ▪ Início da atividade ovariana (aumento de volume; aparecimento de folículos primários e secundários: excreção urinária de estrogênios) ▪ Discreto aumento do útero
10 a 14	▪ Telarca, pubarca, adrenarca ▪ Crescimento gradativo dos genitais externos e internos Desenvolvimento progressivo das mamas. Continuação da expansão óssea da bacia ▪ Aumento da produção de estrogênios ▪ Menarca, axilarca, ciclos monofásicos, conscientização "feminina"
14 a 18	▪ Ciclos bifásicos, maturidade sexual, ovulação, acentuação do desenvolvimento psíquico, maturidade emocional e intelectual ▪ Progressiva capacidade para a reprodução. Fim do desenvolvimento esquelético aos 18 anos

Fonte: Fonseca e Halbe, 1974.[38]

VARIANTES NORMAIS DA PUBERDADE

Telarca precoce isolada

Na telarca precoce, a menina apresenta desenvolvimento mamário unilateral ou bilateral isolado sem outros sinais de puberdade precoce (PP). Geralmente, é uma condição benigna que ocorre desde o nascimento até os 2 a 3 anos de idade. Apresenta regressão espontânea dentro de meses ou pode persistir até a puberdade. Em raros casos, principalmente quando surge após os 6 anos de idade, pode evoluir para PP. A velocidade de crescimento e a idade óssea permanecem adequadas para a idade cronológica. As concentrações de gonadotrofinas e estrogênios estão dentro dos valores da normalidade pré-púbere, embora os níveis de FSH possam estar elevados.[39]

A fisiopatologia da telarca precoce não é completamente esclarecida. Como o eixo H-H-G está ativado nos primeiros 2 anos de vida, a telarca pode ocorrer depois da secreção de gonadotrofinas, especialmente FSH (minipuberdade). Também pode ocorrer pela secreção de estrogênio de um cisto ovariano ou pela exposição ao estrogênio materno. Os DEs têm sido também relacionados ao aparecimento de telarca precoce isolada.[32]

- Diagnóstico: todos os exames de rotina são normais, inclusive gonadotrofinas e esteroides sexuais (Tabela 27.2)
- Conduta: as meninas devem ser acompanhadas, principalmente se o quadro se instalar antes dos 6 anos
- Estágios pubertários de Tanner: muito variáveis durante 3 a 5 anos.

Pubarca precoce isolada

Consiste no aparecimento de pelos pubianos antes dos 8 anos de idade em meninas. Pelos e odor axilar, acne, pequeno aumento da velocidade de crescimento e avanço discreto de idade óssea também podem ser observados em alguns casos, principalmente nos dois primeiros anos de evolução. No entanto, a progressão da puberdade e a altura final são

Tabela 27.2 Diagnóstico de telarca precoce.

Característica	Telarca isolada	Precocidade atípica
Início	< 2 anos	> 2 anos
Crescimento	Normal	Acelerado
Curso	Não progressivo	Progressivo
Gonadotrofinas	FSH, LH normal	FSH e LH
Idade óssea	Normal	Avançada
Ultrassonografia pélvica	Pré-puberal	Puberal
Tratamento	Não é necessário	Análogos do GnRH

FSH: hormônio foliculoestimulante; GnRH: hormônio liberador de gonadotrofinas; LH: hormônio luteinizante.
Fonte: adaptada de Bajpai e Menon, 2011.[40]

normais. Na pubarca precoce isolada, os níveis séricos de androgênios adrenais são normais. Deve ser distinguida da adrenarca precoce, em que os níveis dos androgênios suprarrenais estão elevados; da hiperplasia suprarrenal congênita (forma não clássica ou atenuada); e, em raros casos, do tumor secretor de androgênio. Em crianças obesas, pode-se observar uma frequência maior de pubarca precoce como manifestação de resistência insulínica e síndrome metabólica (adulto).[38]

A forma não clássica da hiperplasia suprarrenal congênita é diagnosticada pela hiper-resposta da 17OH-progesterona em um teste de estímulo com ACTH. No tumor suprarrenal produtor de androgênio, as concentrações de S-DHEA estão muito elevadas (Tabela 27.3). A pubarca precoce tem sido associada também à criança que nasce pequena para a idade gestacional (PIG). O excesso de peso na infância pode predispor a pubarca precoce em indivíduos suscetíveis.[38]

Tabela 27.3 Diagnóstico de pubarca precoce.

S-DHEA	Testosterona	Diagnóstico provável
↑	↓	Pubarca isolada
↑↑	↑	Hiperplasia suprarrenal congênita
↑↑↑	↑↑	Tumor suprarrenal
Normal	↑↑↑	Tumor ovariano

S-DHEA: sulfato de deidroepiandrosterona. *Fonte*: Bajpai e Menon, 2011.[39]

Menarca precoce isolada

Caracteriza-se por um sangramento vaginal isolado antes dos 8 anos de idade sem outros sinais de puberdade ou avanço da idade óssea. Tais episódios são mais frequentes durante o inverno e não têm um caráter cíclico. As concentrações de gonadotrofinas e de estradiol estão na faixa de normalidade pré-púberes. A história clínica detalhada, bem como o exame da genitália externa, é essencial para descartar possíveis lesões traumáticas ou tumores, abuso sexual e manipulações genitais.[38]

REFERÊNCIAS BIBLIOGRÁFICAS

1. Parent AS, Teilmann G, Juul A et al. The timing of normal puberty and the age limits of sexual precocity: variations around the world, secular trends, and changes after migration. Endocr Rev. 2003; 24:668-93.
2. Rockett JC, Johnson CD, Buck GM. Biomarkers for assessing reproductive development and health: part 1-pubertal development. Environ Health Perspect. 2004; 112:105-12.
3. Marshall WA, Tanner JM. Variations in pattern of pubertal changes in girls. Arch Dis Child. 1969; 44:291-303.
4. Muir A. Precocious puberty. Pediatr Rev. 2006; 27:373-81.
5. Veldhuis JD, Roemmich JN, Richmond EJ et al. somatotropic and gonadotropic axes linkages in infancy, childhood, and the puberty-adult transition. Endocr Rev. 2006; 27:101-40.
6. Euling SY, Herman-Giddens ME, Lee PA et al. Examination of US puberty-timing data from 1940 to 1994 for secular trends: panel findings. Pediatrics. 2008; 121(Suppl 3):S172-91.7.
7. Lima ACRF, Feitosa FEL, Montenegro APDR et al. Avanços diagnósticos e terapêuticos da puberdade precoce em meninas. Femina. 2007; 35(12):757-64.
8. Kulik-Rechberger B. Individual and environmental influencing puberty in girls. Ginecol Pol. 2008; 79(10):697-701.
9. Berek JS. Berek & Novak: tratado de ginecologia. 14. ed. Rio de Janeiro: Guanabara Koogan; 2012.
10. Freitas F et al. Rotinas em ginecologia. 6. ed. Porto Alegre: Artmed; 2011. p. 636-50.
11. Grumbach MM. The neuroendocrinology of human puberty revisited. Horm Res. 2002; 57:2-14.
12. Palmert MR, Boepple PA. Variation in the timing of puberty: clinical spectrum and genetic investigation. J Clin Endocrinol Metab. 2001; 86:2364-68.
13. Terasawa E, Fernandez DL. Neurobiological mechanisms of the onset of puberty in primates. Endocr Rev. 2001; 22:111-51.
14. Neinstein LS, Kaufman FR. Normal growth and development. In: Neinstein LS. Adolescent health care. A practical guide. 3. ed. 1996. p. 3-39.
15. Cavallo A, Richards GE, Smith ER. Relation between nocturnal melatonin profile and hormonal markers of puberty in humans. Horm Res. 1992; 37:185.
16. Plant TM, Barker-Gibb M. Neurobiological mechanisms of puberty in higher primates. Human Reprod Update. 2004; 10:67-77.
17. Stanhope R, Adams J, Jacobs HS et al. Pelvic ultrasound assessment in normal children, idiopathic precocious puberty, and during low dose pulsatile gonadotropin releasing hormone treatment of hypogonadotrophic hypogonadism. Arch Dis Child. 1985; 60:116-19.
18. Ojeda SR, Terasawa E. Neuroendocrine regulation of puberty. In: Pfaff D, Arnold A, Etgen A et al. (Eds.). Hormones, brain and behavior. Vol. 4. New York: Elsevier; 2002. p. 89-659.
19. Mitsushima D, Hei DL, Terasawa E. Gamma-aminobutyric acid is an inhibitory neurotransmitter restricting the release of luteinizing hormone-releasing hormone before the onset of puberty. Proc Natl Acad Sci USA. 1994; 91:395-9.
20. El Majdoubi M, Sahu A, Ramaswamy S et al. Neuropeptide Y: a hypothalamic brake restraining the onset of puberty in primates. Proc Natl Acad Sci. 2000; 97(11):6179-84.11.
21. Cottrell EC, Campbell RE, Han SK et al. Postnatal remodeling of dendritic structure and spine density in gonadotropin-releasing hormone neurons. Endocrinology. 2006; 147:3652-61.
22. Matkovic V, Ilich JZ, Skugor M et al. Leptin is inversely related to age at menarche in human females. J Clin Endocrinol Metab. 1997; 82(10):3239-45.
23. Frisch RE. Body fat, menarche, fitness and fertility. Hum Reprod. 1987; 6:521-33.
24. Roseweir AK, Millar RP. The role of kisspeptin in the control of gonadotrophin secretion. Hum Reprod. 2009; 15:203-12.
25. Seminara SB, Messager S, Chatzidaki EE et al. The GPR54 gene as a regulator of puberty. N Engl J Med. 2003; 349:1614-27.
26. Burstein S, Schaff-Blass E, Blass J et al. The changing ratio of bioactive to immunoreactive luteinizing hormone (LH) through puberty principally reflects changing LH radioimmunoassay dose-response characteristics. J Clin Endocrinol Metab. 1985; 61:508-1.
27. Léger J. Normal and pathological puberty. Rev Prat. 2006; 56(17):1957-62.
28. Lee PA. Neuroendocrinology of puberty. Semin Reprod Endocrinol. 1988; 6:13.
29. Forest MG, De Peretti E, Bertrand J. Hypothalamic-pituitary-gonadal relationships in man from birth to puberty. Clin Endocrinol (Oxf). 1976; 5(5):551-69.
30. Tanner JM, Whitehouse RH, Marshall WA et al. Prediction of adult height, bone age, and occurrence of menarche, at age 4 to 16 with allowance for midparental height. Arch Dis Child. 1975; 50:14-26.
31. Marinho MVFW. Desenvolvimento e crescimento. In: Magalhães MLC, Reis JTL. Ginecologia infanto-juvenil: diagnóstico e tratamento. Rio de Janeiro: Medbook; 2007. p. 17-25.
32. Roy JR, Chakraborty S, Chakraborty TR. Estrogen-like endocrine disrupting chemicals affecting puberty in humans – a review. Med Sci Monit. 2009; 15(6):RA137-45.
33. Counts DR, Pescovitz OH, Barnes KM et al. Dissociation of adrenarche and gonadarche in precocious puberty and in isolated hypogonadotropic hypogonadism. J Clin Endocrinol Metab. 1987; 64:1.174.
34. Styne DM, Grumbach MM. Puberty in the male and female: its physiology and disorders. In: Yen SSC, Jaffe RB, eds. Reproductive endocrinology. Philadelphia: WB Saunders; 1998.
35. Sørensen K, Mouritsen A, Aksglaede L. Recent secular trends in pubertal timing: implications for evaluation and diagnosis of precocious puberty. Horm Res Paediatr. 2012; 77(3):137-45.
36. Harlan WR, Harlan EA, Grillo GP. Secondary sex characteristics of girls 12 to 17 years of age: the U.S. health examination survey. J Pediatr. 1980; 96:1074.
37. Saito MI, Silva LEV, Leal MM. Adolescência: prevenção e risco. 2. ed. São Paulo: Atheneu; 2008.
38. Fonseca AM, Halbe HW. Maturação sexual tardia. Femina. 1974; 2(10):598-600.
39. Beserra RCI. Puberdade precoce. Rev Pediatria da Soperj. Suplemento. 2011; 62-7.
40. Bajpai A, Menon PSN. Contemporary issues in precocious puberty. Indian J Endocrinol Metabol. 2011; 15(7):172-9.

28

Puberdade Precoce

Jaime Kulak Junior | Kadija Rahal Chrisostomo

INTRODUÇÃO

Puberdade é o período de transição entre a infância e a idade adulta, durante o qual ocorre uma série complexa de alterações endócrinas e psicológicas, resultando na maturidade sexual e no desenvolvimento do sistema genital.[1,2] Nesse período, observam-se o aparecimento dos caracteres sexuais secundários, a produção dos gametas e o estirão do crescimento.

No período pós-natal, há uma importante secreção de hormônio liberador de gonadotrofinas (GnRH) de origem hipotalâmica. Em seguida, há uma quiescência hormonal até o início da puberdade, quando ocorre reativação da secreção de GnRH em pulsos, ativando o eixo hipotálamo-hipófise-gonadal.[3]

Os pulsos de GnRH estimulam a produção de gonadotrofinas, hormônio luteinizante (LH) e hormônio foliculoestimulante (FSH) pela adeno-hipófise, promovendo a produção dos gametas maduros e a síntese de esteroides sexuais pelas gônadas (testosterona pelas células de Leydig testiculares e estradiol pelos folículos ovarianos). Não estão totalmente esclarecidos os mecanismos envolvidos na fase de quiescência hormonal.

O desenvolvimento dos caracteres sexuais secundários ocorre na seguinte ordem:[4]

- Aceleração da velocidade de crescimento antecede a telarca
- Telarca: ação de estrogênios de origem ovariana
- Pubarca: ação de androgênios de origem suprarrenal
- Menarca: marcador tardio da puberdade feminina.

Estudos das décadas de 1980 e 1990 identificaram vários neurotransmissores e neuromoduladores que controlam a secreção de GnRH.

Os principais neurotransmissores inibitórios são:

- Ácido gama-aminobutírico (GABA)
- Opioides endógenos
- Betaendorfinas
- Hormônio liberador de corticotrofina (CRH)
- Melatonina.

Os principais neurotransmissores excitatórios são:

- Serotonina
- Dopamina

- Prostaglandina
- Glutamato
- Glicina
- Norepinefrina
- Fatores de crescimento derivados da glia/fator transformador de crescimento (FGF-alfa) e fator de crescimento epidermal (EGF).[1,3]

O aumento dos estímulos excitatórios, junto da redução dos estímulos inibitórios sobre a secreção de GnRH hipotalâmico, ocasiona o início da puberdade. Este processo ocorre independentemente dos hormônios sexuais.[2,5]

Vários outros fatores endógenos, nutricionais, genéticos, étnicos e ambientais também atuam para determinar o início da puberdade.

DEFINIÇÃO OU CONCEITUAÇÃO

Classicamente, puberdade precoce (PP) é definida quando há o desenvolvimento dos caracteres sexuais secundários em meninas antes dos 8 anos e em meninos antes dos 9 anos.[6-8] Nas meninas, clinicamente, ocorrem telarca e/ou pubarca, odor axilar, oleosidade da pele, acne, crescimento acelerado e maturação esquelética. Nos meninos, ocorrem aumento dos testículos, pelos pubianos e axilares, odor axilar, crescimento acelerado, oleosidade da pele, acne, alteração do timbre da voz e alteração do comportamento com tendência à agressividade.

Em relação ao limite cronológico, há uma importante discussão em virtude de um estudo norte-americano realizado com 17.000 meninas. Esse estudo demonstrou que 6,7% das meninas caucasianas e 27,3% das meninas afro-americanas iniciaram a puberdade aos 7 anos de idade, sugerindo um ajuste na média de idade de início de puberdade.[9]

Sinais púberes isolados (pubarca ou telarca) podem estar presentes antes dos 8 anos de idade sem que haja associação com aumento significativo da velocidade de crescimento ou da idade óssea, caracterizando variantes incompletas idiopáticas, como a adrenarca prematura e a telarca prematura. Estas condições não têm indicação de tratamento, pois não comprometem a estatura.[10]

A PP é classificada de acordo com o processo fisiopatológico envolvido:[11]

- Variantes do desenvolvimento puberal normal: formas isoladas de telarca, pubarca ou sangramento vaginal causado ou não por etiologia hormonal
- Puberdade precoce central (PPC), puberdade precoce gonadotrófica dependente ou puberdade precoce verdadeira: há maturação precoce do eixo hipotálamo-hipófise-gonadal. Os caracteres sexuais secundários são concordantes com o sexo da pessoa (padrão isossexual)
- Puberdade precoce periférica (PPP), puberdade precoce gonadotrófica não dependente ou pseudopuberdade precoce: secreção excessiva dos hormônios sexuais gonadais ou hormônios suprarrenais de etiologia genética ou tumoral (tumor de células germinativas secretores de gonadotrofina coriônica humana – exclusivo em meninos) ou de origem exógena. Pode ocorrer o padrão isossexual ou heterossexual (virilização de meninas ou feminização de meninos).

Em todas os tipos de PP, os esteroides sexuais determinam a aceleração da velocidade de crescimento e da maturação esquelética, ocasionando a calcificação prematura das epífises ósseas, comprometendo a estatura final.

ETIOLOGIA E FATORES DE RISCO

A PPC é mais rara, com uma incidência de 1:5.000 a 1:10.000, e é mais frequente no sexo feminino, em uma proporção de 3 a 23 meninas:1 menino.[9,12] Ela pode ser dividida em 2 grupos: sem anormalidades do sistema nervoso central (SNC) e com anormalidades do SNC.

Grupo sem anormalidades do SNC

▶ **Causa idiopática.** Cerca de 90% dos casos em meninas.
▶ **Causas genéticas.** Indícios como idade de puberdade semelhante à da mãe, em pessoas do mesmo grupo étnico e em gêmeos monozigóticos sugerem uma associação com fatores genéticos. Estudos sugerem também a existência de uma possível herança autossômica dominante com penetrância incompleta, sexo-dependente, associada a PPC.[13] Foram identificados dois *loci* no genoma (GWAS) associados à variação da idade da menarca: 6q21 (incluindo o gene *LIN 28B*) e 9q31.2.[14,15] Nos últimos 12 anos, diversos genes envolvidos na secreção do GnRH vêm sendo estudados e relacionados à PP (*GABRA1*, *NPY-Y1R*, *TAC3*, *TAC3R*, *KISS1*, *KISS1R*, *LIN28B*, *EAP1*, *TTF1*), bem como neuropeptídios e fatores metabólicos.[16-20] Raros defeitos moleculares são identificados, principalmente relacionados ao sistema *KISS1/KISS1R*.[16,17] Recentemente, foram identificadas mutações inativadoras do gene *MKRN3*, que participa da degradação de proteínas por processo de ubiquitinação, mas o mecanismo exato que leva à PP é desconhecido.[21]
▶ **Exposição crônica a esteroides sexuais.** Tratamento tardio de formas virilizantes simples de hiperplasia suprarrenal congênita, pós-ressecção de tumores secretores de esteroides sexuais, síndrome de McCune-Albright e testotoxicose.
▶ **Exposição a desreguladores endócrinos.** São substâncias exógenas com ação estrogênica ou antiandrogênica presentes em plásticos, solventes, pesticidas (diclorodifeniltricloroetano – DDT), cosméticos e poluentes industriais. Essas substâncias interagem com a sinalização de hormônios esteroides, causando efeitos adversos sobre a fisiologia neuroendócrina.[22]

Grupo com anormalidades do SNC

▶ **Hamartoma hipotalâmico (HH).** Cerca de 75% dos meninos com PPC apresentam causa orgânica, sendo o HH a causa mais comum em ambos os sexos. São malformações não neoplásicas formadas por massa heterotópica de tecido hipotalâmico, localizadas na base do crânio (assoalho do 3º ventrículo).[23] Os HH sintomáticos cursam com PPC em 80% dos casos, geralmente antes dos 3 anos de idade. O mecanismo que leva a PP ainda não está esclarecido, contudo, há algumas hipóteses, como: presença de neurônios secretores de GnRH no tecido do HH ou produção intrínseca do fator de crescimento de transformação-alfa (TGF-alfa).[24]
▶ **Tumores.** Astrocitoma, craniofaringioma, ependimoma, glioma óptico ou hipotalâmico, adenoma secretor de LH, pinealoma, neurofibroma, disgerminoma.
▶ **Malformações congênitas.** Hidrocefalia, displasia septo-óptica, cisto aracnoide, cisto suprasselar, mielomeningocele, duplicação hipofisária, neuro-hipófise duplicada.
▶ **Doenças adquiridas.** Infecções e processos inflamatórios do SNC, radiação, quimioterapia, asfixia perinatal e trauma.

Parte 5

PROPEDÊUTICA

Em casos de suspeita de PP, deve-se seguir um roteiro propedêutico para o correto diagnóstico e a precisa orientação terapêutica. Começar com anamnese minuciosa, verificando:

- Dados da estatura de pais, avós e irmãos
- Idade da menarca e desenvolvimento puberal (paciente e familiar)
- Antecedente familiar de PP
- Uso de medicamentos (esteroides)
- Histórico de trauma craniano
- Histórico de infecções
- Alterações do SNC: cefaleia, alterações visuais e convulsões.

Em seguida, realizar exame físico, checando:

- Características faciais: oleosidade da pele, acne, comedões e estigmas sindrômicos
- Presença de pelos e odor axilar
- Tireoide à palpação
- Abdome à palpação
- Desenvolvimento muscular
- Exame antropométrico (peso e altura)
- Cálculo da idade estatural e do desvio padrão em relação à idade cronológica, utilizando tabelas específicas
- Caracteres sexuais secundários (mamário e pelos pubianos) segundo os critérios de Marshall e Tanner.[25,26] O intervalo entre 2 estágios puberais é de 1 ano, sendo que intervalos inferiores a 6 meses devem ser considerados anormais[10]
- Volume testicular: se maior que 4 mℓ ou maior que 2,5 mm de diâmetro, é considerado púbere. O volume testicular pode auxiliar na classificação da PP. Na PPC, assim como na puberdade normal, o volume testicular é aumentado; já na PPP, o volume testicular geralmente é reduzido.

Por fim, solicitar exames. Os mais indicados são:

- Radiografia de punho e mão não dominante para determinação de idade óssea. O método de escolha para a avaliação da idade óssea é o de Greulich-Pyle.[27] A idade óssea pode ser a base da predição da idade óssea adulta pelo método de Bayley-Pinneau, porém com baixa precisão[28]
- Ultrassonografia pélvica em meninas para avaliar volumes uterino e ovarianos e ocorrência de cistos ou processos neoplásicos. Púberes: ovários > 1,5 mℓ e útero com comprimento > 3,4 cm[29]

- Ressonância magnética do SNC visando detectar malformações ou tumores
- Avaliação bioquímica laboratorial.

A avaliação laboratorial das gonadotrofinas, em particular a dosagem do LH em sua condição basal, deve ser 0,1 UI/ℓ. Em meninos, valores basais de LH > 0,2 UI/ℓ por ensaio imunoquimioluminométrico (ICMA) e > 0,6 UI/ℓ por ensaio imunofluorométrico (IFMA) confirmam o diagnóstico de PPC. Em meninas, é necessária a realização de teste de estímulo com GnRH, por causa da sobreposição de valores do LH basal prépuberal e puberal inicial (Tabela 28.1). No Brasil, o Protocolo Clínico e Diretrizes Terapêuticas do Ministério da Saúde preconiza o teste de estímulo com GnRH, 100 mcg por via intravenosa (IV), com aferições 0, 30 min e 60 min após, para o diagnóstico da PP tanto em meninas quanto em meninos acima de 3 anos de idade.[8]

A dosagem do estradiol no sexo feminino não tem sido utilizada, pois tem baixa sensibilidade no diagnóstico da PPC. Por outro lado, a dosagem de testosterona no sexo masculino tem se mostrado sensível. A dosagem de FSH basal ou após estímulo com análogos dos agonistas de GnRH (a-GnRH) não é útil no diagnóstico da PPC.[33]

Nas situações em que há dúvida sobre o diagnóstico de PP, deve-se reavaliar o paciente em 4 a 6 meses.

TRATAMENTO

As indicações para bloqueio puberal são:[36] PP de qualquer etiologia; potencial de altura final inadequada; alterações psicossociais (distúrbios comportamentais, imaturidade comportamental e retardo mental); e desenvolvimento puberal acelerado.

Para retardar a menarca, o paciente deve ser minuciosamente avaliado. Os objetivos do tratamento são:

- Detectar e tratar lesões causadoras de PP
- Interromper a maturação sexual até a idade normal para o desenvolvimento puberal
- Promover a regressão ou a estabilização dos caracteres sexuais secundários
- Desacelerar a maturação esquelética
- Preservar a estatura normal
- Evitar desproporções corporais
- Evitar problemas emocionais na criança
- Aliviar a ansiedade dos pais
- Evitar abuso sexual

Tabela 28.1 Valores de corte para pico de LH para diagnóstico de PPC.

Protocolo	Tempo (min)	Método	Valor de corte	Referência
LH após GnRH (100 mcg)	30 a 60	ICMA	> 5 UI/ℓ (ambos os sexos)	Neely et al. (1995)[30]
LH após GnRH (100 mcg)	30, 45 ou 60	IRMA	> 15 UI/ℓ	Cavallo et al. (1995)[31]
LH após GnRH (100 mcg)	40	ICMA	> 8 UI/ℓ	Eckert et al. (1996)[32]
LH após GnRH (100 mcg)	30 a 45	IFMA	Meninas: > 6,9 UI/ℓ Meninos: > 9,6 UI/ℓ	Brito et al. (1999)[33]
LH 2 h após leuprolida *depot* (3,75 mg)	120	IFMA	Meninas: > 10 UI/ℓ	Brito et al. (2004)[34]
LH após GnRH (100 mcg)	30 a 45	ICMA	Meninas: > 3,3 UI/ℓ Meninos: > 4,1 UI/ℓ	Resende et al. (2007)[35]
	30 a 45	IFMA	Meninas: > 4,2 U/ℓ Meninos: > 3,3 UI/ℓ	

GnRH: hormônio liberador de gonadotrofinas; LH: hormônio luteinizante; ICMA: imunoquimioluminescência; IFMA: imunofluorométrico; IRMA: imunorradiométrico.

- Evitar a gestação em idade precoce
- Preservar a fertilidade.

Discute-se ainda se o tratamento reduz ou não o risco de câncer de mama e de endométrio decorrentes da menarca precoce.

Tratamento da puberdade precoce central

O objetivo é bloquear a secreção gonadotrófica. O tratamento de escolha é feito com a-GnRH.[8,29,37]

Os a-GnRH inicialmente estimulam a produção de FSH e LH, porém seu uso contínuo suprime a produção destes.[8,29,37]

Dentre os a-GnRH de liberação lenta (*depot*) disponíveis, os mais utilizados são o acetato de leuprorrelina e o embonato de triptorrelina, na dose de 75 a 100 mcg/kg. Administrar 1 ampola de 3,75 mg a cada 28 dias ou 11,25 mg a cada 3 meses, por via intramuscular (IM) nas crianças com mais de 20 kg, e ½ ampola nas crianças até 20 kg. Este esquema de tratamento demonstrou grande eficácia e segurança em 30 anos de experiência clínica. O a-GnRH geralmente é bem tolerado.[8]

Outra opção disponível é o acetato de gosserrelina nas dosagens de 3,6 mg para uso mensal ou 10,8 mg para uso trimestral, administrado por via subcutânea (SC), e a histrelina na dosagem de 50 mg para uso anual, administrada SC (implante; Tabela 28.2).

O Protocolo Clínico e Diretrizes Terapêuticas do Ministério da Saúde do Brasil disponibiliza a leuprorrelina, a triptorrelina e a gosserrelina na mesma posologia aqui descrita.[38]

Recentes estudos demonstraram a mesma eficácia e segurança com uso mensal, trimestral e anual. No Brasil, é mais comum o uso mensal e trimestral dos a-GnRH.

O monitoramento do tratamento é feito pela avaliação clínica e laboratorial. O bloqueio puberal adequado resulta em estabilização ou regressão dos caracteres sexuais secundários, redução da velocidade de crescimento e da maturação óssea, com melhora na predição da estatura final.[8,29,37]

Em ambos os sexos, os níveis séricos dos esteroides sexuais (testosterona em meninos e estradiol nas meninas) devem estar suprimidos. A dosagem de LH deve estar no valor pré-púbere. Os pacientes que não responderam bem ao tratamento, mesmo com dose maior de a-GnRH, devem ser reavaliados quanto à etiologia da PP.

Quanto mais precoces forem o diagnóstico e o início de tratamento, melhor será o resultado de ganho estatural final.

Estudos demonstram que o tratamento com a-GnRH não tem grandes efeitos deletérios sobre o índice de massa corporal (IMC), a densidade mineral óssea (DMO) e a fertilidade. Devem-se manter os níveis séricos de cálcio e 25-hidroxivitamina D dentro da normalidade para evitar a diminuição da DMO.

A menstruação ocorre em média 16 meses após a última dose administrada.

Tabela 28.2 Esquemas de tratamento da puberdade precoce com a-GnRH *depot*.

Medicamento	Dose	Via de administração
Leuprorrelina	3,75 mg (mensal) ou 11,25 mg (trimestral)	IM
Triptorrelina	3,75 mg (mensal) ou 11,25 mg (trimestral)	IM
Gosserrelina	3,6 mg (mensal) ou 10,8 mg (trimestral)	SC (implante)
Histrelina	50 mg (anual)	SC (implante)

IM: via intramuscular; SC: via subcutânea.

Alguns efeitos colaterais do tratamento com a-GnRH são:[8,29,39]

- Alergia local
- Cefaleia
- Sangramento vaginal após a primeira dose
- Náuseas
- Sintomas vasomotores.

Se necessário, pode-se substituir o a-GnRH por medroxiprogesterona ou acetato de ciproterona.

O tratamento do HH é preferencialmente clínico, com o uso de a-GnRH mensal ou trimestral. O tratamento cirúrgico somente está indicado se o tumor for muito volumoso e apresentar sintomatologia neurológica de difícil controle.[39]

O tratamento anual com implante subcutâneo (histrelina) é reservado para crianças maiores, pois elas cooperam mais e a aplicação pode ser realizada com anestesia local.

Também pode-se associar ao tratamento o hormônio de crescimento recombinante humano (rGH), em casos específicos para promover ganho estatural. A dose recomendada é de 0,15 U/kg/dia SC.

Quando utilizado somente o a-GnRH *depot*, o ganho estatural final é de, em média, 4 cm; quando associado ao rGH, esse ganho é de 7 cm (Figura 28.1).[40,41]

Ao suspender o tratamento, é necessário:

- Avaliar a idade cronológica
- Avaliar a idade óssea
- Avaliar a adequação psicossocial
- Considerar o desejo do paciente.

Em geral, o melhor momento para a suspensão do tratamento é entre 11 e 12 anos de idade, para que o paciente possa atingir a estatura final normal dentro do seu potencial genético.

No seguimento de longo prazo, diversos parâmetros devem ser avaliados, como estatura final, IMC, DMO, função reprodutiva e aspectos psicológicos.[36]

Em torno de 60 a 96% das pacientes terão ciclos ovarianos regulares, e 30 a 32% das pacientes desenvolverão síndrome de ovários policísticos (SOP). Assim, o monitoramento clínico e laboratorial destas pacientes é mandatório.

Se a PPC tiver etiologia tumoral (tumor ovariano ou suprarrenal), o tratamento mais adequado é o cirúrgico. Em caso de cisto ovariano simples, recomenda-se conduta expectante ou tratamento cirúrgico. Na síndrome de McCune-Albright, adotar tratamento medicamentoso específico.

CONSIDERAÇÕES FINAIS

A secreção do GnRH em pulsos marca o início da puberdade, após um período de quiescência hormonal na infância. Este processo hormonal ocasiona um aumento de secreção de gonadotrofinas, LH e FHS pela adeno-hipófise, com consequente ativação gonadal.

A puberdade é considerada precoce quando ocorre antes de 8 anos em meninas e 9 anos em meninos. A PPC é causada pela ativação prematura do eixo hipotálamo-hipófise-gonadal. A PPP é causada por secreção excessiva de hormônios sexuais gonadais ou hormônios suprarrenais de etiologia genética ou tumoral, ou ainda de origem exógena. A puberdade precoce variante da normalidade é aquela em que o paciente apresenta algum sinal isolado de puberdade precoce (telarca, pubarca ou sangramento vaginal), porém não há aumento da velocidade de crescimento, não ocasionando,

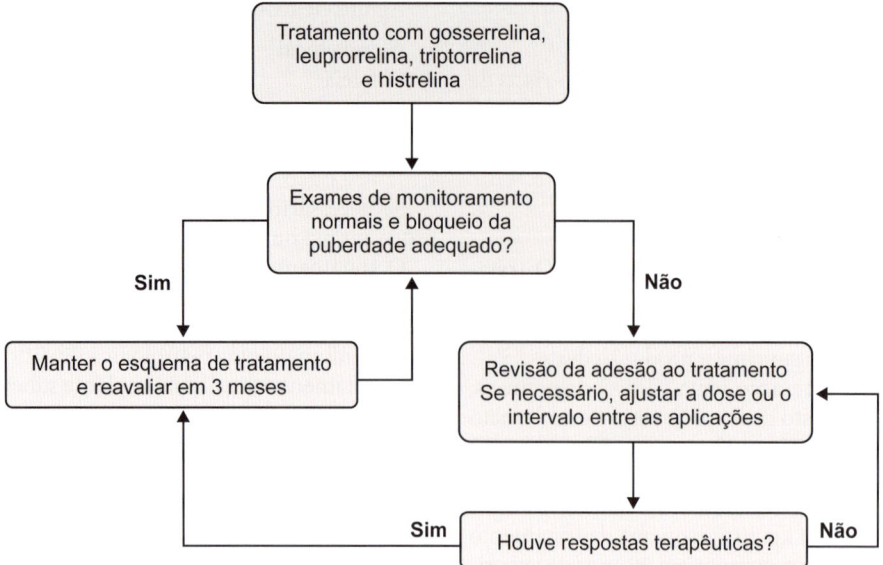

Figura 28.1 Organograma de tratamento da puberdade precoce com análogos de GnRH *depot*.

portanto, a maturação óssea precoce. Esta variante não necessita de tratamento, somente observação. Já a PPC e a PPP necessitam de tratamento.

A puberdade precoce é uma condição que traz consequências importantes e diversas para as crianças afetadas e suas famílias. O impacto do desenvolvimento puberal precoce nos pacientes é tanto físico quanto psicológico. Em razão do potencial dinâmico da doença, é necessário fazer um diagnóstico preciso e iniciar o tratamento o mais rápido possível para poder atingir o melhor resultado de ganho estatural final e regredir ou estabilizar os caracteres sexuais secundários do paciente, melhorando sua condição física e emocional e atenuando a ansiedade familiar.

Atualmente, dispõe-se de excelentes bases científicas para a realização de um diagnóstico preciso, além de vários modos de tratamento seguros e eficazes.

REFERÊNCIAS BIBLIOGRÁFICAS

1. Grumbach MM. The neuroendocrinology of human puberty revisited. Horm Res Karger Publishers. 2002; 57(Suppl 2):2-14.
2. Plant TM, Barker-Gibb ML. Neurobiological mechanisms of puberty in higher primates. Hum Reprod Update. 2004; 10(1):67-77.
3. Terasawa E, Fernandez DL. Neurobiological mechanisms of the onset of puberty in primates. Endocr Rev Endocrine Society. 2001; 22(1):111-51.
4. Sørensen K, Mouritsen A, Aksglaede L et al. Recent secular trends in pubertal timing: implications for evaluation and diagnosis of precocious puberty. Horm Res Paediatr Karger Publishers. 2012; 77(3):137-45.
5. Ojeda SR, Lomniczi A, Mastronardi C et al. Minireview: the neuroendocrine regulation of puberty: is the time ripe for a systems biology approach? Endocrinology. 2006; 147(3):1166-74.
6. Parent AS, Teilmann G, Juul A et al. The timing of normal puberty and the age limits of sexual precocity: variations around the world, secular trends, and changes after migration [internet]. Endocr Rev. 2003; 24(5):668-93.
7. Partsch CJ, Sippell WG. Pathogenesis and epidemiology of precocious puberty. Effects of exogenous oestrogens. Hum Reprod Update. 2001; 7(3):292-302.
8. Carel JC, Léger J. Clinical practice. Precocious puberty. N Engl J Med. 2008; 358(22):2366-77.
9. Herman-Giddens ME, Slora EJ, Wasserman RC et al. Secondary sexual characteristics and menses in young girls seen in office practice: a study from the Pediatric Research in Office Settings network. Pediatrics. 1997; 99(4):505-12.

10. Monte O, Logui CA, Calliari LEP. Puberdade precoce: dilemas no diagnóstico e tratamento. Arq Bras Endocrinol Metab. 2001; 45(4).
11. Brito VN, Spinola-Castro AM, Kochi C et al. Central precocious puberty: revisiting the diagnosis and therapeutic management. Arch Endocrinol Metab. 2016; 60(2):163-72.
12. Macedo DB, Cukier P, Mendonca BB et al. Advances in the etiology, diagnosis and treatment of central precocious puberty. Arq Bras Endocrinol Metabol. 2014; 58(2):108-17.
13. de Vries L, Kauschansky A, Shohat M et al. Familial central precocious puberty suggests autosomal dominant inheritance. J Clin Endocrinol Metab [internet]. 2004; 89(4):1794-800.
14. He C, Kraft P, Chen C et al. Genome-wide association studies identify loci associated with age at menarche and age at natural menopause. Nat Genet [internet]. 2009; 41(6):724-8.
15. Sulem P, Gudbjartsson DF, Rafnar T et al. Genome-wide association study identifies sequence variants on 6q21 associated with age at menarche. Nat Genet [internet]. 2009; 41(6):734-8.
16. Teles MG, Bianco SDC, Brito VN et al. A GPR54-activating mutation in a patient with central precocious puberty. N Engl J Med. 2008; 358(7):709-15.
17. Silveira LG, Noel SD, Silveira-Neto AP et al. Mutations of the KISS1 gene in disorders of puberty. J Clin Endocrinol Metab. 2010; 95(5):2276-80.
18. Silveira-Neto AP, Leal LF, Emerman AB et al. Absence of functional LIN28B mutations in a large cohort of patients with idiopathic central precocious puberty. Horm Res Paediatr. Karger Publishers. 2012; 78(3):144-50.
19. Silveira LFG, Trarbach EB, Latronico AC. Genetics basis for GnRH-dependent pubertal disorders in humans. Mol Cell Endocrinol. 2010; 324(1-2):30-8.
20. Tusset C, Noel SD, Trarbach EB et al. Mutational analysis of TAC3 and TACR3 genes in patients with idiopathic central pubertal disorders. Arq Bras Endocrinol Metabol. 2012; 56(9):646-52.
21. Gray TA, Hernandez L, Carey AH et al. The ancient source of a distinct gene family encoding proteins featuring RING and C3 H zinc-finger motifs with abundant expression in developing brain and nervous system. genomics. 2000; 66(1):76-86.
22. Patisaul HB. Effects of environmental endocrine disruptors and phytoestrogens on the kisspeptin system. Adv Exp Med Biol. 2013; 784:455-79.
23. Cukier P, Castro LHM, Banaskiwitz N et al. The benign spectrum of hypothalamic hamartomas: infrequent epilepsy and normal cognition in patients presenting with central precocious puberty. Seizure. 2013; 22(1):28-32.
24. Soriano-Guillén L, Argente J. Pubertad precoz central: aspectos epidemiológicos, etiológicos y diagnóstico-terapéuticos. An Pediatría. 2011; 74(5):336.e1-336.e13.
25. Marshall WA, Tanner JM. Variations in the pattern of pubertal changes in girls. Arch Dis Child. 1969; 44(235):291-303.
26. Marshall WA, Tanner JM. Variations in the pattern of pubertal changes in boys. Arch Dis Child. 1970; 45(239):13-23.
27. Greulich WW, Pyle SI. Radiographic atlas of skeletal development of the hand and wrist. Stanford University Press; 1971.

28. Bar A, Linder B, Sobel EH et al. Bayley-Pinneau method of height prediction in girls with central precocious puberty: correlation with adult height. J Pediatr. 1995; 126(6):955-8.

29. Brito VN, Latronico AC, Arnhold IJP et al. Update on the etiology, diagnosis and therapeutic management of sexual precocity. Arq Bras Endocrinol Metabol. 2008; 52(1):18-31.

30. Neely EK, Hintz RL, Wilson DM et al. Normal ranges for immunochemiluminometric gonadotropin assays. J Pediatr. 1995; 127(1), 40-46.

31. Cavallo A, Richards GE, Busey S et al. A simplified gonadotrophin-releasing hormone test for precocious puberty. Clin Endocrinol (Oxf). 1995; 42(6): 641-6.

32. Eckert KL, Wilson DM, Bachrach LK et al. A single-sample, subcutaneous gonadotropin-releasing hormone test for central precocious puberty. Pediatrics. 1996; 97:517-9.

33. Brito VN, Batista MC, Borges MF et al. Diagnostic value of fluorometric assays in the evaluation of precocious puberty. J Clin Endocrinol Metab. 1999; 84(10):3539-44.

34. Brito VN, Latronico AC, Arnhold IJ et al. A single luteinizing hormone determination 2 hours after depot leuprolide is useful for therapy monitoring of gonadotropin-dependent precocious puberty in girls. J Clin Endocrinol Metab. 2004; 89:4338-42.

35. Resende EA, Lara BH, Reis JD et al. Assessment of basal and gonadotropin-releasing hormone-stimulated gonadotropins by immunochemiluminometric and immunofluorometric assays in normal children. J Clin Endocrinol Metab. 2007; 92:1424-9.

36. Carel J, Eugster EA, Rogol A. et al. Consensus statement on the use of gonadotropin-releasing hormone analogs in children. Pediatrics. 2009; 123(4):e752-62.

37. Heger S, Sippell WG, Partsch CJ. Gonadotropin-releasing hormone analogue treatment for precocious puberty. Twenty years of experience. Endocr Dev. 2005; 8:94-125.

38. Kopacek C, Elnecave RH, Krug BC et al. Puberdade precoce central. Protocolo clínico e diretrizes terapêuticas. 2010; 507-23.

39. de Brito VN, Latronico AC, Arnhold IJ et al. Treatment of gonadotropin dependent precocious puberty due to hypothalamic hamartoma with gonadotropin releasing hormone agonist depot. Arch Dis Child. 1999; 80(3):231-4.

40. Pasquino AM, Municchi G, Pucarelli I et al. Combined treatment with gonadotropin-releasing hormone analog and growth hormone in central precocious puberty. J Clin Endocrinol Metab. 1996; 81(3):948-51.

41. Pucarelli I, Segni M, Ortore M et al. Effects of combined gonadotropin-releasing hormone agonist and growth hormone therapy on adult height in precocious puberty: a further contribution. J Pediatr Endocrinol Metab. 2003; 16(7):1005-10.

Parte 5

29

Puberdade Tardia

Maria Auxiliadora Budib | Tatiana Serra da Cruz |

Henrique Budib Dorsa Pontes | Euler de Azevedo Neto

INTRODUÇÃO

Define-se puberdade como o período de transição entre a infância e a idade adulta. Nela, ocorre uma série de alterações endócrinas e psicológicas que resultam em maturação sexual e desenvolvimento da capacidade reprodutiva.[1,2] Como destaques deste período, há o aparecimento dos caracteres sexuais secundários, a produção dos gametas e o estirão de crescimento.

O início da puberdade caracteriza-se pelo aumento de amplitude e frequência dos pulsos do hormônio liberador de gonadotrofinas (GnRH) após um período de relativa quiescência hormonal durante a infância. A reemergência da secreção pulsátil do GnRH resulta em aumento na secreção de gonadotrofinas, hormônio luteinizante (LH) e foliculoestimulante (FSH) pela hipófise anterior e pela consequente ativação gonadal.

Sabe-se que a puberdade também traz transformações psíquicas e sociais, conforme a cultura na qual o indivíduo está inserido. Algumas sociedades cultuam a menarca como a autonomia reprodutiva da mulher e, em outras, exige-se a mudança do comportamento da menina por padrões que a castigam pelas alterações físicas inerentes à puberdade.

A idade em que a puberdade se inicia varia muito e, em condições normais, é influenciada por fatores genéticos, ambientais e metabólicos. Sua apresentação, precoce ou tardia, pode ser uma simples variação extrema da normalidade ou o reflexo de alguma das diversas patologias que podem condicionar o momento de seu aparecimento.

As mudanças no desenvolvimento durante a puberdade em meninas ocorrem durante um período de 3 a 5 anos, geralmente na faixa etária de 9 a 14 anos. Desenvolvem-se características sexuais secundárias a partir do desenvolvimento mamário, do surto de crescimento da adolescência, do aparecimento da menarca – que não corresponde ao final da puberdade – e da aquisição de fertilidade, além de profundas modificações psicológicas. Tais eventos são consecutivos à estimulação do eixo hipotálamo-hipófise-ovariano com a produção de esteroides sexuais que atuam sobre receptores específicos.[3]

Em um estudo de Sylvén et al. (1993), o desenvolvimento puberal, em especial a ocorrência da menstruação, foi visto de modo positivo pelas adolescentes. Elas disseram que se sentiam "mulheres de verdade".[4]

Embora geralmente os adolescentes não verbalizem sua preocupação com o crescimento, obter uma altura apropriada à idade, ao peso e ao desenvolvimento sexual secundário é um desejo latente da maioria.[4] Em tempos de *bullying* e intolerância, nenhum problema de puberdade causa maior impacto pessoal ou embaraço para o adolescente do que baixa estatura e aparência infantilizada perante seus pares, que estão em desenvolvimento adequado. Falhar ou parecer falhar na maturação sexual geralmente incita consideráveis graus de ansiedade e depressão nesta faixa etária. Mesmo o atraso puberal correspondendo a pequena porcentagem no sexo feminino, não se pode negligenciar o cuidado. Tais adolescentes devem ser minuciosamente avaliadas em propedêutica e, em seguida, cuidadosamente aconselhadas e submetidas aos exames necessários para esclarecimento diagnóstico.

A puberdade tardia é conceituada pela ausência da progressão dos caracteres sexuais secundários, quando não há desenvolvimento das glândulas mamárias aos 13 anos de idade, ausência de pubarca aos 14 anos e inexistência da menarca aos 16 anos. A puberdade tardia pode ou não estar associada ao comprometimento do desenvolvimento estatural.[5]

ETIOLOGIA

Os mecanismos envolvidos na supressão relativa da secreção de GnRH durante a infância, mantida pelo predomínio de fatores inibitórios, e a subsequente ativação puberal ainda não são totalmente compreendidos. Estudos experimentais e clínicos identificaram vários neurotransmissores e neuromoduladores envolvidos no controle da secreção de GnRH.

O ácido gama-aminobutírico (GABA), o neuropeptídeo Y (NPY), os opioides endógenos, as betaendorfinas, o hormônio liberador de corticotrofina (CRH) e a melatonina são os principais neurotransmissores inibitórios. Enquanto isso, glicina, glutamato, norepinefrina, dopamina, prostaglandinas, serotonina e fatores de crescimento derivados da glia, como fator transformador de crescimento (TGF-α) e fator de crescimento epidermal (EGF), são primariamente excitatórios.[6,7]

O início da puberdade decorre de um mecanismo central, marcado pelo aumento de estímulos excitatórios e concomitante redução dos aferentes inibitórios sobre a secreção pulsátil de GnRH hipotalâmico. Tal processo independe da inibição exercida pelos esteroides sexuais.[8]

Embora vários genes envolvidos na cascata de maturação hipotalâmico-hipófise-gonadal tenham sido caracterizados recentemente por casos familiares ou casos esporádicos de hipogonadismo hipogonadotrófico isolado, muitos genes que influenciam o início da puberdade permanecem indeterminados. A identificação do produto do gene *Ob* e o papel da leptina na reprodução[9] evidenciaram a influência de fatores nutricionais, pela associação frequente de puberdade tardia a doenças sistêmicas e/ou a um balanço energético negativo.

FATORES DE RISCO

Enquanto a atividade física moderada estimula o desenvolvimento ósseo, a socialização e uma vida saudável, o treinamento físico extenuante e a dieta restritiva em calorias podem acarretar o atraso puberal. Em adolescentes do sexo feminino, o excesso de exercício pode causar hipoestrogenismo, com redução do ganho de massa óssea, o que pode ser, em casos graves, irreversível a despeito do retorno da menstruação, da reposição estrogênica e da suplementação com cálcio.[10-12]

O exercício moderado promove o aumento dos níveis circulantes do hormônio do crescimento (GH) e fator de crescimento semelhante à insulina 1 (IGF-1) por meio do estímulo aferente direto do músculo para a adeno-hipófise, além do estímulo por catecolaminas, lactato, óxido nítrico e mudanças no equilíbrio acidobásico.[13,14] Tal efeito é, portanto, benéfico para o crescimento linear dos indivíduos pré-púberes. Entretanto, o treinamento vigoroso pode reduzir o ganho estatural, sendo o efeito mais resultante da intensidade e da duração do que propriamente do tipo de exercício praticado.[15]

Como explicação para esses achados, demonstrou-se que a atividade física intensa causa inibição do eixo GH-IGF-1.[16,17] Theintz et al. apud Caine et al.[17] mostraram redução da altura associada à diminuição do IGF-1 em ginastas de elite submetidas a treinamento físico intensivo (22 h/semana) e restrição dietética.

Sabe-se que o excesso de atividade física (36 h/semana) em crianças pré-púberes pode comprometer a estatura final.[18]

Mais recentemente, demonstrou-se o papel das citocinas pró-inflamatórias sobre a atividade hormonal em situações de déficit energético crônico resultante da combinação de atividade física intensa e baixa ingestão calórica.[19,20] A prática esportiva competitiva e intensa associada a um gasto energético excessivo estimula a liberação de citocinas, como interleucina-1 (IL-1), IL-6 e fator de necrose tumoral alfa (TNF-α), os quais podem inibir o eixo GH/IGF-1.[20,21]

Crianças egressas de tratamentos oncológicos, submetidas a quimioterapia ou radiação, estão em especial risco de desenvolver puberdade tardia por hipogonadismo primário,[22] bem como as submetidas à corticoterapia de longa duração.

A radioterapia pode resultar em endocrinopatias, déficit de massa óssea e sequelas neurológicas em pacientes tratadas por câncer. A deficiência de GH é a complicação mais frequente no eixo hipotálamo-hipofisário. A frequência, o prazo de surgimento e a gravidade da deficiência de GH dependem da dose recebida durante a irradiação craniana, mas idade à radioterapia e fracionamento da dose também são variáveis importantes. Baixas doses de irradiação induzem puberdade precoce ou avançada. Enquanto isso, altas doses provocam deficiência gonadotrófica. Complicações endócrinas secundárias à irradiação periférica, como distúrbios gonadais ou tireoidianos, são descritas. Mesmo com secreção normal de GH, o crescimento pode ser comprometido por lesões ósseas após irradiação corporal total ou cranioespinal.[23]

CLASSIFICAÇÃO

Puberdade tardia constitucional (atraso constitucional do crescimento)

A causa da puberdade tardia constitucional (PTC) é desconhecida, mas tem uma base genética de impacto. Estima-se que 50 a 80% da variação no momento da puberdade em humanos se devam a fatores genéticos,[23] com 50 a 75% dos pacientes tendo história familiar de puberdade tardia.[24] A herança é variável, mas, na maioria das vezes, consiste em um padrão autossômico dominante, com ou sem penetrância completa.[25]

Uma tentativa de diagnóstico de atraso constitucional da puberdade é feito por exclusão e confirmado em retrospecto após o paciente ter progredido para a maturação adulta.

Os principais critérios clínicos para fazer um diagnóstico presuntivo de atraso constitucional da puberdade são mostrados na Tabela 29.1.[26] Além disso, cerca de 90% das mulheres têm baixa estatura com alturas próximas do terceiro percentil para a idade cronológica e, em torno de 60%, uma história familiar positiva para atraso puberal.

Hipogonadismo hipogonadotrófico

Caracterizado por níveis muito diminuídos ou ausentes de gonadotrofinas circulantes (FSH e LH), deve-se aos distúrbios do eixo hipotálamo-hipofisário. As causas podem ser patologias congênitas/genéticas que alterem o desenvolvimento da unidade hipotálamo-hipofisária ou a síntese das gonadotrofinas ou patologias adquiridas como consequência de doenças intracranianas, traumatismos cranianos, cirurgia ou radioterapia.

A diminuição da gordura corporal é uma das principais causas de atraso puberal em meninas, sobretudo ginastas, bailarinas e nadadoras de competições atléticas. Quadro semelhante ocorre nas adolescentes com anorexia nervosa, bulimia e doenças psiquiátricas relacionadas com autoimagem corporal.

Hipogonadismo hipergonadotrófico

Deve-se a uma quase sempre permanente insuficiência gonadal primária, em caso de níveis séricos elevados de gonadotrofinas com esteroides sexuais diminuídos ou ausentes. As causas mais frequentes são as cromossomopatias congênitas, sendo a síndrome de Turner a mais comum nas mulheres. Veja na Tabela 29.2 todas as possíveis causas de puberdade tardia não constitucional.

PROPEDÊUTICA

A consulta ginecológica na investigação de puberdade tardia é permeada por ansiedade tanto da parte da paciente quanto de seus pais ou responsáveis. Assim, uma anamnese detalhada, eliminando distúrbios subjacentes, deve ser realizada.

Como a maior parte dos distúrbios que levam à puberdade tardia tem em comum um defeito funcional na secreção de GnRH e/ou na sua ação, nenhum teste isolado, exceto a observação ao longo do tempo, distingue de maneira confiável os pacientes com atraso constitucional da puberdade daqueles com deficiência congênita de GnRH. Além disso, 10 a 15% dos casos de deficiência de GnRH isolada bem identificados sofrem reversões espontâneas após serem tratados com

Tabela 29.1 Critérios para estabelecer diagnóstico presuntivo de atraso constitucional da puberdade.

- Revisão negativa dos sistemas neurológico, cardiovascular, renal, gastrintestinal, musculoesquelético e sinais ou sintomas endócrinos
- História de nutrição adequada e hábitos alimentares
- Exame físico normal, contemplando o segmento inferior do corpo, a extensão do braço e os órgãos genitais
- Atraso na idade óssea (1,5 a 4 anos)
- Taxa de crescimento linear de, pelo menos, 3,75 cm por ano (média de 5 cm por ano)
- Hemograma, velocidade de hemossedimentação, exame de urina, tiroxina sérica total e radiografia do crânio sem anormalidades

Tabela 29.2 Causas possíveis de puberdade tardia não constitucional.

Distúrbios hipotalâmicos

- Deficiência familiar congênita de GnRh
  - Síndrome de Kallmann
  - Síndrome de Laurence-Moon-Biedl
  - Síndrome de Prader-Willi
  - Ataxia de Friedreich
- Deficiência adquirida de GnRH
  - Infecções
    - Encefalite pós-viral
    - Sarcoidose
    - Tuberculose
  - Neoplasia
    - Tumores hipotalâmicos primários
    - Craniofaringioma
    - Pinealoma
    - Histiocitose

Distúrbios da hipófise

- Deficiências congênitas das gonadotrofinas
  - Pan-hipopituitarismo idiopático
  - Deficiência isolada de LH e/ou FSH
  - Microcefalia

Distúrbios gonadais

- Congênitos
  - Síndrome de Turner (45X0 e mosaico)
  - Agenesia gonadal
  - Síndrome de Reifenstein
  - Síndrome de Weinstein
  - Distrofia muscular
- Adquiridos
  - Infecções
  - Secundária às radiações/cirurgias
    - Torção ovariana (bilateral)
    - Ooforectomia (bilateral)
    - Cirurgia pós-traumatismo
    - Lesões medulares

Doenças sistêmicas crônicas

- Cardiopatias congênitas cianóticas
- Valvulopatia aórtica ou mitral (graves)
- Asma brônquica
- Retocolite ulcerativa
- Insuficiência renal crônica
- Acidose tubular
- Hipotireoidismo
- Diabetes melito descompensado
- Hipertireoidismo
- Artrite reumatoide juvenil
- Lúpus eritematoso sistêmico
- Tuberculose
- Anorexia
- Desnutrição
- Anemia falciforme

Outras causas (puberdade tardia eugonadotrófica)

- Amenorreia primária por anormalidades relacionadas com o desenvolvimento do ducto de Müller (caracteres sexuais secundários normais):
  - Agenesia uterina
  - Agenesia vaginal
  - Hímen imperfurado
  - Testículos feminilizantes

FSH: hormônio foliculoestimulante; GnRH: hormônio liberador de gonadotrofinas; LH: hormônio luteinizante.
Fonte: Grumbach et al., 1974.[26]

esteroides sexuais. Tais distinções entre atraso constitucional da puberdade e deficiência isolada de GnRH tornam-se menos absolutas.[27,28]

Como toda boa prática médica, a anamnese minuciosa e um exame clínico detalhado abreviam os custos de investigação diagnóstica e compõem o diagnóstico preciso. Os estigmas das alterações cromossômicas, a ausência dos caracteres sexuais secundários e a amenorreia primária já norteiam a investigação do *status* hormonal" da adolescente e são referências necessárias para o encaminhamento ao aconselhamento genético.

A eventual progressão normal da puberdade confirma o diagnóstico de atraso constitucional. Enquanto isso, o desenvolvimento ausente ou lento ou a cessação do desenvolvimento são compatíveis com quadro de hipogonadismo permanente.

Na avaliação do atraso puberal, convém investigar estado nutricional e hábitos alimentares, doenças sistêmicas (p. ex., doença celíaca, anorexia, hipotireoidismo) e intensidade e frequência das atividades físicas.

Sintomas neurológicos como dor de cabeça, distúrbios visuais, discinesia, convulsões e deficiência intelectual (retardo mental) sugerem fortemente um distúrbio do sistema nervoso central (SNC). Olfato ausente ou anormal (anosmia ou hiposmia) sugere fortemente a síndrome de Kallmann, associada a vários genes com mutações.

A síndrome de Kallmann, com prevalência estimada em 1/10.000 homens e 1/50.000 mulheres, caracteriza-se pela associação de hipogonadismo hipogonadotrófico e anosmia ou hiposmia. Supõe-se que a anosmia ocorre por ausência dos nervos olfatórios e bulbos, bem como sulcoarrinoencefalia, consequência de uma falha na migração neuronal envolvendo o sistema nervoso central. Estudos imuno-histoquímicos revelam que os neurônios responsáveis pela secreção de GnRH migram precocemente da placa olfatória para o hipotálamo, durante a embriogênese, acarretando hipogonadimso hipogonadotrófico. É transmitido geneticamente de forma recessiva ligada ao cromossomo X ou como um caráter autossômico dominante.[29] O desenvolvimento cognitivo retardado associado à obesidade ou a características dismórficas pode sugerir síndrome genética.[30]

História familiar

O padrão de crescimento da infância e a idade do início puberal dos pais devem ser pormenorizados na entrevista médica. História familiar positiva de atraso constitucional da puberdade ou deficiência congênita de GnRH são dados importantes. Sabe-se que a puberdade tardia tem uma base genética significativa, muitas vezes demonstrando um modo de herança autossômica dominante, com ou sem penetrância incompleta. Além disso, taxas mais elevadas de atraso constitucional da puberdade têm sido observadas em famílias com deficiência congênita de GnRH.[31] No entanto, essa descoberta é inespecífica e comum em atraso constitucional e em hipogonadismo hipogonadotrófico idiopático.

Exame físico

No exame físico, o médico deve estar atento a crescimento, aferição de sinais vitais e inspeção para detectar estigmas sindrômicos, palpar a tireoide e conferir o estadiamento da maturação sexual. A altura deve ser analisada em gráficos de crescimento que incluem padrões normais com escores de desvio padrão, para observar a altura atual no contexto do desenvolvimento adequado e comparar com determinação de idade óssea atual e posterior. A velocidade da altura deve ser cuidadosamente registrada por, pelo menos, 6 meses.

As características sexuais secundárias devem ser encenadas de acordo com os critérios de Tanner, também denominados classificações de maturidade sexual (SMR).[32] As medidas anteriores de altura e peso devem ser verificadas no Cartão da Criança (rotina em puericultura). A puberdade tardia costuma ser associada a estatura baixa e crescimento lento para a idade, embora exista a variação de percentil. As meninas abaixo do peso para a altura têm uma probabilidade maior de ter uma condição subjacente retardando a ativação do eixo hipotálamo-hipófise-ovariano. O sistema de classificação puberal mais utilizado ainda é o estadiamento de Tanner (ver Figuras 27.6 e 27.8, no Capítulo 27, *Fisiologia da Puberdade Feminina*).[33]

Idade óssea

Durante a adolescência, a idade cronológica perde parte de sua importância como condicionante do crescimento e do desenvolvimento. As amplas variações individuais quanto aos eventos pubertários (início, duração, sequência e magnitude) levam o adolescente a ser avaliado conforme seu grau de maturação biológica.[34] A maturação biológica pode ser avaliada tanto pelos estágios de maturação sexual quanto pela maturação esquelética, cujo índice é a idade óssea. Assim, é possível fazer uma estimativa de quando o paciente alcançará a puberdade, ou mesmo o surto de crescimento puberal (SCP).

A determinação da idade óssea indica o potencial de crescimento que ainda resta para a criança. Isso possibilita predizer até certo ponto a estatura final.

A idade óssea deve ser avaliada por um médico com experiência na interpretação das imagens radiográficas. Um atraso na idade óssea é característico, mas não há diagnóstico patognomônico de atraso constitucional nem de hipogonadismo hipogonadotrófico ou insuficiência gonadal.

Os métodos mais utilizados para verificação da idade óssea por meio de radiografias de mão e punho são os de Greulich, Pyle[35] e Tanner-Whitehouse[36] (TW2), fundamentados no reconhecimento dos indicadores de maturidade. Estes se caracterizam por mudanças na aparência radiográfica das epífises dos ossos longos, a partir dos estágios mais iniciais da mineralização até a fusão dessas com as diáfises.[37] São conhecidos inúmeros fatores intrínsecos e extrínsecos que influenciam diretamente o padrão de crescimento de um indivíduo. Uma radiografia da mão esquerda e do pulso para avaliar a idade óssea pode ser realizada na consulta inicial para avaliar a maturação esquelética e repetida ao longo do tempo, se necessário. A radiografia basal fornece informações valiosas sobre a relação entre a idade cronológica e a maturação esquelética e o potencial para o crescimento esquelético futuro, possibilitando uma previsão preliminar da altura adulta. Pacientes com atraso constitucional da puberdade tipicamente têm idades ósseas de 12 a 13,5 anos, mas raramente progridem além dessa idade sem níveis puberais de esteroides gonadais. Isso porque os esteroides sexuais são necessários para o encerramento epifisário.

Na puberdade, ocorrem tanto aumento na velocidade de crescimento quanto aceleração na maturação esquelética, que resulta no fechamento das cartilagens de crescimento. Assim, ela pode ser considerada tanto um evento que promove o crescimento quanto limitador da estatura final.[38]

Durante a puberdade, a densidade óssea apresenta um incremento marcante, em ambos os sexos. Tal fato ocorre de modo mais rápido nas meninas a partir dos dez anos e persiste até os 15 anos, quando há uma desaceleração abrupta da deposição de mineral no osso.[38]

A idade óssea por ocasião da menarca situa-se ao redor de 13 anos, e 80% das meninas que acabam de menstruar não diferem mais do que 0,5 ano deste valor. Uma adolescente com idade cronológica avançada, com ou sem desenvolvimento puberal, e baixa estatura pode se beneficiar deste exame, pois ele prevê a menarca e avalia seu potencial de crescimento. No entanto, na menina que já menstruou, e tem maturação sexual compatível com o evento, o conhecimento da idade óssea não adiciona informação indispensável.[39]

EXAMES COMPLEMENTARES

Dosagens hormonais

A história clínica e o exame físico minuciosos são soberanos para a condução dos exames complementares com base em boas práticas. Os exames hormonais a serem solicitados estão relacionados a seguir.

▶ **LH e FSH.** Os níveis basais de LH e FSH são baixos em pacientes com PTC ou hipogonadismo hipogonadotrófico. Enquanto isso, tais níveis costumam ser elevados naqueles com insuficiência gonadal. Os ensaios imunofluorométricos ultrassensíveis para LH e FSH ainda não têm exatidão diagnóstica.[40] O teste de estimulação de GnRH não é recomendado, porque não ajuda a distinguir entre esses distúrbios, uma vez que existe uma sobreposição significativa de respostas de LH e FSH entre os dois grupos de pacientes. Na maioria das pacientes, no entanto, a distinção entre deficiência congênita de GnRH e atraso constitucional da puberdade permanece ambígua e pode ser resolvida apenas com o tempo e as observações em série (a cada 6 meses). Adolescentes com níveis baixos de FSH/LH e idade óssea maior que 13 anos, na maioria, são portadoras de doença subjacente. Já as que apresentam níveis baixos de FSH/LH com idade óssea em torno de 10 a 11 anos são mais comumente enquadradas com atraso constitucional do crescimento. Se houver a dosagem sequencial em intervalos de 6 a 12 meses, será observado o aumento progressivo nos níveis séricos de FSH e LH.[41] Vale ressaltar que as pacientes portadoras da síndrome de Kallman em sua forma clássica apresentam níveis de gonadotrofinas baixos e sem evidência clínica de maturação sexual. Em outras pacientes, os caracteres sexuais secundários são iniciados, mas não progridem.[29]

▶ **Prolactina sérica.** Deve-se obter uma amostra aleatória da prolactina sérica para detectar a hiperprolactinemia, que pode apresentar-se clinicamente como uma puberdade estacionada. Nível elevado de prolactina pode ser consequência de um adenoma hipofisário.

▶ **Testes de função tireoidiana.** Devem ser solicitados hormônio tireoestimulante (TSH), tiroxina (T4) livre e tri-iodotironina (T3). O hipotireoidismo primário é um processo insidioso que pode ser pautado pela clínica. Além do atraso da puberdade, a adolescente apresenta também sonolência, fadiga, pele seca, constipação intestinal e, às vezes, bócio.[42]

▶ **Níveis séricos de fator de crescimento semelhante à insulina 1 (IGF-1).** Podem ser úteis na avaliação da deficiência de hormônio de crescimento, mas devem ser interpretados

cuidadosamente. Isso porque os níveis costumam ser baixos para a idade cronológica, mas dentro da faixa normal para a idade óssea.

Ecografia pélvica

A ecografia pélvica, via abdominal (nos casos das meninas que não iniciaram atividade sexual) ou via endovaginal, deve ser solicitada para avaliar a existência ou a agenesia uterina, além de analisar a morfologia ovariana.

Estudos genéticos

Na maioria das vezes, recomendam-se os serviços de aconselhamento genético para os casos de pacientes com malformações, dificuldade de aprendizado, de fala ou de locomoção, crescimento lento e características faciais e corporais que diferem das consideradas normais.

Quando há história clínica de atraso puberal, indica-se a determinação do cariótipo nos seguintes casos: (1) na presença de estigmas sindrômicos; (2) em caso de agenesia uterina, para afastar síndrome de insensibilidade aos androgênios; e (3) quando meninas com baixa estatura estão com gonadotrofinas elevadas, sem etiologia esclarecida.

Ressonância magnética

Indica-se a ressonância magnética (RM) cerebral quando há sinais ou sintomas que sugerem uma lesão no sistema nervoso central. O exame deve enfatizar o eixo hipotálamo-hipófise para descartar a existência de massa encefálica. É importante avaliar minuciosamente o bulbo e o trato olfatório (no caso de anosmia/hiposmia na suspeita da síndrome de Kallmann).[29] A tomografia computadorizada não é indicada para analisar o trato olfatório, pelos artefatos que aparecem na base do crânio nesse método de imagem.

Quando a adolescente apresenta níveis séricos elevados de prolactina, a RM de sela túrcica deve ser solicitada. Convém investigar sempre se a paciente está em uso de medicação que possa apresentar elevação da prolactina.[27]

TRATAMENTO

Na maioria das pacientes, a distinção entre deficiência congênita de GnRH e atraso constitucional da puberdade permanece incerta e pode ser resolvida apenas com observações em série. Os pais e a adolescente devem ser orientados e tranquilizados quanto ao diagnóstico, que será confirmado por meio de um bom acompanhamento clínico. A "espera vigilante" requer uma consulta detalhada, com o objetivo de dirimir todas as dúvidas da adolescente e seus responsáveis.[43]

Em caso de atraso puberal grave ou em pacientes gravemente abaladas psiquicamente, por se sentirem fisicamente incapazes e diferentes do grupo em que estão inseridas, a terapia hormonal com estrogênio pode ser necessária.

As metas terapêuticas a curto prazo são:

- Estimular o desenvolvimento dos caracteres sexuais secundários adequados à idade para melhorar a preocupação da paciente com sua aparência com relação a seus pares
- Induzir um surto de crescimento sem ocasionar o fechamento epifisário prematuro. Tal objetivo requer monitoramento

longitudinal frequente da idade óssea durante a terapia (a cada 6 meses)

• Induzir a puberdade mesmo nos casos em que a deficiência de GnRH é de etiologia genética.

O objetivo a longo prazo da terapia, se o diagnóstico revelar deficiência isolada de GnRH, é manter as concentrações séricas de esteroides sexuais dentro da faixa normal de adultos e, eventualmente, induzir a fertilidade se e quando o paciente desejar.[44]

Terapia de reposição hormonal

O estrogênio pode ser administrado por via oral ou transdérmica, inicialmente com doses inferiores às utilizadas para a terapêutica de substituição em adultos. Alguns especialistas começam com estrogênios conjugados 0,3 mg/dia, aproximadamente a metade da dose usada em adultos. No entanto, a tendência é iniciar com doses ainda mais baixas, com o estradiol micronizado 0,25 mg/dia ou transdérmico (a menor dose transdérmica disponível).

Estas doses são inferiores às necessárias para induzir a menstruação. Aumenta-se gradualmente a dose de estrogênio ao longo de 2 anos. A contraposição progestagênica só deve ser feita após a telarca ter sido estimulada, para não haver o comprometimento do crescimento mamário.

Recomenda-se a terapia associada ao progestógeno após 2 anos de estrogenoterapia ou em caso de sangramento de ruptura quando há estrogênio sem oposição. A primeira escolha para a terapia combinada é a progesterona oral micronizada 200 mg/dia (por 12 dias/mês).

Uma vez os caracteres sexuais secundários sendo estabelecidos e a menstruação ocorrendo ciclicamente, a terapia hormonal pode ser interrompida intermitentemente por períodos de 1 a 3 meses. Assim, é possível determinar se a menstruação ocorrerá espontaneamente. Se assim for o quadro, o diagnóstico mais provável é a puberdade tardia constitucional.

Se não houver indução do ciclo menstrual, caracteriza-se hipogonadismo persistente sugestivo de deficiência congênita de GnRH. Nesse momento, deve ser iniciada a terapêutica de reposição permanentemente, caso não haja contraindicação.

Terapia com hormônio do crescimento

O valor da terapia do hormônio do crescimento em pacientes sem deficiência registrada de hormônio de crescimento é controverso. As concentrações de hormônio do crescimento sérico e IGF-1 costumam ser baixas, em pacientes com atraso constitucional da puberdade, e elevadas à resposta à terapia com estrogênio. As pacientes com deficiência congênita de GnRH normalmente não são deficientes em hormônio do crescimento e não se beneficiam da terapia com o mesmo. Embora a administração do hormônio do crescimento seja menos provável de induzir o fechamento epifisário do que os esteroides sexuais, podendo adicionar altura ao adulto, as crianças com puberdade tardia crescem bem quando tratadas apenas com esteroides sexuais.[45,46] Já a terapia para as outras causas de puberdade tardia é ditada pelo processo de doença subjacente.

CONSIDERAÇÕES FINAIS

A puberdade tardia deve ser considerada em sua amplitude de consequências trágicas para uma adolescente, pois difere da precoce, que, como o termo já diz, é diagnosticada mais cedo, com propedêutica estabelecida logo de início. Na puberdade tardia, a falta de diagnóstico pode prolongar situações de agenesia uterina, síndromes com malformações, doenças com disfunções sexuais e até indefinição a respeito do sexo genético. Portanto, é preciso estar atento ao diagnóstico precoce, inclusive acompanhando as adolescentes em seu estágio de desenvolvimento, para que o atraso da propedêutica não provoque problemas psicológicos, sexuais e sociais em suas vidas.

REFERÊNCIAS BIBLIOGRÁFICAS

1. Palmert MR, Dunkel L. Delayed puberty. N Engl J Med. 2012; 366:443-53.
2. Sultan C (Ed.). Pediatric and adolescent gynecology: evidence – based clinical practice. Endocr Dev Basel Karger. 2004; 7:106-28.
3. Edouard T, Tauber M. Delayed puberty. Arch Pediatr. 2010; 17(2):195-200.
4. Sylvén L, Hagenfeldt K, Magnusson C et al. Psychosocial functioning in middle-aged women with Turner syndrome. In: Hibi I, Takano K (Eds.). Basic and clinical approach to Turner syndrome. Amsterdam: Elsevier Science Publishers BV. 1993; 163-7.
5. Palmert MR, Boepple PA. Variation in the timing of puberty: clinical spectrum and genetic investigation. J Clin Endocrinol Metab. 2001; 86: 2364-8.
6. Grumbach MM. The neuroendocrinology of human puberty revisited. Horm Res. 2002; 57:2-14.
7. Terasawa E, Fernandez DL. Neurobiological mechanisms of the onset of puberty in primates. Endocr Rev. 2001; 22:111-51.
8. Plant TM, Barker-Gibb M. Neurobiological mechanisms of puberty in higher primates. Human Reprod Update. 2004; 10:67-77.
9. Laughlin GA, Yen SSC. Hypoleptinemia in women athletes: absence of diurnal rhythm with amenorrhea. J Clin Endocrinol Metab. 1997; 82(1):318-21.
10. American Academy of Pediatrics. Committee on Sports Medicine and Fitness. Medical concerns in the female athlete. Pediatrics. 2000; 106:610-3.
11. Papalia DE, Olds SW. Desenvolvimento humano. São Paulo: Artes Médicas; 1998.
12. Godfrey RJ, Madgwick Z, Whyte GP. The exercise-induced growth hormone response in athletes. Sports Med. 2003; 33:599-613.
13. Nemet D, Rose-Gottron CM, Mills PJ et al. Effect of water polo practice on cytokines, growth mediators and leukocytes in girls. Med Sci Sports Exerc. 2003; 35:356-63.
14. Georgopoulos NA, Markou K, Theodoropoulou A et al. Growth and pubertal development in elite female rhythmic gymnasts. J Clin Endocrinol Metab. 1999; 84:4525-30.
15. Guy JA, Micheli LJ. Strength training for children and adolescents. J Am Acad Orthop Surg. 2001; 9:29-36.
16. Heintz GE, Howald H, Weiss U et al. Evidence for a reduction of growth potential in adolescents female gymnasts. J Pediatr. 1993; 122:306-13.
17. Caine D, Lewis R, O'Connor P et al. Does gymnastics training inhibit growth of females? Clin J Sport Med. 2001; 11:260-70.
18. Nemet D, Oh Y, Kim HS et al. Effect of intense exercise on inflammatory cytokines and growth mediators in adolescent boys. Pediatrics. 2002; 110:681-9.
19. Scheett TP, Nemet D, Stoppani J et al. The effect of endurance-type exercise training on growth mediators an inflammatory cytokines in pre-pubertal and early pubertal males. Pediatr Res. 2002; 52:491-7.
20. McCambridge TM, Stricker PR. American Academy of Pediatrics Council on Sports Medicine and Fitness, Strength training by children and adolescents. Pediatrics. 2008; 121:835-40.
21. American Academy of Pediatrics Intensive training and sports specialization in young athletes. American Academy of Pediatrics. Committee on Sports Medicine and Fitness. Intensive training and sports specialization in young athletes. Pediatrics. 2000; 106:154-7.
22. Sawamura Y, Ikeda J, Shirato et al. Germ cell tumours of the central nervous system: treatment consideration based on 111 cases and their long-term clinical outcomes. Eur J Cancer. 1998; 34:104-10.
23. Couto-Silva AC, Brauner R, Adan LF. Sequelas endócrinas da radioterapia no tratamento do câncer na infância e adolescência. Arq Bras Endocrinol Metab. 2005; 49(5):825-83.
24. Barnes HV. The problem of delayed puberty. Med Clin North America. 1975; 59(6):1337-47.
25. Sedlmeyer IL, Hirschhorn JN, Palmert RM. Pedigree analysis of constitucional delay of growth and maturation: determination of familial aggregation and inhertance patterns. J Clin Endocrinol Metab. 2002; 87(12):5581-6.
26. Grumbach MM, Roth JC, Kaplan SL et al. Hypothalamic-pituitary regulation of puberty: Evidence and concepts derived from clinical research.

In: Grumbach MM, Grave GD, Mayer FE (Eds.). Control of the onset of puberty. New York: J Wiley & Sons; 1974.

27. Rosenfield RL. Clinical Review 6: diagnosis and management of delayed puberty. J Clin Endocrinol Metab. 1990; 70:559.

28. Boepple PA. Precocious and delayed puberty. Curr Opin Endocrinol Diabetes. 1995; 2:111.

29. Mitchell AL, Dwyer A, Pitteloud N et al. Genetic basis and variable phenotypic expression. Of Kallmann Syndrome: towards a unifying theory. Trends Endocrinol Metab. 2011; 22:249.

30. Raivio T, Falardeau J, Dwyer A. Reversão do hipogonadismo hipogonadotrópico idiopático. N Engl J Med. 2007; 357:863-73.

31. Waldstreicher J, Seminara SB, Jameson JL. The genetic and clinical heterogeneity of gonadotropin releasing hormone deficiency in the human. J Clin Endocrinol Metab. 1996; 81:4388.

32. Tanner JM, Whitehouse RH. Clinical longitudinal standards for height, weight, height velocity, weight velocity and stages of puberty. Arch Dis Child. 1976; 51:170.

33. Marshall WA, Tanner JM, Variações no padrão de alterações puberais em meninas. Arch Dis Child. 1969; 44:291-303.

34. Kaplowitz PB. Delayed puberty. Pediatr Rev. 2010; 31:189.

35. Greulich WW, Pyle SI. Radiographic atlas of skeletal development of the hand and wrist. Stanford: Stanford University; 1959.

36. Tanner JM, Whitehouse RH, Cameron N. Assessment of skeletal maturity and prediction of adult height (TW2 method). London: Academic Press; 1983.

37. Gilli G. The assessment of skeletal maturation. Horm Res. 1996; 45(2):49-52.

38. Longui CA. Determinação da idade óssea na avaliação do crescimento. Temas em pediatria. Nestlé. 1996; 1:1-26.

39. Longui CA. Determinação da idade óssea e previsão da estatura final. In: Monte O, Longui CA, Calliari LEP. Endocrinologia para o pediatra. 2. ed. 1 vol. Rio de Janeiro: Atheneu; 1998.

40. Villanueva C, Argente J. Pathology or normal variant: what constitutes a delay in puberty? Horm Res Paediatr. 2014; 82:213-21.

41. Crowley WF Jr, Pitteloud N, Snyder P et al. Diagnosis and treatment of delayed puberty. Lit Rev Curr Through. 2013; (28) 2012.

42. Barnes HV. The problem of delayed puberty. Medical Clin North America. 1975; 59(6):1337-47.

43. Brook CG. Management of delayed puberty. Br Med J. 1985; 290:657.

44. Hindmarsh PC. How do you initiate oestrogen therapy in a girl who has not undergone puberty? Clin Endocrinol. 2009; 71(1):7-10.

45. Monte O. Atraso puberal. In: Monte O, Longui CA, Calliari LEP (Eds.). Endocrinologia para o pediatra. 2. ed. São Paulo: Atheneu; 1998.

46. Pozo J, Argente J. Ascertainment and treatment of delayed puberty. Hormon Res. 2003; 60(Suppl 3):35-48.

30

Amenorreia

Marco Aurélio Albernaz | Carolina Brandão Toda | Fernanda Paludetto Rodrigues

INTRODUÇÃO

A menstruação é o resultado da integração sinérgica de vários sistemas, o genético, o físico, o psíquico e o bioquímico. Sua ausência ou cessão anormal de modo temporário ou definitivo durante o período reprodutivo, a amenorreia, reflete o desequilíbrio desses sistemas e, portanto, deve ser investigada. A investigação bem conduzida leva ao correto diagnóstico e evita o custo dispendioso de exames, muitas vezes, desnecessários. A amenorreia pode ser classificada em primária ou secundária, como descrito a seguir.

- Amenorreia primária: ausência de menstruação espontânea aos 14 anos de idade em pacientes sem caracteres sexuais secundários ou aos 16 anos de idade em pacientes com desenvolvimento puberal normal
- Amenorreia secundária: é o intervalo entre menstruações igual ou maior que 180 dias, após apresentar períodos pregressos de fluxos menstruais, ou ausência de três ciclos consecutivos.[1] Períodos de tempo inferiores são considerados atraso menstrual.[2] Sua forma fisiológica é registrada em 3 a 4% da população geral.[2,3]

Em algumas circunstâncias, é razoável iniciar a investigação mesmo na ausência desses critérios estritos, como pacientes com estigmas da síndrome de Turner, virilização evidente ou histórico de curetagem uterina.[1]

A gestação é a causa mais comum de amenorreia secundária. Depois de excluída, as causas mais comuns são: causas ovarianas (40%), disfunção hipotalâmica (35%), doença hipofisária (19%), causas uterinas (5%) e outras (1%).[4]

PRINCÍPIOS BÁSICOS NA FUNÇÃO MENSTRUAL

A primeira demonstração clínica de menstruação adequada é a presença de fluxo menstrual. Para que isso ocorra, a paciente deve estar com a anatomia intacta e com a conexão contínua entre o orifício e o canal vaginal, a endocérvice e a cavidade uterina. O útero também deve conter endométrio funcional para ser capaz de responder às ações hormonais dos esteroides sexuais ovarianos, estrógeno e progestógeno, durante o ciclo ovariano do desenvolvimento folicular, a ovulação e a função do corpo lúteo. Os ovários devem conter folículos viáveis capazes de responder à estimulação das gonadotrofinas, do hormônio foliculoestimulante (FSH) e do hormônio luteinizante (LH), secretadas pela hipófise anterior. A secreção hipofisária das gonadotrofinas, por sua vez, depende da ação do hormônio liberador de gonadotrofina (GnRH), secretado pela parte medial do hipotálamo no plexo vascular portal que banha a hipófise anterior. Por fim, o padrão pulsátil da secreção hipotalâmica de GnRH é governado pela contribuição de centros superiores que interpretam e traduzem os estímulos ambientais e modulados pelo efeito *feedback* dos esteroides sexuais ovarianos. O sistema inteiro é altamente regulado por um complexo mecanismo que integra informações biofísicas e bioquímicas compostas pela interação de sinais hormonais, fatores autócrinos/parácrinos e reações das células-alvo.

Para função menstrual seguir normal, é necessário o funcionamento adequado de quatro componentes: útero, ovário, hipófise e hipotálamo. Dessa maneira, as causas de amenorreia podem ser classificadas de acordo com o compartimento ou o nível da disfunção ou distúrbio:

- Distúrbios do sistema genital de saída do fluxo menstrual
- Distúrbios ovarianos
- Distúrbios da hipófise anterior
- Distúrbios hipotalâmicos ou do sistema nervoso central.

A Tabela 30.1 mostra as categorias da amenorreia de acordo com os níveis de gonadotrofinas e estrogênio.

HIPOGONADISMO HIPOGONADOTRÓFICO

É caracterizado por baixas concentrações de esteroides sexuais associados a valores baixos de gonadotrofinas (LH e FSH).[5] A amenorreia funcional, portanto, é um diagnóstico de exclusão (Figura 30.1).[1]

Causas hipotalâmicas

Causas hereditárias

A mais comum é o hipogonadismo hipogonadotrófico idiopático. Quando há associação da oligo/amenorreia à perda olfatória, tem-se a síndrome de Kallmann. Um teste olfatório simples com café e odores fortes é capaz de diferenciar as duas patologias, e é fundamental a sua realização, pois a maioria das pacientes não tem consciência da sua deficiência. A síndrome de Kallmann também está associada a anomalias na linha média da face, como fenda palatina, agenesia renal unilateral, ataxia cerebelar, epilepsia, perda auditiva neurossensorial e sincinesia (movimentos espelhados de mãos).[1]

Causas adquiridas

Abrange três grandes categorias: os transtornos alimentares, os exercícios físicos e o estresse. Sob a perspectiva

Tabela 30.1 Categorias de amenorreia.

Tipo de hipogonadismo	LH/FSH	Estrogênio	Defeito primário
Hipogonadotrófico	Baixo	Baixo	Hipotálamo/hipófise
Hipergonadotrófico	Alto	Baixo	Ovário
Eugonadotrófico	Normal	Normal	Vários

FSH: hormônio foliculoestimulante; LH: hormônio luteinizante. *Fonte*: Febrasgo, 2015.[1]

teleológica, a amenorreia nessas situações pode ser considerada um mecanismo de prevenção de gravidez em momentos de recursos subótimos para gestar um bebê.[1]

▸ **Transtornos alimentares.** A disfunção hipotalâmica é grave na anorexia e pode afetar outros eixos hipotalâmico-hipofisários além do reprodutivo. A gordura corporal é importante no desencadeamento da menarca como a manutenção dos ciclos menstruais. Para ocorrer a menarca, é necessário pelo menos 17% de gordura e, para que o ciclo menstrual se mantenha, 22% de gordura. A amenorreia pode ocorrer em virtude da perda abrupta de 10 a 15% do peso normal esperado para a mulher.[6] Além disso, mesmo com o retorno do peso normal, nem todas as mulheres anoréxicas voltam a ter função menstrual normal. Os transtornos alimentares impactam a função ovulatória por meio de uma série de fatores hormonais: leptina, insulina e glucagon. Pacientes com anorexia nervosa apresentam baixos níveis de leptina circulante (hormônio da saciedade) e, consequentemente, têm secreção aumentada do neuropeptídio Y (NPY), reconhecido por estimular o apetite e alterar a pulsatilidade do GnRH.[7,8]

▸ **Exercícios físicos.** A amenorreia é mais comumente vinculada à perda significativa de gordura, resultante de exercícios como balé, ginástica e corridas de longa distância. Exercícios físicos provocam estresse físico e provocam a liberação do hormônio liberador da corticotrofina (CRH), que atua na hipófise anterior estimulando a secreção da pró-opiomelanocortina (PMO), precursora das betaendorfinas.[9,10] Estas têm efeito inibitório sobre o GnRH, alterando sua pulsatilidade. Nas mulheres que continuam a menstruar, os ciclos variam com fase lútea curta.

▸ **Estresse.** A amenorreia pode ser causada por períodos de grande preocupação que levam ao esgotamento psíquico. Como resposta ao estresse, há aumento do CRH, que resulta na secreção de cortisol pela suprarrenal. O CRH altera a padrão de secreção do GnRH, enquanto o cortisol age direta e indiretamente para interromper a função neuronal do GnRH.

Pseudociese

Esse diagnóstico deve ser considerado em pacientes com amenorreia associada a sintomas de gravidez. O mecanismo pelo qual a pseudociese leva à amenorreia ainda é desconhecido, sendo necessário acompanhamento psiquiátrico para tratar o transtorno depressivo associado.

Destruição anatômica

Qualquer processo que altere o hipotálamo pode comprometer a secreção de GnRH e levar ao quadro de hipogonadismo hipogonadotrófico e amenorreia. Os tumores mais associados à amenorreia são craniofaringiomas, germinomas, tumores do seio endodérmico, granuloma eosinofílico (síndrome de Hand-Schuller-Christian) e gliomas, assim como lesões metastáticas. O mais comum desses tumores é o craniofaringioma, um tumor epitelial cujo quadro clínico inclui cefaleia e alterações visuais. Outras causas são tuberculose e sarcoidose.

Causas hipofisárias

As disfunções hipofisárias adquiridas geralmente ocorrem na amenorreia secundária e, em raros casos, podem ocorrer na primária. Elas são descritas a seguir:

- **Adenoma hipofisário:** é causa mais comum de disfunção hipofisária adquirida. Os adenomas mais comuns secretam

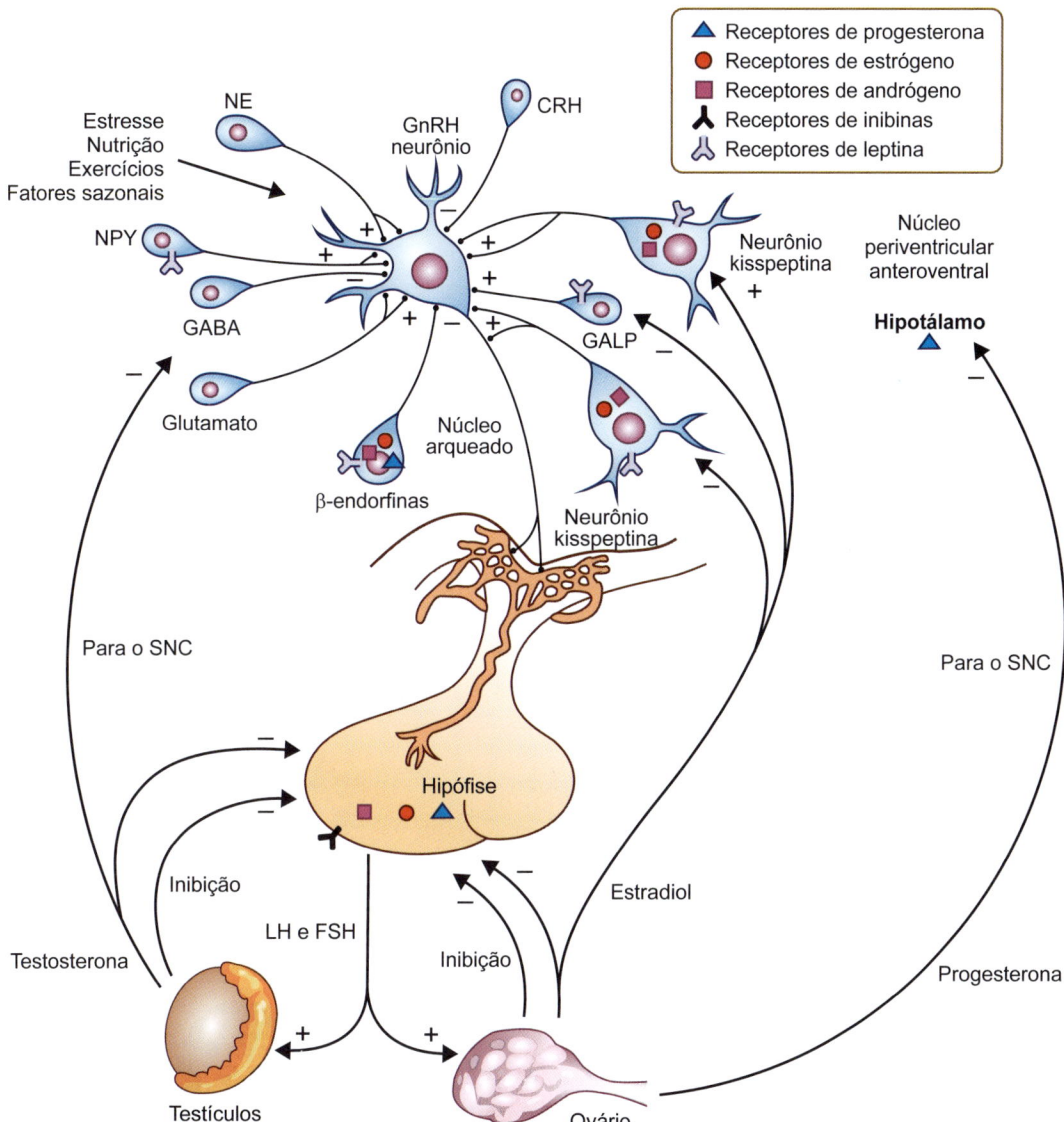

Figura 30.1 Eixo hipotalâmico-hipofisário-ovariano. CRH: hormônio liberador da corticotrofina; GABA: ácido gama-aminobutírico; GALP: peptídio ligante de galanina; FSH: hormônio foliculoestimulante; GnRH: hormônio liberador de gonadotrofina; LH: hormônio luteinizante; NE: norepinefrina; NPY: neuropeptídio Y; SNC: sistema nervoso central.

prolactina. Níveis aumentados de prolactina provocam aumento reflexo da secreção de dopamina (hormônio contrar-regulador), a fim de reduzir a concentração de prolactina. A dopamina atua no *feedback* negativo sobre a secreção de GnRH

- Tratamento cirúrgico/radioativo de adenomas hipofisários: pode promover lesão hipofisária
- Síndrome de Sheehan: causada por hemorragia profusa pós-parto associada a hipotensão. A diminuição do fluxo sanguíneo na hipófise causa isquemia, necrose hipofisária e até mesmo acidente vascular hipofisário. O hipofluxo pode atingir a região responsável pelas gonadotrofinas, levando a amenorreia. Nos casos mais graves, pode alcançar as demais regiões da hipófise, resultando em pampituitarismo (Figura 30.2)
- Doenças crônicas em estágio final: podem levar a amenorreia por mecanismos ainda não bem compreendidos
- Outras causas: processo inflamatório, doença infiltrativa ou lesões metastáticas.

HIPOGONADISMO HIPERGONADOTRÓFICO E/OU EUGONADOTRÓFICO

O hipogonadismo hipergonadotrófico caracteriza-se pelas causas de amenorreia, que elevam as gonadotrofinas FSH e LH sem produção dos estrógenos. Entre as causas mais comuns estão as doenças que provocam anovulação crônica. Nos casos de hipogonadismo eugonadotrófico, as gonadotrofinas se mantêm normais. Dentre as causas menos raras estão as de obstrução da passagem do sangue menstrual, como no caso de hímen não perfurado.

Causas ovarianas

Constituem a causa geral mais comum de amenorreia primária e incluem uma ampla gama de distúrbios que variam de uma simples anovulação crônica, como em mulheres com síndrome do ovário policístico (SOP), obesidade, tireoidopatias e hiperprolactinemia, até uma falha completa relacionada com

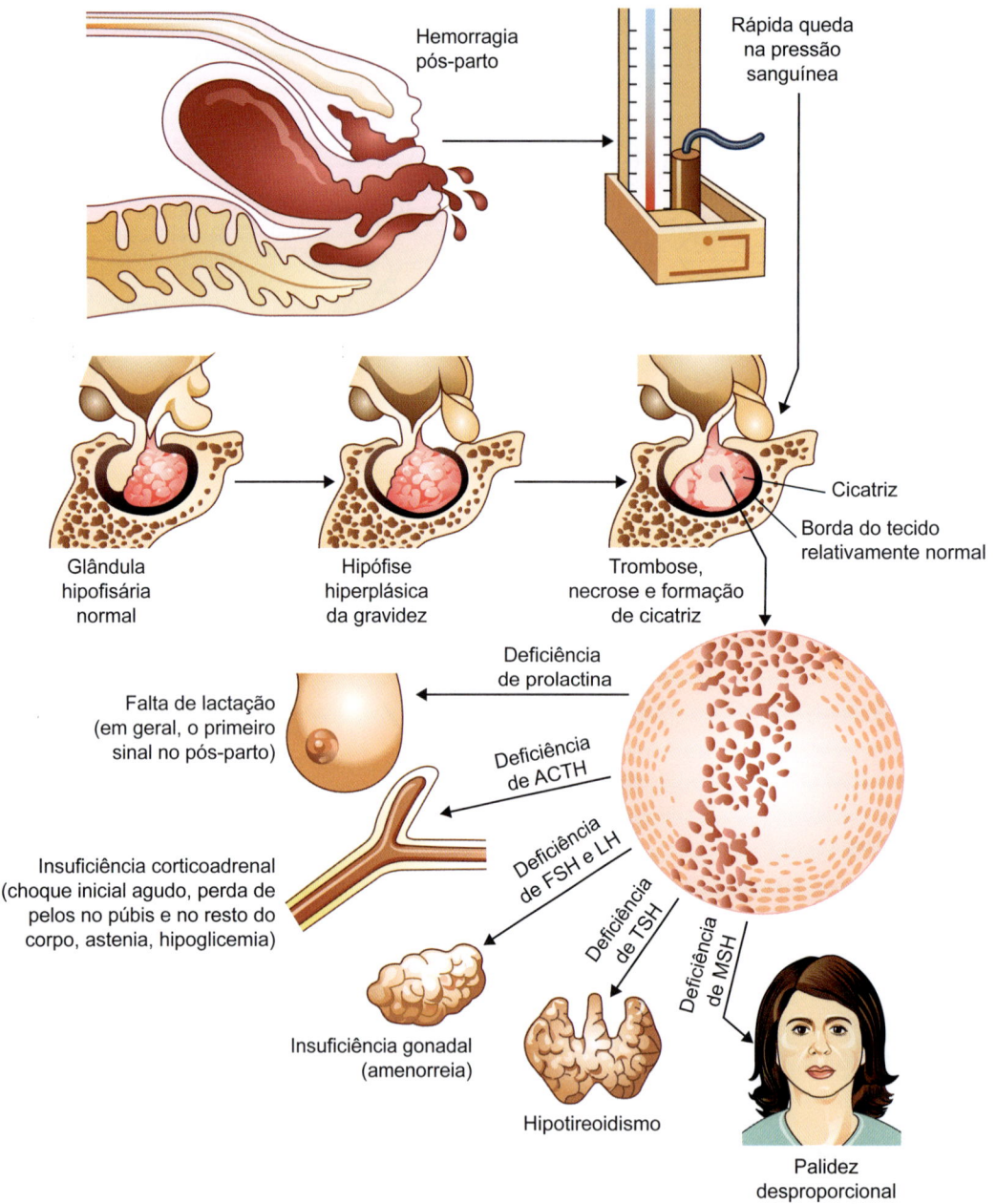

Hemorragia
pós-parto

Rápida queda
na pressão
sanguínea

Glândula
hipofisária
normal

Hipófise
hiperplásica
da gravidez

Trombose,
necrose e formação
de cicatriz

Cicatriz

Borda do tecido
relativamente normal

Deficiência
de prolactina

Falta de lactação
(em geral, o primeiro
sinal no pós-parto)

Deficiência
de ACTH

Insuficiência corticoadrenal
(choque inicial agudo, perda de
pelos no púbis e no resto do
corpo, astenia, hipoglicemia)

Deficiência
de FSH e LH

Deficiência
de TSH

Deficiência
de MSH

Insuficiência gonadal
(amenorreia)

Hipotireoidismo

Palidez
desproporcional
à anemia

Figura 30.2 Síndrome de Sheehan. ACTH: hormônio adrenocorticotrófico ou corticotrofina; FSH: hormônio foliculoestimulante; LH: hormônio luteinizante; TSH: hormônio tireoestimulante; MSH: hormônio estimulante de alfamelanócitos.

anormalidades cromossômicas ou outros distúrbios genéticos, como mutações do X frágil e galactosemia, doença autoimune, radiação e quimioterapia.

▶ **Anovulação crônica.** Quando a avaliação revela claras evidências de produção estrogênica ovariana normal, e o nível sério de FSH também é normal, o diagnóstico de anovulação crônica é estabelecido, e trata-se de um hipogonadismo eugonadotrófico. A hiperprolactinemia é uma das causas mais comuns de anovulação e amenorreia e, embora menos comuns, as tireoidopatias são facilmente identificadas e tratadas. Além das tireoidopatias e da hiperprolactinemia, causas comuns e prováveis de anovulação crônica incluem SOP, obesidade, estresse ou exercícios e insuficiência ovariana prematura (IOP).

▶ **Disgenesia gonadal.** Seu diagnóstico definitivo é realizado por biopsia das gônadas. Na maioria dos casos, está associada a alterações cromossômicas, em especial à síndrome de Turner.

Dessa maneira, a realização de cariótipo é essencial em todas as pacientes com amenorreia primária. Pode ser classificada como descrito a seguir:

• Disgenesia gonadossomática: associada a alterações cromossômicas. A mais comum é a síndrome de Turner (cariótipo 45XO), a qual representa cerca de 50% dos casos. A síndrome de Turner é caracterizada por amenorreia primária em indivíduos fenotipicamente femininos, com presença de útero, trompas e vagina infantilizados, mas com ovários em fita (Figura 30.3). A genitália externa é feminina, com infantilismo. Os estigmas mais importantes são pescoço alado, tórax em barril (escudo), baixa estatura, cúbito valgo, afastamento de mamilos, nevos cutâneos, palato arqueado, unhas das mãos pequenas e convexas, quarto e quinto metacarpianos curtos, e implantação baixa de cabelos. O tripé diagnóstico da síndrome de Turner é constituído pela ausência de caracteres

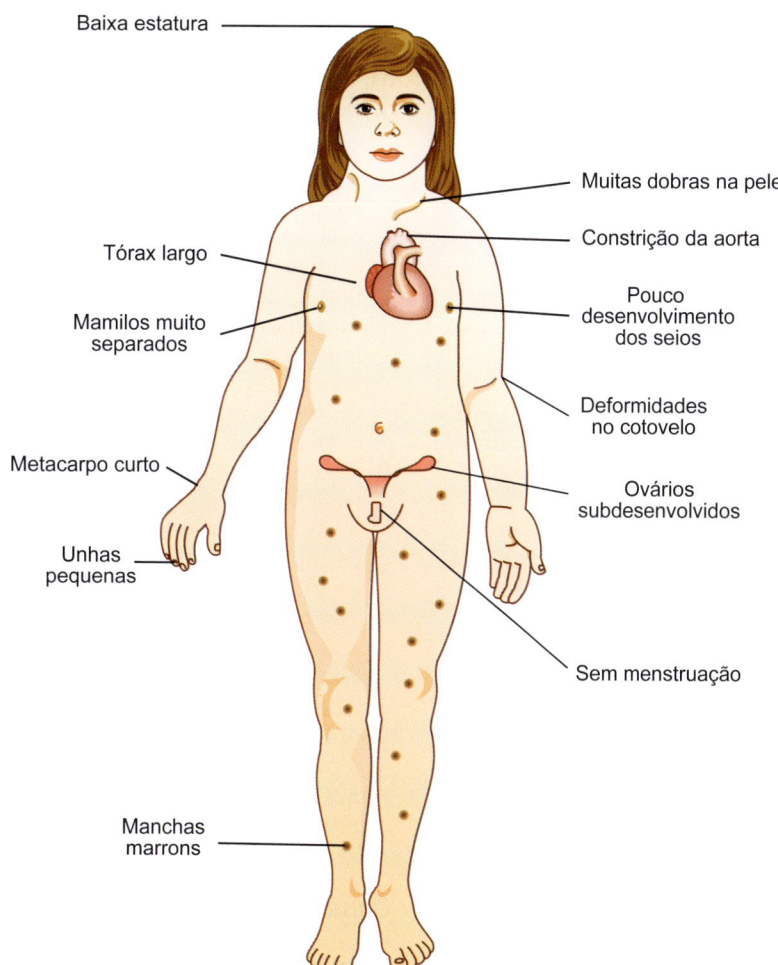

Baixa estatura

Muitas dobras na pele

Constrição da aorta

Tórax largo

Mamilos muito separados

Pouco desenvolvimento dos seios

Deformidades no cotovelo

Metacarpo curto

Ovários subdesenvolvidos

Unhas pequenas

Sem menstruação

Manchas marrons

Figura 30.3 Síndrome de Turner.

sexuais secundários, baixa estatura e presença de estigmas próprios da síndrome
- Disgenesia gonadal pura: correspondendo a 25% dos casos, não se associa a anormalidades cromossômicas. As pacientes apresentam 46XX e gônadas em fitas, com desenvolvimento deficiente dos caracteres sexuais secundários e folículos ovarianos aparentemente normais
- Disgenesia gonadal em indivíduos 46XY: também denominada síndrome de Swyer, é caracterizada por anéis fibrosos no lugar dos testículos, os quais são incapazes de produzir testosterona ou fator antimülleriano, o que torna a genitália interna e externa fenotipicamente feminina. Essas pacientes apresentam amenorreia primária, crescimento eunucoide, trompas e útero normais ou rudimentares, gônadas em fita, ausência de caracteres sexuais secundários e infantilismo genital
- Mosaicismo: a principal variedade de mosaicismo (múltiplas linhagens celulares com variada composição dos cromossomos sexuais) na disgenesia gonádica é XO/XX. Nos casos XO, as características apresentam semelhança com a síndrome de Turner. A presença do componente XX pode levar a diferentes graus de desenvolvimento feminino, inclusive com reprodução. Essas pacientes costumam ser baixas e ter menopausa precoce.

▶ **Insuficiência ovariana prematura (IOP).** Definida como a falência ovariana antes dos 40 anos de idade, sua causa mais comum é idiopática, no entanto, pode ser adquirida por irradiação pélvica, quimioterapia, processos infecciosos autoimunes, cirurgias, tumores. É determinada pela aceleração do processo de destruição folicular, acarretando ovários hipotróficos com folículos escassos. A causa é geralmente desconhecida, sendo atribuída a um provável distúrbio genético.

▶ **Síndrome de Savage.** É rara e determinada pela resistência à ação das gonadotrofinas ou ausência dos receptores ovarianos. Pode ser primária ou adquirida. Na primária, a paciente não apresenta desenvolvimento dos caracteres sexuais secundários. Na adquirida, o desenvolvimento é normal ou infantil.

▶ **Tumores ovarianos com atividade endócrina.** São responsáveis por 5% das neoplasias malignas do ovário, com pico de incidência nas terceiras e quarta décadas de vida. Geralmente têm origem no estroma formado a partir do cordão sexual.

▶ **Síndrome do ovário policístico (SOP).** É a endocrinopatia mais comum em mulheres em idade reprodutiva e acomete 5 a 15% da população mundial, sendo responsável por 20% dos casos de amenorreia. A SOP é a principal causa de anovulação crônica hiperandrogênica, acometendo quase 6% das mulheres em idade reprodutiva. A anovulação normoestrogênica decorre da ausência da fase lútea com consequente diminuição ou ausência de produção de progestógeno. Assim, o teste da progesterona pode apresentar resultado positivo, confirmando níveis séricos normais de estrogênio. A ausência de ovulação está correlacionada com elevados níveis séricos de andrógenos que, no microambiente ovariano, impedem a correta maturação folicular e a ovulação. Nesse caso, ocorre produção estrogênica pelos folículos ovarianos, mas não há produção adequada de progestógeno. As pacientes com SOP podem apresentar uma ampla variedade de quadros menstruais. Sem ovulação, não há progestógeno e, sem queda súbita de progestógeno, não há fluxo menstrual. Porém, algumas mulheres com SOP apresentam amenorreia por hiperandrogenismo que atrofia o endométrio.[3,11,12]

Causas canaliculares

Também chamada de criptomenorreia, a amenorreia de causa canalicular ocorre quando o fluxo menstrual não se exterioriza devido a um obstáculo em seu escoamento. É facilmente avaliada com base na história menstrual e no exame físico da anatomia genital.[1] Podem ser divididas em duas categorias: congênitas e adquiridas.

Causas congênitas

Neste grupo enquadram-se duas categorias principais, a obstrução do trato de saída e as malformações müllerianas.[3,10,13,14]

▶ **Obstrução distal do sistema genital.** O sangramento uterino é normal, mas as vias para a eliminação do sangue estão obstruídas ou ausentes. Essas pacientes apresentam características sexuais secundárias e função ovariana normal, e cariótipo 46XX. Dado o fluxo retrógrado, há fator risco aumentado para o desenvolvimento de endometriose e complicações associadas, como dor crônica e infertilidade. Nessa categoria, por ordem de prevalência, são encontradas as seguintes situações:

- Septo vaginal transverso: causa relativamente rara de amenorreia primária. As manifestações clínicas são dores pélvicas cíclicas, sintomas de obstrução e urgência miccional pela falta de canalização do terço distal da vagina
- Hímen imperfurado: a principal queixa costuma ser um desconforto na região vulvar e perineal por mucocolpo e/ou hematocolpo, visualizados por exame ginecológico (Figura 30.4).

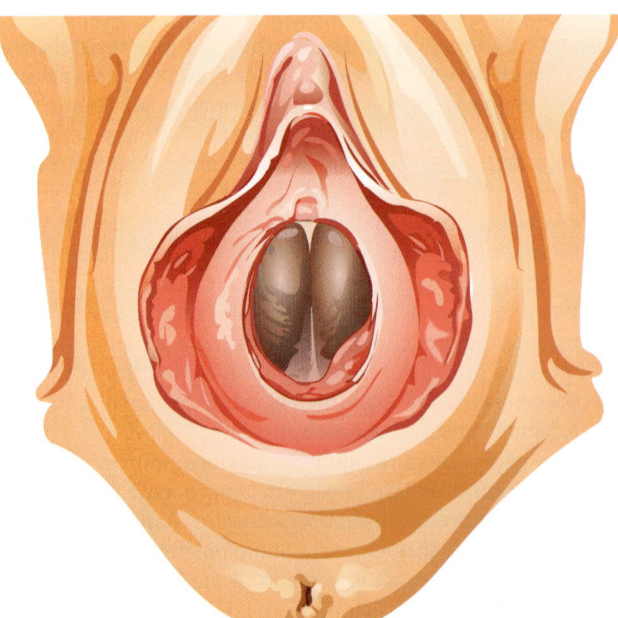

Figura 30.4 Hímen imperfurado.

▶ **Malformações müllerianas.** No desenvolvimento embrionário, os ductos müllerianos dão origem à parte superior da vagina, ao colo, ao corpo uterino e às tubas uterinas. As agenesias müllerianas podem ser parciais ou totais:

- Síndrome de Rokitanski-Kuster-Hauser (agenesia mülleriana total): causa relativamente comum de amenorreia primária, perde apenas para a disgenesia gonadal. Caracteriza-se pela ausência de vagina, útero e tubas uterinas. A função ovariana é mantida e o cariótipo é 46XX. O principal diagnóstico diferencial é com o distúrbio de insensibilidade androgênica (46XY). A dosagem de testosterona total é uma importante ferramenta para o diagnóstico.[11] Aproximadamente 1/3 das pacientes apresenta anormalidades do trato urinário (rim ectópico, agenesia renal unilateral, rim em ferradura e duplicação ureteral)[15]
- Síndrome da insensibilidade androgênica (feminização testicular): trata-se de um pseudo-hermafroditismo masculino, descrito na literatura como a terceira causa mais frequente de amenorreia primária. A paciente apresenta cariótipo XY e testículos, produzindo testosterona, mas não responsivos a andrógenos, por defeito no receptor, de maneira que apresenta fenótipo feminino. O crescimento e o desenvolvimento são normais, embora possa ter estatura maior que a média. As mamas são grandes, porém com pouco tecido glandular; os mamilos são pequenos e as aréolas, claras. A genitália externa é feminina, porém os testículos podem ser palpáveis nos grandes lábios ou na região inguinal. As células de Sertoli produzem o hormônio antimülleriano, que inibe o desenvolvimento do útero, das tubas e do terço superior da vagina.

Causas adquiridas[3,10,12,15]

▶ **Estenose do colo uterino.** A estenose do colo uterino, na maioria dos casos, envolve o orifício interno. Acomete principalmente pacientes submetidas a procedimentos cirúrgicos como dilatação para a curetagem e excisão eletrocirúrgica por alça diatérmica, além daquelas submetidas à radioterapia. O diagnóstico é feito a partir da impossibilidade de introduzir o dilatador na cavidade uterina. Se a obstrução for total, palpa-se um útero aumentado e de consistência macia. O manejo envolve dilatação cervical e exclusão de neoplasia.

▶ **Sinequias intrauterinas (síndrome de Asherman).** São aderências intrauterinas e, quando sintomáticas, constituem a síndrome de Asherman (Figura 30.5). Causam amenorreia quando há extensa fibrose intrauterina. Nos casos menos graves, as mulheres apresentam hipomenorreia e perdas recorrentes de gravidez causadas por placentação anormal. Quando há suspeita de sinequias intrauterinas, a histerossalpingografia é o exame indicado. Alguns casos difíceis podem ser esclarecidos com o auxílio da histerossonografia. O tratamento consiste na lise histeroscópica dessas aderências.

DIAGNÓSTICO

Anamnese

O diagnóstico etiológico das amenorreias inicia-se com anamnese bem-feita e exame físico completo. Os pontos de abordagem fundamentais na anamnese são descritos a seguir:[15]

- Antecedentes menstruais: menarca, alterações de fluxo, quantidade, ciclicidade
- Sexarca: as principais causas de amenorreia fisiológicas são gravidez e lactação

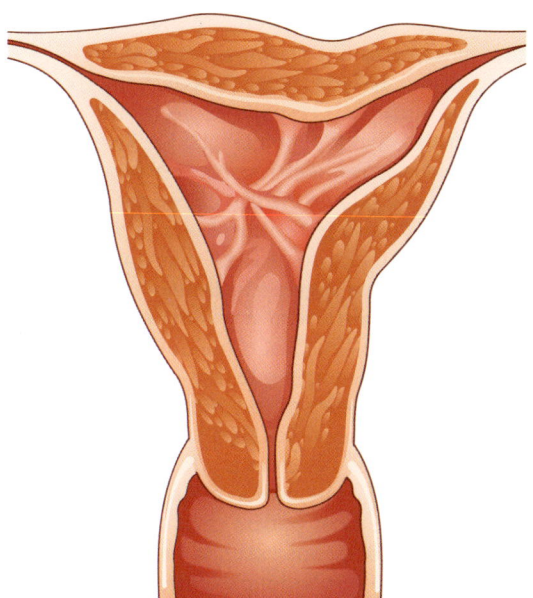

Figura 30.5 Síndrome de Asherman.

- História obstétrica: tipo de parto, curetagens, acretismo placentário, hemorragia intra ou pós-parto necessitando de hemotransfusões
- Desenvolvimento puberal: investigar se a telarca e a pubarca ocorreram no período adequado e tiveram evolução satisfatória. A ausência dos caracteres sexuais caracteriza o hipogonadismo
- Dor pélvica cíclica: associada às malformações anatômicas do trato de saída, tais como septo vaginal transverso, hímen imperfurado ou agenesia cervical
- Hiperandrogenismo: presença de pelos em regiões atípicas, engrossamento da voz e acne
- Galactorreia: suspeita de síndrome hiperprolactinêmica
- Sintomas climatéricos: traduzem deficiência de estrógeno, tendo como sintomas ondas de calor, transtornos do sono e secura vaginal
- Exercícios físicos extenuantes: os principais são balé, ginástica e corridas de longa distância
- Uso de medicamentos: deve-se pesquisar uso de antidepressivos tricíclicos, anticonvulsivantes, quimioterápicos e contraceptivos de depósito, como sulpirida, cimetidina, metildopa, tioridazina, metoclopramida, domperidona, haloperidol, fenotiazinas, antidepressivos tricíclicos e verapamil[2]
- Procedimentos cirúrgicos prévios: curetagens, leiomiomas e ablação endometrial podem associar-se a sinequias uterinas
- Radioterapia pélvica: costuma determinar falência ovariana.

Exame físico

Deve-se verificar peso, altura, índice de massa corporal, circunferência abdominal e acantose *nigricans*. Obesidade associada à oligomenorreia e acantose podem estar associadas a disovulias (SOP, síndrome metabólica), portanto, acantose constitui sinal indireto de resistência insulínica. Outros fatores a serem observados:[15]

- Ectoscopia
  - Presença de exoftalmia no hipertireoidismo ou bócio no hipotireoidismo
  - Baixa estatura com estigmas (síndrome de Turner)
  - Hirsutismo ou acne (SOP)

- Desenvolvimento puberal: avaliar se os caracteres secundários estão adequados à idade (classificação de Tanner)
- Órgãos genitais: avaliar se estão normais
  - Vagina em fundo cego: presente nas malformações müllerianas
  - Vagina com umidade e rugosidade normais sugere ação estrogênica adequada
  - Hipertrofia de clitóris e virilização (hiperandrogenismo)
  - Pelos pubianos escassos ou ausentes sugerem insensibilidade androgênica.

Exames laboratoriais na amenorreia primária

Estima-se que 60% dos casos estejam associados a anomalias do desenvolvimento. A amenorreia primária pode resultar de obstrução do trato de saída ou de ausência de endométrio nos casos com agenesia uterina. Pacientes com amenorreia primária podem ser divididas didaticamente em dois grandes grupos, descritos a seguir:[16]

- Caracteres sexuais presentes e concordantes
  - Deve ser descartada a hipótese de criptomenorreia: septos vaginais transversos, hímen imperfurado ou atresia isolada de vagina. O principal sintoma dessas pacientes é a dor abdominal cíclica devido ao acúmulo de sangue menstrual obstruído. Os exames de imagem são fundamentais para a avaliação da genitália interna
  - Se o sistema genital apresentar-se normal, deve-se investigar o eixo hipotálamo-hipófise-ovariano como em casos de amenorreia secundária
  - Quando houver discordância do desenvolvimento puberal entre pelos, mamas e genitália, investigar síndrome da insensibilidade androgênica
  - O cariótipo é útil para a verificação de síndromes e para a diferenciação entre malformação mülleriana ou feminilização testicular
- Caracteres sexuais ausentes, rudimentares ou discordantes
  - Os caracteres sexuais secundários não se desenvolveram em consequência de uma alteração gonadal ou são reflexo de uma alteração extragenital (endócrina, hipotalâmica ou hipofisária)
  - Os exames a serem feitos são os mesmos das pacientes com caracteres sexuais presentes e concordantes, anteriormente descritos.

Exames laboratoriais na amenorreia secundária

Os exames solicitados mudam conforme a história clínica e o exame físico da paciente. Aquelas com amenorreia primária merecem uma abordagem diferente daquelas com amenorreia secundária, tendo em vista as diferenças etiológicas de ambas.[3]

Os exames laboratoriais indicados para investigar as causas de amenorreia secundária são:

- Dosagem de fração beta da gonadotrofina coriônica humana (β-hCG) sérica: para exclusão de gradvidez. Todas mulheres em idade reprodutiva com amenorreia devem ser consideradas grávidas até se provar o contrário
- FSH: dosagem normal sugere hipogonadismo eugonadotrófico. Por outro lado, valores baixos sugerem disfunção hipotálmico-hipofisária e níveis elevados, IOP. A dosagem pode ser realizada em qualquer dia do ciclo nos casos de amenorreia.[17] Quando acima de 12 a 20 mUI/mℓ, indica baixa reserva ovariana e, quando acima de 40 mUI/mℓ,

Parte 5

falência ovariana. Para o diagnóstico de IOP são necessárias duas dosagens de FSH acima de 40 mUI/mℓ obtidas com intervalo mínimo de 1 mês. Serão necessárias pelo menos duas dosagens elevadas, tendo em vista que a IOP tem evolução flutuante. Essa oscilação provavelmente explica os casos esporádicos de gravidez registrados nessas mulheres

- LH: é pouco sensível a variações da reserva ovariana e não é indicado para tal avaliação[3]
- Hormônio antimülleriano: é uma glicoproteína produzida pelas células granulosas de folículos ovarianos primários, pré-antrais e pequenos folículos antrais.[15] Existe uma correlação direta negativa entre a dosagem dele e reserva ovariana. As concentrações desse hormônio são constantes ao longo do ciclo (e não flutuantes como o FSH e o estradiol) e podem ser mensuradas em qualquer momento com boa acurácia diagnóstica[11]
- Estradiol: tem pouca utilidade, tendo em vista a grande variabilidade dos seus níveis plasmáticos. O exame físico genital (trofismo), a colpocitologia hormonal (índice de Frost) ou o teste do progestógeno podem ser indicativos indiretos do nível estrogênico. O índice de Frost consiste na presença de células das camadas profundas (células basais e parabasais), indicando epitélio atrófico independente dos níveis plasmáticos de estradiol
- Prolactina: as hiperprolactinemias correspondem a uma das principais causas de amenorreia secundária e a dosagem de prolactina plasmática deve fazer parte da rotina de investigação.[1] A secreção de prolactina pode ser transitoriamente elevada por estresse ou alimentação. Por isso, recomenda-se que a dosagem seja pelo menos repetida antes da solicitação do exame de imagem do sistema nervoso central, principalmente naquelas pacientes com elevação discreta (< 50 ng/mℓ). Valores acima de 100 ng/mℓ sugerem prolactinoma.[18] O uso de medicações como metoclopramida, verapamil, risperidona, fenotiazidas (clorpromazina) e butirofenonas (haloperidol) podem levar a níveis de prolactina superiores a 100 ng/mℓ. Inibidores de recaptação de serotonina podem causar hiperprolactinemia; porém, os níveis raramente excedem a normalidade. Inibidores da monoaminoxidase e antidepressivos tricíclicos também podem aumentar os níveis de prolactina. A magnitude da elevação dos níveis de prolactina induzida por medicações é variável e os níveis retornam ao normal alguns dias após a cessação da terapia[19]
- Hormônio tireoestimulante (TSH): quadros de hipotireoidismo comumente associam-se com hiperprolactinemia. Portanto, a dosagem é obrigatória, simultânea à da prolactina. O tratamento de hipotireoidismo normaliza os níveis de prolactinêmicos. A tiroxina (T4) livre deve ser solicitada somente se houver elevação de TSH
- Testosterona: os andrógenos devem ser avaliados quando a clínica for compatível com hiperandrogenismo. É útil na diferenciação da hiperplasia suprarrenal congênita da SOP. Valores acima de 300 ng/dℓ sugerem tumor ovariano, enquanto valores mais baixos sugerem SOP
- Sulfato de deidroepiandrostenediona (S-DHEA): é sintetizado essencialmente pelas suprarrenais. Valores acima de 700 mcg/dℓ sugerem hiperandrogenismo de origem suprarrenal, mais comumente associado a tumor suprarrenal, o que justifica a a solicitação de RM ou TC de suprarrenais nesses casos
- 17-hidroxiprogesterona (17OHP): é elevado nos casos de hiperplasia virilizante de suprarrenal de manifestação tardia por deficiência da enzima 21-hidroxiprogesterona (mais frequente) e é um importante diagnóstico diferencial de SOP. Valores intermediários são inconclusivos, em decorrência da sobreposição de valores entre pacientes normais e portadores heterozigóticos e homozigóticos de mutação do gene que codifica a 21-hidroxilase. Nesses casos, o estímulo com a corticotrofina (ACTH) pode ser necessário para confirmar o diagnóstico. Valor de referência: 1 a 3 ng/mℓ
- Teste do progestógeno/estrógeno: consiste na administração de 10 mg de acetato de medroxiprogesterona 1 vez/dia, durante 7 a 10 dias. O teste é considerado positivo caso ocorra sangramento dentro de 2 a 7 dias do término do curso de progestógeno e sugere níveis adequados de estrógenos endógenos para estimular a proliferação endometrial. As gonadotrofinas estimulam o funcionamento ovariano e o sistema genital é competente. Em outras palavras, trata-se de anovulação crônica estrogênica. Se não ocorrer sangramento, a paciente deve ser tratada com estrógeno, seguido por progestógeno.[2] No entanto, diversos fatores podem levar a interpretações incorretas do teste. Em primeiro lugar, os níveis estrogênicos podem oscilar tanto na amenorreia hipotalâmica como nos estágios iniciais da insuficiência ovariana. Como resultado, pacientes com esses distúrbios podem ter pelo menos um sangramento após a interrupção do uso de progestógeno. Especificamente, observa-se menstruação após administração de progestógeno em até 40% das mulheres com amenorreia hipotalâmica causada por estresse, perda de peso ou exercício, e em mais de 50% daquelas com insuficiência ovariana.[20,21] Ademais, as mulheres com níveis androgênicos elevados, como ocorre nos casos de SOP e hiperplasia suprarrenal congênita, podem ter endométrio atrófico e não sangram. Em até 20% das mulheres com estrogênio presente não ocorre sangramento após a interrupção do tratamento com progestógeno.[22] Portanto, devido a sua baixa acurácia, esse teste deve ser realizado em situações nas quais não há possibilidade de investigação laboratorial adequada
- Teste do progestógeno com estrógeno: realiza-se teste usando 1,25 mg de estrógenos conjugados por 21 dias com adição de 10 mg de acetato de medroxiprogesterona nos últimos 10 dias. Podem ser empregados outros esquemas de estrógeno, seguido de estrógeno com adição de progestógeno. Uma vez que também não ocorra o sangramento, a causa da amenorreia é uterina ou uma alteração anatômica (agenesia uterina, sinequias, septo vaginal, entre outros).[15] A síndrome de Asherman é a única causa uterina de amenorreia secundária. Para avaliação de sinequias intrauterinas estão indicados procedimentos de imagem, como histerossalpingografia ou histeroscopia. Em pacientes com sangramento após o teste de estrógeno e progestógeno, ficam confirmados a cavidade endometrial normal e o hipoestrogenismo. O passo seguinte é a solicitação da dosagem de gonadotrofinas para determinar se o hipogonadismo é de causa central (hipotálamo-hipófise) ou ovariana. Coontudo, devem-se aguardar 2 semanas para a coleta devido aos efeitos de *feedback* negativo do estrógeno e progestógeno exógeno sobre o eixo hipotálamo-hipófise.[23]

Exames de imagem

Os exames de imagem indicados para o diagnóstico da amenorreia são:[11]

- Cariótipo: útil na amenorreia primária (disgenesias gonádicas) ou secundária (falência ovariana antes dos 30 anos de idade). O risco de ter cariótipo anormal é tanto maior quanto mais precoce for a instalação da IOP. O cariótipo deve ser realizado como parte da avaliação de base em pacientes com IOP, com ou sem estigmas da síndrome de Turner[17]

- RM: crânio (anormalidade encefálica), sela túrcica (adenomas hipofisários) e pélvica (malformações de genitália interna). Em qualquer paciente com hipogonadismo hipogonadotrófico deve ser considerada anormalidade anatômica até se provar o contrário por meio de TC ou RM de crânio
- Ultrassonografia: fundamental na avaliação da genitália interna. Nos casos de hipo/hipertireoidismo ou hiperplasia suprarrenal congênita, pode ser solicitada para avaliar suprarrenais e tireoide
- Histeroscopia e histerossalpingografia: sinequias uterinas ou estenoses cervicais.

CONDUTA E TRATAMENTO

A amenorreia é um sintoma, portanto, seu tratamento depende do diagnóstico etiológico e do desejo da paciente. Nas malformações anatômicas, o tratamento é cirúrgico na maioria dos casos. Para os distúrbios hormonais, a melhor conduta é tratamento clínico e acompanhamento. Nas amenorreias primárias, o objetivo é garantir o desenvolvimento puberal normal e preservar a fertilidade (se possível) e evitar as complicações relacionadas com o hipoestrogenismo.[11]

REFERÊNCIAS BIBLIOGRÁFICAS

1. Febrasgo. Manual de ginecologia endócrina. São Paulo: Federação Brasileira das Associações de Ginecologia e Obstetrícia; 2015.
2. Practice Committee of the American Society for Reproductive Medicine. Current evaluation of amenorrhea. Fertil Steril. 2004; 82(Suppl 1):S33-9.
3. Goroll AH, Mulley AG. Evaluation of secondary amenorrhea. Primary care medicine: office evaluation and management of the adult patient. 5. ed. Philadelphia: Lippincott Williams & Wilkins; 2006. p. 780-6.
4. Master-Hunter T, Heiman DL. Amenorrhea: evaluation and treatment. Am Fam Physician. 2006; 73(8):1374-82.
5. Tusset C, Trarbach EB, Silveira LFG et al. Clinical and molecular aspects of congenital isolated hypogonadotropic hypogonadism. Arq Bras Endocrinol Metabol. 2011; 55(8):501-11.
6. Leusink GL, Oltheten JMT, Brugemann LEM et al. Amenorreia. Resumo de diretriz NHG M58. Rio de Janeiro: Sociedade Brasileira de Medicina de Família e Comunidade; 2007.
7. Van Der Spuy ZM, Jacobs HS. Weight reduction, fertility and contraception. IPPF Med Bull. 1983; 17(5):2-4.
8. Pardini DP. Alterações hormonais da mulher atleta. Arq Bras Endocrinol Metabol. 2001; 45(4):343-51.
9. Halbe HW. Amenorreia. Rev Medicina. 1976;60(2):54-60.
10. Protocolos clínicos e diretrizes terapêuticas: amenorreia primária. Ceará: Maternidade Escola Assis Chateaubriand; 2010.
11. Fernandes CE, Pompei LM. Endocrinologia feminina. Barueri: Manole; 2016.
12. Camargos AF, Pereira FAN, Cruzeiro IKDM et al. Anticoncepção, endocrinologia e infertilidade. Soluções para as questões da ciclicidade feminina. Belo Horizonte: COOPMED; 2011.
13. Hoffman BL, Schorge J, Halvorson LO et al. Ginecologia de Williams. 2. ed. Porto Alegre: AMGH; 2014.
14. Maciel GAR, Silva IDCG. Manual diagnóstico em saúde da mulher. São Paulo: Fleury Medicina e Saúde/Manole; 2014.
15. Urbanetz AA. Ginecologia e obstetrícia. Febrasgo para o médico residente. Baureri: Manole; 2016.
16. Hirata AMH, Hercowit A. Recomendações Atualização de condutas em pediatria. Distúrbios menstruais e amenorreia na adolescência. São Paulo: Sociedade de Pediatria de São Paulo; 2011.
17. Assumpção CRL. Falência ovariana precoce. Arq Bras Endocrinol Metabol. 2014; 58(2):132-43.
18. Daudt CV, Pinto MAB. Amenorreia secundária – diagnóstico. Rio de Janeiro: Sociedade Brasileira de Medicina da Família e Comunidade; 2011.
19. Schlechte J. Prolactinoma clinical practice. New England J Med. 2003; 349(21):2035-41.
20. Nakamura S, Douchi T, Oki T et al. Relationship between sonographic endometrial thickness and progestin-induced withdrawal bleeding. Obstet Gynecol. 1996; 87(5 Pt 1):722-5.
21. Rebar RW, Connolly HV. Clinical features of young women with hypergonadotropic amenorrhea. Fertil Steril. 1990; 53(5):804-10.
22. Rarick LD, Shangold MM, Ahmed SW. Cervical mucus and serum estradiol as predictors of response to progestin challenge. Fertil Steril. 1990; 54(2):353-5.
23. Freitas F, Menke CH, Rivoire WA et al. Amenorréias: rotinas em ginecologia. 5. ed. Porto Alegre: Artmed; 2006. p. 504-9.

Parte 5

31

Síndrome Pré-Menstrual

Maria Celeste Osorio Wender | Carolina Leão Oderich | Maiara Conzatti

INTRODUÇÃO

A síndrome pré-menstrual (SPM) engloba distúrbios físicos, além de transtornos psicológicos e comportamentais, que ocorrem 2 semanas antes da menstruação, na fase lútea do ciclo menstrual, e desaparecem logo após o início da menstruação. Sintomas leves são comuns e ocorrem em aproximadamente 75% das mulheres em idade reprodutiva.

Os sintomas mais comuns são ansiedade, depressão, fadiga, irritabilidade, senso de perda do controle, confusão, mudanças do apetite e sono, inchaço e mastalgia. Tais sintomas afetam a qualidade de vida da mulher e causam prejuízo em atividades diárias e sexuais, relacionamentos interpessoais, função social e desempenho no trabalho.

O diagnóstico, contudo, continua um desafio, uma vez que o padrão-ouro para a avaliação baseia-se em questionários. O "Daily Record of Severity of Problems (DRSP)" é o mais aceito. Este instrumento deve ser preenchido pela mulher diariamente por, pelo menos, 2 meses, o que dificulta a avaliação.

Entre 3 e 8% das mulheres podem ser diagnosticadas com transtorno disfórico pré-menstrual (TDPM),[1] um espectro mais grave da síndrome, com maior interferência na produtividade e na qualidade de vida. Apesar da morbidade dessa síndrome, não há, até o momento, um tratamento definitivamente resolutivo para essa patologia.

A SPM é um distúrbio crônico que ocorre na fase lútea do ciclo e desaparece logo após o início da menstruação. Caracteriza-se por uma combinação de sintomas físicos, psicológicos e comportamentais que interferem de forma negativa nas relações interpessoais da mulher.

FATORES DE RISCO

Diversos estudos buscam definir os fatores de risco para o surgimento da SPM. Até o momento, grande parte deles é inconclusiva. A deficiência de ferro, potássio, zinco e vitamina D já foi associados à SPM, mas as pesquisas não conseguiram estabelecer relação direta.[2,3]

Um estudo recente sustenta a hipótese de que mulheres vítimas de violência física e psicológica na infância teriam mais risco de desenvolver SPM. Contudo, em geral, essas mesmas pacientes são as mais propensas a obesidade e tabagismo, em que já existe comprovação de relação direta.[4]

ETIOLOGIA E ETIOPATOGENIA

A etiologia da SPM permanece desconhecida. Por isso, muitas hipóteses têm sido cogitadas, porém nenhuma delas pode ser comprovada. Há consenso de que seja secundária à atividade cíclica ovariana. A menstruação em si não é fundamental, visto que os sintomas se mantêm após a histerectomia. Parece ser consequência de uma interação complexa e pouco compreendida entre hormônios esteroides ovarianos, peptídeos opioides endógenos, neurotransmissores centrais, prostaglandinas, sistemas autonômicos periféricos e endócrinos. Estudos comprovaram que não há alteração na dosagem sérica dos hormônios sexuais das mulheres com SPM quando comparadas com as mulheres normais (grupo-controle).[5]

Os níveis de progesterona são baixos durante a menstruação e a fase folicular e metabolizados em alopregnanolona (ALLO), um neuroesteroide. A progesterona e a ALLO aumentam na fase lútea e caem rapidamente com a menstruação. Tal exposição crônica seguida de rápidos aumentos parece estar envolvida com a etiologia do TDPM. A ALLO é um modulador positivo dos receptores GABA, similar ao álcool e aos benzodiazepínicos, com propriedades sedativas, ansiolíticas e anestésicas. Há hipótese de as mulheres com TDPM terem resistência à ALLO.[6-9] História de exposição significativa a estresse também tem sido associada a TDMP.

Recentemente, vem sendo estudado um neurotransmissor, o fator neurotrófico derivado do encéfalo (BDNF), o qual estaria associado à etiologia da SPM. O BDNF é uma neurotrofina, proteína que regula diversos aspectos do desenvolvimento e funções neuronais, como a estruturação e a plasticidade sináptica dos sistemas periféricos e centrais. É também a proteína mais abundante no cérebro, sendo responsável pelo desenvolvimento e pela manutenção neuronal.[10] Seus níveis são modificados pelo estradiol e apresentam ciclicidade menstrual, assim como sofrem influência positiva dos inibidores seletivos da recaptação de serotonina (ISRS). A associação dos efeitos do BDNF na etiologia da SPM ainda carece de mais investigações.

Fatores inflamatórios podem estar relacionados com a etiologia da SPM. A fase lútea está mais ligada ao aumento de produção de fatores pró-inflamatórios, como a interleucina 6 (IL-6) e o fator de necrose tumoral alfa (TNF-α), quando comparada com a fase folicular. O nível de proteína C reativa varia ao longo do ciclo menstrual, mas se observa um aumento dela quando se administra progesterona. Além disso, algumas doenças inflamatórias tendem a piorar no período pré-menstrual, como a síndrome do intestino irritável e as gengivites.

PROPEDÊUTICA

A SPM e o TDPM devem sempre ser diferenciados de outros sintomas psiquiátricos, que eventualmente apenas se exacerbam no período pré-menstrual, e de algumas condições médicas, como hipotireoidismo ou hipertireoidismo. Vários sintomas clínicos, como cefaleia, fadiga crônica e síndrome do intestino irritável, costumam ser exacerbados perto da menstruação, porém os sintomas não são típicos de SPM. Exames laboratoriais poderão ser realizados, excepcionalmente quando for necessário afastar outras patologias.[8]

Os sintomas do TDPM podem ser muito semelhantes a outras doenças. Por isso, uma avaliação prospectiva acurada é necessária para se realizar o diagnóstico. A Internacional Society for Premenstrual Syndrome (ISPMD) indica a realização de diários por 2 a 3 meses consecutivos, e não apenas por um ciclo.[11]

O uso de entrevistas, questionários e escalas de autoavaliação da paciente já está bem estabelecido, sobretudo no âmbito de pesquisas. O DRSP é considerado por muitos a melhor ferramenta para o diagnóstico de SPM. A aplicação do DRSP para um diagnóstico de SPM com base nas suas diretrizes atuais requer um registro diário dos sintomas por, pelo menos, 2 meses. No entanto, tal exigência acaba limitando sua aplicabilidade prática no dia a dia de atendimento de pacientes com sintomas pré-menstruais.[12]

Alguns autores acreditam que os quadros disfóricos pré-menstruais constituem um espectro de anormalidades. De um lado, está a maior parte das mulheres na menacme, que apresenta algum desconforto, principalmente físico, durante o período pré-menstrual. Tais mulheres podem ser classificadas de acordo com os critérios diagnósticos do American College of Obstetricians and Gynecologists (ACOG) para a SPM (Tabela 31.1). No outro extremo, está o TDPM, que representa a forma mais grave da SPM e é classificada segundo os critérios do Diagnostic and Statistical Manual of Mental Disorders (DSM-V) (Tabela 31.2). Os critérios do DSM-V são bastante rigorosos e contemplam apenas 5% da população com sintomas, valorizando, principalmente, os problemas emocionais em detrimento dos físicos.

A atual versão do DSM (DMS-V) apresentou algumas modificações em comparação com o DMS-IV. Uma das diferenças é que a labilidade de humor e a irritabilidade foram listadas em primeiro lugar, já que esses são os sintomas mais comuns de TDPM, em vez da depressão. Esta última encontrava-se em primeiro lugar no DSM-IV. Outra diferença foi a inclusão de sintomas de estresse ocasionados em situações de trabalho, escola, atividades sociais e relacionamentos da mulher.[8]

Em decorrência de a SPM ser amplamente reconhecida e não haver critérios diagnósticos universais definidos, em 2008, na cidade canadense de Montreal, um grupo de pesquisadores – a ISPMD – reuniu-se para entrar em um consenso. Assim, foram discutidos uma definição e um critério diagnóstico para a SPM. Propôs-se, como consenso, a divisão entre a SMP principal (*core*

Tabela 31.1 Critérios para o diagnóstico de síndrome pré-menstrual, de acordo com o American College of Obstetricians and Gynecologists.

A	Ocorrência de um ou mais sintomas afetivos ou somáticos durante os 5 dias antes da menstruação em cada um de três ciclos menstruais prévios
B	Sintomas afetivos: depressão, raiva, irritabilidade, ansiedade, confusão, introversão Sintomas somáticos: mastalgia, distensão abdominal, cefaleia, edema nas extremidades
C	Sintomas aliviados em 4 dias do início da menstruação (sem recorrências até, pelo menos, o 13º dia do ciclo) Sintomas na ausência de qualquer terapia farmacológica, consumo de hormônios ou uso abusivo de drogas ou álcool Sintomas ocorrem repetidamente durante dois ciclos de registros prospectivos Disfunção no desempenho social ou econômico

Fonte: Davis e Johnson, 2000.[13]

Parte 5

Tabela 31.2 Critérios para o diagnóstico de transtorno disfórico pré-menstrual, de acordo com o Diagnostic and Statistical Manual of Mental Disorders (DSM-V).

A	Na maioria dos ciclos, deve haver pelo menos 5 sintomas ao final da semana antes do início da menstruação. Estes começam a aumentar poucos dias antes do início da menstruação, tornando-se mínimos ou ausentes na semana posterior
B	Um (ou mais) dos seguintes sintomas devem estar presentes: • Labilidade afetiva evidente (p. ex., flutuação de humor, sentimento de tristeza e choro repentinos ou aumento da sensibilidade à rejeição) • Irritabilidade ou raiva evidentes ou aumento dos conflitos interpessoais • Depressão do humor, sentimento de frustração ou pensamentos de depreciação própria • Ansiedade, tensão e/ou sentimento de estar em seu limite
C	Um (ou mais) dos seguintes itens também devem estar presentes, para alcançar um total de 5 sintomas quando combinados com os do critério B: • Diminuição do interesse em atividades habituais (p. ex., trabalho, escola, amigos, lazer) • Dificuldade subjetiva de concentração • Letargia, fadiga fácil ou importante perda de energia • Importante mudança no apetite; excesso de apetite; ou desejo de comida específica • Hipersônia e insônia • Sentimento de estar sobrecarregada ou fora do controle • Sintomas físicos, como hipersensibilidade ou inchaço mamário, dor muscular ou articular e sensação de "inchaço" ou ganho de peso *Nota*: os sintomas dos critérios A a C devem ser encontrados na maioria dos ciclos menstruais que ocorreram no ano precedente
D	Os sintomas são associados a angústia clinicamente significativa ou interferência no trabalho, escola, atividades sociais habituais, ou relações com outrem (p. ex., evasão de atividades sociais, diminuição da produtividade e eficácia no trabalho, escola ou em casa)
E	A perturbação não é meramente uma exacerbação dos sintomas de outro transtorno, como transtorno depressivo maior, transtorno de pânico, transtorno depressivo persistente (distimia) ou um transtorno da personalidade (embora possa ser concomitante a qualquer um desses transtornos)
F	O critério A deve ser confirmado por escores prospectivos diários durante, pelo menos, dois ciclos menstruais sintomáticos *Nota*: o diagnóstico pode ser feito provisoriamente antes dessa confirmação
G	Os sintomas não são consequência dos efeitos fisiológicos de uma substância (p. ex., droga de abuso, medicamento, outro tratamento) ou de outra condição médica (p. ex., hipertireoidismo)

Fonte: APA, 2013.[14]

Tabela 31.3 Classificação e características da síndrome pré-menstrual.

SPM principal
• Os sintomas ocorrem em ciclos ovulatórios • Os sintomas não são específicos (podem ser somáticos e/ou psicológicos) • O número de sintomas não é específico • Não há sintomas após a menstruação e antes da ovulação • Os sintomas devem ocorrer na fase lútea • Os sintomas devem ter quantificação prospectiva (no mínimo, dois ciclos) • Os sintomas devem causar prejuízos significativos*
SPM variante
• Exacerbação pré-menstrual: sintomas de discreto transtorno psicológico ou somático que piora neste período • SPM causada por atividade ovariana não ovulatória: os sintomas surgem em decorrência da continuidade da ação ovariana, mesmo com a menstruação suprimida • SPM induzida por progestógeno: os sintomas resultam (raramente) de atividade ovariana ou da ovulação • SPM sem menstruação: os sintomas resultam de administração exógena de progestógeno

*Em trabalho, escola, atividades sociais, *hobbies*, relacionamentos interpessoais e estresse. *Fonte*: Nevatte et al., 2013.[12]

PMD), que engloba os distúrbios típicos, puramente associados ao ciclo menstrual espontâneo; e a SMP variante (*variant PMD*), na qual há características mais complexas[11] (Tabela 31.3).

Apresentação clínica

Os sintomas da SPM são muitos e variados. São citados mais de 100 sintomas físicos, psicológicos e comportamentais associados.[15]

Entre os sintomas psicológicos, o mais frequente é a labilidade de humor, ocorrendo em até 80% das pacientes. Outros são ansiedade, irritabilidade, depressão, sentimento de desvalia, insônia ou aumento de sonolência, diminuição da memória, confusão, concentração reduzida e distração.[16,17]

As queixas físicas comuns são aumento do volume abdominal e sensação de fadiga, cefaleia tensional, enxaqueca, mastalgia, dores generalizadas, aumento de peso, tonturas, náuseas e palpitação.[17] Entre as mudanças de comportamento, são comuns mudanças nos hábitos alimentares, aumento de apetite, avidez por alimentos específicos (sobretudo doces ou comidas salgadas), não participação em atividades sociais ou profissionais, maior permanência em casa, aumento de consumo de álcool e aumento ou diminuição da libido.[18]

PREVENÇÃO

As pacientes e seus familiares devem conhecer as características da SPM, pois é uma alteração endócrino-ginecológica de causa incerta e não proveniente da imaginação da mulher. Apoio médico, empatia, discussão e paciência são bastante úteis.

As modificações dietéticas são amplamente indicadas, apesar de não terem sido avaliadas em grandes trabalhos controlados. As pacientes devem alimentar-se de modo equilibrado – com proteínas, fibras e carboidratos adequados e baixa ingestão de gorduras saturadas. Convém evitar alimentos muito salgados ou muito doces, por poderem levar a retenção hídrica e consequente desconforto. Bebidas como café, chá e à base de cola devem ser evitadas, pois são estimulantes. Assim, podem agravar a irritabilidade, a tensão e a insônia. Da mesma maneira, o álcool e outras drogas podem piorar os sintomas psicológicos. O exercício aeróbico pode elevar os níveis de endorfinas e, com isso, melhorar o humor. Desse modo, as medidas descritas evitam e/ou reduzem os sintomas de SPM/TDPM.

TRATAMENTO

Devido à etiologia incerta da SPM, o tratamento dessa patologia continua sendo sintomático. Por isso, a abordagem da SPM deve ser individualizada, iniciando-se com intervenções no estilo de vida. Deve-se orientar a paciente sobre os aspectos da síndrome e a necessidade de apoio de seus familiares no período de maior estresse.

Tratamento não farmacológico

Mudanças no estilo de vida

As orientações de mudança do estilo de vida contemplam ter atividade aeróbica regular, evitar eventos estressantes, ajustar transtornos do sono e aumentar a ingesta de carboidratos complexos, que elevam o nível de triptofano, um precursor da serotonina.[16] Em um estudo controlado por placebo, os exercícios aeróbicos demonstraram diminuir a ansiedade, os sintomas de desejo obsessivo-compulsivo, a depressão, a dor nas costas e as cólicas menstruais.[19] A ioga durante a fase lútea, por sua vez, pode fazer com que as mulheres se sintam confortáveis e mantenham um maior nível de atenção.[20]

Terapia cognitivo-comportamental

O tratamento da terapia cognitivo-comportamental (TCC) pode basear-se em tópicos como relaxamento, massagem, nutrição, mudanças no estilo de vida, atividade física regular e controle do estresse. Tal treinamento tem efetividade principalmente nos sintomas psicológicos e na qualidade de vida de pacientes com SPM. Contudo, geralmente não se observa mudança nos sintomas físicos.[21,22] Uma metanálise recente sugere que a TCC pode reduzir a ansiedade (número necessário para tratar – NNT: 5), a depressão (NNT: 5), as oscilações de humor (NNT: 4) e a interferência dos sintomas nas atividades diárias (NNT: 4). O benefício dessa técnica pode ser mais evidenciado após, pelo menos, 1 mês de tratamento.[23] Embora esse tipo de tratamento raramente esteja disponível, é a escolha adequada para as pacientes que sofrem de sintomas de SPM e não toleram terapia medicamentosa.[23]

Suplementação dietética

O cálcio e a vitamina D podem influenciar no desenvolvimento da SPM, devido à sua relação com o estrogênio endógeno. A vitamina D pode apresentar flutuações durante o ciclo menstrual. Em mulheres com SPM, na fase lútea, essa vitamina encontra-se reduzida. Tal relação é justificada pelo efeito dessa vitamina no metabolismo do cálcio. Em um ensaio clínico controlado por placebo de pequeno impacto pelo tamanho da amostra, houve melhora dos sintomas após 2 meses de uso dos fármacos (200 mg de vitamina D e 100 mg de vitamina E), em comparação com o placebo.[24] Esses achados também foram demonstrados com o uso de vitamina D e cálcio.[25,26]

A utilização de cálcio também já foi comparada com a de anticoncepção oral com drospirenona. O cálcio é tão benéfico quanto o uso do tratamento hormonal, quando se consideram pacientes com SPM leve. A proporção média de melhora, contudo, é maior em pacientes em uso de anticoncepção hormonal, em comparação com mulheres com SPM moderada ou grave.[27]

Outro estudo mostrou que 80 mg de vitamina B_6 diariamente seriam mais efetivos do que placebo para a melhora do humor, mas sem afetar os sintomas físicos.[28] Altas doses de piridoxina estão associadas a transtornos neurológicos periféricos. No entanto, doses moderadas são consideradas seguras e aliviam os sintomas de SPM, com poucos efeitos adversos.[16]

Acupuntura

O mecanismo de ação da acupuntura baseia-se nos princípios da medicina tradicional chinesa. Ela é amplamente conhecida por seus benefícios analgésicos, porém outras condições clínicas, como depressão, ansiedade e disfunções ginecológicas, também parecem melhorar com o uso de suas técnicas. Alguns estudos sugerem que a acupuntura pode ser outra forma de tratamento para pacientes com SPM, sendo mais efetiva na diminuição de sintomas de ansiedade e depressão.[29,30] Ainda que algumas dessas medidas não farmacológicas careçam de estudos para determinar sua real atuação no tratamento da SPM, são extremamente válidas como orientação global de saúde e devem ser recomendadas às pacientes, principalmente pela baixa taxa de eventos adversos com sua implementação.

Tratamento farmacológico

Inibidores seletivos da recaptação de serotonina

Os inibidores seletivos da recaptação de serotonina (ISRS; Tabela 31.4) são a primeira linha de tratamento para SPM, especialmente em pacientes com predominância de sintomas psicológicos e somáticos.[31,32] Muitos estudos têm avaliado a eficácia dos ISRS no manejo da SPM e do TDPM, apresentando taxas de 60 a 90% de melhora, em comparação com 30 a 40% do placebo. Há melhora, principalmente, dos sintomas de irritabilidade.[31,33-36]

No tratamento da depressão, estes fármacos são utilizados de forma contínua e passam a apresentar benefícios após algumas semanas de tratamento. Na SPM, todavia, o efeito do uso de ISRS continuamente é tão efetivo quanto o uso intermitente para sintomas como irritabilidade, labilidade emocional e oscilações de humor.[12,31,32] O tratamento intermitente, durante a fase lútea, todavia, é menos efetivo quando se consideram sintomas depressivos, tensão, perda de energia e sintomas somáticos.[37] Muitas mulheres, contudo, relatam exacerbação dos sintomas após descontinuação do método. Os efeitos adversos mais comuns, que podem levar à descontinuação do método, são náuseas, diminuição da energia, fadiga, redução da libido e sudorese.[31]

Alguns estudos sobre a dose necessária para efeito dos ISRS na SPM têm sido realizados e demonstram que a dose benéfica seria semelhante à utilizada na depressão.[38] Os benefícios do uso podem ser observados já no primeiro ciclo de uso. Se o resultado for insuficiente, a dose deve ser aumentada no próximo ciclo, de acordo com a tolerância. Encerrar o tratamento abruptamente ao final de cada ciclo não aumenta o risco de descontinuação.[39]

Anticoncepção combinada oral

Os anticoncepcionais orais (ACOs) eliminam a ciclicidade ovariana e podem ter eficácia terapêutica, especialmente para mulheres com dismenorreia e mastalgia pré-menstrual. Eles têm sido bastante utilizados como uma alternativa aos ISRS. Muitos estudos têm demonstrado o benefício do uso de drospirenona associada ao etinilestradiol. A drospirenona é um progestógeno derivado da espironolactona com propriedades progestogênicas, mineralocorticoides e antiandrogênicas e sem atividade estrogênica e androgênica. A atividade antimineralocorticoide contrabalança o efeito de retenção hídrica dos anticoncepcionais combinados de baixa dose e combate sintomas de edema, ganho de peso e mastalgia associados ao período pré-menstrual.

Pacientes em uso de ACO por 21 dias desenvolvem mais sintomas durante os 7 dias subsequentes, quando comparadas com aquelas sob uso de tratamentos com menos dias de pausas.[40] Assim, a formulação de 20 µg de etinilestradiol e 3 mg

Tabela 31.4 Inibidores seletivos da recaptação de serotonina.

Medicação	Dose
Citalopram	20 a 40 mg/dia ou na segunda metade do ciclo
Fluoxetina	20 a 60 mg/dia ou na segunda metade do ciclo
Paroxetina	20 a 30 mg/dia ou na segunda metade do ciclo
Sertralina	50 a 150 mg/dia ou na segunda metade do ciclo
Venlafaxina	50 a 200 mg/dia ou na segunda metade do ciclo

Efeitos colaterais: disfunção sexual, náuseas e nervosismo.

Parte 5

de drospirenona no regime de 24/4 foi aprovada para o tratamento de sintomas emocionais e físicos de TDPM. Portanto, houve melhora também dos sintomas de SPM.[41]

Um estudo randomizado, duplo-cego, envolvendo 386 mulheres com SPM, avaliou o uso de 90 mcg de levonorgestrel/20 μg de etinilestradiol administrados continuamente. Tal medicação aliviaria os sintomas físicos e de humor, com uma queda significativa nos escores do DRSP, quando comparada com placebo.[42] Contudo, uma revisão de estudos adicionais avaliando esse fármaco mostrou inconsistência no resultado.[15] assim, tal evidência ainda deve ser melhor demonstrada por meio de estudos bem conduzidos.

Supressão da ovulação

Os análogos do hormônio liberador de gonadotrofinas (GnRH) diminuem a liberação de gonadotrofinas, suprimindo a função ovariana e reduzindo os níveis de estrogênio e progesterona.[32,43] Uma metanálise avaliando o uso de agonistas de GnRH melhorou os sintomas de SPM, principalmente quanto aos sintomas físicos. No entanto, o tratamento com GnRH acarreta efeitos adversos desagradáveis, por induzir a um estado de menopausa, caracterizado por amenorreia, diminuição da massa óssea, sintomas vasomotores e fogachos.[12,43] Os efeitos adversos podem ser reduzidos com o uso de estrogênio ou progesterona, mas desencadear sintomas semelhantes à SPM novamente.[41] Dessa maneira, não se sugerem esses fármacos como escolha para pacientes com SPM.

Benzodiazepínicos

Se a ansiedade e a irritabilidade forem os sintomas predominantes na SPM, o tratamento com ansiolíticos, como benzodiazepínicos, pode ser apropriado, embora tais fármacos tenham sido menos estudados para o tratamento da SPM. Além disso, seu uso é controverso, devido aos efeitos adversos. O uso do alprazolam durante a fase lútea mostrou modesta eficácia em vários estudos, enquanto outros benzodiazepínicos demonstraram ser ineficazes.[44] Efeitos adversos sexuais que parecem ser um problema com os antidepressivos são pouco relatados com esses medicamentos. Contudo, sua eficácia é menor do que os ISRS.[12]

Tratamento cirúrgico

A histerectomia com salpingo-ooforectomia bilateral é uma forma de tratamento permanente para SPM, mas, devido às implicações de menopausa precoce e infertilidade, tal opção só deve ser considerada como último recurso.[33]

CONSIDERAÇÕES FINAIS

A SPM e o TDPM caracterizam-se por sintomas de estresse somáticos e comportamentais que se desenrolam logo após a ovulação, alcançam pico máximo próximo à data da menstruação e desaparecem em média em até 4 dias após o início do sangramento. Não se tem certeza da causa da SPM. As pacientes com critérios para SPM e TDPM devem ser inicialmente bem avaliadas por meio de anamnese, teste físico e, às vezes, exame laboratorial complementar.

Caso haja suspeita de qualquer patologia psiquiátrica associada, a paciente deve ser encaminhada ao profissional de saúde mental para receber tratamento concomitante. Como os sintomas pré-menstruais são crônicos e recorrentes, o tratamento deve considerar os custos e as reações adversas. A conduta inicial deve contemplar mudança de hábitos e dieta. Os ACOs, de maneira geral, quando utilizados de modo contínuo, aliviam os sintomas da SPM e os compostos de drospirenona mostraram-se efetivos para tratar os sintomas somáticos e físicos da TDPM, podendo ser indicados como primeira escolha. Outra opção são os ISRS, que são comprovadamente eficazes para tratar SPM/TDPM.

REFERÊNCIAS BIBLIOGRÁFICAS

1. Halbreich U, Borenstein J, Pearlstein T et al. The prevalence, impairment, impact, and burden of premenstrual dysphoric disorder (PMS/PMDD). Psychoneuroendocrinology. 2003; 28(Suppl 3):1-23.
2. Chocano-Bedoya PO, Manson JE, Hankinson SE et al. Intake of selected minerals and risk of premenstrual syndrome. Am J Epidemiol. 2013; 177(10):1118-27.
3. Bertone-Johnson ER, Hankinson SE, Forger NG et al. Plasma 25-hydroxyvitamin D and risk of premenstrual syndrome in a prospective cohort study. BMC Womens Health. 2014; 14(1):56.
4. Bertone-Johnson ER, Whitcomb BW, Missmer SA et al. Early life emotional, physical, and sexual abuse and the development of premenstrual syndrome: a longitudinal study. J Womens Heal. 2014; 23(9):729-39.
5. Young EA, Korszun A. The hypothalamic-pituitary-gonadal axis in mood disorders. Endocrinol Metabol Clin North Am. 2002; 63-78.
6. Schüle C, Nothdurfter C, Rupprecht R. The role of allopregnanolone in depression and anxiety. Prog Neurobiol. 2014:79-87.
7. Bäckström T, Bixo M, Johansson M et al. Allopregnanolone and mood disorders. Prog Neurobiol. 2014; 88-94.
8. Hantsoo L, Epperson CN. Premenstrual dysphoric disorder: epidemiology and treatment. Curr Psychiatry Rep. 2015; 17(11):87.
9. Smith SS, Ruderman Y, Frye C et al. Steroid withdrawal in the mouse results in anxiogenic effects of 3 alfa, 5 beta-THP: a possible model of premenstrual dysphoric disorder. Psychopharmacology. 2006; 186(3):323-33.
10. Apfel SC. Neurotrophic factors in peripheral neuropathies: therapeutic implications. Brain Pathol. 1999; 9(2):393-413.
11. O'Brien PMS, Bäckström T, Brown C et al. Towards a consensus on diagnostic criteria, measurement and trial design of the premenstrual disorders: The ISPMD Montreal consensus. Arch Womens Ment Health. 2011; 13-21.
12. Nevatte T, O'Brien PM, Bäckström T et al. ISPMD consensus on the management of premenstrual disorders. Arch Womens Ment Health. 2013; 16(4):279-91.
13. Davis AJ, Johnson SR. ACOG Practice bulletin no. 15: premenstrual syndrome. ACOG Pract Bull. 2000; 15:1-9.
14. American Psychiatric Association (APA). DSM-V. Amer J Psychiatry. 2013; 20; 31-2; 87-8; 100-4; 155-65.
15. Freeman EW, Halbreich U, Grubb GS et al. An overview of four studies of a continuous oral contraceptive (levonorgestrel 90 mcg/ethinyl estradiol 20 mcg) on premenstrual dysphoric disorder and premenstrual syndrome. Contraception. 2012; 437-45.
16. Ryu A, Kim TH. Premenstrual syndrome: a mini review. Maturitas. 2015; 82(4):436-40.
17. Yonkers KA, O'Brien PMS, Eriksson E. Premenstrual syndrome. Lancet. 2008; 1200-10.
18. Maturana MA, Franz RF, Metzdorf M et al. Subclinical cardiovascular disease in postmenopausal women withlow/medium cardiovascular risk by the Framingham risk score. Maturitas. 2015; 81(2):311-6.
19. El-Lithy A, El-Mazny A, Sabbour A et al. Effect of aerobic exercise on premenstrual symptoms, haematological and hormonal parameters in young women. J Obstet Gynaecol. 2014; 1-4.
20. Wu WL, Lin TY, Chu IH et al. The acute effects of yoga on cognitive measures for women with premenstrual syndrome. J Altern Complement Med. 2015; 21(6):364-9.
21. Maddineshat M, Keyvanloo S, Lashkardoost H et al. Effectiveness of group cognitive-behavioral therapy on symptoms of premenstrual syndrome (PMS). Iran J Psychiatry. 2016; 11(1):30-6.
22. Izadi-Mazidi M, Davoudi I, Mehrabizadeh M. Effect of group cognitive-behavioral therapy on health-related quality of life in females with premenstrual syndrome. Iran J Psychiatry Behav Sci. 2016; 10(1):1-5.
23. Busse JW, Montori VM, Krasnik C et al. Psychological intervention for premenstrual syndrome: a meta-analysis of randomized controlled trials. Psychother Psychosom. 2009; 78(1):6-15.
24. Dadkhah H, Ebrahimi E, Fathizadeh N. Evaluating the effects of vitamin D and vitamin E supplement on premenstrual syndrome: A randomized, double-blind, controlled trial. Iran J Nurs Midwifery Res. 2016; 21(2):159.

25. Bertone-Johnson ER, Hankinson SE, Bendich A et al. Calcium and vitamin D intake and risk of incident premenstrual syndrome. Arch Intern Med. 2005; 165(11):1246-52.

26. Khajehei M, Abdali K, Parsanezhad ME et al. Effect of treatment with dydrogesterone or calcium plus vitamin D on the severity of premenstrual syndrome. Int J Gynecol Obstet. 2009; 105(2):158-61.

27. Shehata NAA. Calcium versus oral contraceptive pills containing drospirenone for the treatment of mild to moderate premenstrual syndrome: a double blind randomized placebo controlled trial. Eur J Obstet Gynecol Reprod Biol.; 2016; 198:100-4.

28. Kashanian M, Mazinani R, Jalalmanesh S. Pyridoxine (vitamin B6) therapy for premenstrual syndrome. Int J Gynecol Obstet. 2007; 96(1):43-4.

29. Carvalho F, Weires K, Ebling M et al. Effects of acupuncture on the symptoms of anxiety and depression caused by premenstrual dysphoric disorder. Acupunct Med. 2013; 31(4):358.

30. Jang SH, Kim D Il, Choi MS. Effects and treatment methods of acupuncture and herbal medicine for premenstrual syndrome/premenstrual dysphoric disorder: systematic review. BMC Complement Altern Med. 2014; 14(1):11.

31. Marjoribanks J, Brown J, O'Brien PMS et al. Selective serotonin reuptake inhibitors for premenstrual syndrome. Cochrane Database Syst Rev. 2013; (6):CD001396.

32. Dimmock PW, Wyatt KM, Jones PW et al. Efficacy of selective serotonin-reuptake inhibitors in premenstrual syndrome: a systematic review. Lancet. 2000; 356(9236):1131-6.

33. Meir FS, Teinberg S, Tewart DS et al. For the C fluoxetine PDCSG. Fluoxetine in the treatmente of premenstrual dysphoria. N Engl J Med. 1995; 332(23):1529-34.

34. Yonkers KA, Halbreich U, Freeman E et al. Symptomatic improvement of premenstrual dysphoric disorder with sertraline treatment: a randomized controlled trial. J Am Med Assoc. 1997; 278(12):983-8.

35. Eriksson E, Andersch B, Ho HP et al. Diagnosis and treatment of premenstrual dysphoria. J Clin Psychiatry. 2002; 63(Suppl 7):16-23.

36. Pearlstein T. Selective serotonin reuptake inhibitors for premenstrual dysphoric disorder. The emerging gold standard? Drugs. 2002; 62(13):1869-85.

37. Landén M, Nissbrandt H, Allgulander C et al. Placebo-controlled trial comparing intermittent and continuous paroxetine in premenstrual dysphoric disorder. Neuropsychopharmacology. 2007; 32:153-61.

38. Eriksson E, Ekman A, Sinclair S et al. Escitalopram administered in the luteal phase exerts a marked and dose-dependent effect in premenstrual dysphoric disorder. J Clin Psychopharmacol. 2008; 28(2):195-202.

39. Yonkers KA, Kornstein SG, Gueorguieva R et al. Symptom-onset dosing of sertraline for the treatment of premenstrual dysphoric disorder: a randomized clinical trial. JAMA Psychiatry. 2015; 72(10):1037-44.

40. Lopez LM, Kaptein AA. Oral contraceptives containing drospirenone for premenstrual syndrome. Cochrane Database Syst Rev. 2012; 2:CD006586.

41. Yonkers KA, Brown C, Pearlstein TB et al. Efficacy of a new low-dose oral contraceptive with drospirenone in premenstrual dysphoric disorder. Obstet Gynecol. 2005; 106(3):492-501.

42. Halbreich U, Freeman EW, Rapkin AJ et al. Continuous oral levonorgestrel/ethinyl estradiol for treating premenstrual dysphoric disorder. Contraception. 2012; 85(1):19-27.

43. Wyatt K, Dimmock P. The effectiveness of GnRHa with and without "add-back" therapy in treating premenstrual syndrome: a meta analysis. J Obstet. 2004; 111:585-93.

44. Schmidt PJ, Grover GN, Rubinow DR. Alprazolam in the treatment of premenstrual syndrome. a double-blind, placebo-controlled trial. Arch Gen Psychiatry. 1993; 50(6):467-73.

32

Síndrome dos Ovários Policísticos

Ricardo Vasconcellos Bruno

INTRODUÇÃO

A síndrome dos ovários policísticos (SOP) é uma doença com alta prevalência,[1,2] que afeta mulheres em idade reprodutiva em todo o mundo, mas pode advir de histórico familiar patológico, principalmente materno com SOP e/ou diabetes gestacional e se estender pela pós-menopausa.[3] Essa síndrome, portanto, pode ter consequências a curto, médio e longo prazos. Seu nome não retrata todo o espectro de sequelas que a doença pode causar, nem conjectura a morbidade a que pode estar associada,[4] pois pacientes com SOP podem sofrer de infertilidade,[5] resistência insulínica,[6] intolerância à glicose (IGT) e aumento do risco de diabetes tipo 2,[7] doença coronariana,[8] dislipidemia aterogênica,[9] morbidade cerebrovascular,[10] carcinoma de endométrio,[11] ansiedade e depressão.[12] Caso engravide, a paciente estará sujeita a um aumento significativo do risco de diabetes gestacional, préeclâmpsia, crescimento intraútero restrito, macrossomia fetal e mortalidade perinatal.[13-15]

Avanços recentes na abordagem fenotípica, especificamente no contexto dos critérios de Rotterdam estendidos, discutem as limitações dos critérios atualmente usados para o diagnóstico, sobretudo quando se estudam adolescentes e mulheres na peri- e pósmenopausa e se descrevem avanços significativos na compreensão da epidemiologia da SOP. Essa avaliação reconhece que, apesar da alta prevalência de SOP, há um aumento da variabilidade ao se usarem os critérios de Rotterdam 2003, devido às limitações de amostragem da população e abordagens adotadas para definir fenótipos SOP.[1]

Neste capítulo será abordado o histórico de como se construiu o diagnóstico de SOP a partir de seu espectro clínico, que fez médicos reunirem sinais e sintomas de uma síndrome com consequências graves e bastante presente na epidemiologia atual, haja vista sua estreita relação com a síndrome metabólica (SM).

Serão apresentados e discutidos os consensos sobre o diagnóstico com suas diferenças e interseções, valorizando-se o exame clínico, bem como as nuances laboratoriais. Por fim, serão discutidos os tratamentos com preocupação para infertilidade, gravidez e prevenção da principal causa de mortalidade no mundo, as doenças cardiovasculares.

SÍNDROME METABÓLICA NA SOP

Breve histórico

O histórico começa com o relato de Émile Charles Archard e Joseph Thiers, em 19 de julho de 1921, a respeito da associação de hiperandrogenemia com o diabetes, publicado no boletim do evento *Séance de La Société Medicale des Hôpitaux de Paris*. Essa publicação tornou-se uma referência para quem investiga a SOP. No artigo intitulado "Le virilisme pilaire et son association à l'insuffisance glycolytique (Diabète des femmes à barbe)",[16] Archard e Thiers apresentaram o acometimento de uma senhora de 71 anos, em mau estado de saúde, portadora de incontinência urinária e com nítido aspecto masculino. A paciente relatava o primeiro episódio de pelo facial viril dos 9 aos 10 anos, a princípio com barbeação constante; contudo, deixou de fazê-lo, deixando crescer barba e bigode de aspecto seguramente masculino. Os pelos não cresceram nas pernas ou no tronco, limitando-se à face. A paciente referiu menstruação regular até aos 60 anos de idade e gravidez aos 37 anos. Hipertensão era o dado prevalente, com pressão sistólica de 220 mmHg e diastólica de 100 mmHg no momento da internação hospitalar. A paciente apresentava glicosúria, conquanto ausente o estado diabético. Sobrepostos à incontinência urinária foram encontrados fibroma e prolapso uterino com perda urinária. A paciente piorou no intervalo de 2 semanas, vindo a falecer. A necropsia revelou ovários normais, diminuídos, atróficos, compatíveis com a idade, tireoide alargada com múltiplos nódulos e fígado com sinais de cirrose. O pâncreas demonstrava esclerose oriunda de uma provável pancreatite crônica e o número de ilhotas de Langerhans parecia aumentado. As suprarrenais estavam pigmentadas e hiperplásicas, com infiltração e pequenas áreas de hemorragia. Archard e Thiers compararam este caso com outros sete relatos de mulheres com hirsutismo e glicosúria que faleceram. Os autores não encontraram policistose ovariana em nenhum caso, enquanto nas suprarrenais foram observadas alterações como tumores uni- e bilaterais, hiperplasia cortical e síndrome de Cushing em diferentes pacientes. Esses achados levaram os autores a associar a IGT com lesões suprarrenais, apesar de a própria paciente não apresentar lesão significativa nas suprarrenais. Também foi observada obesidade, principalmente em adolescentes, com acúmulo de gordura na face, no pescoço, nas mamas e no abdome. Até então, a patogênese do crescimento de pelos era obscura para os pesquisadores, mas se acreditava que houvesse uma ou mais interações complexas entre as glândulas endócrinas. Archard e Thiers observaram na literatura da época outros relatos isolados de casos parecidos, muitos deles associados com transtornos mentais, como os de Launois, Pinard e Gallais em 1911.[17] A partir de observações semelhantes, os autores chamaram a atenção para a origem embriológica do epitélio celômico, comum entre as suprarrenais e as gônadas, prevendo a integração entre as suprarrenais e o ovário. Este artigo foi considerado notável por Jeffcoate e Kong,[18] que observaram a perspicácia clínica em antecipar o complexo entendimento entre as glândulas endócrinas. A síndrome de Cushing foi associada com a hipófise em 1932, e com a SOP, relatada em 1935 por Stein e Leventhal.[19] Em 1928, Hurst Brown usou a expressão *diabetes of bearded women* ao relatar o caso de uma paciente com sinais da síndrome de Cushing e portadora de carcinoma brônquico do tipo histopatológico de pequenas células, também denominado linfocitoide *oatcell*, carcinoma agressivo de rápida expansão metastática para cérebro.[20] Esse relato é considerado a primeira descrição de produção de hormônio andrógeno fora das glândulas endócrinas. Revendo esse caso, Archard e Thiers encontraram IGT, associada à excessiva produção de cortisol, e refutaram o posicionamento de autores da época que consideravam o hirsutismo um marco da evolução. Chegou-se a sugerir que *es femmes à barbe*[16] fossem as pioneiras de uma futura geração, na qual a igualdade sexual passaria por mulheres mais evoluídas, mais próximas dos homens. A primeira descrição para tentar agrupar vários componentes da SM data de 1921, quando Banting e Best descobriram a insulina.[21] Na Áustria, durante a Primeira Guerra Mundial, dois médicos, Karl Hitzenberger e Martin Richter-Quittner, transcreveram observações clínicas em pacientes com anormalidades metabólicas. No artigo publicado apenas após o término da guerra, eles discutiram a interdependência entre hipertensão vascular e metabólica,[22] assim como a relação entre pressão arterial e diabetes melito.[23] Nessa mesma época, dois médicos, um suíço, Eskil Kylin, e um espanhol, Gregorio Marañon, publicaram independentemente e quase simultaneamente no mesmo jornal (*Zentralblatt für Innere Medizin*, Jornal Alemão de Medicina Interna) dois artigos quase que com o mesmo título: "Hipertensão e diabetes melito" ("Hypertonie and Zuckerkrankheit").[24,25] Nesses artigos, os dois médicos comentaram sobre a coexistência de hipertensão e diabetes melito em adultos e propuseram mecanismos comuns para o desenvolvimento desses distúrbios. Um ano mais tarde, Kylin expandiu essas observações ao adicionar os níveis altos de ácido úrico às duas comorbidades descritas, caracterizando a síndrome de hipertensão-hiperglicemia-hiperuricemia.[26] Em paralelo a essas descrições, em 1936, Himsworth foi o primeiro a dividir as pacientes com diabetes melito em sensíveis à insulina e resistentes à insulina,[27] contribuindo, mais tarde, para o entendimento da base da fisiopatologia do conjunto de fatores da SM. Alguns anos após essas observações, mais precisamente em 1947, Jean Vague foi o primeiro a distinguir a obesidade ginecoide (mulher) do padrão android (homem).[28] Posteriormente, o mesmo pesquisador sugeriu a conexão entre a obesidade android e o desenvolvimento de diabetes, hipertensão, gota e arteriosclerose, indicando um papel diferente para as duas formas de obesidade, sendo a android de maior risco para as doenças cardiovasculares.[29] Em 1964, Albrink e Meigs também enfatizaram a relação entre obesidade e o desenvolvimento de distúrbios como dislipidemia e hiperglicemia.[30] Desde meados dos anos 1960, diversos cientistas de diferentes países publicam suas observações sobre a associação dos componentes da SM, com diferentes termos sendo usados para designar essa mesma entidade. Em 1966, na França, Camus nomeou a sua associação de tri-SM, que compreendia gota, diabetes e hiperlipidemia.[31] Os italianos Avogaro e Crepaldi observaram que muitos pacientes apresentavam hiperlipidemia, obesidade e diabetes melito ao mesmo tempo e que algumas vezes eles também sofriam de hipertensão e doença arterial coronariana, denominando essa condição de síndrome plurimetabólica.[32] Na Alemanha, Mehnert e Kuhlmann observaram o aumento da prevalência de alguns distúrbios clínicos associados à nutrição e ao estilo de vida, comuns em países desenvolvidos, e denominaram tal superposição de síndrome da riqueza (*Wohlstandssyndrom*).[33] Entretanto, provém deste período uma contribuição muito importante para o entendimento do contexto da SM: a descrição do ciclo do ácido graxo-glicose por Randle et al.,[34] na qual se revelou o papel dos ácidos graxos não esterificados no desenvolvimento da resistência insulínica e do diabetes melito.

No início dos anos 1970, Hanefeld[35] expandiu essas observações prévias para o entendimento do alto risco da arteriosclerose em indivíduos com esse conjunto de distúrbios. Quase 10 anos mais tarde, em 1981, Hanefeld e Leonhardt,[36] contando com dados epidemiológicos e fisiopatológicos, descreveram a SM, na qual incluíram diabetes melito tipo 2, hiperinsulinemia, obesidade, hipertensão, hiperlipidemia, gota e trombofilia. Esses autores destacaram, ainda, que a combinação dessas comorbidades em conjunto com uma possível predisposição genética e influências ambientais, tais como superalimentação e deficiência de exercício físico, contribuiriam para o desenvolvimento da arteriosclerose.

Em 1988, após alguns anos pesquisando a resistência insulínica mediada por aumento da glicemia, Gerald M. Reaven observou que ela estava presente na maioria das pacientes portadoras de diabetes melito ou com IGT. O que chamou a atenção de Reaven nessas pesquisas foi observar resistência insulínica em indivíduos com tolerância normal à glicose (25% dos casos). Diante dessas análises, Reaven formulou a hipótese de que a resistência insulínica era um fator etiológico comum na conjunção dos distúrbios metabólicos que consistiam em: IGT, hiperinsulinemia, altos níveis de lipoproteína de muito baixa densidade (VLDL) e triglicerídeos, baixos níveis de lipoproteína de alta densidade (HDL) colesterol e hipertensão. Reaven nomeou esses distúrbios de síndrome X, e pontuou o risco de arteriosclerose nesses indivíduos, enfatizando os fatores genéticos e de estilo de vida (exercícios físicos e obesidade) na gravidade da resistência insulínica.[37] No ano seguinte a essas publicações, Norman Kaplan[38] adicionou um fator vital aos distúrbios descritos por Reaven: a adiposidade central (aumento do depósito de gordura na região do abdome), que passou a ser considerada um fator típico nos indivíduos com a síndrome. Kaplan resumiu os distúrbios em quatro componentes (adiposidade central, IGT, hipertrigliceridemia e hipertensão), e nomeou esse conjunto de quarteto letal, dado o alto risco para doença cardiovascular (DCV). Com o passar dos anos e a publicação de novas pesquisas, DeFronzo e Ferrannini,[39] assim como Haffner,[40] passaram a adotar o termo síndrome de resistência insulínica para descrever esse conjunto de comorbidades, acreditando ser a resistência à insulina o principal fator causal do conjunto.

Muitos outros pesquisadores contribuíram para um melhor entendimento dos diversos aspectos que envolvem a SM, destacando-se Landsberg,[41] que descreveu o envolvimento da insulina por meio de estimulação simpática, na hipertensão induzida pela obesidade; Björntorp,[42] que se ateve às pesquisas sobre obesidade central e suas consequências; Boden et al.,[43] que estudaram o papel das gorduras não esterificadas; Yudkin,[44] que pesquisou a disfunção endotelial e a microalbuminúria; e Gurnell et al.,[45] que avaliaram a importância dos receptores nucleares gama ativadores-proliferadores do peroxissoma mutantes (PPAR-γ) na predisposição genética da SM. Esses estudos e tantos outros ajudaram na investigação e no avanço do conhecimento dessa síndrome tão letal para o desenvolvimento humano.[46]

Resistência insulínica e o progresso da metodologia

A descoberta de métodos para estimar a sensibilidade em humanos e in vivo também teve grande importância para pesquisa da SOP e da SM.[47] Historicamente, a primeira técnica importante para a SM foi o teste de IGT, descrito por Horgaard e Thayssen em 1929.[48] Mas somente 40 anos depois surgiram novos trabalhos neste campo, como o teste de supressão da insulina descrito nas publicações de Shen et al.[49] e Harano et al.[50]

Em 1979, DeFronzo et al.[51] criaram a *euglycaemic hyperinsulinaemic clamp technique*, também conhecida como *clamp test*, que ainda é o padrão-ouro na avaliação da resistência insulínica. Outro método descrito, nesse mesmo ano, foi o *minimal model,* por Bergmann et al.[52]

Alguns anos depois, Hosker et al.[53] descreveram o *continuous infusion of glucose with model assessment* (CIGMA). Em 1985, Matthews et al. desenvolveram o teste HOMA-IR (*homeostasis model assessment-insulin resistance*), amplamente usado.[54] Legro, Finegood e Dunaif descreveram a relação entre glicose e insulina.[55] Foram descritos outros testes derivados do teste de tolerância oral à glicose[56-59] e também o muito divulgado QUICKI (*quantitative insulin sensitivity check index*).[60] Esses e outros testes ajudam a identificar a resistência à insulina, mas novos testes devem surgir, pois a resistência insulínica ainda é mais bem definida no espectro do diagnóstico clínico do que no laboratorial.

Em busca de uma definição única

Em 1988, o primeiro esforço para definir a SM partiu da Organização Mundial da Saúde (OMS), que publicou a definição e a classificação de diabetes melito e suas complicações. A OMS foi muito criteriosa na definição do conjunto das comorbidades e ressaltou o aumento do risco de DCV em pacientes enquadradas nessa definição, indicando resistência à insulina como principal fator causal. Além disso, fez graves críticas à ausência de uma definição mundial para a SM e sugeriu que se deveria estabelecer um número de critérios para sua definição. Esses critérios deveriam passar pela principal característica: a resistência à insulina, identificada em pacientes com diabetes tipo 2, IGT ou dosagem de glicose em jejum normal ≥ 110 mg/dℓ pela avaliação da época, diante de um estado hiperinsulinêmico. Diante da resistência à insulina, o diagnóstico de SM passava pela presença de pelo menos mais duas variáveis: hipertensão, triglicerídeos aumentados, HDL diminuída, obesidade (aumento do índice de massa corporal [IMC] ou da relação cintura-quadril) e microalbuminúria.[61] Um ano mais tarde, especialistas do European Group for the Study of Insulin Resistance (EGIR) formularam um novo critério para a SM,[62] definido pela presença de resistência insulínica e duas ou mais variáveis: obesidade central, dislipidemia (aumento de triglicerídeos ou baixa de HDL), hipertensão e dosagem de glicose em jejum ≥ 6,1 mmol/ℓ. O terceiro esforço por definição única veio das recomendações do National Cholesterol Education Program/Adult Treatment Panel III (NCEP/ATP III) nos EUA.[63] O NCEP/ATP III propôs 5 critérios, sendo 3 deles o suficiente para a definição da síndrome: obesidade abdominal, triglicerídeos elevados, baixa de HDL, níveis tensionais ≥ 130/85 mmHg e glicose em jejum ≥ 110 mg/dℓ (≥ 6,1 mmol/ℓ).

Comparando as duas definições, da OMS e da NCEP/ATP III, algumas diferenças foram identificadas. O NCEP/ATP III não valorizou a medição de rotina da resistência insulínica, deixando de incluí-la como um critério em separado, entendendo que se um indivíduo apresentasse três dos cinco critérios por eles definidos, a resistência à insulina seria uma condição inerente. Em contraste com a OMS, o NCEP/ATP III passou a avaliar a obesidade apenas abdominal e pela aferição da circunferência abdominal e também não incluiu a microalbuminúria. Mas um fator fundamental para a definição de um critério único foi a concomitância de 4 fatores nas duas avaliações (hiperglicemia, dislipidemia, obesidade central e hipertensão). Outra definição, denominada síndrome de resistência à insulina, ainda haveria de surgir por meio da American Association of Clinical Endocrinologists, que propôs para a identificação da síndrome a presença de quatro distúrbios: aumento de triglicerídeos, baixa de HDL, hipertensão e aumento da glicose seja em jejum (110 a 126 mg/dℓ) ou pósprandial (140 a 200 mg/dℓ).[64]

Em 2005, duas das principais organizações médicas mundiais, a International Diabetes Federation (IDF) e a American Heart Association/National Heart, Lung and Blood Institute (AHA/NHLBI), tentaram acordar um consenso para a definição da SM.[65,66] A IDF retirou a exigência da OMS da comprovação de resistência à insulina, mas fez prevalecer a avaliação da obesidade abdominal, estabelecendo a aferição da circunferência abdominal como um dos 5 fatores requeridos para diagnóstico da SM, critério que já fazia parte das exigências do NCEP/ATP III. Com os 4 fatores (hipertensão – pressão sistólica ≥ 130 e/ou diastólica ≥ 85 mmHg; triglicerídeos ≥ 150 mg/dℓ; HDL < 50 em mulheres e < 40 mg/dℓ em homens; e glicose ≥ 100 mg/dℓ) bem ajustados, e consenso entre as organizações, a discussão foi em torno da obesidade abdominal. A IDF recomendava que os limites da circunferência abdominal na caracterização da obesidade abdominal em pessoas de origem europeia deveriam ser de ≥ 94 cm para homens e ≥ 80 cm para mulheres. Em contrapartida, a AHA/NHLBI estabelecia como pontos de corte: ≥ 102 cm e ≥ 88 cm, respectivamente. A IDF também valorizou a interpretação da obesidade abdominal para todos os grupos étnicos nos diferentes continentes, definição única que perdurou por mais 4 anos, quando essas organizações chegaram a esses pontos de consenso já citados e publicaram, em 2009, tais definições em um artigo intitulado "Harmonizing the metabolic syndrome".[67] Nesse consenso, a SM foi definida pela presença de três das cinco comorbidades: hipertensão, glicose ≥ 100 mg/dℓ, triglicerídeos ≥ 150 mg/dℓ, HDL < 50 em mulheres e < 40 mg/dℓ em homens e circunferência abdominal de acordo com a tabela para os diferentes continentes, sendo ≥ 80 cm para mulheres e ≥ 90 cm para homens na América do Sul.

SÍNDROME DOS OVÁRIOS POLICÍSTICOS E DEPRESSÃO

A SOP e a depressão têm interligações que despertam cada vez mais a atenção de pesquisadores no campo da conjugação dos sinais e sintomas relacionados com a SOP e a redução do bem-estar psicossocial e da satisfação sexual. Em 1986, Orenstein et al.[68] discutiram a relevância da depressão e dos sintomas psíquicos de natureza sexual, assim como a predisposição à ansiedade quando flagrante a prevalência do hiperandrogenismo no grupo de estudo em contraste ao grupo-controle. O mosaico emocional delineou-se por meio de escores elevados ao expressarem introversão, ansiedade, prostração, sentimento de culpa e agressão reprimida. Em 1990, Modell et al.,[69] com base no advento do hiperandrogenismo ovariano consequente à defectível interdependência dos mecanismos que regem o eixo hipófise-suprarrenal, aferiram as taxas hormonais de pacientes induzidas ao estresse por meio de estímulo psicológico (*psychological stressor tasks*), independentemente do tipo de questionário elaborado de acordo com problemas aritméticos de complexidade variável. Os resultados compatibilizaram-se com os maiores níveis de ansiedade, correspondentes às concentrações de cortisol mais acentuadas no grupo afetado pela SOP em comparação com o grupo-controle. As síndromes afetadas pelo hiperandrogenismo foram consideradas de alto risco para os transtornos do humor.[70] Em 1998, Norman e Clark[71] trataram de fatores hereditários e ambientais correlacionados com a etiologia e a conduta de acordo com o perfil de variantes clínicas da SOP. Desse modo, a interação do componente gênico com o estilo de vida influencia os distúrbios menstruais e metabólicos, e a infertilidade. Nesse mesmo ano, Azziz et al.[72] detalharam a suposição de anormalidade intrínseca, possivelmente primária e relacionada com a produção suprarrenal, presumida uma subclasse cuja identidade evidenciasse os níveis superiores de andrógenos independentes de implicações primordiais do substrato ovariano.

Em 2000, Rasgon et al.[73] assinalaram, como particularidade, a prevalência de irregularidade menstrual compartilhada com o diagnóstico de doença psiquiátrica primária (transtorno afetivo bipolar). Em 2003, Rasgon et al.[74] reportaram a prevalência de quase 50% de transtorno depressivo combinado com SOP.

Em 2009, Akbaraly et al.[75] demonstraram a associação entre SM e depressão, comprovando que os fatores de SM mais associados à depressão eram a obesidade central e a dislipidemia.

Em 2010, foi publicado um artigo evidenciando o alto risco da associação de depressão maior com a SOP, bem como de transtornos de ansiedade e depressão.[76]

Em janeiro de 2011 foi publicada uma revisão com metanálise sobre a depressão em mulheres portadoras de SOP.[77] As pesquisas revisadas nessa metanálise confirmaram o risco aumentado de depressão em pacientes com SOP e evidenciaram que esse risco era independente do IMC.

SÍNDROME DOS OVÁRIOS POLICÍSTICOS E RESISTÊNCIA INSULÍNICA

Em 1980, Burghen et al.[78] sugeriram, pela primeira vez, uma relação entre o hiperandrogenismo da SOP e a hiperinsulinemia. Os pesquisadores notaram que os níveis de insulina plasmática durante teste oral de tolerância à glicose (TOTG) em pacientes obesas portadoras de SOP estavam elevados em 8 mulheres quando comparadas com o grupo-controle. A pesquisa ainda evidenciou correlação entre as medições de insulina basal com as concentrações de testosterona e androstenediona e foi documentada a relação da resposta à insulina com as concentrações de testosterona sérica, mediante TOTG. Em seguida, Chang et al.[79] demonstraram hiperinsulinemia em pacientes não obesas com diagnóstico de SOP, de modo a evidenciar que este era um fator específico da SOP, em vez de secundário à obesidade. Desde então, um grande número de estudos surgiu, confirmando a resistência à insulina e correspondente hiperinsulinemia em mulheres obesas e não obesas com SOP,[80-82] enquanto outros[83-87] não conseguiram demonstrar a resistência à insulina em mulheres não obesas. No entanto, a resistência à insulina em mulheres obesas portadoras de SOP parece provocar distúrbios metabólicos mais graves. Supõe-se que obesidade e SOP tenham efeito sinérgico com o grau e a gravidade da resistência à insulina e/ou hiperinsulinemia nesse grupo de mulheres. Em 1989, Conway et al.[88] revelaram que 30% das mulheres não obesas com SOP apresentavam grau mais leve de resistência à insulina, enquanto, Falcone et al.[89] informaram que 63% de suas pacientes com SOP e não obesas eram resistentes à insulina. Em 1993, Robinson et al.[90] demonstraram que a sensibilidade à insulina variava de acordo com o padrão menstrual. Os autores revelaram que mulheres não obesas com SOP e padrão menstrual de oligomenorreia eram mais propensas a contrair resistência à insulina do que aquelas com ciclos regulares. As diferenças de opinião na literatura sobre a inter-relação de resistência à insulina e hiperandrogenia ainda perduram. Conway et al.[88] creditavam a hiperinsulinemia ao aumento da produção androgênica ovariana, no entanto, outros pesquisadores[91-92] não conseguiram demonstrar essa relação direta. Além da obesidade, a história familiar de diabetes e a etnia podem aumentar a prevalência da resistência à insulina. Quando ocorrem em etnias minoritárias com SOP, esses fatores tendem a ser mais insulinorresistentes do que em caucasianos, conforme observado por Dunaif et al. em 1993.[93] É preciso entender que a quantificação clínica de resistência à insulina continua a ser uma ciência imprecisa, sem diretrizes geralmente reconhecidas ou critérios, como pontuaram Gennarelli et al. em 2000.[94] Em 2004, Legro et al.[95] chegaram a definir propostas e armadilhas na detecção da resistência insulínica na SOP. Em 2009, a Androgen Excess and PCOS Society (AE-PCOS), fundada por pesquisadores do assunto,[96] afirmou que, presumivelmente, diversos fatores contribuíam para a base molecular da resistência à insulina entre as mulheres com SOP. Em resumo, entre 50 e 70% das pacientes com SOP têm resistência à insulina e hiperinsulinismo, embora esta não seja uma característica universal do transtorno.[97]

FISIOPATOLOGIA

A SOP é um distúrbio complexo, com componentes genéticos e ambientais. Registra-se que 20 a 40% das mulheres tenham parentes de primeiro grau com a doença, o que sugere uma transmissão hereditária e genética. Alguns genes foram identificados como possíveis responsáveis pela doença, como o 7β-hidroxiesteroide-deidrogenase tipo 6 (*HSD17B6*). O estilo de vida e os fatores ambientais estão relacionados com a SOP de fenótipos mais graves. A vida sedentária é relacionada com disfunção metabólica e ganho de peso, em associação com anovulação e hiperandrogenismo. Disruptores androgênicos do meio ambiente podem ser acumulados em maior proporção em mulheres com SOP, por diminuírem o *clearance* hepático, o que aumenta a produção androgênica e a hiperinsulinemia. A obesidade não é a causa da SOP, mas os sintomas da síndrome são exacerbados perante a mesma. A obesidade está presente entre 30 e 75% das portadoras de SOP. A disfunção no adipócito contribui para o desenvolvimento de IGT e hiperinsulinemia. As mulheres com SOP e obesas são mais sujeitas à anovulação e, consequentemente, à infertilidade.[98-100] A Figura 32.1 apresenta um organograma que tenta simplificar a fisiopatologia da síndrome.[101]

Base genética

Evidências de agregação familiar tanto para hiperandrogenemia quanto para os aspectos metabólicos foram descritas em pacientes com SOP. O padrão é de um traço autossômico dominante com penetrância variável. Mães de mulheres com SOP mostraram maior risco de DCV e hipertensão arterial, enquanto os pais apresentaram maior risco de doença cardíaca e acidente vascular cerebral (AVE). Da mesma maneira, DCV em pai e mãe foi associada a maior risco de SOP na prole feminina.[102] Estudos recentes apontam *loci* implicados em papéis reprodutivos (*LHCGR, FSHR e FSHB*) e metabólicos (*INSR e HMGA2*).[103] Uma das regiões candidatas bem-estabelecidas é a D19S884, localizada em 19p13.2 a cerca de 800 kb do gene do receptor da insulina, conferindo resistência insulínica.[104] Polimorfismos nos genes *FTO* e *MC4R* também foram associados a alterações de IMC em mulheres com SOP e parecem não estar ligados diretamente a alterações reprodutivas, mas podem interagir com outros genes, como o *POMC*, predispondo certas mulheres com IMC aumentado a desenvolver SOP. Outros polimorfismos, como rs10986105 e rs10818854, localizados em 9q33, parecem estar ligados ao hiperandrogenismo e, possivelmente, à irregularidade menstrual na SOP.[105]

ALTERAÇÕES RESULTANTES DA SÍNDROME

Na SOP, uma vez deflagrada qualquer uma das alterações implicadas em sua gênese, um círculo vicioso de eventos descrito por Yen et al.[106] ocorre sucessivamente, perpetuando as alterações da síndrome. Assim, independentemente da porta de entrada no círculo fisiopatológico, a relação hormônio luteinizante (LH)/hormônio foliculoestimulante (FSH) aumentada provoca hipersecreção de andrógenos ovarianos e ausência de desenvolvimento folicular, com aumento da relação estrona/estradiol, que age em nível hipofisário, perpetuando as alterações de gonadotrofinas, que aumentam a secreção de andrógenos, e assim sucessivamente.

Alterações neuroendócrinas

Está bem-descrito um aumento tônico de LH, secundário ao aumento de frequência e amplitude de pulsos de hormônio liberador de gonadotrofinas (GnRH). Esse padrão pode ocorrer por exposição pré-natal a níveis altos de andrógenos ou pela diminuição da inibição central de dopamina e opioides endógenos em relação ao GnRH. Do mesmo modo, acredita-se que a baixa concentração de FSH ocorra por inibição endógena, causada possivelmente pela concentração aumentada de hormônio antimülleriano (HAM), característica de pacientes com SOP.[107]

Modelos de animais expostos a excesso de testosterona na vida fetal revelaram defeitos metabólicos, como resistência insulínica e hiperinsulinemia em fêmeas adultas.[108] A hipótese de programação fetal está bem-definida em modelos animais, mas ainda precisa ser confirmada em humanos.

Hiperandrogenismo primário suprarrenal e/ou ovariano

Foi observada, em mulheres com SOP, alteração de uma base na região CYP17 do gene que codifica a enzima citocromo P450 17-alfa, provocando aumento de sua atividade. Ocorre, então, hipersecreção discreta de androstenediona e testosterona (T) livre, a partir de células da teca e de sulfato de deidroepiandrosterona (S-DHEA) e 17-hidroxiprogesterona a partir do córtex suprarrenal, bem como hiper-resposta dos 17-cetoesteroides ao hormônio adrenocorticotrófico (ACTH).

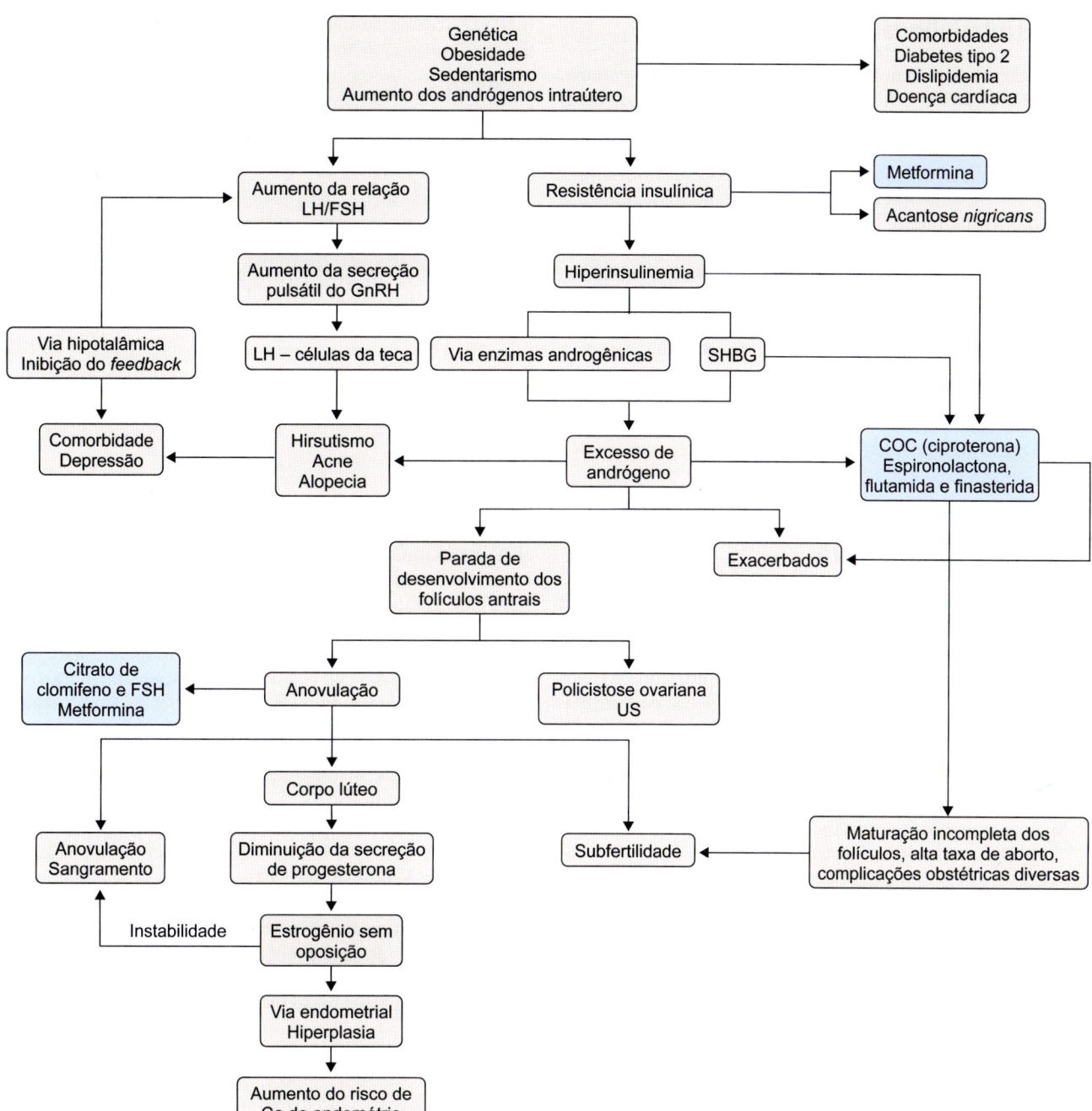

Figura 32.1 Fisiopatologia da síndrome dos ovários policísticos. COC: contraceptivo oral combinado; FSH: hormônio foliculoestimulante; GnRH: hormônio liberador de gonadotrofina; LH: hormônio luteinizante; SHBG: globulina ligada dos hormônios sexuais; US: ultrassonografia.

Os altos níveis de andrógenos locais provocam atresia folicular, perpetuam a relação LH/FSH aumentada e aumentam a resistência insulínica.

Síntese extraglandular de andrógenos

Alterações de atividade da 11β-hidroxiesteroide-deidrogenase[109] e das 5-α e β-redutases[110,111] podem aumentar a síntese de andrógenos no tecido adiposo. Essas enzimas estão envolvidas no metabolismo periférico do cortisol, o que pode ativar a esteroidogênese suprarrenal.

Por outro lado, o aumento de tecido adiposo, por sobrepeso e obesidade, representaria uma causa exógena, ambiental, de síntese extraglandular de hormônios.

Resistência insulínica

Foram descritos polimorfismos genéticos determinando resistência à insulina, mesmo em mulheres magras com SOP. Desse cenário se formaria um novo círculo vicioso, conforme descrito por Nader,[112] com hiperinsulinismo provocando hiperandrogenismo ovariano e vice-versa.

Estudos *in vitro* mostraram que a insulina atua sinergicamente no LH nas células da teca, estimulando a produção de andrógenos, que, por sua vez, estimulam o recrutamento e o tamanho de adipócitos abdominoviscerais, aumentando a relação cintura-quadril. Com o aumento do fluxo de ácidos graxos livres abdominais, a extração hepática, bem como a sensibilidade periférica e hepática à insulina seriam prejudicadas, perpetuando o hiperinsulinismo e o aumento de andrógenos.

Parte 5

Fatores intrafoliculares

Na SOP, há distribuição anômala de inibina intraovariana, com diminuição nas células da granulosa e aumento nas células da teca, o que causa atresia folicular e hiperandrogenismo.

Embora dosagens séricas de inibina sejam normais em pacientes com SOP, após a fase folicular precoce, os níveis intraovarianos de inibina nas células da teca são muito maiores que os de mulheres normais, podendo contribuir para a atresia folicular no momento de seleção do folículo dominante. A inibina aumenta a produção de andrógenos mediada por LH em células da teca em cultura. A redução da folistatina nas células da granulosa pode resultar em aumento da produção de estrogênios.

A *kit ligande* (KL) é uma citocina intraovariana que ativa os folículos primordiais e promove crescimento e sobrevida folicular, diferenciação de células do estroma, proliferação de células da teca e síntese de andrógenos.[113] Desregulação da KL em pacientes anovulatórias hiperandrogênicas com SOP é uma etiopagenia promissora que vem sendo investigada.

POLICISTOSE OVARIANA

Os cistos na SOP não são cistos verdadeiros, mas folículos antrais recrutados que param o seu desenvolvimento, devido a uma anormalidade hormonal, o hiperandrogenismo. O recrutamento ocorre quando as células da granulosa dos ovários normalmente começam a produzir estrogênio por aromatização da androstenediona produzida pelas células teca. O excesso de 5α-redutase nos ovários inibe a ação da aromatase e, portanto, reduz a síntese de estradiol, necessário para melhor maturação dos folículos. A hiperinsulinemia exacerba o hiperandrogenismo ovariano por: aumentar a atividade 17α-hidroxilase nas células da teca e, assim, promover a produção de androstenediona e testosterona; promover o LH e estimular o fator de crescimento semelhante à insulina 1 (IGF-1), aumentando a produção androgênica; e elevar a testosterona livre por diminuição da produção da globulina ligadora dos hormônios sexuais (SHBG).[99-101]

CRITÉRIOS PARA O DIAGNÓSTICO

Os critérios para o diagnóstico da SOP sempre estão relacionados com a hipersecreção de LH, que compreende a irregularidade menstrual (anovulação) e o aumento da secreção dos andrógenos (clínica e/ou laboratorialmente). A partir desse entendimento, tentam-se construir critérios para justificar o conceito de síndrome da doença (Tabela 32.1).[15] Neste capítulo serão destacados três conceitos. O primeiro vem desde 1990 sendo construído pelos National Institutes of Health (NIH) dos EUA, que apreciava duas características que deveriam estar presentes para o diagnóstico: hiperandrogenismo clínico ou laboratorial e a anovulação crônica.[10]

O segundo conceito data de 2003, a partir de uma reunião de 27 especialistas em SOP em Rotterdam, na Holanda,[114] com o aval da European Society for Human Reproduction and Embryology (ESHRE) e da American Society for Reproductive Medicine (ASRM). Esse consenso tomou os critérios dos NIH como base e fez diversas observações para fundamentar a prevalência de SOP. Embora tenham se mantido os critérios dos NIH, a imagem da policistose ovariana foi acrescentada a um dos critérios e assim se configurou um clássico entre síndromes,

Tabela 32.1 Evolução dos critérios diagnósticos da síndrome dos ovários policísticos.

Parâmetros	NIH (1990)	ESHRE/ASRM (2003) Rotterdam	AE-PCOS (2006)	NIH (2012) Extensão Rotterdam (2003)
Critérios	HA	HA	HA	HA
	OA	DO	DO e/ou MPO	DO
	–	MPO	–	MPO
Consenso	2 de 2 critérios	2 de 3 critérios	2 de 2 critérios	2 de 3 critérios
	–	–	–	Identificação e especificação do fenótipo (A, B, C e D)

Obs.: Excluídos outros diagnósticos de aumento de andrógenos. HA: hiperandrogenismo; OA: oligoanovulação; DO: disfunção ovulatória; MPO: morfologia de policistose ovariana. *Fonte*: adaptada de Lizneva et al., 2016.[15]

sendo necessários dois de três critérios para fechar o diagnóstico da SOP. Essas mudanças abriram por demais o diagnóstico de mulheres portadoras de SOP, pois se passou a fazer combinações, como mulheres com imagem de policistose e hirsutismo, mesmo menstruando normalmente (Tabela 32.2). Em 2006, a AE-PCOS elaborou uma sugestão de critérios, com base exclusivamente no hiperandrogenismo. Especialistas dos EUA, da Europa e da Austrália concordaram que o hiperandrogenismo é característica essencial e que sua associação à disfunção ovulatória era preponderante para caracterizar a síndrome, contrariando, de certo modo, o consenso de Rotterdam. Em 2012, os NIH revisou o consenso de Rotterdam, para tentar diminuir a confusão para o fechamento dos critérios estabelecidos e discutidos pela AE-PCOS. A reunião de 29 experientes autores em SOP estabeleceu, além dos critérios já então existentes, categorias de fenótipos convenientes para a prática clínica e as pesquisas epidemiológicas.[115] Esse consenso busca criar avaliações clínicas das pacientes verdadeiramente de risco para SM e daquelas sem risco imediato, bem como facilitar as pesquisas epidemiológicas de uma doença altamente prevalente.[115]

Os fenótipos A e B são as formas mais clássicas de SOP e estão associados a disfunção menstrual, hiperinsulinemia, resistência insulínica e maior risco para SM. Esses fenótipos também são os mais associados a IMC aumentado, ou seja, a peso e obesidade. O fenótipo tipo C pertence à paciente portadora de SOP, ovulatória e com níveis intermediários de andrógenios, com risco intermediário para DCVs quando comparadas aos fenótipos A e B. O fenótipo D pertence a grupo de pacientes com SOP com níveis normais de andrógenos, as de menor risco para as consequências sobretudo cardiovasculares da SOP.

Tabela 32.2 Classificação dos fenótipos da síndrome dos ovários policísticos.

Parâmetros	Fenótipo A	Fenótipo B	Fenótipo C	Fenótipo D
SOP	HA/DO/MPO	HA/DO	HA/MPO	DO/MPO
HA	+	+	+	–
DO	+	+	–	+
MPO	+	–	+	+
NIH (1990)	–	X	–	–
Rotterdam (2003)	X	X	X	X
AE-PCOS (2006)	X	X	X	–

HA: hiperandrogenismo; OA: oligoanovulação; DO: disfunção ovulatória; MPO: morfologia de policistose ovariana. *Fonte*: adaptada de Lizneva et al., 2016.[15]

Adolescentes

Os critérios diagnósticos para adolescentes não são muito diferentes dos já apresentados para adultos, mas após a revisão de Rotterdam em 2013 pelos NIH junto a ESHRE/ASRM, foram pontuadas algumas observações pertinentes à idade que transpassam certa imaturidade do eixo hipotálamo-hipófise-ovariano, um estirão puberal com valores de andrógenos mais alterados em fase de ajustes para a mulher e morfologia ovariana ainda diferente da adulta. Talvez o principal ponto de destaque seria a morfologia, sendo o volume ovariano o principal parâmetro a ser avaliado. Ainda é possível a via pélvica, pela impossibilidade da via transvaginal em pacientes virgens. Além dos critérios dos NIH, são importantes os parâmetros publicados pela Endocrine Society em 2013, com maior foco na parte clínica da SOP (Tabela 32.3).[15]

DIAGNÓSTICO

Exame clínico

A anamnese deve ser esmiuçada para se ter uma boa análise da paciente. É preciso entender o que ela deseja, lembrando que a doença em questão pode interferir em vários aspectos da vida da mulher (questões estéticas ou metabólicas, ou infertilidade, por exemplo). As síndromes hiperandrogênicas consideradas a partir de uma ectoscopia que demonstre este fenótipo, mas sem prevalência de SOP são raras. Dentre elas, destacam-se: a síndrome de Cushing, hiperplasia suprarrenal congênita, tumores funcionantes de ovário ou de suprarrenal, e hipertecose ovariana. A etnia pode causar excesso de pelo por características genéticas familiares, como ocorre em pacientes nascidas na Península Ibérica. Na história pregressa, é necessário investigar a infância, se cursou com obesidade infantil, em que condições se deram a puberdade e suas aparições de telarca, pubarca e menarca. Na vida reprodutiva, a infertilidade é o fator a ser avaliado como marcante nesta fase. O espectro clínico da SM que aterroriza as portadoras da SOP deve ser minuciosamente investigado, observando-se suspeitas de diabetes, hipertensão arterial e dislipidemia. A análise da história familiar também é fundamental, por possibilitar a caracterização de gestações com fetos microssômicos, evidenciando um diabetes gestacional e até passado familiar de diabetes tipo 2. Ao exame, devem ser identificados:[116]

- Seborreia no couro cabeludo
- Acne facial e no dorso
- Pelos com características virilizadas (espessos e escuros) em face, padrão masculino de barba, bigode e costeleta. Pelos em meio ao tórax, dorso, abdome, púbis com formato losangular, raiz de coxa e membros superiores e inferiores
- Rouquidão de voz em padrão diferente do habitual para o padrão feminino

Tabela 32.3 Critérios para síndrome dos ovários policísticos em adolescentes.

Parâmetros	ESHRE/ASRM (2012)	Endocrine Society (2013)
Critérios	HA	HA
	OA	OA persistente
	MPO	–
Consenso	3 de 3 critérios	2 de 3 critérios

Obs.: Excluídos outros diagnósticos de aumento de andrógenos. HA: hiperandrogenismo; OA: oligoanovulação; MPO: morfologia de policistose ovariana. *Fonte*: adaptada de Lizneva et al., 2016.[15]

- Clitóris aumentado
- Acantose *nigricans*, mancha aveludada escurecida ou acinzentada em região de dobras como pescoço (parte posterior), axilas e sulcos inframamários
- Avaliação da circunferência abdominal, que deve ser, no máximo, de 80 cm, segundo referência da International Diabetes Federation (Figura 32.2)
- Aferição de peso e altura para calcular o IMC
- Aferição dos níveis tensionais.

Hirsutismo/alopecia

O hirsutismo é um bom marcador ao exame clínico da SOP, mas vale destacar que vários fatores podem influenciar o crescimento dos pelos, incluindo fatores étnicos, fatores sistêmicos, produção de esteroides sexuais e resposta a esses hormônios em seus receptores. A escala de Ferriman e Gallwey (Figura 32.3)[117] identifica com precisão o hirsutismo diante do somatório de pontos aferidos de acordo com a distribuição de excesso de pelos facial e corporal.

O hirsutismo está presente em até 70% das portadoras de SOP, o que pode resultar da combinação do aumento da produção androgênica, do aumento da circulação da testosterona livre e da maior atividade androgênica na unidade pilossebácea. Por vezes, esse aumento da testosterona livre que se estabelece com um decréscimo da globulina ligadora dos hormônios sexuais ocorre particularmente em obesas. Além disso, fatores locais da própria pele podem amplificar os andrógenos por aumento da 5α-redutase e os respectivos receptores.[118] Acne ou alopecia (Figuras 32.4 e 32.5) isoladas não são bons marcadores clínicos, devendo-se lançar mão dos níveis de testosterona livre. Não se pode esquecer que todas as síndromes hiperandrogênicas devem entrar como diagnóstico diferencial: Cushing, tumores ovarianos ou suprarrenais, hiperplasia suprarrenal congênita e outros menos raros.

Irregularidade menstrual

O que se espera de mulheres com SOP são ciclos anovulatórios e com oligo ou amenorreia (95% dos casos), mas até 32% destas mulheres podem ovular espontaneamente, sem se saber

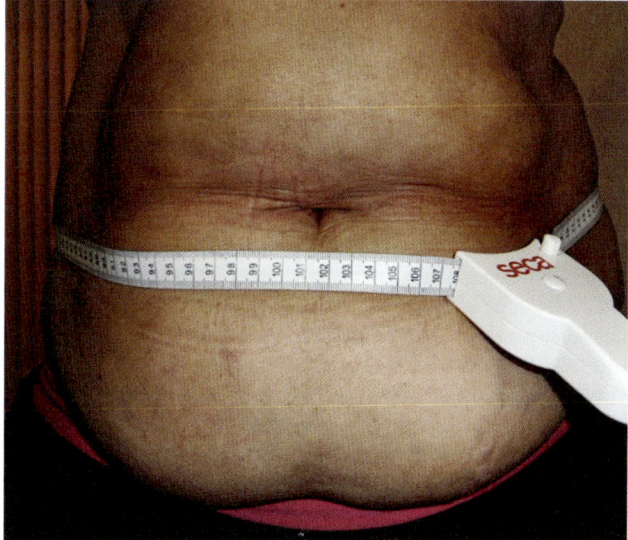

Figura 32.2 Aferição de circunferência abdominal.

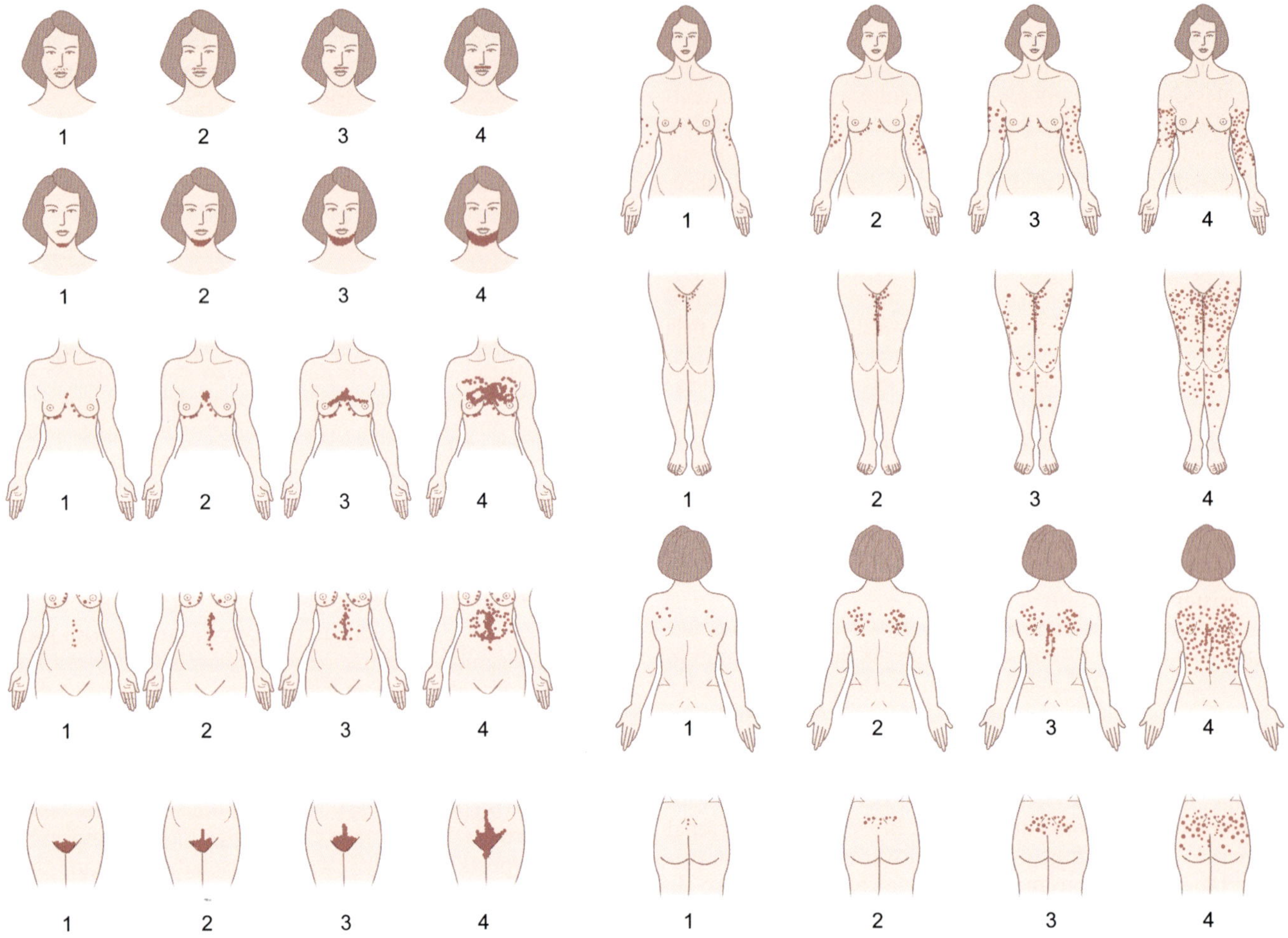

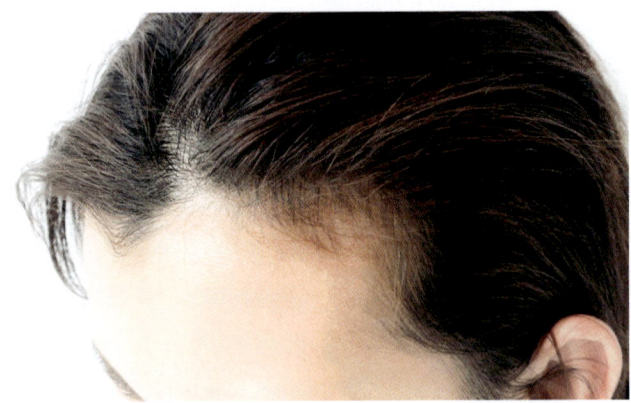

Figura 32.3 Escala de Ferriman e Gallwey. Pontuação maior que 6 ou 8 define o hirsutismo. Considera-se hirsutismo leve quando a pontuação não ultrapassa 15 e hirsutismo moderado a grave quando a pontuação é maior que 15.

Figura 32.4 Alopecia.

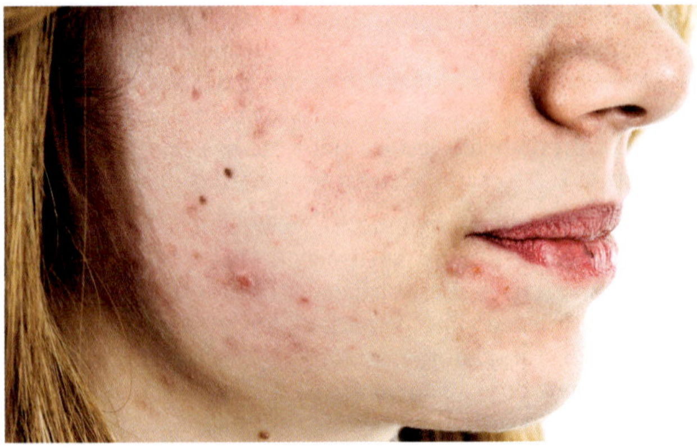

Figura 32.5 Acne.

o motivo disso.[119,120] Mulheres em amenorreia costumam apresentar hiperandrogenismo muito grave, mas em compensação têm mais folículos primordiais do que as oligomenorreicas.[16] A amenorreia também cursa mais com as instabilidades metabólicas, aumentando o risco para dislipidemia, hiperinsulinemia e resistência insulínica e envelhecimento. A amenorreia, portanto, é o pior fator de prognóstico da SOP e os espectros clínicos pioram em sua presença.

Acantose *nigricans*

A acantose *nigricans* caracteriza-se por hiperqueratose de aspecto aveludado em regiões de dobras do corpo, mais especificamente em pescoço (anterior e posterior), axilas, sulcos inframamários, virilhas e outras áreas (Figura 32.6). A região mais comum é no pescoço em sua face posterior e ocasionada geralmente por resistência insulínica, bastante

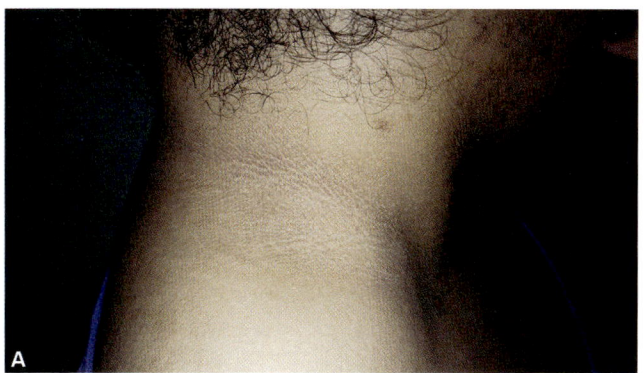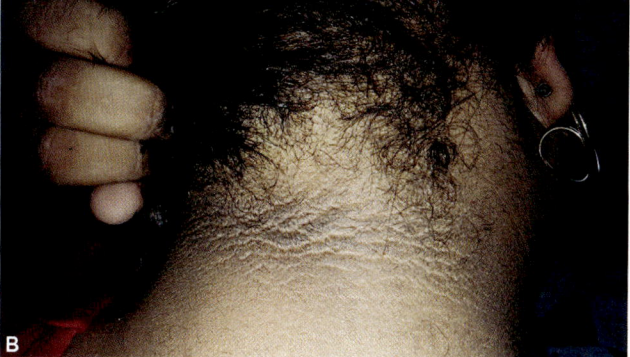

Figura 32.6 Acantoses *nigricans*.

comum em portadoras de SOP quando associada ao hiperinsulinismo. Cabe assinalar, em função dos resultados por agora analisados, a extraordinária prevalência de acantose *nigricans* associada em especial à SM e à condição ponderal aumentada, além de correspondências significativas com RI (resistência insulínica) (HOMA-IR – *homeostatic model assessment*), elevação da insulina basal e hirsutismo, o que confirma os pressupostos já assinalados no rol das experiências clínicas. Em face do exposto, tem-se, com base na SOP, o fato de associar-se a acantose *nigricans* com o quadro de disfunção metabólica. Depreende-se, independentemente da faixa etária, a importância de proceder à inspeção rotineira (principalmente em áreas expostas – pescoço) da acantose *nigricans*, sinal que integra o quadro fenotípico grave da SOP e prevê as intermediações que culminam no enlace com o amplo conceito de DCV.[121]

Ultrassonografia

A ultrassonografia (US) sempre teve papel de destaque na SOP e, com o avanço tecnológico, pôde-se chegar próximo à realidade da prevalência da síndrome entre as mulheres (Figura 32.7). Com o recurso do transdutor transvaginal, acentua-se o diagnóstico pela melhor averiguação dos ovários. Esse recurso não é o ideal para avaliação de adolescentes virgens, preferindo-se o método por via pélvico-abdominal. Observando-se um

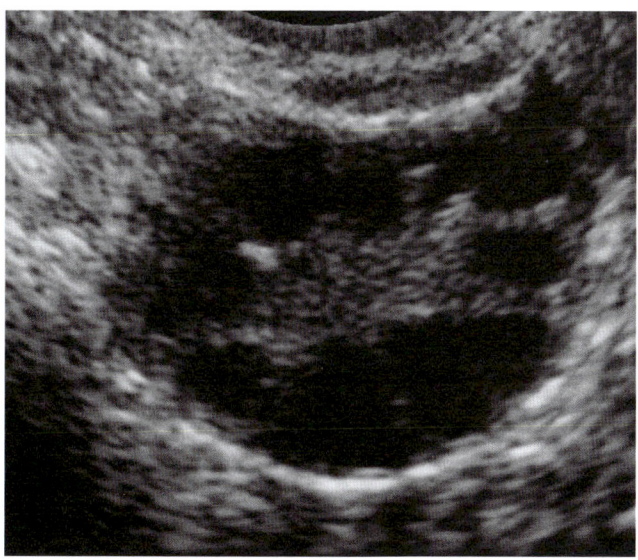

Figura 32.7 Ultrassonografia.

breve histórico, é possível compreender melhor o papel desse exame de imagem e suas precisões na aferição dos ovários. Swanson et al.[122] comentaram a importância da US de alta resolução para visualizar microcistos de 2 a 6 mm de diâmetro situados na periferia, com cerca de 50% dos exames correspondendo à síndrome de Stein-Leventhal. Adams et al.[123] diferenciam ovários policísticos a partir da US. Alguns critérios morfológicos foram padronizados, como o número de cistos (não inferior a 10), e o tamanho (2 a 4 mm). Gadir et al.[124] avaliaram 389 pacientes com disfunção menstrual e verificaram policistose ovariana (63,2%) e SOP (53%) vinculadas aos seguintes distúrbios endócrinos: hiperprolactinemia, hipotireoidismo, disfunções suprarrenais e hipotalâmicas. De posse desses dados, os autores demonstraram a importância de associar o perfil hormonal ao estudo ultrassonográfico. Em 1994, um estudo desenvolvido por Takahashi et al.[125] conferiu importância ao exame ecográfico na progressão da SOP. Após análises comparativas entre pacientes com SOP e pacientes ovulatórias, observou-se que as mudanças na morfologia ovariana estão relacionadas com aumentos da androstenediona, principal andrógeno ovariano, e da relação hormonal LH/FSH.

Atualmente se destaca o conceito segundo o consenso de Rotterdam, segundo o qual deve-se considerar a presença na imagem de pelo menos 12 folículos ou mais, independentemente da localização, medindo entre 2 e 9 mm de diâmetro e/ou aumento do volume ovariano > 10 cm³ em, pelo menos, um dos ovários.[118] Há quem considere o fator mais importante o estroma ovariano e não os cistos, e apesar da controvérsia na literatura, consenso na análise da maioria dos trabalhos permanece com esta definição.

Dopplervelocimetria

O incremento de novas técnicas de imagem como a US transvaginal e o Doppler colorido favoreceu a busca por mais subsídios para o diagnóstico da SOP. Battaglia et al.[126] aferiram e constataram que as variações do fluxo sanguíneo ovariano e uterino estavam associadas aos parâmetros clínicos, ultrassonográficos e endócrinos típicos da SOP. Bruno et al. demonstraram que o Doppler evidenciou uma velocidade máxima significativamente maior no estroma ovariano das portadoras de SOP quando comparadas ao grupo-controle e a mesma observação foi aferida nas artérias uterinas das pacientes com SOP.[127] Diante desses resultados, conclui-se que a Dopplervelocimetria pode constituir mais um exame no arsenal de auxílio no diagnóstico da SOP (Figura 32.8), do qual se destacam, ainda, a US em 3D ou 4D e a ressonância magnética.

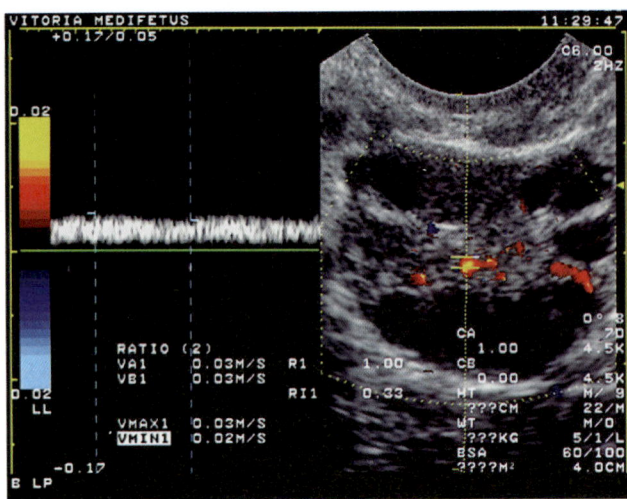

Figura 32.8 Dopplerfluxometria em portadora de síndrome dos ovários policísticos.

Hormônio antimülleriano (HAM)

Muitas pesquisas buscam um marcador plasmático capaz de identificar as mulheres com tendência para a SOP. Provavelmente, o mais promissor é o HAM, que se correlaciona com um número de pequenos folículos antrais; quanto maior sua dosagem, mais representaria a SOP. Esse pode, portanto, ser um exame útil, especialmente em mulheres mais jovens, para as quais uma US pode ser indesejada e invasiva. Os marcadores genéticos identificados por estudos genéticos e de associação genômica ampla também são promissores. Esses marcadores devem ser estabelecidos prospectivamente, e novos trabalhos devem confirmar suas efetividades.

Um fator de grande importância para o diagnóstico da SOP é o HAM, produzido nas células da granulosa e nos folículos pré-antrais e antrais nos ovários. O HAM está significativamente aumentado na SOP, talvez pela maior quantidade de folículos, o que caracteriza a morfologia dos ovários na síndrome. Postula-se que o HAM atue como fator inibitório da foliculogênese e desempenhe papel importante na fisiopatologia da anovulação na SOP. A medição plasmática dos níveis de HAM é muito útil para a identificação da SOP e tem sido sugerida como um critério de diagnóstico importante. Mas ainda é necessária uma padronização internacional do ponto de corte dos níveis HAM a partir de grandes ensaios populacionais, carecendo-se de um consenso global antes de sua incorporação ao diagnóstico de rotina. O corte de 4,7 ng/mℓ vem se destacando entre os trabalhos publicados, mas ainda não é um ponto de corte estabelecido. Esse ponto também passa a ter importância para prevenir a síndrome de hiperestímulo em pacientes portadoras de SOP que passam por indicação de fertilização *in vitro* (FIV).[128]

Dosagens laboratoriais

Os parâmetros de dosagem variam entre laboratórios e serviços, no entanto, serão listados aqui marcadores importantes na avaliação laboratorial tanto para o diagnóstico inicial da SOP (incluindo a avaliação generalizada de amenorreia), como para a resistência insulínica e a SM, pois essas costumam ser as grandes preocupações da doença. A síndrome se estabelece sobre o patamar da fisiopatologia da hipersecreção de LH e do não acompanhamento nos mesmos níveis do FSH,

portanto, sempre são esperados níveis destoantes entre os mesmos, mas nunca como patognômonicos da SOP. Os parâmetros indicativos para SOP são:

- Glicemia basal 60 e 120 min
- Insulina basal 60 e 120 min
- Cortisol, prolactina, hormônio tireoestimulante (TSH), tiroxina (T4) livre
- Progestógeno, LH, FSH, índice de andrógenos livres, S-DHEA
- Função hepática
- Função renal.

Os parâmetros para a SM (3 de 5 já a caracterizam) são:

- Triglicerídeos > 150 mg/dℓ
- HDL – colesterol:
  - Homens < 40 mg/dℓ
  - Mulheres < 50 mg/dℓ
- Pressão sanguínea > 130/85 mmHg
- Glicose jejum > 100 mg/dℓ
- Circunferência abdominal > 80 cm.

Os parâmetros para resistência insulínica são:

- Insulina de jejum > 15 uU/mℓ
- Relação glicose (mg/dℓ) e insulina (uU/mℓ) < 4,5
- TOTG com 75 g por via oral (VO): insulina aos 120 min > 80 uU/mℓ ou curva de 60 min maior que 120 min
- QUICKI-LOG
- *Clamp test*: perfusão de insulina e glicose com dosagens seriadas por 3 h (0, 15 min, 30 min)
- HOMA-B (avalia a função secretora da célula beta): 20 × insulinemia (uU/ℓ)/glicemia (mmol/ℓ) – 3,5 (obs.: se utilizar a glicemia em mg/dℓ, dividir a glicemia por 18)
  - Normal: 167 a 175
- HOMA-IR (avalia a resistência insulínica): insulina (μU/mℓ) × glicemia (mmol) × 0,05551)/22,5 (obs.: se a glicemia estiver em mg/dℓ, utilizar o valor de 405 para a constante em vez de 22,5)
  - Normal: até 2,5 em homens e 2,7 nas mulheres.

Diagnóstico diferencial

O diagnóstico diferencial é realizado com:

- Hiperplasia suprarrenal congênita
- Síndrome de Cushing
- Tumores secretores de andrógenos
- Doenças da tireoide
- Hipogonadismo hipogonadotrófico.

TRATAMENTO

A escolha do tratamento para as mulheres com SOP depende dos sintomas apresentados. Os sintomas geralmente se encaixam em três categorias: distúrbios relacionados com a menstruação, sintomas relacionados com o excesso de andrógenos e estratégias do manejo da infertilidade. Na Figura 32.1 foram colocados quadros com fundo azul, para chamar a atenção para os medicamentos usados no tratamento e sua atuação na fisiopatologia da SOP.

Hiperandrogenismo

Os sintomas relacionados com os andrógenos mais comuns com SOP são a acne, o hirsutismo e a alopecia. Os sintomas variam a cada paciente, com algumas apresentando apenas um ou dois sintomas, enquanto outras queixam-se de todos os três. Normalmente, pílulas anticoncepcionais orais constituem a primeira linha de tratamento farmacológico do hirsutismo na pré-menopausa. As mulheres costumam usar a depilação a *laser* e outras opções de depilação mecânica, porque os tratamentos farmacológicos não produzem os resultados desejados. Geralmente é preciso pelo menos 6 meses de tratamento para se obter uma resposta, em função do ciclo de crescimento de pelos virilizados. Caso não haja qualquer melhora após 6 meses de tratamento, devem ser adicionados COCs com progestógenos antiandrógenos, eficazes no tratamento da acne. Em acne grave, a isotretinoína pode beneficiar algumas pacientes. Há dados limitados para o tratamento de alopecia, mas COCs e bloqueadores de andrógeno também são administrados com esse objetivo. Os COCs são uma boa opção de tratamento para pacientes que não desejam engravidar, sendo muitas vezes considerados primeira linha para o tratamento de hirsutismo relacionado com SOP e acne. COC promove o *feedback* negativo sobre a produção de LH, diminuindo a síntese de andrógenos pelos ovários. Outros mecanismos pelos quais os COCs reduzem os androgênios incluem: diminuição dos níveis de andrógeno em circulação livre por meio do aumento da produção da SHBG; diminuição da secreção de andrógeno suprarrenal; e inibição da conversão periférica da testosterona em di-hidrotestosterona e a ligação da di-hidrotestosterona aos receptores de andrógeno. Os progestógenos têm diferentes graus de efeitos andrógenos. Mais recentes, os COCs contêm progestógenos menos androgênicos, como noretindrona, desogestrel e norgestimato. A drosperinona é um progestógeno mais recente que funciona como antagonista do receptor de andrógeno, e é um análogo de espironolactona com atividade antimineralocorticoide. Mas a ciproterona e a clormadinona ainda são a escolha quando se pensa em um forte poder antiandrogênico. O dienogeste é outro progestógeno mais recente, com propriedades antiandrogênicas. Embora existam riscos associados a COC, os benefícios parecem superar os riscos na maioria dos pacientes com SOP. A espironolactona, um antagonista da aldosterona, é um antiandrogênico que atua principalmente por ligação ao receptor de andrógeno como um antagonista. Também inibe no ovário a esteroidogênese e atua diretamente na inibição da atividade da 5α-redutase, concorrendo com os receptores de andrógeno nos folículos. Doses de 25 a 200 mg/dia em uma ou duas doses divididas são recomendadas. Quando usada isoladamente, a espironolactona pode causar irregularidades menstruais e a feminização de fetos masculinos, portanto, as portadoras de SOP devem evitar a gravidez, administrando-se a espironolactona em combinação com anticoncepcionais orais. A espironolactona pode causar hiperpotassemia, devendo ser usada com precaução em pacientes com história de litíase ou alterações renais. A finasterida é um antiandrógeno que inibe competitivamente a 5α-redutase no tecido hepático, resultando em inibição da conversão de testosterona em di-hidrotestosterona e diminuição de seus níveis plasmáticos. A finasterida é categoria X para a gravidez, dado o risco de feminização do feto masculino, tendo recomendação semelhante à da espironolactona.

Irregularidade menstrual

Juntamente com as queixas da paciente de irregularidade menstrual, a anovulação crônica associada à SOP pode aumentar o risco de hiperplasia endometrial e carcinoma. O uso de qualquer COC já pode inibir a proliferação endometrial e suas consequências, além de ajudar a regularizar o ciclo dessas pacientes. Os contraceptivos orais combinados com progestógenos antiandrogênicos já citados servem a este princípio de proteção endometrial. Entretanto, em pacientes que desejam engravidar, ou não querem fazer uso de contraceptivos combinados ou em que estes estão contraindicados, pode-se lançar mão de progestógenos de segunda fase. Nesse caso, pode-se sugerir a progesterona micronizada em 100 mg em 10 ou 14 dias corridos com início no 14º dia do ciclo, ou a di-hidrogesterona na dose de 10 mg, a medroxiprogesterona também em 10 mg ou acetato de nomegestrol na dose de 5 mg, todos em mesmo esquema de segunda fase. Todos seriam indicados para proteção endometrial e regularização do ciclo.

Resistência insulínica

Metformina (cloridrato de 1,1-dimetil biguanida) é uma biguanida atualmente usada como sensibilizador da insulina e antidiabetogênico oral (Figura 32.9). Essa substância atua como sensibilizadora da insulina na membrana celular, conduzindo a glicose para o meio intracelular. Além dessa função, para a qual foi desenvolvida, é fundamental seu papel na inibição do mecanismo hepático de gliconeogênese, evitando a dissolvência dos ácidos graxos. A metformina foi introduzida em 1957, mas só se tornou disponível para uso nos EUA em 1995, estando aprovada pela Food and Drug Administration (FDA) para tratamento de diabetes melito tipo 2, com perfil de segurança provavelmente melhor do que os observados com outros sensibilizadores da insulina.[97] Em 1994, Velazquez et al.[129] avaliaram pela primeira vez os efeitos da administração da metformina em 26 pacientes obesas com SOP com a intenção de investigar o papel da resistência à insulina na patogênese da síndrome. Após 6 meses de uso de metformina com doses de 1.500 mg/dia, os autores relataram redução significativa na circulação de níveis de andrógenos e do peso corporal. Além disso, demonstraram a eficácia da metformina na regularização dos ciclos menstruais, que passaram a ser ovulatórios em pacientes com SOP.

Atualmente, ginecologistas e endocrinologistas prescrevem a metformina para tratar pacientes com SOP. A AE-PCOS sugere que a metformina seja usada para tratar e prevenir a progressão da IGT em pacientes portadoras de SOP.[130] A American Association of Clinical Endocrinologists recomenda a metformina como intervenção inicial em pacientes com sobrepeso ou obesas com SOP.[131] Em 2007, foi reunido o International ESHRE/ASRM-sponsored PCOS Consensus Workshop Group[132] para discutir desafios terapêuticos de mulheres com infertilidade e SOP. Questões importantes foram debatidas, como a eficácia e a segurança dos diversos tratamentos

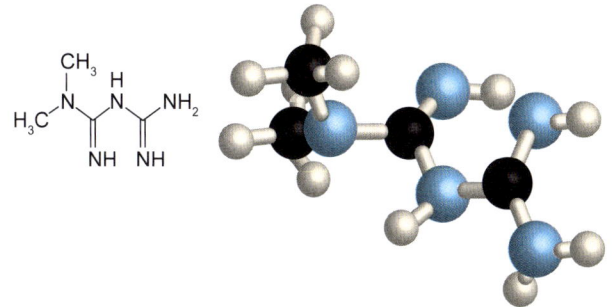

Figura 32.9 Fórmula e estrutura molecular da metformina.

disponíveis para essas mulheres, incluindo medicamentos sensibilizadores de insulina. O grupo de estudo concluiu que os sensibilizadores de insulina não deveriam ser administrados como agentes de primeira escolha para induzir a ovulação de mulheres com SOP, restringindo-se seu uso a pacientes com IGT. Essas dúvidas permanecem, provavelmente porque ainda é preciso conhecer melhor os efeitos da metformina e seus regimes de administração em pacientes que sofrem das consequências da SOP. Em 2008, Nestler[133] publicou um editorial interessante, no qual criticou as conclusões do consenso de 2007 e manteve o debate aberto sobre essa questão. Há cada vez mais consenso sobre o uso de sensibilizadores de insulina nos tratamentos de portadoras de resistência insulínica, seja na prevenção de distúrbios metabólicos, seja no auxílio do tratamento de infertilidade.

É importante que o uso da metformina não seja banalizado, que não ocorra em todas as pacientes com SOP, pois se beneficiam dele apenas as mulheres com resistência insulínica marcada clínica ou laboratorialmente. Seu uso na infertilidade, como mais bem discutido a seguir, deve ser como coadjuvante na estimulação ovariana. As doses podem variar entre 1.700 mg até 2.550 mg/dia na apresentação comum, ou 500 a 1.500 mg na apresentação XR (microcapsulada). Um trabalho de Bruno et al. confrontou doses de 1.500 e 2.550 mg quando na variação do IMC das portadoras de SOP, evidenciando-se que as pacientes com IMC maiores se beneficiam com doses maiores.[134] Apesar de uma metanálise publicada posteriormente ter ido de encontro ao artigo anterior,[135] o protocolo de Bruno et al.[134] tem sido comprovado na prática clínica. É fundamental esclarecer às pacientes os inconvenientes dos eventos adversos como náuseas, vômitos, diarreia e mal-estar, principalmente no início. Deve-se orientar as pacientes a fazer uso junto as refeições, para diminuir esses efeitos. Outro recurso seria iniciar com doses menores até atingir a dose desejada no tratamento.

Infertilidade

A perda de peso pode melhorar os níveis de andrógenos circulantes, juntamente com o fornecimento de inúmeros outros benefícios metabólicos para as pacientes com SOP. Os benefícios da perda de peso podem ser evidentes com uma perda de pelo menos 5% do peso corporal, sendo recomendada como terapia de primeira linha para a gestão da infertilidade em mulheres com sobrepeso e obesas com SOP. A obesidade traz um risco para a gravidez e ainda está associada a abortamentos. Além disso, a obesidade está associada a redução na resposta a tratamentos de fertilidade, incluindo citrato de clomifeno e gonadotrofinas. A cirurgia bariátrica tem se mostrado eficaz para melhorar a regularidade do ciclo, aumentar a ovulação e a concepção espontânea.

O citrato de clomifeno é o fármaco de primeira escolha para induzir a ovulação em mulheres com SOP, mas como modelador seletivo do receptor de estrogênio tem ação parcial. A sua atividade antiestrogênica no hipotálamo induz a liberação de GnRH, aumentando a secreção do FSH pela hipófise. A taxa de ovulação com clomifeno varia de 70 a 85% por ciclo, enquanto os intervalos de taxas de nascimento vivo cumulativo, de 50 a 60% para tratamento até seis ciclos. A dose de partida de citrato de clomifeno é de 50 mg/dia durante 5 dias, começando nos dias 2 a 5 após uma hemorragia de privação espontânea ou induzida por progestógeno. Se não ocorrer ovulação, a dose é aumentada em 50 mg por ciclo a uma dose máxima de 150 mg/dia.

O número máximo de ciclos geralmente é limitado a seis, mas diante da péssima resposta do endométrio ao clomifeno, deve ser limitado a 3 ciclos consecutivos. Se a ovulação não puder ser induzida em doses de 150 mg/dia, o paciente é considerado como resistente ao clomifeno.

Na declaração do consenso de 2008, a ESHRE/ASRM concluiu que a metformina é menos eficaz do que o clomifeno na indução de ovulação, sem qualquer vantagem para a adição de metformina ao clomifeno.[118] Em metanálise de ensaios clínicos randomizados, a metformina melhorou a taxa de ovulação e as taxas de gravidez, mas não as de natalidade, quando comparada com placebo ou nenhum tratamento. No entanto, em um estudo multicêntrico recente, randomizado, duplo-cego, controlado por placebo, a metformina aumentou as taxas de nascidos vivos em comparação com placebo (41,9% *versus* 28,8%, p = 0,014) com o efeito mais benéfico visto em mulheres obesas. Esses resultados são consistentes com outro estudo que avaliou o pré-tratamento com metformina durante 3 meses antes da FIV. Embora o papel de metformina para induzir a ovulação na SOP tenha sido limitado, esses resultados sugerem que a metformina possa desempenhar melhora da taxa de nascidos vivos quando administrada 3 meses antes e concomitante com tratamentos de infertilidade padrão. Os inibidores de aromatase bloqueiam a conversão de testosterona e androstenediona em estrona e estradiol, respectivamente. Essa diminuição na atividade estrogênica liberta o hipotálamo do *feedback* negativo, promovendo um aumento na liberação de FSH.

O letrozol é o inibidor de aromatase mais empregado para induzir a ovulação, sendo administrado em doses entre 2,5 e 7,5 mg/dia durante 5 dias, começando no dia 3º dia. O letrozol apresenta algumas vantagens sobre o clomifeno, por não apresentar antiestrogênicos no endométrio, e ter meia-vida mais curta e maior taxa de ovulação monofolicular. Uma recente revisão sistemática e metanálise de ensaios clínicos randomizados comparando letrozol com clomifeno indicou que a administração de letrozol foi associada a uma taxa de ovulação maior por paciente. No entanto, o letrozol não aumentou a ovulação por ciclo, gravidez, ou taxa de nascidos vivos por mulher. Desde a revisão, um estudo comparando o citrato de clomifeno com letrozol em 103 mulheres inférteis sem tratamento prévio com SOP demonstrou que o uso letrozol foi associado a ovulação semelhante (taxa de 73,08% no grupo de letrozol contra 60,78% no grupo de clomifeno, p = 0,39), com taxa significativamente maior de gravidez (21,56% no grupo de letrozol contra 7,84% no grupo de clomifeno, p = 0,015).

A indução da ovulação com gonadotrofinas e a perfuração ovariana laparoscópica (*drilling*) são consideradas terapias de segunda linha para indução da ovulação pela ESHRE/ASRM. A abordagem com gonadotrofina é menos invasiva, sendo preferida em mulheres que não desejam a cirurgia. O objetivo da administração de FSH para se induzir a ovulação é o desenvolvimento de um único folículo resultante em um nascimento vivo. Riscos associados com a indução da ovulação incluem a síndrome de hiperestimulação ovariana (SHO) e gravidez de múltiplos. Como as mulheres com SOP são muito sensíveis aos efeitos do FSH, recomenda-se um protocolo de dose baixa. A dose inicial de FSH de 37,5 a 50 UI por dia é aumentada em incrementos de 25 a 37,5 UI, em intervalos de 7 a 14 dias até se observar desenvolvimento folicular. US seriada e concentrações de estradiol no soro são usadas para orientar a dose de FSH e determinar quando a gonadotrofina coriônica humana deve ser administrada para desencadear ovulação. O cancelamento do ciclo é aconselhável se mais de dois folículos forem maiores que 16 mm ou um folículo for maior que 16 mm e dois outros folículos forem maiores do que 14 mm. Um estudo recente comparou a eficácia do protocolo *step-up* FSH de baixa dosagem contra clomifeno por até três ciclos como terapia de primeira linha para o tratamento da infertilidade em mulheres anovulatórias com SOP. O *drilling* ovariano envolve o uso de *laser* ou eletrocauterização para perfurar os ovários, com quatro a dez orifícios na superfície do ovário. A controvérsia dessa técnica estaria em queimar um ovário e diminuir a reserva ovariana desta paciente. Quando o *drilling* foi comparado com o clomifeno como terapia de primeira linha, não foi observada qualquer diferença na ovulação ou gravidez entre a avaliação dois tratamentos. Uma revisão da Cochrane indicou que o *drilling* rivaliza com a taxa de gravidez e a taxa de nascidos vivos de três a seis ciclos de gonadotrofinas, sem colocar a paciente em risco de hiperestímulo. Uma recente revisão sistemática e metanálise comparou *drilling* com ou sem terapia farmacológica de ovulação nas pacientes de SOP clomifeno-resistentes e não encontrou qualquer diferença na taxa de ovulação ou taxa de nascidos vivos entre os grupos.[136] A FIV é recomendada como terapia de terceira linha para a gestão da infertilidade pela ESHRE/ASRM. Pacientes com SOP experimentaram mais cancelamentos de ciclo e, além disso, mais oócitos foram recuperados por ciclo com menor taxa de fertilização em mulheres com SOP. Ao se comparar o protocolo de antagonista de GnRH com o de agonista de GnRH em mulheres com SOP submetidas a tratamento de FIV/ICSI (injeção intracitoplasmática de espermatozoides), não foi encontrada diferença significativa na taxa de gravidez em curso ou taxa de gravidez clínica. No entanto, a taxa de hiperestímulo foi 10% menor com o protocolo usando antagonista. Em um estudo duplo-cego, randomizado, controlado por placebo, metformina 500 mg 3 vezes/dia reduziu significativamente o risco de síndrome de hiperestímulo (risco relativo [RR] 0,28, intervalo de confiança de 95% [IC 95%] 0,11 a 0,67) em mulheres com SOP submetidas a FIV/ICSI com alto risco de hiperestímulo.[137]

Estilo de vida

Por fim, diante de todas as opções em destaque para tratamento dos sintomas da SOP, o mais importante é o estilo de vida, devendo-se estimular uma dieta reduzida em carboidratos e com mais proteínas, com um acompanhamento de nutricionista. Os exercícios físicos devem ser estimulados de 4 a 5 vezes/semana para se obter eficácia e também acompanhados por um profissional qualificado, principalmente se a paciente estiver com obesidade. Essa mudança no perfil e estilo de vida contribui para a melhora de todos os sintomas discutidos aqui, melhor até que todas as substâncias citadas; compreendendo a dificuldade dessas mudanças, cabe acompanhar sempre essas mulheres para evitar todo o processo de SM que pode vir a se instaurar com precocidade. A Figura 32.10 representa bem as preocupações na evolução das mulheres com SOP.

CONSIDERAÇÕES FINAIS

Devemos ter sempre em mente que os critérios diagnósticos usados em adolescentes diferem um pouco dos usados em mulheres adultas em virtude do estudo da morfologia ovariana. As pacientes com SOP e portadoras de todos os parâmetros (anovulação, hirsutismo, irregularidade menstrual e obesidade) devem ser mais bem-acompanhadas, dado maior

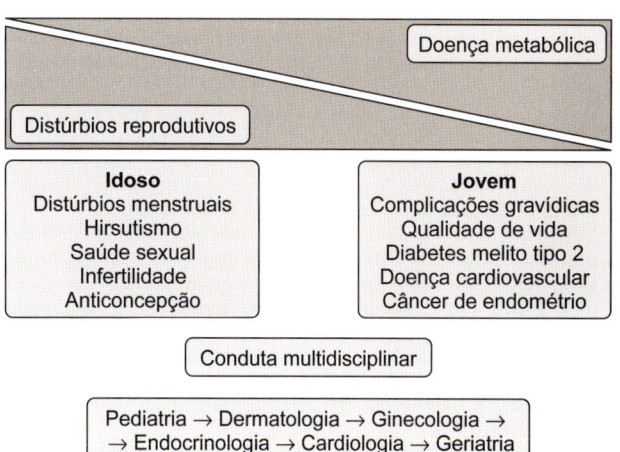

Figura 32.10 Distúrbios e doenças decorrentes da síndrome dos ovários policísticos. (Adaptada de Fauser et al., 2012.)[118]

risco cardiovascular no futuro. Chamamos a atenção que estes sinais em adolescentes pioram o quadro pelo tempo maior de risco. O melhor marcador clínico do hiperandrogenismo é o hirsutismo; já acne e alopecia não são bons marcadores. Devemos sempre lembrar que os progestógenos antiandrogênicos devem ser usados com cautela, pois são teratogênicos, e mulheres mesmo que oligomenorreicas ou amenorreicas podem ovular esporadicamente. Não nos esqueçamos que, quanto maior a irregularidade menstrual, pior o fenótipo da SOP.

No tratamento das mulheres com SOP, os benefícios do uso dos COCs superam os riscos e não aumentam os riscos cardiovasculares quando essas são comparadas a mulheres normais. O uso dos COCs não afeta negativamente a fertilidade subsequente.

Quando pensamos em qualidade de vida e SOP, a mesma está associada a mais transtornos psiquiátricos. Em mulheres portadoras de SOP e grávidas, as mesmas deveriam ser acompanhadas mais de perto, em função do risco aumentado para diabetes gestacional e hipertensão na gravidez. Os recém-nascidos de mulheres com SOP podem ter morbidade e mortalidade aumentadas.

A prevalência de obesidade está aumentada na SOP e, quanto maior o IMC, mais presentes todos os parâmetros da SOP. Essas pacientes têm o pior desfecho cardiovascular. A disfunção endotelial nessas mulheres é pior diante de obesidade central e resistência insulínica.

Quando pensamos em câncer de endométrio, os dados confirmam que o risco é 2 a 7 vezes maior do que na população normal, mas este câncer é de bom prognóstico. Quanto aos cânceres de mama e ovário, os dados sugerem que não há aumento da prevalência.

REFERÊNCIAS BIBLIOGRÁFICAS

1. Aziz R, Woods KS, Reyna R et al. The prevalence and features of the polycystic ovary syndrome in a unselected population. J Clin Endocrinol Metab. 2004; 89(6):2745-9.
2. Yildz BO, Bozdag G, Yapici Z et al. Prevalence, phenotype and cardiometabolic risk of polycystic ovary syndrome under different diagnostic criteria. Hum Reprod. 2012; 27(10):3067-73.
3. Puurunen J, Piltonen T, Morin-Papunen L et al. Unfavorable hormonal, metabolic and inflammatory alterations persist after menopause in women with PCOS. J Clin Endocrinol Metab. 2011; 96(6):1827-34.
4. Shaw IJ, Bairey Merz CN, Azziz R et al. Postmenopausal women with a history of irregular menses and elevated androgen measurements at high risk

for worsening cardiovascular event-free survival: results from the National Institutes of Health-National Heart, Lung, and Blood Institute sponsored Women's Ischemia Syndrome Evaluation. J Clin Endocrinol Metab. 2015; 100(3):1206.

5. Diamanti-Kandarakis E, Dunaif A. Insulin resistance and the polycystic ovary syndrome revisited: an update on mechanisms and implications. Endocr Rev. 2012; 33(6):981-1030.

6. Ferriman D, Purdie AW. The aetiology of oligomenorrhoea and/or hirsuties: a study of 467 patients. Postgrad Med J. 1983; 59(687):17-20.

7. Balen AH, Conway GS, Kaltsas G et al. Polycystic ovary syndrome: the spectrum of the disorder in 1741 patients. Hum Reprod. 1995; 10(8):2107-11.

8. DeUgarteCM, Bartolucci AA, Azziz R. Prevalence of insulin resistance in the polycystic ovary syndrome using the homeostasis model assessment. Fertil Steril. 2005; 83(5):1454-60.

9. Norman RJ, Masters L, Milner CR et al. Relative risk of conversion from normoglycaemia to impaired glucose tolerance or non-insulin dependent diabetes mellitus in polycystic ovary syndrome. Hum Reprod. 2001; 16(9):1995-8.

10. Kerntz AJ, von Muhlen D, Barrett-Connor E. Searching for polycystic ovary syndrome in postmenopausal women: evidence of a dose-effect association with prevalent cardiovascular disease. Menopause. 2007; 14(2):284-92.

11. Kuselman AR, Dunaif A. Prevalence and predictors of dyslipidemia in women with polycystic ovary syndrome. Am J Med. 2001; 111(8):607-13.

12. Wild S, Pierpoint T, MacKeigue P et al. Cardiovascular disease in women with polycystic ovary syndrome at long-term follow-up: a retrospective cohort study. Clin Endocrinol (Oxf). 2000; 52(5):595-600.

13. Jedel E, Waern M, Gustafson D et al. Anxiety and depression symptoms in women with polycystic ovary syndrome compared with controls matched for body mass index. Hum Reprod. 2010; 25(2):450-6.

14. Boomsma CM, Eiijkemans MJ, Hughes EG et al. A meta-analysis of pregnancy outcomes in women with polycystic ovary syndrome Reprod Update. 2006; 12(6):673-83.

15. Lizneva D, Suturina L, Walker W et al. Criteria, prevalence and phenotypes of polycystic ovary syndrome. Fertil Steril. 2016; 106(1):6-15.

16. Achard EC, Thiers J. Le virilisme pilaire et son association à l'insuffisance glycolytique (Diabète des femmes à barbe). Bull Acad Nat Med. 1921; 86:51-66.

17. Launois, PE, Pinard M, Gallais A. Syndrome adiposo-génital, avec hypertrichose, troubles nerveux et mentaux. Gaz d'Hôp. 1911; 84:649-54.

18. Jeffcoate W, Kong MF. Diabète des femmes à barbe: a classic paper reread. Lancet. 2000; 356(9236):1183-5.

19. Stein IF, Leventhal ML. Amenorrhea associated with bilateral polycystic ovaries. Am J Obstet Gynecol. 1935; 29(2):181-91.

20. Hurst Brown W. A case of pluriglandular syndrome: "diabetes of bearded women". Lancet. 1928; 212(5490):1022-33.

21. Banting FG, Best C. The internal secretion of the pancreas. J Lab Clin Med. 1922; 7(5):251-66.

22. Hitzenberger K, Richter-Quittner M. Ein beitrag zum stoffwechsel bei der vaskulären hypertonie. Wiener Arch Innere Med. 1921; 2:189-216.

23. Hitzenberger K. U ber den blutdruck bei diabetes mellitus. Wiener Arch Innere Med. 1921; 2:461-6.

24. Kylin E. Hypertonie and zuckerkrankheit. Zentralblatt für Innere Medizin. 1921; 2:873-7.

25. Marañon G. Über hypertonie and zuckerkrankheit. Zentralblatt für Innere Medizin. 1922; 43:169-76.

26. Kylin E. Studien über das hypertoni-hyperglycemi-hyperurikemi syndrom. Zentralblatt für Innere Medizin. 1923; 44:105-12.

27. Himsworth HP. Diabetes mellitus: its differentiation into insulin-sensitive and insulin-insensitive types. Lancet. 1936; 227(5864):127-30.

28. Vague J. La différenciation sexuelle. Facteur déterminant des formes de l'obésité. Presse Med. 1947; 55(30):339-41.

29. Vague J. The degree of masculine differentiation of obesities. A factor determining predisposition to diabetes, atherosclerosis, gout and uric calculous disease. Am J Clin Nutr. 1956; 4(1):20-34.

30. Albrink MJ, Meigs JW. Interrelationship between skinfold thickness, serum lipids and blood sugar in normal men. Am J Clin Nutr. 1964; 15:255-61.

31. Camus JP. Goutte, diabète, hyperlipidémie: un trisyndrome métabolique. Rev Rhum. 1966; 33:10-5.

32. Avogaro P, Crepaldi G. Plurimetabolic syndrome. Acta Diabetol Lat. 1967; 4:572-80.

33. Mehnert H, Kuhlmann H. Hypertonie und Diabetes Mellitus. Dtsch Med J. 1968; 19:567-71.

34. Randle PJ, Garland PB, Hales CN et al. The glucose–fatty acid cycle: its role in insulin sensitivity and the metabolic disturbances of diabetes mellitus. Lancet. 1963; 1(7285):785-9.

35. Hanefeld M. Untersuchungen über Wechselbeziehungen zwischen Lipidstoffwechsel und Leberkrankheiten. Dresden: Habilitation, Medizinische Akademie; 1973.

36. Hanefeld M, Leonhardt W. Das metabolische syndrom. Dt Gesundh Wesen. 1981; 36:545-51.

37. Reaven GM. Banting Lecture 1988. Role of insulin resistance in human disease. Diabetes. 1988; 37:1595-607.

38. Kaplan NM. The deadly quartet. Upper body obesity, glucose intolerance, hypertriglyceridemia and hypertension. Arch Intern Med. 1989; 149(7):1514-20.

39. DeFronzo RA, Ferrannini E. Insulin resistance: a multifaceted syndrome responsible for NIDDM, obesity, hypertension, dyslipidemia and atherosclerotic cardiovascular disease. Diabetes Care. 1991; 14(3):173-94.

40. Haffner SM, Valdez RA, Hazuda HP et al. Prospective analysis of the insulin resistance syndrome (syndrome X). Diabetes. 1992; 41(6):715-22.

41. Landsberg L. Diet, obesity and hypertension: a hypothesis involving insulin, the sympathetic nervous system, and adaptive thermogenesis. Q J Med. 1986; 61(236):1081-90.

42. Björntorp P. Abdominal obesity and the metabolic syndrome. Ann Med. 1992; 24(6):465-8.

43. Boden G, Chen X, Ruiz J et al. Mechanisms of fatty acid-induced inhibition of glucose uptake. J Clin Invest. 1994; 93(6):2438-46.

44. Yudkin JS. Microalbuminuria: a genetic link between diabetes and cardiovascular disease? Ann Med. 1992; 24(6):517-22.

45. Gurnell M, Savage DB, Chatterjee VK et al. The metabolic syndrome: peroxisome proliferator-activated receptor gamma and its therapeutic modulation. J Clin Endocrinol Metab. 2003; 88(6):2412-21.

46. Sarafidis PA, Nilsson PM. The metabolic syndrome: a glance at its history. J Hypertens. 2006; 24(4):621-6.

47. Yki-Järvinen H. The insulin resistance syndrome. In: DeFronzo RA, Ferrannini E, Keen H et al (Eds.). International textbook of diabetes mellitus. 3. ed. Chicester: John Wiley & Sons; 2004. p. 359-73.

48. Horgaard A, Thayssen TEH. Clinical investigation into the effect of the intravenous injection of insulin. Acta Med Scand. 1929; 72:92-5.

49. Shen SW, Reaven GM, Farquhar IW. Comparison of impedance to insulin mediated glucose uptake in normal subjects and in subjects with latent diabetes. J Clin Invest. 1970; 49(12):2151-60.

50. Harano Y, Ohgaku S, Hidaka H et al. Glucose, insulin and somatostatin infusions for measurement of in vivo insulin resistance. J Clin Endocrinol Metab. 1977; 45:1124-7.

51. DeFronzo RA, Tobin JD, Andres R. Glucose clamp technique: a method for quantifying insulin secretion and resistance. Am J Physiol. 1979; 237(3):E214-23.

52. Bergmann RN, Ider YZ, Bowden CR et al. Quantitative estimation of insulin sensitivity. Am J Physiol. 1979; 236(6):E667-77.

53. Hosker JP, Matthews DR, Rudenski AS et al. Continuous infusion of glucose with model assessment: measurement of insulin resistance and beta-cell function in man. Diabetologia. 1985; 28(7):401-11.

54. Matthews DR, Hosker JP, Rudenski AS et al. Homeostasis model assessment: insulin resistance and b-cell function from fasting plasma glucose and insulin concentrations in man. Diabetologia. 1985; 28(7):412-9.

55. Legro RS, Finegood D, Dunaif A. A fasting glucose to insulin ratio is a useful measure of insulin sensitivity in women with polycystic ovary syndrome. J Clin Endocrinol Metab. 1998; 83(8):2694-98.

56. Belfiore F, Iannelo S, Volpicelli G. Insulin sensitivity indices calculated from basal and OGTT-induced insulin, glucose, and FFA levels. Mol Genet Metab. 1998; 63(2):134-41.

57. Matsuda M, DeFronzo RA. Insulin sensitivity indices obtained from oral glucose tolerance testing. Comparison with the euglycemic insulin clamp. Diabetes Care. 1999; 22(9):1462-70.

58. Stumvoll M, Mitrakou A, Pimenta W et al. Use of the oral glucose tolerance test to assess insulin release and insulin sensitivity. Diabetes Care. 2000; 23(3):295-301.

59. Mari A, Pacini G, Murphy E et al. A model-based method for assessing insulin sensitivity from the oral glucose tolerance test. Diabetes Care. 2001; 24(3):539-48.

60. Katz A, Nambi SS, Mather K et al. Quantitative insulin sensitivity check index: a simple, accurate method for assessing insulin sensitivity in humans. J Clin Endocrinol Metab. 2000; 85(7):2402-10.

61. Alberti KGMM, Zimmet PZ. Definition, diagnosis and classification of diabetes mellitus and its complications. Part 1: diagnosis and classification of diabetes mellitus, provisional report of a WHO consultation. Diabet Med 1998; 15(7):539-53.

62. Balkau B, Charles MA. Comment on the provisional report from the WHO consultation. European Group for the study of Insulin Resistance (EGIR). Diabet Med. 1999; 16(5):442-3.

63. Grundy SM, Brewer HB Jr, Cleeman JI et al. Definition of metabolic syndrome. Report of the National Heart, Lung, and Blood Institute/American Heart Association Conference on scientific issues related to definition. Arterioscler Thromb Vasc Biol. 2004; 24:e13-8.

64. Einhorn D, Reaven GM, Cobin RH et al. American College of Endocrinology position statement on the insulin resistance syndrome. Endocr Pract. 2003; 9(3):236-52.

65. Alberti KG, Zimmet P, Shaw J. IDF epidemiology task force consensus group. The metabolic syndrome: a new worldwide definition. Lancet. 2005; 366(9491):1059-62.

66. Grundy SM, Cleeman JI, Daniels SR et al; American Heart Association; National Heart, Lung, and Blood Institute. Diagnosis and management of the metabolic syndrome: an American Heart Association/National Heart, Lung, and Blood Institute Scientific Statement. Circulation. 2005; 112(17):2735-52.

67. Alberti KGMM, Eckel RH, Grundy SM et al. Harmonizing the metabolic syndrome: a joint interim statement of the International Diabetes Federation Task Force on Epidemiology and Prevention; National Heart, Lung, and Blood Institute; American Heart Association; World Heart Federation; International Atherosclerosis Society; and International Association for the Study of Obesity. Circulation. 2009; 120(16):1640-5.

68. Orestein H, Raskind MA, Wyllie D et al. Polysymptomatic complaints and Briquet's syndrome in polycystic ovary disease. Am J Psychiatry. 1986; 143(6):768-71.

69. Modell A, Goldstein D, Reyes FI. Endocrine and behavioral responses to psychological stress in hyperandrogenic women. Fertil Steril. 1990; 53(3):454-9.

70. Bruce-Jones W, Zolese, White P. Polycystic ovary syndrome and psychiatric morbidity. J Psychosom Obstet Gynaecol. 1993; 14(2):111-6.

71. Norman RJ, Clark AM. Obesity and reproductive disorders: a review. Reprod Fertil Dev. 1998; 10(1):55-63.

72. Azzis R, Rittmaaster RS, Fox LM et al. Role of the ovary in the adrenal androgen excess of hyperandrogenic women. Fertil Steril. 1998; 69(5):851-9.

73. Rasgon NL, Altshuler LL, Gudeman D et al. Medication status and PCO syndrome in women with bipolar disorder: a preliminary report. J Clin Psychiatry. 2000; 61(3):173-8.

74. Rasgon LN, Rao RC, Hwang S et al. Depression in women with polycystic ovary syndrome: clinical and biochemical correlates. J Affect Dis. 2003; 74(3):299-304.

75. Akbaraly TN, Kivimäki M, Brunner EJ et al. Association between metabolic syndrome and depressive symptoms in middle-aged adults. Diabetes Care. 2009; 32(3):499-504.

76. Rassi A, Veras AB, Reis M et al. Prevalence of psychiatric disorders in patients with polycystic ovary syndrome. Compr Psychiatry. 2010; 51(6):599-602.

77. Dokras A, Clifton S, Futterweit W et al. Increased risk for abnormal depression scores in women with polycystic ovary syndrome: a systematic review and meta-analysis. Obstet Gynecol. 2011; 117(1):145-52.

78. Burghen GA, Givens JR, Kitabchi AE. Correlation of hyperandrogenism with hyperinsulinism in polycystic ovarian disease. J Clin Endocrinol Metab. 1980; 50(1):113-6.

79. Chang RJ, Nakamura RM, Judd HL, et al. Insulin resistance in nonobese patients with polycystic ovary syndrome. J Clin Endocrinol Metab. 1983; 57(2):356-9.

80. Jialal I, Naiker P, Reddi K et al. Evidence for insulin resistance in nonobese patients with polycystic ovarian disease. J Clin Endocrinol Metab. 1987; 64(5):1066-9.

81. Dunaif A, Segal KR, Futterweit W et al. Profound peripheral insulin resistance independent of obesity in polycystic ovary syndrome. Diabetes. 1989; 38(9):1165-74.

82. Conway GS, Jacobs HS, Holly JM et al. Effects of luteinizing hormone, insulin, insulin like growth factor and insulin like growth factor small binding protein in polycystic ovary syndrome. Clin Endocrinol (Oxf). 1990; 33(5):593-603.

83. Antilla I, Ding Yq, Ruuitiaianen K et al. Clinical features and circulating gonadotrophin, androgen, and insulin interactions in women with features of polycysatic ovary syndrome. Fertil Steril. 1991; 55(6):1057-61.

84. Dale PO, Tomb T, Vaolir S et al. Body weight, hyperinsulinaemia and gonadotrophin levels in the polycystic ovary syndrome: evidence of two distinct populations. Fertil Steril. 1992; 58(3):487-91.

85. Ovesen P, Moller J, Ingerslev HJ et al. Normal basal and insulin stimulated fuel metabolism in lean women with polycystic ovary syndrome. J Clin Endocrinol Metab. 1993; 77(6):1636-40.

86. Holte J, Bergh T, Berne C et al. Enhanced early insulin response to glucose in relation to insulin resistance in women with polycystic ovary syndrome and normal glucose tolerance. J Clin Endocrinol Metab. 1994; 78(5):1052-8.

87. Rajkhowa M, Bicknell J, Jones M et al. Insulin sensitivity in obese and nonobese women with polycystic ovary syndrome-relationship to hyperandrogenaemia. Fertil Steril. 1994; 61(4):605-11.

88. Conway GS, Honour JW, Jacobs HS. Heterogeneity of the polycystic ovary syndrome-clinical, endocrine and ultrasound features in 556 patients. Clin Endocrinol (Oxf). 1989; 30(4):459-70.

89. Falcone T, Finegood DT, Fantus G et al. Androgenous response to endogenous insulin secretion during frequently sampled intravenous glucose tolerance test in normal and hyperandrogenic women. J Clin Endocrinol Metab. 1990; 71(6):1653-7.

90. Robinson S, Kiddy D, Gelding SV et al. The relationship of insulin sensitivity to menstrual pattern in women with hyperandrogenism and polycystic ovaries. Clin Endocrinol (Oxf). 1993; 39(3):351-5.

91. Toscano V, Bianchi P, Balducci R et al. Lack of linear relationship between hyperinsulinaemia and hyperandrogenaemia in polycystic ovary syndrome. Clin Endocrinol (Oxf). 1992; 36:197-202.

92. Weber RFA, Pache TD, Jacobs ML et al. The relation between clinical manifestations of polycystic ovary syndrome and beta cell function. Clin Endocrinol (Oxf). 1993; 38(3):295-300.

93. Dunaif A, Sorbara L, Delson R et al. Ethnicity and polycystic ovary syndrome are associated with independent and additive decreases in insulin action in Caribbean-Hispanic women. Diabetes. 1993; 42(10):1462-8.

94. Gennarelli G, Holte J, Berglund L et al. Prediction models for insulin resistance in the polycystic ovary syndrome. Hum Reprod. 2000; 15(10):2098-102.

95. Legro RS, Castracane VD, Kauffman RP. Detecting insulin resistance in polycystic ovary syndrome: purposes and pitfalls. Obstet Gynecol Surv. 2004; 59(2):141-54.

96. Azziz R, Carmina E, Dewailly D et al. The Androgen Excess and PCOS Society criteria for the polycystic ovary syndrome: the complete task force report. Fertil Steril. 2009; 91(2):456-88.

97. Dunaif A. Drug insight: insulin-sensitizing drugs in the treatment of polycystic ovary syndrome – a reappraisal. Nat Clin Pract Endocrinol Metab. 2008; 4(5):272-83.

98. Cheung AP. Polycystic ovary syndrome: a contemporary view. J Obstet Gynaecol Can. 2010; 32(5):423-5; 426-8.

99. Goodarzi MO. Polycystic ovary syndrome: etiology, pathogenesis and diagnosis. Nat Rev Endocrinol. 2011;7(4):219-31.

100. Ehrmann DA. Polycystic ovary syndrome. N Engl J Med. 2005; 352(12):1223-36.

101. Rotstein A. Polycystic ovary syndrome (PCOS). [internet] Ontario: Macmaster Pathophysiology Review; 2013. Disponível em: http://www.pathophys.org/pcos/. Acesso em: 5 de junho de 2017.

102. Davies MJ, Marino JL, Willson KJ et al. Intergenerational associations of chronic disease and polycystic ovary syndrome. PLoS One. 2011; 6(10):e25947.

103. Jones MR, Goodarzi MO. Genetic determinants of polycystic ovary syndrome: progress and future directions. Fertil Steril. 2016; 106(1):25-32.

104. Ewens KG, Jones MR, Ankener W et al. FTO and MC4R gene variants are associated with obesity in polycystic ovary syndrome. PLoS One. 2011; 6(1):e16390.

105. Welt CK, Styrkarsdottir U, Ehrmann DA et al. Variants in DENND1A are associated with polycystic ovary syndrome in women of European ancestry. J Clin Endocrinol Metab. 2012; 97(7):E1342-7.

106. Yen SS, Vela P, Rankin J. Inappropriate secretion of follicle-stimulating hormone and luteinizing hormone in polycystic ovarian disease. J Clin Endocrinol Metab. 1970; 30(4):435-42.

107. Pasquali R, Stener-Victorin E, Yildiz BO et al. Forum: research in polycystic ovary syndrome today and tomorrow. Clin Endocrinol (Oxf). 2011; 74(4):424-33.

108. Abbott DH, Tarantal AF, Dumesic DA. Fetal, infant, adolescent and adult phenotypes of polycystic ovary syndrome inprenatally androgenized female rhesus monkeys. Am J Primatol. 2009; 71(9):776-84.

109. Rodin A, Thakkar H, Taylor N et al. Hyperandrogenism in polycystic ovary syndrome. Evidence of dysregulation of 11 beta-hydroxysteroid dehydrogenase. N Engl J Med. 1994; 330(7):460-5.

110. Stewart PM, Shackleton CH, Beastall GH et al. 5 alpha-reductase activity in polycystic ovary syndrome. Lancet. 1990; 335(8687):431-3.

111. Gambineri A, Forlani G, Munarini A et al. Increased clearance of cortisol by 5beta-reductase in a subgroup of women with adrenal hyperandrogenism in polycystic ovary syndrome. J Endocrinol Invest. 2009; 32(3):210-8.

112. Nader S. Polycystic ovary syndrome and the androgen-insulin connection. Am J Obstet Gynecol. 1991; 165(2):346-8.

113. Driancourt MA, Reynaud K, Cortvrindt R et al. Roles of KIT and KIT LIGAND in ovarian function. Rev Reprod. 2000; 5(3):143-52.

114. The Rotterdam ESHRE/ASRM-Sponsored PCOS Consensus Workshop Group. Revised 2003 consensus on diagnostic criteria and long-term health risks related to polycystic ovary syndrome. Fertil Steril. 2004; 81(1):19-25.

115. National Institute of Health. Evidence-based methodology workshop on polycystic ovary syndrome. December 3-5, 2012. Executive summary. Maryland: Natcher Conference Center; 2012. Disponível em: https://prevention.nih.gov/docs/programs/pcos/FinalReport.pdf. Acesso em: 5 de junho de 2017.

Parte 5

116. Bruno RV, Clapauch R. Síndrome dos ovários policísticos. In: Clapauch R. Endocrinologia feminina e andrologia. São Paulo: Guanabara Koogan; 2012. p. 255-68.

117. Ferriman D, Gallwey JD. Clinical assessment of body hair growth in women. J Clin Endocrinol Metab. 1961; 21:1440-7.

118. Fauser BCJ, Tarlatzis BC, Rebar RW et al. Consensus on women's health aspects of polycystic ovary syndrome (PCOS): the Amsterdam ESHRE/ASRM- Sponsored 3rd PCOS Consensus Workshop Group. Fertil Steril. 2012; 97(1):28-38.

119. Messenger AG. Thyroid hormone and hair growth. Br J Dermatol. 2000; 142(4):633-4.

120. Shapiro J, Lui H. Vaniga-eflomithine 13,9% cream. Skin Ther Left. 2001; 6(7):1-3.

121. Ávila MAP, Borges LP, Paez MS et al. Acantose nigricante: inter-relações metabólicas inerentes à síndrome dos ovários policísticos. Rev Bras Ginecol Obstet. 2014; 36(9):410-5.

122. Swanson M, Saurbrei, EE, Cooperberg, PL. Medical implications of ultrasonically detected polycystic ovaries. J Clin Ultrasound. 1981; 9(5):219-22.

123. Adams J, Polson DW, Franks S. Multifollicular ovaries: clinical and endocrine features and response to pulsatile gonadotropin releasing hormone. Lancet. 1985; 2(8469-70):1375-9.

124. Gadir AA, Kathim MS, Mowafi RS et al. Implications of ultrasonically diagnosed polycystic ovaries. Correlations with basal hormonal profile. Hum Reprod. 1992; 7(4):453-7.

125. Takahashi K, Eda Y, Abu Musa A et al. Transvaginal ultrasound imaging, histopathology and endocrinopathy in patients with polycystic ovarian syndrome. Hum Reprod. 1994; 9(7):1231-6.

126. Battaglia C, Artini PG, D'Ambrogio G et al. The role of color Doppler imaging in the diagnosis of polycystic ovary syndrome. Am J Obstet Gynecol. 1995; 172(1 Pt 1):108-13.

127. Bruno RV, Lourenço MAP, Avila MAP. Síndrome dos ovários policísticos: Avaliação Dopplerfluxuométrica. Rev Bras Ginecol Obstet. 2001; 23(5):307-12.

128. Bhide P, Homburg R. Anti-Müllerian hormone and polycystic ovary syndrome. Best Pract Res Clin Obstet Gynaecol. 2016; 37:38-45.

129. Velazquez EM, Mendoza S, Hamer T et al. Metformin therapy in polycystic ovary syndrome reduces hyperinsulinemia, insulin resistance, hyperandrogenemia, and systolic blood pressure, while facilitating normal menses and pregnancy. Metabolism. 1994; 43(5):647-54.

130. Salley KE, Wickham EP, Cheang KI et al. Glucose intolerance in polycystic ovary syndrome: a position statement of the Androgen Excess Society. J Clin Endocrinol Metab. 2007; 92(12):4546-56.

131. American Association of Clinical Endocrinologists Polycystic Ovary Syndrome Writing Committee. American Association of Clinical Endocrinologists position statement on metabolic and cardiovascular consequences of polycystic ovary syndrome. Endocr Pract. 2005; 11(2):126-34.

132. Thessaloniki ESHRE/ASRM-Sponsored PCOS Consensus Workshop Group. Consensus on infertility treatment related to polycystic ovary syndrome. Fertil Steril 2008; 89(3):505-22.

133. Nestler JE. Metformin in the treatment of infertility in polycystic ovarian syndrome: an alternative perspective. Fertil Steril. 2008; 90(1):14-6.

134. Bruno RV, Avila MAP, Neves FB et al. Comparison of two doses 2,5 and 1,5 g/day for the treatment of polycystic ovary syndrome and their effect on body mass index and waist circumference. Fertil Steril. 2007; 88(2):510-2.

135. Fulghesu AM, Romualdi D, Di Florio C et al. Is there a dose-response relationship of metformin treatment in patients with polycystic ovary syndrome? Results from a multicentric study. Hum Reprod. 2012; 27(10):3057-66.

136. Farquahr C, Brow J, Marjorybanks J. Laparoscopic drilling by diathermy or laser for ovulation induction in anovulatory polycystic ovary syndrome. Cochrane Database Syst Rev. 2012; (6):CD001122.

137. Weiss NS, Nahuis M, Bayran N et al. Gonadotrophins for ovulation induction in women with polycystic ovary syndrome. Cochrane Database Syst Rev. 2015; CD010290.

33

Síndromes Hiperandrogênicas

Ricardo Vasconcellos Bruno

INTRODUÇÃO

Neste capítulo, serão abordadas as síndromes hiperandrogênicas, com foco basicamente no diagnóstico diferencial para síndrome dos ovários policísticos (SOP), que está presente em mais de 70% dos diagnósticos das doenças que envolvem fenótipos de hiperandrogenismo.[1,2]

A biossíntese dos androgênios, já explicada em detalhes no Capítulo 24, *Hormônios Esteroides,* parte da oferta de colesterol às células tecais ovarianas e à zona reticular do córtex suprarrenal, nas quais se tem a descarboxilação deste colesterol para produção dos androgênios.[3] Por meio de outros precursores, é possível produzir androgênios potentes nos adipócitos, no fígado e nas unidades pilossebáceas.[3,4] Todo este processo, regulado pelos hormônios luteinizante (LH) e adrenocorticotrófico (ACTH), é sintetizado pela hipófise anterior.

O hiperandrogenismo é um dos distúrbios endócrinos mais prevalentes, acometendo cerca de 10% da população feminina. Entre as características fenotípicas mais preponderantes estão o hirsutismo e a acne, sinais oriundos do excesso de testosterona no corpo feminino, o que também se pode chamar de virilização. Nem todo hiperandrogenismo leva a alterações fenotípicas, sendo possível haver somente alterações laboratoriais sem repercussão clínica.

O hirsutismo é caracterizado pela conversão do pelo viloso em pelo terminal, sob forte influência androgênica.[5] A testosterona é o principal hormônio androgênico, seguido por androstenediona, deidroepiandrostenediona (DHEA) e seu sulfato (S-DHEA). Na unidade pilossebácea, a testosterona é convertida em di-hidrotestosterona pela 5-alfarredutase, que é muito mais potente que a própria testosterona.[6] A maior parte da testosterona circulante está ligada à globulina carreadora de hormônios sexuais, que não é a fração atuante, e sim a fração livre.

HIRSUTISMO

O hirsutismo caracteriza-se pela presença dos pelos no corpo feminino em lugares onde normalmente não ocorrem, seguindo um padrão masculinizante. A escala de Ferriman e Galwey[7] representa bem esta distribuição de pelo no corpo feminino (ver Figura 32.3, no Capítulo 32, *Síndrome dos Ovários Policísticos*). Sua pontuação é difícil de ser implementada na prática, mas é utilizada em trabalhos para uma perfeita avaliação. No dia a dia dos ambulatórios ou consultórios, a própria mulher já se apresenta com a queixa de crescimento exagerado de pelos, algo que a incomoda esteticamente.

Acne, alopecia e clitoromegalia são características possíveis dentro do fenótipo virilizante em casos de diagnóstico de hiperandrogenismo.

DIAGNÓSTICO

Avaliação clínica e laboratorial

O exame clínico é rico, conforme apresentado na escala de Ferriman e Gallwey.[7] Na Figura 32.5 no Capítulo 32, *Síndrome dos Ovários Policísticos*, observa-se paciente com acne, uma das características marcantes do hiperandrogenismo.

A dosagem de testosterona é bastante criticada, pois normalmente os laboratórios seguem um padrão que foi estabelecido visando ao homem. Com isso, é necessário ter em mente que o padrão de avaliação pode não ser tão fidedigno. É preciso atentar para as dosagens de testosterona total e livre e da globulina ligadora de hormônios sexuais (SHBG), para, desse modo, tentar diminuir os erros inerentes às dosagens.

As tumorações produtoras de androgênios sempre podem levar a níveis muito altos desse hormônio, diferentemente do que se espera, dentro de uma normalidade, para a SOP. A DHEA e o S-DHEA podem estar aumentados, pouco em hirsutismo idiopático ou SOP e muito em carcinomas hipersecretores. É mais comum avaliar o S-DHEA do que a DHEA.[8]

A dosagem de 17-hidroxiprogesterona (17OH) é relevante no rastreamento de casos de hirsutismo grave e para diferenciar SOP de hiperplasia suprarrenal. Valores menores que 2 ng/mℓ afastam o diagnóstico de hiperplasia, e valores maiores que 5 ng/mℓ confirmam tal diagnóstico. Valores entre estes extremos devem passar por um teste com infusão de ACTH.

Na Tabela 33.1, são mostrados alguns valores de referência importantes para as síndromes hiperandrogênicas.

Exame de imagem

Quando se trata de órgãos com difícil acesso clínico, exames de imagem são indispensáveis, como a ultrassonografia na SOP e em tumores funcionantes ovarianos. A tomografia computadorizada (TC) e a ressonância magnética (RM) nos casos de hirsutismo e valores androgênicos muito altos também são indispensáveis para avaliação das suprarrenais.[9]

Diagnóstico etiológico

Na Tabela 33.2, são destacados alguns dos diagnósticos mais comuns para as síndromes hiperandrogênicas. A virilização é uma característica clínica fundamental para o diagnóstico etiológico, pois ela impera um fator de risco decorrente de sua potencialidade para diagnósticos de tumorações secretoras de androgênios.[1]

Tumores suprarrenais

Tumores de incidência rara com dois sítios de produção androgênica evidenciados: ovários e suprarrenais. Os tumores ovarianos serão abordados nos Capítulos 13 e 47.

Os tumores suprarrenais passam pelo diagnóstico diferencial das síndromes hiperandrogênicas, principalmente pelas causas tumorais. São tumores de difícil abordagem clínica, em decorrência de sua localização, mas hoje são facilmente vistos pela TC ou pela RM.[10]

Como achado clínico de suspeita, tem-se a dosagem de testosterona com valores acima de 300 ng/dℓ, valores muito superiores para o esperado em mulheres normais. Tumores puros são raros; quase 90% são adenomas. Em geral, são mistos, apresentando conjunto de sintomas de hipercortisolismo. Normalmente são unilaterais e visíveis à TC. Esperam-se valores de S-DHEA acima de 7.000 ng/mℓ. Portanto, vale destacar que os valores de tumores virilizantes são muito superiores ao que se espera em uma SOP, por exemplo.

Hipertecose ovariana

A hipertecose ovariana, ou hiperplasia do estroma ovariano, é um achado que só pode ser visto na histopatologia. Esta é uma situação difícil, pois, em geral, não se realiza biopsia de ovários, principalmente em mulheres em idade reprodutiva, já que poderia prejudicar a reserva ovariana.[11] Como se trata de um quadro que se apresenta associado a resistência insulínica e acantose *nigricans*, o diagnóstico de SOP, que tem prevalência bem maior, acaba englobando estes casos.

Hiperplasia suprarrenal congênita

Doença hereditária com herança autossômica recessiva que tem por base mutações em genes que codificam as enzimas envolvidas na síntese do cortisol. A apresentação fenotípica da doença pode ocorrer desde o nascimento, com alterações

Tabela 33.1 Valores de referência para as síndromes hiperandrogênicas.

Exames	Valores de referência	Comentários
17OH	Fase folicular: < 110 ng/dℓ Fase lútea: 86 a 400 ng/dl	Valores > 1.000 ng/dℓ HSC por déficit de 21-hidroxilase
ACTH	< 46 pg/mℓ	Síndrome de Cushing
S-DHEA	35 a 430 mcg/dℓ	Valores altos em HSC e tumores suprarrenais > 700 mcg/dℓ: suspeita de carcinoma de suprarrenal
Testosterona	14 a 76 ng/dℓ	–
Testosterona livre	Fase folicular: 0,18 a 1,68 ng/dℓ Fase lútea: 0,17 a 1,87 ng/dℓ	Melhor avaliação pela não influência da SHBG
SHBG	18,2 a 135,7 mmol/ℓ	–

Os valores se referem somente ao sexo feminino. 17OH: 17-hidroxiprogesterona; ACTH: hormônio adrenocorticotrófico; S-DHEA: sulfeto de deidroepiandrostenediona; SHBG: globulina ligadora de hormônios sexuais; HSC: hiperplasia suprarrenal congênita.

Tabela 33.2 Diagnósticos mais comuns para as síndromes hiperandrogênicas.

Sinais marcantes de virilização	Tumores suprarrenais: adenomas e carcinomas Tumores ovarianos Hipertecose ovariana Hiperplasia suprarrenal congênita
Sem sinais marcantes de virilização	SOP Hiperplasia suprarrenal congênita – forma não clássica Hirsutismo idiopático
Outros	Síndrome de Cushing Iatrogenia

SOP: síndrome dos ovários policísticos.

de malformações da genitália e desenvolvimento de ambiguidade, o que corresponde à forma clássica; por ser de diagnóstico precoce, a forma clássica possibilita uma intervenção desde o início da vida. Já a forma não clássica e seus sinais de hiperandrogenismo, como hirsutismo, acne e raramente alopecia e/ou uma virilização mais exuberante, se apresentam mais tardiamente, na adolescência ou idade adulta, o que leva à difícil distinção entre hiperandrogenismo idiopático ou SOP.

Hirsutismo idiopático

Esta é uma classificação em que, mais uma vez, se evidenciam sinais de hiperandrogenismo, como hirsutismo, acne e/ou alopecia, mas sem irregularidade menstrual e imagem de ovários policísticos. Portanto, estas pacientes não se enquadram nos critérios de Rotterdam da SOP, mas elas podem ter sido mal avaliadas. O tratamento é feito com antiandrogênios e cuidados estéticos, descritos mais adiante.[1,12]

Síndrome de Cushing

Diversas causas podem conduzir a uma hipersecreção adrenocortical, como doença de Cushing, neoplasia suprarrenal, tumor ectópico de ACTH, o que confere à síndrome um quadro clínico de hipercortisolismo associado a hiperandrogenismo.

TRATAMENTO

Deu-se destaque somente para o tratamento específico do hiperandrogenismo (para tratamento da SOP, ver Capítulo 32, *Síndrome dos Ovários Policísticos*). A Tabela 33.3 evidencia os principais fármacos e suas dosagens sugeridas. Os medicamentos antiandrogênicos se baseiam no princípio de competir com a di-hidrotestosterona (DHT) ou inibir a 5-alfarredutase, que impede a conversão de testosterona (T) em DHT.[13]

O uso de anticoncepcionais é sempre indicado nestas pacientes, não só pela proteção endometrial, mas também para evitar a gravidez concomitante com o uso de substâncias com potencial teratogênico.

Tratamento cosmético

As medidas cosméticas são fundamentais no hirsutismo, para remover pelos que já cresceram. A depilação por várias técnicas é uma das medidas mais utilizadas, assim como a epilação, que remove até o bulbo piloso. A remoção por lâmina não é recomendada, pois piora o quadro e pode infeccionar os bulbos pilosos. A eletrólise é uma técnica utilizada, mas pode deixar cicatrizes. O *laser* ou técnica de fotoepilação é a

de melhor resultado; atualmente, é bastante difundida e há várias clínicas de estética oferecendo o tratamento com preços melhores do que no passado, o que coibia seu uso.

CONSIDERAÇÕES FINAIS

Pela prevalência, em caso de hirsutismo com acne acrescido dos outros critérios (ver Capítulo 32, *Síndrome dos Ovários Policísticos*), deve-se pensar em SOP. Já no caso de hirsutismo exagerado, acompanhado de acne intensa, alopecia e/ou clitoromegalia, é necessário fazer uma análise laboratorial para verificar outros diagnósticos possíveis. O exame de imagem é um recurso que também deve ser empregado.

Outro ponto a se destacar é o uso elevado de testosterona complementar em mulheres em fase reprodutiva ou climatérica. O uso exagerado destes componentes, seja em gel de preparações de manipulação, gel confeccionado para homens no mercado nacional ou implantes, vem causando diversas consequências graves, como hirsutismo iatrogênico provocado por fármacos, rouquidão e aumento de clitóris, além do risco hepático. A prescrição da testosterona por médicos sem preparação ou com conhecimento reduzido se baseia em avaliações laboratoriais errôneas que iludem mulheres em busca de hipertrofia muscular e aumento de libido. A reposição é recomendada em casos individualizados de mulheres na menopausa, desde que seja sempre acompanhada de estradiol. Portanto, cabe ao ginecologista avaliar cada caso e estar atento à modernidade mais adequada para fazer parte do diagnóstico diferencial.

REFERÊNCIAS BIBLIOGRÁFICAS

1. Azziz R, Sanchez LA, Knochenhauer ES et al. Androgen excess in women experience with over 1000 consecutive patients. J Clin Endocrinol Metab. 2004; 89(2):453-62.
2. Burger HG. Androgen production in women. Fertil Steril. 2007; 77(Suppl 4):S3-5.
3. Lizneva D, Jordan LG, Walker W et al. Androgen excess: investigations and management. Best Pract Res Clin Obstet Gynaecol. 2016; 37:98-118.
4. Stocco DM, Clark BJ. Regulation of the acute production of steroidogenic cells. Endocr Rev. 1996; 17(3):221-44.
5. Yildiz B, Bolour S, Woods K et al. Visually scoring hirsutism. Hum Reprod Update. 2010; 16(1):51-64.
6. Rosenfield RI. Pilosebaceous physiology in relation to hirsutism and acne. Clin Endocrinol Metab. 1986; 15(2):341-62.
7. Ferriman D, Gallwey JD. Clinical assessment of body hair growth in women. J Clin Endocrinol Metab. 1961; 21:1440-7.
8. Escobar-Morreale HF, Carmina E, Dewailly D et al. Epidemiology, diagnosis and management of hirsutism: a consensus statement by the Androgen Excess and Polycystic Ovary Syndrome Society. Hum Reprod Update. 2012; 18(2):146-70.
9. McCarthy-Keith DM, Hill M, Norian JM et al. Use of 18-fluoro-D-glucose-ppositro emission tomography-computed tomography to localize a hilar cell tumor of the ovary. Fertil Steril. 2010; 94(2):753.e11-4.
10. Faria AM, Perez RV, Marcondes JA et al. A premenopausal woman with virilization secondary to an ovarian Leydig cell tumor. Nat Rev Endocrinol. 2011; 7(4):240-5.
11. Marcondes JAM, Curi DD, Matsuzaki CN et al. Ovarian hyperthecosis in the context of an adrenal incidentaloma in a postmenopausal women. Arq Bras Endocrinol Metab. 2008; 52(7):1184-8.
12. Carmina E, Rosato F, Janni A et al. Extensive clinical experience: relative prevalence of different androgen excess disorders in 950 women referred because of clinical hyperandrogenism. J Clin Endocrinol Metab. 2006; 91(1):2-6.
13. Martin KA, Chang RJ, Ehrmann DA et al. Evaluation and treatment of hirsutism in premenopausal women: an endocrine society clinical practice guideline. J Clin Endocrinol Metab. 2008; 93(4):1105-20.

Tabela 33.3 Principais fármacos antiandrogênicos e dosagens sugeridas.

Fármacos	Ações	Esquema terapêutico
Acetato de ciproterona	Antiandrogênico e inibidor da 5-alfarredutase	50 mg/dia durante 20 dias
Espironolactona	Compete com a DHT e inibe a síntese de testosterona	100 a 200 mg/dia durante 21 dias
Flutamida	Bloqueia o receptor de DHT	62,5 a 125 mg/dia
Finasterida	Inibe a 5-alfarredutase	2,5 mg em dias alternados

DHT: di-hidrotestosterona.

Parte 5

Síndromes Hiperprolactinêmicas

Marcos Felipe Silva de Sá | Maria Célia Mendes

INTRODUÇÃO

A prolactina (PRL) é classicamente conhecida como um hormônio polipeptídio secretado pelas células (lactotrofos) da adeno-hipófise. Apresenta-se sob várias formas moleculares: monomérica (peso molecular [PM]: 23 kDa); dimérica (PM: 45 a 50 kDa); e polimérica (PM: 150 a 170 kDa), também conhecida como macroprolactina. Esta última constitui-se da molécula de PRL ligada a um complexo de IgG e tem baixa atividade biológica.[1] No soro de indivíduos normais, a forma monomérica é a predominante (85 a 95%), enquanto a macroprolactina consiste em forma menos frequente (< 1%).[2] Também é descrita a forma glicosilada, de origem decidual, com peso molecular de 25 kDa, encontrada no soro de mulheres e homens normais e no líquido amniótico. É importante salientar que os testes convencionais para dosagem da PRL plasmática medem todo o *pool* das diferentes moléculas. Em humanos, a PRL é produzida também por outras fontes extra-hipofisárias, como a decídua, o miométrio, os linfócitos, as mamas, a próstata, o cérebro e o tecido adiposo.[3]

A PRL está envolvida em um grande número de processos fisiológicos em diferentes sistemas e órgãos. O receptor de PRL expressa-se em diversos tecidos, e a maioria deles responde à ação do hormônio. Assim, considerando os vários locais de produção de PRL e a disseminada expressão de seu receptor, é possível que a PRL extra-hipofisária aja como uma proteína sinalizadora autócrina ou parácrina.[4]

A PRL é secretada sob forma de pulsos episódicos. Desse modo obedece a um ritmo diário (Figura 34.1), cujo pico máximo ocorre durante o sono, em torno de 3 a 5 h da madrugada, e o pico mínimo durante a vigília, em torno de 10 a 11 h da manhã.

Ocorrem variações dos níveis de PRL durante o ciclo menstrual. Em casos individuais, é mais elevada durante a fase luteínica, porém com valores ainda dentro da faixa de normalidade (5 a 25 ng/mℓ). Observa-se também um pico periovulatório, supostamente em consequência do aumento estrogênico nesse período. Provavelmente devido à insuficiência estrogênica, os níveis plasmáticos da mulher durante a menacme são mais elevados que na criança pré-púbere e após a menopausa. Entretanto, não têm sido descritas variações significativas.

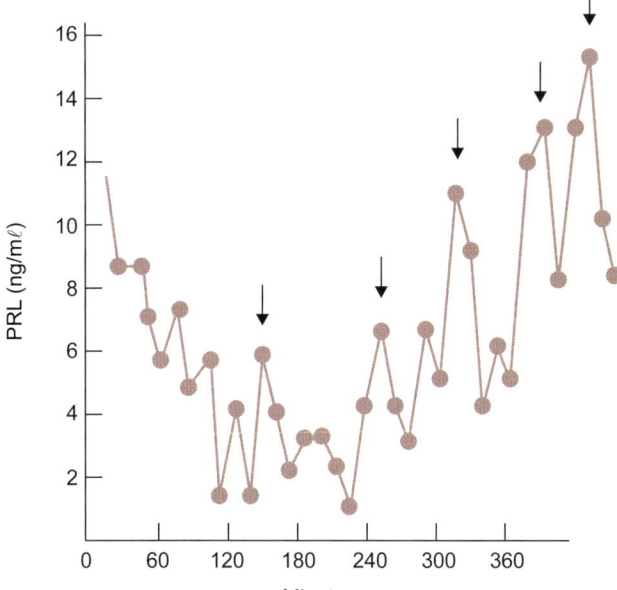

Figura 34.1 Ritmo pulsátil dos níveis plasmáticos da prolactina (PRL) em uma mulher voluntária normal. Amostras coletadas a cada 10 min. As *setas* indicam a ocorrência de pulsos. (Adaptada de Setor de Reprodução Humana do Departamento de Ginecologia e Obstetrícia da Faculdade de Medicina de Ribeirão Preto da Universidade de São Paulo.)

A principal ação descrita da PRL na espécie humana é sobre a glândula mamária, desenvolvendo o sistema ductal, sinergicamente a outros hormônios, na lactogênese e na lactopoese.[5] Age ainda como moduladora da esteroidogênese ovariana. Tem ação tanto luteolítica quanto luteotrópica,[6] bem como nas suprarrenais.[7]

A regulação da secreção de PRL está sob o controle do hipotálamo, o qual exerce uma ação predominantemente inibitória. Atribui-se à dopamina (DA) cerca de 70% desta atividade,[8] embora este efeito inibitório possa ser exercido por agentes como o ácido γ-aminobutírico (GABA) e a dicetopiperazida (DKP), entre outros.[9] Além disso, postula-se a possibilidade de este controle ser exercido pela própria PRL com um mecanismo tipo alça ultracurta em que a PRL inibiria sua própria secreção por ação direta nos lactotrofos.[10]

Há também a influência de fatores liberadores de PRL, como os peptídios intestinais vasoativos (VIP), os neuropeptídios centrais, os opioides, a serotonina, as β-endorfinas, o hormônio liberador de gonadotrofinas (GnRH) e a angiotensina II, entre outros. Aparentemente, tais fatores liberadores são controlados pelas taquicininas, peptídios que liberam a PRL e atuam diretamente na adeno-hipófise ou via estimulação da ocitocina e da vasopressina. Paradoxalmente, as taquicininas podem também estimular a liberação de DA, o que resultaria na inibição da secreção da PRL. Parece, portanto, que as taquicininas teriam uma importante atuação como reguladoras da secreção de PRL.[11]

No entanto, o principal fator liberador de prolactina conhecido é o hormônio liberador da tireotrofina (TRH). É frequente a associação entre hipotireoidismo primário e hiperprolactinemia. Isso evidencia a ação do TRH, estimulando a liberação de PRL e agindo diretamente no lactotrofo.[12]

ETIOLOGIA

As síndromes hiperprolactinêmicas são elevações dos níveis plasmáticos de PRL. Podem decorrer de uma série de situações fisiológicas, iatrogênicas ou patológicas.

Causas fisiológicas

A elevação fisiológica dos níveis de PRL pode acontecer em diversas situações, como no período pós-prandial e nos estados estressantes, decorrentes de emoções, cirurgias, anestesias, eletrochoque, coito e exercício físico. Durante o exercício físico, observam-se variações significativas da PRL plasmática em certa porcentagem de mulheres atletas. Embora sejam citadas, não se notaram variações dos níveis de PRL ocasionadas pela punção venosa.[13]

Durante a gravidez, os valores de PRL maternos elevam-se cerca de 10 a 20 vezes, talvez como consequência do aumento dos níveis estrogênicos.[14] Ao longo do período puerperal, os níveis de PRL alcançam faixas de normalidade de 6 a 9 semanas pós-parto nas lactantes e 2 a 4 semanas nas não lactantes[15] com picos de liberação durante as mamadas[16] (Tabela 34.1).

Causas farmacológicas

O uso de medicamentos como a metoclopramida, a sulpirida, as butirofenomas, as fenotiazinas (clorpromazina), a reserpina, a α-metildopa, os antidepressivos tricíclicos, os inibidores da monoamina oxidase (MAO), o verapamil e a cimetidina, entre outros, também pode provocar aumento da secreção de PRL. Isso acontece tanto por ação antagonista nos

Tabela 34.1 Etiologia das síndromes hiperprolactinêmicas.

Causas fisiológicas
- Gravidez
- Coito
- Lactação
- Manipulação de mamilo
- Alimentação
- Sono
- Estresse (cirurgia, hipoglicemia, infarto agudo do miocárdio [IAM])
- Exercício físico

Causas farmacológicas
- Antagonistas dos receptores de dopamina
- Antipsicóticos: fenotiazidas, butirofenonas, sulpirida
- Antieméticos: metoclopramida, domperidona
- Agentes depletores da dopamina: metildopa, reserpina
- Antidepressivos: tricíclicos, inibidores seletivos dos receptores de serotonina
- Outros: estrogênio, opiáceos, cocaína, cimetidina

Causas patológicas
- Prolactinomas
- Outros adenomas secretores da hipófise
- Doenças granulomatosas da hipófise
- Hipotireoidismo primário
- Tumores no sistema nervoso central (SNC) (craniofaringioma, hamartoma, glioma)
- Insuficiência renal crônica
- Cirrose
- Síndrome dos ovários policísticos
- Secreção ectópica de prolactina (carcinoma broncogênico, hipernefroma)
- Trauma da parede torácica (herpes-zóster, queimaduras, cirurgias)
- Idiopática
- Macroprolactinemia

receptores hipofisários da dopamina e bloqueio da sua captação quanto por diminuição da síntese e da secreção dopaminérgica[17] (ver Tabela 34.1).

Causa associada a processos patológicos

A hiperprolactinemia também está associada a doenças endocrinometabólicas, como o hipotireoidismo primário, a insuficiência renal crônica e as hepatopatias. A diminuição periférica dos hormônios tireoidianos, principalmente da tiroxina (T4), provoca, por um mecanismo de *feedback*, uma elevação do TRH que, conforme já visto, atua sobre a hipófise, liberando o hormônio estimulante da tireoide (TSH) e também a PRL. A correção dos níveis de hormônios tireoidianos normaliza os níveis de PRL, o que justifica uma avaliação rotineira da função tireoidiana em pacientes hiperprolactinêmicas.[18]

A hiperprolactinemia pode ainda ocorrer por processos irritativos da parede torácica (herpes-zóster torácico, mastectomias, mastoplastias, dermatites, queimaduras) e outras entidades clínicas diversas, como pseudociese, *tabes dorsalis*, siringomielia e tumor de medula. Além disso, pode haver hiperprolactinemia associada a distúrbios da função suprarrenal. Na literatura, são inúmeros os relatos de casos de hiperprolactinemias concomitantes com hiperandrogenismo de origem suprarrenal. Vermeulen et al.[7] encontraram correlação entre os níveis de PRL e deidroepiandrosterona (DHEA) e seu sulfato (S-DHEA) em mulheres hiperprolactinêmicas. Também é relatada associação entre a síndrome dos ovários policísticos e a hiperprolactinemia (ver Tabela 34.1).

Prolactinomas

Os prolactinomas são os mais comuns adenomas funcionantes da hipófise, compreendendo de 40 a 60% deles. Secretam PRL em grandes quantidades, com níveis plasmáticos, em geral, acima de 100 ng/mℓ. A PRL é seu único biomarcador conhecido, mas não específico.

Os prolactinomas têm crescimento lento e situam-se, preferencialmente, na porção lateral da hipófise, o que justifica o aparecimento precoce da assimetria selar, podendo, com o avançar de seu crescimento, provocar alargamento selar, erosão óssea e compressão do quiasma óptico. De acordo com seu tamanho, maior ou menor que 10 mm, eles são classificados em macro ou microadenomas, respectivamente. É rara a progressão de um microadenoma para macroadenoma.

Muito se tem discutido a respeito do papel dos estrogênios no desenvolvimento dos prolactinomas, pois são relatos comuns de história prévia do uso de anticoncepcionais orais ou gestação em pacientes com prolactinoma. Entre as mulheres que usam contraceptivos orais, 20 a 30% podem apresentar um pequeno aumento dos níveis da PRL.[19] Em uma revisão com 457 gestantes, observou-se que houve crescimento dos 2,6% dos microadenomas e 31% dos macroadenoma durante a gravidez.[20] Segundo Molitch,[21] o risco de crescimento dos microadenomas durante a gestação é de 2,4% (18:764). Já para os macroadenomas não operados nem irradiados, o risco encontrado foi de 21% (50:238). Para aqueles com história prévia de cirurgia ou irradiação, ele foi de 4,7% (7:148).

Durante muito tempo, houve controvérsias sobre se os prolactinomas originam-se na própria glândula hipofisária ou se são decorrentes de defeitos no tônus dopaminérgico hipotalâmico e levam a uma disfunção hipofisária. Entretanto, com o avanço das técnicas de biologia molecular, tem sido demonstrado que existem mutações em diversos genes em prolactinomas. Estes podem estar direta ou indiretamente hiperexpressos e outros genes, direta ou indiretamente hipoexpressos, quando comparados com a hipófise normal. Tais resultados indicam que os prolactinomas se originam de mutações que resultam em hiperproliferação celular hipofisária e não de possíveis disfunções hipotalâmicas.[22]

Também em pacientes com hiperprolactinemia é bom verificar se apresentam acromegalia, pois até 50% delas com tumor secretor de hormônio do crescimento (GH) podem apresentar elevações da PRL.[23]

Hiperprolactinemia idiopática

Com grande frequência, observam-se, na prática clínica, pacientes sintomáticas e com PRL elevada sem, entretanto, apresentarem na sua propedêutica, causa justificável para tal aumento dos níveis hormonais. É a chamada hiperprolactinemia idiopática.[24] Menos de 10% das pacientes com hiperprolactinemia idiopática já albergam um microadenoma não identificado pelos exames rotineiros.[25] Entretanto, com o seguimento, sem intervenção, destas pacientes, notou-se que aproximadamente 30% delas podem desenvolver microadenomas.[26] Talvez seja um estado inicial de um processo evolutivo de um microadenoma hipofisário. Assim, por se encontrar em um estágio incipiente, os métodos propedêuticos mais acurados ainda são incapazes de detectá-lo.

O mecanismo pelo qual a hiperprolactinemia causa os distúrbios menstruais está relacionado com o aumento da DA hipotalâmica, que reduz o GnRH e suprime a secreção pulsátil de hormônio luteinizante (LH), sem alterar a secreção de TSH[27] (Figura 34.2). Além disso, a PRL elevada pode levar a um bloqueio da ação das gonadotrofinas em nível gonadal ou, mesmo, a aumento da secreção androgênica pelas suprarrenais. Em roedores, a hiperprolactinemia induz a aciclicidade ovariana e efeitos sobre as glândulas suprarrenais.[28,29]

QUADRO CLÍNICO

As hiperprolactinemias não fisiológicas manifestam-se geralmente com um quadro clínico de galactorreia espontânea ou à expressão, distúrbios menstruais, principalmente amenorreia, disfunção lútea, anovulação e infertilidade. Cerca de 9 a 28% das mulheres com amenorreia têm PRL elevada, o que justifica sua dosagem como propedêutica básica na investigação destas pacientes. Quando a galactorreia se associa aos distúrbios menstruais, 70 a 85% das pacientes têm PRL aumentada.

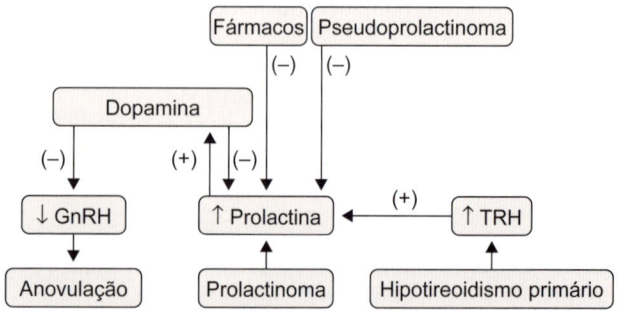

Figura 34.2 Mecanismo da hiperprolactinemia que acarreta distúrbios menstruais. GnRH: hormônio liberador de gonadotrofinas; TRH: hormônio liberador de tireotrofina.

Há de se ressaltar, entretanto, que não há relação entre os níveis de PRL e a existência de galactorreia ou o volume de leite ejetado. Pacientes normoprolactinêmicas também podem apresentar galactorreia. Isso indica que, apesar de a PRL ser o hormônio mais importante na sua fisiopatologia, outros fatores estão envolvidos na lactogênese.

A hiperprolactinemia, nos últimos anos, tem assumido importância cada vez maior como fator de infertilidade. Um número significativo de pacientes inférteis tem hiperprolactinemia, apesar de muitas vezes não haver outras manifestações clínicas. Também são descritos casos de infertilidade feminina, em que se constataram elevações transitórias da PRL, tanto no período periovulatório quanto na fase lútea, com restauração da fertilidade após terapêutica com agonistas dopaminérgicos.[30] A hiperprolactinemia é encontrada em ciclos com ovulação induzida, mas não afeta a luteinização das células da granulosa.[31]

Outras queixas encontradas em pacientes com hiperprolactinemia são hirsutismo, mastalgia, tensão pré-menstrual e dismenorreia. Em virtude de a hipófise se situar próximo ao nervo óptico e demais estruturas, os tumores hipofisários com extensão suprasselar podem provocar compressão do quiasma óptico e alterações do campo visual, além de outros problemas, como a cefaleia. No entanto, mesmo havendo perdas significativas de campo visual, apenas poucas pacientes vão ao médico por causa deste sintoma. Dessa maneira, deve-se realizar o exame campimétrico, sistematicamente, nas pacientes com suspeita de prolactinoma, em especial naquelas com tumores maiores que 10 mm (macroprolactinomas), mesmo sem queixas visuais.

Independentemente da causa, pode ocorrer perda óssea secundária à hiperprolactinemia. A densidade óssea nos ossos vertebrais diminui em cerca de 25% em pacientes hiperprolactinêmicas, e quase metade das mulheres hiperprolactinêmicas não tratadas pode apresentar fratura vertebral,[32] que, frequentemente, não se recupera com a normalização dos seus níveis.[33]

DIAGNÓSTICO

Uma minuciosa história clínica deve necessariamente incluir os medicamentos em uso pela paciente. Para o diagnóstico diferencial de hiperprolactinemia, é fundamental excluir a utilização de fármacos. A hiperprolactinemia induzida por fármacos está associada, em geral, a níveis de 25 a 100 ng/mℓ. Contudo, a metoclopramida, a risperidona e as fenotiazidas podem levar a níveis em torno de 200 ng/mℓ. Quando possível, deve-se interromper a medicação por alguns dias e reavaliar os níveis de PRL.[24] O primeiro passo na abordagem de hiperprolactinemia associada ao fármaco é solicitar a mudança do medicamento pelo médico.

A galactorreia espontânea ou à expressão é o sintoma principal da síndrome hiperprolactinêmica e deve sempre ser investigada. A expressão mamária é obrigatória no exame físico. Deve-se ter cuidado, pois a galactorreia e/ou amenorreia podem estar mascaradas em usuárias de contraceptivos orais e, portanto, não ser detectada até a suspensão do uso.

A avaliação da paciente com suspeita de hiperprolactinemia deve sempre ser feita cautelosamente, evitando-se condutas precipitadas. Pelas variações endógenas e pelas várias influências sobre o nível circulante da PRL, uma única dosagem deve ser analisada com cuidado e à luz do quadro clínico. Duas dosagens de prolactina acima do valor de normalidade (VN: 5 a 25 ng/mℓ) confirmam a hiperprolactinemia. Coleta-se sangue em jejum, pela manhã, na fase folicular precoce (quando há ciclo menstrual) ou a qualquer tempo nas mulheres com amenorreia. Sabe-se que o "estresse pós-punção" pode elevar levemente a PRL. Para reduzir tal efeito, recomenda-se fazer a coleta de sangue após repouso de 30 min, com a mulher sentada, em ambiente tranquilo.

Encontrada PRL em valores acima do normal, a investigação laboratorial prossegue com a dosagem do TSH. O hipotireoidismo primário pode causar hiperprolactinemia moderada por ação do TRH que está elevado nestas condições. Nos casos mais acentuados de hipotireoidismo, pode ocorrer hiperplasia de hipófise mimetizando um tumor hipofisário, mas nestas condições as manifestações clínicas do hipotireoidismo são mais evidentes.[24] O diagnóstico de prolactinoma exige níveis elevados de PRL e evidências radiográficas de adenoma hipofisário, por meio de imagens da região hipotalâmico-hipofisária. Este exame deve ser realizado sempre que a PRL estiver acima de 50 ng/mℓ. Para sua detecção, devem ser adotadas técnicas precisas, como a tomografia computadorizada (TC) e a ressonância magnética (RM), que conseguem identificar tumores milimétricos, ainda intrasselares, sem ter provocado alterações ósseas significativas. Há de se ressaltar também relatos de pacientes sem alterações radiológicas selares que, quando exploradas cirurgicamente, revelaram ser portadoras de prolactinomas demonstrados por estudo imunocitoquímico[34] ou mesmo pelo próprio exame anatomopatológico.

De modo geral, os níveis de PRL correlacionam-se com o tamanho do tumor. Os níveis elevados de PRL (acima de 25 ng/mℓ), mas abaixo de 100 ng/mℓ, em geral decorrem de ações de fármacos ou uma causa não tumoral ou tumores não secretores. Nos microadenomas, os valores estão acima de 100 ng/mℓ e, quando ultrapassam 200 ng/mℓ, indicam, com grande probabilidade, um macroadenoma. Alguns macroadenomas gigantes (acima de 4 cm) podem elevar a PRL plasmática a valores acima de 1.000 ng/mℓ. Em algumas situações, entretanto, grandes prolactinomas podem, falsamente, apresentar valores não tão elevados. Tal fenômeno pode ser atribuído ao chamado "efeito gancho" (descrito adiante em "Armadilhas das dosagens de prolactina"). Nestas condições, repete-se a dosagem em uma diluição do soro 1:100.

Embora raros, os prolactinomas podem ocorrer em crianças e adolescentes e, na maioria dos casos, consistem em macroadenomas acompanhados por sintomas decorrentes de seus efeitos de compressão no SNC (efeito de massa). Nestas faixas etárias, podem levar ao hipogonadismo com puberdade retardada, amenorreia primária e galactorreia.[35]

Pseudoprolactinomas

Pode ser observado que, às vezes, a PRL plasmática não é tão alta quanto o esperado em uma paciente com um suposto macroadenoma. Excluída a possibilidade do "efeito gancho", apresenta a hipótese diagnóstica de um adenoma não funcionante. Tais pacientes costumam apresentar níveis de PRL entre 40 e 100 ng/mℓ, com níveis médios de 94 ng/mℓ.[36] São os chamados "pseudoprolactinomas". Em geral, são grandes tumores hipofisários não funcionantes, craniofaringiomas ou mesmo infiltrações granulomatosas do hipotálamo, que podem levar à hiperprolactinemia por compressão da haste hipofisária ou dano nos neurônios dopaminérgicos. Embora os níveis em tais situações não sejam tão elevados quanto nos prolactinomas, devem ser preocupação do clínico na hora do diagnóstico. Por esta razão, deve-se realizar sistematicamente a investigação, por imagem, de todas pacientes com PRL maior que 50 ng/mℓ.

Armadilhas das dosagens de prolactina

Paciente pouco sintomática com prolactina elevada | Macroprolactinemia

Não é raro encontrar pacientes oligoassintomáticas com níveis elevados de PRL plasmática. Nestes casos, deve-se verificar se o aumento da PRL plasmática não está ocorrendo pelo aumento predominante da forma molecular macroprolactina, uma molécula biologicamente pouco ativa que pode se elevar com frequência em pacientes com doenças autoimunes associadas. Ela ocorre em 25% das hiperprolactinemias consideradas idiopáticas.[1]

A macroprolactinemia tem sido associada a hiperprolactinemia assintomática, não relacionada com doença hipofisária. Entretanto, sintomas característicos da síndrome hiperprolactinêmica, como distúrbios menstruais quando não há galactorreia, ou infertilidade sem galactorreia e distúrbios menstruais, podem ocorrer nas pacientes com macroprolactinemia.[2]

A macroprolactinemia é causa frequente de erros no diagnóstico e tratamento. Assim, sempre que o médico se deparar com pacientes assintomáticas e níveis elevados de PRL, deve rastrear percentuais aumentados de macroprolactinemia. Para tal, usa-se o teste com polietilenoglicol (PEG). O princípio do teste baseia-se na capacidade de o PEG tornar insolúveis compostos com imunoglobulinas, causando sua precipitação. Faz-se a dosagem da PRL sérica e, a seguir, a precipitação do soro com PEG. O PEG precipita as grandes moléculas, arrastando junto a macroprolactina. Após esta etapa, o soro sobrenadante livra-se da macroprolactina, contendo apenas moléculas de menor peso molecular. Novamente realiza-se a dosagem de PRL no sobrenadante. A triagem positiva para macroprolactina é dada em função da porcentagem de recuperação de PRL neste soro sobrenadante. O ponto de corte de recuperação varia entre < 30 a < 40% (teste positivo para macroprolactinemia, pois significa que a maior parte da PRL dosada inicialmente permaneceu no precipitado). Já o limite superior (teste negativo para macroprolactinemia) varia entre > 50 e > 65%.[37,38] Valores intermediários correspondem a uma zona indefinida, em que a cromatografia líquida em coluna de gel-filtração deve ser aplicada para elucidação diagnóstica. O exame é o padrão-ouro para a avaliação da macroprolactina, mas não utilizado na prática clínica pelos altos custos e pela complexidade do procedimento laboratorial.

Paciente muito sintomática com níveis normais ou pouco elevados de prolactina | Efeito gancho

Algumas pacientes podem se apresentar com sintomatologias exuberantes de hiperprolactinemia, porém os níveis séricos de PRL são pouco elevados ou até dentro da faixa de normalidade. Algumas delas têm, inclusive, imagens de sela túrcica sugestivas de grandes tumores hipofisários. A explicação para tal se apoia no método de dosagem laboratorial, que tem como princípio uma reação antígeno-anticorpo. Níveis séricos excessivamente altos de PRL (antígeno) podem estar muito acima da capacidade de reação com a quantidade de anticorpos utilizada na técnica de dosagem. Isso leva à saturação do complexo antígeno-anticorpo e à falha no processo. Portanto, quando os exames por imagem sugerem macroadenoma hipofisário e os níveis de PRL são pouco ou nada elevados, devem-se realizar as dosagens de PRL com diluição do soro da paciente.[24]

Exames complementares

Embora não seja na maioria das vezes necessário, o estudo neuro-oftalmológico (fundo de olho e campimetria) é importante na delimitação de extensão suprasselar nos macroadenomas. Também deve ser bastante considerado no seguimento de pacientes portadoras de prolactinomas, principalmente durante a gravidez, o que auxilia o médico na prevenção de uma possível complicação dos tumores.

Outros exames laboratoriais podem ser solicitados, dependendo da suspeita da etiologia, para excluir doenças renais e hepáticas e, até mesmo, a gravidez, por exemplo. A insuficiência renal crônica e a cirrose hepática podem aumentar os níveis de PRL circulante por redução do *clearance*.

TRATAMENTO

O tratamento da síndrome hiperprolactinêmica visa restabelecer a função gonadal (distúrbios menstruais e infertilidade); controlar a galactorreia; prevenir a osteoporose; reduzir os efeitos compressivos dos tumores (cefaleia, perda de campo visual, paralisia de nervos cranianos; restabelecer a função hipofisária; reduzir a inibição da libido; e evitar recidivas de tumores). Afastado o diagnóstico de tumor, pode-se considerar a conduta expectante, sem qualquer intervenção medicamentosa. Em casos muito especiais, a administração cautelosa de agonista dopaminérgico (AD) em usuárias de outros medicamentos pode ser considerada, se houver indicação clínica. No entanto, é preciso atenção redobrada, pois o medicamento pode ter sua ação diminuída pelo agonista dopaminérgico. Em usuárias de fármacos antipsicóticos, por exemplo, recomendam-se algumas medidas como a redução da dose, a troca da substância e, às vezes, o aumento do uso de agonista dopaminérgico, entre outras.[17]

Tratamento medicamentoso

A terapêutica de escolha consiste nos agonistas dopaminérgicos (AD). Os mais utilizados em nosso meio são a bromocriptina (BRC) e a cabergolina (CAB).

A BRC foi o primeiro AD a ser utilizado na prática clínica. Ela estimula receptores D_2 nos lactotrofos normais e tumorais. É absorvida rapidamente no sistema digestório (15 a 30 s), com pico nos níveis plasmáticos 1 a 3 h (comprimidos) ou 7 a 10 h (cápsulas). Circula no sangue, ligada a proteínas (96%), com meia-vida de 3 h, e sua eliminação é principalmente hepática (90%) e nos rins. Tem apresentação em comprimidos de 2,5 mg ou cápsulas de 2,5 e 5 mg. As doses recomendadas são de 1,25 a 10 mg/dia (máximo de 30 mg/dia). A maioria responde a doses de 2,5 a 10 mg/dia. A redução dos níveis de PRL começa 1 a 2 h após a ingestão, e seu efeito máximo ocorre 5 a 12 h após a ingestão. Inicia-se com pequenas doses à noite ou durante as refeições, aumentando progressivamente e monitorando os níveis plasmáticos de PRL a cada 4 a 6 semanas.

Já a CAB tem ação potente e prolongada sobre os receptores D_2, com efeito seletivo sobre a secreção de PRL. Seus níveis circulantes apresentam um pico após 30 min a 4 h. Sua meia-vida é mais prolongada (60 h), e seu efeito persiste de 7 a 28 dias. Tem apresentação em comprimidos de 0,5 mg. Inicia-se com 0,25 mg (meio comprimido), 2 vezes/semana. Geralmente, o controle da hiperprolactinemia com CAB requer doses de 0,25 a 3 mg/semana. Casos excepcionais podem necessitar de doses até 11 mg/semana.[39] Em um estudo controlado, o tratamento de pacientes com microadenomas com CAB na dose 0,125 a 1 mg, 2 vezes/semana normalizou a PRL em 95% delas.[40] Outro fármaco que pode ser utilizado é a lisurida, em doses de 0,2 a 1 mg/dia.

Os AD costumam ser eficazes para se normalizarem os níveis de PRL em pacientes com micro e macroprolactinomas. Quanto mais elevada a PRL, maior a supressão (Figura 34.3).

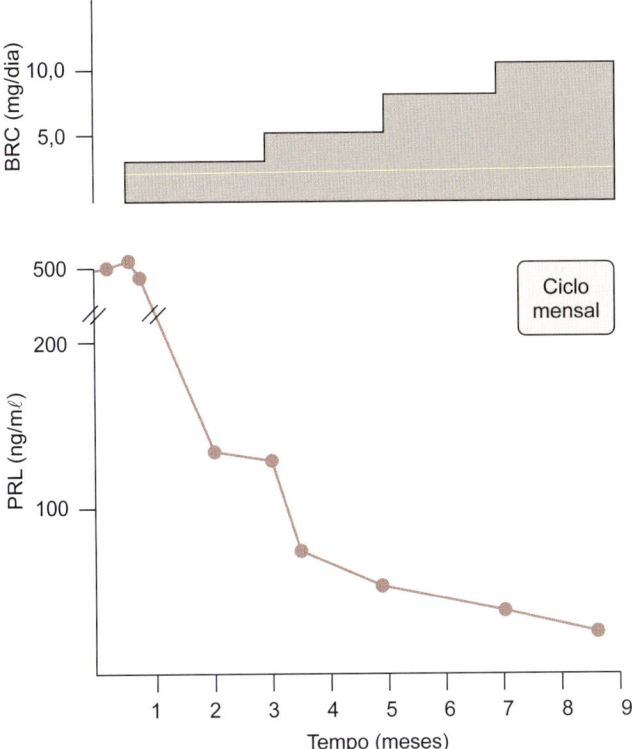

Figura 34.3 Evolução dos níveis de PRL (prolactina) em macroprolactinoma tratado com BRC (bromocriptina).

A maioria dos casos responde bem, porém, com a suspensão do fármaco, a evolução clínica destes tumores varia. Tanto é possível a rápida volta aos níveis elevados de PRL quanto a normalização persistente. A falta de resposta clínica aos agonistas dopaminérgicos é uma indicação formal para o tratamento cirúrgico.

Os AD são capazes de reduzir o tamanho do tumor. A CAB diminui o tamanho dos prolactinomas em 90% dos casos e a BRC, aproximadamente 50% do seu volume, em 2/3 das pacientes.[41,42] (Figura 34.4).

O efeito do fármaco ocorre rapidamente, o que possibilita seu uso mesmo em situações de urgência, como nos episódios de compressão óptica ou rápido crescimento tumoral durante a gestação. No caso de microprolactinomas, se houver resposta à terapêutica clínica, repete-se somente em quadros de elevação da prolactina, mesmo em uso de medicação ou em suspeita de expansão tumoral (sintomas do SNC). Para os de macroadenomas, realiza-se novo exame em 1 ano e a cada 3 anos (a não ser que haja alguma indicação clínica). Alguns serviços recomendam que, para os macroprolactinomas, caso a PRL continue elevando-se, mesmo em uso de AD, ou se surgirem novos sintomas, como galactorreia, cefaleia, distúrbios visuais, deve-se repetir a RM em 3 meses.[24]

Por sua rápida ação em reduzir o tamanho dos tumores, o AD pode, em algumas situações, ser usado antes da cirurgia e/ou radioterapia. O mecanismo de diminuição do tamanho do tumor permanece controverso. Assim, há a possibilidade de diminuição no número de células, devido à necrose ou ao encolhimento do tamanho celular por redução citoplasmática e dos grânulos de PRL nos lactotrofos.[43]

Os efeitos colaterais dos AD são náusea, vômito, constipação intestinal, dispepsia, boca seca, congestão nasal, vasospasmo digital, cefaleia, hipotensão ortostática e síncope – em geral não suficientes para interromper o tratamento. Outros efeitos mais raros são ansiedade, confusão, depressão, hiperatividade, insônia e rinorreia, observados em casos de altas doses. Com o uso da CAB, 68% das pacientes apresentam

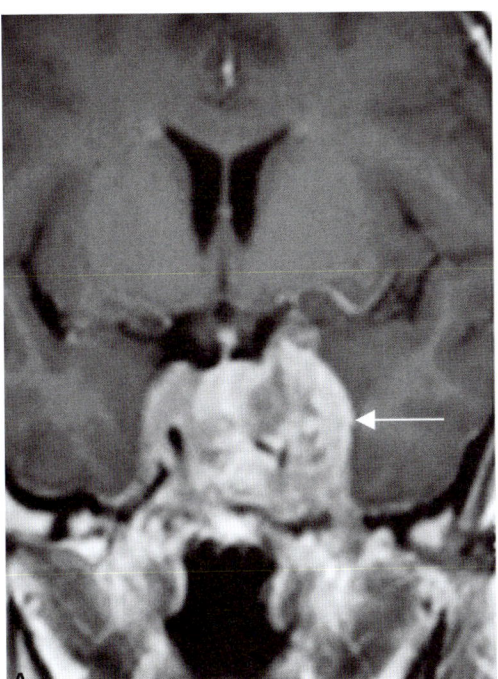
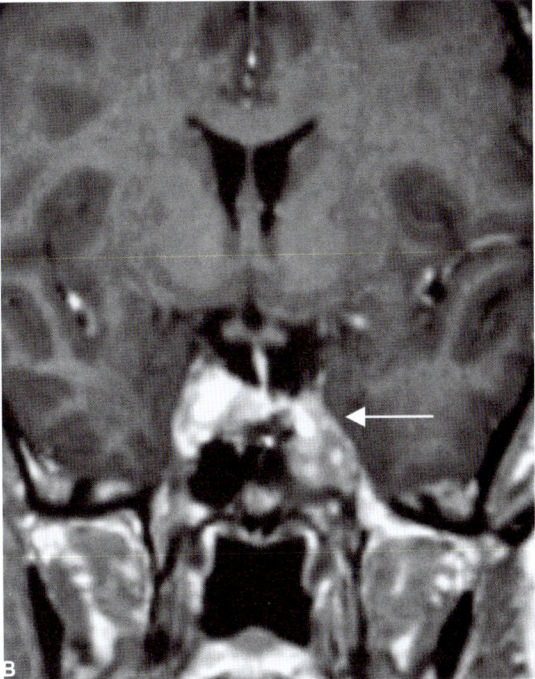

Figura 34.4 A. Macroprolactinoma (*seta*). **B.** Após o tratamento com bromocriptina (mesma área da *seta* com redução do tumor).

efeitos adversos, porém a maioria de pequena repercussão, o que leva a 3% de descontinuidade do tratamento. Para a BRC, são descritos 78% de efeitos adversos, com 12% de descontinuidade do tratamento. Assim, 70% das pacientes com intolerância à BRC podem se beneficiar do tratamento com CAB.[44,45]

Os fármacos AD reduzem os elevados níveis de PRL e restauram o padrão menstrual em 80 a 90% dos casos, diminuindo a galactorreia em cerca de 85% deles.[41,46] Recomenda-se iniciar com as menores doses (aumentando progressivamente), conforme a evolução clínica e os níveis plasmáticos de PRL. Eles devem ser monitorados, inicialmente, a cada 4 a 6 semanas até se encontrar a dose "ideal" de controle da paciente. Estudos comparativos mostram que a CAB, nas doses indicadas, leva a 72% de recuperação dos ciclos ovulatórios contra 52% da BRC.[42]

À semelhança das hiperprolactinemias não tumorais, também tem sido preconizada a conduta expectante para os microadenomas hipofisários nos casos assintomáticos ou de sintomatologia leve, sem sinais neurológicos ou visuais e em pacientes mais idosas e sem desejo de concepção. Os microadenomas raramente crescem em dimensões significativas. O seguimento, sem tratamento, por 1 a 20 anos de pacientes com microadenoma não mostrou piora radiológica em quase todas elas.[47] Embora 30% evoluam com aumento dos níveis plasmáticos de PRL, a maioria estabiliza ou diminui seus níveis, e apenas 5% dos tumores evoluem para macroadenoma.[48,49] Em algumas situações, pode haver remissão espontânea da hiperprolactinemia, mesmo em pacientes portadoras de microadenomas.[26] No entanto, é aconselhável manter estrito monitoramento nos microadenomas, visando identificar aumento da massa tumoral e desenvolvimento de sintomas de hiperprolactinemia. Após a menopausa, a tendência destes casos é estabilizar ou diminuir. Contudo, recomenda-se observar a evolução do quadro clínico também neste período.[35]

Duração do tratamento com agonista dopaminérgico

Aumentam-se as doses administradas progressivamente até se alcançar resposta terapêutica clínica (recuperação dos ciclos, desaparecimento da galactorreia) e laboratorial (normoprolactinemia). A cada alteração da dose de CAB ou BRC, dosa-se a PRL após 30 dias. O tempo de tratamento não é bem definido, tanto com BRC quanto com CAB. Alguns autores observaram que, após 47 meses de tratamento com normalização da PRL, 25% das portadoras de micro e 15,9% das portadoras de macroadenoma ficaram normoprolactinêmicas decorridos 44 meses da suspensão do tratamento.[50]

Segundo estudos de metanálise, a hiperprolactinemia recorre, na maioria das vezes, após a retirada da CAB. A probabilidade de sucesso é maior nas pacientes que alcançam a hiperprolactinemia com considerável redução do tumor utilizando menores doses de CAB.[51] Pode-se também observar, na maioria das pacientes com microadenoma e em metade daquelas com macroadenoma, remissão persistente da hiperprolactinemia, sem qualquer evidência do tumor, após 24 a 96 meses de CAB.[52]

Pode-se suspender a terapia com AD, quando os níveis de PRL estiverem normais e a RM não mostrar tumor, ou se houver redução de pelo menos 50% da massa, com distância > 5 mm do quiasma óptico, sem invasão do seio cavernoso ou em outras áreas críticas.[53] Em geral, a remissão da hiperprolactinemia ocorre em 80% das pacientes quando os níveis de PRL estão abaixo de 5,4 ng/mℓ e o diâmetro tumoral menor que 3,1 mm.[52] A retirada do fármaco deve ser progressiva,

pois assim há redução das complicações da hiperprolactinemia, e os resultados, segundo vários autores, são melhores.[51] A Endocrine Society recomenda a retirada da medicação (CAB) com segurança quando as pacientes permanecem 2 anos normoprolactinêmicas e com tumor reduzido.[24] Em nosso serviço, uma vez normalizada a PRL, mantém-se o tratamento por 2 anos, no caso de microadenoma, e por 3 anos, se houver macroadenoma. Após tal período, inicia-se o desmame gradual da medicação até a suspensão completa da dose. A cada redução do AD, dosa-se a PRL. Depois da suspensão completa do medicamento, dosa-se a PRL mensalmente nos primeiros 6 meses. Após 6 meses, dosa-se anualmente.

Trabalhos mais recentes têm mostrado que a recorrência de hiperprolactinemia após tratamento não depende de sexo, tamanho do tumor (se micro ou macro) ou dose de CAB, mas está correlacionada com os níveis de PRL no momento do diagnóstico e da retirada do fármaco. A recorrência é mais frequente nas pacientes com déficit hipofisário ao momento do diagnóstico. Prolongar a terapia por mais que 3 anos não melhora o prognóstico.[54]

Resistência aos agonistas dopaminérgicos

Algumas pacientes com prolactinomas podem ser resistentes ao tratamento com AD. Esta resistência pode ser parcial. A resistência é definida pela não normalização dos níveis de PRL e/ou a não diminuição do tamanho do tumor. Ela pode ocorrer em, aproximadamente, 10% dos microadenomas e 18% dos macroadenomas.[20,55]

São duas as principais hipóteses para tal resistência: redução no número médio de receptores ou defeito pós-receptor. É importante diferenciar a resistência da intolerância aos AD. Neste caso, as pacientes têm problemas na ingestão e/ou na absorção do medicamento por náusea, vômito e outros efeitos colaterais. Assim, os níveis sanguíneos da dose "ideal" do medicamento para a resposta tumoral não são alcançados. Por serem fármacos com efeitos colaterais frequentes, é preciso cuidado em identificar a baixa aderência da paciente ao tratamento quando se observa o crescimento do tumor com o uso de doses habituais. Em todas as condições descritas aqui, pode-se optar pelo tratamento cirúrgico.

É importante lembrar que, nos casos de "pseudoprolactinoma", não há boa resposta aos AD. O médico deve sempre estar atento a esta possibilidade, quando se depara com quadros de hiperprolactinemia leve, ocorrência de massa tumoral suprasselar e falha de resposta clínica. A terapia com agonistas dopaminérgicos pode reduzir os níveis de PRL e melhorar os sintomas nas pacientes com compressão da haste hipofisária, mas ela não é definitiva para adenomas não funcionantes.[36] Nestes casos, o tratamento é sempre cirúrgico.

Tratamento cirúrgico

O tratamento cirúrgico pode ser uma opção para os prolactinomas, sobretudo os macroadenomas. A principal indicação fica reservada para os casos de resistência, ou de intolerância à medicação, quando as pacientes apresentam hiperprolactinemia persistente ou crescimento tumoral. A cirurgia também pode ser indicada a pacientes com tumores císticos que não respondem ao tratamento com AD ou quando há sinais de efeitos compressivos do tumor (paralisia facial, piora da visão) sem melhora com o tratamento medicamentoso.

Pode-se optar também pelo tratamento cirúrgico, excepcionalmente, em algumas pacientes com microadenoma e não dispostas a tomar medicamentos por tempo prolongado. Outras indicações cirúrgicas são as situações emergenciais, como a apoplexia hipofisária, que requer alívio para descompressão do quiasma óptico, ou quando o tumor é excessivamente grande e a cirurgia redutora do tumor pode auxiliar nos resultados da terapia com AD.[35] A ressecção transesfenoidal do prolactinoma obtém sucesso em 60 a 80% das pacientes com microadenomas e em 25 a 40% dos casos com macroadenomas, com taxas de morbidade e mortalidade de 0,45 a 0,18%, respectivamente. Os resultados podem ser observados em curto espaço de tempo (Figura 34.5).

Quanto maiores o tamanho do tumor e o grau de extensão extrasselar, menores serão as chances de sucesso com tratamento cirúrgico. Além disso, a cirurgia, isoladamente, pode falhar em restaurar a fertilidade em pacientes com macroprolactinomas. Estas mulheres poderão ser, portanto, submetidas ao tratamento com AD de modo complementar, o que talvez proporcione melhores resultados. Para os grandes tumores, o propósito principal da cirurgia é a remoção da massa tumoral. Isso evita o comprometimento do nervo óptico ou do setor gonadotrófico hipofisário (efeito de massa).

A recorrência tardia da hiperprolactinemia após a ressecção tumoral tem variado em torno de 0 a 13% para os microadenomas.[56] A recorrência pós-operatória para os macroadenomas não invasivos é de 40% e, para os macroadenomas invasivos, de 100%.[57] Com o retorno da hiperprolactinemia, costuma haver recorrência da amenorreia, galactorreia e infertilidade.

Outras alternativas terapêuticas

Para os casos de prolactinoma resistente ao tratamento, pode-se recorrer a terapia com temozolomida,[24] mas até o presente momento não há experiência em nosso país. Outra alternativa terapêutica é a radioterapia, que normaliza a PRL, em

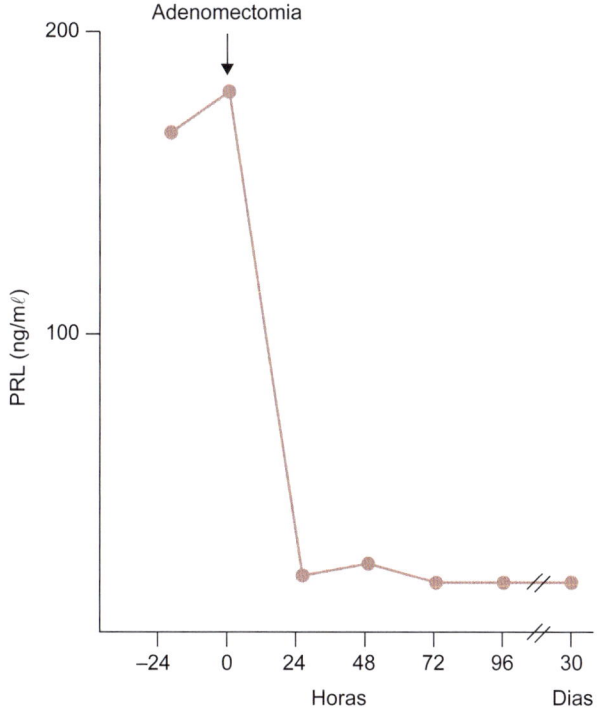

Figura 34.5 Resultados da adenomectomia. PRL: prolactina.

torno de 1/3 dos casos,[20] mas pode apresentar efeitos adversos, como hipopituitarismo.[58] A quimioterapia não tem apresentado bons resultados.

CARCINOMA SECRETOR DE PROLACTINA

É muito raro e representa, aproximadamente, 0,2% de todas as neoplasias cirurgicamente resseccionadas da hipófise. A maioria dos carcinomas funcionantes acomete os lactotrofos e os corticotrofos. Sua origem não é bem compreendida e, em geral, origina-se de adenomas atípicos ou refratários aos tratamentos clínicos convencionais prolongados.

Para seu diagnóstico, é preciso identificar a metástase a distância. A metástase pode ser intracranial (mais comum) e/ou extracranial. A expansão tumoral para o seio cavernoso ou esfenoidal não é considerada evidência para este diagnóstico. A análise histológica por si só não discrimina entre o carcinoma e o adenoma atípico *in situ*. O prognóstico é muito ruim.[59]

PROLACTINOMA E GRAVIDEZ

Pelos efeitos estimulatórios dos estrogênios e da própria gravidez sobre os lactotrofos, uma gestante portadora de adenoma hipofisário pode desenvolver complicações, devido, principalmente, ao crescimento tumoral excessivo. Este pode levar a sintomas neuro-oftalmológicos, como alterações do campo visual, cefaleia, hemorragia intracraniana, paralisia dos nervos cranianos e até cegueira permanente. É variável a frequência do aparecimento destes sintomas na gestação, que podem ocorrer em 2,4% dos microadenomas e nos macroadenomas sem cirurgia prévia em 21%. Nos macroadenomas com cirurgia prévia, a percentagem é de 4,7%.[21] Outros autores relatam que até 39% das pacientes portadoras de prolactinomas podem apresentar sintomas de cefaleia ou alteração visual durante a gravidez.[60]

A BRC pode ser utilizada durante a gestação, desde as primeiras semanas, e parece não causar aumento na incidência de aborto espontâneo, gravidez ectópica, doença trofoblástica, gravidez múltipla ou malformações fetais. Além disso, seu uso durante o 2º e 3º trimestres de gestação parece não levar a maior incidência de malformações, e estudos em animais não demonstraram que a BRC seja mutagênica, embriotóxica ou teratogênica. A experiência do uso da CAB na gravidez é menor do que com a BRC. Não têm sido encontrados aumento da porcentagem de aborto espontâneo, parto pré-termo, gemelaridade em embriões ou fetos expostos à CAB nas primeiras semanas de gestação[21] ou anormalidades no desenvolvimento físico e mental após 12 anos de seguimento.[61] São relatadas 2,4% de malformações com CAB e 1,8% com BRC. No entanto, o risco de malformações desses medicamentos é inferior ao encontrado na população geral, estimado em 3%.[21]

O acompanhamento da paciente durante a gestação não deve ser feito com dosagens de PRL sérica. Isso porque, no período gestacional, existe também outra fonte importante de PRL – a decídua – e os seus níveis se elevam continuadamente.[14] O acompanhamento com RM deve ser feito apenas quando houver piora da sintomatologia (alterações visuais, cefaleia ou sinais de edema cerebral), para avaliar possível crescimento do tumor. Nestes casos, o AD deve ser prescrito. Melmed et al.[24] recomendam realizar a RM com gadolínio na gravidez, mas são necessárias mais informações sobre sua segurança.[21] Exames de campimetria, menos invasivos, podem ser realizados para acompanhamento nos episódios de macroadenoma.

O uso de AD, nestes casos, tem boa resposta clínica, diminuindo a incidência de procedimentos de urgência durante a gravidez, como neurocirurgia ou radioterapia. Em casos de microadenoma, recomenda-se a observação e o uso de AD ao menor sinal de complicações. Pode-se utilizar a BRC como terapêutica profilática no 2º e 3º trimestres da gestação. Em nosso serviço, opta-se por parar a medicação logo após o diagnóstico de gravidez. Em pacientes selecionadas, com macroprolactinoma, continua-se a terapia AD, de preferência a BRC. Alguns autores têm recomendado a terapêutica cirúrgica prévia a pacientes com prolactinoma que desejam engravidar, a fim de reduzir os riscos de complicações durante a gestação.[62]

Existem também controvérsias quanto à amamentação em pacientes portadoras de prolactinomas. A sucção mamilar é responsável pela elevação dos níveis circulantes de PRL e, portanto, pode promover um aumento no tamanho do tumor. Os dados relativos a tal fenômeno não estão bem registrados, mas o risco de crescimento tumoral induzido pela amamentação parece ser consideravelmente menor que o provocado pela gravidez. Isso talvez decorra do limitado período da amamentação, incapaz de provocar crescimento em um tumor já estimulado antes pela gravidez. Segundo Maiter,[63] a amamentação não tem efeito nocivo sobre o crescimento tumoral. Assim, se a mulher deseja amamentar, o tratamento com AD pode ser adiado. Portanto, parece não haver razões para se desencorajar a amamentação em pacientes com prolactinomas, sendo que as portadoras de macroadenomas devem ser acompanhadas com maior frequência para avaliação de possível aumento tumoral. A Figura 34.6 apresenta o roteiro de investigação clínica e laboratorial.

CONSIDERAÇÕES FINAIS

Neste capítulo, foram abordados: as principais causas de hiperprolactinemia; o quadro clínico que caracteriza a síndrome hiperprolactinêmica; os passos a serem adotados em seu diagnóstico; a identificação de sua etiologia; e o seu tratamento. Houve especial atenção aos prolactinomas, os tumores secretores da hipófise mais frequentes. Para seu tratamento, são utilizados os agonistas dopaminérgicos, que proporcionam ótimos resultados. Foram ainda apontados os cuidados para os ajustes das doses, seus efeitos colaterais, o tempo de uso e os critérios para a suspensão do fármaco. Além disso, discorreu-se sobre a conduta em mulheres com prolactinoma associado à gravidez.

REFERÊNCIAS BIBLIOGRÁFICAS

1. Ribeiro CT, Louzada Júnior P, Silva de Sá MF. Correlation between systemic lupus erythematosus activity and plasma levels of monomeric prolactin and macroprolactin. Endocr Metabol Immune Dis Drug Target. 2016; 16: 21-7.
2. Callegari FVR, Patta MC, Lizarelli PM et al. Macroprolactinemia: as vantagens do rastreamento na prática clínica. RBGO. 2010; 32(7):311-4.
3. Bem-Jonathan N, Mershon JL, Allen DL et al. Extrapituiutary prolactin: distribution regulation, functions and clinical aspects. Endocr Rev. 1996; 17:639-69.
4. Hugo ER, Brandebourg TC, Comstock CES et al. LS14: a novel human adipocyte cell line that produces prolactin. Endocrinology. 2006; 147:306-13.
5. Aono T, Shioji T, Shoda T et al. The initiation of human lactation and prolactin response to suckling. J Clin Endocrinol Metab. 1977; 44(6):1101-6.

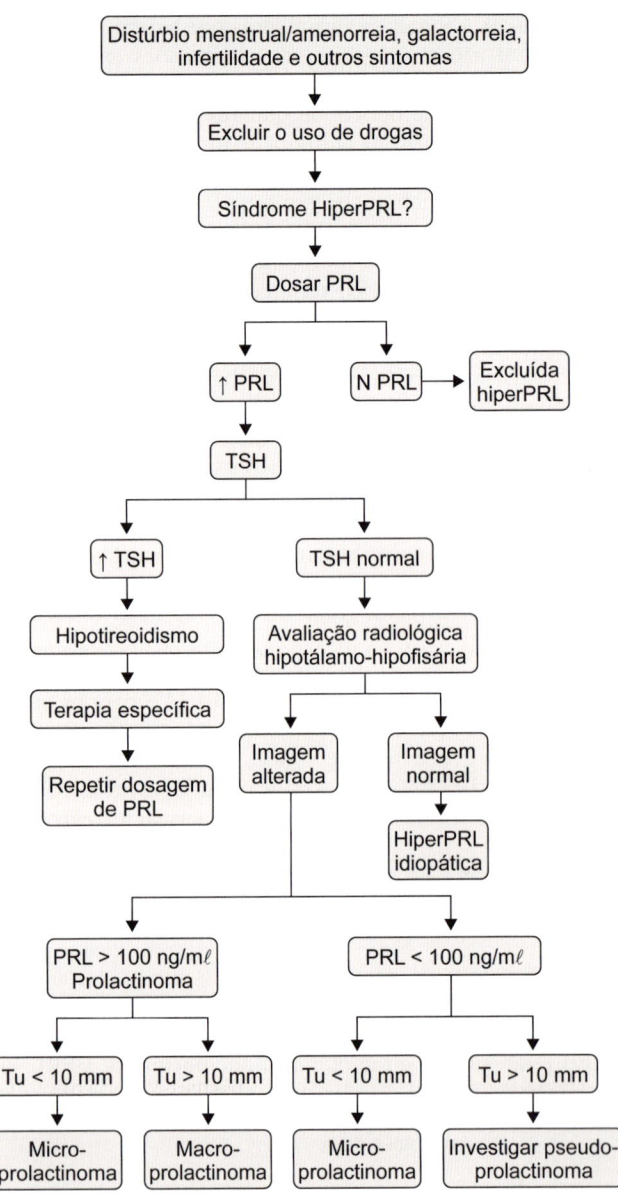

Figura 34.6 Roteiro simplificado de investigação clínica e laboratorial nas pacientes com suspeita de síndrome hiperprolactinêmica (hiperPRL). PRL: prolactina; TSH: hormônio estimulante da tireoide; Tu: tumor.

6. McNatty KP, Sawyers RS, McNeilly AS. A possible role for prolactin control of steroid secretion by the human graafian follicle. Nature. 1974; 250:653-5.
7. Vermeulen A, Suy E, Rubens R. Effect of prolactin on plasma DHEA(s) levels. J Clin Endocrinol Metab. 1977; 44:1222-5.
8. Gibbs DM, Neill JD. Dopamine levels in hypophysial stalk blood in the rat are sufficient to inhibit prolactin secretion in vivo. Endocrinol. 1978; 102(6):1895-900.
9. Schally AV, Redding TW, Arimura A et al. Isolation of gama-amino butiric acid in pig hypotalamus and demonstration of its prolactin release inhibition (PIF) activity in vivo and in vitro. Endocrinology. 1977; 100:681-91.
10. Herbert DC, Ishikawa H, Rennels EG. Evidence for the autoregulation of hormone secretion by prolactin. Endocrinology. 1979; 104:97-100.
11. Lasaga M, Debeljuk L. Tachykinins and the hypothalamo-pituitary-gonadal axis: An update. Peptides. 2011; 32(9):1972-8.
12. Pelosi MA, Langer A, Zanvettor J et al. Galactorrhea associated with primary hypothyroidism. Obstet Gynecol. 1977; 49(1 Suppl):12-4.
13. Ferriani RA, Silva-de-Sá MF. Effect of venipuncture stress on plasma prolactin leves. Int J Gynecol Obstet. 1985; 23:459-62.
14. Ferriani, RA, Silva de Sá MF, Lima-Filho E. A comparative study of longitudinal and cross sectional changes in plasma levels of PRL and estriol during pregnancy. Braz J Med Biol Res. 1986; 19:183-8.
15. Pontes A, Silva de Sá MF. Níveis plasmáticos de prolactina e estradiol durante o puerpério normal. RBGO. 1986; 8:215-21.

16. Pontes A, Silva de Sá MF. Efeito da sucção mamilar sobre os níveis plasmáticos de prolactina em puérperas normais. RBGO. 1987; 9:116-9.

17. Montejo AL, Arango C, Bernardo M et al. Multidisciplinary consensus on the therapeutic recommendations for iatrogenic hyperprolactinemia secondary to antipsychotics. Front Neuroendocrinol. 2017; 45:25-34.

18. Honbo KS, van Herle AJ, Kellett KA. Serum prolactin levels in untreated primary hypothyroidism. Am J Med. 1978; 64:782-7.

19. Luciano AA, Sherman BM, Chapler FK et al. Hyperprolactinemia and contraception: a prospective study. Obstet Gynecol. 1985; 65:506-10.

20. Gillam MP, Molitch ME, Lombardi G et al. Advances in the treatment of prolactinomas. Endocr Rev. 2006; 27:485-534.

21. Molitch ME. Management of the pregnant patient with a prolactinoma, European J Endocrinol. 2015; 172:R205-13.

22. Seltzer J, Scotton TC, Kang K et al. Gene expression in prolactinomas: a systematic review. Pituitary 2016; 19(1):93-104.

23. Bonert VS, Melmed S. Acromegaly with moderate hyperprolactinemia caused by an intracelar macroadenoma. Nat Clin Pract Endocrinol Metab. 2006; 2:408-12.

24. Melmed S, Casanueva FF, Hoffman AR et al. Diagnosis and treatment of hyperprolactinemia: an Endocrine Society Clinical Practice Guideline. J Clin Endocrinol Metab. 2011; 96:273-88.

25. Sluijmer AV, Lappöhn RE. Clinical history and outcome of 59 patients with idiopathic hyperprolactinemia. Fertil Steril. 1992; 58:72-7.

26. Schlechte J, Dolan K, Sherman B et al. The natural history of untreated hyperprolactinemia: a prospective analysis. J Clin Endocrinol Metab. 1989; 68:412-8.

27. Page-Wilson G, Smith PC, Welt CK. Prolactin suppresses GnRH but not TSH secretion. Horm Res. 2006; 65(1):31-8.

28. Sonigo C, Bouilly J, Carré N et al. Hyperprolactinemia-induced ovarian acyclicity is reversed by kisspeptin administration. J Clin Invest. 2012; 122(10):3791-5.

29. do Amaral VC, da Silva PL, Carvalho KC et al. Effects of metoclopramide-induced hyperprolactinemia on the prolactin and prolactin receptor expression of murine adrenal. Gynecol Endocrinol. 2015; 31(12):925-8.

30. Huang KE, Bonfiglio TA, Muechler EK. Transient hyperprolactinemia in infertile women with luteal phase deficiency. Obstet Gynecol. 1991; 78(4):651-5.

31. Mendes MC, Ferriani RA, Sala MM et al. Effect of transitory hyperprolactinemia on in vitro fertilization of human oocytes. J Reprod Med. 2001; 46(5):444-50.

32. D'Sylva C, Khan T, Van Uum S et al. Osteoporotic fractures in patients with untreated hyperprolactinemia vs. those taking dopamine agonists: a systematic review and meta-analysis. Neuro Endocrinol Lett. 2015; 36(8):745-9.

33. Schelechte J, el-Khoury G, Kathol M et al. Forearm and vertebral bone mineral in treated and untreated hyperprolactinemic amenorrhea. J Clin Endocrinol Metab. 1987; 64:1021-6.

34. Schlechte J, Sherman B, Halmi N et al. Prolactin-secreting pituitary tumors in amenorrheic women: a comprehensive study. Endocr Review. 1980; 1(3):295-308.

35. Wong A, Eloy JA, Couldwell WT et al. Update on prolactinomas. Part 1: Clinical manifestations and diagnostic challenges. J Clin Neurosci. 2015; 22:1562-7.

36. Karavitaki N, Thanabalasingham G, Pinzone JJ et al. Do the limits of serum prolactin in disconnection hyperprolactinaemia need re-definition? A study of 226 patients with histologically verified nonfunctioning pituitary macroadenoma. Clin Endocrinol. 2006; 65:524-9.

37. Olukoga AO, Kane JW. Macroprolactinaemia: validation and application of the polyethylene glycol precipitation test and clinical characterization of the condition. Clin Endocrinol. 1999; 51(1):119-26.

38. Hauache OM, Rocha AJ, Maia AC Jr et al. Screening for macroprolactinaemia and pituitary imaging studies. Clin Endocrinol. 2002; 57(3):327-31; 38.

39. Ono M, Miki N, Kawamata T et al. Prospective study of high-dose cabergoline treatment of prolactinomas in 150 patients. J Clin Endocrinol Metab. 2008; 93:4721-7.

40. Webster J, Piscitelli G, Polli A et al. Dose dependent suppression of serum prolactin by cabergoline in hyperprolactinaemia: a placebo controlled, double blind, multicentre study. European Multicentre Cabergoline Dose-finding Study Group. Clin Endocrinol. 1992; 37:534-54.

41. Molitch ME, Elton RL, Blackwell RE et al. Bromocriptine study group: Bromociptine as primary therapy for prolactin secreting macroadenoma: results of a prospective multicenter study. J Clin Endocrinol Metab. 1985; 60:698-705.

42. Webster J, Piscitelli G, Polli A et al. A comparison of cabergoline and bromocriptine in the treatment of hyperprolactinemic amenorrhea. Cabergoline Comparative Group Study. N Eng J Med. 1994; 331(14):904-9.

43. Basseti M, Spada A, Pezzo G et al. Bromocriptine treatment reduces the cell size in human macroprolactinomas: a morphometric study. J Clin Endocrinol Metab. 1984; 58(2):268-73.

44. Colao A, Di Sarno A, Sarnacchiaro F et al. Prolactinomas resistant to standard dopamine agonists respond to chronic cabergoline treatment. J Clin Enocrinol Metab. 1997; 82 (3):876-83.

45. Musolino NRC, Cunha Neto MB, Bronstein MD. Cabergolina como alternativa no tratamento clínico de prolactinomas. Experiência na intolerância/resistência à bromocriptina. Arq Bras Endocrinol Metab. 2000; 44(2):139-43.

46. Silva de Sá MF, Pinheiro SB, Trad CS et al. Prolactinoma: avaliação da eficácia dos métodos complementares para seu diagnóstico e da terapia com bromocriptina. RBGO. 1992; 14:272-8.

47. March CM, Kletzky AO, Davajan V. Longitudinal evaluation of patients with untreated prolactin-secreting pituitary adenomas. Am J Obstet Gynecol. 1981; 139:835-44.

48. Rabinovich IH, Gómez RC, Mouriz MG et al. Clinical guidelines for diagnosis and treatment of prolactinoma and hyperprolactinemia. Endocrinol Nutr. 2013; 60(6):308-19.

49. Colao A. Pituitary tumors: the prolactinoma. Best Pract Res Clin Endocrinol Metab. 2009; 23(5):575-96.

50. Passos VQ, Souza JJ, Musolino NR et al. Long-term follow-up of prolactinomas: normoprolactinemia after bromocriptine withdrawal. J Clin Endocrinol Metab. 2002; 87(8):3578-82.

51. Hu J, Zheng X, Zhang W et al. Current drug withdrawal strategy in prolactinoma patients treated with cabergoline: a systematic review and meta-analysis. Pituitary. 2015; 18(5):745-51.

52. Colao A, Di Sarno A, Guerra E et al. Predictors of remission of hyperprolactinaemia after long-term withdrawal of cabergoline therapy. Clin Endocrinol. 2007; 67:426-33.

53. Colao A, Sarno AD, Cappabianca P et al. Gender differences in the prevalence, clinical features and response to cabergoline in hyperprolactinemia Eur J Endocrinol. 2003; 148:325-31.

54. Sala E, Buttoni PB, Malchiodi E et al. Recurrence of hyperprolactinemia following dopamine agonist withdrawal and possible predictive factors of recurrence in prolactinomas. J Endocrinol Invest. 2016; 39:1377-82.

55. Di Sarno A, Landi ML, Cappabianca P et al. Resistance to cabergoline as compared with bromocriptine in hyperprolactinemia: prevalence, clinical definition, and therapeutic strategy. J Clin Endocrinol Metab. 2001; 86(11):5256-61.

56. Tampourlou M, Trifanescu R, Paluzzi A et al. Therapy of endocrine disease: surgery in microprolactinomas: effectiveness and risks based on contemporary literature. Eur J Endocrinol. 2016; 75(3):R89-96.

57. Primeau V, Raftopoulos C, Maiter D. Outcomes of transsphenoidal surgery in prolactinomas: improvement of hormonal control in dopamine agonist-resistant patients. Eur J Endocrinol. 2012; 166(5):779-86.

58. Kaltsas GA, Nomikos P, Kontogeorgos G et al. Clinical review: diagnosis and management of pituitary carcinomas. J Clin Endocrinol Metab. 2005; 90:3089-99.

59. Seltzer J, Carmichael JD, Commins D et al. Prolactin-secreting pituitary carcinoma with dural metastasis: diagnosis, treatment, and future directions. World Neurosurg. 2016; 91:676.e23-8.

60. Maygar DM, Maarshal JR. Pituitary tumors and pregnancy. Am J Obstet Gynecol. 1978; 132 (7):739-51.

61. Ono M, Miki N, Amano K et al. Individualized high-dose cabergoline therapy for hyperprolactinemic infertility in women with micro- and macroprolactinomas. J Clin Endocrinol Metab. 2010; 95(6):2672-9.

62. Molitch ME. Prolactinoma in pregnancy. Best Practice Res Clin Endocrinol Metab. 2011; 25(6):885-96.

63. Maiter D. Prolactinoma and pregnancy: from the wish of conception to lactation. Ann Endocrinol. 2016; 77(2):128-34.

Parte 5

35

Insuficiência Ovariana Prematura

Adriana Orcesi Pedro | Cristina Laguna Benetti-Pinto | Daniela Angerame Yela Gomes

INTRODUÇÃO

Insuficiência ovariana prematura (IOP) é uma síndrome clínica definida pela perda da atividade ovariana, isto é, pela incapacidade de produção hormonal pelos ovários antes dos 40 anos de idade. Assim, a IOP caracteriza-se pela presença de distúrbio menstrual, referido como ciclos menstruais longos e irregulares ou como amenorreia primária ou secundária; laboratorialmente, é caracterizada como um estado de hipogonadismo hipergonadotrófico.[1]

A primeira descrição da IOP é de 1942,[2] recebendo diferentes denominações ao longo dos anos: menopausa precoce (expressão definitivamente abandonada), falência ovariana prematura (FOP), insuficiência ovariana primária e insuficiência ovariana prematura, este último termo utilizado pela European Society of Human Reproduction and Embriology (ESHRE),[1] e que as autoras deste capítulo preferem adotar.

Insuficiência é um termo que se adapta bem às condições de completa perda da função ovariana (falência), mas também ao estado evolutivo da perda, uma vez que a redução da função e da reserva ovariana pode ocorrer gradativamente. Por outro lado, enquanto "prematura" está mais claramente ligada ao conceito do momento em que ocorre, isto é, antes dos 40 anos de idade, e ao longo período de vida em que as consequências podem ocorrer, o termo "primária" não define adequadamente a síndrome, uma vez que variadas etiologias estão incluídas, sendo que os ovários podem deixar de funcionar secundariamente à ação, por exemplo, de agentes externos, como quimioterapia.

A prevalência da IOP é estimada em 1 a 1,1%.[3,4] É provável que esta prevalência possa ser maior nos dias atuais, considerando em especial a melhora nos resultados de tratamentos oncológicos. Os casos de IOP correspondem a 6 a 10% das causas de amenorreia, sendo que, dentre as pacientes com IOP, a amenorreia primária como primeiro sintoma está presente em apenas 10 a 15% dos casos. Acomete 1 a cada 10.000 mulheres ao redor dos 20 anos de idade e 1 a cada 100 mulheres ao redor dos 40 anos. A história familiar está presente em 4%.[3,4]

ETIOPATOGENIA

Insuficiência ovariana é a redução da reserva ovariana, isto é, a redução da capacidade ovariana na produção de óvulos e hormônios sexuais. Entende-se, assim, que há uma alteração quantitativa e qualitativa na função das gônadas femininas.

Em ovários com desenvolvimento normal, o número de oócitos é o mais alto na fase de vida intraútero, com declínio ao longo da vida reprodutiva das mulheres, além de ter capacidade para responder à estimulação das gonadotrofinas para produção dos esteroides sexuais.[5,6]

A etiologia da IOP é variada, podendo ser causada por defeitos genéticos e cromossômicos (defeitos estruturais ou numéricos dos cromossomos, síndrome do X frágil, defeitos autossômicos), distúrbios autoimunes (isolados ou associados), por agentes infecciosos ou iatrogênicos (incluindo cirurgia, quimioterapia, radioterapia), porém frequentemente a causa não é diagnosticada, constituindo a IOP idiopática.

Em todas estas situações, a IOP decorre da depleção e/ou da disfunção folicular. Na depleção, não há folículos primordiais capazes de manter adequada função ovariana cíclica, enquanto na disfunção ovariana, os folículos estão presentes, mas há incapacidade dos ovários em responder às gonadotrofinas. Estas duas situações são diferenciadas apenas por meio de estudo anatomopatológico. Como a manifestação clínica e as consequências são rigorosamente as mesmas, não há indicação atualmente para a biopsia ovariana com o intuito de caracterizá-las.[7]

ETIOLOGIA

As causas da IOP são múltiplas e resultam em redução no número de folículos e/ou defeitos nos mecanismos de estímulo ao desenvolvimento folicular. Do ponto de vista etiológico, a IOP pode ser classificada em duas categorias: depleção folicular e disfunção folicular (Tabela 35.1).

Tabela 35.1 Classificação etiológica da IOP.

Depleção folicular
• Número folicular inicial deficiente
• Idiopática
• Atresia folicular acelerada
• Causas genéticas
– Anormalidades do cromossomo X (síndrome de Turner/X frágil)
– Doenças autossômicas (blefarofimose, galactosemia, APECED, CDG1)
– Relacionada a genes de hormônios/receptores hormonais (FSHR, LHR, inibina)
• Associada a doenças autoimunes
– Doença de Addison/miastenia *gravis*/tireoidite de Hashimoto
– Vitiligo/artrite reumatoide/lúpus eritematoso sistêmico
• Causas iatrogênicas
– Cirurgia
– Irradiação pélvica
– Quimioterapia
• Associada a toxinas e agentes virais
Disfunção folicular
• Idiopática
• Deficiência enzimática
• 17α-hidroxilase
• 17,20-desmolase
• Colesterol-desmolase

APECED: poliendocrinopatia autoimune-candidíase-distrofia ectodérmica; CDG1: glicoproteína carboidrato tipo 1; FSHR: receptor do hormônio foliculoestimulante (FSH); LHR: receptor do hormônio luteinizante (LH).
Fonte: adaptada de De Vos et al., 2010.[8]

Depleção folicular

Pode ocorrer por uma deficiência folicular primordial ou por uma aceleração na atresia folicular. Com relação a deficiência no número de folículos, a maioria das mulheres apresenta cariótipo normal e ainda não está estabelecido o mecanismo que explica a apoptose oocitária com consequente diminuição dos oócitos ovarianos ao nascimento. Por isso, tais pacientes são classificadas como IOP idiopática e representam grande parte dos casos de falência ovariana espontânea que correspondem a mais de 50% dos casos.[9]

A atresia folicular acelerada está associada a causas genéticas, doenças autoimunes, causas iatrogênicas e associadas a toxinas e agentes virais.

Causas genéticas
Alterações genéticas relacionadas ao cromossomo X

O desenvolvimento da gônada indiferenciada em ovário dá-se na ausência do cromossomo Y. A diferenciação ovariana necessita da presença de apenas um X, embora seja imprescindível a presença dos genes do segundo X para a manutenção da função ovariana.[10] Assim, a associação da IOP com alterações relacionadas ao cromossomo X reforça a hipótese da necessidade de dois X intactos para o desenvolvimento normal do folículo.

A monossomia do cromossomo X, conhecida como síndrome de Turner, é a mais frequentemente diagnosticada, com uma incidência de 1:2.500 nascidos vivos do sexo feminino. Geneticamente, 57% apresentam cariótipo 45 X, sendo os 43% restantes representados por deleções completas do braço curto do X, resultando em isocromossomia para o braço longo do X, [46,Xi (Xq)] e deleção parcial do braço curto do X [46,X (Xp)]. O mosaicismo mais frequente é 46 XX/45 X, sendo que, em 80% dos casos, o X perdido é de origem paterna.[11]

Embora as trissomias do X afetem 1:900 mulheres na população geral, a primeira associação com IOP foi descrita em 1959 por Jacobs et al., *apud* Goswami et al.,[12] sendo relatadas como tipos esporádicos de comprometimento. As deleções comprometem mais comumente o braço curto do cromossomo X, em especial a região Xq13-25, levando à perda de pareamento e à atresia dos oócitos.[13]

Por outro lado, a região de maior importância para o funcionamento ovariano normal tem sido considerada a Xq13-q26, sendo que translocações nesta região levam à apoptose oocitária com perda da função ovariana. No entanto, dois segmentos fora desta região são definidos como contendo o *locus* para a falência ovariana: *FOP1* (falência ovariana prematura 1), que compreende Xq26-qter, e *FOP2* (falência ovariana prematura 2), Xq13.3-Xq22. Evidências sugerem que translocações distais que afetem o segmento cromossômico *FOP1* resultam em falência ovariana entre 24 e 29 anos, enquanto mutações em *FOP2* causam disfunção ovariana mais precocemente, entre 16 e 21 anos.[13]

A síndrome do X frágil (FRAXA) é causada pela expansão das repetições CGC na região 5' não traduzida (UTR) do gene *FMR1* no braço longo do cromossomo X (Xq27.3). O número de repetições CGC é altamente variável na população normal, mas considera-se como pré-mutação entre 60 e 200 repetições porque alelos pré-mutados são suscetíveis de expansão quando passam de uma geração a outra. A mutação é definida pelo número de repetições CGC superior a 200, causando hipermetilação da região promotora do gene *FMR1* e, consequentemente, o silenciamento de sua transcrição. Este resulta no fenótipo de retardo mental mais frequente nos homens. Estudos têm demonstrado que, na IOP familial, a incidência desta pré-mutação está em torno de 13%, enquanto na IOP esporádica, em apenas 3%, sendo que em 28% das IOP a herança é paterna e em 4%, materna. Assim, a investigação genética na IOP familial para a pré-mutação do gene *FMR1* está indicada, visando ao aconselhamento genético das famílias. Neste sentido, a identificação de uma mulher como carreadora de permutação para FRAXA deve levar ao rastreamento de irmãs e primas que ainda são férteis, além de excluir eventual familiar afetada como potencial doadora de oócitos.[14]

Mais recentemente, foi identificada em oócitos a expressão da proteína morfogenética do osso (BMP15), que é responsável pela produção de fatores de crescimento e diferenciação e está envolvida com a foliculogênese e o crescimento das células da granulosa. O gene da BMP15 está localizado em Xp11.2, uma região que foi descrita recentemente como crítica para a manutenção da função ovariana, uma vez que deleções de Xp11.2-11.4 são acompanhadas de amenorreia primária, secundária ou infertilidade, sendo que uma mutação neste gene pode levar à ausência de resposta oocitária e consequente falência do ovário.[15]

Alterações relacionadas a genes autossômicos

Alterações relacionadas a genes autossômicos estão presentes também em alguns casos de IOP. A síndrome blefarofimose-ptose-epicanto inversa (BPES) é uma doença autossômica dominante causada por mutações no gene do fator de transcrição *FOXL2* e caracteriza-se pela presença de malformação das pálpebras, entre outras alterações faciais, muitas vezes associadas à IOP. O mapeamento de casos familiais levou à identificação de um *locus* no braço longo do cromossomo 3 (3q23) e, posteriormente, foram identificadas mutações pontuais no gene *FOXL2*. A BPES manifesta-se de duas formas: tipo I e tipo II, sendo que apenas o primeiro tipo está associado à IOP. Esta variabilidade é decorrente do tipo de mutação presente no gene *FOXL2*, que produz proteína truncada por causa de uma mutação sem sentido.[16]

A galactosemia é um erro inato do metabolismo resultante de uma alteração autossômica recessiva e que se caracteriza por uma incapacidade em converter galactose em glicose, por causa de uma deficiência das enzimas: galactoquinase, galactose-1-P-uridil transferase e uridina-difosfogalactose epimerase. O acúmulo de metabólitos da galactose (galactitol e galactonato) compromete vários órgãos, entre eles os ovários, levando à diminuição do número de oogônias com dano folicular e resultando em IOP, em uma frequência de até 60 a 70% dos casos. Os três genes *GALT* responsáveis por estas alterações enzimáticas estão localizados, respectivamente, em: *GALT-9 p13, GALK-17q24 e GALE-1 p36*.[17]

A síndrome caracterizada por poliendocrinopatia autoimune-candidíase-distrofia ectodérmica (APECED) é uma doença autossômica recessiva rara que se manifesta pela destruição dos tecidos endócrinos imunodependentes, sendo seu diagnóstico firmado quando duas das seguintes manifestações clínicas estão presentes: candidíase, hipoparatireoidismo e insuficiência suprarrenal primária. O gene *AIRE* está localizado no cromossomo 21q22.3, e observa-se associação com IOP em aproximadamente 60% dos casos com mutação neste gene.[18]

A síndrome da deficiência da glicoproteína carboidrato tipo 1 (CDG1) é uma doença autossômica recessiva rara. Caracteriza-se por alterações na glicosilação causadas pela deficiência da enzima fosfomanomutase (PMM), levando a alterações neurológicas importantes com letalidade de até 20% no 1º ano de vida. O gene *PMM1* está localizado no cromossomo 22q13 e o *PMM2*, no cromossomo 16p13. Mutações no gene *PMM2* já foram identificadas em pacientes com FOP.[19]

Embora inúmeras mutações ativadoras e inativadoras tenham sido identificadas no gene do receptor do hormônio luteinizante (LHR), apenas 8 mutações inativadoras de herança recessiva foram identificadas no gene do receptor do hormônio foliculoestimulante (FSHR) até o presente. Em 1995, Aittomaki et al.[20] estudaram 75 casos de disgenesia ovariana com cariótipo normal e FSH elevado em uma população da Finlândia composta por 6 famílias em que pelo menos 2 membros eram afetados, o que, por meio da análise de ligação genética, possibilitou o mapeamento do *locus* no cromossomo 2. O gene do FSH localiza-se no *locus* 21 do braço curto do cromossomo 2, 2 p21-p16. A primeira mutação foi descrita em 1996, por Aittomaki et al.,[21] que estudaram 22 mulheres finlandesas com amenorreia primária, 46 XX, com padrão de herança recessivo. Todas apresentaram uma mutação em ponto, citosina (C) para timina (T), na posição 566 do exon 7 do gene do FSHR. Essa mutação leva à substituição da alanina pela valina no resíduo 189 da proteína do FSHR, mudando, assim, sua estrutura. A descrição desta mutação no gene do FSHR contribuiu para o entendimento da endocrinologia ovariana e a caracterização fenotípica dessas mulheres.[21]

Mais recentemente, 7 outras novas mutações foram identificadas. Estas mutações estão localizadas nos exons 6, 7, 9 e 10 do gene do FSHR e todas levam à substituição de aminoácidos na proteína, alterando a conformação proteica e/ou interferindo no trajeto do receptor à superfície celular.[22] A amenorreia primária estava presente na maior parte das mulheres com as mutações relatadas (*Asp224Val/Leu601Val, Ala189Val/Ala-419Thr e Pro519Thr*) (28-31), enquanto a amenorreia secundária foi identificada apenas na mulher portadora da mutação *Ile160Thr/Arg573Cys*.

O gene do LHR, localizado no braço curto do cromossomo 2, *locus* 21, foi associado com IOP por Latronico et al.[23] em uma mulher com amenorreia e resistência ovariana ao LH, em decorrência de uma substituição em homozigose de uma timina por uma citosina na posição 1660 do gene do LHR.

A inibina, uma glicoproteína produzida nas células da granulosa, tem como principal função o controle sobre o FSH, e, assim, um papel importante no recrutamento e no desenvolvimento folicular. Foi demonstrada uma relação direta entre a perda da reserva folicular com a diminuição da concentração sérica da inibina. Os genes da inibina α (*INHA*), inibina β A (*INHBA*) e inibina β (*INHBB*) codificam esta glicoproteína, sendo que muitos estudos têm confirmado a relação entre esses genes e a fisiopatologia da IOP.[24]

Associação com doenças autoimunes

A associação da IOP com doenças autoimunes é bem conhecida e pode atingir até 30% dos casos. As doenças autoimunes da tireoide estão presentes em até 20% dos casos de IOP, sendo que outras alterações como hipoparatireoidismo, insuficiência suprarrenal (3%), diabetes melito tipo 1 (2,5%) e hipofisite também são relatadas. Associações com doenças autoimunes não endócrinas, como púrpura trombocitopênica idiopática, vitiligo, alopecia, anemia perniciosa, lúpus eritematoso sistêmico, síndrome de Sjögren, hepatite crônica ativa, anemia autoimune hemolítica, doença de Crohn e artrite reumatoide, também são conhecidas. Entretanto, a presença de ooforite ao exame histológico encontra-se praticamente restrita aos casos de doença de Addison, ocorrendo em menos de 3% na ausência desta patologia.[25]

A ooforite autoimune é caracterizada por infiltração linfocítica e células plasmáticas no nível de células hilares, teca interna dos folículos em crescimento e corpo lúteo. Na maioria dos casos, existe uma falta de folículos ovarianos e, algumas vezes, as glândulas parecem fibróticas, ou seja, em fita. Os autoanticorpos para células esteroides são muito raros em soro de mulheres com IOP sem doença de Addison. Embora haja evidências para a doença autoimune do ovário, a falta de um marcador específico para diagnosticar autoanticorpos decorre dos diferentes tipos celulares que podem estar envolvidos, como as células do corpo lúteo, da zona pelúcida, do FSHR e o próprio oócito. Muitos autoanticorpos para as gônadas têm sido detectados pelo método de Elisa em pacientes com IOP isolada ou associada com doenças autoimunes não Addison, porém sua especificidade e papel patogênico são questionáveis.[26]

A fisiopatologia relacionada a estes fenômenos autoimunes é complexa e está ligada aos efeitos imunomodulatórios do estradiol.

Causas iatrogênicas e associadas a toxinas e agentes virais

Entre as causas iatrogênicas, a radioterapia, a quimioterapia e as cirurgias pélvicas são as mais comuns. Os efeitos adversos da radiação ionizante sobre a função gonadal dependem da dose, da área de irradiação e da idade, pois os ovários na pré-puberdade apresentam maior grau de resistência a este tipo de toxicidade. Uma dose de radiação ovariana maior ou igual a 600 cGy produz IOP em virtualmente todas as mulheres com mais de 40 anos, mas há diferenças significativas na sensibilidade entre os indivíduos. As diversas classes de quimioterápicos, frequentemente utilizadas de maneira associada, também comprometem as gônadas, principalmente a estrutura e a função das células da granulosa e oócitos, sendo este efeito dependente do fármaco, da dose e da idade. Os fármacos mais associados a danos ovarianos são: mecloretamina, mostarda L-fenilalanina, clorambucila, ciclofosfamida, melfalam, bussulfano, procarbazina e dacarbazina. As cirurgias pélvicas também podem levar à IOP a partir do comprometimento do suprimento sanguíneo ou como sequela de processos inflamatórios. Mais recentemente, a embolização da artéria uterina para o tratamento dos leiomiomas tem sido associada à diminuição da fertilidade e a complicações durante a gestação, assim como a diminuição da função ovariana e IOP em até 14%.[27]

O fumo, por conta do hidrocarbono policíclico aromático encontrado no cigarro, causa a destruição dos oócitos, levando à falência ovariana permanente em experimentos em animais de laboratório. Embora mulheres fumantes apresentem a menopausa mais cedo em relação às não fumantes, ainda faltam estudos que comprovem que essa condição se dá pelo efeito do cigarro. Em relação ao comprometimento ovariano como consequência de viroses, toxinas, metais pesados e produtos químicos, ainda faltam estudos em humanos que sejam suficientemente esclarecedores.[27]

Dentre as doenças infecciosas, destacam-se a parotidite, a rubéola e a varicela e, mais recentemente, foi descrito que mulheres HIV-positivas apresentam maior prevalência de IOP.

Disfunção ovariana folicular

Algumas mulheres com IOP podem apresentar folículos de aparência normal que, embora sejam submetidos a concentrações circulantes adequadas de gonadotrofinas, falham na indução da síntese de estrogênios, resultando em amenorreia hipergonadotrófica. Embora muitas dessas pacientes apresentem uma disfunção ovariana folicular idiopática, também denominada síndrome dos ovários resistentes ou síndrome de Savage, algumas causas específicas e raras devem ser consideradas, entre elas a deficiência em enzimas relacionadas com a síntese de estradiol. A redução na estrogenemia por deficiência enzimática causa retardo puberal, amenorreia primária e níveis aumentados de gonadotrofinas, apesar da presença de folículos primordiais no ovário. Enzimas cujas deficiências estão envolvidas com redução na síntese ovariana de estradiol são a colesterol-desmolase, a 17,20-desmolase e a 17α-hidroxilase.[25]

PROPEDÊUTICA

O diagnóstico de IOP é baseado na história clínica e na demonstração de níveis elevados de gonadotrofinas (FSH > 40 mIU/mℓ). Frequentemente, o diagnóstico é retardado pela demora na avaliação diagnóstica destas mulheres. Recentemente, a ESHRE[1] recomendou os seguintes critérios diagnósticos: oligo/amenorreia por pelo menos 4 meses e uma elevação do nível sérico de FSH > 25 mIU/mℓ em duas dosagens com intervalo maior que 4 semanas, com a finalidade de possibilitar o diagnóstico no início do processo. As mulheres com IOP e amenorreia secundária apresentam, em geral, menarca na idade habitual, ciclos inicialmente regulares e que, a partir de um determinado período, tornam-se irregulares, variando de oligomenorreia a períodos de amenorreia, até a cessação completa das menstruações. Inicialmente e dependendo do grau de comprometimento ovariano, podem ser mais evidentes os sintomas vasomotores, como fogachos e sudorese, alteração de humor e insônia, evoluindo mais tardiamente para a atrofia do sistema urogenital, com maior propensão para vaginites, cistites e dispareunia.[9,28,29]

Anamnese dirigida

Uma vez que a gravidez tenha sido descartada, os médicos que avaliam mulheres com amenorreia secundária devem abordar várias questões, por exemplo, se há algum possível declínio na saúde geral, como diabetes melito não controlado, doença celíaca e doenças autoimunes (incluindo hipotireoidismo, insuficiência suprarrenal e hipoparatireoidismo), que possa estar relacionado a uma síndrome poliglandular autoimune, síndrome de Sjögren, miastenia *gravis*, artrite reumatoide ou lúpus eritematoso sistêmico.

Também é preciso avaliar se há excesso de exercício, ingestão calórica inadequada ou estresse emocional, verificar o histórico de radioterapia ou quimioterapia prévia, observar se há galactorreia ou sinais de excesso de andrógenos.

Os sintomas da deficiência de estrogênio se desenvolvem em muitas pacientes, como sintomas vasomotores, transtornos do sono e dispareunia. Os sintomas vasomotores são queixas que podem estar presentes nas mulheres com amenorreia secundária, porém não devem ser esperados para que a suspeita diagnóstica seja aventada. No entanto, nem todas têm deficiência de estrogênio em tempo suficiente para que haja repercussões clínicas, e um exame vaginal muitas vezes mostra trofismo genital conservado e ausência de sinais de atrofia urogenital.

História familiar da síndrome do X frágil, deficiência mental, demência, tremores ou ataxia ou sintomas semelhantes aos associados à doença de Parkinson pode apontar para uma pré-mutação no gene X frágil (*FMR1*).[9,28,29]

Exame físico

O exame físico pode revelar indícios de um distúrbio associado, como:

- Características da síndrome de Turner: baixa estatura, implantação baixa de cabelo, palato em ogiva, peito em escudo com mamilos amplamente espaçados, pescoço alado, quarto e quinto metacarpos curtos
- Ptose palpebral: tem sido associada com uma forma familiar rara de IOP
- Bócio: consistente com tireoidite de Hashimoto ou doença de Graves
- Hiperpigmentação ou vitiligo (associada com insuficiência suprarrenal autoimune): neste caso, a hipotensão ortostática também pode estar presente
- Sinais de vaginite atrófica, embora o exame vaginal possa ser normal, incluindo o muco cervical normal e índice de maturação vaginal, se tiver havido função ovariana recente.

Exames complementares

Para afastar gestação, dosar a gonadotrofina coriônica humana (hCG). Inicialmente, devem ser solicitadas as dosagens de FSH, prolactina e hormônio estimulante da tireoide (TSH). Níveis séricos de FSH maiores do que 40 mIU/mℓ, repetidos pelo menos 2 vezes, com intervalo de 30 dias, são fundamentais para o diagnóstico de IOP.[1,28]

Uma vez feito o diagnóstico, exames mais específicos são solicitados, dependendo de cada caso, para tentar elucidar a etiologia, incluindo a pesquisa de doenças autoimunes e rastreamento para poliendocrinopatias autoimunes (hipotireoidismo, doença de Addison, hipoparatireoidismo, diabetes melito tipo 1), miastenia *gravis*, artrite reumatoide, lúpus eritematoso sistêmico, particularmente quando houver sintomas ou sinais clínicos sugestivos.

A ultrassonografia pélvica, ou preferencialmente transvaginal, na maioria das vezes mostra os ovários reduzidos de volume ou em fita. Eventualmente, porém, em cerca de 25 a 40% das pacientes com IOP, evidenciam-se folículos ovarianos à ultrassonografia pélvica. Por outro lado, o papel da biopsia ovariana, no diagnóstico e no prognóstico da IOP, é controverso e há relatos de gestações ocorridas em pacientes com biopsia negativa. A biopsia ovariana com ausência de folículo pode refletir apenas uma amostra inadequada de tecido, assim como a presença deles não implica uma resposta positiva ao tratamento.

Quanto à análise citogenética, no passado somente as pacientes com IOP em amenorreia primária ou em amenorreia secundária com idade inferior a 30 anos eram consideradas para realizar o cariótipo. Entretanto, com estudos posteriores demonstrando a presença de anormalidades cromossômicas em mulheres que iniciaram a IOP com idade superior a 30 anos, a realização do cariótipo tem sido sugerida em todas as mulheres com IOP.

No momento atual, as causas genéticas são muito raras e o rastreamento genético para todos os casos não está indicado. Contudo, situações mais comuns e que podem ter outras consequências, como síndrome de Turner, carreadoras da pré-mutação do gene *FMR1* (FRAXA) e autoimunidade devem ser investigadas.

Deve-se realizar uma densitometria óssea para avaliar a massa óssea destas mulheres.

TRATAMENTO

Considerando que, na IOP, o organismo feminino deixa de produzir adequadamente hormônios sexuais pelo ovário em fase precoce da vida, o tratamento baseia-se fundamentalmente na administração de tais hormônios. Contudo, a terapêutica hormonal (TH) representa um enorme desafio, em especial pela relativa escassez de estudos da literatura apontando bases sólidas que a direcionem. Esbarra ainda na resistência de algumas mulheres e de profissionais da saúde que erroneamente transferem resultados de estudos com mulheres mais velhas, após a menopausa, para mulheres jovens com IOP.

A reposição estrogênica pode ser feita basicamente a partir de três tipos de estrogênio: estradiol, estrogênios conjugados e etinilestradiol (este um estrogênio sintético). O objetivo da TH é mimetizar a função ovariana, razão pela qual a escolha frequentemente recai sobre o estradiol (17β-estradiol). Mulheres com IOP que usam terapia hormonal podem necessitar de doses maiores de estrogênio para controle dos sintomas vasomotores do que mulheres com menopausa natural ao redor dos 50 anos. Há situações em que, embora a função ovariana já não seja adequada, necessitando da reposição estrogênica, o risco de ovulação esporádica existe. Nestes casos, se a gravidez não for desejada e tal risco for inaceitável, o uso de contraceptivos combinados pode ser indicado, e muitos contêm etinilestradiol.

Os progestógenos são administrados para proteção endometrial. Não há estudos comparando o uso dos vários progestógenos disponíveis para esta população. Considerando o maior risco de doença cardiovascular (DCV) e evidências recentes sugerindo que, para tais parâmetros e no climatério, o uso de progesterona natural micronizada seria preferível aos progestógenos sintéticos, seu uso deve ser considerado.[1,30]

A reposição androgênica é menos estudada, e o fato de não haver produtos com doses adequadas à mulher em nosso país dificulta ainda mais sua utilização. A deficiência androgênica é mais clara em mulheres ooforectomizadas e nas disgenesias gonadais, porém, nas mulheres com IOP após amenorreia secundária, os dados são conflitantes, provavelmente relacionados ao momento em que a deficiência androgênica foi avaliada (no início da sintomatologia ou após anos de falência gonadal).[31-34]

Há diferença na terapia hormonal da mulher muito jovem e sem diferenciação dos caracteres sexuais secundários ("indução da puberdade") e na mulher mais velha, quando o que se deseja é minimizar os reflexos do hipoestrogenismo sobre sintomas vasomotores, sintomas geniturinários, saúde óssea, saúde cardiovascular e sexual, e talvez sobre a função neurológica, a qualidade e a expectativa de vida.[1]

Na amenorreia primária sem desenvolvimento dos caracteres sexuais secundários, a administração dos hormônios é iniciada com doses baixas de estrogênio, gradativamente aumentadas, com adição do progestógeno cerca de 2 anos após, em tentativa de mimetizar o lento processo da puberdade. Doses altas de estrogênio poderiam acelerar a maturação óssea e comprometer a estatura final. Este tratamento baseia-se principalmente em estudos com IOP por síndrome de Turner. A Tabela 35.2 apresenta uma sugestão de terapia hormonal para a adolescência.[35,36]

Quando o diagnóstico é feito em idade tardia, em que não há mais preocupação com o crescimento, a dose estrogênica inicial pode ser maior e mais rapidamente progressiva, com aumentos a cada 3 a 6 meses até a dose adulta.

Tabela 35.2 Sugestão de terapia hormonal.

Idade	Sugestões relacionadas à idade	Medicações e comentários
12 a 13 anos	Se caracteres sexuais secundários ausentes e FSH elevado: iniciar doses baixas de estrogênio	17β-estradiol (E2) Transdérmico: 6,25 µg/dia E2 (patch) Oral: E2 micronizado 5 µg/kg/dia ou 0,25 mg/dia
12,5 a 15 anos	Aumentar gradualmente dose de E2 a cada 6 a 12 meses durante 2 a 3 anos até dose adulta	E2 transdérmico: 12,5; 25; 37,5; 50; 75; 100 µg/dia E2 (dose na fase adulta é 100 a 200 µg/dia) E2 oral: 5; 7,5; 10; 15 µg/kg/dia (dose para fase adulta é 2 a 4 mg/dia)
14 a 16 anos	Iniciar progestógeno após 2 anos ou quando ocorrer o primeiro sangramento (o que acontecer antes)	Adicionar progesterona oral micronizada 100 a 200 mg/dia ou didrogesterona 5 a 10 mg/dia durante 14 dias do mês

Fonte: Bondy e Turner Syndrome Study Group, 2007.[35]

Considerando que níveis fisiológicos de estradiol sérico em mulheres com ciclo menstrual normal e espontâneo são em média de 50 a 100 pg/mℓ, as doses da terapia hormonal na IOP têm como objetivo se aproximar do fisiológico. Tais níveis são atingidos com o uso de 17β-estradiol transdérmico (100 µg/dia – adesivos com trocas 2 vezes/semana ou gel percutâneo 1 a 3 mg/dia), 17β-estradiol ou valerato de estradiol (2 a 4 mg/dia por via oral [VO]) ou estrogênios equinos conjugados (1,25 mg/dia VO). Na administração oral, entretanto, níveis suprafisiológicos de estrona podem ser verificados, sem que isto tenha significado clínico bem definido.[37,38]

As doses de progestógeno utilizadas para proteção endometrial em mulheres com útero dependem da dose do estrogênio e da escolha de regime contínuo ou cíclico. Para regimes contínuos, sugere-se o uso de noretisterona 1 mg ou acetato de medroxiprogesterona 2,5 mg/dia, e, para regimes cíclicos ou sequenciais, 10 mg de acetato de medroxiprogesterona ou progesterona micronizada na dose de 200 mg VO por 10 a 12 dias do mês.[39] Em virtude das doses de estrogênio utilizadas e por serem escassos os estudos específicos para a população de mulheres com IOP, é preciso discutir a necessidade de monitoramento do endométrio.

A administração de testosterona é ainda menos estudada. Nas situações de IOP por disgenesia das gônadas ou por ooforectomia, a insuficiência androgênica é mais facilmente caracterizada. A reposição pode ser feita em doses baixas, atenuando os sintomas de deficiência sem causar efeitos colaterais, como queda de cabelo, acne ou alteração de perfil lipídico. Em outros países, estão disponíveis adesivos de testosterona (p. ex., Intrinsa®, Warner Chilcott UK Ltd) ou implantes subcutâneos.[40] A tibolona na dose de 2,5 mg/dia VO também pode ser considerada nestes casos.

É importante salientar que a TH não tem efeito contraceptivo e, portanto, os contraceptivos combinados orais devem ser recomendados quando o risco de gestação for inaceitável (a literatura refere 5 a 10% de possibilidade). Os contraceptivos orais combinados (COC) atuam como terapia de reposição hormonal e têm o benefício adicional de evitar gestação indesejável. Quando utilizados, os COC devem ser administrados preferencialmente de modo contínuo para evitar os períodos de hipoestrogenismo das pausas.[9]

O temor do câncer de mama leva grande parte das usuárias a não mostrarem perfeita adesão à TH. É preciso frisar que não há evidências de que os estudos com TH após a menopausa possam ser extrapolados para as pacientes com IOP. Médicos e portadoras de IOP devem ser alertados sobre essas informações. Mulheres com IOP devem ser informadas de que não há, até o momento, evidências na literatura que mostrem que a TH aumente o risco de câncer de mama antes da idade natural da menopausa.[1,41-43]

Também não há evidências quanto à duração da TH em mulheres com IOP. Aconselha-se que seja continuada até a idade da menopausa natural, isto é, ao redor dos 50 anos de idade, quando a discussão sobre manter ou não estaria baseada nas evidências da literatura para reposição após a menopausa.

Independentemente do uso da TH, mulheres com IOP devem receber orientações dietéticas, de atividade física, avaliação e suporte emocional e sexual e, quando necessário, orientação quanto ao tratamento reprodutivo. Dieta rica em cálcio, suplementação de cálcio e vitamina D, quando necessários, aliados a atividade física, hábitos saudáveis e redução do tabagismo, podem minimizar o risco de perda óssea.

Estilo de vida saudável e dieta são medidas indicadas também para redução do risco de DCV.

Em mulheres sem prole constituída e que desejem gestação, é preciso orientar que o risco de concepção espontânea é raro. Procedimentos de reprodução assistida com ovodoação como opção de fertilidade constituem a escolha terapêutica.[1]

REPERCUSSÕES

A IOP pode ter impacto na morbidade e na mortalidade prematura, por conta do hipoestrogenismo grave que ocasiona efeitos deletérios em diversos sistemas do organismo feminino.[28]

As consequências da IOP não tratada podem ser em curto e longo prazos. As de curto prazo são os sintomas vasomotores (fogachos, sudorese e palpitações) e sintomas decorrentes da atrofia urogenital (ressecamento vaginal, dispareunia, prurido, infecção urinária recorrente). As consequências de longo prazo são infertilidade, DCV, doenças neurológicas, osteoporose e aumento do risco de morte prematura. A TH, quando iniciada nos primeiros 10 anos após o início da menopausa em mulheres que tiveram a menopausa em idade habitual, tem sido associada com um perfil de risco-benefício favorável em geral, incluindo diminuição dos sintomas da menopausa, fraturas, DCV, diabetes melito tipo 2 e redução na mortalidade.[44] Em mulheres com IOP, ainda não existem dados na literatura mostrando que estes benefícios seriam importantes somente se a TH fosse iniciada nos primeiros 10 após a menopausa. Evidências apontam para um efeito de cardioproteção independentemente do tempo de menopausa em mulheres com IOP.[44-46] Desta maneira, a prescrição de terapia hormonal deve ser considerada para pacientes com IOP mesmo que o tempo de menopausa seja superior a 10 anos.

Doença cardiovascular

A maior causa da diminuição da expectativa de vida em mulheres com IOP é a DCV,[45] em virtude da maior prevalência de fatores de risco para DCV em mulheres com IOP, como disfunção endotelial, alteração do perfil lipídico, resistência insulínica e síndrome metabólica. O risco de mortalidade por DCV isquêmica é aproximadamente 80% maior em mulheres com IOP quando comparadas a mulheres com menopausa ao redor de 49 a 55 anos.[46] Entretanto, mulheres com IOP que utilizam TH por mais de 6 meses têm sua função endotelial restaurada e efeito de cardioproteção.[47]

Recentemente, a Sociedade Europeia de Reprodução Humana publicou recomendações para abordagem e tratamento de mulheres com IOP. Segundo a opinião desses especialistas, mulheres com IOP deveriam ser aconselhadas a diminuir os fatores de risco cardiovasculares: evitar tabagismo, realizar atividade física regular, manter índice de massa corporal dentro da faixa saudável, fazer dieta equilibrada e controle da pressão arterial, com a finalidade de reduzir a mortalidade precoce por DCV.[1]

Osteoporose

Existe um efeito deletério no pico de massa óssea em mulheres jovens com hipoestrogenismo e hipoandrogenemia, ocorrendo uma relação direta entre a diminuição da densidade mineral óssea (DMO) e a duração da disfunção ovariana em mulheres com IOP.[48] Lana et al.[49] encontraram que a concentração sérica de FSH, e não do estradiol, é a que está diretamente associada com a perda de massa óssea tanto trabecular como cortical em mulheres com IOP.

Recomenda-se que todas as mulheres com diagnóstico de IOP sejam avaliadas por densitometria óssea. Para reduzir o risco de osteoporose e de sua fratura subsequente, estas mulheres devem ser orientadas a ingerir alimentos ricos em cálcio ou suplementação de cálcio e vitamina D quando necessário (cálcio 1.000 a 1.200 mg/dia VO e vitamina D 800 a 1.000 UI/dia), praticar atividade física regular, evitar ingestão de bebidas alcoólicas e tabagismo, além de medidas para evitar quedas e instituir a TH precocemente.

Disfunção cognitiva

Há evidências de que a IOP esteja associada a uma disfunção neurológica nos domínios de cognição global e memória verbal e a um risco aumentado de demência.[50]

Um estudo da Clínica Mayo investigou mulheres submetidas a ooforectomia antes da ocorrência da menopausa natural. Os autores observaram que mulheres com IOP tiveram risco aumentado para doença de Parkinson, alteração cognitiva, demência, depressão e ansiedade. O efeito foi idade-dependente, sugerindo que o cérebro de mulheres jovens é mais vulnerável à deficiência estrogênica.[51]

Mulheres com IOP devem receber suporte psicológico pelo risco aumentado de problemas na esfera psicoemocional, orientação para hábitos de vida saudáveis e reposição estrogênica.

Transtornos do humor e da sexualidade

Mulheres com IOP experimentam transtornos psicológicos significantes com altos níveis de depressão, baixa autoestima e efeitos negativos sobre a sexualidade. Muitas vezes, estes sintomas aparecem após os sinais de alteração da função ovariana e antes do diagnóstico de IOP, porém o diagnóstico de IOP também pode ser extremamente devastador, e isto acaba acentuando os sintomas de depressão, ansiedade, sensação de perda e tristeza.[52]

Em relação à sexualidade, alguns estudos observaram que mulheres com IOP relatam uma piora na função sexual em relação a satisfação sexual, lubrificação, excitação, orgasmo e dispareunia, e maior prevalência de transtorno do desejo sexual hipoativo.[53] Análise detalhada do perfil hormonal revelou uma leve influência do nível sérico de androgênios sobre a função sexual.[30] Nestes casos, a tibolona também pode ser considerada.

A disfunção sexual deve ser abordada com um aconselhamento apropriado e reposição estrogênica e androgênica quando indicado. Os sintomas associados a atrofia urogenital devem ser aliviados com o uso estrogênio vaginal e lubrificantes, com a finalidade de reduzir a dispareunia e tornar o relacionamento sexual mais prazeroso.

Fertilidade e gestação

Aproximadamente 25% das mulheres com IOP têm ciclos menstruais intermitentes e imprevisíveis e uma estimativa de concepção espontânea de 4 a 10%. A reserva ovariana pode ser avaliada pela dosagem plasmática do FSH no início da fase folicular, estradiol, inibina B e hormônio antimülleriano (AMH), além das medidas de volume, fluxo sanguíneo ovariano e contagem de folículos antrais por meio da ecografia, preferencialmente realizada pela via transvaginal.[54,55] Entretanto, estes marcadores têm baixa propriedade preditiva. O AMH é o marcador que pode estimar a quantidade e a atividade de unidades foliculares em estágios iniciais da maturação e não sofre variação de suas concentrações séricas ao longo do ciclo menstrual, e sua concentração sérica não é influenciada pelo uso de contracepção hormonal combinada nem pelo uso da terapia hormonal, sendo considerado, portanto, o marcador mais confiável para a predição de reserva ovariana. Há uma boa correlação entre o AMH e a idade cronológica, o número de folículos antrais e os resultados da fertilização *in vitro*. Nas pacientes com IOP, o AMH está diminuído ou indetectável, mas não há, até o momento, um ponto de corte na dosagem do AMH que possa ser considerado para diagnóstico precoce de IOP.

Poucos progressos foram realizados para aumentar a chance de gestação com os próprios gametas de paciente com IOP. Há muitos estudos avaliando a eficácia do estrogênio, do análogo do GnRH, glicocorticoides ou danazol, prévios à estimulação de ovulação com gonadotrofinas. A ovulação foi conseguida em aproximadamente 20% das pacientes com IOP. Entretanto, as taxas de gestação para a maioria das estratégias utilizadas foram similares às taxas de gestação espontânea nestas pacientes.[56]

A fertilização *in vitro* com doação de oócitos é o único tratamento comprovado e recomendado para mulheres com IOP. As taxas de gestação após um ciclo de ovodoação atingem 40%, e a taxa cumulativa após 4 ciclos atinge 70 a 80% de gestação.[57,58] Deve-se esclarecer à paciente que não há urgência para acelerar os procedimentos.

Para mulheres com chance de desenvolver IOP iatrogênica após tratamento oncológico cirúrgico ou decorrente de radioterapia ou quimioterapia, recomenda-se discutir com ela e seus familiares sobre a possibilidade e as opções de preservação de fertilidade. A preservação de fertilidade pode ser feita por cirurgia conservadora, transposição de ovário durante a radioterapia e uso de análogo do GnRH durante a quimioterapia, porém estes procedimentos têm efeito parcial na conservação da fertilidade. A criopreservação de embriões e de óvulos maduros prévios ao tratamento oncológico é o método estabelecido e atinge taxas de gestação de 25%. Importante avaliar se os procedimentos de indução de ovulação não retardariam a terapia oncológica, podendo ocasionar uma piora do prognóstico da neoplasia.

Algumas opções, como criopreservação de oócitos imaturos ou de tecido ovariano para posterior transplante ou métodos utilizando células-tronco, são promissoras, mas ainda são consideradas experimentais. Ainda assim, são uma esperança para meninas pré-púberes quando a indução de ovulação ainda não é factível.[59-61]

CONSIDERAÇÕES FINAIS

A IOP é uma síndrome clínica definida pela perda da atividade ovariana, isto é, pela incapacidade de produção hormonal pelos ovários, antes dos 40 anos de idade. Na maioria dos casos, sua etiologia é idiopática.

Caracteriza-se pela presença de distúrbio menstrual (ciclos menstruais longos/irregulares ou amenorreia primária ou secundária), além de sintomas vasomotores e sintomas associados a atrofia urogenital. Laboratorialmente, a IOP é caracterizada como um estado de hipogonadismo hipergonadotrófico, com níveis elevados de gonadotrofinas (FSH > 40 mIU/mℓ), cuja avaliação é repetida pelo menos 2 vezes, com intervalo de 30 dias entre elas.

A TH é o tratamento de escolha na IOP e deve ser mantida até a idade da menopausa natural. A TH previne a DCV e a diminuição da DMO, restaura a função cognitiva e trata os sintomas da atrofia urogenital. A TH não tem efeito contraceptivo. A IOP está associada a função ovariana intermitente e imprevisível, podendo ocorrer gestação; portanto, mulheres com IOP devem ser aconselhadas a usar contracepção se desejarem evitar gravidez.

As repercussões da IOP não tratada são: aumento do risco de osteoporose, DCV, demência, declínio cognitivo, doença de Parkinson e redução na expectativa de vida.

A fertilização *in vitro* com doação de oócitos é o tratamento comprovado e recomendado para mulheres com IOP que desejam engravidar. Pacientes em fase reprodutiva que se submeterão a tratamento oncológico devem ser orientadas sobre as opções de preservação de função ovariana e de fertilidade antes de realizarem o tratamento oncológico.

REFERÊNCIAS BIBLIOGRÁFICAS

1. Webber L, Davies M, Anderson R et al. ESHRE Guideline: management of women with premature ovarian insufficiency. The ESHRE Guideline Group on POI. Human Reproduction. 2016; 31:926-37.
2. Albright F, Smith P, Fraser R et al. A syndrome characterized by primary ovarian insufficiency and decreased stature. Am J Med Sci. 1942; 204:625-48.
3. Coulam CB, Adamson SC, Annegers JF. Incidence of premature ovarian failure. Obstet Gynecol. 1986; 67:604-6.
4. Luborsky JL, Meyer P, Sowers MF et al. Premature menopause in a multiethnic population study of the menopause transition. Hum Reprod. 2003; 18:199-206.
5. Faddy MJ, Gosden RG. A mathematical model of follicle dynamics in the human ovary. Hum Reprod. 1995; 10:770-5.
6. Gold EB, Crawford SL, Avis NE et al. Factors related to age at natural menopause: longitudinal analyses from SWAN. Am J Epidemiol. 2013; 178:70-83.
7. Anasti JN, Kalantaridou SN, Kimzey LM et al. Bone loss in young women with karyotypically normal spontaneous premature ovarian failure. Obstet Gynecol. 1998; 91:12-5.
8. De Vos M, Devroey P, Fauser BC. Primary ovarian insufficiency. Lancet. 2010; 376(9744):911-21.
9. Nelson LM. Clinical practice: primary ovarian insufficiency. N Engl J Med. 2009; 360(6):606-14.
10. Simpson JL, Rajkovic A. Ovarian differentiation and gonadal failure. Am J Med Genet. 1999; 89(4):186-200.
11. Miguel-Neto J, Carvalho AB, Marques-de-Faria AP et al. New approach to phenotypic variability and karyotype-phenotype correlation in Turner syndrome. J Pediatr Endocrinol Metab. 2016; 29(4):475-9.
12. Goswami R, Goswami D, Kabra M et al. Prevalence of the triple X syndrome in phenotypically normal women with premature. Steril. 2003; 80(4):1052-4.
13. Simpson JL. Genetic and phenotypic heterogeneity in ovarian failure: overview of selected candidate genes. Ann N Y Acad Sci. 2008; 1135:146-54.
14. Hoyos LR, Thakur M. Fragile X premutation in women: recognizing the health challenges beyond primary ovarian insufficiency. J Assist Reprod Genet. 2017; 34(3):315-23.
15. Di Pasquale E, Rossetti R, Marozzi A et al. Identification of new variants of human BMP15 gene in a large cohort of women with premature ovarian failure. J Clin Endocrinol Metab. 2006; 91(5):1976-9.
16. Oley C, Baraitser M. Blepharophimosis, ptosis, epicanthus inversus syndrome (BPES syndrome). J Med Genet. 1988; 25(1):47-51.
17. Davies P, Connor E, MacKenzie J et al. Spontaneous recovery of ovarian function in an adolescent with galactosemia and apparent premature ovarian insufficiency. J Pediatr Adolesc Gynecol. 2015; 28(4):e101-3.
18. Laml T, Preyer O, Umek W et al. Genetic disorders in premature ovarian failure. Hum Reprod Update. 2002; 8(5):483-91.
19. Matthijs G, Schollen E, Pardon E et al. Mutations in PMM2, a phosphomannomutase gene on chromosome 16 p13, in carbohydrate deficient glycoprotein type I syndrome (Jaeken syndrome). Nat Genet. 1997; 16:88-92.
20. Aittomaki K, Lucena JL, Pakarinen P et al. Mutation in the follicle-stimulating hormone receptor gene causes hereditary hypergonadotropic ovarian failure. Cell. 1995; 82(6):959-68.
21. Aittomaki K, Herva R, Stenman UH et al. Clinical features of primary ovarian failure caused by a point mutation in the follicle-stimulating hormone receptor gene. J Clin Endocrinol Metab. 1996; 81(10):3722-6.
22. Meduri G, Touraine P, Beau I et al. Delayed puberty and primary amenorrhea associated with a novel mutation of the human follicle stimulating hormone receptor: clinical, histological, and molecular studies. J Clin Endocrinol Metab. 2003; 88(8):3491-8.
23. Latronico AC, Anasti J, Amhold IJ et al. Brief report: testicular and ovarian resistance to luteinizing hormone caused by inactivating mutations of the luteinizing hormone-receptor gene. N Engl J Med. 1996; 334(8):507-12.
24. Shelling AN, Burton KA, Chand AL et al. Inhibin: a candidate gene for premature ovarian failure. Hum Reprod. 2000; 15(12):2644-9.
25. Nelson LM, Covington SN, Rebar RW. An update: spontaneous premature ovarian failure is not an early menopause. Fertil Steril. 2005; 83(5):1327-32.
26. Eisenbarth GS. Autoimmune polyendocrine syndromes. N Engl J Med. 2004; 350:2068-79.
27. Min J, Yiqi Y, Hefeng H. An update on primary ovarian insufficiency. Sci China Life Sci. 2012; 55(8):677-86.
28. Luisi S, Orlandini C, Regini C et al. Premature ovarian insufficiency: from pathogenesis to clinical management. J Endocrinol Invest. 2015; 38(6):597-603.
29. Mendoza N, Juliá MD, Galliano D et al. Spanish consensus on premature menopause. Maturitas. 2015; 80(2):220-5.
30. Mueck AO. Postmenopausal hormone replacement therapy and cardiovascular disease: the value of transdermal estradiol and micronized progesterone. Climacteric. 2012; 15(Suppl 1):11-7.
31. van der Stege JG, Groen H, van Zadelhoff SJ et al. Decreased androgen concentrations and diminished general and sexual well-being in women with premature ovarian failure. Menopause. 2008; 15:23-31.
32. Cartwright B, Robinson J, Rymer J. Treatment of premature ovarian failure trial: description of an ongoing clinical trial. Menopause Int. 2010; 16:18-22.
33. van Kasteren YM, Schoemaker J. Premature ovarian failure: a systematic review on therapeutic interventions to restore ovarian function and achieve pregnancy. Hum Reprod Update. 1999; 5:483-92.
34. Benetti-Pinto CL, Bedone AJ, Magna LA. Evaluation of serum androgen levels in women with premature ovarian failure. Fertil Steril. 2005; 83(2):508-10.
35. Bondy CA, Turner Syndrome Study Group. Care of girls and women with Turner syndrome: a guideline of the Turner Syndrome Study Group. J Clin Endocrinol Metab. 2007; 92:10-25.
36. Fritz MA, Speroff L. Clinical gynecologic endocrinology and infertility. 8. ed. Philadelphia: Lippincott Williams & Wilkins; 2010.
37. Steingold KA, Matt DW, DeZiegler D et al. Comparison of transdermal to oral estradiol administration on hormonal and hepatic parameters in women with premature ovarian failure. J Clin Endocrinol Metab. 1991; 275-80.
38. Popat VB, Vanderhoof VH, Calis KA et al. Normalization of serum luteinizing hormone levels in women with 46XX spontaneous primary ovarian insufficiency. Fertil Steril. 2008; 89(2):429-33.
39. Furness S, Roberts H, Marjoribanks J et al. Hormone therapy in postmenopausal women and risk of endometrial hyperplasia. Cochrane Database Syst Rev. 2012; 8:CD000402.

40. Panay N, Kalu E. Management of premature ovarian failure. Best Pract Res Clin Obstet Gynaecol. 2009; 23(1):129-40.

41. Benetti-Pinto CL, Soares PM, Magna LA et al. Breast density in women with premature ovarian failure using hormone therapy. Gynecol Endocrinol. 2008; 24:40-3.

42. Soares PM, Cabello C, Magna LA et al. Breast density in women with premature ovarian failure or postmenopausal women using hormone therapy: analytical cross-sectional study. São Paulo Med J. 2010; 128:211-4.

43. Wu X, Cai H, Kallianpur A et al. Impact of premature ovarian failure on mortality and morbidity among Chinese women. PloS One. 2014; 9:895-97.

44. Sullivan S, Sarrel PM, Nelson LM. Hormone replacement therapy in young women with primary ovarian insufficiency and early menopause. Fertil Steril. 2016; 6:1588-99.

45. Lokkegaard E, Jovanovic Z, Heitmann BL et al. The association between early menopause and risk of ischaemic heart disease: influence of hormone therapy. Maturitas. 2006; 53:226-33.

46. Jacobsen BK, Knutsen SF, Fraser GE. Age at natural menopause and total mortality and mortality from ischemic heart disease: the Adventist Health Study. J Clin Epidemiol. 1999; 52:303-7.

47. Podfigurna-Stopa A, Czyzyk1 A, Grymowicz M et al. Premature ovarian insufficiency: the context of long-term effects. J Endocrinol Invest. 2016; 39(9):983-90.

48. Meczekalski B, Podfigurna-Stopa A, Genazzani AR. Hypoestrogenism in young women and its influence on bone mass density. Gynecol Endocrinol. 2010; 26(9):652-7.

49. Lana MB, Straminsky V, Onetto C et al. What is really responsible for bone loss in spontaneous premature ovarian failure? A new enigma. Gynecol Endocrinol. 2010; 26(10):755-9.

50. Bove R, Secor E, Chibnik LB et al. Age at surgical menopause influences cognitive decline and Alzheimer pathology in older women. Neurology. 2014; 82(3):222-9.

51. Rocca WA, Shuster LT, Grossardt BR et al. Long-term effects of bilateral oophorectomy on brain aging: unanswered questions from the Mayo Clinic Cohort Study of Oophorectomy and Aging. Womens Health. 2009; 5(1):39-48.

52. Schmidt PJ, Luff JA, Haq NA et al. Depression in women with spontaneous 46, XX primary ovarian insufficiency. J Clin Endocrinol Metab. 2011; 96(2):E278-87.

53. de Almeida DM, Benetti-Pinto CL, Makuch MY. Sexual function of women with premature ovarian failure. Menopause. 2011; 18:262-6.

54. Bidet M, Bachelot A, Bissauge EE et al. Resumption of ovarian function and pregnancies in 358 patients with premature ovarian failure. J Clin Endocrinol Metab. 2011; 96:3864-72.

55. Sassarini J, Lumdsen MA, Critchley HOD. Sex hormone replacement in ovarian failure: new treatment concepts. Best Pract Res Clin Endocrinol Metabol. 2015; 29:105-14.

56. Robles A, Checa MA, Prat M et al. Medical alternatives to oocyte donation in women with premature ovarian failure: a systematic review. Gyn Endocrinol. 2013; 29:632-7.

57. Naredi N, Sandeep K, Jamwal VDS. Can hormone replacement therapy prior to oocyte donation cycle in women with premature ovarian failure improve pregnancy rate? Med J Armed Forces India. 2013; 69:357-60.

58. Ameratunga D, Weston G, Osiankis T et al. In vitro fertilization (IVF) with donor eggs in post-menopausal women: are there differences in pregnancy outcomes in women with premature ovarian failure (POF) compared with women with physiological age-related menopause? J Assist Reprod Genet. 2009; 26:511-4.

59. Sun X, Dongol S, Jiang J et al. Protection of ovarian function by GnRH agonists during chemotherapy: a meta-analysis. Int J Oncol. 2014; 44:1335-40.

60. Rodriguez-Wallber KA, Otkay K. Options on fertility preservation in female cancer patients. Cancer Treat Rev. 2012; 38:354-61.

61. Vujovic S, Brincat M, Erel T et al. EMAS position statement: managing women with premature ovarian failure. Maturitas. 2010; 67:91-3.

36

Climatério e Menopausa

César Eduardo Fernandes | Luciano Melo Pompei |
Marcelo Luis Steiner | Rodolfo Strufaldi

INTRODUÇÃO

Dos 40 aos 65 anos, aproximadamente, as mulheres vivenciam uma fase complexa da vida, denominada climatério. Trata-se de uma síndrome que se instala aos poucos, com sintomas que variam quanto ao tipo e à intensidade, e que afeta o organismo como um todo. Durante esse período, os ovários perdem progressivamente sua capacidade de produzir hormônio e de promover ciclos ovulatórios. A transição menopáusica, também chamada perimenopausa, caracteriza-se por ser um período de mudanças fisiológicas à medida que as mulheres se aproximam do final da fase de vida reprodutiva.[1]

Esse período de transição menopáusica tem uma importância clínica evidente, caracterizada pelo aparecimento de comorbidades e mudanças na qualidade de vida. É nessa fase que as mulheres podem apresentar sintomas vasomotores (p. ex., fogachos e sudorese), assim como transtornos do sono, depressão, variação de humor. Os sintomas urogenitais, a piora da qualidade óssea, as alterações no metabolismo lipoproteico e o aumento do risco cardiovascular recebem igualmente contribuição do hipoestrogenismo subjacente, ainda que se manifestem mais adiante e também contribuam para piora na qualidade de vida e afetem envelhecimento saudável.[2]

Define-se menopausa como sendo o último período menstrual, identificado retrospectivamente após 12 meses de amenorreia. Ocorre, em média, aos 50 anos de idade, independentemente de idade da menarca, história familiar, paridade ou uso de contraceptivos anovulatórios, e em alguns casos pode antecipar-se em até 2 anos em mulheres tabagistas.[1] Pode, consoante a maneira como ocorre, ser classificada como menopausa natural, também chamada menopausa espontânea, e menopausa induzida, nos casos de cirurgias, radioterapia ou quimioterapia.

FISIOLOGIA E FISIOPATOLOGIA

Ao nascimento, as mulheres possuem 1 a 2 milhões de folículos primordiais nos ovários. Ao tempo da menopausa, restam apenas algumas centenas ou poucos milhares desses folículos. Durante os

40 anos da vida reprodutiva, o mecanismo de atresia prevalece, sendo que a taxa de perda folicular é linear até 35 a 38 anos de idade, seguida de uma redução vertiginosa até a menopausa. Por volta dos 40 anos, os ovários começam a diminuir de tamanho; esse número se desacelera durante a perimenopausa e termina 5 a 10 anos após a menopausa. Na perimenopausa, o número de folículos ovarianos se reduz substancialmente, e os remanescentes respondem de modo inadequado ao hormônio foliculoestimulante (FSH) e ao hormônio luteinizante (LH), com maturação irregular dos folículos; o resultado são ciclos irregulares decorrentes da anovulação. A menopausa resulta da perda de sensibilidade ovariana às gonadotrofinas, relacionada com a diminuição numérica e a disfunção dos folículos.[3]

Essas alterações podem preceder a menopausa em até 5 anos, e a diminuição do número e da qualidade dos folículos acarreta redução da secreção de estrógenos e de inibina B. De início, ocorre um aumento nos níveis de FSH. Posteriormente, com maior redução dos folículos, não haverá estradiol (E2) suficiente para comandar a retroalimentação positiva responsável pela ovulação. Isto faz com que o LH também se eleve, embora em menores proporções que o FSH. Os níveis elevados de FSH e LH estimulam o estroma ovariano – que, em consequência, promove níveis de estrona (E1) mais elevados que os de E2.[4]

O hormônio antimülleriano (AMH), uma glicoproteína dimérica membro da família do fator beta transformador de crescimento e produzida pelas células da granulosa nos pequenos folículos antrais em crescimento nos ovários, é um marcador de reserva do número de folículos ovarianos. Os níveis de AMH no soro independem do eixo hipotálamo-hipófise-ovário, diminuindo a níveis indetectáveis na pós-menopausa.[5]

Os androgênios podem estar normais ou diminuídos no início da menopausa. Entretanto, mesmo que os níveis de testosterona estejam reduzidos, essa diminuição é inferior à de E2. O ovário pós-menopáusico continua sua produção de androstenediona e testosterona. A suprarrenal também mantém a secreção desses hormônios.[4] O estrogênio circulante mais importante na mulher após a menopausa é a estrona. Sua principal fonte provém da conversão periférica da androstenediona, processada basicamente no tecido adiposo.

É importante salientar que, após a menopausa, as mulheres não têm níveis absolutamente ausentes de estrogênios. Existe um mecanismo de aromatização da androstenediona em estrona. Como essa conversão ocorre principalmente no tecido adiposo, as mulheres obesas tendem a produzir níveis mais altos de estrona. Apesar de ser biologicamente mais fraca que o E2, a estrona se liga ao receptor hormonal específico e causa efeitos estrogênicos nas células-alvo. Além disso, uma pequena quantidade de estrona pode ser convertida em estradiol.[6]

QUADRO CLÍNICO E DIAGNÓSTICO

O período da perimenopausa costuma ser acompanhado de modificações indesejáveis em vários sistemas e funções. Além dos efeitos sobre o centro termorregulador hipotalâmico e sobre o sistema reprodutivo, ocorrem secura e atrofia vulvovaginais (AVV), impacto negativo no metabolismo ósseo e alterações na função cardiovascular, na cognição e no humor. Muitas mulheres têm diminuição da qualidade de vida, em decorrência dos sintomas vasomotores e psicológicos. Somente cerca de 15% das mulheres não apresentarão nenhum sintoma no período pós-menopausa.

O diagnóstico dos eventos menopáusicos é essencialmente clínico. Assim, durante a obtenção da história na primeira consulta, deve-se atentar para a saúde atual e pregressa da paciente, bem como para as questões decorrentes da própria menopausa (Tabela 36.1). Nessa etapa da vida, e mesmo antes, as mulheres às vezes têm dificuldade de mencionar algumas de suas queixas, mormente as relacionadas com as disfunções sexuais.

Alguns médicos, em virtude desse fato, preferem fornecer um questionário a ser preenchido pelas pacientes antes de entrarem na consulta. Esta prática pode, inclusive, permitir a abordagem de um número maior de questões em tempo menor.

A idade em que entrou na menopausa tem importância na cronologia dos sintomas menopáusicos e no desenvolvimento das doenças cardiovasculares (DCVs) e da osteoporose. A síndrome menopáusica é composta pelos chamados sintomas vasomotores e pelas modificações atróficas. Entre os primeiros, os mais disseminados e incômodos são as ondas de calor, também denominadas fogachos. Tais sintomas podem ocorrer mesmo antes de estabelecida a menopausa. Nessas circunstâncias, deixam prova inequívoca do hipoestrogenismo reinante, dispensando qualquer comprovação laboratorial nesse sentido.

As alterações menstruais, quando presentes, podem igualmente denunciar as irregularidades da maturação folicular, que também aparecem, por vezes, nesse período de pré-menopausa. São comuns as queixas de disfunções sexuais, com diminuição do interesse ou do desejo, da satisfação e do número de relações sexuais. Frequentemente ocorre queixa de dispareunia, quase sempre associada a atrofia urogenital.

Tabela 36.1 História da paciente.

História pessoal
▪ Idade em que entrou na menopausa
▪ Antecedentes ginecológicos
▪ Mastopatias
▪ Doenças cardiovasculares
▪ Doenças tromboembólicas
▪ Hepatopatias
▪ Alergias e contraindicações a medicamentos
▪ Medicações em uso
▪ Conflitos pessoais ou familiares
Antecedentes familiares
▪ Doenças cardiovasculares
▪ Diabetes melito
▪ Osteoporose
▪ Câncer (de mama, útero, cólon etc.)
Queixas ou sintomas
▪ Menopáusicos: ondas de calor, sudorese, nervosismo, irritabilidade, cefaleia, insônia, depressão etc.
▪ Osteoarticulares
▪ Sexuais: alteração no desejo, na frequência e na satisfação sexuais, dispareunia
▪ Geniturinários: prurido e secura vaginais, prolapso, disúria, polaciúria, incontinência urinária, mialgias, artralgias, lombalgias
História alimentar
▪ Hábitos alimentares, ingestão de cálcio (laticínios em geral), fibras e gorduras
Exercícios
▪ Regularidade, tipo, frequência, duração, intensidade

A atrofia urogenital constitui o outro braço da síndrome menopáusica. O sistema reprodutor e as vias urinárias têm origem embriológica comum. O epitélio vaginal é rico em receptores de estrogênios. Também a uretra contém receptores de estrogênio, embora não se tenham descrito esses receptores na bexiga.[7] Dessa maneira, a queda dos níveis de estrogênio compromete igualmente uretra e vagina. De outra parte, ambos são responsivos à terapêutica de reposição de estrogênio, por via local ou sistêmica.

Os quadros de atrofia urogenital são encontrados com frequência em mulheres pós-menopáusicas, e diferentes estudos relatam incidência que varia de 15 a 38%, em mulheres acima de 55 anos de idade.[8,9]

Os antecedentes familiares devem ser revisados em busca de possíveis moléstias que possam ter embasamento genético e/ou conhecida incidência familiar. Investiga-se sistematicamente a presença de DCVs, diabetes melito, osteoporose e câncer, principalmente das mamas, útero e cólon.

O exame físico realizado na primeira consulta inclui tomadas de pulso, pressão arterial e peso. Além disso, deve-se proceder a cuidadoso exame da pele e fâneros, ausculta cardíaca, exame das mamas, do abdome, exame ginecológico e toque retal. O exame ginecológico, na presença de atrofia urogenital, revela adelgaçamento da mucosa vaginal, geralmente de coloração rosa-pálida. Há perda de rugosidade, com diminuição da distensibilidade e encurtamento da vagina. Essas alterações propiciam o traumatismo fácil, o que torna comum o aparecimento de sangramento às manobras do exame ginecológico.

O relaxamento pélvico, em decorrência também do hipoestrogenismo, pode levar ao aparecimento de distopias uterogenitais. De outra parte, o exame ginecológico permite a avaliação do útero e existência de eventual aumento do volume dos ovários ou existência de massas anexiais.

A história alimentar e a prática de exercícios devem ser investigadas à parte na folha de anamnese. É necessário conhecer os hábitos alimentares, principalmente a ingestão diária de cálcio, fibras e gorduras. Convém saber o tipo, a frequência, a duração e a intensidade dos exercícios, quando praticados regularmente ou de modo excepcional.

Os exames complementares devem ser orientados clinicamente. Deve-se enfatizar que a medicina deve ser exercida respeitando-se os recursos disponíveis. Nesse sentido, qualquer sistematização fere os princípios da individualidade de cada caso e lugar. Feita esta ressalva, apresentamos a rotina de exames complementares que consideramos adequada:

- Exames laboratoriais
  - Obrigatórios: triglicerídeos, colesterol total e frações, glicemia de jejum
  - FSH, hormônio estimulador da tireoide (TSH) (a critério clínico)
- Colpocitologia oncológica
- Mamografia
- Ultrassonografia transvaginal (a critério clínico)
- Densitometria óssea (a critério clínico).

As DCVs ocupam lugar de destaque entre as afecções crônicas, devido a suas altas morbidade e mortalidade. São as principais causas de morte entre as mulheres, superando as taxas de câncer e outras doenças. Somente as doenças coronarianas, excluindo-se outras doenças circulatórias e acidentes vasculares encefálicos (AVEs), afetam mais de 2 milhões de mulheres norte-americanas por ano.[10] As DCVs guardam relação com a idade, reduzindo de maneira importante a longevidade das pessoas. O aumento da expectativa de vida, observado nas últimas décadas, permite que as mulheres se tornem mais vulneráveis à incidência dessas afecções.

É de suma importância o conhecimento dos fatores envolvidos nas DCVs, para a seleção das pacientes de risco. Cabe citar, entre esses fatores, dislipidemias, diabetes melito, doença coronariana prematura em familiares (abaixo dos 55 anos), doença vascular cerebral ou vascular periférica oclusiva, tabagismo (mais de 10 cigarros/dia), hipertensão arterial e obesidade.

A osteoporose é, por seu turno, uma doença bastante comum, que afeta muitas mulheres no final de suas vidas. Conceitua-se osteoporose como sendo uma doença caracterizada por baixa massa óssea, com deterioração microarquitetural do tecido ósseo, que aumenta sua fragilidade, tendo como consequência elevado risco de fratura.

O máximo da massa óssea do esqueleto é alcançado entre a 3ª e a 4ª década de vida (em média, aos 35 anos de idade). O esqueleto humano não é uma estrutura inerte; ele sofre um contínuo processo de remodelagem. A reabsorção e a formação ósseas, quando a homeostasia é ideal, estão em equilíbrio, implicando, no final do ciclo de remodelagem, quantidade de osso inalterada.

Aparentemente, existe um nível de densidade óssea acima do qual as fraturas osteoporóticas não ocorrem. Abaixo desse nível, o risco aumenta progressivamente, de maneira contínua. Existem dois fatores que determinam a densidade óssea e o risco de fratura: o pico da massa óssea adulta (a real quantidade de osso no esqueleto) e a subsequente perda óssea. O pico da massa óssea adulta é, em larga extensão, geneticamente determinado, enquanto a quantidade de perda óssea menopáusica é hormonalmente controlada.

O problema primordial na osteoporose pós-menopáusica está na alteração óssea que se observa nessa etapa da vida. Há um reforço na reabsorção óssea, com consequente perda de massa óssea, à medida que os osteoblastos deixam de reparar completamente o defeito.[11]

A coluna vertebral, mais frequentemente comprometida pela osteoporose e pelas fraturas, é composta por 35% de osso cortical e 65% de osso trabecular. Além da coluna, outros locais preferenciais de fratura são os punhos e o colo do fêmur. A osteoporose pós-menopáusica é considerada resultante da insuficiência ovariana na menopausa, e isto explica a diferença sexual na incidência de fratura vertebral.

A perda de massa óssea pós-menopáusica ocorre, em geral, de maneira lenta, progressiva e silenciosa, com ausência de sintomas, sendo a osteoporose, não raras vezes, diagnosticada apenas quando ocorrem fraturas. A perda óssea acentua-se a partir dos 40 anos de idade, resultando, na mulher, em perda de 35% da massa de osso cortical e 50% da massa trabecular. A osteoporose associa-se, em geral, a elevado grau de morbidade e mortalidade, acometendo as mulheres tardiamente, ao redor da 7ª e 8ª décadas de vida.

Assim, o médico deve proceder à identificação das pacientes de risco e solicitar, quando disponível, a densitometria óssea. A análise dos marcadores bioquímicos da remodelação óssea é complexa e às vezes dispendiosa. Envolve vários exames, com sobreposição de valores normais e alterados, o que torna difícil a sua interpretação; dessa forma, não se presta aos propósitos de rastreamento de osteoporose.

A identificação das pacientes em risco de desenvolver osteoporose é o mais importante trabalho do clínico. A análise dos fatores de risco para o desenvolvimento de osteoporose pode ser apreciada na Tabela 36.2.

Tabela 36.2 Características das mulheres de risco para osteoporose.

Causas primárias ou idiopáticas
■ Inevitáveis: etnias branca e oriental, história familiar, menopausa natural ou cirúrgica, fenótipo: baixa estatura, magra
■ Aceleradoras: fatores nutricionais: < cálcio, > vitamina D
■ Roubadoras de osso: cafeína, proteínas, fibras, alimentos ácidos, sal, álcool
■ Inatividade física
■ Tabagismo

Causas secundárias
■ Condições clínicas: insuficiência renal crônica, gastrectomias e anastomoses intestinais, síndromes de má absorção
■ Endocrinopatias: hiperparatireoidismo, hipertireoidismo, diabetes
■ Medicações: anticonvulsivantes, antiácidos (com alumínio), hormônios da tireoide

TERAPÊUTICA HORMONAL NA MENOPAUSA

A terapêutica hormonal (TH) no climatério constitui um dos pilares do tratamento dos agravos à saúde da mulher decorrentes da deficiência hormonal própria desse período da vida.[12] Seu emprego na pós-menopausa cresceu de maneira significativa a partir dos anos 1980. Mereceu grande interesse e atenção dos pesquisadores, que sempre colocaram em dúvida a eficácia e a segurança da TH. Entretanto, é importante enfatizar que TH é o tratamento mais eficaz para os sintomas climatéricos, com consideráveis repercussões benéficas para a qualidade de vida das usuárias.[13]

De outra parte, a TH exerce, em concomitância com o alívio dos sintomas climatéricos, vários outros efeitos sobre órgãos e sistemas do organismo feminino.[14] Existe uma multiplicidade de opções terapêuticas, que envolvem diferentes hormônios, diferentes vias de administração e distintos regimes de associações hormonais. Cada uma dessas opções de TH pode ter efeito singular sobre a saúde da mulher. Não se pode falar genericamente de efeito da TH sem uma clara especificação do regime terapêutico e dos hormônios empregados.[15] Deve-se, por outra parte, ressaltar que em verdade existem poucas contraindicações à TH.

A uma visão mais abrangente, pode-se dizer que a TH é benéfica para prevenção das principais consequências decorrentes do hipoestrogenismo desse período etário da mulher, ainda que suas indicações estejam, no presente momento, bastante definidas. É recomendada para alívio dos sintomas climatéricos, prevenção e tratamento da atrofia urogenital e para conservação da massa óssea e redução das fraturas osteoporóticas.[1]

O estudo denominado Women's Health Initiative (WHI), em suas inúmeras publicações desde a primeira, em 2002, considerou que a TH aumenta o risco de DCV, AVE e câncer de mama, particularmente quando empregada de forma combinada com estrogênios conjugados equinos e acetato de medroxiprogesterona.[16]

A magnitude do estudo WHI fez com que, equivocadamente, muitos estudiosos do assunto entendessem que seus resultados deveriam ser validados para todas as formulações de TH, com suas distintas e incontáveis possibilidades de composição, de doses e de vias de administração.[1] Vale ressaltar que a TH inclui uma extensa variedade de produtos hormonais, com diferentes doses, empregada em diversos regimes e vias de administração, com riscos e benefícios potencialmente diferentes. Seus prescritores devem ter pleno conhecimento dessa diversidade para optarem pela alternativa que, a juízo clínico, mais se ajusta à singularidade de cada caso.

Sob outra perspectiva, cabe dizer que a TH não constitui medida isolada e única, devendo ser parte de uma estratégia global que inclui, entre outras medidas, as recomendações sobre estilo de vida, dieta, exercícios, tabagismo e consumo de álcool, com o objetivo de se manter a saúde das mulheres na pós-menopausa. A TH, por sua vez, deve ser individualizada e ajustada de acordo com os sintomas e as necessidades de prevenção, e alinhada às peculiaridades reveladas pela história pessoal e familiar. Obviamente, também devem ser levadas em conta a vontade da mulher e suas crenças e convicções, além de suas próprias expectativas em relação a essa etapa de vida.

Efeitos da terapêutica hormonal

Sintomas vasomotores

Os sintomas vasomotores (fogachos e sudorese) representam o evento mais marcante da menopausa, e acometem 75% das mulheres. Podem, em que pese o desconforto que ocasionam, desaparecer espontaneamente sem tratamento em até 2 anos, ainda que, em algumas mulheres, persistam pela vida inteira. Sua causa está relacionada com as variações de concentrações de estrogênio circulantes, mas isoladamente a magnitude do hipoestrogenismo, *per se*, não tem relação direta com a intensidade e a frequência dos fogachos.[14]

A TH é a modalidade de tratamento mais eficaz para alívio dos sintomas climatéricos decorrentes da insuficiência ovariana natural ou cirúrgica, com consequente melhora na qualidade de vida, seja qual for a via de administração.

Contrariamente, a estrogenoterapia local, nas doses habitualmente utilizadas para tratar atrofia urogenital, não produz resposta satisfatória em termos de alívio dos sintomas gerais.[17]

Um estudo de revisão sobre eficácia da TH para tratamento das ondas de calor, que incluiu 24 ensaios clínicos, mostrou redução de 75% (intervalo de confiança [IC] 64 a 82%) na frequência e 87% (risco relativo [RR]: 0,13 IC95%: 0,06 a 027) na intensidade das ondas de calor.[5] Uma metanálise que envolveu 21 estudos randomizados e duplos-cegos da TH, comparada a placebo, com 2.511 pacientes observou redução significativa de 77% no número de fogachos nas mulheres tratadas com estrogênios, independentemente da adição de progestógeno.[18]

A maioria dos dados sobre TH baseia-se em doses convencionais de estrogênios. Entretanto, doses mais baixas (estrogênio conjugado equino [EEC] 0,3 mg, 17β-estradiol 1 mg ou 0,5 mg, 17β-estradiol transdérmico 0,025 mg) também são efetivas em melhorar as ondas de calor, e nessas circunstâncias se associam a menor ocorrência de sangramento vaginal e mastalgia.[19] Mesmo THs em que se utiliza dose ultrabaixa de 17β-estradiol transdérmico têm se mostrado efetivas em melhorar fogachos em algumas mulheres.[20]

Recomenda-se sempre individualizar a terapia, tratando as mulheres com a adequada dose efetiva por tempo suficiente para obtenção dos resultados para os quais foi indicada.[1] Assim, a eficácia da TH para aliviar os sintomas vasomotores está muito bem estabelecida no tratamento dos sintomas vasomotores em mulheres na peri e na pós-menopausa em qualquer idade. Seus benefícios se sobrepõem aos riscos quando indicada para mulheres abaixo de 60 anos, particularmente quando iniciada nos primeiros 5 anos do período pós-menopáusico.

Sintomas psicológicos

Existe uma ampla variação na frequência com que mulheres de diferentes grupos etários, étnicos, educacionais e socioeconômicos vivenciam a ocorrência dos sintomas psíquicos no climatério. Os mais comuns são tristeza, desânimo, cansaço, falta de energia, humor depressivo, ansiedade, irritabilidade e insônia. Vale salientar que labilidade emocional e déficits de atenção, de concentração e de memória também são frequentemente relatados pelas mulheres nessa fase da vida.[21]

As manifestações emocionais, principalmente sintomas depressivos e de ansiedade, são frequentes no período perimenopáusico.[22] Considera-se que a flutuação estrogênica ocorrida nesse período seja um fator de risco para o aumento desses sintomas.[23] A conhecida ação estrogênica sobre os neurotransmissores, especialmente os serotoninérgicos e os dopaminérgicos que regulam manifestações emocionais, dá suporte ao papel dos estrogênios no aparecimento desses sintomas nessa etapa da vida.[24]

Entretanto, não há evidências de que a flutuação hormonal seja diferente entre mulheres com e sem sintomas emocionais, ou mesmo que esse período de transição aumente o risco de transtornos emocionais. Uma recente revisão de estudos de coorte realizada por Judd et al. não verificou associação entre transição menopausal e doença psiquiátrica.[25] Em uma revisão sistemática, Hickey et al.[26] concluíram que sintomas depressivos e de ansiedade são comuns em mulheres na peri e na pós-menopausa e que as doenças psiquiátricas estão mais associadas a fatores de risco, como estresse psicossocial, sintomas vasomotores intensos e prolongados e história prévia de doença psiquiátrica.[26] Dessa forma, a deficiência influiria no aparecimento dos sintomas em mulheres que por alguma razão já estejam predispostas a manifestar transtornos de humor.

Existem poucos ensaios clínicos que tenham avaliado especificamente os efeitos da TH nas manifestações emocionais. Na maioria, são estudos que incluem pequeno número de mulheres e curto tempo de tratamento; alguns não excluíram mulheres com diagnóstico de depressão, e outros são abertos e com pequeno poder amostral.[27]

Schmidt et al.[28] conduziram um ensaio clínico com o objetivo básico de avaliar a eficácia do estrogênio no tratamento de depressão em mulheres na perimenopausa com e sem sintomas vasomotores. Foram incluídas 34 mulheres de 44 a 55 anos de idade, que receberam 0,05 mg de 17β-estradiol transdérmico ou placebo por 3 semanas. Depois desse período, as usuárias de estrogênio continuaram com a terapia e aquelas do grupo placebo iniciaram o tratamento com estrogênio por mais 3 semanas. Todas foram avaliadas quanto à evolução do quadro depressivo e em relação a sintomas emocionais (23 itens de escala específica) nos momentos basal, 3 e 6 semanas. Os resultados mostraram que, após 3 semanas, o grupo de intervenção apresentou melhora dos sintomas emocionais em relação ao início do estudo ($p < 0,01$) e desempenho superior ao do grupo placebo ($p < 0,01$). Os sintomas vasomotores não influenciaram os resultados.[28]

De modo divergente, um ensaio clínico realizado por Morrison et al.[29] concluiu que estradiol não pode ser considerado um tratamento para depressão. Nesse estudo foram incluídas 57 mulheres na pós-menopausa (com média etária de 62 anos) com diagnóstico de depressão, as quais foram distribuídas em dois grupos: um que recebeu 0,1 mg/dia de 17β-estradiol transdérmico (n = 31) e outro que recebeu placebo (n = 26). O tempo de acompanhamento durou 8 semanas e os sintomas depressivos foram avaliados pelas Escalas de Depressão de Hamilton e Center for Epidemiologic Studies Depression. Os resultados não mostraram diferenças entre os dois grupos, intervenção e placebo.[29]

Outro ensaio clínico randomizado e controlado com placebo, publicado em 2011, objetivou investigar a eficácia da TH nos sintomas emocionais em mulheres histerectomizadas na pós-menopausa. Foram incluídas 76 mulheres não depressivas, distribuídas aleatoriamente em dois grupos: um de intervenção, que utilizou 0,625 mg/dia de EEC, e outro que recebeu placebo. O acompanhamento durou 6 meses e os sintomas de depressão e ansiedade foram avaliados mensalmente com base no Inventário de Depressão de Beck (IDB) e na Escala de Ansiedade de Hamilton. Os resultados mostraram que em ambos os grupos a pontuação da IDB foi superior em todos os meses ($p < 0,01$) e os sintomas de ansiedade melhoram a partir do 3º mês, quando comparados ao momento basal do estudo. Entretanto, os grupos de intervenção e placebo não apresentaram diferenças quanto a sintomas emocionais. Os autores concluíram que a terapia estrogênica não se associou a melhora dos sintomas emocionais em mulheres na pós-menopausa, histerectomizadas e não depressivas.[30]

Ainda que os dados atualmente disponíveis sejam conflitantes quanto à influência benéfica da TH em promover alívio dos sintomas depressivos em mulheres na pós-menopausa, parece razoável admitir, com base na plausibilidade biológica subjacente, que a TH tem efeitos benéficos sobre os sintomas emocionais quando utilizada na perimenopausa.

Sintomas urogenitais

Sintomas associados a atrofia urogenital na pós-menopausa, como diminuição da lubrificação e dispareunia, acometem 20 a 50% das mulheres.[31] A presença de receptores estrogênicos nesses tecidos tem relação direta com seu estado trófico. A primeira manifestação genital de deficiência de estrogênio é a atrofia vaginal, caracterizada por afinamento do epitélio, perda da rugosidade e redução da secreção vaginal. A elasticidade e mesmo o tamanho da vagina se reduzem.

As alterações atróficas também afetam o epitélio do trígono vesical e a uretra, produzindo, com frequência, noctúria, incontinência, infecções de repetição e urgência urinária. Além disso, o próprio processo de envelhecimento contribui, devido à carência de estrogênio, para a manifestação de sintomas urogenitais.[32]

O uso de estrogênios tópicos por via vaginal pode melhorar sintomas de atrofia vaginal e de incontinência urinária em mulheres na pós-menopausa. A TH melhora os sintomas irritativos da atrofia vaginal, como ressecamento, prurido, dispareunia, sintomas urinários e modificações da microbiota vaginal causadas pelo aumento do pH vaginal. Além disso, há evidências que sugerem ação profilática do uso de estrogênio tópico contra infecções urinárias de repetição.[33]

Os riscos e benefícios da hormonoterapia sistêmica já foram bem demonstrados em mulheres sintomáticas com menos de 60 anos ou com menos de 10 anos de pós-menopausa, quando, claramente, os benefícios superam os riscos.[34] A TH por via sistêmica indicada para tratamento dos sintomas vasomotores também traz benefícios urogenitais. Apenas 10 a 15% das usuárias de TH sistêmica necessitam complementar seu tratamento com baixas doses de estrogênio tópico vaginal (ETV).[1]

Para mulheres com vulvovaginite atrófica, doses baixas de estrogênio tópico podem gerar grandes benefícios. Cabe lembrar também que a ETV tem, *per se*, mostrado eficácia em reduzir a recorrência das infecções urinárias e no tratamento de bexiga hiperativa.[35] Ademais, quando assim administrada, mostra riscos reduzidos, pois apresenta baixos níveis de estrogênios no soro. A dose de 0,3 mg de creme de estrogênios conjugados não provoca alteração nos níveis de estrogênios no soro.[36] Foi realizado um estudo que avaliou a segurança do uso de 10 µg de estradiol por via vaginal em 336 mulheres com útero na pós-menopausa durante 52 semanas de tratamento. Ao final do estudo, não houve aumento da proliferação nem hiperplasia endometrial.[37]

Por esse motivo, o emprego de estrogênios por via vaginal dispensa o emprego concomitante de progestógenos para proporcionar redução do risco de anormalidades endometriais.

A melhora dos sintomas urogenitais geralmente ocorre após poucas semanas do início do ETV, mas algumas mulheres necessitam utilizá-lo por aproximadamente 12 semanas para obterem um ótimo resultado. Se não ocorrer melhora dos sintomas principais, outras causas devem ser investigadas. Cabe considerar como diagnósticos diferenciais as dermatites, a vulvodinia e mesmo o vaginismo, relativamente comum nessa etapa da vida. Para mulheres com vaginite atrófica, baixas doses de ETV podem ser mantidas pelo tempo que for necessário para aliviar os sintomas. Ainda que inexistam ensaios clínicos que mostrem a segurança do uso por mais de 12 meses, considera-se não haver limite de tempo estabelecido para o emprego de estrogênios aplicados no interior da vagina.[31]

A estrogenoterapia local tem-se mostrado eficaz em promover alívio dos sintomas de atrofia, secura, irritação e prurido vaginais, urgência urinária e dispareunia por restauração dos níveis adequados do pH vaginal. A terapia estrogênica realizada com baixa dose em mulheres após a menopausa é efetiva em melhorar os sintomas urogenitais e a função sexual, com absorção sistêmica mínima ou nula.[38] O uso de estrogênio tópico mostra-se mais efetivo (80 a 90% de resposta favorável) quando comparado a 70 a 75% do uso de terapia estrogênica oral.

Atualmente, no Brasil, as opções de tratamento da AVV com hormonoterapia tópica são estrogênios conjugados, estriol e promestrieno. A absorção sistêmica de estrogênio pode ocorrer com preparações de uso vaginal, particularmente com EEC. Entretanto, como referimos, não há motivo para se recomendar a avaliação endometrial anual a mulheres que estejam utilizando estrogênios por essa via ou ainda com associação de progestógeno.[39]

Cremes vaginais diversos, como lubrificantes ou hidratantes vaginais, também podem ser oferecidos a mulheres com dispareunia e que não desejem usar cremes de composição hormonal.

Cognição, memória e humor

Entre os aspectos considerados no momento de se prescrever a TH, está seu efeito sobre o tecido cerebral. Questiona-se se mulheres que utilizam esse tratamento apresentam melhora no desempenho cognitivo e também se essa terapia tem efeito preventivo quanto ao risco de desenvolver demências ou, pelo contrário, determina aumento do risco a longo prazo. Os resultados de alguns estudos observacionais prospectivos são heterogêneos e não permitem uma

conclusão definitiva. Há diferenças na metodologia em relação aos tipos de teste de cognição aplicados e aos tempos de observação e de menopausa em que se iniciaram a TH, e ao tipo de terapia realizada.

Um estudo que utilizou o banco de dados do Estudo das Enfermeiras (Nurses Health Study) avaliou o desempenho cognitivo de 13.087 mulheres de 70 a 81 anos de idade. Foram submetidas a perguntas específicas de avaliação cognitiva por meio de entrevista telefônica com intervalo de 2 anos. Os resultados mostraram diferença não estatisticamente significativa na diminuição cognitiva entre mulheres que já haviam utilizado TH em algum momento da vida *versus* aquelas que nunca haviam utilizado. Entretanto, aquelas que iniciaram TH mais tardiamente em relação à menopausa apresentaram pior desempenho cognitivo.[40]

Outro estudo observacional avaliou a mudança do estado cognitivo ao longo de 2 anos em uma coorte de 837 norte-americanas de origem japonesa com idade superior a 65 anos. Usuárias de estrogênio isolado tiveram melhora da função cognitiva global e usuárias de estrogênio associado a progestógeno apresentaram pior resultado, em comparação a não usuárias.[41]

Resultado semelhante apresentou o Longitudinal Assessment of Ageing in Women Study (LAW Study), quando 410 mulheres australianas entre 41 e 79 anos tiveram sua capacidade de memória avaliada por dois exames presenciais separados por um intervalo de 5 anos. Os autores concluíram que mulheres que iniciaram precocemente terapia estrogênica isolada apresentaram menor risco de declínio cognitivo, enquanto o uso de TH combinada associou-se a pior desempenho na memória geral.[42]

Um estudo de caso-controle baseado em um banco de dados público da Inglaterra avaliou a prescrição ou não de TH a 280 mulheres, sendo 59 com e 221 sem diagnóstico de doença de Alzheimer, e concluiu que o uso de estrogênio na pós-menopausa não estava associado a essa doença.[43]

Em 2001, LeBlanc et al.[44] publicaram metanálise dos resultados de 21 estudos realizados até aquele momento sobre o efeito de TH na cognição. Foram incluídos ensaios clínicos randomizados e estudo de coorte para avaliação do declínio cognitivo e estudos de coorte e caso-controle para risco de demência. Evidenciaram que o uso de TH em mulheres com sintomas climatéricos determinou melhora na memória verbal, vigilância, raciocínio e velocidade motora. O mesmo desempenho não foi observado em mulheres assintomáticas. Já o uso de TH associou-se a diminuição no risco de demência (RR: 0,66; IC95%: 0,53 a 0,82).[44]

O Women's Health Initiative Memory Study (WHIMS) é o maior estudo clínico randomizado que avaliou os efeitos da TH na cognição e na demência. Nele, foram incluídas mulheres com idade superior a 65 anos e sem diagnóstico prévio de demência, de 39 dos 40 centros participantes do estudo WHI. Assim como no WHI, foram avaliados resultados de usuárias de 0,625 mg de EEC associado a 2,5 mg de acetato de medroxiprogesterona (AMP) *versus* placebo (n = 4.532) e mulheres usuárias de EEC isolado *versus* placebo (n = 2.947). O objetivo principal foi avaliar se o uso da TH alteraria a função cognitiva global e as incidências de demência e de leve diminuição da cognição. Todas as pacientes incluídas foram submetidas ao Miniexame de Estado Mental Modificado (Modified Mini-Mental State Examination – 3 MSE) no momento basal e anualmente nos anos de acompanhamento.[45]

O tempo médio de acompanhamento do grupo de mulheres que utilizaram TH combinada foi de 4,2 anos e os resultados mostraram que, apesar de ambos os grupos (EEC + AMP e placebo) apresentarem melhora na pontuação do 3 MSE, o grupo usuário de TH apresentou resultado médio inferior ao do grupo placebo (p = 0,03). Os autores concluíram que mulheres na pós-menopausa com idade superior a 65 anos e usuárias de EEC associado a AMP não apresentaram benefícios na cognição global. Na avaliação de demência e de leve diminuição da cognição, os resultados mostraram RR para as usuárias de TH de 2,05 (IC95%: 1,21 a 3,48; 45 *versus* 22 por 10 mil pessoas-ano; p = 0,01). De modo semelhante ao que se observou nas mulheres que usaram TH combinada, as usuárias de EEC isolado também apresentaram desempenho inferior ao do grupo placebo na pontuação do 3 MSE (p = 0,04). Os autores concluíram que a TH tem efeito adverso na cognição global em mulheres com idade superior a 65 anos.[42]

Sobre o risco de desenvolver demência, a utilização de EEC na comparação com placebo mostrou RR de 1,49 (IC95%: 0,83 a 2,66). Da mesma forma que a cognição global, a análise conjunta da terapia isolada com a combinada mostrou RR aumentado para demência, comparada a placebo (RR: 1,76; IC95%: 1,19 a 2,60; p = 0,05). A conclusão foi de que a TH não é recomendada para prevenir demência ou diminuição da cognição em mulheres com idade superior a 65 anos.[46]

Outro estudo que avaliou o uso de EEC e cognição foi o Women's Health Initiative Study of Cognitive Aging (WHISCA), que utilizou população de 14 dos 40 centros do WHI com o objetivo de avaliar se EEC + AMP ou EEC isolado modificam domínios específicos da cognição. No estudo que avaliou o uso de TH combinada foram incluídas 1.406 mulheres com idade superior a 65 anos, e os resultados mostraram que o uso dessa terapia, quando comparada a placebo, apresentou impacto negativo na memória verbal (p ≤ 0,001) e tendência a ter efeito benéfico na memória figurativa (p = 0,012) ao longo do tempo. Os resultados do WHISCA com EEC isolado não mostraram benefício na cognição.[47]

Espeland et al.[48] realizaram o Women's Health Initiative Memory Study of Younger Women (WHIMSY). Utilizando cinco questionários de domínios cognitivos específicos, os investigadores entrevistaram por telefone 1.326 mulheres com idade entre 50 e 55 anos no momento da inclusão dos dois braços do WHI. Os resultados não mostraram diferença entre o grupo tratado e o grupo placebo na cognição global (p = 0,66) em nenhum domínio específico. Os autores concluíram que terapias em que se utiliza EEC não agregam risco nem benefício para a cognição quando administradas a mulheres na pós-menopausa com idade entre 50 e 55 anos.[48]

Uma revisão sistemática realizada em 2008 por revisores da Cochrane Library sobre TH e cognição considerou que não existem evidências para se determinar se subgrupos de mulheres que estejam utilizando THs específicas se beneficiariam desse tratamento. Também concluíram não haver consenso quanto a fatores como idade inferior a 60 anos, tipos de menopausa (natural ou cirúrgica) e de tratamento (tipo de estrogênio e uso de progestógeno) terem, ou não, influência positiva sobre o efeito da TH na cognição. Ensaios clínicos que avaliaram esse tema têm baixa qualidade metodológica e curto tempo de observação.[49]

Desta maneira, conclui-se que iniciar a TH em mulheres com idade superior a 65 anos não melhora o desempenho cognitivo nem previne doença de Alzheimer. Há controvérsias quanto aos benefícios da TH na cognição em mulheres na pós-menopausa recente. Estudos observacionais mostraram que TH iniciada na proximidade da transição menopausal pode diminuir o risco de doença de Alzheimer, mas os dados existentes não nos permitem definir se há diferença na resposta terapêutica sobre a cognição e prevenção de doença de Alzheimer de acordo com o tipo de estrogênio, a dose empregada e a via de administração utilizada.

Doença cardiovascular

A incidência de DCVs aumenta drasticamente com o envelhecimento da população, especialmente nas mulheres. Segundo o Ministério da Saúde, por meio do Sistema de Informações sobre Mortalidade (SIM), as DCVs, especialmente infarto do miocárdio e AVE, são as principais causas de morte de mulheres no Brasil.[50]

A despeito dessa inconteste prevalência de DCVs na peri e na pós-menopausa, dados da American Heart Association (AHA) demonstram que cerca de 60% das mulheres não têm conhecimento suficiente acerca das DCVs, embora mais de 90% delas reconheçam que prática regular de atividade física, redução do peso, controle do estresse e hábitos alimentares mais saudáveis, com redução de sal e colesterol na dieta, são medidas importantes para reduzir o risco cardiovascular.[51]

A transição menopáusica está associada ao surgimento de muitos dos componentes da síndrome metabólica (SM), incluindo aumento da adiposidade central (intra-abdominal), mudança para um perfil lipídico e lipoproteico mais aterogênico, com incremento dos níveis de lipoproteína de baixa densidade (LDL) no plasma, dos triglicerídeos e redução de lipoproteína de alta densidade (HDL). Também se observa aumento da glicemia e dos níveis de insulina.[52]

O surgimento desses fatores de risco pode dever-se tanto ao resultado direto da falência ovariana quanto ao indireto das consequências metabólicas resultantes da redistribuição de gordura central em decorrência da deficiência de estrogênio. Em relação à TH, deve-se lembrar que a TH exerce, em concomitância com o alívio dos sintomas climatéricos, vários outros efeitos sobre órgãos e sistemas do organismo feminino, podendo trazer consequências benéficas ou maléficas a suas usuárias. Ademais, é importante mencionar que, sob a denominação terapêutica hormonal, há uma multiplicidade de opções terapêuticas que envolvem diferentes hormônios, diferentes vias de administração e diversos regimes de associações hormonais. Não se pode, portanto, falar de efeito de classe quando se considera a TH. Cada uma dessas opções de TH pode ter efeito singular sobre a saúde da mulher que utiliza a terapêutica.

O Study of Women's Health Across the Nation (SWAN) mostrou que, comparadas a mulheres na menacme, mulheres na peri ou na pós-menopausa inicial correm risco dobrado de apresentar níveis de LDL no sangue superiores a 130 mg/dℓ.[53]

A estrogenoterapia, por via oral ou transdérmica, bloqueia a atividade da enzima lipase hepática, que converte HDL2 em HDL.[51] Em consequência, eleva os níveis de HDL e, principalmente, a fração HDL2. Igualmente, por meio de inúmeros ensaios clínicos, tem-se demonstrado que os estrogênios administrados por vias oral e não oral têm, consistentemente, reduzido os níveis de colesterol total e LDL no plasma.[54] Os estrogênios por via oral podem elevar em 20 a 25% os níveis de triglicerídeos e de lipoproteína de muito baixa densidade (VLDL).[55] Contudo, na via transdérmica, apesar da menor potência em relação à elevação da HDL e à diminuição da LDL, o aumento de triglicerídeos não ocorre, podendo até diminuir, por mecanismos ainda pouco compreendidos.[56] Por outro lado, a adição de determinado progestógeno à terapêutica de reposição estrogênica pode promover diminuição dos níveis de HDL no plasma, principalmente da HDL2, e triglicerídeos. Esses efeitos mencionados sobre os níveis de LDL no plasma dependem da natureza do progestógeno empregado, do seu grau de "androgenicidade" e da dose administrada do hormônio.[57]

Os estrogênios têm predominantemente, na maioria das mulheres, efeito vasodilatador; por esta razão, não interferem negativamente nos níveis pressóricos arteriais, não contribuindo para elevar o risco individual de hipertensão arterial em mulheres na pós-menopausa submetidas à terapêutica estrogênica. Nas usuárias que desenvolvem hipertensão arterial, é possível que esse fato se deva à via empregada, sendo muito mais comum quando os estrogênios são administrados por via oral.

Portanto, por um lado, o efeito global da TH sobre a pressão arterial se relaciona com a resposta individual à dose do hormônio empregado, ao tipo de molécula usada e a via de administração empregada. Doses mais altas de estrogênios podem induzir retenção de sódio, tal como ocorre com os progestógenos sintéticos 19-norderivados. A progesterona oral micronizada, a didrogesterona e a drospirenona têm um efeito antimineralocorticoide e, por conseguinte, podem antagonizar o efeito de retenção de sódio promovido pelos estrogênios, especialmente em pacientes hipertensas. Quando administrados por via não oral, os estrogênios não parecem ter os mesmos efeitos sobre o sistema renina-angiotensina e são, portanto, os mais recomendáveis a pacientes hipertensas.[58,59]

Mulheres na pós-menopausa tendem a ganhar peso a partir do primeiro ano da menopausa. Ao mesmo tempo, experimentam uma redistribuição da gordura corporal, mudando a típica distribuição ginecoide feminina da menacme para um padrão androide.

Não existem estudos moldados de maneira apropriada cujo objetivo final inclua desfechos clínicos cardiovasculares, abrangendo infarto do miocárdio fatal ou não fatal e AVE, que ofereçam conclusões definitivas acerca dos efeitos da TH em pacientes com DCV estabelecida.

Em mulheres saudáveis sem DCVs, há evidências de benefícios cardiovasculares quando a TH é iniciada na transição menopausal ou nos primeiros anos após a menopausa, na chamada janela de oportunidade. Contrariamente, há aumento do risco cardiovascular quando iniciada em mulheres com muitos anos de menopausa, ainda que um único estudo randomizado tenha avaliado apenas um tipo de estrogênio e progestógeno.

É necessário que sejam realizados novos estudos, com delineamento correto, com desfechos finais bem definidos, especificação do tempo de pós-menopausa decorrido e da dose de hormônios, a formulação terapêutica, o regime terapêutico dos progestógenos utilizados e as vias de administração empregadas.

Tendo em vista a relevância e a complexidade que envolve a influência da TH sobre os riscos cardiovasculares em mulheres na etapa do climatério, parece-nos apropriado analisar os conhecimentos disponíveis a respeito levando em conta, além do momento em que a TH é proposta em relação à menopausa e à idade das mulheres, também o estado de saúde cardiovascular das pacientes candidatas a receber esse tratamento. Por oportuno, e por apresentar um conhecimento consensual envolvendo os melhores conhecedores do assunto em nosso país, repetiremos as conclusões do Consenso Brasileiro de Terapêutica Hormonal da Menopausa de 2014 da Associação Brasileira de Climatério (SOBRAC) que, a nosso juízo, expressa o pensamento vigente a respeito do tema em análise.

- Em mulheres saudáveis sem DCVs, existem evidências de benefícios cardiovasculares quando a TH é iniciada na transição menopáusica ou nos primeiros anos de pós-menopausa, na chamada janela de oportunidade (nível de evidência: A)
- Contrariamente, há aumento do risco cardiovascular quando iniciada em mulheres com muitos anos de menopausa (nível de evidência: A), ainda que o único estudo randomizado tenha avaliado apenas um tipo de estrogênio e de progestógeno
- Não existem evidências que justifiquem o emprego da TH em mulheres saudáveis e assintomáticas com a única finalidade de reduzir o risco de DCV durante todo o período do climatério (nível de evidência: A)
- Existem numerosas lacunas de conhecimento quanto aos distintos regimes de TH empregados, particularmente com relação a estudos que envolvam resultados cujos eventos finais considerados sejam os desfechos clínicos (infarto do miocárdio, AVE e eventos tromboembólicos)
- Não existem estudos sobre o risco cardiovascular com o emprego de testosterona ou de outros androgênios em associação à terapêutica com estrogênios isolados ou estroprogestativa
- Não há estudos sobre DCV com desfecho clínico para TH de dose baixa e para tibolona
- É necessário que sejam realizados novos estudos, com delineamento correto, desfechos finais bem definidos, especificação do tempo de pós-menopausa decorrido, da dose de hormônios, da formulação terapêutica, do regime terapêutico dos progestógenos utilizados e das vias de administração empregadas
- Há evidência de que a TH realizada com EEC e AMP em mulheres com DCV prévia aumentou o risco de novos eventos cardiovasculares no primeiro ano de uso (nível de evidência: A)
- Não existem estudos que ofereçam conclusões definitivas e que tenham avaliado os efeitos da TH com outras formulações ou vias de administração em mulheres menopáusicas com DCV prévia.

Metabolismo ósseo e risco de osteoporose

Os estrogênios atuam sobre a remodelação óssea inibindo a reabsorção, e não parecem estimular a formação de osso.[60] Entretanto, recentemente foram descritos receptores de estrogênios em culturas de células ósseas, tanto em osteoblastos quanto em osteoclastos.[61] Diferentes mecanismos são propostos para explicar a modulação dos estrogênios no metabolismo local do tecido ósseo. Tem-se a esperança de que um melhor conhecimento desses mecanismos locais que modulam a remodelação óssea poderá, no futuro, permitir melhor manipulação desse ecossistema, com substâncias que farmacologicamente possam favorecer um balanço final com ganho de massa óssea.

Quando o tratamento de reposição hormonal é interrompido, observa-se acelerada perda de massa óssea, que se assemelha à observada com a menopausa natural.[62] Para ser efetiva, é necessário que a reposição hormonal com propósito de conservação da massa óssea seja mantida por alguns anos. Não está estabelecido em definitivo o período adequado de tratamento para alcance desse objetivo. Admite-se que pode ser necessário um período de 5 a 10 anos para redução das fraturas osteoporóticas, quando a reposição hormonal teve início imediato no período pós-menopáusico.

A estratégia racional para conservação da massa óssea durante os anos climatéricos volta-se naturalmente para a fisiopatologia da perda óssea observada nesse período. Pelos motivos já discutidos, existe suporte para o emprego da terapêutica de reposição com estrogênios, que com esta indicação tem sido largamente utilizada em todo o mundo.

Quando mulheres sob carência de estrogênio recebem reposição desse hormônio, observa-se reversão de muitos dos efeitos da perda da função ovariana. As alterações bioquímicas na homeostase mineral, principalmente aumento dos níveis, no soro, de cálcio, fósforo e fosfatase alcalina, além dos níveis, na urina, de cálcio e hidroxiprolina, são revertidas. Não surpreende, portanto, que estudos bem controlados demonstrem que os estrogênios previnem perda óssea na mulher após a menopausa e reduzem a incidência de osteoporose. Os benefícios são tão maiores quanto mais cedo for instituído o tratamento. Recomenda-se, portanto, a instituição da TH assim que se confirme declínio da função ovariana.[63]

Da mesma forma, a tibolona, derivada do noretinodrel, empregada na dose de 2,5 mg/dia, mostrou, em estudo duplo-cego, efetividade em termos de conservação da massa óssea em mulheres na pós-menopausa.[64] A adição dos progestógenos parece exercer efeito aditivo sinérgico ao emprego isolado de estrogênios.[65]

O cálcio deve fazer parte de qualquer esquema preventivo ou terapêutico que se estabeleça para osteoporose. Os estudos têm mostrado que, após a menopausa, há um grande aumento da perda de cálcio; essa perda, embora apresente grandes variações individuais, situa-se, em média, na casa dos 40 mg/dia.[66]

Atualmente reconhece-se a necessidade de adicionar-se vitamina D à suplementação de cálcio para indivíduos acima de 70 anos de idade, e há experiências que comprovaram aumento da densidade óssea e redução de fraturas com o uso dessa associação nessa faixa etária. Doses de 600 a 800 UI/dia têm levado a melhora no balanço de cálcio e redução nas taxas de fratura em indivíduos idosos.[67]

Objetivos da terapêutica hormonal

- Tratamento dos sintomas vasomotores intensos e moderados na peri- e na pós-menopausa, sendo especialmente indicada para mulheres sintomáticas abaixo dos 60 anos e com menos de 10 anos de menopausa
- Tratamento dos sintomas relacionados com a atrofia urogenital. A terapia estrogênica vaginal é efetiva e preferível para tratamento de sintomas isolados da atrofia vaginal e da dispareunia
- Tratamento e prevenção de fraturas osteoporóticas em mulheres na pós-menopausa.

Ressalta-se que, além dessas indicações, existem evidências de que a TH tenha efeito positivo sobre o humor e o sono na transição menopausal. Ao mesmo tempo, há evidências de redução do risco de diabetes melito, de câncer colorretal (terapia combinada estroprogestativa) e do risco da doença de Alzheimer, e melhora na qualidade de vida das mulheres sintomáticas quando iniciada nos primeiros anos após a menopausa.[1]

Contraindicações da terapêutica hormonal

São consideradas contraindicações absolutas à TH:

- Doença trombótica ou tromboembólica venosa atual
- Doença hepática descompensada
- Câncer de mama aguardando tratamento.

São contraindicações relativas à TH os antecedentes pessoais de:

- Câncer de mama (primeiro grau)
- Câncer de endométrio
- Adenocarcinoma cervicouterino
- Sarcoma do estroma endometrial
- Lesão precursora de câncer de mama
- Meningioma – apenas para progestógeno
- DCV instalada
- Doença trombótica ou tromboembólica venosa ou presença de fatores de elevado risco
- Calculose biliar
- Lúpus eritematoso sistêmico
- Porfiria.

Duração da terapêutica hormonal

A duração da TH na pós-menopausa continua sendo um assunto controverso. O estudo WHI demonstrou aumento do risco de câncer de mama em usuárias de TH estroprogestativa (EEC+AMP) por mais de 5 anos (RR: 1,24; IC95%: 1,01 a 1,54).[68] Entretanto, em usuárias de EEC isolados por um tempo médio de 7 anos não houve aumento do risco de câncer de mama (RR: 0,8; IC95%: 0,62 a 1,04).[69] Em uma análise de um subgrupo dessas pacientes houve, inclusive, redução significativa do risco de câncer de mama invasivo (RR: 0,71; IC95%: 0,52 a 0,99) em usuárias de estrogênio isolado por até 7 anos.[70]

A análise de outras situações clínicas relacionadas com o uso de TH, em dados de seguimento por período de 3 anos em mulheres participantes do estudo WHI, mostrou que, após a suspensão da TH combinada estroprogestativa, as usuárias apresentavam risco de DCV, fraturas e câncer de cólon equivalente ao das mulheres alocadas no grupo placebo.[71] No entanto, em mulheres histerectomizadas que fizeram uso exclusivo de terapia estrogênica acompanhadas pelo mesmo período não se demonstrou aumento ou redução do risco de DCV, trombose venosa profunda, fratura de colo femoral, câncer de cólon ou mesmo da mortalidade.[72]

O uso da TH é uma decisão individual, para a qual a qualidade de vida e fatores de risco como idade, tempo de pósmenopausa, risco individual de tromboembolia, DCV e câncer de mama devem sempre ser avaliados. Além disso, o momento de início da TH, a dose e a via de administração parecem ter importante papel na tomada de decisão.[1]

Descontinuação da terapêutica hormonal

Existem na literatura poucas evidências que possam servir de modelo para orientar a interrupção da TH, ou mesmo para se decidir se o regime de descontinuidade, também conhecido como regime de desmame, deve ser imediato ou gradativo.

Um estudo avaliou esta questão através de um delineamento prospectivo, aleatorizado e controlado. Incluiu 91 mulheres de 48 a 73 anos de idade, que foram distribuídas em dois grupos: um com suspensão imediata e outro com suspensão gradativa, no qual houve redução de 1 comprimido por semana a cada período de 30 dias do estudo. A média etária era de 56,8 ± 4,2 anos, e a duração média da TH, de 8,8 ± 3,8 anos. Após 3 meses de descontinuação da TH, o grupo de suspensão imediata demonstrou maior intensidade dos sintomas climatéricos em comparação ao grupo de interrupção gradual. Seis meses após a descontinuação, as mulheres do grupo de interrupção gradativa apresentaram piora dos sintomas de hipoestrogenismo, especialmente os sintomas vasomotores, em comparação ao grupo de interrupção imediata. Após 9 e 12 meses de suspensão da TH, não houve diferença entre os grupos: os dois apresentaram igual taxa de recorrência dos sintomas climatéricos.[73]

Outro estudo aberto avaliou 70 mulheres distribuídas aleatoriamente e 35 mulheres com suspensão imediata e outras 35 mulheres com suspensão gradativa (uso em dias alternados por 2 semanas e descontinuação após). A avaliação após 4 semanas não revelou diferença significativa entre os dois grupos no que diz respeito a intensidade e frequência dos sintomas.[74] Estudo realizado com base em questionários e informações obtidas através de base de dados do gerenciamento de farmácias avaliou 836 mulheres, das quais 75% suspenderam a TH de forma imediata e 25% gradativamente. As mulheres que suspenderam de maneira gradativa relataram menores escores relativos aos sintomas climatéricos, mas mostravam-se mais inclinadas a retornar ao uso da TH.[75]

Mais recentemente, em excelente estudo randomizado realizado em nosso meio, com alto nível de evidência, foi possível observar que o retorno dos sintomas vasomotores se fez igualmente quando a redução gradual diária da TH foi comparada a interrupção abrupta do tratamento.[76]

Pelas evidências atualmente disponíveis, o regime utilizado na interrupção da TH, seja abrupto ou gradual, pouco interfere na recidiva dos sintomas climatéricos.

CONSIDERAÇÕES FINAIS

A TH é a modalidade de tratamento mais eficaz para o alívio dos sintomas climatéricos, decorrentes da insuficiência ovariana natural ou cirúrgica, com a consequente melhoria da qualidade de vida, independentemente da via de administração. A estrogenoterapia local, nas doses habitualmente utilizadas para tratar a atrofia urogenital, não produz resposta para o alívio dos sintomas gerais. Recomenda-se sempre individualizar a terapia, tratando as mulheres com a adequada dose efetiva pelo período de tempo suficiente para a obtenção dos resultados para os quais foi indicada. As manifestações emocionais, principalmente sintomas depressivos e de ansiedade, são frequentes na transição da peri para a pós-menopausa. A TH pode apresentar benefícios sobre os sintomas emocionais quando utilizada na perimenopausa. Os dados disponíveis atualmente são conflitantes quanto à indicação da TH para tratar depressão em mulheres na pós-menopausa. A TH com estrogênio vaginal ou sistêmico é o tratamento de escolha para a AVV, sendo a via vaginal a melhor opção para as mulheres com sintomas unicamente de AVV. Iniciar a TH em mulheres com idade superior a 65 anos não melhora o desempenho cognitivo ou previne a doença de Alzheimer. Há controvérsias quanto aos benefícios da TH na cognição em mulheres na pós-menopausa recente em que pese haver plausibilidade biológica para suportar os seus benefícios.

REFERÊNCIAS BIBLIOGRÁFICAS

1. Wender MCO, Pompei LM, Fernandes CE. Consenso Brasileiro de Terapêutica Hormonal da Menopausa – Associação Brasileira de Climatério (SOBRAC). 2014. Disponível em: http://sobrac.org.br/media/files/publicacoes.
2. Kravitz HM, Avery E, Sowers M et al. Relationships between menopausal and mood symptoms and EEG sleep measures in a multi-ethnic sample of middle-aged women. The SWAN Study. Sleep. 2011; 34(9):1221-32.
3. Fernandes CE, Pinho-Neto JSL, Gebara OCE et al. I Diretriz Brasileira sobre Prevenção de Doenças Cardiovasculares em Mulheres Climatéricas e a Influência da Terapia de Reposição Hormonal (TRH) da Sociedade Brasileira de Cardiologia (SBC) e da Associação Brasileira do Climatério (SOBRAC). Arq Bras Cardiol. 2008; 91(Suppl 1):1-23.
4. Davison SL, Bell R, Donath S et al. Twenty-four-hour mean plasma testosterone concentration declines with age in normal premenopausal women. J Clin Endocrinol Metab. 2005; 90(7):3847-53.
5. North American Menopause Society Menopause (NAMS). The 2012 Hormone Therapy Position Statement of the North American Menopause Society. Menopause. 2012; 19(3):257-71.
6. Robertson DM, Hale GE, Fraser IS et al. Changes is serum antimüllerian hormone levels across the ovulatory menstrual cycle in late reproductive age. Menopause. 2011; 18:512-4.
7. Iosif C, Bekassy Z. Prevalence of genitourinary symptoms in the late menopause. Acta Obstet Gynecol Scand. 1984; 63:257.
8. Berg G et al. Climateric symptoms among women aged 60-62 in Linkoping, Sweden, in 1986. Maturitas. 1988; 10:193.
9. Wurch TA et al. Interest du promestriene dans le traitement de la vaginite atrophique post-menopausique. Gynecologie. 1981; 32:51.
10. Lobo RA. Cardiovascular implications of estrogen replacement therapy. Obstet Gynecol. 1990; 75:18S.
11. Nordin BEC, Aaron S, Speed R. Bone formation and resorption as the determinants of trabecular bone volume in postmenopausal osteoporosis. Lancet. 1981; 11:277.
12. Sociedade Brasileira de Arritmias Cardíacas (SOBRAC). Consenso Brasileiro Multidisciplinar de Assistência à Saúde da Mulher Climatérica. In: Fernandes CE. Menopausa: diagnóstico e tratamento. São Paulo: Segmento; 2003. p. 219-70.
13. American Association of Clinical Endocrinologists (AACE). Cobin RH et al. Menopause guidelines revision task force American Association of Clinical Endocrinologists medical guidelines for clinical practice for the diagnosis and treatment of menopause. Endocrine Practice. 2006; 12(3):315.
14. Brinton EA. Hot flashes and hormone use: harbingers of heart disease? Menopause. 2010; 17(2):223-5.
15. Weiner MG, Barnhart K, Xie D et al. Hormone therapy and coronary heart disease in young women. Menopause. 2007; 15(1):1-8.
16. Rossouw JE, Anderson GL, Prentice RL et al. WHI investigators. Risks and benefits of estrogen plus progestin in healthy postmenopausal women: principal results from the women's health initiative randomized controlled trial. JAMA. 2002; 288(3):321-33.
17. Morris EP, Rymer J. Menopausal symptoms. Clinical Evidence. 2001; [S.1]:1706-15.
18. Nelson HD. Commonly used types of postmenopausal estrogen for treatment of hot flashes: scientific review. JAMA. 2004; 291:1610-20.
19. Utian WH, Shoupe D, Bachmann G et al. Relief of vasomotor symptoms and vaginal atrophy with lower doses of conjugated equine estrogens and medroxyprogesterone acetate. Fertil Steril. 2001; 75:1065-79.
20. Bachmann GA, Schaefers M, Uddin A et al. Lowest effective transdermal 17β-estradiol dose for relief of hot flushes in postmenopausal women: a randomized controlled trial. Obstet Gynecol. 2007; 110:771-9.
21. Hogervorst E, Bandelow S. Sex steroids to maintain cognitive function in women after the menopause: a meta-analysis of treatment trials. Maturitas. 2010; 66(1):56-71.
22. Mishra GD, Kuh D. Health symptoms during midlife in relation to menopausal transition: British prospective cohort study. BMJ. 2012; 344:e402.
23. Huo L, Straub RE, Roca C et al. Risk for premenstrual dysphoric disorder is associated with genetic variation in ESR1, the estrogen receptor alpha gene. Biol Psychiatry. 2007; 62(8):925-33.
24. Amin Z, Canli T, Epperson CN. Effect of estrogen-serotonin interactions on mood and cognition. Behav Cogn Neurosci Rev. 2005; 4(1):43-58.
25. Judd FK, Hickey M, Bryant C. Depression and midlife: are we overpathologizing the menopause? J Affect Disord. 2012; 136(3):199-211.
26. Hickey M, Bryant C, Judd F. Evaluation and management of depressive and anxiety symptoms in midlife. Climacteric. 2012; 15(1):3-9.
27. Worley R, Davis SR, Gavrilidis E et al. Hormonal therapies for new onset and relapsed depression during perimenopause. Maturitas. 2012; 73(2):127-33.

28. Schmidt PJ, Nieman L, Danaceau MA et al. Estrogen replacement in peri-menopause-related depression: a preliminary report. Am J Obstet Gynecol. 2000; 183(2):414-20.

29. Morrison MF, Kallan MJ, Ten Have T et al. Lack of efficacy of estradiol for depression in postmenopausal women: a randomized, controlled trial. Biol Psychiatry. 2004; 55:406-12.

30. Demetrio FV, Rennó Jr J, Gianfaldoni A et al. Effect of estrogen replacement therapy on symptoms of depression and anxiety in non-depressive menopausal women. A randomized double-blind controlled study. Arch Women's Ment Health. 2011; 14(6):479-86.

31. Santoro N, Komi J. Prevalence and impact of vaginal symptoms among postmenopausal women. J Sex Med. 2009; 6:2133-42.

32. Tan O, Bradshaw K, Carr BR. Management of vulvovaginal atrophy-related sexual dysfunction in postmenopausal women: an up-to-date review. Menopause. 2012; 19:109-17.

33. Lüthje P, Hirschberg AL, Brauner A. Estrogenic action on innate defense mechanisms in the urinary tract. Maturitas. 2014; 77:32-6.

34. Long CY, Liu CM, Hsu SC et al. A randomized comparative study of the effects of oral and topical estrogen therapy on the vaginal vascularization and sexual function in hysterectomized postmenopausal women. Menopause. 2006; 13:737-43.

35. Nelken RS, Ozel BZ, Leegant AR et al. Randomized trial of estradiol vaginal ring *versus* oral oxybutynin for the treatment of overactive bladder. Menopause. 2011; 18:962-6.

36. Handa VL, Bachus KE, Johnston WW et al. Vaginal administration of low-dose conjugated estrogens: systemic absorption and effects on the endometrium. Obstet Gynecol. 1994; 84:215-8.

37. Ulrich LS, Naessen T, Elia D et al. Endometrial safety of ultra-low-dose Vagifem 10 microg in postmenopausal women with vaginal atrophy. Climacteric. 2010; 13:228-37.

38. Al-Baghdali O, Ewiss AA. Topical estrogen therapy in the management of postmenopausal vaginal atrophy: an up-to-date overview. Climateric. 2009; 12:91-105.

39. Management of symptomatic vulvovaginal atrophy: 2013. Position statement of The North American Menopause Society. 2013; 20:888-902.

40. Kang JH, Weuve J, Grodstein F. Postmenopausal hormone therapy and risk of cognitive decline in community-dwelling aging women. Neurology. 2004; 63:101-7.

41. Rice MM, Graves AB, McCurry SM et al. Postmenopausal estrogen and estrogen-progestin use and 2-year rate of cognitive change in a cohort of older Japanese American women: The Kame Project. Arch Intern Med. 2000; 160:1641-9.

42. Khoo SK, O'Neill S, Byrne G et al. Postmenopausal hormone therapy and cognition: effects of timing and treatment type. Climacteric. 2010; 13:259-64.

43. Seshadri S, Zornberg GL, Derby LE et al. Postmenopausal estrogen replacement therapy and the risk of Alzheimer disease. Arch Neurol. 2001; 58:435-40.

44. LeBlanc ES, Janowsky J, Chan BK et al. Hormone replacement therapy and cognition: systematic review and meta-analysis. JAMA. 2001; 285:1489-99.

45. Shumaker SA, Legault C, Kuller L et al. Conjugated equine estrogens and incidence of probable dementia and mild cognitive impairment in post-menopausal women: Women's Health Initiative Memory Study (WHIMS). JAMA. 2004; 291:2947-58.

46. Espeland MA, Rapp SR, Shumaker SA et al. Conjugated equine estrogens on global cognitive function in postmenopausal women: the Women's Health Initiative Memory Study (WHIMS). JAMA. 2004; 291:2959-68.

47. Resnick SM, Maki PM, Rapp SR et al. Effects of combination estrogen plus progestin hormone treatment on cognition and affect. J Clin Endocrinol Metab. 2006; 91(5):1802-10.

48. Espeland MA, Shumaker SA, Leng I et al. Long-term effects on cognitive function of postmenopausal hormone therapy prescribed to women aged 50 to 55 years. JAMA Intern Med. 2013; 173(15):1429-36.

49. Lethaby A, Hogervorst E, Richards M et al. Hormone replacement therapy for cognitive function in postmenopausal women (Review). Cochrane Database of Systematic Reviews. 2008; (1):CD003122.

50. Brasil. Ministério da Saúde (MS). Sistema de Informações sobre Mortalidade do Ministério da Saúde. Disponível em: http://www2.datasus.gov.br/DATASUS.

51. Mosca L, Banka CL, Benjamin EJ et al. Evidence-based guidelines for cardiovascular disease prevention in women: 2007 update. Circulation. 2007; 115:1481-501.

52. Carr MC. The emergence of the metabolic syndrome with menopause. J Clin Endocrinol Metab. 2003; 88:2404-11.

53. Derby CA, Crawford SL, Pasternak RC et al. Lipid changes during the menopause transition in relation to age and weight: the Study of Women's Health across the Nation. Am J Epidemiol. 2009; 169(11):1352-61.

54. Deroo BJ, Korach KS. Estrogen receptors and human disease. J Clin Invest. 2006; 116:561-70.

55. Cignarella A, Kratz M, Bolego C. Emerging role of estrogen in the control of cardiometabolic disease. Trends Pharmacol Sci. 2010; 31(4):183-9.

56. Wakatsuki A, Ikenoue N, Sagara Y. Estrogen-induced small low-density lipoprotein particles in postmenopausal women. Obstet Gynecol. 1998; 91:234-40.

57. Lobo RA. Effects of hormonal replacement on lipids and lipoproteins in postmenopausal women. J Clin Endocrinol Metab. 1991; 73:925-30.

58. Sitruk-Ware R. Pharmacology of different progestogens: the special case of drospirenone. Climateric. 2005; 8(Suppl 3):4-12.

59. White WB, Pitt B, Preston RA et al. Antihypertensive effects of drospirenone with 17-beta-estradiol, a novel hormone treatment in postmenopausal women with stage 1 hypertension. Circulation. 2005; 112:1979-84.

60. Rogers J. Estrogens in the menopausal and postmenopausal. N Engl J Med. 1969; 280:364.

61. Eriksen EF, Colvard DS, Gerg NJ et al. Evidence of estrogen receptors in normal osteoblast-like cells. Science. 1988; 241:84.

62. Lindsay R, Hart DM, Maclean A et al. Bone response to termination of estrogen treatment. Lancet. 1978; 1:1321.

63. Lindsay R, Gallagher JC, Kleerekoper M et al. Effect of lower doses of conjugated equine estrogens with and without medroxyprogesterone acetate on bone in early postmenopausal women. JAMA. 2002; 287(20):2668-76.

64. Lindsay R, Hart DM, Kraszewski A. A perspective double-blind trial of synthetic steroid (Org OD 14) for preventing post-menopausal osteoporosis. Br Med J. 1980; 280:1207.

65. Hart DM, Abdalla H, Clark DM. Preservation of bone mass in postmeno-pausal women during therapy with estrogen and progestogens. In: Christiansen C, Arnoud CD, Nordin BEC (Eds.). Osteoporosis: Proceedings of the Copenhagen International Symposium on Osteoporosis. Copenhagen: Aalborg Stiftborgtrykeri; 1984. p. 697.

66. Heaney RP, Recker RR, Saville PD. Menopausal changes in calcium balance performance. J Lab Clin Med. 1978; 92(6):953-63.

67. National Institutes of Health (NIH). Consensus Development Panel on Optimal Calcium Intake, Optimal calcium intake. JAMA. 1994; 272:1942.

68. Chlebowski RT, Hendrix SL, Langer RD et al. Influence of estrogen plus progestin on breast cancer and mammography in healthy postmenopausal women: the Women's Health Initiative Randomized Trial. JAMA. 2003; 289(24):3243-53.

69. Prentice RL, Chlebowski RT, Stefanick ML et al. Conjugated equine estrogens and breast cancer risk in the Women's Health Initiative clinical trial and observational study. Am J Epidemiol. 2008; 167(12):1407-15.

70. Stefanick ML, Anderson GL, Margolis KL et al. Effects of conjugated equine estrogens on breast cancer and mammography screening in postmenopausal women with hysterectomy. JAMA. 2006; 295(14):1647-57.

71. Heiss G, Wallace R, Anderson GL et al. Health risks and benefits 3 years after stopping randomized treatment with estrogen and progestin. JAMA. 2008; 299(9):1036-45.

72. LaCroix AZ, Chlebowski RT, Manson JE et al. Health outcomes after stopping conjugated equine estrogens among postmenopausal women with prior hysterectomy: a randomized controlled trial. JAMA. 2011; 305(13):1305-14.

73. Haimov-Kochman R, Barak-Glantz E, Arbel R et al. Gradual discontinuation of hormone therapy does not prevent the reappearance of climacteric symptoms: a randomized prospective study. Menopause. 2006; 13(3):370-6.

74. Aslan E, Bagis T, Kilicdag EB et al. How best is to discontinue postmenopausal hormone therapy: immediate or tapered? Maturitas. 2007; 56(1):78-83.

75. Haskell SG, Bean-Mayberry B, Gordon K. Discontinuing postmenopausal hormone therapy: an observational study of tapering versus quitting cold turkey: is there a difference in recurrence of menopausal symptoms? Menopause. 2009; 16(3):494-9.

76. Cunha EP, Azevedo LH, Pompei LM et al. Effect of abrupt discontinuation versus gradual dose reduction of postmenopausal hormone therapy on hot flushes. Climateric. 2010; 13(4):362-7.

Parte 5

37

Osteoporose Pós-Menopáusica

Ben-Hur Albergaria

INTRODUÇÃO

A osteoporose representa um dos principais problemas de saúde pública em todo o mundo. As fraturas ósseas dela decorrentes, em particular as de quadril, são causa importante de morbidade e mortalidade, com repercussões sociais e econômicas significativas.[1]

Na abordagem multidisciplinar da osteoporose, o ginecologista tem um papel de destaque. Como clínico da mulher em todas as fases de sua vida, encontra-se em posição privilegiada para atuar ativamente na prevenção, no diagnóstico precoce e no tratamento oportuno dessa doença, incorporando o combate à osteoporose como uma de suas atividades prioritárias.

Pode-se definir a osteoporose como "uma desordem esquelética caracterizada por resistência óssea comprometida predispondo a um risco aumentado de fratura", reconhecendo-se que a resistência óssea é uma função tanto da quantidade óssea estimada por medição da densidade mineral óssea (DMO) quanto da qualidade óssea, um conjunto complexo e multidimensional de propriedades incluindo microarquitetura óssea, taxa de remodelação, grau mineralização e normalidade da matriz osteoide.[2]

A osteoporose é a doença óssea mais comum nos seres humanos, afetando um número considerável de pessoas de ambos os sexos e todas as raças, e sua prevalência aumenta à medida que a população envelhece. Estima-se que 200 milhões de mulheres em todo o mundo tenham esta condição.[3] É um importante problema de saúde pública em função dos resultados potencialmente devastadores das fraturas. Em mulheres caucasianas, o risco de desenvolvimento de uma fratura de quadril é maior do que de desenvolvimento de câncer de mama.[4]

As fraturas vertebrais, do quadril e antebraço distal são consideradas fraturas osteoporóticas típicas (Figura 37.1).

As fraturas vertebrais são as fraturas osteoporóticas mais frequentes, com maior risco em mulheres de 50 a 55 anos de idade, aumentando linearmente com a idade. Elas apresentam consequências importantes: dor lombar, perda de estatura, deformidade (cifose, protrusão abdominal), redução da função pulmonar, diminuição da qualidade de vida e aumento da mortalidade. Um estudo realizado em cinco países da América Latina (Argentina, Brasil, Colômbia, México e Porto Rico) encontrou prevalência de fraturas

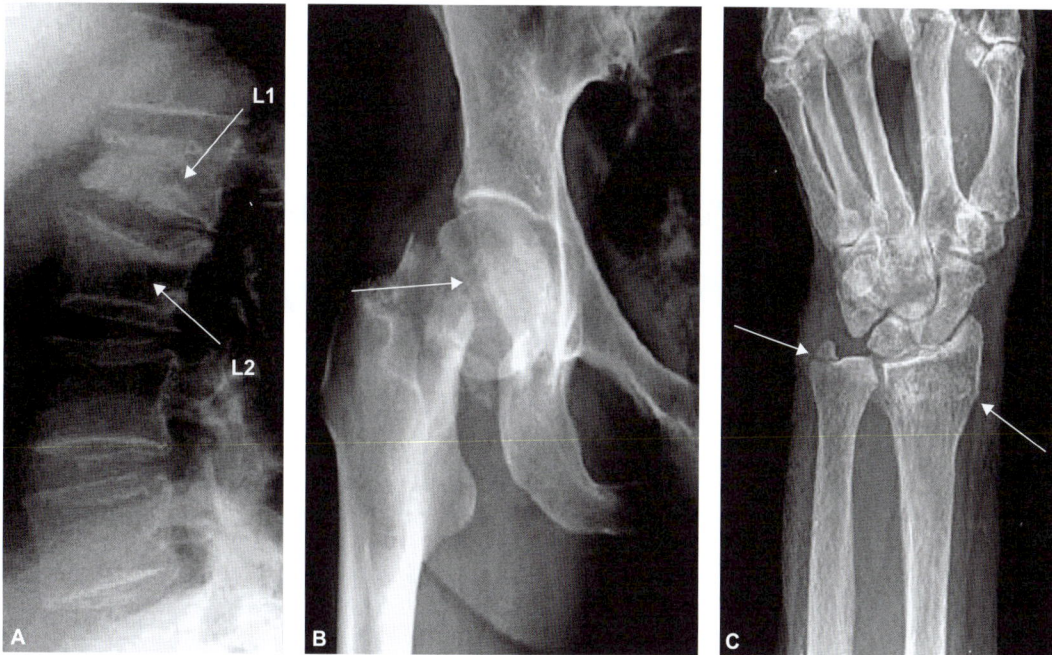

Figura 37.1 Fraturas osteoporóticas típicas: vertebral (**A**), quadril (**B**) e antebraço (**C**).

vertebrais morfométricas (11,18%; intervalo de confiança de 95% [IC 95%] 9,23 a 13,4) semelhante aos dados de Pequim e algumas regiões da Europa. No Brasil, especificamente, a população estudada mostrou prevalência média de 14,8% de fraturas vertebrais morfométricas.[5] Extrapolando os dados desse, e considerando-se que a população de mulheres de 50 anos de idade ou mais no Brasil está estimada em 21 milhões, cerca de 3 milhões delas poderiam estar vivendo com fraturas vertebrais.

As fraturas de quadril são o resultado mais devastador da osteoporose, pois levam a hospitalização obrigatória e podem causar incapacidade grave, além de excessiva mortalidade. A maioria dessas fraturas ocorre após uma queda e sua incidência aumenta exponencialmente com a idade, com uma variação substancial nas taxas de fratura de quadril entre as populações. Há estudos brasileiros que avaliaram a epidemiologia descritiva da fratura de fêmur no país, mostrando taxas globais de incidência de fratura de quadril entre 153 e 343 por 100 mil pessoas com idades entre 50 anos ou mais.[6-9] Estima-se a ocorrência de 121 mil fraturas de quadril por ano no Brasil, com projeções de que número seja cada vez maior: 140 mil e 160 mil, respectivamente, nos anos de 2020 e 2050.[5,7]

Sabe-se que 15 a 30% dos pacientes com fraturas de quadril morrem durante o primeiro ano após o evento, geralmente devido a complicações como infecção, trombose venosa e úlceras de pressão, ou condições associadas, em especial doenças cardiovasculares. Além disso, esses pacientes têm risco aumentado de se tornarem dependentes ou institucionalizados após a fratura.

As fraturas de antebraço distal apresentam um padrão diferente de ocorrência das de quadril e vertebrais. Há um aumento na incidência de mulheres entre as idades de 45 e 60 anos, seguido por estabilização de sua ocorrência ou aumento mais atenuado em seguida. A maioria das fraturas de pulso acontece em mulheres, das quais 50% têm mais de 65 anos de idade.

Fraturas osteoporóticas também impõem um grande peso econômico sobre os sistemas de saúde em todo o mundo. Mais recentemente, os custos anuais combinados de todas as fraturas osteoporóticas foram estimados em 20 bilhões de dólares nos EUA e cerca de 30 bilhões de dólares na União Europeia,[10] não havendo dados precisos acerca do custo econômico das fraturas osteoporóticas no Brasil até o presente momento. Os custos diretos com a hospitalização por fraturas de quadril por osteoporose em indivíduos com mais de 50 anos de idade internados em hospitais privados do país são de 12 mil dólares, relacionados principalmente com a instrumentação médica e cirúrgica. O impacto econômico anual dessas fraturas para as empresas de seguro de saúde foi estimado em cerca de 6 milhões de dólares.[11]

FISIOPATOLOGIA

Para se compreender a origem da fragilidade esquelética na pós-menopausa, é necessário rever brevemente o processo de remodelação óssea.[12] A integridade mecânica do esqueleto é mantida pela remodelação óssea que ocorre ao longo da vida. Esse processo de regeneração, degradação e reparação torna possível que o osso danificado seja substituído por osso novo. A remodelação pode ser dividida em quatro fases: reabsorção, reversão, formação e quiescência. Em qualquer momento, aproximadamente 10% da superfície óssea no esqueleto adulto estão em remodelação ativa. A duração do ciclo de remodelação é de cerca de 6 meses, com a fase de reabsorção durando de 10 a 14 dias e a formação, de cerca de 150 dias (Figura 37.2). O processo de remodelação óssea envolve:

- Osteoblastos, as células formadoras de osso
- Osteoclastos, responsáveis pela reabsorção óssea
- Osteócitos, osteoblastos terminalmente diferenciados com papel crítico de coordenação dessa unidade básica multicelular.

O estrogênio tem um papel central na remodelação fisiológica normal, de maneira que a deficiência desse hormônio esteroide após a menopausa resulta em desequilíbrio de remodelação, aumentando substancialmente o *turnover* ósseo com

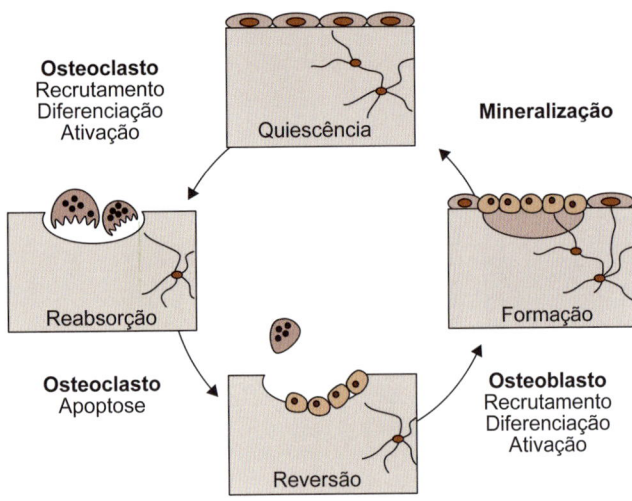

Figura 37.2 Ciclo de remodelação óssea.

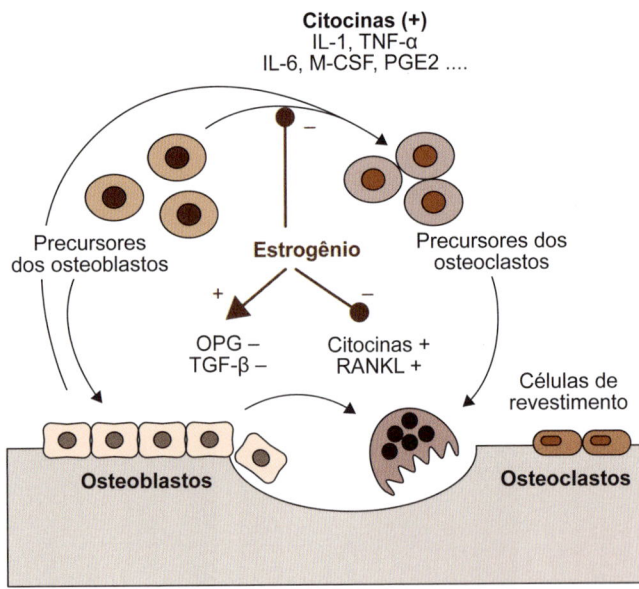

Figura 37.3 Papel do estrogênio na remodelação óssea. IL-1 e -6: interleucina-1 e -6; TNF-α: fator de necrose tumoral alfa; M-CSF: fator estimulador de colonização de macrófagos; PGE2: prostaglandina E2; OPG: osteoprotegerina; TGF-β: fator de crescimento beta; RANKL: ligante do receptor do ativador do fator nuclear κB. (Adaptada de Li et al., 2009;[17] Moayyeri, 2008;[18] IOM, 2010;[19] Straub, 2007.[20])

predomínio da reabsorção óssea sobre a formação. Esse desequilíbrio leva a uma perda progressiva de osso trabecular, em parte por causa do aumento da osteoclastogênese. Recrutamento, ativação e diferenciação de osteoclastos parecem ser o resultado do aumento da elaboração de citocinas pró-inflamatórias osteoclastogênicas, como a interleucina-1 (IL-1) e o fator de necrose tumoral β (TNF-β), regulados negativamente pelo estrogênio.[13] O hipoestrogenismo também reduz a produção de fator de crescimento transformante β (acelerador da apoptose de osteoclastos), aumentando a sobrevida dos osteoclastos.[14]

A compreensão sobre as bases moleculares de remodelação óssea tem avançado rapidamente nos últimos anos e o ativador do receptor de NFκB (RANK), o seu ligante (RANKL), e a osteoprotegerina, por exemplo, agora são conhecidos por serem reguladores-chave da reabsorção óssea mediada pelos osteoclastos *in vitro* e *in vivo*.[15] Osteoblastos expressam RANKL constitutivamente na sua superfície celular; RANKL interage com o seu receptor cognato, RANK, expresso em precursores de osteoclastos, e promove recrutamento e diferenciação de osteoclastos. A interação de RANKL e RANK nos osteoclastos maduros resulta em sua ativação e sobrevivência prolongada. A osteprotegerina é secretada principalmente por osteoblastos e células estromais; *in vivo*, osteoprotegerina bloqueia a interação de RANKL com RANK e, portanto, atua como um regulador fisiológico de remodelação óssea. O estrogênio também pode exercer parte de seus efeitos antirreabsortivos no osso por meio da estimulação da expressão de osteoprotegerina em osteoblastos e osteócitos[16] (Figura 37.3).

DIAGNÓSTICO E AVALIAÇÃO DE RISCO DE FRATURA

É recomendável uma abordagem abrangente para o diagnóstico de osteoporose e para a avaliação do risco de fratura. Para se estabelecer o risco individual da paciente, deve-se recorrer a história detalhada e exame físico completo, juntamente com mensuração da DMO, imagenologia vertebral para diagnosticar fraturas vertebrais, avaliação laboratorial da remodelação óssea e também dirigida para identificação de causas secundárias e, quando for o caso, à aplicação de algoritmos para cálculo de risco absoluto de fratura em 10 anos (FRAX®-OMS).[21]

História e exame físico

A história clínica e o exame físico devem identificar fatores clínicos de risco para osteoporose e fratura, além de avaliar causas secundárias de osteoporose e fratura por fragilidade. Com relação aos fatores de risco, a Organização Mundial da Saúde (OMS) realizou recentemente uma metanálise da relação entre diversos fatores de risco clínicos e fratura usando dados de 12 estudos de coorte incluindo 60 mil pacientes. Um total de 10 fatores de risco significativos foram identificados: idade, sexo, índice de massa corporal, história pessoal de fratura por fragilidade após 40 anos de idade, história parental de fratura de fêmur, tabagismo corrente, etilismo (≥ 3 doses por dia), uso de glicocorticoides, artrite reumatoide e outras causas secundárias. Esses fatores de risco, junto ao uso opcional da DMO do colo femoral foram, então, usados para criar uma plataforma chamada FRAX® para calcular o risco absoluto de fratura de quadril ou de outras fraturas osteoporóticas maiores (fratura clínica vertebral, quadril, antebraço e úmero) nos próximos 10 anos[22] (Figura 37.4). Essa ferramenta, usada com orientações para os limiares de tratamento, é muito útil na identificação de candidatos para a farmacoterapia. Entretanto, ainda não estão estabelecidos limiares de intervenção com base no FRAX® para uso no Brasil.

Uma fratura de fragilidade, identificada por história ou exame físico, também pode sugerir um diagnóstico clínico de osteoporose. Perda de altura e cifose podem ser sinais de fratura vertebral. Há evidências de que perda de altura superior a 2 cm (em medidas sequenciais) ou a 4 cm (referidas pela paciente) aumenta a probabilidade de fratura vertebral.[23] Portanto, a altura deve ser medida anualmente com um método preciso, como régua de parede ou estadiômetro. Perdas significativas como as mencionadas anteriormente devem ser avaliadas por radiografia toracolombar lateral ou avaliação de fratura vertebral por densitometria por emissão de raios X de dupla energia (DXA) (*vertebral fracture assessment* – VFA) para identificar fraturas vertebrais.

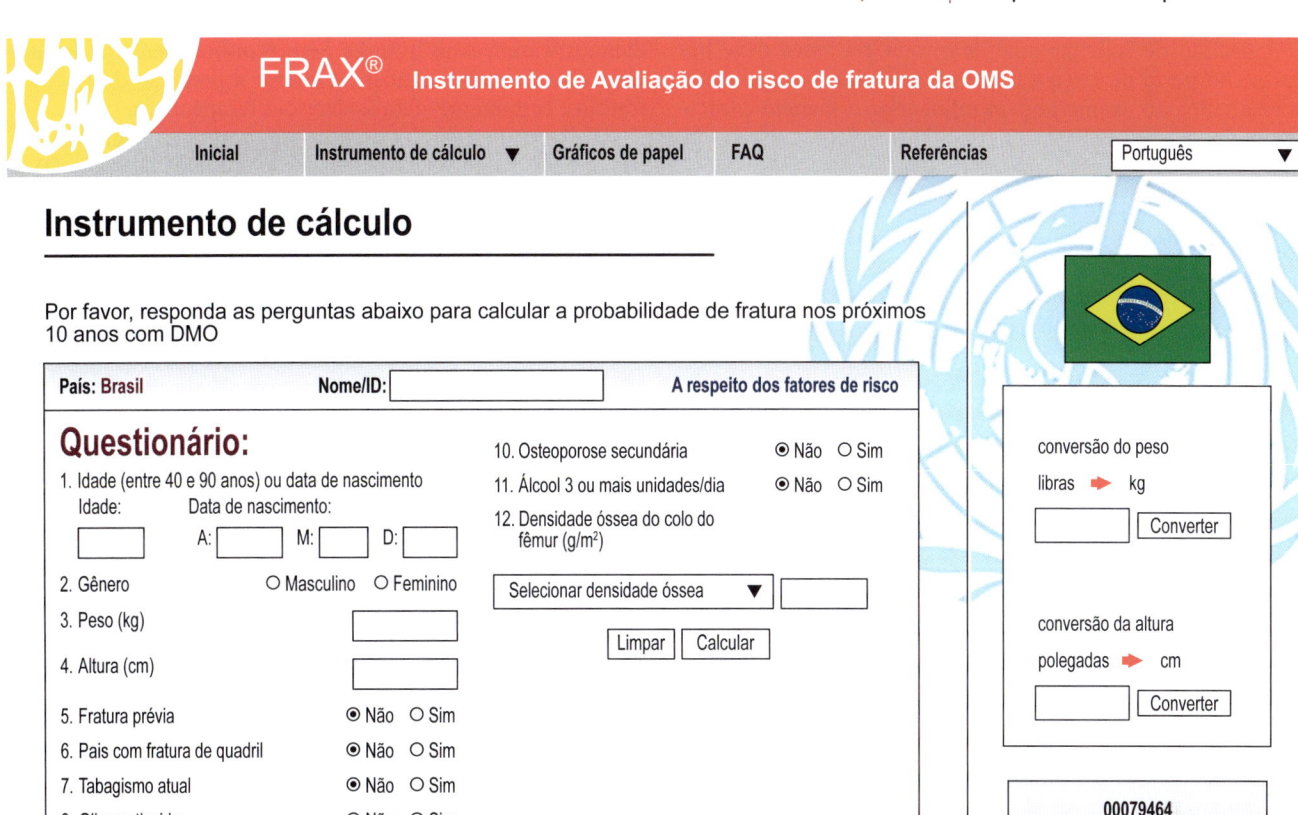

Figura 37.4 Ferramenta FRAX® da Organização Mundial da Saúde.

Ainda durante a história médica, deve-se avaliar o risco de quedas. Fatores clínicos relacionados com aumento do risco de quedas incluem: história de quedas, desmaio ou perda de consciência; fraqueza muscular; tontura, problemas de coordenação, ou de equilíbrio; artrite ou neuropatia dos membros inferiores; diminuição da acuidade visual. O risco de quedas também é aumentado pelo uso de medicamentos que afetam o equilíbrio e a coordenação (p. ex., sedativos, analgésicos narcóticos, anticolinérgicos, anti-hipertensivos) ou pelo uso de múltiplos medicamentos. Todos esses medicamentos devem ser, portanto, avaliados durante a anamnese. Itens no ambiente de casa e do trabalho, como obstáculos e má iluminação, também contribuem para o risco de quedas, sendo fundamental ter ciência deles para se prevenirem quedas.

Quantificação da massa óssea

A DMO do esqueleto normalmente é medida por meio da DXA (Figura 37.5).

A medida por DXA de quadril e coluna vertebral é usada para estabelecer ou confirmar o diagnóstico de osteoporose, predizer o risco de fraturas no futuro, e monitorar pacientes. A DMO areal é expressa em termos absolutos de gramas de mineral por centímetro quadrado (g/cm^2) e comparada com a DMO média de uma população de referência de adultos jovens (*T-score*) e com uma população de referência de mesma idade, mesmo sexo e mesma etnia (*Z-score*). A classificação diagnóstica da OMS para mulheres na transição menopausal e pós-menopausa baseia-se nos valores de *T-score*, e as pacientes podem ser classificadas nas categorias: normal (*T-score* ≥ –1

desvio padrão [DP]), baixa massa óssea ou osteopenia (*T-score* entre –1 e –2,5 DP) ou osteoporose (*T-score* ≤ –2,5 DP). As pacientes com *T-score* ≤ –2,5 DP e fratura por fragilidade são classificadas como osteoporose estabelecida[24] (Tabela 37.1).

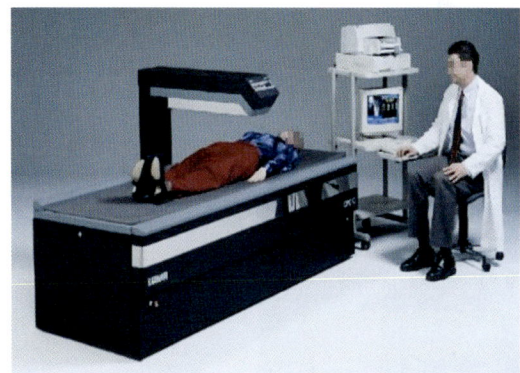

Figura 37.5 Densitometria óssea (DXA).

Tabela 37.1 Classificação da Organização Mundial da Saúde de osteoporose pós-menopáusica.

Classificação	*T-score* (DP)
Normal	≥ –1,0
Osteopenia	Entre –1,0 e –2,5
Osteoporose	≤ –2,5
Osteoporose estabelecida	≤ –2,5 com fraturas

DP: desvio padrão.

A decisão de solicitar uma densitometria óssea deve basear-se no perfil de risco da mulher, em situações nas quais os resultados do exame podem influenciar o manejo clínico. Recentemente, um consenso nacional estabeleceu critérios de indicação de densitometria óssea (DXA), listados a seguir:[25]

- Mulheres a partir de 65 anos de idade
- Mulheres na pós-menopausa com menos de 65 anos de idade com fatores de risco para fraturas
- Mulheres durante a transição menopausal (40 a 50 anos de idade) com fatores de risco para fraturas
- Adultos com fraturas por fragilidade
- Adultos com condições ou doenças associadas à baixa massa óssea
- Adultos em uso de medicamentos indutores de perda óssea
- Qualquer candidato a tratamento (ósseo)
- Qualquer um em tratamento, para monitorar sua efetividade.

Medidas seriadas de DMO podem demonstrar a eficácia do tratamento, detectando estabilidade ou ganho de DMO, e podem identificar ausência de resposta ao tratamento, caso seja observada perda de DMO, sugerindo necessidade de ser reavaliada a opção terapêutica, bem como a necessidade de se investigarem causas secundárias de osteoporose e perda óssea. O período de intervalo entre exames deve ser determinado de acordo com a condição clínica de cada paciente. Habitualmente, 1 ano após o início ou a mudança do tratamento, deve-se medir a DMO mais uma vez. Maiores intervalos devem ser observados quando a eficácia terapêutica estiver estabelecida.[25]

Avaliação vertebral por imagem

Uma fratura vertebral é consistente com diagnóstico clínico de osteoporose, mesmo na ausência de DXA, e constitui uma indicação para o tratamento farmacológico da osteoporose para reduzir o risco de fraturas subsequentes.[26] A maioria das fraturas vertebrais é assintomática quando de sua ocorrência inicial e muitas vezes não é diagnosticada. A avaliação vertebral por imagem proativamente é a única maneira de se

diagnosticarem essas fraturas. Seu reconhecimento pode alterar a classificação diagnóstica, alterar a predição do risco de fratura e certamente afeta as decisões terapêuticas.

Avaliação vertebral por imagem pode ser realizada por radiografia lateral de coluna toracolombar ou por DXA (VFA), disponível na maioria dos densitômetros atuais (Figura 37.6). A VFA pode ser convenientemente realizada no mesmo momento da avaliação densitométrica convencional, com exposição radiológica significativamente menor do que a necessária na radiologia vertebral convencional.

Marcadores bioquímicos da remodelação óssea

Os marcadores bioquímicos de remodelação óssea podem ser medidos no soro ou na urina, com o objetivo de avaliar tanto a reabsorção óssea (produtos de degradação do colágeno tipo I no osso: N-telopeptídios [NTX], C-telopeptídios [CTX] e desoxipiridinolina) quanto a atividade formadora osteoblástica (fosfatase alcalina óssea, propeptídio N-terminal do pro-colágeno tipo I [P1NP], osteocalcina). Há evidência na literatura de que esses marcadores podem ser úteis para predizer o risco de fraturas em pacientes não tratadas, para monitorar o tratamento farmacológico da osteoporose, e para ajudar a determinar adesão e persistência à terapia medicamentosa.[27]

Entretanto, há reconhecida limitação da utilidade clínica dos marcadores bioquímicos da remodelação óssea, pois a maioria deles apresenta grande variabilidade biológica e analítica. Portanto, o uso rotineiro de marcadores da reabsorção óssea é ainda tema de debate, não sendo universalmente endossado.

Avaliação laboratorial

Embora a deficiência de estrogênio seja a causa mais comum de osteoporose em mulheres na pós-menopausa, muitas outras condições podem acompanhar a deficiência de estrogênio e contribuir para a diminuição da resistência óssea nesta população (Tabela 37.2). A avaliação laboratorial para

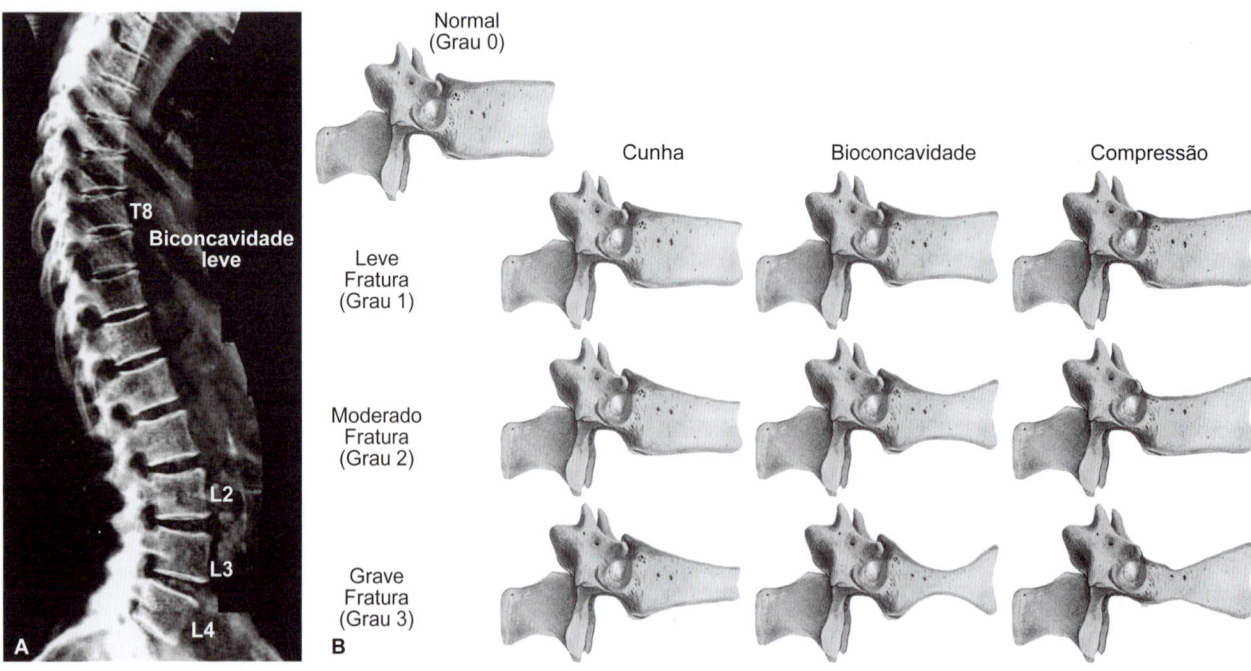

Figura 37.6 Avaliação de fratura vertebral por DXA (VFA).

Tabela 37.2 Causas de osteoporose secundária.

Causas básicas	Situações clínicas
Doenças do sistema digestório	Gastrites, pancreatites, doenças hepáticas, enterocolopatias crônicas, etilismo
Cirurgias	Gastrectomia, gastroplastia, derivação jejuno-ileal
Doenças inflamatórias crônicas	Espondiloartropatias soronegativas, artrite reumatoide, esclerose sistêmica, lúpus eritematoso sistêmico, psoríase disseminada, epidermólise bolhosa, pênfigo foliáceo, grande queimado
Endocrinopatias	Hipogonadismo, síndrome de Turner, disgenesia gonadal, distúrbios da hipófise, tireoidopatias, hiperparatireoidismo primário ou secundário, diabetes, síndrome de Cushing, doença de Addison
Doenças hematológicas	Mastocitose, anemia crônica, talassemia, leucoses
Doenças infecciosas	Osteomielites, hanseníase, lues, paracoccidioidomicose
Osteoporose por desuso ou imobilização prolongada	Recolhimento ao leito por períodos crônicos, imobilizações ortopédicas
Osteoporose induzida por fármacos	Glicocorticoide intramuscular ou oral por mais de 3 meses, heparina, lítio, anticonvulsivantes, agonistas da morfina, retinoides, agentes citostáticos, inibidores da aromatase, alumínio, medroxiprogesterona intramuscular

detectar causas secundárias de distúrbios no metabolismo ósseo em pacientes na pós-menopausa é, portanto, uma etapa fundamental na avaliação de pacientes osteoporóticas.

Apesar de não haver consenso absoluto na literatura a respeito de quais exames devam ser solicitados, de maneira geral são considerados testes iniciais na avalição de pacientes com baixa massa óssea: hemograma completo, cálcio, fósforo, fosfatase alcalina, creatinina e hormônio tireoestimulante (TSH). Exames como 25-hidroxivitamina D e calciúria de 24 h podem ser úteis para detectar pacientes com deficiência/insuficiência de vitamina e hipercalciuria, respectivamente. Em circunstâncias clínicas especiais, devem-se incluir eletroforese de proteínas, cortisol livre na urina de 24 h, anticorpo antitransglutaminase e paratormônio (PTH).[28]

TRATAMENTO

Tratamento não farmacológico

Várias medidas não farmacológicas podem reduzir o risco de desenvolvimento de osteoporose pós-menopáusica e devem ser recomendadas para todas as mulheres, além de exercícios e prevenção de quedas, uma dieta rica em cálcio, interrupção do tabagismo e fim de ingestão excessiva de álcool.[29]

Exercícios e prevenção de quedas

Exercícios físicos melhoram a qualidade de vida de pessoas com osteoporose, em particular nos domínios de função física e dor, e aumentam a força muscular e o equilíbrio.[17] Embora não haja prova definitiva de que programas de exercícios sejam efetivos na redução de fraturas, pelo menos um estudo mostrou que um programa de caminhada moderada a vigorosa reduziu o risco de fraturas de quadril.[30] Exercícios envolvendo treinamento de resistência apropriada para a idade do indivíduo e sua capacidade funcional, além de exercícios aeróbicos, devem ser recomendados a pessoas com osteoporose ou em risco de osteoporose.

Além da atividade física e da manutenção de níveis adequados de vitamina D, várias estratégias têm se mostrado capazes de reduzir as quedas. Estas incluem intervenções multifatoriais como a avaliação individual de risco, *tai chi chuan* e outros programas de exercícios, avaliação de segurança em casa, e modificação de estilo de vida, especialmente quando feita por um terapeuta ocupacional, avaliando-se a retirada gradual de medicação psicotrópica, se possível. Correção adequada de deficiência visual pode melhorar a mobilidade e reduzir o risco de quedas.

Cálcio e vitamina D

O Institute of Medicine (IOM) dos EUA realizou uma ampla revisão das evidências de cálcio e vitamina D com relação a desfechos de saúde esquelética, fornecendo uma base sólida para a determinação dos requerimentos de ingestão destes elementos.[19]

Entretanto, dietas deficientes em cálcio são muito comuns na população brasileira,[31] e a deficiência de vitamina D também é cada vez mais reconhecida como extremamente frequente, em especial em mulheres menopausadas com osteoporose.[20] Portanto, a suplementação de cálcio e vitamina D faz parte do arsenal terapêutico para grande parte dos pacientes com osteoporose, uma vez que significativa parcela dessa população não consegue atingir as metas de ingestão recomendada para esses nutrientes.

Os suplementos de cálcio, na verdade, representam uma variedade de diferentes sais de cálcio. Durante a digestão, esses sais dissolvem-se e o cálcio torna-se disponível para ser absorvido. O cálcio encontrado nesses sais é chamado de cálcio elementar. Diferentes sais de cálcio são usados na suplementação, incluindo carbonato, fosfato, citrato, gliconato e lactato. A porcentagem de cálcio elementar encontrada em um suplemento pode variar grandemente dependendo do tipo de sal escolhido. O carbonato de cálcio é o sal com a maior porcentagem de cálcio biodisponível (40% de cálcio elementar), seguido por fosfato de cálcio tribásico (38%), citrato de cálcio (21%), citrato malato de cálcio (13%), lactato de cálcio (13%) e gliconato de cálcio (9%).[32] As principais indicações clínicas de cada tipo específico de sal de cálcio estão listadas a seguir:[20]

- Carbonato: crianças, adolescentes, grávidas, nutrizes, homens e mulheres em qualquer idade
- Citrato: homens e mulheres em qualquer idade com gastrite atrófica, câncer gástrico, acloridria, litíase renal, cirurgia bariátrica
- Fosfato: homens e mulheres com mais de 70 anos de idade com baixa ingestão de fósforo, por dietas restritivas e má nutrição.

As necessidades diárias de vitamina D raramente são alcançadas com dieta e exposição solar, sendo fundamental a suplementação desse nutriente. Insuficiência de vitamina D parece ser comum, especialmente em idosos, indivíduos institucionalizados, afrodescendentes, pessoas com exposição solar limitada, obesos, pacientes com osteoporose ou em uso de medicamentos que aceleram o metabolismo da vitamina D (como os anticonvulsivantes) e pacientes com síndromes de má absorção, incluindo doença inflamatória intestinal e doença celíaca.

Em suplementos, a vitamina D está disponível em duas formas, ergocalciferol (vitamina D_2) e colecalciferol (vitamina D_3), que diferem quimicamente apenas na sua estrutura de cadeia lateral, tendo sido tradicionalmente consideradas equivalentes.[32]

É uma prática clínica comum a prescrição de 600 a 800 UI/dia de vitamina D_3 para manutenção do nível-alvo de 30 ng/mℓ de 25-OH vitamina D (suficiência de vitamina D); para os indivíduos de alto risco, com os níveis séricos de 25-OH vitamina D de 20 a 30 ng/mℓ (insuficiência de vitamina D), a suplementação com doses iniciais de 800 a 1.000 UI de vitamina D_3 diária pode ser suficiente para se atingir o nível desejado. Pacientes com deficiência de vitamina D (concentrações séricas de 25-OH vitamina D < 20 ng/mℓ) podem necessitar de até 50.000 UI da vitamina D_3 VO, 1 vez/semana, durante 6 a 8 semanas, seguida de dose de manutenção diária de 2.000 UI de vitamina D_3.[33]

Tratatamento farmacológico

Os medicamentos administrados no tratamento da osteoporose podem ser classificados em anticatabólicos (antirreabsortivos), anabólicos (pró-formadores) e de ação mista.

Anticatabólicos
Terapia hormonal
Com relação à redução do risco de fraturas, evidências provenientes tanto de estudos observacionais quanto de ensaios clínicos randomizados (ECRs) são unânimes em demonstrar o efeito benéfico da terapia hormonal (TH). Dois grandes estudos observacionais, o *National Osteoporosis Risk Assessment* (NORA)[34] e o *Million Women Study*,[22] evidenciaram que o uso corrente de TH reduz o risco de fraturas osteoporóticas. Esses resultados foram confirmados pelo *Women's Health Initiative* (WHI), o maior ECR delineado para avaliar o balanço de risco e benefícios da TH em mulheres na pós-menopausa. Em ambos os braços do estudo, houve redução do risco de fraturas. No braço de terapia hormonal estrogênica (THE), demonstrou-se uma redução de 30 a 39% nas taxas de fraturas. O braço de terapia hormonal estroprogestogênica (THEP) apresentou resultados similares, reduzindo o risco de fraturas vertebrais clínicas em 35%, de fraturas de quadril em 33% e de fraturas totais em 24%.[23]

O estudo *Long-Term Intervention on Fractures with Tibolone* (LIFT)[35] foi delineado para avaliar a eficácia antifratura da tibolona. As pacientes foram randomizadas para receber placebo ou 1,25 mg de tibolona e, após um acompanhamento médio de 2,7 anos, a tibolona reduziu a incidência de fraturas vertebrais em 45% e as fraturas não vertebrais em 26%.

Com relação aos eventos adversos da TH, houve uma controvérsia acerca dos efeitos extraesqueléticos de estrogênio, particularmente no que diz respeito a doenças cardiovasculares e câncer de mama. O estudo WHI, no braço de combinação THEP, sugeriu um aumento do risco de tromboembolismo, eventos cardiovasculares e cerebrovasculares, bem como o câncer de mama, embora a relação risco-benefício estivesse próxima da neutralidade.[23] No braço de THE do WHI, não houve aumento do risco de eventos cardiovasculares ou câncer de mama.[36]

Em síntese, a TH aumenta a DMO e, em doses convencionais (estrógenos conjugados [EC] 0,625 mg ou equivalente em outras formulações), reduz o risco de fraturas osteoporóticas em mulheres menopausadas (redução demonstrada mesmo em população não especificamente selecionada por estar em alto risco de fratura). Assim sendo, na TH, a tibolona pode ser considerada uma medicação de primeira linha para mulheres com osteoporose ou alto risco de fratura, apresentando sintomatologia climatérica no período inicial da pós-menopausa e sem contraindicações absolutas à TH.

A indicação da tibolona na prevenção e no tratamento da osteoporose segue, em linhas gerais, as mesmas considerações da TH.

Moduladores seletivos dos receptores do estrogênio
Essas substâncias não esteroides exercem sua ação farmacológica por meio da ligação com os receptores estrogênicos, agindo como agonistas/antagonistas estrogênicos.[26] O raloxifeno ainda é o único modulador seletivo dos receptores do estrogênio (SERM) aprovado para a prevenção e tratamento da osteoporose no Brasil. No estudo *Multiple Outcomes of Raloxifene Evaluation* (MORE),[37] que incluiu 7.705 mulheres pós-menopausadas com osteoporose, idade média de 67 anos, randomizadas para 2 doses de raloxifeno (60 e 120 mg) ou placebo, houve um aumento da DMO de 2,6 e 2,1% na coluna lombar e no quadril, respectivamente. A capacidade do raloxifeno em reduzir fraturas osteoporóticas também foi demonstrada no estudo. Neste ECR, em 3 anos o raloxifeno reduziu o risco de fraturas vertebrais (Figura 37.7) em 55% em mulheres com osteoporose sem fraturas prévias e em 30% naquelas com fratura vertebral prevalente. Uma extensão de 1 ano do estudo MORE demonstrou que esse efeito na redução do risco de fraturas vertebrais persistia em ambos os grupos, com reduções de 50 e 38%, respectivamente[38] (Figura 37.7). Não se evidenciou, nesse estudo primário, capacidade de redução de fraturas do fêmur ou não vertebrais. Em adição aos efeitos ósseos, o raloxifeno tem sido associado a redução do risco de câncer invasivo de mama em mulheres pós-menopausadas com osteoporose. No estudo MORE,[37] a incidência geral de câncer de mama invasivo foi reduzida em 76% em 3 anos. Em uma extensão de 4 anos do MORE – o estudo *Continuing Outcomes Relevant to Evista* (CORE) –, o risco depois de 8 anos era 59% mais baixo nas pacientes em uso de raloxifeno; o risco de câncer invasivo de mama positivo para receptores de estrogênio era 66% mais baixo.[39] No *Study of Tamoxifen and Raloxifene* (STAR), realizado com cerca de 19.000 pacientes com alto risco de câncer de mama, o raloxifeno demonstrou a mesma redução no risco de ocorrência de câncer invasivo que o tamoxifeno.[28]

Um aumento no risco de doença tromboembólica, comparável àquele com uso de TH, foi identificado nos ECRs com o raloxifeno.[37] Nos estudos MORE-CORE não se detectaram efeitos negativos cardiovasculares (coronarianos e cerebrovasculares).[37,39] No estudo *Raloxifene Use for the Heart* (RUTH), o raro risco de acidente vascular encefálico (AVE) fatal relatado parece estar confinado a mulheres com risco aumentado para AVE já ao início do estudo (*Framingham stroke risk score* ≥ 13).[40] A terapia com raloxifeno pode estar associada a aumento de sintomas vasomotores (fogachos) e cãibras.[37]

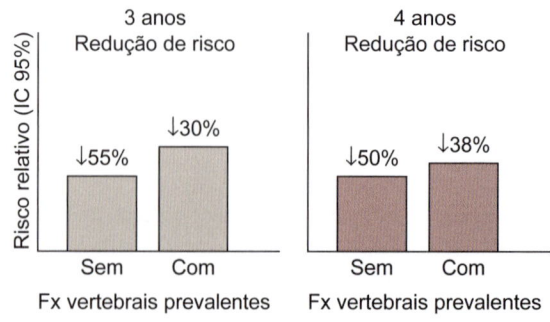

Figura 37.7 Redução do risco de fraturas (Fx) vertebrais com raloxifeno. (Adaptada de Riggs e Hartmann, 2003.)[26]

Calcitonina

A calcitonina está aprovada apenas para tratamento de osteoporose da pós-menopausa, mas não para prevenção. Está disponível como *spray* nasal (apresentação mais usada) e injeção subcutânea. Essa substância é um inibidor da reabsorção óssea. Na prática clínica, porém, a redução da remodelação óssea produzida pela calcitonina é inferior àquela promovida por outros antirreabsortivos. No estudo clínico *Prevent Recurrence of Osteoporotic Fractures* (PROOF),[41] doses de calcitonina *spray* intranasal de 200 UI/dia, durante 5 anos, reduziram o risco de uma nova fratura vertebral em 33%. Nenhum efeito foi demonstrado na ocorrência de fraturas de quadril ou não vertebrais; nenhum efeito foi demonstrado na DMO do quadril. Os efeitos adversos relacionados com seu uso incluem náuseas, irritação local (quando administrada por via nasal), rubor facial ou de mãos quando da administração injetável.[30]

Bisfosfonatos

Os bisfosfonatos são potentes inibidores da reabsorção óssea com relativamente poucos efeitos colaterais. Consequentemente, essa classe terapêutica é amplamente empregada na prevenção e no tratamento da osteoporose. Suas principais características são:

- Características gerais:
  - Classe: anticatabólico (antirreabsortivo)
  - DMO: aumenta em várias regiões esqueléticas
  - Marcadores do remodelamento ósseo: diminuem
  - Fraturas: reduz o risco de fraturas vertebrais, não vertebrais e de quadril
- Características extraesqueléticas:
  - Necessidade de doses específicas
  - Disponibilidade de diferentes intervalos entre doses
    - Diária (semanal): alendronato, risedronato
    - Trimestral: ibandronato
    - Mensal: risedronato
    - Anual: zolendronato
  - Ocasional irritação gastrintestinal
  - Raro: osteonecrose de mandíbula, fraturas atípicas, fibrilação atrial.

O alendronato 70 mg 1 vez/semana e risedronato 35 mg 1 vez/semana são os bisfosfonatos mais usados em todo o mundo. No estudo *Fracture Intervention*, o alendronato demonstrou reduzir a incidência de fraturas vertebrais em 50% e de antebraço e do colo do fêmur em aproximadamente 30% em mulheres com fraturas vertebrais prévias.[42] Em mulheres sem fraturas vertebrais prévias, não houve diminuição significativa em fraturas clínicas na população total do estudo, mas a redução foi significativa em um terço dos pacientes com *T-score* < −2,5 DP já ao início do estudo.[31] Em mulheres com fraturas vertebrais prévias, o risedronato reduziu a incidência de fraturas vertebrais em 40 a 50% e não vertebrais de 30 a 36%.[43,44] Em uma grande população de mulheres idosas, o risedronato diminuiu significativamente o risco de fraturas de quadril em 30%, efeito ainda maior em mulheres osteoporóticas desse estudo com idade entre 70 e 79 anos (40% de redução), enquanto a diminuição não foi significativa em mulheres com mais de 80 anos de idade sem evidência documentada da osteoporose.[45] A dose de risedronato 150 mg para uso mensal tem se mostrado equivalente às apresentações anteriores.[46]

Ibandronato administrado diariamente (2,5 mg) reduz o risco de fraturas vertebrais em 50 a 60%, enquanto um efeito sobre fraturas não vertebrais só foi demonstrado em uma análise *post hoc* de mulheres com *T-score* < −3 DP.[47] Estudos complementares mostraram que ibandronato 150 mg uma vez por mês é equivalente ou superior ao ibandronato diário no aumento da DMO e na redução dos marcadores bioquímicos de remodelação óssea, o que justifica sua aprovação para a prevenção de fratura vertebral em osteoporose pós-menopausa.[48] Da mesma maneira, estudos complementares comparando ibandronato intravenoso intermitente ao tratamento oral diário levaram à aprovação do ibandronato intravenoso 3 mg a cada 3 meses para a mesma indicação.[49]

Com base no resultado de um grande ensaio clínico de fase III em mais de 7.700 doentes com osteoporose pós-menopausa, avaliou-se a eficácia da infusão anual de ácido zoledrônico 5 mg ao longo de 3 anos. Em comparação com o grupo placebo, o ácido zoledrônico reduziu a incidência de fraturas vertebrais em 70% e de fraturas do quadril em 40%,[50] e está agora disponível para o tratamento da osteoporose pós-menopáusica.

O perfil de segurança global de bisfosfonatos é favorável. Bisfosfonatos orais estão associados a distúrbios gastrintestinais leves, podendo raramente causar esofagite. Bisfosfonatos intravenosos podem induzir reação de fase aguda transitória, com febre e dores ósseas e musculares que melhoram ou desaparecem após a continuação subsequente.[51] A osteonecrose da mandíbula tem sido descrita em pacientes com câncer que recebem altas doses de pamidronato intravenoso ou zoledronato. A incidência em pacientes com osteoporose tratados com bisfosfonatos orais e intravenosos parece ser muito rara (na ordem de 1/100.000 casos) e a sua relação causal com a terapia com bisfosfonatos não foi confirmada.[52] Recentemente, foram levantadas dúvidas sobre uma possível associação entre tratamento com bisfosfonatos e fibrilação atrial. Estudos subsequentes têm produzido resultados conflitantes, mas não se excluiu a possibilidade de uma associação desse tipo, justificando-se uma investigação mais aprofundada.[53] Por fim, o uso de bisfosfonatos pode estar associado a fraturas subtrocantéricas atípicas, mas a relação de causalidade não está definitivamente comprovada e exige mais investigação.[54] Conclui-se, então, que a relação risco-benefício continua a ser favorável para o uso de bisfosfonatos na prevenção de fraturas (Figura 37.8).

Denosumabe

Denosumabe é um anticorpo monoclonal totalmente humano contra o RANKL, reduzindo a diferenciação de células precursoras em osteoclastos maduros, além de diminuir a função e sobrevida dos osteoclastos maduros ativados (Figura 37.9). O denosumabe é aplicado por injeção subcutânea de 60 mg uma vez a cada 6 meses e está disponível em seringa pré-cheia de dose única.

Denosumabe foi avaliado em um grande ECR multicêntrico, o *Fracture Reduction Evaluation of Denosumab in Osteoporosis Every 6 Months* (FREEDOM).[55] Esse estudo demonstrou aumento significativo e sustentado da DMO em todos os locais mensurados, diminuição dos marcadores da remodelação e redução significativa da incidência de fraturas vertebrais (68%), não vertebrais (20%) e de quadril (40%).

Estudo de duração de até 6 anos com essa medicação indica um bom perfil de segurança.[56] A hipocalcemia pode ser um risco e deve ser corrigida antes do início da terapia. Infecções graves, incluindo infecções de pele, podem ocorrer. Os pacientes devem ser aconselhados a procurar atenção médica imediata se sinais ou sintomas de infecção, incluindo celulite, se desenvolverem. Dermatites, erupções cutâneas e

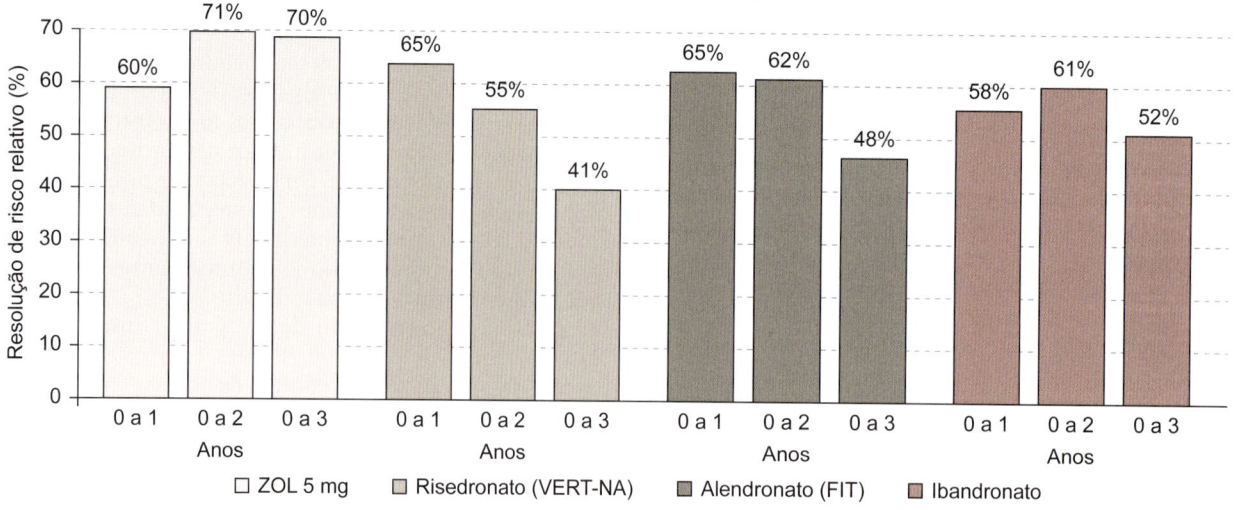

Figura 37.8 Redução do risco de fraturas vertebrais com bisfosfonatos.

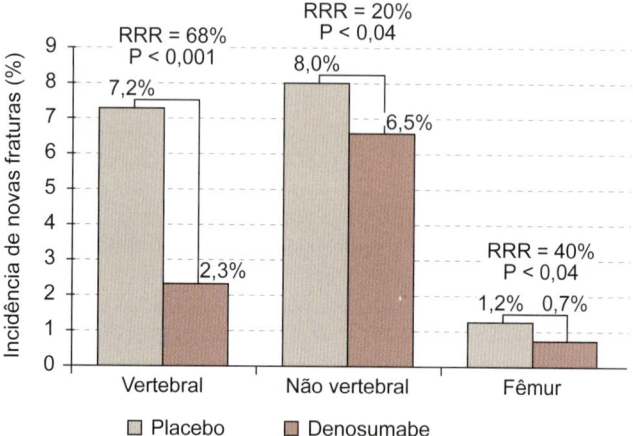

Figura 37.9 Redução do risco de fraturas com denosumabe. RRR: redução do risco relativo. (Adaptada de Cummings et al., 2008.)[55]

eczema foram relatados. Deve-se considerar a interrupção do uso de denosumabe caso se desenvolvam sintomas graves. Em pacientes tratados com denosumabe, tem sido relatada osteonecrose de mandíbula. Supressão de renovação óssea de significado clínico incerto também tem sido demonstrada.

Anabólicos

Teriparatida

A teriparatida (PTH 1-34 recombinante humano) está aprovada para tratamento da osteoporose em mulheres menopausadas com alto risco de fratura. O principal estudo que suporta esta indicação é o *Fracture Prevention Trial of PTH 1-34*. Nesse estudo, 1.637 mulheres menopausadas com fratura vertebral prévia foram randomicamente arroladas para receber teriparatida (20 ou 40 μg/dia por via subcutânea [SC]) ou placebo.[57] Após um acompanhamento médio de 18 meses de tratamento do grupo de 20 μg (dose comercializada), registrou-se aumento da DMO, em relação ao placebo, de 9 e 3% em coluna lombar e colo femoral, respectivamente. Demonstrou-se também redução do risco de fraturas vertebrais em 65% e de fraturas não vertebrais em 53%. O estudo não teve poder para detectar redução nas fraturas de quadril especificamente.

Os eventos adversos relacionados com o uso do PTH nesses ensaios clínicos mencionados incluem cãibras musculares, náuseas e infrequente hipercalcemia.[58] Altas doses de tratamento com teriparatida (muito superiores – até 60 vezes maiores – às administradas em humanos e com exposição prolongada) promoveram tumores ósseos (osteossarcomas) em modelos experimentais com ratos, embora o significado em humanos seja incerto. Teriparatida não deveria ser administrada em pacientes com hipercalcemia, metástases ósseas, doença de Paget e naquelas submetidas a radiação esquelética prévia. Seu uso máximo aprovado é por 24 meses.

Agente misto

Ranelato de estrôncio

O ranelato de estrôncio (RE) é um agente oralmente ativo, que consiste em dois átomos de estrôncio associados ao ácido ranélico. Seu mecanismo de ação, demonstrado em estudos experimentais e evidenciado em humanos, consiste em um estímulo simultâneo de formação e inibição da reabsorção óssea, desacoplando, dessa maneira, a remodelação óssea.[59] Sua atuação parece se dar, nos osteoblastos, por meio dos receptores sensíveis de cálcio (CaSR)[60] e, nos osteoclastos, pela modulação no sistema RANK-RANKL.[61] A administração envolve a dissolução de 2 g de ranelato de estrôncio em água e ingestão antes de deitar.

Sua aprovação para o tratamento e a prevenção de osteoporose pós-menopausal fundamenta-se em um extenso programa de ECRs no qual se destacam: *Study of Osteoporosis Treatment Intervention* (SOTI)[62] e *Treatment of Peripheral Osteoporosis* (TROPOS).[63] Esses estudos demonstraram que o ranelato de estrôncio promoveu ganhos significativos de DMO e de redução no risco de fraturas vertebrais, não vertebrais e de quadril (Figura 37.10). Metánalise[64] (que incluiu os estudos mencionados anteriormente) também confirmou a evidência de que o ranelato de estrôncio é efetivo na redução do risco de fraturas vertebrais e não vertebrais.

Os eventos adversos observados com o ranelato de estrôncio geralmente são leves e transitórios. Os eventos adversos mais comuns são náuseas e diarreia, comumente relatados ao início do tratamento e que desaparecem após o 3º mês de tratamento. Um aumento na incidência de tromboembolismo venoso (TEV) (RR 1,42; IC, 1,02-1,98) foi relatado.[66] A relação causal entre TEV e ranelato de estrôncio não foi definitivamente estabelecida. No entanto, o ranelato de estrôncio é

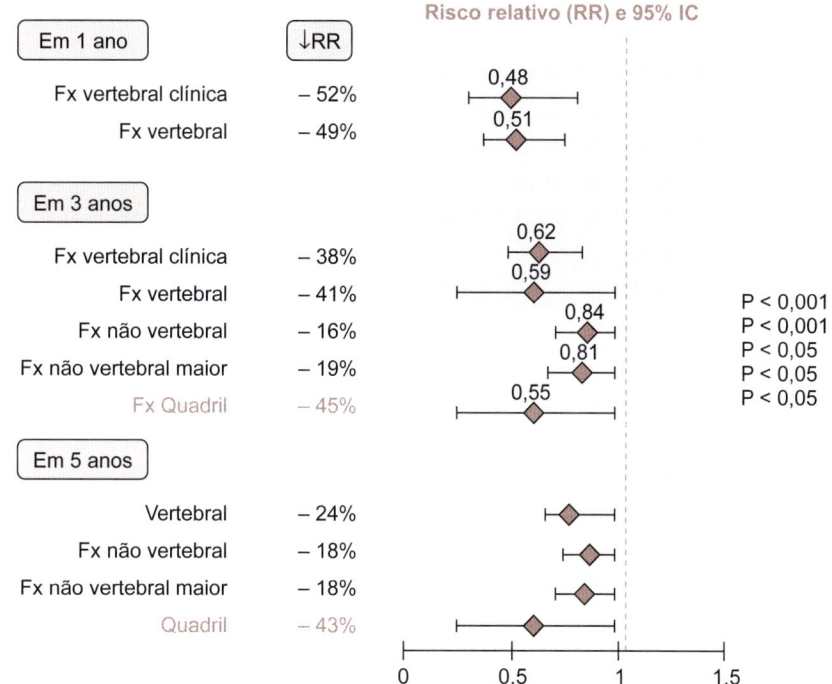

Figura 37.10 Redução do risco de fraturas (Fx) com ranelato de estrôncio. (Adaptada de Seeman et al., 2008.[65])

contraindicado em pacientes com história de TEV ou em alto risco para tal condição. A vigilância de dados pós-comercialização dos pacientes tratados com ranelato de estrôncio relatou casos de síndrome de reação ao fármaco com eosinofilia e sintomas sistêmicos (< 20 para 570 mil pacientes-ano de exposição), mas uma ligação causal não foi firmemente estabelecida.[67] Recentemente, a European Medicines Agency (EMA) atualizou sua avaliação contraindicando o uso do ranelato de estrôncio em pacientes com história atual ou passada de TEV, doença isquêmica cardíaca, doença arterial periférica, doença cerebrovascular, e/ou em caso de hipertensão não controlada ou imobilização temporária ou permanente.[68]

CONSIDERAÇÕES FINAIS

Com a tendência de aumento da expectativa de vida, as mulheres provavelmente viverão mais de um terço de suas vidas no estado de deficiência estrogênica característico da menopausa. Com a idade de 50 anos, uma em cada duas mulheres está em risco de sofrer uma fratura osteoporótica durante o resto de sua vida, experimentando dor, risco de incapacidade a longo prazo e aumento da mortalidade. Houve avanços significativos no conhecimento e na abordagem dessa doença: o papel da qualidade óssea na resistência óssea e o risco de fratura são cada vez mais reconhecidos; há disponibilidade de ferramentas confiáveis para diagnosticar a doença antes da ocorrência de sua complicação, que representa uma fratura, e estimar de maneira mais precisa o risco de fratura; e, finalmente, podem ser usadas estratégias preventivas e terapêuticas, cuja eficácia e segurança têm sido inequivocamente demonstradas em ensaios bem conduzidos, controlados e randomizados, em mulheres com osteoporose pós-menopausa, com a incidência de fraturas como desfecho primário.

REFERÊNCIAS BIBLIOGRÁFICAS

1. Office of the Surgeon General (US). Bone health and osteoporosis: a report of the Surgeon General. Rockville: Office of the Surgeon General (US); 2004. Disponível em: http://www.ncbi. nlm.nih.gov/books/NBK45513/. Acesso em: 6 de junho de 2017.
2. NIH Consensus Development Panel on Osteoporosis Prevention, Diagnosis, and Therapy. Osteoporosis prevention, diagnosis, and therapy. JAMA. 2001; 285(6):785-95.
3. Kanis JA; On behalf of the World Health Organization Scientific Group. WHO Technical Report. Vol. 66. University of Sheffield, UK: WHO Collaborating Centre; 2007. Disponível em: http://www.shef.ac.uk/FRAX/pdfs/WHO_Technical_Report.pdf. Acesso em: 6 de junho de 2017.
4. van Staa TP, Dennison EM, Leufkens HE et al. Epidemiology of fractures in England and Wales. Bone. 2001; 29(6):517-22.
5. Clark P, Cons-Molina F, Deleze M et al. The prevalence of radiographic vertebral fractures in Latin American countries: the Latin American Vertebral Osteoporosis Study (LAVOS). Osteoporos Int. 2009; 20(2):275-82.
6. Schwartz AV, Kelsey JL, Maggi S et al. International variation in the incidence of hip fractures: cross-national project on osteoporosis for the World Health Organization Program for Research on Aging. Osteoporos Int. 1999; 9(3):242-53.
7. Komatsu RS, Ramos LR, Szejnfeld VL. Incidence of proximal femur fractures in Marilia, Brazil. J Nutr Health Aging. 2004; 8(5):362-7.
8. Castro da Rocha FA, Ribeiro AR. Low incidence of hip fractures in an equatorial area. Osteoporos Int. 2003; 14(6):496-9.
9. Silveira VA, Medeiros MM, Coelho-Filho JM et al. Hip fracture incidence in an urban area in Northeast Brazil. Cad Saude Publica. 2005; 21(3):907-12.
10. Cummings SR, Melton LJ. Epidemiology and outcomes of osteoporotic fractures. Lancet. 2002; 359(9319):1761-7.
11. Araujo DV, Oliveira JH, Bracco OL. Cost of osteoporotic hip fracture in the Brazilian private health care system. Arq Bras Endocrinol Metabol. 2005; 49(6):897-901.
12. Cooper C, Gehlbach S, Lindsay R. Pathophysiology of osteoporosis. In: Cooper C, Gehlbach S, Lindsay R (Eds.). Prevention and treatment of osteoporosis: a clinician's guide. London: Taylor & Francis; 2005. p. 27-42.
13. Pacifi CIR. Estrogen, cytokines and pathogenesis of postmenopausal osteoporosis. J Bone Miner Res. 1996; 11(8):1043-51.
14. Pfeilschifter J, Koditz R, Pfohl M et al. Changes in proinflammatory cytokine activity after menopause. Endocr Rev. 2002; 23(1):90-119.
15. Boyle WJ, Scott Simonet W, Lacey DL. Osteoclast differentiation and activation. Nature. 2003; 423(6937):337-42.
16. Bord S, Ireland DC, Beavan SR et al. The effects of estrogen on osteoprotegerin, RANKL, and estrogen receptor expression in human osteoblasts. Bone. 2003; 32(2):136-41.
17. Li WC, Chen YC, Yang RS et al. Effects of exercise programmes on quality of life in osteoporotic and osteopenic postmenopausal women: a systematic review and meta-analysis. Clin Rehabil. 2009; 23(10):888-96.

18. Moayyeri A. The association between physical activity and osteoporotic fractures: a review of the evidence and implications for future research. Ann Epidemiol. 2008; 18(11):827-35.

19. Institute of Medicine (IOM). Dietary reference intakes for calcium and vitamin D. Washington DC: The National Academies Press; 2010.

20. Straub D. Calcium Supplementation in clinical practice: a review of forms, doses, and indications. Nutr Clin Pract. 2007; 22(3):286-96.

21. Kanis JA. On behalf of the World Health Organization Scientific Group. Assessment of osteoporosis at the primary health care level. University of Sheffield, UK: WHO Collaborating Centre; 2007. Disponível em: https://www.sheffield.ac.uk/FRAX/pdfs/WHO_Technical_Report.pdf. Acesso em: 5 de junho de 2017.

22. Banks E, Beral V, Reeves G et al.; Million Women Study Collaborators. Fracture incidence in relation to the pattern of use of hormone therapy in postmenopausal women. JAMA. 2004; 291(18):2212-20.

23. Rossouw JE, Anderson GL, Prentice RL; Writing Group for the Women's Health Initiative Investigators. Risks and benefits of estrogen plus progestin in healthy postmenopausal women: principal results from the Women's Health Initiative Randomized Controlled Trial. JAMA. 2002; 288(3):321-33.

24. Kanis JA, Melton LJ, Christiansen C et al. The diagnosis of osteoporosis. J Bone Miner Res. 1994; 9(8):1137-41.

25. Brandão CM, Camargos BM, Zerbini CA et al. 2008 official positions of the Brazilian Society for Clinical Densitometry (SBDens). Arq Bras Endocrinol Metabol. 2009; 53(1):107-12.

26. Riggs BL, Hartmann LC. Selective estrogen-receptor modulators – mechanisms of action and application to clinical practice. N Engl J Med. 2003; 348:618-29.

27. Burch J, Rice S, Yang H et al. Systematic review of the use of bone turnover markers for monitoring the response to osteoporosis treatment: the secondary prevention of fractures, and primary prevention of fractures in high-risk groups. Health Technol Assess. 2014; 18(11):1-180.

28. Vogel VG, Costantino JP, Wickerham DL et al.; National Surgical Adjuvant Breast and Bowel Project (NSABP). Effects of tamoxifen vs raloxifene on the risk of developing invasive breast cancer and other disease outcomes: the NSABP Study of Tamoxifen and Raloxifene (STAR) P-2 trial. JAMA. 2006; 295(23):2727-41.

29. National Osteoporosis Foundation. Physician's guide to prevention and treatment of osteoporosis. Washington, DC: National Osteoporosis Foundation; 2005.

30. Reginster JY, Franchimont P. Side effects of synthetic salmon calcitonin given by intranasal spray compared with intramuscular injection. Clin Exp Rheumatol. 1985; 3(2):155-7.

31. Cummings SR, Black DM, Thompson DE et al. Effect of alendronate on risk of fracture in women with low bone density but without vertebral fractures. Results from the Fracture Intervention Trial. JAMA. 1998; 280(24):2077-82.

32. Peters BS, Martini LA. Nutritional aspects of the prevention and treatment of osteoporosis. Arq Bras Endocrinol Metabol. 2010; 54(2):179-85.

33. Holick MF. Vitamin D deficiency. N Engl J Med. 2007; 357(3):266-81.

34. Siris ES, Miller PD, Barrett-Connor E et al. Identification and fracture outcomes of undiagnosed low bone mineral density in postmenopausal women: results from the National Osteoporosis Risk Assessment. JAMA. 2001; 286(22):2815-22.

35. Cummings SR, Ettinger B, Delmas PD et al.; LIFT Trial Investigators. The effects of tibolone in older postmenopausal women. N Engl J Med. 2008; 359(7):697-708.

36. Anderson GL, Limacher M, Assaf AR et al.; Women's Health Initiative Steering Committee. Effects of conjugated equine estrogen in postmenopausal women with hysterectomy: the Women's Health Initiative randomized controlled trial. JAMA. 2004; 291(14):1701-12.

37. Ettinger B, Black DM, Mitlak BH et al. Reduction of vertebral fracture risk in postmenopausal women with osteoporosis treated with raloxifene: results from a 3-year randomized clinical trial. Multiple Outcomes of Raloxifene Evaluation (MORE) Investigators. JAMA. 1999; 282(7):637-45.

38. Delmas PD, Ensrud KE, Adachi JD et al.; Mulitple Outcomes of Raloxifene Evaluation Investigators. Efficacy of raloxifene on vertebral fracture risk reduction in postmenopausal women with osteoporosis: four-year results from a randomized clinical trial. J Clin Endocrinol Metab. 2002; 87(8):3609-17.

39. Siris ES, Harris ST, Eastell R et al. Skeletal effects of raloxifene after 8 years: results from the continuing outcomes relevant to Evista (CORE) Study. J Bone Miner Res. 2005; 20(9):1514-24.

40. Barrett-Connor E, Mosca L, Collins P et al. Effects of raloxifene on cardiovascular events and breast cancer in postmenopausal women. N Engl J Med. 2006; 355(2):125-37.

41. Chesnut CH, Silverman S, Andriano K et al. A randomized trial of nasal spray salmon calcitonin in postmenopausal women with established osteoporosis: the prevent recurrence of osteoporotic fractures study. Am J Med. 2000; 109(4):267-76.

42. Black DM, Cummings SR, Karpf DB et al. Randomised trial of effect of alendronate on risk of fracture in women with existing vertebral fractures. Fracture Intervention Trial Research Group. Lancet. 1996; 348(9041):1535-41.

43. Harris ST, Watts NB, Genant HK et al. Effects of risedronate treatment on vertebral and nonvertebral fractures in women with postmenopausal osteoporosis: a randomized controlled trial. Vertebral Efficacy With Risedronate Therapy (VERT) Study Group. JAMA. 1999; 282(14):1344-52.

44. Reginster J, Minne HW, Sorensen OH et al. Randomized trial of the effects of risedronate on vertebral fractures in women with established postmenopausal osteoporosis. Vertebral Efficacy with Risedronate Therapy (VERT) Study Group. Osteoporos Int. 2000; 11(1):83-91.

45. McClung MR, Geusens P, Miller PD et al. Effect of risedronate on the risk of hip fracture in elderly women. Hip Intervention Program Study Group. N Engl J Med. 2001; 344(5):333-40.

46. Delmas PD, McClung MR, Zanchetta JR et al. Efficacy and safety of risedronate 150 mg once a month in the treatment of postmenopausal osteoporosis. Bone. 2008; 42(1):36-42.

47. Chesnut CH, Ettinger MP, Miller PD et al. Ibandronate produces significant, similar antifracture efficacy in North American and European women: new clinical findings from BONE. Curr Med Res Opin. 2005; 21(3):391-401.

48. Reginster JY, Adami S, Lakatos P et al. Efficacy and tolerability of once-monthly oral ibandronate in postmenopausal osteoporosis: 2 year results from the MOBILE study. Ann Rheum Dis. 2006; 65(5):654-61.

49. Delmas PD, Adami S, Strugala C et al. Intravenous ibandronate injections in postmenopausal women with osteoporosis: one-year results from the dosing intravenous administration study. Arthritis Rheum. 2006; 54(6):1838-46.

50. Black DM, Delmas PD, Eastell R et al.; HORIZON Pivotal Fracture Trial. Once-yearly zoledronic acid for treatment of postmenopausal osteoporosis. N Engl J Med. 2007; 356(18):1809-22.

51. Lyles KW, Colon-Emeric CS, Magaziner JS et al.; HORIZON Recurrent Fracture Trial. Zoledronic acid and clinical fractures and mortality after hip fracture. N Engl J Med. 2007; 357(18):1799-809.

52. Rizzoli R, Burlet N, Cahall D et al. Osteonecrosis of the jaw and bisphosphonate treatment for osteoporosis. Bone. 2008; 42(5):841-7.

53. Pazianas M, Compston J, Huang CL. Atrial fibrillation and bisphosphonate therapy. J Bone Miner Res. 2010; 25(1):2-10.

54. Shane E, Burr D, Ebeling PR et al.; American Society for Bone and Mineral Research. Atypical subtrochanteric and diaphyseal femoral fractures: report of a task force of the American Society for Bone and Mineral Research. J Bone Miner Res. 2010; 25(11):2267-94.

55. Cummings SR, McClung MR, Christiansen C et al. A phase III study of the effects of denosumab on vertebral, nonvertebral, and hip fracture in women with osteoporosis: results from the FREEDOM trial. J Bone Miner Res. 2008; 23:S80.

56. Bone HG, Chapurlat R, Brandi ML et al. The effect of three or six years of denosumab exposure in women with postmenopausal osteoporosis: results from the FREEDOM extension. J Clin Endocrinol Metab. 2013; 98(11):4483-92.

57. Neer RM, Arnaud CD, Zanchetta JR et al. Effect of parathyroid hormone (1-34) on fractures and bone mineral density in postmenopausal women with osteoporosis. N Engl J Med. 2001; 344(19):1434-41.

58. Greenspan SL, Bone HG, Ettinger MP et al.; Treatment of Osteoporosis with Parathyroid Hormone Study Group. Effect of recombinant human parathyroid hormone (1-84) on vertebral fracture and bone mineral density in postmenopausal women with osteoporosis: a randomized trial. Ann Intern Med. 2007; 146(5):326-39.

59. Brennan TC, Rybchyn MS, Halbout P et al. Strontium ranelate effects in human osteoblasts support its uncoupling effect on bone formation and bone resorption. Calcif Tissue Int. 2007; 80(5 Suppl 1):S72.

60. Chattopadhyay N, Quinn SJ, Kifor O et al. The calcium-sensing receptor (CaR) is involved in strontium ranelate-induced osteoblast proliferation. Biochem Pharmacol. 2007; 74(3):438-47.

61. Marie PJ. Strontium ranelate: new insights into its dual mode of action. Bone. 2007; 40:S5-8.

62. Meunier PJ, Roux C, Seeman E et al. The effects of strontium ranelate on the risk of vertebral fracture in women with postmenopausal osteoporosis. N Engl J Med. 2004; 350(5):459-68.

63. Reginster JY, Seeman E, De Vernejoul MC et al. Strontium ranelate reduces the risk of nonvertebral fractures in postmenopausal women with osteoporosis: Treatment of Peripheral Osteoporosis (TROPOS) study. J Clin Endocrinol Metab. 2005; 90(5):2816-22.

64. O'Donnell S, Cranney A, Wells G et al. Strontium ranelate for preventing and treating postmenopausal osteoporosis. Cochrane Database Syst Rev. 2006; 3:CD005326.

65. Seeman E, Devogelaer J-P, Lorenc R et al. Strontium ranelate reduces the risk of vertebral fractures in patients with osteopenia. J Bone Miner Res. 2008; 23(3):433-38.

66. Stevenson M, Davis S, Lloyd-Jones M et al. The clinical effectiveness and cost-effectiveness of strontium ranelate for the prevention of osteoporotic fragility fractures in postmenopausal women. Health Technol Assess. 2007; 11(4):1-134.

67. European Medicines Agency (EMA). Questions and answers on the safety of Protelos/Osseor (strontium ranelate). London: EMA; 2007.

68. European Medicines Agency (EMA). Recommendation to restrict the use of Protelos/Osseor (strontium ranelate). London: EMA; 2013.

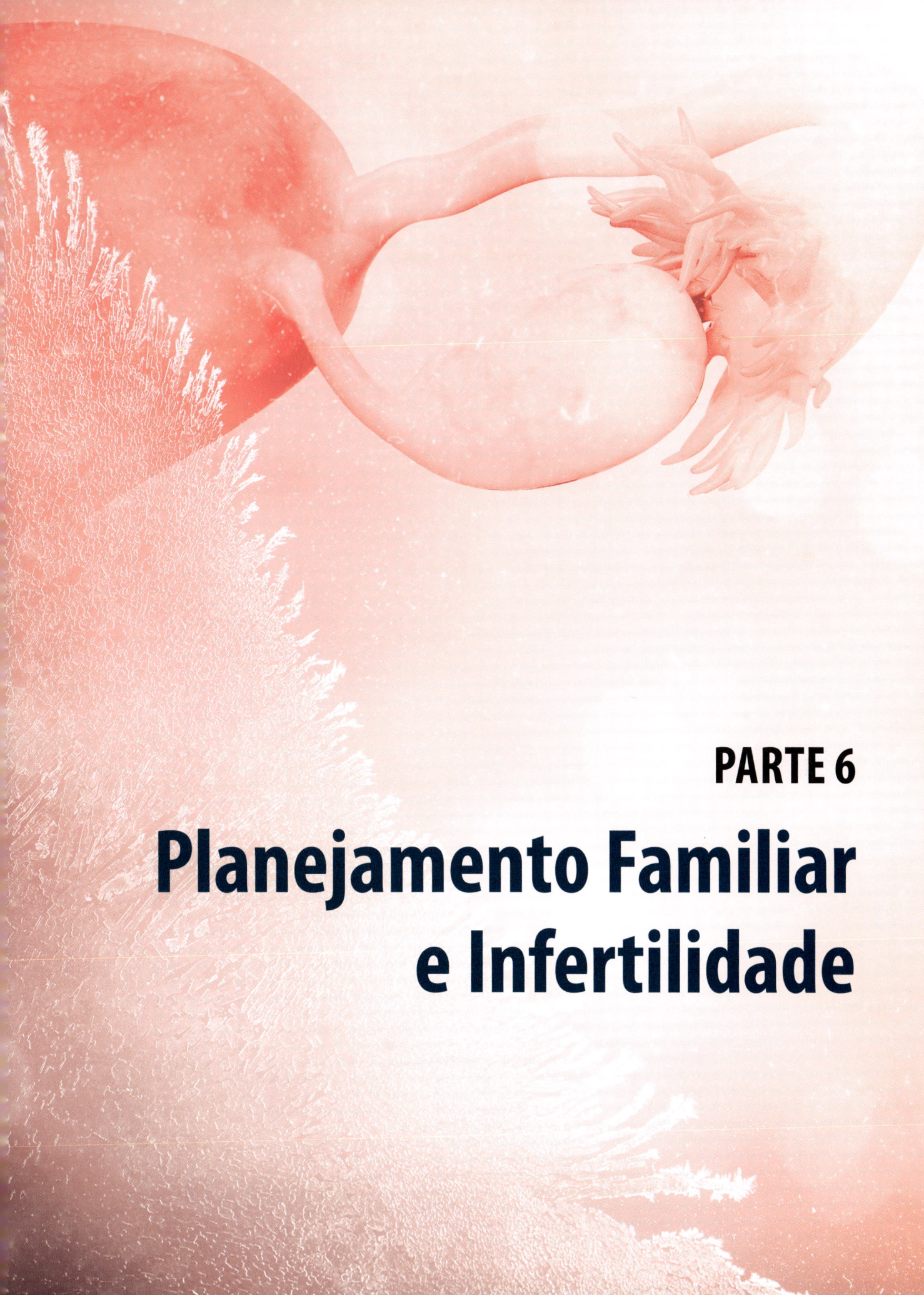

PARTE 6

Planejamento Familiar e Infertilidade

38

Contracepção | Planejamento Familiar

Rogério Bonassi Machado | Narayana Ravásio Franklin de Sant'Anna |
Ana Carolina Gandolpho | Rogério César Bocardo | Nathalia Gavros Palandri de Azevedo

PLANEJAMENTO FAMILIAR NO BRASIL

Os direitos reprodutivos foram reconhecidos como Direitos Humanos na Conferência Mundial dos Direitos Humanos, em Teerã, no ano de 1968, e incluem: direito à decisão sobre sua vida reprodutiva; direito de escolha em ter ou não filhos e a quantidade destes; acesso aos métodos contraceptivos e à assistência à infertilidade; direito à orientação profissional a respeito da sexualidade, da reprodução e assistência integral.[1]

O planejamento familiar (PF), por sua vez, é considerado direito inalienável do casal e deve ser acompanhado de atividades educativas e do fornecimento de meios necessários, para que possa determinar o número de filhos e o intervalo interpartal conscientemente.[1]

As discussões a respeito do PF no Brasil se oficializaram em 1996, com a regulamentação da Lei nº 92.632, desvinculando-o de ações voltadas ao controle demográfico, para integrá-lo às ações de atenção à mulher, ao homem ou ao casal, dentro de uma visão de atendimento global e integral à saúde.[2]

O PF faz parte das ações de prevenção e promoção à saúde e apresenta também como objetivos reduzir a morbimortalidade materno-infantil resultante de abortamento provocado ou de gestação de alto risco. Encontra-se atrelado ainda a outros temas, como a prevenção de doenças sexualmente transmissíveis (DSTs) e AIDS, reforçando o seu caráter preventivo e promotor da saúde.[3]

Em 2007, através da Política Nacional de Planejamento Familiar, o governo brasileiro passou a ofertar oito métodos contraceptivos gratuitos e vender anticoncepcionais a preços reduzidos (Farmácia Popular), ampliando o acesso aos métodos contraceptivos na rede pública e nas drogarias conveniadas do programa "Aqui Tem Farmácia Popular", reduzindo em 20% a incidência de gravidez na adolescência (de 10 a 19 anos de idade) entre os anos de 2003 e 2009.[4]

Os adolescentes iniciam sua vida sexual cada vez mais cedo, e parcela significativa dessa população pratica atividade sexual regularmente.[5]

A literatura indica que o advento da pílula anticoncepcional desencadeou novos padrões de comportamento sexual, sem que essa "liberdade sexual" fosse necessariamente acompanhada pela discussão de valores associados ao corpo, à sexualidade e aos papéis sexuais e de gênero socialmente estabelecidos.[5]

A gestação em jovens não parece consequência da falta de informação sobre a necessidade de métodos contraceptivos nas relações sexuais. Pesquisas mostram que muitas adolescentes grávidas sabiam que corriam esse risco e que poderiam ter usado algum contraceptivo.[6] Ocorre que a informação não se traduz em comportamento efetivo, e as adolescentes têm dificuldade em avaliar a extensão e o impacto das consequências do próprio comportamento.[7]

Contudo, pacientes mais jovens são mais receptivas aos métodos mais modernos, em particular aqueles que não necessitam de uso diário, ainda que precisem ser orientadas adequadamente, sem preconceitos, explicando-se as vantagens e os inconvenientes de cada método, a fim de aumentar a adesão ao método escolhido.[8]

O conceito de dupla proteção, porém, não pode ser esquecido, em virtude da grande incidência de DSTs e da AIDS. A adolescente deve ser orientada em relação ao fato de que o uso de um método de alta eficácia não dispensa o uso de preservativo (masculino ou feminino, conforme opção do jovem casal).[8]

Todo esforço precisa ser feito para que o custo dos serviços de prevenção e dos métodos não seja fator limitador das opções, respeitando os critérios de elegibilidade médica.[8]

O grande desafio na prática médica para quem atende adolescentes é fazê-los adequar o método escolhido ao seu estilo de vida antes que ocorra evento adverso (p. ex., gravidez indesejada ou aborto).[8]

Esterilização cirúrgica voluntária

No ano de 2009, os casais participantes do PF passaram a ter maior acesso aos métodos definitivos de contracepção (vasectomias e laqueaduras), sendo permitidos nas seguintes situações, conforme a Lei⁰ 9.263, de 12 de janeiro de 1996:[9]

> I – em homens e mulheres com capacidade civil plena e maiores de vinte e cinco anos de idade ou, pelo menos, com dois filhos vivos, desde que observado o prazo mínimo de sessenta dias entre a manifestação da vontade e o ato cirúrgico, período no qual será propiciado à pessoa interessada acesso a serviço de regulação da fecundidade, incluindo aconselhamento por equipe multiprofissional, visando desencorajar a esterilização precoce;
> II – risco à vida ou à saúde da mulher ou do futuro concepto, testemunhado em relatório escrito e assinado por dois médicos.
> § 1º É condição para que se realize a esterilização o registro de expressa manifestação da vontade em documento escrito e firmado, após a informação a respeito dos riscos da cirurgia, possíveis efeitos colaterais, dificuldades de sua reversão e opções de contracepção reversíveis existentes.
> § 2º É vedada a esterilização cirúrgica em mulher durante os períodos de parto ou aborto, exceto nos casos de comprovada necessidade, por cesarianas sucessivas anteriores.
> § 3º Não será considerada a manifestação de vontade, na forma do § 1º, expressa durante ocorrência de alterações na capacidade de discernimento por influência de álcool, drogas, estados emocionais alterados ou incapacidade mental temporária ou permanente.
> § 4º A esterilização cirúrgica como método contraceptivo somente será executada através da laqueadura tubária, vasectomia ou de outro método cientificamente aceito, sendo vedada através da histerectomia e ooforectomia.
> § 5º Na vigência de sociedade conjugal, a esterilização depende do consentimento expresso de ambos os cônjuges.
> § 6º A esterilização cirúrgica em pessoas absolutamente incapazes somente poderá ocorrer mediante autorização judicial, regulamentada na forma da Lei.

Em suma, todo casal tem direito ao PF, e cabe à equipe de profissionais de saúde esclarecer os métodos mais adequados, para que o casal entenda os prós e os contras de cada método, respeitando sempre a segurança, a eficácia e os critérios de elegibilidade de cada contraceptivo disponível.

EFICÁCIA DOS MÉTODOS CONTRACEPTIVOS

Eficácia de um método contraceptivo é a sua capacidade de proteger contra a gravidez não desejada e não programada, expressa pela sua taxa de falhas própria em determinado período (geralmente 1 ano). O índice mais utilizado para esse fim é o índice de Pearl, que é assim calculado:[10]

$$\text{Índice de Pearl} = \frac{\text{número de falhas} \times 12 \text{ meses} \times 100 \text{ (mulheres)}}{\text{número total de meses de exposição}}$$

CRITÉRIOS DE ELEGIBILIDADE PARA O USO DE CONTRACEPTIVOS DA ORGANIZAÇÃO MUNDIAL DA SAÚDE

Definidos pelo conjunto de características apresentadas pelo(a) candidato(a) ao uso de determinado método, indicando se a pessoa pode ou não utilizá-lo. A Organização Mundial da Saúde (OMS) montou um grupo de trabalho que classificou essas condições em quatro categorias:[10]

- Categoria 1: o método pode ser utilizado sem qualquer restrição
- Categoria 2: o uso pode apresentar algum risco, habitualmente menor do que os benefícios dele decorrentes. Em outras palavras, o método pode ser usado com maiores cautela e precauções, e, sobretudo, acompanhamento clínico mais rigoroso
- Categoria 3: o uso do método pode estar associado a risco, habitualmente considerado superior aos benefícios dele decorrentes. O método não é o mais apropriado para o indivíduo em questão, podendo ser usado, contudo, na falta de opção disponível, ou quando a pessoa não aceita qualquer alternativa, desde que seja bem alertada desse fato e que se submeta a vigilância médica muito rigorosa. Aqui se enquadram condições antes chamadas contraindicações relativas para o uso do contraceptivo
- Categoria 4: o uso do método em apreço determina risco inaceitável à saúde, estando o método contraindicado. Compreende todas as situações clínicas antes chamadas contraindicações absolutas ou formais.

O médico deve privilegiar o método anticoncepcional escolhido pela paciente, mas isso nem sempre é possível. É primordial que o médico desenvolva semiótica apropriada para avaliar se existem aspectos clínicos que contraindiquem o método escolhido e, se houver, cabe a ele informar à paciente os demais métodos possíveis, explicando as características, o uso, os riscos, benefícios e a eficácia de cada um, para que a paciente tenha condições de fazer nova opção e se comprometer com ela. Os resultados do uso de qualquer método anticoncepcional são diretamente proporcionais ao comprometimento da usuária com o método eleito.

CONTRACEPÇÃO HORMONAL

Trata-se da administração de progestógenos isolados ou associados aos estrogênios, com o objetivo de impedir a gravidez.

A anticoncepção hormonal pode ser desenvolvida de diversas maneiras:

- Contraceptivos orais combinados (COCs)
- Contraceptivos orais apenas com progestógenos
- Injetável – mensal/trimestral
- Implantes
- Anel vaginal
- Dispositivo intrauterino (DIU) com progestógeno
- Adesivo cutâneo (*patch*).

Todos os contraceptivos hormonais apresentam quatro mecanismos de ação para bloquear a ovulação:[11]

- Inibição do pico das gonadotrofinas do meio do ciclo, impedindo a ovulação ao interferir na liberação do hormônio liberador de gonadotrofina (GnRH)
- Espessamento do muco cervical, tornando-o hostil à espermomigração
- Decidualização do endométrio, reduzindo a sua receptividade à implantação do blastocisto
- Diminuição da motilidade das tubas uterinas, causando distúrbios no transporte dos espermatozoides.

Contraceptivos orais combinados

A pílula contém um estrogênio e um progestógeno em diferentes doses e esquemas posológicos, podendo ser classificada em:

- Monofásica: 21, 24 ou 28 comprimidos com a mesma composição (etinilestradiol e um progestógeno), nas mesmas doses
- Bifásica: pílulas com a mesma composição hormonal, cujos componentes se apresentam em dois blocos, com doses diferentes
- Trifásica: as pílulas, apesar de terem os mesmos constituintes, dividem-se em três blocos, cada um com doses diferenciadas dos hormônios.

Sua eficácia é dada pelo índice de Pearl, que corresponde ao número de gestações ao ano, a cada 100 mulheres em uso de anticoncepcional.

O índice de Pearl dos anticoncepcionais orais combinados varia entre 0,2/100 mulheres/ano, no uso perfeito, e 9/100 mulheres/ano, no uso típico, demonstrando claramente que a eficácia do método é individual e associada ao estilo de vida, ao *status* socioeconômico e à idade da usuária.[12]

Evolução histórica dos contraceptivos orais combinados

A pílula contraceptiva tem como principais personagens históricos Margaret Sanger, Katharine McCormick e Gregory Pincus. Margaret Sanger fundou a American Birth Control League (ABCL – Liga Americana de Controle da Natalidade) estimulada pela sua mãe, que teve 18 gestações, 11 filhos e faleceu aos 50 anos. Sanger por várias vezes citou a própria mãe: "Nenhuma mulher pode ser chamada de livre se não tiver controle de seu próprio corpo. Nenhuma mulher pode ser chamada de livre se conscientemente não puder escolher ser ou não ser mãe."[13]

A pesquisadora Katharine McCormick foi responsável pelo estímulo econômico para que Gregory Pincus desenvolvesse estudos sobre a primeira pílula para o controle da natalidade e fundou a primeira clínica de triagem para uso de contraceptivos orais, conduzida pelo doutor John Rock.[13]

Na cidade do México, Carl Djerassi desenvolveu a noretisterona, progestógeno cuja ação por via oral (VO) era mais potente que a da progesterona. O uso por 21 dias suprimia a ovulação, mas tinha como efeito adverso sangramento no meio do ciclo. Assim, os estudos prosseguiram na tentativa de se obter o bloqueio ovulatório sem a irregularidade do ciclo menstrual. Propôs-se a adição de um estrogênio sintético, e, em 1957, a primeira pílula combinada foi aprovada pela Food and Drug Administration (FDA) norte-americana, com o nome comercial de Enovid®, cuja indicação primária recaía sobre as desordens menstruais. O uso da mesma formulação como contraceptivo foi aprovado no ano de 1959.[14]

O contraceptivo Enovid® era composto por mestranol (estrogênio que se converte em etinilestradiol após a demetilação hepática) e noretinodrel (progestógeno derivado da própria noretisterona), nas doses iniciais de 150 μg (bioequivalência aproximada de 105 μg de etinilestradiol) e 9,85 mg, respectivamente.[14]

Os primeiros estudos clínicos sobre a eficácia do Enovid® foram altamente satisfatórios, mas mostraram efeitos colaterais expressivos. Assim, reduziu-se a dose do noretinodrel para 5 mg e a de mestranol para 75 μg. Entretanto, em 1961 foram relatados os primeiros casos de tromboembolismo venoso (TEV) e arterial (TEA) em usuárias de COCs (em menos de 1 ano a FDA reportou 6 mortes e 20 casos não fatais).[15]

Tentando minimizar o risco cardiovascular, diminuiu-se expressivamente a dose estrogênica. Nos anos 1970, a dose de etinilestradiol (EE) foi reduzida de 50 μg para 35 μg e 30 μg.[16] A partir de 1990, os COCs passaram a conter doses de 20 μg ou 15 μg, além das doses de 30 μg ou 35 μg de EE.[17] Novos progestógenos foram desenvolvidos durante todo o período de redução na dose estrogênica, e hoje estão disponíveis vários compostos estruturalmente relacionados à progesterona, à testosterona ou à espironolactona.[18-20] Recentemente, introduziu-se a adição de estrogênios naturais (estradiol ou valerato de estradiol) no mercado mundial dos COCs.[21,22]

Hoje, os COCs representam o método mais popular no mundo, estimando-se que sejam utilizados por mais de 100 milhões de mulheres.[23] Em 2009, a média global de mulheres com relacionamento estável e usuárias de contraceptivo era de 62,7% (72,4% em países desenvolvidos e 31,4% nos países em desenvolvimento).[23] No Brasil, estima-se que 25 e 30% das mulheres com e sem união estável, respectivamente, utilizem COCs.[24] Entre os métodos hormonais combinados, a pílula é preferida por 66% das mulheres brasileiras.[25]

Tem-se observado aumento nas taxas de utilização dos COCs desde a sua introdução no mercado. De 1960 até 2009, o número de usuárias de pílulas aumentou em 60% nos países desenvolvidos, refletindo-se em declínio na fertilidade, com redução média de 4,7 nascimentos por casal para 2,6 nascimentos por casal entre os anos de 1960 e 2000, respectivamente.[26]

Modelos matemáticos estimam que o uso de contraceptivos durante 1 ano preveniria 272.040 mortes maternas entre as 342.203 mortes previstas.[26] O uso de contraceptivos melhora a qualidade do parto e eleva a chance de sobrevivência da criança, pois aumenta o intervalo entre os partos – um intervalo maior que 2 anos entre os partos reduz a mortalidade infantil em 10% no primeiro ano de vida e 21% entre o primeiro e o quarto ano.[27,28]

Aspectos bioquímicos dos contraceptivos orais combinados

Até recentemente, todas as formulações contraceptivas orais combinadas continham associação de um estrogênio sintético (EE) e um progestógeno, derivados da 19-nortestosterona, da 17α-hidroxiprogesterona ou da espironolactona. Lançadas em 2011, associações de valerato de estradiol + dienogeste e estradiol + acetato de nomegestrol representam nova classe dos COCs, uma vez que contêm estrogênios naturais em vez do EE.[18,19]

Os progestógenos 19-nortestosterona derivados provêm de modificações na estrutura da testosterona natural e representam o maior e mais utilizado grupo de progestógenos disponíveis para a anticoncepção.

Nos anos 1950, observou-se que a adição do radical etinil na posição 17 da molécula do estradiol tornava-o oralmente ativo, e introduziu-se o grupamento etinil na molécula da testosterona, na tentativa de torná-la ativa por via oral. Inesperadamente, o primeiro androgênio absorvido por via oral apresentava atividade progestacional. Então, removeu-se o grupamento metil na posição 19 da etiniltestosterona, sintetizando-se a noretisterona ou noretindrona, o que incrementou a atividade progestacional e diminuiu a androgenicidade do composto. Esse composto e seus derivados próximos, como o noretinodrel, foram denominados progestógenos de primeira geração. No ano de 1968, concretizou-se nova modificação na estrutura da noretisterona, com a adição de um grupo metil na sua posição 20, composto denominado de norgestrel, com isômeros dextrogiros ou levogiros. Uma vez que somente estes apresentam atividade biológica, o composto sintetizado passou a se chamar levonorgestrel (LG). As propriedades do LG incluem elevada atividade progestacional e menor resíduo androgênico, sendo, portanto, denominado progestógeno 19-norderivado de segunda geração.[20]

Os progestógenos de terceira geração (desogestrel, gestodeno e norgestimato) são derivados diretos do LG. O desogestrel é pró-hormônio, necessitando de conversão a 3-cetodesogestrel para agir. Quimicamente, representa a colocação de um radical metil na posição 11 do LG, sendo inicialmente designado como 11-metilenolevonorgestrel. Para agir, o norgestimato é transformado em LG. Por sua vez, o gestodeno é progestógeno com potência superior à do LG.[20] O dienogeste é progestógeno com propriedades híbridas, quimicamente relacionado aos 17-hidroxiprogesterona e aos 19-nortestosterona derivados.[21] Já o acetato de nomegestrol é derivado da 19-norprogesterona, quimicamente classificado como agonista puro da progesterona.[22]

Entre os esteroides sexuais, os progestógenos são os únicos hormônios capazes de se ligar aos receptores de androgênios, glicocorticoides, mineralocorticoides, estrogênicos e progestogênicos. A própria progesterona apresenta essa peculiaridade, mas sem efeito androgênico, mineralocorticoide ou glicocorticoide, com fraca ação antiestrogênica e alta ação progestacional. Isso se deve à sua grande afinidade em ocupar seu próprio receptor, e à baixa afinidade por outros receptores hormonais.

Seguindo esse raciocínio, tem-se o índice de seletividade de um progestógeno, definido como a relação entre a afinidade do esteroide pelo receptor de progesterona e por outros receptores.[29] Quanto mais seletivo o progestógeno, maior sua afinidade pelo receptor de progesterona e menor sua afinidade por outros receptores. Esse conceito é particularmente útil na avaliação dos diferentes progestógenos em contracepção oral. De acordo com a estrutura química, os progestógenos relacionados à progesterona tendem a ser mais seletivos que os estruturalmente relacionados à testosterona, devido à maior afinidade dos últimos ao receptor androgênico. Por outro lado, o efeito sobre um receptor pode determinar a atividade farmacológica do progestógeno. Assim, pode-se classificá-los de acordo com as suas características particulares, na maior parte das vezes se referindo ao efeito progestogênico, estrogênico, glicocorticoide, androgênico, antiandrogênico e antimineralocorticoide. Sumariamente, progestógenos 19-nortestosterona derivados (p. ex., LG, desogestrel e gestodeno) apresentam atividade androgênica, embora sem significância clínica nas doses utilizadas em contracepção. Progestógenos estruturalmente relacionados à progesterona (p. ex., acetato de ciproterona, acetato de clormadinona e drospirenona) apresentam efeito antiandrogênico. Desse grupo, a drospirenona é o único composto que revela efeito antimineralocorticoide. Ressalte-se a elevada seletividade da drospirenona, demonstrada por seu perfil farmacológico, bastante próximo à progesterona endógena (Tabela 38.1).[29]

Efeitos metabólicos dos contraceptivos orais combinados

As associações hormonais empregadas em contracepção exercem variável efeito metabólico, em particular sobre as proteínas hepáticas, os fatores de coagulação, lipídios e carboidratos. O EE é responsável pelo aumento das proteínas hepáticas (p. ex., albumina e globulina ligadora de hormônio sexual [SHBG]), que não se traduz em efeitos clínicos significativos, mas aumentam o substrato de renina, desencadeando síntese de angiotensina e estimulando a produção de aldosterona pelo córtex suprarrenal, causando vasoconstrição e retenção de sódio e água.[30] O impacto hepático dos estrogênios é dose-dependente, sendo infrequente a hipertensão ocasionada pelo uso do contraceptivo. No entanto, o efeito deve ser considerado em hipertensas. O componente estrogênico é ainda responsável pelo aumento de fatores de coagulação (fatores

Tabela 38.1 Perfil farmacológico dos progestógenos, em doses terapêuticas usadas em contracepção oral.

Progestógenos	Atividade farmacológica					
	Progestogênica	Estrogênica	Glicocorticoide	Androgênica	Antiandrogênica	Antimineralocorticoide
Progesterona	+	–	–	–	(+)	+
Acetato de nomegestrol	+	–	–	–	–	–
Drospirenona	+	–	–	–	+	+
Levonorgestrel	+	–	–	(+)	–	–
Gestodeno	+	–	–	(+)	–	(+)
Clormadinona	+	–	–	–	+	–
Desogestrel	+	–	–	(+)	–	–
Dienogeste	+	–	–	–	+	–
Acetato de ciproterona	+	–	(+)	–	+	–

+: atividade; (+): atividade desprezível em doses terapêuticas; –: ausência de atividade. *Fonte*: Sitruk-Ware, 2006.[29]

VII e XII). Observa-se redução da antitrombina III e aumento do inibidor do ativador do plasminogênio (PAI-1), traduzido em perfil pró-trombótico, também sendo considerados dose-dependentes.[31]

Em relação ao perfil dos carboidratos, o EE reduz o colesterol total e a lipoproteína de baixa densidade (LDL), aumentando a lipoproteína de alta densidade (HDL), e age discretamente, causando impacto clinicamente insignificante.[32]

O efeito dos progestógenos sobre os fatores de coagulação são discutíveis, e acredita-se que atuem discretamente, em conjunto com o EE.[33] A depender de sua natureza e dose, podem interferir nos benefícios dos estrogênios sobre o perfil lipídico. Os progestógenos 17α-hidroxiprogesterona derivados (p. ex., ciproterona e clormadinona) e 17α-espironolactona derivados (p. ex., drospirenona), nas doses utilizadas em contracepção, têm discreto efeito sobre o perfil lipídico; o mesmo se observa com os progestógenos de terceira geração (desogestrel e gestodeno).[34,35] Já os 19-nortestosterona derivados de segunda geração, que contêm LG, podem interferir negativamente, propiciando menor redução do colesterol total e LDL, e menor aumento da HDL.[32] Ressalta-se, no entanto, o caráter dose-dependente do LG sobre o perfil lipídico, pois o efeito antagonista estrogênico sobre as lipoproteínas ocorre em doses mais elevadas, em geral de 250 µg ou 150 µg. Na dose de 100 µg, não tem efeito antagonista clinicamente detectável, comparando-se aos progestógenos de terceira geração.[36]

Quanto ao metabolismo dos carboidratos, todos os progestógenos aumentam a resistência insulínica e reduzem a tolerância à glicose. Trata-se de fenômeno bioquímico, nem sempre encontrando efeito clínico. Dependendo da dose e da natureza do progestógeno, pode haver maior ou menor influência sobre esse parâmetro metabólico. Comparativamente, o LG na dose de 250 µg tem o maior impacto sobre o perfil insulinêmico, comparado ao próprio hormônio nas doses de 150 µg e 100 µg, ou ao desogestrel, gestodeno e drospirenona. No entanto, deve-se considerar que, clinicamente, esse efeito é desprezível, só sendo considerado na escolha do contraceptivo diante de circunstâncias especiais (p. ex., pacientes diabéticas).[32]

Regimes de uso dos contraceptivos orais combinados

Pode-se usar a pílula das seguintes maneiras:

- Cartela contendo 21 comprimidos: iniciar a tomada da pílula entre o primeiro e o quinto dia do ciclo, tomar por 21 dias e fazer um intervalo de 7 dias
- Cartela contendo 24 comprimidos: iniciar a tomada da pílula entre o primeiro e o quinto dia do ciclo, tomar por 24 dias e fazer um intervalo de 4 dias.

Atualmente, tem-se questionado os benefícios da pausa contraceptiva mensal, uma vez que, do ponto de vista biológico, o sangramento artificial decorrente da privação dos hormônios não parece necessário, podendo se associar a sintomas ligados à menstruação.[37-39] Para algumas mulheres, o sangramento mensal é indesejável, não só pelos sintomas apresentados nesse período, mas também por questões pessoais, como conveniência e praticidade.[40] Nesse sentido, tem-se recorrido a regimes alternativos de uso das pílulas, como a contracepção contínua, ou regimes com extensão do uso de pílulas ativas, visando contornar eventuais problemas relacionados à pausa. Os regimes estendidos em

contracepção oral se referem ao uso por mais de 28 dias de comprimidos ativos, sem pausa, incluindo a contracepção de uso contínuo ou variações, como pílulas com intervalos trimestrais.[41-44]

Benefícios não contraceptivos das pílulas

Os principais benefícios não contraceptivos dos COCs dizem respeito aos sintomas relacionados ao ciclo menstrual: regularidade e diminuição do volume e do fluxo; alívio da dismenorreia e da tensão pré-menstrual etc. Também melhoram a seborreia associada à acne e ao hirsutismo.

Em longo prazo, seu uso está relacionado à redução significativa dos cânceres de ovário, endométrio e, provavelmente, colorretal.[45]

Riscos associados aos contraceptivos orais combinados

As principais complicações relacionadas à sua utilização incluem acidente vascular encefálico (AVE), infarto do miocárdio e trombose venosa. Todas essas complicações tromboembólicas (sejam arteriais ou venosas) dependem da suscetibilidade da usuária, da dose de estrógeno, do tipo e da dose do progestógeno e da via de administração.

Em relação ao TEV, sua ocorrência é historicamente atribuída às altas doses de estrogênios contidos nos primeiros contraceptivos, mas estudos de 1995 e 1996 mostraram que o fenômeno tromboembólico foi maior com as formulações de baixa dose e progestógenos de terceira geração.[46-48] Desde então, tem-se procurado explicações para os conflitantes resultados. A maioria dos autores relata problemas metodológicos nos estudos, interferindo na melhor interpretação, entre os quais se observa a tendência a prescrever menores doses e progestógenos de terceira geração a pacientes de maior risco (viés de prescrição) e o fato de que as usuárias de pílulas de segunda geração não apresentavam fatores de risco significativos (efeito da usuária saudável).[49,50] Mais do que isso, problemas no diagnóstico do evento tromboembólico podem ser relevantes, uma vez que em todos os estudos somente critérios clínicos foram observados. Sabe-se que menos de 50% das suspeitas clínicas de trombose venosa profunda em usuárias de contraceptivos são confirmadas após a realização da dopplerfluxometria.[49-51]

A despeito da discussão sobre os achados em diferentes estudos, deve-se considerar a baixa incidência do tromboembolismo em mulheres em idade reprodutiva. Não usuárias, mulheres que usam pílulas de segunda ou de terceira gerações apresentam incidência de 5, 15 e 25 casos a cada 100 mil mulheres, respectivamente. Por outro lado, durante a gestação se observa incidência de 56 casos de TEV a cada 100 mil mulheres.[52]

Controvérsia do tromboembolismo venoso associado aos contraceptivos orais combinados modernos

A controvérsia entre os COCs e o TEV, que envolve a comunidade científica, a indústria farmacêutica, os médicos, as pacientes e a mídia, fundamenta-se no maior risco dos próprios COCs entre si.

Nos anos 1990, demonstrou-se que os COCs contendo progestógenos de terceira geração, incluindo desogestrel e gestodeno, tinham relação com maior risco de TEV, se comparados ao LG.[46-48] A exposição das informações sobre o risco de TEV entre as usuárias de pílulas de terceira geração causou preocupação entre médicos e pacientes, motivando discussões e trazendo dúvidas quanto à segurança dos novos contraceptivos, no que se denominou *pill scare*, entre 1995 e 1996.[53] Entidades relacionadas ao PF em diferentes países procuraram avaliar os resultados dos estudos envolvendo o TEV associado aos COCs e propuseram adequações nas informações quanto ao risco tromboembólico para as pílulas de terceira geração.[54]

Recentemente, COCs contendo outros progestógenos, como a drospirenona e o acetato de ciproterona, também foram associados a maior risco de TEV, quando comparados aos COCs contendo LG. Sendo assim, a associação de baixa dose de EE (30 μg ou menos) com LG está relacionada com menor risco de tromboembolismo.[55-57]

Embora nem todos os estudos envolvendo a drospirenona e o acetato de ciproterona apontassem para os mesmos resultados, novamente houve preocupação entre médicos e pacientes, motivando também o posicionamento de representantes de entidades ligadas ao PF em diferentes países.[58-60]

O risco relativo de TEV entre os COCs contendo desogestrel, gestodeno, drospirenona ou acetato de ciproterona é de duas a três vezes maior que o risco dos COCs que contêm LG, e todas as formulações hormonais orais estudadas expõem as usuárias a um risco maior de trombose do que as não usuárias.[29]

O risco relativo expressa a força de associação entre a exposição a um fator de risco (a exemplo do uso de COCs) e a doença (TEV).[61] É calculado a partir da razão entre a incidência da doença entre pessoas expostas e não expostas ao fator de risco, sendo igual a 1 se o risco da doença na população exposta for o mesmo que na população não exposta, o que parece indicar não haver associação da exposição à doença em questão. Risco relativo maior do que 1 mostra que o risco da doença é maior em indivíduos expostos do que nos não expostos, indicando associação da exposição à doença. Risco relativo menor do que 1 indica menor risco da doença em indivíduos expostos do que nos não expostos, o que sugere que a exposição possa ter papel protetor em relação à doença estudada. Deve-se ressaltar que mesmo associações com grandes riscos relativos podem apresentar risco absoluto bem pequeno se a doença for incomum.[61]

O risco absoluto representa a incidência da doença. Traduz a ideia de intensidade com que acontece a morbidade em uma população, relacionada à unidade de intervalo de tempo (dia, semana, mês ou ano).[61]

Por sua vez, o risco atribuível representa a incidência adicional de doença relacionada à exposição, considerando a incidência basal de doença presumivelmente devido a outros fatores. Esse modo de comparação pressupõe que o fator de risco seja causa e não apenas marcador. Devido à maneira em que o risco atribuível é calculado, é também chamado de diferença de risco.

Ao se analisar o risco de TEV em usuárias de pílulas como risco absoluto, observa-se que o TEV representa doença de baixa incidência como um todo, a despeito das diferenças observadas no risco relativo. Do mesmo modo, a análise do risco atribuível, em que se verificam o número de casos que o COC acrescenta sobre a incidência habitual do TEV, parece ser bastante baixo diante dos dados populacionais conhecidos.[62]

A informação do risco de TEV associado aos COCs por meio de exemplos que quantifiquem a incidência da doença se traduz em menor preocupação por parte de candidatas ao uso das pílulas. Profissionais de saúde envolvidos no atendimento de mulheres que buscam orientação contraceptiva devem buscar modelos de informação de riscos que possibilitem maior entendimento.

Contraceptivos orais apenas com progestógeno

Preparados contendo apenas progestógeno, administrados de modo contínuo VO. Nesse grupo estão os compostos denominados no passado como "minipílulas", que continham noretisterona, linestrenol e LG (não mais disponível no Brasil), além do desogestrel isolado.[63]

As "minipílulas" têm como principal mecanismo de ação a alteração do muco cervical e, secundariamente, atividade endometrial hostil à implantação.[63] Por outro lado, o desogestrel isolado tem com principal mecanismo de ação o bloqueio gonadotrófico, que confere maior eficácia contraceptiva em mulheres fora do período de amamentação.[64] Assim, embora as "pílulas de progestógeno" representem os diferentes progestógenos isolados usados VO, mostram-se distintos os mecanismos de ação que em última análise revelam a principal característica de um anticoncepcional: a eficácia.

As principais indicações para o uso desses produtos são todas as condições em que se deve evitar o uso de estrógeno (p. ex., puerpério de mãe que amamenta; hipertensão arterial sistêmica; tromboembolismo; doenças cardíacas valvulares complicadas; lúpus eritematoso sistêmico etc.[65]

O uso desses contraceptivos difere um pouco do dos combinados. A usuária deve tomar um comprimido diária e ininterruptamente, mesmo se estiver menstruada. O início do uso pode ser em qualquer momento, em qualquer dia do ciclo ou do puerpério, evitando-se apenas os primeiros 30 dias de puerpério, porque não há risco de gravidez nesse período, podendo provocar aumento do sangramento próprio dessa fase (loquiação).[64]

Seu efeito colateral mais comum é a alteração do ciclo menstrual, podendo causar desde irregularidade a amenorreia.

Contraceptivos hormonais injetáveis

Não têm primeira passagem pelo fígado e apresentam duas formulações básicas: injetáveis combinados (mensais) e injetáveis só de progestógeno (trimestrais).

Injetáveis combinados mensais

Existem três formulações disponíveis no Brasil:

- Acetato de medroxiprogesterona (MPA) 25 mg + cipionato de estradiol (CIP) 5 mg
- Enantato de noretisterona (NET) 50 mg + valerato de estradiol (VAL) 5 mg
- Acetofenido de di-hidroxiprogesterona 150 mg + enantato de estradiol 10 mg.

Apresentam o mesmo mecanismo de ação contraceptiva que os demais contraceptivos hormonais, com formulação semelhante à encontrada na pílula anticoncepcional oral combinada, contendo estrogênio associado ao progestógeno. Aqui, porém, o estrogênio usado não é sintético (EE), mas natural, sendo a formulação injetável mais fisiológica do que as pílulas anticoncepcionais combinadas.

O tipo e a intensidade dos efeitos colaterais também podem ser diferentes. Estudos têm demonstrado menor efeito sobre pressão arterial, hemostasia e coagulação, metabolismo lipídico e função hepática, em comparação com a contracepção oral combinada.

A contracepção por injetáveis mensais ainda não dispõe de muitos trabalhos epidemiológicos sobre sua ação em longo prazo. Evidências disponíveis para os COCs podem ser aplicadas aos injetáveis, mas não em todas as situações. Os injetáveis mensais são colocados em categoria intermediária entre os COCs e os contraceptivos somente com progestógenos.

Assim como os demais contraceptivos hormonais, o injetável mensal não protege contra DSTs/HIV.

O retorno da fertilidade leva em média 1 mês a mais do que na maioria dos outros métodos hormonais mensais (1,4/100 mulheres no primeiro mês e 82,9/100 mulheres em 1 ano). Mais de 50% das usuárias engravidaram nos 6 primeiros meses após a interrupção do uso.

Os injetáveis mensais têm alta eficácia, com índice de Pearl:

- Eficácia teórica (falha do método) = 0,05 gravidez/100 mulheres/ano
- Eficácia típica (inclui a falha do usuário) = 3 gravidezes/100 mulheres/ano.

Esses valores são significativamente menores do que entre as usuárias de pílula anticoncepcional combinada, quando a falha da usuária é mais alta devido à necessidade de uso diário.

A proteção anticoncepcional inicia-se no primeiro ciclo de uso, podendo ser usado da adolescência até a menopausa, não necessitando de período de pausa para "descanso".

Quando começar

O início ideal do uso de anticoncepcionais injetáveis varia conforme a situação da usuária:

- Ciclos menstruais normais ou após método não hormonal:
  - Iniciar imediatamente, caso esteja começando até 7 dias após o início da menstruação; não há necessidade de método de apoio (preservativo)
  - Com 7 dias ou mais desde o início da menstruação, pode iniciar imediatamente, se houver certeza razoável de não estar grávida – usar método de apoio nos primeiros 7 dias após a injeção
  - Se estiver mudando de DIU, poderá começar imediatamente
- Após método hormonal:
  - Iniciar imediatamente, se estiver usando o método corretamente ou caso haja certeza razoável de não estar grávida. Não há necessidade de aguardar a próxima menstruação nem de método de apoio
  - Se estiver mudando após método injetável, poderá iniciar na data em que a injeção de repetição seria aplicada. Não há necessidade de método de apoio
- Com amamentação exclusiva ou quase:
  - Menos de 6 meses após o parto
    - Adiar a primeira injeção até 6 meses após o parto ou quando o leite não for mais o alimento principal (o que acontecer primeiro)
  - Mais de 6 meses após o parto
    - Se a menstruação não tiver retornado, pode iniciar a qualquer momento, desde que tenha certeza de não estar grávida. Usar método de apoio nos primeiros 7 dias após a injeção
    - Se já tiver menstruado, poderá iniciar o injetável tal como aconselhado para mulheres com ciclos menstruais
- Pós-parto, não amamentando:
  - Menos de 4 semanas após o parto
    - Iniciar a injeção entre o 21º e 28º dia após o parto. Não há necessidade de método de apoio
  - Mais de 4 semanas após o parto
    - Se a menstruação não tiver retornado, pode iniciar a qualquer momento, desde que haja certeza de não estar grávida. Usar método de apoio nos primeiros 7 dias após a injeção

  - Se já tiver menstruado, poderá iniciar o injetável tal como aconselhado para mulheres com ciclos menstruais
- Ausência de menstruação não relacionada ao parto ou à amamentação:
  - Poderá iniciar os injetáveis a qualquer momento, se houver certeza razoável de que não está grávida. Usar método de apoio nos primeiros 7 dias após a injeção
- Após aborto espontâneo ou induzido:
  - Imediatamente, se estiver começando até 7 dias depois de um abortamento. Não há necessidade de método de apoio
  - Após 7 dias do abortamento, poderá começar a tomar as injeções a qualquer momento, se tiver certeza razoável de que não está grávida. Usar método de apoio nos primeiros 7 dias após a injeção
- Após tomar a pílula anticoncepcional de emergência:
  - Poderá iniciar as injeções no mesmo dia em que tomar as pílulas anticoncepcionais de emergência. Não há necessidade de aguardar a próxima menstruação. Usar método de apoio nos primeiros 7 dias após a injeção.

A indicação de uso depende do desejo da paciente, da indicação de uso e da ausência de contraindicações.

Problemas relacionados ao controle do ciclo são as principais causas de descontinuação do uso, destacando-se:

- Descontinuação devido à alteração do ciclo menstrual:
  - 6,3% (MPA + CIP)
  - 7,5% (NET + VAL)
- Descontinuação devido à amenorreia:
  - 2,1% (MPA + CIP)
  - 1,6% (NET + VAL).

Além desses, são possíveis efeitos colaterais (bem menos comuns do que entre as usuárias do contraceptivo injetável trimestral):

- Ganho de peso
- Cefaleia
- Vertigem
- Sensibilidade mamária.

Injetável trimestral

No Brasil, a única formulação existente desse contraceptivo é o acetato de medroxiprogesterona de depósito (AMPD), substância de depósito porque o hormônio se encontra na forma de microcristais em suspensão, ficando depositado no músculo quando injetado, sendo absorvido lentamente. A dose contraceptiva é de 150 mg, por via intramuscular (IM) profunda, de 3 em 3 meses, com tolerância de mais ou menos 15 dias.

Age bloqueando significativamente a ovulação, por meio do grande efeito antigonadotrófico criado por esse regime de uso, atrofiando significativamente o endométrio, o que pode causar amenorreia e outros efeitos colaterais: sangramentos, irregularidades (*spottings* ou sangramentos abundantes) e todas as manifestações que podem estar associadas aos progestógenos.

O AMPD, derivado da 17α-hidroxiprogesterona, tem significativo efeito glicocorticoide, podendo impactar o perfil lipídico e dos carboidratos da usuária. Em grande parte das condições clínicas em que há contraindicações formais ao uso de estrogênios, o uso do progestógeno isolado é geralmente cogitado, mas nem todos eles podem ser utilizados, devendo prevalecer o juízo clínico, com base nos fatores de risco individuais diante da escolha do método. Mulheres com múltiplos fatores de risco para doenças cardiovasculares podem utilizar progestógenos isolados, com ressalva para a medroxiprogesterona injetável (categoria 3 da OMS), podendo ocorrer piora do quadro subjacente.

Os efeitos do AMPD desaparecem 6 a 8 meses após a última injeção, e a depuração é mais lenta em mulheres com sobrepeso. Aproximadamente metade das mulheres que descontinuam o uso do AMPD apresentam retorno dos ciclos menstruais normais 6 meses após a última injeção, mas até 25% delas podem demorar até 1 ano para o restabelecimento do padrão normal, o que deve ser considerado e discutido com a paciente no momento da escolha do método.

O efeito antiestrogênico do regime é significativo, podendo haver redução da densidade mineral óssea com a medroxiprogesterona de depósito, efeito reversível após a suspensão do uso.

O AMPD age sobre o sistema nervoso central (SNC), fazendo com que pacientes epilépticas tenham muito menos crises convulsivas. Esse efeito anticonvulsivante, porém, não tem seu mecanismo totalmente esclarecido. Não há evidência científica que aponte para efeito carcinogênico.

Anel vaginal

Método contraceptivo hormonal combinado aprovado em 2002 pela FDA, consiste em anel flexível transparente, feito de evatane (copolímero de acetato de vinil etileno), contendo 2,7 mg de EE e 11,7 mg de etonogestrel distribuídos uniformemente.[66]

Tradicionalmente, tem a praticidade de ser colocado pela própria paciente entre o primeiro e o quinto dia do ciclo menstrual, tomando-se o cuidado de associar método de barreira nos primeiros 7 dias de uso. Deve ser usado por um ciclo (21 dias) e apresenta liberação diária de 120 µg de etonogestrel e 15 µg de EE, durante 3 semanas. Após 7 dias de pausa, novo anel deverá ser colocado no mesmo horário em que foi utilizado o anterior.[66] A partir de 2005, estudos têm abordado o uso na forma estendida (84 dias consecutivos, seguidos por pausa de 7 dias).[67,68]

Como os demais métodos contraceptivos hormonais, tem como principal mecanismo de ação a inibição da ovulação; também altera o muco cervical, tornando-o mais espesso e desfavorável à penetração dos espermatozoides, e diminui a espessura endometrial.[69]

A combinação de EE e etonogestrel por via vaginal é altamente eficaz no bloqueio da ovulação, semelhantemente ao anticoncepcional hormonal combinado oral, com índice de Pearl para uso perfeito de 0,64 (intervalo de confiança de 95% [IC 95%] 0,35-1,07).[70]

O anel libera controlada e gradualmente os hormônios, evitando grandes flutuações diárias nos seus níveis.[69] Vários estudos têm mostrado baixa incidência de sangramento irregular/*spotting* na vigência da sua utilização, e estudos comparativos com o anticoncepcional hormonal oral (30 µg de EE/LG) mostram melhor controle de sangramento entre as usuárias do anel, com incidência variando de 2 a 6%.[71] A sua aceitabilidade parece ser alta (mais de 90% das usuárias acham o método de fácil inserção e retirada).[72]

Regulariza o ciclo menstrual, diminuindo o fluxo, sua duração e, consequentemente, a incidência de anemia; melhora a dismenorreia e a sintomatologia perimenstrual.[71]

Até o momento, poucos eventos adversos foram relatados.

Os hormônios absorvidos pela vagina não têm a primeira passagem pelo fígado, indo direto à circulação sistêmica, provocando menor impacto metabólico. As usuárias podem apresentar fenômenos tromboembólicos, mas devem ser lembradas de que a incidência dessa complicação é baixa (menor do que na gravidez). As usuárias podem se queixar de cefaleia (8%), vulvovaginite (5,6%) e aumento de secreção (4,8%); náuseas, mastalgia, alterações de humor, dismenorreia, acne, diminuição de libido e dor abdominal são menos referidas. Eventos específicos do método (p. ex., sensação de algo na vagina, problemas na relação sexual e sua expulsão) apresentam baixa incidência (4,4%).[72]

O anel pode ser utilizado por toda mulher que deseje contraceptivos reversíveis, práticos e de alta eficácia, e não apresente contraindicações para o seu uso, e pode ser oferecido como opção para pacientes que não querem métodos de uso diário.[65]

Não deve ser indicado em algumas situações específicas: estenose vaginal; atrofia grave de vagina; prolapso uterino; cistocele ou retocele significativas; situações em que os hormônios contraceptivos combinados estão contraindicados.[65]

Adesivos transdérmicos

Os adesivos transdérmicos (*patch*) são também considerados método contraceptivo hormonal combinado – 750 µg de EE + 6 mg de norelgestromina (NGMN). Ocorre liberação diária de 20 µg de EE e 150 µg de NGMN (convertida em LG através do metabolismo hepático).

Apresentam mecanismo de ação igual ao de todos os anticoncepcionais hormonais combinados: inibição das gonadotrofinas e, consequentemente, da ovulação. Devido à ação progestogênica, o endométrio se torna atrófico, não receptivo à nidação; o muco cervical, espesso e hostil à ascensão dos espermatozoides, e o transporte tubário do óvulo são prejudicados. Todas essas ações aumentam a eficácia contraceptiva.

Têm eficácia (índice de Pearl 0,7), contraindicações e perfil de efeitos adversos iguais aos dos anticoncepcionais orais combinados, mas apresentam potenciais vantagens em relação à via oral, entre as quais a ausência do metabolismo de primeira passagem hepática, níveis plasmáticos mais estáveis (sem picos e quedas) e facilidade de uso para pacientes com dificuldades de deglutição.

Apesar de existirem poucas publicações sobre os potenciais benefícios não contraceptivos dos adesivos transdérmicos, acredita-se que usuárias provavelmente desfrutem dos mesmos benefícios atribuídos aos anticoncepcionais orais combinados (p. ex., redução da anemia ferropriva e redução de risco de cânceres de ovário e endométrio).

Como o uso da via transdérmica evita a absorção intestinal e o metabolismo de primeira passagem hepática, parece que esse contraceptivo não interfere significativamente na eficácia de outros medicamentos (p. ex., anticonvulsivantes e antibióticos), nem tem a sua eficácia comprometida pelo uso simultâneo de outros fármacos.

Usuárias desse método podem apresentar efeitos adversos: sintomas mamários (22%); cefaleia (21%); reações no local da aplicação (17%); náuseas (17%); infecção do trato respiratório superior (10%); dismenorreia (10%).

O padrão de sangramento intermitente (requer o uso de mais de um absorvente ou tampão por dia) e de escape (*spotting*) com o uso de transdérmicos é similar ao encontrado nos *trials* de anticoncepcionais orais. Por volta do sexto mês, a frequência desses sangramentos diminui consideravelmente.

Em relação ao peso corporal, parece não haver diferenças após 9 meses de uso do adesivo.

Existem três alternativas para início de uso, descritas pelo fabricante e comuns a todos os contraceptivos hormonais:

- Início no primeiro dia do ciclo menstrual – dia do primeiro adesivo

- Início no primeiro domingo após a menstruação (*Sunday start*) – nesse caso, é necessária contracepção adicional nos primeiros 7 dias de uso
- Início no dia da prescrição (*quick start*), desde que a possibilidade de gestação possa ser razoavelmente descartada.

Deve ser aplicado sobre pele limpa e seca, no primeiro dia do ciclo, no primeiro domingo (*Sunday start*) ou após a prescrição (*quick start*). Usar um adesivo a cada 7 dias, com rodízio semanal dos locais de aplicação (abdome inferior, parte externa do braço, parte superior das nádegas, dorso superior). Usar durante 3 semanas consecutivas, retirando o terceiro adesivo ao final dos 21 dias, e aguardar o sangramento de privação. O uso contínuo, sem pausa, também pode ser empregado.

Atraso na troca inferior a 2 dias não determina perda de eficácia. Atraso na colocação do adesivo na primeira semana ou por mais de 48 h na segunda ou terceira semana necessita de uso de preservativos (por segurança) por 7 dias.

O risco de descolamento (total ou parcial) do adesivo é de 5%, com a maioria dos descolamentos ocorrendo nos primeiros meses de uso. Se ocorrer por menos de 24 h, recolocar o mesmo adesivo (se permanecer bem aderido) ou colar um novo, pois não há perda da eficácia. Se o descolamento ocorrer por mais de 24 h, colar um novo adesivo, iniciar novo ciclo (com novo dia de troca) e usar preservativos por 7 dias.[73-77]

No Capítulo 39, *Contraceptivos Reversíveis de Longa Ação*, serão abordados em detalhes os LARCS – implante, DIU de cobre e o sistema intrauterino (SIU) de LG.

MÉTODOS COMPORTAMENTAIS

Também conhecidos como métodos naturais de anticoncepção, com base no reconhecimento do período fértil, dividem-se em dois tipos: abstenção periódica e relações em que o esperma não é depositado na vagina.[10,78]

Abstenção periódica

As relações sexuais são evitadas na época do período fértil da mulher.

O reconhecimento do período fértil deu origem a alguns métodos: método de Ogino-Knaus ("método da tabelinha"); método do muco cervical ou de Billings; método da curva térmica; método sintotérmico.

"Método da tabelinha" ou de Ogino-Knaus

Fundamentado no conhecimento da fisiologia do ciclo menstrual da mulher, estabelecendo a partir dele o chamado período fértil da mulher.

Para os ciclos bem regulares, calculam-se:

- O primeiro dia do período fértil, subtraindo-se 18 do número de dias de duração do ciclo, sendo que: 18 = 16 (primeiro dia em que pode ocorrer a ovulação) + 2 (número de dias em que o espermatozoide pode permanecer viável)
- O último dia do período fértil, subtraindo-se 11 do número de dias de duração do ciclo menstrual, sendo que: 11 = 12 (último dia em que pode ocorrer a ovulação) – 1 (número de dias em que o óvulo permanece viável após a ovulação).

Quando a mulher apresenta ciclos variáveis, uns mais curtos e outros mais longos, calculam-se:

- O primeiro dia do período fértil, subtraindo-se 18 do número de dias do ciclo mais curto
- O último dia do período fértil, subtraindo-se 11 do número de dias do ciclo mais longo.

As críticas relacionadas a esse método são:

- A biologia feminina não tem comportamento matemático
- Quanto maior a variabilidade dos ciclos menstruais, maior será o número de dias de abstenção, no assim chamado período fértil
- Requer disciplina rígida, pois costuma ser nessa época do ciclo que a mulher se encontra mais atraente, com mais apetite sexual e desperta mais o erotismo masculino.

Método do muco cervical ou de Billings

Fundamentado no conhecimento de que o muco cervical sofre modificações físico-químicas relacionadas ao tipo de estímulo hormonal a que está submetido.

Quanto maior a estimulação estrogênica, mais o muco se torna abundante, aquoso, transparente e filante. Na segunda fase do ciclo, por ação da progesterona, o muco se apresenta escasso, espesso, opaco, grumoso e sem filância.

A partir dessas informações, a mulher pode obter uma amostra do muco secretado pela cérvice introduzindo dois dedos na sua vagina, a fim de identificar o período pré-ovulatório imediato e o início da fase lútea. Mantendo relações sexuais apenas na fase lútea (seca), ela evitará a gravidez.

A crítica a esse método consiste no fato de que muitas mulheres não conseguem manipular seus genitais para obter amostra do muco, e que vaginites e cervicites alteram substancialmente o seu aspecto.

Método da curva térmica (CTB)

No ciclo menstrual, após a extrusão do óvulo do folículo, ocorre a formação do corpo lúteo, que secreta hormônios como o estrógeno e a progesterona. Esta tem, entre outras propriedades, a de elevar a temperatura corporal em alguns décimos de grau (efeito termogênico da progesterona), o que pode ser usado para identificar o dia da ovulação.

A temperatura deve ser medida diariamente, nas condições basais, e anotada em um gráfico, evitando-se relações sexuais até que se confirme a elevação persistente da temperatura.

Esse método exige muita disciplina. Além disso, vale ressaltar que qualquer processo gripal pode alterar a temperatura, por exemplo. Assim, pode-se retomar as relações após 3 a 4 dias de elevação permanente da temperatura.

Método sintotérmico

Consiste na utilização de múltiplos marcadores do período fértil. Para identificar o início do período fértil, deve-se fazer o cálculo do calendário e analisar o muco; para identificar o fim do período fértil, deve-se observar variações do muco e identificar a decalagem da temperatura basal.

Persona

Em alguns países existe um monitor portátil chamado Persona (Unipath, Londres, Reino Unido), que faz a análise continuada da vulnerabilidade da mulher para engravidar.

A usuária fornece ao aparelho dados sobre o dia do ciclo em que se encontra, e o monitor verifica a sua fertilidade,

Parte 6

utilizando três luzes coloridas: a luz verde indica dia seguro; a luz vermelha indica abstinência sexual; a luz amarela representa incerteza.

Quando a luz amarela aparece, a mulher retira do aparelho uma tira para teste e aplica nela uma amostra de sua urina, reinserindo a tira no monitor que, então, processa análise rápida da urina quanto aos níveis de hormônio luteinizante (LH) e de gliconato de estriol.

Após pequeno intervalo, o aparelho acende a luz verde ou a vermelha, indicando a condição da fertilidade da usuária.

Com o uso continuado, o aparelho acumula informações sobre o ciclo da usuária, com base nas informações sobre as menstruações da mulher e nos registros dos testes hormonais realizados no curso do tempo, fazendo com que diminua o número de dias em que a luz amarela aparece e, consequentemente, de testes hormonais.

Relações sem que haja deposição vaginal de esperma

A prática mais conhecida e difundida é o coito interrompido.

O homem, ao pressentir a iminência da ejaculação, retira o pênis da vagina e ejacula fora dela, preferencialmente longe dos genitais femininos.

É necessário grande autocontrole masculino e compreensão da mulher, que poderá desenvolver sentimento de frustração por isso. Outras formas de se fazer sexo sem ejaculação dentro da vagina são práticas eróticas diversas sem penetração vaginal (p. ex., sexo oral, sexo anal e masturbação mútua).

MÉTODOS DE BARREIRA

Consistem no uso de dispositivos que funcionam como obstáculos mecânicos, impedindo a ascensão do espermatozoide no sistema genital feminino.[10,71]

Condom masculino

Também conhecido como preservativo masculino, é um envoltório para o pênis, utilizado desde o antigo Egito. Inicialmente, eram fabricados com membranas de animais (peles, bexigas, intestinos); depois, foram feitos de linho, borracha vulcanizada, látex e plástico, sucessivamente.

Atualmente, são a forma mais eficaz de se prevenirem doenças sexualmente transmissíveis, especialmente a AIDS.

Seu uso requer alguns cuidados básicos, para que não haja falhas desastrosas (p. ex., ser de boa qualidade, descartável e estar íntegro; ser colocado antes de qualquer penetração, com o pênis ereto, tomando o cuidado de retirar o ar da pequena bolsa que existe na sua extremidade fechada, destinada à deposição do esperma ejaculado; retirar o pênis da vagina ainda com boa ereção, para que não ocorram extravasamentos de esperma) e não provoca efeitos colaterais, salvo raros casos de alergia ao material de que é constituído.

Condom feminino

Com formato de tubo, é feito de poliuretano macio e tem uma de suas extremidades obliterada por um diafragma, circunscrito por um anel flexível, e a outra extremidade aberta, também circunscrita por um anel flexível.

A extremidade fechada deve ser introduzida na vagina, devendo alcançar o fundo, enquanto a aberta fica para fora, em contato com a vulva, e seu anel tem a finalidade de mantê-la aberta, para possibilitar a penetração do pênis.

É descartável, devendo ser colocado antes da relação sexual. Para isso, a mulher necessita de treinamento e orientação prévia. Pode causar desconforto, tornar o ato sexual ruidoso e tirar a sensibilidade à penetração. É mais caro que o masculino, mas tem a vantagem de proteger de doenças sexualmente transmissíveis e possibilitar total controle à mulher.

Espermicidas

Substâncias químicas que funcionam como barreira à ascensão dos espermatozoides ao sistema genital superior.

Devem ser colocados dentro da vagina e são apresentados como cremes, geleias, tabletes, comprimidos, espuma etc.

Várias substâncias podem ser utilizadas como agente espermicida (menfengol, cloreto de benzalcônio etc.), porém a mais comum é o nonoxinol-9, que funciona como agente surfactante sobre a membrana dos espermatozoides e de outros organismos causadores de DSTs, e no bloqueio do trajeto a ser cumprido pelo espermatozoide.

Espermicidas apresentam baixa eficácia contraceptiva, quando usados isoladamente, mas aumentam a eficácia de outros métodos de barreira, quando utilizados em associação.

Diafragma

Com estrutura em látex, o diafragma é método de barreira móvel que pode ser colocado e retirado da vagina. Para ser eficiente, deve ser colocado 2 h antes da relação sexual e retirado entre 4 a 6 h após o sexo. É combinado com gel espermicida. Após o uso, deve ser lavado com água e sabão. Sua durabilidade é de cerca de 2 anos.

O diafragma é membrana de silicone, em formato de cúpula, circundada por anel circular, flexível, que pode ser colocado e retirado da vagina. Sua inserção deve ser feita de tal modo que cubra completamente a cérvice e a parede anterior da vagina. Com diâmetros que variam de 50 (nº 50) a 105 mm (nº 105), é necessário que a mulher seja examinada pelo seu ginecologista antes de adquiri-lo, para verificar o tamanho mais adaptável à sua vagina.

Após parto vaginal ou grandes variações no peso corporal, deve-se reavaliar o tamanho a ser usado, pois podem ocorrer alterações que exijam troca.

É recomendável que o diafragma seja usado em associação a um creme ou geleia espermicida, a fim de aumentar a eficácia contraceptiva, além de proporcionar lubrificação, facilitando a inserção. A relação deve ocorrer 1 a 2 h após sua inserção, e ele deve permanecer na vagina, após a última relação mantida, por, pelo menos, 6 h, mas não mais de 24 h. Após ser retirado da vagina, deve ser lavado com água e sabão neutro, sem perfume, seco, polvilhado com talco sem perfume ou amido de milho, e guardado em local seco, ao abrigo da luz, devendo-se antes verificar contra a luz se há furos ou defeitos.

Capuz cervical

Não disponível no nosso país, a diferença entre o capuz cervical e o diafragma está apenas no tamanho e no local em que é colocado, devendo recobrir a cérvice, fixando-se firmemente a ela. Também é usado com espermicida, preenchendo a metade de sua concavidade ao ser inserido.

É colocado e retirado pela mulher, e disponibilizado em quatro tamanhos. O tamanho do capuz a ser usado será estimado através de exame ginecológico, combinando com o tamanho da base da cérvice, sem machucá-la por ser pequeno demais ou ficar folgado ou solto, por ser demasiadamente grande.

Pode permanecer no local por 24 h, permitindo várias relações sexuais, sem adição de novas doses de espermicida. Só deve ser retirado 6 h após o último coito.

REFERÊNCIAS BIBLIOGRÁFICAS

1. Lindner SR, Coelho EBS, Büchele F et al. Direitos reprodutivos: o discurso e a prática dos enfermeiros sobre planejamento familiar. Cogitare Enfermagem, 2006; 11(3):197-205.
2. Brasil. Ministério da Saúde (MS). Lei nº 9.263, de 12 de janeiro de 1996. Regula o § 7º do art. 226 da Constituição Federal, que trata do planejamento familiar, estabelece penalidades e dá outras providências. 1996. Disponível em: http://www.planalto.gov.br/ccivil_03/LEIS/L9263.htm. Acesso em maio de 2006.
3. Souza JMM, Pelloso SM, Uchimura NS et al. Utilização de métodos contraceptivos entre as usuárias da rede pública de saúde do município de Maringá-PR. Rev Bras Ginecol Obstet. 2006; 28(5):271-77. Disponível em: http://www.scielo.br/pdf/rbgo/v28n5/a02v28n5.pdf. Acesso em setembro de 2001.
4. Portal Brasil. Planejamento familiar. Disponível em: www.brasil.gov.br/saude/2011/09/planejamento-familiar.
5. Vieira LM, Saes SO, Dória AAB et al. Reflexões sobre a anticoncepção na adolescência no Brasil. Rev Bras Saúde Materno-Infantil. 2006; 6:135-40.
6. Neiverth IS, Alves GB. Gravidez na adolescência e mudança no papel social da mulher. Paidéia (Ribeirão Preto). 2002; 12:229-40.
7. Guimarães EA, Witter GP. Gravidez na adolescência: Conhecimentos e prevenção entre jovens. Boletim Academia Paulista de Psicologia. 2007; 27(2):167-80.
8. Pereira SM, Taquette SR. Anticoncepção hormonal na adolescência: novas opções. Adolesc Saude. 2005; 2(3):6-10.
9. Brasil. Lei nº 9.263, de 12 de janeiro de 1996. Regula o § 7º do art. 226 da Constituição Federal, que trata do planejamento familiar, estabelece penalidades e dá outras providências. Brasília: DOU; 1996. Disponível em: http://www.planalto.gov.br/ccivil_03/leis/L9263.htm.
10. Federação Brasileira das Associações de Ginecologia e Obstetrícia (Febrasgo). Manual de Anticoncepção da Febrasgo. Disponível em: www.febrasgo.org.br/images/arquivos/manuais/Manuais_Novos/Manual-Anticoncepcao.pdf. Acesso em maio de 2017.
11. Practice Committee of American Society for Reproductive Medicine. Hormonal contraception: recent advances and controversies. Fertil Steril. 2008; 90(5 Suppl):S103-13.12.
12. Potter, LS. How effective are contraceptives? The determination and measurement of pregnancy rates. Obstet Gynecol. 1996; 88(3 Suppl):13S-23.
13. Chesler E. Woman of valor: Margaret Sanger and the birth control movement in America. New York: Simon and Schuster, 1992.
14. Jick H, Jick SS, Gurewich V et al. Risk of idiopathic cardiovascular death and nonfatal venous thromboembolism in women using oral contraceptives with differing progestagen components.Lancet. 1995; 346(8990):1589-93.
15. Lewis MA, Spitzer WO, Heinemann LA et al. Third generation oral contraceptives and risk of myocardial infarction: an international case-control study. Transnational Research Group on Oral Contraceptives and the Health of Young Women. BMJ. 1996; 312(7023):88-90.
16. Spitzer WO, Lewis MA, Heinemann LA et al. Third generation oral contraceptives and risk of venous thromboembolic disorders: an international case-control study. Transnational Research Group on Oral Contraceptives and the Health of Young Women. BMJ. 1996; 312(7023):83-8.
17. Petitti DB. Clinical practice. Combination estrogen-progestin oral contraceptives. N Engl J Med. 2003; 349(15):1443-50.
18. Fruzzetti F, Trémollieres F, Bitzer J. An overview of the development of combined oral contraceptives containing estradiol: focus on estradiol valerate/dienogest. Gynecol Endocrinol. 2012; 28(5):400-8.
19. Pintiaux A, Gaspard U, Nisolle M et al. Combined oral contraceptive, monophasic pill containing estradiol and nomegestrol acetate. Rev Med Liege. 2012; 67(3):152-6.
20. Thorneycroft IH. Update on androgenicity. Am J Obstet Gynecol. 1999; 180(2 Pt 2):288-94.
21. Ruan X, Seeger H, Mueck AO. The pharmacology of dienogest. Maturitas. 2012; 71(4):337-44.
22. Mueck AO, Sitruk-Ware R. Nomegestrol acetate, a novel progestogen for oral contraception. Steroids. 2011; 76(6):531-9.
23. Fu H, Darroch JE, Haas T et al. Contraceptive failure rates: new estimates from the 1995 National Survey of Family Growth. Fam Plann Perspect. 1999; 31(2):56-63.
24. Brasil. Ministério da Saúde. National Survey on Demography and Health of Women and Children. [Internet]. Brazil. PNDS 2006: dimensions of reproduction and child health. Disponível em: http://bvsms.saude.gov.br/bvs/pnds/index.php. Acesso em 08 jun 2017.
25. Machado RB, Pompei LM, Giribela A et al. Impact of standardized information provided by gynecologists on women's choice of combined hormonal contraception. Gynecol Endocrinol. 2013; 29(9):855-8.
26. World Health Organization (WHO). Department of Reproductive Health and Research (WHO/RHR) and Johns Hopkins Bloomberg School of Public Health/Center for Communication Programs (CCP), INFO Project. Family Planning: A global handbook for providers (2008 Update). Baltimore and Geneva: CCP and WHO, 2008.
27. World Health Organization (WHO). TWG. Birth spacing. Three to five saves lives. Population Reports L. 2002; (13):1-23.
28. World Health Organization (WHO). Report of a WHO technical consultation on birth spacing. Geneva: WHO Press, 2005.
29. Sitruk-Ware R. New progestagens for contraceptive use. Hum Reprod Update. 2006; 12(2):169-78.
30. Young RL, DelConte A. Effects of low-dose monophasic levonorgestrel with ethinyl estradiol preparation on serum lipid levels: A twenty-four month clinical trial. Am J Obstet Gynecol. 1999; 181(5 Pt 2):59-62.
31. van der Mooren MJ, Klipping C, van Aken B et al. A comparative study of the effects of gestodene 60 mg/ethinylestradiol 15 mg and desogestrel 150 mg/ethinylestradiol 20 mg on hemostatic balance, blood lipid levels and carbohydrate metabolism. Eur J Contracept Reprod Health Care. 1999;4 (Suppl 2):27-35.
32. Heinemann LA. Emerging evidence on oral contraceptives and arterial disease. Contraception. 2000; 62(2 Suppl):29S-36S.
33. Speroff L, DeCherney A. Evaluation of a new generation of oral contraceptives. The Advisory Board for the New Progestins. Obstet Gynecol. 1993; 81(6):1034-47.
34. Cagnacci A, Ferrari S, Tirelli A et al. Insulin sensitivity and lipid metabolism with oral contraceptives containing chlormadinone acetate or desogestrel: a randomized trial. Contraception. 2009; 79(2):111-6.
35. Villa P, Suriano R, Ricciardi L et al. Low-dose estrogen and drospirenone combination: effects on glycoinsulinemic metabolism and other cardiovascular risk factors in healthy postmenopausal women. Fertil Steril. 2011; 95(1):158-63.
36. Reid RL, Fortier MP, Smith L et al. Safety and bleeding profile of continuous levonorgestrel 90 mcg/ethinyl estradiol 20 mcg based on 2 years of clinical trial data in Canada. Contraception. 2010; 82(6):497-502.
37. Nelson AL. Extended-cycle oral contraception: a new option for routine use. Treat Endocrinol. 2005; 4(3):139-45.
38. Edelman A, Gallo MF, Nichols MD et al. Continuous versus cyclic use of combined oral contraceptives for contraception: systematic Cochrane review of randomized controlled trials. Hum Reprod. 2006; 21(3):573-8.
39. Sulak PJ, Kuehl TJ, Coffee A et al. Prospective analysis of occurrence and management of breakthrough bleeding during an extended oral contraceptive regimen. Am J Obstet Gynecol. 2006; 195(4):935-41.
40. den Tonkelaar I, Oddens BJ. Preferred frequency and characteristics of menstrual bleeding in relation to reproductive status, oral contraceptive use, and hormone replacement therapy use. Contraception. 1999; 59(6):357-62.
41. Sulak PJ, Cressman BE, Waldrop E et al. Extending the duration of active oral contraceptive pills to manage hormone withdrawal symptoms. Obstet Gynecol. 1997; 89(2):179-83.
42. Sulak PJ, Scow RD, Preece C et al. Hormone with drawal symptoms in oral contraceptive users. Obstet Gynecol. 2000; 95(2):261-6.
43. Anderson FD, Hait H. A multicenter, randomized study of an extended cycle oral contraceptive. Contraception. 2003; 68(2):89-96.
44. Edelman A. Menstrual nirvana: amenorrhea through the use of continuous oral contraceptives. Curr Womens Health Rep. 2002; 2(6):434-8.
45. Burkman R, Schlesselman JJ et al. Safety concerns and health benefits associated with oral contraception. Am J Obstet Gynecol. 2004; 190(Suppl 4):S5-22.
46. Effect of different progestagens in low oestrogen oral contraceptives on venous thromboembolic disease. World Health Organization Collaborative Study of Cardiovascular Disease and Steroid Hormone Contraception. Lancet. 1995; 346(8990):1582-8.
47. Jick H, Jick SS, Gurewich V et al. Risk of idiopathic cardiovascular death and nonfatal venous thromboembolism in women using oral contraceptives with differing progestagen components. Lancet. 1995; 346(8990):1589-93.

48. Lewis MA, Spitzer WO, Heinemann LA et al. Third generation oral contraceptives and risk of myocardial infarction: an international case-control study. Transnational Research Group on Oral Contraceptives and the Health of Young Women.BMJ. 1996; 312(7023):88-90.

49. Barnes RW, Krapf T, Hoak JC. Erroneous clinical diagnosis of leg vein thrombosis in women on oral contraceptives. Obstet Gynecol. 1978; 51(5):556-8.

50. Shapiro S, Dinger J. Risk of VTE among users of oral contraceptives. J Fam Plann Reprod Health Care. 2010; 36(2):103.

51. Severinsen MT, Kristensen SR, Overvad K et al. Venous thromboembolism discharge diagnoses in the Danish National Patient Registry should be used with caution. J Clin Epidemiol. 2010; 63(2):223-8.

52. Mayor S. Department of health changes advice on third generation pills. BMJ. 1999; 318(7190):1026.

53. Mills A. Avoiding problems in clinical practice after the pill scare. Hum Reprod Update. 1999; 5:639-53.

54. Szarewski A, Mansour D. The 'pill scare': the responses of authorities, doctors and patients using oral contraception. Hum Reprod Update. 1999; 5(6):627-32.

55. Lidegaard Ø, Løkkegaard E, Svendsen AL et al. Hormonal contraception and risk of venous thromboembolism: national follow-up study. BMJ. 2009; 339:b2890.

56. Van Hylckama Vlieg A, Helmerhorst FM, Vandenbroucke JP et al. Effects of oestrogen dose and progestogen type on venous thrombotic risk associated with oral contraceptives: results of the MEGA case-control study. BMJ. 2009; 339:b2921.

57. Plu-Bureau G, Maitrot-Mantelet L, Hugon-Rodin J et al. Hormonal contraceptives and venous thromboembolism: an epidemiological update. Best Pract Res Clin Endocrinol Metab. 2013; 27(1):25-34.

58. Seeger JD, Loughlin J, Eng PM et al. Risk of thromboembolism in women taking ethinylestradiol/drospirenone and other oral contraceptives. Obstet Gynecol. 2007; 110:587-93.

59. Dinger JC, Heinemann LAJ, Kuhl-Habich D. The safety of a drospirenone containing oral contraceptive: final results from the European Active Surveillance study on Oral Contraceptives based on 142,475 women-years of observation. Contraception. 2007; 75:344-54.

60. Bitzer J, Amy JJ, Beerthuizen R et al. Statement on combined hormonal contraceptives containing third- or fourth-generation progestogens or cyproterone acetate, and the associated risk of thromboembolism. J Fam Plann Reprod Health Care. 2013; 39(3):156-9.

61. Fletcher RH, Fletcher SW, Wagner EH. Risk. In: Fletcher RH, Fletcher SW, Wagner EH (Eds.). Clinical epidemiology: the essentials. Baltimore: Williams & Wilkins, 1996, p. 103-19.

62. Reid RL. Oral contraceptives and venous thromboembolism: pill scares and public health. J Obstet Gynaecol Can. 2011; 33(11):1150-5.

63. Guillebaud J. Progestogen only pill. In: Guillebaud J. Contraception today. 5 ed. London: Martin Dunitz 2004, p. 72-81.

64. Grimes DA, Lopez LM, O'Brien PA et al. Progestin-only pills for contraception. Cochrane Database of Systematic Reviews. 2010; 1.:CD007541.

65. World Health Organization (WHO). Medical elegibility criteria for contraceptive use. 4 ed. 2009. Disponível em: www.who.int/reproductivehealth/publications/family_planning/9789241563888/en/index.html. Acesso em agosto de 2015.

66. Timmer CJ, Mulders TM. Pharmacokinetics of etonogestrel and ethinylestradiol released from a combined contraceptive vaginal ring. Clin Pharmacokinet 2000; 39(3):233-42.

67. Miller L, Verhoeven C, Hout J. Extended regimens of the contraceptive vaginal ring. Obstet Gynecol. 2005; 106:473-82.

68. Barreiros FA, Guazzelli CAF, Araújo FF et al. Bleeding patterns of women using extended regimens of the contraceptive vaginal ring. Contraception. 2007; 75(3):204-8.

69. Mulders TM, Dieben TO, Bennink HJ. Ovarian function with a novel combined contraceptive vaginal ring. Hum Reprod. 2002; 17(10):2594-9.

70. Dieben TO, Roumen FJ, Apter D. Efficacy, cycle control, and user acceptability of a novel combined contraceptive vaginal ring. Obstet Gynecol. 2002; 100(3):585-93.

71. Milsom I, Lete I, Bjertnaes A et al. Effects on cycle control and bodyweight of the combined contraceptive ring, NuvaRing, versus an oral contraceptive containing 30 microg ethinyl estradiol and 3 mg drospirenone. Hum Reprod. 2006; 21(9):2304-11. Epub 2006 Jun 8.

72. Creinin MD, Meyn LA, Borgatta L et al. Multicenter comparison of the contraceptive ring and patch: a randomized controlled trial. Obstet Gynecol. 2008; 111(2 Pt 1):267-77.

73. Devineni D, Skee D, Vaccaro N et al. Pharmacokinetics and pharmacodynamics of a transdermal contraceptive patch and an oral contraceptive. J Clin Pharmacol. 2007; 47:497.

74. Johnson JV, Lowell J, Badger GJ et al. Effects of oral and transdermal hormonal contraception on vascular risk markers: a randomized controlled trial. Obstet Gynecol. 2008; 111(2):278-84.

75. Kluft C, Meijer P, LaGuardia KD et al. Comparison of a transdermal contraceptive patch vs. oral contraceptives on hemostasis variables. Contraception. 2008; 77(2):77-83.

76. Sibai BM, Odlind V, Meador ML et al. Comparative and pooled analysis of the safety and tolerability of the contraceptive patch (Ortho Evra/Evra). Fertil Steril. 2002; 77(2 Suppl 2):S19-26.

77. Burkman RT. Transdermal hormonal contraception: benefits and risks. Am J Obstet Gynecol. 2007; 197(2):134.e1-6.

78. Johns Hopkins Bloomberg School of Public Health, Center for Communication Programs, World Health Organization. Family planning: a global handbook for providers. Baltimore and Geneva: CCP and WHO [Internet]. 2011. Disponível em: http://www.glowm.com/pdf/Family%20 planning%20-%20a%20 global%20 handbook%20 for%20 providers.pdf. Acesso em junho de 2011.

39

Contraceptivos Reversíveis de Longa Ação

Carolina Sales Vieira | Ênio Luis Damaso

INTRODUÇÃO

O planejamento reprodutivo foi um dos principais responsáveis pela maior participação feminina na sociedade e no mercado de trabalho. A introdução da contracepção possibilitou à mulher escolher se deseja ou não ter filhos e, em caso positivo, o momento em que considera propício.

Entretanto, a gravidez não planejada ainda é um problema de saúde pública e uma preocupação mundial. No Brasil, cerca de 55% das gestações não são planejados.[1] Estas implicam maior risco de morbimortalidade materna e neonatal,[2] além de prejuízos na esfera socioeconômica, com impacto no nível da educação da mulher e na renda familiar.[3]

Parte das altas taxas de gestações não planejadas deve-se ao baixo uso de contraceptivos de maior efetividade, como os reversíveis de longa ação (LARC; do inglês *long-acting reversible contraceptives*).[3,4] Cerca de 2% das mulheres brasileiras que usam contraceptivos optaram pelos LARCs.[5] Muitas são as razões para a pouca utilização de LARCs, como: apenas um tipo de LARC (dispositivo intrauterino de cobre, DIU-Cu) está disponível gratuitamente no sistema público de saúde; falta de treinamento em inserção e manejo destes métodos na maioria dos programas de residência médica; falta de conhecimento das mulheres sobre as vantagens destes métodos; e desinformação de alguns profissionais da saúde, que criam barreiras para o uso destes contraceptivos.

DEFINIÇÃO

Os LARCs são métodos contraceptivos em que o intervalo de administração é igual ou superior a 3 anos.[4] Com uma efetividade maior que 99%, os LARCs são considerados os contraceptivos reversíveis mais efetivos, com alta taxa de continuidade.[6] São representados pelos dispositivos intrauterinos e pelos implantes.

O estudo *Contraceptive CHOICE*[6] foi uma coorte prospectiva que afastou as barreiras de custo, acesso e informação sobre os LARCs, ao avaliar quais métodos seriam mais escolhidos, quais teriam mais continuidade, a efetividade deles em cenário de vida real e seu impacto nos desfechos de saúde feminina, especialmente da adolescente. De 9.256 mulheres aconselhadas sobre todos os métodos contraceptivos a serem fornecidos gratuitamente, 75% das mulheres participantes do estudo escolheram um LARC. Ao final de um ano de seguimento, 86% das usuárias de LARC ainda usavam o método, contra 55% daquelas de métodos reversíveis de curta duração, como as pílulas e os injetáveis.[6] Neste estudo, as usuárias de LARC tiveram alta taxa de satisfação e baixa taxa de gravidez não planejada, chamando a atenção para o impacto dos LARCs na redução das gestações não planejadas.[6]

CONTRACEPTIVOS REVERSÍVEIS DE LONGA AÇÃO DISPONÍVEIS

No Brasil, os LARCs disponíveis são o implante liberador de etonogestrel (ENG), o dispositivo intrauterino de cobre (DIU-Cu) e o DIU liberador de levonorgestrel (DIU-LNG). Os contraceptivos intrauterinos (DIU-Cu e DIU-LNG), conhecidos como dispositivos intrauterinos (DIUs), são, com a laqueadura tubária, um dos métodos mais utilizados no mundo inteiro.[5]

Os DIUs modernos são pequenos dispositivos em forma de T e feitos de plástico, liberando cobre ou progestógeno para garantir a ação contraceptiva. No Brasil, existem dois tipos de dispositivos: o DIU-Cu e o DIU-LNG (também conhecido por sistema intrauterino liberador de levonorgestrel, SIU-LNG).

O DIU-Cu é um dispositivo com fios de cobre envolvendo a área plástica. O disponível no sistema público do Brasil é o T380A com 380 mm² de cobre e efeito contraceptivo em bula por 10 anos, mas existem estudos mostrando até 12 anos de proteção contra gestação[7,8] (Figura 39.1).

O SIU-LNG ou DIU-LNG contém um reservatório de silicone que armazena 52 mg de um progestógeno chamado levonorgestrel (LNG) (Figura 39.2). Tal reservatório possibilita uma liberação de 20 µg de LNG/dia. Este DIU tem ação

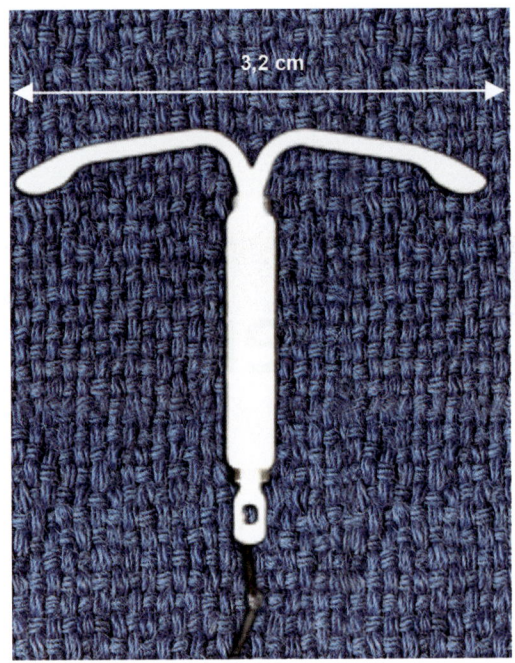

Figura 39.2 DIU de levonorgestrel (liberação de 20 µg/dia).

contraceptiva por 5 anos pela bula, com estudos demonstrando proteção contra gestação por até 7 anos de uso.[8] O DIU-LNG não está disponível no Sistema Único de Saúde (SUS); apenas no mercado privado ou em universidades como doações. A Tabela 39.1 resume as caraterísticas dos dois DIUs disponíveis no Brasil.

Em nosso país, temos também disponível o implante liberador de ENG, um contraceptivo com apenas progestógeno (Figura 39.3). O implante consiste em uma haste única de 40 mm por 2 mm, feita de plástico, que libera o progestógeno etonogestrel, o metabólito ativo do desogestrel (presente em pílulas contendo apenas progestógeno). Ele costuma ser inserido no braço não dominante em região subdérmica, em face interna, em cima do tríceps.

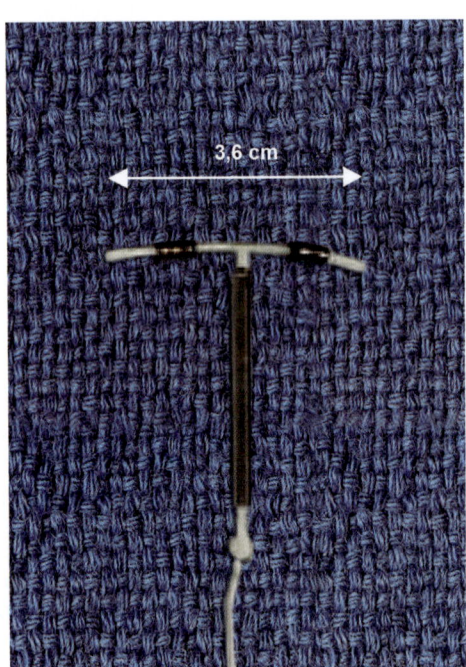

Figura 39.1 DIU de cobre modelo T380A.

Tabela 39.1 Resumo das características dos dispositivos intrauterinos disponíveis no Brasil.

Característica	DIU de cobre (T380A)	DIU-LNG (52 mg de LNG)
Conteúdo	380 mm² de cobre	Libera diariamente 20 µg/dia de LNG no útero
Comprimento da haste vertical (cm)	3,2	3,2
Comprimento da haste horizontal (cm)	3,6	3,2
Tempo de uso (proteção contra gestação em bula)	10 anos	5 anos
Taxa de falha em uso típico (primeiro ano de uso do método)[9]	8 falhas em cada 1.000 usuárias	2 falhas em cada 1.000 usuárias
Taxa de falha em uso perfeito (primeiro ano de uso do método)[9]	6 falhas em cada 1.000 usuárias	2 falhas em cada 1.000 usuárias
Taxa cumulativa de falha em 5 anos de uso do método[8]	18,5 falhas em cada 1.000 usuárias	5 falhas em cada 1.000 usuárias

DIU: dispositivo intrauterino; LNG: luvonorgestrel.

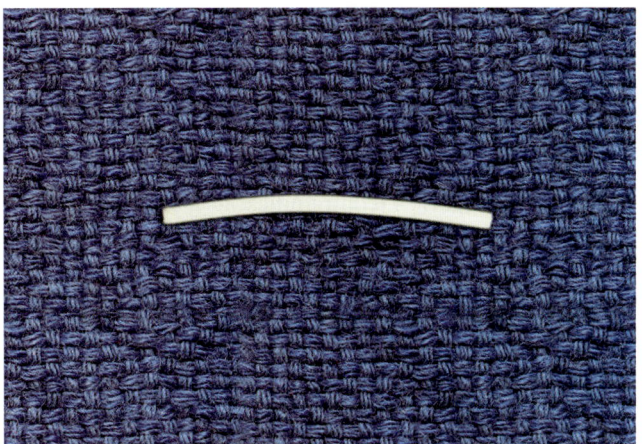

Figura 39.3 Implante liberador de etonogestrel.

Inicialmente, o implante libera 60 a 70 µg de ENG/dia, diminuindo para 35 a 45 µg de ENG/dia no fim do primeiro ano, chegando a 25 a 30 µg de ENG/dia ao final do terceiro ano.[10] Tal método tem duração contraceptiva de, pelo menos, 3 anos (de acordo com a bula), porém há estudos mostrando eficácia em 5 anos de uso.[11] No Brasil, ele não é distribuído gratuitamente pelo SUS, sendo adquirido na rede privada ou em programas públicos municipais especiais para adolescentes ou população vulnerável.

PREVALÊNCIA

O uso dos LARCs está aumentando, devido à alta eficácia em prevenir gravidez indesejada[12] e pelos poucos efeitos adversos prejudiciais à saúde.

Os dispositivos intrauterinos são os LARCs mais usados, adotados por uma média mundial de 23% de mulheres, com uma variação de menos de 2 a 40%, dependendo do país.[5]

Nos EUA, observou-se um aumento de 83% nas usuárias de DIU em mulheres de 15 a 44 anos, comparando o período de 2006 a 2010 com 2010 a 2013 (3,5 a 6,4%), e um aumento de 3 vezes na porcentagem de usuárias de implantes de 2006 a 2013, especialmente depois da ampla divulgação dos benefícios dos LARCs.[12] No Brasil, conforme citado, menos de 2% das mulheres que usam contraceptivos escolhem LARCs.[5] Isso mostra uma frequência muito baixa de usuárias de implantes e DIUs.

EFICÁCIA

Os LARCs são considerados os contraceptivos reversíveis mais efetivos que existem, muitas vezes apresentando taxas de falha iguais ou inferiores às da laqueadura tubária.[13]

O DIU-LNG é mais eficaz em comparação com o DIU-Cu[8] (Tabelas 39.1 e 39.2).

Quanto ao implante de ENG, este é o método contraceptivo de maior eficácia disponível atualmente (ver Tabela 39.2). O risco de gravidez é igual em seu uso perfeito e típico, sendo descritos cinco casos de gravidez em cada 10.000 mulheres que usam o método.[9]

As baixas taxas de falha dos LARCs ocorrem, principalmente, pelo fato de o método não depender da usuária para manter sua eficácia. Assim, a taxa de falha desses

Tabela 39.2 Taxas de falha dos métodos contraceptivos durante o primeiro ano de uso (típico ou perfeito) e de continuidade ao fim do primeiro ano de uso.

Método	Mulheres que tiveram uma gravidez não planejada no primeiro ano de uso do método (%)		Mulheres que usaram de modo contínuo o método durante 1 ano (%)
	Uso típico (real)*	Uso perfeito (teórico)**	
Nenhum método	85	85	–
Espermicidas	28	18	42
Conhecimento da fertilidade:	24	–	–
▪ Método dias férteis	–	5	–
▪ Método da ovulação	–	3	–
▪ Método sintotérmico	–	0,4	–
Coito interrompido	22	4	46
Esponja:			36
▪ Multíparas	24	20	–
▪ Nulíparas	12	9	–
Preservativo:			
▪ Feminino	21	5	41
▪ Masculino	18	2	43
Diafragma	12	6	57
Pílula combinada e pílula somente com progestógeno	9	0,3	67
Adesivo transdérmico	9	0,3	67
Anel vaginal	9	0,3	67
Injetável trimestral	6	0,2	56
Contracepção intrauterina:			
▪ DIU T cobre	0,8	0,6	78
▪ DIU levonorgestrel	0,2	0,2	80
Implante	0,05	0,05	84
Esterilização feminina	0,5	0,5	100
Esterilização masculina	0,15	0,10	100

*Uso entre casais reais que iniciaram o método, não necessariamente pela primeira vez. Porcentagem daqueles que vivenciam uma gravidez acidental durante o primeiro ano se eles não interromperam o uso por qualquer outra razão. **Uso entre casais que iniciaram o método, não necessariamente pela primeira vez, e que o seguiram de modo perfeito (ambos correta e conscientemente). Porcentagem daqueles que vivenciam uma gravidez acidental durante o primeiro ano se eles não interromperam o uso por qualquer outra razão. Método da amenorreia da lactação: o *lactational amenorrhoea method* (LAM) é altamente eficaz e considerado método temporário de contracepção. DIU: dispositivo intrauterino. *Fonte:* adaptada de Trussel, 2011.[9]

contraceptivos em uso típico (ou seja, aquele do uso da vida real), em geral, é igual à do seu uso perfeito (o recomendado pelo fabricante do método).[9]

A Tabela 39.2 mostra a taxa de falha dos diversos métodos contraceptivos conforme o tipo de utilização.

MECANISMO DE AÇÃO

O progestógeno presente no DIU-LNG (levonorgestrel) e no implante de ENG (etonogestrel) causa alterações no muco cervical (modificando sua quantidade e sua viscosidade) e na tuba uterina, o que dificulta a migração espermática e inibe a fertilização. Os progestógenos também inibem a ovulação, conforme a dose. No caso do implante liberador de ENG, o principal mecanismo contraceptivo é a inibição da ovulação em quase todos os ciclos menstruais. Essa ação contraceptiva, local e sistêmica, mantém a eficácia do implante, mesmo que a ovulação não seja consistentemente inibida, como ao final dos

3 anos de uso.[14] Quanto ao levonorgestrel presente no DIU-LNG, devido à pequena quantidade liberada diariamente, a maioria das mulheres mantém sua ovulação mesmo estando com amenorreia.[15,16]

O cobre presente no DIU-Cu é tóxico para o espermatozoide, alterando sua motilidade no muco cervical e sua capacidade de penetrar no óvulo. Tal fato impede a fecundação. Além disso, é tóxico para o óvulo, o que reduz o tempo adequado para ser fertilizado. A ovulação não é impactada pelo cobre.[15]

INDICAÇÕES

A maioria das mulheres é candidata ao uso de LARCs. Com poucas contraindicações, eles podem ser indicados a qualquer mulher que queira um método contraceptivo efetivo, de longa duração e reversível. São especialmente adequados para mulheres com dificuldade de lembrar-se das tomadas da pílula ou com baixa adesão (como adolescentes); para as que apresentam contraindicação para métodos combinados (p. ex., hipertensão arterial sistêmica e enxaqueca com aura); ou que não desejam uso de métodos hormonais (no caso, o DIU-Cu é adequado) ou que queiram um método discreto invisível no momento da relação sexual.[4]

O fato de uma mulher não ter tido filhos não deve ser uma barreira para o uso dos DIUs. Isso porque os estudos mais atuais mostram que não há maior taxa de falhas, expulsão, infecção ou perfuração, em comparação com o uso em mulheres que já tiveram filho, independentemente da idade.[17] Por isso, a Organização Mundial da Saúde (OMS) não restringe o uso de DIUs entre nulíparas e adolescentes.[18]

O êxito dos LARCs em reduzir as taxas de gravidez não planejada e aumentar o intervalo intergestacional potencializa-se caso esses métodos sejam estimulados no pós-parto imediato (entende-se antes da alta hospitalar no puerpério). Respeitando-se as contraindicações, os dispositivos intrauterinos e o implante de ENG devem ser oferecidos como métodos seguros e eficazes para contracepção no puerpério imediato. Contam-se ainda os benefícios de garantir que a mulher não esteja grávida e afastar a barreira da visita médica (a mulher já estando no hospital).[19]

Em resumo, convém lembrar o uso de LARCs sempre que possível, pois é um método eficaz, o qual pode ter boa adesão se precedido de boa orientação antes de sua inserção. Deve-se lembrar ainda especialmente em mulheres que não podem usar estrogênio; nas com dificuldade para se recordar do uso de métodos diários/semanais/mensais; nas adolescentes; e naquelas no puerpério imediato.

CONTRAINDICAÇÕES

Há poucas contraindicações ao uso dos LARCs. De modo geral, a maioria das mulheres com doenças crônicas (hipertensão arterial sistêmica, diabetes melito, doenças cardiovasculares, trombose anterior etc.) pode usar esses métodos.[18]

A prescrição de qualquer método contraceptivo deve ser fundamentada nos Critérios Médicos de Elegibilidade da OMS. Tais critérios avaliam o uso de contraceptivos em diversas situações clínicas, apontando quando são indicados e contraindicados, por meio da classificação em categorias (Tabela 39.3). Estas orientações são revistas periodicamente, sendo que a última revisão foi feita em 2014 e publicada em 2015. As orientações estão disponíveis gratuitamente no *site* da OMS.[18]

Câncer de mama ou gestação são as únicas duas situações consideradas categoria 4 (contraindicação absoluta) pela OMS para o uso de implante.[18] Vale lembrar que, nas situações categoria 4, não se deve iniciar o método. A seguir, são apresentadas algumas situações consideradas categoria 4 pela OMS para o uso dos DIUs:[18]

- Gestação em curso
- Existência de doença inflamatória pélvica (DIP) ou cervicite purulenta no momento da inserção
- Sepse puerperal
- Cavidade uterina sabidamente distorcida (por septo, malformação uterina, liomioma submucoso, pólipo etc.)
- Câncer de colo de útero ou de endométrio aguardando tratamento
- Câncer de mama atual (apenas para o DIU-LNG; o de cobre é liberado para uso)
- Sangramento uterino anormal que ainda não foi investigado.

BENEFÍCIOS

Os benefícios dos contraceptivos podem ser didaticamente divididos em contraceptivos e não contraceptivos. Quanto aos benefícios contraceptivos, os LARCs são considerados métodos de alta efetividade.[4,8,9,13] (ver Tabela 39.2), seguros para a maior parte das mulheres (inclusive adolescentes, nulíparas e puérperas),[4,17,18] com poucos efeitos adversos e contraindicações.[18]

Com relação aos benefícios não contraceptivos, a maioria dos descritos foi pesquisada e descrita para a pílula combinada. Assim, faltam estudos para dizer que os demais contraceptivos hormonais (inclusive o implante de ENG e DIU-LNG) mantêm o mesmo perfil de benefícios.[20] Conhecer os benefícios não contraceptivos é importante para a adesão ao método.

É provável o implante atuar na redução da síndrome pré-menstrual (SPM), do volume menstrual e, provavelmente, na diminuição dos riscos de câncer de ovário e endométrio, porém faltam estudos. As evidências atuais mostram que o uso

Tabela 39.3 Critérios de elegibilidade médica para os métodos contraceptivos segundo a Organização Mundial da Saúde.

Categoria	Classificação	Julgamento clínico
1	Não há restrição ao uso do método contraceptivo	Utilizar o método em quaisquer circunstâncias
2	As vantagens em utilizar o método geralmente superam os riscos, teóricos ou provados	Utilizar de modo geral o método
3	Os riscos, comprovados ou teóricos, superam as vantagens do uso do método	Não é recomendado o uso, a menos que métodos mais adequados não estejam disponíveis ou não sejam aceitáveis
4	Risco de saúde inaceitável, caso o método anticoncepcional seja utilizado	Não utilizar o método (proibido)

Adaptada de WHO, 2015.[18]

do implante reduz a dismenorreia, inclusive de pacientes com endometriose.[21,22]

Quanto aos DIUs, observou-se que o uso de qualquer tipo de DIU está associado à redução do risco de câncer de endométrio (20 a 50%).[20] Além disso, o DIU-Cu está associado à redução do risco de câncer de colo uterino (45%).[20] Já o DIU-LNG está associado à redução do volume de sangramento (74 a 98%),[23] do risco de câncer de ovário (41%)[24] e da dor pélvica associada à endometriose e à adenomiose.[25]

RISCOS E EFEITOS ADVERSOS

Dispositivos intrauterinos e implantes

Falhas

Conforme mencionado, os LARCs de forma geral são métodos contraceptivos de alta eficácia. No entanto, como todos os demais, apresentam risco de falha em evitar uma gestação não planejada.[9]

O implante de ENG é o método com a menor taxa de falhas disponível, sendo o risco de gravidez de cinco casos de gestação em 10.000 mulheres[9,26] (ver Tabela 39.2). Em caso de gravidez, o implante deve ser retirado.

Quanto aos DIUs, no primeiro ano de uso, são descritas 6 a 8 falhas em cada 1.000 inserções do DIU-Cu e duas falhas em cada 1.000 inserções do DIU-LNG.[9] Em 5 anos, a taxa de falha acumulada é de 18,5 falhas em cada 1.000 inserções do DIU-Cu e cinco falhas em cada 1.000 inserções do DIU-LNG[8] (ver Tabelas 39.1 e 39.2).

Quando ocorre uma falha nas mulheres que utilizam DIU, cerca de 15 a 27% das gestações são ectópicas (normalmente nas trompas).[27] Ainda assim, a chance de uma usuária de DIU ter uma gestação ectópica é menor que a da população que não utiliza contraceptivos ou da população geral. Comparado com as não usuárias de métodos contraceptivos, o DIU reduz em mais de 80% o risco de uma gestação ectópica.[27] No entanto, havendo falha do DIU, quando houver teste de gestação positivo, é importante descartar a gestação ectópica mediante a realização de ultrassonografia transvaginal.[27]

No caso de uma gestação intrauterina, é importante retirar o DIU o mais rápido possível se o fio estiver visível. Isso porque a gestação com um DIU na cavidade tem maiores riscos de complicações como aborto espontâneo, parto pré-termo e ruptura prematura das membranas. A retirada do DIU reduz o risco destas complicações em pelo menos 70%, mas não o elimina completamente.[28] Não se deve fazer nenhuma tentativa invasiva de retirar o fio do DIU; apenas puxá-lo se este for visível.

Efeitos hormonais

Com relação ao implante, o etonogestrel é absorvido, alcançando níveis sistêmicos suficientes para inibir a ovulação e, consequentemente, trazer alguns efeitos adversos. As queixas mais frequentes em usuárias quanto à presença do hormônio são: cefaleia (16%), ganho de peso (12%), acne (12%), mastalgia (10%) e labilidade emocional (6%).[29] Quanto ao DIU-LNG, a absorção sistêmica do LNG ocorre em concentrações bem inferiores às encontradas quando o LNG é ingerido como pílula. Por isso, existem efeitos sistêmicos pela presença hormonal. Tais efeitos podem ser acne, sensibilidade mamária, edema, cefaleia, alteração na libido e alteração de humor, entre outros. Destes, o mais comum é a acne. No entanto, deve-se ficar atento, pois, como o DIU-LNG não inibe a ovulação, existem sintomas descritos que podem pertencer à TPM ou não ter relação nenhuma com o LNG, mas são erroneamente associados ao uso do DIU-LNG. Isso porque, mesmo com o DIU-Cu, o qual não tem nenhum potencial de causar efeitos hormonais, há mulheres que reclamam de efeitos hormonais. Em um estudo da OMS, entre 971 usuárias de DIU-Cu, 33,6% queixaram-se de cefaleia e 13,1%, de acne, pelo menos uma vez em 3 anos adotando este contraceptivo.[26] Deve ficar claro que o DIU-Cu não provoca nenhum destes efeitos.

Peso

Um dos grandes receios das usuárias de contraceptivos hormonais é o ganho de peso, e essa preocupação pode ser motivo de descontinuidade. Entretanto, a maioria das usuárias não altera seu peso.[30,31]

A literatura tem mostrado que é difícil interpretar as alterações ponderais supostamente relacionadas com os métodos contraceptivos. Isso porque a maioria dos estudos de longo período de acompanhamento com qualquer contraceptivo (inclusive os não hormonais) demonstra ganho ponderal entre as usuárias. Assim, sugere-se que este ganho de peso esteja relacionado com outros fatores externos, e não a administração hormonal exógena.[30,31]

Comparando os dois tipos de DIU, observou-se que, em 10 anos de seguimento consecutivo de usuárias brasileiras de DIU-Cu e de DIU-LNG, o ganho de peso médio das usuárias de DIU-Cu foi de 4,9 kg. Enquanto isso, entre as usuárias de DIU-LNG, foi de 4 kg, sem diferença entre os grupos.[30] Dessa maneira, provavelmente, o ganho de peso deve estar relacionado com o aumento da idade e com mudanças metabólicas associadas, mas não com o uso de DIU.

Comparando usuárias de implante ENG, de DIU-LNG e de acetato de medroxiprogesterona de depósito (AMPD) com aquelas de DIU-Cu por 12 meses (dados do estudo CHOICE), também não se observou diferença estatística quanto à média de ganho de peso entre os grupos nesse período.[31]

Desse modo, a média de ganho de peso associado aos métodos LARCs hormonais (implante e DIU-LNG) costuma ser igual à das usuárias de DIU-cobre, ou seja, de mulheres que não adotam métodos com hormônio.[31]

Função sexual

A avaliação do efeito de qualquer contraceptivo sobre a função sexual é complexa, pois existem muitos fatores que podem contribuir para alteração da resposta sexual, como qualidade da relação com o parceiro, situação financeira da mulher ou do casal, autoestima da mulher, tempo de relacionamento, uso de fármacos e drogas ilícitas, ocorrência de doenças psiquiátricas e fatores religiosos, entre outros. Assim, qualquer método, mesmo sem hormônio, tem capacidade de ser percebido como negativo, positivo ou neutro durante a relação sexual. Tal percepção é influenciada por vários fatores, conforme mencionado.

Em 2014, uma revisão examinou 11 trabalhos sobre LARCs que avaliavam a função sexual. Nessa revisão, o uso de DIUs foi mais comumente associado à efeitos positivos ou neutros do que negativos.[32]

Em 2016, um estudo avaliou 159 mulheres em uso de LARCs, inclusive DIUs e implante. A função sexual e a satisfação não se alteraram ao longo do tempo. Entretanto, houve uma tendência em relatar efeitos positivos sobre a sexualidade, normalmente associados à sensação de controle da gravidez.[33]

Parte 6

Padrão de sangramento

A mudança no padrão de sangramento é o efeito adverso mais comum e a principal razão de descontinuidade dos métodos com apenas progestógeno.[8,22] Definem-se os padrões de sangramento de acordo com a duração e a frequência de sangramento ou escape em 90 dias (*spotting*). O *spotting* é o sangramento de pequena quantidade, tipo mancha, sem necessidade de uso de absorvente ou, no máximo, de um protetor de roupa íntima ao dia. Considera-se amenorreia quando não há sangramento e escape em 90 dias; sangramento infrequente, quando ocorrem 2 ou menos episódios de sangramento/escape em 90 dias; regular, de 3 a 5 episódios de sangramento em 90 dias; e frequente quando há mais de 5 episódios de sangramento em 90 dias. Quanto à duração, considera-se sangramento prolongado quando este ocorre 14 ou mais dias consecutivos.[22] Os padrões de sangramento desfavoráveis e que mais causam descontinuação são os frequentes e prolongados.

A causa do sangramento desfavorável associado ao uso de métodos de progestógenos isolados não é completamente conhecida e não está associada a risco de patologia uterina ou falha do método. O sangramento não é por atrofia endometrial, e sim instabilidade endometrial, a qual não se sabe a causa.[22]

De modo geral, o volume de sangramento em usuárias do implante é menor que o habitual, e a possibilidade de o contraceptivo provocar sangramento infrequente ou amenorreia talvez seja uma vantagem. Observam-se taxa maior de sangramento infrequente (33,6%) e amenorreia (22%) e periodicidade menor de sangramentos infrequentes (6,7%) e prolongados (17,7%). Não há maneira de predizer qual será o padrão de sangramento antes da inserção do implante de ENG.[22] De modo geral, 80% das mulheres vão apresentar amenorreia ou sangramento infrequente ou regular.[22,34]

As usuárias do DIU-LNG apresentam redução do volume menstrual de 74 a 98% e aumento dos níveis de hemoglobina. Assim, este DIU é um tratamento para mulheres que apresentam sangramento uterino aumentado.[35] Ao final do primeiro ano de uso, 80% das mulheres vão apresentar amenorreia ou sangramento infrequente ou regular.[34] No entanto, nos primeiros 3 a 6 meses após a inserção deste DIU, 35% das mulheres podem apresentar sangramento frequente. Tal tipo de sangramento melhora com o tempo e, ao fim de 12 meses, cerca de 10% das usuárias ainda mantêm sangramento frequente e/ou prolongado.[34] No primeiro mês após a inserção do DIU-LNG, espera-se média de 16 dias de sangramento, que reduz com o tempo de uso. Desse modo, chega-se a 4 dias de sangramento por mês ao final de 12 meses de uso do DIU-LNG.[36]

O DIU-Cu também está associado à alteração do padrão de sangramento. A alteração mais comum é o aumento do número de dias e da quantidade de sangramento durante o período menstrual. No primeiro mês após a inserção do DIU-Cu, espera-se média de 13 dias de sangramento menstrual, que se reduz com o tempo de uso. Ele chega a 8 dias de sangramento menstrual ao final de 12 meses de uso do DIU-Cu.[36] O volume menstrual pode aumentar cerca de 65% (não ocorre em todas mulheres),[37] o que pode levar à redução dos níveis de hemoglobina.[36] Tal redução da hemoglobina não é suficiente para provocar anemia em mulheres saudáveis e sem anemia prévia à inserção do DIU.[35] Já para mulheres com anemia, não é contraindicado o DIU-Cu. No entanto, convém ponderar o impacto que o aumento de sangramento menstrual trará com relação à anemia que a mulher apresenta.[35]

Embora essa mudança no padrão de sangramento não tenha impacto sobre a saúde das usuárias, ela pode interferir nas atividades diárias e no bem-estar, aumentando as taxas de descontinuidade. Portanto, vale ressaltar que o aconselhamento prévio e durante o uso pode aumentar a adesão e a continuidade do método.[6,34]

Cistos foliculares

Observam-se cistos foliculares em mulheres usuárias de métodos contendo apenas progestógenos (como o implante ENG[38] e o DIU-LNG[39]). Isso não significa que houve ovulação. Essa condição é transitória, mas alguns profissionais, e mesmo usuárias, podem interpretar como um efeito adverso nocivo. O uso do DIU-Cu não é associado ao desenvolvimento de cistos foliculares.[40]

Com relação ao DIU-LNG, observam-se cistos foliculares em 20 a 30% das usuárias.[39] Em mulheres que utilizam o implante ENG, observam-se cistos foliculares em torno de 5% após 3 meses da inserção, os quais aumentam para 26% em 1 ano após inserção.[41]

Tais cistos são assintomáticos na maioria das mulheres, costumam desaparecer espontaneamente em 3 meses e não causam nenhum risco à saúde da mulher.[39] Não é necessário associar medicações, a não ser em caso de dor que requeira prescrição de analgésicos.[39] Não se recomenda monitorar os ovários de mulheres usuárias de DIU-LNG ou de implante de ENG para avaliar a existência de cistos foliculares, pelo fato de eles serem benignos e transitórios.[39]

Câncer de mama

Até o momento, considerando os melhores estudos disponíveis, as evidências mostram que não há aumento do risco do câncer de mama em usuárias de métodos com progestógenos isolados, como o implante ENG e o DIU-LNG.[42] É importante ressaltar que os estudos ainda são de qualidade limitada para conclusões definitivas. Não há associação do uso do DIU-Cu ao risco de câncer de mama.

Trombose venosa e arterial

O risco absoluto de trombose venosa profunda (TVP) em mulheres, sem fatores de risco, durante a menacme é muito baixo (< 5 casos/10.000 mulheres), sendo considerado um efeito adverso muito raro. Sabe-se que as mulheres que utilizam contraceptivos hormonais (CH) combinados têm 2 a 4 vezes maior risco de TVP em comparação com as não usuárias de contraceptivos hormonais, mesmo os CH combinados não orais.[43,44] Por outro lado, os CHs somente de progestógenos (inclusive o implante e o DIU-LNG) não alteram o risco de TVP, podendo ser prescritos para mulheres com história de TVP e/ou trombofilia.[18,45]

A trombose arterial, representada por infarto agudo do miocárdio (IAM) e acidente vascular encefálico (AVE), é patologia ainda mais rara durante a menacme, mas também apresenta associação com métodos hormonais combinados.[46] Por outro lado, os CHs somente de progestógenos parecem não estar associados ao risco de IAM e AVE,[46] podendo ser prescritos para mulheres com estas enfermidades. Dessa maneira, em mulheres com risco para trombose venosa ou arterial, ou mesmo com passado de ocorrência de alguns destes eventos, tanto o implante de ENG quanto os DIUs (cobre e LNG) podem ser usados segundo a OMS.[18]

Massa óssea

Os LARCs contendo apenas progestógeno (DIU-LNG e implante), diferentemente do injetável trimestral (AMPD), não afetam a densidade mineral óssea de maneira negativa, uma vez que mantêm os níveis de estrogênio normais.[47]

Dispositivos intrauterinos

Perfuração uterina

O risco de ocorrer uma perfuração uterina é baixo, sendo uma complicação rara. A taxa desse risco para DIU-Cu e DIU-LNG varia de 0,4 a 1,4 em cada 1.000 inserções.[48,49] É importante mencionar que, mesmo em grandes estudos, como um seguimento com 61.448 usuárias de DIUs (70% DIU-LNG e 30% DIU-Cu), nenhuma das perfurações encontradas foi associada a complicações graves ou a lesão nos órgãos abdominais.[49]

A perfuração pode ocorrer antes da inserção do DIU (com a passagem do histerômetro) ou durante a inserção do mesmo. A maioria das perfurações é diagnosticada no seguimento das mulheres, em geral nos primeiros 2 meses após a inserção do DIU. Poucas são reconhecidas durante a inserção (menos de 20% dos casos).[49]

O risco de perfuração aumenta entre médicos ou enfermeiros inexperientes ou que inserem poucos DIUs por ano, entre mulheres que estão amamentando (independentemente do tempo após o parto) e entre aquelas que tiveram parto há menos de 9 meses com úteros em anteverso ou retroversoflexão acentuadas.[49] Entretanto, é menor que 10 perfurações em cada 1.000 inserções de DIU.

Infecções

O uso do DIU foi contraindicado em diversas situações no passado por estar associado a risco de doença infecciosa do sistema genital superior.[50] Alguns estudos associavam o uso dos DIUs a aumento de risco para doença inflamatória pélvica (DIP). Acreditava-se que o fio do DIU poderia contribuir para a ascensão de bactérias da vagina para o útero/trompas. No entanto, isso se aplicava a um tipo de DIU inerte que não existiu no Brasil (chamado Dalkon Shields®), que tinha fio multifilamentar.[51] Os dispositivos existentes atualmente (DIU-Cu e DIU-LNG) têm fio monofilamentar, o que poderia explicar a baixa incidência de DIP nas usuárias destes dispositivos.[8]

Reanalisando 13 estudos da OMS, mostrou-se que existe um aumento do risco de DIP nos primeiros 20 dias após inserção do DIU. Após esse período, o risco de DIP é semelhante ao de não usuárias de DIU.[52] Atualmente, os estudos mais novos mostram uma baixa incidência de DIP (menos de 1 caso em cada 1.000 usuárias de DIU) em usuárias de DIU. É semelhante à encontrada em mulheres que não utilizam DIU.[53-55] Mesmo em adolescentes, a taxa de DIP em usuárias de DIU é baixa.[55]

O risco de DIP pode estar ligado à presença de clamídia assintomática no momento da inserção do DIU.[52] Contudo, não há benefícios em fornecer antibióticos profiláticos de rotina no momento da inserção do DIU.[56] Vale lembrar que, se há DIP ou cervicite purulenta no momento da inserção de um DIU, infecções sintomáticas causadas pela clamídia e/ou gonococo, não se pode inserir qualquer DIU. Assim, convém o tratamento adequado e esperar a cura para programar a inserção do DIU.[53] No entanto, quando existe clamídia assintomática, a chance de DIP ainda é muito baixa, o que não contraindica a inserção, podendo ser realizados tratamento e inserção do DIU no mesmo dia.[53]

Expulsão

A expulsão dos DIUs ocorre em uma pequena parcela dos dispositivos inseridos, sendo mais frequente no primeiro ano de uso, especialmente nos 6 primeiros meses após a inserção.[8] O tipo de DIU não influencia o risco de expulsão, sendo descrita uma taxa de expulsão acumulada em 5 anos de 6,3% para o DIU-LNG e 7,3% para o DIU-Cu no maior estudo randomizado publicado.[8]

Maior sangramento, expulsão anterior de DIU, liomiomatose, adenomiose, dismenorreia e adolescência são fatores que aumentam o risco de expulsão do DIU. Ainda assim, não são contraindicações para inserção do DIU, pois, mesmo com eles, a maioria dos DIUs não será expulsa. Por isso, o risco é aceitável.[57] Já a nuliparidade não aumenta a chance de expulsão de qualquer DIU.[57]

Quando inserir o DIU ou o implante

Não há um período correto para inserção dos LARCs. Assim, eles podem ser inseridos a qualquer momento do ciclo menstrual. Não é necessário estar menstruada para a inserção, desde que o profissional de saúde tenha uma certeza razoável de que a mulher não está grávida.[39]

Foi consagrada a inserção durante a menstruação, pois se torna mais fácil excluir que a mulher não esteja grávida. Contudo, não há qualquer alteração em segurança, eficácia e riscos quando se adota o método fora do período menstrual da mulher. Desse modo, o fato de a mulher não estar menstruada (p. ex., com amenorreia pós-parto ou anovulação crônica) não deve ser uma barreira para a não inserção dos LARCs, especialmente dos DIUs.[58] Sugere-se abstinência ou preservativos para mulheres que tiveram inserção do DIU-LNG e implante de ENG após 5 dias do início do ciclo menstrual.

Desde que a mulher não esteja grávida, a inserção do LARC pode ser feita sem necessidade de teste de gravidez:[39]

- Nos 7 primeiros dias de um ciclo menstrual normal sem uso de métodos contraceptivos
- Se a mulher está sem relação sexual há mais de um ciclo menstrual
- Se ela está usando o método contraceptivo de maneira consistente (ou seja, não esqueceu nenhum dia e nem usou de maneira inadequada)
- Nos 7 primeiros dias após um aborto no primeiro ou no segundo trimestres de gestação (espontâneo ou induzido)
- Até 4 semanas após o parto, independentemente da amamentação
- Em caso de amamentação exclusiva nos seis primeiros do parto e mantendo a amenorreia.

Caso contrário, o método pode ser inserido após um teste de gravidez (urinário ou sanguíneo) negativo.[39]

CONSIDERAÇÕES FINAIS

Os LARCs são métodos contraceptivos reversíveis, altamente efetivos e associados a altas taxas de continuidade e satisfação quando a mulher é adequadamente orientada. Por isso, os LARCs têm grande impacto nos indicadores de saúde feminina, em especial de adolescentes, com redução de mais de 75% nas taxas de aborto provocado e de gestação em comparação com as taxas observadas em mulheres nessa faixa etária que usam predominantemente métodos de curta duração.[6]

A Tabela 39.4 resume as principais características dos LARCs disponíveis no Brasil.

Tabela 39.4 Comparação entre os diferentes LARCs existentes no Brasil.

Caracterirticas	DIU-cobre	Implante de etonogestrel	DIU-LNG
Duração	10 anos (T380A)	3 anos	5 anos
Conteúdo	Cobre	Etonogestrel	Levonorgestrel
Mecanismo de ação (principais)	Tóxico para os gametas	Inibição da ovulação e efeito em muco cervical	Efeito local: muco e endométrio
Principais efeitos positivos	Não tem hormônios, barato, poucas contraindicações	Mais efetivo, poucas contraindicações, redução da dismenorreia	Poucas contraindicações, redução da dismenorreia e do volume menstrual
Principais efeitos adversos	Alteração menstrual, dismenorreia, expulsão	Alteração menstrual, acne e sintomas gerais	Alteração menstrual, acne, sintomas gerais e expulsão

REFERÊNCIAS BIBLIOGRÁFICAS

1. Viellas EF, Domingues RM, Dias MA et al. Prenatal care in Brazil. Cad Saúde Publ. 2014; 30 (Suppl 1); S1-S15.
2. Singh A, Singh A, Mahapatra B. The consequences of unintended pregnancy for maternal and child health in rural India: evidence from prospective data. Matern Child Health J. 2013; 17(3): 493-500.
3. Parks C, Peipert JF. Eliminating health disparities in unintended pregnancy with long-acting reversible contraception (LARC). Am J Obstet Gynecol. 2016; 214(6):681-8.
4. Committee on Gynecologic Practice Long-Acting Reversible Contraception Working Group. Committee Opinion No. 642: increasing access to contraceptive implants and intrauterine devices to reduce unintended pregnancy. Obstet Gynecol. 2015; 126(4):e44-8.
5. United Nations, Department of Economic and Social Affairs, Population Division (2015). Trends in Contraceptive Use Worldwide 2015 (ST/ESA/SER.A/349). Disponível em: http://www.un.org/en/development/desa/population/publications/pdf/family/trendsContraceptiveUse2015Report.pdf. Acesso em: 4 de junho de 2017.
6. McNicholas C, Tessa M, Secura GM, Perpert JF. The contraceptive CHOICE project round up: what we did and what we learned. Clin Obst Gynecol. 2014;57(4):635-43.
7. Long-term reversible contraception. Twelve years of experience with the TCu380A and TCu220C. Contraception. 1997; 56(6): 341-52.
8. Rowe P, Farley T, Peregoudov A et al. IUD Research Group of the UNDP/UNFPA/WHO/World Bank Special Programme of Research; Development and Research Training in Human Reproduction. Safety and efficacy in parous women of a 52-mg levonorgestrel-medicated intrauterine device: a 7-year randomized comparative study with the TCu380A. Contraception. 2016; 93(6):498-506.
9. Trussell J. Contraceptive failure in the United States. Contraception. 2011; 83(5): 397-404.
10. Wenzl R, van Beek A, Schnabel P, Huber J. Pharmacokinetics of etonogestrel released from the contraceptive implant Implanon. Contraception. 1998; 58(5):283-8.
11. Ali M, Akin A, Bahamondes L et al. Extended use up to 5 years of the etonogestrel-releasing subdermal contraceptive implant: comparison to levonorgestrel-releasing subdermal implant. Hum Reprod. 2016; 31(11):2491-8.
12. Branum AM, Jones J. Trends in long-acting reversible contraception use among U.S. women aged 15-44. NCHS Data Brief. 2015; (188): 1-8.
13. Winner B, Peipert JF, Zhao Q et al. Effectiveness of long-acting reversible contraception. N Engl J Med. 2012; 366(21): 1998-2007.
14. Meckstroth KR, Darney PD. Implant contraception. Semin Reprod Med. 2001; 19(4):339-54.
15. Ortiz ME, Croxatto HB. Copper-T intrauterine device and levonorgestrel intrauterine system: biological bases of their mechanism of action. Contraception. 2007; 75(6 Suppl):S16-30.
16. Videla-Rivero L, Etchepareborda JJ, Kesseru E. Early chorionic activity in women bearing inert IUD, cooper IUD and levonorgestrel-releasing IUD. Contraception. 1987; 36(2):217-26.
17. Aoun J, Dines VA, Stovall DW et al. Effects of age, parity, and device type on complications and discontinuation of intrauterine devices. Obstet Gynecol. 2014; 123(3):585-92.
18. World Health Organization. Medical eligibility criteria for contraceptive use. 5th ed. Geneva: WHO; 2015. Disponível em: www.who.int/reproductivehealth/publications/family_planning/MEC-5/en/. Acesso em: 4 de junho de 2017.
19. American College of Obstetricians and Gynecologists. Committee Opinion No. 670: Immediate postpartum long-acting reversible contraception. Obstet Gynecol. 2016;128 (2): e32-7.
20. Bahamondes L, Valeria Bahamondes M, Shulman LP. Non-contraceptive benefits of hormonal and intra-uterine reversible contraceptive methods. Hum Reprod Update. 2015; 21(5):640-51.
21. Walch K, Unfried G, Huber J et al. Implanon versus medroxyprogesterone acetate: effects on pain scores in patients with symptomatic endometriosis–a pilot study. Contraception. 2009; 79:29-34.
22. Mansour D, Korver T, Marintcheva-Petrova M, Fraser IS. The effects of Implanon on menstrual bleeding patterns. Eur J Contracept Reprod Health Care. 2008;13(S1):13-28.
23. Lethaby A, Hussain M, Rishworth JR, Rees MC. Progesterone or progestogen-releasing intrauterine systems for heavy menstrual bleeding. Cochrane Database Syst Rev. 2015; (4):CD002126.
24. Soini T, Hurskainen R, Grénman S et al. Impac tof levonorgestrel-releasing intrauterine system use on the cancer risk of the ovary and fallopian tube. Acta Oncol. 2016; 55(11): 1281-4.
25. Brown J, Farquhar C. Endometriosis: an overview of Cochrane reviews. Cochrane Database Syst Rev. 2014;(3):Cd009590.
26. Bahamondes L, Brache V, Meirik O et al. WHO Study Group on Contraceptive Implants for Women. A 3-year multicentre randomized controlled trial of etonogestrel- and levonorgestrel-releasing contraceptive implants, with non-randomized matched copper-intrauterine device controls. Hum Reprod. 2015; 30(11):2527-38.
27. Li C, Zhao WH, Meng CX et al. Contraceptive use and the risk of ectopic pregnancy: a multi-center case-control study. PLoS One. 2014; 9(12):e115031.
28. Ozgu-Erdinc AS, Tasdemir UG, Uygur D et al. Outcome of intrauterine pregnancies with intrauterine device in place and effects of device location on prognosis. Contraception. 2014; 89(5):426-30.
29. Darney P, Patel A, Rosen K et al. Safety and efficacy of a single-rod etonogestrel implant (Implanon): results from 11 international clinical trials. Fertil Steril. 2009; 91(5):1646-53.
30. Modesto W, de Nazaré Silva dos Santos P et al. Weight variation in users of depot-medroxyprogesterone acetate, the levonorgestrel-releasing intrauterine system and a copper intrauterine device for up to ten years of use. Eur J Contracept Reprod Health Care. 2015; 20(1): 57-63.
31. Vickery Z, Madden T, Zhao Q et al. Weight change at 12 months in users of three progestin-only contraceptive methods. Contraception. 2013; 88(4): 503-8.
32. Sanders JN, Smith NK, Higgins JA. The intimate link: a systematic review of highly effective reversible contraception and women's sexual experience. Clin Obstet Gynecol. 2014;57: 777-89.
33. Higgins JA, Sanders JN, Palta M, Turok DK. Women's sexual function, satisfaction, and perceptions after starting long-acting reversible contraceptives. Obstet Gynecol. 2016; 128(5):1143-51.
34. Modesto W, Bahamondes MV, Bahamondes L. A randomized clinical trial of the effect of intensive versus non-intensive counselling on discontinuation rates due to bleeding disturbances of three long-acting reversible contraceptives. Hum Reprod. 2014; 29(7):1393-9.
35. Lowe RF, Prata N. Hemoglobin and serum ferritin levels in women using copper-releasing or levonorgestrel-releasing intrauterine devices: a systematic review. Contraception. 2013; 87(4):486-96.
36. Andersson K, Odlind V, Rybo G. Levonorgestrel-releasing and copper-releasing (Nova T) IUDs during five years of use: a randomized comparative trial. Contraception. 1994; 49(1):56-72.
37. Milsom I, Andersson K, Jonasson K et al. The influence of the Gyne-T 380S IUD on menstrual blood loss and iron status. Contraception. 1995; 52(3):175-9.
38. Croxatto HB. Progestin implants. Steroids. 2000;65:681-5.
39. Black A, Guilbert E, Costescu D et al. Canadian Contraception Consensus. Intrauterine contraception. J Obstet Gynaecol Can. 2016; 38(2): 182-222.

40. Christensen JT, Boldsen JL, Westergaard JG. Functional ovarian cysts in premenopausal and gynecologically healthy women. Contraception. 2002; 66: 153-7.

41. Hidalgo MM, Lisondo C, Juliato CT et al. Ovarian cysts in users of Implanon and Jadelle subdermal contraceptive implants. Contraception. 2006;73: 532-6.

42. Samson M, Porter N, Orekoya O et al. Progestin and breast cancer risk: a systematic review. Breast Cancer Res Treat. 2016; 155(1):3-12.

43. Lidegaard Ø, Nielsen LH, Skovlund CW et al. Risk of venous thromboembolism from use of oral contraceptives containing different progestogens and oestrogen doses: Danish cohort study, 2001-9. BMJ. 2011; 343:d6423.

44. Lidegaard O, Nielsen LH, Skovlund CW, Løkkegaard E. Venous thrombosis in users of non-oral hormonal contraception: follow-up study: Denmark 2001-10. BMJ. 2012; 344:e2990.

45. Mantha S, Karp R, Raghavan V et al. Assessing the risk of venous thromboembolic events in women taking progestin-only contraception: a meta-analysis. BMJ. 2012; 345:e4944.

46. Lidegaard Ø, Løkkegaard E, Jensen A et al. Thrombotic stroke and myocardial infarction with hormonal contraception. N Engl J Med. 2012; 366(24):2257-66.

47. Curtis KM, Martins SL. Progestogen-only contraception and bone mineral density: a systematic review. Contraception. 2006; 73(5): 470-87.

48. Kaislasuo J, Suhonen S, Gissler M et al. Intrauterine contraception: incidence and factors associated with uterine perforation – a population-based study. Hum Reprod. 2012; 27(9): 2658-63.

49. Heinemann K, Reed S, Moehner S, Minh TD. Risk of uterine perforation with levonorgestrel-releasing and copper intrauterine devices in the European Active Surveillance Study on Intrauterine Devices. Contraception. 2015; 91(4): 274-9.

50. Grimes DA. Intrauterine device and upper-genital-tract infection. Lancet. 2000; 356(9234):1013-9.

51. Tatum HJ, Schmidt FH, Phillips D et al. The Dalkon Shield controversy. Structural and bacteriological studies of IUD tails. JAMA. 1975; 231(7):711-7.

52. Farley TM, Rosenberg MJ, Rowe PJ et al. Intrauterine devices and pelvic inflammatory disease: an international perspective. Lancet. 1992; 339(8796):785-8.

53. Sufrin CB, Postlethwaite D, Armstrong MA et al. Neisseria gonorrhea and Chlamydia trachomatis screening at intrauterine device insertion and pelvic inflammatory disease. Obstet Gynecol. 2012; 120(6): 1314-21.

54. Grentzer JM, Peipert JF, Zhao Q et al. Risk-based screening for Chlamydia trachomatis and Neisseria gonorrhoeae prior to intrauterine device insertion. Contraception. 2015;92(4):313-8.

55. Jatlaoui TC, Riley HE, Curtis KM. The safety of intrauterine devices among young women: a systematic review. Contraception. 2017; 95(1):17-39.

56. ACOG. Committee Opinion No. 672: Clinical Challenges of Long-acting Reversible Contraceptive Methods. Obstet Gynecol. 2016; 128(3): e69-77.

57. Madden T, McNicholas C, Zhao Q et al. Association of age and parity with intrauterine device expulsion. Obstet Gynecol. 2014; 124(4):718-26.

58. Whiteman MK, Tyler CP, Folger SG, Gaffield ME, Curtis KM. When can a woman have an intrauterine device inserted? A systematic review. Contraception. 2013; 87(5): 666-73.

40

Contracepção e os Critérios de Elegibilidade da OMS

Cristina Aparecida Falbo Guazzelli | Marcia Barbieri

INTRODUÇÃO

Nestes últimos 50 anos, têm ocorrido avanços significativos no desenvolvimento de novas tecnologias contraceptivas. Entre elas, houve mudanças como a redução de doses dos anticoncepcionais orais combinados, a introdução de novas formas de administração, o injetável mensal, o anel vaginal, o uso de transdérmico e o implante subcutâneo de progestógeno. Também surgiram dispositivos intrauterinos com cobre e com levonorgestrel.

Atualmente, existe uma preocupação quanto às políticas e práticas de atenção em saúde reprodutiva em alguns países. Isso porque alguns dos estudos empregados são de produtos anticoncepcionais não mais utilizados, com conceitos inadequados que nunca foram comprovados cientificamente, conforme a preferência pessoal ou a predisposição dos fabricantes. Tais políticas ou práticas ultrapassadas costumam limitar a qualidade e o acesso aos serviços de planejamento familiar.

Tendo em vista a política de diversidade encontrada em diferentes países, a Organização Mundial da Saúde (OMS) iniciou a elaboração de critérios para o uso de métodos anticoncepcionais em 1994, com a primeira edição publicada em 1996.[1] O processo teve como objetivo avaliar e comparar as indicações usadas por diferentes locais para vários métodos anticoncepcionais. Foram organizados resumos da literatura médica e epidemiológica de publicações relevantes, como diretrizes, para elaborar os critérios de elegibilidade médica para o uso de métodos anticoncepcionais e preparar uma classificação revisada por um grupo de especialistas.[1]

Desde a publicação da primeira edição, o material científico foi avaliado e atualizado quatro vezes, aproximadamente a cada 4 anos. Para cada revisão, foram convidados peritos multidisciplinares para formar um grupo de trabalho, a fim de avaliar as evidências científicas recentemente publicadas. Além disso, em cada revisão, o grupo de trabalho aproveitou a oportunidade para considerar a inclusão de novos métodos anticoncepcionais e condições médicas, conforme a necessidade.[1,2] Assim, este documento, agora na quinta edição, pretende atualizar os critérios médicos de elegibilidade para o uso de todos os métodos contraceptivos disponíveis: anticoncepcionais hormonais, dispositivo intrauterino, métodos de barreira, métodos com base na percepção da fertilidade, coito interrompido, método de amenorreia da lactação, anticoncepção cirúrgica voluntária e anticoncepção de emergência.[2]

CRITÉRIOS DE ELEGIBILIDADE MÉDICA

Os "critérios de elegibilidade médica" pretendem fornecer informações e recomendações que sejam utilizadas por profissionais de saúde e gestores de políticas públicas, além de comunidade científica, na elaboração ou na revisão de diretrizes nacionais quanto ao uso de métodos anticoncepcionais, a fim de melhorar a qualidade da assistência prestada à mulher e expandir essa prática em todo o mundo.[1,2] O documento reúne recomendações que proporcionam uma base para a escolha dos diferentes tipos de métodos anticoncepcionais contendo informações cientificamente atualizadas quanto à segurança do uso destes métodos para mulheres com alguma intercorrência clínica ou cirúrgica.[1,2]

A OMS alcança vários países e locais diversificados com culturas e religiões muito diferentes. Dessa maneira, as orientações não devem ser rígidas, graves, pois necessitam ser ajustáveis. Além disso, podem variar bastante, conforme o lugar.[2]

O documento "critérios de elegibilidade médica" foi elaborado para auxiliar e manter a escolha mais adequada e atualizada dos métodos anticoncepcionais no dia a dia de profissionais de saúde. Também serve a programas ou diretrizes políticas para maior estímulo de divulgação e utilização.

ACONSELHAMENTO SOBRE O MÉTODO ANTICONCEPCIONAL

O uso adequado de um método anticoncepcional proporciona um planejamento sobre o melhor momento de ter filhos e a prevenção de uma gravidez indesejada.[3] A mulher deve receber informações apropriadas para que possa, de modo voluntário e esclarecido, escolher um método anticoncepcional para seu uso.[4]

Ressalta-se a importância sobre o conhecimento do planejamento da vida reprodutiva da mulher, se deseja ou não ter filhos, e quando idealiza tê-los. Deve-se comentar sobre os cuidados pré-concepcionais (uso de acido fólico e realização de exames) e sobre o intervalo interpartal adequado. Algumas diretrizes orientam para questionar todas as mulheres durante a visita ginecológica se elas desejam engravidar naquele ou no próximo ano. Elas devem ser incentivadas a refletir sobre o assunto.

A opção por um método contraceptivo pode ser influenciada por vários fatores, como eficácia, forma de uso, acesso, prevenção de infecções sexualmente transmissíveis, efeitos colaterais, conveniência e, mais recentemente, benefícios não contraceptivos.[3,4] Os métodos devem ser abordados em detalhes separadamente. Há necessidade de se falar sobre eficácia, forma de uso, vantagens, desvantagens, benefícios e riscos para a saúde, bem como retorno de fertilidade após sua interrupção. As mulheres precisam saber dos prováveis efeitos colaterais e sua incidência. Dessa maneira, aceitarão e utilizarão melhor o método anticoncepcional.[3,4]

Também há necessidade de esclarecer as dúvidas, os medos e as fantasias relacionados com os métodos. Isso auxilia na sua escolha e melhora sua aceitação.

Após este conhecimento, a tomada de decisão sobre a opção geralmente ocorre após um balanço entre as vantagens e desvantagens de diferentes métodos. Estes pensamentos variam de acordo com as circunstâncias individuais, percepções e interpretações.[3,4]

Os "critérios de elegibilidade médica para o uso de métodos anticoncepcionais" levam em consideração, principalmente, a idade, o período de vida em que a mulher está (adolescente, climatério ou puerpério) e a existência de doenças clínicas ou cirúrgicas. No entanto, no momento da escolha, outros critérios também devem ser avaliados, como os sociais, os comportamentais e outros não médicos – sobretudo a preferência da paciente.[2]

A escolha é um direito da mulher, mas em algumas situações tal decisão é restringida ou limitada por fatores sociais, econômicos e culturais – diretos ou indiretos. O aconselhamento contraceptivo oferece informação sobre todos os métodos anticoncepcionais. Consequentemente, proporciona educação, facilitando a escolha de modo adequado e consciente. Assim, tem grandes chances de ser bem-sucedida.

A escolha do método deve ser feita pela mulher ou pelo casal e cabe ao médico informar se o método pode ou não ser utilizado. A abordagem adequada sobre os métodos auxilia na escolha e estimula a continuidade de seu uso.

As escolhas não são permanentes. Elas são complexas, multifatoriais e sujeitas a mudanças. As recomendações com base em evidências, em estudos científicos, não indicam qual é o "melhor" método a ser usado em um contexto médico particular. Os critérios com base em uma revisão das recomendações consideram várias opções de métodos que podem ser usados com segurança por pessoas com condições de saúde alterada, como hipertensão, diabetes ou características relevantes (p. ex., idade).[2]

Os métodos atualmente abordados pelos critérios contemplam todos os contraceptivos hormonais, os dispositivos intrauterinos, os de barreira, os com base no conhecimento da fertilidade, o coito interrompido, o de amenorreia da lactação, as esterilizações masculina e feminina e a contracepção de emergência.

EFICÁCIA DOS MÉTODOS ANTICONCEPCIONAIS

Indica-se a eficácia de um método pela incidência de falha, ou seja, de gravidez entre as mulheres que o utilizam.[5-8] Os valores podem ser classificados em teóricos (uso perfeito) ou reais (uso típico; ver Tabela 39.2, no Capítulo 39, *Contraceptivos Reversíveis de Longa Ação*). As referências iniciais mostravam as taxas em mulheres que usavam o método corretamente ou naquelas que participavam, por exemplo, de estudos em que eram cuidadosamente controladas.[8] As taxas de falha em uso típico costumam ser maiores, pois são influenciadas por idade, número de relações e tipo de ciclo menstrual. O uso inconsistente ou incorreto do método, associado a medos e fantasias, aumenta sua descontinuidade, bem como a incidência de gravidez não planejada.[7]

As mulheres precisam conhecer a taxa de falha dos métodos, ou seja, do risco de gravidez. Além disso, devem ser incentivadas a escolher sempre os de maior eficácia.[8-12] Na prática, os métodos são classificados em alta, média e baixa eficácia com base nas avaliações teóricas e usuais.[5,6]

São considerados de alta eficácia os métodos de longa duração, como o dispositivo intrauterino, o implante e a esterilização. Isso porque estão associados a menor taxa de falha a despeito da população avaliada, uma vez que seus resultados independem da vontade, da taxa de aceitação, continuidade e do uso correto.

Os eficazes são os hormonais injetáveis, que apresentam a maior taxa de eficiência deste grupo, os orais, o transdérmico e o anel vaginal. Todos estes métodos apresentam baixo risco de gravidez se utilizados de maneira correta e precisa.[5,6] Os de baixa eficácia contemplam os métodos de barreira, como preservativo masculino, camisinha feminina, diafragma, espermicida e coito interrompido. Tais métodos apresentam taxas de falha maiores mesmo se utilizados de modo correto, em comparação com os métodos citados anteriormente.[5,6]

As mulheres entendem melhor esta forma de classificação do que quando expomos o índice de Pearl, citado pela maioria dos estudos clínicos.[7,8] Define-se o índice de Pearl como a exibição do número de gestações não planejadas por 100 mulheres por ano de uso do método (ver Tabela 39.2, no Capítulo 39, *Contraceptivos Reversíveis de Longa Ação*).

ESCOLHA DO MÉTODO ANTICONCEPCIONAL

Não existe um método ideal para todas as mulheres. O melhor é aquele que mais a agrade naquele momento de vida. Dessa maneira, a mesma mulher pode utilizar diferentes tipos de métodos em épocas diferentes de sua vida.

Na escolha do anticoncepcional, o médico deve avaliar a preferência da paciente – a opção é sempre dela. Deve-se alertar sobre vantagens, desvantagens, benefícios, riscos e eventos adversos. A decisão deve ser consciente quanto ao método. Se a escolha for por algum dos métodos de baixa eficácia, cabe ao profissional de saúde estimular o uso dos mais eficazes.[10,11] O aconselhamento médico é bem-sucedido quando a escolha atende às expectativas, alcançando as necessidades socioculturais.

Alguns questionamentos necessitam ser realizados no sentido de esclarecer e ajudar as mulheres. Fatores individuais podem ser abordados, como necessidade de privacidade, tolerância aos efeitos colaterais, alteração no sangramento, frequência de relações sexuais e número de parceiros, entre outros.[10] Comentar sobre o uso diário ou a praticidade de métodos com uso mensal ou semanal é fundamental. Em algumas situações, há necessidade de conhecer as opiniões do parceiro ou de familiares (mãe, irmã). Requer investigar ainda o uso anterior de algum método, percebendo se existem dificuldades quanto ao entendimento do emprego correto da técnica anticoncepcional. Tranquiliza-se a mulher oferecendo a possibilidade de cuidados médicos e retornos periódicos, sempre que necessário.

Em uma pesquisa com 2.500 mulheres, quando perguntadas sobre o que é mais importante para iniciar um método, a maioria respondeu eficácia, acesso fácil, longa duração, fácil lembrança dos procedimentos e segurança.[10] Algumas situações necessitam ser investigadas, pois predispõem a aumento de risco de saúde quando ocorre gravidez não planejada, como:[2]

- Câncer de mama
- Doença cardíaca valvular complicada
- Diabetes insulinodependente; ou com nefropatia/retinopatia/neuropatia ou outra doença valvular; ou com mais de 20 anos de duração
- Câncer de endométrio ou ovário
- Epilepsia

- Hipertensão arterial (sistólica > 160 mmHg ou diastólica > 100 mmHg)
- HIV
- Doença cardíaca isquêmica
- Doença trofoblástica da gestação
- Tumor de fígado
- Esquistossomose com fibrose hepática grave, cirrose
- Anemia falciforme
- Doença sexualmente transmissível
- Acidente vascular cerebral
- Lúpus eritematoso sistêmico
- Mutação trombogênica
- Tuberculose.

As mulheres com estas condições apresentadas devem ser informadas acerca do fato de uma gravidez não planejada aumentar o risco de morbimortalidade materna. Assim, os usos exclusivos de métodos de barreira e de contraceptivos fundamentados no comportamento não são as escolhas mais apropriadas para tais pacientes. Estas mulheres necessitam de orientação de métodos de alta eficácia.[2]

CRITÉRIOS DE ELEGIBILIDADE MÉDICA PARA USO DE CONTRACEPTIVOS

A OMS elaborou quatro categorias para orientação do uso de métodos contraceptivos[2] (ver Tabela 39.3, no Capítulo 39, *Contraceptivos Reversíveis de Longa Ação*).

Esta classificação auxilia e indica a liberação ou não do uso do método contraceptivo. Os critérios são atualizados de modo regular – aproximadamente a cada 4 a 5 anos, há uma nova edição. A utilização do método só será alterada quando houver novas evidências científicas que demonstrem modificações principalmente com relação à segurança dos contraceptivos. Muitas recomendações permanecem inalteradas desde a primeira edição, publicada em 1996.[1] Contudo, desde essa época novos métodos foram introduzidos, e novos critérios foram adicionados, com base em dados bibliográficos e em revisões sistemáticas (mais de 70 nesta última publicação).[2]

Existem barreiras que interferem na utilização de métodos contraceptivos. Uma das mais importantes é o conhecimento inadequado das contraindicações, que podem ser ultrapassadas com o uso dos critérios de elegibilidade médica.

ORIENTAÇÕES CONTRACEPTIVAS MAIS FREQUENTES

Faixa etária

A faixa etária pode interferir na escolha do método contraceptivo pelas características de cada população. Por exemplo, as adolescentes (de 10 a menos de 20 anos) têm necessidades específicas de contracepção, devido a falta de informação, barreiras ao acesso e maior incidência de uso incorreto e de abandono do método.[2] Pelos critérios de elegibilidade, só a idade não contraindica algum método anticoncepcional.[2]

A paridade, ou seja, se a paciente já teve filhos, também não contraindica o método. Vale lembrar que o dispositivo intrauterino pode ser inserido em adolescentes ou nulíparas, ou seja, mulheres que ainda não engravidaram.[2] A Tabela 40.1 apresenta critérios de elegibilidade de acordo com a idade e a paridade.

Tabela 40.1 Classificação dos critérios de elegibilidade segundo a idade e a paridade.

	AHCO/T/V	AHIM	AHP	AHIT	Implante	DIU-Cu	DIU-LNG
Idade	Menarca: < 40 = 1 ≥ 40 = 2	Menarca: < 40 = 1 ≥ 40 = 2	Menarca: < 18 = 1 18 a 45 = 1 > 45 = 1	Menarca: < 18 = 2 18 a 45 = 1 > 45 = 2	Menarca: < 18 = 1 18 a 45 = 1 > 45 = 1	Menarca: < 20 = 2 ≥ 20 = 1	Menarca: < 20 = 2 ≥ 20 = 1
Paridade 0 > 1	 1 1	 1 1	 1 1	 1 1	 1 1	 2 1	 2 1

AHCO/T/V: anticoncepcional hormonal combinado oral/transdérmico/vaginal; AHIM: anticoncepcional hormonal combinado injetável mensal; AHP: anticoncepcional hormonal só com progestógeno; AHIT: anticoncepcional hormonal injetável trimestral; DIU-Cu: dispositivo intrauterino de cobre; DIU-LNG: dispositivo intrauterino com levonorgestrel.

Períodos específicos de vida

Alguns momentos de vida apresentam características peculiares, como o período pós-parto e o puerpério. A avaliação da escolha do método deve ser feita observando-se a situação em que a mulher se encontra: se está ou não amamentando e no período após o parto (Tabela 40.2). Em mulheres no pós-parto imediato, independentemente se vão amamentar ou não, o uso de métodos com progestógeno isolado está liberado.[2,13,14]

A escolha da contracepção torna-se mais difícil em mulheres com algum distúrbio clínico. Isso porque as alterações ou efeitos colaterais associados a alguns métodos, principalmente os hormonais, podem aumentar o risco de morbidade ou mortalidade. Também devem ser considerados os riscos de uso de qualquer método contraceptivo, que necessitam ser avaliados quanto às potenciais consequências de uma gravidez não planejada ou indesejada.

Obesidade e hipertensão arterial

A obesidade pode afetar a segurança e a eficácia de alguns métodos contraceptivos. No entanto, até o momento não se restringiu o uso de nenhum método contraceptivo em mulheres obesas.[2]

Mulheres com hipertensão arterial, mesmo leve, não devem adotar métodos contraceptivos hormonais combinados. O uso

Tabela 40.2 Classificação dos critérios de elegibilidade segundo o período específico de vida.

Critérios	AHCO/T/V	AHIM	AHP	AHIT	Implante	DIU-Cu	DIU-LNG
Amamentação							
6 semanas pós-parto	4	4	2	3	2	–	–
≥ 6 semanas a < 6 meses em aleitamento exclusivo	3	3	1	1	1	–	–
≥ 6 meses pós-parto	2	2	1	1	1	–	–
Pós-parto (não lactantes)							
< 21 dias	–	–	1	1	1	–	–
Sem fator de risco para TVP	3	3	–	–	–	–	–
Com fator de risco para TVP	4	4	–	–	–	–	–
≥ 21 dias a 42 dias	–	–	1	1	1	–	–
Sem fator de risco para TVP	2	2	–	–	–	–	–
Com fator de risco para TVP	3	3	–	–	–	–	–
≥ 42 dias	1	1	1	1	1	–	–
Pós-parto (lactantes ou não, inclusive pós-parto cesariano)							
< 48 h incluindo inserção imediata após saída da placenta	–	–	–	–	–	1	NA 1/A 2
≥ 48 h a < 4 semanas	–	–	–	–	–	3	3
≥ 4 semanas	–	–	–	–	–	1	1
Infecção puerperal	–	–	–	–	–	4	4
Pós-abortamento							
Primeiro trimestre	1	1	1	1	1	1	1
Segundo trimestre	1	1	1	1	1	2	2
Pós-abortamento séptico	1	1	1	1	1	4	4

AHCO/T/V: anticoncepcional hormonal combinado oral/transdérmico/vaginal; AHIM: anticoncepcional hormonal combinado injetável mensal; AHP: anticoncepcional hormonal só com progestógeno; AHIT: anticoncepcional hormonal injetável trimestral; DIU-Cu: dispositivo intrauterino de cobre; DIU-LNG: dispositivo intrauterino com levonorgestrel; TVP: trombose venosa profunda; NA: não amamentando; A: amamentando.

de contraceptivos hormonais com progestógeno isolado ou de dispositivo intrauterino deve ser estimulado.[2]

A Tabela 40.3 apresenta os critérios de elegibilidade de acordo com a obesidade e o risco cardiovascular.

Trombose venosa profunda

As mulheres com antecedente de tromboembolismo têm contraindicação para uso de métodos hormonais combinados (Tabela 40.4). Assim, métodos hormonais contendo apenas progestógenos podem ser utilizados após a fase aguda do evento.[2,15-17]

O dispositivo intrauterino e o sistema intrauterino com levonorgestrel são indicados.

Doenças cardiovasculares

As mulheres com antecedente de acidente vascular cerebral e de isquemia cardíaca (infarto do miocárdio) têm contraindicação para anticoncepcionais hormonais combinados e injetável trimestral (Tabela 40.5).[2,14,15] A orientação para uso de dispositivo intrauterino pode ser adotada.

Doenças reumatológicas

As mulheres com lúpus eritematoso e anticorpos antifosfolípidios positivos têm contraindicação para qualquer método hormonal, seja ele combinado ou os com progestógeno (Tabela 40.6).[2] O dispositivo intrauterino não apresenta restrições.

Doenças neurológicas

As mulheres com enxaqueca e aura têm contraindicação para os hormonais combinados (Tabela 40.7).[2] Deve-se ter cuidado no acompanhamento de usuárias de anticoncepcionais hormonais combinados que relatam piora da cefaleia. Nestes casos, o método deve ser trocado.

Tabela 40.4 Classificação dos critérios de elegibilidade segundo o risco de trombose venosa profunda e a embolia pulmonar.

Critérios	AHCO/T/V	AHIM	AHP	AHIT	Implante	DIU-Cu	DIU-LNG
História de TVP/EP	4	4	2	2	2	1	2
TVP/EP aguda	4	4	3	3	3	1	3
TVP/EP estabilizada com terapia anticoagulante	4	4	2	2	2	1	2
História familiar (1º grau)	2	2	1	1	1	1	1
Procedimentos cirúrgicos grandes							
Com imobilização prolongada	4	4	2	2	2	1	2
Sem imobilização prolongada	2	2	1	1	1	1	1
Procedimento cirúrgico pequeno sem imobilização	1	1	1	1	1	1	1
Conhecimento de mutação trombogênica (fator V de Leiden, mutação protrombina, proteína S, deficiência de antitrombina)	4	4	2	2	2	1	2

AHCO/T/V: anticoncepcional hormonal combinado oral/transdérmico/vaginal; AHIM: anticoncepcional hormonal combinado injetável mensal; AHP: anticoncepcional hormonal só com progestógeno; AHIT: anticoncepcional hormonal injetável trimestral; DIU-Cu: dispositivo intrauterino de cobre; DIU-LNG: dispositivo intrauterino com levonorgestrel; TVP: trombose venosa profunda; EP: embolia pulmonar.

Tabela 40.3 Classificação dos critérios de elegibilidade segundo a obesidade e o risco cardiovascular.

Critérios	AHCO/T/V	AHIM	AHP	AHIT	Implante	DIU-Cu	DIU-LNG
Obesidade							
IMC ≥ 30	2	2	1	1	1	1	1
Menarca < 18 anos e IMC ≥ 30	2	2	1	2	1	1	1
PA sem medição	NA	NA	NA	NA	NA	NA	NA
Doença cardiovascular							
Múltiplos fatores de risco para doença cardiovascular arterial, como idade avançada, fumo, diabetes, hipertensão e dislipidemia	3/4	3/4	2	3	2	1	2
Hipertensão							
História de hipertensão quando a PA não pode ser avaliada	3	3	2	2	2	1	2
Controle adequado da hipertensão, quando a PA pode ser avaliada	3	3	1	2	1	1	1
Níveis de PA elevada							
Sistólica 140 a 159 ou diastólica entre 90 e 99 mmHg	3	3	1	2	1	1	1
Sistólica > 160 e diastólica ≥ 100 mmHg	4	4	2	3	2	1	2
Doença vascular	4	4	2	3	2	1	2

AHCO/T/V: anticoncepcional hormonal combinado oral/transdérmico/vaginal; AHIM: anticoncepcional hormonal combinado injetável mensal; AHP: anticoncepcional hormonal só com progestógeno; AHIT: anticoncepcional hormonal injetável trimestral; DIU-Cu: dispositivo intrauterino de cobre; DIU-LNG: dispositivo intrauterino com levonorgestrel; IMC: índice de massa corporal; PA: pressão arterial; NA: não se aplica.

Tabela 40.5 Classificação dos critérios de elegibilidade segundo a doença cardíaca isquêmica, o acidente vascular cerebral e a doença cardíaca valvular.

Critérios	AHCO/T/V	AHIM	AHP		AHIT	Implante		DIU-Cu	DIU-LNG	
História pregressa e atual de doença cardíaca isquêmica	4	4	I 2	C 3	3	I 2	C 3	1	I 2	C 3
História de acidente vascular cerebral	4	4	I 2	C 3	3	I 2	C 3	1	2	
Dislipidemia sem outros fatores conhecidos de risco cardiovascular	2	2	2		2	2		1	2	
Doença cardíaca valvular										
Sem complicações	2	2	1		1	1		1	1	
Com complicações (hipertensão pulmonar, risco de fibrilação atrial, historia de endocardite bacteriana)	4	4	1		1	1		2	2	

AHCO/T/V: anticoncepcional hormonal combinado oral/transdérmico/vaginal; AHIM: anticoncepcional hormonal combinado injetável mensal; AHP: anticoncepcional hormonal só com progestógeno; AHIT: anticoncepcional hormonal injetável trimestral; DIU-Cu: dispositivo intrauterino de cobre; DIU-LNG: dispositivo intrauterino com levonorgestrel; I: início; C: contínuo.

Tabela 40.6 Classificação dos critérios de elegibilidade quando há doença reumática.

Critérios	AHCO/T/V	AHIM	AHP	AHIT I	AHIT C	Implante	DIU-Cu I	DIU-Cu C	DIU-LNG
Positivo (ou desconhecido) anticorpo antifosfolipídio	4	4	3	3	3	3	1	1	3
Trombocitopenia grave	2	2	2	3	2	2	3	2	2
Tratamento imunossupressor	2	2	2	2	2	2	2	1	2
Nenhuma das acima	2	2	2	2	2	2	1	1	2

AHCO/T/V: anticoncepcional hormonal combinado oral/transdérmico/vaginal; AHIM: anticoncepcional hormonal combinado injetável mensal; AHP: anticoncepcional hormonal só com progestógeno; AHIT: anticoncepcional hormonal injetável trimestral; DIU-Cu: dispositivo intrauterino de cobre; DIU-LNG: dispositivo intrauterino com levonorgestrel; I: início; C: contínuo.

Câncer

As mulheres com história de câncer de colo uterino em tratamento podem utilizar os métodos hormonais. Já em pacientes com câncer de mama eles devem ser evitados. Desse modo, o dispositivo intrauterino pode ser indicado (Tabela 40.8).[2,18-21]

Tabela 40.7 Classificação dos critérios de elegibilidade segundo a condição neurológica.

Critérios	AHCO/T/V I	AHCO/T/V C	AHIM I	AHIM C	AHP I	AHP C	AHIT I	AHIT C	Implante I	Implante C	DIU-Cu	DIU-LNG I	DIU-LNG C
Cefaleia (suave ou grave)	1	2	1	2	1	1	1	1	1	1	1	1	1
Enxaqueca/migrânea (sem aura)													
Idade < 35 anos	2	3	2	3	1	2	2	2	2	2	1	2	2
Idade ≥ 35 anos	3	4	3	4	1	2	2	2	2	2	1	2	2
Enxaqueca/migrânea (com aura) (qualquer idade)	4	4	4	4	2	3	2	3	2	3	1	2	3

AHCO/T/V: anticoncepcional hormonal combinado oral/transdérmico/vaginal; AHIM: anticoncepcional hormonal combinado injetável mensal; AHP: anticoncepcional hormonal só com progestógeno; AHIT: anticoncepcional hormonal injetável trimestral; DIU-Cu: dispositivo intrauterino de cobre; DIU-LNG: dispositivo intrauterino com levonorgestrel; I: início; C: contínuo.

Tabela 40.8 Classificação dos critérios de elegibilidade quando há mioma e câncer.

Critérios	AHCO/T/V	AHIM	AHP	AHIT	Implante	DIU-Cu I	DIU-Cu C	DIU-LNG I	DIU-LNG C
Câncer cervical (aguardando tratamento)	2	2	1	2	2	4	2	4	2
Câncer de mama									
Tumor não diagnosticado	2	2	2	2	2	1		2	
Doença benigna da mama	1	1	1	1	1	1		1	
História familiar de câncer	1	1	1	1	1	1		1	
Câncer de mama									
Atual	4	4	4	4	4	1		4	
Passado e sem evidência da doença por 5 anos	3	3	3	3	3	1		3	
Câncer de endométrio	1	1	1	1	1	4	2	4	2
Câncer de ovário	1	1	1	1	1	3	2	4	2
Mioma uterino									
Sem distorção da cavidade uterina	1	1	1	1	1	1		1	
Com distorção da cavidade uterina	1	1	1	1	1	4		4	

AHCO/T/V: anticoncepcional hormonal combinado oral/transdérmico/vaginal; AHIM: anticoncepcional hormonal combinado injetável mensal; AHP: anticoncepcional hormonal só com progestógeno; AHIT: anticoncepcional hormonal injetável trimestral; DIU-Cu: dispositivo intrauterino de cobre; DIU-LNG: dispositivo intrauterino com levonorgestrel; I: início; C: contínuo.

Doenças sexualmente transmissíveis

As mulheres com HIV podem fazer uso de métodos hormonais ou de dispositivo intrauterino (Tabela 40.9).[2,22-24]

Parte 6

Tabela 40.9 Classificação dos critérios de elegibilidade quando há HIV/AIDS.

Critérios	AHCO/T/V	AHIM	AHP	AHIT	Implante	DIU-Cu		DIU-LNG	
						I	C	I	C
Alto risco do HIV	1	1	1	1	1	2	2	2	2
Assintomático ou clínica para o HIV leve (estágio 1 ou 2 da OMS)	1	1	1	1	1	2	2	2	2
Clínica para o HIV grave ou avançada (estágio 3 ou 4 da OMS)	1	1	1	1	1	3	2	3	2

AHCO/T/V: anticoncepcional hormonal combinado oral/transdérmico/vaginal; AHIM: anticoncepcional hormonal combinado injetável mensal; AHP: anticoncepcional hormonal só com progestógeno; AHIT: anticoncepcional hormonal injetável trimestral; DIU-Cu: dispositivo intrauterino de cobre; DIU-LNG: dispositivo intrauterino com levonorgestrel.

CONSIDERAÇÕES FINAIS

O planejamento familiar tem inegável influência na promoção de saúde da população, tanto para as mulheres quanto para as crianças. Isso resulta em melhor qualidade de vida das pessoas em geral, da família e da sociedade.

Nas mulheres que apresentam doenças, pelo risco de intercorrências clínicas e pela maior incidência de morbimortalidade, a gravidez, quando desejada, deve ser postergada até momento oportuno. Tal procedimento diminui as consequências nefastas para o ciclo gravídico puerperal e a saúde da gestante e do concepto. A indicação, o seguimento e o controle dos métodos anticoncepcionais devem ser cuidadosos e criteriosos. Deve-se avaliar cada caso em particular.

Independentemente do método contraceptivo a ser adotado (inclusive as esterilizações cirúrgicas) e da faixa etária do casal, deve ser sempre enfatizada a importância da associação de proteção contra gravidez e contra doenças sexualmente transmissíveis. Existem muitas opções contraceptivas, e sua escolha deve ser norteada basicamente por indicação, contraindicação, vantagens, benefícios, riscos, efeitos colaterais e outras características específicas de cada método, como eficácia, custo, duração e praticidade de uso. A preferência da mulher necessita ser valorizada sempre. Conforme salientamos ao longo do texto, não existe método ideal. Portanto, a opção deve ser por um método que ofereça o maior número de benefícios com o mínimo de risco, diferenciando-se cada caso em particular. É uma decisão conjunta da usuária ou do casal, sob orientação dos profissionais de saúde.

REFERÊNCIAS BIBLIOGRÁFICAS

1. World Health Organization (WHO). Improving access to quality care in family planning: medical eligibility criteria for contraceptive use. Geneva: WHO; 1996.
2. World Health Organization (WHO). Medical eligibility criteria for contraceptive use. 5. ed. Geneva: WHO; 2015.
3. Committee Opinion No. 654 Summary: Reproductive life planning to reduce unintended pregnancy. Obstet Gynecol. 2016; 2:415.
4. Oregon Foundation for Reproductive Health. "One Key Question" Initiative. 2012. Disponível em: http://www.onekeyquestion.org/. Acesso em: 29 de janeiro de 2016.
5. Kost K, Singh S, Vaughan B et al. Estimates of contraceptive failure from the 2002 National Survey of Family Growth. Contraception. 2008; 77(1):10-21.
6. Steiner MJ. Contraceptive effectiveness: what should the counseling message be? JAMA. 1999; 282(15):1405-7.
7. Lopez LM, Steiner M, Grimes DA et al. Strategies for communicating contraceptive effectiveness. Cochrane Database Syst Rev. 2013; (4):CD006964.
8. Trussell J, Hatcher RA, Cates W Jr et al. A guide to interpreting contraceptive efficacy studies. Obstet Gynecol. 1990; 76(3 Pt 2):558-67.
9. Trussel J. Contraceptive efficacy. In: Hatcher RA, Trussel J, Nelson AL, Cates W, Kowal D, Policar M, editors. Contraceptive technology: twentieth revised edition. New York (NY): Ardent Media; 2011.
10. Madden T, Secura GM, Nease RF et al. The role of contraceptive attributes in women's contraceptive decision making. Am J Obstet Gynecol. 2015; 213(1):46.e1-6.
11. Curtis KM, Tepper NK, Jatlaoui TC et al. U.S. Medical Eligibility Criteria for Contraceptive Use, 2016. MMWR Recomm Rep. 2016; 65(3):1-103.
12. Trussell J. Contraceptive failure in the United States. Contraception. 2011; 83(5):397-404.
13. Tepper NK, Phillips SJ, Kapp N et al. Combined hormonal contraceptive use among breastfeeding women: an updated systematic review. Contraception. 2016; 94(3):262-74.
14. World Health Organization. Department of Reproductive Health and Research. Combined hormonal contraceptive use during the postpartum period. Geneva: WHO; 2010 26:1-4. Disponível em: http://www.who.int/reproductivehealth/publications/family_planning/rhr_10_15/en/. Acesso em: 2 de junho de 2017.
15. Tanis BC, van den Bosch MA, Kemmeren JM et al. Oral contraceptives and the risk of myocardial infarction. N Engl J Med. 2001; 345(25):1787-93.
16. Gronich N, Lavi I, Rennert G. Higher risk of venous thrombosis associated with drospirenone-containing oral contraceptives: a population-based cohort study. CMAJ. 2011; 183(18):E1319-25.
17. Roach RE, Lijfering WM, van Hylckama Vlieg A et al. The risk of venous thrombosis in individuals with a history of superficial vein thrombosis and acquired venous thrombotic risk factors. Blood. 2013; 122(26):4264-9.
18. Black MM, Barclay THC, Polednak A et al. Family history, oral contraceptive usage, and breast cancer. Cancer. 1983; 51(11):2147-51.
19. Brinton LA, Hoover R, Szklo M, Fraumeni JF. Oral contraceptives and breast cancer. Int J Epidemiol. 1982; 11(4):316-22.
20. Brohet RM, Goldgar DE, Easton DF et al. Oral contraceptives and breast cancer risk in the International BRCA1/2 Carrier Cohort Study: a report from EMBRACE, GENEPSO, GEO-HEBON, and the IBCCS Collaborating Group. J Clin Oncol. 2007; 25(25):3831-6.
21. Claus EB, Stowe M, Carter D. Oral contraceptives and the risk of ductal breast carcinoma in situ. Breast Cancer Res Treat. 2003; 81(2):129-36.
22. Roach RE, Lijfering WM, van Hylckama Vlieg A et al. The risk of venous thrombosis in individuals with a history of superficial vein thrombosis and acquired venous thrombotic risk factors. Blood. 2013; 122(26):4264-9.
23. World Health Organization (WHO). Department of Reproductive Health and Research. Hormonal contraceptive methods for women at high risk of HIV and living with HIV. 2014 Guidance Statement. Geneva: WHO; 2014:1-16. Disponível em: http://www.who.int/reproductivehealth/publications/family_planning/HC_and_HIV_2014/en/Acesso em: 2 de junho de 2017.
24. Baeten JM, Benki S, Chohan V et al. Hormonal contraceptive use, herpes simplex virus infection, and risk of HIV-1 acquisition among Kenyan women. AIDS. 2007; 21(13):1771-7.

41

Infertilidade Feminina

Ivan Araujo Penna | Paulo Gallo de Sá | Maria Cecília Erthal de Campos Martins |
George Queiroz Vaz | Alessandra Viviane Evangelista Demôro |
João Pedro Junqueira Caetano | Ricardo Mello Marinho |
Leonardo Matheus Ribeiro Pereira

INTRODUÇÃO, DEFINIÇÃO E EPIDEMIOLOGIA

Ivan Araujo Penna

INTRODUÇÃO

A infertilidade é uma doença dos tempos modernos. As mulheres, devido a situações socioeconômicas, têm postergado a primeira gravidez. Com isso, reduz-se a janela reprodutiva.[1] Tal fato se aplica mais às mulheres com melhor nível socioeconômico. Estas têm acesso a mais métodos contraceptivos e postergam mais a idade da primeira gravidez[1] (Figuras 41.1 e 41.2).

Apesar do controle maior do planejamento familiar com relação ao trabalho e aos estudos, existe um "efeito colateral": o aumento do número de mulheres que irão necessitar de auxílio médico para engravidar. Tal efeito se dá pela redução da reserva ovariana ao longo da idade.

Durante a vida intrauterina, a mulher tem cerca de 2 milhões de óvulos. Este número começa a se reduzir até que, quando ocorre a menarca, a coorte cai, em média, para 400 mil óvulos. Assim, sua janela reprodutiva será de 400 ciclos ovulatórios. Esses números ainda são afetados pela hereditariedade da reserva ovariana, pelo meio ambiente, por doenças e por iatrogenias[2] (Figura 41.3).

A baixa da reserva ovariana, que ocorre com a idade, passa a determinar a possibilidade de gravidez. As taxas de fecundidade começam a cair por volta dos 33 anos e aceleram após os 35 anos de idade (Figura 41.4). Com a redução da quantidade de óvulos, ocorre também a perda da qualidade. Este segundo fenômeno está relacionado com fatores como: redução da qualidade dos componentes citoplasmáticos ovulares, tamanho dos telômeros e diminuição da atividade enzimática oocitária.[3,4]

A consequência da perda da qualidade do óvulo é a incapacidade de este reparar os defeitos presentes no DNA do espermatozoide e, com isso, formar embriões geneticamente normais. Nas mulheres que engravidam entre 28 e 34 anos, cerca de 30% dos embriões têm aneuploidias. Essa taxa salta para 50% aos 38 anos e 80% após os 42 anos de idade. Isso significa que uma mulher com 42 anos de idade irá precisar formar, pelo menos, 8 embriões para conseguir 1 normal. No entanto, a disponibilidade de óvulos nessa faixa etária é em um terço do necessitado[5] (Figura 41.5).

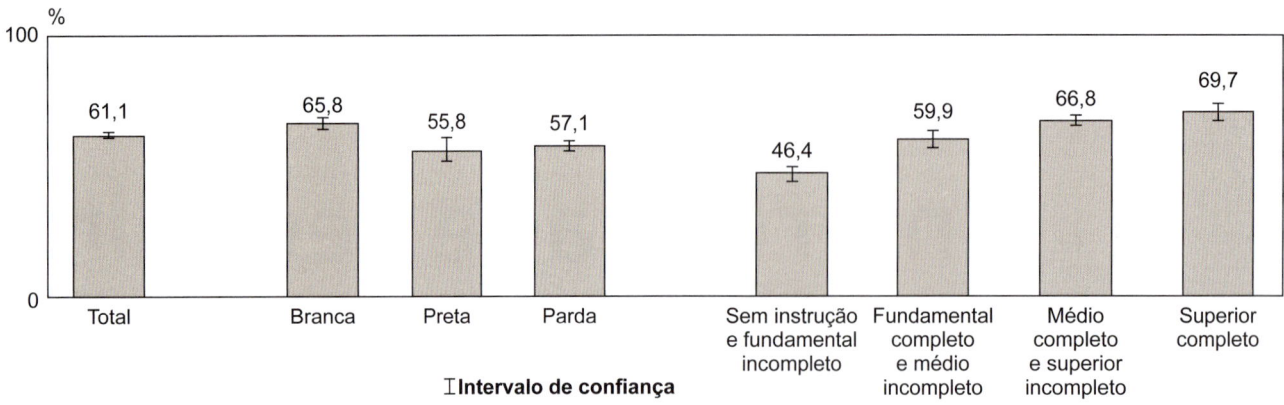

Figura 41.1 Mulheres entre 18 a 49 anos de idade que utilizavam métodos para evitar a gravidez e tiveram relações sexuais nos últimos 12 meses e ainda menstruam, com intervalo de confiança de 95%, segundo a cor ou a etnia e o nível de instrução. (Adaptada de IBGE, 2013.)[1]

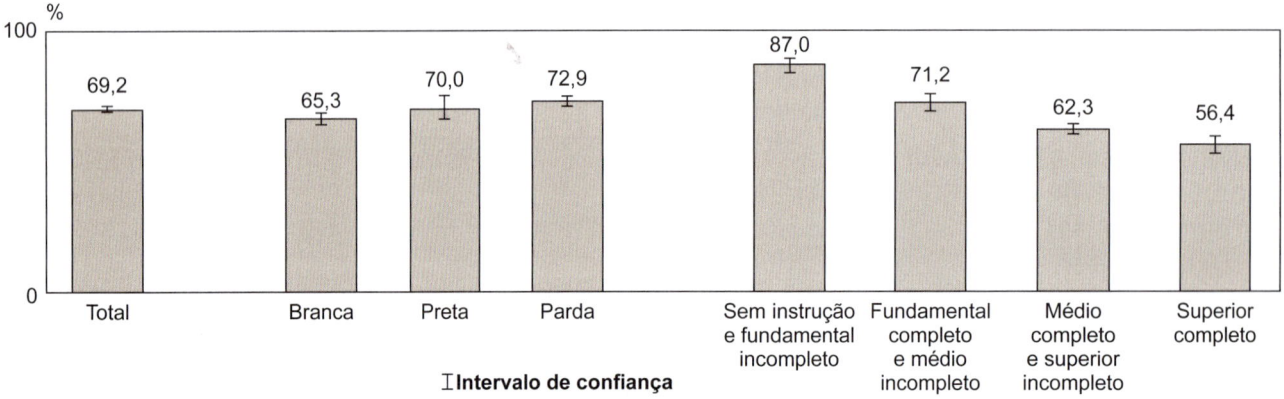

Figura 41.2 Mulheres entre 18 a 49 anos de idade que já ficaram grávidas, com intervalo de confiança de 95%, segundo a cor ou a etnia e o nível de instrução. (Adaptada de IBGE, 2013.)[1]

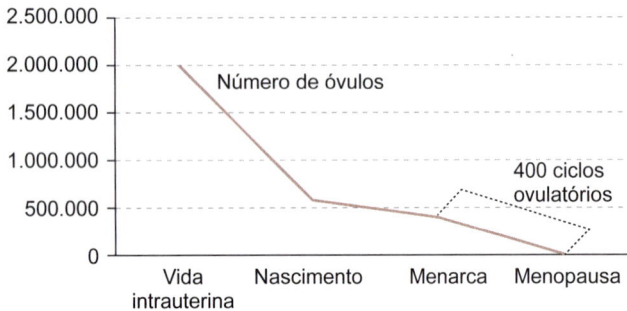

Figura 41.3 Número de óvulos ao longo da vida.

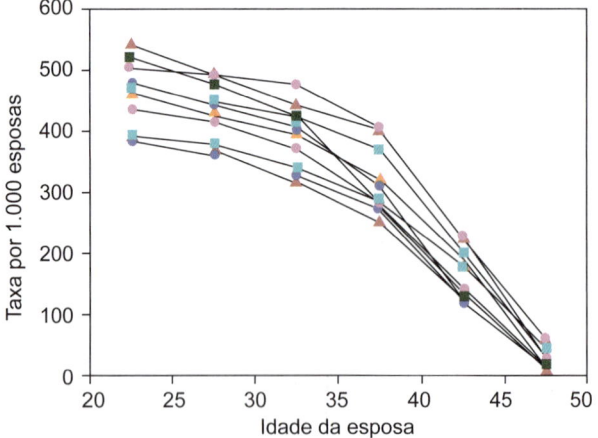

Figura 41.4 Taxa de fecundidade por idade. (Adaptada de Practice Committee Opinion; 2014.)[3]

Nos casais formados por mulheres com menos de 35 anos de idade, o tempo de tentativa em ciclos para se conseguir a gravidez é de 12 ciclos ou 1 ano. Cerca de 80 a 90% dos casais irão engravidar nesse período de tentativa e outros 5 a 15% ainda podem engravidar nos 12 meses seguintes. Isso significa que, em 24 meses, cerca de 95% dos casais que tenham relações sexuais frequentes irão engravidar.[4] (Figura 41.6).

DEFINIÇÃO

Infertilidade é a impossibilidade de gravidez durante o período de 12 meses em casal formado por mulher com menos de 35 anos. Nos casais em que a parceira tenha 35 anos

ou mais, caracteriza-se como infertilidade a impossibilidade de concepção após período de 6 meses.[6] A infertilidade pode ser dividida em primária (quando o casal nunca engravidou) ou secundária, quando houve ao menos 1 gestação pregressa.

EPIDEMIOLOGIA

Mundialmente, a prevalência da infertilidade varia de 1,9%, nas mulheres nulíparas entre 20 e 44 anos, e 10,5% naquelas

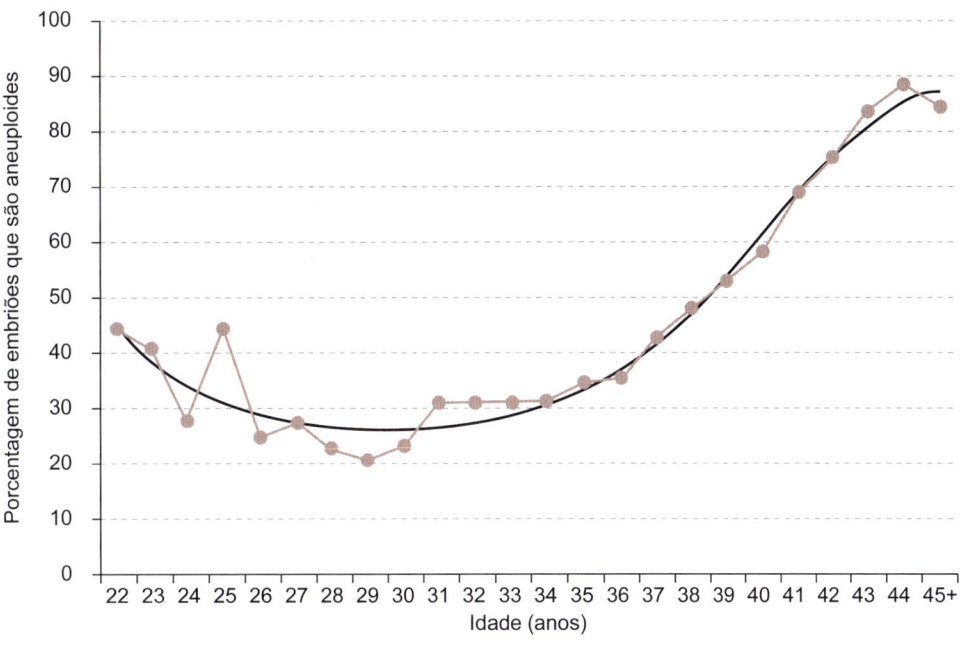

Figura 41.5 Porcentagem de embriões aneuploides por idade materna.

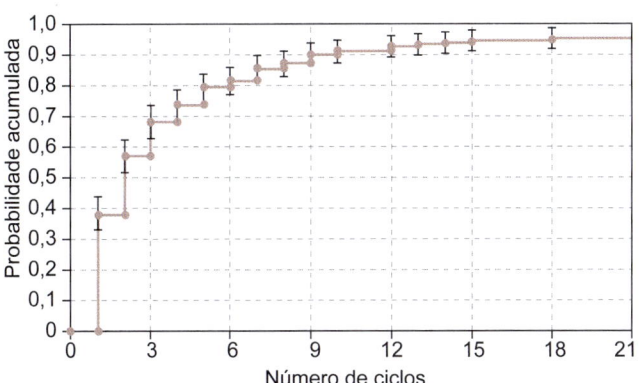

Figura 41.6 Taxa de gravidez por ciclos ovulatórios.

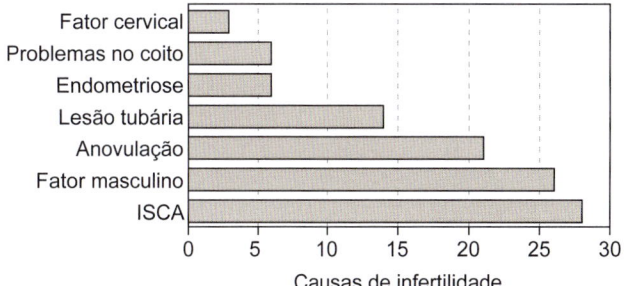

Figura 41.7 Causas de infertilidade. ISCA: infertilidade sem causa aparente.

que já tiveram uma gravidez. Tais dados se alteram conforme local, grupos pesquisados e metodologia utilizada.[7]

Nos EUA, estudos observacionais determinaram que, entre mulheres nulíparas que desejam engravidar e que se encontram entre 15 e 34 anos, a prevalência de infertilidade é de 7 a 9%. Já naquelas na faixa etária de 35 a 39 anos a taxa fica em torno de 25% e, nas acima de 40 anos, 30%.[8]

Em países em desenvolvimento, como os localizados na América Latina, no Leste Europeu, no norte da África e no Oriente Médio, a prevalência é maior que a relatada anteriormente. No Brasil, não há dados específicos sobre essa prevalência. Dessa maneira, seguem-se as taxas determinadas pela Organização Mundial da Saúde (OMS).[9]

Em 1990, a força-tarefa "Diagnóstico e tratamento da infertilidade", da OMS, realizou um estudo com 85 mil casais que preenchiam os critérios de infertilidade. A partir desse estudo, definiram-se as causas de infertilidade e suas prevalências. Os fatores masculinos representam 26 a 31%; as anovulações, 17 a 21%; as lesões tubárias, 14%; a endometriose, 6%; as alterações relacionadas com o coito, 6%; o fator cervical, 3%; e infertilidade sem causa aparente (ISCA), 28% (Figura 41.7).[10]

As porcentagens das causas de infertilidade variam na literatura. Quando a causa é facilmente identificada, como obstrução tubária, azoospermia e amenorreia, o tratamento proposto é rapidamente instituído. Entretanto, em grande parte dos casos, o que se observa é a união de diferentes causas sem a identificação de uma determinante para a infertilidade. Isso se deve às poucas previsibilidade e reprodutibilidade de alguns testes diagnósticos.

Por essas características dos exames, apenas os médicos com treinamento para reprodução devem avaliar e tratar tais pacientes. Um estudo observacional, publicado por Wilkes et al. em 2007,[11] mostrou que os médicos generalistas tendem a subestimar tanto o resultado diagnóstico do exame de infertilidade quanto superestimar o tempo que as pacientes podem esperar para iniciar o acompanhamento com o especialista. Esses dois pontos levam a um atraso que se reflete na reserva ovariana e, consequentemente, nas chances de gravidez.[11] Nesse raciocínio, o generalista deve encaminhar o casal infértil nas seguintes situações:[6]

- Pacientes tentando engravidar nos últimos 12 meses, com a mulher tendo menos de 35 anos
- Pacientes tentando engravidar nos últimos 6 meses com a mulher tendo 35 anos ou mais
- Pacientes em que o homem e/ou a mulher tenham o diagnóstico de patologia que represente impossibilidade natural de concepção.

Parte 6

Se houver a necessidade de investigar o casal, um ponto importante a ser incluído na primeira consulta é a mudança do estilo de vida. Vários fatores presentes no ambiente em que esses casais estão expostos podem piorar as chances de gravidez. Fatores como obesidade, tabagismo, alcoolismo e uso de cafeína e drogas ilícitas afetam desde a quantidade e a qualidade dos óvulos até os fatores relacionados com o sêmen.[12]

A anamnese e o exame físico minuciosos podem abreviar o diagnóstico do casal. O número de relações sexuais é fundamental, pois a ovulação ocorre uma vez ao mês e permanece viável por 24 h. Se somarmos ao espermatozoide que dura 36 h, temos uma janela máxima de 48 h para que a fecundação ocorra. Na anamnese, a frequência de relações sexuais e se elas ocorrem dentro do período fértil podem sugerir já de início a orientação ao coito programado do casal.[12]

Na avaliação complementar, que será mais detalhadamente abordada mais adiante, o básico é comprovar a existência das três condições mínimas para engravidar: ovulação, permeabilidade tubária e espermatozoides em quantidade e qualidades normais. Para tanto, realiza-se a avaliação complementar básica com dosagem da progesterona na segunda fase do ciclo menstrual (ovulação), histerossalpingografia ou laparoscopia com cromotubagem (permeabilidade tubária) e espermograma segundo as diretrizes da OMS. Outros exames complementares podem apurar e diagnosticar os resultados dos casos mais complexos. Em geral, porém, os três exames citados anteriormente fazem o diagnóstico de dois terços das situações.[3]

As possibilidades de tratamento para a infertilidade estão diretamente relacionadas com as causas. Os métodos terapêuticos podem ser:

- Coito programado com indução da ovulação
- Inseminação intrauterina (IIU)
- Cirurgia específica de reconstrução da anatomia
- Fertilização in vitro (FIV)
- FIV com injeção intracitoplasmática de espermatozoides (ICSI).

Consideram-se reprodução assistida os métodos de IIU, FIV e ICSI. Nos EUA, são realizados cerca de 190 mil ciclos de FIV/ICSI por ano, sendo que 64% desses ocorrem em pacientes com mais de 35 anos (Tabela 41.1).[13]

O Brasil realiza, em média, 13% do total de FIVs/ICSIs dos EUA. Entretanto, o país é o número 1 na América Latina, com mais que o dobro de casos da Argentina. Apesar desse número, o acesso ao tratamento de FIV/ICSI é mais que o dobro na Argentina que no Brasil. Na verdade, nosso país ocupa apenas o quinto lugar no *ranking* de acesso a FIVs/ICSIs. Tal dado está relacionado com o fato de que, apesar de nossa constituição determinar o planejamento familiar (contracepção e concepção), poucos serviços públicos oferecem esse tipo de tratamento (Tabela 41.2).[14]

As taxas de sucesso com o uso das técnicas FIV e ICSI mantêm-se iguais na maioria dos centros de reprodução humana do mundo. Segundo os dados do National Summary Report (EUA), abaixo de 35 anos as taxas de sucesso para FIV/ICSI são de 48%; entre 35 e 37 anos, 38%; entre 38 e 40 anos, 25%;

Tabela 41.1 Número de FIVs/ICSIs realizadas nos EUA em 2016.

	Óvulos das próprias pacientes | Desfecho cumulativo preliminar por recuperação desejada de óvulos				
Idade da mulher	< 35	35 a 37	38 a 40	41 e 42	> 42
Número de ciclos iniciados	40.580	20.965	20.016	10.691	8.357
Embrião único	36,6%	29,9%	20%	10,7%	3,4%
Gêmeos	11,8%	8,1%	4,1%	1,5%	0,3%
3 ou mais embriões	0,4%	0,3%	0,2%	0,1%	0%
Nascidos vivos	48,7%	38,3%	24,3%	12,3%	3,7%
Intervalo de confiança	48,2 a 49,2	37,7 a 39	23,7 a 24,9	11,7 a 12,9	33 a 41

FIV: fertilização in vitro; ICSI: injeção intracitoplasmática de espermatozoides.

Tabela 41.2 Número de FIVs/ICSIs realizadas pelos membros da Red Latino-americana de reprodução assistida em 2012.

País	Número de médicos	FIV/ICSI*	Técnicas de reprodução assistida						Total+	Acesso#
			FIV**	ICSI	FET	FP	OD	OD (FET)***		
Argentina	27	7.769	749	6.255	2.481	1.655	815	396	12.720	1.368
Bolívia	2	280	195	71	17	46	3	840	346	141
Brasil	56	17.042	1.060	14.974	5.833	1.159	579	0	24.613	512
Chile	8	1.646	130	1.405	543	170	84	61	2.443	634
Colômbia	9	967	288	613	182	209	95	5	1.453	136
Equador	6	654	206	391	159	208	72	145	1.093	297
Guatemala	1	99	52	47	16	20	1	9	136	39
México	28	4.476	1.494	2.648	929	1.421	378	31	7.204	251
Nicarágua	1	100	29	67	0	10	0	0	110	72
Panamá	2	408	0	362	83	56	17	5	564	710
Paraguai	1	37	9	22	2	0	0	2	39	24
Peru	6	1.404	470	837	390	587	306	98	2.687	367
República Dominicana	1	49	18	30	6	36	2	0	93	40
Uruguai	2	340	35	239	52	56	19	5	497	652
Venezuela	8	1.223	438	638	219	294	136	19	1.872	274
Total	**158**	**36.494**	**5.173**	**28.599**	**10.912**	**5.927**	**2.507**	**1.616**	**55.840**	**425**

*Ciclos iniciados; **captação de oócitos com > 1 oócito maduro; ***ciclos iniciais de preservação da fertilidade; +excluídos FP; #números de ciclos/milhão de mulheres entre 15 a 45 anos. FET: transferência de embriões congelados; FIV: fertilização in vitro; FP: preservação de fertilidade; ICSI: injeção intracitoplasmática de espermatozoides; OD: doação de óvulos.

entre 41 e 42 anos, 12%; e, acima de 42 anos, 3% de chance de a criança nascer (ver Tabela 41.1)[13]

A FIV e a ICSI, apesar de essenciais para muitos casos de infertilidade, também apresentam alguns efeitos colaterais. Os mais comuns são a gestação gemelar, que pode chegar a 11% dos casos em pacientes abaixo de 35 anos, e a síndrome de hiperestimulação ovariana. Essa segunda teve sua incidência bastante reduzida nos últimos anos a partir da introdução do gatilho de maturação folicular com agonista do hormônio liberador de gonadotrofina (GnRH), além da criação da técnica de vitrificação embrionária – que aumentou as taxas de sobrevivência de embriões congelados. Outro efeito indesejado de FIV/ICSI é o aumento da proporção de mulheres que, submetidas a esses tratamentos, apresentam parto pré-termo (Figura 41.8).[13]

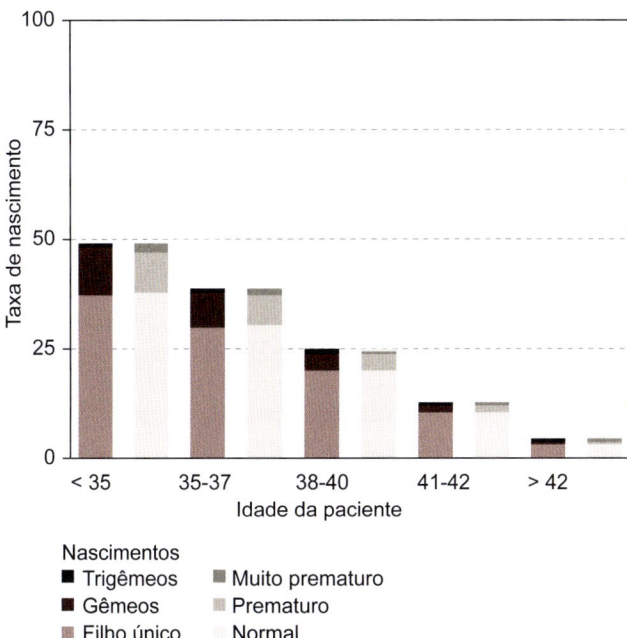

Figura 41.8 Frequência de gestação múltipla e resultado gestacional de pacientes que realizaram FIV/ICSI nos EUA, 2016.

ETIOLOGIA

Paulo Gallo de Sá | Maria Cecília Erthal de Campos Martins | George Queiroz Vaz | Alessandra Viviane Evangelista Demôro

INTRODUÇÃO

A infertilidade conjugal consiste em uma das mais difíceis experiências da vida de um casal. Além de interferir em vários aspectos do seu dia a dia, acarreta, muitas vezes, transtornos irreparáveis ao relacionamento matrimonial. Altera os sonhos familiares, as fantasias, a confiança mútua, a autoestima e a sexualidade. Enfim, causa inestimáveis prejuízos ao relacionamento interpessoal, com a família, os amigos e o mundo.[15]

A Federação Internacional de Ginecologia e Obstetrícia (FIGO) define infertilidade conjugal como "a incapacidade de conceber, após 2 anos de relações sexuais regulares, sem uso de métodos contraceptivos".[16] A American Society for

Reproductive Medicine (ASMR), por sua vez, conceitua infertilidade conjugal como a "falta de gestação detectada clínica ou hormonalmente, após 12 meses de relações sexuais regulares sem contracepção".[17]

A preocupação da humanidade com os problemas ligados à fertilidade remonta a longa data, sendo encontrados relatos referentes a esse tema em vários papiros, como os de Ebers e os de Berlim. Contudo, as primeiras descrições precisas sobre fertilidade e infertilidade foram encontradas nos papiros de Kahun, que datam de 2.200 a.C.[17]

A infertilidade conjugal acomete de 10 a 20% dos casais,[16,17] sofrendo variações em função de diversos aspectos, como a população avaliada e, principalmente, a idade da mulher.[16,17]

A distribuição dos diversos fatores envolvidos na infertilidade é apresentada na Tabela 41.3. Esta divisão percentual é, na verdade, meramente ilustrativa. Isso porque a associação de mais de um fator é muito frequente, sobretudo a ocorrência simultânea de fatores masculinos e femininos.[16]

Quando se avaliam somente os fatores femininos da infertilidade conjugal, os fatores causais são classificados de acordo com sua incidência, conforme apresentado na Tabela 41.4.

Nas últimas décadas, tem sido observado um declínio do índice de fertilidade, principalmente entre as mulheres com mais de 35 anos, em função da mudança do comportamento reprodutivo feminino.[5] O advento da pílula anticoncepcional, no fim da década de 1960, possibilitou às mulheres separar sua vida sexual de sua vida reprodutiva. Isso ofereceu a chance de elas ingressarem mais decisivamente no mercado de trabalho. Desse modo, a mulher moderna começou a postergar seu desejo reprodutivo, passando a retardar a gestação para idades mais avançadas. Esta atual postura acarreta maior risco de dificuldades para engravidar, tanto pela diminuição da reserva ovariana e da qualidade oocitária tanto pelo aumento do risco de ginecopatias que podem comprometer a fertilidade e têm maior incidência a partir da quarta década de vida (como miomatose uterina, endometriose e cistos de ovário, entre outras). Outro fator importante é a mudança do comportamento dos casais na sociedade moderna. Houve o aumento do número de separações conjugais e da formação de novos casais, muitas

Tabela 41.3 Infertilidade conjugal: etiologia.

Casos (%)	Fatores
35%	Masculino
35%	Tuboperitoneal
15%	Ovulatório
5%	Cervical, corporal e outros
10%	ISCA ou ESCA

ESCA: esterilidade sem causa aparente; ISCA: infertilidade sem causa aparente. (Adaptada de Speroff e Fritz, 2011.[18])

Tabela 41.4 Infertilidade feminina: etiologia.

Casos (%)	Fatores
40%	Tuboperitoneal
40%	Ovulatório
10%	Cervical, corporal e outros
10%	ISCA ou ESCA

ESCA: esterilidade sem causa aparente; ISCA: infertilidade sem causa aparente. (Adaptada de Speroff e Fritz, 2011.[18])

vezes com idade mais avançada ou já submetidos a vasectomia ou laqueadura tubária.[19]

O objetivo deste capítulo é discutir os principais fatores de infertilidade na mulher e suas repercussões na infertilidade do casal. Didaticamente, optou-se por dividir os fatores causais da infertilidade feminina em fator ovulatório, fator tuboperitoneal, fator uterino, endometriose, esterilidade sem causa aparente (ESCA) ou ISCA e abortamento recorrente. Vale lembrar que esta divisão é meramente didática. Isso porque é muito frequente a associação de mais de um fator de infertilidade na mesma paciente. Por exemplo, uma paciente anovulatória com síndrome dos ovários policísticos (SOP) pode ser também portadora de obstrução tubária bilateral. Dessa maneira, é fundamental adotar uma investigação detalhada de todos os possíveis fatores de infertilidade conjugal antes de iniciar qualquer conduta terapêutica.

É preciso salientar que, em virtude da evolução e da disponibilidade das técnicas de reprodução assistida (TRA), o diagnóstico de incapacidade definitiva de gestar poderá ser sempre questionado. Tal fato se aplica tanto ao fator masculino, que vislumbra uma nova era com as técnicas de micromanipulação de espermatozoides ou de espermátides retirados diretamente dos testículos ou por meio da utilização de banco de sêmen, quanto na abordagem terapêutica do fator feminino, lançando mão da substituição temporária do útero ("útero de substituição") ou da doação de óvulos.[15]

FATOR OVULATÓRIO DA INFERTILIDADE FEMININA

A investigação da infertilidade feminina passa pela avaliação de todos os componentes da fisiologia reprodutiva na mulher. Entre estes componentes, a comprovação da ovulação é um fator essencial. De fato, para haver uma gestação, precisa ocorrer ovulação; a gravidez em si é uma prova direta disto.

Ciclos menstruais regulares com intervalos de 21 a 35 dias, associados a sintomas pré-menstruais (mastalgia, edema, cólicas, alterações do humor) refletem a ovulação em, pelo menos, 95% das mulheres. Do mesmo modo, ciclos muito irregulares sugerem anovulação.[20,21] Quando não se confirma a ovulação, tanto por anamnese quanto por testes diagnósticos, pode-se estar diante de um quadro de anovulação crônica. A ovulação pode ser perturbada, principalmente, por anormalidades que interferem no eixo hipotálamo-hipófise-ovariano (H-H-O), e várias são as condições que podem interferir em tal mecanismo.[22] Os distúrbios ovulatórios que se apresentam na forma de disfunção menstrual são as causas da infertilidade em cerca de 15% dos casais que têm dificuldade em conceber. A OMS categoriza os distúrbios da ovulação em três grupos.[22,23]

▶ **Distúrbios da ovulação do Grupo I da OMS, também conhecidos como hipogonadismo hipogonadotrófico.** São causados por falha hipofisário-hipotalâmica. As mulheres com estas condições apresentam-se tipicamente com amenorreia (primária ou secundária), muitas vezes chamada amenorreia hipotalâmica, caracterizada por baixos níveis de gonadotrofinas e deficiência de estrogênio. O hipogonadismo hipogonadotrófico geralmente tem causa desconhecida. No entanto, pode ser congênita, por exemplo, quando associada a anosmia, sendo denominada como síndrome de Kallmann. A amenorreia hipotalâmica secundária geralmente se desenvolve como resultado de baixo peso corporal ou exercício excessivo. O hipopituitarismo é incomum e, como em todas as causas de infertilidade, deve ser investigado adequadamente antes de a indução da ovulação ser considerada.

▶ **Distúrbios da ovulação do Grupo II.** São definidos como disfunções do eixo H-H-O. Esta categoria inclui condições como a SOP e a amenorreia hiperprolactinêmica. A amenorreia por hiperprolactinemia, embora muito menos comum que a SOP, cursa com amenorreia ou oligomenorreia e infertilidade. As mulheres com esta condição costumam apresentar galactorreia. A causa mais comum do aumento de produção de prolactina é um microadenoma pituitário. O tratamento consiste em utilizar agonistas da dopamina e, em alguns casos, proceder à cirurgia.

▶ **Distúrbios de ovulação do Grupo III.** São causados por insuficiência ovariana. Cerca de 5% das mulheres com distúrbios ovulatórios têm problemas de ovulação do Grupo III, como nos casos de falência ovariana prematura (menopausa precoce).

Síndrome dos ovários policísticos

A SOP consiste na principal endocrinopatia ginecológica na idade reprodutiva, com incidência de 6 a 21% nas mulheres na menacme.[24,25] É considerada a causa mais comum de infertilidade por anovulação, podendo, conforme a população estudada, representar a principal causa de infertilidade feminina.[26] Trata-se de um distúrbio heterogêneo e complexo que tem tanto implicações reprodutivas quanto metabólicas adversas para as mulheres afetadas. No entanto, costuma haver uma compreensão ruim de sua etiologia. Diferentes critérios de diagnóstico com base em especialistas utilizam alguma combinação de oligo-ovulação, hiperandrogenismo e ovários policísticos à ultrassonografia transvaginal (USTV). Critérios que valorizam o hiperandrogenismo tendem a identificar um fenótipo reprodutivo e metabólico mais grave. O fenótipo pode variar conforme raça e etnia e é difícil de ser definido nos primeiros anos da menarca e na perimenopausa, sendo também exacerbado pela obesidade. A fisiopatologia envolve a secreção anormal de gonadotrofinas a partir de uma resposta retroativa alterada hipotalâmico-hipofisária, devido a níveis aumentados de esteroides sexuais circulantes, morfologia ovariana alterada com distúrbios funcionais e ação desordenada da insulina. Atualmente, acredita-se que, na sua etiopatogenia, existam fatores genéticos, desencadeados por fatores ambientais. O estilo de vida é um destes, pois está relacionado com a obesidade. A obesidade é tanto um desencadeador quanto um complicador da SOP. Cerca de 50% das mulheres com SOP são obesas.[27]

De fato, as diversas manifestações clínicas desta doença fazem com que tais mulheres tenham diferentes fenótipos associados a hiperandrogenismo, irregularidade menstrual e alterações dos ovários à US.[28] Devido a tal apresentação clínica heterogênea, desde sua descrição inicial em 1935, a SOP tem sido alvo de diversos consensos para sua definição. Em 1990, um grupo de pesquisadores que participaram de uma conferência patrocinada pelo National Institutes of Health definiu a SOP como hiperandrogenismo e/ou hiperandrogenemia com oligoanovulação, excluindo outras endocrinopatias.[29] Os critérios diagnósticos da SOP foram revisados em 2003 pelo Rotterdam ESHRE/ASRM – Sponsored PCOS Consensus Workshop Group.[30] Consistem nos critérios mais utilizados atualmente.

Segundo o consenso de Rotterdam, são requeridos 2 de 3 critérios para estabelecer o diagnóstico de SOP: oligomenorreia, ovários policísticos à US e hiperandrogenismo (Figura 41.9). Para diagnosticar corretamente a SOP, o consenso

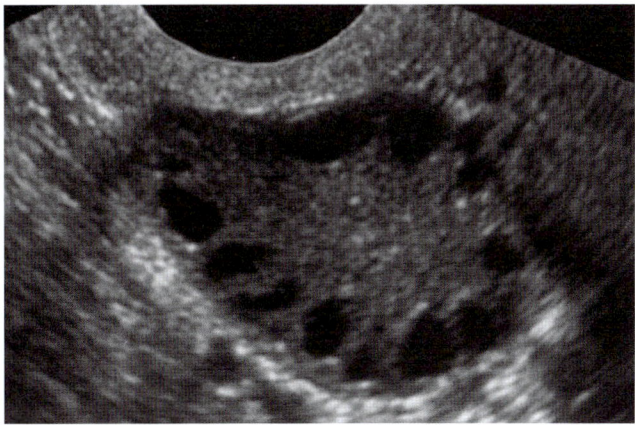

Figura 41.9 Aspecto do ovário policístico à ultrassonografia.

alerta para a necessidade de excluir outras endocrinopatias que se confundem com a SOP. Tais distúrbios são hiperplasia suprarrenal não clássica, síndrome de Cushing, tumores que produzem androgênio e excesso de androgênio induzido por fármacos. Além disso, deve-se descartar outras disfunções ovulatórias, como disfunção da tireoide e hiperprolactinemia, além de gravidez em mulheres em idade reprodutiva.[30]

Consequentemente, a prevalência de SOP de 6 a 10% (definida pelos critérios do National Institutes of Health de 1990)[29] dobrou sob os critérios mais amplos de Rotterdam. O aumento da prevalência de SOP com os critérios de Rotterdam deve-se à expansão da síndrome, que inclui também mulheres sem disfunção ovulatória identificada ou hiperandrogenismo, mas com SOP.

A resistência insulínica e a hiperinsulinemia compensatória também permanecem como os elementos mais importantes na etiopatogenia da SOP. Tais fatores fazem com que a SOP seja vista também como uma doença de caráter metabólico, com importantes repercussões a longo prazo, maior probabilidade de desenvolvimento de diabetes melito tipo 2, síndrome metabólica e doença cardiovascular, associados a maior risco de desenvolvimento de doença coronariana nestas mulheres.[27,28]

A obesidade está associada ao aumento da resistência à insulina e a uma exacerbação da SOP. A perda de peso e a mudança de hábitos de vida são, portanto, muitas vezes o tratamento inicial para pacientes obesas com SOP. Às vezes, faz-se necessário o emprego terapêutico de um agente sensibilizante oral de insulina, como o cloridrato de metformina.[31]

O tratamento medicamentoso da anovulação devido à SOP costuma ser realizado com a indução da ovulação com o citrato de clomifeno. Algumas pacientes, porém, são "resistentes ao clomifeno". Assim, não se consegue a ovulação com o emprego deste tipo de estimulação.[31]

Em pacientes com resistência ao clomifeno, pode-se tentar a indução de gonadotrofinas. O ovário de pacientes com SOP tem um aumento de sensibilidade para as gonadotrofinas, respondendo melhor à esteroidogênese e potencializando a produção androgênica. Existe também maior risco de desenvolvimento de síndrome de hiperestimulação ovariana, quando essas mulheres são submetidas à estimulação ovariana controlada.[31]

Há ainda a possibilidade de induzir a ovulação com tratamento cirúrgico laparoscópico, por meio da técnica de *drilling* ovariano. As vantagens potenciais da laparoscopia são a capa-

cidade de avaliar a pelve por causas adicionais tratáveis de infertilidade, como endometriose e/ou aderências, e observar a patência das trompas.[31]

Mulheres com SOP costumam ser tratadas com técnicas de reprodução assistida (TRA), principalmente quando ocorre falha na tentativa de gravidez com a indução da ovulação ou quando o casal tem outra causa de infertilidade associada, especialmente endometriose, fator tubário ou fator masculino. Ainda não existe um consenso quanto ao protocolo ideal de estimulação ovariana para essas mulheres, mas sempre se deve usar protocolos que diminuam o risco de síndrome de hiperestimulação ovariana.[31]

São critérios diagnósticos da SOP:

- 1990 National Institutes of Health (existência dos 2 critérios)[29]
  - Oligoanovulação
  - Hiperandrogenismo e/ou hiperandrogenemia
- 2003 Rotterdam Consensus (2 de 3 critérios)[30]
  - Oligoanovulação
  - Hiperandrogenismo e/ou hiperandrogenemia
  - Ovários policísticos à US.

Deve-se excluir outras patologias em ambos os critérios.

Obesidade e anovulação

A obesidade e o excesso de peso envolvem um acúmulo de gordura anormal e excessiva que afeta negativamente a saúde do corpo. De acordo com a OMS, se o índice de massa corporal (IMC) for igual ou superior a 25 kg/m², considera-se sobrepeso. Enquanto isso, se o IMC for igual ou maior superior a 30 kg/m², considera-se obesidade.[32,33]

Pessoas obesas têm maior risco para alguns agravos à saúde, como diabetes melito, hipertensão arterial, doença cardíaca coronariana e várias doenças oncológicas, sobretudo de endométrio, mama e cólon. A obesidade também tem papel significativo na saúde reprodutiva, estando associada a anovulação, distúrbios menstruais, infertilidade, abortamento e aumento da morbidade materno-fetal.[32]

Os efeitos negativos da obesidade sobre as funções reprodutivas são bem conhecidos. No entanto, o mecanismo de como a obesidade afeta o sistema reprodutivo é complexo e multifatorial. O impacto da obesidade sobre a função ovariana pode ser atribuído, principalmente, a mecanismos que interferem em funções neuroendócrinas e ovarianas capazes de reduzir as taxas de ovulação.[34]

O tecido adiposo é um órgão multifuncional que regula a homeostase energética e o metabolismo, sobretudo pela secreção de adipocinas como as leptinas, as adiponectinas e as resistinas. Estas adipocinas têm atuação importante em vários processos fisiológicos, como reprodução, esteroidogênese, resposta imune e metabolismo de glicose e lipídios.[34]

Diversas adipocinas podem interferir na função reprodutiva, mas a leptina é a que está mais envolvida com as disfunções no eixo H-H-O, principalmente por inibir a esteroidogênese ovariana. À medida que o IMC aumenta, a leptina aumenta tanto no sangue quanto no fluido folicular.[34]

Cabe ressaltar que a maioria dos hormônios sexuais parece concentrar-se preferencialmente nos adipócitos, não no sangue. O tecido adiposo também é capaz de converter androgênios em estrogênios, estradiol em estrona e desidroepiandrosterona em androstenediol.[35] Quanto maior a massa de adipócito, maior é a capacidade de conversão periférica de estrogênios e androgênios, o que interfere diretamente no eixo H-H-O.[34]

Outro aspecto importante é que a hiperinsulinemia e a hiperandrogenemia alteram a função ovariana e a esteroidogênese em mulheres obesas e não obesas. Entretanto, o mecanismo de como causam a anovulação permanece com muitas lacunas. A resistência à insulina e a hiperandrogenemia estão significativamente aumentadas em mulheres obesas, sobretudo naquelas que têm obesidade central. A obesidade pode não ser o único fator que causa hiperandrogenemia e anovulação, pois algumas mulheres obesas são férteis e não têm hiperandrogenismo.[34-36]

Outro fato interessante demonstrado experimentalmente é que a insulina tem vários efeitos sobre a esteroidogênese. Em concentrações fisiológicas, a insulina estimula a produção de estrogênio, androgênio e progesterona. Entretanto, em condições suprafisiológicas estimula, principalmente, a produção de androgênios nas células da teca.[35]

A insulina também aumenta a esteroidogênese, potencializando o efeito do LH sobre as células da granulosa. O LH estimula a esteroidogênese e inibe a mitose e a diferenciação final das células da granulosa do folículo pré-ovulatório. O efeito do LH sobre as células da granulosa está amplificado em pacientes com hiperinsulinemia. Como resultado da esteroidogênese aumentada devido à hiperinsulinemia, desenvolve-se um meio ambiente desfavorável, o que acarreta a cessação do crescimento folicular.[37]

Outro mecanismo pelo qual a hiperinsulinemia leva à hiperandrogenemia é via fator de crescimento semelhante à insulina tipo 1 (IGF-1). O IGF-1 é secretado pelo tecido ovariano, e seus receptores estão localizados no próprio ovário. A insulina pode ligar-se a seus próprios receptores, assim como a receptores de IGF-1. A insulina também diminui a produção da proteína ligadora do fator de crescimento semelhante à insulina 1 (IGFBP-1) no fígado, tornando o IGF-1 mais eficaz. A ação de IGF-1 nas células da teca leva ao aumento da produção de andrógenos. A insulina diminui ainda a produção da globulina ligadora de hormônios sexuais (SHBG) a partir do fígado. Como resultado, os níveis séricos de andrógenos livres aumentam em mulheres obesas.[37]

A SOP também é um distúrbio metabólico caracterizado por hiperandrogenemia e está relacionada com maior risco de distúrbios metabólicos, como resistência à insulina, hiperinsulinismo, intolerância à glicose e obesidade. Entretanto, nem todas as mulheres obesas têm SOP e nem todas as mulheres com SOP são obesas.[38]

Assim, a obesidade, independentemente da SOP, está associada à anovulação. Isso demonstra que outros fatores contribuem para a anovulação crônica. Acredita-se que o peso corporal é o principal determinante de insulinemia, sensibilidade à insulina e hiperandrogenismo ovariano, independentemente da SOP.[39]

Em suma, os distúrbios ocasionados pela obesidade levam a níveis séricos elevados tanto de estrogênio quanto de androgênios, que têm atuação fundamental na neurodesregulação do eixo H-H-O, explicando as alterações na função ovulatória e irregularidades menstruais.[34-36]

Idade e fertilidade

Nas últimas décadas, observaram-se grandes mudanças e avanços socioculturais no universo feminino. Cada vez mais, as mulheres passaram a ter um maior enfoque nas suas realizações pessoais, na educação e na carreira.

Além disso, com o aumento da idade materna, um grande número de mulheres começou a tentar conceber em uma faixa etária em que há menor probabilidade de gravidez. Embora a fertilidade decline tanto em homens quanto em mulheres conforme a faixa etária, o risco de infertilidade apresenta maior correlação com a idade materna.[40]

Estudos históricos demonstraram que a fertilidade diminui significativamente a partir de 32 anos de idade, com um aumento na taxa de declínio após os 37 anos. Um estudo clássico entre mulheres religiosas que evitam a anticoncepção verificou que, aos 34 anos, a taxa de infertilidade foi 11%; aos 40, 33%; e, aos 45 anos, 87%.[41] Um estudo com mulheres nulíparas de maridos azoospérmicos tratadas com sêmen doado também revelou diminuição das taxas de gravidez conforme o aumento da idade. As taxas de gravidez cumulativa em 12 ciclos de inseminação foram de 74% para as mulheres com menos de 31 anos; 62% naquelas entre 31 e 35 anos; e 54% nas com mais de 35 anos.[42] Em outro estudo mais recente, o declínio da fertilidade foi associado à idade e ao número de filhos. Ele demonstrou que mulheres nulíparas têm maior declínio da fecundidade[43] e que a causa da infertilidade relacionada com a idade pode ser multifatorial.

Sem dúvida, a diminuição da fertilidade com o avançar da idade está mais associada à diminuição e à perda de oócitos, conforme as mulheres progridem em seus anos de reprodução. Na fisiologia feminina reprodutiva, sabe-se que as mulheres têm um número finito de oócitos e que, em torno de 16 a 20 semanas, um feto feminino normal possui aproximadamente seis a sete milhões de oócitos. Deste ponto em diante, o número de oócitos continua diminuindo, devido à apoptose. Este número se reduz drasticamente para 1 a 2 milhões ao nascimento. No início da puberdade, a mulher tem cerca de 300 a 500 mil folículos, sendo que a atresia de folículos não dominantes prossegue ao longo da menacme e, por ocasião da menopausa, restam apenas mil folículos ou menos.[44]

Além da diminuição do número de oócitos, a taxa de aborto, anormalidades cromossômicas, alterações genéticas e deleções mitocondriais nos oócitos remanescentes aumenta consideravelmente quanto maior a idade materna.[45]

Estudos sugerem que a maioria dos oócitos de mulheres com mais de 40 anos de idade é cromossomicamente anormal. O aumento da aneuploidia em oócitos mais velhos deve-se à não disjunção meiótica.[45]

Um estudo avaliando oócitos de mulheres de ciclo natural de 20 a 25 anos de idade e daquelas entre 40 e 45 anos revelou que 79% dos oócitos mais velhos tinham anormalidades do fuso, em comparação com 17% no grupo mais jovem.[46] Tais anormalidades cromossômicas estão também associadas ao aumento da taxa de abortamento. O risco global de abortamento após os 40 anos está entre 50 e 75%, e a anomalia cromossômica mais comum observada em abortamentos de mulheres mais velhas é a trissomia. Com relação ao nascimento, as taxas de anormalidades cromossômicas em nascidos vivos aumentam conforme a idade materna, sendo 1 para 500 em mulheres com menos de 30 anos, 1 para 80 aos 35 anos e 1 em cada 20 a partir dos 45 anos.[45]

Outro fator relacionado com envelhecimento é o aumento de patologias que comprometem a fertilidade, como a doença das trompas, os leiomiomas e a endometriose. A diminuição da atividade sexual também está relacionada com a idade, mas seu impacto na fertilidade é difícil de quantificar.[45]

Devido ao declínio da fertilidade com a idade da mulher, as recomendações atuais sugerem que, a partir dos 35 anos, a investigação para infertilidade deve ser considerada nas mulheres após 6 meses de tentativas de engravidar sem sucesso.[45]

Hoje em dia, devido ao grande número de mulheres tentando ou planejando engravidar em idades reprodutivas avançadas, há medidas de reserva ovariana para quantificar e qualificar o potencial reprodutivo ou a fertilidade natural, estimando-se o número de oócitos remanescentes. De fato, tais medidas de reserva ovariana servem para selecionar o tratamento adequado a mulheres inférteis e tentar predizer a produção de oócitos após hiperestimulação ovariana, além de prever a chance de gravidez após TRA. A investigação da reserva ovariana deve ser considerada também em mulheres que apresentem alteração do padrão menstrual e antecedente familiar de menopausa precoce, antecedente pessoal de cirurgia ovariana, quimioterapia ou radioterapia da pelve.[47]

Diversos métodos foram desenvolvidos para avaliar a reserva ovariana. No entanto, o exame ideal ainda é controverso, e testes normais não contradizem o impacto da idade sobre o estado de fertilidade.[47-50]

▶ **Dosagem de hormônio foliculoestimulante (FSH) e estradiol sérico na fase folicular precoce.** A diminuição do número de oócitos resulta em menor produção de inibina B e aumento resultante na secreção de FSH na fase folicular precoce. Um valor de corte folicular precoce (dia 3 do ciclo) superior a 10 UI/ℓ tem alta especificidade (80 a 100%), mas menor sensibilidade (10 a 30%) para prever má resposta ovariana à estimulação. O estradiol sozinho tem utilidade limitada para determinar a reserva ovariana. No entanto, os níveis precoces de estradiol folicular podem ajudar na interpretação dos valores de FSH. Com a seleção precoce de um folículo dominante em mulheres mais velhas, os níveis de estradiol aumentam na fase folicular precoce e suprimem a secreção de FSH. Portanto, os níveis aumentados de estradiol (> 60 a 80 pg/mℓ) com valores normais de FSH (< 10 UI/ℓ) sugerem diminuição da reserva ovariana. Mulheres com maiores níveis de FSH e estradiol são pacientes de mau prognóstico para TRA.

▶ **Teste da administração do citrato de clomifeno.** Deve-se administrar 100 mg/dia de citrato de clomifeno por 5 dias (do 5º ao 9º dia do ciclo) e medir os níveis de FSH antes da administração (3º do ciclo) e depois (10º do ciclo). Considera-se baixa reserva nos casos em que a soma dos valores de FSH do 3º e do 10º dia do ciclo for maior ou igual a 26,0. O teste do clomifeno tem maior sensibilidade (13 a 66%), porém menor especificidade (67 a 100%) do que os valores basais de FSH sozinhos. De maneira geral, apenas uma dosagem de FSH no 3º dia costuma ser suficiente para o rastreamento inicial. Entretanto, deve-se levar em consideração a hipótese de indicar o teste em mulheres com nível limítrofe de FSH ou naquelas com mais de 40 anos de idade.

▶ **Dosagem de inibina B.** A inibina B é secretada pelas células da granulosa de folículos antrais, na fase folicular. No entanto, tem utilidade limitada como medida da reserva, pois varia amplamente ao longo do ciclo e deve ser medida também durante a fase folicular precoce. Apesar de promissora, não se mostrou superior ou capaz de acrescentar informações relevantes quando comparadas com a dosagem de FSH e estradiol.

▶ **Hormônio antimülleriano (AMH).** Também secretado pelas células da granulosa de pequenos folículos antrais, tem atuação importante no recrutamento do folículo dominante. O AMH declina com idade, e valores inferiores a 0,7 ng/mℓ foram correlacionados com a diminuição da fertilidade em ciclos naturais e a má resposta à estimulação em TRA. Diferentemente de outros hormônios utilizados para avaliar a reserva ovariana, o AMH não é afetado pelo dia do ciclo. Valores de corte entre 0,2 e 0,7 ng/mℓ têm sensibilidade de 40 a 97% e especificidade de 78 a 92% na previsão de má resposta à estimulação ovariana. Cabe ressaltar que o AMH pode cair antes que sejam observadas alterações nos níveis de FSH e estradiol. Assim, é um marcador mais precoce da alteração da reserva ovariana.

▶ **Contagem de folículos antrais.** Contagem de todos os folículos com diâmetro de 2 a 10 mm por USTV na fase folicular precoce (2º a 5º dias do ciclo). Estudos histológicos correlacionaram a contagem dos folículos antrais com o número de folículos primordiais restantes. Uma baixa quantidade de folículos antrais (menos de 3 a 10 folículos totais) está associada a uma diminuição na taxa de gravidez por meio das TRA. Menos de 3 a 4 folículos têm sensibilidade de 9 a 73% e especificidade de 73 a 100% para prever má resposta à estimulação ovariana. Desse modo, a contagem de folículos antrais é mais adequada para prever a resposta subsequente à indução de ovulação.

FATOR TUBOPERITONEAL DA INFERTILIDADE FEMININA

As doenças tubárias e peritoneais estão entre as principais causas de infertilidade, sendo responsáveis por cerca de 35% dos casos de infertilidade conjugal.[18]

Doença inflamatória pélvica (DIP) prévia, aborto séptico, procedimentos cirúrgicos pélvicos (em especial cirurgias tubárias), gestação ectópica (Figura 41.10), apendicite supurada e endometriose, entre outros, apresentam importantes correlações com a possibilidade de lesão tubária e fator tuboperitoneal.[18]

As doenças inflamatórias pélvicas são, sem dúvida, a maior causa de infertilidade de origem tubária, bem como de risco de gestação ectópica. Westrom, em mais de um estudo, correlacionou a ocorrência de agressão tubária por patógenos da microbiota vaginal diretamente com o risco de infertilidade feminina: 10 a 12% de infertilidade após 1 episódio de DIP; 23 a 35% após 2 episódios; e 54 a 75% após 3 episódios, respectivamente.[51] Consequentemente, o risco de gestação ectópica aumenta 6 a 7 vezes após a ocorrência de infecção pélvica.[18]

Entretanto, a maioria (cerca de 50%) das mulheres com obstrução tubária ou aderências pélvicas não tem histórico de infecção pélvica. Isso sugere a ocorrência de infecção ascendente silenciosa (oligoassintomática) como a principal causa do fator tuboperitoneal. Em muitas destas mulheres, porém, serão detectados anticorpos positivos para *Chlamydia trachomatis*, o que sugere infecção por este patógeno.[52,53]

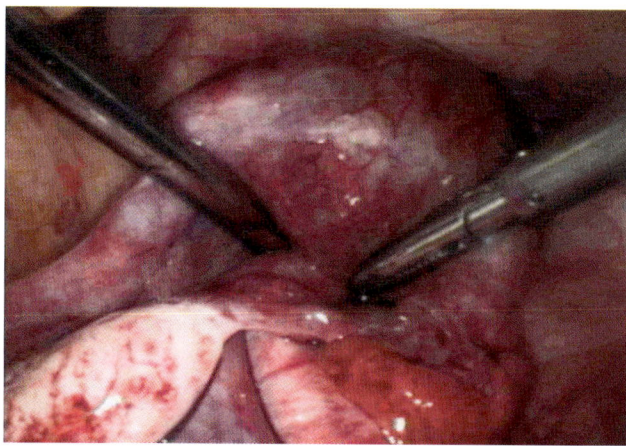

Figura 41.10 Gestação ectópica. (Cortesia do Prof. Ricardo Lasmar.)

A infecção pélvica ocorre de maneira ascendente (ascensão de microrganismos da vagina em direção à cavidade uterina e pélvica) sempre que houver um desequilíbrio da microbiota vaginal e/ou falha dos mecanismos de defesa locais. Os principais patógenos envolvidos neste processo são a *Chlamydia trachomatis* e a *Neisseria gonorrhoeae*. O aumento da incidência dessas infecções está relacionado com as mudanças dos hábitos sexuais da população (advento da contracepção hormonal oral, diminuição do emprego de métodos de barreira, início precoce da atividade sexual e maior variedade de parceiros), principalmente nas populações mais humildes. O gonococo é o agente responsável por cerca de 40% dos casos de DIP aguda, enquanto a clamídia consiste na principal responsável pelas infecções crônicas e insidiosas, sendo possível detectar sua existência em 86% das culturas de material coletado em procedimentos laparoscópicos realizados para investigação de infertilidade.[19]

Outros processos infecciosos do abdome e pelve, por acarretarem alterações pélvicas estruturais e comprometerem a função das trompas, também podem contribuir para o surgimento de infertilidade por fator tuboperitoneal, como diverticulite, apendicite, tuberculose genital e endometriose.[18,19] Os mecanismos envolvidos na infertilidade por fator tuboperitoneal são alterações anatômicas e mecânicas que interferem no encontro dos gametas (óvulo e espermatozoides), impedindo a fertilização. As obstruções tubárias proximais impedem a migração dos espermatozoides em direção às tubas. Enquanto isso, as oclusões distais interferem na captura oocitária e acarretam alterações tubárias que variam desde leves (aglutinação das fímbrias) e moderadas (fimose fimbrial em graus variados) até lesões graves, as quais evoluem para a obstrução completa. Tais alterações são diretamente proporcionais à gravidade do processo inflamatório/infeccioso. Podem ocorrer, ainda, processos inflamatórios que danificam a arquitetura interna da mucosa tubária, sem evoluir para obstrução mecânica, porém causando comprometimento funcional do órgão e interferindo nos mecanismos funcionais de transporte dos espermatozoides, do óvulo e do embrião.[18]

Um aspecto particular que vale a pena salientar nos casos de DIP crônica é a atuação da hidrossalpinge na infertilidade conjugal. É definida como a obstrução e a dilatação tubária com líquido inflamatório. A infecção ascendente acarreta destruição da endossalpinge, com produção de exsudato e, na tentativa de proteger a cavidade peritoneal e abdominal, as fímbrias colabam, levando à dilatação das tubas uterinas, com formação de piossalpinge (fase aguda) ou hidrossalpinge (fase crônica). Mais raramente, pode ser secundária também à endometriose ou à cirurgia pélvica. Obtém-se o diagnóstico por USTV, histerossalpingografia ou ressonância magnética da pelve. Estudos recentes evidenciaram que tal alteração se associa a uma taxa menor de implantação embrionária e maior de abortamento e de gestação ectópica, nas pacientes submetidas à FIV. O mecanismo de ação das hidrossalpinges que acarreta piores desfechos reprodutivos não está suficiente esclarecido. Alguns autores sugerem um efeito mecânico do líquido inflamatório que, ao penetrar na cavidade uterina, poderia deslocar e remover o embrião. Outros autores defendem um efeito tóxico desse líquido sobre o embrião. Uma terceira teoria está relacionada com o efeito do líquido da hidrossalpinge sobre o endométrio, interferindo na implantação embrionária devido às elevadas concentrações de citocinas, linfócitos e prostaglandinas.[54] A partir de 1997, foram publicadas 3 metanálises que evidenciaram uma redução de 50% nas taxas de gestação,

implantação e nascimento, além do dobro de aumento dos casos de abortamento espontâneo nas pacientes portadoras de hidrossalpinge submetidas à FIV. Dessa maneira, a conduta mais recomendada para estas pacientes, no momento, é a salpingectomia (remoção cirúrgica das trompas) antes de se submeter a um procedimento de reprodução assistida.[55,56] Com relação à infertilidade feminina por fator tuboperitoneal, é importante salientar o grande aumento, nas últimas décadas, da "obstrução tubária iatrogênica" consequente à utilização da contracepção cirúrgica definitiva por meio da laqueadura tubária. Um grande percentual de pacientes opta por constituir novos núcleos familiares e arrepende-se do procedimento cirúrgico efetuado. Daí a importância de conscientizar os profissionais que atuam em planejamento familiar sobre adotar critérios mais rigorosos na seleção e na indicação dos métodos contraceptivos definitivos, com a finalidade de reduzir os prejuízos físicos, emocionais e financeiros gerados pelas tentativas de recuperação da fertilidade. Em nossa experiência no ambulatório de infertilidade do Hospital Universitário Pedro Ernesto da Universidade do Estado do Rio de Janeiro (HUPE/UERJ), quase 32% das pacientes que nos procuram são portadoras de laqueadura tubária. A Tabela 41.5 apresenta os fatores causais de infertilidade conjugal das pacientes atendidas em nosso serviço, no período de 6 de fevereiro de 2001 a 6 de fevereiro de 2005, em um total de 304 pacientes avaliadas.

A endometriose, por sua vez, promove um processo inflamatório crônico, hormônio-dependente, com etiopatogenia, sintomatologia, evolução e características próprias. Ela será estudada mais adiante neste capítulo.

A histerossalpingografia (Figura 41.11) e a laparoscopia consistem nos dois métodos diagnósticos classicamente empregados para avaliação do fator tuboperitoneal. Elas são complementares, cada uma apresentando vantagens e desvantagens e fornecendo informações que o outro método não seria capaz de dar. A histerossalpingografia possibilita avaliar a cavidade uterina e a arquitetura interna do lúmen tubário. Já a laparoscopia fornece informações detalhadas da anatomia pélvica, como aderências pélvicas, endometriose e patologias ovarianas.[18]

FATOR UTERINO DA INFERTILIDADE FEMININA

O útero é um dos órgãos do sistema genital feminino e composto por corpo e colo. O corpo tem três camadas: serosa, miométrio e endométrio. A implantação embrionária tópica ocorre no endométrio e é nesse local que o embrião se desenvolve ao longo dos meses de gestação. Algumas doenças na matriz uterina podem dificultar ou impedir a gravidez.

As patologias uterinas são responsáveis por aproximadamente 10% das causas de infertilidade feminina.[18] Dentro destas causas, mais especificamente o fator uterino de

Tabela 41.5 Porcentagem dos fatores causais de infertilidade no período 2001 a 2005, em 304 pacientes.

Laqueadura tubária	31,6% (n = 96)
Fator masculino	18,4% (n = 56)
Anovulação	13,2% (n = 40)
Fator tuboperitoneal	10,5% (n = 32)
Abortamento de repetição	7,9% (n = 24)
Investigação não concluída	18,4% (n = 56)

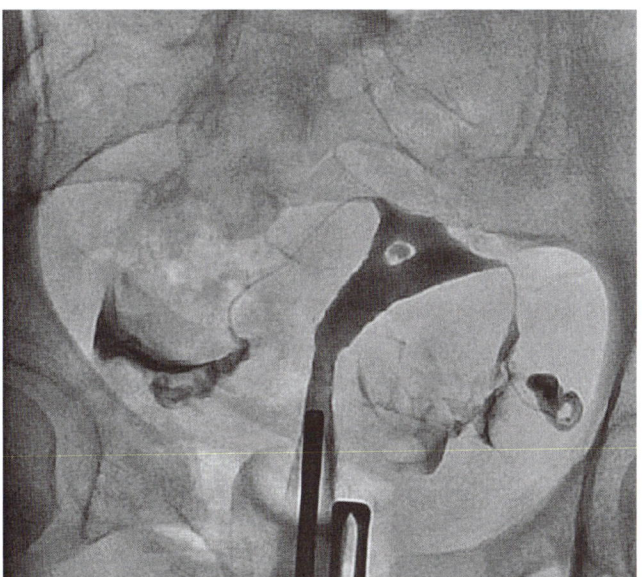

Figura 41.11 Sinequias em histerossalpingografia. (Cortesia da Dra. Rosa Brin.)

infertilidade, são englobados fatores relacionados com a cérvice, miomas, pólipos endometriais, adenomiose, alterações müllerianas, endometrite e sinequias intrauterinas.

Muco cervical

O colo uterino, composto por ecto e endocérvice, produz um muco que difere ao longo do ciclo menstrual de acordo com as variações hormonais (Figura 41.12). No período pré-ovulatório, em virtude dos níveis de estrogênio, o muco torna-se mais aquoso e, consequentemente, mais penetrável pelo espermatozoide. Após a ovulação, em virtude do aumento da progesterona, o muco torna-se espesso e opaco.

O muco cervical tem funcionalidade reprodutiva, uma vez que possibilita a ascensão dos espermatozoides, filtra o plasma

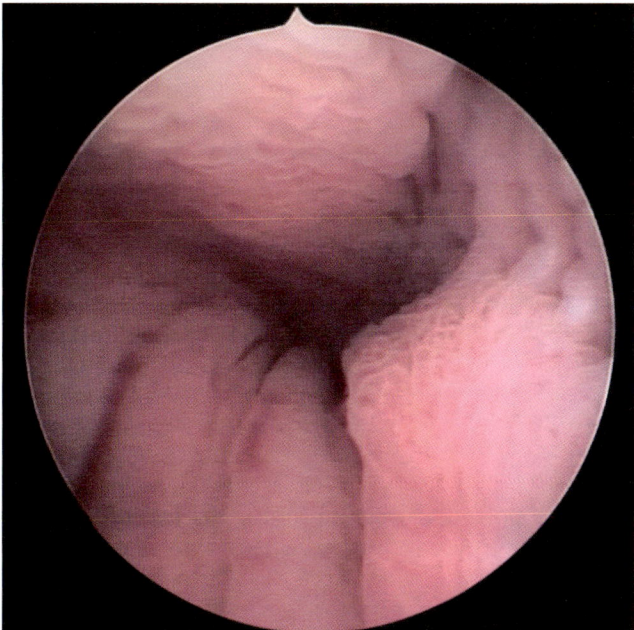

Figura 41.12 Canal cervical normal. (Cortesia do Prof. Ricardo Lasmar.)

seminal e os espermatozoides morfologicamente anormais, nutre os espermatozoides com suas substâncias bioquímicas e promove uma reserva de espermatozoides. Isso permite que eles fiquem mais tempo no canal reprodutivo feminino, aguardando a ovulação.[57]

Para a avaliação do muco, foi por muito tempo utilizado o teste pós-coito, que consistia na análise do muco cervical pré-ovulatório após um período de 2 a 12 h de um intercurso sexual. Tal análise consiste na avaliação de características como pH, viscosidade, salinidade e, principalmente, número de espermatozoides sobreviventes.

O teste exibia com frequência resultados negativos, tanto por realização fora do período adequado com muco escasso (antes do período pré-ovulatório) ou já espesso (pós-ovulatório), dificultando sua análise, quanto por influência de fatores externos – como uso de clomifeno, procedimentos cervicais (p. ex., crioterapia) ou mesmo infecções como a cervicite.

Não se recomenda mais o teste pós-coito para diagnóstico de fator cervical.[58] É muito raro que a única causa de infertilidade seja a alteração do muco cervical. Alterações cervicais, que possam alterar a produção do muco cervical, são identificadas pelo exame especular. Sem essas alterações, como cervicites ou estenose pós-procedimentos cervicais, é pouco provável haver alteração do muco que prejudique a capacidade reprodutiva. Além disso, os resultados desse teste dificilmente alteram a conduta clínica. Isso porque casais com fatores conhecidos serão tratados de acordo com suas doenças e aqueles com ISCA terão indicações de tratamentos de reprodução assistida, que independem do muco cervical.[59]

Miomas uterinos

Os miomas uterinos são tumores benignos provenientes de uma única célula da musculatura do útero. São os tumores benignos mais prevalentes na mulher, com aproximadamente 40% das pacientes na menacme apresentando esse diagnóstico. Nas mulheres inférteis, a prevalência é de 5 a 10%.[60]

Os miomas podem se localizar em todas as camadas do útero e são classificados como subserosos, intramurais ou submucosos. Alguns miomas não respeitam essa divisão anatômica e transpassam as múltiplas camadas uterinas, devido ao seu volume aumentado.

A maioria das pacientes portadoras de miomas é assintomática. Quando os sintomas estão presentes, os mais prevalentes são o sangramento uterino anormal e a dor pélvica. O sintoma de infertilidade nas pacientes portadoras de miomatose é mais difícil de ser explicado, sobretudo pela prevalência semelhante da doença em mulheres com e sem infertilidade.[60] As disfunções reprodutivas secundárias aos miomas parecem estar relacionadas com a obstrução dos óstios tubários, as alterações vasculares por compressão no endométrio subjacente e as tumorações no interior da cavidade uterina, que podem distorcê-la.[61]

É consenso que os miomas submucosos (Figura 41.13) têm um importante efeito negativo sobre esse desfecho de gravidez. Quanto aos miomas intramurais, não há consenso quanto à sua relevância. Um estudo consistente, publicado em 2005, evidenciou que esses miomas impactavam negativamente as taxas de implantação. Assim, revelou que a miomectomia merecia ser considerada, principalmente, em pacientes com falhas de FIV.[62]

Inúmeros estudos vêm tentando definir quais miomas devem ser abordados nas pacientes inférteis. Há consenso sobre o fato de a miomectomia ser indicada nos seguintes casos: miomas submucosos; miomas intramurais que desviam a cavidade uterina; e miomas intramurais maiores que 5 cm.[63]

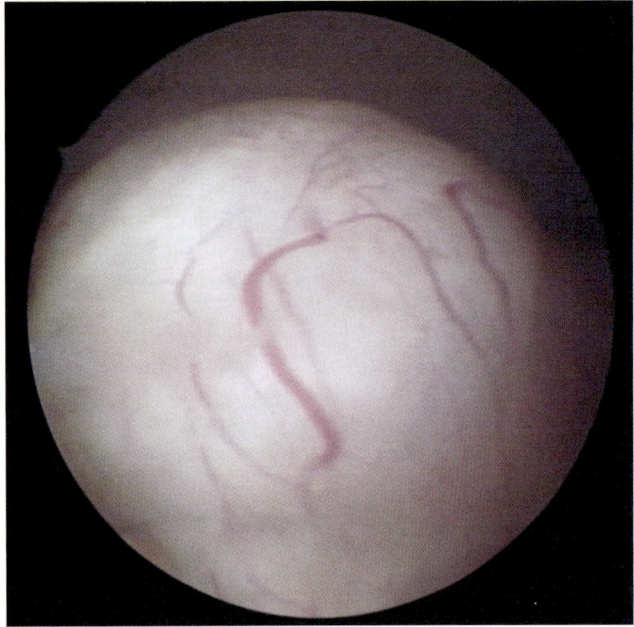

Figura 41.13 Mioma submucoso. (Cortesia do Prof. Ricardo Lasmar.)

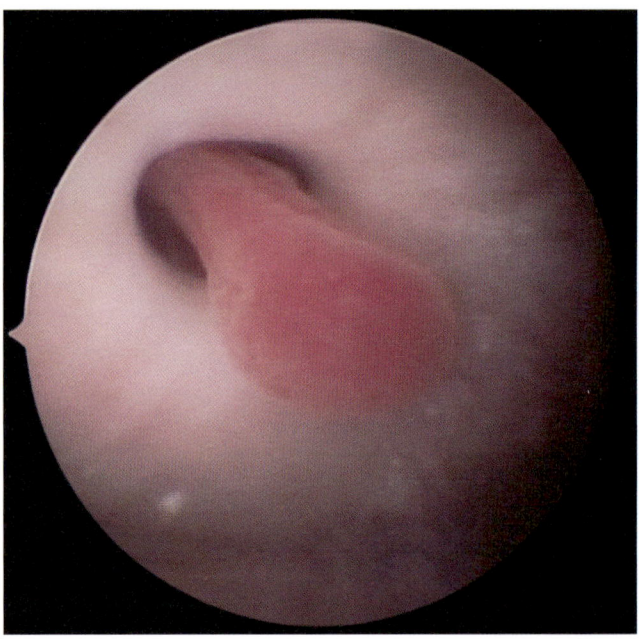

Figura 41.14 Pólipo endocervical. (Cortesia do Prof. Ricardo Lasmar.)

A cirurgia nos casos de miomas submucosos deve ser por via histeroscópica. A abordagem dos miomas intramurais pode ser realizada por via laparotômica ou laparoscópica. Ambas se equiparam em eficácia na restauração da fertilidade, embora os resultados pós-operatórios sejam melhores na laparoscopia, com menor morbidade.[63]

Os estudos demonstram que não há prejuízo da fertilidade com a miomectomia prévia, e há inclusive benefício na exérese dos tumores já mencionados.[63] Alguns miomas, como os menores de 5 cm, devem ser muito bem avaliados, e sua abordagem depende do passado reprodutivo da paciente. Alguns autores consideram que devam ser removidos quando associados a perdas recorrentes e falhas de implantação na FIV.[64]

Pólipos endometriais

Os pólipos são estruturas provenientes de um crescimento hiperplásico do endométrio que contém glândulas endometriais e estroma (Figura 41.14). Embora a associação entre a infertilidade e os pólipos não esteja completamente esclarecida, o tumor benigno na cavidade uterina pode levar a obstrução do orifício interno ou de um dos óstios tubários, dificultando uma possível gravidez. A ocorrência deles na cavidade pode alterar a receptividade endometrial por diminuir os marcadores de receptividade, como o *HOXA10* e o *HOX11*,[65] mas também por uma ação inflamatória semelhante à causada pelo dispositivo intrauterino (Figura 41.15).

A relação entre a polipectomia e melhora nas taxas de gravidez ainda é controversa. No entanto, alguns estudos identificaram melhora após polipectomia em pacientes com até 4 ciclos anteriores de IIU.[66]

Em recente revisão da Cochrane, os autores evidenciaram um grande benefício com a remoção histeroscópica de miomas submucosos para melhorar a chance de gravidez clínica em mulheres com subfertilidade que não pode ser explicada de outra maneira. A remoção histeroscópica de pólipos endometriais suspeitos à US em mulheres antes da IIU pode aumentar a taxa de gravidez clínica. Entretanto, os pesquisadores finalizam o artigo relatando que são necessários mais estudos

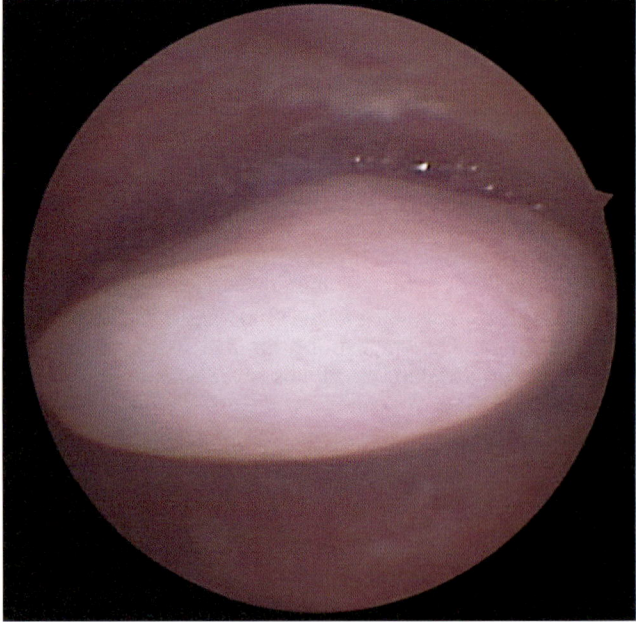

Figura 41.15 Pólipo endometrial. (Cortesia do Prof. Ricardo Lasmar.)

randomizados para comprovar a eficácia da remoção histeroscópica de pólipos endometriais suspeitos, miomas submucosos, septo uterino ou aderências intrauterinas em mulheres com subfertilidade inexplicada ou antes de IIU, FIV ou ICSI.[67]

De acordo com as evidências científicas disponíveis, a polipectomia pode melhorar o desempenho reprodutivo em mulheres inférteis. O tratamento depende do tamanho do tumor, dos sintomas associados e do contexto que levou a seu diagnóstico.[68]

Adenomiose

A adenomiose caracteriza-se pela invasão benigna de tecido endometrial no interior do miométrio, associando-se à hiperplasia e à hipertrofia da musculatura adjacente.[69] A adenomiose pode se apresentar de modo difuso ou como área nodular, sendo classificada como focal.

A fisiopatologia da adenomiose, embora muito controversa, tem particularidades muito semelhantes às da endometriose, com algumas teorias objetivando explicar as diversas lesões já diagnosticadas. Alguns autores relatam que o reparo tecidual de órgãos mesenquimais é mediado pelo estrogênio local produzido e isso seria fisiológico. Contudo, nas portadoras dessas doenças, tal processo estaria alterado com uma hiper-resposta ao estrogênio. Nesse sistema, o estradiol exerce seus efeitos curativos principalmente por meio do receptor de estradiol b (ER2) e resulta na regulação positiva de genes específicos dependentes de estrogênio.[70]

O diagnóstico da adenomiose pode ser realizado por exames de imagem como US, ressonância magnética (Figura 41.16) ou, mais raramente, histeroscopia (Figura 41.17). Na US, podem ser visualizadas paredes de diferentes espessuras e áreas anecoicas que lembram ilhas no meio do miométrio. Na ressonância, a zona juncional espessada em T2 pode se apresentar difusa ou focalmente alterada.[71]

Sua correlação com a infertilidade pode ser atribuída a contrações uterinas anômalas que impactam o transporte do espermatozoide às tubas, além da implantação e do desenvolvimento embrionário, devido à existência de focos inflamatórios.[72] As pacientes inférteis com adenomiose podem ser orientadas a realizar tratamentos de FIV com transferência de embriões congelados após bloqueio da menstruação, por um período de 3 a 6 meses, com análogos de GnRH ou sistemas intrauterinos liberadores de levonorgestrel.[73]

Sinequias uterinas

As sinequias são aderências intracavitárias uterinas que podem surgir após traumatismo, inflamação ou infecção (Figura 41.18). Nessas ocasiões, há lesão endometrial que pode não se regenerar e, assim, expor o miométrio, propiciando as aderências. Em 90% dos casos, tais aderências ocorrem após

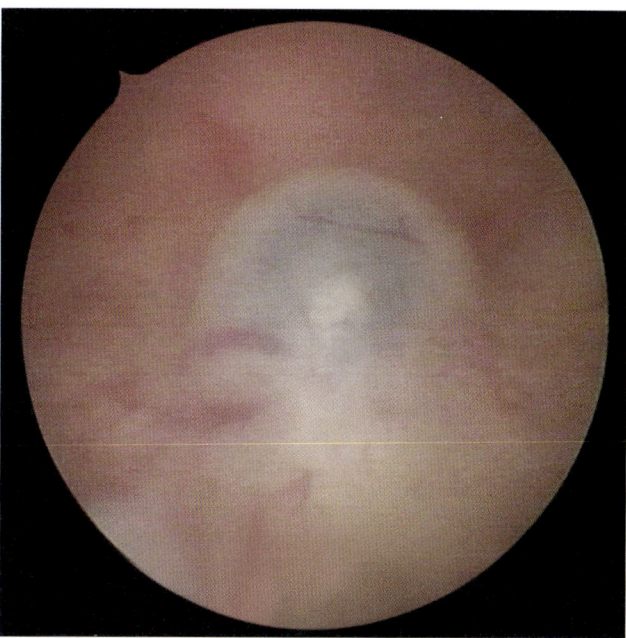

Figura 41.17 Adenomiose vista em histeroscopia. (Cortesia do Prof. Ricardo Lasmar.)

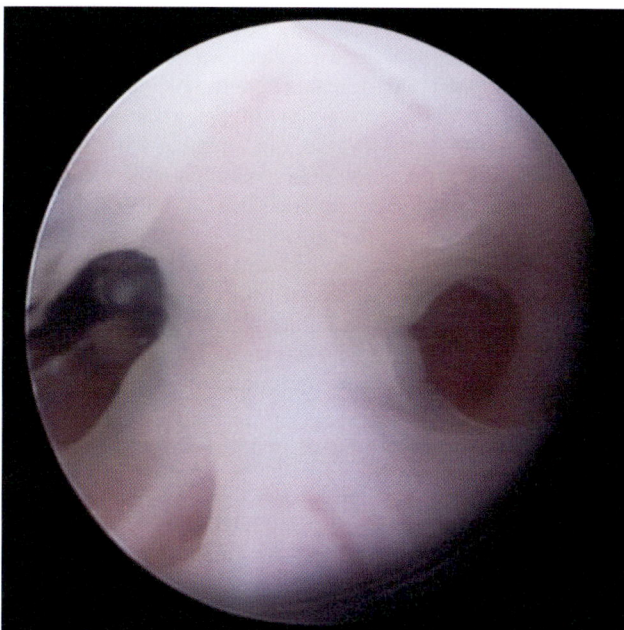

Figura 41.18 Sinequias intrauterinas. (Cortesia do Prof. Ricardo Lasmar.)

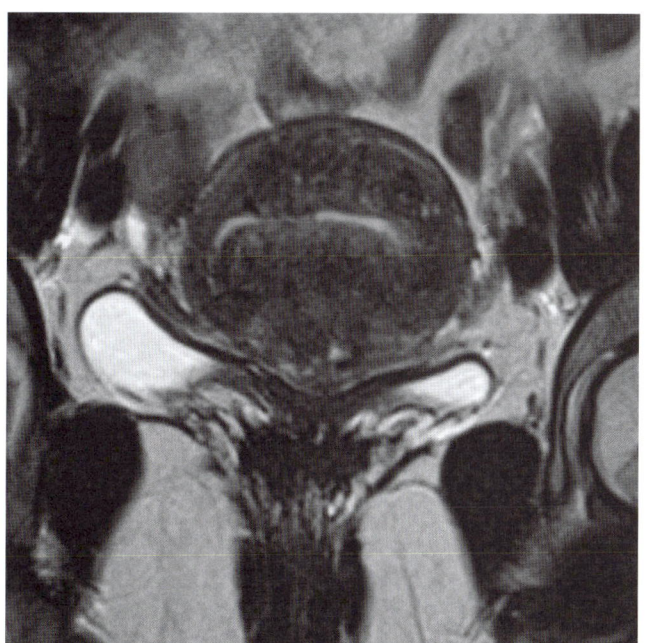

Figura 41.16 Adenomiose vista em ressonância magnética. (Cortesia da Dra. Alice Brandão.)

curetagem uterina, tanto após abortamento quanto depois da retenção de produtos da concepção.[74] No entanto, pode ocorrer também após miomectomia histeroscópica ou abdominal e outros procedimentos intracavitários, como septoplastia. Outra causa mais prevalente de sinequias uterinas, em nosso meio, é a tuberculose genital.[75]

A relação com a infertilidade requer oclusão parcial ou total da cavidade uterina, impedindo a progressão do gameta masculino pela obstrução do orifício interno ou mesmo dos óstios tubários, ou dificultando a nidação do embrião pela ausência de um endométrio secretor adequado revestindo toda a parede uterina.[76] Em caso de obstrução parcial, a causa da infertilidade é menos clara, provavelmente multifatorial com origem mecânica e funcional relacionada com alteração histológica do endométrio.

O tratamento baseia-se em sinequiólise (lise histeroscópica das sinequias), que visa restituir anatomicamente a cavidade uterina e restabelece a funcionalidade do endométrio. Este segundo objetivo, infelizmente, nem sempre é alcançado, pois o endométrio pode não se regenerar. A restauração completa da cavidade uterina depende da gravidade de lesão pré-operatória. Após a cirurgia, o uso de medicações pode ser necessário para minimizar novas aderências. Diversos autores citam o uso de dispositivos uterinos não medicados e cateteres-balão para impedir que as paredes uterinas colabem após o procedimento, assim como o uso de estrogênios exógenos para reepitelizar a cavidade uterina.[76,77]

Anomalias müllerianas

As malformações uterinas são alterações no desenvolvimento embrionário normal do órgão. Geralmente, as pacientes portadoras dessas alterações não apresentam infertilidade, pois conseguem conceber, mas estão associadas a perda da gestação ou prematuridade.

A prevalência de alterações müllerianas em pacientes com infertilidade é semelhante às não inférteis. Tal prevalência difere quando se avaliam mulheres com diagnóstico de abortamento de repetição, que chega a 13%.[78]

A anomalia mais associada a desfechos reprodutivos desfavoráveis, como infertilidade e abortamento habitual, é o útero septado (Figura 41.19), provavelmente pela chance de pouca vascularização no septo uterino, que impacta a implantação embrionária e seu posterior desenvolvimento.[78] Outras anomalias de fusão, como útero unicorno ou bicorno, apresentam maior correlação com a prematuridade.

As evidências científicas confirmam a indicação de metroplastia com ressecção do septo uterino, devido ao aumento das taxas de nascido vivo após a cirurgia.[79] A melhora dos resultados ocorreu, sobretudo, com o advento da histeroscopia, que possibilitou uma abordagem minimamente invasiva e mais pontual no septo. Nas portadoras de septo uterino, o procedimento cirúrgico pode ser indicado caso a paciente tenha mais de 35 anos ou esteja sendo submetida a tratamentos de reprodução assistida ou infertilidade de longa data. Nas anomalias de fusão, as cirurgias não oferecem tanto benefício no aumento das taxas de nascido vivo, mas têm impacto na diminuição das taxas de prematuridade e baixo peso ao nascer.[80]

Endometrite crônica

A endometrite crônica é uma doença cujo diagnóstico pode ser dado com o advento da histeroscopia e caracteriza-se pela inflamação assintomática do endométrio. A identificação de achados endometriais, como hiperemia difusa ou focal e pontos esbranquiçados dispersos pelo endométrio, sugere endometrite crônica. O diagnóstico etiológico nem sempre é possível, devido à difícil identificação do germe causador da doença.[81]

A endometrite crônica pode ocasionar lesão permanente da camada basal endometrial, sem que haja regeneração do tecido (Figura 41.20). Dessa maneira, pacientes inférteis podem apresentar esse diagnóstico e ter dificuldade com espessura e características endometriais favoráveis à implantação embrionária. A doença pode estar associada a infertilidade, abortamento habitual ou falha de implantação na FIV.[82]

Em virtude da dificuldade em identificar o agente causador, existem dúvidas quanto ao tratamento com antibióticos. No entanto, as evidências apontam que há melhora das taxas de gestação e dos resultados reprodutivos em comparação com grupos controle.[83]

ENDOMETRIOSE

A endometriose é uma doença caracterizada pela implantação ectópica de células endometriais. Tais implantes são responsáveis por uma inflamação crônica no organismo da portadora.

A endometriose corresponde a 30% dos fatores de infertilidade feminina. Aproximadamente 10% das mulheres na

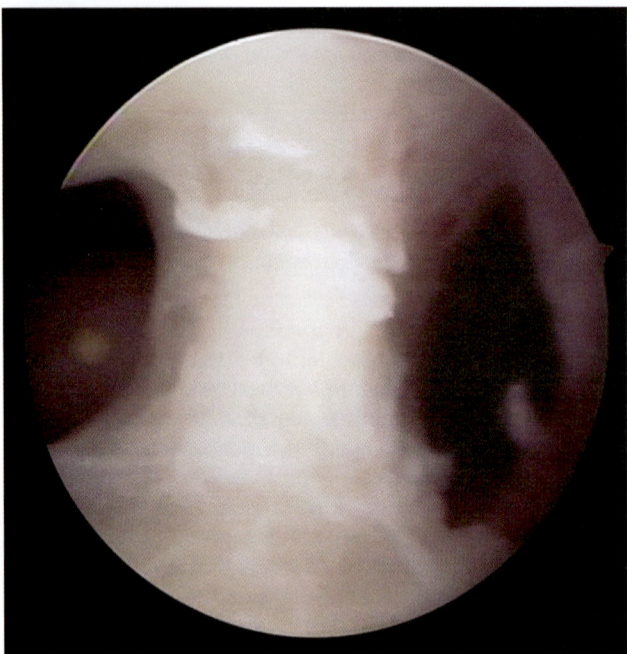

Figura 41.19 Septo uterino. (Cortesia do Prof. Ricardo Lasmar.)

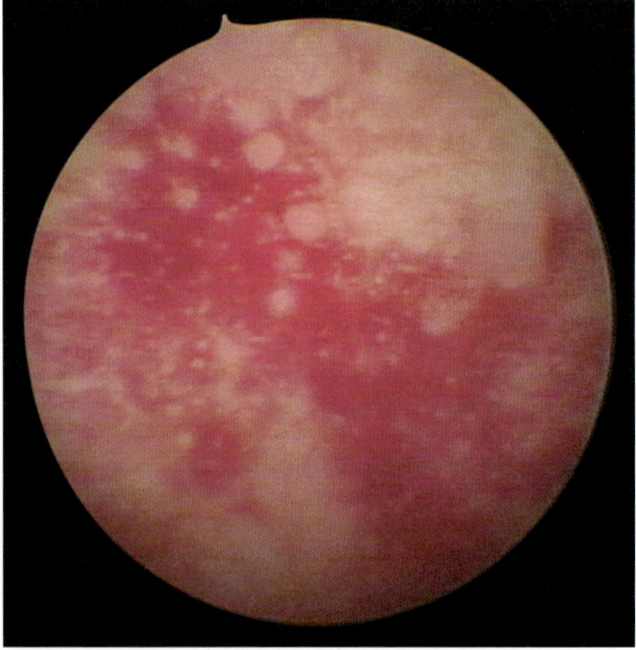

Figura 41.20 Endometrite crônica. (Cortesia do Prof. Ricardo Lasmar.)

menacme apresentam esta doença, e estima-se que a prevalência possa alcançar 40% em grupos de pacientes com dor pélvica ou infertilidade.[18]

Embora existam várias teorias que tentam explicar a origem de tal doença, a mais aceita é de Sampson. Esta teoria preconiza que as células endometriais liberadas durante a menstruação pelas tubas uterinas podem se implantar nos órgãos pélvicos e no peritônio.[84]

A infertilidade nas portadoras de endometriose pode ocorrer em virtude das alterações anatômicas (ver Figura 21.1, no Capítulo 21, *Dor Pélvica Crônica*), que levam a distorções pélvicas e obstrução tubária, ou pelos implantes que liberam substâncias pró-inflamatórias e mediadores imunológicos como o óxido nítrico. Este, em altas concentrações, pode ser deletério à função reprodutiva, por diminuir a motilidade espermática e gerar um ambiente tóxico ao embrião.[85]

O manejo clínico da endometriose visa ao bloqueio do eixo H-H-O e, consequentemente, ao bloqueio da menstruação. No entanto, uma paciente que deseja gestar não pode ter esse eixo bloqueado, justamente pela inibição da ovulação que a impediria de gestar.[86]

Em pacientes com desejo de engravidar, é importante estabelecer alguns parâmetros que possam influenciar o resultado reprodutivo, como: idade, estado álgico e fatores associados, como o masculino ou o tubário. Assim, uma paciente que deseje gestar será avaliada quanto à sua capacidade de concepção espontânea, por meio da histerossalpingografia, para ser constatada a permeabilidade tubária. A avaliação de seu parceiro por espermograma também será fundamental para possibilitar ao casal a tentativa de engravidar espontaneamente, caso o resultado não indique um tratamento de reprodução assistida (RA).

Quanto aos procedimentos cirúrgicos em pacientes inférteis com endometriose, as evidências apontam que:

- Em endometriose mínima e leve: a ressecção dos focos por excisão é recomendada para aumento das taxas de gravidez[87]
- Em endometriomas ovarianos: deve ser realizada ressecção por excisão da cápsula em endometriomas maiores que 4 cm[88]
- Em endometriose infiltrativa profunda: os estudos evidenciam aumento da taxa de gravidez espontânea pós-operatória de aproximadamente 50%, porém ainda não está estabelecido.[89]

A decisão de uma conduta cirúrgica ou um encaminhamento para RA depende do fenótipo da doença, do estado álgico e da funcionalidade dos órgãos. Havendo necessidade de realização de procedimentos de RA, a FIV é o mais indicado. O estado inflamatório pode ser contido previamente com contraceptivos combinados ou análogos de GnRH por 2 a 3 meses antes do procedimento.

ESTERILIDADE SEM CAUSA APARENTE

A ESCA, também chamada de ISCA, geralmente se refere a um diagnóstico (ou falta de um) feito em casais em que todos os métodos para avaliação reprodutiva encontraram-se normais. Esta falha em estabelecer um diagnóstico preciso implica uma avaliação completa do casal sem, entretanto, revelar nenhum fator etiológico específico que justifique a incapacidade de engravidar. Em aproximadamente 10% dos casais inférteis não se encontra a causa da infertilidade e, provavelmente, existem causas ainda não detectadas pelos exames atualmente disponíveis. As possíveis causas de infertilidade têm sido descritas como distúrbios no equilíbrio endocrinológico, na imunologia, na genética e na fisiologia reprodutiva.[90]

Um diagnóstico de ESCA pode ser muito frustrante para os casais e, muitas vezes, é interpretado com o significado de que, como não há uma explicação para a causa da infertilidade, não há nenhum tratamento eficaz. Os casais merecem atenção para se chegar a uma consideração balanceada, evitando tanto um intervencionismo desnecessário quanto tratamentos não resolutivos.

O diagnóstico de ESCA é feito quando existem evidências de permeabilidade tubária (pela histerossalpingografia e/ou laparoscopia) e de função ovulatória normal, aliadas à análise normal do sêmen.[90] Os casais costumam ser encaminhados para investigações após 1 ano tentando engravidar. Na população em geral, 84% dos casais engravidam após 1 ano de tentativas e 92% depois de 2 anos. Existem controvérsias para definir se um casal com a semiologia básica normal e que não concebeu dentro de 1 ano deve ser definido como portador de ESCA, sobretudo se a infertilidade tiver duração inferior a 2 anos, houver uma gravidez anterior na mesma relação ou a mulher tiver menos de 30 anos. Tais casos são considerados de bom prognóstico, com uma taxa de gravidez cumulativa ainda satisfatória. Estes casais podem ser encorajados a esperar um pouco mais porque têm chances de conseguir gravidez sem tratamento.[90]

As taxas cumulativas de gravidez são maiores entre casais com menor duração do tempo de infertilidade. Cada mês adicional de infertilidade após 1 ano reduz a chance de gravidez em 2%, ou seja, cerca de 25% ao ano. Da mesma maneira, para cada ano a mais na idade da parceira com mais de 30 anos, a taxa de gravidez é reduzida em 9%. Assim, o prognóstico reprodutivo da ESCA é pior quando a duração da infertilidade excede 3 anos e a mulher tem mais 35 anos de idade.[90]

A definição de ESCA pode variar também em mulheres acima de 40 anos. O principal fator de infertilidade neste grupo se deve à redução da reserva ovariana. No entanto, como esse processo nem sempre é estimado na abordagem diagnóstica, muitas dessas mulheres serão diagnosticadas com ESCA.[91]

A terapêutica diante de um casal com ESCA visa, de modo prático, simplificar o tratamento do casal. Evidentemente, contrasta com o tratamento antigo, quando a indicação de laparoscopia era obrigatória caso os exames iniciais não evidenciassem alterações. Atualmente, é comum oferecer o tratamento com indutores de ovulação, mediante coito programado ou IIU, que oferecem bons índices de gravidez.[92]

Quando o tratamento de baixa complexidade não obtém sucesso, a indicação de FIV é uma proposta efetiva, principalmente em mulheres acima de 35 anos com mais de 3 anos de infertilidade. Na falta de acesso às TRA, a laparoscopia, para complementar a investigação e tratar possíveis alterações pélvicas, tem sua aplicação.[90]

ABORTO DE REPETIÇÃO

Podemos definir o aborto de repetição (abortamento recorrente) quando três perdas ou mais ocorrem antes da vigésima semana de gestação, excluindo as gestações ectópicas, as molares e as bioquímicas. A partir de 2012, a ASRM definiu que, após a segunda perda, já se justificaria iniciar o diagnóstico de aborto recorrente e que a investigação seria pertinente.[93] Podem-se classificar as perdas gestacionais em primárias ou secundárias, caso o casal já tenha filhos ou não.

O aborto ocasional incide em 15 a 25% das gestações. Contudo, a chance de ocorrerem duas perdas consecutivas ocasionais é de 5% e a de haver três perdas é em torno de 1%.[94] A incidência de aborto espontâneo aumenta com a idade. Antes dos 35 anos, o risco é de 9 a 12%,[95,96] porém aumenta para 50% a partir dos 40 anos.[96,97]

Para melhor compreensão, Shahine et al.[98] definiram da seguinte maneira:

- Gravidez clínica: quando se identifica o saco gestacional por US ou o material de aborto é confirmado por exame histopatológico
- Aborto clínico: perda gestacional antes da vigésima semana
- Gravidez bioquímica: hormônio β-hCG detectado no sangue ou na urina, porém a perda gestacional acontece antes da visualização do saco gestacional por meio de US
- Aborto de repetição: três ou mais perdas gestacionais antes de 20 semanas
- Aborto de repetição (ASRM): a partir de 2 perdas gestacionais antes de 20 semanas
- Perdas gestacionais primárias: paciente que não tem nascido vivo
- Perdas gestacionais secundárias: paciente que tem, pelo menos, um nascido vivo.

De maneira didática, as causas de abortamento recorrente podem ser divididas em: alterações anatômicas, genéticas, distúrbios metabólicos e hormonais, trombofilias e fatores comportamentais e ambientais.

Alterações anatômicas

As alterações anatômicas podem ser congênitas ou adquiridas. Ocorrem em 10 a 15% das mulheres.[99,100]

As malformações müllerianas, na maioria das vezes, estão relacionadas com perdas gestacionais de segundo trimestre, partos prematuros e apresentações fetais viciosas. Em um estudo de revisão, as anomalias uterinas congênitas tiveram uma incidência de 4,3% em mulheres em idade fértil e de 12% naquelas com abortamento recorrente. As malformações uterinas são denominadas de acordo com o tipo de alteração observada:[101]

- Útero unicorno
- Útero didelfo
- Útero bicorno (Figura 41.21)
- Útero septado
- Útero arqueado.

A maior parte dos abortamentos relacionados com a malformação mülleriana ocorre no útero septado. A ressecção do septo eleva consideravelmente a chance de nascimentos vivos.[101]

As malformações adquiridas estão listadas a seguir:

- Aderências
- Pólipos
- Restos ovulares (Figura 41.22)
- Miomas.

Não existem estudos controlados e randomizados que demonstrem que a intervenção cirúrgica diminua o risco de abortamentos. No entanto, a vídeo-histeroscopia cirúrgica deve ser considerada na abordagem dessas patologias, pelo potencial impacto nos resultados reprodutivos.

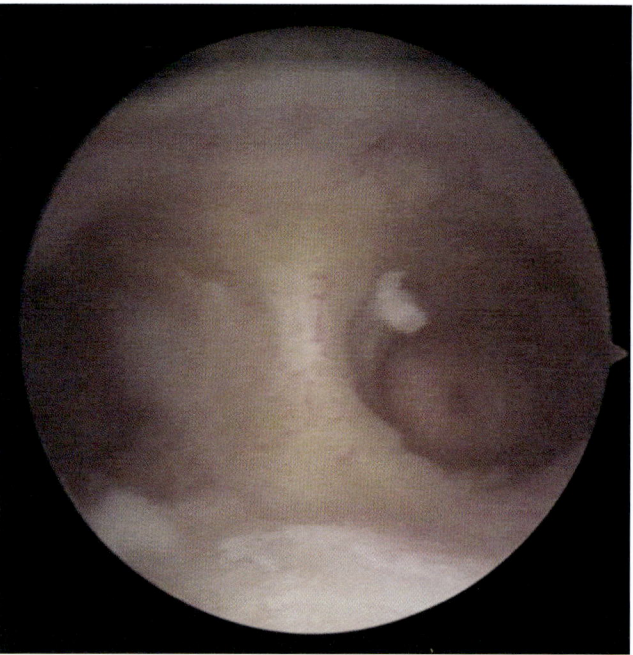

Figura 41.21 Útero bicorno. (Cortesia do Prof. Ricardo Lasmar.)

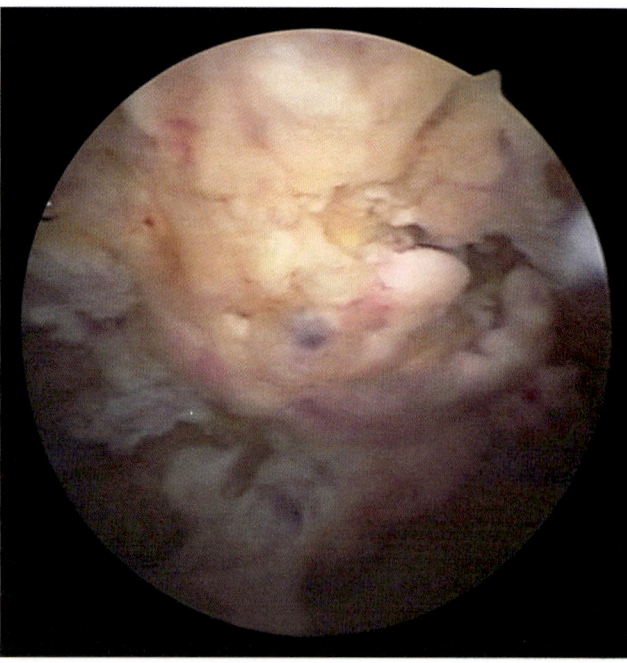

Figura 41.22 Restos ovulares. (Cortesia do Prof. Ricardo Lasmar.)

Causas genéticas

As principais alterações genéticas podem ser classificadas como:

- Translocações balanceadas: geralmente são assintomáticas, porém, durante o processo da gametogênese, a segregação dos cromossomos aumenta o risco de formação de gametas não balanceados e com aumento nas taxas de abortamentos e gestações com anormalidades congênitas
- Translocações recíprocas (não robertsonianas): são geralmente uma troca de material entre cromossomos não homólogos e estão presentes em 3 a 4% dos casais com abortos de repetição ou gestações com anormalidades congênitas

- Translocações robertsonianas: estes tipos de rearranjo envolvem dois cromossomos acrocêntricos, que se fundem próximo da região do centrômero, com perda de seus braços curtos. O cariótipo resultante em humanos tem somente 45 cromossomos, já que dois cromossomos se uniram com a fusão
- Aneuploidias: a maioria das perdas de gravidez esporádicas no primeiro trimestre resulta de erros cromossômicos numéricos aleatórios, especificamente trissomia, monossomia e poliploidia.[102] Aproximadamente 60% das perdas gestacionais de primeiro trimestre estão associadas a anomalias cromossômicas esporádicas.[102,103]

Embora os portadores parentais dos rearranjos estruturais tenham aumentadas as taxas de perda reprodutiva, da mesma maneira que os pacientes com abortamento recorrente não explicado, a maioria dos pais portadores de translocação tem gestações bem-sucedidas sem nenhum tipo de intervenção.[103] O aborto espontâneo com anormalidades cromossômicas aumenta com a idade,[104,105] e o risco de gestações com aneuploidias pode chegar a 80%, em pacientes acima de 35 anos.[105]

A avaliação genética dos embriões antes da implantação endometrial (*screening* genético pré-implantacional [PGS]) é uma possibilidade terapêutica para pacientes com abortamentos recorrentes sem causa evidente, principalmente naquelas com mais de 35 anos.

Distúrbios metabólicos e hormonais

As principais alterações metabólicas e/ou hormonais são as seguintes:

- Alterações na função tireoidiana: podem estar relacionadas com resultados obstétricos ruins, como abortamentos, partos prematuros, baixo peso ao nascimento e doença hipertensiva específica da gravidez (DHEG)
  - Hipotireoidismo subclínico: TSH acima de 2,5 mg com T4 livre normal. Associado a abortamentos e partos prematuros[106]
  - Doença de Hashimoto: alguns estudos descobriram que as pacientes eutireóideas com doença tireoidiana autoimune (anticorpos positivos da tireoide), no cenário de níveis normais de TSH e T4, têm maior risco de aborto espontâneo e perda recorrente de gestação[107,108]
- Diabetes mal controlado: o aumento dos níveis hemoglobina A1C tem associação a abortos e aumento das malformações congênitas[109]
- Hiperprolactinemia: pode levar a foliculogênese e maturação oocitária inadequadas, o que interfere na implantação embrionária, estando associada a maior incidência de abortos[15]
- Fase lútea inadequada: defeitos na produção ovariana de progesterona podem ter impacto na implantação embrionária e no desenvolvimento inicial da gestação. Os testes de avaliação e interpretação, tanto bioquímicos quanto histopatológicos, não são confiáveis nem reprodutíveis. No entanto, uma revisão sistemática mostrou que, em pacientes com três ou mais abortos repetidos, a administração de progesterona pode ter benefícios.[110]

Trombofilias

Síndrome antifosfolípide

Existe uma evidente associação entre síndrome antifosfolípide (SAF) e abortos recorrentes. O American College of Obstetricians and Gynecologists (ACOG) estabeleceu um consenso internacional que estipulou os Critérios de Sapporo) para definição de SAF:[111]

- Critérios clínicos:
  - Trombose vascular: um ou mais episódios trombóticos (arterial, venoso ou de pequenos vasos em qualquer órgão ou tecido), confirmados por métodos objetivos e inequívocos (imagem ou histopatologia), sem inflamação da parede vascular
  - Mau desfecho obstétrico
    - Uma ou mais mortes inexplicáveis de feto morfologicamente normal após 10 semanas de gestação
    - Um ou mais partos prematuros de neonato morfologicamente normal antes de 34 semanas causados por eclâmpsia, pré-eclâmpsia grave ou insuficiência placentária
    - Três ou mais abortos espontâneos consecutivos inexplicáveis antes de 10 semanas, após exclusão de causas maternas, hormonais ou anatômicas e causas cromossômicas maternas ou paternas
- Critérios laboratoriais:
  - Existência de anticoagulante lúpico no plasma em duas ou mais ocasiões, com intervalo de, pelo menos, 12 semanas
  - Existência de anticorpo anticardiolipina classes IgG e IgM. Devem estar em títulos médios ou altos (> 40 GPL ou MPL/mℓ, ou percentil > 99) em duas ou mais ocasiões, com intervalo de, pelo menos, 12 semanas, por meio de ensaio ELISA padronizado
  - Anticorpo anti-β2 glicoproteína-I de classe IgG e/ou IgM no soro ou no plasma devem estar em título > percentil 99, em duas ou mais ocasiões, com intervalo de, pelo menos, 12 semanas, por meio de ensaio ELISA padronizado.

O tratamento consiste no uso de ácido acetilsalicílico (AAS) em baixa dose (81 mg/dia) e heparina (5.000 UI), SC, 2 vezes/dia, a partir do teste de gravidez positivo.[112,113] Uma revisão sistemática[114] mostra o impacto positivo nas taxas de nascimentos vivos de 74,3% (n = 70), em pacientes tratadas com AAS e heparina, em comparação com 42,9% (n = 70) com o uso isolado do AAS.

Trombofilias hereditárias

As trombofilias hereditárias podem aumentar o risco para partos prematuros e perdas fetais tardias (segundo e terceiro trimestres), porém parecem não estar associadas a perdas de primeiro trimestre.[115] Envolvem a mutação do fator V de Leiden, a mutação do gene da protrombina, a deficiência da proteína C, a deficiência da proteína S e a deficiência da antitrombina.

Fatores comportamentais e ambientais

Vários fatores relacionados com o meio ambiente e os hábitos pessoais de cada indivíduo podem estar associados a maior risco de desfechos obstétricos desfavoráveis. Alguns exemplos estão listados a seguir:

- Cigarro: a exposição à nicotina está associada a uma alteração na função do trofoblasto, aumentando o risco de abortos esporádicos e desfechos obstétricos desfavoráveis[116]
- Álcool: 3 a 5 doses por semana aumentam o risco de abortamentos[40]

Parte 6

- Cafeína: acima de 3 xícaras por dia e 3 a 5 doses por semana aumentam o risco de abortamentos[116]
- Obesidade: representa risco para resultados obstétricos desfavoráveis, como abortos recorrentes.[117]

Investigação e conduta

A investigação do casal com abortamento de repetição deve ser feita da seguinte maneira:

- Exames de rotina laboratorial do casal infértil
- Rotina hormonal que deve incluir hormônios tireoidianos e dosagem de prolactina
- Exames de imagem:
  - USTV
  - Vídeo-histeroscopia diagnóstica
- Cariótipo do casal
- Exames específicos para pesquisa de SAF.

As condutas estabelecidas, no caso de abortamento de repetição, são:

- Útero septado: vídeo-histeroscopia cirúrgica com septoplastia
- Malformações uterinas adquiridas: vídeo-histeroscopia cirúrgica
- *Screening* genético pré-implantacional (PGS): para pacientes com alterações de cariótipos e abortos recorrentes de causa genética ou de causa inexplicada em pacientes acima de 35 anos
- Hipotireoidismo clínico e subclínico: está indicado o uso de levotiroxina para manter os níveis de TSH ≤ 2,5 mU/ℓ
- Diminuição de consumo de cafeína, álcool e nicotina.

PROPEDÊUTICA E TRATAMENTO DE BAIXA E ALTA COMPLEXIDADES

João Pedro Junqueira Caetano | Ricardo Mello Marinho | Leonardo Matheus Ribeiro Pereira

PROPEDÊUTICA

Anamnese e exame físico

Inicia-se uma boa investigação sobre a infertilidade do casal com a coleta de uma história clínica minuciosa e um exame físico direcionado. A anamnese deve necessariamente incluir a idade, o tempo em que estão tentando engravidar e a investigação da vida sexual do casal. Deve-se coletar dados como idade da menarca e história detalhada dos ciclos menstruais, questionar sobre gestações e uso de contraceptivos anteriores, ocorrência de dismenorreia e dispareunia. Deve-se ainda questionar sobre comorbidades, cirurgias anteriores, história de DIP ou doença sexualmente transmissível e exposição a medicamentos ou tóxicos (tabagismo, etilismo ou uso de drogas ilícitas).

Quanto ao exame físico, são necessários a medida de peso e altura, o cálculo do IMC, a avaliação dos caracteres sexuais secundários, a observação de hirsutismo ou acne e a medida da circunferência abdominal e da pressão arterial. Além do exame especular, o toque vaginal bimanual é importante para se investigarem alterações no volume uterino e a existência de septos vaginais e de massas em fundo de saco, como miomas, cistos ovarianos ou lesões endometrióticas.

Exames básicos

Histerossalpingografia

Consiste na avaliação radiográfica do útero e das tubas uterinas. Ela é considerada uma ferramenta valiosa na avaliação e na detecção de anomalias uterinas, leiomiomas com projeção para a cavidade uterina, sinequias, pólipos, obstrução tubária, hidrossalpinge e aderências peritubárias.

Preconiza-se a realização da histerossalpingografia entre o sexto e o décimo primeiro dias do ciclo menstrual para diminuir a chance de gravidez e facilitar a máxima visualização da cavidade uterina, pois o endométrio encontra-se na fase proliferativa fina.

Realiza-se o procedimento com a paciente em decúbito dorsal na posição de litotomia. Após a degermação local, é introduzido um espéculo para a visualização direta do colo uterino. Uma cânula é inserida através da endocérvice e então se injeta o contraste que pode ser em meio aquoso ou oleoso. As imagens radiográficas são obtidas intermitentemente para capturar o enchimento da cavidade uterina e das tubas uterinas (Figura 41.23).

As principais queixas das pacientes relacionadas com o exame são dor e sangramento vaginal por até 24 h. A dor significativa ou mesmo a ocorrência de reflexo vasovagal podem levar à interrupção do procedimento.

Podem ocorrer reações adversas ao meio de contraste iodado, variando de urticária a broncospasmo até edema laríngeo. A incidência dessas reações em pacientes com antecedentes de hipersensibilidade prévia a agentes de contraste iodados é de 8 a 25%.

As contraindicações ao exame são alergia ao contraste, gravidez e infecção pélvica ativa. A taxa de infecção relacionada com o procedimento é de 0,3 a 1,3%, e não há consenso quanto à necessidade do uso de antibiótico profilático. Alguns esquemas descritos na literatura são doxiciclina 100 mg 12/12 h por 5 dias, azitromicina 1 g 6 h antes do exame ou ampicilina 250 mg 6/6 h por 5 dias. Alguns serviços fazem uso de analgésicos e/ou anestésico local antes da realização do exame para tentar amenizar a dor.

Há vários estudos randomizados que demonstram aumento na taxa de gravidez após o procedimento. Em uma revisão da Cochrane, as taxas de gravidez variaram de 17 a 23% após o uso de meio de contraste solúvel em água e 24 a 38% depois da utilização de meio de contraste solúvel em óleo em comparação com uma taxa de gravidez de 8 a 21% nas pacientes não submetidas a histerossalpingografia com uma *odds ratio* de 1,92 (intervalo de confiança de 95%: 1,6 a 2,29).

A acurácia da histerossalpingografia é amplamente estudada. Em metanálise clássica sobre o assunto, foram encontrados 20 artigos envolvendo mais de 4.100 pacientes. Embora os autores reconheçam que a laparoscopia com cromotubagem não seja um padrão ideal para a avaliação da permeabilidade tubária, eles relataram sensibilidade da histerossalpingografia em comparação com a laparoscopia com cromotubagem de 65% e especificidade de 85%. Concluíram, ainda, que o diagnóstico de aderências peritoneais com base em achados da histerossalpingografia não foi confiável e aconselharam cautela diante da obstrução tubária proximal. Isso porque esta pode ser secundária a espasmos tubários transitórios (20% dos casos) ou coleções de detritos amorfos ou aderências mínimas (40% dos casos).

Indica-se a videolaparoscopia quando houver suspeita de fator tuboperitoneal à histerossalpingografia. A decisão de realizar a videolaparoscopia dependerá, entretanto, da idade da mulher, do tempo de infertilidade, da existência ou não de fator masculino, da opção do casal em fazer uma investigação completa e da possibilidade de o resultado do procedimento modificar o tratamento e o prognóstico da infertilidade. A hidrossalpinge suspeitada na histerossalpingografia e visível à US indica também a videolaparoscopia para desconexão tubária ou salpingectomia antes da FIV.

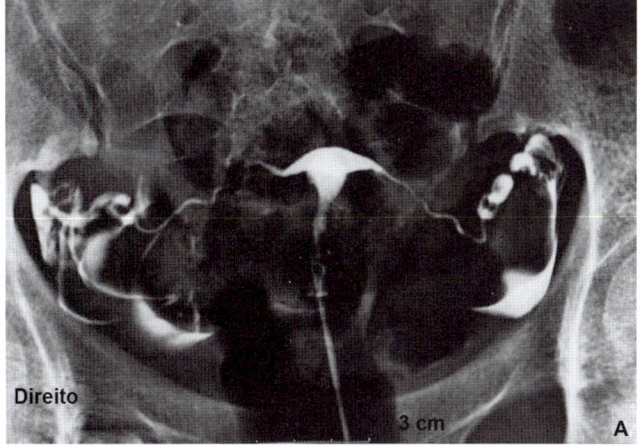

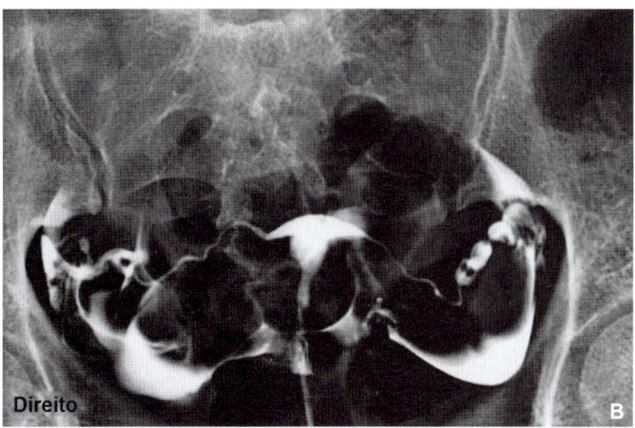

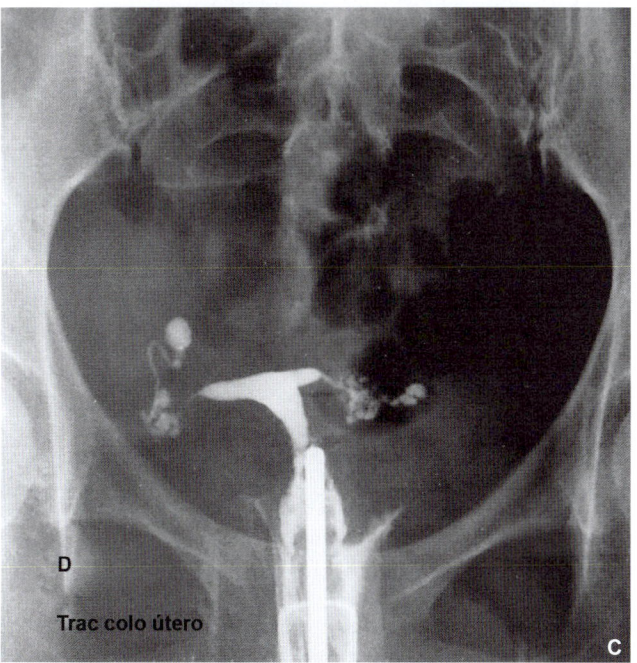

Figura 41.23 A e **B.** Histerossalpingografia normal. **C.** Histerossalpingografia com obstrução tubária bilateral.

Dosagens hormonais

Em mais de 80% das vezes, basta apenas a avaliação da história menstrual para se determinar se a paciente é ou não ovulatória. A dosagem de progesterona 1 semana antes da data prevista para menstruação pode confirmar a ocorrência de ovulação.

A dosagem de prolactina e de TSH deve ser realizada para se identificarem alterações endócrinas que possam influenciar na ocorrência ou na qualidade da ovulação.

A dosagem de FSH e estradiol (E2) no 3º dia é realizada para se avaliar a reserva ovariana. É importante que a dosagem seja feita neste dia, pois estes hormônios sofrem uma variabilidade grande no ciclo menstrual. A interpretação correta é que o FSH elevado (> 8 mUI/mℓ) está relacionado, na maioria das vezes, a uma resposta ruim quando ocorre o estímulo ovariano para reprodução assistida. É importante lembrar que tal resultado não prediz o insucesso em engravidar.

Outra ferramenta que pode ser utilizada para avaliar a reserva ovariana é a dosagem do hormônio antimülleriano (AMH). Este hormônio é produzido por folículos pré-antrais e antrais. Ele quase não sofre variabilidade durante o ciclo e, por isso, pode ser dosado a qualquer momento. Sua desvantagem é ainda carecer de uma padronização que o torne mais confiável. Um valor de AMH menor do que 1,5 ng/mℓ relaciona-se com provável resposta ruim ao estímulo ovariano e também não prediz falha de gestação espontânea ou com o tratamento por reprodução assistida.

Portanto, os métodos de avaliação da reserva ovariana atualmente disponíveis (contagem de folículos antrais [CFA], FSH+E2 e AMH) apresentam uma boa correlação com resposta ovariana à estimulação, mas não predizem gravidez com muita eficiência, muito menos gestação espontânea. Vale ressaltar que a idade da mulher é o fator mais importante em prever taxa de gravidez.

Ultrassonografia transvaginal

Consiste no exame para a avaliação do útero e dos anexos. Através dela, pode ser feito o diagnóstico de miomas, pólipo endometrial, hidrossalpinge e/ou cistos ovarianos.

Outra função importante da US é avaliar a reserva ovariana pela CFA. Este exame consiste na soma de todos os folículos com diâmetro entre 2 e 10 mm e deve ser realizado, preferencialmente, na primeira fase do ciclo menstrual, mais precisamente entre o 2º e o 4º dia do ciclo menstrual. A CFA apresenta uma grande variação em mulheres na mesma idade. Contudo, em termos gerais, a soma de folículos menor ou igual a 10 se relaciona com pior resposta a estimulação ovariana em ciclos de FIV.

Ultrassonografia para endometriose com preparo intestinal

Deve ser solicitada para as pacientes que apresentam dor pélvica crônica ou dismenorreia importante, dispareunia e/ou disquezia; aquelas com diagnóstico de ISCA e tempo de infertilidade acima de 3 anos; e as com suspeita de endometriose à USTV (Figuras 41.24 e 41.25).

Exames complementares

Videolaparoscopia

Indica-se em caso de suspeita de fator tuboperitoneal à histerossalpingografia, quando houver massa anexial e suspeita clínica ou ultrassonográfica de endometriose, exceto

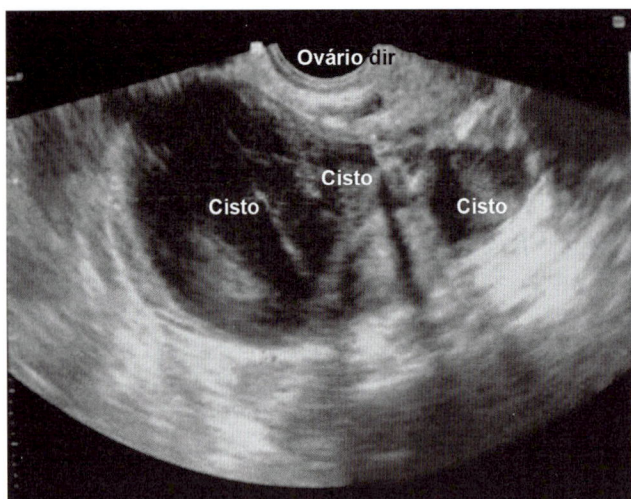

Figura 41.24 Endometriomas.

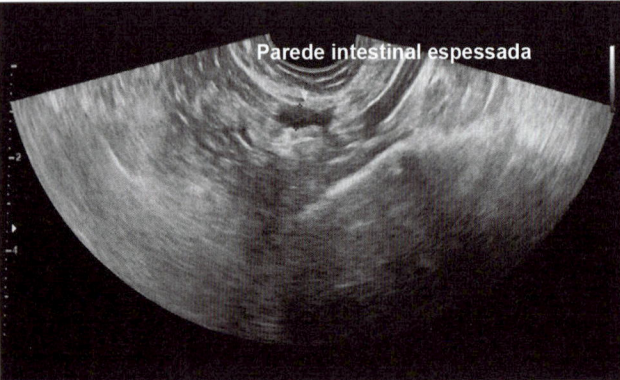

Figura 41.25 Espessamento da parede intestinal por lesão de endometriose.

nos casos em que já tenha indicação de ICSI por fator masculino grave.

A decisão de realizar a videolaparoscopia dependerá, entretanto, da idade da mulher, do tempo de infertilidade, da existência ou não de fator masculino, da opção do casal em fazer uma investigação completa e da possibilidade de o resultado do procedimento modificar o tratamento e o prognóstico da infertilidade. A existência de hidrossalpinge visível à US indica também a videolaparoscopia para desconexão tubária ou salpingectomia antes da FIV.

Histeroscopia

É indicada sempre que houver suspeita de lesão intracavitária à histerossalpingografia ou à US. Deve ser realizada, preferencialmente, na primeira fase do ciclo menstrual.

Investigação de Chlamydia trachomatis

A *Chlamydia trachomatis* pode levar a infecção pélvica e subsequente infertilidade por lesão tubária e aderências peritonais, com ou sem obstrução. A maioria das pessoas infectadas não apresenta sintomas. Por isso, nos EUA é recomendado o *screening* anual para clamídia em mulheres com menos de 25 anos com vida sexual ativa, ou com idade superior quando tiverem mais de 3 parceiros sexuais por ano ou relato de parceiro infectado por qualquer tipo de doença sexualmente transmissível.

A dosagem sérica de IgG e IgM para *Chlamydia trachomatis* nas mulheres com diagnóstico de infertilidade por fator tubário pode ajudar na contraindicação de cirurgia quando reagente. Isso porque, nesses casos, a chance de sucesso da cirurgia de tentativa de desobstrução é bem menor.

TRATAMENTO

Uma vez identificada a causa da infertilidade, o tratamento destina-se a implementar uma terapia para corrigir etiologias reversíveis e/ou superar fatores irreversíveis.

O casal deve ser aconselhado sobre as modificações de estilo de vida para melhorar a fertilidade, como a cessação do tabagismo, a redução do consumo excessivo de cafeína e álcool e a frequência apropriada de relações sexuais (pelo menos dias alternados no período fértil). Também deve estar envolvido e bem esclarecido sobre as opções de tratamento. Tais escolhas envolvem quatro fatores principais: eficácia (taxa de sucesso), impacto do tratamento no cotidiano (frequência do uso de medicamentos e visitas ao consultório), segurança (riscos envolvidos em cada tipo como hiperestimulação ovariana e gestação múltipla) e custos financeiros.

Cirurgia tubária

Diante do diagnóstico de infertilidade por fator tubário em pacientes jovens (< 35 anos), alguns fatores devem ser considerados para aconselhar o melhor tratamento – cirurgia ou TRA. Entre esses fatores, o principal é a idade da paciente. Os outros relevantes são localização da obstrução, existência de outros fatores de infertilidade, reserva ovariana, fertilidade prévia, número de filhos desejados, experiência do cirurgião e taxa de sucesso do serviço de FIV (Tabela 41.6). Fatores como crença religiosa, custo, preferência da paciente também devem ser considerados.

As principais indicações para cirurgia tubária com base em evidências científicas são desconexão tubária no caso de hidrossalpinge, quando a paciente será submetida a FIV, e reanastomose pós-salpingotripsia bilateral em mulheres abaixo de 34 anos.

Tratamentos de baixa complexidade em infertilidade

Os tratamentos de baixa complexidade são aqueles nos quais a fertilização ocorre *in vivo*, ou seja, no organismo feminino, sem que exista a manipulação dos gametas. Desse arsenal terapêutico, fazem parte o coito programado e a IIU.

Tabela 41.6 Vantagens e desvantagens da cirurgia e da fertilização *in vitro*.

	Cirurgia tubária	Fertilização *in vitro*
Vantagens	Procedimento invasivo único Restabelece a taxa de fecundabilidade Chance de ter mais de um filho sem necessidade de novo tratamento	Alta taxa de sucesso por ciclo Menos invasivo Raras complicações
Desvantagens	Complicações cirúrgicas Dor pós-operatória Menor taxa de sucesso	Custo Chance de mais que 1 tentativa Aumento da gemelaridade Síndrome do hiperestímulo ovariano

Tanto para o coito programado quanto para a IIU é realizada a indução da ovulação com o objetivo de desenvolver de um a três folículos, com consequente ruptura folicular. Para a indução da ovulação, são utilizados dois tipos de medicamentos: fármacos para o recrutamento e crescimento folicular e fármacos para desencadear a ruptura folicular ou a ovulação propriamente dita. As substâncias para indução da ovulação são descritas a seguir.

Citrato de clomifeno

Consiste em um modulador seletivo dos receptores de estrogênio, apresentando efeito estrogênico em alguns tecidos-alvo e ação antiestrogênica em outros. É um agente sintético, não esteroide, derivado do trifeniletileno, ativo por via oral.

Ele age ocupando os receptores para estrogênio no hipotálamo e na hipófise e bloqueando o *feedback* negativo dos estrogênios que regula a secreção das gonadotrofinas. Assim, há mais liberação de GnRH, com consequente aumento na secreção de FSH e LH. Ou seja, os níveis séricos tanto do FSH quanto do LH aumentam (acima de 50% dos valores normais), atuando no ovário e gerando aumento no recrutamento e no crescimento folicular.

Embora seja considerado um bom fármaco para a indução da ovulação, o citrato de clomifeno apresenta ação antiestrogênica no endométrio e no muco cervical, o que é um inconveniente. Tal ação antiestrogênica pode, em algumas mulheres, gerar um muco desfavorável ou, então, ocasionar desenvolvimento endometrial insatisfatório. Isso pode interferir nas taxas de gestação.

O citrato de clomifeno é administrado por via oral, sendo absorvido pela via digestiva e metabolizado por via hepática. Sua meia-vida é prolongada e alcança 5 a 7 dias. A dose varia de 50 a 250 mg/dia durante 5 dias. Sua administração pode ser iniciada do segundo ao quinto dia do ciclo menstrual para induzir o incremento dos níveis de FSH na fase folicular inicial, o que gera o crescimento dos folículos. Quanto mais precoce sua administração, maior é o recrutamento folicular, com consequentes chances elevadas de gestação múltipla. Deve-se iniciar o tratamento com doses mais baixas (50 mg/dia) e aumentar a dose gradativamente (a cada ciclo menstrual) conforme não se alcança a ovulação. Geralmente, a ovulação irá ocorrer entre cinco e 10 dias após o último comprimido. As pacientes que não ovulam com o citrato de clomifeno na dose de 150 mg/dia são consideradas resistentes ao citrato de clomifeno. Normalmente, as pacientes resistentes são obesas, e a perda de peso ajuda na resposta ao tratamento.

Sempre deve ser realizado o rastreamento da ovulação com US endovaginal seriada para monitorar a resposta ovariana à dose utilizada e confirmar se ocorreu ou não a ovulação. O uso do citrato do clomifeno está indicado na indução da ovulação nas pacientes anovulatórias, normoestrogênicas, que respondem à administração de progestógenos (grupo II OMS).

Muitas mulheres com infertilidade devido a síndrome do ovário policístico são resistentes à insulina. Estas são candidatas à associação de citrato de clomifeno e metformina (1.500 mg/dia) para a melhora da resposta à indução. Alguns trabalhos randomizados demostram melhor taxa de ovulação naquelas pacientes que usaram a metformina associada ao citrato de clomifeno após insucesso na indução de ovulação com citrato de clomifeno isolado. Seus efeitos colaterais são fogachos, cefaleia, nervosismo, borramento visual, urticária, distensão abdominal e náuseas.

A taxa de ovulação com o citrato de clomifeno é de cerca de 60 a 80%. No entanto, menos da metade dessas pacientes engravidam. Essa discrepância entre a taxa de ovulação e a taxa de gestação pode ocorrer devido à ação antiestrogênica do citrato de clomifeno tanto no muco cervical quanto no endométrio. A taxa de gestação múltipla com o citrato de clomifeno é em torno de 5 a 10%. É importante ressaltar que não foi evidenciado aumento na taxa de malformações congênitas nos ciclos induzidos com citrato de clomifeno.

Gonadotrofinas

As gonadotrofinas exógenas podem ser obtidas da urina de mulheres na pós-menopausa ou por meio da engenharia genética. Existem três tipos de preparações contendo as gonadotrofinas:

- Gonadotrofina menopáusica humana (hMG): contém 75 UI tanto de FSH quanto de LH
- Gonadotrofina purificada: contém 75 UI de FSH e 1 UI de LH
- Gonadotrofinas recombinantes: FSH recombinante – contém 75 UI de FSH obtido por engenharia genética; LH recombinante – contém 75 UI de LH obtido por engenharia genética.

As gonadotrofinas apresentam como efeitos colaterais cefaleia, mastalgia e náuseas. Os riscos de gestação múltipla e do desenvolvimento da síndrome do hiperestímulo ovariano são mais altos com o uso das gonadotrofinas quando comparadas com o citrato de clomifeno. Além disso, apresentam custo mais elevado. As indicações para o uso das gonadotrofinas são amenorreia hipotalâmica (hipogonadismo hipogonadotrófico), pacientes resistentes ao citrato de clomifeno e tratamentos de alta complexidade.

Existem vários esquemas de indução da ovulação utilizando as gonadotrofinas. Eles são os seguintes:

- *Step down:* neste esquema, inicia-se com altas doses de gonadotrofinas, diminuindo gradativamente de acordo com a resposta ovariana. Assim, no protocolo *step down*, há mais recrutamento folicular devido às doses de gonadotrofinas mais elevadas no início da fase folicular. Inicia-se o tratamento com 150 a 225 UI do terceiro ao oitavo dia do ciclo menstrual. Realiza-se US em torno do oitavo dia do ciclo. Com base na resposta ovariana, reduz-se a dose da gonadotrofina
- *Step up:* neste esquema, inicia-se com baixas doses de gonadotrofinas (75 UI/dia), aumentando-se gradativamente de acordo com a resposta ovariana. Administram-se 75 UI de gonadotrofina do terceiro ao oitavo dia do ciclo menstrual. Inicia-se o rastreamento ultrassonográfico em torno do oitavo dia do ciclo. Dependendo da resposta ovariana, mantém-se ou aumenta-se a dose em 37,5 UI a 75 UI diariamente
- Citrato de clomifeno intercalado com gonadotrofinas: neste esquema, são administrados 50 a 100 mg/dia do citrato de clomifeno do terceiro ao sétimo dias do ciclo menstrual. As gonadotrofinas são utilizadas em dias alternados, começando no terceiro ou no quarto dia (p. ex., usa-se a gonadotrofina nos 3º, 5º e 7º dias do ciclo menstrual).

Letrozol

O letrozol é um potente e reversível inibidor da aromatase, bastante usado em mulheres portadoras de câncer de mama e hormonalmente responsivo. Recentemente, ganhou notoriedade pelo seu uso *off-label* (não aprovado pelo órgão regulador do país) na indução de ovulação. Estima-se que mais de 77% dos especialistas em infertilidade americanos o prescrevam para este fim.

A aromatase é uma enzima que faz parte do citocromo P450, responsável pela conversão da androstenediona em estrona e da testosterona em estradiol. Quando a aromatização dos androgênios em estrogênios é inibida, há redução nos níveis de estrogênios circulantes, o que faz com que haja *feedback* positivo com o FSH. Dessa maneira, há aumento da secreção do FSH, o que resulta na estimulação ovariana, com consequente crescimento e desenvolvimento folicular.

A posologia do letrozol para a indução da ovulação é de 2,5 a 5 mg VO, durante 5 dias na fase folicular inicial (do terceiro ao sétimo dias do ciclo menstrual).

Os principais efeitos colaterais do uso do letrozol são fogachos, náuseas e dor muscular, os quais ocorrem em menos de 1% das pacientes.

A controvérsia do uso desta medicação surgiu após uma publicação de um *abstract* de congresso de 2005 que evidenciou aumento na incidência de malformações ósseas e anomalias cardíacas em recém-nascidos de mães que utilizaram o letrozol para o tratamento de infertilidade. No entanto, tal estudo apresenta algumas críticas. Como a meia-vida dos inibidores da aromatase é muito curta (48 h) e sua administração feita somente na fase folicular inicial, há longo intervalo de tempo entre a utilização do fármaco e o período da fertilização e da implantação. Portanto, a plausibilidade biológica para a teratogenicidade com o letrozol é muito improvável. Outros estudos foram realizados e não evidenciaram aumento na incidência de malformações com o uso do letrozol.

Tanto o citrato de clomifeno quanto o letrozol são considerados fármacos de categoria X na gravidez. Portanto, um exame de gravidez deve ser solicitado para toda paciente que irá iniciar indução de ovulação com estes medicamentos, a fim de descartar tal hipótese.

Fármacos para desencadear a ovulação | Gonadotrofina coriônica humana

Devido à sua semelhança estrutural com o LH, a gonadotrofina coriônica humana (hCG) é utilizada para simular o pico de LH, que desencadeia a ovulação em ciclos estimulados. Existem duas formas diferentes de preparações de hCG: uma extraída da urina de gestantes e outra obtida a partir da engenharia genética, a hCG recombinante.

Quando se atinge um folículo com diâmetro médio de 18 mm, administra-se a hCG na dosagem de 5.000 a 10.000 UI para desencadear a ovulação e a maturação oocitária. O período fértil inicia-se 24 h após a administração da hCG e dura por volta de 72 h. Nesse período, o casal é orientado a ter relação sexual para o coito programado, ou programa-se a IIU para 34 a 36 h, aproximadamente, após a administração da hCG.

Ultrassonografia seriada

O rastreamento ultrassonográfico da estimulação ovariana deve ser feito em todos os ciclos de indução da ovulação. Esse acompanhamento da hiperestimulação ovariana por meio do rastreamento ultrassonográfico é imprescindível para avaliar o recrutamento e o crescimento folicular. Dessa maneira, é possível ajustar a dose das gonadotrofinas e programar a administração da hCG, além de acompanhar o desenvolvimento do endométrio e, talvez, o mais importante, prever e evitar o desenvolvimento da síndrome do hiperestímulo ovariano e da gestação múltipla.

Esse acompanhamento é realizado a partir de exames de US endovaginal seriados. O ideal é realizar US endovaginal basal no início do ciclo menstrual para excluir cistos ovarianos ou qualquer doença endometrial. Após esse exame basal, realiza-se outro em torno do oitavo dia e, a partir daí, um exame ultrassonográfico a cada 2 ou 3 dias.

Durante os exames ultrassonográficos, são avaliados o número de folículos, a medida do diâmetro médio de cada folículo e as características e a espessura endometriais. Em média, um folículo dominante cresce quase 1 a 2 mm por dia.

Quando se observam quatro ou mais folículos com diâmetro médio maior que 16 mm, o ciclo deve ser cancelado. Não deve ser administrada a hCG. Além disso, o casal deve ser orientado a não ter relação sexual durante esse período, para evitar a gravidez múltipla.

Coito programado

O coito programado consiste na orientação do período fértil após estimulação ovariana seguida do monitoramento ultrassonográfico da indução da ovulação. O casal é orientado a ter relações sexuais em dias alternados durante o período fértil. Indica-se o coito programado principalmente a casais que apresentem a disfunção ovulatória como causa da infertilidade.

Inseminação intrauterina

A IIU faz parte do arsenal disponível para o tratamento dos casais inférteis há muitos anos. O primeiro relato de uma IIU é do fim do século 18.

A IIU consiste na colocação dos espermatozoides, seja do parceiro (inseminação homóloga) ou de um doador (inseminação heteróloga), após o preparo do sêmen, dentro da cavidade uterina em momento sincronizado com a época da ovulação. Com a IIU, há o benefício da deposição de um concentrado de espermatozoides móveis dentro da cavidade uterina, o mais próximo possível do(s) oócito(s).

A IIU pode ser realizada em ciclos naturais (não estimulados) ou após estimulação ovariana com citrato de clomifeno, letrozol ou gonadotrofinas. No entanto, alcançam-se melhores resultados após o ciclo estimulado, ou seja, com a indução da ovulação.

▶ **Inseminação heteróloga.** A IIU com sêmen de doador ou inseminação heteróloga é realizada para os casos de azoospermia, fator masculino grave ou doenças genéticas. Essa doação do sêmen tem caráter anônimo e não comercial. Os casais devem assinar um termo de consentimento livre e esclarecido, autorizando a realização do procedimento. Para a seleção dos doadores, realiza-se um *screening* infeccioso (VDRL, anti-HIV, HbsAg, anti-HCV, anti-Hbs, HTLV1 e 2), além de grupo sanguíneo e fator Rh. O sêmen permanece criopreservado e, após período mínimo de 6 meses, o doador refaz as sorologias para confirmar a ausência de doenças sexualmente transmissíveis.

▶ **Inseminação homóloga.** A IIU homóloga ou com o sêmen do parceiro é realizada nos casos de fator masculino leve ou moderado, fator cervical, disfunções ovulatórias, endometriose mínima ou leve e ISCA. O parceiro coleta o sêmen a partir de masturbação após período de abstinência sexual de 2 a 5 dias. Após a coleta, o sêmen sofre preparo e só então é injetado na cavidade uterina da mulher durante seu período fértil.

Indicações

Todo casal a ser submetido à IIU deverá ter realizado propedêutica para infertilidade: anamnese, espermograma, dosagens hormonais, *screening* infeccioso, histerossalpingografia e

USTV. Para a realização da IIU, é condição fundamental ter patência tubária comprovada, tanto por histerossalpingografia quanto por videolaparoscopia.

Tratamento de alta complexidade em infertilidade

Os tratamentos de alta complexidade são aqueles nos quais a fertilização ocorre *in vitro*, ou seja, em laboratório em que é realizada a manipulação dos gametas. Desse arsenal terapêutico, fazem parte a FIV clássica e a FIV por injeção intracitoplasmática de espermatozoides (ICSI).

Na FIV clássica, o óvulo é colocado ao redor de milhões de espermatozoides e a fertilização ocorre com a entrada natural de um deles.

Na ICSI, o óvulo é perfurado com uma pipeta específica que contém um espermatozoide. Então, coloca-se dentro do óvulo para que ocorra a fertilização. Esta técnica foi desenvolvida para os casos de infertilidade por fator masculino grave.

Indicações para fertilização in vitro

As indicações para FIV são:

- Obstrução tubária bilateral
- Endometriose moderada/grave ou associada a comprometimento tubário
- Fator masculino moderado ou grave
- Azoospermia (obstrutiva e não obstrutiva)
- Insucesso após três ou mais inseminações intrauterinas (IIU)
- Casal que tiver mais de 3 anos de infertilidade, independentemente da causa desta
- Paciente com fator ovulatório (anovulação crônica) que não tenha engravidado após o tratamento clínico.

Fases do tratamento de FIV/ICSI

Estimulação ovariana

Esta fase visa ampliar o recrutamento folicular e superar o processo de seleção que ocorre em um ciclo menstrual normal, para que se possa obter um grande número de oócitos maduros a fim de serem fertilizados em laboratório. Realiza-se a estimulação com injeções subcutâneas diárias de gonadotrofinas (FSH e LH). Agonistas do GnRH são utilizados nesta fase para impedir uma ovulação prematura. O monitoramento é feito com US vaginal seriada e dosagens de estradiol e progesterona. Quando os folículos ovarianos alcançam determinado tamanho, o amadurecimento final dos oócitos é desencadeado com uma injeção de hCG.

Punção folicular

Os oócitos são coletados entre 32 e 36 h após a injeção de hCG, por meio da punção dos folículos realizada por via vaginal, sob analgesia, guiada pelo ultrassom. Eles são então levados para um laboratório de cultura de células no qual são fertilizados e cultivados em meios de cultura e estufas sofisticadas.

Transferência de embriões

Após 2 a 5 dias de cultivo, os embriões selecionados são transferidos para o útero materno, utilizando-se cateteres adequados, em procedimento ambulatorial. O número de embriões transferidos dependerá basicamente da idade da paciente, sendo dois até os 35 anos; 2 a 3, de 35 a 40 anos; e até 4 após os 40 anos.

Embriões excedentes podem ser criopreservados para transferência em outros ciclos, com taxas de sucesso semelhantes. As taxas de sucesso da FIV são bastante influenciadas pela idade da mulher, alcançando o máximo até os 35 anos, com 50% de chance de gravidez, por tentativa. As taxas caem após os 35 anos e mais fortemente após os 40 anos. São muito pequenas após os 42 anos e próximas a zero após os 45 anos.

O desenvolvimento da técnica de FIV levou a desdobramentos – alguns deles já citados, como a ICSI e o congelamento de embriões. Também podem ser realizados exames de células dos embriões para estudo genético (diagnóstico genético pré-implantacional ou *screnning genético pré-implantacional* [PGD ou PGS]). Mais recentemente, a padronização da técnica de criopreservação de oócitos possibilitou a pacientes com câncer, candidatas à quimioterapia, manter chances de gravidez futura. A mesma técnica pode ajudar mulheres em torno dos 30 anos, sem parceiro, a conservar óvulos que possam ajudá-las a engravidar em idade mais avançada.

A utilização de óvulos doados e útero de substituição e o tratamento de casais homoafetivos ou pessoas sem parceiro têm implicações éticas e legais. O Conselho Federal de Medicina tem se empenhado em discutir tais questões e publicar resoluções que normatizem estes procedimentos, que têm sido atualizadas com frequência. A mais recente é a Resolução 2.121/2015.

CONSIDERAÇÕES FINAIS

A investigação da infertilidade do casal deve ser completa e instituída não por regras e definições, e sim pela individualização de cada caso. A idade da mulher é o fator mais importante a ser observado em um casal com infertilidade e torna-se determinante nas tomadas de decisão. Todo médico deve ter isso em mente e saber alertar suas pacientes quanto às dificuldades advindas do envelhecimento feminino e sua relação com a infertilidade. O arsenal propedêutico deve ser o mais completo possível, e o médico nunca deve deixar de pedir um exame por ser doloroso (histerossalpingografia) ou constrangedor (espermograma). Até o momento, não existe qualquer exame que prediga a infertilidade. Portanto, para ter o diagnóstico de infertilidade o casal precisa tentar engravidar. Também não existe qualquer tipo de exame que prediga até quando a mulher será fértil ou quando entrará na menopausa. O diagnóstico de infertilidade, muitas vezes, é tenebroso para os casais. Por isso, torna-se importante o encaminhamento para o médico especializado. As taxas de sucesso de cada tipo de tratamento devem ser expostas e debatidas com o casal na tomada de decisão. O advento da reprodução assistida teve um grande impacto no tratamento do casal infértil. Entretanto, trata-se de procedimento complexo, que deve ser feito em centros com *expertise* e equipamentos adequados (Figura 41.26), respeitando as normas éticas vigentes no país.

REFERÊNCIAS BIBLIOGRÁFICAS

1. Instituto Brasileiro de Geografia e Estatística (IBGE). Pesquisa Nacional de Saúde. Rio de Janeiro: IBGE; 2013. http://www.ibge.gov.br/home/estatistica/populacao/pns/2013.
2. Findlay JK, Hutt KJ, Hickey M et al. How is the number of primordial follicles in the ovarian reserve established? Biol Reprod. 2015; 93(5):111.
3. Pratice Committee of the American Society for reproductive Medicine. Revised minimum standards for practices offering assisted reproductive technologies: a committee opinion. Fertil Steril. 2014; 102:682.
4. American College of Obstetricians and Gynecologists Committee on Gynecologic and practice committee. Female age-related fertility decline. Committee opinion No. 589. Fertil Steril. 2014; 101:633.

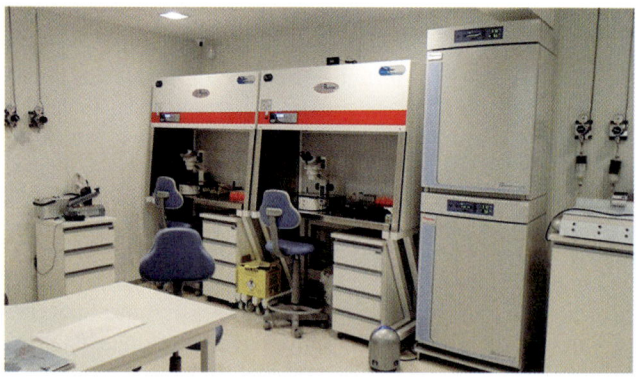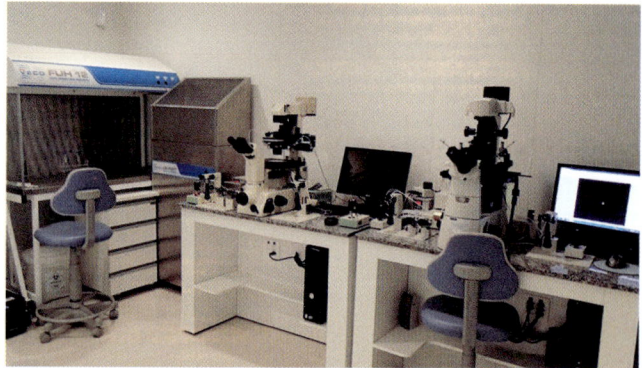

Figura 41.26 Laboratório de FIV dentro dos padrões estabelecidos.

5. Franasiak JM, Forman EJ, Hong KH et al. The nature of aneuploidy with increasing age of the female partner: a review of 15,169 consecutive trophectoderm biopsies evaluated with comprehensive chromosomal screening. Fertil Steril. 2014; 101(3):656-63.

6. Practice Committee of American Society for Reproductive Medicine. Definitions of infertility and recurrent pregnancy loss. Fertil Steril. 2008; 90:s60.

7. Chandra A, Copen CE, Stephen EH. Infertility and impaired fecundity in the United States, 1982-2010: data from the National Survey of Family Growth. Natl Health Stat Report. 2013; 1.

8. Thoma ME, McLain AC, Louis JF et al. Prevalence of infertility in the United States as estimated by the current duration approach and a traditional constructed approach. Fertil Steril. 2013; 99:1324.

9. Mascarenhas MN, Flaxman SR, Boerma T et al. National, regional, and global trends in infertility prevalence since 1990: a systematic analysis of 277 health surveys. PLoS Med. 2012; 9:e1001356.

10. WHO Technical Report Series. Recent Advances in Medically Assisted Conception Number 820. 1992. p. 1-111.

11. Wilkes S, Hall N, Crosland A et al. General practitioners' perceptions and attitudes to infertility management in primary care: focus group study. J Eval Clin Pract. 2007; 13:358.

12. Practice Committee of the American Society for Reproductive Medicine in collaboration with the Society for Reproductive Endocrinology and Infertility. Optimizing natural fertility: a committee opinion. Fertil Steril. 2017; 107(1):52-8.

13. National Summary Report (NSR). Disponível em: https://www.sartcorsonline.com/rptCSR_PublicMultYear.aspx?ClinicPKID=0.

14. Zegers-Hochschild F, Schwarze JE, Javier A et al. Urbina on behalf of the Latin American Network of Assisted Reproduction (REDLARA). Assisted reproductive techniques in Latin America: The Latin American Registry, 2013. JBRA Assisted Reproduction. 2016; 20(2):49-58.

15. Serafini P, White J, Petracco A et al. (Eds.). O bê a bá da infertilidade. São Paulo: Organon; 1998. p. 5.

16. Comissão Nacional. Aspectos epidemiológicos da infertilidade conjugal. In: Federação Brasileira das Sociedades de Ginecologia e Obstetrícia (Febrasgo). Infertilidade conjugal: manual de orientação. Rio de Janeiro: Febrasgo; 1997. p. 85-92.

17. Acosta AA. Fertilização in vitro e transferências de embriões. Indicações atuais. In: Badalotti M, Teloken C, Petracco A. Fertilidade e infertilidade humana. Rio de Janeiro: Medsi; 1997. p. 601-12.

18. Speroff L, Fritz MA. Female infertility. Clinical gynecologic endocrinology and infertility. 8. ed. Philadelphia: Lippincott Williams & Wilkins; 2011. p. 1137-90.

19. Tso LO, Duarte Filho OB. Epidemiologia da infertilidade. In: Dzik A, Pereira D, Cavagna M et al. Tratado de reprodução humana assistida. 3. ed. São Paulo: Segmento Farma; 2014. p. 1-6.

20. Bauman JE. Basal body temperature: unreliable method of ovulation detection. Fert Steril. 1981; 36:729-33.

21. Collins JA. Diagnostic assessment of the infertile female partner. Curr Probl Obstet Gynecol Fertil. 1988;1 1:6-42.

22. Urman B, Yakin K. Ovulatory disorders and infertility. J Reprod Med. 2006; 51(4):267-82.

23. Agents stimulating gonadal function in the human. Report of a WHO scientific group. World Health Organ Tech Rep Ser. 1973; 514:1-30.

24. Yildiz BO, Bozdag G, Yapici Z et al. Prevalence, phenotype and cardiometabolic risk of polycystic ovary syndrome under different diagnostic criteria. Hum Reprod. 2012; 27:3067-73.

25. Joham AE, Teede HJ, Ranasinha S et al. Prevalence of infertility and use of fertility treatment in women with polycystic ovary syndrome: data from a large community-based cohort study. J Womens Health. 2015; 24:299-307.

26. ESHRE Capri Workshop Group. Health and fertility in World Health Organization group 2 anovulatory women. Hum Reprod Update. 2012; 18(5):586-99.

27. Dumitrescu R, Mehedintu C, Briceag I et al. The polycystic ovary syndrome: an update on metabolic and hormonal mechanisms. J Med Life. 2015; 8(2):142-5.

28. Fauser BC, Tarlatzis BC, Rebar RW et al. Consensus on women's health aspects of polycystic ovary syndrome (PCOS): the Amsterdam ESHRE/ASRM-Sponsored 3rd PCOS Consensus Workshop Group. Fertil Steril. 2012; 97(1):28-38.

29. Azziz R. Diagnostic criteria for polycystic ovary syndrome: a reappraisal. Fertil Steril. 2005; 83(5):1343-6.

30. Rotterdam ESHRE/ASRM-sponsored PCOS consensus workshop group. Revised 2003 consensus on diagnostic criteria and long-term health risks related to polycystic ovary syndrome (PCOS). Hum Reprod. 2004; 19:41-7.

31. Thessaloniki ESHRE/ASRM sponsored PCOS consensus workshop group. Consensus on infertility treatment related to PCOS. Hum Reprod. 2008; 23:462-77.

32. World Health Organization (WHO). Obesity: preventing and managing the global epidemic. Report of a WHO Consultation. WHO Technical Report Series 894. Geneva: World Health Organization; 2000.

33. World Health Organization (WHO). BMI classification. 2004. Disponível em: http://apps.who.int/bmi/index.jsp?introPage=intro_3.html. Acesso em: 4 de junho de 2017.

34. Pasquali R, Pelusi C, Genghini S et al. Obesity and reproductive disorders in women. Hum Reprod Update. 2003; 9:359-72.

35. Parihar M. Obesity and infertility. Rev Gynaecol Pract. 2003; 3:120-6.

36. Giviziez CR, Sanchez EG, Approbato MS et al. Obesity and anovulatory infertility: a review. JBRA Assist Reprod. 2016; 20(4):240-5.

37. Franks S, Robinson S, Willis D. Nutrition, insulin and polycystic ovary syndrome. Rev Reprod. 1996; 1:47-53.

38. Metwally M, Li TC, Ledger WL. The impact of obesity on female reproductive function. Obes Rev. 2007; 8:515-23.

39. Dravecka I, Lazurova I, Kraus V. Obesity is the major factor determining an insulin sensitivity and androgen production in women with anovulatory cycles. Bratisl Lek Listy. 2003; 104:393-9.

40. Crawford NM, Steiner AZ. Age-related infertility. Obstet Gynecol Clin North Am. 2015; 42(1):15-25.

41. Tietze C. Reproductive span and rate of reproduction among Hutterite women. Fertil Steril. 1957; 8:89-97.

42. Schwartz D, Mayaux MJ. Female fecundity as a function of age: results of artificial insemination in 2193 nulliparous women with azoospermic husbands. Federation CECOS. N Engl J Med. 1982; 306:404-6.

43. Rothman KJ, Wise LA, Sorensen HT et al. Volitional determinants and age-related decline in fecundability: a general population prospective cohort study in Denmark. Fertil Steril. 2013; 99:1958-64.

44. Block E. Quantitative and morphologic investigations of the follicular system in women; variations at different ages. Acta Anat (Basel). 1952; 14:108-23.

45. Practice Committee of the American Society for Reproductive Medicine. Female age related fertility decline. Fertil Steril. 2014; 101:633-4.

46. Battaglia DE, Goodwin P, Klein NA et al. Influence of maternal age on meiotic spindle assembly in oocytes from naturally cycling women. Hum Reprod. 1996; 1:2217-22.

47. Tal R, Seifer DB. Ovarian reserve testing: a user's guide. Am J Obstet Gynecol. 2017; pii: S0002-9378(17)30300-9.

48. Jirge PR. Poor ovarian reserve. J Hum Reprod Sci. 2016; 9(2):63-9.

49. Amanvermez R, Tosun M. An update on ovarian aging and ovarian reserve tests. Int J Fertil Steril. 2016; 9(4):411-5.

50. Maheshwari A, Gibreel A, Bhattacharya S et al. Dynamic tests of ovarian reserve: a systematic review of diagnostic accuracy. Reprod Biomed Online. 2009; 18(5):717-34.

51. Westrom L. Incidence, prevalence, and trends of acute pelvic inflammatory disease and its consequences in industrialized countries, Am J Obstet Gynecol. 1980; 138:880.

52. Westrom L. Effect of pelvic inflammatory disease on fertility. Venereology. 1995; 8:219.

53. Wiesenfeld HC, Hillier SL, Krohn MA et al. Lower genital tract infection and endometritis: insight into subclinical pelvic inflammatory disease. Obstet Gynecol. 2002; 100:456.

54. Passos EP, Almeida IA. Hidrossalpinge. In: Dzik A, Pereira D, Cavagna M et al. Tratado de Reprodução Humana Assistida. 3. ed. São Paulo: Segmento Farma; 2014. p. 221-5.

55. Camus E, Poncelet C, Goffinet F et al. Pregnancy rates after in-vitro fertilization in cases of tubal infertility with or without hydrosalpinx: a meta-analysis of published comparative studies. Hum Reprod. 1999; 14(5):1243-9.

56. Strandell A, Lindhard A, Waldenströn U et al. Hydrosalpinx and IVF outcome: cumulative results after salpingectomy in randomized controlled trial. Hum Reprod. 2001; 16(11):2403-10.

57. Eggert-Kruse W, Reimann-Andersen J, Rohr G et al. Clinical relevance of sperm morphology assessment using strict criteria and relationship with sperm-mucus interaction in vivo and in vitro. Fertil Steril. 1995; 63:612-24.

58. Practice Committee of the American Society for Reproductive Medicine. Optimal evaluation of the infertile female. Fertil Steril. 2006; 86(5Suppl):S264-7.

59. Oei SG, Helmerhorst FM, Bloemenkamp KW et al. Effectiveness of the postcoital test: randomised controlled trial. Br Med J. 1998; 317:502-5.

60. Donnez J, Jadoul P. What are the implications of myomas on fertility? A need for a debate? Hum Reprod. 2002; 17:1424.

61. Practice Committee of the American Society for Reproductive Medicine. Myomas and reproductive function. Fertil Steril. 2008; 90(Suppl 5):125-30.

62. Benecke C, Kruger TF, Siebert TI et al. Effect of fibroids on fertility in patients undergoing assisted reproduction. A structured literature review. Gynecol Obstet Invest. 2005; 59: 225-30.

63. Zepiridis LI, Grimbizis GF, Tarlatzis BC. Infertility and uterine fibroids. Best Pract Res Clin Obstetr Gynaecol. 2016; 34:66-73.

64. Bulletti C, D Dez, Levi Setti P et al. Myomas: pregnancy outcome and in vitro fertilization. Ann N Y Acad Sci. 2004; 1034:84-92.

65. Rackow BW, Jorgensen E, Taylor, HS. Endometrial polyps affect uterine receptivity, Fertil Steril. 2011; 95(8):2690-2.

66. Perez-Medina T, Bajo-Arenas J, Salazar F et al. Endometrial polyps and their implication in the pregnancy rates of patients undergoing intrauterine insemination: a prospective, randomized study. Hum Reprod. 2005; 20(6):1632-5.

67. Bosteels J, Kasius J, Weyers S et al. Hysteroscopy for treating subfertility associated with suspected major uterine cavity abnormalities. Cochrane Database Syst Rev. 2013; (1): CD009461.

68. Afifi K, Anand S, Nallapeta S et al. Management of endometrial polyps in subfertile women: a systematic review. Eur J Obstet Gynecol Reprod Biol. 2010; 151:117-21.

69. Benagiano G, Brosens I. History of adenomyosis. Best Pract Res Clin Obstet Gynaecol. 2006; 20:449-63.

70. Leyendecker G, Wildt L. A new concept of endometriosis and adenomyosis: tissue injury and repair (TIAR). Horm Mol Biol Clin Invest. 2011; 5(2):125-42.

71. Levgur M. Diagnosis of adenomyosis: a review. J Reprod Med. 2007; 52:177-93.

72. Leyendecker G, Kunz G, Wildt L. Uterine hyperperistalsis and dysperistalsis as dysfunctions of the mechanism of rapid sperm transport in patients with endometriosis and infertility. Hum. Reprod. 1996; 11:1542-51.

73. Sunkara SK, Khan KS. Adenomyosis and female fertility: a critical review of the evidence. J Obstet Gynaecol. 2012; 32:113-6.

74. Schenker JG. Etiology of and therapeutic approach to synechia uteri, Eur J Obstet Gynecol Reprod Biol. 1996; 65:109-13.

75. Khanna A, Agrawal A. Markers of genital tuberculosis in infertility, Singapore Med J. 2011; 52(12):864-7.

76. Bricou A, Demaria F, Boquet B et al. Synéchies utérines. EMC Gynécologie. Paris: Elsevier; 2009. p. 1-13.

77. Farhi J, Bar-HavaI, Homburg R et al. Induced regeneration of endometrium following curettage for abortion: a comparative study. Hum Reprod. 1993; 8:1143-4.

78. Acién P, Incidence of Müllerian defects in fertile and infertile women. Hum Reprod. 1997; 12:1372-6.

79. Stephenson M, Kutteh W. Evaluation and management of recurrent early pregnancy loss. Clin Obst Gynecol. 2007; 50:132-45.

80. Sugiura-Ogasawara M, Lin BL, Aoki K et al. Does surgery improve live birth rates in patients with recurrent miscarriage caused by uterine anomalies? J Obstetr Gynaecol. 2015; 35(2):155-8.

81. Kasius J, Fatemi H, Bourgain C et al. The impact of chronic endometritis on reproductive outcome. Fertil Steril. 2011; 96:1451-6.

82. Johnston-MacAnanny E, Hartnett J, Engmann L et al. Chronic endometritis is a frequent finding in women with recurrent implantation failure after in vitro fertilization. Fertil Steril. 2010; 93:437-41.

83. Yang R, Du X, Wang Y et al. The hysteroscopy and histological diagnosis and treatment value of chronic endometritis in recurrent implantation failure patients. Arch Gynecol Obstet. 2014; 289:1363-9.

84. Sampson JA. Peritoneal endometriosis due to the menstrual dissemination of endometrial tissue into the peritoneal cavity. Am J Obstet Gynecol. 1927; 14:422-69.

85. Lacer LM, Taylor HS. Endometriosis and infertility: a review of the pathogenesis and treatment of endometriosis-associated infertility. Obstet Gynecol Clin N Am. 2012; 39:535-49.

86. Chapron C, Vercellini P, Barakat H et al. Management of ovarian endometriomas. Hum Reprod Update. 2002; 8:591-7.

87. Opoien HK, Fedorcsak P, Byholm T et al. Complete surgical removal of minimal and mild endometriosis improves outcome of subsequent IVF/ICSI treatment. Reprod Biomed Online. 2011; 23:389-95.

88. Hart RJ, Hickey M, Maouris P et al. Excisional surgery versus ablative surgery for ovarian endometrioma. Cochrane Database Syst Rev. 2008; CD004992.

89. Papaleo E, Ottolina J, Vigano P et al. Deep pelvic endometriosis negatively affects ovarian reserve and the number of oocytes retrieved for in vitro fertilization. Acta Obstet Gynecol Scand. 2011; 90:878-84.

90. Ray A, Shah A, Gudi A, Homburg R. Unexplained infertility: an update and review of practice. Reprod Biomed Online. 2012; 24(6):591-602.

91. Somigliana E, Paffoni A, Busnelli A et al. Age-related infertility and unexplained infertility: an intricate clinical dilemma. Hum Reprod. 2016; 31(7):1390-6.

92. Propst AM, Bates GW Jr. Evaluation and treatment of anovulatory and unexplained infertility. Obstet Gynecol Clin North Am. 2012; 39(4):507-19.

93. Practice Committee Opinion of the American Society of Reproductive Medicine. Evaluation of recurrent pregnancy loss: a committee opinion. Fertil Steril. 2012; 98:1103-11.

94. Stirrat GM. Recurrent miscarriage. Lancet. 1990; 336:673-5.

95. Wilcox AJ, Weinberg CR, O'Connor JF et al. Incidence of early loss of pregnancy. N Engl J Med. 1988; 319:189-94.

96. Edmonds DK, Lindsay KS, Miller JF et al. Early embryonic mortality in women. Fertil Steril. 1982; 38:447-53.

97. Knudsen UB, Hansen V, Juul S et al. Prognosis of a new pregnancy following previous spontaneous abortions. Eur J Obstet Gynecol Reprod Biol. 1991; 39:31-6.

98. Shahine L, Lathi R. Recurrent pregnancy loss. Evaluation and treatment. Obstet Gynecol Clin N Am. 2015; 42:117-34.

99. Harger JH, Archer DF, Marchese SG et al. Etiology of recurrent pregnancy losses and outcome of subsequent pregnancies. Obstet Gynecol. 1983; 62:574-81; 9.

100. Acien P, Acien M, Sanchez-Ferrer M. Complex malformations of the female genital tract. New types and revision of classification. Hum Reprod. 2004; 19: 2377-84.

101. Grimbizis GF, Camus M, Tarlatzis BC et al. Clinical implications of uterine malformations and hysteroscopic treatment results. Hum Reprod Update. 2001; 7:161-74.

102. Jacobs PS, Hassold T. Chromosomal abnormalities: origin and etiology in abortuses and live births. In: Vogel F, Sperlin K (Eds.). Human genetics. Berlin: Springer-Verlag; 1987. p. 233-44.

103. Stephenson MD, Sierra S. Reproductive outcomes in recurrent pregnancy loss associated with a parental carrier of a structural chromosome rearrangement. Hum Reprod. 2006; 21:1076-82.

104. Hassold T, Chiu D. Maternal age specific rated of numerical chromosome abnormalities with special reference to trisomy. Hum Genet. 1985; 70:11-7.

105. Marquard K, Westphal L, Milki A et al. Etiology of recurrent pregnancy loss in women over the age of 35. Fertil Steril. 2010; 94:1473-7.

106. De Vivo A, Mancuso A, Giacobbe A et al. Thyroid function in women found to have early pregnancy loss. Thyroid. 2010; 20:633-7.

107. De Carolis C, Greco E, Guarino MD et al. Antithyroid antibodies and antiphospholipid syndrome: evidence of reduced fecundity and of poor pregnancy outcome in recurrent spontaneous aborters. Am J Reprod Immunol. 2004; 52: 263.

108. Iravani AT, Saeedi MM, Pakravesh J et al. Thyroid autoimmunity and recurrent spontaneous abortion in Iran: a case-control study. Endocr Pract. 2008; 14:458-64.

109. Jovanovic L, Knopp RH, Kim H et al. Elevated pregnancy losses at high and low extremes of maternal glucose in early normal and diabetic pregnancy: evidence for a protective adaptation in diabetes. Diabetes Care. 2005; 28: 1113-7.

110. Haas DM, Ramsey PS. Progestogen for preventing miscarriage. Cochrane Database of Syst Rev. 2013; (10)CD003511.

111. Committee on Practice Bulletins Obstetrics. ACOG. Practice bulletin Antiphospholipid syndrome. Obstet Gynecol. 2012; 120:1514-21.

112. de Jong PG, Kaandorp S, Di Nisio M et al. Aspirin and/or heparin for women with unexplained recurrent miscarriage with or without inherited thrombophilia. Cochrane Database Syst Rev. 2014; (7):CD004734.

113. Kaandorp SP, Goddijn M, van der Post JA et al. Aspirin plus heparin or aspirin alone in women with recurrent miscarriage. N Engl J Med. 2010; 362:1586-96.

114. Empson M, Lassere M, Craig J et al. Prevention of recurrent miscarriage for women with antiphospholipid antibody or lupus anticoagulant. Cochrane Database Syst Rev. 2005; (2):CD002859.

115. Dizon-Townson D, Miller C, Sibai B et al. The relationship of the factor V Leiden mutation and pregnancy outcomes for mother and fetus. Obstet Gynecol. 2005; 106:517-24.

116. Lindbohm ML, Sallmen M, Taskinen H. Effects of exposure to environmental tobacco smoke on reproductive health. Scand J Work Environ Health. 2002; 28(Suppl 2):84-96.

117. Metwally M, Saravelos SH, Ledger WL et al. Body mass index and risk of miscarriage in women with recurrent miscarriage. Fertil Steril. 2010; 94:290-5.

BIBLIOGRAFIA CONSULTADA

ASRM Practice Comitee Reports, Testing and interpreting measures of ovarian reserve: a comitee opinion. Fertil Steril. 2015; 103:e9-17.

Bazot M, Lafont C, Rouzier R et al. Diagnostic accuracy of physical examination, transvaginal sonography, rectal endoscopic sonography and magnetic resonance imaging to diagnose deep infiltrating endometriosis. Fert Steril. 2009; 92(6):1825-33.

Bewley S, Davies M, Braude P. Which career first? The most secure age for childbearing remains 20-35. BMJ. 2005; 331:588-9.

Boivin J, Bunting L, Collins JA et al. International estimates of infertility prevalence and treatment seeking: potential need and demand for infertility medical care. Hum Reprod. 2007; 22:1506-12.

Caetano JPJ, Pereira LMR, Xavier EBS. Tratamento de baixa complexidade em infertilidade. Manual SOGIMIG de Ginecologia e Obstetrícia. Rio de Janeiro: Medbook; 2017.

Carrascosa P, Capunay C, Vallejos J et al. Two dimensional and three-dimensional imaging of uterus and fallopian tubes in female infertility. Fertil Steril. 2016; 105:1403-20.

Chandra A, Martinez GM, Mosher WD et al. Fertility, family planning, and reproductive health of U.S. women: data from the 2002 National Survey of Family Growth. Vital Health Stat. 2005; 25:1-160.

Conselho Federal de Medicina (CFM). Resolução nº 2.121/2015, adota as normas éticas para a utilização das técnicas de reprodução assistida. Brasília: CFM; 2015.

ESHRE Capri Workshop Group. Fertility and ageing. Human Reprod Update. 2005; 11:261-76.

Gnoth C, Godehardt D, Godehardt E et al. Time to pregnancy: results of the German prospective study and impact on the management of infertility. Hum Reprod. 2003; 18(9):1959-66.

Green E, Vessey M. The prevalence of subfertility: a review of the current confusion and a report of two new studies. Fertil Steril. 1990; 54:978-83.

Groszmann YS, Benacerraf BR. Complete evaluation of anatomy and morphology of the infertile patient in a single visit; the modern infertility pelvic ultrasound examination. 2016; 105(6):1381-93.

Harold C, Wiesenfeld MD, Screening for Chlamydia trachomatis Infections in Women. N Engl J Med. 2017; 376:765-73.

Hindocha A, Beere L, O'Flynn H et al. Drug treatments for pain relief in hysterosalpingography. Cochrane Database Syst Rev. 2015; 9:CD006106.

Johnson J, Canning J, Kaneko T et al. Germline stem cells and follicular renewal in thepostnatal mammalian ovary. Nature. 2004; 428(6979):145-50.

Legro RS, Brzyski RG, Diamond MP et al. Letrozole versus clomiphene for infertility in the polycystic ovary syndrome. N Engl J Med. 2014; 371:119.

Maheux-Lacroix et al. Hysterosalpingosonography for diagnosing tubal occlusion in subfertile women: a systematic review with meta-analysis. Human Reprod. 2014; 29:953-63.

Marinho RM, Rosa e Silva ACJ, Caetano JPJ et al. Preservação da fertilidade. Uma nova fronteira em medicina reprodutiva e oncologia. Rio de Janeiro: Medbook; 2015.

Menken J, Trussell J, Larsen U. Age and infertility. Science. 1986; 233:1389-94.

Sauer MV, Paulson RJ, Lobo RA. Pregnancy after age 50: application of oocyte donation to women after natural menopause. Lancet. 1993; 341(8841): 321-3.

te Velde ER, Scheffer GJ, Dorland M et al. Developmental and endocrine aspects of normal ovarian aging. Mol Cell Endocrinol. 1998; 145(1-2): 67-73.

Tsiami A, Chaimani A, Mavridis D et al. Surgical treatment for hydrosalpinx prior to in-vitro fertilization embryo transfer: a network meta-analysis. Ultrasound Obstet Gynecol. 2016; 48:434.

World Health Organization (WHO). WHO laboratory manual for the examination and processing of human semen. 5. ed. Switzerland: WHO Press; 2010. Disponível em: http://www.who.int. Acesso em setembro de 2010.

Zegers-Hochschild et al. International Committee for Monitoring Assisted Reproductive Technology (ICMART) and the World Health Organization (WHO) revised glossary of ART terminology. Fertil Steril. 2009; 92(5):1520-4.

42

Infertilidade Masculina

Marcelo Vieira | Newton Eduardo Busso | Sidney Glina

INTRODUÇÃO

As causas de infertilidade conjugal podem vir de ambos os parceiros. As causas masculinas são chamadas de fator masculino, e as causas femininas, de fator feminino; ambos os tipos podem ocorrer isoladamente ou em conjunto. O fator masculino tem a mesma importância do fator feminino, uma vez que a incidência destes fatores é igual nos casais com infertilidade conjugal (50%).[1] Cabe ao urologista avaliar o homem desde o início para evitar retardo no diagnóstico. O objetivo é diagnosticar as causas tratáveis, fazer o diagnóstico de causas genéticas e orientar a melhor técnica de reprodução assistida (TRA) nos casos idiopáticos, com impossibilidade de tratamento específico ou na falha deste.

A introdução da técnica de injeção intracitoplasmática de espermatozoides (ICSI) trouxe uma nova opção de tratamento para o fator masculino grave da infertilidade conjugal levando a duas consequências: a primeira foi a reaproximação do urologista do tratamento pela necessidade de utilização de técnicas de recuperação de espermatozoides para ICSI, e a segunda, a desconsideração do tratamento específico de doenças prevalentes e importantes para a infertilidade masculina, como a varicocele.

A avaliação urológica tem como objetivos:

- Avaliar a presença de fatores gonadotóxicos
- Avaliar a presença de antecedentes que prejudiquem a espermatogênese, causem obstrução das vias eferentes ou alterações na fisiologia da ejaculação
- Avaliar o histórico sexual do casal
- Diagnosticar as alterações perceptíveis ao exame físico
- Avaliar a qualidade seminal com diagnóstico de azoospermia e oligozoospermia grave
- Avaliar a necessidade de investigação com exames complementares
- Definir o tratamento.

A Organização Mundial da Saúde (OMS) define infertilidade conjugal como a ausência de gestação após 1 ano de relações sexuais frequentes sem anticoncepção. Após 12 meses, 15% dos casais não conseguem a gestação.[1]

O diagnóstico em infertilidade conjugal envolve a avaliação conjunta do casal após o período de 12 meses sem gravidez, por desejo do casal que procura por orientação especializada ou quando houver conhecimento prévio de doenças que afetem a fertilidade no homem ou na mulher.[1]

DOENÇAS CONGÊNITAS

Criptorquidia

Doença caracterizada por mau posicionamento dos testículos, também chamada de testículos mal descidos. Atinge entre 2 e 5% dos meninos recém-nascidos e tem como causa provável alterações intraútero do eixo hipotálamo-hipófise-gonadal. Mais recentemente, tem-se acreditado na existência de uma síndrome de disgenesia testicular que associa mau posicionamento dos testículos, infertilidade e maior incidência de tumor de testículo.[1] Aproximadamente 8% dos homens com infertilidade têm criptorquidia.[1]

▶ **Etiopatogenia.** A criptorquidia é causada por fatores genéticos, hormonais e ambientais. Estudo em animais mostra que o gene *Insl3* tem papel importante no correto posicionamento dos testículos por participar da formação do gubernáculo.[1] Esse mesmo gene tem expressão nas células de Leydig e o bloqueio de suas células-alvo causa criptorquidia.[1] A exposição a estrogênios durante a gestação e o efeito antiandrogênico e estrogênico de determinados agentes químicos e pesticidas levam a criptorquidia e alterações seminais em modelos animais.[1]

Na criptorquidia, há uma diminuição na população de células germinativas e, em 10 a 45% dos indivíduos afetados, ocorre ausência destas células, certamente impactando a fertilidade.[1]

▶ **Propedêutica.** O diagnóstico do testículo mal descido é feito ao nascer ou até o 1º ano de vida, por exame físico ou ultrassonografia quando não se palpam os testículos no canal inguinal.[1] A avaliação de infertilidade é realizada na idade adulta, quando o antecedente de criptorquidia tratada ou não é suficiente para o diagnóstico da causa. A análise seminal avalia a qualidade seminal e determina o método de tratamento. Nos portadores de criptorquidia bilateral, 31% têm oligozoospermia e 41% apresentam azoospermia.[1]

▶ **Prevenção.** Pode-se evitar a exposição a fatores ambientais, porém, na prática, isso é difícil, uma vez que os compostos potencialmente envolvidos na etiopatogenia estão dispersos no ambiente e presentes em produtos consumidos diariamente. Em termos de prevenção da infertilidade na criptorquidia, apesar de controverso, é recomendado o tratamento cirúrgico (orquidopexia) nos primeiros 2 anos de idade, o que preservaria qualquer capacidade residual funcional do testículo.[1]

▶ **Tratamento.** O tratamento da infertilidade por criptorquidia é baseado no uso de técnicas de reprodução assistida e na dependência da qualidade seminal. Nos casos de azoospermia, a recuperação de espermatozoides testiculares e a fertilização dos oócitos por ICSI é indicada.[1]

Hipospadia

Hipospadia é uma malformação congênita com desenvolvimento incompleto da uretra anterior, do corpo cavernoso e do prepúcio, caracterizada pelo mau posicionamento do meato uretral nas porções proximal, medial ou distal do pênis e que incide em 1/250 nascidos.[1]

▶ **Etiopatogenia.** A etiopatogenia é desconhecida e a relação com disfunção hormonal não é estabelecida na maioria dos casos, porém parece existir a relação entre o uso de progesterona nas fases iniciais de gestação e a maior ocorrência de hipospadia, dada a maior incidência da malformação nos nascidos do sexo masculino advindos de fertilização *in vitro*, potencialmente por causa do uso suplementar da progesterona nessas técnicas.[1]

▶ **Propedêutica.** O diagnóstico da hipospadia é clínico. Quando a hipospadia é medial ou proximal, ela impede a adequada deposição do sêmen no fundo vaginal, causando infertilidade.[1] Nos homens com hipospadias proximais, nas quais o meato uretral localiza-se na base do pênis, existe dificuldade até para a coleta de amostra de sêmen, dado o posicionamento da uretra.

▶ **Prevenção.** Não há como evitar a ocorrência da doença ou suas consequências.

▶ **Tratamento.** O tratamento baseia-se na reconstrução cirúrgica da uretra anterior, com diversas técnicas propostas e em uso.[1]

DOENÇAS GENÉTICAS

Alterações no cariótipo são mais frequentes em homens inférteis (5,8%) do que na população em geral (0,5%), sendo as dos cromossomos sexuais as mais frequentes (4,2%) quando comparadas às presentes nos autossomos (1,5%).[1] Alterações de cariótipo, deleções de genes e mutações cromossômicas em áreas relacionadas à espermatogênese podem alterar a produção dos espermatozoides, sua função ou o desenvolvimento normal do sistema genital.[1]

Alterações do cariótipo

Síndrome de Klinefelter

A síndrome de Klinefelter é caracterizada pela presença de um cromossomo X supranumerário (47XXY) e é 30 vezes mais frequente entre os homens que procuram atendimento por infertilidade, incidindo em 14% dos homens com azoospermia não obstrutiva.[1]

▶ **Etiopatogenia.** Pacientes com síndrome de Klinefelter podem apresentar desde oligozoospermia até azoospermia, mas, em geral, têm alterações graves na produção de espermatozoides e não engravidam naturalmente suas parceiras.[1]

▶ **Propedêutica.** Os pacientes podem apresentar diversos fenótipos, dependendo da existência de mosaicismo, mas a maioria tem testículos diminuídos e firmes, dosagem elevada de hormônio foliculoestimulante (FSH), testosterona diminuída e azoospermia.[1] O exame principal é o cariótipo de banda G, que diagnostica a alteração.[1]

▶ **Prevenção.** Não existe prevenção para alteração.

▶ **Tratamento.** A paternidade pode ser obtida pela recuperação de espermatozoides testiculares para utilização em ICSI. A taxa de recuperação de espermatozoides na síndrome de Klinefelter varia de 30 a 50% e apenas um nascido com a síndrome foi relatado, porém, dada a maior chance de alterações cromossômicas nestes casos, o diagnóstico pré-implantacional pode ser sugerido.[1]

Mutações cromossômicas

Agenesia congênita dos vasos deferentes

A agenesia congênita bilateral dos vasos deferentes (ACBVD) é parte das possíveis fenótipos da fibrose cística que afeta ente 1 e 2% dos homens com infertilidade.[1]

▸ **Etiopatogenia.** É uma mutação em um gene (regulador do transdutor da condutância transmembrana [CFTR]) presente em um autossomo (cromossomo 7), de comportamento recessivo e que está presente em 1:25 da população caucasiana.[1] Clinicamente, expressa-se de maneiras variadas, mas em geral por ausência dos ductos deferentes, hipoplasia ou ausência das vesículas seminais e ausência das porções distais do epidídimo, causando azoospermia obstrutiva.[1]

▸ **Propedêutica.** O diagnóstico é clínico, por meio da palpação dos cordões inguinais, quando não se palpam os deferentes e partes dos epidídimos. A análise seminal clássica é caracterizada por baixo volume, pH ácido e azoospermia, porém não necessariamente.[1]

▸ **Prevenção.** Como nas demais doenças genéticas, não existe prevenção, exceto nos casos diagnosticados e que serão submetidos a ICSI, quando se torna obrigatória a investigação da presença da mutação no casal para evitar a homozigose e a doença na criança.[1]

▸ **Tratamento.** Nos casais cujo homem tem azoospermia obstrutiva por ACBVD, é realizada ICSI com recuperação de espermatozoides do epidídimo.[1]

Síndrome de Kallmann

A síndrome de Kallmann é uma doença autossômica recessiva, ligada ao cromossomo X, causada por mutação no gene *KALIG-1* e representa a alteração mais comum ligada ao cromossomo X que causa infertilidade, incidindo entre 1/10.000 e 1/60.000 nascidos.[1]

▸ **Etiopatogenia.** Na síndrome de Kallmann, os portadores não produzem hormônio liberador de gonadotrofinas (GnRH) e cursam com hipogonadismo hipogonadotrófico levando a hipoandrogenismo e alteração da produção de espermatozoides.[1]

▸ **Propedêutica.** Clinicamente, os pacientes se apresentam com sinais de hipoandrogenismo, azoospermia e anosmia, podendo ainda ter defeitos de formação na linha média da face.[1] O diagnóstico é clínico, auxiliado por dosagem das gonadotrofinas (hormônio luteinizante [LH] e FHS) que se mostram em níveis pré-puberdade e dosagem baixa de testosterona. A avaliação da presença da alteração genética complementa o diagnóstico e auxilia no aconselhamento genético.[1]

▸ **Prevenção.** O único meio de prevenção é o aconselhamento genético nos casais portadores da síndrome.[1]

▸ **Tratamento.** O tratamento é realizado com a reposição hormonal de gonadotrofinas (FSH e gonadotrofina coriônica humana – hCG) em diversos esquemas propostos, com bons resultados.[1]

Microdeleção Y

A associação entre deleção do braço longo do cromossomo Y e infertilidade foi descrita em 1976 e, em 1992, foram relatados os primeiros casos de infertilidade por microdeleções no cromossomo Y e identificadas as regiões AFZA, AZFb e AZFc que contêm genes responsáveis pela espermatogênese.[1]

▸ **Etiopatogenia.** As microdeleções incidem em até 12% dos homens com azoospermia e em até 7% dos homens com concentração inferior a 5 milhões de espermatozoide por mℓ de sêmen. Mesmo sem estar esclarecido exatamente qual o papel individual dos genes, sabe-se que, nas microdeleções de AZFa e AZFb, não são encontrados espermatozoides no testículo. Nos portadores de microdeleções de AZFc, pode-se encontrar desde concentração abaixo de 5 milhões até azoospermia, porém podem ser recuperados espermatozoides do testículo para uso em ICSI.[1]

▸ **Propedêutica.** O diagnóstico é feito por meio de pesquisa de microdeleção do cromossomo Y em sangue periférico que deve ser solicitada nos homens com azoospermia ou concentração de espermatozoides inferior a 5 milhões/mℓ, uma vez que a incidência de microdeleções em concentrações superiores a esse valor é inferior a 1%.[1]

▸ **Prevenção.** Não existe prevenção da doença e, aos casais cujos homens são portadores e que serão submetidos a ICSI, deve ser dada a informação de que, se a criança gerada for do sexo masculino, ela terá a mesma deleção do pai.[1]

▸ **Tratamento.** O tratamento é baseado na recuperação cirúrgica de espermatozoides testiculares e ICSI.[1]

VASECTOMIA

A vasectomia é um método contraceptivo masculino, cirúrgico, definitivo, introduzido no início do século 20 com diferentes objetivos, popularizado a partir da década de 1960 nos EUA e utilizado por 6% dos casais norte-americanos.[2] No Brasil, a técnica foi introduzida na década de 1970, mas só foi regularizada em 1996 pela Lei 9.263. Em 2007, foi incluída no Pacto Nacional de Redução de Mortalidade Materna, Neonatal e Infantil de 2005, levando a um aumento no número de vasectomias realizadas no SUS de 7.798 em 2001 para 34.144 em 2009.[3]

▸ **Etiopatogenia.** A vasectomia atua interrompendo a passagem dos espermatozoides pelos canais deferentes que são isolados, têm um segmento ressecado e ligados, causando um quadro de azoospermia obstrutiva.[4]

▸ **Propedêutica.** O diagnóstico é realizado na história clínica e, no exame físico, pode-se encontrar granuloma ou falha nos deferentes na altura em que foi realizada a vasectomia. São palpados os epidídimos que, em geral, encontram-se aumentados e de consistência cística. É importante a presença de hidrocele, que é um dos fatores de mau prognóstico para reversão da vasectomia.[5]

▸ **Prevenção.** Não cabe prevenção nessa causa de infertilidade, uma vez que é um método de contracepção, legalizado e voluntário, além de efetivo. A discussão vem a partir do arrependimento ou de uma nova união e desejo de ser pai novamente, o que acontece em 6% dos homens vasectomizados.[2]

▸ **Tratamento.** Para os homens que desejam ser pais e fizeram vasectomia, existem duas opções de tratamento: reversão de vasectomia ou recuperação de espermatozoides testiculares ou epididimários e ICSI. Em 1977, foi publicada a primeira descrição da técnica microcirúrgica de reversão de vasectomia por Silber que, juntamente com Owen, dividiram a posição de pioneiros na microcirurgia reconstrutiva dos ductos deferentes.[6,7] Nas décadas seguintes, a técnica foi aprimorada, culminando, em 1991, na publicação dos resultados da série de 1.469 reversões de vasectomia pelo estudo do *Vasovasostomy Study Group*, que consagra a cirurgia de vasovasostomia como meio de tratamento da azoospermia obstrutiva (AO) por vasectomia e define o tempo decorrido entre a vasectomia e a reversão como fator prognóstico das taxas de permeabilidade e gravidez.[8] Os autores mostraram que, para vasectomias de até 3 anos, a taxa de permeabilidade da anastomose foi de 97%, com taxa de gravidez de 76%; no outro extremo, acima de 15 anos de vasectomia, as mesmas taxas foram de 71 e 30%, respectivamente.[8]

Em 1992, foi descrita por Palermo et al.[9] a técnica de ICSI que revolucionou o tratamento do fator masculino grave, por possibilitar a obtenção da gravidez com a utilização de um único espermatozoide, o que resgata a ideia de Temple-Smith et al.[10] de recuperar espermatozoides do epidídimo e utilizá-los na tentativa de tratamento de homens com AO. Em 1994, Shrivastav et al.[11] e, em 1995, Craft et al.[12] descreveram a técnica de aspiração de esperma epididimal percutânea (PESA; do inglês, *percutaneous epididymal sperm aspiration*) e seus resultados iniciais, tornando a PESA/ICSI uma nova alternativa para o tratamento da AO. As taxas de gravidez clínica após ICSI, com recuperação de espermatozoides nos casos de AO, no início do desenvolvimento da técnica, variavam de 19 a 34% por ciclo e de 25 a 35% por transferência embrionária.[13] Na última década, as taxas variaram de 28 a 42% para gravidez clínica e 27 a 32% para nascidos vivos.[14]

Optar entre os dois modos de tratamento é uma decisão conjunta do médico e do casal, levando em consideração resultado final de ambas as modalidades, características individuais do casal e custo. O assunto ainda é controverso, mas a maioria dos trabalhos de custo-efetividade atesta a superioridade da reversão.[15]

VARICOCELE

A varicocele é definida pela dilatação do plexo pampiniforme de drenagem do testículo. Originalmente, essa dilatação era explicada pela incompetência valvular da veia espermática e, posteriormente, foram acrescentados a essa teoria o efeito compressivo exercido pela aorta e veia mesentérica na veia renal esquerda e o efeito de pressão hidrostática na veia espermática consequente à posição ortostática da espécie humana.[16]

Sua ocorrência é mais comum à esquerda e geralmente é assintomática. Sua incidência em meninos abaixo dos 9 anos é quase nula, aumentando gradativamente até sua maior ocorrência (14%) entre 15 e 19 anos.[17,18] Incide em 15% da população adulta geral, e a maior incidência é encontrada nos pacientes portadores de infertilidade, atingindo 35%.[19]

▶ **Etiopatogenia.** Existem diferentes teorias para explicar o dano na função testicular causado pela varicocele, embora nenhuma delas explique seu efeito variável sobre a espermatogênese e a fertilidade masculina.[20] As teorias incluem: hipertermia, hipoxia, diminuição do fluxo sanguíneo intratesticular e epididimário, alterações hormonais intratesticulares, estresse oxidativo e refluxo de metabólitos do rim e da suprarrenal.[20,21] A varicocele não determina uma alteração histológica testicular patognomônica,[22] podendo apresentar hiperplasia das células de Leydig, parada da maturação espermática, diminuição do número de células de Sertoli por túbulo e descolamento do epitélio germinativo.[22,23] Os padrões celulares são os encontrados em pacientes com alteração da espermatogênese por diversas causas.[23]

▶ **Propedêutica.** O diagnóstico da varicocele é clínico e pode parecer simples, porém, a ausência de um exame subsidiário simples, seguro e que confirme o diagnóstico clínico torna o tema passível de debate e controvérsias. Outros meios de diagnóstico são a ultrassonografia com a utilização de Doppler, a termografia da bolsa testicular, a venografia, a cintigrafia e a ressonância magnética.[16]

O diagnóstico clínico é baseado na inspeção e na palpação dos elementos do cordão inguinal na bolsa testicular em ambiente com a temperatura confortável, com o paciente em posição ortostática em repouso e com a associação da manobra de Valsalva. Nessas condições, procura-se ver ou palpar as veias dilatadas. Classifica-se a varicocele em grau III (visível), grau II (palpável) e grau I (palpável com Valsalva).[24] Além da varicocele, observa-se o tamanho dos testículos e sua consistência, sempre estabelecendo uma comparação com o testículo contralateral.

A ultrassonografia permite medir o diâmetro das veias e, com a associação do Doppler, estabelece a presença de refluxo de sangue por meio do plexo pampiniforme. Inicialmente, parecia ser de grande auxílio no diagnóstico da varicocele, diagnosticando 60% das varicoceles que não foram achadas no exame físico, sendo classificadas como subclínicas.[25] Pode parecer simples efetuar a medida do diâmetro das veias do plexo pampiniforme e verificar a existência de refluxo, porém, não existe definição entre os autores quanto à medida das veias, podendo variar entre 2 e 3 mm, e não existe relação entre o diâmetro das veias e a presença de refluxo em pacientes com e sem varicocele.[26] Para complicar ainda mais, é possível verificar refluxo por meio do Doppler em pacientes normais, sem alterações de fertilidade e sem varicocele clínica.[26] Um novo parâmetro a ser considerado no diagnóstico da varicocele por Doppler é a duração e a velocidade do refluxo em pacientes com varicocele. Kocakoc et al.[27] encontraram em portadores de varicocele clínica uma relação entre a medida da veia, a duração e a velocidade do refluxo, abrindo a possibilidade de novos estudos incluindo um grupo-controle para verificar se não serão repetidos os dados de estudos anteriores.[27]

A venografia é considerada o melhor método para o diagnóstico da varicocele, porém, por ser invasivo e apresentar complicações, só é utilizado em instituições nas quais a embolização é aceita como técnica de tratamento.[16]

▶ **Prevenção.** Por tratar-se de uma alteração anatômica, não existe prevenção da varicocele, porém é possível prevenir ou minimizar seus efeitos com o diagnóstico precoce realizado na puberdade em uma fase em que é ainda possível retomar o crescimento testicular.[28]

▶ **Tratamento.** A indicação do tratamento cirúrgico da varicocele no adulto é baseada no diagnóstico clínico, na história de infertilidade conjugal e nas alterações da análise seminal, incluindo a azoospermia. Embora ainda hoje existam questionamentos a respeito dos resultados após a cirurgia, a maioria da literatura mostra benefícios com a cirurgia.[16] A indicação de tratamento na puberdade é baseada na presença de atrofia testicular, em comparação com o testículo contralateral e na presença de varicocele grau III. Segundo Kass et al.,[28] os pacientes com varicocele grau I parecem ter desenvolvimento testicular normal quando comparados com controles em todos os estágios de desenvolvimento sexual (Tabela 42.1),[29] não necessitando de tratamento. Portadores de varicocele grau II têm diferença de volume testicular quando comparados com controles somente nos estágios finais do desenvolvimento testicular, devendo ser acompanhados anualmente e operados caso apresentem diferença de volume entre os testículos. Os portadores de varicocele grau III, independentemente do estágio de desenvolvimento sexual, apresentaram diminuição do volume testicular com relação ao grupo-controle, devendo ser operados.[28]

Tabela 42.1 Classificação do desenvolvimento de caracteres sexuais em meninos e adolescentes segundo Marshall e Tanner.

	Pênis, testículos e bolsa testicular	Pelos pubianos
I	Mesmo tamanho e proporção	Ausência
II	Aumento da bolsa e testículos com pigmentação discreta da pele	Fios longos, pouco pigmentados na base do pênis
III	Crescimento do pênis acompanhando o aumento de bolsa e testículos	Pelos mais escuros e enrolados com crescimento esparso na junção do pênis com o púbis
IV	Aumento da glande e escurecimento da pele da bolsa testicular	Padrão de adulto, porém com área menor recoberta de pelos e sem crescimento em região medial das coxas
V	Padrão de adulto sem crescimento adicional após essa fase	Padrão adulto com distribuição em triângulo invertido e região medial das coxas

Fonte: Marshall e Tanner, 1970.[29]

Os benefícios após a cirurgia podem ser avaliados por melhora da qualidade seminal, gravidez, aumento das taxas de gravidez utilizando-se técnicas de reprodução assistida e melhor custo-benefício comparado à utilização de reprodução assistida como primeira opção de tratamento.

Aproximadamente 60 a 80% dos pacientes operados apresentam melhora dos parâmetros avaliados na análise seminal em comparação com a avaliação pré-operatória. Nos pacientes com azoospermia, é possível obter melhora após a cirurgia em um seguimento mínimo de 12 meses com 20 a 47% dos pacientes operados apresentando espermatozoides no ejaculado.[16,30-33]

Um terço dos casais tratados engravidam naturalmente e outro um terço tem mudada a indicação de técnica de reprodução assistida de técnicas de alta complexidade (fertilização *in vitro* e injeção intracitoplasmática de espermatozoide) para baixa complexidade (inseminação intrauterina).[30]

Quando se analisa o resultado de tratamento com inseminação intrauterina em casais cujo fator de infertilidade masculina era a varicocele e se compara a taxa de gravidez, a taxa de nascimento por ciclo realizado e a taxa de nascimento por casal entre casais cujos homens foram operados com o grupo não operado, verificam-se taxas superiores no grupo que fez a cirurgia.[34]

Schlegel avaliou o custo de uma criança nascida após a correção de varicocele e comparou com o custo de um nascimento após a realização de ICSI e demonstrou que o custo de um nascimento com ICSI é 3,4 vezes superior.[35]

NEOPLASIAS

As neoplasias podem causar infertilidade, e as mais frequentes na população jovem e sem filhos são os tumores do testículo e a doença de Hodgkin.[36]

Tumor de testículo

A relação entre alteração seminal e tumores de testículo é presente na literatura. Vários estudos relacionam alteração de qualidade seminal e risco de desenvolvimento de tumor de testículo. Entre eles, há um estudo populacional da Dinamarca com mais de 30 mil participantes que mostra que um homem com alteração na qualidade seminal tem uma chance 1,6 vez maior de desenvolver câncer de testículo comparado à população normal, e outro estudo norte-americano que mostra uma chance 20 vezes maior da ocorrência de tumor de testículo entre 3.800 pacientes avaliados em clínicas de infertilidade e comparados ao banco de dados da SEER (*Surveilance, Epidemiology and End Results*).[37]

▶ **Etiopatogenia.** As alterações seminais seriam decorrentes de distorções na arquitetura testicular determinadas pelo tumor associado à alteração na barreira hematotesticular que desencadearia a produção de anticorpo antiespermatozoides.[37]

▶ **Propedêutica.** O diagnóstico dos tumores de testículo é realizado por ultrassonografia, uma vez que 95% das lesões sólidas do testículo são malignas.[38]

▶ **Prevenção.** Embora não exista nenhuma recomendação de rastreamento populacional preventivo para o tumor de testículo, a infertilidade associada a lesões intratesticulares não palpáveis é considerada como fator de risco.[38]

▶ **Tratamento.** O tratamento padrão da neoplasia testicular é a orquiectomia, associada ou não a rádio e quimioterapia, mas de interesse para infertilidade está a preservação da fertilidade antes do tratamento e as opções após.[37] As alterações seminais são frequentes antes mesmo da orquiectomia, e a cirurgia tem o potencial de melhorar a qualidade seminal, porém, sempre que possível, a criopreservação de espermatozoides deveria ser realizada.[37] Na presença de azoospermia antes ou após a orquiectomia, pode-se tentar a recuperação de espermatozoides no testículo remanescente e utilizar a técnica de ICSI para obter a gravidez. A taxa de recuperação de espermatozoides testiculares nessa situação é de aproximadamente 45%.[37]

Doença de Hodgkin

A mortalidade da doença de Hodgkin diminuiu 60% após a década de 1970 e, entre os sobreviventes, a preservação da fertilidade e a possibilidade de paternidade tornaram-se uma preocupação ao menos entre 50% dos pacientes oncológicos.[36]

▶ **Etiopatogenia.** Na ocasião do diagnóstico, 70% dos pacientes já têm alteração seminal, incluindo azoospermia em 8% deles. A alteração da espermatogênese não é explicada por só um fator, mas sabe-se que é causada por associação entre alterações endócrinas, anormalidades genéticas preexistentes nas células germinativas, lesão nas células de Leydig e túbulos seminíferos causadas por ação sistêmica de citoquinas e efeito lesivo no sistema linfático intratesticular.[36]

▶ **Propedêutica.** A propedêutica específica na infertilidade causada por neoplasia restringe-se a avaliação seminal visando ao diagnóstico das alterações seminais e, sempre que possível, criopreservação de espermatozoides.[36]

▶ **Prevenção.** A radioterapia e a quimioterapia são o tratamento básico da doença de Hodgkin, e a infertilidade após o tratamento é decorrente da lesão às células germinativas que depende da dose de radioterapia e dos agentes quimioterápicos.[36] Alteração na espermatogênese acontece nas doses entre 0,1 e 1,2 Cy, e danos irreparáveis ocorrem com doses acima de 4 Cy. Novas técnicas de radioterapia, avanços na área de tecnologia dos aparelhos e proteção testicular pode evitar ou diminuir a lesão testicular.[36] Os quimioterápicos têm a capacidade de atravessar a barreira hematotesticular e causar danos irreparáveis às células germinativas, causando hialinização e fibrose do parênquima testicular. A combinação padrão de agentes alquilantes (mecloretamina, vincristina, procarbazina) e prednisolona usada durante muitos anos como base no tratamento da doença de Hodgkin foi gradualmente substituída por combinações menos gonadotóxicas baseadas em agentes não alquilantes (adriamicina, bleomicina, vimblastina, dacarbazina), o que permitiu a manutenção do bom resultado no tratamento da neoplasia com recuperação da qualidade seminal em até 90% dos tratados no período de 1 a 5 anos após o término da quimioterapia.[36]

▶ **Tratamento.** A fertilização assistida usando a técnica de ICSI utilizando espermatozoides criopreservados ou recuperados de testículo é o principal tipo de tratamento dos pacientes pós-químio ou radioterapia.[36,37]

DISFUNÇÃO HORMONAL

Na puberdade, o hipotálamo inicia a secreção do GnRH, que age sobre a adeno-hipófise liberando LH e FSH. O LH controla a produção de testosterona pelas células de Leidyg, e o FSH age nas células germinativas e comanda a espermatogênese. Este sistema é chamado de eixo hipotálamo-gonadal e é retroalimentado pelos níveis de testosterona plasmática e pela concentração da inibina, um subproduto da espermatogênese.[39]

Hipogogadismo hipogonadotrófico

O hipogonadismo hipogonadotrófico é caracterizado pela baixa dosagem de FSH, LH, testosterona e oligozoospermia ou azoospermia que incide em 1:10.000 homens, podendo ser de causas genética (Kallmann), adquirida (trauma, infecção, isquemia da hipófise) ou idiopática.[40]

▶ **Etiopatogenia.** Em todas as causas, existe integridade testicular, porém com ausência do estímulo hormonal para produção de testosterona e espermatozoides, causando infertilidade.[40]

▶ **Propedêutica.** O diagnóstico é baseado nas dosagens hormonais, espermograma e exame de imagem da hipófise para evidenciar fator etiológico.[40]

▶ **Prevenção.** Não existe prevenção da infertilidade por esta causa.

▶ **Tratamento.** O tratamento baseia-se na reposição hormonal com FSH (urinário ou recombinante) 75 UI por via subcutânea (SC) 3 vezes/semana associado a hCG 1.000 UI SC 2 vezes/semana, apesar de existirem vários esquemas terapêuticos. Avaliar a dosagem de testosterona após 30 dias e, caso apresente elevação, manter o tratamento por 90 dias e coletar nova análise seminal. Manter o tratamento até a gestação ou a opção por TRA com espermatozoide ejaculado.[40]

Uma trabalho retrospectivo com 100 pacientes em que 71 completaram a avaliação após o tratamento mostrou que 84% dos pacientes recuperaram a espermatogênese em um intervalo de tratamento entre 3 a 18 meses com concentração superior a 1,5 milhão de espermatozoides em 69% dos casos e gravidez natural atingida por 27% dos casais.[41]

Os não respondedores eram portadores de causa idiopática, síndrome de Kallmann com volumes testiculares entre 1 e 3,5 ml e mais de 50% receberam testosterona previamente para indução da puberdade.[41]

Hiperprolactinemia

Doença caracterizada por aumento dos níveis de prolactina, causada por tumores hipofisários e que incide em 1 a 5% dos pacientes com oligozoospermia grave (concentração inferior a 5 milhões de espermatozoides por ml de sêmen).[40]

▶ **Etiopatogenia.** O mecanismo exato do prejuízo a espermatogênese é desconhecido, porém as teorias incluem inibição da produção hipofisária de gonadotrofinas, compressão mecânica da hipófise pelo tumor e atuação direta da prolactina sobre as células germinativas.[40]

▶ **Propedêutica.** Em pacientes com oligozoospermia grave, solicita-se avaliação hormonal, que mostrará aumento da prolactina.[40] Ressonância magnética ou tomografia de sela túrcica são indicadas para diagnóstico de lesão na hipófise.[40]

▶ **Prevenção.** Sem prevenção.

▶ **Tratamento.** Cirúrgico nos macroadenomas e clínico nos microadenomas, com o uso de carbegolina ou bromocriptina de 3 a 9 meses com reavaliação da qualidade seminal.[40]

MEDICAMENTOS E GONADOTÓXICOS

Medicamentos podem ter ação deletéria para fertilidade masculina, agindo diretamente sobre a espermatogênese, atuando no eixo hipotálamo-hipofisário-gonadal, alterando a ejaculação ou diminuindo a libido.[42]

Anabolizante esteroide

▶ **Etiopatogenia.** O uso de anabolizante esteroide causa um bloqueio hipofisário determinando a parada de produção endógena da testosterona e da espermatogênese, causando azoospermia.[40]

▶ **Propedêutica.** Diagnóstico baseado pela referência do uso na história clínica e dosagens hormonais caracterizadas por testosterona em níveis normais ou suprafisiológicos, LH e FSH em níveis pré-púberes e azoospermia.[40]

▶ **Prevenção.** Evitar o uso de testosterona para fins de fisiculturismo.

▶ **Tratamento.** Suspensão do hormônio e avaliação do retorno à normalidade das dosagens hormonais em até 4 meses. Uma porcentagem pequena de pacientes mantém o bloqueio hipofisário e necessita de tratamento com gonadotrofinas.[40]

Inibidores da 5-alfarredutase

A finasterida, fármaco usado para hiperplasia prostática benigna (HPB) e queda de cabelo, tem um efeito antiandrogênico por bloquear a conversão intracelular de testosterona em di-hidrotestosterona (DHT), que é o efetor intracelular da testosterona. Em indivíduos jovens e sadios, não foram relatadas alterações na produção de espermatozoides.[42]

▶ **Etiopatogenia.** O uso da finasterida determina uma diminuição da concentração plasmática de DHT, causando diminuição de volume seminal e diminuição dos níveis de gonadotrofinas alterando a espermatogênese, confirmado em estudo em aminal.[43]

▶ **Propedêutica.** O diagnóstico é feito na história clínica, pois é uma das medicações pesquisadas no interrogatório.

▶ **Prevenção.** A prevenção baseia-se em informar ao paciente jovem que deseja iniciar o tratamento para queda de cabelo que existe o risco de alteração na espermatogênese.

▶ **Tratamento.** O tratamento é a suspensão do fármaco e o acompanhamento clínico por no mínimo 3 meses, com nova análise seminal.[43]

Alfabloqueadores

Os alfabloqueadores são utilizados no tratamento da hipertensão e HPB.[42]

▶ **Etiopatogenia.** Bloqueadores alfa-adrenérgicos agem nos receptores da próstata e do colo vesical, diminuindo a pressão intrauretral e melhorando os sintomas da HPB, porém podem causar ejaculação retrógrada em até 8,5% dos pacientes.[42]

▶ **Propedêutica.** O diagnóstico é feito na história clínica, pois é uma das medicações pesquisadas no interrogatório.

▶ **Prevenção.** Homens em uso de alfabloqueadores devem ser orientados sobre a possibilidade de terem ejaculação retrógrada.

▶ **Tratamento.** Pacientes em uso da medicação, com ejaculação retrógrada e que desejam ter filhos devem descontinuar a medicação.[42]

Imunossupressores

Imunossupressores são medicamentos usados para tratamentos de doenças inflamatórias e para evitar a rejeição em transplantes.[42,44] Substâncias como o sirolimo e os inibidores da calcineurina são rotineiramente usadas no pós-operatório de transplante renal e podem alterar a fertilidade.[44]

▶ **Etiopatogenia.** Medicamentos usados para tratamento de doenças inflamatórias do intestino, como a sulfassalazina, alteram a produção de espermatozoides sem um mecanismo de ação completamente conhecido.[42] Fármacos imunossupressores usados em transplante causam diminuição da testosterona com aumento do LH e alteração da espermatogênese com aumento do FSH.[44]

▶ **Propedêutica.** Pacientes submetidos a transplante constituem um grupo de risco, muitas vezes com condições clínicas adversas como nos transplantes cardíacos, e a fertilidade torna-se uma atenção de segundo plano, uma vez vencidas as insuficiências orgânicas. A investigação resume-se à constatação do uso e à associação da infertilidade com o uso das substâncias.[42,44]

▶ **Prevenção.** No transplante, a prevenção da infertilidade não é a prioridade inicial quando os medicamentos são necessários ao tratamento e à prevenção da rejeição, bem como nas doenças inflamatórias crônicas quando o paciente não pode ficar sem o tratamento.[42,44]

▶ **Tratamento.** Na situação clínica do transplantado e nas doenças inflamatórias crônicas, quando possível, a opção pela troca de imunossupressor pode levar a reversão do quadro de infertilidade.[42,44]

Substâncias ilícitas e recreativas

Substâncias ilícitas e recreativas podem causar alteração da espermatogênese e da função sexual por atuarem no eixo hipotálamo-gonadal, diminuírem a produção de testosterona, aumentarem a conversão de testosterona em estrógeno ou mudarem as características seminais.[42]

▶ **Etiopatogenia.** O consumo excessivo e crônico de álcool diminui os níveis de testosterona por aumentar seu metabolismo hepático e, nos casos de cirrose, ocorre alteração no eixo hipotalâmico e prejuízo na espermatogênese.[42]

O efeito do tabagismo sobre a fertilidade é controverso, pois nem todos os estudos conseguem mostrar resultados deletérios na fertilidade, porém são relatadas alterações de motilidade e morfologia espermática e alterações seminais levando a aumento de radicais livres de oxigênio e lesão no DNA espermático de tabagistas.[42]

A maconha causa diminuição da concentração, motilidade e morfologia espermática, muito embora o mecanismo exato não seja conhecido.[42]

▶ **Propedêutica.** Na anamnese, identificam-se tabagismo e uso de outras substâncias.

▶ **Prevenção.** Manutenção das campanhas antitabaco e incentivo a campanhas contra o uso de substâncias ilícitas.

▶ **Tratamento.** Suspensão do hábito e reavaliação da qualidade seminal.

Risco ocupacional

A exposição ocupacional ou recreacional a elementos pode alterar a qualidade seminal.[45]

Indivíduos expostos a altas temperaturas podem apresentar alteração na concentração, motilidade e morfologia espermática, fato demonstrado em usuários de sauna na Finlândia, trabalhadores da indústria de fundição e cerâmica. Evidências mostram que longos períodos dirigindo também podem causar alterações seminais.[45]

Trabalhadores da indústria química (pesticidas, tintas, metais) e da agricultura podem contaminar-se com os produtos manuseados e ter sua capacidade reprodutiva alterada de modo permanente.[45]

▶ **Etiopatogenia.** A temperatura testicular é fundamental para a manutenção da espermatogênese normal, e o aumento diário de 2°C crônico pode determinar variação da qualidade seminal que pode ser vista até na alternância dos parâmetros seminais determinados pelas estações do ano em países onde estas têm amplitude de temperatura.[45] Agrotóxicos como o diclorobromopropano (DBCP) e poluentes como o tetraclorodibenzeno-p-dioxina (TCDD) resultante da produção de agrotóxicos e utilizado na indústria de papel e cobre agem diretamente nas espermatogônias, causando azoospermia. Solventes orgânicos e dissulfeto de carbono (diluente na indústria química) alteram o eixo hipofisário-gonadal, diminuindo os níveis de gonadotrofinas.[45]

▶ **Propedêutica.** Alterações demonstradas na análise seminal de indivíduos com exposição a fatores de risco.[45]

▶ **Prevenção.** Suspensão de hábitos (sauna), mudança de ocupação profissional quando possível e proteção no ambiente de trabalho, uma vez que essas alterações são dependentes da exposição ao fator de risco.[45]

▶ **Tratamento.** Suspensão da exposição ao fator de risco e reavaliação seminal.[45] Os danos causados pelo agente DBCP podem ser permanentes.[45]

DISFUNÇÕES EJACULATÓRIAS

Ejaculação retrógrada

Causada por alterações neurológicas, substâncias, manipulação cirúrgica ou idiopática, é caracterizada pela ausência de emissão ou emissão parcial do sêmen com passagem deste para a bexiga.[46]

▶ **Etiopatogenia.** Impede a adequada deposição do sêmen no fundo vaginal.[46]

▶ **Propedêutica.** Diagnóstico feito na história clínica com antecedente de trauma ou cirurgia sobre o colo vesical, diabetes, queixa de ausência ou diminuição da ejaculação e confirmado pela análise seminal que mostra volume ejaculado abaixo de 1 mℓ, pH normal e azoospermia com presença de espermatozoides na urina após ejaculação.[46]

▶ **Prevenção.** Nas causas idiopáticas, algumas neuropatias e nas sequelas de trauma raquimedular, não há prevenção; nos pacientes diabéticos, é importante fazer o controle da doença para retardo da neuropatia.[46]

▶ **Tratamento.** No uso de alfabloqueadores, suspensão do medicamento. Na ausência de trauma ou cirurgia sobre o colo vesical, usar simpatomiméticos, anticolinérgicos e associação de ambos, porém a casuística é limitada e com resultados variados. A medicação é usada na tentativa de causar ejaculação anterógrada e utilização da amostra para ICSI.[46]

Anejaculação

Anejaculação é definida por ausência de emissão seminal, sem emissão retrógrada causada por lesão neurológica, cirurgia retroperitoneal e cirurgia colorretal.[47]

▶ **Etiopatogenia.** As lesões raquimedulares e as cirurgias do retroperitônio lesam a inervação simpática e parassimpática responsáveis pela fisiologia da ejaculação e impossibilitam a emissão seminal.[47]

▶ **Propedêutica.** O diagnóstico é realizado na história clínica com antecedente de trauma ou cirurgia, queixa de ausência de ejaculado comprovada na análise seminal.[47]

▶ **Prevenção.** Nos casos de linfadenectomia retroperitoneal, sempre que possível, realizar procedimento unilateral.[48]

▶ **Tratamento.** A primeira linha de tratamento é a vibroejaculação realizada a partir de estímulo vibratório na base do pênis que desencadeia a ejaculação, especialmente para lesões acima de T10, pois depende da integridade da porção lombossacral da medula.[47]

Na falha da vibroejaculação, pode-se usar a eletroejaculação que, por intermédio de uma sonda retal, estimula eletricamente os nervos periprostáticos, obtendo sucesso em 90% dos pacientes.[47]

Na falha dos métodos anteriores, pode-se recorrer à captação dos espermatozoides diretamente do testículo.[47]

A qualidade da amostra recuperada normalmente é suficiente para a realização de ICSI.[47]

INFECÇÃO

As infecções de uretra, próstata, vesículas seminais, epidídimos e testículos são consideradas pela OMS como infecção das glândulas acessórias masculinas (*male accessory gland infeccions* [MAGIs]) e têm um papel ainda não bem esclarecido na infertilidade masculina, uma vez que seu efeito sobre a fertilidade nem sempre é demonstrado e seu tratamento leva à eliminação do agente, mas não das alterações inflamatórias no sêmen.[1]

▶ **Etiopatogenia.** A infecção por patógenos da próstata ou vias aferentes determina um aumento na concentração de leucócitos no sêmen e alteração na função dos espermatozoides, diminuindo a fertilidade.[1]

▶ **Propedêutica.** A presença de concentração de leucócitos superior a 1 milhão/mℓ de sêmen determina a solicitação de cultura fracionada de urina e sêmen, identificação e tratamento específico do agente.[1]

▶ **Prevenção.** Prevenção das doenças sexualmente transmissíveis.[1]
▶ **Tratamento.** Tratamento específico baseado no agente isolado.[1]

INFERTILIDADE DE CAUSA IDIOPÁTICA

Ocorre em 44% dos casos, quando não se encontra uma causa provável da infertilidade após toda a investigação diagnóstica. Não se pode falar de etiopatogenia ou prevenção, uma vez que se desconhece a causa que leva à infertilidade. Nestes casos, o tratamento é empírico e não é recomendado, por falta de consistência nos resultados.[1]

PROPEDÊUTICA BÁSICA DA INFERTILIDADE MASCULINA

A investigação do fator masculino deve ser objetiva e direcionada à otimização de tempo e recursos. Por meio de anamnese, exame físico dirigido e análise seminal, consegue-se uma avaliação inicial adequada e, muitas vezes, o diagnóstico final.[49] O resumo da investigação é apresentado na Tabela 42.2.

Tabela 42.2 Resumo da investigação no atendimento do fator masculino.

História	Exame físico
Criptorquidia	**Pênis**
Herniorrafia inguinal	Posição do meato uretral
Vasectomia	Curvatura/calcificação
Cirurgia sobre o colo vesical	Tamanho
Cirurgia retroperitoneal	Fimose
Trauma raquimedular	**Escroto**
Trauma genital	Tamanho
Orquite pós-parotidite	Cordão inguinal/veias (varicocele)
Orquite bacteriana	Presença do deferente (agenesia)
Doença febril	**Testículos**
Radioterapia/quimioterapia	Dimensões (déficit hormonal)
Anabolizante esteroide	Consistência (tumores)
Finasterida	Posição (criptorquidia)
Substâncias ilícitas	Epidídimos/consistência (agenesia, infecção)
Álcool	**Toque retal**
Tabaco	Consistência da próstata (infecção)
Sulfassalazina	Cisto mediano (obstrução)
Pesticida agrícola	Aumento das vesículas seminais (obstrução)
Solventes orgânicos	
Organofosforados	
Análise seminal	**Diagnóstico**
Volume < 1 mℓ pH ácido Azoospermia	Obstrução de ductos ejaculatórios
Volume < 1 mℓ pH normal Azoospermia	Ejaculação retrógrada
Volume > 5 mℓ pH alcalino Leucócitos > 1 × 10⁶ mℓ	Infecção
Alterações de concentração, motilidade, morfologia	Inespecíficas
Concentração de espermatozoides < 5 × 10⁶ mℓ Azoospermia depois de centrifugado	Avaliação genética Avaliação hormonal

Anamnese

História prolongada de infertilidade sugere pior prognóstico para o casal, do contrário, a infertilidade secundária pode traduzir fato ou alteração recente, potencialmente reversível.

A infertilidade deve ser classificada em primária (quando nunca ocorreu gestação em algum período da vida no casal) e secundária (quando já ocorreu gestação em algum período da vida no casal).[49] Outros fatores que devem ser observados são:

- Hábito sexual
- Anomalias congênitas
- Orquite pós-parotidite viral
- Início da puberdade
- Torção testicular
- Exposição a fatores de risco
- Doença febril
- Tratamento medicamentoso
- Hábitos (tabagismo, alcoolismo, uso de substâncias)
- Trauma testicular
- Cirurgia inguinal ou escrotal.

Exame físico

O exame físico visa verificar sinais sugestivos de alteração do desenvolvimento e amadurecimento sexual do paciente e diagnóstico de alterações frequentes, como a varicocele:[49]

- Observam-se, em geral, face, atitude e virilização para identificar sinais de deficiência androgênica presentes em algumas causas de infertilidade, como a síndrome de Klinefelter
- A inspeção da bolsa testicular traz informações indiretas da presença e dimensão dos testículos e de alteração do seu conteúdo como nas grandes varicoceles
- A palpação do cordão inguinal com o paciente em posição ortostática auxiliada pela manobra de Valsalva permite o diagnóstico das pequenas e médias varicoceles e verifica a presença do ducto deferente e possíveis alterações neste
- A palpação dos testículos avalia seu posicionamento, volume, consistência e alterações existentes
- A palpação dos epidídimos visa verificar sua presença e alterações de forma ou consistência que possam sugerir sequela de processo inflamatório
- O exame do pênis visa reconhecer alterações que impeçam o ato sexual ou a deposição adequada do sêmen no fundo vaginal.

Análise seminal

O exame inicial na avaliação laboratorial é a análise seminal, feita por laboratório com experiência na manipulação de gametas e obedecendo aos parâmetros propostos pela OMS.[50]

Recomenda-se um período de abstinência sexual entre 48 e 72 h, tempo necessário para se restabelecerem os parâmetros normais. São necessárias, no mínimo, duas amostras ou mais até que se consiga determinar o padrão daquele paciente. Admite-se na prática um intervalo de 15 dias para a coleta de uma nova amostra.[49]

A amostra deve ser obtida por meio de masturbação. O frasco coletor deve ter abertura ampla para evitar perda de material durante a ejaculação e ser feito de material não tóxico

aos espermatozoides para não alterar motilidade e vitalidade. A perda de volume ejaculado inicial pode acarretar diminuição importante no número de espermatozoides contados, uma vez que a maior parte dos espermatozoides é eliminada nas primeiras porções do volume ejaculado.[49]

A análise da amostra deve ser padronizada, o que facilita a interpretação e a comparação de exames (Tabela 42.3).

Nos casos em que se identifica azoospermia, a amostra deve ser centrifugada e novamente analisada. O encontro de espermatozoides no centrifugado estabelece o diagnóstico de criptozoospermia, e essa informação deve vir expressa no laudo, uma vez que tem valor prognóstico para realização de ICSI.[49] Os parâmetros avaliados que sugerem diagnóstico etiológico são:[49]

- Concentração de leucócitos superior a 1 milhão – infecção
- Volume ejaculado e pH: volume inferior a 1 mℓ associado a pH ácido sugere obstrução do ducto ejaculador ou agenesia de vesículas seminais. De outra maneira, um aumento no volume acompanhado por pH alcalino e no número de leucócitos pode sugerir infecção. Em pacientes com azoospermia e com volume seminal menor que 1 mℓ e pH normal, deve-se avaliar a hipótese de ejaculação retrógrada.

A alteração nos valores de concentração, motilidade e morfologia deve ser interpretada de maneira ampla, uma vez que qualquer condição que afete a fertilidade pode alterar esses valores, não existindo alteração específica característica de uma determinada doença.[49]

Outros exames laboratoriais podem ser necessários, dependendo de situações especiais e orientados por achados de anamnese, exame físico e análise seminal.

A avaliação da urina emitida pós-masturbação confirma a hipótese de ejaculação retrógrada, caso sejam achados espermatozoides.[49]

A cultura de sêmen solicitada nos casos com aumento de leucócitos no ejaculado deve ser realizada segundo o método fracionado, quando se obtém urina do primeiro jato, jato médio, secreção prostática ou sêmen e urina emitida após massagem prostática ou masturbação, para evitar que infecções urinárias ou contaminações uretrais sejam confundidas com prostatovesiculites, estas potencialmente deletérias para a fertilidade.[49]

Avaliação hormonal

Em casos com sinais de deficiência androgênica, testículos reduzidos de volume, oligozoospermia grave (menos de 5 milhões de espermatozoides/mℓ) ou azoospermia, é obrigatória a dosagem de FSH, LH, testosterona, prolactina e estradiol.[49]

Tabela 42.3 Parâmetros normais na análise seminal segundo a OMS.

Parâmetros	Valores normais
Volume ejaculado	> 1,5 mℓ
pH	7,2 a 8
Concentração de espermatozoides	15 milhões/mℓ
Motilidade progressiva	> 32%
Morfologia	> 4% (Kruger)
Concentração de leucócitos	< 1 milhão/mℓ

Fonte: WHO, 2010.[50]

Avaliação genética

Testes genéticos e aconselhamento estão indicados em casos específicos. Em pacientes com azoospermia ou oligozoospermia grave, indicam-se:

- Cariótipo de banda G
- Pesquisa de microdeleções do cromossomo Y
- Pesquisa de mutações para fibrose cística, nos casos de agenesia congênita bilateral dos vasos deferentes.

Provas de função espermática

O processo de fertilização é complexo e envolve uma série de eventos físicos e bioquímicos que terminam com a formação de um embrião implantado no endométrio uterino, ultimando a gravidez. O estudo desse processo é realizado em etapas com diferentes testes, avaliando uma ou várias etapas, mostrando, ou não, sua integridade.

A avaliação inicial deve verificar a normalidade da produção de espermatozoides e sua emissão, além das características físicas e bioquímicas do sêmen. A análise seminal é a primeira etapa na avaliação, muito embora com os fatores analisados, seja difícil desenhar e realizar um estudo para estabelecer um valor prognóstico para fertilidade, pois deveria considerar aspectos do casal que iriam além de condições físicas, por exemplo, sociais, econômicas e culturais. Os estudos de Ombelet et al.[51] e Guzik et al.[52] acompanharam casais em sua primeira tentativa de gravidez e correlacionaram taxa de gravidez com valores da análise seminal, mostrando haver uma variação de valores muito ampla e dependente do tipo de análise dos resultados utilizada para os valores de concentração, motilidade e morfologia[49] (Tabela 42.4).

TÉCNICAS DE COLETA ALTERNATIVA DE ESPERMATOZOIDES

O desenvolvimento da ICSI, associado às técnicas de recuperação de espermatozoides do epidídimo ou do testículo, foi um grande avanço para os pacientes azoospérmicos.[9]

A azoospermia pode ser classificada como azoospermia obstrutiva e não obstrutiva.[50]

Na azoospermia obstrutiva, a produção é normal, porém existe uma obstrução na via excretora (epidídimo, deferente ou ducto ejaculador). Nestes pacientes, os espermatozoides são recuperados do epidídimo, utilizando duas principais técnicas: aspiração de esperma epididimal microcirúrgica (MESA; do inglês, *micro-surgical epididymal sperm aspiration*) e aspiração de esperma epididimal percutânea (PESA; do inglês, *percutaneous epididymal sperm aspiration*).[53]

Na azoospermia não obstrutiva, há uma insuficiência testicular levando à abolição ou à diminuição significativa da produção dos espermatozoides. Nestes pacientes, os espermatozoides são recuperados dos testículos utilizando as seguintes técnicas: aspiração de esperma testicular (TESA; do inglês, *testicular sperm aspiration*), extração de esperma testicular (TESE; do inglês, *testicular sperm extraction*) e micro-TESE.[53]

Na ejaculação retrógrada e na anejaculação, outro grupo de pacientes beneficiados pela coleta alternativa de espermatozoides são aqueles que apresentam distúrbios ejaculatórios nos quais são utilizadas técnicas de coleta de espermatozoides na urina pós-masturbação, vibroestimulação peniana ou eletroejaculação.[53]

Aspiração de esperma epididimal microcirúrgica (MESA)

Indicada nos casos de azoospermia obstrutiva em que o homem não deseja realizar a reversão da vasectomia, nos casos de agenesia dos vasos deferentes e nas obstruções epididimárias. A técnica consiste em abertura da bolsa testicular, exposição do epidídimo na sua porção cefálica, identificação com microscópio dos túbulos seminíferos dilatados, abertura individual dos túbulos, aspiração de seu conteúdo e sutura da parede do túbulo com náilon 10-0.

Tem como vantagens o fato de poder ser realizada sob anestesia geral ou local, em caráter ambulatorial e possibilitar a recuperação de uma grande quantidade de espermatozoides, com contaminação mínima por hemácias, possibilitando a criopreservação do material e a realização de um único procedimento de recuperação para vários ciclos de ICSI.

As desvantagens estão relacionadas ao custo do procedimento envolvendo o uso de fio de microcirurgia, maior tempo de sala cirúrgica e microscópio operatório.

Aspiração de esperma epididimal percutâneo (PESA)

Com as mesmas indicações da MESA, a técnica consiste na recuperação de espermatozoides por meio da aspiração da cabeça do epidídimo com agulha fina. Usando bloqueio do cordão inguinal, são realizadas uma ou mais punções na cabeça do epidídimo até a recuperação de amostra satisfatória para a utilização em ICSI.

As vantagens são: pode ser realizada mais de uma vez no mesmo epidídimo e também permite a criopreservação de espermatozoides. Técnica ambulatorial e com recursos mínimos.

A desvantagem é a potencial contaminação da amostra com sangue, uma vez que a punção percutânea pode atingir um vaso do trajeto.

As duas técnicas podem lesar o túbulo epididimário, inviabilizando uma reversão de vasectomia.

Tabela 42.4 Relação entre valores da análise seminal e gravidez.

Autores (ano)	Concentração (× 10⁶/mℓ)		Motilidade (A+B %)		Morfologia (Kruger %)	
	p10	ROC	p10	ROC	p10	ROC
Ombelet et al. (1997)[51]						
Fértil	14,3	34	28	45	5	10
Guzik et al. (2001)[52]						
Fértil	–	> 48	–	> 65	–	> 12
Indeterminado	–	13,5 a 48	–	32 a 63	–	9 a 12
Subfértil	–	< 13,5	–	< 32	–	< 9

p10: percentil 10; ROC: *reciever operating characteristic curve*.

Aspiração de esperma testicular (TESA)

Indicada nos casos de azoospermia obstrutiva quando não são encontrados espermatozoides nos epidídimos ou nos casos de azoospemia não obstrutiva. Consiste na aspiração com agulha grossa diretamente do parênquima testicular com uma seringa de 20 mℓ com o objetivo de aspirar segmentos de túbulos seminíferos, que são encaminhados ao laboratório para a verificação da presença de espermatozoides.

A vantagem é ser realizada com anestesia local e em regime ambulatorial.

A desvantagem é que tem resultados muito variáveis. O resultado depende do padrão histológico testicular; quanto menos grave for a lesão testicular, maior é a taxa de recuperação. A TESA tem seus melhores resultados nos casos de azoospermia obstrutiva e nos casos de azoospermia não obstrutiva, com padrão testicular predominante mostrando hipoespermatogênese.

Extração de esperma testicular (TESE) e microdissecção testicular (micro-TESE)

A técnica consiste basicamente em uma biopsia testicular aberta. A taxa de recuperação de espermatozoides também se relaciona ao padrão histológico testicular. Por possibilitar retirada de maior quantidade de parênquima e de locais diferentes no testículo, mostra-se superior quando comparada à TESA. É um procedimento ambulatorial que pode ser realizado com anestesia local. A complicação mais grave é a atrofia testicular causada por lesão vascular e isquemia, porém a incidência é muito baixa.

O maior desafio é predizer quais pacientes têm maior chance de ter espermatozoides no testículo. Atualmente, a presença de microdeleção de AZFa ou AZFb implica ausência de espermatozoides recuperados sendo, portanto, o melhor método prognóstico para a efetividade do procedimento.

Da técnica inicial, surgiram variações, sempre com o objetivo de diminuir a lesão no parênquima testicular e aumentar as chances de recuperação de gameta. A técnica de microdissecção testicular (micro-TESE) acrescenta à técnica habitual a ampla abertura da albugínea testicular e o uso do microscópio operatório para o exame direto dos túbulos, na tentativa de encontrar áreas onde os túbulos seminíferos estivessem mais dilatados, com maior probabilidade de existir espermatogênese completa. Contudo, não há evidências suficientes para recomendar um método como único e superior aos demais.

REFERÊNCIAS BIBLIOGRÁFICAS

1. European Association of Urology. Male Infertility Guideline. Disponível em: http://uroweb.org/guideline/male-infertility.
2. Sharma V, Le BV, Sheth KR et al. Vasectomy demographics and postvasectomy desire for future children: results from a contemporary national survey. Fertility and Sterility. 2013; 99(7):1880-5.
3. Vieira M. Vasectomia: uma solução ou um problema? Urologia Essencial. 2012; 1:06-8. Disponível em: www.urologiaessencial.org.br.
4. Schwingl PJ, Guess HA. Safety and effectiveness of vasectomy. Fertil Steril. 2000; 73(5):923-36.
5. Nagler HM, Jung H. Factors predicting successful microsurgical vasectomy reversal. Urol Clin N Am. 2009; 36:383-90.
6. Silber SJ. Microscopic vasectomy reversal. Fertil Steril. 1977; 28(11):1191-202.
7. Owen ER. Microsurgical vasovasostomy: a reliable vasectomy reversal. ANZ J Surg. 1977; 47(3):305-9.
8. Belker AM, Thomas AJ Jr., Fuchs EF et al. Results of 1,469 microsurgical vasectomy reversals by the Vasovasostomy Study Group. J Urol. 1991; 145(3):505-11.
9. Palermo G, Joris H, Devroey P et al. Pregnancies after intracytoplasmic injection of single spermatozoon into an oocyte. Lancet. 1992; 4(340):17-8.
10. Temple-Smith PD, Southwick GJ, Yates CA et al. Human pregnancy by in vitro fertilization (IVF) using sperm aspirated from the epididymis. J In vitro Fert Embryo Transf. 1985; 2(3):119-22.
11. Shrivastav P, Nadkarni P, Wensvoort S et al. Percutaneous epididymal sperm aspiration for obstructive azoospermia. Hum Reprod. 1994; 9(11):2058-61.
12. Craft I, Tsirigotis M, Bennett V et al. Percutaneous epididymal sperm aspiration and intracytoplasmic sperm injection in the management of infertility due to obstructive azoospermia. Fertil Steril. 1995; 63(5):1038-42.
13. Meniru GI, Gorgy A, Batha S et al. Studies of percutaneous epididymal sperm aspiration (PESA) and intracytoplasmic sperm injection. Hum Reprod Update. 1998; 4(1):57-71.
14. Miyaoka R, Esteves SC. Predictive factors for sperm retrieval and sperm injection outcomes in obstructive azoospermia: do etiology, retrieval techniques and gamete source play a role? Clinics. 2013; 68(Suppl 1):111-9.
15. Vieira M. Vasectomy reversal must be the first step for a man who had a vasectomy and wants children from a new marriage? Opinion: Yes. International Braz J Urol: Official Journal of the Brazilian Society of Urology. 2015; 41(6):1043-5.
16. Fretz PC, Sandlow JI. Varicocele: current concepts in pathophysiology, diagnosis and treatment. Urol Clin N Am. 2002; 29:921-37.
17. Akbay E, Cayan S, Doruk E et al. The prevalence of varicocele and varicocele-related testicular atrophy in Turkish children and adolescents. BJU Int. 2000; 86:490-93.
18. Pintus C, Rodriguez Matas MJ, Manzoni C et al. Varicocele in pediatric patients: comparative assessment of different therapeutic approaches. Urology. 2001; 57:154-8.
19. Greenberg SH. Varicocele and male infertility. Fertil Steril. 1977; 28:699-706.
20. Nistal M, Gonzalez-Peramato P, Serrano A et al. Physiopathology of the infertile testicle. Etiopathogenesis of varicocele. Arch Esp Urol. 2004; 57:883-904.
21. Agarwal A, Prabakaran S, Allamaneni SS. Relationship between oxidative stress, varicocele and infertility: a meta-analysis. Reprod Biomed Online. 2006; 12:630-3.
22. Wang YX, Lei C, Dong SG et al. Study of bilateral histology and meiotic analysis in men undergoing varicocele ligation. Fertil Steril. 1991; 55:152-5.
23. Paduch DA, Skoog SJ. Current management of adolescent varicocele. Rev Urol. 2001; 3:120-33.
24. Dubin L, Amelar RD. Varicocele. Urol Clin N Amer. 1978; 5:567-7.
25. Pierik FH, Dohle GR, Muiswinkel JM et al. Is routine scrotal ultrasound advantageous in infertile men? J Urol. 1999; 162:1618-20.
26. Caskurlu T, Tasci AI, Resim S et al. Reliability of venous diameter in the diagnosis of subclinical varicocele. Urol Int. 2003; 71:83-6.
27. Kocakoc E, Serhatlioglu S, Kiris A et al. Color Doppler sonographic evaluation of inter-relations between diameter, reflux and flow volume of testicular veins in varicocele. Eur J Radiol. 2003; 47:251-6.
28. Kass EJ, Stork BR, Steinert BW. Varicocele in adolescent induces left and right testicular volume loss. BJU International. 2001; 87:499-501.
29. Marshall WA, Tanner JM. Variations in the pattern of pubertal changes in boys. Arch Dis Child. 1970; 45(239):13-23.
30. Cayan S, Erdemir F, Ozbey I et al. Can varicocelectomy significantly change the way couples use reproductive technologies? J Urol. 2002; 167:1749-52.
31. Kin ED, Leibman BB, Grinblat DM et al. Varicocele repair improves semen parameters in azoospermic men with spermatogenic failure. J Urol. 1999; 162:737-40.
32. Kadioglu A, Tefekli A, Cayan S et al. Microsurgical inguinal varicocele repair in azoospermic men. Urology. 2001; 57:328-33.
33. Pasqualotto FF, Lucon AM, Hallak J et al. Induction of spermatogenesis in azoospermic men after varicocele repair. Hum Reprod. 2003; 18:108-12.
34. Daitch JA, Bedaiwy MA, Pasqualotto EB et al. Varicocelectomy improves intrauterine insemination success rates in men with varicocele. J Urol. 2001; 165:1510-13.
35. Schlegel PN. Is assisted reproduction the optimal treatment for varicocele-assisted male infertility? A cost-effectiveness analysis. Urology. 1997; 49:83-90.
36. Sabanegh. ES, Ragheb, AM. Male fertility after cancer. Urology. 2009; 73:225-31.
37. Lambert SM, Fisch H. Infertility and testis cancer. Urol Clin N Am. 2007; 34:269-77.

38. Shaw J. Diagnosis and treatment of testicular cancer. Am Fam Physician. 2008; 77(4):469-74.

39. Vieira M, Rocha de Araújo SR. Anatomia integrada à fisiologia do trato reprodutivo masculino. In: Nardi AC, Nardozza Jr. A, Bezerra CA et al. Urologia Brasil. São Paulo: PlanMark; 2013.

40. Jarow JP. Endocrine causes of male infertility. Urologic Clinics of North America. 2003; 30:83-90.

41. Warne DW, Decosterd G, Okada H et al. A combined analysis of data to identify predictive factors for spermatogenesis in men with hypogonadotropic hypogonadism treated with recombinant human follicle-stimulating hormone and human chorionic gonadotropin. Fertility and Sterility. 2009; 92(2):594-604.

42. Nudell DM, Monoski MM, Lipshultz LI. Common medications and drugs: how they affect male fertility. Urologic Clinics of North America. 2002; 29(4):965-73.

43. Glina S, Neves PA, Saade R et al. Finasteride-associated male infertility. Rev Hosp Clin Fac Med Sao Paulo. 2004; 59(4):203-5.

44. Huyghe E, Zairi A, Nohra J et al.Gonadal impact of target of rapamycin inhibitors (sirolimus and everolimus) in male patients: an overview. Transpl Int. 2007; 20(4):305-11.

45. Giwercman A, Bonde JP. Declining male fertility and environmental factors. Endocrinology and Metabolism Clinics. 1998; 27(4):808-29.

46. Schuster TG, Ohl DA. Diagnosis and treatment of ejaculatory dysfunction. Urol Clin North Am. 2002; 29(4):939-48.

47. Practice Committee of the American Society for Reproductive Medicine. Diagnostic evaluation of the infertile female: a committee opinion. Fertil Steril. 2015; 103(6):e44-50.

48. Maurer CA, Z'Graggen K, Renzulli P et al. Total mesorectal excision preserves male genital function compared with conventional rectal cancer surgery. Br J Surg. 2001; 88(11):1501-5.

49. Vieira M, Barros LR, Glina S. Propedêutica: fator masculino. In: Dizik A, Mendes Pereira DH, Cavagna M et al. Tratado de reprodução assistida. São Paulo: Segmento Farma; 2010.

50. World Health Organization (WHO). Laboratory manual for the examination and processing of human semen. 5. ed. Geneva: WHO Press; 2010.

51. Ombelet W, Wouters E, Boels L et al. Sperm morphology assessment: diagnostic potential and comparative analysis of strict or WHO criteria in a fertile and a subfertile population. Int J Androl. 1997 Dec;20(6):367-72.

52. Guzick DS, Overstreet JW, Factor-Litvak P et al. Sperm morphology, motility, and concentration in fertile and infertile men. N Engl J Med. 2001; 345(19):1388-93.

53. Glina S, Vieira M, Barros LR et al. Causa masculina. In: Tognotti E. Infertilidade da prática clínica à laboratorial. Barueri: Manole; 2014.

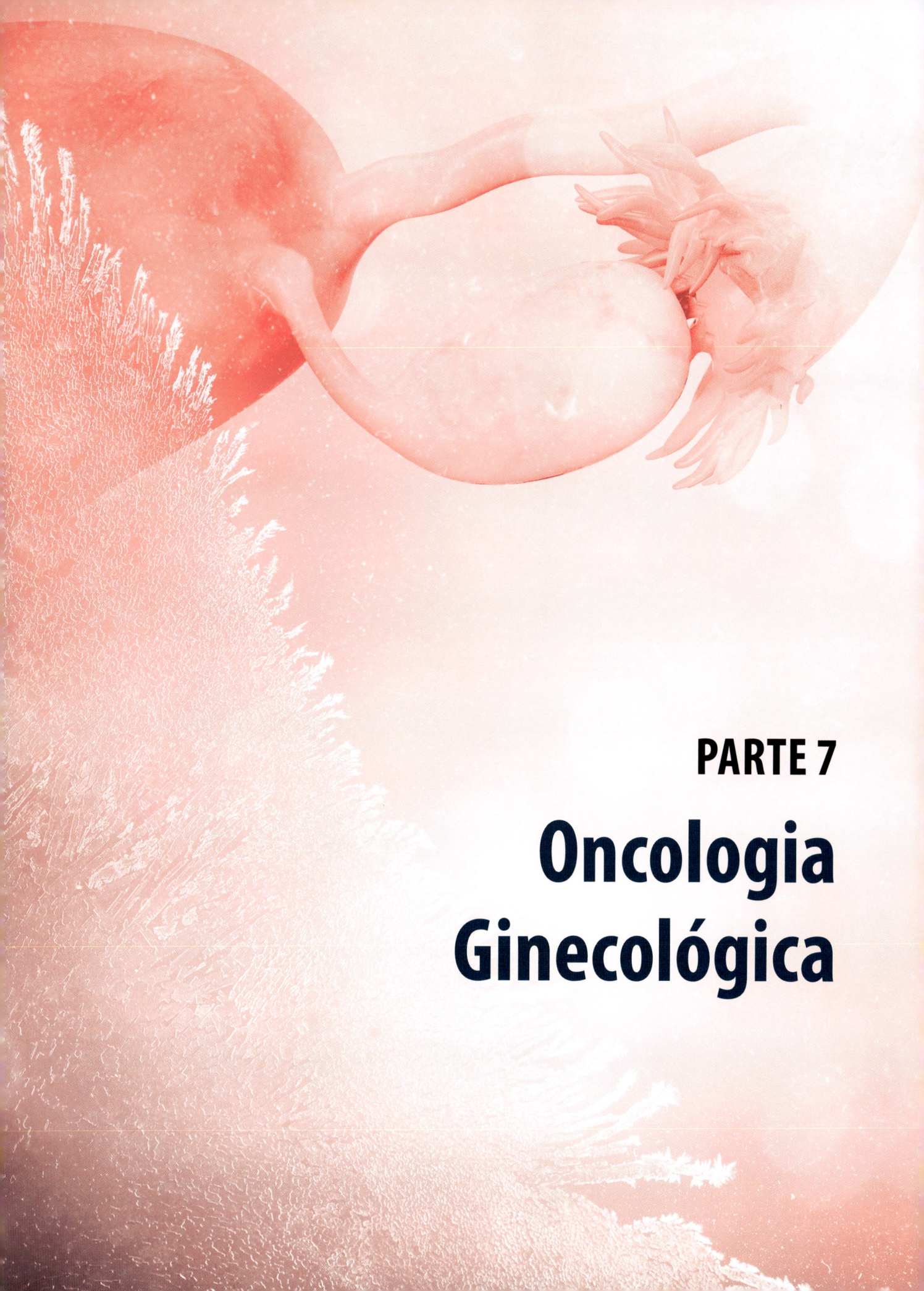

PARTE 7

Oncologia Ginecológica

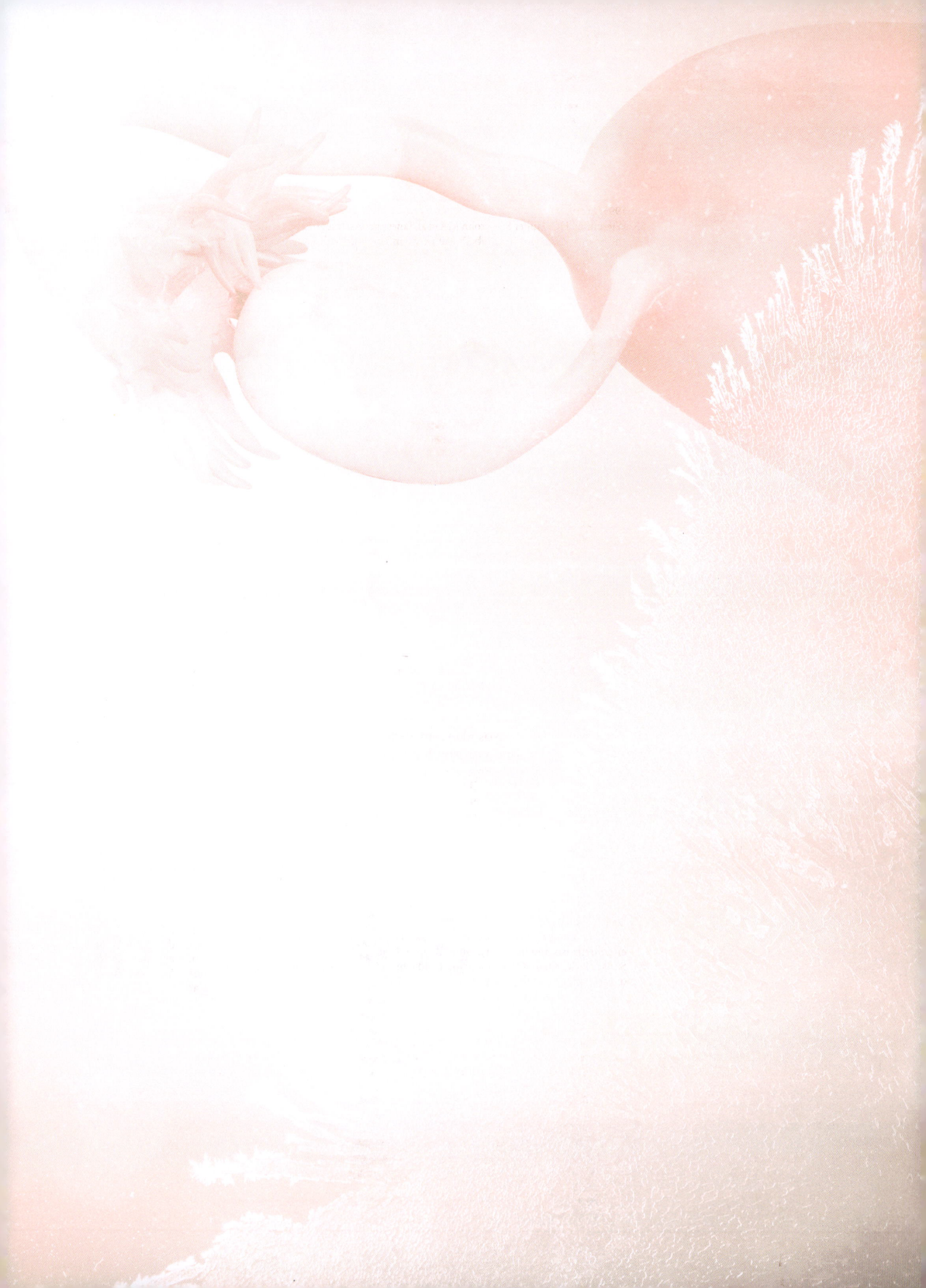

43

Câncer de Vulva

Deraldo Fernando Falcão Filho | Ana Karina Souza de Lima

INTRODUÇÃO

O câncer de vulva é uma neoplasia relativamente incomum. Corresponde a cerca de 3 a 5% dos tumores malignos do sistema genital feminino e a menos de 1% das neoplasias malignas da mulher.[1,2] Green, em 1978, já assinalava uma elevação para 8% e atribuía esse fato ao aumento da expectativa de vida da mulher.[3]

A incidência global varia entre 1 e 3/100 mil mulheres.[2] Na Inglaterra, em 2006, foram diagnosticados 862 novos casos, incidência ajustada para idade de 2,3/100 mil mulheres por ano, com maior incidência para mulheres acima de 85 anos: 137 (15,8%) pacientes cuja incidência para esta faixa etária é de 18,7. A taxa de mortalidade ajustada para idade é de 0,33/100 mil mulheres por ano.[4]

Nos EUA, em 2008, 3.490 novos casos e mortalidade de 880 casos foram registrados. A maior taxa de incidência é para faixa etária entre 75 e 84 anos, 24,8%, e incidência ajustada para idade de 2,2/100 mil mulheres por ano. A sobrevida global em 5 anos foi de 78%; o risco durante a vida de desenvolver esta neoplasia é de 1 em cada 416, e mortalidade ajustada para idade de 0,5/100 mil mulheres por ano.[5]

No Brasil, estimativas de câncer para o ano de 2016 não mostram com clareza a posição do câncer de vulva.[6] Dados da Fundação Oncocentro de 1990, para o estado de São Paulo, assinalam incidência de 3,6/100 mil.[7] Para o Brasil, o IARC, órgão da OMS para o registro do câncer no mundo, em 1992, apontava Recife como a cidade de maior incidência, 5,6/100 mil. As cidades de Campinas e Goiânia apresentaram incidência de 1,6 e 1,5/100 mil mulheres, respectivamente.[8]

Por outro lado, Piura et al., em 36 anos de observação, não encontraram nenhum caso entre as mulheres árabes-beduínas do sul de Israel, o que poderia ser explicado pelo uso de vestidos longos sem roupas íntimas por baixo, pelos hábitos de higiene mais cuidadosos e menor número de intercurso sexual durante sua vida.[9]

O câncer de vulva é uma neoplasia que apresenta crescimento lento e que pouco apresenta metástases,[10] porém geralmente é diagnosticada em estádios avançados. Registros na literatura evidenciam uma demora entre 2 e 16 meses para um médico ser procurado após início de sinais e sintomas relativos à vulva (tumor, prurido, ardor, dor ou sangramento). Observam-se também mais de 12 meses de tratamento de lesões sem serem biopsiadas ou pacientes encaminhadas para centros de referência.[2]

ETIOPATOGENIA

A vulva é coberta por epitélio escamoso queratinizado, portanto, a maioria das lesões malignas da vulva é do tipo carcinoma escamocelular (CEC).[11] A Tabela 43.1 apresenta a frequência de tumores vulvares de acordo com o tipo histológico.

Há algum tempo, já se sabe que a incidência do câncer de vulva tem um padrão bimodal e que existem duas lesões precursoras que, apesar de histologicamente semelhantes, têm dois caminhos etiológicos bem distintos. A primeira ocorre em mulheres jovens e está fortemente associada a HPV, tabagismo, imunossupressão e outras doenças do sistema genital inferior (SGI) relacionadas a HPV. Chamada até 2015 de neoplasia intraepitelial vulvar (NIV) do tipo usual ou indiferenciada, naquele ano foi renomeada pela Internacional Society for the Study of Vulvar Diseases (ISSVD) de lesão intraepitelial de alto grau (LIEAG) vulvar (Tabela 43.2). A outra lesão pré-maligna, ainda chamada de NIV diferenciada, ocorre em mulheres idosas e tem a etiologia atribuída mais a irritação crônica ou outros cofatores pouco entendidos, como líquen escleroso.

Lesão intraepitelial de alto grau vulvar | NIV tipo usual

A LIEAG vulvar (NIV tipo usual) acomete pacientes jovens na 4ª década de vida. A lesão é multifocal e multicêntrica em todo o sistema anogenital em até 50% dos casos. Está muito associada ao HPV de alto risco, em especial ao tipo 16, ao tabagismo e à imunossupressão. A antiga classificação do grau de displasia, análoga à graduação das lesões intraepiteliais do colo do útero, também se aplica. Este tipo de lesão origina o carcinoma epidermoide não queratinizante ou basaloide da vulva.

Alguns autores relatam que a infecção pelo papilomavírus humano (HPV) seja o principal fator etiológico do câncer de vulva associado a LIEAG vulvar (NIV tipo usual). Existem mais de 150 tipos virais catalogados; seu genoma é circular, composto por dupla fita de DNA. A infecção por ele provocada costuma ser um processo viral simples, autolimitado, que atinge mais de 80% dos indivíduos sexualmente ativos, em algum momento da vida. A minoria irá desenvolver alguma lesão e esta decorre da integração do genoma viral ao da célula hospedeira; a partir deste processo, diversos eventos celulares são alterados. As proteínas resultantes da expressão de dois genes virais *E6* e *E7* são capazes de imortalizar as células infectadas em culturas e, provavelmente, responsáveis pela transformação maligna. O bloqueio do p53 da célula hospedeira, pela expressão do gene *E6* viral, protege a célula contra a apoptose, e a inativação do pRb celular pela expressão do *E7* impede o bloqueio do ciclo celular, liberando o processo proliferativo.

Segundo Higgins et al.,[14] os tipos virais oncogênicos parecem ter uma grande afinidade por essas proteínas celulares, o que aumenta o risco da transformação maligna. Ainda, em algumas infecções, pode haver uma expressão exacerbada de *E6* e *E7*, resultando na transformação maligna.

Os tipos 6 e 11 são responsáveis pela maioria dos condilomas vulvares e displasia de baixo grau e, por conta disso, são chamados de HPV de baixo risco. Outros tipos virais têm sido associados a vários tipos de câncer oral, anal e genital e, por isso, são conhecidos como HPV de alto risco; entre eles, estão 16, 18, 31 e 45.

Na vulva, o HPV 16 é o responsável pela maioria das LIEAG vulvares (NIV tipo usual), tendo relatos de estar presente em até 78 a 92% dessas lesões. Higgins et al.[14] relatam que o DNA do HPV 16 e 18 já foi detectado em mais de 60% dos cânceres invasores de vulva.

O carcinoma vulvar associado ao HPV parece ter características distintas, sendo que, em suas margens de ressecção, são encontradas áreas de LIEAG vulvar (NIV tipo usual). Sabe-se também que as mulheres com carcinoma de vulva associado ao HPV são mais jovens e fumantes. Ainda segundo Higgins et al.,[14] em mulheres com história de verrugas genitais ou doenças induzidas pelo HPV, o risco relativo de carcinoma *in situ* é de 18,5 e de câncer invasor de vulva, de 14,5.

Para os tumores HPV-relacionados, observam-se fatores de risco, como tabagismo e pacientes imunocomprometidas, como portadoras do vírus da imunodeficiência adquirida/síndrome da imunodeficiência adquirida (HIV/AIDS) e transplantadas.[2] Andersen et al.,[15] entre outros, observaram uma variável taxa de detecção de ácidos nucleicos de HPV no câncer vulvar. Apenas 13% das lesões invasivas continham HPV na análise por hibridização *in situ*.[15]

A resposta imune do hospedeiro tem grande importância, apesar de ser pouco compreendida na história das infecções induzidas por HPV. Parece que, no caso do HPV, uma resposta imune localizada na mucosa do SGI seria de grande importância na resolução do processo infeccioso. O sistema imunológico está diretamente relacionado e é um fator definidor da transformação neoplásica dos locais acometidos pelo vírus HPV. As pacientes portadoras de doenças sistêmicas que causam imunossupressão, como o lúpus eritematoso sistêmico (LES), as transplantadas ou portadoras de infecção por HIV/AIDS são as que mais estão propensas a transformação maligna causada pela infecção por do HPV, sendo comum a

Tabela 43.1 Tumores vulvares por tipo histológico.

Tipo histológico	%
Epidermoide	86,6
Melanoma	4,8
Sarcoma	2,2
Células basais	1,4
Glândula de Bartholin	
▪ Escamoso	0,4
▪ Adenocarcinoma	0,6 } 1,2
Adenocarcinoma	0,6
Indiferenciado	3,9

Fonte: Plentl e Friedman, 1971.[12]

Tabela 43.2 Terminologias de 2004 e 2015 para lesões vulvares intraepiteliais escamosas, ambas da ISSVD.

Terminologia (2004)	Terminologia (2015)
Condiloma, efeito pelo HPV	LIEBG vulvar, condiloma plano ou efeito pelo HPV
NIV usual (subdividida): ▪ NIV condilomatosa ▪ NIV basaloide ▪ NIV mista (condilomatosa ou basaloide	LIEAG vulvar, condiloma plano ou efeito pelo HPV
NIV diferenciada	NIV diferenciada

LIEAG: lesão intraepitelial de baixo grau; LIEBG: lesão intraepitelial de alto grau; NIV: neoplasia intraepitelial vulvar. *Fonte*: ACOG, 2016.[13]

manifestação de NIV, neoplasia intraepitelial cervical (NIC), neoplasia intraepitelial vaginal (NIVA), neoplasia intraepitelial anal (NIA) e lesões invasivas dessas áreas.

Nas mulheres portadoras de HIV ou AIDS, a progressão da doença induzida pelo HPV é facilitada pelo HIV, que age depletando as células de Langerhans e, assim, diminuindo a resposta imune local.

A deficiência da imunidade – seja sistêmica, celular ou locorregional – contribui sobremaneira para instalação e progressão do HPV. Pacientes diabéticos ou com outras doenças sexualmente transmissíveis (DSTs), também apresentam um risco maior para o desenvolvimento do carcinoma invasor de vulva.

O tabagismo tem uma forte correlação com LIEAG vulvar (NIV tipo usual) e câncer de vulva. O fumo tem um efeito negativo sobre o sistema imune celular e local, com diminuição do número de células de Langerhans, e isso parece contribuir para o desenvolvimento de neoplasias do SGI. O transporte hematogênico de componentes carcinógenos inalados do fumo e sua deposição no epitélio do SGI também é um possível mecanismo que liga o fumo ao câncer dessa região. A fumaça do tabaco contém hidrocarbonetos aromáticos policíclicos, em especial as nitrosaminas carcinogênicas. Essas substâncias podem ser encontradas em concentrações 3 vezes maiores no muco cervical de fumantes que de não fumantes.

Apesar de a maioria dos estudos citar o cigarro, Chang,[16] em estudo recente, mostrou que fumantes de charutos/cachimbos carregam os mesmos riscos de saúde que fumantes de cigarros. O consumo de charutos mais que dobrou de 2000 para 2011 nos EUA, enquanto o de cigarro teve uma redução de 33% nesse mesmo período. No entanto, os dois fumos produzem os mesmos produtos tóxicos, sendo que a fumaça de charutos produz mais nitrosaminas que a do cigarro. Mulheres tabagistas de cigarros, segundo Higgins et al.,[14] têm 4 a 5 vezes mais chance de desenvolver uma LIEAG vulvar e 20% mais chance de desenvolver o câncer de vulva que as não fumantes. Segundo Craesman et al.,[17] a vacinação para o HPV e a abstenção do tabagismo comprovadamente diminuem as taxas da doença.

Pacientes com outras neoplasias do SGI têm um risco aumentado para o desenvolvimento do carcinoma invasor de vulva. Um bom exemplo são as mulheres portadoras de carcinoma de colo uterino. Isso provavelmente se deve aos mesmos fatores de risco e aos tipos virais envolvidos na patogênese dessas doenças.

Neoplasia intraepitelial vulvar diferenciada

A NIV diferenciada acomete pacientes idosas, não está associada ao HPV, origina-se de líquen escleroso (LE) e é rara, representando menos de 10% dos casos de NIV. A lesão é unilateral e local e ocorre preferencialmente em áreas pilosas. O sistema de graduação em NIV I, II e III não se aplica, pois há uma fase de NIV relativamente breve antes de evoluir para a invasão, sendo associado ao carcinoma escamoso queratinizante ou diferenciado, ainda que isso não confira melhor prognóstico. Segundo a American Society for Colposcopy and Cervical Pathology (ASCCP), esse tipo de NIV está mais associado ao carcinoma invasor de vulva que a LIEAG vulvar (NIV tipo usual). Apesar de descrito há mais de 40 anos, esse tipo de NIV permanece pouco reconhecido. Pode-se dizer que a idade avançada e as dermatoses estão mais relacionas a esse tipo de lesão.

O risco de desenvolver câncer de vulva aumenta proporcionalmente com a idade das mulheres. Segundo Creasman et al.,[17] com exceção dos sarcomas raros, o câncer de vulva aparece mais em mulheres de 65 a 75 anos; apenas 15% ocorrem em mulheres com menos de 40 anos. Quase 50% têm 70 anos ao diagnóstico, com 15% acontecendo em mulheres de 80 ou mais anos. É nesse grupo que o tipo menos comum de carcinoma invasor de vulva – o tipo queratinizante – acontece, não estando associado ao HPV, e sim ao LE. Estudos relatam risco de 5 a 10% de câncer de vulva nessas áreas. O tratamento desses distúrbios reduz o risco de evolução para o câncer.

O LE é uma patologia inflamatória crônica em que ocorre hialinização da derme papilar associada a edema, deposição de mucopolissacarídeos, homogeneização de fibras colágenas e desaparecimento de fibras elásticas.

Os aspectos patogênicos e etiológicos permanecem incertos, mas a causa autoimune é a mais aceita. Segundo Schwartz et al.,[18] a etiologia dessa condição ainda é desconhecida. A alta prevalência em mulheres menopausadas sugere um fator causal hormonal que ainda não foi confirmado, além de ser sugerida a associação com fator autoimune ou genético. Aproximadamente 21% das pacientes têm uma doença autoimune, sobretudo tireoidiana. Ainda segundo esses autores, 44% das pacientes têm um ou mais autoanticorpos e 22% têm história familiar positiva. É mais encontrado em mulheres na menopausa e de pele branca e, nessa fase, os sintomas são mais acentuados.

Clinicamente, o LE se caracteriza por áreas de intenso prurido crônico associado a discromia e perda da elasticidade da pele da vulva. Alguns autores relatam que o LE é responsável por até 40% das lesões não neoplásicas da vulva.

Quatro por cento das pacientes com LE evoluem para carcinoma escamoso de vulva, e mulheres com carcinoma de vulva apresentam LE concomitante em 4,5% das vezes. O carcinoma geralmente surge nas aéreas de hiperplasia, mas ainda não se sabe ao certo como essa transformação maligna se processa; especula-se que esteja relacionada novamente a fatores imunológicos. Lesões extragenitais não parecem apresentar o mesmo potencial de malignização das áreas anogenitais.

A dermatose vulvar, como o LE, é um processo de inflamação e cicatrização crônica, podendo agir como deflagrador e promotor da carcinogênese. A via independente do HPV do carcinoma vulvar de células escamosas (SCC; do inglês, *squamous cell carcinoma*) e da neoplasia intraepitelial vulvar do tipo diferenciado (dVIN; do inglês, *differentiated type, vulvar intraepithelial neoplasia*) não é bem conhecida. Mutações genéticas em *TP53* ou *PTEN* e alterações epigenéticas, como a hipermetilação dos promotores *MGMT*, *RASSF2A* ou *TSP1*, têm sido frequentemente detectadas em dVIN e SCC vulvar, sugerindo que a alteração desses genes contribua para a carcinogênese da neoplasia vulvar.[19]

PROPEDÊUTICA

A sintomatologia do câncer de vulva é pouco específica, consistindo em prurido, tumor, sangramento, dor, secreção, manchas hipocrômicas ou hipercrômicas, conforme mostra a Tabela 43.3.

Entre 50 e 65% das pacientes apresentam prurido de longa data, assim como o aparecimento de tumoração com aumento lento de volume, que se mantém localizada por cerca de 8 anos.[2,10]

Parte 7

Tabela 43.3 Sinais e sintomas de pacientes com câncer de vulva.

Sinais/sintomas	%
Prurido	45
Tumor	45
Dor	23
Sangramento	14
Ulceração	14
Disúria	10
Secreção genital	8
Linfadenomegalia	2,5

Fonte: Di Saia e Creasman, 1993.[20]

Sangramento e secreção são originados por trauma local, necrobiose e infecção do tumor. A dor é um sintoma menos frequente e apresenta-se em pacientes com tumores avançados. Manchas hipocrômicas associadas ao prurido têm relação com câncer de vulva em 50%[21] e 65%[22] das pacientes.

Apesar dos sintomas, os diagnósticos podem ser retardados por diversos fatores. Abrão et al.[22] identificaram um tempo médio de 18 meses desde o primeiro sintoma até o diagnóstico.[22] Já Jones e Joura avaliaram os eventos clínicos que precederam o diagnóstico de CEC da vulva e constataram que 88% das pacientes apresentaram sintomas por mais de 6 meses, 31% das mulheres tinham 3 ou mais consultas médicas antes do diagnóstico de carcinoma vulvar, e 27% aplicaram estrogênio tópico ou corticosteroides na vulva.[23]

A localização mais frequente das lesões é nos grandes e pequenos lábios (cerca de 70% das pacientes),[2] no clitóris (entre 3 e 28%) e na fúrcula (15% dos casos) (Figuras 43.1 e 43.2).

A disseminação neoplásica ocorre por três vias: crescimento local e extensão a estruturas adjacentes; embolização linfática para linfonodos regionais na topografia inguinal; e por via hematogênica para órgãos a distância. A principal via de disseminação é a locorregional, enquanto a disseminação linfática é precoce. O sistema linfático da vulva é formado por rica drenagem, uma rede anastomótica que converge para os linfonodos inguinais superficiais homolaterais e profundos homolaterais e contralaterais, além dos ilíacos externos, após atravessarem os canais inguinal e femoral. Gonzalez Bosquet et al.[24] notaram que a metástase da região inguinal contralateral ou dos linfonodos pélvicos profundos é incomum na ausência de metástases ipsilaterais da região inguinal e que o envolvimento linfonodal geralmente procede de modo gradual, desde o inguinal superficial até o inguinal profundo e depois aos nós pélvicos.[24]

O esquema de Rouviere descreve a anatomia dos vasos linfáticos como uma rica esponja linfática.[25] Os linfonodos superficiais são em número de 8 a 10, localizados entre as fáscias de Camper e cribriforme, e, abaixo desta, os linfonodos profundos que margeiam artérias e veias femorais e terminam superiormente no nódulo de Cloquet localizado logo abaixo do ligamento de Poupart.[2]

A presença de linfonodos palpáveis em região inguinal pode não representar metástase linfonodal. Quando presente, nem sempre tem correlação com tamanho e extensão do tumor.[22]

O diagnóstico diferencial da lesão primária é feito com granuloma venéreo ou donovanose, linfogranuloma inguinal ou moléstia NE Nicolas-Favre, cancro luético, úlcera distrófica, tuberculose vulvar, condilomas planos e acuminados, traumatismos vulvares e outras manifestações infecciosas.

A biopsia é o padrão-ouro para o diagnóstico e deve ser realizada em todas as lesões suspeitas na vulva, incluindo úlceras, tumorações e lesões hipo ou hiperpigmentadas, mesmo se a paciente não apresentar prurido ou dor. É importante evitar uma biopsia excisional para não prejudicar o planejamento cirúrgico caso seja necessário. O ideal é realizar uma biopsia incisional e o tecido dissecado deve conter também amostra da derme e tecido conjuntivo para ser avaliada a profundidade da invasão. O tipo histológico e a profundidade de invasão devem constar no laudo histopatológico para a correta programação do tratamento.[26]

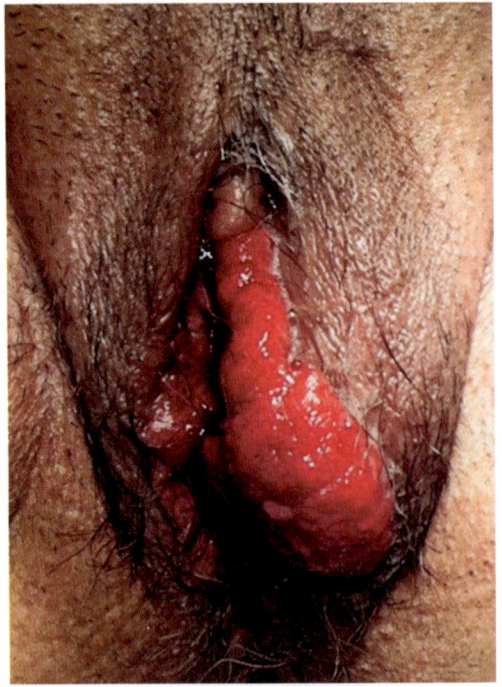
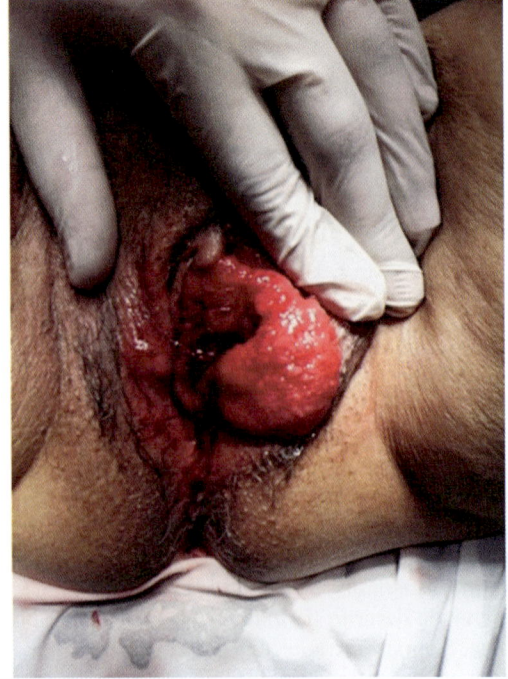

Figura 43.1 Tumoração em grande lábio esquerdo.

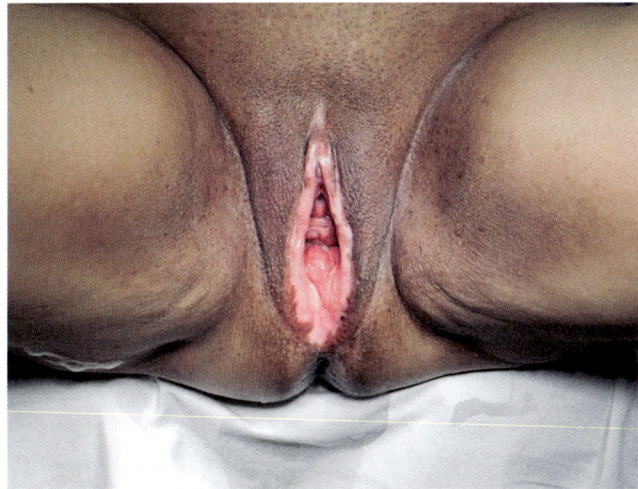

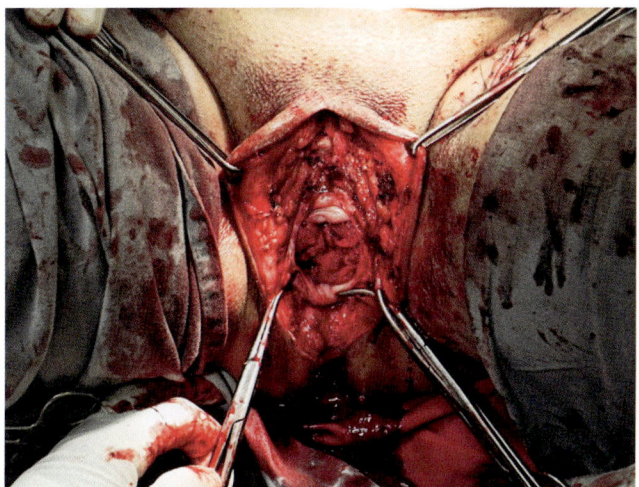

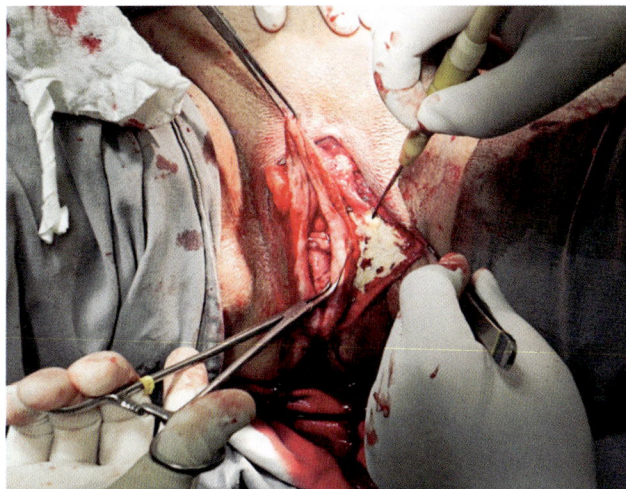

Figura 43.2 Vulvectomia radical modificada.

ESTADIAMENTO

O estadiamento do câncer de vulva é baseado nos sistemas TNM e da Federação Internacional de Ginecologia e Obstetrícia (FIGO). Ambos os sistemas classificam os tumores com base em três fatores: tamanho do tumor (T); disseminação para linfonodos (N); e metástases a distância (M) (Tabela 43.4). O estadiamento foi revisado pelo comitê de Ginecologia Oncológica da FIGO em 2009. O risco de metástase linfonodal

Tabela 43.4 Estadiamento da FIGO para câncer de vulva.

TNM	FIGO	Definição
Tumor primário (T)		
Tx	–	Tumor primário não pode ser acessado
T0	–	Sem evidência de tumor primário
Tis	–	Carcinoma *in situ*
T1a	IA	Lesões de 2 cm ou menos de tamanho, confinadas a vulva ou períneo e com invasão estromal de 1 mm ou menos
T1b	IB	Lesões com mais de 2 cm de tamanho ou qualquer tamanho com invasão estromal inferior a 1 mm, confinada a vulva ou períneo
T2	II	Tumor de qualquer tamanho com extensão para estruturas perineais adjacentes (uretra 1/3 inferior/distal, 1/3 vaginal inferior/distal, envolvimento anal)
T3	IVA	Tumor de qualquer tamanho com extensão para qualquer um dos seguintes: superior/proximal 2/3 uretra, superior/proximal 2/3 vagina, mucosa da bexiga, mucosa retal ou fixada ao osso pélvico
Linfonodos regionais (N)		
Nx	–	Linfonodo regional não pode ser acessado
N0	–	Sem evidência de metástase em linfonodo regional
N1	–	Um ou dois gânglios linfáticos regionais com as seguintes características
N1a	IIIA	Metástases de um ou dois linfonodos, cada um com 5 mm ou menos
N1b	IIIA	Uma metástase linfonodal de 5 mm ou mais
N2	IIIB	Metástases linfonodais regionais com as seguintes características
N2a	IIIB	Três ou mais metástases de linfonodos com menos de 5 mm
N2b	IIIB	Duas ou mais metástases de linfonodos de 5 mm ou mais
N2c	IIIB	Metástase de linfonodos com invasão extracapsular
N3	IVA	Metástase de linfonodos regional fixa ou ulcerada
Metástases a distância (M)		
M0	–	Sem metástases a distância
M1	IVB	Metástase a distância (incluindo metástase dos linfonodos pélvicos)

Fonte: adaptada de Edge et al., 2010[29] e FIGO, 2009.[30]

aumenta com o estadiamento da doença, o tamanho da lesão e a profundidade da invasão,[27] e estes são os fatores prognósticos mais importantes para o câncer vulvar.[28]

O melanoma vulvar é o segundo tipo histológico mais frequente das neoplasias vulvares, mas sua incidência baixa e a escassez de dados não permitem algoritmos de estadiamento. Dados recentes da literatura sugerem que o estadiamento proposto pelo American Joint Committee on Cancer (AJCC) para melanoma cutâneo seja aplicado ao melanoma vulvar. Moxley et al.[31] aplicaram as modificações de 2002 da AJCC para melanoma cutâneo em pacientes com melanoma vulvar. Sugeriram que o estadiamento poderia ser aplicado e observaram que a radicalidade da cirurgia estava associada com morbidade significante, mas sem ganho na sobrevida (Tabela 43.5).[31]

Parte 7

Tabela 43.5 Estadiamento proposto pela AJCC (revisão 2002).

Estadiamento	Tumor primário (T)	Linfonodos regionais (N)	Metástase(s) a distância (M)
0	*In situ*	Nenhum	Nenhuma
IA	< 1 mm sem ulceração/Clark II e III (T1a)	Nenhum	Nenhuma
IB	< 1 mm ulceração +/Clark IV e V (T1b)/1,01 a 2 mm sem ulceração (T2a)	Nenhum	Nenhuma
IIA	1,01 a 2 mm ulceração + (T2b), 2,01 a 4 mm sem ulceração (T3a)	Nenhum	Nenhuma
IIB	2,01 a 4 mm ulceração + (T3b)/> 4 mm sem ulceração	Nenhum	Nenhuma
IIC	> 4 mm ulceração + (T4b)	Nenhum	Nenhuma
IIIA	Qualquer espessura, sem ulceração	1 linfonodo com micrometástase (N1a)	Nenhuma
IIIB	Qualquer espessura, com ulceração	1 linfonodo com micrometástase (N1a)	Nenhuma
	Qualquer espessura, sem ulceração	> 3 linfonodos com micrometástase (N2a)	Nenhuma
	Qualquer espessura, com/sem ulceração	Em trânsito, metástase/linfonodo satélite + (N2c)	Nenhuma
IIIC	Qualquer espessura, com ulceração	> 3 linfonodos com macrometástase (N2a)	Nenhuma
	Qualquer espessura, com/sem ulceração	≥ 3 linfonodos metastáticos/linfonodo em trânsito (N3)	Nenhuma
IV	Qualquer espessura	Qualquer linfonodo	Presente

O uso de exames de imagem para detecção primária ou caracterização do câncer de vulva não tem finalidade. Para as doenças localmente avançadas ou suspeitas de doença metastática, os exames como ultrassonografia (US), ressonância magnética (RM), tomografia computadorizada (TC) e tomografia com emissão de pósitrons (PET-CT) têm seu papel. A US, a RM e a TC podem ser usadas para avaliação de linfadenopatia; a TC e a PET-CT podem ser usadas para avaliar metástase a distância.[32-34] Contudo, nenhuma modalidade de exame se mostrou isoladamente superior às outras.[2]

As lesões do sistema genital feminino geralmente são multifocais. A avaliação da vagina e do colo uterino, inclusive com coleta de material para citologia oncótica para rastreamento, deve ser sempre realizada em pacientes portadoras de câncer de vulva.[35]

TRATAMENTO

O tratamento padrão-ouro para o câncer de vulva é cirúrgico. Em 1948, Way et al.[36] relataram a vulvectomia radical, mesmo para lesões pequenas, que consistia na excisão do tumor primário com margem cirúrgica extensa e linfadenectomia inguinal e frequentemente pélvica, em incisão única com retirada "em bloco".[36] Este procedimento conferia sobrevida de aproximadamente 90% para os estadiamentos iniciais (I e II), porém com morbidade importante. As complicações pós-operatórias mais frequentes eram deiscência, linfedema e infecção de ferida com mais de 50%.

Muitos autores propuseram a abordagem dos tumores vulvares por meio da incisão tripla. A ressecção do tumor primário depende do tamanho e da invasão estromal, e são feitas duas incisões separadas na região inguinal para linfadenectomia.[37-39] Esta modalidade mostrou uma importante redução de taxas de complicações associadas ao procedimento.[38]

Para as lesões iniciais IA, o tratamento pode ser a excisão local ampla, assegurando margem de 1 a 2 cm. Este procedimento é tão efetivo quanto a vulvectomia radical para prevenir recorrência local.[40,41] Neste caso, a linfadenectomia não é necessária, pelo risco de < 1% de metástase linfonodal.[42]

Pacientes com tumores classificados como IB e II podem ser submetidas a ressecção local radical ou vulvectomia radical modificada. A peça cirúrgica deve conter o tumor com margem radial de pele normal de 2 a 3 cm com margem profunda até fáscia perineal profunda, tecido celular subcutâneo, vasos e linfáticos da derme (ver Figura 43.2).

As margens devem ser respeitadas para diminuir a taxa de recidiva local. Heaps et al.,[40] em uma avaliação retrospectiva de 135 pacientes, observaram uma taxa de recorrência de local para margens ≥ 1 cm e < 8 mm de 0 e 50%, respectivamente. Para as pacientes com margem ≤ 8 mm, sugere-se a realização de uma nova cirurgia para ampliação de margem. As pacientes que não desejarem novo procedimento podem ser encaminhadas para radioterapia.[25,43] É aceitável, porém, considerar margens exíguas para tumores adjacentes a estruturas centrais, como clitóris, uretra e ânus, quando a preservação das funções é desejada.[44]

O fechamento primário dos defeitos cirúrgicos de tumores pequenos pode ser realizado com mobilização da pele e tecido celular subcutâneo próximos à área de ressecção. Para os defeitos mais extensos em que não é possível o fechamento primário, o trabalho de uma equipe multiprofissional (cirurgiões plásticos) pode otimizar o tratamento cirúrgico.

O *status* linfonodal é o determinante mais importante de sobrevida no câncer de vulva, portanto, sua avaliação cuidadosa é primordial.[42,45] A linfadenectomia inguinofemoral é o tratamento padrão para a avaliação dos linfonodos sem suspeita clínica de invasão. A abordagem pélvica só é necessária se houver 3 ou mais linfonodos comprometidos, ruptura de cápsula ou macrometástase de > 10 mm. A indicação da linfadenectomia depende da localização do tumor primário. No caso de tumores laterais, localizados > 1 a 2 cm da linha média, somente a linfadenectomia ipsilateral deve ser realizada. O procedimento inguinal contralateral deve ser realizado caso a avaliação anatomopatológica de congelação ou definitiva ipsilateral apresente metástase linfonodal. Para tumores localizados < 1 a 2 cm da linha média, deve ser realizada a linfadenectomia inguinofemoral bilateral superficial e/ou profunda.

A avaliação de linfonodos sentinela (LS) pode ser realizada para avaliar o *status* linfonodal em pacientes portadoras de câncer de vulva. A biopsia de LS é recomendada e considerada segura para as pacientes que têm estágios iniciais de câncer vulvar (tumores primários > 0,4 cm e unifocais), para evitar a morbidade operatória causada por linfadenectomia inguinofemoral, como complicações da ferida ou linfedema.[46,47]

A sobrevida para mulheres com ressecção adequada de um carcinoma escamoso primário limitado à vulva e com linfonodos e margens negativas é ≥ 90%.

Pacientes que apresentem, ao diagnóstico, doença localmente avançada, estádios III e IVA, devem ter tratamento multimodalidades. Em geral, o tratamento deve ser individualizado e depende das características do tumor primário e da existência de metástases regionais ou a distância. Após a avaliação com exames de imagem, linfonodos aparentemente infiltrados que puderem ser ressecados devem ser tratados com *debulking*, porque a radioterapia provavelmente não conseguirá esterilizá-los.[44] Em seguida, as pacientes devem ser encaminhadas para tratamento com radioterapia e quimioterapia sensibilizante, de preferência no máximo até 6 semanas do tratamento cirúrgico.

O tratamento para pacientes com doença classificada como IVB ao diagnóstico deve ser considerado paliativo, e não existem dados na literatura para um esquema preferível.[44]

O acompanhamento após o tratamento é importante, por ser um período em que as pacientes podem apresentar morbidades relacionadas. As pacientes submetidas à linfadenectomia inguinal podem apresentar várias complicações, como infecção da ferida, formação de linfocistos, hospitalização prolongada, tromboembolismo venoso e linfedema.[48] As possíveis complicações tardias que podem impactar na qualidade de vida são: ardência miccional, dificuldades ao coito e decréscimo da frequência sexual, assimetria vulvar e questões psicossexuais, como má impressão da aparência corporal.[26,46]

Pacientes que apresentam recorrência local, após afastar metástases a distância com exames de imagem, devem ser tratadas com excisão local ampla e linfadenectomia inguino-femoral. Caso a recorrência seja na região inguinal, também afastadas metástases a distância por exames de imagem e sendo possível a ressecção, a excisão radical deve ser realizada, complementando com radioterapia (para as pacientes que não foram tratadas previamente) e quimioterapia sensibilizante.[49]

Não existe evidência na literatura para o melhor método de seguimento das pacientes tratadas com câncer de vulva. Diretrizes como as do NCCN e da ESGO sugerem o primeiro seguimento 6 a 8 semanas no pós-operatório. Em seguida, a cada 3 ou 4 meses nos primeiros 2 anos e, a partir do 3º e do 4º ano, anualmente. A avaliação após o tratamento cirúrgico deve incluir exame clínico da vulva e da região inguinal, pois, apesar da reconhecida baixa sensibilidade da palpação para identificar recorrência inguinal, os dados disponíveis não suportam o uso rotineiro de imagem no seguimento.[49,50]

CONSIDERAÇÕES FINAIS

O câncer de vulva é uma neoplasia relativamente incomum, que corresponde a 3 a 5% dos tumores malignos do sistema genital feminino e a menos de 1% das neoplasias malignas da mulher.

Atualmente, reconhecem-se dois caminhos etiológicos para o câncer de vulva: pacientes jovens com forte associação com HPV; pacientes idosas com irritação crônica, como líquen escleroso (LE), hiperplasia de células escamosas (HCE) etc.

Os principais fatores de risco são HPV, imunossupressão, tabagismo, idade e dermatoses vulvares.

A biopsia é o padrão-ouro para diagnóstico e deve ser realizada em todas as lesões suspeitas.

O tipo histológico mais comum dos tumores malignos da vulva é o CEC.

A fase inicial da doença é definida como estádios I ou II. Estas pacientes devem ser submetidas a tratamento cirúrgico (excisão local ampla/vulvectomia radical modificada) e tratamento adjuvante com base nos achados da cirurgia e resultado de estudo anatomopatológico.

A doença localmente avançada é definida como estádio III ou IVA. O tratamento operatório é preferido sempre que possível. As pacientes que não são candidatas cirúrgicas devem receber radioterapia e quimioterapia sensibilizante primária.

Estádio IVB inclui mulheres com metástases a distância, para as quais está recomendada a quimioterapia primária, desde que as pacientes sejam candidatas para o tratamento sistêmico. Se não forem, os cuidados paliativos são apropriados.

O seguimento não é bem estabelecido na literatura, porém diretrizes sugerem consultas regulares.

Estudos futuros devem utilizar técnicas de perfil molecular para identificar as mudanças moleculares presentes nas lesões pré-neoplásicas para que os biomarcadores potenciais ou as assinaturas de genes possam ser determinados e, assim, utilizados para estratificar as doentes que são mais suscetíveis a desenvolver recidivas locais.

REFERÊNCIAS BIBLIOGRÁFICAS

1. Rhodes CA. The management of scamous cell vulvar cancer. British Journal of Obstetrics and Gynecology. 1998; (105):200-5.
2. Di Saia PJ, Creasman WT. Invasive cancer of the vulva. Clinical gynecologic oncology. 8. ed. St. Louis: Mosby Year Book; 2012. p. 220.
3. Green Jr. TH. Carcinoma of the vulva; a reassessment. Obstet Gynecol. 1978; 52:462.
4. Office of National Statistics (ONS). Cancer statistics registrations. Series MBI. 2006; 37. Disponível em: www.statistics.gov.uk.
5. Stroup AM, Harlan LC, Trimble EL. Demographic, clinical, and treatment trends among women diagnosed with vulvar cancer in the U.S. Gynecol Oncol. 2008; 108(3):577-83.
6. Instituto Nacional do Câncer (INCA). Estimativas para o ano de 2016. Disponível em: www.inca.gov.br.
7. Fundação Oncocentro de São Paulo. Registro de Câncer no Estado de São Paulo; 1990.
8. International Agency for Research on Cancer. World Health Organization (WHO). International Association of Cancer Registries: cancer incidence in five continents. vol. VIII, Lyon: IARC Scientifics Publications 155; 2002.
9. Piura B, Masotina A, Murdoch J et al. Recurrent scamous cell carcinoma of tha vulva: a study of 73 cases. Gynecol Oncol. 1993; 48(2):198-5.
10. Gotlieb WH. The assessment and surgical management of early-stage vulvar cancer. Best Pract Res Clin Obstet Gynaecol. 2003; 17(4):557-69.
11. Barakat RR. Principles and practice of gynecologic oncology. 6. ed. Philadelphia: Wolters Kluwer/Lippincott Williams & Wilkins Health; 2013.
12. Plentl AA, Friedman EA. Lymphatic system of the female genitalia. Philadelphia: WB Saunders; 1971.
13. American College of Obstetricians and Gynecologists' Committee on Gynecologic Practice. Committee Opinion No. 675: Management of vulvar intraepithelial neoplasia. American Society for Colposcopy and Cervical Pathology (ASCCP). Obstet Gynecol. 2016; 128(4):e178-82.
14. Higgins RV, Naumann RW, Hall J. Surgical treatment of vulvar cancer. Medscape Ob/Gyn & Women's Health, 2016.
15. Andersen WA, Franquemont DW, Williams J et al. Vulvar squamous cell carcinoma and papillomaviruses: two separate entities? Am J Obstet Gynecol. 1991; 165:329.
16. Chang CM. Systematic review of cigar smoking and all cause and smoking related mortality. Medscape Ob/Gyn & Women's Health. BMC Public Health. 2015;15(390).
17. Creasman WT et al . Malignant vulvar lesions. Medscape. Atualizado em: 12 de dezembro de 2016.
18. Schwartz RA, Micali G, Gonzalez ML. Benign vulvar lesions, Mar 2016. Disponível em: http://reference.medscape.com/.e2.
19. Léonard B, Kridelka F, Delbecque K et al. A clinical and pathological overview of vulvar condyloma acuminatum, intraepithelial neoplasia, and squamous cell carcinoma. Biomed Res Int. 2014; 2014:480573.

20. Di Saia PJ, Creasman WT. Invasive cancer of the vulva. Clinical gynecologic oncology. 4. ed. St. Louis. Mosby Year Book; 1993. p. 526.

21. Taussig FJ Cancer of the vulva: an analysis of 155 cases. Am J Obstet Gynecol. 1940; 40:764-71.

22. Abrão FS et al. Câncer de vulva: diagnóstico, epidemiologia e estadiamento. In: Abrão FS. Tratado de oncologia genital e mamária. 2. ed. São Paulo: Revinter; 2006. p. 507.

23. Jones RW, Joura EA. Analyzing prior clinical events at presentation in 102 women with vulvar carcinoma: evidence of diagnostic delays. J Reprod Med. 1999; 44:766-8.

24. Gonzalez Bosquet J, Magrina JF, Magtibay PM et al. Patterns of inguinal groin metastases in squamous cell carcinoma of the vulva. Gynecol Oncol. 2007; 105(3):742-6.

25. Rouviere H. Lymphatiques de la vulve. In: Anatomie des lymphatiques de l'homme. Paris: Masson et cie; 1932. p. 416-9.

26. Kaban A, Kaban I, Afşar S.. Surgical management of squamous cell vulvar cancer without clitoris, urethra or anus involvement. Gynecol Oncol Rep. 2017; 20:41-6.

27. Alkatout I, Schubert M, Garbrecht N et al. Vulvar cancer: epidemiology, clinical presentation, and management options. Int J Womens Health. 2015; 7:305-13. Epub 2015 Mar 20.

28. Burger MP, Hollema H, Emanuels AG et al. The importance of the groin node status for the survival of T1 and T2 vulval carcinoma patients. Gynecol Oncol. 1995; 57(3):327-34.

29. Edge S, Byrd D, Compton C et al. AJCC Cancer Staging Manual. New York: Springer Verlag; 2010.

30. FIGO. Revised FIGO staging for carcinomaifthe vulva, N.F. Hacker. International Journal of Gynecology and Obstetrics 105 (2009) 105–106)2009

31. Moxley KM, Fader AN, Rose PG et al. Malignant melanoma of the vulva: an extension of cutaneous melanoma? Gynecol Oncol. 2011; 122(3):612-7.

32. Kataoka MY, Sala E, Baldwin P et al. The accuracy of magnetic resonance imaging in staging of vulvar cancer: a retrospective multi-centre study. Gynecol Oncol. 2010; 117:82-7.

33. Sohaib SA, Richards PS, Ind T et al. MR imaging of carcinoma of the vulva. Am J Roentgenol. 2002; 178 (2):373-7.

34. Beneder C, Fuechsel FG, Krause T et al. The role of 3D fusion imaging in sentinel lymphadenectomy for vulvar cancer. Gynecol Oncol. 2008; 109(1):76-80.

35. de Bie RP, van de Nieuwenhof HP, Bekkers RL et al. Patients with usual vulvar intraepithelial neoplasia-related vulvar cancer have an increased risk of cervical abnormalities. Br J Cancer. 2009; 101(1):27-31.

36. Way S. The anatomy of the lymphatic drainage of the vulva and its influence on the radical operation for carcinoma. Ann R Coll Surg Engl. 1948; 3(4):187-209.

37. DiSaia PJ, Creasman WT, Rich WM. An alternative approach to early cancer of the vulva. Am J Obstet Gynecol. 1979; 133:825-9.

38. Hacker NF, Leuchter RS, Berek JS et al. Radical vulvectomy and bilateral inguinal lymphadenectomy through separate groin incisions. Obstet Gynecol. 1981; 58(5):574-9.

39. Berman ML, Soper JT, Creasman WT et al. Conservative surgical management of superficially invasive stage I vulvar carcinoma. Gynecol Oncol. 1989; 35:352-6.

40. Heaps JM, Fu YS, Montz FJ et al. Surgical-pathologic variables predictive of local recurrence in squamous cell carcinoma of the vulva. Gynecol Oncol. 1990; 38(3):309-14.

41. De Hullu JA, Hollema H, Lolkema S et al. Vulvar carcinoma. The price of less radical surgery. Cancer. 2002; 95 (11):2331-8.

42. Stehman FB, Look KY. Carcinoma of the vulva. Obstet Gynecol. 2006; 107:719-33.

43. Rouzier R, Haddad B, Dubernard G et al. Inguinofemoral dissection for carcinoma of the vulva: effect of modifications of extent and technique on morbidity and survival. J Am Coll Surg. 2003; 196(3):442-50.

44. Oonk MHM, Planchamp F, Baldwin P et al. European Society of Gynaecological Oncology guidelines for the management of patients with vulvar cancer. Int J Gynecol Cancer. 2017; 27(4):832-7.

45. Homesley HD, Bundy BN, Sedlis A et al. Assessment of current International Federation of Gynecology and Obstetrics staging of vulvar carcinoma relative to prognostic factors for survival (a Gynecologic Oncology Group study). Am J Obstet Gynecol. 1991; 164(4):997-1003; discussion 1003-4.

46. de Hullu JA, Hollema H, Piers DA et al. Sentinel lymph node procedure is highly accurate in squamous cell carcinoma of the vulva. J Clin Oncol. 2000; 18(15):2811-6.

47. Van der Zee AG, Oonk MH, De Hullu JA et al. Sentinel node dissection is safe in the treatment of early-stage vulvar cancer. J Clin Oncol. 2008; 26(6):884-9.

48. Gould N, Kamelle S, Tillmanns T et al. Predictors of complications after inguinal lymphadenectomy. Gynecol Oncol. 2001; 82(2):329-32.

49. Hopkins MP, Reid GC, Morley GW. The surgical management of recurrent squamous cell carcinoma of the vulva. Obstet Gynecol. 1990; 75:1001-7.

50. NCCN Guidelines Version 1.2017 Vulvar Cancer. Disponível em: www.nccn.org/professionals/physician_gls/pdf/vulvar.pdf.

44

Câncer de Vagina

Érico Lustosa

INTRODUÇÃO

O câncer de vagina é uma rara malignidade ginecológica que representa apenas 1 a 2% de todas as neoplasias ginecológicas.

A incidência estimada de câncer de vagina invasivo é de 0,42 por 100 mil mulheres e permaneceu relativamente inalterada desde a década de 1980. Nos EUA, são diagnosticados 2.420 casos novos e 820 mortes anualmente.[1]

De acordo com a Federação Internacional de Ginecologia e Obstetrícia (FIGO), os casos devem ser classificados como carcinomas vaginais somente após a exclusão das origens cervical, uretral ou vulvar.[2]

É uma entidade rara que, em sua maioria, ocorre no terço superior ou no ápice da abóbada vaginal, mais comumente na parede posterior (57 a 83%). Se o exame não for cuidadoso, a lâmina posterior do espéculo pode esconder a lesão.

Há um risco significativo de metástases em doença além do estádio I (32% no estudo de Al-Kurdi e Monaghan).[3]

Em razão da raridade do câncer de vagina, não foram realizados estudos de fase III, e as diretrizes atuais foram elaboradas em estudos retrospectivos ou comparativos. Esta situação justifica a grande variedade de tratamento a que as mulheres afetadas por esta doença são submetidas.

ANATOMIA

A vagina é uma estrutura muscular dilatada medindo em média 7,5 a 8,5 cm de extensão. É formada por 3 camadas: mucosa, muscular e adventícia. A camada mucosa é formada por epitélio espesso, escamoso e estratificado não queratinizante.

Os linfáticos da porção superior drenam para os linfáticos do colo uterino, os linfáticos da vagina anterior drenam para canais da ilíaca interna e paramétrios e os linfáticos da parte posterior drenam para canais do glúteo inferior, pré-sacrais e anorretal.

O terço distal vaginal segue o padrão de drenagem da vulva, indo para linfonodos inguinais e femorais e depois para linfonodos pélvicos.

EPIDEMIOLOGIA

Fatores de risco

O câncer de vagina é uma doença de mulheres mais velhas, com ocorrência de pico durante a 6ª e a 7ª décadas de vida.

Menos de 15% das pacientes são diagnosticadas antes dos 50 anos, e menos de 10% destes tumores ocorrem em pacientes com idade inferior a 40 anos.[4-7] Mais de 90% dos casos de câncer de vagina são carcinomas de células escamosas e aproximadamente 5% são adenocarcinomas.[4-6]

No início, o carcinoma vaginal de células escamosas espalha-se superficialmente, mas várias mulheres são diagnosticadas com doença metastática. Os locais frequentes de metástases são pulmões e fígado.[8]

Adenocarcinomas diferem de doença escamosa, uma vez que têm um pico entre 17 e 21 anos de idade e frequentemente a metástase ocorre para pulmão e nódulos supraclavicular ou pélvico. O adenocarcinoma de células claras é raro e ocorre mais comumente em pacientes com menos de 30 anos de idade; geralmente são associados com adenose. Adenose é a anormalidade histológica mais comum observada em mulheres expostas a dietilestilbestrol (DES) no útero.[9] Cânceres HPV-negativos tendem a ocorrer em mulheres mais velhas, muitas vezes associados a mutações p53.

Os fatores de risco para o carcinoma escamoso vaginal são: 5 ou mais parceiros sexuais, primeira relação sexual antes de 17 anos de idade, fumo, baixo *status* socioeconômico, histórico de verrugas genitais, passado de citologia anormal e histerectomia.[10-12]

Também tem sido descrito o uso de dietilestilbestrol, que dobra o risco de neoplasia intraepitelial vulvar (NIV) pois alarga a zona de transformação, aumentando o risco de infecção por HPV. Cerca de 10 a 50% das pacientes com NIV ou câncer invasor foram submetidas a histerectomia ou radioterapia prévia para câncer de colo uterino.

O carcinoma vaginal invasivo tem sido associado com irritação vaginal crônica, particularmente causada por exposição constante a corpos estranhos, como pessário vaginal ou infecção por HPV,[13,14] imunossupressão ou irradiação prévia. As pacientes com carcinoma cervical prévio têm um risco substancial de desenvolver carcinoma vaginal, presumivelmente porque esses locais compartilham exposições ou suscetibilidade a estímulos endógenos ou carcinogênicos exógenos.[15,16]

Os programas de triagem de rotina não foram estabelecidos.[17] Em mulheres submetidas a histerectomia por uma condição benigna, é recomendada a colpocitologia a cada 3 a 5 anos.[18] A melhor maneira de reduzir o risco de câncer de vagina é evitar os fatores de risco, encontrar qualquer lesão pré-cancerosa cedo e tratá-la rapidamente.

Fatores prognósticos

O estádio da doença é o maior fator prognóstico em termos de resultados finais. Na verdade, taxa de sobrevida, metástase distante e controle local são fortemente correlacionados com o estádio do tumor.[4,6,7,16,19-43] A dimensão do tumor também é descrita como um fator de premonição de sobrevida[21,24,32,40,42] e de controle local ou distante.[20] Na série Chyle et al.[20] lesões medindo menos de 5 cm de diâmetro máximo tiveram taxa de 20% de recorrência local em 10 anos, comparada a 40% para aquelas lesões maiores do que 5 cm. Na série Perez et al.,[24] o tamanho da lesão é considerado um fator que antecipa o controle do tumor pélvico e sobrevida livre de doença, mas apenas no estádio II, em que existe extensão submucosa paravaginal sem envolvimento do paramétrio. No entanto, em estádio I, estádio II com envolvimento parametrial e estádio III, o tamanho do tumor não foi um fator de prognóstico significante.

O local de uma lesão vaginal é outro fator importante de avaliação, mas o impacto no prognóstico do local da lesão é controverso. Tarraza et al.[44] reportaram que lesões do terço superior desenvolvem recorrências locais com mais frequência, porém, lesões do terço inferior desenvolvem um número relativamente alto de recorrências distantes e laterais. Contudo, muitas séries falharam em notar qualquer diferença em locais de recorrência com base no local primário da lesão.[23] Muitos investigadores[20,37,41,45] mostraram melhores taxas de sobrevida e menores recorrências para pacientes com câncer envolvendo a metade proximal da vagina quando comparadas àquelas com envolvimento da metade distal da vagina ou da totalidade da vagina. Adicionalmente, lesões para parede posterior têm prognósticos piores do que aquelas envolvendo outra parede vaginal.[7,20] O local do tumor também é importante para a investigação do comprometimento linfonodal. Pode-se afirmar que os linfáticos eferentes do terço superior da vagina drenam principalmente para interilíacos, linfonodos ilíacos internos e externos. Os linfonodos da parte inferior da vagina drenam diretamente para os linfonodos inguinofemorais. Outros caminhos também podem direcionar para nódulos ilíacos ou pré-sacrais.[46] Lesões envolvendo a parede posterior tiveram maior incidência de metástase de linfonodos (65%) na apresentação do que lesões envolvendo a parede anterior ou o ápice vaginal (16%).[40]

O *status* do nódulo no câncer de vagina é considerado um fator de prognóstico.[24,37,40] Em doenças além do estádio I, há grande chance de se diagnosticarem metástases linfonodais.

Al-Kurdi e Monaghan relatam uma incidência de metástases linfonodais de 14% no estádio I e de 32% no estádio II.[3] A incidência de metástases para linfonodos inguinais varia, segundo vários autores, de 5,3 a 20%.

Metástases a distância ocorrem, segundo Perez et al., em 16% no estádio I, em 31% no estádio IIA, em 46% no estádio II, em 62% no estádio III e em 50% no estádio IV.[24]

Por fim, a importância da idade como fator de prognóstico ainda é controversa. A idade das pacientes é considerada fator de prognóstico em algumas séries;[28,41] no entanto, isso não ocorre em outros relatórios.[7,24] Quanto ao tipo e ao grau histológico, diversas séries[21,37,41] mostraram que o grau pode prever a sobrevida de modo significativo e independente. Além disso, Chyle et al.[20] notaram maior incidência de recorrência local em pacientes com adenocarcinoma comparadas com as que apresentavam carcinoma de células escamosas.

DIAGNÓSTICO E AVALIAÇÃO CLÍNICA

A hemorragia e a descarga vaginal indolor são os sintomas mais comuns do câncer de vagina.[18] Nos tumores mais avançados, ocorrem retenção urinária, dor, hematúria e frequência de micção.[16] Tumores desenvolvidos na parede vaginal posterior podem produzir sintomas retais, como tenesmo, constipação intestinal ou sangue nas fezes. Aproximadamente 5% das pacientes têm dor pélvica como resultado de uma extensão da doença além da vagina, e aproximadamente 5 a 10% das pacientes não apresentam sintomas, sendo a doença detectada no exame pélvico rotineiro e no exame Papanicolau.

O diagnóstico inclui histórico completo e exame físico. Em lesões precoces de células escamosas, o diagnóstico é sugerido por um resultado anormal do esfregaço de Papanicolau em pacientes com histerectomia prévia ou doença cervical invasiva relacionada ao HPV. No entanto, isso não é verdade para os adenocarcinomas de células claras, que geralmente são caracterizados pelo crescimento submucoso. Nestes casos, o diagnóstico é confirmado por uma biopsia sob anestesia local. A colposcopia é um valioso método de avaliação para pacientes com sangramento vaginal sem explicação, com teste de Papanicolau anormal ou lesão eritematosa ulcerada na região superior da vagina. Uma biopsia colposcopicamente direcionada pode não permitir um diagnóstico definitivo, e uma vaginectomia parcial para determinar a invasão pode ser necessária. O exame pélvico continua a ser a ferramenta mais importante para avaliar a extensão local do câncer de vagina.

A localização, a morfologia grosseira, os locais de envolvimento e as dimensões do tumor visível e palpável devem ser cautelosamente gravadas e ilustradas com um diagrama de tumor ou fotografia.[47] A proximidade do tumor às estruturas de linha média devem ser notadas para um risco maior da propagação de doença bilateral. Podem ser utilizadas tomografia e ressonância magnética para avaliar locais de infiltração profunda na bexiga, uretra ou tecidos paravaginais. Proctoscopia ou cistouretroscopia vaginal devem ser sempre realizadas de acordo com a evidência radiográfica do envolvimento vesical, uretral proximal, anal ou retal; biopsias de lesões suspeitas devem ser realizadas para confirmar esses locais de envolvimento.[47,48]

Estadiamento

O sistema de estadiamento para câncer de vagina é baseado em critério clínico. Doenças de estádio I são limitadas à parede vaginal; doenças de estádio II envolvem o tecido subvaginal, mas não se estendem para a parede pélvica; tumores de estádio III estendem-se para a parede pélvica; e tumores de estádio IV estendem-se além da pelve ou envolvem a mucosa da bexiga ou do reto (Tabelas 44.1 e 44.2).

TRATAMENTO

A FIGO recomenda a adaptação do tratamento com base no estádio da doença e no local do envolvimento vaginal.

Por sua raridade, os dados referentes a história natural, fatores prognósticos e tratamento do carcinoma vaginal derivam de pequenos estudos retrospectivos.

Tabela 44.1 Estadiamento proposto pela Federação Internacional de Ginecologia e Obstetrícia (FIGO).

Estádio	Descrição
I	Limitado à parede vaginal
II	Envolve tecido subvaginal (submucosa) sem atingir a parede pélvica
III	Extensão à parede pélvica
IVA	Extensão às mucosas vesical e retal. Edema bolhoso não permite ser colocado como estádio IV
IVB	Extensão para órgãos a distância

Fonte: Hacker et al., 2015.[49]

Tabela 44.2 Estadiamento TNM proposto pelo America Joint Committee on Cancer.

Tumor primário (T)	
Tx	Tumor primário não pode ser avaliado
T0	Sem evidência de tumor primário
Tis/0	Carcinoma *in situ* (carcinoma perinvasivo)
T1/I	Tumor confinado à vagina
T2/II	Tumor invade tecido perivaginal, mas não acomete a parede pélvica
T3/III	Tumor invade a parede pélvica
T4/IVA	Tumor invade a mucosa da bexiga ou do reto ou estende-se além da pelve
Linfonodos regionais (N)	
Nx	Linfonodos regionais não podem ser avaliados
N0	Sem acometimento linfonodal regional
N1/IVB	Linfonodos pélvicos ou inguinais acometidos
Metástase a distância (M)	
Mx	Metástase distante não pode ser avaliada
M0	Sem metástase a distância
M1/IVB	Metástase a distância
Estadiamento	
Estádio 0	Tis N0 M0
Estádio I	T1 N0 M0
Estádio II	T2 N0 M0
Estádio III	T1-3 N1 M0/T3 N0 M0
Estádio IVA	T4, qualquer N, M0
Estádio IVB	Qualquer T, qualquer N, M1

Fonte: Amin et al., 2017.[50]

A maior parte da literatura atualmente disponível em termos de técnicas radioterapêuticas e cirúrgicas refere-se a carcinoma escamoso primário da vagina.

A análise dos resultados publicados revela certa quantidade de viés resultante do uso de diferentes procedimentos cirúrgicos, diferentes métodos de avaliação e escassez de dados populacionais.

Estádio I

O estádio I é definido como um tumor limitado à mucosa vaginal. O carcinoma vaginal estádio I pode ser adequadamente tratado com radioterapia, com ou sem cirurgia. A taxa de comprometimento linfonodal, no estádio I da FIGO, é relativamente baixa, variando de 6 a 16%,[4,33,40] sendo extraída de estudos retrospectivos e, portanto, deve ser avaliada com cautela. Foram relatadas várias abordagens diferentes em pacientes selecionadas com pequena neoplasia e realizadas ampla excisão local com margens livres de doença.[32,36,40,42] Vários autores relatam 75 a 100% de controle da doença no estádio I com o tratamento cirúrgico radical.

No terço superior da parede posterior, na parede lateral, faz-se histerectomia total + linfadenectomia pélvica + colpectomia, com avaliação das margens.

Para lesões no terço inferior, realizam-se vulvovaginectomias e linfadenectomias inguinais. Se tiver margens positivas, indica-se radioterapia complementar. Se tiver recidiva central pós-radioterapia ou na terapia primária, pode-se fazer a exenteração quando não há lesão fixa no osso.

Atualmente, as principais opções de tratamento no caso de carcinoma vaginal limitado à mucosa vaginal são cirurgia ou radioterapia. Para tumores pequenos, sem envolvimento da mucosa muscular, localizados no terço superior da vagina, pode ser utilizada uma excisão ampla e, se necessário, nas pacientes de alto risco com envolvimento tumoral inferior volumoso, invasão posterior ou envolvimento inferior, uma cirurgia mais agressiva é mandatória.

A radioterapia pode ser utilizada com intenção curativa em pacientes selecionadas. Nestes casos, uma combinação de terapia intersticial e intracavitária a uma dose mínima de 75 Gy deve ser utilizada.

Além de braquiterapia, a radioterapia externa é capaz de melhorar o controle local e de taxas de sobrevida em mulheres com doença de alto risco.

Estádio II

No estádio II da FIGO de câncer de vagina, a neoplasia envolve o tecido subvaginal, mas não se estende para a parede pélvica.

De acordo com o Instituto Nacional de Câncer, a radioterapia é um tratamento padrão. A estratégia de tratamento mais comumente adotada é a combinação de braquiterapia e radioterapia externa no tratamento do tumor primário.[4,6,16,19,27,34-36,39]

A combinação de braquiterapia e radiação de feixe externo melhora a sobrevida em 5 anos em comparação com a radioterapia externa ou a braquiterapia isoladamente.[20,24,39] A importância de um regime adequado de braquiterapia no tratamento do câncer da vagina estádio II da FIGO é bem enfatizado.[37,39,43] Alguns autores ressaltaram a vantagem potencial em termos de sobrevida livre de doença e controle local usando radioterapia intersticial sobre a terapia intracavitária.[24,39] No estádio II, doses de 70 a 75 Gy para o tumor primário e paramétrios são necessárias para alcançar um controle adequado do tumor.[24] O prolongamento do tempo de tratamento não parece ter impacto significativo no controle do tumor pélvico.[24] Uma variedade de abordagens pode ser usada para aumentar a dose de radiação no local primário do tumor.[47] Tumores apicais podem ser tratados com terapia de radiação intracavitária para a cérvice, caso ainda esteja presente. No último caso, utiliza-se a terapia de radiação intracavitária apenas se a doença residual não for maior do que 3 a 5 mm da superfície vaginal. Pacientes com lesões mais profundas são tratados com implante intersticial. Por fim, se a paciente não for considerada para este procedimento, o tumor é tratado com um feixe externo de radiação.

Tumores superficiais que envolvem o terço médio da vagina podem ser tratados com braquiterapia intracavitária e intersticial; já lesões da parede lateral e da parede anterior, com terapia intersticial. Pequenas lesões posteriores podem ser tratadas com radioterapia externa inicial e intracavitária adicional; e lesões posteriores maiores, com radioterapia externa. Tumores envolvendo o terço distal são tratados com aumento da terapia de radiação intersticial. Conforme descrito a seguir, as lesões do terço inferior que envolvem os nódulos inguinais devem ser tratadas com terapia de radiação tanto para os gânglios linfáticos pélvicos como para inguinais. Na literatura, 18 estudos[4-7,16-19,23-27,32,34,41-43] em 643 pacientes mostraram uma sobrevida acumulada de 5 anos de 13 a 80% para as pacientes no estádio II da FIGO, tratadas com radioterapia isoladamente.

Embora os resultados tenham sido encorajadores, a alta incidência de metástases a distância (entre 30 e 46% nas pacientes do estádio II da FIGO) levou os autores à conclusão de que deveria ter sido adotada uma concentração citotóxica sistêmica mais efetiva para melhorar a sobrevida.

Um estudo que examina o papel da radiação terapêutica e da quimioterapia concomitante com 5-fluoruracila (5-FU) e mitomicina-C no tratamento de câncer de vagina mostrou bons resultados em termos de controle local.[51] Dalrymple et al.[52] publicaram recentemente um pequeno estudo incluindo 14 pacientes, principalmente os estádios I da vagina, tratadas com doses reduzidas de radioterapia (mediana de 63 Gy) ao mesmo tempo com diferentes regimes quimioterápicos baseados em 5-FU. Eles relataram uma sobrevivência de 5 anos de 93%. Nenhum estudo randomizado comparando radiação com ou sem quimioterapia foi relatado. Mais investigação é necessária para determinar a eficácia terapêutica da quimorradioterapia concomitante e o regime ótimo de quimioterapia. Existem poucos relatos de doentes estádio II curadas com cirurgia radical (vaginectomia radical ou exenteração pélvica). Rubin et al.[16] relataram a experiência obtida em 75 casos tratados com várias modalidades e concluíram que as pacientes tratadas com cirurgia radical diferente da exenteração produziram excelentes resultados. Stock et al. identificaram a cirurgia como um fator prognóstico positivo independente.[40] Na literatura, sete estudos foram relatados com 98 pacientes e uma taxa de sobrevida em 5 anos entre 0 e 70%.[4,16,19,27,32,36,40]

Algumas observações indiretas e estudos prospectivos relataram os resultados da quimioterapia neoadjuvante (NACT) seguida de cirurgia radical com ótima sobrevida em mulheres afetadas por tumores vaginais estádio II da FIGO. Uma possível explicação desses resultados promissores é que a vagina é um órgão altamente vascularizado e, portanto, a chegada do quimioterápico pode ocorrer de maneira ótima.

Mais de 90% das pacientes obtiveram resposta parcial ou completa ao tratamento neoadjuvante,[53] e todas as pacientes foram submetidas à cirurgia após a conclusão da quimioterapia. O procedimento realizado foi histerectomia radical tipo III e vaginectoma radical e linfadenectomia extraperitoneal pélvica bilateral. Se o terço inferior da vagina estivesse envolvido antes de quimioterapia neoadjuvante, os gânglios linfáticos inguinais também eram removidos. Atualmente, não há comparação entre quimioterapia neoadjuvante seguida de cirurgia radical *versus* radioterapia.

A estratégia mais comum de tratamento para o câncer de vagina estádio II é a combinação de braquiterapia e radioterapia externa para o tumor primário. Pacientes selecionadas podem ser tratadas via cirurgia radical (vaginectomia radical ou exenteração pélvica). Quimioterapia neoadjuvante seguida de cirurgia radical é uma alternativa válida para o padrão de tratamento.

A sobrevida em 5 anos do estádio II com radioterapia somente está entre 35 e 70%.

Estádio III

O estádio III da FIGO é definido como um tumor estendido para a parede pélvica. A FIGO não especifica como os tumores devem ser classificados quando os nódulos inguinais são clinicamente positivos. A American Cancer Society sugeriu um sistema de estadiamento TNM que classifica as pacientes com metástases inguinais unilaterais como N1 (estádio III) e aquelas com nódulos bilaterais como N2 (estádio IVA), mas este sistema é raramente utilizado. Todas estas pacientes requerem tratamento com irradiação de feixe externo.

A maioria dos autores preconiza o uso de braquiterapia sempre que possível, pois sem dúvida beneficia o manejo dessas pacientes.[20,43] Na literatura, 14 estudos[7,16,19,23-25,32,34-39,43] em 390 pacientes mostraram uma sobrevida cumulativa de 5 anos de 0 a 80% para as pacientes afetadas pelo estádio III da FIGO tratadas com radioterapia isolada.

A combinação de radioterapia externa e braquiterapia é o tratamento mais comumente adotado para essas pacientes. A administração da radioterapia externa em 6 semanas parece melhorar a sobrevida.[23]

A braquiterapia por via intersticial ou intracavitária é importante para o controle local da doença.[23,43]

Para pacientes selecionadas, a exenteração pélvica[16,19,36] ou uma combinação de irradiação e exenteração[16,19] pode ser considerada o tratamento de escolha: há apenas dois estudos sobre este tratamento em 38 pacientes relatando sobrevida em 5 anos de 50 a 60%.

Estádio IV

Tumores de estádio IV são extremamente raros. O estádio IV da FIGO é definido como um tumor que se estende para além da pelve verdadeira ou envolve a mucosa da bexiga ou do reto. O estádio IVA é a propagação da doença para órgãos adjacentes, e o estádio IVB é a propagação da doença para órgãos distantes.

A combinação de radioterapia intersticial, intracavitária e de radioterapia de feixe externo é o tratamento de escolha para pacientes com doença em estádio IVA[16,19,23-25,27,32,34-41,43] com taxa de sobrevida em 5 anos de 0 a 62%.

Para pacientes selecionadas que estejam em boas condições médicas e não tenham propagação distante, pode ser o tratamento de escolha uma exenteração pélvica com reconstrução vaginal usando retalho miocutâneo grácil ou retalho miocutâneo abdominal[16,19,32,36,38] (sobrevida em 5 anos de 0 a 50%). Para pacientes com doença em estádio IVB, a radiação é o tratamento de escolha para a paliação dos sintomas.[19,37] Quimioterapia e radioterapia simultâneas têm sido sugeridas.[18,39] A taxa de controle na pelve para pacientes nos estádios III-IV é relativamente baixa. Entre 70 e 80% das pacientes têm doença persistente ou recorrente na pelve, apesar das altas doses de radioterapia externa e braquiterapia.

Falha do controle em locais distantes ocorre em aproximadamente 25 a 30% dos pacientes com tumores locais avançados. Portanto, há necessidade de melhores abordagens no manejo de doenças avançadas, como o uso de quimiorradioterapia concomitante. Agentes como 5-FU, mitomicina-C e cisplatina mostraram resultados promissores quando combinados com radioterapia, com taxas de resposta completas de até 85%,[54-57] mas os resultados a longo prazo dessas terapias têm sido variáveis.

A combinação de radioterapia intersticial, intracavitária e radioterapia de feixe externo é o tratamento de escolha para pacientes com doença em estádio IVA. Quimioterapia e radioterapia simultâneas foram sugeridas.

Complicações

A radioterapia pode causar edema, eritema, descamação e mucosite com ou sem ulceração que dependem da idade, da dose utilizada na radioterapia, do tamanho do tumor e do *status* hormonal e de higiene pessoal.

As complicações tardias incluem estenose vaginal, atrofia e fibrose, podendo evoluir até para necrose, levando a dispareunia e disfunção sexual.

Complicações graves podem até evoluir para fístulas vesicovaginais, uretrovaginais ou retovaginais. Muitos trabalhos relatam complicações de 16 a 17% em 10 anos.

CONSIDERAÇÕES FINAIS

O câncer de vagina continua sendo um desafio para os ginecologistas oncológicos. Sua raridade proíbe o estabelecimento de ensaios de fase III, de modo que os dados devem ser adquiridos a partir de estudos retrospectivos. Esse baixo nível de evidência torna inviável o desenho de diretrizes universalmente aceitas. Infelizmente, o diagnóstico costuma ser tardio, quando a doença já envolveu o tecido submucoso e, às vezes, a parede lateral pélvica. Além disso, a prevalência da doença em pacientes idosas dificulta o tratamento. Atualmente, a grande maioria das neoplasias vaginais é tratada com radioterapia. O tumor primário pode ser submetido à braquiterapia, e gânglios linfáticos podem ser submetidos à radioterapia de feixe externo.

O papel da cirurgia tem sido confinado aos estádios iniciais. Com a melhoria da anestesia, tem se alargado a possibilidade de cirurgia em um número maior de pacientes idosas, obesas e com comorbidades, assim como a descoberta de que tumores do sistema genital inferior são quimiossensíveis,[53,58] como demonstrado por diversos testes quimioterápicos neoadjuvantes.[53,58-60]

É possível que, no futuro, a cirurgia tenha um papel mais proeminente. Os estudos realizados em séries retrospectivas mostraram sempre equivalência ou superioridade da cirurgia em comparação com os resultados obtidos da radioterapia isolada no estádio I. Outra estratégia de tratamento que merece mais investigação é a quimioterapia, que se tornou o padrão de cuidados no câncer cervical. Tal como acontece com várias outras doenças, o tratamento do câncer de vagina terá de ser extrapolado a partir de neoplasias mais frequentes que aparentemente têm um comportamento semelhante. É, portanto, obrigatório que o tratamento seja adaptado com base nas características de cada indivíduo por um ginecologista oncológico. Com a introdução de programas maciços de vacinação contra o HPV, espera-se que seja observada menor incidência desta doença. Além disso, espera-se que as estratégias de quimiorradioterapia introduzidas no câncer cervical sejam aplicáveis a esta condição, com taxa de sobrevida semelhante e sem comprometer a qualidade de vida.

REFERÊNCIAS BIBLIOGRÁFICAS

1. Parkin DM, Bray F, Ferlay J et al. Global Cancer Statistics, 2002. CA Cancer J Clin. 2005; 55(2):74-108.
2. Beller U, Bnedet JL, Creasman WT et al. Carcinoma of the vagina. FIGO 6th Annual Report on the Results of Treatment in Gynecological Cancer. Int J Gynaecol Obstet. 2006; 95:(Suppl 1):S29-42.
3. Al-Kurdi M, Monaghan JM. Thirty-two years experience in management of primary tumours of the vagina. Br J Obstet Gynaecol. 1981; 88(11):1145-50.
4. Davis KP, Stanhope CR, Garton GR et al. Invasive vaginal carcinoma: analysis of early stage disease. Gynecol Oncol. 1991; 42:131-6.
5. Merino MJ. Vaginal cancer: the role of infectious and environmental factors. Am J Obstet Gynecol 1991; 165:1255-62.
6. Macnaught R, Symonds RP, Hole D et al. Improved control of primary vaginal tumors by combined external-beam and interstitial radiotherapy. Clin Radiol. 1986; 37:29-32.
7. Dixit S, Singhal S, Baboo HA. Squamous cell carcinoma of the vagina. A review of 70 cases. Gynecol Oncol. 1993; 48:80-7.
8. Gallup DG, Talledo OE, Shah KJ et al. Invasive squamous cell carcinoma of the vagina: a 14-year study. Obstet Gynecol. 1987; 69(5):782-5.

9. Herbst AL, Robboy SJ, Scully RE et al. Clear-cell adenocarcinoma of the vagina and cervix in girls: analysis of 170 registry cases. Am J Obstet Gynecol. 1974; 119(5):713-24.

10. Daling JR, Madeleine MM, Schwartz SM et al. A population-based study of squamous cell vaginal cancer: HPV and cofactors. Gynecol Oncol. 2002; 84:263-70.

11. Okagaki T, Twiggs LB, Zachow KR et al. Identification of human papillomavirus DNA in cervical and vaginal intraepithelial neoplasia with molecularly cloned virus-specific DNA probes. Int J Gynaecol Pathol. 1983; 2:153-9.

12. Brinton LA, Nasca PC, Mallin K et al. Case control study of in situ and invasive carcinoma of the vagina. Gynecol Oncol. 1990; 38:49-54.

13. Bouma J, Burger MP, Kraus M et al. Squamous cell carcinoma of the vagina: a report of 32 cases. Int J Gynaecol Cancer. 1994; 4(6):389-94.

14. Weed JC, Lozier C, Daniel SJ. Human papillomavirus in multifocal, invasive female genital tract malignancy. Obstet Gynecol. 1986; 68:333.

15. Benedet JL, Murphy KJ, Fairey RN et al. Primary invasive carcinoma of the vagina. Obstet Gynecol. 1983; 62:715-9.

16. Rubin SC, Young J, Mikuta JJ. Squamous carcinoma of the vagina: treatment, complications and long-term follow-up. Gynecol Oncol. 1985; 20:346-53.

17. Cramer DW, Cutler SJ. Incidence and histopathology of malignancies of the female genital organs in the United States. Am J Obstet Gynecol. 1974; 118:443-60.

18. Herman JM, Homesley HD, Dignan MB. Is hysterectomy a risk factor for vaginal cancer? JAMA. 1986; 256:601-3.

19. Creasman WT, Phillips JL, Menck HR. The National Cancer Data Base report on cancer of the vagina. Cancer. 1998; 83:1033-40.

20. Chyle V, Zagars GK, Wheeler JA et al. Definitive radiotherapy for carcinoma of the vagina. Int J Radiat Oncol Biol Phys. 1996; 35:891-905.

21. Kirkbride P, Fyles A, Rawlings GA et al. Carcinoma of the vagina. The experience at the Princess Margaret Hospital (1974-1989). Gynecol Oncol. 1995; 56:435-43.

22. Leung S, Sexton M. Radical radiation therapy for carcinoma of the vagina. The impact of treatment modalities on outcome: Peter MacCallum Cancer Institute experience 1970-1990. Int J Radiat Oncol Biol Phys. 1993; 25:413-8.

23. Perez CA, Camel HM, Galakatos AE et al. Definitive irradiation in carcinoma of the vagina: long-term evaluation and results. Int J Radiat Oncol Biol Phys. 1988; 15:1283-90.

24. Perez CA, Grigsby PW, Garipagaoglu M et al. Factors affecting long-term outcome of irradiation in carcinoma of the vagina. Int J Radiat Oncol Biol Phys. 1999; 44:37-45.

25. Lee WR, Marcus Jr. RB, Sombeck MD et al. Radiotherapy alone for carcinoma of the vagina: the importance of overall treatment time. Int J Radiat Oncol Biol Phys. 1994; 29:983-8.

26. Peters WA, Kumar NB, Morely GW. Carcinoma of the vagina. Factors influencing treatment outcome. Cancer. 1985; 55:892-7.

27. Chu AM, Beechinor R. Survival and recurrence patterns in the radiation treatment of carcinoma of the vagina. Gynecol Oncol. 1984; 19:298-307.

28. Eddy GL, Marks RD, Miller MC et al. Primary invasive vaginal carcinoma. Am J Obstet Gynecol. 1991; 165:292-6 [discussion 296-8].

29. Dancuart F, Delclos L, Wharton JT et al. Primary squamous cell carcinoma of the vagina treated by radiotherapy: a failures analysis the M.D. Anderson hospital experience 1955–1982. Int J Radiat Oncol Biol Phys. 1988; 14:745-9.

30. Murphy WT, Bozzini MA. End results in the irradiation of primary carcinoma of the vagina. Radiology. 1963; 80:566-7.

31. Dunn LJ, Napier JG. Primary carcinoma of the vagina. Am J Obstet Gynecol. 1966; 96(8):1112-6.

32. Frick HC, Jacox HW, Taylor HC. Primary carcinoma of the vagina. Am J Obstet Gynecol. 1968; 101(5):695-703.

33. Pride GL, Schultz AE, Chuprevich TW et al. Primary invasive squamous carcinoma of the vagina. Obstet Gynecol. 1979; 53(2):218-25.

34. Prempree T, Tang CK, Hatef A et al. Angiosarcoma of the vagina: a clinicopathologic report: a reappraisal of radiation treatment of angiosarcomas of the female genital tract. Cancer. 1983; 51:618-22.

35. Mohlen KH, Schweppe KW, Beller FK. Primary carcinoma of the vagina. J Cancer Res Clin Oncol. 1980; 97:199-204.

36. Ball HG, Berman ML. Management of primary vaginal carcinoma. Gynecol Oncol. 1982; 14:154-63.

37. Kucera H, Vavra N. Radiation management of primary carcinoma of the vagina: clinical and histopathological variables associated with survival. Gynecol Oncol. 1991; 40:12-6.

38. Reddy S, Saxena VS, Reddy S et al. Results of radiotherapeutic management of primary carcinoma of the vagina. Int J Radiat Oncol Biol Phys. 1991; 21:1041-4.

39. Stock RG, Mychalczak B, Armstrong JG et al. The importance of the brachytherapy technique in themanagement of primary carcinoma of the vagina. Int J Radiat Oncol Biol Phys. 1992; 24:747-53.

40. Stock RG, Chen ASJ, Seski J. A 30-year experience in the management of primary carcinoma of the vagina: analysis of prognostic factors and treatment modalities. Gynecol Oncol. 1995; 56:45-52.

41. Urbanski K, Kojs Z, Reinfuss M et al. Primary invasive vaginal carcinoma treated with radiotherapy: analysis of prognostic factors. Gynecol Oncol. 1996; 60:16-21.

42. Tjalma W, Monaghan JM, de Barros Lopes A et al. The role of surgery in invasive carcinoma of the vagina. Gynecol Oncol. 2001; 81:360-5.

43. Tewari KS, Cappuccini F, Puthawala AA et al. Primary invasive carcinoma of the vagina: treatment with interstitial brachytherapy. Cancer. 2001; 91:758-70.

44. Tarraza Jr. MH, Muntz H, DeCain M et al. Patterns of recurrence of primary carcinoma of the vagina. Eur J Gynecol Oncol. 1991; 12:89-92.

45. Ali MM, Huang DT, Goplerud DR et al. Radiation alone for carcinoma of the vagina. Variation in response related to the location of the primary tumor. Cancer. 1996; 77:1934-9.

46. Reiffentsuhl G. The lymphatics of the female genital organs. Philadelphia: JB Lippincott; 1964.

47. Eifel PJ, Berek JS, Markman MA. Cancer of the cervix, vagina, and vulva. In: DeVita VT, Hellman S, Rosenberg SA, editors. Cancer principles and practice. Philadelphia: Lippincott Williams & Wilkins; 2005. p.1295-341.

48. Kucera H, Mock U, Knocke TH et al. Radiotherapy alone for invasive vaginal cancer: outcome with intracavitary high dose rate brachytherapy versus conventional low dose rate brachytherapy. Acta Obstet Gynecol Scand. 2001; 80:355-60.

49. Hacker NF, Eifel PJ, van der Velden J. Cancer of the vagina. Int J Gynaecol Obstet. 2015; 131 Suppl 2:S84-7.

50. Amin MB, Edge SB, Greene FL et al. (Eds.). AJCC Cancer Staging Manual: continuing to build a bridge from a population-based to a more "personalized" approach to cancer staging. 8. ed. New York: Springer; 2017.

51. Kersh CR, Constable W, Spaulding C et al. A phase I-II trial of multimodality management of bulky gynecologic malignancy. Combined chemoradiosensitization and radiotherapy. Cancer. 1990; 66:30-4.

52. Dalrymple JL, Russell AH, Lee SW et al. Chemoradiation for primary invasive squamous carcinoma of the vagina. Int J Gynaecol Cancer. 2004; 14:110-7.

53. Benedetti Panici P, Bellati F, Plotti F et al. Neoadjuvant chemotherapy followed by radical surgery in patients affected by vaginal carcinoma. Gynecol Oncol. 2008; 111(2):307-11.

54. Evans LS, Kersh CR, Constable WC et al. Concomitant 5-fluorouracil, mitomycin-C and radiotherapy for advanced gynecologic malignancies. Int J Radiat Oncol Biol Phys. 1988; 15:901-6.

55. Roberts WS, Hoffman MS, Kavanagh JJ et al. Further experience with radiation therapy and concomitant intravenous chemotherapy in advanced carcinoma of the lower female genital tract. Gynecol Oncol. 1991; 43:233-6.

56. Herbst AL, Green Jr. TH, Ulfelder H. Primary carcinoma of the vagina. Am J Obstet Gynecol. 1970; 106:210-8.

57. Boronow RC, Hickman BT, Reagan MT et al. Combined therapy as an alternative to exenteration for locally advanced vulvovaginal cancer. II. Results, complications, and dosimetric and surgical considerations. Am J Clin Oncol. 1987; 10:171-81.

58. Benedetti Panici P, Greggi S, Colombo A et al. Neoadjuvant chemotherapy and radical surgery versus exclusive radiotherapy in locally advanced squamous cell cervical cancer: results from the Italian multicenter randomized study. J Clin Oncol. 2002; 20:179-88.

59. Neoadjuvant Chemotherapy for Locally Advanced Cervical Cancer Meta-analysis Collaboration. Neoadjuvant chemotherapy for locally advanced cervical cancer: a systematic review and meta-analysis of individual patient data from 21 randomised trials. Eur J Cancer. 2003; 39(17):2470-86.

60. Sardi JE, di Paola GR, Cachau A et al. A possible new trend in the management of the carcinoma of the cervix uteri. Gynecol Oncol. 1986; 25:139-49.

45

Câncer de Colo do Útero

Marcelo de Andrade Vieira | Elisa Beatriz Simioni

INTRODUÇÃO

O desenvolvimento do carcinoma de colo do útero é associado principalmente à infecção persistente por tipos oncogênicos do papilomavírus humano (HPV, do inglês *human papillomavirus*).[1]

A infecção genital por este vírus é muito frequente e não causa doença na maioria das vezes. Entretanto, em alguns casos, podem ocorrer alterações celulares que podem, por sua vez, evoluir para câncer. Essas lesões precursoras são descobertas facilmente no exame citopatológico (exame de Papanicolau). As lesões intraepiteliais e mesmo as microinvasoras podem ser curadas em praticamente 100% dos casos, tornando o carcinoma de colo do útero o único câncer genital feminino que pode ser realmente prevenido por uma técnica de rastreamento efetiva e barata.

O câncer de colo do útero em estádios iniciais apresenta-se altamente curável quando as pacientes são adequadamente investigadas e examinadas, recebendo tratamento apropriado.[2]

É o terceiro tumor mais frequente na população feminina, atrás do câncer de mama e do colorretal, e a quarta causa de morte de mulheres por câncer no Brasil. A estimativa de novos casos em 2016, segundo o INCA, foi de 16.340. Felizmente, com o avanço dos programas de rastreamento no Brasil, passou-se a ter um maior volume de diagnósticos precoces. Na década de 1990, 70% dos casos eram de doença invasiva. Atualmente, a lesão precursora equivale a 44% dos diagnósticos.

Infelizmente, para as pacientes diagnosticadas em fases avançadas (localmente ou a distância), as chances de cura tornam-se muito menores.

As opções de tratamento envolvem cirurgia e/ou radioterapia, combinada ou não à quimioterapia.

O carcinoma de células escamosas pode ter origem na junção escamocolunar (JEC) ou na endocérvice. É precedido por lesão intraepitelial de alto grau (LIEAG) que, se não tratada adequadamente, pode evoluir para carcinoma invasor em 30% dos casos.[1,3] Esse processo pode ser bem lento, podendo levar de 10 a 12 anos para evoluir para carcinoma invasor. Entretanto, em cerca de 10% das pacientes, pode ocorrer a progressão de *in situ* para invasor em menos de 1 ano.

A evolução das lesões intraepiteliais para carcinoma é determinada pela interação de vários fatores, como o estado imunológico da paciente, sua interação com o vírus e o microambiente celular. Assim, atualmente, estuda-se a importância de biomarcadores que traduzam a tendência de algumas lesões progredirem ou não de maneira invasora.[4,5]

EPIDEMIOLOGIA

Mais de 54% das mulheres diagnosticadas com câncer de colo do útero têm menos de 50 anos de idade.[6] Assim, este câncer afeta pacientes em idade reprodutiva e que, por vezes, ainda não conceberam.[7]

Na análise regional no Brasil, o câncer de colo do útero se destaca como o primeiro mais incidente na região Norte, com 23 casos por 100 mil mulheres. Nas regiões Centro-Oeste e Nordeste, apresenta taxas de 20/100 mil e 18/100 mil, respectivamente, e é o terceiro mais incidente nas regiões Sudeste (21/100 mil) e Sul (16/100 mil).[8]

Quanto à mortalidade, é também a região Norte que apresenta os maiores valores do país, com taxa de 8,6 mortes por 100 mil mulheres, em 2007. Em seguida, nesse mesmo ano, estão as regiões Centro-Oeste (6,1/100 mil), Nordeste (5,7/100 mil), Sul (4,2/100 mil) e Sudeste (3,8/100 mil).

O câncer de colo do útero é menos comum em mulheres até 30 anos. Sua incidência aumenta progressivamente até ter seu pico na faixa de 45 a 50 anos. A mortalidade aumenta a partir da 4ª década de vida, também com diferenças regionais.[9]

O principal fator de risco para o carcinoma de colo do útero é a infecção persistente por HPV, porém, outros fatores podem estar associados, como:

- Multiparidade
- Tabagismo
- Uso crônico de contraceptivos orais (associação provável porque seu uso acompanha a vida sexual ativa)
- Múltiplos parceiros
- Imunossupressão (secundária a patologias de base ou uso crônico de substâncias imunossupressoras).

Papel do HPV

Os papilomavírus são vírus de DNA. Atualmente, são conhecidos por volta de 150 subtipos. Destes, 1/3 é responsável pelas infecções do sistema genital nos seres humanos.[10]

Seis genes (*E1*, *E2*, *E4*, *E5*, *E6* e *E7*) regulam a replicação viral, porém somente *E6* e *E7* estão envolvidos na oncogênse. Os HPVs são classificados de acordo com seu potencial oncogênico. Há 12 subtipos categorizados como de alto risco, ou seja, associados ao desenvolvimento das lesões de alto grau e invasoras.[11]

Os subtipos de alto risco mais frequentes são o HPV-16 e o HPV-18, encontrados em aproximadamente 70% das neoplasias cervicais.[12]

A contaminação pelo vírus HPV é muito frequente. Cerca de 80% da população feminina entrará em contato com o vírus pelo menos uma vez na vida. Destas, a grande maioria não terá desenvolvimento de lesões. No entanto, em 10 a 20% dos casos, a infecção é persistente, com maior chance de evolução para lesões precursoras e/ou invasivas.[13]

Processo de infecção

O vírus HPV infecta primeiro as células da camada basal da JEC. Utilizando os mecanismos de replicação da célula hospedeira, o vírus aumenta a expressão de seus genes (como o *E6* e

E7 já citados) e atinge as camadas celulares mais superiores. A expressão de *E6* e *E7* aumenta e então provoca a proliferação celular descontrolada com consequente instabilidade cromossômica. Histologicamente, observam-se aumento de figuras mitóticas e desproporcional relação entre núcleo e citoplasma (caracterizando a lesão de alto grau – Figura 45.1).

A combinação entre proliferação celular descontrolada e instabilidade genômica gerada pelos genes *E6* e *E7* é o principal mecanismo envolvido na carcinogênese. Além disso, danos ao DNA da célula hospedeira, assim como a integração do DNA viral ao DNA hospedeiro, contribuem para a perpetuação celular danificada e aberrações cromossômicas.[14,15]

Histologicamente, o carcinoma de colo do útero é do tipo epidermoide (escamoso) em 75 a 90% dos casos, e pode se apresentar como:

- Carcinoma de grandes células não queratinizado (mais comum)
- Carcinoma de grandes células queratinizado
- Carcinoma de pequenas células não queratinizado.

O adenocarcinoma é responsável por 10 a 25% dos casos e se origina das células colunares endocervicais. O adenocarcinoma também tem sido associado a maior recorrência e

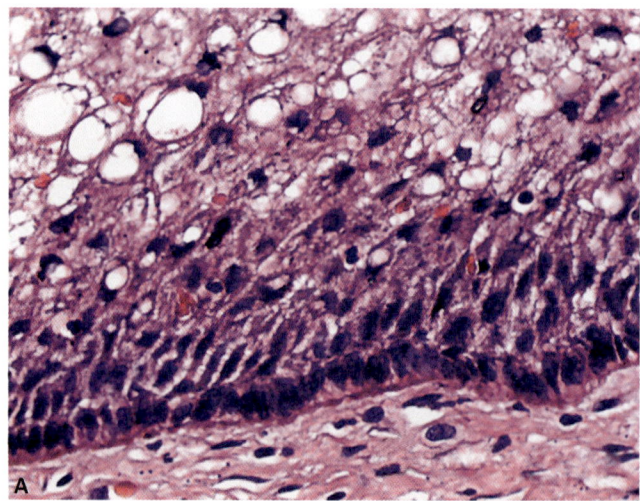

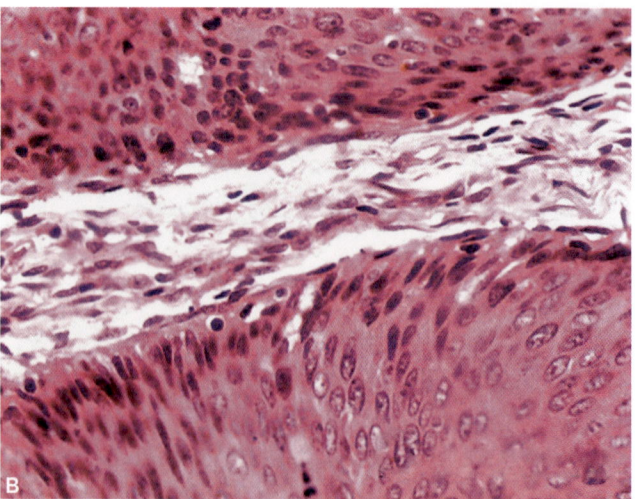

Figura 45.1 Achados histopatológicos no processo de transformação do HPV. **A.** Processo de infecção, caracterizada por coilocitose e outras alterações celulares discretas. **B.** Lesão intraepitelial de alto grau caracterizada pelo aumento do número de mitoses e da proporção núcleo/citoplasma. (Cortesia do Prof. Leon Cardman.)

maior número de linfonodos (LN) comprometidos e diminuição da sobrevida, ou seja, é de pior prognóstico. Uma variante é constituída pelo carcinoma adenoescamoso, quando apresenta focos com células escamosas.[16]

Outros tipos histológicos, mais raros, são: carcinoma verrucoso, mucinoso, papilar, endometrioide, de células claras, *glassy cell* (células vítreas), neuroendócrino (ou de pequenas células), sarcoma, melanoma, linfoma e tumor metastático.[16]

APRESENTAÇÃO CLÍNICA

Para o diagnóstico da neoplasia em estádios iniciais, não visíveis clinicamente, há a coleta adequada de exame citopatológico e a biopsia guiada por colposcopia. O exame citopatológico sempre deve ser coletado da endocérvice (*cytobrush*) e da ectocérvice (espátula de Ayre). Essas duas coletas podem ser espalhadas sobre uma mesma lâmina. Segundo estudo de Luzzatto e Boon,[17] em 53 casos de carcinoma epidermoide invasor, 49 foram diagnosticados no exame citopatológico endo e ectocervical, 4 na coleta endocervical somente e nenhum caso foi detectado somente na coleta ectocervical.

Diante de uma citologia alterada, utiliza-se a colposcopia, já que é possível avaliar detalhadamente o epitélio cervical e sua vascularização. Para um exame colposcópico adequado, é essencial visualizar a JEC e a zona de transformação (ZT) em sua totalidade. Assim, é possível identificar possíveis alterações e o local preciso a ser biopsiado (Figura 45.2).

No caso de tumores clinicamente visíveis, as lesões podem se apresentar como: exofítica, infiltrativa ou ulcerada. A lesão exofítica é, em geral, originada na ectocérvice e se apresenta com aspecto vegetante e friável, podendo sangrar profusamente. A lesão infiltrativa costuma apenas se apresentar como endurecimento do colo, não necessariamente com vegetação

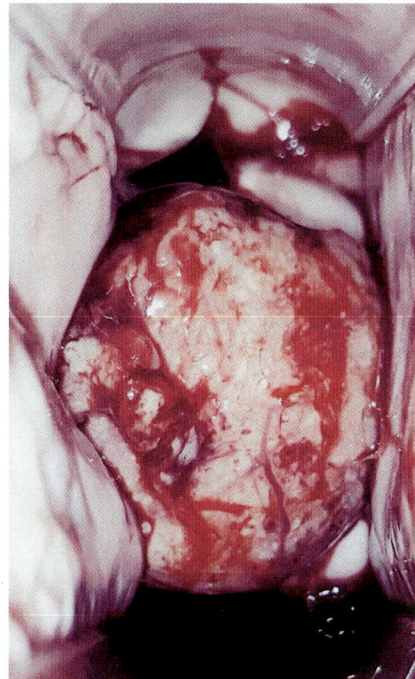

Figura 45.2 Neoplasia invasiva. As áreas tumorais têm aceto-branqueamento denso, de coloração branco-calcária. (Cortesia da Dra. Ana Katherine.)

visível, mas sim com aspecto insuflado. No caso de lesões ulceradas, o aspecto é compatível com necrose e "destruição" do colo e dos fórnices vaginais. Pode estar associada a infecção local e secreção seropurulenta.

Em fases iniciais, os tumores de colo do útero podem ser assintomáticos ou oligossintomáticos. Por vezes, o primeiro sintoma se caracteriza como uma secreção vaginal aquosa e levemente sanguinolenta (rosada) e/ou sinusorragia (sangramento pós-coital). Outros sintomas que podem surgir e aos quais nem sempre se dá importância são: presença de secreção vaginal amarelada, com raias de sangue e fétida, ciclos menstruais irregulares, escape intermenstrual e dor de pequena intensidade no baixo-ventre.

Nos estádios mais avançados, é mais comum a queixa de dor intensa no baixo-ventre, anemia (pelo sangramento), hemorragia vaginal, dor lombar (pela compressão ureteral), hematúria, alterações miccionais (pela invasão/compressão da bexiga) e alterações do hábito intestinal (pela invasão/compressão do reto). Dores na coluna lombar, nos membros inferiores e no quadril podem ocorrer, em consequência do comprometimento da parede pélvica. No caso de obstrução ureteral bilateral associada a insuficiência renal, a paciente pode evoluir com sintomas de uremia, como sonolência e vômitos.[18]

PADRÕES DE DISSEMINAÇÃO

As principais rotas de disseminação do câncer de colo do útero incluem:

- Acometimento por contiguidade: mucosa vaginal, corpo uterino e órgãos adjacentes (bexiga e reto), paramétrios, fáscia obturadora e parede pélvica
- Canais linfáticos: iniciando pelos parametriais, atingindo linfonodos da cadeia pélvica (obturadores, hipogástricos e ilíacos externos), podendo disseminar-se a distância (como para a cadeia para-aórtica).[18]

Disseminação linfática

O acometimento linfonodal pélvico não é considerado no estadiamento da Federação Internacional de Ginecologia e Obstetrícia (FIGO), porém, afeta, de forma independente, a sobrevida global e o tempo livre de doença.[19] Em pacientes em estádio inicial, o *status* linfonodal é o principal fator prognóstico.[20] Assim, por ser um importante fator de risco para recorrência, é necessária a avaliação linfonodal adequada para que cada paciente receba o melhor tratamento.

A prevalência de doença em linfonodos se correlaciona com o estádio da doença. A Tabela 45.1 mostra a distribuição conforme publicação de DiSaia.[18] Em outras publicações, para pacientes com estádios I e II, a porcentagem de metástases

Tabela 45.1 Incidência de metástases em linfonodos pélvicos e para-aórticos segundo estadiamento (545 pacientes).

Estadiamento	Linfonodos pélvicos (+)	Linfonodos para-aórticos (+)
I	15,5%	6,3%
II	28,6%	16,5%
III	47%	8,6%

Fonte: DiSaia, 2007.[18]

Parte 7

em linfonodos varia de 0 a 16% e 24 a 31%, respectivamente. Nestes grupos, a porcentagem de pacientes com envolvimento de linfonodos para-aórticos varia de 0 a 22% e de 11 a 19%, respectivamente.[21]

Em 2008, um estudo alemão retrospectivo incluiu os achados de micrometástases (metástase < 0,2 cm) em linfonodos em sua série de 894 pacientes submetidas à cirurgia. A distribuição dos linfonodos positivos pode ser vista na Figura 45.3. Tal estudo mostrou que a presença de micrometástase tem valor prognóstico independente (Tabela 45.2).

ESTADIAMENTO

O estadiamento preconizado pela FIGO é clínico, sendo alguns poucos exames radiológicos aceitos como subsidiários.

O exame físico completo inclui:

- Avaliação clínica das cadeias linfonodais cervicais, supraclaviculares e inguinais; exame especular para inspeção da lesão e acesso para biopsia

- Toque vaginal: avaliar tamanho tumoral, extensão para fórnices, avaliar paredes vaginais
- Toque retal: avaliação dos paramétrios e da mucosa retal.

Os exames subsidiários incluem: enema baritado, urografia excretora, radiografia de tórax, cistoscopia e retossigmoidoscopia.

Atualmente, apesar de não ser aceito pela FIGO, é comum na prática clínica utilizar outros exames, como ressonância magnética (RM) e tomografia computadorizada (TC). A RM tem papel importante no planejamento cirúrgico, pois atualmente pode fornecer informações como o tamanho tumoral, a extensão cranial, a proporção de acometimento do estroma cervical e até mesmo o acometimento parametrial inicial, não palpável ao exame físico.[23]

O estadiamento estabelecido pela FIGO para o câncer de colo de útero é o seguinte:

- Estádio I: tumor restrito ao colo de útero (Figura 45.4)
    - A: tumor microscópico
        - IA1: invasão do estroma ≤ 3 mm de profundidade e ≤ 7 mm de extensão
        - IA2: invasão do estroma = 3 a 5 mm com extensão menor que 7 mm

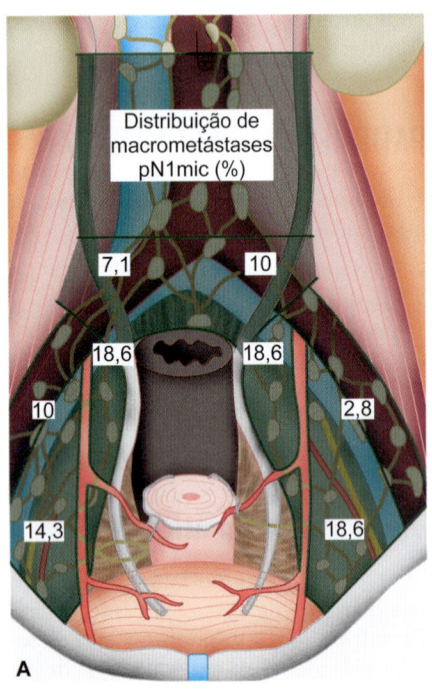
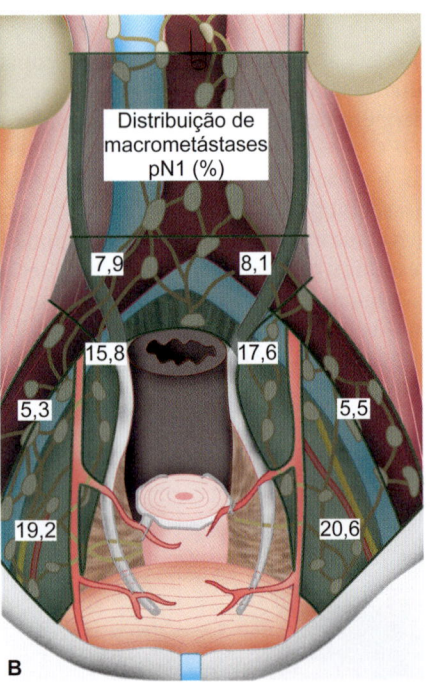

Figura 45.3 Distribuição topográfica de metástases linfonodais. Distribuição topográfica de micro (**A**) e macrometástases (**B**). Adaptada de Horna et al., 2008.[22]

Tabela 45.2 Impacto prognóstico de micro e macrometástases em linfonodos nos diferentes estádios.

	pN0	pN1 mic	pN1
Todos os casos (pT1b1 a pT2b) Tempo livre de doença (5 anos) Sobrevida global (5 anos)	91,4% [95% IC: 89 a 93,8] 86,6% [95% IC: 83,7 a 89,5]	68,9% [95% IC: 55,5 a 82,4] 63,8% [95% IC: 50,9 a 76,7]	62% [95% IC: 54,2 a 69,9]* 48,2% [95% IC: 40,4 a 56]*
pT1b1 a pT2a Tempo livre de doença (5 anos) Sobrevida global (5 anos)	93,5% [95% IC: 91 a 96] 89,9% [95% IC: 87 a 92,8]	86,7% [95% IC: 69,5 a 100] 75,6% [95% IC: 57 a 94,2]	73,1% [95% IC: 61,3 a 84,9]* 56,5% [95% IC: 43,8 a 69,2]*
pT1b2 a pT2b Tempo livre de doença (5 anos) Sobrevida global (5 anos)	84,4% [95% IC: 77,9 a 90,9] 76,3% [95% IC: 68,7 a 83,9]	57,1% [95% IC: 38,7 a 75,5] 55,6% [95% IC: 38,4 a 72,8]	57,3% [95% IC:46,5 a 68,1]* 46,6% [95% IC: 36,2 a 57]*

* $p < 0,0001$
95% IC: intervalo de confiança de 95%. *Fonte*: adaptada de Horna et al., 2008.[22]

IA1 e IA2

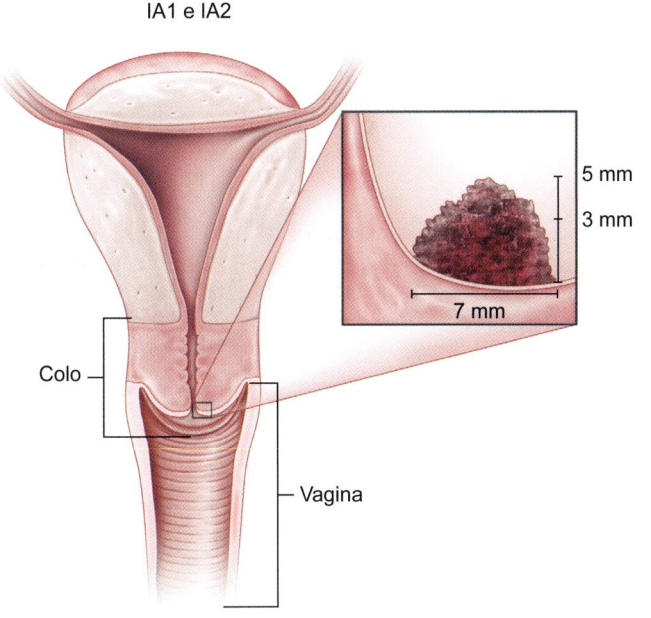

Figura 45.4 Estadiamento clínico I. (Adaptada de National Cancer Institute, 2017.[24])

- ■ B: tumor macroscópico
  - – IB: tumor clinicamente visível ou maior que lesões do tipo IA (Figura 45.5)
  - – IB1: lesão clinicamente visível ≤ 4 cm na sua maior dimensão
  - – IB2: lesão clinicamente visível > 4 cm na sua maior dimensão
- • Estádio II: carcinoma invade além do útero, mas não apresenta extensão para parede pélvica ou para terço inferior da vagina (Figura 45.6)

- ■ IIA: sem invasão parametrial
- ■ IIA1: lesões clinicamente visíveis ≤ 4 cm em sua maior dimensão
- ■ IIA2: lesão clinicamente visível > 4 cm na sua dimensão
- ■ IIB: com invasão parametrial evidente
- • Estádio III: tumor estende-se além da pelve, com invasão da parede pélvica e/ou envolvimento do terço inferior da vagina e/ou hidronefrose ou exclusão renal
  - ■ IIIA: tumor invade terço inferior da vagina sem extensão para parede pélvica (Figura 45.7)
  - ■ IIIB: tumor apresenta invasão da parede pélvica e/ou hidronefrose ou exclusão renal (Figura 45.8)
- • Estádio IV: tumor invade além da pelve ou compromete a parede do reto e/ou bexiga. Edema bolhoso da bexiga não caracteriza estádio IV
  - ■ IVA: crescimento tumoral a órgãos adjacentes (Figura 45.9)
  - ■ IVB: metástases evidentes a distância (ossos, fígado, pulmões, linfonodos para-aórticos).

PROPEDÊUTICA E PLANEJAMENTO TERAPÊUTICO

A decisão por exames complementares, assim como o planejamento terapêutico, dependem do estádio da doença e de alguns fatores de risco associados. Nas últimas duas décadas, muito se estudou sobre os fatores de risco com o intuito de individualizar e melhorar o tratamento de cada paciente.[25] O volume tumoral e a presença de envolvimento parametrial e de linfonodos regionais são os mais importantes e de maior impacto nos estádios iniciais.[26-29] A biopsia pré-operatória pode fornecer algumas informações, porém, principalmente em lesões pré-clínicas, a conização pode apresentar dados histopatológicos mais completos e com importância prognóstica:

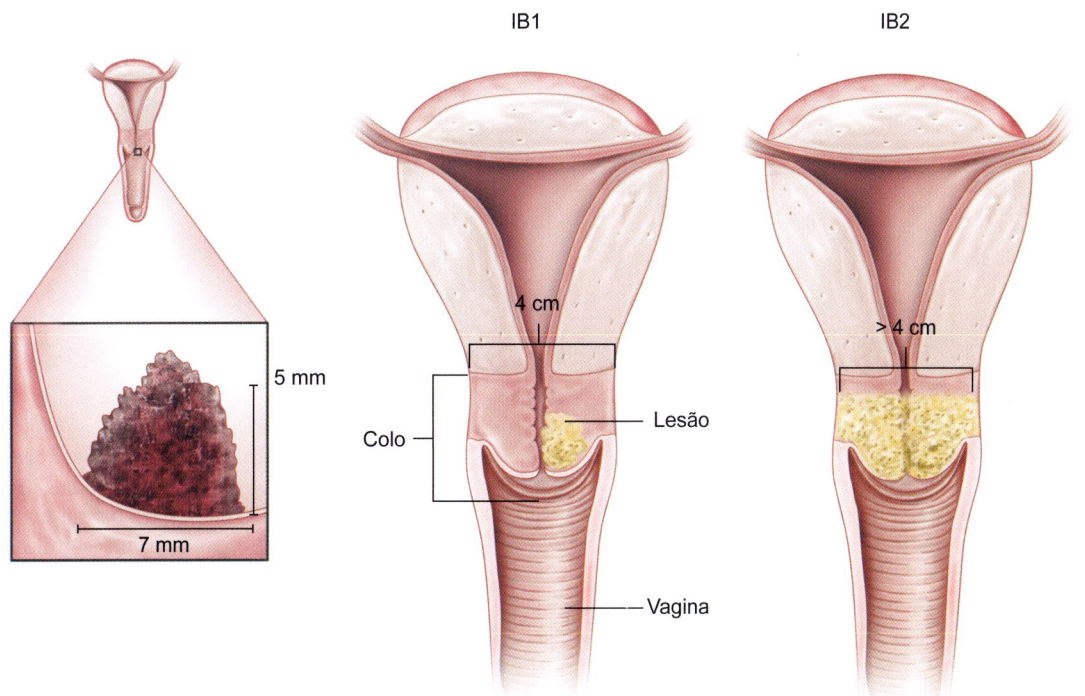

Figura 45.5 Estadiamento clínico IB. (Adaptada de National Cancer Institute, 2017.[24])

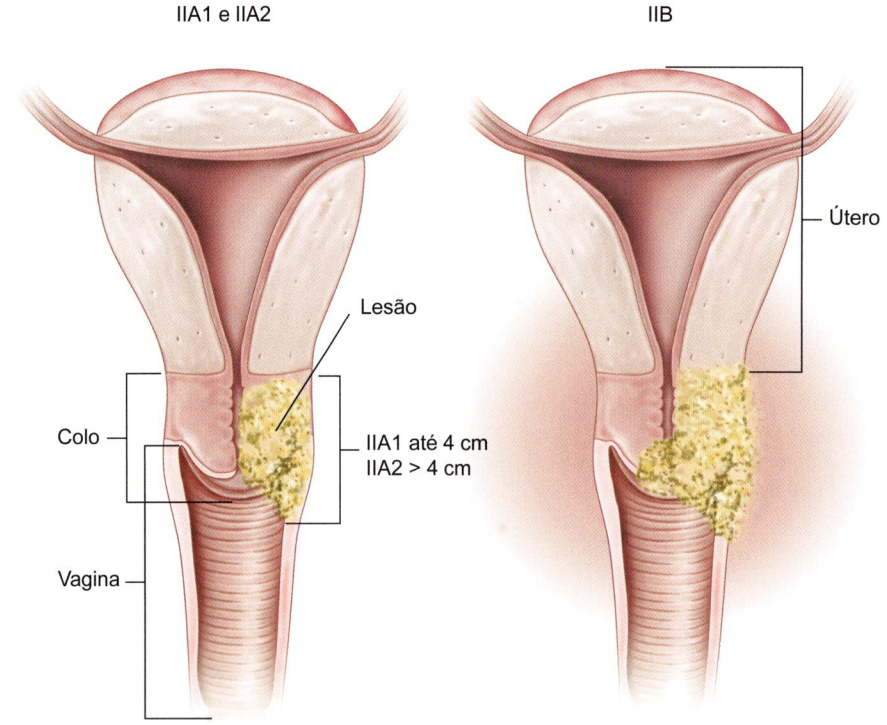

Figura 45.6 Estadiamento clínico II. (Adaptada de National Cancer Institute, 2017.[24])

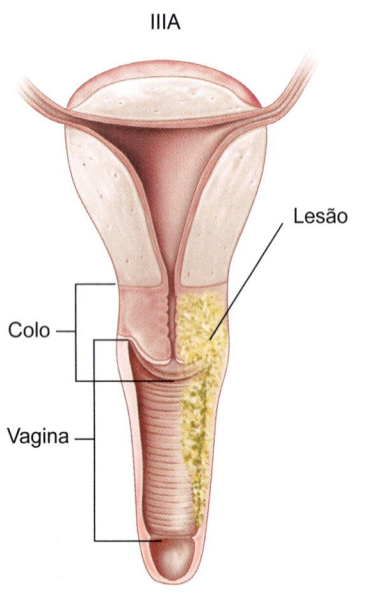

Figura 45.7 Estadiamento clínico IIIA. (Adaptada de National Cancer Institute, 2017.[24])

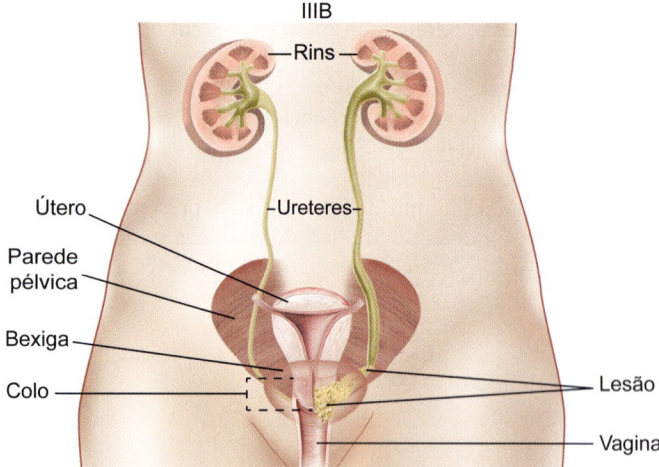

Figura 45.8 Estadiamento clínico IIIB. (Adaptada de National Cancer Institute, 2017.[24])

tamanho tumoral, grau de diferenciação, profundidade de invasão, invasão angiolinfática (IAL), invasão perineural e tipo histológico.[30]

Pacientes com tumores menores que 2 cm no maior diâmetro, invasão estromal < 50% ou menor que 10 mm de profundidade têm um risco muito menor de envolvimento parametrial e linfonodal.[31-33]

O *status* linfonodal de cada paciente é o fator prognóstico mais importante, principalmente nos estádios iniciais.[20] Assim, a dissecção de linfonodos pélvicos é realizada de maneira rotineira nos casos com indicação de tratamento cirúrgico, exceto para estádios clínicos IA1 sem IAL.

Delgado et al.,[34] avaliando carcinomas escamosos estádios IA2 e IB, evidenciaram que grau de diferenciação, profundidade de invasão estromal, envolvimento parametrial e invasão dos espaços linfovasculares foram todos significativamente correlacionados com linfonodos positivos; além disso, evidenciaram que pacientes com tumores exofíticos têm o mesmo risco de metástases linfonodais que pacientes com lesões endofíticas ou ulceradas. Invasão dos espaços linfovasculares foi correlacionada fortemente com risco de metástases em linfonodos (25 *vs.* 8%). Em pacientes IA2 a IB, 15,5% tinham metástases em linfonodos pélvicos. Quando consideraram somente pacientes com carcinoma escamoso I, 11,5% tinham

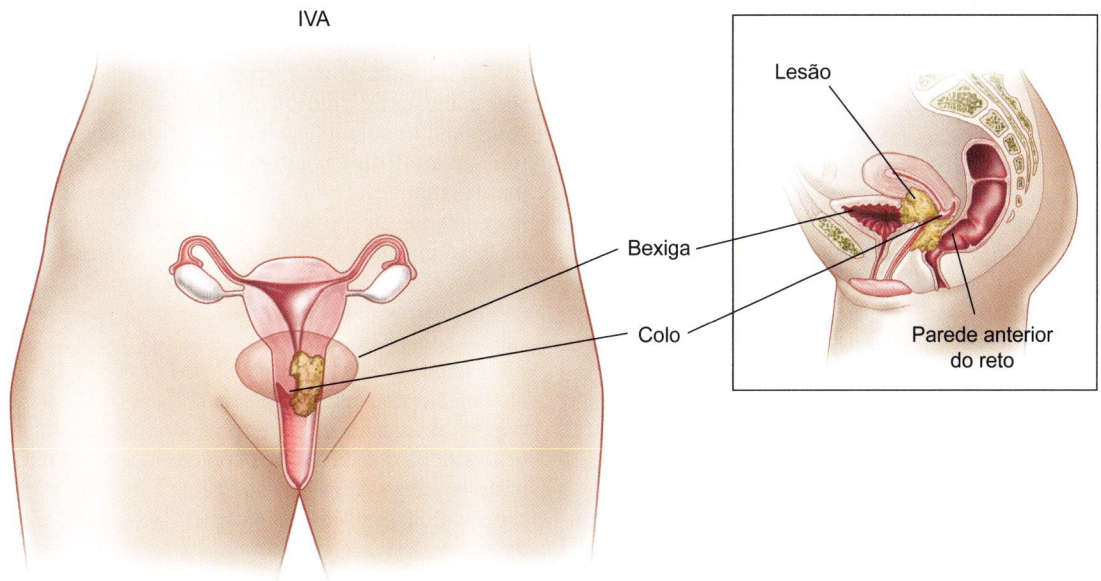

IVA

Lesão

Bexiga

Colo

Parede anterior
do reto

Figura 45.9 Estadiamento clínico IVA. (Adaptada de National Cancer Institute, 2017.[24])

extensão uterina do tumor, 6,8% tinham invasão parametrial e 43% tinham invasão dos espaços linfovasculares. Esse estudo provavelmente é considerado o mais importante entre os estudos que definiram fatores de risco em estádios iniciais. Michalas et al.[35] demonstraram que metástases linfonodais, histologia tumoral, tamanho da lesão e envolvimento dos espaços linfovasculares estão diretamente relacionados com sobrevida em pacientes com câncer de colo de útero em estádios iniciais.

Invasão angiolinfática

A presença de IAL em uma amostra tecidual se define unicamente se células tumorais viáveis estão presentes dentro de um espaço totalmente circundado por células endoteliais, dentro do estroma cervical. Áreas intratumorais com neovasculatura pobremente formada, como também espaços não circundados por células endoteliais claramente identificadas no exame com hematoxilina-eosina (H&E), não são classificados como IAL. A presença de IAL em estádio clínico I varia de 40 a 70% entre os estudos.[34,36]

Em um estudo cirúrgico-patológico de 542 pacientes, conduzido pelo Gynecologic Oncology Group (GOG) dos EUA, foi comprovado que a IAL é um fator prognóstico significativo.[37] A sobrevida livre de doença foi de 77 e 89%, respectivamente, em pacientes com e sem este achado histopatológico. A presença de IAL na análise final na peça de histerectomia radical tem sido associada com metástases linfonodais e pobre prognóstico, incluindo maior índice de recorrência e menor sobrevida.[34-36,38]

TRATAMENTO

Os tratamentos descritos a seguir estão divididos conforme o estádio clínico em:

- IA1 sem IAL
- IA com IAL a IB1
- IB2 a IVA
- IVB.

Estádio clínico IA1 sem IAL

Como já foi citado, em doenças que não são clinicamente visíveis, é possível utilizar a conização como procedimento diagnóstico, fornecendo informações precisas de profundidade, tamanho da lesão e presença ou não de IAL.

O risco de metástase linfonodal no estádio IA sem IAL é menor do que 1%. Sendo assim, a conização por si só é também procedimento terapêutico nos casos em que se deseja preservar a fertilidade. Para que tal tratamento seja eficaz, as margens do espécime retirado devem ser negativas. No carcinoma de células escamosas, o risco de doença residual em caso de margens positivas é de 22% para margem endocervical e 33% para margem ectocervical.[39]

Em caso de paciente com prole constituída, o tratamento é realizado com histerectomia total simples, extrafascial, sem linfadenectomia.

Estádios clínicos IA com IAL a IB1

Tratamentos cirúrgicos não conservadores de fertilidade

Histerectomia classe II ou histerectomia radical modificada

Consiste na remoção completa do útero com o terço superior da vagina, incluindo tecidos paracervicais. Os ureteres são dissecados do túnel paracervical até sua entrada na bexiga. Os tecidos parametriais e paracervicais podem ser removidos medialmente aos ureteres. Este procedimento é acompanhado de linfadenectomia pélvica.

Atualmente, este procedimento é usado por várias instituições para tratar lesões microinvasoras estádio IA2. Há também vários estudos, comparando histerectomia classe II com classe III em termos de eficácia terapêutica e morbidade associada.

Em 2008, Querleu e Morrow publicaram uma nova proposta de classificação e padronização de histerectomia.[40] Equivalente à classe II é a histerectomia tipo B, em que a ressecção parametrial ocorre no nível da tunelização dos ureteres. Retira-se 1 a 2 cm de margem vaginal. Os linfonodos paracervicais podem ou não ser removidos (tipos B2 e B1, respectivamente).

Histerectomia classe III ou histerectomia radical abdominal com linfadenectomia pélvica bilateral

Nesse procedimento, a ressecção dos tecidos parametriais é realizada junto à parede pélvica, com dissecção completa dos ureteres e do seu leito, e mobilização da bexiga e do reto, para permitir uma remoção mais extensa dos tecidos. Acompanha a ressecção de pelo menos 2 a 3 cm de tecido vaginal (terço superior), além de linfadenectomia pélvica bilateral. Esta operação é referida como cirurgia de Wertheim-Meigs. É o procedimento cirúrgico mais utilizado atualmente no tratamento de lesões estádios IB1 e IIA.

Querleu e Morrow citam ainda a histerectomia tipo C. Na histerectomia tipo C1, os ligamentos uterossacros só são seccionados após a dissecção do plexo hipogástrico, possibilitando sua preservação (*nerve sparing technique*). Já no tipo C2, não ocorre neuropreservação. A ressecção vaginal indicada é de 2 cm.[40]

Landoni et al.[41] realizaram um ensaio clínico randomizado comparando histerectomia radical classe II e classe III em pacientes com estádios IB e IIA. A morbidade urológica encontrada foi de 5% na classe II e 30% na classe III. Não houve diferença, comparando as duas técnicas, em termos de índice de recorrência, envolvimento parametrial, margens de ressecção comprometidas, sobrevida livre de doença e sobrevida geral em 5 anos. Outros autores também demonstraram que a recuperação da função urinária é mais rápida na histerectomia radical classe II quando comparada ao procedimento de classe III, como também a formação de fístulas urinárias é menor na classe II.[35,42,43]

Deve-se iniciar a cirurgia pela linfadenectomia pélvica e a inspeção dos linfonodos para-aórticos, pois, se for encontrado algum linfonodo suspeito, este deve ser removido e enviado para avaliação anatomopatológica de congelação. Caso essa avaliação seja positiva para metástase, a cirurgia é interrompida, já que essa paciente será submetida a radioterapia e quimioterapia.[44] Há algumas razões para esta conduta. Primeiro, uma alta dose de irradiação pode ser liberada para o tumor primário, se o colo uterino estiver intacto. Segundo, os índices de controle local, com quimioterapia e radioterapia, são melhores nesta situação. Terceiro, após histerectomia radical e linfadenectomia pélvica, há um risco aumentado de aderências pélvicas, em particular aderências de intestino delgado na cúpula vaginal ou paredes pélvicas, aumentando o risco de enterite, cistite e retite actínicas secundárias à radioterapia adjuvante pós-operatória.[45] Comparada à cirurgia radical ou à radioterapia exclusiva, a combinação de cirurgia e tratamento adjuvante deve ser evitada, pois acarreta pior morbidade, especialmente complicações de longo prazo, conforme já citado.[35,41,46] Em relação aos ovários, como lesões metastáticas no carcinoma epidermoide são raras, a preservação dessas estruturas é válida. No entanto, no adenocarcinoma, é aconselhada a ooforectomia bilateral, assim como em pacientes na pós-menopausa, independentemente do tipo histológico.

O objetivo com a cirurgia de Wertheim-Meigs é evitar todas as morbidades tardias da radiação,[45] já que os resultados são superponíveis à radioterapia e à quimioterapia. Assim, é o tratamento de eleição em pacientes com vida sexual ativa e tumores em estádios iniciais. Muitos avanços nos cuidados críticos, na reposição de hemoderivados e na terapia antimicrobiana têm aumentado a segurança da histerectomia radical, comparado ao século passado. As vantagens da cirurgia radical incluem tempo mais curto de tratamento, menos dano aos tecidos normais, remoção da lesão primária e melhor definição da verdadeira extensão da doença (estadiamento cirúrgico).

A cirurgia radical, quando realizada por cirurgiões experientes, tem morbidade aceitável de 1 a 5%. Uma das principais complicações da histerectomia radical é a disfunção do sistema urinário inferior, que inclui: retenção urinária, volume residual aumentado e infecções urinárias de repetição. Existe uma relação direta entre a quantidade de tecido vaginal e paravaginal ressecado e o grau de complicações urinárias. Acredita-se que, durante a ressecção de grandes quantidades de tecido vaginal e paravaginal, haja destruição da inervação motora e sensorial do músculo detrusor, que está presente nos ligamentos vesicovaginais. Além das complicações urinárias, as pacientes submetidas à histerectomia radical podem ter problemas evacuatórios, por lesão da inervação do reto. Esta alteração está diretamente relacionada à quantidade de tecido vaginal ressecado. A parte profunda do tecido parametrial e os ligamentos uterossacros contêm nervos autonômicos (simpático e parassimpático) da bexiga e do reto. Por causa desses aspectos de morbidade, recomenda-se um dano mínimo ao ligamento vesicouterino, com o intuito de preservar a função nervosa. Recentemente, vários estudos têm revelado procedimentos radicais com preservação da inervação pélvica (*nerve sparing technique*), que atravessam a porção lateral do ligamento uterossacro, cardinal e ligamentos vesicovaginais, reduzindo as chances de disfunção vesical (Figura 45.10).[47,48]

Mais recentemente, o advento da laparoscopia na oncologia ginecológica possibilitou o refinamento na técnica de preservação nervosa sem aparente prejuízo no tratamento (Figura 45.11). Frumovitz et al. demonstraram que a abordagem laparoscópica reduz a perda sanguínea intraoperatória, mantém a radicalidade necessária e reduz o tempo de internação.[49]

Outro motivo de discussão em estudos recentes é a necessidade da remoção dos paramétrios uterinos. Os paramétrios ou ligamentos cardinais são formados pelos ligamentos vesicouterinos e sacrouterinos, e seu envolvimento pode se dar por: metástases para linfonodos localizados no paramétrio (mais comum), envolvimento contínuo a partir do tumor primário (menos comum), envolvimento focal descontínuo, sem preenchimento dos espaços linfovasculares, e disseminação focal nesses espaços.[50,51] O índice de comprometimento parametrial em pacientes com estádio I situa-se em torno de 10% e, quando se consideram tumores ≤ 2 cm, o índice de envolvimento parametrial ocorre em torno de 6 a 7%.[52] O envolvimento parametrial influencia significativamente a sobrevida em 5 anos e a

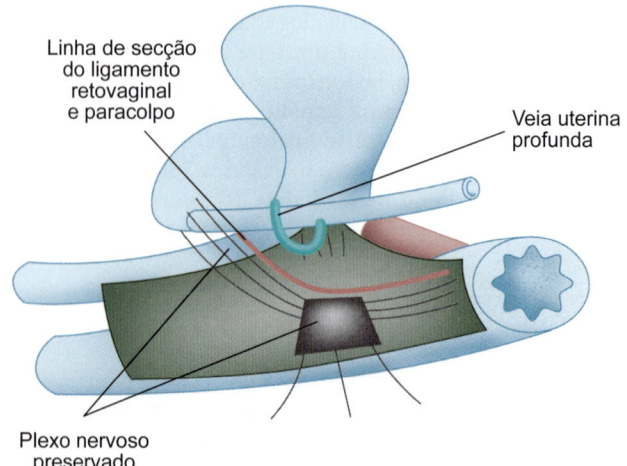

Linha de secção do ligamento retovaginal e paracolpo

Veia uterina profunda

Plexo nervoso preservado

Figura 45.10 Representação da preservação do sistema autonômico e linha de secção cirúrgica. (Adaptada de Sakuragi et al., 2005.)[48]

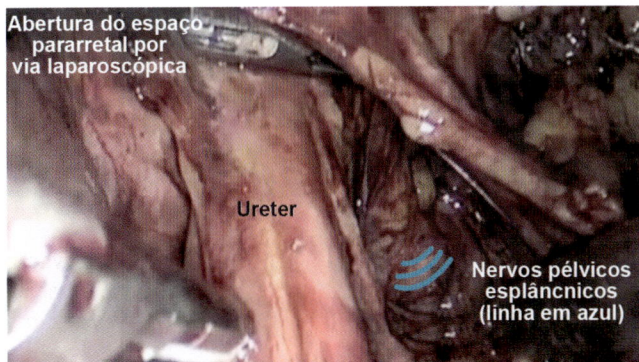

Figura 45.11 Visão laparoscópica da técnica cirúrgica preservando o plexo nervoso.

recorrência em pacientes com estádio inicial.[51,53] Um estudo de Covens et al.[29] demonstrou que, em pacientes com tumores ≤ 2 cm, linfonodos pélvicos negativos e profundidade de invasão estromal ≤ 10 mm, o índice de comprometimento parametrial foi de 0,6%, sugerindo que pacientes com tumores ≤ 2 cm poderiam ser submetidas a histerectomia simples ou conização de colo uterino com linfadenectomia pélvica como tratamento adequado. Puente et al.[54] propuseram que, em pacientes com linfonodos pélvicos negativos (baixo risco), um procedimento cirúrgico menos radical (classe II) poderia ser realizado, com o intuito de diminuir a morbidade operatória. Em pacientes com linfonodos negativos para metástases, o envolvimento parametrial não difere em comparação com os tipos histológicos escamoso e glandular.[52] Benedetti-Panici et al.[51] demonstraram, pela dissecção do tecido parametrial por secções *giant* (corte histológico especial para análise dos paramétrios), que, em pacientes estádios IB1, IB2 e IIA, o envolvimento parametrial não detectado clinicamente foi de 31%, 63% e 58%, respectivamente, sendo que 93% apresentavam linfonodos no tecido parametrial.

Alguns autores têm estudado a importância dos linfonodos localizados no nível dos paramétrios. Linfonodos parametriais são identificados na maioria das pacientes (80%) e são distribuídos entre o colo uterino e a parede pélvica.[50,55] A importância da remoção de todo o tecido parametrial se deve ao fato de que uma grande porcentagem (20 a 40%) desses linfonodos está localizada na parte lateral do paramétrio, junto à parede pélvica.[56] Benedetti-Panici et al.[51] identificaram em seu estudo que a maioria das metástases parametriais estavam localizadas na parte lateral do paramétrio. Existe, ainda, uma relação direta entre comprometimento metastático de linfonodos pélvicos e envolvimento parametrial.[51,55]

Alguns autores, porém, acreditam que não haja necessidade de remover todo o tecido parametrial, indicando procedimentos radicais de menor agressividade (histerectomia radical classe II de Piver). A justificativa é que a não remoção da parte lateral do paramétrio traria uma omissão de apenas 1% de casos com linfonodos parametriais laterais positivos e linfonodos pélvicos negativos. Winter et al.[52] demonstraram que, em pacientes com linfonodos negativos, o envolvimento parametrial não influenciou a sobrevida livre de doença. Vários autores acreditam que pacientes com estádio IB1 de baixo risco (tumores ≤ 2 cm) podem ser manejadas com procedimentos menos radicais (histerectomia radical classe II). Yang e Chang[42] sugeriram que a seleção de pacientes para tratamentos cirúrgicos menos radicais deve ser baseada na conização de colo uterino. Pacientes com tumores < 4 cm e com invasão

estromal ≤ 10 mm podem ser manejadas com histerectomia radical modificada. Alguns autores afirmam que uma redefinição do estádio IB de câncer de colo do útero é necessária, em termos de programação de tratamentos menos radicais.[57-59]

Os fatores prognósticos pós-histerectomia radical incluem *status* linfonodal, comprometimento parametrial, margens cirúrgicas exíguas ou comprometidas, tamanho do tumor, profundidade de invasão estromal e invasão dos espaços linfovasculares, sendo que linfonodos pélvicos positivos constituem o fator prognóstico mais importante.[19,60]

Diversos fatores têm sido avaliados com relação ao seu impacto no prognóstico, incluindo idade, etnia, *status* socioeconômico, anemia, doença crônica, infecção pelo HIV, volume tumoral, extensão uterina local, grau e perfil molecular. O fator prognóstico mais importante é a disseminação linfática. O número de linfonodos envolvidos (1 *vs.* ≥ 2) e a localização dos linfonodos envolvidos (pelve *vs.* para-aórtico *vs.* ambos) parecem ser significantes para o prognóstico.[61] Clinicamente, as cadeias pélvicas são mais frequentemente envolvidas do que os linfonodos para-aórticos. O envolvimento isolado dos linfonodos para-aórticos é incomum (< 3%).[62]

Linfonodo sentinela

Como já foi dito, o *status* linfonodal é o fator prognóstico mais importante para mulheres em estádios iniciais. No entanto, a incidência dessas metástases é de apenas 15 a 20%.[34,49] Dessa forma, 80 a 85% dessas pacientes são submetidas a um procedimento desnecessário (linfadenectomia pélvica sistemática) associado a complicações como lesões vasculares, lesões nervosas, lesões ureterais, infecções, linfedema, tromboembolismo e linfocele. Assim, com base no conceito bem estabelecido de linfonodo sentinela em pacientes com câncer de mama[63] e melanoma,[64] muitos autores têm estudado a aplicabilidade da técnica ao câncer de colo do útero.[44,65-68] Os métodos de detecção envolvem uso de corantes (azul patente ou verde indocianina) e linfocintigrafia com radioisótopo tecnécio 99.

Muitos estudos prospectivos e também análises retrospectivas de algumas instituições mostram resultados de sensibilidade de até 99%, quando bem selecionada a paciente.[69]

Algumas discussões surgiram após dois grandes estudos prospectivos com resultados diferentes. No SENTICOL,[70] foram avaliadas 139 pacientes de estádios IA1 a IB1 submetidas a técnica de sentinela seguida de linfadenectomia pélvica sistemática. A sensibilidade desse estudo alcançou 92%, com um valor preditivo negativo de 98%. Após o SENTICOL, o AGO Study Group realizou um estudo multicêntrico com 507 pacientes e identificou uma sensibilidade de apenas 77%.[71] No entanto, algumas críticas devem ser observadas: não se relatou a experiência cirúrgica ou em relação à técnica de sentinela dos cirurgiões, não foi utilizada a técnica de *ultrastaging*, que poderia aumentar sobremaneira a sensibilidade e, talvez o mais importante, mais de 20% das pacientes tinham tumores em estádio IIA a IV.[68] Alguns estudos recentes demonstraram a importância do tamanho tumoral influenciando a taxa de detecção do sentinela. Rob et al., em análise recente, relataram taxa de detecção de 95% e sensibilidade de 100% para tumores menores que 2 cm, enquanto, para tumores maiores que 2 cm, foram de 80% e 89%, respectivamente.[25]

Em um estudo de caráter retrospectivo publicado em 2017, conduzido no MD Anderson Cancer Center, foram relatados resultados promissores. Nele, foram avaliadas 188 pacientes em estádio inicial submetidas à cirurgia. Foram utilizados azul patente, tecnécio e/ou verde indocianina. Todo linfonodo clinicamente suspeito era enviado para congelamento e, se positivo, o procedimento era encerrado. Caso um lado da pelve não fosse mapeado, esse lado recebia linfadenectomia pélvica sistemática. Os linfonodos identificados como sentinela não eram enviados para congelamento, a menos que fossem clinicamente suspeitos. Após avaliação patológica, se negativos na hematoxilina-eosina (H&E), eram então submetidos a técnica de *ultrastaging*. A taxa de detecção na H&E foi de 78%, e 22% dos positivos foram identificados apenas por *ultrastaging* (mostrando a importância dessa técnica no uso do sentinela). A sensibilidade nesse estudo foi de 96,4%, com um valor preditivo negativo de 99,3%.[44]

Tratamento cirúrgico conservador da fertilidade

Aproximadamente 40% das pacientes diagnosticadas com câncer de colo do útero se encontram em idade reprodutiva.[72] Assim, o conhecimento da opção de tratamento conservador de fertilidade se faz necessário.

A traquelectomia radical é uma maneira segura de tratar cirurgicamente pacientes de câncer de colo do útero inicial que desejam preservar a fertilidade, desde que sejam respeitados certos critérios (Tabela 45.3). Apresenta taxas similares de recorrência e de morbidade em comparação com a histerectomia radical. A traquelectomia radical por via vaginal associada à linfadenectomia pélvica laparoscópica foi primeiramente descrita em 1994 por Dargent.[73] Até o momento, mais de 1.000 casos preservadores de fertilidade por via vaginal já foram publicados, com uma taxa global de gravidez de 24% (total de mulheres que conceberam após o procedimento conservador). Já em uma revisão recente de 485 mulheres submetidas ao procedimento por via abdominal, a taxa de gestações observada foi de 16,2% e recorrência de 3,8%.[74] Recentemente, alguns estudos apresentaram seus resultados com a abordagem laparoscópica (convencional e/ou robótica), demonstrando que a abordagem é segura, reprodutível e apresenta resultados oncológicos similares. Além disso, a abordagem tem vantagens inerentes à laparoscopia, que incluem menor perda sanguínea e retorno precoce das pacientes às suas atividades.

Vieira et al., em 2015, publicaram um estudo retrospectivo com 100 pacientes submetidas a traquelectomia radical, com o objetivo de comparar os acessos por via laparotômica e minimamente invasiva: laparoscopia convencional ou robô-assistida (CMI). Os resultados reforçam os benefícios já descritos para outros procedimentos da técnica minimamente invasiva, sem oferecer maior morbidade (Tabela 45.4).[75]

Os resultados obstétricos aparentaram ser maiores no grupo submetido à via laparotômica, porém isso se deve provavelmente ao curto seguimento das pacientes do grupo de CMI (66 *vs.* 25 meses, respectivamente). Além disso, dados como o real potencial de fertilidade da paciente ou mesmo

Tabela 45.4 Características intraoperatórias e morbidade precoce.*

Parâmetros	Cirurgia minimamente invasiva (n = 42)	Cirurgia convencional (n = 58)	Valor de *p*
Perda sanguínea (mℓ)	50 (10 a 225)	300 (50 a 1.100)	< 0,0001
Tempo cirúrgico (min)	272 (130 a 441)	270 (150 a 373)	0,78
Linfocele*	2 (4,7%)	2 (3,4%)	0,99
Disfunção urinária*	1 (9,5%)	4 (10,3%)	0,64
Infecção urinária*	4 (9,5%)	6 (10,3%)	0,99
Recorrência	0	1	NA

*Morbidade em menos de 30 dias de cirurgia. *Fonte*: adaptada de Vieira et al., 2015.[75]

a permanência do desejo de engravidar após o tratamento da doença não foram avaliados. É necessário reforçar que os resultados oncológicos entre as técnicas foram muito similares, reiterando a segurança de tal manejo.

Adjuvância pós-operatória

A American Brachytherapy Society (ABS)[76] recomenda acrescentar quimioterapia e radioterapia pós-operatória para o subgrupo de pacientes que apresentam pelo menos um dos seguintes critérios:

- Linfonodos pélvicos positivos
- Margens cirúrgicas positivas
- Envolvimento microscópico dos paramétrios.

Ou ainda para pacientes que tenham pelo menos dois dos seguintes fatores de risco para recorrência:

- Invasão estromal maior que 1/3 da sua espessura do colo
- Invasão dos espaços linfovasculares
- Tumor > 4 cm nos casos que foram operados (já que a tendência atual para tumores maiores que 4 cm é não indicar cirurgia, e sim radioterapia e quimioterapia primariamente).

A maioria dos investigadores concorda que pacientes com estádio clínico IB1 e pelo menos 1 linfonodo positivo requerem radioterapia pós-operatória, a qual é atualmente combinada com quimioterapia.[26,77] O tratamento adjuvante, em termos de irradiação pélvica, não oferece benefício de sobrevida, apenas pode reduzir a incidência de recorrências pélvicas, em pacientes consideradas de alto risco.[35]

Um ensaio clínico randomizado (GOG 92) foi realizado, para investigar os benefícios e os riscos da radioterapia adjuvante para pacientes com estádio IB tratadas por histerectomia radical e linfadenectomia pélvica, e que apresentavam risco de recorrência, incluindo diâmetro tumoral aumentado, invasão profunda do estroma e presença de células tumorais nos espaços linfovasculares, excluindo, porém, pacientes com metástases em linfonodos pélvicos. O risco de recorrência foi significativamente reduzido em 44% no grupo que recebeu radioterapia e a mortalidade foi 36% menor.[19] O protocolo GOG 109 foi desenhado para avaliar se a adição da quimioterapia à radioterapia pélvica poderia demonstrar melhor sobrevida livre de progressão e sobrevida geral, em pacientes com alto risco de recidiva (linfonodos pélvicos positivos, envolvimento parametrial e/ou margens cirúrgicas positivas) após histerectomia radical primária (estádios IA2, IB1 ou IIA). Pacientes que receberam radioquimioterapia tiveram melhora estatisticamente significante na sobrevida livre de progressão.[60] A concomitância de radioterapia e quimioterapia é considerada o maior avanço terapêutico para mulheres com câncer de colo do útero.

Tabela 45.3 Critérios para seleção de pacientes candidatas a traquelectomia radical.

- Desejo de preservar a fertilidade
- Tipo histológico: escamoso, adenocarcinoma ou adenoescamoso
- Estádio clínico: IA1 com IAL, IA2 ou IB1 (idealmente até 2 cm no maior diâmetro)
- RM de pelve excluindo acometimento endocervical
- Resolução do processo inflamatório pós-conização (ou seja, 4 a 6 semanas após)
- Ausência de comprometimento extracervical
- Idade menor que 40 anos
- Ausência de alterações prévias de fertilidade

IAL: invasão angiolinfática; RM: ressonância magnética. *Fonte*: adaptada de Vieira et al., 2015.[75]

Tabela 45.5 Fatores de risco cirúrgico-patológicos em pacientes com carcinoma de colo do útero estádio IB1 (risco intermediário e risco alto).

Risco intermediário*
▪ IELV positiva, invasão do terço externo do estroma, qualquer tamanho tumoral
▪ IELV positiva, invasão do terço médio do estroma, tumor ≥ 2 cm
▪ IELV positiva, invasão do terço interno do estroma, tumor ≥ 5 cm
▪ IELV negativa, invasão do terço externo ou médio do estroma, tumor ≥ 4 cm

Risco alto**
▪ Metástases em linfonodo
▪ Invasão parametrial
▪ Margens cirúrgicas positivas

*Definido pelo protocolo GOG 92. **Definido pelo protocolo GOG 109. IELV: invasão dos espaços linfovasculares.

Os fatores de risco cirúrgico-patológicos descritos nos protocolos GOG 92[19] e 109[60] são atualmente reconhecidos como indicações de terapia adjuvante. Não há benefício provado para tratamento pós-operatório em outros grupos de pacientes. Este grupo considerado de baixo risco é, em geral, tratado somente com histerectomia radical (Tabela 45.5).

Estádios clínicos IB2 a IVA

O tratamento com radioterapia e quimioterapia concomitantes se tornou padrão para pacientes com câncer de colo do útero localmente avançado.

O sucesso do tratamento radioterápico decorre da maior sensibilidade das células tumorais à radiação ionizante em comparação com as células saudáveis. O efeito da radiação depende também da oxigenação adequada dos tecidos. Assim, é necessário que a paciente esteja em boas condições. Faz parte do manejo da paciente que ela seja orientada a uma dieta rica em proteínas e calorias e que se mantenha a hemoglobina acima de 10 g/dℓ.[18]

A quimioterapia concomitante aumenta a radiossensibilidade da célula tumoral. Cinco estudos randomizados de fase III (GOG 85, RTOG-9001, GOG 120, GOG 123 e SWOG-8797) demonstraram aumento na sobrevida global com a utilização de regime de cisplatina concomitante com a radioterapia para pacientes em estádio clínico IB2 a IVA. Entre esses estudos, houve redução de 30 a 50% na mortalidade por câncer de colo do útero.[26]

Atualmente, as pacientes com doença confinada à pelve recebem uma dose total de radioterapia externa de 45 a 52 Gy acompanhada de cisplatina semanal. Ao final do período de radioterapia externa, a paciente recebe a complementação do tratamento com braquiterapia. A braquiterapia de uso mais frequente é do tipo *high-dose rate* (HDR), com irídio 192, recomendada pela ABS por reduzir o tempo de tratamento com resultados equivalentes à de baixa dose (LDR).[78]

O uso de quimioterapia adjuvante após o tratamento com radioquimioterapia está sendo avaliado atualmente. A última revisão sobre tal assunto feita pela Cochrane, em 2016, concluiu que as evidências ainda são escassas, mas parece haver algum aumento na sobrevida nas pacientes IA2 a IIA.[79] O estudo OUTBACK é um ensaio clínico randomizado em andamento cujo braço experimental faz uso de carboplatina adjuvante, que poderá responder a essa dúvida.

Papel do estadiamento cirúrgico

Pacientes com lesões > 4 cm têm maior chance de acometimento linfonodal. As taxas estimadas de linfonodos positivos são 5%, 16% e 25% nos estádios I, II e III, respectivamente.[80]

Assim, apesar de não ser uma recomendação da FIGO, é comum a utilização de exames de imagem para complementar o estadiamento, mesmo porque a presença de linfonodos para-aórticos acometidos estadia a paciente como IVB (metástase a distância), modificando o planejamento terapêutico de uma doença clinicamente restrita à pelve. Infelizmente, a TC e a RM ainda não alcançam a sensibilidade adequada na detecção de doença linfonodal. Mesmo a tomografia com emissão de pósitrons (PET-CT) tem uma taxa relativamente alta de falso-negativo.[81-83]

Frente a isso, há a alternativa do estadiamento cirúrgico que consiste na abordagem laparoscópica (transperitoneal ou extraperitoneal) da cadeia linfonodal retroperitoneal até o nível das veias renais (Figura 45.12). A via laparoscópica é preconizada para que a paciente possa rapidamente se recuperar e ser submetida ao tratamento padrão. Além disso, a via laparoscópica permite avaliar a cavidade abdominal e identificar órgãos acometidos e possível disseminação peritoneal.[84-86]

Alguns estudos já demonstraram um aumento na detecção de metástases em comparação com o estadiamento clínico (*upstaging*). Recentemente, Tsunoda et al.[87] publicaram a taxa de 33% de *upstaging* encontrada no estudo *Uterus-11*. Entretanto, a dúvida que ainda permanece é sobre o real impacto na sobrevida da paciente. Ainda não há resposta sobre se estender o campo de irradiação após confirmação do estadiamento cirúrgico traz resultados positivos na sobrevida ou tempo livre de doença com morbidade aceitável. Em análise retrospectiva dos estudos GOG 85, GOG 120 e GOG 165, notou-se benefício do estadiamento cirúrgico prévio ao tratamento radioterápico primário, assim como alguns outros estudos.[88,89]

A resposta definitiva para tal dúvida provavelmente virá com os resultados de longo prazo do estudo randomizado *Uterus-11*, já citado. Por enquanto, os resultados demonstram que o estadiamento cirúrgico é factível, seguro e com morbidade aceitável.[90]

Estádio clínico IVB

Excetuando-se pacientes que são estadiadas como IVB por linfonodos para-aórticos positivos, cuja discussão já foi realizada, há as pacientes com metástases a distância para outros órgãos, como pulmão, fígado, ossos e cadeias de linfonodos cervicais. A base de tratamento nesses casos se fundamenta na abordagem paliativa. Assim, pode-se utilizar a radioterapia para reduzir o volume tumoral com o intuito de controlar a dor ou o sangramento, por exemplo.

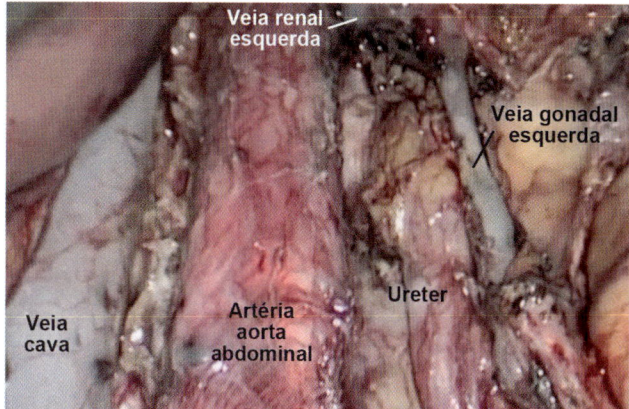

Figura 45.12 Visão laparoscópica após linfadenectomia retroperitoneal estadiadora.

Tabela 45.6 Fármacos utilizados em quimioterapia paliativa e respectivas taxas de resposta.

Fármaco utilizado	Taxa de resposta
Cisplatina[91,92]	15 a 25%
Ifosfamida[93]	31%
Paclitaxel[94-96]	17%
Ifosfamida/cisplatina[97,98]	31%
Irinotecano[99]	21% (pacientes previamente expostas)
Paclitaxel/cisplatina[100]	46%
Cisplatina/gencitabina[101]	41%
Cisplatina/topotecano[102]	27%

Fonte: adaptada de National Cancer Institute, 2017.[24]

A quimioterapia paliativa tem taxas de resposta muito baixas, variando de acordo com o fármaco utilizado, como mostra a Tabela 45.6.

O regime mais comumente utilizado é com cisplatina como agente único, administrada na dose de 50 mg/m^2 de superfície corpórea, a cada 3 semanas. Os esquemas com combinações de fármacos são mais recentes e envolvem também pacientes que sofreram recorrência ou persistência da doença.[102-106]

PREVENÇÃO E RASTREAMENTO

Em 21 de junho de 1998, o Ministério da Saúde instituiu o Programa Nacional de Combate ao Câncer de Colo do Útero por meio da Portaria GM/MS nº 3.040/1998. Em um primeiro momento, adotou estratégias para estruturação da rede assistencial, desenvolvimento de um sistema de informações e estabelecimento de mecanismos para mobilização e captação de mulheres. Em 1999, foi instituído o Sistema de Informação do Câncer do Colo do Útero (SISCOLO) para monitoramento e gerenciamento das ações (Portaria nº 408, de 30/8/1999). De 1999 a 2001, com a ampliação das ações, foram realizados cerca de 8 milhões de exames citopatológicos por ano. Em 2005, o Ministério da Saúde lançou a Política Nacional de Atenção Oncológica para o controle dos cânceres de colo do útero e de mama. O objetivo é consolidar o monitoramento das ações e ampliar a cobertura da população-alvo até o patamar mínimo de 80%, bem como assegurar o tratamento efetivo das lesões precursoras.[8]

Em junho de 2006, a Food and Drug Administration (FDA) licenciou a primeira vacina desenvolvida para prevenir câncer de colo do útero e outras doenças causadas por certos tipos de HPV. A vacina quadrivalente Gardasil® protege contra os tipos virais 16 e 18, que são responsáveis por 70% dos cânceres invasores de colo do útero, e os tipos 6 e 11, que são responsáveis por 90% das verrugas genitais. A administração da vacina quadrivalente pode reduzir sobremaneira a infecção por estes tipos virais e a neoplasia intraepitelial cervical relacionada ao HPV. Imunizando as mulheres HPV-negativas dos 9 aos 26 anos, é possível reduzir a incidência do câncer de colo do útero.[107,108] Atualmente, o Sistema Único de Saúde brasileiro (SUS) oferece a vacina quadrivalente para meninas de 9 a 14 anos e meninos de 11 a 15 anos.

CONSIDERAÇÕES FINAIS

O desenvolvimento do câncer de colo do útero é associado à infecção persistente por tipos oncogênicos do HPV.

Esta patologia ainda é a 4ª causa de morte de mulheres por câncer no Brasil e, por isso, seu conhecimento por profissionais de saúde é de extrema importância.

O exame clínico ainda é peça fundamental no estadiamento do tumor de colo de útero. O estadiamento e o tratamento adequados podem garantir altas taxas de cura para pacientes com câncer de colo do útero em estádios iniciais.

As opções de tratamento envolvem cirurgia e/ou radioterapia combinada ou não a quimioterapia. Em todos os casos de paciente jovem em idade fértil com tumor de colo de útero inicial, deve-se pensar em cirurgia conservadora de fertilidade.

Novos caminhos para a abordagem terapêutica no câncer inicial envolvem cirurgia minimamente invasiva, radicalidade cirúrgica com neuropreservação e redução da morbidade do tratamento.

Os resultados de estudos randomizados multicêntrico, como o *Uterus-11*, poderá modificar o padrão de estadiamento e tratamento de pacientes com tumores de colo de útero avançados.

É fundamental manter em foco a orientação das pacientes quanto à importância da prevenção e do rastreamento precoce.

REFERÊNCIAS BIBLIOGRÁFICAS

1. Peto J, Gilham C, Deacon J et al. Cervical HPV infection and neoplasia in a large population-based prospective study: the Manchester cohort. Br J Cancer. 2004; 91(5):942-53.
2. Eifel PJ, Kavanagh JJ, Silva EG. Gynecologic cancer. MD Anderson Cancer Care series. 2006.
3. McCredie MR, Sharples KJ, Paul C et al. Natural history of cervical neoplasia and risk of invasive cancer in women with cervical intraepithelial neoplasia 3: a retrospective cohort study. Lancet Oncol. 2008; 9(5):425-34.
4. Wang SS, Hildesheim A. Viral and host factors in human papillomavirus persistence and progression. J Natl Cancer Inst Monogr. 2003; (31):35-40.
5. Moscicki AB, Schiffman M, Burchell A et al. Updating the natural history of human papillomavirus and anogenital cancers. Vaccine. 2012; 30 (Suppl 5):F24-33.
6. Watson M, Saraiya M, Benard V et al. Burden of cervical cancer in the United States, 1998-2003. Cancer 113. 2008; (10 Suppl):2855-64.
7. Rob L, Skapa P, Robova H. Fertility- sparing surgery in patients with cervical cancer. Lancet Oncol. 2011; 12(2):192-200.
8. Instituto Nacional de Câncer (INCA). Estimativas para o ano de 2016. Disponível em: www.inca.gov.br.
9. Departamento de Informação do SUS (Datasus). Disponível em: www.datasus.gov.br
10. Margot MK, Roy FPMK, Nijman HW et al. Natural history of high-grade cervical intraepithelial neoplasia: a review of prognostic biomarkers. Expert Rev Mol Diagn. 2015; 15(4):527-46.
11. Steenbergen RD, Snijders PJ, Heideman DA et al. Clinical implications of (epi)genetic changes in HPV-induced cervical precancerous lesions. Nat Rev Cancer. 2014; 14(6):395-405.
12. Munoz N. Human papillomavirus and cancer: the epidemiological evidence. J Clin Virol. 2000; 19(1-2):1-5.
13. Winer RL, Hughes JP, Feng Q et al. Early natural history of incident, type-specific human papillomavirus infections in newly sexually active young women. Cancer Epidemiol Biomarkers Prev. 2011; 20(4):699-707.
14. Moody CA, Laimins LA. Human papillomavirus oncoproteins: pathways to transformation. Nat Rev Cancer. 2010; 10(8):550-60.
15. Doorbar J, Quint W, Banks L et al. The biology and life-cycle of human papillomaviruses. Vaccine. 2012; 30(Suppl 5):F55-70.
16. Lawrence WD, Abdul-Karim FW, Crum C et al. Recommendations for the reporting of surgical specimens containing uterine cervical neoplasms. Association of Directors of Anatomic and Surgical Pathology. Hum Pathol. 2000; 31:1194-8.
17. Luzzatto R, Boon ME. Contribution of the endocervical cytobrush sample to the diagnosis of cervical lesions. Acta Cytol. 1996; 40:1143-7.
18. DiSaia PJCW. Invasive cervical cancer. In: DiSaia PJ, Creasman WT, editors. Clinical gynecologic oncology. 8. ed. Philadelphia: Elsevier; 2007. p. 51-119.
19. Sedlis A, Bundy BN, Rotman MZ et al. A randomized trial of pelvic radiation therapy versus no further therapy in selected patients with stage IB carci-

noma of the cervix after radical hysterectomy and pelvic lymphadenectomy: a Gynecologic Oncology Group Study. Gynecol Oncol. 1999; 73: 177-83.

20. Fuller Jr. AF, Elliott N, Kosloff C et al. Determinants of increased risk for recurrence in patients undergoing radical hysterectomy for stage IB and IIA carcinoma of the cervix. Gynecol Oncol. 1989; 33(1):34-9.

21. Hertel H, Kohler C, Elhawary T et al. Laparoscopic staging compared with imaging techniques in the staging of advanced cervical cancer. Gynecol Oncol. 2002; 87:46-51.

22. Horna LC, Hentschelb B, Fischera U et al. Detection of micrometastasis in pelvic lymph nodes in patients with carcinoma of the cervix uteri using step sectioning: Frequency, topographic distribution and prognostic impact. Gynecologic Oncology. 2008; 111:276-81.

23. Lakhman Y, Akin O, Park KJ et al. Stage IB1 cervical câncer: Role of preoperative MR Imaging in selection for fertility-sparing radical trachelectomy. Radiology. 2013; 269(1):149-58.

24. National Cancer Institute. PDQ® Adult Treatment Editorial Board. PDQ® Cervical Cancer Treatment. Bethesda, MD: National Cancer Institute. Atualizado em: 31/1/2017. Disponível em: www.cancer.gov/types/cervical/hp/cervical-treatment-pdq. Acesso em: 24/2/2017.

25. Rob L, Robova H, Halaska MJ et al. Current status of sentinel lymph node mapping in the management of cervical cancer. Expert Rev Anticancer Ther. 2013; 13(7):861-70.

26. Rob L, Robova H, Chmel R et al. Surgical options in early cervical cancer. Int J Hyperthermia. 2012; 28(6):489-500.

27. Benedetti-Panici P, Angioli R, Palaia I et al. Tailoring the parametrectomy in stages IA2-IB1 cervical carcinoma: is it feasible and safe? Gynecol Oncol. 2005; 96(3):792-8.

28. Landoni F, Bocciolone L, Perego P et al. Cancer of the cervix, FIGO stages IB and IIA: patterns of local growth and paracervical extension. Int J Gynecol Cancer 5. 1995; (5):329-34.

29. Covens A, Rosen B, Murphy J et al. How important is removal of the parametrium at surgery for carcinoma of the cervix? Gynecol Oncol. 2002; 84(1):145-9.

30. Singh N, Arif S. Histopathologic parameters of prognosis in cervical cancer – a review. Int J Gynecol Cancer. 2004; 14(5):741-50.

31. Strnad P, Robova H, Skapa P et al. A prospective study of sentinel lymph node status and parametrial involvement in patients with small tumour volume cervical cancer. Gynecol Oncol. 2008; 109(2):280-4.

32. Stegeman M, Louwen M, van der Velden J et al. The incidence of parametrial tumor involvement in select patients with early cervix cancer is too low to justify parametrectomy. Gynecol Oncol. 2007; 105(2):475-80.

33. Frumovitz M, Sun CC, Schmeler KM et al. Parametrial involvement in radical hysterectomy specimens for women with early-stage cervical cancer. Obstet. Gynecol. 2009; 114(1):93-9.

34. Delgado G, Bundy BN, Fowler Jr. WC et al. A prospective surgical pathological study of stage I squamous carcinoma of the cervix: a Gynecologic Oncology Group Study. Gynecol Oncol. 1989; 35:314-20.

35. Michalas S, Rodolakis A, Voulgaris Z et al. Management of early-stage cervical carcinoma by modified (Type II) radical hysterectomy. Gynecol Oncol. 2002; 85:415-22.

36. Roman LD, Felix JC, Muderspach LI et al. Influence of quantity of lymphvascular space invasion on the risk of nodal metastases in women with early-stage squamous cancer of the cervix. Gynecol Oncol. 1998; 68: 220-5.

37. Delgado G, Bundy B, Zaino R et al. Prospective surgical-pathological study of disease-free interval in patients with stage IB squamous cell carcinoma of the cervix: a Gynecologic Oncology Group Study. Gynecol Oncol. 1990; 38: 352-7.

38. Chernofsky MR, Felix JC, Muderspach LI et al. Influence of quantity of lymphvascular space invasion on time to recurrence in women with early-stage squamous cancer of the cervix. Gynecol Oncol. 2006; 100:288-93.

39. Roman LD, Felix JC, Muderspach LI et al. Risk of residual invasive disease in women with microinvasive squamous cancer in a conization specimen. Obst Gynecol. 1997; 90:759.

40. Querleu D, Morrow CP. Classification of radical hysterectomy, Lancet Oncol. 2008; 9:297-303.

41. Landoni F, Maneo A, Cormio G et al. Class II versus class III radical hysterectomy in stage IB-IIA cervical cancer: a prospective randomized study. Gynecol Oncol. 2001; 80: 3-12.

42. Yang YC, Chang CL. Modified radical hysterectomy for early Ib cervical cancer. Gynecol Oncol. 1999; 74: 241-4.

43. Fotiou S, Tserkezoglou A, Hatzieleftheriou G et al. Class III vs class II radical hysterectomy in stage IB cervical carcinoma: a comparison of morbidity and survival. Int J Gynecol Cancer. 1997; 7:117;121.

44. Salvo G, Ramirez PT, Levenback CF et al. Sensitivity and negative predictive value for sentinela lymph node biopsy in women with early-stage cervical cancer. Gynecol Oncol. 2017; 145(1):96-101.

45. Gershenson DM. Lymphatic mapping of the female genital tract. In: Gershenson DM, McGuire WP, Gore M et al. Gynecologic Cancer – Controversies in Management. Michigan: Elsevier; 2004.

46. Landoni F, Maneo A, Colombo A et al. Randomised study of radical surgery versus radiotherapy for stage Ib-IIa cervical cancer. Lancet. 1997; 350:535-40.

47. Hoffman MS. Extent of radical hysterectomy: evolving emphasis. Gynecol Oncol. 2004; 94:1-9.

48. Sakuragi N, Todo Y, Kudo M et al. A systematic nerve-sparing radical hysterectomy technique in invasive cervical cancer for preserving postsurgical bladder function. J Gynecol Cancer. 2005, 15:389-97.

49. Frumovitz M, Reis R, Sun CC et al. Comparison of total laparoscopic and abdominal radical hysterectomy for patients with early-stage cervical cancer. Obstet Gynecol. 2007; 110:96-102.

50. Scambia G, Ferrandina G, Distefano M et al. Is there a place for a less extensive radical surgery in locally advanced cervical cancer patients? Gynecol Oncol. 2001; 83:319-24.

51. Benedetti-Panici P, Maneschi F, D'Andrea G et al. Early cervical carcinoma: the natural history of lymph node involvement redefined on the basis of thorough parametrectomy and giant section study. Cancer. 2000; 88:2267-74.

52. Winter R, Haas J, Reich O et al. Parametrial spread of cervical cancer in patients with negative pelvic lymph nodes. Gynecol Oncol. 2002; 84: 252-7.

53. Steed H, Capstick V, Schepansky A et al. Early cervical cancer and parametrial involvement: is it significant? Gynecol Oncol. 2006; 103:53-7.

54. Puente R, Guzman S, Israel E et al. Do the pelvic lymph nodes predict the parametrial status in cervical cancer stages IB-IIA? Int J Gynecol Cancer. 2004; 14:832-40.

55. Hagen B, Shepherd JH, Jacobs IJ. Parametrial resection for invasive cervical cancer. Int J Gynecol Cancer. 2000; 10:1-6.

56. Benedetti-Panici P, Scambia G, Baiocchi G et al. Radical hysterectomy: a randomized study comparing two techniques for resection of the cardinal ligament. Gynecol Oncol. 1993; 50:226-31.

57. Kinney WK, Hodge DO, Egorshin EV et al. Identification of a low-risk subset of patients with stage IB invasive squamous cancer of the cervix possibly suited to less radical surgical treatment. Gynecol Oncol. 1995; 57:3-6.

58. Magrina JF, Goodrich MA, Lidner TK et al. Modified radical hysterectomy in the treatment of early squamous cervical cancer. Gynecol Oncol. 1999; 72:183-6.

59. Girardi F, Burghardt E, Pickel H. Small FIGO stage IB cervical cancer. Gynecol Oncol. 1994; 55:427-32.

60. Peters WA, Liu PY, Barrett RJ et al. Concurrent chemotherapy and pelvic radiation therapy compared with pelvic radiation therapy alone as adjuvant therapy after radical surgery in high-risk early-stage cancer of the cervix. J Clin Oncol. 2000; 18:1606-13.

61. Tinga DJTP, Bouma J, Aalders JG. Prognostic significance of single versus multiple lymph node metastases in cervical carcinoma stage IB. Gynecol Oncol. 1990; 39:175-80.

62. Michel GMP, Castaigne D, Leblanc M et al. Lymphatic spread in stage Ib and II cervical carcinoma: anatomy and surgical implications. Obstet Gynecol. 1998; 91:360-3.

63. Krag D, Weaver D, Ashikaga T et al. The sentinel node in breast cancer – A multicenter validation study. N Engl J Med. 1998; 339:941-6.

64. Morton DL, Wen DR, Wong JH et al. Technical details of intraoperative lymphatic mapping for early stage melanoma. Arch Surg. 1992; 127:392-9.

65. Levenback C, Coleman RL, Burke TW et al. Lymphatic mapping and sentinel node identification in patients with cervix cancer undergoing radical hysterectomy and pelvic lymphadenectomy. J Clin Oncol. 2002; 20:688-93.

66. Malur S, Krause N, Kohler C et al. Sentinel lymph node detection in patients with cervical cancer. Gynecol Oncol. 2001; 80:254-7.

67. O'Boyle JD, Coleman RL, Bernstein SG et al. Intraoperative lymphatic mapping in cervix cancer patients undergoing radical hysterectomy: a pilot study. Gynecol Oncol. 2000; 79:238-43.

68. Holman LL, Levenback CF, Frumovitz M. Sentinel lymph node evaluation in women with cervical cancer, J Minim Invasive Gyecol. 2014; 21(4):540-5.

69. Tax C, Rovers MM, Graaf C et al. The sentinela node procedure in early stage cervical cancer, taking the next step; a diagnostic review. Gynecol Oncol. 2015; 139:559-67.

70. Lécuru F, Mathevet P, Querleu D et al. Bilateral negative sentinela nodes accurately predict absence of lymph node metastasis in early cervical câncer: results of SENTICOL study. J Clin Oncol. 2011; 29(13):1686-91.

71. Altagassen C, Hertel H, Brandstädt A et al. Multicenter validation study of sentinel lymph node concept in cervical cancer: AGO Study Group. J Clin Oncol. 2008; 26(18):2943-51.

72. Churchill SJ, Armbuster S, Schmeler K et al. Radical trachelectomy for early stage cervical cancer – A survey of the Society of gynecologic Oncology and Gynecologic Oncologic Fellows-in-training. Int J Gynecol Cancer. 2015; 25:681-7.

73. Dargent D, Burn JL, Roy MR. Pregnancies following radical trachelectomy for invasive cervical cancer. Gynecol Oncol. 1994; 52:105.

74. Pareja R, Rendon GJ, Sanz-Lomana CM et al. Surgical, oncological, and obstetrical outcomes after abdominal radical trachelectomy – A systematic literature review. Gynecol Oncol. 2013; 131:77-82.

75. Vieira MA, Rendon GJ, Munsell M et al. Radical trachelectomy in early-stage cervical cancer: a comparison of laparotomy and minimally invasive surgery. Gynecol Oncol. 2015; 138(3):585-9.

76. Nag SCC, Erickson B, Fowler J et al. The American Brachytherapy Society recommendations for low-dose-rate brachytherapy for carcinoma of the cervix. Int J Radiat Oncol Biol Phys. 2002; 52:33-48.

77. Whitney CWSW, Bundy BN, Malfetano JH et al. Randomized comparison of fluorouracil plus cisplatin versus hydroxyurea as an adjunct to radiation therapy in stage IIB-IVA carcinoma of the cervix with negative para-aortic lymph nodes: a Gynecologic Oncology Group and Southwest Oncology Group study. J Clin Oncol. 1999; 17:1339-48.

78. Nag S, Erickson B, Thomasdsen B et al. The American Brachyteraphy Society recommendations for high-dose-rate brachytherapy for carcinoma of the cervix. Int J Radiat Oncol Biol Phys. 2000; 48(1):201-11.

79. Falcetta FS, Medeiros LR, Edelweiss MI. Adjuvant platinum-based chemotherapy for early stage cervical cancer. Cochrane Database Syst Rev. 2016; 11:CD005342.

80. Berman ML, Keys H, Creasman W et al. Survival and patterns of recurrence in cervical cancer metastatic to periaortic lymph nodes (a Gynecologic Oncology Group Study). Gynecol Oncol 1984; 19:8-16.

81. Choi HJ, Ju W, Myung SK et al. Diagnostic performance of computer tomography, magnetic resonance imaging, and positron emission tomography or positron emission tomography/computer tomography for detection of metastatic lymph nodes in patients with cervical cancer: meta-analysis. Cancer Sci. 2010; 101:1471-9.

82. Ramirez PT, Jhingran A, Macapinlac HA et al. Laparoscopic extraperitoneal para-aortic lymphadenectomy in locally advanced cervical cancer: a prospective correlation of surgical findings with positron emission tomography/computed tomography findings. Cancer. 2011; 117:1928-34.

83. Leblanc E, Gauthier H, Querleu D et al. Ac- curacy of 18-fluoro-2-deoxy-D-glucose positron emission tomography in the pretherapeutic detection of occult para-aortic node involvement in patients with a locally advanced cervical carcinoma. Ann Surg Oncol. 2011; 18:2302-9.

84. Marnitz S, Kohler C, Roth C et al. Is there a benefit of pretreatment laparoscopic transperitoneal surgical staging in patients with advanced cervical cancer? Gynecol Oncol. 2005; 99:536-44.

85. Fagotti A, Fanfani F, Longo R et al. Which role for pre-treatment laparoscopic staging? Gynecol Oncol. 2007; 107:S101-5.

86. Del Pino M, Fuste P, Pahisa J et al. Laparoscopic lymphadenectomy in advanced cervical cancer: prognostic and therapeutic value. Int J Gynecol Cancer. 2013; 23:1675-83.

87. Tsunoda AT, Marnitz S, Soares Nunes J et al. Incidence of histologically proven pelvic and para-aortic lymph node metastasis and rate of upstaging in patients with locally advanced cervical cancer: results of a prospective randomized trial. Oncology. 2017; 92(4):213-20.

88. Leblanc E, Narducci F, Frumovitz M et al. Therapeutic value of pretherapeutic extraperitoneal laparoscopic staging of locally advanced cervical carcinoma. Gynecol Oncol. 2007; 105:304-11.

89. Gouy S, Morice P, Narducci F et al. Prospective multicenter study evaluating the survival of patients with locally advanced cervical cancer undergoing laparoscopic para-aortic lymphadenectomy before chemoradiotherapy in the era of positron emission tomography imaging. J Clin Oncol. 2013; 1:3026-33.

90. Kohler C, Mustea A, Marnitz S et al. Perioperative morbidity and rate of upstaging after laparoscopic staging for patients with locally advanced cervical cancer: results of a prospective randomized trial. Am J Obst Gynecol. 2015; 1e1-1e7.

91. Alberts DS, Kronmal R, Baker LH et al. Phase II randomized trial of cisplatin chemotherapy regimens in the treatment of recurrent or metastatic squamous cell cancer of the cervix: a Southwest Oncology Group Study. J Clin Oncol. 1987; 5(11):1791-5.

92. Thigpen JT, Blessing JA, DiSaia PJ et al. A randomized comparison of a rapid versus prolonged (24 hr) infusion of cisplatin in therapy of squamous cell carcinoma of the uterine cervix: a Gynecologic Oncology Group study. Gynecol Oncol. 1989; 32(2):198-202.

93. Coleman RE, Harper PG, Gallagher C et al. A phase II study of ifosfamide in advanced and relapsed carcinoma of the cervix. Cancer Chemother Pharmacol. 1986; 18(3):280-3.

94. Kudelka AP, Winn R, Edwards CL et al. Activity of paclitaxel in advanced or recurrent squamous cell cancer of the cervix. Clin Cancer Res. 1996; 2(8):1285-8.

95. Thigpen T, Vance RB, Khansur T. The platinum compounds and paclitaxel in the management of carcinomas of the endometrium and uterine cervix. Semin Oncol. 1995; 22(5 Suppl 12):67-75.

96. McGuire WP, Blessing JA, Moore D et al. Paclitaxel has moderate activity in squamous cervix cancer. A Gynecologic Oncology Group Study. J Clin Oncol. 1996; 14(3):792-5.

97. Buxton EJ, Meanwell CA, Hilton C et al. Combination bleomycin, ifosfamide, and cisplatin chemotherapy in cervical cancer. J Natl Cancer Inst. 1989; 81(5):359-61.

98. Omura GA, Blessing JA, Vaccarello L et al. Randomized trial of cisplatin versus cisplatin plus mitolactol versus cisplatin plus ifosfamide in advanced squamous carcinoma of the cervix: a Gynecologic Oncology Group study. J Clin Oncol. 1997; 15 (1):165-71.

99. Verschraegen CF, Levy T, Kudelka AP et al. Phase II study of irinotecan in prior chemotherapy-treated squamous cell carcinoma of the cervix. J Clin Oncol. 1997; 15(2):625-31.

100. Rose PG, Blessing JA, Gershenson DM et al. Paclitaxel and cisplatin as first-line therapy in recurrent or advanced squamous cell cancer of the cervix: a gynecologic oncology group study. J Clin Oncol. 1999; 17(9):2676-80.

101. Burnett AF, Roman LD, Garcia AA et al. A phase II study of gemcitabine and cisplatin in patients with advanced, persistent, or recurrent squamous cell carcinoma of the cervix. Gynecol Oncol. 2000; 76(1):63-6.

102. Long HJ, Bundy BN, Grendys Jr. EC et al. Randomized phase III trial of cisplatin with or without topotecan in carcinoma of the uterine cervix: a Gynecologic Oncology Group Study. J Clin Oncol. 2005; 23(21):4626-33.

103. Tewari KS, Monk BJ. Gynecologic Oncology Group trials of chemotherapy for metastatic and recurrent cervical cancer. Curr Oncol Rep. 2005; 7(6):419-34.

104. Moore DH, Blessing JA, McQuellon RP et al. Phase III study of cisplatin with or without paclitaxel in stage IVB, recurrent, or persistent squamous cell carcinoma of the cervix: a Gynecologic Oncology Group study. J Clin Oncol. 2004; 22(15):3113-9.

105. Tewari KS, Monk BJ. Recent achievements and future developments in advanced and recurrent cervical cancer: trials of the Gynecologic Oncology Group. Semin Oncol. 2009; 36 (2):170-80.

106. Monk BJ, Sill MW, McMeekin DS et al. Phase III trial of four cisplatin-containing doublet combinations in stage IVB, recurrent, or persistent cervical carcinoma: a Gynecologic Oncology Group study. J Clin Oncol. 2009; 27(28):4649-55.

107. Koutsky LA, Ault KA, Wheeler CM et al. A controlled trial of a human papillomavirus type 16 vaccine. N Engl J Med. 2002; 347:1645-51.

108. Villa LL, Ault KA, Giuliano AR et al. Immunologic responses following administration of a vaccine targeting human papillomavirus Types 6, 11, 16, and 18. Vaccine. 2006; 24:5571-83.

46

Câncer do Corpo Uterino

Suzana Pessini | Karina Pederiva Mazzarino-Bassols | Glaucia Alves e Carvalho

INTRODUÇÃO

O corpo uterino é sede de tumores primários originados na mucosa endometrial ou no miométrio, e pode apresentar metástases de outros órgãos, pélvicos ou não, tanto na serosa como no endométrio e no miométrio.

O câncer do corpo uterino é a neoplasia genital feminina mais frequente em países industrializados do Ocidente e, em regiões em desenvolvimento, apresenta taxas de incidência 3 a 4 vezes mais baixas que as de países desenvolvidos. As taxas de incidência, ajustadas pela idade por 100 mil mulheres, são de 5,5 na América do Sul e, na América do Norte, de 19,1. No Brasil, o câncer do corpo uterino é o segundo tumor pélvico mais frequente, com taxa de incidência de 6,7/100 mil mulheres e taxa de mortalidade de 1,38/100 mil mulheres.[1,2]

A prevalência desse tumor aumentou nos últimos 20 anos, possivelmente devido à maior expectativa de vida, ao aumento da população feminina, mudanças nutricionais levando a maior número de obesas, e aumento do uso de estrógeno.

O tumor primário mais frequente do corpo do útero, em todos os continentes, é o carcinoma de endométrio.

O carcinoma de endométrio é o câncer genital feminino de melhor prognóstico. A sobrevida global, conforme o Annual Report da Federação Internacional de Ginecologia e Obstetrícia (FIGO), é de 88,7% em 2 anos e de 80% em 5 anos. Um estudo realizado no Brasil resultou em sobrevida de 90,2% em 2 anos e de 81,4% em 5 anos.[3]

A mucosa endometrial é sítio de tumores epiteliais (carcinoma endometrial), mesenquimais (sarcoma do estroma endometrial) ou mistos. O miométrio é sede do leiomiossarcoma.

A doença maligna mais frequente do corpo uterino, em todos os continentes, é o carcinoma endometrial, motivo pelo qual nos deteremos aqui a esse tipo de tumor.

O carcinoma de endométrio apresenta diferentes tipos histológicos, e o endometrioide, mais frequente, diferentes graus de diferenciação (Tabelas 46.1 e 46.2).

O adenocarcinoma endometrioide, ou simplesmente adenocarcinoma, é o mais frequente e o de melhor prognóstico.

Tabela 46.1 Classificação histológica.

- Adenocarcinoma endometrioide
  - Típico ou habitual
  - Com diferenciação escamosa
  - Viloglandular
  - Secretor
- Adenocarcinoma mucinoso
- Carcinoma seroso
- Carcinoma de células claras
- Carcinoma neuroendócrino de baixo grau ou carcinoide
- Carcinoma neuroendócrino de alto grau
- Carcinoma diferenciado (escamoso)
- Carcinoma indiferenciado
- Carcinossarcoma
  - Homólogo
  - Heterólogo

Fonte: adaptada de College of American Pathologists, 2017; Kurman et al., 2014.[4,5]

Tabela 46.2 Graus de diferenciação.

Grau	Diferenciação	Característica
Gx	Grau não pode ser avaliado	–
G1	Bem diferenciado	Até 5% de padrão sólido
G2	Moderadamente diferenciado	6 a 50% de padrão sólido
G3	Pouco diferenciado ou indiferenciado	Mais de 50% de padrão sólido

O carcinoma papilar, papilífero ou seroso papilar, e o carcinoma de células claras são mais agressivos, com maior incidência de doença extrauterina, independentemente do grau de invasão e de diferenciação e de metástases linfonodais. O primeiro tende a ocorrer em idosas, não obesas e apresenta mais chance de ter outra neoplasia maligna primária. Mesmo confinado a um pólipo, em 30 a 50% dos casos a doença é extrauterina.

Os carcinomas endometriais são também classificados em outras duas categorias. O tipo I ou A, dependente de estrógeno, ocorre mais comumente em mulheres jovens; é bem ou moderadamente diferenciado, associado a hiperplasia, rico em receptores de estrogênio e de progesterona, e não costuma evoluir rapidamente para invasão em profundidade nem para metástases ganglionares, e por tudo isso tem melhor prognóstico. O segundo, tipo II ou B, inclui o indiferenciado e os tipos histológicos não endometrioides; é próprio de idosas, pobre em receptores hormonais, sem associação com hiperplasia; origina-se em epitélio atrófico, invade profundamente o miométrio, tem maior risco de metástases linfáticas e apresenta pior prognóstico.

ETIOLOGIA E ETIOPATOGENIA

A etiologia não é bem conhecida. Uma hipótese é que o carcinoma endometrial tipo I (endometrioide) se origine de lesão pré-neoplásica – a hiperplasia endometrial (HE) com atipias ou neoplasia intraepitelial endometrial (NIE).[6,7] Os carcinomas seroso e de células claras parecem resultar de uma sequência de mutações genéticas.[8] O seroso parece ter origem na displasia glandular endometrial (*endometrial glandular dysplasia – EmGD*).[9]

Existe também o risco genético de desenvolver câncer de endométrio. A síndrome do câncer colorretal hereditário não polipoide (HNPCC ou síndrome de Lynch) tem herança autossômica dominante e caracteriza-se pela ocorrência de outros tumores nas famílias. O câncer extracolônico mais frequente nessa síndrome é o de endométrio, seguido pelos cânceres de ovário, estômago, intestino delgado, ureter, bexiga, trato biliar, pâncreas, tumores de pele e carcinomas sebáceos.[10] As pacientes com esta síndrome têm 40 a 60% de risco de desenvolver carcinoma endometrial e de 12 a 15%% de apresentar câncer de ovário.

FATORES DE RISCO

Os fatores de risco associados ao estrogênio, devido à presença de receptores hormonais nesses tumores, estão listados na Tabela 46.3.

Menarca precoce e menopausa tardia aumentam em 2 vezes o risco de carcinoma endometrial. O risco relativo (RR) é de 2,4 se compararmos a menarca aos 12 anos com 15 anos, e de 1,8 na comparação de menopausa aos 55 e aos 50 anos.[11]

Em recente metanálise, o RR de desenvolver carcinoma endometrial em mulheres com síndrome metabólica foi de 1,89. O fator individual de maior risco foi a obesidade, com RR de 2,21.[12] Uma coorte com 62 mil mulheres constatou que índice de massa corporal (IMC) igual ou maior que 30 confere maior risco (RR de 4,5) de carcinoma endometrial, em comparação a IMC de 22 a 22,9.[13] Outro estudo mostrou elevação do risco de 1,59 vez por 5 kg/m^2 de aumento do IMC.[14] A hipertrigliceridemia é o fator individual mais fraco da síndrome metabólica, com RR de 1,17, e a hipertensão apresenta um RR significativo, de 1,81.[12]

O diabetes, apesar de estar sendo questionado como fator de risco independente, por estar frequentemente associado a obesidade, praticamente dobra o risco de carcinoma endometrial.[15]

Nuliparidade e infertilidade são fatores de risco, especialmente a síndrome dos ovários policísticos (SOP), que aumenta o risco em 3 vezes.[16] Mulheres com filhos têm diminuição de 35% no risco, em comparação às nulíparas.[17]

Situações hiperestrogênicas, como reposição de estrógeno sem oposição progestogênica, ciclos anovulatórios associados à síndrome de Stein-Leventhal (SOP) e tumores produtores de estrogênio são fatores de risco independentes bem documentados. O risco do uso de estrogênio sem oposição por 5 ou mais anos aumenta em mais de 2 vezes o risco de câncer endometrial. A incidência de câncer de endométrio chega a 25% em mulheres com SOP, devido ao estímulo continuado de estrogênio sem a oposição progestogênica. Essas pacientes têm indicação formal de uso de anticoncepciol oral (AO) ou de progestógeno.

Tabela 46.3 Fatores de risco de desenvolver adenocarcinoma de endométrio.

- Menopausa tardia e menarca precoce
- Obesidade
- Diabetes melito
- Nuliparidade ou infertilidade
- Nível socioeconômico elevado
- Dieta rica em gordura animal
- Uso de estrogênio sem progestógeno ou de fármacos de ação estrogênica
- Ciclos anovulatórios; síndrome dos ovários policísticos
- Tumor produtor de estrogênio
- Hiperplasia endometrial ou pólipo endometrial pregressos
- História pessoal ou familiar de câncer de cólon, ovário e endométrio
- Irradiação prévia

O tamoxifeno, antagonista na mama, é agonista fraco no endométrio. Mulheres em uso de tamoxifeno há mais de 2 anos têm RR de câncer de endométrio de 2,3 a 7,5 vezes.[17,18]

Mulheres com diagnóstico de HE sem atipias apresentam risco três vezes maior de desenvolverem câncer de endométrio do que a população geral, e aquelas com diagnóstico de NIE apresentam risco 21 vezes maior. Um estudo realizado com 7.947 pacientes com diagnóstico de HE com e sem atipias foi acompanhado por 20 anos após tratamento conservador. Ao longo de 20 anos, 1 em cada 3 pacientes com NIE evoluiu para carcinoma endometrial, e 1 em cada 20 com HE evoluiu para esse desfecho.[19]

A síndrome de Lynch, ou HNPCC, tem herança autossômica dominante causada por mutação germinativa em genes MMR. Mulheres com mutações em *MLH1*, *MSH2*, *MSH6* e *PMS2* têm um risco de 40 a 60% de desenvolver câncer de endométrio, que é igual ou maior que o risco de câncer colorretal.[20]

PROPEDÊUTICA

O rastreamento em mulheres assintomáticas não está indicado. A ultrassonografia (US) transvaginal apresenta boas especificidade e sensibilidade, mas não há evidência de que o rastreamento por US reduza a mortalidade por carcinoma endometrial, e há sugestões de que resulte em biopsias desnecessárias.[15,21] A US é adotada para investigação de mulheres com sangramento vaginal, e a espessura considerada anormal, na paciente pós-menopausa com sangramento, é maior ou igual a 5 mm, sendo que alguns autores consideram o corte de 6 mm.[17] Um estudo que analisou qual seria a espessura endometrial com risco de carcinoma, em mulheres pós-menopáusicas sem sangramento vaginal, resultou que espessura maior que 11 mm tem risco de câncer de 6,7% e, portanto, deve-se cogitar biopsia, ao passo que mulheres com espessura endometrial de até 11 mm na US têm risco muito baixo de carcinoma.[22]

O principal sintoma, precoce, é sangramento anormal, apesar de 10 a 20% das pacientes não apresentarem esse alerta. Pode ocorrer secreção purulenta ou piometra, resultantes de necrose do tumor.

No exame físico, secreção necrótica é fortemente sugestiva de câncer. Massa pélvica ou abdominal e ascite são sinais de doença avançada.

Em caso de suspeita clínica, a US pode ser um primeiro exame efetivo, com alto valor preditivo negativo (96%) quando a espessura endometrial é menor que 5 mm.[23]

A investigação histológica fornece o diagnóstico, e está indicada frente a clínica de sangramento, secreção purulenta intracavitária, US com espessamento endometrial ou qualquer suspeita de carcinoma endometrial.

As indicações de investigação histológica, com o objetivo de excluir ou diagnosticar câncer, são as seguintes:

- Sangramento na pós-menopausa
- Menorragia persistente após 40 anos
- Piometra
- Células endometriais em exame citopatológico cervical
- Ultrassonografia com endométrio espessado ≥ 5 mm.

Os métodos que possibilitam a histologia endometrial são biopsia endometrial (BE), dilatação e curetagem (D&C), e histeroscopia com BE.

Biopsia endometrial

A BE às cegas, graças à facilidade de execução, é aceita como o primeiro passo de investigação;[21] entretanto, em vista de seus resultados falso-negativos, é valorizada apenas quando positiva para malignidade. Na biopsia de endométrio obtém-se amostragem histológica do endométrio com cureta de Novak, cânula de polietileno ou dispositivo similar. A acurácia para carcinoma é de 90 a 95%.[24]

Dilatação e curetagem

A curetagem com dilatação é o método mais utilizado na investigação da cavidade endometrial. O toque bimanual sob anestesia e a histerometria informam sobre o tamanho do útero e da cavidade. A dilatação do canal e do orifício cervical interno requer anestesia e possibilita a entrada de cureta fenestrada de calibre adequado. Em tumores avançados, existe o risco de perfuração do útero. Usada como método diagnóstico isolado, pode resultar em 10 a 17% de falso-negativo, sobretudo em lesões atípicas focais, em que o percentual de resultados falso-negativos dos métodos cegos vai de 24 a 32%.[25] Um estudo prospectivo que avaliou a curetagem em pacientes com sangramento pós-menopáusico observou que 11% dos cânceres não foram diagnosticados por meio da curetagem.[26] A D&C é superior à BE em termos de acurácia do grau (G) tumoral.[27]

Histeroscopia + BE

A histeroscopia possibilita o diagnóstico de lesão focal, assegura a ausência desse tipo de lesão, e orienta ou direciona a biopsia (Figura 46.1). Em caso de câncer, além de proporcionar diagnóstico, auxilia na avaliação de dois fatores prognósticos: a localização do tumor e suas dimensões. A sensibilidade, a especificidade e a acurácia da visão histeroscópica, em uma série brasileira de 4.054 histeroscopias, foram, respectivamente, de 80,0% (intervalo de confiança de 95% [IC 95%],

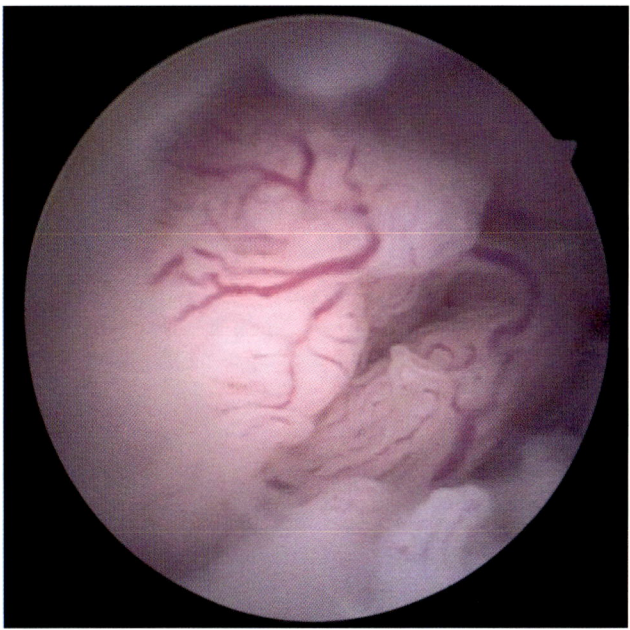

Figura 46.1 Adenocarcinoma de endométrio sob visão histeroscópica. Notar a vascularização atípica e a superfície irregular da lesão.

71,1 a 87,2%), de 99,55 (IC 95%, 99,2 a 99,7%), e de 89,8% (IC 95% , 85,9 a 93,6%).[28] Em outro estudo, a sensibilidade foi de 93,8%, e a especificidade, de 97,7%.[29] Por outro lado, a visão endoscópica pode auxiliar no reconhecimento do estádio II, com invasão do canal cervical, já que a curetagem fracionada ou endocervical apresenta 40 a 50% de resultados falso-positivos. A biopsia dirigida, isto é, sob visão histeroscópica direta, tem acurácia superior à orientada.

PREVENÇÃO

A prevenção primária consiste em combater os fatores de risco evitáveis – obesidade, dieta rica em gorduras, sedentarismo e mau uso de hormônios e estímulo aos fatores protetores (manutenção de IMC normal, exercício, amamentação, dieta equilibrada). Características como cor branca, moradora urbana, menopausa tardia, tumores ovarianos produtores de estrogênio e história familiar não podem ser alteradas. Pacientes com baixo risco e risco intermediário devem ser informadas sobre riscos e sintomas de carcinoma de endométrio e estimuladas a procurar atendimento se apresentarem sangramento inesperado.[15]

Pacientes com história familiar importante, tanto para endométrio como para cólon e ovário, devem ser encaminhadas para aconselhamento genético.

A prática regular de exercícios está associada a diminuição de 38 a 45% no risco.[13,17,30] A redução do risco é também observada em mulheres com estilo de vida ativo, tal como afazeres domésticos e locomoção por caminhadas (redução de 40 a 45%).[31]

Amamentação por mais de 18 meses está associada a diminuição de 23% no risco.[17]

Os estudos que associam o carcinoma endometrial a dieta, fitoestrogênios e vitamina D têm poucos resultados positivos.[17] A dieta depende do meio em que a mulher vive, mas alguns hábitos podem ser sempre adotados: diminuição da ingestão de carne vermelha, de leite integral, de maionese, de gordura animal, de ovos; incentivar o consumo de fibras, vegetais, frutas e legumes, carnes brancas, leite e derivados desnatados ou semidesnatados. Um estudo relatou aumento do risco de desenvolver carcinoma endometrial em mulheres com dieta de 5.044 a 6.401 kJ/dia (RR de 3,4, comparadas a dietas com menos de 4.266 kJ/dia).[32]

O uso de reposição hormonal deve sempre incluir o progestógeno em tempo e dose recomendadas, mas a associação está relacionada com câncer de mama.[17]

O uso de AO combinado pelo tempo mínimo de 1 ano está associado a redução do risco. Se utilizado por 5 anos, a redução do risco é de 24% e persiste por mais de 30 anos.[33]

Mulheres com síndrome de Lynch devem ser seguidas com rastreamento anual a partir dos 35 anos, com BE associada ou não a histeroscopia. Uma coorte prospectiva de mulheres com síndrome de Lynch sugere que a histeroscopia + BE anual tem melhor acurácia diagnóstica para hiperplasia atípica e carcinoma endometrial.[34] Outras opções incluem dispositivo intrauterino com levonorgestrel (DIU-LNG) e histerectomia.[15] Um estudo avaliou os benefícios na saúde e a relação entre custo e efetividade de estratégias preventivas contra câncer ginecológico em pacientes com síndrome de Lynch: o rastreamento anual com US, BE e CA-125 a partir dos 30 anos, seguido de cirurgia profilática aos 40 anos, foi o método mais efetivo.[35] Um estudo mais recente realizado na Suécia não considera o CA-125 parte do rastreamento, indicando rastreamento anual apenas com US e BE para mulheres com síndrome de Lynch a partir dos 30 anos, bem como histerectomia profilática após prole completa.[36]

A prevenção secundária consiste em diagnosticar e tratar as lesões precursoras e a doença assintomática.

O tratamento da lesão precursora (NIE) é preferencialmente cirúrgico – a histerectomia. A anexectomia é realizada ou não conforme características de cada paciente, como idade, menopausa, presença de alterações nos anexos uterinos, ou risco aumentado de neoplasia de tubas e/ou ovários. O tratamento clínico fica restrito a pacientes que queiram gestar ou àquelas com contraindicação cirúrgica, e é a primeira opção em hiperplasia sem atipias. As progesteronas sintéticas em altas doses são as mais utilizadas, administradas por via oral, intramuscular, implante ou intrauterina (DIU-LNG).[37,38] Para a NIE, as doses recomendadas de medroxiprogesterona são de 100 mg/dia VO ou 1.000 mg por semana intramuscular, ou de megestrol, 160 mg/dia. A taxa de regressão com esse tratamento está em torno de 60%.[39] O tempo médio para obtenção de resposta ao tratamento é de 6 meses; decorrido esse tempo, as pacientes devem ser reavaliadas por meio de biopsia de endométrio, e aquelas que não apresentarem regressão da hiperplasia atípica devem ser encaminhadas para histerectomia devido ao alto risco de evolução para câncer de endométrio. Outras medicações sugeridas são danazol, metformina, GnRH, antiestrogênios, inibidores da aromatase e citoquinas, bem como outras modalidades cirúrgicas, como ablação com balão térmico, ablação com *laser* e ressecção endometrial com ressectoscópio, mas bons resultados são conseguidos apenas com hiperplasia sem atipias.

Para a NIE, a Federação Brasileira das Associações de Ginecologia e Obstetrícia (Febrasgo) recomenda a histerectomia total abdominal ou vaginal em pacientes peri- e pós-menopáusicas; e, a pacientes jovens que queiram gestar, podem-se prescrever altas doses de progesterona e, após avaliação endometrial em 3 meses, induzir ovulação e tentar a gravidez.[40]

ESTADIAMENTO E TRATAMENTO

Após estabelecido o diagnóstico histológico de carcinoma endometrial, é investigada a extensão da doença. A FIGO recomenda no mínimo a informação do tipo histológico e o grau, radiografia de tórax, hemograma, função renal e hepática como rotina. A dosagem de CA-125 pode ser útil na doença avançada e, em pacientes de risco, a avaliação abdominal e pélvica com imagem auxilia no planejamento cirúrgico.

Os marcadores CA-125 e HE-4 têm correlação com grau, estádio, metástase linfonodal e invasão miometrial,[41] mas o *valor de corte* adequado ainda não está estabelecido.

Os exames de imagem mais utilizados são a US especializada e a ressonância magnética (RM), que podem auxiliar na avaliação dos anexos, do tamanho do tumor e da invasão miometrial e do estroma cervical.[42] Tomografia computadorizada (TC) e/ou PET-CT são opções em casos de doença avançada.[15,42] RM é o melhor método para se avaliar a profundidade de invasão miometrial, com sensibilidade de 80 a 100% e especificidade de 93 a 100%, bem como invasão cervical e doença extrauterina, como ovários, linfonodos e peritônio.[15,43] A Figura 46.2 ilustra o estadiamento.

Segundo as orientações da FIGO, o estadiamento do câncer de endométrio é cirúrgico (Tabela 46.4). O estadiamento clínico é reservado para os casos inoperáveis.

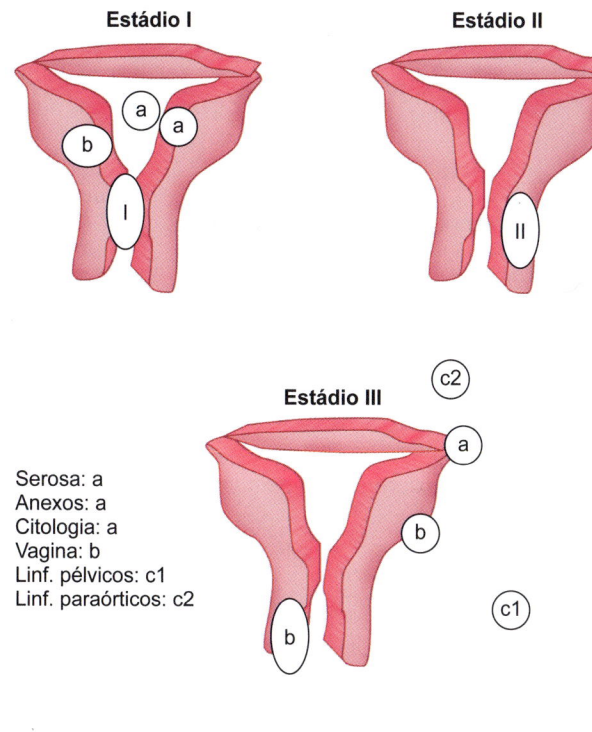

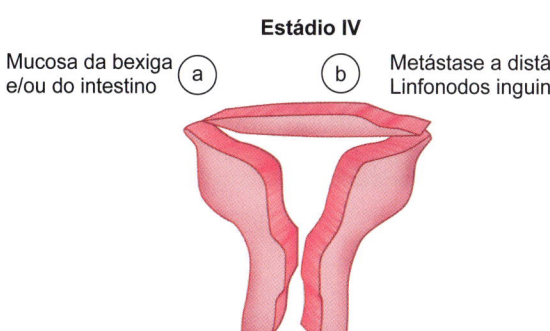

Figura 46.2 Estadiamento do carcinoma endometrial. (Cortesia do Dr. Ricardo Lasmar.)

Tabela 46.4 Estadiamento cirúrgico do câncer de endométrio – FIGO.

Estádio I – Tumor confinado ao corpo
- IA: invasão miometrial ausente ou menor que 50%
- IB: invasão miometrial igual ou maior que 50%

Estádio II – Tumor invade estroma cervical, mas não além do útero

Estádio III – Tumor fora do útero, confinado à pelve e ao retroperitônio
- IIIA: tumor invade a serosa e/ou os anexos
- IIIB: envolvimento vaginal e/ou parametrial
- IIIC: metástases para gânglios pélvicos e/ou para-aórticos
  - IIIC1: linfonodos pélvicos positivos
  - IIIC2: linfonodos para-aórticos positivos com ou sem linfonodos pélvicos positivos

Estádio IV – Tumor invade mucosa da bexiga ou intestinal, e/ou metástase a distância
- IVA: tumor atinge a mucosa da bexiga e/ou do intestino
- IVB: metástases a distância incluindo intra-abdominal e/ou linfonodos inguinais

Notas importantes:
- O tipo histológico e o grau de diferenciação devem ser documentados
- Envolvimento endocervical glandular é considerado estádio I
- Citologia peritoneal positiva deve ser relatada sem mudança de estádio

Fonte: Mutch, 2009.[44]

Tratamento cirúrgico

A base do tratamento cirúrgico, conforme a FIGO,[21] é a seguinte:

- Coleta de material para citologia peritoneal, abdominal e pélvica
- Inventário da cavidade, com exame e palpação de fígado, epíploo, superfície peritoneal, gânglios para-aórticos e pélvicos, fundo de saco de Douglas, anexos
- Histerectomia total extrafascial com salpingo-ooforectomia bilateral (iniciando-se com a oclusão tubária)
- Se houver invasão estromal cervical, pode ser realizada histerectomia radical com salpingo-ooforectomia bilateral
- O útero é aberto pelo cirurgião, para avaliar o tamanho e a localização tumoral e a invasão miometrial (o aspecto macroscópico da peça é exemplificado nas Figuras 46.3 e 46.4)
- A linfadenectomia pélvica e para-aórtica é discutível; há grupos realizando uma amostragem e outros a sistemática; na presença de fatores de mau prognóstico, existe indicação de avaliação retroperitoneal.

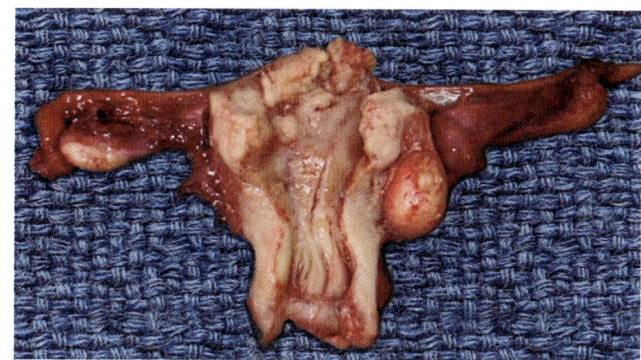

Figura 46.3 Adenocarcinoma endometrioide fúndico, 2 cm, invasão miometrial < 50%.

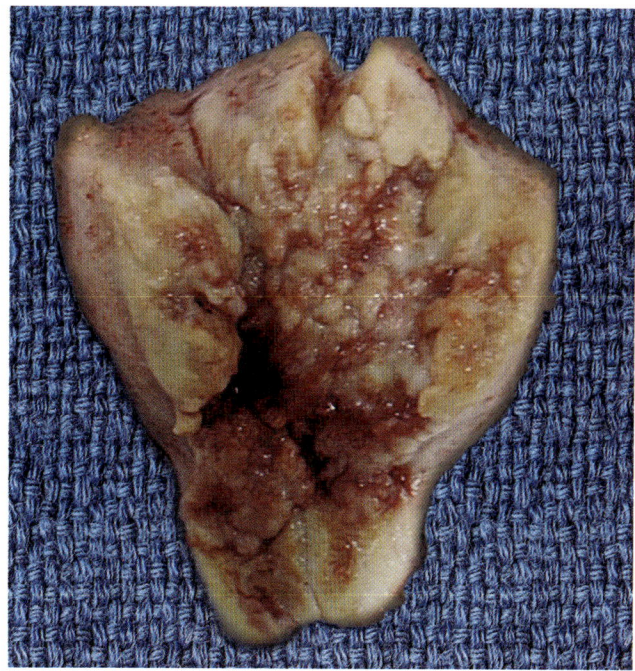

Figura 46.4 Adenocarcinoma endometrioide ocupando toda a cavidade uterina, invadindo mais de 50% do miométrio e também a cérvice.

Parte 7

A maioria das pacientes apresenta baixo risco de recorrência e pode ser tratada somente com cirurgia. A terapia adjuvante é indicada conforme os fatores prognósticos de risco clinicopatológicos. A mais nova classificação de risco foi proposta no consenso ESMO/ESTRO/ESGO, apresentada na Tabela 46.5.

Para a FIGO,[21] os critérios histológicos de alto risco são os seguintes:

- Tumor G3
- Invasão de mais de 50% do miométrio
- Invasão do espaço linfovascular
- Histologia não endometrioide
- Envolvimento do estroma cervical.

Linfadenectomia | Indicações e extensão

O papel da linfadenectomia em estádios iniciais é controverso, e a definição de linfadenectomia adequada não está clara. Dois estudos[45,46] sugerem melhora da sobrevida quando ao menos 10 a 12 linfonodos são removidos. Havendo indicação de linfadenectomia, é aconselhada a abordagem pélvica e para-aórtica, pois podem ocorrer metástases para-aórticas isoladas. Na experiência da Mayo Clinic, 22% das pacientes de alto risco apresentaram metástases em linfonodos: 51% pélvicos e para-aórticos, 33% somente pélvicos e 16% somente para-aórticos.[47] Dois estudos clínicos randomizados não comprovaram benefício da linfadenectomia na sobrevida de pacientes em estádio inicial.[48,49] Entretanto, estudos retrospectivos sugerem que pacientes submetidas a linfadenectomia sistemática apresentam melhor sobrevida (Figura 46.5).[50]

A recomendação da ESMO é a seguinte:[15]

- Pacientes de baixo risco não têm indicação de linfadenectomia
- Pacientes com risco intermediário (IB, ou IA/G3) não têm benefício. A linfadenectomia pode ser proposta como estadiamento
- Pacientes de alto risco (IB/G3): recomendada a linfadenectomia
- A linfadenectomia deve ser cogitada em pacientes de alto risco com cirurgia incompleta.

A recomendação da FIGO é que a linfadenectomia fique reservada a casos de alto risco.[21] Muitas pacientes são obesas e/ou idosas, com problemas clínicos, e necessitam de avaliação. Se houver suspeita de linfonodo aumentado em exame

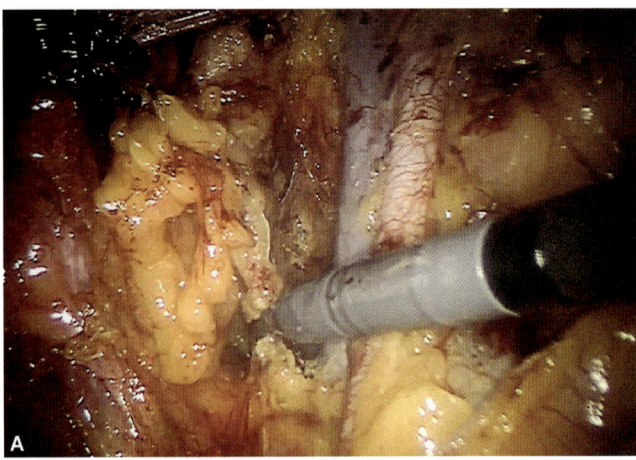
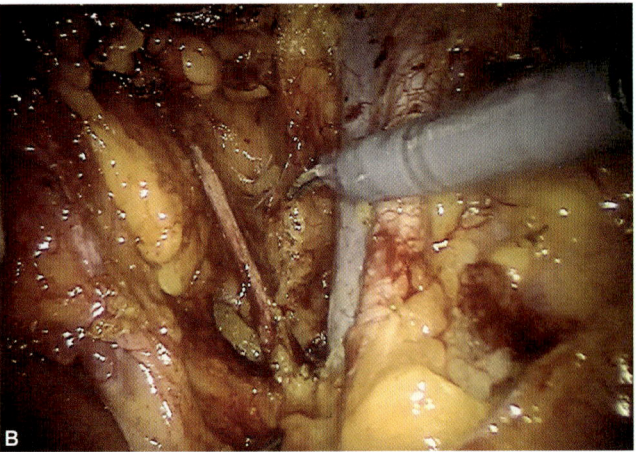

Figura 46.5 Linfadenectomia pélvica por cirurgia robótica.

de imagem, está indicada a exploração para diagnóstico, pois essas pacientes em estádio III podem ter benefício com quimioterapia.

A dissecção de linfonodo-sentinela é ainda considerada experimental e o local de injeção é tema em estudo.[15] A lógica é que a injeção seja no endométrio ou no fundo, mas técnicas já foram testadas com histeroscopia, US, laparoscopia, sem evidência de benefício em comparação à injeção no colo.[51]

A seguir, são apresentadas as recomendações de tratamento de algumas das principais entidades mundiais em Ginecologia Oncológica, conforme o estádio:

- Federação Internacional de Ginecologia e Obstetrícia (FIGO)[52]
- European Society for Medical Oncology, European Society for Radiotherapy & Oncology and European Society of Gynaecological Oncology consensus conference on endometrial cancer (ESMO/ESTRO/ESGO)[53]
- National Cancer Comprehensive Network (NCCN)[54]
- National Cancer Institute (NCI)[55]
- MD Anderson Cancer Center (MDACC).[56]

Estádio I

A histerectomia com salpingo-oforectomia bilateral é a base do tratamento.

▶ **FIGO.** A cirurgia recomendada foi descrita anteriormente. As indicações de amostragem para-aórtica incluem linfonodos ilíacos comuns ou para-aórticos suspeitos, metástase macroscópica em anexo, linfonodos pélvicos aumentados, tumores G3 e não endometrioides, invasão miometrial maciça.

Tabela 46.5 Grupos de risco que orientam a terapia adjuvante.

Grupo de risco	Descrição
Baixo	Estádio IA, G1/G2, (−) IELV
Intermediário	Estádio IB, G1/G2, (−) IELV
Intermediário alto	Estádio IA, G3, independente da IELV
	Estádio I, G1/G2, independente da IM, (+) IELV
Alto	Estádio I, G3, ≥ 50% IM, independente da IELV
	Estádio II
	Estádio III sem doença residual endometrioide
	Histologia: seroso, de células claras, carcinossarcoma
Avançado	Estádio III com doença residual
	Estádio IVA
Metastático	Estádio IVB

IM: invasão miometrial; IELV: invasão do espaço linfovascular. *Fonte:* Colombo et al., 2016.[15]

▶ **ESMO/ESTRO/ESGO.** Considerar linfadenectomia pélvica e para-aórtica em tumores IA G3 e IB (qualquer grau).

▶ **NCCN.** Linfadenectomia pode ser omitida em tumores bem ou moderadamente diferenciados, menores que 2 cm e com profundidade de invasão miometrial menor que 50%.

▶ **NCI.** Classifica os tumores em 3 grupos prognósticos. O grupo A prescinde de linfadenectomia e abrange tumores de baixo grau, restritos ao endométrio e sem sinais de disseminação peritoneal. Os tumores desse grupo apresentam risco menor que 5% de comprometimento linfonodal. O grupo B é composto por tumores G2, G3 com invasão miometrial menor que 50% e sem sinais de disseminação peritoneal. Implicam risco de comprometimento de linfonodos pélvicos em 5 a 9% e de linfonodos retroperitoneais em cerca de 4%. Deve-se realizar linfadenectomia em casos de tumores indiferenciados, com mais de 2 cm e profundidade de invasão miometrial > 50%. O grupo C é composto por tumores de alto grau (G3, serosos, células claras), com profundidade de invasão miometrial > 50% ou disseminação peritoneal. Nesse grupo deve-se realizar linfadenectomia pélvica e para-aórtica sistemática, pois o risco de metástese linfonodal pélvica é de cerca de 20 a 60%, e o de metástase retroperitoneal, de 10 a 30%.

▶ **MDACC.** Histerectomia com salpingo-ooforectomia bilateral; deve-se considerar congelação transoperatória da peça cirúrgica e/ou ressecção do linfonodo-sentinela. Diante de tumores em estádios IA G1-G2 com menos de 2 cm, deve-se concluir o procedimento (pode-se cogitar linfadenectomia). Já diante de tumores em estádios IA G3 e IB G1-G2-G3 ou tumores com mais de 2 cm ou de tipo histológico não endometrioide: além da cirurgia padrão, realizar amostragem de linfonodos pélvicos e para-aórticos. Realizar biopsia do omento em tipo histológico não endometrioide.[57]

Estádio II

▶ **FIGO.** Se estádio II oculto, a cirurgia é igual à do estádio I. Se o diagnóstico antecede a cirurgia, pode-se realizar histerectomia radical com linfadenectomia pélvica; todavia, considerando-se os riscos e os efeitos adversos da cirurgia, além de pouco ou nenhum benefício na sobrevida,[58] a cirurgia pode ser a mesma do estádio I.

▶ **ESMO.** Histerectomia radical com salpingo-ooforectomia bilateral associada a linfadenectomia pélvica e para-aórtica.

▶ **NCCN.** Histerectomia com salpingo-ooforectomia bilateral e linfadenectomia pélvica e para-aórtica. Além disso, indica braquiterapia vaginal e/ou radioterapia externa como tratamento adjuvante. Também considera associação de terapia sistêmica diante de tumores G3.

▶ **NCI.** Histerectomia com salpingo-ooforectomia bilateral e linfadenectomia pélvica e para-aórtica associada a radioterapia, ou histerectomia radical e linfadenectomia pélvica e para-aórtica.

▶ **MDACC.** Radioterapia pélvica e braquiterapia, seguidas de histerectomia com salpingo-ooforectomia bilateral e amostragem de linfonodos pélvicos e para-aórticos, ou histerectomia radical com salpingo-ooforectomia bilateral e amostragem de linfonodos pélvicos e para-aórticos. Em pacientes com tumores G3, pode-se associar quimioterapia.

Estádio III

▶ **FIGO.** Estadiamento cirúrgico cuidadoso e individualizado.

▶ **ESMO.** Citorredução máxima, quando a paciente estiver em condições clínicas para o procedimento, associada a terapia sistêmica e radioterapia.

▶ **NCCN.** Histerectomia total extrafascial com salpingo-ooforectomia bilateral associada a terapia sistêmica e/ou radioterapia externa com ou sem braquiterapia vaginal.

▶ **NCI.** Histerectomia total extrafascial com salpingo-ooforectomia e linfadenectomia pélvica e para-aórtica seguida de quimioterapia e/ou radioterapia.

▶ **MDACC.** Cogitar cirurgia citorredutora associada a radioterapia externa e braquiterapia. Pode-se cogitar o uso de quimioterapia concorrente ou adjuvante.

Estádio IV

▶ **FIGO.** Pode-se considerar quimioterapia neoadjuvante, principalmente na presença de ascite e/ou a morbidade pós-operatória muito provável. Após a cirurgia, quimioterapia com platina.

▶ **ESMO.** IVA: exenteração pélvica anterior e posterior. IVB: quimioterapia sistêmica com cirurgia paliativa. Cogitar radioterapia.

▶ **NCCN.** Se a doença for ressecável, realizar cirurgia de estadiamento completo. Adjuvância com terapia sistêmica com ou sem radioterapia externa, com ou sem braquiterapia vaginal.

▶ **NCI.** Tratamento de acordo com o local de metástases. Se possível, cirurgia de citorredução máxima associada a radioterapia ou quimioterapia, ou ambas.

▶ **MDACC.** Cogitar cirurgia citorredutora com quimioterapia adjuvante.

Cirurgia minimamente invasiva

A FIGO considera segura a histerectomia com salpingo-ooforectomia, em mãos experientes. Conforme a ESMO, a cirurgia laparoscópica pode ser realizada em pacientes com câncer de endométrio com risco baixo ou intermediário em estádio I (nível de evidência I), e em pacientes com alto risco em estádio I tal cirurgia pode ser considerada.[15] O maior estudo randomizado que compara a via laparoscópica com a via laparotômica é o LAP2, publicado em 2009. O estudo observou significância para maior tempo cirúrgico, menores taxas de complicação e menor tempo de internação no grupo de laparoscopia.[59] Uma metanálise comparou os desfechos a longo prazo nas pacientes submetidas a laparotomia e no grupo das pacientes submetidas a cirurgia minimamente invasiva, e não encontrou diferença significativa entre os grupos em relação a sobrevida total e sobrevida livre de doença.[60] Em 2012, o LAP2 publicou seu estudo comparando os desfechos entre os dois grupos, e não encontrou diferenças em relação ao tempo livre de recorrência e à sobrevida total.[61]

Cirurgia por via vaginal

A histerectomia com salpingo-ooforectomia pela via vaginal é uma opção para pacientes idosas, obesas ou com significativas comorbidades em estádio I.[62]

Tratamento adjuvante

Radioterapia e quimioterapia

Três grandes estudos randomizados – PORTEC,[63] GOG#99[64] e ASTEC[65] – compararam a radioterapia pélvica a nenhum tratamento pós-operatório, em estádio I, e resultaram em redução das indicações de radioterapia. Todos relataram significativa redução na recorrência vaginal e pélvica, mas sem benefício na sobrevida.

A braquiterapia vaginal é o tratamento adjuvante padrão para pacientes com risco intermediário alto, pois está associada a menor morbidade em relação à radioterapia externa e mostrou-se equivalente no que tange a controle locorregional.[21,66]

O câncer de endométrio é doença relativamente quimiossensível. As classes de fármacos mais ativos são as antraciclinas, as platinas e os taxanos. A associação de doxorrubicina e cisplatina melhora a taxa de sobrevida livre de doença, mas não influi na sobrevida global.[67] Essa associação foi comparada em outro estudo à radioterapia externa, em pacientes em estádios III a IV, com doença menor que 2 cm e sem metástases parenquimatosas, e mostrou-se melhora da sobrevida global no braço da quimioterapia (55 *vs.* 42%).[68]

Outro estudo (GOG 209), ainda em fase preliminar, mostrou não inferioridade do esquema de carboplatina + paclitaxel em comparação ao esquema de paclitaxel + cisplatina + doxorrubicina, com a vantagem de apresentar um perfil de toxicidade menor e poder ser aplicado ambulatorialmente; até o momento, esse esquema (6 ciclos de carboplatina + paclitaxel) é considerado o tratamento quimioterápico padrão.[15]

- FIGO: estádio IA G1/G2 não indica adjuvância. Para pacientes com risco intermediário alto (ao menos dois fatores: idade de 60 anos ou mais, invasão miometrial maciça, G3, histologia serosa ou células claras, IELV), a braquiterapia isolada é preferível à radioterapia externa. Pacientes com alto risco (três ou mais fatores de risco, estádios II e III) podem se beneficiar com quimioterapia com ou sem radioterapia
- ESMO: indica radioterapia no estádio IB G3 e braquiterapia nos estádios IA G3 e IB G1 e G2
- NCCN: para indicação, ou não, de tratamento adjuvante, considera fatores de risco como idade, invasão linfovascular, profundidade de invasão miometrial e acometimento do segmento uterino inferior
  - IA sem fatores de risco
    - G1: observação
    - G2: observação ou braquiterapia vaginal
    - G3: observação ou braquiterapia vaginal
  - IA com fatores de risco
    - G1: observação ou braquiterapia vaginal
    - G2: observação ou braquiterapia vaginal e/ou radioterapia externa
    - G3: observação ou braquiterapia vaginal e/ou radioterapia externa
  - IB sem fatores de risco
    - G1: observação ou braquiterapia vaginal
    - G2: observação ou braquiterapia vaginal
    - G3: braquiterapia vaginal e/ou radioterapia externa ou observação
  - IB com fatores de risco
    - G1: observação ou braquiterapia vaginal
    - G2: observação ou braquiterapia vaginal e/ou radioterapia externa
    - G3: radioterapia externa e/ou braquiterapia vaginal com ou sem terapia sistêmica
- NCI: considera radioterapia e quimioterapia em tumores endometrioides indiferenciados (G3), seroso-papilíferos e de células claras
- MDACC: estádio IA: pode-se cogitar braquiterapia ou radioterapia pélvica de acordo com fatores de mau prognóstico (grau, tamanho, tipo histológico, IELV); estádio IB: a braquiterapia está indicada na maioria dos casos e pode ser associada a radioterapia externa, quando houver fatores de mau prognóstico associados, e também à quimioterapia, em alguns casos selecionados.

Hormonoterapia

Pode ser adotada em doença avançada ou recorrente; é mais efetiva em G1/G2 e em tumores com receptores de estrogênio e progesterona positivos.

Terapia biológica

Vários agentes biológicos têm sido estudados no tratamento de câncer de endométrio, como:

- Inibidores do mTOR (*mammalian target of rapamycin*): o câncer de endométrio cursa frequentemente com alteração na via do PI3 K-AKT, o que faz com que os inibidores do mTOR sejam opções de estudo atraentes em pacientes com doença recorrente ou metastática
- Bevacizumabe: antiangiogênico utilizado como medicamento único em estudos de Fase II, com taxa de resposta global de 13,5%.[69]

Tratamento clínico conservador

Embora não seja o tratamento padrão para câncer de endométrio, pode-se cogitar o tratamento que preserva a fertilidade em pacientes selecionadas (pacientes jovens, sem prole), desde que sejam observados alguns critérios: tumores endometrioides bem diferenciados (G1) no produto da biopsia endometrial; estádio IA presumível em exames de imagem (preferencialmente, RM); ausência de contraindicações à terapia progestínica ou gestação.[15,70]

Os agentes progestínicos mais utilizados são: acetato de medroxiprogesterona, acetato de megestrol e DIU-LNG.

Amostras de tecido endometrial devem ser obtidas a cada 3 a 6 meses para avaliação da resposta ao tratamento. Em caso de resposta completa em 6 meses, incentivar a paciente a engravidar e, após a concepção, realizar estadiamento cirúrgico.

Situações especiais

Estadiamento cirúrgico incompleto

Pacientes que não foram submetidas a cirurgia de estadiamento completo e apresentam fatores de risco no exame anatomopatológico final (IA G1/G2 com invasão linfovascular, tumor > 2 cm, profundidade de invasão miometrial > 50%; IA G3; IB; II) devem realizar exames de imagem. Também pode ser feito o reestadiamento cirúrgico, incluindo a linfadenectomia.[70] A ESMO considera a linfadenectomia em pacientes de alto risco com cirurgia incompleta.[15]

Tumores irressecáveis

Pacientes em estádio III com invasão de vagina e/ou paramétrios são mais bem tratadas com radioterapia primária, associada ou não a quimioterapia. Após o tratamento inicial, cogitar tratamento cirúrgico.[21]

Radioterapia e quimioterapia primária podem ser indicadas a pacientes com tumores irressecáveis e/ou sem condições clínicas para cirurgia. Outra opção é a terapia hormonal com progestógenos, com resposta satisfatória em 15 a 30% das pacientes, associada a melhora na taxa de sobrevida.[17]

Recorrência

Pacientes com recorrência local de doença (pélvica ou em linfonodos para-aórticos) ou metástase em determinados locais podem se beneficiar de tratamento paliativo com radioterapia. Para recorrência vaginal isolada, a radioterapia pélvica pode ser curativa em casos que não receberam radioterapia previamente. A hormonoterapia também está indicada em caso de metástases a distância, principalmente pulmonares.[17]

SEGUIMENTO E DETECÇÃO DE RECIDIVAS

Anamnese e exame físico são ferramentas cruciais no seguimento das pacientes em tratamento de câncer de endométrio.

Os objetivos do seguimento são diagnosticar e tratar recorrências curáveis, além de proporcionar cuidados e alívio de efeitos e sequelas relacionados com o tratamento.

Cerca de 75% das recorrências são sintomáticas, e parece não existir diferença de sobrevida entre as sintomáticas e as assintomáticas. A maioria (65 a 85%) é diagnosticada até o 3º ano após tratamento, e 40% são recidivas locais. O exame citopatológico de fundo de saco vaginal e a radiografia de tórax não são custo-efetivos.[21]

As pacientes devem ser avaliadas a cada 3 a 6 meses nos dois primeiros anos e, depois, a cada 6 meses ou anualmente até se completarem 5 anos de seguimento.

O risco geral de recorrência é de 13%, mas, em pacientes com câncer de baixo risco, é inferior a 3%. Um estudo recente mostrou que pacientes com carcinoma endometrial têm risco 3 vezes maior de desenvolverem um segundo câncer.[71]

- G1 recorre mais tarde, na vagina
- G2/G3 recorrem mais cedo, na vagina e a distância
- Isolada na vagina apresenta 25 a 50% de cura
- Metástase a distância ocorre mais em pulmão, fígado, osso, cérebro, vagina, gânglios supraclaviculares e inguinais.

A paciente deve receber as seguintes informações: periodicidade de consulta e sintomas e sinais de alerta de recidiva. Os sintomas gerais são emagrecimento, inapetência, cansaço, dor, tosse, dispneia e confusão mental. Os específicos são sangramento vaginal retal ou vesical, distensão ou dor abdominal.

REFERÊNCIAS BIBLIOGRÁFICAS

1. Instituto Nacional de Câncer (INCA). Disponível em: https://mortalidade.inca.gov.br. Acesso em: 26 de fevereiro de 2017.
2. International Agency for Research on Cancer (IARC). Globocan 2012: estimadet cancer incidence, mortality and prevalence worldwide in 2012. Disponível em: http://globocan.iarc.fr Acesso em: 26 de fevereiro de 2017.
3. Pessini SA, Zettler CG, Wender COM et al. Survival and prognostic factors of patients treated for stage I to stage III endometrial carcinoma in a reference cancer center in Southern Brazil. Eur J Gynaec Oncol. 2007; 28(1):48-50.
4. College of American Pathologists. Disponível em: www.cap.org. Acesso em: 18 de fevereiro de 2017.
5. Kurman RJ, Carcangiu ML, Harrington CS et al. (Eds.). World Health Organization (WHO). Classification of Tumors of the Female Reproductive Organs. 4. ed. Geneva, Switzerland: WHO Press; 2014.
6. Kurman RJ, Kaminski PF, Norris HJ. The behavior of endometrial hyperplasia. A long-term study of "untreated" hyperplasia in 170 patients. Cancer 1985; 56(2):403-12.
7. Lacey JV Jr, Chia VM. Endometrial hyperplasia and the risk of progression to carcinoma. Maturitas. 2009; 63(1): 39-44.
8. Amant F, Moerman P, Neven P et al. Endometrial cancer. Lancet. 2005; 366(9484):491-505.
9. Zheng W, Liang SX, Yu H et al. Endometrial glandular dysplasia: a newly defined precursor lesion of uterine papillary serous carcinoma. Part I: morphologic features. Int J Surg Pathol. 2004; 12(3):207-23.
10. Lynch HT, Lynch PM, Lanspa SJ et al. Review of the Lynch syndrome: history, molecular genetics, screening, differential diagnosis, and medicolegal ramifications. Clin Genet. 2009; 76(1):1-18.
11. Zucchetto A, Serraino D, Polesel J et al. Hormone-related factors and gynecological conditions in relation to endometrial cancer risk. Eur J Cancer Prev. 2009; 18:316-21.
12. Esposito K, Chiodini P, Capuano A et al. Metabolic syndrome and endometrial cancer: a meta-analysis. Endocrine. 2014; 45:28-36.
13. Schouten LJ, Goldbohm RA, van den Brandt PA. Anthropometry, physical activity, and endometrial cancer risk: results from the Netherlands Cohort Study. J Natl Cancer Inst. 2004; 96(21):1635-8.
14. Aune D, Navarro Rosenblatt DA, Chan DS et al. Anthropometric factors and endometrial cancer risk: a systematic review and dose-response meta-analysis of prospective studies. Ann Oncol. 2015; 26(8):1635-48.
15. Colombo N, Creutzberg C, Amant F et al.; the ESMO-ESGO-ESTRO Endometrial Consensus Conference Working Group. Int J Gynecol Cancer. 2016; 26(1):2-30.
16. Fader AN, Arriba LN, Frasure HE et al. Endometrial cancer and obesity: epidemiology, biomarkers, prevention and survivorship. Gynecol Oncol. 2009; 114:121-7.
17. NCI – PDQ® Adult Treatment Editorial Board. PDQ Endometrial Cancer Treatment. Bethesda, MD: National Cancer Institute. Atualizado em: 2 de fevereiro de 2017. Disponível em: http://www.cancer.gov/types/uterine/hp/endometrial-treatment-pdq. Acesso em: 28 de fevereiro de 2017.
18. Fisher B, Costantino JP, Redmond CK et al. Endometrial cancer in tamoxifen-treated breast cancer patients: findings from the National Surgical Adjuvant Breast and Bowel Project (NSABP) B-14. J Natl Cancer Inst. 1994; 86(7): 527-37.
19. Lacey JV Jr, Sherman ME, Rush BB et al. Absolute risk of endometrial carcinoma during 20-year follow-up among women with endometrial hyperplasia. J Clin Oncol. 2010; 28(5):788-92.
20. Lancaster JM, Powell CB, Chen LM et al. Society of Gynecologic Oncology statement on risk assessment for inherited gynecologic cancer predispositions. Gynecol Oncol. 2015; 136:3Y7.
21. Amant F, Mirza MR, Koskas M et al. Cancer of the corpus uteri. FIGO Cancer Report 2015. Int J Gynecol Obstet. 2015; 131:S96-104.
22. Smith-Bindman R, Weiss E, Feldstein VA. How thick is too thick? When endometrial thickness should prompt biopsy in postmenopausal women without vaginal bleeding. Ultrasound Obstet Gynecol. 2004; 24:558-65.
23. Karlsson B, Granberg S, Wikland M et al. Transvaginal ultrasonography of the endometrium in women with postmenopausal bleeding – a Nordic multicenter study. Am J Obstet Gynecol. 1995; 172(5):1488-94.
24. Archer DF. Endometrial morphology in asyntomatic postmenopausal women. Am J Obstet Gynecol. 1991; 165:317-22.
25. Labastida NR. Hiperplasia de endometrio. In: Labastida N. Tratado y atlas de histeroscopia. Barcelona: Salvat Editores; 1990.
26. Epstein E, Ramirez A, Skoog L et al. Dilatation and curettage fails to detect most focal lesions in the uterine cavity in women with postmenopausal bleeding. Acta Obstet Gynecol Scand. 2001; 80:1131.
27. Leitao MM Jr, Kehoe S, Barakat RR et al. Comparison of D&C and office endometrial biopsy accuracy in patients with FIGO grade 1 endometrial adenocarcinoma. Gynecol Oncol. 2009; 113:105-8.
28. Lasmar RB, Barrozo RPM, Oliveira MAP et al. Validation of hysteroscopic view in cases of endometrial hyperplasia and cancer in patients with abnormal uterine bleeding. J Minimal Invasive Gynecol. 2006; 13(5):409-12.
29. Vanin CMD, Crispi CP, Kato SK et al. Postmenopausal bleeding: findings and accuracy of hysteroscopy and histopathology in the diagnosis of endometrial cancer. Trabalho de conclusão do Curso de Pós-Graduação em Vídeo-Endoscopia do Instituto Fernandes Figueira – Fiocruz. Rio de Janeiro; 2010.
30. Friedenreich CM, Neilson HK, Lynch BM. State of the epidemiological evidence on physical activity and cancer prevention. Eur J Cancer. 2010; 46(14):2593-604.
31. Matthews CE, Xu WH, Zheng W et al. Physical activity and risk of endometrial cancer: a report from the Shanghai endometrial cancer study. Cancer Epidemiol Biomarkers Prev. 2005; 14(4):779-85.
32. Furberg AS, Thune I. Metabolic abnormalities (hypertension, hyperglycemia and overweight), lifestyle (high-energy intake and physical inactivity) and endometrial cancer risk in a Norwegian cohort. Int J Cancer. 2003; 104(6):669-76.
33. Collaborative Group on Epidemiological Studies on Endometrial Cancer: Endometrial cancer and oral contraceptives: an individual participant meta-analysis of 27,276 women with endometrial cancer from 36 epidemiological studies. Lancet Oncol. 2015; 16(9):1061-70.
34. Manchanda R, Saridogan E, Abdelraheim A et al. Annual outpatient hysteroscopy and endometrial sampling (OHES) in HNPCC/Lynch syndrome (LS). Arch Gynecol Obstet. 2012; 286:1555-62.
35. Kwon JS, Lu KH. Cost-effectiveness analysis of endometrial cancer prevention strategies for obese women. Obstet Gynecol. 2008; 112(1):56-63.
36. Tzortzatos G, Andersson E, Soller M et al. The gynecological surveillance of women with Lynch syndrome in Sweden. Gynecol Oncol. 2015; 138(3):717-22.
37. Reed SD, Voigt LF, Newton KM et al. Progestin therapy of complex endometrial hyperplasia with and without atypia. Obstet Gynecol. 2009; 113(3):655-62.

38. Orbo A, Vereide A, Arnes M et al. Levonorgestrel-impregnated intrauterine device as treatment for endometrial hyperplasia: a national multicentre randomised trial. BJOG. 2014; 121:477-86.

39. Chandra V, Kim JJ, Benbrook DM et al. Therapeutic options for management of endometrial hyperplasia. J Gynecol Oncol. 2016 Jan; 27(1):e8. doi:10.3802/jgo.2016.27.e8. Epub 2015 Dec 1. Review.

40. Trindade ES. Federação Brasileira das Associações de Ginecologia e Obstetrícia (Febrasgo). Manual de Orientação. Ginecologia Oncológica. 2011. Disponível em: www.febrasgo.org.br. Acesso em: 22 de fevereiro de 2017.

41. Antonsen SL, Høgdal lE, Christensen IJ. HE4 and CA125 levels in the preoperative assessment of endometrial cancer patients: a prospective multicenter study (ENDOMET). Acta Obstet Gynecol. Scand. 2013; 92:1313-22.

42. Epstein E, Blomqvist L. Imaging in endometrial cancer. Best Pract Res Clin Obstet Gynaecol. 2014; 28:721-39.

43. Kinkel K, Forstner R, Danza FM et al. European Society of Urogenital Imaging. Staging of endometrial cancer with MRI: guidelines of the European Society of Urogenital Imaging. Eur Radiol. 2009; 19:1565-74.

44. Mutch DG. The new FIGO staging system for cancers of the vulva, cervix, endometrium and sarcomas. Gynecol Oncol. 2009; 115:325-8.

45. Lutman CV, Havrilesky LJ, Cragun JM et al. Pelvic lymph node count is an important prognostic variable for FIGO stage I and II endometrial carcinoma with high-risk histology. Gynecol Oncol. 2006; 102:92-7.

46. Abu-Rustum NR, Iasonos A, Zhou Q et al. Is there a therapeutic impact to regional lymphadenectomy in the surgical treatment of endometrial carcinoma? Am J Obstet Gynecol. 2008; 198(4):457.e1-5; discussion 457.e5-6.

47. Mariani A, Dowdy SC, Cliby WA et al. Prospective assessment of lymphatic dissemination in endometrial cancer: a paradigm shift in surgical staging. Gynecol Oncol. 2008; 109:11-8.

48. Benedetti Panici P, Basile S, Maneschi F et al. Systematic pelvic lymphadenectomy vs. no lymphadenectomy in early-stage endometrial carcinoma: randomized clinical trial. J Natl Cancer Inst. 2008; 100:1707-16.

49. Kitchener H, Swart AM, Qian Q et al. Efficacy of systematic pelvic lymphadenectomy in endometrial cancer (MRC ASTEC trial): a randomised study. Lancet. 2009; 373:125-36.

50. Smith DC, Macdonald OK, Lee CM et al. Survival impact of lymph node dissection in endometrial adenocarcinoma: a surveillance, epidemiology, and end results analysis. Int J Gynecol Cancer. 2008; 18:255-61.

51. Abu-Rustum NR. Sentinel lymph node mapping for endometrial cancer: a modern approach to surgical staging. J Natl Compr Canc Netw. 2014; 12:288-97.

52. Fédération Internationale de Gynécologie et d'Obstétrique (FIGO). Disponível em: www.figo.org.

53. European Society for Medical Oncology, European Society for Radiotherapy & Oncology and European Society of Gynaecological Oncology consensus conference on endometrial cancer (ESMO/ESTRO/ESGO). Disponível em: www.esgo.org.

54. National Cancer Comprehensive Network (NCCN). Disponível em: www.nccn.org.

55. National Cancer Institute (NCI). Disponível em: www.cancer.gov.

56. MD Anderson Cancer Center (MDACC). Disponível em: www.mdanderson.org.

57. MD Anderson Cancer Center. Endometrial cancer. Atualizado em: 31 de fevereiro de 2017. Disponível em: www.mdanderson.org. Acesso em: 28 de fevereiro de 2017.

58. Takano M, Ochi H, Takei Y, Miyamoto M et al. Surgery for endometrial cancers with suspected cervical involvement: is radical hysterectomy needed (a GOTIC study)? Br J Cancer. 2013; 109(7):1760-5.

59. Walker JL, Piedmonte MR, Spirtos NM et al. Laparoscopy compared with laparotomy for comprehensive surgical staging of uterine cancer: Gynecologic Oncology Group Study LAP2. J Clin Oncol. 2009; 27:5331-6.

60. Palomba S, Falbo A, Mocciaro R et al. Laparoscopic treatment for endometrial cancer: a meta-analysis of randomized controlled trials (RCTs). Gynecol Oncol. 2009; 112:415-21.

61. Walker JL, Piedmonte MR, Spirtos NM et al. Recurrence and survival after random assignment to laparoscopy versus laparotomy for comprehensive surgical staging of uterine cancer: Gynecologic Oncology Group LAP2 Study. J Clin Oncol. 2012; 30:695-700.

62. Zanagnolo V, Magrina JF. Carcinoma of the endometrium treated only by vaginal route. Best Pract Res Clin Obstet Gynaecol. 2011; 25(2):239-45.

63. Creutzberg CL, van Putten WL, Koper PC et al. Surgery and postoperative radiotherapy versus surgery alone for patients with stage-1 endometrial carcinoma: multicentre randomised trial. PORTEC Study Group. Post Operative Radiation Therapy in Endometrial Carcinoma. Lancet. 2000; 355(9213):1404-11.

64. Keys HM, Roberts JA, Brunetto VL et al. A phase III trial of surgery with or without adjunctive external pelvic radiation therapy in in termediate risk endometrial adenocarcinoma: a Gynecologic Oncology Group study. Gynecol Oncol. 2004; 92(3):744-51.

65. Blake P, Swart AM, Orton J et al. Adjuvant external beam radiotherapy in the treatment of endometrial cancer (MRC ASTEC and NCIC CTG EN.5 randomised trials): pooled trial results, systematic review, and meta-analysis. Lancet. 2009; 373(9658):137-46.

66. Nout RA, Smit VT, Putter H et al. Vaginal brachytherapy versus pelvic external beam radiotherapy for patients with endometrial cancer of high-intermediate risk (PORTEC-2): an open-label, non-inferiority, randomised trial. Lancet. 2010; 375(9717):816-23.

67. Thigpen JT, Brady MF, Homesley HD et al. Phase III trial of doxorubicin with or without cisplatin in advanced endometrial carcinoma: a Gynecologic Oncology Group study. J Clin Oncol. 2004; 22(19):3902-8.

68. Randall ME, Filiaci VL, Muss H et al. Randomized phase III trial of whole-abdominal irradiation versus doxorubicin and cisplatin chemotherapy in advanced endometrial carcinoma: a Gynecologic Oncology Group Study. J Clin Oncol. 2006; 24(1):36-44.

69. Aghajanian C, Sill MW, Darcy KM et al. Phase II trial of bevacizumab in recurrent or persistent endometrial cancer: a Gynecologic Oncology Group study. J Clin Oncol. 2011; 29(16):2259-65.

70. NCCN Clinical Practice Guidelines in Oncology. Uterine Neoplasms. Version. 1.2017. Disponível em: www.nccn.org. Acesso: em 22 de fevereiro de 2017.

71. Wiltink LM, Nout RA, Fiocco M et al. No increased risk of second cancer after radiotherapy in patients treated for rectal or endometrial cancer in the randomized TME, PORTEC-1, and PORTEC-2 Trials. J Clin Oncol. 2015; 33(15):1640-6.

47

Câncer de Ovário

Agnaldo Lopes da Silva Filho | Aline Evangelista Santiago | Eduardo Batista Cândido

INTRODUÇÃO

Embora não seja a neoplasia mais prevalente entre as mulheres, o câncer de ovário é o mais letal dos cânceres ginecológicos. Trata-se do sétimo câncer mais comum entre as mulheres em todo o mundo. As taxas de incidência são maiores em países mais desenvolvidos. No Reino Unido, em 2013, o câncer de ovário foi a sexta malignidade mais comum entre as mulheres, respondendo por aproximadamente 4% de todos os cânceres entre mulheres de 65 a 70 anos e uma sobrevida de 2%.[1] Nos EUA, o câncer epitelial de ovário é a principal causa de morte por câncer ginecológico e quinta causa mais comum de mortalidade por câncer entre mulheres. Em 2016, foram estimados 22.280 novos casos e 14.240 mortes por câncer de ovário naquele país, sendo que menos de 40% das mulheres acometidas foram curadas.[2] No Brasil, segundo dados do Instituto Nacional de Câncer (INCA), estima-se que ocorram 6.150 novos casos e cerca de 3.283 mortes a cada ano por câncer de ovário.[3]

A maioria dos tumores malignos de ovário é diagnosticada em estádios avançados, devido à falta de sintomas específicos nos estádios iniciais (Figura 47.1). Não há método propedêutico efetivo para rastreamento. Os marcadores tumorais e os exames de imagem apresentam altas taxas de resultados falso-positivos, especialmente quando realizados na pré-menopausa, e não são custo-efetivos. Dessa forma, a detecção em fase tardia, falta de técnicas de rastreamento eficazes e a resistência à quimioterapia contribuem para as altas taxas de mortalidade por essa neoplasia.

ETIOLOGIA

A etiologia dos tumores ovarianos permanece desconhecida, apesar de diversas teorias e de muitos trabalhos que tentaram elucidar as relações entre causa e efeito. Acredita-se que a origem das neoplasias ovarianas esteja relacionada com um conjunto de elementos (p. ex., fatores ambientais, reprodutivos, alimentares e infecciosos), com exposição a agentes teratogênicos e com questões genéticas e endócrinas.

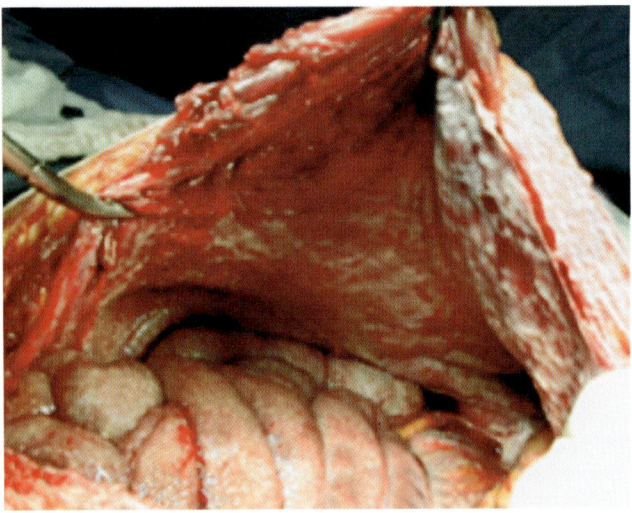

Figura 47.1 Aspecto típico intraoperatório de uma paciente com diagnóstico de câncer epitelial avançado de ovário e carcinomatose peritoneal.

A origem tubária do carcinoma seroso de ovário, a partir do epitélio intratubário, tem sido proposta por alguns autores. A implantação direta de células do epitélio das fímbrias da tuba para a superfície do ovário, em áreas de epitélio roto pela ovulação, formaria cistos de inclusão, com posterior transformação em carcinoma seroso de baixo ou alto grau histológico.[4-6]

Cerca de 10 a 15% dos casos de câncer de ovário, e aproximadamente 20% daqueles de alto grau, decorrem de mutações nos genes *BRCA1* e *BRCA2*. Além das mutações germinativas, mutações somáticas nesses genes podem provocar tumores que atuam como deficientes em BRCA. O silenciamento genético ou disfunção dos genes *BRCA1* e *BRCA2* dão origem a um fenótipo semelhante ao que resulta de mutações hereditárias, conhecido como *BRCAness*. Há sugestão de que outros mecanismos associados a esse fenótipo, em outras vias, parecem contribuir para os efeitos do tratamento à base de platina e de outros agentes que danificam o DNA em pacientes com câncer de ovário.[7]

FATORES DE RISCO

História familiar é fator de risco de desenvolver câncer de ovário, especialmente em mulheres com duas ou mais parentes de primeiro grau com câncer de ovário ou mama. A síndrome do câncer de mama e de ovário hereditários é uma doença causada pela mutação no gene *BRCA1* e/ou *BRCA2* que se associa a um risco de câncer de mama de 50 a 85% e risco de desenvolver câncer de ovário de 13 a 46% nas portadoras.[2,8,9] A síndrome de Lynch caracteriza-se pela associação de neoplasias malignas, principalmente do ovário, cólon e endométrio, em mulheres jovens, de gerações distintas e de uma mesma família. As portadoras de síndrome de Lynch têm risco de 3 a 14% de desenvolver câncer do ovário.[10]

A incidência de câncer de ovário aumenta com a idade e é mais prevalente na 6ª e 7ª décadas de vida. A idade média de diagnóstico é 63 anos, e mais de 70% das pacientes apresentam doença avançada ao diagnóstico inicial.[2] Nuliparidade ou maternidade acima de 35 anos associam-se a risco aumentado de desenvolver câncer de ovário. Terapia hormonal em mulheres no climatério e doença inflamatória pélvica podem aumentar o risco de câncer de ovário.[11,12]

Os principais fatores de proteção são: uso de contraceptivos orais, gravidez, amamentação e ligadura de tubas.[13] Partos com idade materna inferior a 25 anos, uso de anticoncepcionais orais e amamentação estão associados a diminuição de 30 a 60% do risco de desenvolver câncer de ovário.[2] A obesidade não parece estar associada aos tipos mais agressivos da doença. Fatores ambientais estão sendo investigados, mas ainda não está claro se há associação desses fatores com o desenvolvimento de carcinogênese ovariana.[2]

CLASSIFICAÇÃO HISTOLÓGICA/ETIOPATOGENIA

Uma das classificações histológicas mais utilizadas nas neoplasias ovarianas é aquela que se baseia na origem embrionária das células (Tabela 47.1). De acordo com essa classificação, os tumores, quando não metastáticos, podem ser classificados como epiteliais, tumores do estroma e cordões sexuais, e tumores de células germinativas.[14] A classificação da Organização Mundial da Saúde (OMS) descreve os três principais tipos de adenocarcinoma epiteliais como serosos, mucinosos e endometrioides.

Cerca de 90% dos cânceres de ovário têm origem no epitélio que recobre o córtex externo ovariano; cânceres desse tipo são denominados epiteliais.[1] Entre as neoplasias ovarianas malignas, as de origem epitelial são as mais frequentes, e são classificadas conforme o tipo celular: seroso (30 a 70% dos casos), mucinoso (5 a 20% dos casos), endometrioide (10 a 20% dos casos), de células claras (3 a 10% dos casos) e indiferenciados (1% das mulheres).[1] Os carcinomas serosos, os mais comuns, correspondem a aproximadamente 80 a 85% dos carcinomas de ovário, e são bilaterais em até 25% dos casos.[4]

Existem dois diferentes tipos de carcinoma seroso de ovário: o carcinoma seroso bem diferenciado, ou de baixo grau, eventualmente associado a áreas de tumor *borderline*,

Tabela 47.1 Classificação histopatológica dos tumores de ovário.

▪ Tumores derivados do epitélio celômico (tumores epiteliais)
• Seroso
• Mucinoso
• Endometrioide
• Tumores de células claras
▪ Tumores derivados de células germinativas
• Disgerminoma
• Teratoma
• Tumores embrionários do seio endodermal/tumores de saco vitelino
▪ Tumores derivados do estroma gonadal (tumores estromais de cordão sexual)
• Tumores de células da granulosa
• Tecoma (potencial maligno)
• Fibrossarcoma
• Tumores de células de Sertoli-Leydig
• Tumores de cordão sexual com túbulos anulares
• Ginandroblastoma
• Tumores de células de esteroides
• Tumores estromais de cordão sexual não classificados
▪ Carcinossarcomas (tumores mistos malignos müllerianos)
▪ Tumores potencialmente malignos ovarianos inferiores (tumores ovarianos epiteliais marginais)
▪ Neoplasia ovariana metastática
• Tumor de Krukenberg

Fonte: adaptada de Morgan et al., 2016.[2]

e adenoma. Esse tumor costuma ter progressão lenta e bom prognóstico. Porém, mais frequentemente, o carcinoma seroso apresenta-se com alto grau histológico, com acentuada atipia celular, arquitetura papilífera, áreas em arranjo glandular, cribriforme, microcístico, sólido ou trabecular, e geralmente é diagnosticado em estádios avançados e com evolução desfavorável.[4] Os tumores *borderline* podem ser serosos ou mucinosos; constituem 10% dos tumores epiteliais de ovário e estão associados, na maioria dos casos, a melhor prognóstico.[15] Os outros tipos histológicos de carcinoma de ovário são mais raros. Os carcinomas mucinosos de ovário são de ocorrência menos frequente; correspondem a menos de 5% dos carcinomas, e geralmente são bem diferenciados e diagnosticados em estádios iniciais. Os carcinomas endometrioides e de células claras também são frequentemente diagnosticados em estádios iniciais.[4]

Quanto aos tumores epiteliais, os serosos apresentam-se macroscopicamente como cistos cuja complexidade tende a aumentar com o grau de malignidade. Os tumores mucinosos caracterizam-se por serem de grande volume e multiloculados. Já os endometrioides são compostos por epitélio similar ao do endométrio associado a estroma e caracterizam-se por sua agressividade. Carcinomas indiferenciados têm suas células epiteliais dispostas em arranjo sólido, sem evidências de diferenciação mülleriana. As neoplasias ovarianas de células claras geralmente surgem como cistos uni- ou multiloculares, com variável componente de área sólida.[16]

Atualmente, o câncer de ovário é considerado um grupo de patologias com diferenças clinicopatológicas significativas devido a grande heterogeneidade molecular e comportamentos biológicos distintos. Com o emprego de estudos moleculares, foi observado que os vários tipos histológicos podem ser vistos como entidades distintas, com diferentes vias de patogênese, diferente comportamento biológico e resposta ao tratamento distinta. Com o objetivo de promover melhor conhecimento sobre a origem e a fisiopatologia dessa neoplasia, foi proposto um modelo dualístico de classificação, com a divisão entre tumores de tipos I e II.

O grupo de tumores designados de tipo I abrange o câncer de ovário seroso de baixo grau, endometrioide de baixo grau, de células claras, mucinoso e carcinoma transitório (Brenner). Estes tumores geralmente se comportam de maneira indolente, apresentam-se confinados ao ovário por ocasião do diagnóstico, são geneticamente mais estáveis e raramente apresentam mutações no gene *TP53*. Contudo, os diferentes tipos histológicos desse grupo apresentam perfil genético molecular distinto. Cerca de um terço exibe mutação em *KRAS*, *BRAF* e *ERBB2*, e são comuns as alterações na via de sinalização Wnt, envolvendo mutações somáticas em *CTNNB1*, *PTEN* e *PIK3CA*.[5,17] Em contrapartida, tumores ovarianos do tipo II são altamente agressivos e quase sempre exibem estádio avançado ao diagnóstico. Os tipos histológicos nesse grupo incluem carcinomas serosos de alto grau, endometrioide de alto grau e carcinomas indiferenciados.

O câncer de ovário de tipo II demonstra maior homogeneidade morfológica e molecular e é geneticamente instável; mais de 80% dos casos apresentam mutações em *TP53* e amplificações no gene *CCNE1*, mas raramente apresentam mutações em *KRAS*, *BRAF*, *ERBB2*, *PTEN*, *CTNNB1* e *PIK3CA*.[5] Esses cânceres frequentemente têm anormalidades nas vias de reparo do DNA, incluindo mutações *BRCA1* e/ou *BRCA2*. Crescem rapidamente, com elevado índice mitótico, e são sensíveis à quimioterapia à base de platina. Dados recentes sugerem que esses tumores podem ter origem na porção distal das tubas uterinas. Os cânceres de ovário do tipo 1 parecem não responder bem à quimioterapia à base de platina, crescem lentamente, apresentam baixo índice mitótico e estão associados a maior sobrevida em 10 anos.[6]

Os disgerminomas correspondem a 40% de todos os tumores germinativos malignos, e são o tipo mais comum deles. Podem estar associados a disgenesia gonadal e a gonadoblastoma, e 65 a 75% dos casos são diagnosticados no estádio I da doença. Disseminam-se pela via linfática e, posteriormente, pela via hematogênica, e podem chegar a grandes volumes.[16]

Quanto aos tumores do estroma gonadal, os tumores das células da granulosa são quase sempre sólidos e geralmente cursam com irregularidades no ciclo menstrual ou estimulação estrogênica na menopausa, por serem secretores de estrogênio. São tumores considerados malignos, principalmente os tipos juvenis. Os tumores de cordões sexuais com túbulos anulares são extremamente raros, mas destacam-se por sua associação com síndrome de Peutz-Jeghers, que se caracteriza por polipose gastrintestinal e pigmentação mucocutânea.[18]

Entre os tumores metastáticos de ovário destaca-se o de Krukenberg, cujos critérios histológicos encontram-se bem definidos. Trata-se de tumor de ovário com produção de mucina intracelular e com quadro microscópico de células em anel de sinete e infiltração sarcomatoide difusa ao estroma ovariano. As estruturas que mais disseminam suas metástases para as gônadas femininas são tubo digestivo, mamas e órgãos pélvicos.

PROPEDÊUTICA

A Tabela 47.2 mostra os sintomas associados ao câncer epitelial de ovário. Os sintomas são frequentemente inespecíficos e podem ser confundidos com os de outros transtornos comuns, incluindo dispepsia, síndrome do intestino irritável, menstruação e menopausa.[19] As pacientes podem relatar sensação de plenitude gástrica, dispepsia, saciedade precoce ou distensão abdominal decorrente de aumento da pressão por ascite ou formação do bolo omental. Nos casos de doença avançada, pode-se identificar massa ovariana palpável associada a ascite, derrame pleural e tumor umbilical (nódulo de

Tabela 47.2 Sintomas associados ao câncer epitelial de ovário.

- Distensão abdominal
- Dor abdominal
- Desconforto abdominal, além de dor ou distensão
- Anorexia, perda de apetite
- Dorsalgia ("dor nas costas")
- Diarreia
- Saciedade precoce
- Fadiga, astenia, fraqueza generalizada
- Intolerância alimentar
- Cefaleia
- Flatulência
- Síndrome do intestino irritável
- Sintomas menopausais, ondas de calor
- Náuseas e vômitos
- Dor pélvica
- Dor retal
- Dispneia
- Emagrecimento
- Disúria

Fonte: Hennessy et al., 2009.[21]

Irmã Maria José). Também podem estar presentes algumas manifestações pertinentes às síndromes paraneoplásicas, como hipercalcemia, tromboflebite e poliartrite.[20]

As queixas mais comuns entre as mulheres com câncer de ovário incluem: dor pélvica, dor abdominal, aumento do volume abdominal, inchaço abdominal, dificuldade para se alimentar e rápida sensação de plenitude. Quando qualquer um desses sintomas aparecer em menos de 1 ano e ocorrer mais de 12 dias por mês, é considerado preditor independente de risco de câncer de ovário.[22]

Os marcadores tumorais constituem uma importante ferramenta na abordagem do câncer de ovário, e podem contribuir para o diagnóstico precoce, estabelecer o prognóstico e predizer resposta a terapias específicas, além de detectar recorrência tumoral. O marcador tumoral CA-125 é uma glicoproteína similar à mucina que é expresso em cerca de 50% dos casos de tumores epiteliais em estádio 1 e em 90% dos casos avançados. Diante de pacientes mais jovens, devem-se solicitar contagens de gonadotrofina coriônica humana (hCG), desidrogenase láctica (LDH) e alfafetoproteína (AFP), para excluir tumores de células germinativas.[23] A utilização de marcadores de forma isolada ou em associação com outros parâmetros e por meio de métodos de imagem ainda não se mostrou eficaz para o rastreamento de câncer de ovário.

A ultrassonografia transvaginal (USTV) é o método de imagem mais utilizado para diagnóstico de massas anexiais, e apresenta alta acurácia para diagnóstico quando realizada por profissionais experientes.[24,25] Nos casos duvidosos à USTV, a ressonância magnética (RM) mostra-se superior à tomografia computadorizada (TC) e ao Doppler para diferenciação entre casos benignos e malignos. Os aspectos morfológicos presentes à USTV que sugerem malignidade são: paredes e septos irregulares e grossos; projeções papilares; lesões sólidas; ecogenicidade moderada à ultrassonografia. O Doppler apresenta resultados heterogêneos e mostra grande sobreposição nos valores dos índices avaliados em massas malignas e benignas, e seus resultados devem ser avaliados com cautela.[23] Mais recentemente, tem sido utilizada a tomografia computadorizada por emissão de pósitrons (PET-CT) para determinação da extensão de câncer de ovário avançado.

Pode-se cogitar, no pré-operatório, a utilização de variáveis clínicas e ultrassonográficas para distinção entre massas anexiais benignas e malignas (Tabela 47.3). A Figura 47.2 mostra um roteiro para abordagem propedêutica e terapêutica de pacientes com massas anexiais sugestivas de câncer de ovário. Pacientes sob suspeita de câncer de ovário devem ser tratadas por profissionais com treinamento e experiência na condução desses casos. Mulheres operadas por profissionais especializados apresentam maior intervalo livre de doença e sobrevida, além de menor necessidade de reoperação precoce. O American College of Obstetricians and Gynecologists (ACOG) e a Society of Gynecologic Oncology (SGO) recomendam que pacientes que apresentarem pelo menos uma das seguintes características devem ser encaminhadas a um especialista em Ginecologia Oncológica:[23]

- Na pós-menopausa: elevação dos níveis de CA-125, ascite, massa fixa ou nodular, evidência de metástases abdominais ou a distância, história familiar de uma ou mais parentes de primeiro grau com câncer de ovário ou mama
- Na pré-menopausa: níveis de CA-125 muito elevados (> 200 U/mℓ), ascite, evidência de metástase abdominal ou a distância, história familiar de uma ou mais parentes de primeiro grau com câncer de ovário ou mama.

Tabela 47.3 Variáveis clínicas e ultrassonográficas para distinção entre massas anexiais benignas e malignas no pré-operatório.

- História pessoal de câncer de ovário
- Terapia hormonal
- Idade
- Diâmetro máximo da lesão
- Dor
- Ascite
- Projeção papilar sólida com presença de fluxo sanguíneo
- Tumor sólido
- Diâmetro máximo do componente sólido
- Paredes císticas irregulares
- Sombras acústicas
- Fluxo sanguíneo intratumoral positivo ao Doppler

Fonte: adaptada de Hennessy et al., 2009.[21]

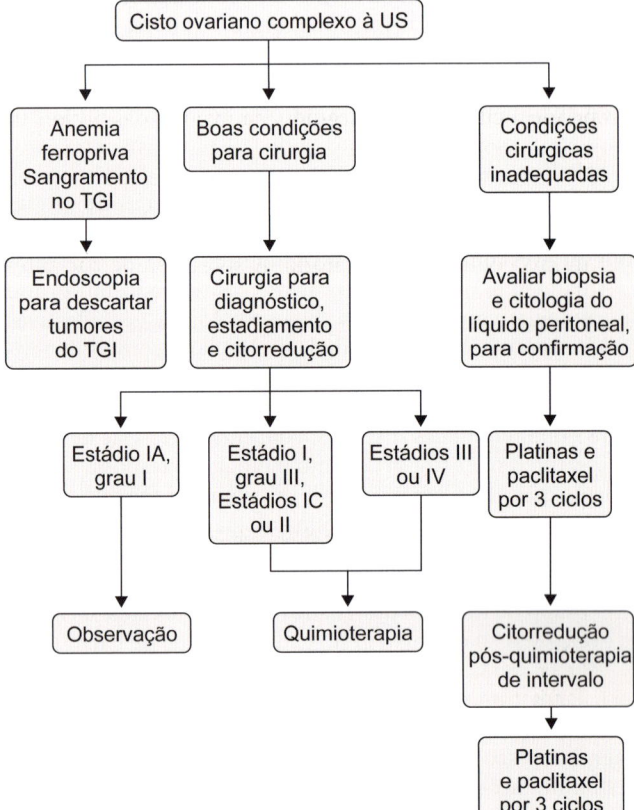

Figura 47.2 Proposta de abordagem propedêutica e terapêutica de pacientes com massas anexiais sugestivas de câncer de ovário. US: ultrassonografia; TGI: trato gastrintestinal.

A biopsia por congelação pode ser utilizada no peroperatório para definição terapêutica nos casos de massa anexial. Apresenta altas sensibilidade e especificidade, especialmente quando associada aos dados clínicos e laboratoriais. Erros diagnósticos são mais comuns em casos de tumores mucinosos e *borderline*.[23]

ESTADIAMENTO

O estadiamento do câncer de ovário é de grande importância para o prognóstico e o tratamento da doença. O câncer de ovário é classificado primariamente dos estádios I ao IV, de acordo com os sistemas de classificação da Federação Internacional de Ginecologia e Obstetrícia (FIGO; Tabela 47.4).[2,26] A Tabela 47.5 mostra os princípios gerais do estadiamento cirúrgico do câncer de ovário. O estadiamento completo inclui coleta de material para exame citológico, omentectomia infracólica, linfadenectomia pélvica e para-aórtica seletivas, biopsia e/ou ressecção de lesões suspeitas, biopsias peritoneais da região subdiafragmática, reflexão vesicouterina, fundo de saco, recessos paracólicos e paredes pélvicas, e histerectomia total com salpingo-ooforectomia bilateral. Nos casos de tumores mucinosos, deve-se realizar apendicectomia.[23]

TRATAMENTO

Os pilares da terapia das neoplasias malignas do ovário encontram-se em duas modalidades principais: a cirurgia e a quimioterapia, que podem ser usadas de forma isolada ou em diversas formas de associação, conforme o fluxograma da Figura 47.3.

O tratamento primário consiste em estadiamento cirúrgico apropriado e citorredução, seguido, na maioria das pacientes, de quimioterapia sistêmica.[2] O objetivo da citorredução inicial é remoção da maior quantidade possível de tecido tumoral, assim como da doença metastática. Atualmente, considera-se uma cirurgia citorredutora ótima a ausência de doença residual macroscópica pós-operatória. A sobrevida de pacientes

Tabela 47.4 Estadiamento do câncer de ovário, tubário e peritoneal primário (FIGO).

Estádio I – Tumor restrito a ovários ou tubas uterinas
- **IA:** tumor restrito ao interior de um ovário ou tuba uterina. Ausência de doença na superfície ovariana ou tubária, ou no abdome
- **IB:** tumor em ambos os ovários ou tubas uterinas. Ausência de doença na superfície ovariana ou tubária, ou no líquido ou lavado peritoneais
- **IC:** tumor em um ou ambos os ovários ou tubas uterinas, com um dos seguintes achados:
  - **IC1:** ruptura intraoperatória do tumor
  - **IC2:** ruptura pré-operatória da parede do tumor ou doença na superfície do ovário ou tuba uterina
  - **IC3:** células neoplásicas no líquido ascítico ou no lavado peritoneal

Estádio II – Tumor envolve um ou ambos os ovários ou tubas uterinas, com extensão para pelve ou peritônio
- **IIA:** tumor acometendo útero e/ou tubas uterinas e/ou ovários
- **IIB:** tumor acometendo outros tecidos pélvicos

Estádio III – Tumor acomete um ou ambos os ovários ou tubas uterinas, ou peritônio. Presença de acometimento peritoneal extrapélvico e/ou linfonodal no retroperitônio (linfonodos ao longo de grandes vasos, como a aorta)
- **IIIA:** tumor acometendo linfonodos retroperitoneais sem atingir a superfície peritoneal
  - **IIIA(i):** metástases menores ou iguais a 10 mm
  - **IIIA(ii):** metástases maiores que 10 mm
  - **IIIA2:** invasão microscópica da pelve para o abdome, com ou sem linfonodos retroperitoneais acometidos
- **IIIB:** implantes na parede posterior do abdome com 2 cm ou menos, com ou sem acometimento de linfonodos retroperitoneais
- **IIIC:** implantes na parede posterior do abdome maiores que 2 cm, com ou sem acometimento de linfonodos retroperitoneais

Estádio IV – Tumor com metástases a distância
- **IVA:** presença de derrame pleural com células neoplásicas
- **IVB:** tumor com disseminação extra-abdominal, incluindo linfonodos inguinais

Fonte: adaptada de Morgan et al., 2016;[2] Prat e FIGO, 2015.[26]

Tabela 47.5 Princípios do estadiamento cirúrgico do câncer de ovário.

- Laparotomia mediana
- Coleta de líquido ascítico ou lavado peritoneal para citologia oncótica
- Notificação e biopsia das aderências
- Avaliação criteriosa de toda a superfície peritoneal com biopsia de lesões suspeitas
- Biopsias peritoneais da pelve, das goteiras cólicas e superfícies diafragmáticas
- Pacientes sem evidências de lesões extrapélvicas, ou ainda lesões menores que 2 cm: proceder a linfadenectomia pélvica e para-aórtica
- A linfadenectomia para-aórtica deve ser realizada bilateralmente até pelo menos o nível da mesentérica superior e, em condições ideais, até os vasos renais
- Considerar ooforectomia unilateral em pacientes com desejo de preservação da fertilidade em casos selecionados
- Remoção de massas tumorais encapsuladas sem ruptura das mesmas
- Considerar sempre histerectomia abdominal com salpingo-ooforectomia bilateral para uma citorredução ótima
- Realizar omentectomia
- Linfonodos suspeitos devem ser retirados sempre que possível
- Sempre que possível, proceder à citorredução ótima (não evidenciadas lesões abdominais maiores que 1 cm), levando-se em consideração a possibilidade de ressecção de segmento intestinal, peritoniectomia pélvica, esplenectomia, entre outras operações

Fonte: adaptada de Morgan et al., 2016.[2]

com câncer de ovário é fortemente influenciada pela habilidade e esforço do cirurgião em obter doença residual mínima por meio de procedimentos radicais. Evidências mostram que a sobrevida livre de doença nas pacientes que tiveram citorredução completa é significativamente maior que nas pacientes que ainda tinham alguma doença macroscópica residual pós-operatória.[27] A incorporação de procedimentos radicais no abdome superior à cirurgia citorredutora para câncer de ovário avançado aumenta consideravelmente as taxas de citorredução completa e melhora a sobrevida. A Tabela 47.6 mostra os principais fatores prognósticos de câncer epitelial de ovário precoce e avançado.

Pacientes não candidatas à cirurgia citorredutora com abordagem inicial podem se beneficiar de quimioterapia neoadjuvante seguida de citorredução de intervalo. Essa estratégia consiste em administrar quimioterapia antes da cirurgia por cerca de três ciclos, avaliar a resposta terapêutica e indicar cirurgia citorredutora no intervalo, seguida de complementação do tratamento sistêmico.[28,29]

A cirurgia com preservação da fertilidade pode ser uma possibilidade em casos selecionados de mulheres sem prole definida. Seriam candidatas as portadoras de carcinomas epiteliais em estádio IA G1-2 (ocasionalmente, em grau 3 ou estádio IC), tumores *borderline* de ovário em estádios I a III e tumores germinativos malignos (em todos os estádios). Esse procedimento consiste em estadiamento cirúrgico completo, preservação do útero e de todo, ou de parte de um ovário. Nesses casos, a biopsia do ovário contralateral não é indicada.[23]

As cirurgias minimamente invasivas, por via laparoscópica e robótica, têm sido cada vez mais empregadas em casos de câncer ginecológico. Suas indicações incluem desde diagnóstico, estadiamento, avaliação de índices preditores de ressecabilidade até cirurgia citorredutora completa.

A ruptura inadvertida durante a cirurgia altera o estadiamento de uma paciente com tumor IA para IC1. A mudança no prognóstico dessas pacientes é controversa; no entanto, torna-se um fator decisivo na indicação de tratamento adjuvante. Também não se pode estabelecer o risco de disseminação intraperitoneal e metástase no local de punção após cirurgia laparoscópica, embora estudos experimentais sugiram alto risco.[23]

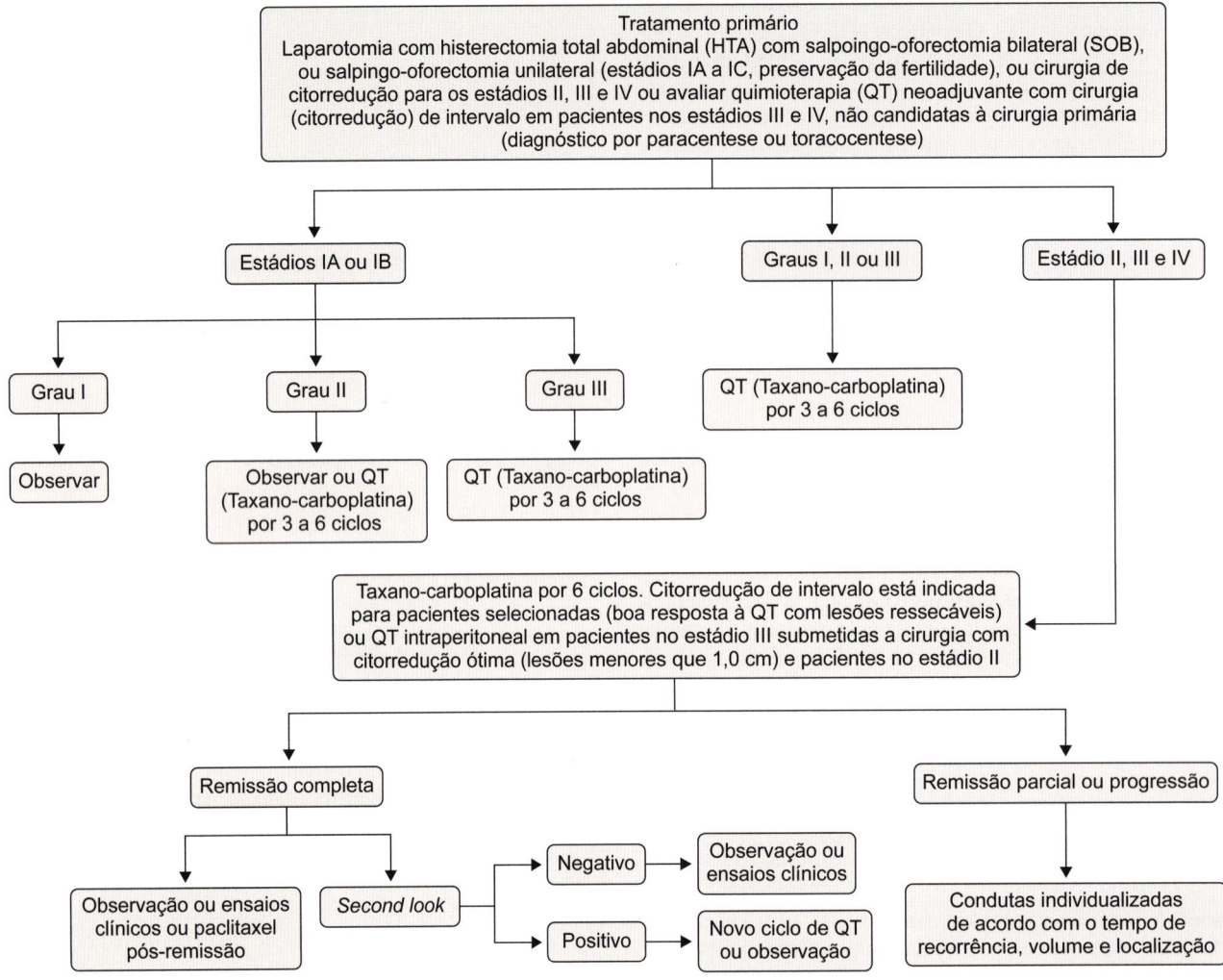

Figura 47.3 Fluxograma do tratamento das neoplasias malignas de ovário.

Tabela 47.6 Fatores prognósticos de câncer epitelial de ovário precoce e avançado.

Estádios precoces (I e II)
■ Estadiamento (IA-IB vs. IC vs. II)
■ Ruptura da cápsula ovariana (quando se considera o estádio II da doença)
■ Grau do tumor
■ Tipo histológico
■ Idade
■ Citologia do líquido ascítico (positivo ou negativo)

Estádios avançados (III e IV)
■ Tamanho do tumor residual após a cirurgia (≤ 1 cm vs. > 1 cm)
■ Estadiamento (III vs. IV)
■ Tipo histológico
■ Idade
■ Grau do tumor
■ Acometimento linfonodal

Fonte: Hennessy et al., 2009.[21]

A cirurgia de *second look* consiste em uma relaparotomia programada após o término da quimioterapia em mulheres assintomáticas sem evidências clínicas ou por métodos complementares de doença em atividade; não tem mais indicação na abordagem atual do câncer de ovário.

PREVENÇÃO

Entre as mulheres da população geral, o rastreamento por exame pélvico, CA-125 ou outros marcadores, USTV ou combinação de testes, não reduz a mortalidade de câncer de ovário. O resultado falso-positivo do rastreamento foi associado a complicações.[24,25] Dessa forma, não existem evidências que indiquem a utilização rotineira desses testes para rastreamento do câncer de ovário.

A evidência atual do potencial para prevenção de câncer ovariano encontra-se em dados epidemiológicos. Esses dados atestam fortemente um papel protetor dos contraceptivos orais no desenvolvimento de carcinoma ovariano.[30] Os agentes quimiopreventivos devem estar associados a baixa toxicidade e fácil administração. Devem também ser isentos de efeitos carcinogênicos de outros tumores, como câncer de cólon e de pulmão, entre outros. Os anti-inflatórios não esteroides geraram um entusiasmo significativo como agentes de quimioprevenção, particularmente de carcinoma do cólon.[31]

A salpingo-ooforectomia redutora de risco em mulheres com mutação *BRCA1* e/ou *BRCA2* pode reduzir em 71 a 96% o risco de câncer de ovário, tuba e peritônio, além de diminuir em 50 a 68% o risco de câncer de mama.[32] Existe um risco residual de câncer peritoneal primário após esse procedimento em mulheres com alto risco de câncer. O câncer ovariano oculto é às vezes encontrado após salpingo-ooforectomia, o que enfatiza a necessidade de cuidadosa revisão histopatológica das tubas uterinas e dos ovários.[2] Devido à provável origem tubária do carcinoma seroso de ovário, mulheres com prole definida e risco habitual para câncer de ovário são candidatas à salpingectomia redutora de risco no momento de cirurgias abdominais ou pélvicas.

CONSIDERAÇÕES FINAIS

A maioria dos tumores malignos de ovário é diagnosticada em estádios avançados devido à falta de sintomas específicos nos estádios iniciais.

O câncer de ovário é considerado um grupo de patologias com diferenças clinicopatológicas significativas, devido à grande heterogeneidade molecular e ao comportamento biológico distinto. Entre as mulheres da população geral, o rastreamento por exame pélvico, CA-125 ou outros marcadores, USTV ou combinação de testes não reduz a mortalidade por câncer de ovário.

Mulheres com elevação dos níveis de marcadores tumorais no soro, ascite, massa fixa ou nodular, evidência de metástases abdominais ou a distância, história familiar de câncer de ovário ou mama devem ser encaminhadas para uma avaliação especializada.

A abordagem de mulheres com câncer de ovário exige uma equipe multiprofissional e em centros de referência altamente especializados e ampla experiência. O tratamento deve ser feito por um ginecologista oncológico. A citorredução ótima ainda é o grande objetivo na abordagem de mulheres com câncer de ovário. O sucesso do tratamento depende da citorredução associada ao tratamento sistêmico. A incorporação de procedimentos radicais à cirurgia citorredutora para câncer de ovário avançado aumenta consideravelmente as taxas de citorredução completa e melhora a sobrevida.

O reconhecimento de uma síndrome de câncer hereditário tem o potencial, já provado, de beneficiar o tratamento, diagnóstico precoce e prevenção de outros cânceres no futuro para a paciente com câncer de ovário e suas familiares.

Mulheres com prole definida e risco habitual de desenvolver câncer de ovário são candidatas à salpingectomia redutora de risco no momento de cirurgias abdominais ou pélvicas.

REFERÊNCIAS BIBLIOGRÁFICAS

1. Constantinou P, Tischkowitz M. Genetics of gynaecological cancers. Best Pract Res Clin Obstet Gynaecol. 2017.
2. Morgan RJ Jr, Armstrong DK, Alvarez RD et al. Ovarian Cancer, Version 1.2016, NCCN Clinical Practice Guidelines in Oncology. J Natl Compr Canc Netw. 2016; 14(9):1134-63.
3. Brasil. Instituto Nacional de Câncer (INCA). Coordenação Geral de Ações Estratégicas. Coordenação de Prevenção e Vigilância. Estimativa 2016: Incidência de Câncer no Brasil. Rio de Janeiro: INCA; 2016.
4. Ferreira PAR, Sallum LFTA, Sarin LO et al. Carcinoma de ovário seroso e não seroso: tipo histológico em relação ao grau de diferenciação e prognóstico. RBGO. 2012; 34(5):6.
5. Kurman RJ, Shih I'm. The origin and pathogenesis of epithelial ovarian cancer: a proposed unifying theory. Am J Surg Pathol. 2010; 34(3):433-43.
6. Kohn EC, Hurteau J. Ovarian cancer: making its own rules-again. Cancer. 2013; 119(3):474-6.
7. Patel AG, Sarkaria JN, Kaufmann SH. Nonhomologous end joining drives poly(ADP-ribose) polymerase (PARP) inhibitor lethality in homologous recombination-deficient cells. Proc Natl Acad Sci U S A. 2011; 108(8):3406-11.
8. Isaacs C PB. Management of hereditary breast and ovarian cancer syndrome and patients with BRCA mutations. 2015. Disponível em: http://www.uptodate.com/contents/risk-reducing-bilateral-salpingo-oophorectomy-in-women-at- high-risk-of-epithelial-ovarian-and-fallopian-tubal-cancer.
9. Nakonechny QB, Gilks CB. Ovarian cancer in hereditary cancer susceptibility syndromes. Surg Pathol Clin. 2016; 9(2):189-99.
10. Randall LM, Pothuri B. The genetic prediction of risk for gynecologic cancers. Gynecol Oncol. 2016; 141(1):10-6.
11. Morch LS, Lokkegaard E, Andreasen AH et al. Hormone therapy and ovarian cancer. JAMA. 2009; 302(3):298-305.
12. Lin HW, Tu YY, Lin SY et al. Risk of ovarian cancer in women with pelvic inflammatory disease: a population-based study. Lancet Oncol. 2011; 12(9):900-4.
13. Sopik V, Iqbal J, Rosen B et al. Why have ovarian cancer mortality rates declined? Part I. Incidence. Gynecol Oncol. 2015; 138(3):741-9.
14. By Philip J. DiSaia M, William T et al. Clinical gynecologic oncology. 9. ed. Elvesier; 2017.
15. Guppy AE, Nathan PD, Rustin GJ. Epithelial ovarian cancer: a review of current management. Clin Oncol (R Coll Radiol). 2005; 17(6):399-411.
16. Williams SD, Kauderer J, Burnett AF et al. Adjuvant therapy of completely resected dysgerminoma with carboplatin and etoposide: a trial of the Gynecologic Oncology Group. Gynecol Oncol. 2004; 95(3):496-9.
17. Cho KR, Shih I'm. Ovarian cancer. Annu Rev Pathol. 2009; 4:287-313.
18. Tsunematsu R, Saito T, Iguchi H et al. Hypercalcemia due to parathyroid hormone-related protein produced by primary ovarian clear cell adenocarcinoma: case report. Gynecol Oncol. 2000; 76(2):218-22.
19. Ebell MH, Culp MB, Radke TJ. A systematic review of symptoms for the diagnosis of ovarian Cancer. Am J Prev Med. 2016; 50(3):384-94.
20. van Nagell JR, Jr., Ueland FR. Ultrasound evaluation of pelvic masses: predictors of malignancy for the general gynecologist. Curr Opin Obstet Gynecol. 1999; 11(1):45-9.
21. Hennessy BT, Coleman RL, Markman M. Ovarian cancer. Lancet. 2009; 374(9698):1371-82.
22. Goff B. Symptoms associated with ovarian cancer. Clin Obstet Gynecol. 2012; 55(1):36-42.
23. Lima RA, Viotti LV, Cândido EB et al. Abordagem das massas anexiais com suspeita de câncer de ovário. Femina. 2005; 4.
24. Yousef GM, Polymeris ME, Yacoub GM et al. Parallel overexpression of seven kallikrein genes in ovarian cancer. Cancer Res. 2003; 63(9):2223-7.
25. Duffy MJ. Clinical uses of tumor markers: a critical review. Crit Rev Clin Lab Sci. 2001; 38(3):225-62.
26. Prat J, FIGO Committee on Gynecologic Oncology. Staging Classification for Cancer of the Ovary, Fallopian Tube, and Peritoneum: Abridged Republication of Guidelines from the International Federation of Gynecology and Obstetrics (FIGO). Obstet Gynecol. 2015; 126(1):171-4.
27. Chang SJ, Bristow RE, Ryu HS. Impact of complete cytoreduction leaving no gross residual disease associated with radical cytoreductive surgical procedures on survival in advanced ovarian cancer. Ann Surg Oncol. 2012; 19(13):4059-67.
28. Schwartz PE, Rutherford TJ, Chambers JT et al. Neoadjuvant chemotherapy for advanced ovarian cancer: long-term survival. Gynecol Oncol. 1999; 72(1):93-9.
29. Loizzi V, Cormio G, Resta L et al. Neoadjuvant chemotherapy in advanced ovarian cancer: a case-control study. Int J Gynecol Cancer. 2005; 15(2):217-23.
30. Barnes MN, Grizzle WE, Grubbs CJ et al. Paradigms for primary prevention of ovarian carcinoma. CA Cancer J Clin. 2002; 52(4):216-25.
31. Cramer DW, Harlow BL, Titus-Ernstoff L et al. Over-the-counter analgesics and risk of ovarian cancer. Lancet. 1998; 351(9096):104-7.
32. Society of Gynecologic Oncologists Clinical Practice Committee Statement on Prophylactic Salpingo-oophorectomy. Gynecol Oncol. 2005; 98(2):179-81.

48

Quimioterapia em Ginecologia

Cícero Luiz Cunha de Sousa Martins | Flora de Moraes Lino da Silva |
Leandro Moreno Silveira da Silva | Natália Cristina Cardoso Nunes

VULVA E VAGINA

CÂNCER DE VULVA

Neoplasia relativamente rara (apesar da crescente incidência ao longo das últimas décadas), compreende 3 a 5% das neoplasias ginecológicas, e seu pico de incidência se dá em mulheres acima dos 70 anos de idade.[1]

Embora o tumor se origine em estrutura externa de fácil visualização e desencadeie sintomas locais em quase todos os casos, o diagnóstico é sempre tardio (estima-se que 12 a 18 meses após o aparecimento dos sintomas), em parte pela negação das próprias pacientes, em parte pela prescrição de sintomáticos pelos médicos sem diagnosticarem lesão vulvar.

Devido ao epitélio escamoso, a maioria dos tumores de vulva (85%) tem como subtipo histológico o carcinoma espinocelular (CEC), mas histologias raras (p. ex., melanoma, sarcomas e carcinomas de glândula de Bartholin) também podem ser encontradas nessa topografia.[2]

Epidemiologia

O carcinoma de vulva tem incidência de aproximadamente 1,5/100 mil mulheres/ano nos EUA, a maioria dos casos mulheres na pós-menopausa, embora estudos recentes mostrem tendência à redução da idade ao diagnóstico.[3]

Pacientes com neoplasia vulvar são comumente obesas, hipertensas e apresentam baixa paridade. Entre os principais fatores de risco estão: infecção pelo papilomavírus humano (HPV), líquen escleroso vulvar, inflamação crônica, displasia vulvar, imunodeficiência e tabagismo.[4]

Avaliações recentes de séries de pacientes sugerem dois grupos de pacientes com câncer de vulva, distintos pelo mecanismo de carcinogênese da doença: o primeiro engloba pacientes mais jovens (idade média de 55 anos), sexualmente ativas, com infecção por HPV (principalmente o subtipo 16) e lesões precursoras das neoplasias intraepitelias vulvares (NIV), a NIV usual; o segundo inclui pacientes mais idosas (idade média de 77 anos), com tumores tipicamente bem diferenciados, em pacientes com história prévia de dermatose vulvar.[5]

Quadro clínico

Os sintomas das fases mais precoces da doença são: prurido persistente, alterações nas características da pele (p. ex., coloração e textura) e, frequentemente, condilomas e lesões verrucosas; em fases mais avançadas, ocorrem lesões dolorosas, com tumores vegetantes e/ou ulcerações, e adenomegalias inguinais e inguinofemorais (facilmente identificadas ao exame físico) estão frequentemente associadas.

Diagnóstico

Deve-se realizar biopsia de lesões suspeitas tão logo sejam identificadas. Vale ressaltar que a aparência clínica de lesões vulvares pré-malignas é totalmente inespecífica, o que contribui para que muitos médicos falhem em identificá-las e reconhecê-las. A história clínica e alta suspeição são indispensáveis para garantir diagnósticos mais precoces.[6]

A maioria das mulheres apresenta prurido e lesão macroscópica ao diagnóstico. Nesses casos, exame físico e biopsia sob anestesia local com vulvoscopia costumam confirmá-lo. Pacientes com doença extensa, multifocal ou com outras afecções sincrônicas devem passar por múltiplas biopsias. O uso de ácido acético a 5% é rotineiro e facilita a identificação de áreas acetobrancas e de vascularização anormal a serem biopsiadas. Toda a vulva e a região perianal devem ser cuidadosamente inspecionadas.

Estadiamento

O estadiamento do câncer de vulva é clínico-cirúrgico, e a avaliação inicial deve incluir exame físico apurado, com mensuração tumoral, mobilidade da lesão, avaliação de extensão em mucosa adjacente, relação com uretra, vagina, reto e ânus, palpação de linfonodos inguinais e supraclaviculares. A avaliação clínica de metástases linfonodais é pouco precisa; por isso, alguns autores indicam biopsia por agulha fina de linfonodos suspeitos.[7]

Na suspeita de invasão de reto ou bexiga, deve-se realizar retoscopia e cistoscopia. Em pacientes com doença localmente avançada (principalmente quando houver tumores maiores de 4 cm ou acometimento linfonodal), exames de imagem como tomografia computadorizada (TC) e ressonância magnética (RM) são fundamentais para a avaliação da extensão da doença e o planejamento cirúrgico.[8] A acurácia da RM contrastada pélvica em determinar a extensão da lesão primária e identificar linfonodos inguinais metastáticos se aproxima de 83 e 85%, respectivamente.[9] Apesar do uso crescente do PET-CT (tomografia computadorizada por emissão de pósitrons) no estadiamento de tumores ginecológicos, estudo prospectivo comparando a RM ou a TC à PET-CT mostrou sensibilidade e especificidade semelhantes entre elas no estadiamento da doença locorregional, e maiores taxas de falso-positivo para a PET-CT na identificação de doença metastática.[10]

O estadiamento é feito de acordo com os critérios da Federação Internacional de Ginecologia e Obstetrícia (FIGO), que considera os seguintes critérios: tamanho do tumor e invasão de estruturas adjacentes (T), comprometimento linfonodal (N) e a existência de metástases a distância (M) (Tabela 48.1).[11]

Tratamento

A conduta no carcinoma de vulva tem evoluído nas últimas décadas, na tentativa de conciliar o controle da doença com cirurgias menos mutilantes e que possibilitem a reconstrução

Tabela 48.1 Estadiamento do câncer de vulva.

TNM	Vulva	FIGO
T1	Confinado à (ao) vulva/períneo	I
T1a	≤ 2 cm, com IE ≤ 1 mm	IA
T1b	> 2 cm ou IE > 1 mm	IB
T2	Uretra inferior/vagina/ânus	III
T3	Uretra superior/vagina/mucosa vesical/mucosa retal/ fixação aos ossos pélvicos	IVA
N1a	1 a 2 linfonodos de < 5 mm	IIIA
N1b	1 linfonodo ≥ 5 mm	IIIA
N2a	3 ou mais linfonodos < 5 mm	IIIB
N2b	2 ou mais linfonodos ≥ 5 mm	IIIB
N2c	Disseminação extracapsular	IIIC
N3	Fixação	IVA
M1	Metástase a distância	IVB

TNM: tumor/linfonodo/metástase; IE: invasão estromal.

vulvar. As ressecções radicais em monobloco de vulva + região inguinal deram lugar a ressecções da lesão com margens livres (preferencialmente de 2 cm), associadas a linfadenectomias escalonadas. Não há estudos prospectivos comparando as duas abordagens, entretanto, metanálise incluindo dois estudos observacionais não evidenciou diferença nas taxas de recidiva local.[12] Da mesma maneira, série retrospectiva incluindo 121 pacientes com doença em estádios IA e IB corroborou a segurança de cirurgia conservadora, ao demonstrar taxas de sobrevida de 97 e 95% para os dois estádios, respectivamente.

Classicamente, a abordagem linfonodal faz parte do estadiamento e tratamento dos tumores vulvares. O *status* linfonodal ao exame clínico costuma direcionar a conduta inicial na maioria dos casos. A abordagem linfonodal com linfadenectomia inguinofemoral é indicada para pacientes sem linfonodos palpáveis ao exame físico. A exceção se faz às pacientes com estádio IA, devido à baixa incidência de acometimento nodal (menos de 1%), e algumas pacientes com estádio IB e II, candidatas à pesquisa de linfonodo sentinela.[13,14] Pacientes com adenomegalias ao exame físico devem ser submetidas à biopsia por agulha fina, para confirmar acometimento metastático nodal; uma vez confirmado, a linfadenectomia se faz mandatória. Abordagem inicial com linfadenectomia unilateral tem sido indicada para pacientes sem linfonodos palpáveis que apresentem lesões menores que 2 cm, distando mais de 2 cm da linha média.[15] Caso seja identificado acometimento metastático dos linfonodos ressecados, deve-se realizar linfadenectomia contralateral.

Mais recentemente, têm ganhado espaço estudos clínicos com o objetivo de investigar o papel da pesquisa de linfonodo sentinela e definir critérios para sua indicação, visando reduzir as indicações de linfadenectomia inguinal e, consequentemente, minimizar a morbidade relacionada a ela. Destaca-se o *GOG-173 trial*, estudo prospectivo envolvendo 452 pacientes com tumores entre 2 e 6 cm e pelo menos 1 mm de espessura, que comparou a pesquisa do linfonodo sentinela (PLS) à linfadenectomia inguinofemoral. A sensibilidade da PLS foi de 92%, e o valor preditivo negativo, 98%.[16] Corroborando esses achados, o *GROINSS-V I trial*, envolvendo 403 pacientes com tumores T1 e T2, não demostrou aumento nas taxas de recaída nodal nas pacientes com PLS negativa tratadas apenas com ressecção do tumor primário após *follow-up* de 35 meses.[17]

A radioterapia (RT) adjuvante é habitualmente indicada quando há margens exíguas, comprometidas, invasão angiolinfática, invasão estromal (IE) acima de 5 mm ou como alternativa à linfadenectomia inguinofemoral, quando contraindicada por algum motivo.[18] Deve ser considerada também em pacientes com amostra linfonodal de até 12 linfonodos.

Nas lesões localmente avançadas e/ou que comprometam estruturas da linha média a associação de quimioterapia (QT) e RT concomitantes se mostra mais vantajosa, devido à menor morbidade e à taxa de resposta completa de aproximadamente 30%. Nas pacientes que atingirem resposta clínica completa, estimula-se a realização de biopsia 6 a 12 semanas após a conclusão do tratamento, para confirmação patológica. Em pacientes que apresentem respostas parciais, cirurgia de resgate menos extensas após término do tratamento combinado se tornou opção plausível, incrementando os resultados de sobrevida. Os esquemas habitualmente utilizados incluem RT externa sobre lesão e cadeias de drenagem concomitantes à QT.[19,20] As opções de esquema quimioterápico envolvem cisplatina 50 mg/m², associada a 5-fluoruracil (5-FU) 1.000 mg/m²/dia, em infusão contínua, por 4 dias, iniciando nos dias (D) 1 e 22 da RT, ou cisplatina 40 mg/m², semanal, durante a RT. O primeiro esquema foi investigado em estudo prospectivo envolvendo 73 pacientes com CEC de vulva estádios III e IVA, submetidas a tratamento combinado. A taxa de resposta patológica completa foi de 46%, e apenas 3% delas se mantiveram com doença irressecável após o tratamento.[21,22] Estudo de fase II com 58 pacientes com tumores localmente avançados evidenciou taxa de resposta clínica completa de 64% com o uso semanal de cisplatina.[23] Estudo retrospectivo avaliando pacientes de uma mesma instituição não demonstrou diferença entre a taxa de resposta, recorrência de doença e sobrevida global (SG), em pacientes tratadas com cisplatina semanal ou cisplatina + 5-FU, ambos concomitantemente à RT.[24]

Deve-se reservar o tratamento com RT exclusiva às pacientes que não tolerarem o tratamento cirúrgico ou apresentarem contraindicação ao tratamento combinado, devido à maior chance de recidiva local.[25]

Não há estudos prospectivos avaliando o tratamento sistêmico da doença metastática ou recidivada não candidata a tratamento local, cirúrgico ou radioterápico. Extrapolações de estudos de tratamento quimioterápico de câncer de colo uterino metastático tornaram a QT com base em carboplatina e paclitaxel opção frequente na prática clínica.

CÂNCER DE VAGINA

Corresponde a aproximadamente 3% dos tumores ginecológicos, sendo o CEC o subtipo histológico mais comum, seguido de melanoma, sarcoma e adenocarcinoma (ADC). É considerado câncer primário de vagina o tumor que não acomete o colo uterino cranialmente, nem a vulva caudalmente. Vale ressaltar que a maioria das lesões neoplásicas na vagina são metastáticas, provenientes de colo uterino, endométrio, ovário, vulva, vagina, reto, trato urinário e coriocarcinoma.[26]

Epidemiologia

A incidência de tumor primário da vagina, considerados todos os subtipos histológicos, está em torno de 1 caso/100 mil mulheres; a idade média dos tumores *in situ* e invasivos é de 58 e 68 anos, respectivamente.[27]

Estudos sugerem que os fatores de risco são os mesmos envolvidos na gênese do câncer de colo uterino: infecção pelo HPV (principalmente subtipos 16 e 18), sexarca precoce, múltiplos parceiros sexuais, tabagismo, imunossupressão etc.[28]

Quadro clínico

Neoplasias vaginais geralmente apresentam áreas endurecidas, com lesões exofíticas e/ou ulceradas na parede vaginal. O sintoma prevalente é o sangramento vaginal, principalmente após relações sexuais, mas pode haver queixas como leucorreia fétida, sintomas urinários, constipação intestinal e sensação de peso ou massa na vagina.

A porção mais comumente acometida é o terço superior da vagina, em sua parede posterior; portanto, deve-se realizar exame especular e toque vaginal cuidadosamente, visando identificar lesões em estádios iniciais. O diagnóstico de certeza é realizado mediante exame anatomopatológico.

Estadiamento

O estadiamento do câncer de vagina é clínico e considera os critérios de classificação TNM da International Union Against Cancer (IUCC) (Tabela 48.2). Tumores de vagina podem se disseminar por contiguidade para o paramétrio, a bexiga, a uretra e o reto. A disseminação linfática ocorre mais precocemente e depende da localização do tumor. Os linfonodos mais frequentemente acometidos são os pélvicos e obturadores. A disseminação hematogênica é mais tardia e ocorre principalmente para os pulmões, o fígado e os ossos. Apesar de se recomendar como exames de imagem apenas a radiografia de tórax e esqueleto, a RM é o exame de imagem de eleição para avaliar a extensão local da doença e apresenta boa sensibilidade na avaliação do tamanho do tumor e da extensão local. Havendo suspeita de invasão de órgãos adjacentes, realizar também cistoscopia e retossigmoidoscopia.

Tratamento

Não há consenso sobre o melhor tratamento para câncer de vagina. A raridade e a heterogeneidade da doença, e a escassez de estudos envolvendo esse grupo de pacientes tornam necessário o tratamento individualizado.

Tumores microinvasores podem ser tratados através de ressecção ampla da lesão (vaginectomia parcial ou total), sem dissecção linfonodal. Na ausência de comprometimento de margens, não se faz necessário tratamento adjuvante rádio ou quimioterápico.[29]

Nos carcinomas francamente invasivos, a abordagem individual é ainda mais necessária. Como a maioria dos casos é tratada primeiramente com a RT, há poucos estudos avaliando

Tabela 48.2 Estadiamento do câncer de vagina.

TNM	Vagina	FIGO
T1	Parede vaginal	I
T2	Tecido paravaginal	II
T3	Extensão à parede pélvica	III
T4	Mucosa da(o) bexiga/reto, além da pelve	IVA
N1	Regional	–
M1	Metástase a distância	IVB

o benefício da linfadenectomia no tratamento da doença. Observaram-se taxas de comprometimento linfonodal de 6 a 14% no estádio I, e de 26 a 34% no estádio II, e foi relatada sobrevida de aproximadamente 40% em 5 anos, em série de casos de pacientes tratadas exclusivamente com RT em diferentes estádios da doença.[30,31]

Tumores ressecáveis localizados no terço superior da vagina podem ser tratados cirurgicamente, através de histerectomia radical acrescida de colpectomia parcial e linfadenectomia pélvica. Nas lesões de terço inferior da vagina, a cirurgia consiste em vulvectomia junto a colpectomia parcial. Em lesões de terço médio, a cirurgia fica em segundo plano, devido à sua grande morbidade; nesses casos, a RT concomitante ou não à QT é a melhor opção.[32] Apesar da pobreza de dados consistentes, em pacientes com doença localmente avançada irressecável é preferível o tratamento combinado, devido ao pior prognóstico. A associação de cisplatina à RT demonstrou taxas de sobrevida de aproximadamente 66% em 5 anos e tem sido a primeira escolha, considerando também extrapolações de estudos envolvendo tratamento de neoplasia de colo uterino.[33,34]

Recorrência

Pacientes com recidiva de doença devem ser avaliadas quanto à possibilidade de resgate cirúrgico, alternativa com potencial curativo naquelas com recorrência local exclusiva à exenteração pélvica e que parece beneficiar pacientes com estádio IVA que apresentam fístula. O papel da QT na recorrência de doença local ou a distância é incerto. Pequenos estudos e avaliações retrospectivas não conseguiram demonstrar benefício com o tratamento quimioterápico para esse grupo de pacientes.[35,36]

COLO DE ÚTERO

A neoplasia cervical é importante agravo em saúde pública, apresentando-se como a terceira maior incidência em câncer ginecológico, tanto nos EUA, quanto no Brasil (este com média nacional de 5.430 mortes em 2013 e 16.340 novos casos em 2016).[37,38] Na região Norte brasileira, o câncer de colo uterino supera neoplasias como a de mama, tornando-se o tumor mais incidente, reforçando a necessidade de políticas públicas de controle, tratamento e prevenção.

A abrangência e o prejuízo do câncer de colo de útero questionam a qualidade e a efetividade dos programas de rastreio de massa (dados globais mostram que 84% dos diagnósticos foram realizados em países em desenvolvimento).[39] Espera-se que a implementação da vacinação em larga escala contra o HPV reduza o número de novos casos somente nas próximas décadas, uma vez que o período de latência é longo (cerca de 10 a 15 anos). Entretanto, em países como a Austrália e os EUA, onde a cobertura vacinal já é difundida, observa-se redução de 38% no surgimento de displasia de alto grau, lesão precursora de neoplasia invasora.[40]

FATORES DE RISCO

Vários fatores de risco foram associados à patogênese da neoplasia cervical, sendo o mais relevante a infecção pelo HPV, observada em mais de 99% dos casos.[41] A avaliação do DNA tumoral de amostras neoplásicas mostra a integração de algum dos subtipos de HPV de alto risco, como 16, 18, 31 e 33, sendo os dois primeiros mais associados a lesões precursoras (cerca de 70% dos casos).[42] Apesar de intrinsecamente ligados, apenas pequena porcentagem de mulheres acometidas por infecção pelo HPV irá desenvolver lesões precursoras ou neoplásicas. Estudos norte-americanos mostram prevalência de 44% de positividade para HPV em *swabs* vaginais, mas com incidências de neoplasia cervical baixas.[42] Outros fatores de risco conhecidos são: início precoce da vida sexual; múltiplos parceiros sexuais; passado de doenças sexualmente transmissíveis (DSTs), incluindo infecção pregressa pelo HPV; tabagismo.[43-47]

PATOGÊNESE E HISTÓRIA NATURAL

A infecção pelo HPV tem papel central no desenvolvimento da patogênese neoplásica. Inicialmente, o DNA viral permanece epissomal nas células da camada basal epidérmica. Com o tempo, a integração do DNA viral ocorre preferencialmente em áreas de instabilidade genômica, aumentando o número de proteínas virais (p. ex., E6 e E7), que integram e alteram genes de supressão tumoral (p. ex., *P53* e *pRB*), aumentando a proliferação celular, a perda de manutenção genômica e, consequentemente, acumulando instabilidade, perdendo, por fim, a capacidade apoptótica.[48]

Uma vez estabelecido o fenótipo oncogênico, ocorrem sucessivas alterações histológicas, causando mudanças displásicas intraepiteliais, inicialmente de baixo grau (LIEBG) e posteriormente de alto grau (LIEAG).[49] A duração desde o surgimento de lesões de baixo grau até a formação de lesões infiltrativas (em média 15 anos) mostra que a carcinogênese é fenômeno lento e gradual, havendo oportunidades para medidas preventivas.[50] Com o rompimento da membrana basal, ocorre invasão no estroma cervical e nos canais vasculares. Os tumores invasivos podem se comportar com crescimento exofítico e invasão do canal vaginal, ou com crescimento endocervical e, às vezes, com grandes massas tumorais, mas sem alterações na ectocérvice. O acometimento por contiguidade pode se estender desde os paramétrios até a parede pélvica, com obstrução ureteral. Alguns casos de doença localmente avançada podem apresentar lesões vesicais e retais, configurando pior prognóstico.

Outro modo de disseminação é por via linfática ou hematogênica. Historicamente, os linfonodos obturatórios são os principais linfonodos acometidos, sendo as posteriores cadeias de disseminação os linfonodos em parede pélvica, ilíaca comum e para-aórticos. Contudo, com o maior uso da técnica de linfonodo sentinela, percebe-se que qualquer linfonodo pélvico ou mesmo para-aórtico pode ser o primeiro local de drenagem.[51,52] Ademais, quanto maior o estádio, maior a chance de acometimento para-aórtico, com algumas séries caracterizando envolvimento de até 27% em estádio III.[53]

Aproximadamente 70% das histologias cervicais neoplásicas são de carcinoma de células escamosas, sendo 25% ADC e o restante proveniente de histologias raras, como neoplasias neuroendócrinas e sarcomas.[54] Nos últimos anos, a incidência de ADC invasivo tem crescido significativamente, sobretudo, em mulheres jovens. Algumas hipóteses tendem a explicar esse fenômeno, como o aumento da prevalência de subtipos de HPV (p. ex., 16 e 18, variantes mais associadas ao ADC), a maior exposição ao estrogênio ou a menor capacidade de detecção de lesões pré-invasivas por citologia preventiva.[55]

MANIFESTAÇÕES CLÍNICAS E ESTADIAMENTO

Câncer cervical inicial é frequentemente assintomático, contudo, os principais sinais e sintomas são: sangramento vaginal pós-coito, dispareunia e metrorragia. Em estádios mais avançados, podem ocorrer dor pélvica inespecífica, sinais e sintomas urinários (p. ex., hematúria), fístulas vaginais e corrimento fétido.

Mesmo potencialmente mais acurado, o estadiamento cirúrgico do câncer de colo de útero é preterido ao clínico devido:[56]

- À acessibilidade: grande parte da incidência se encontra em países de baixo desenvolvimento socioeconômico, com pouca disponibilidade de exames de imagem ou centros cirúrgicos, facilitando o estadiamento
- À melhor avaliação para doença localmente avançada: tamanho tumoral, invasão vaginal, parametrial.

O estádio clínico é feito no momento do diagnóstico, não se alterando mesmo em caso de recorrência. É imprescindível o estadiamento acurado, pois a partir dele se definem as estratégias terapêuticas. O principal sistema de estadiamento é o da FIGO, com base principalmente em exame físico minucioso. Todas as pacientes devem passar por exame pélvico com avaliação especular, toque bimanual, palpação retovaginal e avaliação parametrial, podendo-se recorrer à cistoscopia e à histeroscopia se houver suspeita de acometimento específico. A avaliação parametrial e linfonodal pode ser clinicamente difícil, sendo que algumas pacientes podem ser subestadiadas.[57] A avaliação clínica parece melhor correlacionada com o real estadiamento na doença microscópica e em estádios mais avançados, sendo menos acurada em estádios intermediários, como II e III.[58]

Apesar de não contemplados no estadiamento da FIGO (ver Tabela 48.1), alguns métodos de imagem, se disponíveis, podem ser usados para melhor avaliar o volume e a extensão tumoral. Estudo prospectivo com 172 pacientes mostrou maior sensibilidade para avaliação parametrial pela RM, se comparada à avaliação clínica isolada (53 × 29%).[59] Em outro estudo, com 208 mulheres, a RM se correlacionou mais com achados histopatológicos cirúrgicos do que o exame clínico ou a TC, corroborando o seu uso como ferramenta auxiliar na melhor avaliação da extensão tumoral.[60]

Em relação ao *status* linfonodal, a correta investigação é necessária para definir a modalidade terapêutica (cirurgia ou quimiorradioterapia – QRT) e a extensão do campo de RT. Em certa metanálise, o uso de PET-CT apresentou sensibilidade de 75% e especificidade de 98%, significativamente maiores que a TC e a RM.[61] Entretanto, estudo com pacientes com doença localmente avançada teve 22% de falso-negativos em linfonodos para-aórticos, principalmente com linfonodos pélvicos positivos.[62]

A avaliação laboratorial, com hemograma completo e função renal, é de extrema importância, e a avaliação retrospectiva mostra que há benefício de correção da insuficiência renal (p. ex., desobstrução ureteral), com ganho de sobrevida livre de progressão (SLP) e SG, sobretudo, em pacientes candidatas a tratamento combinado.[63] Por fim, deve-se solicitar exame de gravidez com fração beta da gonadotrofina coriônica humana (β-hCG) a toda paciente em idade fértil, antes de iniciar o tratamento.

TRATAMENTO

O tratamento do câncer cervical é multiprofissional, sendo de grande relevância o correto estadiamento, para definir a melhor modalidade terapêutica. Pacientes com doença inicial devem ser tratados preferencialmente com cirurgia, enquanto aqueles com doença localmente avançada, com tratamento combinado (QT associada à RT). QT paliativa isolada deve ser a principal terapêutica para pacientes com doença metastática, reservando-se a RT e/ou cirurgia para controle sintomático, em casos específicos.

Doença inicial

Definida no estadiamento da FIGO como estádio IA até IB1 (menor que 4 cm). Pacientes com doença localizada no útero devem, sempre que possível, submeter-se ao tratamento cirúrgico, devendo a modalidade operatória ser escolhida após análise de vários fatores, como desejo de gestação e tamanho tumoral.

A primeira série contendo histerectomia radical foi publicada por Ernst Wertheim em 1912.[64] Em 1947, Meigs publicou uma série de casos do procedimento com sucesso.[65] Tradicionalmente, a histerectomia radical é caracterizada pela quantidade de paramétrio ressecado, sendo a classe III (radical) reservada para pacientes com estádios IB e IIA, e a classe II (modificada) para pacientes em estádio IA2. Estudo retrospectivo mostrou que a histerectomia radical modificada é segura em estádios iniciais, com recorrência de 0,1% no estádio IA, contra 5% no estádio IB. Complicações como perda sanguínea, lesões vasculares e nervosas, disfunção vesical, intestinal e sexual aumentam consideravelmente com histerectomia radical ou modificada, se comparadas à histerectomia simples (classe I).[66-68]

Histerectomia simples ou conização é o tratamento de eleição para tumores menores que 3 mm (IA1), em que a probabilidade de invasão ganglionar é mínima. Muitas vezes, é realizada como parte da avaliação diagnóstica e, havendo margem negativa, nenhum outro procedimento é necessário. Estudo com 67 pacientes com estádio IA1 obteve apenas 6% de recidivas, relacionadas principalmente à invasão linfovascular (ILV) e às margens positivas. Os autores recomendam margens livres de 10 mm e 8 mm na porção lateral e na endocervical, respectivamente.[69]

A partir do estádio IA2, incluindo os estádios IB1 e IIA (lesões não *bulky* menores que 4 cm), o procedimento de eleição consiste em histerectomia total, ressecção do terço superior da vagina, parametrectomia e linfadenectomia. A linfadenectomia pélvica é efetuada no momento cirúrgico, e a linfadenectomia para-aórtica em caso de suspeita de comprometimento nodal pélvico. Pode-se omitir a ooforectomia em mulheres jovens, a fim de evitar menopausa precoce, principalmente em histologias escamosas, mas deve-se avaliá-la em pacientes com ADC, devido ao maior comprometimento metastático para ovários (5%).[70]

Pacientes com tumores menores do que 2 cm que desejem manter a função reprodutiva podem ser submetidas a cirurgias que possibilitem preservar a fertilidade, sendo opções a conização e a traquelectomia (ressecção cervical e do terço superior do manguito vaginal, mantendo útero e anexos, realizada por via vaginal, aberta laparoscópica ou robótica). Estudo de caso-controle (submetendo 90 pacientes a traquelectomia e outras 90 a histerectomia) e estudo retrospectivo não mostraram diferença em SLP ou SG, nem em taxa de recorrência entre as duas modalidades, demonstrando o mesmo desfecho oncológico para ambas as modalidades terapêuticas, para pacientes com lesões menores que 2 cm e que desejam manter a fertilidade.[71,72]

A ILV aumenta o risco de comprometimento linfonodal, mas não deve isoladamente contraindicar procedimento conservador, devendo-se inicialmente realizar linfadenectomia pélvica, para excluir acometimento linfonodal (contraindicação a procedimento conservador). Estudo mostrou que cerca de 10% das traquelectomias foram abandonadas devido a contraindicações intraoperatórias, como positividade linfonodal.[71]

Adjuvância

O tratamento adjuvante deve ser oferecido a mulheres com câncer de colo de útero submetidas à ressecção cirúrgica, quando houver risco intermediário ou alto de recorrência:

- Risco intermediário:
  - ILV e invasão estromal (IE) no terço distal em tumor de qualquer tamanho
  - ILV mais IE até o terço médio, em tumores maiores que 2 cm
  - ILV mais IE em terço superficial, em tumores maiores que 5 cm
  - Sem ILV, com IE em terço distal ou médio, em tumores maiores que 4 cm.

Pacientes com risco intermediário apresentam risco de recidiva de 30%. Metanálise de 2012 mostrou diminuição de 42% no risco de recorrência, quando adicionada RT ao plano terapêutico, mas sem diferença em sobrevida.[73]

- Risco alto:
  - Linfonodos positivos
  - Margens comprometidas
  - Invasão parametrial.

Pacientes com qualquer critério de alto risco apresentam de 40 a 50% de chance de recidiva pós-operatória, devendo ser submetidas ao tratamento combinado com QT e RT. Estudo do Gynecologic Oncology Group (GOG) mostrou ganho de SLP e SG com a adição de QT.[74]

Doença localmente avançada

Para mulheres com doença localmente avançada (estádios IB2 a IVA), o tratamento deve ser combinado com QT e RT, não se procedendo a tratamento cirúrgico, uma vez que grande parte delas irá necessitar de adjuvância com QT e RT, adicionando importante morbidade sem ganhos de sobrevida.

O uso do tratamento combinado se deve a estudos que mostram SG de 60 e 30% em 5 anos com RT isolada, em pacientes em estádios IIB e IVA, respectivamente, e ganhos de até 15% em SG com a adição de QT.[75] Metanálise mostrou que, se comparada à RT isolada, a associação de QT resultou em ganho de 10% em sobrevida, acréscimo menos pronunciado em estádios mais avançados (3% em IVA).[76] Geralmente a RT é administrada com cisplatina em doses semanais de 40 mg/m². Outro estudo comparou a adição de 5-FU ao tratamento com platina semanal, porém sem ganho de sobrevida, além da adição de toxicidade.[77] Estudo fase III comparou regime semanal tradicional, com a adição de gencitabina à cisplatina durante a RT, seguido de dois ciclos de consolidação.[78] Seus resultados demonstraram ganho de SLP e SG, mas à custa de maior toxicidade (87% de toxicidade grau 3 ou 4). Entretanto, não se sabe se o ganho do braço experimental se deve à adição de gencitabina ao esquema semanal ou ao uso de dois ciclos de QT adjuvante. Com isso, o esquema mais tradicionalmente usado permanece o de cisplatina semanal isolada.

O uso de cisplatina requer alguns cuidados, não devendo ser feito em pacientes com insuficiência renal ou com prévia sensibilidade ao fármaco. Deve-se ainda atentar quanto à possibilidade de ototoxicidade, sendo o seu uso desconsiderado em pacientes com perda auditiva significativa. Devido ao seu alto potencial emetogênico, sua aplicação deve ser combinada com antieméticos (p. ex., dexametasona) e antagonistas de serotonina (p. ex., ondansetrona).[79-81]

Para pacientes que apresentem insuficiência renal no momento do diagnóstico, deve-se buscar o tratamento da causa base sempre que possível, uma vez que grande parte das etiologias de câncer cervical é de natureza obstrutiva, por comprometimento oncológico ureteral. Assim, a colocação de duplo J ou a realização de nefrostomias pode reverter com sucesso a maioria dos casos, possibilitando o uso do tratamento combinado. Caso não seja possível a reversão, o tratamento deve ser realizado com RT isolada. Alguns pequenos estudos mostram que a carboplatina pode ser alternativa à cisplatina. Estudo prospectivo com 51 pacientes não observou diferença entre as taxas de resposta e SG; contudo, devido à paucidade de informações, seu uso ainda pede cautela.[82]

TRATAMENTO DA DOENÇA METASTÁTICA OU RECORRENTE

Tratamento eminentemente paliativo, cujos principais objetivos são o controle da doença, a melhora da qualidade de vida e, sempre que possível, o ganho de sobrevida. A base do tratamento se encontra na QT paliativa, sendo a cirurgia e a RT reservadas para o controle sintomático e, em poucos casos, para o resgate oncológico com objetivo curativo.

Em pacientes previamente irradiadas e que apresentem recorrência local, o resgate cirúrgico (comumente exenteração pélvica) pode ser curativo, mas precisa ser bem avaliado, devido ao tempo cirúrgico (até 8 h), à grande perda sanguínea, à mortalidade peroperatória (até 14%) e às complicações pós-operatórias (p. ex., fístulas e obstrução intestinal).[83-85] Longo período livre de recorrência ou recorrência central, sem fixação em parede pélvica e menor que 3 cm, são alguns fatores a considerar na melhor escolha das pacientes cirúrgicas.[86] Em pacientes sem exposição prévia a RT, seu uso associado ou não à QT tem bom controle local, com 43% de sobrevida em 5 anos, em alguns trabalhos.[87]

Para pacientes sem possibilidade de resgate cirúrgico ou que já tenham sido submetidas a tratamento radioterápico, a QT sistêmica à base de platina apresenta bom controle da doença e ganho em sobrevida. Estudo GOG-240 randomizou 452 pacientes para cisplatina com paclitaxel ou topotecana + paclitaxel, e depois para o uso ou não de bevacizumabe, anticorpo monoclonal contra fator de crescimento vascular (VEGF).[88] O braço com cisplatina, paclitaxel e bevacizumabe apresentou ganho de 3,7 meses (17 *versus* 13,3 meses), estabelecendo o tratamento padrão em primeira linha. Em serviços em que o bevacizumabe não está disponível, o tratamento combinado com platina e taxano é alternativa.

Devido à significativa toxicidade com cisplatina, estudo japonês com 253 pacientes com câncer cervical metastático aventou o uso alternativo de carboplatina combinada a taxano; não obteve diferença nas taxas de resposta e sobrevida entre os grupos, mas evidenciou melhor tolerância no braço com carboplatina.[89] Devido ao seu melhor perfil de tolerabilidade e igual eficácia, muitos grupos estabeleceram o uso combinado entre carboplatina e paclitaxel como tratamento de escolha inicial no câncer cervical avançado. Vale ressaltar que a análise *post-hoc* desse estudo mostrou que, no subgrupo sem prévia exposição à platina, houve diferença significativa na sobrevida das pacientes que usaram cisplatina em vez de carboplatina (23 *vs.* 13 meses). Esses resultados levantaram dúvidas se pacientes sem tratamento prévio com platina (p. ex., associado a RT) não deveriam usar cisplatina em vez de carboplatina na primeira linha.

TRATAMENTO DE SEGUNDA LINHA

Seis meses após o fim da QT, pacientes que progrediram na primeira linha com platina são consideradas platino-sensíveis, devendo, sempre que possível, ser reexpostas ao mesmo esquema utilizado. Pacientes que progrediram em menos de 6 meses (platino-resistentes) ou que apresentem intolerância a platina podem receber QT com diversos agentes em monoterapia. Entretanto, deve-se destacar que nenhum estudo demostrou ganho de sobrevida em segunda linha, quando comparado ao tratamento de suporte clínico isolado. Estudos mostram taxa de resposta entre 15 e 25% com fármacos como pemetrexede, paclitaxel e topotecana.[90-92]

ENDOMÉTRIO

Segundo a estimativa de 2016 do INCA, o câncer de corpo de útero corresponde à segunda neoplasia maligna ginecológica e ao sexto câncer mais comum em mulheres brasileiras, excluindo-se neoplasias de pele não melanoma.[93] Nos EUA e na União Europeia o câncer de corpo de útero é a neoplasia maligna ginecológica mais comum, com aumento da incidência nos últimos anos, atribuível aos fatores de risco associados à doença, como obesidade.[94-96]

Dentre as neoplasias malignas de corpo útero, o ADC de endométrio é o tumor mais comum e foco deste capítulo.[97,98]

EPIDEMIOLOGIA, HISTOLOGIA E FATORES DE RISCO

Mais de 90% dos casos de carcinoma de endométrio ocorrem em mulheres com mais de 50 anos (média de 62 anos de idade).[94,96] Nos países desenvolvidos, a maioria das pacientes são diagnosticadas com doença inicial (estádios I e II). Nos EUA, 67% das pacientes apresentam ao diagnóstico de doença confinada ao útero, 21% doença linfonodal associada e 8% doença metastática a distância.[94] No Brasil, não temos dados oficiais sobre estadiamento ao diagnóstico. A sobrevida em 5 anos de pacientes diagnosticadas com doença em estádio I é superior a 95%; já pacientes com doença metastática a distância apresentam sobrevida em 5 anos de 17%.[96]

Historicamente, o carcinoma de endométrio é classificado em dois grupos, de acordo com suas características clínicas e histológicas, com diferenças quanto ao prognóstico, aos fatores de risco e à incidência.[96-98]

Carcinoma de endométrio tipo I

Incluem-se nesse grupo tumores do subtipo histológico ADC endometrioide de endométrio graus 1 e 2, doenças com prognóstico tipicamente mais favorável e diagnóstico com doença inicial que correspondem a aproximadamente 80 a 90% dos carcinomas de endométrio. Tumores estrogênio-dependentes apresentam como precursoras lesões intraepiteliais (p. ex., hiperplasias endometriais complexas ou atípicas).

Carcinoma de endométrio tipo II

Correspondem a cerca de 10 a 20% dos carcinomas de endométrio. Incluem-se nesse grupo os ADCs endometrioides de endométrio grau 3 e tumores não endometrioides (p. ex., tumores serosos, células claras, mucinosos, carcinossarcomas e indiferenciados). São tumores estrogênio-independentes. Pacientes com esse diagnóstico apresentam pior prognóstico e doenças mais agressivas desde a apresentação.

Carcinomas de endométrio tipo I apresentam como fatores de risco: exposição prolongada ao estrogênio; nuliparidade; anovulação crônica; menopausa tardia; menarca precoce; uso de estrogênio exógeno sem progesterona associada (p. ex., no uso de tamoxifeno adjuvante para câncer de mama); tumores produtores de estrogênio; obesidade.[96,99]

Em relação à obesidade, estudos evidenciam aumento progressivo de risco relativo (RR) de câncer de endométrio, de acordo com o grau de obesidade, variando de 1,5% para mulheres com sobrepeso (índice de massa corporal [IMC] de 25 a 29,9 kg/m^2) até 7,1% para obesidade grau III (IMC acima de 40 kg/m^2).[96,100,101] A obesidade aumenta os níveis de estrogênio devido à conversão de androstenediona em estrona e androgênios em estradiol, nos tecidos adiposos. Há também correlação negativa em relação ao risco de morte e peso: pacientes com obesidade grau III parecem apresentar risco à vida 6,25% superior ao de mulheres com IMC adequado (entre 18,5 e 24,9 kg/m^2).[102] A obesidade como fator de risco para câncer de endométrio é significativa devido ao aumento da sua prevalência na população. Nos EUA, por exemplo, a análise do National Health and Nutrition Examination Survey (NHANES) mostrou aumento da prevalência de obesidade em mulheres, ajustada para o período 2013-2014, comparado ao anterior, com prevalência de 40,4% para obesidade geral e 9,9% para obesidade grau III.[103]

Em contrapartida, uso de anticoncepcional oral, atividade física e (curiosamente) tabagismo são fatores protetores para câncer de endométrio tipo I.[98,104]

Pacientes com diagnóstico de carcinoma de endométrio tipo II apresentam patologias de alto grau e costumam apresentar doença extrauterina ao diagnóstico. Esses tumores não se relacionam com a exposição prolongada ao estrogênio. O tabagismo, fator protetor para o carcinoma tipo I, é fator de risco para os tumores classificados como tipo II.[104]

O câncer de endométrio está associado a algumas síndromes genéticas, particularmente a síndrome de Lynch tipo II, doença autossômica dominante que aumenta o risco de câncer colorretal, tumores ginecológicos (mais comumente o de endométrio) e outros tipos de câncer. Essas pacientes apresentam 27 a 71% de risco de desenvolver câncer de endométrio ao longo da vida (para termos de comparação, esse risco é de 2,8% na população geral dos EUA).[95,104] Em caso de suspeita dessa ou de outra síndrome genética relacionada ao câncer, a paciente deve ser referenciada a um geneticista, para aconselhamento genético.

Não existe evidência de recomendação de rastreio de câncer de endométrio para a população geral, ou mesmo para pacientes com risco aumentado (pacientes em uso de tamoxifeno, obesas, com menopausa tardia etc.). Para pacientes com síndrome de Lynch, embora sem níveis de evidência fortes (nível de evidência IVb), recomenda-se exame ginecológico, ultrassonografia transvaginal e biopsias endometriais anuais, iniciando-se aos 35 anos, além de discussão de histerectomia com salpingo-oforectomia profilática, para reduzir o risco de neoplasias de endométrio.[96]

QUADRO CLÍNICO

O sintoma típico do carcinoma de endométrio é o sangramento vaginal anormal, que ocorre em 75 a 90% das mulheres com esse diagnóstico, desde o início da doença.[104-106] Pacientes com doença avançada apresentam sintomas de acordo com a evolução da doença, desde aumento do volume abdominal ou ascite, até sintomas decorrentes de doença metastática.[104]

ADC em citologia cervical ou células glandulares atípicas e achados incidentais em exames de imagem podem indicar o início de investigação e diagnóstico de neoplasia de endométrio, mesmo em pacientes assintomáticas.[107]

DIAGNÓSTICO E ESTADIAMENTO

Na suspeita de câncer de endométrio, é necessária biopsia endometrial, para a confirmação de diagnóstico histopatológico. A obtenção do material, seja por dilatação e curetagem, biopsia endometrial às cegas ou biopsia guiada por histeroscopia é essencial para início do tratamento.[107]

Antes do tratamento, deve-se realizar avaliação médica, com exame da pelve e exame físico geral (atentando para a existência de massas abdominais e ascite), de potenciais sítios de metástases (p. ex., linfonodos inguinais e supraclaviculares), anamnese com avaliação de morbidades e levantamento da história familiar.[96,108]

Os exames de imagem e laboratoriais devem ser indicados em pacientes selecionados, seja para planejamento terapêutico (p. ex., RM de pelve para avaliar invasão miometrial) ou em caso de suspeita de doença metastática (podendo-se realizar exames como TC e/ou PET).[96,104] Não há evidência que justifique solicitar marcadores tumorais (p. ex., CA-125) como rotina para pacientes com suspeita ou diagnóstico de câncer de endométrio.[96]

O estadiamento do câncer de endométrio é cirúrgico.[96,108] O sistema da FIGO 2010 é o mais usado na prática clínica e em estudos sobre câncer de endométrio, embora não seja o único, podendo-se utilizar o da American Joint Committee on Cancer (TNM).[109,110] Ambos os sistemas classificam o carcinoma de endométrio do estádio I ao estádio IV (Tabelas 48.3 e 48.4). Para fins de padronização, em todo este capítulo o termo estadiamento se refere ao sistema da FIGO.

TRATAMENTO

Cirurgia

A histerectomia total extrafascial com salpingo-oforectomia bilateral é o procedimento cirúrgico padrão para o carcinoma endometrial, seja por laparotomia, laparoscopia, cirurgia robótica ou até, em casos selecionados, por via vaginal (mais estudada em pacientes idosas ou com condição clínica comprometida, em especial em caso de doença inicial).[96,111]

Tabela 48.3 Estadiamento do câncer de endométrio segundo a FIGO.

Estádio	Definição
I	Tumor confinado ao útero: IA: limitado ao endométrio ou invadindo menos da metade do miométrio IB: invade metade do miométrio uterino ou mais
II	Tumor invade tecido conectivo estromal da cérvice, mas não se estende além do útero
III	IIIA: envolvimento da serosa do órgão e/ou anexos IIIB: envolvimento vaginal ou de paramétrios IIIC: envolvimento linfonodal (IIIc1: linfonodal pélvico; IIIc2: linfonodos para-aórticos comprometidos, com ou sem envolvimento nodal pélvico associado)
IV	IVA: envolvimento da mucosa da bexiga ou intestinal adjacente IVB: metástase a distância

Tabela 48.4 Estadiamento do câncer de endométrio pelo TNM.

TNM	Definição
Tx	Tumor primário não pode ser avaliado
Tis	Carcinoma *in situ*
T1	Tumor limitado ao útero T1a: limitado ao endométrio ou invadindo menos da metade do miométrio T1b: invade metade do miométrio uterino ou mais
T2	Tumor invade tecido conectivo estromal da cérvice, mas não se estende além do útero
T3	T3a: envolvimento da serosa do órgão e/ou anexos T3b: envolvimento vaginal ou de paramétrios
T4	Envolvimento da mucosa da bexiga ou intestinal adjacente
N0	Sem linfonodos acometidos
N1	Envolvimento linfonodal pélvico
N2	Envolvimento de linfonodos para-aórticos comprometidos, com ou sem envolvimento nodal pélvico associado
M0	Sem metástase a distância
M1	Com metástase a distância
IA IB	T1aN0M0 T1bN0M0
II	T2N0M0
IIIA IIIB IIIC1 IIIC2	T3aN0M0 T3bN0M0 T1-T3N1M0 T1-T3N2M0
IVA IVB	T4N0-2M0 M1

A linfadenectomia pélvica e para-aórtica é parte importante do estadiamento de carcinoma de endométrio, apesar de controversa em pacientes com doença estádio I. Estudos prospectivos nessa população não mostraram benefício em termos de SG.[112,113] Embora esses estudos possam ser criticados do ponto de vista metodológico, com base nos dados que temos, em pacientes com doença estádio I e risco baixo ou intermediário (Tabela 48.5) a linfadenectomia ainda é realizada em alguns serviços, mesmo não sendo recomendada como rotina. Em pacientes com doença estádio I de alto risco e doença estádio II ou mais a linfadenectomia pélvica e para-aórtica deve ser recomendada.[96]

Quando realizada a linfadenectomia, recomenda-se, com base em estudos retrospectivos, a ressecção de, pelo menos, mais de 10 linfonodos, para amostragem adequada para

Tabela 48.5 Classificação de grupos de risco de acordo com a European Society for Medical Oncology (ESMO).

Grupos de risco	Definição
Baixo risco	Doença estádio IA, tumor endometrioide, grau 1 ou 2, sem ILV
Risco intermediário	Doença estádio IB, tumor endometrioide, grau 1 ou 2, sem ILV
Risco intermediário alto	Doença estádio IA, grau 3, com ou sem ILV Doença estádio IA ou B, grau 1 ou 2, com ILV
Risco alto	Doença estádio IB, grau 3, com ou sem ILV Doença estádio II Doença estádio III com ressecção completa Tumores não endometrioides estádios I a III
Doença avançada	Estádios III, não ressecado completamente, e IVA
Doença metastática	Doença estádio IVB

ILV: invasão linfovascular. *Fonte*: adaptada de Colombo et al., 2015.[96]

estadiamento.[96,114] A abordagem com pesquisa de linfonodo sentinela no ADC de endométrio ainda não é amplamente recomendada como técnica padrão, devido às diretrizes das sociedades europeia e americana, mas é possível e sensível para detecção de linfonodos envolvidos, e vem sendo cada vez mais utilizada como alternativa para estadiamento adequado, com menor morbidade.[96,108,115]

A abordagem cirúrgica em pacientes com doença avançada (estádios III e IVA) deve ser considerada se for possível obter margens macroscopicamente negativas. Porém, muitas vezes não é possível a citorredução ótima (com doença residual menor que 1 cm ou ausente), seja pelo tamanho do tumor, pelas estruturas com as quais se relaciona, seja por conta da condição clínica da paciente, na maioria dos casos uma mulher idosa e possivelmente sintomática devido à doença. Para alguns pacientes, opões como RT primária podem ser discutidas com o oncologista e o radioterapeuta.[96,116]

Em pacientes com tumores não endometrioides, a cirurgia padrão também será histerectomia com salpingo-oforectomia e linfadenectomia, mesmo para pacientes com doença inicial. Em caso de histologia serosa, pode-se associar omentectomia à cirurgia.[96]

Tratamento adjuvante

Por definição geral, tratamento adjuvante é todo aquele realizado após procedimento cirúrgico com intuito curativo. No caso do câncer de endométrio, o tratamento adjuvante vai depender do grupo de risco da paciente, dividido com base no estadiamento cirúrgico e nas características patológicas prognósticas, com o objetivo de identificar para quais pacientes determinado tratamento adjuvante pode ser benéfico na redução do risco de recorrência.[96,117] A Tabela 48.5 apresenta os grupos de risco de acordo com a classificação da sociedade europeia.

Simplificadamente, pacientes de baixo risco não apresentam benefício de tratamento adjuvante, sendo-lhes indicados apenas a cirurgia e o seguimento.[96,108]

Para pacientes com risco intermediário e intermediário alto, a principal recorrência é em cúpula vaginal. Nesses casos, indica-se braquiterapia (BQT) adjuvante, tratamento de RT no qual se coloca uma fonte de energia ionizante dentro ou próximo ao local que se deseja tratar (no caso, a

vagina), tendo, portanto, menor toxicidade que RT externa convencional e, nos casos de pacientes com risco intermediário e intermediário alto, benefício semelhante em termos de controle de doença vaginal. Em pacientes com risco intermediário, tendo em vista que a RT (seja externa ou BQT) não altera sua sobrevida, mas apenas aumenta o controle local da doença, pode-se discutir observação, indicando BQT em casos de recidiva.

Em pacientes de alto risco, o tratamento dependerá também do estadiamento. Para pacientes com ADCs de endométrio do tipo endometrioide de alto risco estádios I e II, indica-se RT, seja externa, BQT ou tratamento associado, conforme a avaliação de cada caso pelo oncologista e o radioterapeuta.[96]

Nas pacientes com doença estádio III, a QT adjuvante reduz o risco de recorrência e aumenta a sobrevida. O esquema de QT mais usado na prática clínica nesse contexto é a associação de dois fármacos, a carboplatina e o paclitaxel (carbotaxol), esquema indicado por seis ciclos a cada 21 dias. Além de QT, indica-se avaliação de RT após QT adjuvante. Esquemas de tratamento envolvendo QT e RT associados concomitantes (ainda experimentais) estão sendo estudados.[96,118]

Pacientes com tumores não endometrioides (mesmo aquelas com doença estádio I) apresentam alto risco de recorrência. Para a maioria desses tumores, a principal recorrência é sistêmica, indicando-se tratamento adjuvante com QT. Pode-se considerar RT associada, em especial se houver linfonodos positivos. A QT de eleição também é carbotaxol por seis ciclos.[96]

A maioria das recorrências de câncer de endométrio ocorre nos primeiros 3 anos após o tratamento. Não há protocolos validados de seguimento de pacientes, variando de instituição para instituição, mas, no geral, recomenda-se consulta com história e exame clínico (pélvico e físico geral) a cada 3 meses, durante 2 anos, seguido de consultas a cada 6 meses, por 3 anos.

DOENÇA RECORRENTE OU METASTÁTICA

Pacientes com ADC de endométrio podem apresentar diversos padrões de recidiva, incluindo recidiva vaginal localizada, recidiva pélvica ou metástase a distância, e algumas podem apresentar doença metastática (estádio IVB) ao diagnóstico. A confirmação histopatológica dessas pacientes é importante para a confirmação diagnóstica.

Em casos de recidiva vaginal isolada, se a paciente não tiver feito RT externa ou BQT adjuvante, a RT de resgate é opção, com dados de estudos mostrando boa taxa de controle de doença nessa população; em pacientes submetidas a RT adjuvante, a recidiva vaginal é mais rara, porém mais agressiva, devendo-se avaliar a possibilidade de cirurgia.[96,119,120] Para a maioria das pacientes a cirurgia indicada é a exenteração pélvica, cirurgia extensa, com alta morbidade, que causa disfunção urinária, sexual e intestinal, devendo, portanto, ser indicada para pacientes nas quais tecnicamente é possível a ressecção completa com fins de tentativa de cura, que aceitem a morbidade da cirurgia e tenham condições clínicas de passar por ela.[96,121] Para pacientes não candidatas à cirurgia é indicado tratamento clínico semelhante ao das pacientes com doença metastática. Na maioria dos casos a reirradiação não é possível, mas deve ser avaliada junto com o radioterapeuta, utilizando-se técnicas específicas.[96] Para pacientes com recidiva pélvica localizada, o raciocínio é semelhante ao dos casos de recidiva vaginal isolada.

Para pacientes com doenças metastáticas ou recidivas não passíveis de tratamento local e com bom *performance status* (PS) (Tabela 48.6) é oferecido tratamento sistêmico (QT ou hormonoterapia – HT) associado a cuidados paliativos, com o objetivo de controlar os sintomas e ganhar sobrevida, devendo a qualidade de vida ser sempre o foco. Caso a paciente apresente PS 3 ou 4, opta-se por cuidados paliativos exclusivos, pois nesses casos a QT não é indicada, devido ao risco de complicações e toxicidades associado ao tratamento. O esquema de QT mais utilizado nesses casos é o carbotaxol, feito em caso de benefício clínico (ou seja, se a doença se mantiver estável ou com diminuição do tamanho das lesões, e o paciente não desenvolver efeitos colaterais graves ao tratamento), em um total de seis ciclos de tratamento com intervalos de 21 dias entre si. Suspensa a QT, a paciente inicia fase de controle, na qual são realizadas consultas e exames periódicos.[122,123]

Em caso de progressão de doença (surgimento de lesões metastáticas novas ou crescimento maior de que 20% de lesões já existentes), avalia-se a possibilidade de segunda linha, ou seja, novo tratamento paliativo. Não há dados tão fortes em relação ao melhor esquema ou abordagem para segunda linha de tratamento. No geral, se a paciente apresentou resposta à primeira linha com carbotaxol e a manteve por 6 meses ou mais antes de a doença progredir, opta-se por repetir a QT inicial; se a resposta durou menos de 6 meses ou há contraindicação à QT inicial, opta-se por tratamento com fármaco único. O prognóstico dessas pacientes é reservado, e linhas adicionais de tratamento devem ser individualizadas, devido aos poucos dados clínicos.

Em pacientes com câncer de endométrio, em especial com tumores tipo I (ADCs endometrioides grau 1 ou 2), e doença metastática, pode-se optar por tratamento com HT, em especial se apresentarem doença oligometastática ou assintomática. Antes de iniciar tratamento devemos confirmar se há receptores de estrogênio e progesterona no tumor, realizando avaliação imuno-histoquímica no material histopatológico. O fármaco mais usado nesse contexto é o acetato de megestrol, um progestógeno.[96,124] Em pacientes que progridem a HT, pode-se avaliar QT, na dependência do PS.

Sempre que possível, pacientes com doença metastática devem ser referidas para estudos clínicos. Novos fármacos vêm sendo desenvolvidos e estão atualmente em diversas fases de estudo clínico.

Tabela 48.6 Escala do Eastern Cooperative Oncology Group (ECOG) de *performance status* (classificação prognóstica): descreve e classifica funcionalidade de pacientes oncológicos.

ECOG	Definição
PS0	Assintomático, atividades de vida normais
PS1	Paciente sintomático, mas realizando suas atividades diárias normais
PS2	Paciente sintomático, com comprometimento de suas atividades diárias, mas permanecendo menos de 50% do seu tempo sentado ou deitado
PS3	Paciente sintomático, com comprometimento significativo de suas atividades, permanecendo mais de 50% do seu tempo sentado ou deitado
PS4	Paciente inteiramente dependente, não conseguindo realizar nenhuma atividade ou autocuidado; totalmente acamado

Fonte: adaptada de Ecog-Acrin Cancer Research Group.[125]

OVÁRIO, TUBAS UTERINAS E PRIMÁRIO DE PERITÔNIO

O câncer de ovário é tumor ginecológico pouco frequente, que abrange diversos tipos histológicos, a maioria carcinomas epiteliais originados da transformação maligna da superfície do epitélio ovariano. São mais comuns em mulheres pós-menopausa, e cerca de 3/4 das pacientes se encontram em estádio avançado da doença no momento do diagnóstico. Outros subtipos (p. ex., tumor germinativo e de cordão sexual) são localizados, passíveis de ressecção cirúrgica e têm melhor prognóstico. Os tumores de tuba uterina e primário de peritônio, apesar de não serem provenientes do epitélio uterino, têm manejo similar ao dos carcinomas ovarianos.

EPIDEMIOLOGIA

Dados do INCA estimam 6.150 novos casos de câncer de ovário no Brasil. O número de mortes pela doença em 2013 esteve em torno de 3.280. Nos EUA, é a quinta causa mais comum de malignidade nas mulheres, tendo sido estimados 22.280 novos casos da doença em 2016, com 14.240 mortes.[126] Pelos dados norte-americanos, a média de idade é de 60 anos, com maior incidência na sexta década.

Dentre os fatores de risco, a história familiar de câncer de ovário é o mais importante.[127-131]

- Idade: média de 63 anos
- Menarca precoce
- Menopausa tardia
- Nuliparidade
- Infertilidade
- Endometriose
- Síndrome do ovário policístico (SOP)
- Tabagismo
- Obesidade
- Síndrome de Lynch
- Mutações em *BRCA-1* e *BRCA-2*.

Uso de contraceptivos orais, multiparidade, amamentação, uso de anticoncepcional oral, salpingo-oforectomia e ligadura tubária são possíveis fatores protetores contra o câncer de ovário.[132-135]

Aproximadamente 5 a 15% de todos os tumores malignos de ovário podem ser ligados a síndromes genéticas. A síndrome do câncer de mama e ovário hereditário, herdada de maneira autossômica dominante por linhagem materna ou paterna, têm íntima relação com mutações nos genes *BRCA-1* e *BRCA-2*.[131]

Indivíduos que carreiam o alelo *BRCA-1* mutado apresentam 56 a 87% de risco de desenvolver câncer de mama, e 16 a 44% de desenvolver câncer de ovário.[136,137] Por sua vez, o risco de tumores ovarianos aumenta consideravelmente após a quarta década, tendo melhor prognóstico do que os tumores esporádicos. Em geral, apresentam sensibilidade aos agentes platinantes e aos inibidores da enzima poliadenosina difosfato-ribose polimerase (PARP).[138,139]

A mutação do gene *BRCA-2* é associada a risco semelhante de desenvolvimento de câncer de mama, quando comparada ao *BRCA-1*.[140] O desenvolvimento de câncer de ovário em portadoras dessa mutação ocorre tardiamente (aos 70 anos de idade, o risco é de aproximadamente 10 a 20%). O prognóstico dos tumores associados à mutação *BRCA-2* é melhor do que o dos tumores esporádicos e dos associados à mutação *BRCA-1*.

Devido ao alto risco de desenvolvimento da neoplasia, a salpingo-oforectomia bilateral (SOB) é procedimento empregado no caso de detecção de tais mutações, principalmente em mulheres na pré-menopausa.[141] Deve-se remover as tubas uterinas, devido ao aumento do risco de desenvolvimento de câncer no local.[142] Apesar da redução do risco da doença, algumas pacientes podem apresentar neoplasias primárias de peritônio.[143,144] Vale ressaltar que a SOB deve ser discutida amplamente com a paciente, principalmente com aquelas sem prole constituída. Para mulheres que se recusam a realizar a SOB, ainda não há rotina bem estabelecida para *screening* com CA-125 e ultrassonografia pélvica.[145]

Outro fator de risco genético bem estabelecido é a síndrome de Lynch, também conhecida como síndrome do câncer colorretal não polipoide, considerada doença autossômica dominante, com mutação nos genes de reparo de *DNA MSH-2, MLH-1* ou *MSH-6*.[146] Tumores de cólon costumam se localizar no lado direito e surgir em idades precoces, em mulheres com história familiar da neoplasia. As pacientes têm risco aumentado de desenvolvimento de câncer de ovário e útero.[147]

PATOGÊNESE E HISTOLOGIA

O câncer epitelial de ovário (CEO) é composto de diversos tipos diferentes de tumores, com alterações morfológicas e genéticas distintas, originados da transformação maligna da superfície do epitélio ovariano, contíguo ao mesotélio peritoneal. São caracterizados pelo tipo histológico e o grau de diferenciação como:

- Serosos
- Mucinosos
- Endometrioides
- Células claras
- *Borderlines.*

Em alguns tipos de tumores o tipo histológico pode ter valor prognóstico independente do estadiamento clínico. Os tipos de células claras e mucinosos são relativamente quimiorresistentes, conferindo pior prognóstico, assim como tumores de alto grau.[148]

Tumores de baixo grau têm curso mais indolente e podem apresentar mutações somáticas no *KRAS,* além de ativação da via *BRAF/MEK*. Apesar de quimiorresistentes, têm melhor prognóstico. Por outro lado, tumores de alto grau são mais comuns e associados com mutação em *p53* – 50% deles têm anormalidade na via de recombinação homóloga (*BRCA-1* e *2, RAD51C/D* etc.).[149]

Tumores endometrioides são associados com endometriose em aproximadamente 20% dos casos e podem apresentar perda da expressão do *PTEN*, mutações em betacatenina e *ARID1A*. O subtipo de células claras costuma se apresentar em estádio inicial, mas é um dos subtipos mais quimiorresistentes, de difícil tratamento em casos de doença avançada. Tumores mucinosos são menos comuns, apresentam baixa expressão de CA-125 e maior resistência à combinação platina/taxano.

DIAGNÓSTICO

A maioria das pacientes com CEO é assintomática e aproximadamente 70% apresentam tumor avançado no momento do diagnóstico.[150] Grande parte das pacientes em estádio inicial são diagnosticadas por exames de rotina ginecológica ou por queixas inespecíficas. Em geral, sintomas agudos e subagudos indicam doença avançada, necessitando de rápida abordagem diagnóstica e terapêutica.[151,152] Sintomas gastrintestinais e urológicos são os mais comuns:

- Dor abdominal ou pélvica
- Urgência urinária
- Polaciúria
- Saciedade precoce
- Aumento do volume abdominal
- Perda ponderal
- Sangramento vaginal pós-menopausa.

Em muitas ocasiões, a gravidade dos sintomas não reflete o estádio da doença. Aumento do volume abdominal e dor pélvica intensa podem estar relacionados a tumores volumosos confinados no ovário; ascite e metástases peritoneais macroscópicas podem provocar náuseas, saciedade precoce e distensão abdominal.

É comum a doença se apresentar como achado de massa anexial ao exame físico. Queixas de dor pélvica e sensação de pressão local são os sintomas mais relacionados.[153] A ultrassonografia transvaginal (USTV) é importante método diagnóstico para essa apresentação, sendo mais sensível em detectar tumores ovarianos que a TC. Cistos simples (sem componentes sólidos e septações, com paredes finas e conteúdo ecogênico) são frequentemente benignos e podem ser encontrados em até 10% das mulheres pós-menopausa assintomáticas. Em geral, nesses casos não é necessária abordagem cirúrgica, mas casos associados à elevação de CA-125 devem ser discutidos individualmente, bem como mulheres pré-menopausa e casos de cistos permanentes ou de aumento progressivo, acompanhados de elevação do marcador.

Achados ultrassonográficos, como cistos complexos (componentes sólidos e císticos, podendo haver septações), são altamente sugestivos de malignidade, tornando necessária a abordagem cirúrgica. Septações espessas (acima de 3 mm), ascite, fluxo sanguíneo no componente sólido ao Doppler e linfonodomegalias ou nódulos peritoneais são altamente sugestivos de malignidade. Devido ao risco de ruptura do cisto e semeadura de células tumorais na cavidade peritoneal, deve-se evitar a biopsia percutânea, sendo preferível a cirurgia.

Aproximadamente 80% dos casos de tumores epiteliais de ovário apresentam CA-125 aumentado – marcador inespecífico, uma vez que pode estar aumentado em outras condições, como: endometriose; doença inflamatória pélvica; carcinomatose peritoneal, independentemente do tipo de neoplasia; tumores de mama e gastrintestinais. Aproximadamente 50% dos casos em estádio inicial apresentam CA-125 elevado, exercendo o marcador papel limitado no *screening* da neoplasia, sendo mais utilizado para monitorar a resposta ao tratamento e a recorrência da doença.[154] Em tumores mucinosos, pode haver elevação do CA 19-9.

ESTADIAMENTO

O modelo mais usado para estadiamento do câncer de ovário é o sistema elaborado pela FIGO (Tabela 48.7), com base em achados de laparotomia exploratória (LE). Em casos de suspeição para a doença, a LE possibilita obter material para análise histopatológica, uma vez que permite diagnóstico diferencial com outros tipos de tumores, como metástase de tumores gástricos (tumor de Krukenberg), intestinais, mama e condições benignas, como endometriose. De mesmo modo, é necessária

Tabela 48.7 Estadiamento do câncer de ovário.

Estádio I – Tumor limitado aos ovários
IA/T1a: tumor limitado a um ovário, com ausência de células malignas no lavado peritoneal ou líquido ascítico, ausência de tumor em superfície externa de ovário e cápsula ovariana intacta
IB/T1b: igual a Ia, mas com tumor limitado aos dois ovários
IC/T1c: tumor limitado a um ou ambos os ovários, com uma das seguintes características: Ic1/T1c1: ruptura cirúrgica; Ic2/T1c2: cápsula rompida antes da cirurgia ou tumor que invade a superfície ovariana; Ic3/T1c3: células malignas no lavado peritoneal ou líquido ascítico
Estádio II/T2 – Tumor invadindo um ou ambos os ovários, com extensão para a cavidade pélvica
IIA/T2a: extensão e/ou implantes no útero, tubas uterinas e/ou ovários
IIB/T2b: extensão para outros órgãos pélvicos
Estádio III – Tumor invadindo um ou ambos os ovários, com comprometimento citológico ou histológico do peritônio extrapélvico e/ou comprometimento de linfonodo retroperitoneal
IIIA1/T1-T2/N1: apenas linfonodos retroperitoneais positivos
IIIA2/T3a2-N0/N1: envolvimento microscópico peritoneal extrapélvico com ou sem linfonodos retroperitoneais positivos; IIIB/T3b-N0/N1: implantes em peritônio da cavidade abdominal ≤ 2 cm, com ou sem metástases em linfonodos retroperitoneais; IIIC/T3c-N0/N1: implantes em peritônio da cavidade abdominal > 2 cm, com ou sem metástases em linfonodos retroperitoneais, incluindo extensão do tumor para a cápsula de fígado ou baço, sem o envolvimento parenquimatoso dos mesmos
Estádio IV – Metástase a distância, incluindo metástase peritoneal
IVA: derrame pleural com citologia positiva
IVB/M1: metástase parenquimatosa e metástase para órgãos extra-abdominais, incluindo linfonodos inguinais e linfonodos fora da cavidade abdominal
TNM (AJCC)
I: T1N0M0; IA: T1aN0 M0; IB: T1bN0 M0; IC: T1cN0M0; II: T2N0M0; IIA: T2aN0M0; IIB: T2bN0M0; IIC: T2cN0M0; III: T3N0M0; IIIA: T3aN0M0; IIIB: T3bN0M0; IIIC: T3cN0M0; T1-T3N1M0; IV: T1-3N0-1M1

AJCC: American Joint Committee on Cancer.

para determinar a extensão da doença, sendo importante para o prognóstico da paciente e o planejamento de tratamentos pré ou pós-operatórios com medicações citotóxicas. Além disso, é possível realizar a citorredução (*debulking*) tumoral. Em casos de citorredução ótima (diâmetro do maior tumor residual menor ou igual a 1 cm), há maior impacto de SG, se comparado àqueles com doença residual maior do que 1 cm.[155]

O estadiamento cirúrgico inclui: incisão vertical mediana que possibilite visualizar o abdome superior; coleta do líquido ascítico ou lavado peritoneal; inspeção de toda a cavidade peritoneal, goteira paracólica, serosa hepática e subdiafragmática; histerectomia total; salpingo-oforectomia bilateral; omentectomia; amostragem linfonodal pélvica bilateral e para-aórtica (preferencialmente, com remoção de mais de 10 linfonodos); ressecção de áreas suspeitas ou, se não houver, biopsias randômicas da superfície peritoneal (incluindo as goteiras parietocólicas e a área diafragmática). Nos casos de tumores mucinosos, deve-se realizar apendicectomia, pois o apêndice, mesmo macroscopicamente normal, pode ser o sítio de um tumor mucinoso primário com metástase para ovário.

Em caso de ausência de carcinomatose peritoneal, indicam-se a retirada do tumor primário ovariano e o estadiamento cirúrgico, para evitar ruptura da massa. Deve-se aproveitar o ato cirúrgico para biopsias do anexo contralateral, ressecção de possíveis cistos, linfadenectomia pélvica e para-aórtica, uma vez que 10 a 15% das pacientes com provável estádio I têm metástases nodais ocultas, sendo classificadas como estádio III.

Há evidências de que, uma vez realizada a cirurgia incompleta de tumores em estádio I-IIIA, a reabordagem cirúrgica por especialista modificaria o estadiamento e a conduta quimioterápica pós-operatória em 50 e 53% dos casos, respectivamente.[156]

Antes da indicação cirúrgica, deve-se solicitar radiografia de tórax para caracterizar possível derrame pleural, e TC de abdome e pelve, para definir se a paciente é candidata a citorredução primária ou a QT pré-operatória. A RM não demonstrou superioridade em relação à TC em pacientes com doença ovariana, com exceção de pacientes grávidas que não podem ser expostas à radiação. A TC com emissão de pósitrons ainda não é rotineira na avaliação da doença inicial ou no acompanhamento.

TRATAMENTO

Doença inicial

O tratamento da doença inicial operada pode ser dividido em dois grupos:

- Baixo risco: inclui pacientes com estádio IA, grau 1 ou 2, sem indicação de tratamento adjuvante.[157,158] A sobrevida em 5 anos após a cirurgia isolada é superior a 90%. Pode-se considerar a salpingo-oforectomia unilateral para pacientes selecionadas (estádio IA e grau 1) que queiram preservar a fertilidade[159]
- Alto risco: o papel da QT adjuvante com base em platina, em pacientes com câncer de ovário em estádios iniciais de risco alto (IA grau 3, IB grau 2 ou 3, IC e IIA) ou carcinoma de células claras, está bem estabelecido. Diversos estudos sugerem que o uso de combinações de QT contendo platina reduziu o risco de recorrência em aproximadamente 30 a 50%, nas pacientes de alto risco.[160,161] Estudos randomizados de fase III dos grupos ICON-1/ACTION demonstraram ganho de SG em 5 anos (*hazard ratio* [HR] = 0,67; intervalo de confiança de 95% [IC 95%]: 0,50-0,90; p = 0,008), em favor do braço contendo regime com base em platina. Atualização do estudo ICON-1, com seguimento mediano de 10 anos, incluindo 477 pacientes, demonstrou benefício absoluto em 10 anos de 9% de SG, em favor da QT imediata.[162]

Uma vez decidido o uso de QT adjuvante nas pacientes de alto risco, deve-se considerar o uso da combinação de carboplatina AUC 6 + placlitaxel 175 mg/m² (geralmente a combinação escolhida nos estudos) no D1, a cada 3 semanas. O número de ciclos foi avaliado por estudo de fase III conduzido pelo GOG, no qual 427 pacientes em estádios I de risco alto e II foram randomizadas para três *versus* seis ciclos de carboplatina e paclitaxel. Com seguimento mediano de 6,8 anos, observou-se redução relativa na taxa de recorrência de 24% (p = 0,18), com probabilidade de recorrência estimada, em 5 anos, de 20,1 *versus* 25,4%, para seis *versus* três ciclos, respectivamente.[163] Até que maiores informações sejam disponibilizadas, sugerem-se seis ciclos de QT adjuvante nas pacientes de alto risco.

Doença avançada

A maior parte das pacientes com diagnóstico inicial de CEO é avançada (estádios III e IV), podendo corresponder a 75% dos casos. A cirurgia citorredutora é fundamental para o tratamento (diversos estudos correlacionam ganho de sobrevida e citorredução ótima da doença residual).[164] É imprescindível a avaliação cautelosa da real possibilidade de citorredução nas pacientes, evitando procedimentos invasivos desnecessários, o que pode piorar a condição clínica da paciente e atrasar a QT.

Alguns fatores limitam a possibilidade de citorredução:[165-168]

- Doença extra-abdominal ou retroperitoneal
- *Bulky* tumoral
- Envolvimento de alças intestinais
- Ascite
- Envolvimento de parênquima hepático
- Condição clínica impeditiva (idade, PS, comorbidades e estado nutricional).

Após cirurgia ótima ou completa, em casos de condição clínica favorável, o tratamento quimioterápico adjuvante objetiva aumento de sobrevida e melhora sintomática. Diversos estudos mostraram aumento de SG e SLP com esquema contendo uma platina e um taxano. Há pelo menos dois estudos randomizados (GOG158 e AGO) que demonstraram equivalência entre carboplatina e cisplatina na combinação com paclitaxel.[169,170]

O esquema dose densa é a primeira opção de tratamento em tais situações e se baseia no estudo GOG de fase III com pacientes em estádios II a IV, que comparou o esquema convencional de carboplatina (AUC 6, intravenoso [IV]) + paclitaxel (180 mg/m², IV), ambos no D1, a cada 3 semanas, por seis ciclos, *versus* carboplatina (AUC 6, IV), no D1 + paclitaxel (80 mg/m², IV, nos D1, D8 e D15, repetidos a cada 3 semanas, também por seis ciclos. Houve aumento da SLP (HR = 0,76; IC 95%: 0,62-0,91; p = 0,0037) e da SG (HR = 0,79; IC 95%: 0,63-0,99; p = 0,039), favorecendo aquelas que receberam QT em regime de dose densa.[171]

Apesar de paclitaxel e taxano ser a combinação padrão na primeira linha de tratamento, em caso de intolerância ao taxano, pode-se optar pela combinação carboplatina (AUC 5) + doxorrubicina lipossomal (30 mg/m²), a cada 3 semanas, por seis ciclos.[172] Além disso, em mulheres com baixa PS ou comorbidades relevantes que imponham risco alto de toxicidade com poliquimioterapia, recomenda-se carboplatina como agente único.[173] O esquema carboplatina + docetaxel é opção para pacientes que apresentam neuropatia periférica ao uso de paclitaxel.

Em paciente jovens com comorbidades controladas e citorredução ótima, pode-se considerar quimioterapia intraperitoneal hipertérmica, tratamento indicado com base em três estudos que mostraram ganho de SG, se comparado ao esquema intravenoso tradicional, mas com aumento considerável de toxicidade grau III/IV.[174-176] Em 2016, foi apresentado o estudo GOG-252 na Sociedade de Oncologia Ginecológica Americana (SGO) Annual Meeting, que mostrou SLPs semelhantes entre os braços que receberam quimioterapia intraperitoneal (QT IP) e intravenosa (QT IV). A quimioterapia intraperitoneal hipertérmica (HIPEC) deve ser avaliada individualmente. Ainda carecemos de estudos prospectivos que corroborem o seu uso, sobretudo considerando os efeitos colaterais do tratamento.

O uso do bevacizumabe (anticorpo humanizado anti-VEGF) no câncer de ovário avançado pode ser reservado para pacientes com metástases a distância, com impossibilidade de citorredução primária ou doença residual de alto volume. Essa recomendação se baseia principalmente em dois estudos (GOG-218 e ICON-7) que mostraram aumento de SLP com o uso de QT associada a bevacizumabe.[177,178] Em análise de subgrupo pré-planejada do estudo ICON-7, pacientes de risco alto (FIGO IV ou FIGO III, com doença residual após cirurgia de citorredução) que receberam bevacizumabe apresentaram aumento significativo na SLP (HR = 0,73; IC 95%: 0,61-0,88; p = 0,001) e na SG (HR = 0,78; IC 95%: 0,63-0,97; p = 0,03).

Pacientes com doença volumosa, não candidatas a citorredução cirúrgica primária, comorbidades expressivas ou ascite detectada clinicamente, podem ser candidatas à QT neoadjuvante. Em geral, recomendam-se três ciclos de QT neoadjuvante (carboplatina + paclitaxel), seguidos de cirurgia citorredutora. Após a cirurgia, indicam-se mais três ciclos da combinação, caso haja resposta inicialmente. O estudo EORTC/NCIC randomizou 670 pacientes com estádio III/IV para cirurgia de citorredução inicial, seguida de seis ciclos de QT com esquema à base de platina *versus* três ciclos de QT neoadjuvante, seguidos de cirurgia de intervalo e três ciclos de QT após a cirurgia. Com seguimento mediano de 4,7 anos, o estudo não mostrou diferença na SLP ou na SG entre os braços; entretanto, a taxa de complicação cirúrgica foi menor nas mulheres que receberam QT neoadjuvante seguida de cirurgia de intervalo, incluindo menor mortalidade pós-operatória (0,7 *versus* 2,5%), infecção (1,7 *versus* 8,1%) e hemorragia de grau 3/4 (4,1 *versus* 7,4%).[179]

Ainda não há dados convincentes associados a laparotomia de *second look* e aumento de sobrevida, não havendo indicação de rotina para tal procedimento.

Doença recorrente

A maior parte das pacientes com CEO avançado apresentará recorrência da doença após a primeira linha de QT, geralmente identificada como aumento progressivo do marcador tumoral na ausência de sintomas ou evidência de alterações radiológicas com os métodos empregados.[127]

Tumores sensíveis à platina têm intervalo livre de progressão maior do que 6 meses do último ciclo de QT à base de platina. Nesse cenário, as pacientes podem ser reexpostas à combinação de fármacos com platina. O estudo ICON-4 comparou o uso de paclitaxel e platina *versus* platina isolada, em indivíduos livres de tratamento por mais de 12 meses. A combinação de fármacos aumentou a sobrevida em 7% em 2 anos a favor da terapia combinada.[180]

O estudo CALYPSO validou o uso de doxorrubicina lipossomal (30 mg/m², D1) a cada 4 semanas, que demonstrou aumento de SLP (11,3 meses *versus* 9,4 meses, respectivamente, p = 0,005) se comparado à combinação de carboplatina (AUC 5) e paclitaxel (175 mg/m²).[181] Ainda nesse contexto, o estudo OCEANS randomizou 484 pacientes para seis ciclos de carboplatina e gencitabina com bevacizumabe *versus* placebo, mantidos até progressão. A SLP foi de 12,4 e 8,4 meses, respectivamente, nos braços bevacizumabe e placebo (HR = 0,48; IC 95%: 0,38-0,60; p < 0,0001) e a taxa de resposta foi de 78,5 *versus* 57,4% (p < 0,0001), respectivamente. Não houve benefício de SG na associação de carboplatina e gencitabina com bevacizumabe *versus* carboplatina e gencitabina com placebo.[182]

Em caso de progressão de doença em menos de 6 meses do último tratamento à base de platina (doença resistente à platina), diversos fármacos podem ser úteis no tratamento: paclitaxel, docetaxel, etoposídeo, topotecana, vinorelbina, pemetrexede etc.[183] O estudo AURELIA avaliou o uso de paclitaxel, topotecana ou doxorrubicina lipossomal peguilada com ou sem bevacizumabe até progressão ou toxicidade limitante. A combinação de QT com o anticorpo elevou a taxa de resposta objetiva de 12,6 para 30,9% (p = 0,001) e a taxa de resposta global de 13 para 31% (p = 0,001), sendo outra combinação benéfica para uso em segunda linha.[184]

Outros fármacos promissores ainda em estudo são os inibidores de PARP. Indivíduos com mutação *BRCA-1* ou *2* têm defeito no reparo do DNA pela v ia de recombinação homóloga. Uma vez que o inibidor de PARP atua inibindo o reparo por excisão de bases, a falha nas duas formas de reparo no DNA causaria morte celular. O olaparibe foi aprovado pela Food and Drug Administration (FDA) em dezembro de 2014, para uso em câncer de ovário recorrente com mutação *BRCA-1* ou *2* que tenha recebido aos menos três linhas de tratamento previamente.

Estudo realizado por Kaufman et al. com pacientes *BRCA-1* ou *2* mutados mostrou resposta objetiva de 34%, com média de duração de resposta por 7,9 meses, e estão em andamento estudos de manutenção do fármaco em primeira linha e em doença platino-sensível (entre eles o SOLO-1).[185]

REFERÊNCIAS BIBLIOGRÁFICAS

1. Sturgeon SR, Brinton LA, Devesa SS et al. In situ and invasive vulvar cancer incidence trends (1973 to 1987). Am J Obstet Gynecol. 1992; 166:1482-5.
2. Piura B, Rabinovich A, Cohen Y et al. Squamous cell carcinoma of the vulva in the south Israel: a study of 50 cases. J Surg Oncol. 1998; 67:174-81.
3. Zaino RJ. Carcinoma of the vulva, urethra and Bartholin's gland. Contemporany issues in surgical pathology. Pathology of the vulva and vagina. V. 9. New York: Churchill Livingstone, 1987, p. 119-53.
4. Madsen BS, Jensen HL, Van Den Brule AJ et al. Risk factors for invasive squamous cel carcinoma of the vulva and vagina – population-based case-control study in Denmark. Int J Cancer. 2008; 122:2827-34.
5. Toki T, Kurman RJ, Park JS et al. Probable nonpapillomavirus etiology of squamous cell carcinoma of the vulva in older women: a clinicopathologic study using in situ hybridization and polymerase chain reaction. Gynecol Pathol. 1991; 10(2):107-25.
6. Stroup AM, Harlan LC, Trimble EL. Demographic, clinical, and treatment trends among women diagnosed with vulvar cancer in the United States. Gynecol Oncol. 2008; 178:373-7.
7. Land R, Herod J, Moskovic E et al. Routine computadorized tomography scanning, groin ultrasound with or without fine neddle aspiration cytology in the surgical management of primary squamous cell carcinoma of the vulva. Int J Gynecol Cancer. 2006; 16:312-7.
8. Sohaib AS, Richards OS, Ind T et al. MR imaging of carcinoma of the vulva. AJR Am J Roentgenol. 2002; 108:373-7.
9. Kataoka MY, Sala E, Baldwin P et al. The accuracy of magnetic resonance imaging in staging of vulvar cancer: a retrospective multi-centre study. Gynecol Oncol. 2010; 117:82.
10. Lin G, Chen CY, Liu FY et al. Computed tomography, magnetic resonance imaging and FDG positron emission tomography in the management of vulvar malignancies. Eur Radiol. 2015; 25:1267.
11. Pecorelli S. Revised FIGO staging for carcinoma of the vulva, cervix and endometrium. Int J Gynaecol Obstet. 2010; 105:103-4.
12. Ansink A, van der Velden J. Surgical interventions for early squamous cell carcinoma of the vulva. Cochrane Database Syst Rev. 2000; CD002036.
13. Farias-Eisner R, Cirisano FD, Grouse D et al. Conservative and individualized surgery for early squamous carcinoma of the vulva: the treatment of choice for stage I and II (T1-2N0-1M0) disease. Gynecol Oncol. 1994; 53:55.
14. Hacker NF, Berek JS, Lagasse LD et al. Individualization of treatment for stage I squamous cell vulvar carcinoma. Obstet Gynecol. 1984; 63:155.
15. Greer BE, Koh WJ. New NCCN Guidelines for Vulvar Cancer. J Natl Compr Canc Netw. 2016; 14:656.
16. Levenback CF, Ali S, Coleman RL et al. Lymphatic mapping and sentinel lymph node biopsy in women with squamous cell carcinoma of the vulva: a gynecologic oncology group study. J Clin Oncol. 2012; 30:3786.
17. Van der Zee AG, Oonk MH, De Hullu JA et al. Sentinel node dissection is safe in the treatment of early-stage vulvar cancer. J Clin Oncol. 2008; 26:884.
18. Faul CM, Mirmow D, Huang Q et al. Adjuvant radiation for vulvar carcinoma: improved local control. Int J Radiat Oncol Biol Phys. 1997; 38:381-9.
19. Rogers LJ, Howard B, Van Wijk L et al. Chemoradiation in advanced vulvar carcinoma. Int J Gynecol Cancer. 2009; 19:745-51.
20. Moore DH. Chemotherapy and radiation therapy in the treatment of squamous cell carcinoma of the vulva: are two therapies better than one? Gynecol Oncol. 2009; 113:379-83.
21. Perez CA, Grigsby PW, Chao C et al. Irradiation in carcinoma of the vulva: factors affecting outcome. Int J Radiat Oncol Biol Phys. 1998; 42:335.
22. Montana GS, Thomas GM, Moore DH et al. Preoperative chemo-radiation for carcinoma of the vulva with N2/N3 nodes: a gynecologic oncology group study. Int J Radiat Oncol Biol Phys. 2000; 48:1007.
23. Moore DH, Ali S, Koh WJ et al. A phase II trial of radiation therapy and weekly cisplatin chemotherapy for the treatment of locally-advanced squamous cell carcinoma of the vulva: a gynecologic oncology group study. Gynecol Oncol. 2012; 124:529.
24. Salani R, Backes FJ, Fung MF et al. Posttreatment surveillance and diagnosis of recurrence in women with gynecologic malignancies: Society of Gynecologic Oncologists recommendations. Am J Obstet Gynecol. 2011; 204:466.
25. Van der Velden J, Ansink A. Primary groin irradiation vs primary groin surgery for early vulvar cancer. Cochrane Database Syst Rev. 2000; CD002224.
26. Beller U et al. Carcinoma of the vagina. Int J Gynaecol Obstet. 2003: 83(Suppl 1):27-39.
27. Wu X, Matanoski G, Chen VW et al. Descriptive epidemiology of vaginal câncer incidence and survival by race, ethnicity, and age in the United States. Cancer. 2008; 2873-82.
28. Duong TH, Flowers LC. Vulvo-vaginal cancers: risks, evaluation, prevention and early detection. Obstet Gynecol Clin North Am. 2007; 34:783-802.
29. Cutillo G, Cignini P, Pizzi G et al. Conservative treatment of reproductive and sexual function in young woman with carcinoma of the vagina. Gynecol Oncol. 2006; 103:234-7.
30. Kucera H, Mock U, Knock TH et al. Radiotherapy alone for invasive vaginal cancer: outcome with intracavitary high dose rate brachytherapy vs conventional low dose rate brachytherapy. Acta Obstet Gynecol Scand. 2001; 80:355-60.
31. Hegemann S, Scafer U, Lelle R et al. Long term results of radiotherapy in primary carcinoma of the vagina. Strahlenther Onkol. 2009; 185:184-9.
32. Frank SJ, Jhingran A, Levenback C et al. Definitive radiation therapy for squamous cell carcinoma of the vagina. Int J Radiat Oncol Biol Phys. 2005; 62:138.
33. Samant R, Lau B, Le T et al. Primanry vaginal caner treated with concurrent chemoradiation using Cis-platinum. Int J Radiat Oncol Biol Phys. 2007; 69:746-50.
34. Tran PT, Su Z, Lee P et al. Prognostic factors for outcomes and complications for primary squamous cell carcinoma of the vagina treated with radiation. Gynecol Oncol. 2007; 105:641.
35. Thigpen JT, Blessing JA, Homesley HD et al. Phase II trial of cisplatin in advanced or recurrent cancer of the vagina: a Gynecologic Oncology Group Study. Gynecol Oncol. 1986; 23:101.
36. Belinson JL, Stewart JA, Richards AL et al. Bleomycin, vincristine, mitomycin-C, and cisplatin in the management of gynecological squamous cell carcinomas. Gynecol Oncol. 1985; 20:387.
37. Siegel R, Ward E, Brawley O et al. Cancer statistics, 2011: The impact of eliminating socioeconomic and racial disparities on premature cancer deaths. CA Cancer J Clin. 2011; 61:212.
38. Instituto Nacional do Câncer José Alencar Gomes da Silva. Current FIGO staging for cancer of the vagina, fallopian tube, ovary, and gestational trophoblastic neoplasia. Int J Gynecol Obstet. 2009 Apr; 105(1):3-4. Disponível em: www2.inca.gov.br/wps/wcm/connect/tiposdecancer/site/home/colo_utero.
39. Siegel RL, Miller KD, Jemal A. Cancer statistics, 2015. CA Cancer J Clin. 2015; 65(1):5-29.
40. Brotherton JM, Fridman M, May CL et al. Early effect of the HPV vaccination programme on cervical abnormalities in Victoria, Australia: an ecological study. Lancet. 2011; 377(9783):2085.
41. Bosch FX, de Sanjosé S. Chapter 1: Human papillomavirus and cervical cancer–burden and assessment of causality. J Natl Cancer Inst Monogr. 2003; 31:3-13.
42. Dunne EF, Unger ER, Sternberg M et al. Prevalence of HPV infection among females in the United States. JAMA. 2007; 297:813-9.
43. Plummer M, Peto J, Franceschi S. Time since first sexual intercourse and the risk of cervical cancer. Int J Cancer. 2012; 130(11):2638-44.
44. Lu B, Viscidi RP, Lee JH et al. Human papillomavirus (HPV) 6, 11, 16, and 18 seroprevalence is associated with sexual practice and age: results from the multinational HPV Infection in Men Study (HIM Study). Cancer Epidemiol Biomarkers Prev. 2011; 2 0(5):990-1002.
45. Kjaer SK, Chackerian B, van den Brule AJ et al. High-risk human papillomavirus is sexually transmitted: evidence from a follow-up study of virgins starting sexual activity (intercourse). Cancer Epidemiol Biomarkers Prev. 2001; 10(2):101-6.
46. Alemany L, de Sanjosé S, Tous S et al. Time trends of human papillomavirus types in invasive cervical cancer, from 1940 to 2007. Int J Cancer. 2014; 135(1):88-95.
47. Waggoner SE, Darcy KM, Tian C et al. Smoking behavior in women with locally advanced cervical carcinoma: a Gynecologic Oncology Group study. Am J Obstet Gynecol. 2010; 202(3):283.e1-e7.
48. Münger K, Phelps WC, Bubb V et al. The E6 and E7 genes of the human papillomavirus type 16 together are necessary and sufficient for transformation of primary human keratinocytes. J Virol. 1989; 63(10):4417.
49. Richart RM, Barron BA. A follow-up study of patients with cervical dysplasia. Am J Obstet Gynecol. 1969; 105:386-93.

50. Kivlahan C, Ingram E. Papanicolaou smears without endocervical cells. Are they inadequate? Acta Cytol. 1986; 30:258-60.

51. Levenback C, Coleman RL, Burke TW et al. Lymphatic mapping and sentinel node identification in patients with cervix cancer undergoing radical hysterectomy and pelvic lymphadenectomy. J Clin Oncol. 2002; 20(3):688.

52. Metcalf KS, Johnson N, Calvert S et al. Site specific lymph node metastasis in carcinoma of the cervix: Is there a sentinel node? Int J Gynecol Cancer. 2000; 10(5):411.

53. Lee YN, Wang KL, Lin MH et al. Radical hysterectomy with pelvic lymph node dissection for treatment of cervical cancer: a clinical review of 954 cases. Gynecol Oncol. 1989; 32(2):135.

54. Ries LAG, Melbert D, Krapcho M et al. SEER Cancer Statistics Review, 1975-2004. National Cancer Institute; Bethesda.

55. Smith HO, Tiffany MF, Qualls CR et al. The rising incidence of adenocarcinoma relative to squamous cell carcinoma of the uterine cervix in the United States a 24-year population-based study. Gynecol Oncol. 2000; 78(2):97.

56. Pecorelli S, Zigliani L, Odicino F. Revised FIGO staging for carcinoma of the cervix. Int J Gynaecol Obstet. 2009 May;105(2):107-8.

57. LaPolla JP, Schlaerth JB, Gaddis O et al. The influence of surgical staging on the evaluation and treatment of patients with cervical carcinoma. Gynecol Oncol. 1986; 24(2):194.

58. Quinn MA, Benedet JL, Odicino F et al.Carcinoma of the cervix uteri. FIGO 26th Annual Report on the Results of Treatment in Gynecological Cancer. Int J Gynaecol Obstet. 2006; 95(Suppl 1):S43.

59. Hancke K, Heilmann V, Straka P et al. Pretreatment staging of cervical cancer: is imaging better than palpation?: Role of CT and MRI in preoperative staging of cervical cancer: single institution results for 255 patients. Ann Surg Oncol. 2008; 15(10):2856.

60. Mitchell DG, Snyder B, Coakley F et al. Early invasive cervical cancer: tumor delineation by magnetic resonance imaging, computed tomography, and clinical examination, verified by pathologic results, in the ACRIN 6651/ GOG 183 Intergroup Study, J Clin Oncol. 2006; 24(36):5687.

61. Selman TJ, Mann C, Zamora J et al. Diagnostic accuracy of tests for lymph node status in primary cervical cancer: a systematic review and meta-analysis. CMAJ. 2008; 178(7):855.

62. Uzan C, Souadka A, Gouy S et al. Analysis of morbidity and clinical implications of laparoscopic para-aortic lymphadenectomy in a continuous series of 98 patients with advanced-stage cervical cancer and negative PET-CT imaging in the para-aortic area. Oncologist. 2011; 16(7):1021.

63. Rose PG, Ali S, Whitney CW et al. Impact of hydronephrosis on outcome of stage IIIB cervical cancer patients with disease limited to the pelvis, treated with radiation and concurrent chemotherapy: a Gynecologic Oncology Group study. Gynecol Oncol. 2010; 117(2):270-5.

64. Wertheim E. The extended abdominal operation for carcinoma uteri (based on 500 operative cases). Am J Obstet Gynecol. 1912; 66:169-232.

65. Meigs JV. The radical operation for cancer of the cervix. Am J Roentgenol Radium Ther. 1947; 57:679-84.

66. Kenter GG, Ansink AC, Heintz AP et al. Carcinoma of the uterine cervix stage I and IIA: results of surgical treatment: complications, recurrence and survival. Eur J Surg Oncol. 1989; 15:55-60.

67. Scotti RJ, Bergman A, Bhatia NN et al. Urodynamic changes in urethrovesical function after radical hysterectomy. Obstet Gynecol. 1986; 68:111-20.

68. Suprasert P, Srisomboon J, Charoenkwan K et al. Twelve years experience with radical hysterectomy and pelvic lymphadenectomy in early stage cervical cancer. J Obstet Gynaecol. 2010; 30(3):294-8.

69. Raspagliesi F, Ditto A, Quattrone P et al. Prognostic factors in microinvasive cervical squamous cell cancer: long term results. Int J Gynecol Cancer. 2005; 15:88-93.

70. Shimada M, Kigawa J, Nishimura R et al. Ovarian metastasis in carcinoma of the uterine cervix. Gynecol Oncol. 2006; 101(2):234.

71. Plante M, Gregoire J, Renaud MC et al. The vaginal radical trachelectomy: an update of a series of 125 cases and 106 pregnancies. Gynecol Oncol. 2011; 121:290-7.

72. Beiner ME, Hauspy J, Rosen B et al. Radical vaginal trachelectomy vs. radical hysterectomy for small early stage cervical cancer: a matched case-control study. Gynecol Oncol. 2008; 110:168-71.

73. Rogers L, Siu SS, Luesley D et al. Radiotherapy and chemoradiation after surgery for early cervical cancer. Cochrane Database Syst Rev. 2012. May 16;(5):CD007583.

74. Peters WA, Liu PY, Barrett RJ et al.Concurrent chemotherapy and pelvic radiation therapy compared with pelvic radiation therapy alone as adjuvant therapy after radical surgery in high-risk early-stage cancer of the cervix.J Clin Oncol. 2000; 18(8):1606.

75. Perez CA, Grigsby PW, Chao KS et al. Tumor size, irradiation dose, and long-term outcome of carcinoma of uterine cervix. Int J Radiat Oncol Biol Phys. 1998; 41(2):307-17.

76. Chemoradiotherapy for Cervical Cancer Meta-analysis Collaboration (CCCMAC). Reducing uncertainties about the effects of chemoradiotherapy for cervical cancer: individual patient data meta-analysis. Cochrane Database Syst Rev. 2010.

77. Kim YS, Shin SS, Nam JH et al. Prospective randomized comparison of monthly fluorouracil and cisplatin versus weekly cisplatin concurrent with pelvic radiotherapy and high-dose rate brachytherapy for locally advanced cervical cancer. Gynecol Oncol. 2008; 108(1):195.

78. Dueñas-González A, Zarbá JJ, Patel F et al. Phase III, open-label, randomized study comparing concurrent gemcitabine plus cisplatin and radiation followed by adjuvant gemcitabine and cisplatin versus concurrent cisplatin and radiation in patients with stage IIB to IVA carcinoma of the cervix. J Clin Oncol. 2011; 29(13):1678.

79. Ratain MJ, Cox NJ, Henderson TO. Challenges in interpreting the evidence for genetic predictors of ototoxicity. Clin Pharmacol Ther. 2013; 94(6):631-5.

80. Roila F, Herrstedt J, Aapro M et al.; ESMO/MASCC Guidelines Working Group. Guideline update for MASCC and ESMO in the prevention of chemotherapy- and radiotherapy-induced nausea and vomiting: results of the Perugia consensus conference. Ann Oncol. 2010; 21(5):232-43.

81. Kintzel PE, Dorr RT. Anticancer drug renal toxicity and elimination: dosing guidelines for altered renal function. Cancer Treat Rev. 1995; 21(1):33-6.

82. Nam EJ, Lee M, Yim GW et al. Comparison of carboplatin- and cisplatin-based concurrent chemoradiotherapy in locally advanced cervical cancer patients with morbidity risks. Oncologist. 2013; 18(7):843.

83. Berek JS, Howe C, Lagasse LD et al. Pelvic exenteration for recurrent gynecologic malignancy: survival and morbidity analysis of the 45-year experience at UCLA. Gynecol Oncol. 2005; 99(1):153-9.

84. Petruzziello A, Kondo W, Hatschback SB et al. Surgical results of pelvic exenteration in the treatment of gynecologic cancer. World J Surg Oncol. 2014; 12:279.

85. Westin SN, Rallapalli V, Fellman B et al. Overall survival after pelvic exenteration for gynecologic malignancy. Gynecol Oncol. 2014; 134(3):546-51.

86. Friedlander M, Grogan M et al. Guidelines for the treatment of recurrent and metastatic cervical cancer. Oncologist. 2002; 7(4):342.

87. Haasbeek CJ, Uitterhoeve AL, van der Velden J et al. Long-term results of salvage radiotherapy for the treatment of recurrent cervical carcinoma after prior surgery. Radiother Oncol. 2008; 89(2):197.

88. Tewari KS, Sill MW, Long HJ et al. Improved survival with bevacizumab in advanced cervical cancer. N Engl J Med. 2014; 370(8):734.

89. Kitagawa R, Katsumata N, Shibata T et al. Paclitaxel Plus Carboplatin versus Paclitaxel Plus Cisplatin in metastatic or recurrent cervical cancer: The open-label randomized phase III Trial JCOG0505. J Clin Oncol. 2015; 33(19):2129.

90. Miller DS, Blessing JA, Bodurka DC et al. Evaluation of pemetrexed (Alimta, LY231514) as second line chemotherapy in persistent or recurrent carcinoma of the cervix: a phase II study of the Gynecologic Oncology Group. Gynecol Oncol. 2008; 110(1):65.

91. McGuire WP, Blessing JA, Moore D et al. Paclitaxel has moderate activity in squamous cervix cancer. A Gynecologic Oncology Group study. J Clin Oncol. 1996; 14(3):792.

92. Bookman MA, Blessing JA, Hanjani P et al. Topotecan in squamous cell carcinoma of the cervix: a phase II study of the Gynecologic Oncology Group. Gynecol Oncol. 2000; 77(3):446.

93. Instituto Nacional de Câncer (INCA). Estimativa 2016-2017: incidência de câncer no Brasil. Disponível em: www.inca.gov.br/wcm/dncc/2015/estimativa-2016.asp

94. Torre LA, Bray F, Siegel RL. Global cancer statistics, 2012. CA Cancer J Clin. 2015; 65(2):87-108.

95. Siegel RL, Miller KD, Jemal A. Cancer statistics, 2016. CA Cancer J Clin. 2016;66(1):7-30.

96. Colombo N, Creutzberg C, Amant F, ESMO-ESGO-ESTRO Consensus Conference on Endometrial Cancer. nn Oncol. 2015; 1-26.

97. Kumar V, Abbas AK, Aster JC. Robbins & Cotran: Patologia – bases patológicas das doenças. 9 ed. Rio de Janeiro: Elsevier; 2016.

98. Chen LM, Berek JS. Endometrial carcinoma: epidemiology and risk factors. Up to date. 2017 Feb 8. Disponível em: https://www.uptodate.com/contents/endometrial-carcinoma-epidemiology-and-risk-factors?source=see_link.

99. Renehan AG, Tyson M, Egger M. Body-mass index and incidence of cancer: a systematic review and meta-analysis of prospective observational studies. Lancet. 2008; 371(9612):569-78.

100. Lauby-Secretan B, Scoccianti C, Loomis D. Body fatness and cancer-Viewpoint of the IARC Working Group. N Engl J Med. 2016; 375(8):794-8.

101. Calle EE, Rodriguez C, Walker-Thurmond K. Overweight, obesity, and mortality from cancer in a prospectively studied cohort of U.S. adults. N Engl J Med. 2003; 348(17):1625.

102. American College of Obstetricians and Gynecologists. Endometrial Cancer. 2015; 149.

103. Flegal KM, Kruszon-Moran D, Carroll MD. Trends in obesity among adults in the United States, 2005 to 2014. JAMA. 2016; 315(21):2284-91.

104. American College of Obstetricians and Gynecologists. ACOG practice bulletin, clinical management guidelines for obstetrician-gynecologists, number 65, August 2005: management of endometrial cancer. Obstet Gynecol. 2005; 106(2):413-25.

105. Kimura T, Kamiura S, Yamamoto T et al. Abnormal uterine bleeding and prognosis of endometrial cancer. Int J Gynaecol Obstet. 2004; 85(2):14550.

106. Wright TC Jr, Massad LS, Dunton CJ et al. 2006 consensus guidelines for the management of women with abnormal cervical screening tests. J Low Genit Tract Dis. 2007; 11(4):201-22.

107. Silva JM, Pessini SA, Dib RP et al. Rastreamento e diagnóstico do carcinoma de endométrio. Revista da AMRIGS. 2009; 53 (1):64-71.

108. National Comprehensive Cancer Network. Disponível em: https://www.nccn.org/professionals/physician_gls/pdf/uterine.pdf.

109. Pecorelli S. Revised FIGO staging for carcinoma of the vulva, cervix, and endometrium. Int J Gynaecol Obstet. 2009; 105(2):103-4.

110. Edge SB, Byrd DR, Compton CC et al., eds. Corpus uteri. In: AJCC Cancer staging manual. 7. ed. New York: Springer; 2010. p. 403-18.

111. Cragun JM, Havrilesky LJ, Calingaert B et al. Retrospective analysis of selective lymphadenectomy in apparent early-stage endometrial cancer. J Clin Oncol. 2005; 23:3668-75.

112. Panici PB, Basile S, Maneschi F et al. Systematic pelvic lymphadenectomy vs. no lymphadenectomy in early-stage endometrial carcinoma: randomized clinical trial. J Natl Cancer Inst. 2008; 100:1707-16.

113. Kitchener H, Swart AM, Qian Q et al. Efficacy of systematic pelvic lymphadenectomy in endometrial cancer (MRC ASTEC trial): a randomised study. Lancet. 2009; 373:125-36.

114. Kilgore LC, Partridge EE, Alvarez RD et al. Adenocarcinoma of the endometrium:survival comparisons of patients with and without pelvic node sampling. Gynecol Oncol. 1995; 56:29-33.

115. Kang S, Yoo HJ, Hwang JH et al. Sentinel lymph node biopsy in endometrial cancer: meta-analysis of 26 studies. Gynecol Oncol. 2011; 123(3):522.

116. Shih KK, Yun E, Gardner GJ et al. Surgical cytoreduction in stage IV endometrioid endometrial carcinoma. Gynecol Oncol 2011; 122:608-11.

117. Kong A, Johnson N, Kitchener HC, Lawrie TA. Adjuvant radiotherapy for stage I endometrial cancer: an updated Cochrane systematic review and meta-analysis. J Natl Cancer Inst. 2012; 104:1625-34.

118. Randall ME, Filiaci VL, Muss H et al. Randomized phase III trial of whole-abdominal irradiation versus doxorubicin and cisplatin chemotherapy in advanced endometrial carcinoma: a Gynecologic Oncology Group Study. J Clin Oncol. 2006; 24:36-44.

119. Creutzberg CL, van Putten WL, Koper PC et al. Survival after relapse in patients with endometrial cancer: results from a randomized trial. Gynecol Oncol. 2003; 89(2):201-9.

120. Huh WK, Straughn Jr JM, Mariani A et al. Salvage of isolated vaginal recurrences in women with surgical stage I endometrial cancer: a multi-institutional experience. Int J Gynecol Cancer. 2007; 17(4):886-9.

121. Barakat RR, Goldman NA, Patel DA et al. Pelvic exenteration for recurrent endometrial cancer. Gynecol Oncol. 1999; 75(1):99-102.

122. Miller DS, Filiaci G, Mannel R et al. Randomized phase III noninferiority trial of first line chemotherapy for metastatic or recurrent endometrial carcinoma: a gynecologic oncology group study. LBA2. Presented at the 2012 Society of Gynecologic Oncology Annual Meeting, Austin, TX.

123. Fleming GF. Systemic chemotherapy for uterine carcinoma: metastatic and adjuvant. J Clin Oncol. 2007; 26(20).

124. Decruze SB, Green JA. Hormone therapy in advanced and recurrent endometrial cancer: a systematic review. Int J Gynecol Cancer. 2007; 17(5):964-78.

125. Ecog-Acrin Cancer Research Group. Disponível em: http://ecog-acrin.org/resources/ecog-performance-status.

126. Siegel RL, Miller KD, Jemal A. Cancer statistics 2016. CA Cancer J Clin. 2016; 66:7-30.

127. Negri E, Franceschi S, Tzonou A et al. Pooled analysis of 3 European case-control studies: I. Reproductive factors and risk of epithelial ovarian cancer. International Journal of Cancer. 1991; 49:50-6.

128. Whittemore AS, Harris R, Itnyre J. Characteristics relating to ovarian cancer risk: collaborative analysis of 12 US case-control studies. II. Invasive epithelial ovarian cancers in white women. Collaborative Ovarian Cancer Group. American Journal of Epidemiology. 1992; 136:1184-203.

129. Venn A, Watson L, Lumley J et al. Breast and ovarian cancer incidence after infertility and in vitro fertilisation. Lancet. 1995; 346:995-1000.

130. Hankinson SE, Hunter DJ, Colditz G et al. Tubal ligation, hysterectomy and risk of ovarian cancer. A prospective study [comment]. JAMA. 1993; 270:2813-8.

131. King MC, Go RC, Lynch HT et al. Genetic epidemiology of breast cancer and associated cancers in high-risk families. II. Linkage analysis. Journal of the National Cancer Institute. 1983; 71:463-7.

132. Collaborative Group on Epidemiological Studies of Ovarian Cancer, Beral V, Doll R et al. Ovarian cancer and oral contraceptives: collaborative re-analysis of data from 45 epidemiological studies including 23,257 women with ovarian cancer and 87,303 controls. Lancet. 2008; 371:303.

133. Tsilidis KK, Allen NE, Key TJ et al. Oral contraceptive use and reproductive factors and risk of ovarian cancer in the European Prospective Investigation into Cancer and Nutrition. Br J Cancer. 2011; 105:1436.

134. Victora CG, Bahl R, Barros AJ et al. Breastfeeding in the 21st century: epidemiology, mechanisms, and lifelong effect. Lancet. 2016; 387:475.

135. Rice MS, Hankinson SE, Tworoger SS. Tubal ligation, hysterectomy, unilateral oophorectomy, and risk of ovarian cancer in the Nurses' Health Studies. Fertil Steril. 2014; 102:192.

136. Ford D, Easton DF, Bishop DT et al. Risks of cancer in BRCA1-mutation carriers. Breast Cancer Linkage Consortium. Lancet. 1994; 343:692-5.

137. Struewing JP, Abeliovich D, Peretz T et al. The carrier frequency of the BRCA1 185 delAG mutation is approximately 1 percent in Ashkenazi Jewish individuals.[comment][erratum appears in Nat Genet 1996 Jan;12(1):110]. Nature Genetics. 1995; 11:198-200.

138. Bolton KL, Chenevix-Trench G, Goh C et al. Association between brca1 and brca2 mutations and survival in women with invasive epithelial ovarian cancer. JAMA. 2012; 307:382-9.

139. Fong PC, Boss DS, Yap T et al. Inhibition of poly (ADP-ribose) polymerase in tumors from BRCA mutation carriers. N Engl J Med. 2009; 361:123-34.

140. Tonin P, Weber B, Offit K et al. Frequency of recurrent BRCA1 and BRCA2 mutations in Ashkenazi Jewish breast cancer families [comment]. Nature Medicine. 1996; 2:1179-83.

141. Rebbeck TR, Lynch HT, Neuhausen SL et al. Prophylactic oophorectomy in carriers of BRCA1 or BRCA2 mutations. N Engl J Med. 2002; 346(21):1616-22.

142. Paley PJ, Swisher EM, Garcia RL et al. Occult cancer of the fallopian tube in BRCA-1 germline mutation carriers at prophylactic oophorectomy: a case for recommending hysterectomy at surgical prophylaxis. [see comment]. Gynecologic Oncology. 2001; 80:176-80.

143. Tobacman JK, Greene MH, Tucker MA et al. Intra-abdominal carcinomatosis after prophylactic oophorectomy in ovarian-cancer-prone families. Lancet. 1982; 2:795-7.

144. Bandera CA, Muto MG, Schorge JO et al. BRCA1 gene mutations in women with papillary serous carcinoma of the peritoneum. Obstetrics & Gynecology. 1998; 92:596-600.

145. Jacobs IJ, Menon U, Ryan A et al. Ovarian cancer screening and mortality in the UK Collaborative Trial of Ovarian Cancer Screening (UKCTOCS): a randomised controlled trial. Lancet. 2016; 387:945-56.

146. Rustgi AK, Nakagawa H, Yan YX. Hereditary nonpolyposis colorectal cancer (Lynch syndrome): new insights from genetic linkage. Gastroenterology. 1994; 106:815-7.

147. Westi SN, Lacour RA, Urbauer DL et al. Carcinoma of the lower uterine segment: a newly described association with lynch syndrome. J Clin Oncol. 2008; 26:5965-71.

148. Omura GA, Brady MF, Homesley HD et al. Long-term follow-up and prognostic factor analysis in advanced ovarian carcinoma: the Gynecologic Oncology Group experience. J. Clin. Oncol. 1991; 9:1138.

149. Atlas TCG. Integrated genomic analyses of ovarian carcinoma. Nature. 474:609-15.

150. Canonista SA. Cancer of the ovary. N Engl J Med. 2004; 351:2519.

151. Foundation for Women's Cancer. Disponível em: http://www.wcn.org/articles/types_of_cancer/ovarian/symptoms/index.html

152. Goff BA, Mandel LS, Melancon CH et al. Frequency of symptoms of ovarian cancer in women presenting to primary care clinics. JAMA. 2004; 291:2705.

153. Givens V, Mitchell GE, Harraway-Smith C et al. Diagnosis and management of adnexal masses. Am Fam Physician. 2009; 80:815.

154. Bast Jr RC, Knapp RC. Use of the CA125 antigen in diagnosis and monitoring of ovarian carcinoma. Euro J Obstet Gynecol Reprod Biol. 1985; 19:354

155. du Bois A, Reuss A, Pujade-Lauraine E et al. Role of surgical outcome as prognostic factor in advanced epithelial ovarian cancer: a combined exploratory analysis of 3 prospectively randomized phase 3 multicenter trials: by the Arbeitsgemeinschaft Gynaekologische Onkologie Studiengruppe Ovarialkarzinom (AGO-OVAR) and the Groupe d'Investigateurs Nationaux Pour les Etudes des Cancers de l'Ovaire (GINECO). Cancer. 2009; 115(6):1234-44.

156. Querleu D, Ray-Coquard I, Classe JM et al. Quality indicators in ovarian cancer surgery: report from the French Society of Gynecologic Oncology (Societe Francaise d'Oncologie Gynecologique, SFOG). Ann Oncol. 2013; 24(11):2732-9. doi: 10.1093/annonc/mdt237. Epub 2013 Jul 14.

Parte 7

157. Young RC, Walton LA, Ellenberg SS et al. Adjuvant therapy in stage I and stage II epithelial ovarian cancer. Results of two prospective randomized trials [comment]. New England Journal of Medicine. 1990; 322:1021-7.

158. Bell J, Brady M, Young RC et al. A randomized phase III trial of three versus six cycles of carboplatin and paclitaxel as adjuvant treatment in early stage ovarian epithelial carcinoma: A Gynecologic Oncology Group study. Gynecologic Oncology. 2006; 102:432.

159. Colombo N, Chiari S, Maggioni A et al. Controversial issues in the management of early epithelial ovarian cancer: conservative surgery and role of adjuvant therapy. Gynecologic Oncology. 1994; 55:S47-51.

160. Bolis G, Colombo N, Pecorelli S et al. Adjuvant treatment for early epithelial ovarian cancer: results of two randomised clinical trials comparing cisplatin to no further treatment or chromic phosphate (32 P). G.I.C.O.G.: Gruppo Interregionale Collaborativo in Ginecologia Oncologica [comment]. Annals of Oncology. 1995; 6:887-93.

161. Young RC, Brady MF, Nieberg RK et al. Adjuvant treatment for early ovarian cancer: a randomized phase III trial of intraperitoneal 32 P or intravenous cyclophosphamide and cisplatin--a Gynecologic Oncology Group study. J Clin Oncol. 2003; 21:4350-5.

162. Collinson F, Qian W, Fossati R et al. Optimal treatment of early-stage ovarian cancer. Ann Oncol. 2014; 25(6):1165-71.

163. Bell J, Brady M, Young RC et al. A randomized phase III trial of three versus six cycles of carboplatin and paclitaxel as adjuvant treatment in early stage ovarian epithelial carcinoma: A Gynecologic Oncology Group study. Gynecologic Oncology. 2006; 102:432.

164. Bristow RE, Tomacruz RS, Armstrong DK et al. Survival effect of maximal cytoreductive surgery for advanced ovarian carcinoma during the platinum era: a meta-analysis. J Clin Oncol. 2002; 20:1248-59.

165. Axtell AE, Lee MH, Bristow RE et al. Multi-institutional reciprocal validation study of computed tomography predictors of suboptimal primary cytoreduction in patients with advanced ovarian cancer. J Clin Oncol. 2007; 25:384.

166. Yazdi GP, Miedema BW, Humphrey LJ. High mortality after abdominal operation in patients with large-volume malignant ascites. J Surg Oncol. 1996; 62:93.

167. Vergote I, de Wever I, Tjalma W et al. Interval debulking surgery: an alternative for primary surgical debulking? Semin Surg Oncol. 2000; 19:49.

168. Tamussino KF, Lim PC, Webb MJ et al. Gastrointestinal surgery in patients with ovarian cancer. Gynecol Oncol. 2001; 80:79.

169. Ozols RF, Bundy BN, Greer BE et al. Phase III trial of carboplatin and paclitaxel compared with cisplatin and paclitaxel in patients with optimally resected stage III ovarian cancer: a Gynecologic Oncology Group study [comment]. J Clin Oncol. 2003; 21:3194-200.

170. du Bois A, Luck HJ, Meier W et al. A randomized clinical trial of cisplatin/paclitaxel versus carboplatin/paclitaxel as first-line treatment of ovarian cancer. J Nation Cancer Institute. 2003; 95:1320-9.

171. Katsumata N, Yasuda M, Takahashi F et al. Dose-dense paclitaxel once a week in combination with carboplatin every 3 weeks for advanced ovarian cancer: a phase 3, open-label, randomised controlled trial. Lancet. 2009; 374:1331-8.

172. Pignata S, Scambia G, Ferrandina G et al. Carboplatin plus paclitaxel versus carboplatin plus pegylated liposomal doxorubicin as first-line treatment for patients with ovarian cancer: The MITO-2 Randomized Phase III Trial. J Clin Oncol. 2001; 29:3628-35.

173. Internacional Collaborative Ovarian Neoplasm Group. Paclitaxel plus carboplatin *versus* standard chemotherapy with either single-agent carboplatin or cyclophosphamide, doxorubicin, and cisplatin in women with ovarian cancer: the ICON3 randomised trial. Lancet. 2002; 360(9332):505-15.

174. Alberts DS, Liu PY, Hannigan EV et al. Intraperitoneal cisplatin plus intravenous cyclophosphamide versus intravenous cisplatin plus intravenous cyclophosphamide for stage III ovarian cancer. New England J Med. 1996; 335:1950-5.

175. Markman M, Bundy BN, Alberts DS et al. Phase III trial of standard-dose intravenous cisplatin plus paclitaxel versus moderately high-dose carboplatin followed by intravenous paclitaxel and intraperitoneal cisplatin in small-volume stage III ovarian carcinoma: an intergroup study of the Gynecologic Oncology Group, Southwestern Oncology Group, and Eastern Cooperative Oncology Group [comment]. J Clin Oncol. 2001; 19:1001-7.

176. Armstrong DK, Bundy B, Wenzel L et al. Intraperitoneal cisplatin and paclitaxel in ovarian cancer. N Engl J Med. 2006; 354:34-43.

177. Burger RA, Brady MF, Bookman MA et al. Incorporation of bevacizumab in the primary treatment of ovarian cancer. New Engl J Med. 2011; 365:2473-83.

178. Perren TJ, Swart AM, Pfisterer J et al. A phase 3 trial of bevacizumab in ovarian cancer. New England J Med. 2011; 365:2484-96.

179. Vergote I, Trope CG, Amant F et al. Neoadjuvant chemotherapy or primary surgery in stage IIIC or IV ovarian cancer. New Engl J Med. 2010; 363:943-53.

180. Parmar MK, Ledermann JA, Colombo N et al. Paclitaxel plus platinum-based chemotherapy versus conventional platinum-based chemotherapy in women with relapsed ovarian cancer: the ICON4/AGO-OVAR-2.2 trial. [comment]. Lancet. 2003; 361:2099-106.

181. Pujade-Lauraine E, Wagner U, Aavall-Lundqvist E et al. Pegylated liposomal doxorubicin and carboplatin compared with paclitaxel and carboplatin for patients with platinum-sensitive ovarian cancer in late relapse. J Clin Oncol. 2010; 28:3323-9.

182. Aghajanian C, Blank SV, Goff, B. A et al. OCEANS: a randomized, double-blind, placebo-controlled phase iii trial of chemotherapy with or without bevacizumab in patients with platinum-sensitive recurrent epithelial ovarian, primary peritoneal, or fallopian tube cancer. J Clin Oncol. 2012; 30:2039-45.

183. Hanker LC, Loibl S, Burchardi N et al. The impact of second to sixth line therapy on survival of relapsed ovarian cancer after primary taxane/platinum-based therapy. Ann Oncol. 2012; 23(10):2605-12. Epub 2012 Aug 21.

184. Pujade-Lauraine E, Hilpert F, Weber B et al. Bevacizumab combined with chemotherapy for platinum-resistant recurrent ovarian cancer: the AURELIA Open-Label Randomized Phase III Trial. J Clin Oncol. 2014; 32:1302-8.

185. Kaufman B, Shapira-Frommer R, Schmutzler RK et al. Olaparib monotherapy in patients with advanced cancer and a germline BRCA1/2 mutation. J Clin Oncol. 2015; 33:244-50.

49

Radioterapia em Ginecologia

Lilian Dantonino Faroni | Yuri Boniccelli Crempe

INTRODUÇÃO

Tumores sólidos em adultos são hoje grande problema de saúde pública, no mundo, sendo a segunda causa de morte não acidental, atrás apenas das doenças cardiovasculares. Só no Brasil, são esperados para 2017 quase 600 mil novos casos registrados de câncer. O tipo de tumor sólido mais comum nos homens é o de próstata, e nas mulheres, o de mama.[1] Por ser um país em desenvolvimento, o Brasil ainda tem 18% de casos de câncer de colo uterino, número considerado preocupante pela Organização Mundial da Saúde (OMS).

É fato que diferentes realidades de conscientização e acesso ao diagnóstico e ao tratamento podem levar a desfechos distintos. Devido à escassez de estudos nacionais sobre o tema, muitas questões relacionadas aos desfechos clínicos permanecem pouco conhecidas no Brasil, principalmente no âmbito da saúde suplementar.

Até 60% das pacientes com tumores ginecológicos farão radioterapia (RT) em algum estádio de sua doença. No entanto, mais de 100 mil pacientes morrem por ano sem ter acesso a esse tratamento no Brasil.[2] Ademais, nosso país ainda convive com tratamentos pautados em tecnologia defasada, técnicas bidimensionais, mão de obra desqualificada, entre outras limitações. Como exemplo, mais de 60 aparelhos de cobalto (método extinto em países desenvolvidos há mais de 20 anos) ainda permanecem em funcionamento no país.[2]

A RT utiliza radiação ionizante para quebrar moléculas do DNA das células tumorais, direta ou indiretamente, quebrando moléculas de água e produzindo radicais livres.

No caso de tumores ginecológicos, o tratamento consiste em sessões diárias de aproximadamente 15 min, cinco vezes por semana, geralmente durante 5 a 6 semanas. O ideal é realizá-lo em acelerador linear, com programação tridimensional (com base em tomografia computadorizada [TC]).

Já o tratamento de braquiterapia (BQT) ocorre uma a duas vezes por semana, geralmente com 4 a 6 aplicações. No Brasil, todos os equipamentos são de alta taxa de dose (HDR), utilizando fontes de [192]Irídio.

Existem diversos modelos de aplicadores, tanto para útero presente, quanto para tratamentos de cúpula vaginal.

COLO UTERINO

A neoplasia de colo uterino é a segunda mais prevalente nas mulheres de todo o mundo e terceira no Brasil (aproximadamente 16 mil casos/ano), além de quarta maior causa de morte por câncer do público feminino no território nacional (5.430 mortes registradas em 2013, conforme dados publicados pelo Instituto Nacional de Câncer [INCA]). A mortalidade específica da doença também é significativa em âmbito mundial, sendo a segunda maior causa de morte câncer-específica nas pacientes, inversamente proporcional à taxa de desenvolvimento humano (a análise dirigida dos países comprova que o menor acesso a exames de investigação e os limitados programas de prevenção são decisivos para determinar tais estimativas). Oitenta e quatro por cento da população com diagnóstico de neoplasia de colo uterino se concentra em países menos desenvolvidos, com mortalidade estimada de 50% nos países em desenvolvimento.

Com relação à infecção por diferentes tipos de papilomavírus humano (HPV) – em especial aos subtipos 16 e 18 – bem estabelecida, o câncer de colo de útero apresenta diversos fatores de risco associados à exposição por esse vírus: atividade sexual precoce; número de parceiros sexuais (com riscos semelhantes); histórico de doença sexualmente transmissível (DST); alta paridade; tabagismo (supressão de fatores imunológicos, aumento da proliferação celular desgovernada e fatores pró-inflamatórios que facilitam a infecção e a fixação do vírus). Além disso, há relação com uso de anticoncepcional oral – com risco relativo (RR) de 1,9, se comparadas a mulheres que nunca utilizaram ou em algum momento interromperam definitivamente o uso da medicação –, mais bem estabelecida, mesmo que com baixo nível de evidência, com adenocarcinoma de colo de útero.[3,4] Na atual era de prevenção imunológica contra o HPV, espera-se redução significativa na incidência desse tumor na população vacinada (análises globais sugerem possível decréscimo de até 65% nessa amostra).

No Brasil, o programa de imunização ao HPV é crescente, o que poderá modificar o perfil das mulheres que estarão em clínicas de tratamento nas próximas gerações. Dados nacionais já verificam decréscimo na taxa de doença avançada nas últimas décadas e, consequentemente, mais casos de doença em estádios iniciais estão sendo diagnosticados. Isto leva a crer que, desde a implementação dos programas de instrução, prevenção e investigação pelo Sistema Único de Saúde (SUS), nas décadas de 1970-1980, houve mudanças positivas na prevalência dos diferentes estádios, o que não se reflete no emprego de diferentes condutas às pacientes, visto que o acesso à rede básica não necessariamente melhora a implementação de terapêuticas subsequentes ao diagnóstico.

A exemplo disso, o emprego da RT atinge, em algum momento do tratamento oncológico, cerca de 65% das pacientes, independentemente do estádio descrito, com incremento da aplicação da terapia proporcionalmente ao estádio diagnosticado.[5] Em âmbito nacional, contemplam-se os mesmos 65% dessa população, conforme dados apresentados pelo Tribunal de Contas da União (TCU) em 2010. Porém, verificou-se nesse levantamento estatístico intervalo muito extenso (maior que 100 dias) entre o diagnóstico e o início da terapia, piorando o desfecho câncer-específico. Além disso, a demanda pelo tratamento pode estar muito além desses números, mascarando a situação real e as perspectivas diante da doença.

Estadiamento

A Tabela 49.1 mostra o estadiamento da neoplasia de colo uterino segundo a Federação Internacional de Ginecologia e Obstetrícia (FIGO).

Indicações de radioterapia por estadiamento

A indicação de radioterapia é feita de acordo com o estadiamento, como demonstrado a seguir:

- IA a IB1 (quando há contraindicação/recusa à cirurgia):
  - RT pélvica (45 Gy) + BQT uterina (6 Gy × 4)
  - Estádio IA: avaliar BQT uterina exclusiva (7 Gy × 6)
- Maior que IB2 (radioterapia adjuvante):
  - RT pélvica (50 Gy)
  - Indicações: invasão estromal profunda; histologia desfavorável (grau 3); invasão angiolinfática; infiltração de paramétrio; linfonodos (LFNs) positivos; margens positivas; estádio acima de IIA
  - Avaliar BQT em casos de margem vaginal positiva ou escassa, ou cirurgia incompleta
- IB2 a IIIB:
  - RT concomitante à quimioterapia (QT)
  - RT pélvica (45 a 50,4 Gy) + BQT (7 Gy × 4)
  - Se LFN positivo ou doença *bulky* em paramétrio, avaliar reforço até 56 a 60 Gy
  - Se LFN positivo paraórtico, tratar toda a região paraórtica (45 Gy), com reforço apenas no LFN grosseiro (60 Gy)

Planejamento de radioterapia externa

Para planejar a radioterapia, se disponível, realizar TC de simulação, que se trata de uma fusão de imagem com ressonância magnética (RM) ou tomografia computadorizada por emissão de pósitrons (PET-CT).

Tabela 49.1 Estadiamento da neoplasia de colo uterino.

TNM	FIGO	Descrição
Tis	–	Carcinoma *in situ* (lesão pré-invasiva)
T1a1	IA1	Invasão estromal < 3 mm; tamanho < 7 mm
T1a2	IA2	Invasão estromal > 3 mm e < 5 mm; tamanho < 7 mm
T1b1	IB1	Lesão visível < 4 cm
T1b2	IB2	Lesão visível > 4 cm
T2a1	IIA1	Tumor invade vagina ou paramétrio < 4 cm
T2a2	IIA2	Tumor invade vagina ou paramétrio > 4 cm
T3a	IIIA	Tumor invade terço inferior de vagina, sem acometer paramétrio ósseo
T3b	IIIB	Tumor se estende ao paramétrio ósseo e/ou causa hidronefrose
T4a	IVA	Tumor invade mucosa vesical e/ou parede retal
T4b	IVB	Doença a distância, incluindo linfonodomegalias mediastinais e FSC
N0	–	Sem LFNs acometidos
N1	III/IV	LFNs regionais acometidos
M0	–	Sem doença a distância
M1	IV	Doença a distância, incluindo disseminação peritoneal, linfonodomegalias mediastinais e FSC

LFNs: linfonodos; FSC: fossa supraclavicular; FIGO: Federação Internacional de Ginecologia e Obstetrícia. *Fonte:* Denny e Quinn, 2015.[6]

Se disponível, optar por técnica tridimensional conformacional ou radioterapia de intensidade modulada/arcoterapia volumétrica modulada (IMRT/VMAT).

O tratamento dur,a em média, 10 a 15 min por dia, e é realizado 5 dias úteis por semana, durante 5 a 6 semanas. A Figura 49.1 apresenta o planejamento de radioterapia pélvica.

Os conceitos para delineamento da radioterapia externa são:

- GTV (*gross tumor volume*): lesão tumoral grosseira e LFNs comprometidos, de preferência guiados por PET-CT ou RM
- CTV (*clinical target volume*): GTV + útero + paramétrios + drenagem linfática pélvica (ilíaca comum, externa e interna, pré-sacrais)
  - Incluir para-aórticos, caso haja comprometimento de ilíaca comum; delinear até hilo renal
  - Incluir inguinais, caso haja invasão do terço inferior da vagina
  - Incluir vagina, caso haja invasão

- No caso de tratamento adjuvante: cúpula vaginal + tecidos parametriais ou paravaginais; drenagem idem a útero preservado
- PTV (*planning target volume*): 0,7 cm de margem do CTV (margem de segurança quanto à movimentação)
- Avaliação de dose em reto, bexiga, alças intestinais, medula e rins (estes dois últimos principalmente em casos de tratamento de região para-aórtica).

Procedimentos para planejamento de braquiterapia uterina

O planejamento é realizado em cada aplicação. A paciente deve ser mantida em posição de litotomia. Realizar a antissepsia e a assepsia. Colocar sonda vesical e sedar com o auxílio do anestesista (não é obrigatória, mas é realizada na maioria dos locais).

Caso haja necessidade, proceder com a dilatação do canal endocervical. Fazer a histerometria. Então, inserir sonda uterina (*tandem*) e colpostatos/anel (diversos tamanhos e angulações, a depender do tamanho da vagina e da histerometria da paciente); caso haja invasão de vagina, utilizar cilindro no lugar dos colpostatos. Proceder então com a inserção de retrator retal.

Realizar radiografias ortogonais, caso o planejamento seja bidimensional, e TC de simulação, caso o planejamento seja tridimensional.

O planejamento da braquiterapia uterina é apresentado nas Figuras 49.2 e 49.3 e descrito a seguir:

- CTV BQT uterina: colo uterino + vagina acometida (mesmo após resposta completa pós-tratamento de RT e QT) + corpo uterino
  - Prescrição no ponto A (2 cm do aplicador)
  - Avaliação de dose em reto, bexiga e sigmoide.

Procedimentos para planejamento de braquiterapia vaginal (útero ausente)

O planejamento deve ser realizado na primeira aplicação. Manter a paciente em posição de litotomia. Realizar a antissepsia e a assepsia. Colocar sonda vesical (apenas na primeira aplicação). Não há necessidade de sedação.

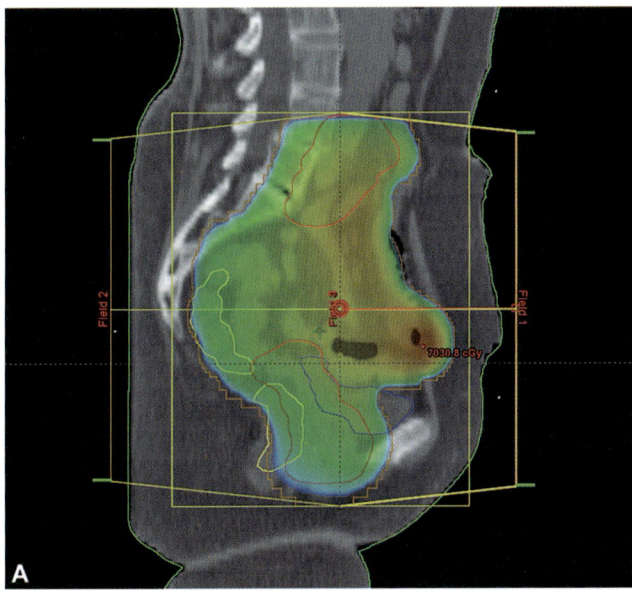

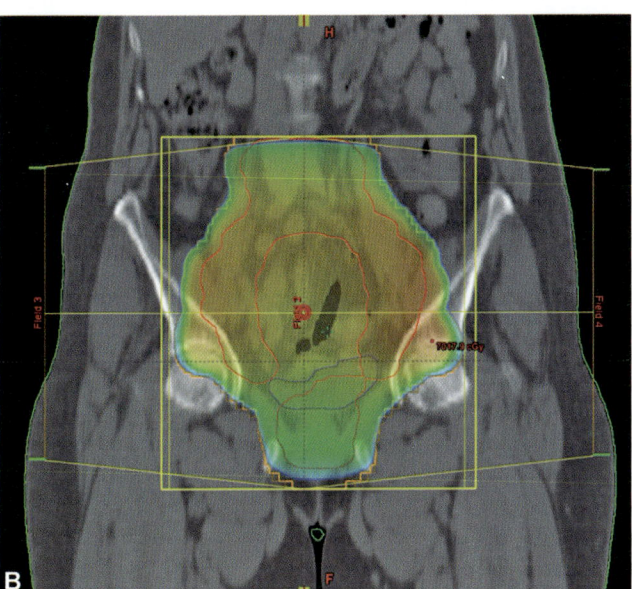

Figura 49.1 Planejamento de radioterapia pélvica (técnica tridimensional).

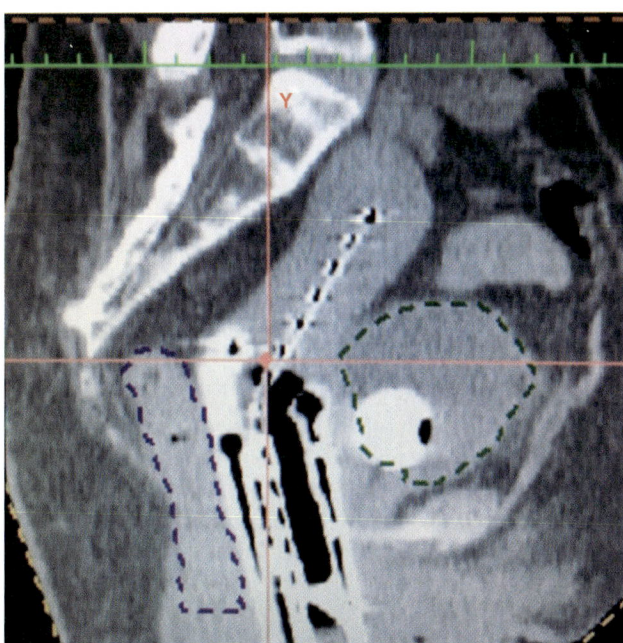

Figura 49.2 Planejamento de braquiterapia uterina.

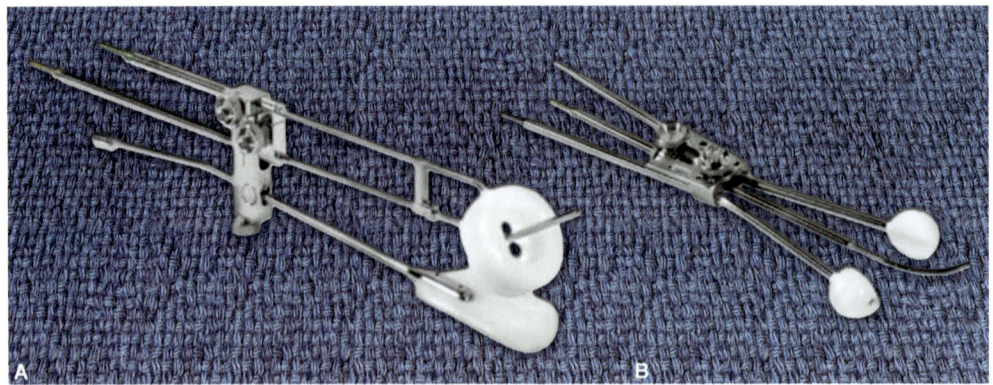

Figura 49.3 Aplicadores de braquiterapia uterina.

Inserir sonda uterina e cilindro vaginal, do tamanho exato da vagina (existem cilindros de 20 a 35 mm de largura). Realizar radiografias ortogonais, caso o planejamento seja bidimensional e TC de simulação, caso o planejamento seja tridimensional.

O planejamento da braquiterapia vaginal (útero ausente) é apresentado nas Figuras 49.4 e 49.5 e descrito a seguir:

- CTV BQT vaginal: cúpula vaginal + 4 cm de vagina
  - Prescrição na superfície ou a 5 mm do aplicador
  - Avaliação de dose em reto e bexiga.

Toxicidades comuns ao tratamento de radioterapia/braquiterapia

- Agudas:
  - Gastrintestinais: diarreia, flatulência e cólicas abdominais
  - Geniturinárias: polaciúria, disúria e corrimento vaginal
  - Pele: radioepitelite, geralmente grau I ou II (hiperemia cutânea ou descamação seca em regiões de dobras)
- Crônicas:
  - Gastrintestinais: pode ocorrer sangramento retal (retite actínica), principalmente em pacientes tratadas com técnica convencional, semanas a anos após o tratamento; novas tecnologias (IMRT/VMAT) reduziram os níveis de toxicidade desse porte de 20 para 5%
  - Geniturinárias: pode ocorrer hematúria (cistite actínica), principalmente em pacientes tratadas com técnica convencional, semanas a anos após o tratamento; novas tecnologias (IMRT/VMAT) reduziram os níveis de toxicidade desse porte de 20 para 5%

- Estenose vaginal: todas as mulheres que realizam tratamentos de RT na pelve, com ou sem BQT, devem receber orientações de exercícios de dilatação vaginal ao término do tratamento, para evitar sinequias vaginais.

Manejo das toxicidades e orientações à paciente

Toda paciente em tratamento de RT deve ter consultas semanais com o médico rádio-oncologista, para tratamento dos sintomas. As pacientes são orientadas com dieta específica durante o tratamento. São administradas medicações comuns, para alívio da diarreia e das cólicas. Existem cremes específicos para amenizar a radiodermite, todos à base de trolamina ou aloé vera. As pacientes são orientadas a não se expor ao sol durante o tratamento e, após o término, por até 3 meses (em média).

A atividade sexual é permitida com uso de preservativo, mas desaconselhada durante o tratamento de BQT, pois causa desconforto; 2 semanas (em média) após o término da BQT, a atividade sexual é estimulada em mulheres com parceiros sexuais (orienta-se que as sem parceiros pratiquem exercícios com dilatadores).

Seguimento

Realizar o primeiro exame de imagem (PET-CT/RM) pós-RT 90 dias após o término do tratamento. O preventivo pós-RT deve ser feito 90 dias após o término do tratamento.

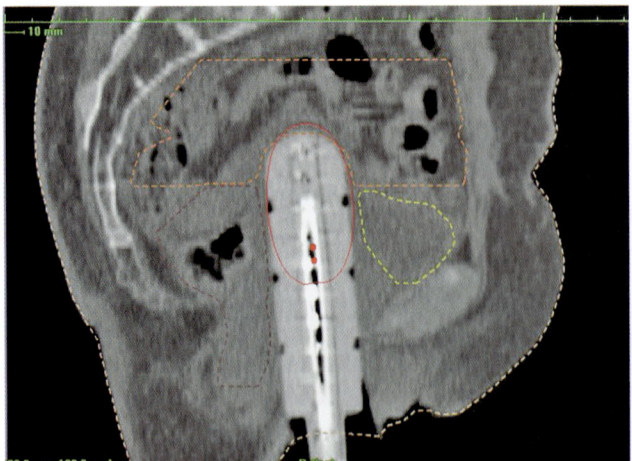

Figura 49.4 Planejamento de braquiterapia vaginal.

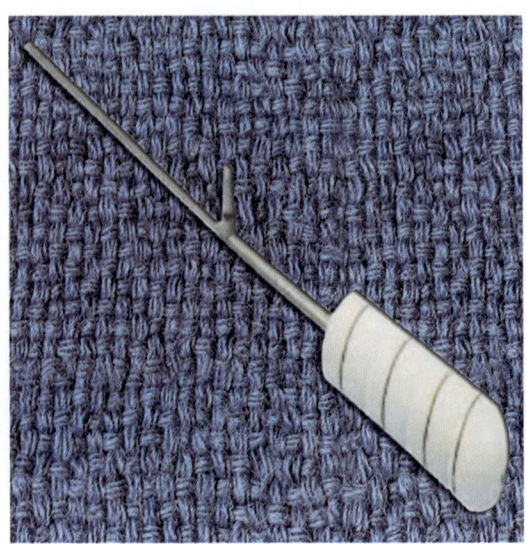

Figura 49.5 Cilindro vaginal.

ENDOMÉTRIO

Doença oncológica mais comum no sexo feminino em países desenvolvidos, a neoplasia de endométrio também ocupa a primeira posição entre os tumores ginecológicos em âmbito mundial (perto de 530 mil novos casos/ano), mas pode cair para a segunda posição nos países menos desenvolvidos (perdendo apenas para neoplasia de colo uterino). Cerca de 3% das mulheres desenvolverão a doença ao longo de sua vida, o que está diretamente relacionado ao aumento global da expectativa de vida (em especial nos países desenvolvidos). Apresenta mortalidade de 29% entre os tumores ginecológicos, mesmo com sobrevida em 5 anos estimada em 80%.[7]

Dados norte-americanos descrevem incremento de aproximadamente 1,5% na incidência anual da doença no país – cerca de 10% dos casos novos encontrados no mundo estão localizados nos EUA, considerando-se os fatores de risco associados ao desenvolvimento da neoplasia uterina, onde a obesidade vem em progressão crescente e a exposição exógena a componentes estrógenos é amplamente acessível. Estatísticas europeias apontam incidências variáveis (12 a 20 casos/100 mil mulheres), dada a heterogeneidade étnico-populacional, mas mantêm valores médios muito abaixo da estimativa norte-americana (25 casos/100 mil mulheres).

No Brasil, ainda não é possível analisar concretamente a incidência da doença, sobretudo, devido à diversidade e à discrepância socioeconômica e populacional, como mostram estatísticas de prevalência entre 8 e 12 casos/100 mil mulheres nas regiões Sul e Sudeste, e 2 a 4 casos/100 mil mulheres nas regiões Norte e Nordeste. Esses dados são condizentes com perspectiva de que locais com mais alto índice de desenvolvimento humano e expectativa de vida têm valores descritos mais altos, mas dados coletados nas regiões com menor prestígio socioeconômico e de acesso aos registros de saúde podem estar subestimados.

São dois os tipos de tumor de endométrio: tipo I – com relação à exposição estrogênica (cerca de 80% dos casos) – e tipo II – ainda sem fator identificado e com características clinicopatológicas mais indiferenciadas (alto grau, celularidades serosa/papilar ou de células claras e pior evolução clínica). O tumor do endométrio tem pico de prevalência entre a quinta e a sétima década de vida, faixa etária responsável por mais da metade dos diagnósticos (cerca de 65%), em contrapartida aos 4% das pacientes com idade inferior a 40 anos. Essa faixa pode ser restringida conforme a associação com outros fatores de risco para o tumor de endométrio: exposição a níveis elevados de estrógenos endógenos ou exógenos, obesidade, nuliparidade, infertilidade, menarca precoce e menopausa tardia; todos com relação direta ou indireta ao fator hormonal. Estudo britânico de 2014 verificou redução do pico etário para diagnóstico entre pacientes obesas e não obesas, sendo 56 e 67 anos, respectivamente.[8] Outros fatores etiológicos possíveis são a associação de histórico familiar e alterações genéticas hereditárias (essa relação seria responsável por menos de 1% dos tumores uterinos), e o uso prolongado (mais de 5 anos) de tamoxifeno em mulheres pós-menopausadas (risco relativo [RR] de cerca de 3, conforme análise em dois estudos randomizados: National Surgical Adjuvant Breast and Bowel Project P-1 e International Breast Cancer Intervention Study-1).

Estadiamento

A Tabela 49.2 mostra o estadiamento da neoplasia de endométrio segundo a FIGO.

Tabela 49.2 Estadiamento da neoplasia de endométrio.

TNM			FIGO	
T	N	M	Grupo	Descrição
T1a	0	0	IA	Invade menos da metade do endométrio
T1b	0	0	IB	Invade mais da metade do endométrio
T2	0	0	II	Invade o estroma cervical, mas não ultrapassa o útero
T3a	0	0	IIIA	Envolve serosa e/ou anexos
T3b	0	0	IIIB	Envolve vagina e/ou paramétrio
T1-3	1	0	IIIC1	Metástase para LFNs pélvicos
T1-3	2	0	IIIC2	Metástase para LFNs paraórticos
T4	Qualquer	0	IVA	Invade bexiga e/ou alças intestinais
Qualquer	Qualquer	1	IVB	Doença à distância

LFNs: linfonodos; FIGO: Federação Internacional de Ginecologia e Obstetrícia. *Fonte:* Denny e Quinn, 2015.[6]

Indicações de radioterapia por estadiamento

A indicação de radioterapia é feita de acordo com o estadiamento como demonstrado a seguir:

- IA:
  - BQT vaginal (4 × 6 a 7 Gy): se grau 2 ou 3, havendo fatores de risco:
    - Fatores de risco: mais de 60 anos, invasão angiolinfática, tumores grandes, segmento inferior do útero envolvido
    - Carcinoma seroso/células claras/carcinossarcoma
- IB:
  - BQT vaginal (4 × 6 a 7 Gy)
  - Considerar RT pélvica (45 a 50 Gy) + BQT vaginal em grau 3, sem linfadenectomia ou tipos histológicos (carcinoma seroso/células claras/carcinossarcoma)
- II:
  - RT pélvica (45 a 50 Gy) + BQT vaginal (3 a 4 × 6 a 7 Gy)
  - Considerar BQT isolada em tumores de baixo grau, com linfadenectomia
- III:
  - RT pélvica pós-QT ou exclusiva (45 a 50 Gy) + BQT vaginal (3 a 4 × 6 a 7 Gy).

Situações especiais

- Contraindicação ou recusa à cirurgia: RT pélvica (45 a 50 Gy) + BQT uterina (3 a 4 × 6 a 7 Gy)
- RT neoadjuvante
  - RT pélvica (45 a 50 Gy)
  - BQT uterina.

Planejamento de radioterapia externa

Ver descrição no item *Colo uterino*.

Procedimentos para planejamento de braquiterapia vaginal (útero ausente)

Ver descrição no item *Colo uterino*.

Toxicidades comuns ao tratamento de radioterapia/braquiterapia

Ver descrição no item *Colo uterino*.

Manejo das toxicidades e orientações à paciente

Ver descrição no item *Colo uterino*.

Seguimento

Ver descrição no item *Colo uterino*.

CÂNCER DE VULVA

Neoplasia pouco incidente na população feminina (0,5% das neoplasias deste do gênero; 28ª posição entre as neoplasias gerais), o câncer de vulva tem índices de mortalidade relativamente baixos (cerca de 70% das pacientes estarão vivas em 5 anos – SEER Database)[7] e é responsável por cerca de 3,5% das mortes causadas por doenças oncoginecológicas, além de ocupar a quarta posição em prevalência entre esses tumores (3 a 5%).

Mais prevalente em mulheres menopausadas, tem pico de incidência após a sexta década de vida e é geralmente relacionado a lesões pré-malignas prévias, sem fator etiológico concretamente estabelecido (provavelmente multifatorial); alguns fatores de risco para o desenvolvimento da doença são especulados: idade avançada; tabagismo; distrofia vulvar; AIDS; neoplasia de colo uterino prévia; infecção pelo HPV. O HPV talvez seja o maior responsável pelo estabelecimento da doença. Estudos demonstram que a infecção pelos subtipos 6 e 11 do vírus é grande fator, devido ao surgimento de líquen escleroso (distrofia vulvar); os subtipos 16 e 33 são associados às lesões intraepiteliais (encontradas em aproximadamente 60 a 70% dos tumores de vulva), fortemente associadas a doença nodal e ao grau de infecção pelo HPV-16.[9,10] Nesse contexto, considerando incremento na prevalência de infecções pelo vírus em faixas etárias mais jovens, estima-se redução no pico etário de diagnóstico da neoplasia vulvar. Dados norte-americanos evidenciam elevação anual da incidência desse tumor nos últimos dez anos (em torno de 0,6% ao ano), também relacionada ao fator de risco existente.[7]

A evolução dessas pacientes é fortemente associada à fase de diagnóstico e conduta proporcionada, considerando-se valores próximos a 85% de sobrevida em 5 anos, em estádios iniciais, e queda de 50 a 60% desse valor em estádios mais avançados. No Brasil, aproximadamente 45% das mulheres doentes são diagnosticadas em estádios tardios, com altas taxas de recidiva (acima de 40%) e, consequentemente, sobrevida reduzida (extrapolação de dados brasileiros sugerem cerca de 30% de sobrevida em 5 anos). Mesmo que pouco incidente, deve-se ampliar as orientações na atenção básica à saúde ginecológica, para que estádios mais iniciais sejam verificados, garantindo melhores resultados às pacientes.

Estadiamento

A Tabela 49.3 mostra o estadiamento do câncer de vulva segundo a Federação Internacional de Ginecologia e Obstetrícia (FIGO).

Indicações de radioterapia por estadiamento

A indicação de radioterapia é feita de acordo com o estadiamento, como demonstrado a seguir:

- IA (quando há contraindicação/recusa à cirurgia):
  - RT pélvica (45 Gy) + reforço apenas na vulva até 60 Gy
- Radioterapia adjuvante:
  - Indicações de RT sobre leito cirúrgico: tumores maiores de 4 cm, margem menor que 8 mm, profundidade maior que 5 mm, invasão linfovascular

Tabela 49.3 Estadiamento do câncer de vulva.

TNM	FIGO	Descrição
Tis	–	Carcinoma *in situ* (lesão pré-invasiva)
T1	IA	Tumor confinado na vulva < 2 cm e invasão < 1 mm
T1b	IB	Tumor confinado na vulva > 2 cm e invasão > 1 mm
T2	II	Tumor invade uretra distal e/ou vagina distal
T3	IVA	Tumor invade uretra proximal, vagina superior, mucosa de bexiga, parede retal ou fixo nos ossos da pelve
N0	–	Sem LFNs acometidos
N1a	IIIA	1 metástase linfonodal < 5 mm
N1b	IIIB	1 metástase linfonodal > 5 mm
N2a	IIIB	3 ou mais metástases linfonodais < 5 mm
N2b	IIIB	2 ou mais metástases linfonodais > 5 mm
N2c	IIIC	LFN com invasão extracapsular
N3	IVA	LFN fixo ou ulcerado
M0	–	Sem doença a distância
M1	IVB	Doença a distância, incluindo linfonodo pélvico

LFN: linfonodo; FIGO: Federação Internacional de Ginecologia e Obstetrícia. *Fonte*: Denny e Quinn, 2015.[6]

- Indicações de RT sobre drenagem: dois ou mais LFNs positivos, extensão extracapsular, doença residual
- IB a IIIC
  - RT concomitante à QT
  - RT pélvica (45 a 50,4 Gy) + reforço na vulva até 60 Gy
  - Se LFN positivo, avaliar reforço até 56 a 60 Gy (Figura 49.6).

Planejamento de radioterapia externa

Ver descrição no item *Colo uterino*.

Toxicidades comuns ao tratamento de radioterapia

- Agudas:
  - Gastrintestinais: diarreia, flatulência e cólicas abdominais
  - Geniturinárias: polaciúria, disúria e corrimento vaginal
  - Pele: radioepitelite, geralmente grau I ou II (hiperemia cutânea ou descamação seca em regiões de dobras); em casos de tratamento com técnica tridimensional, é

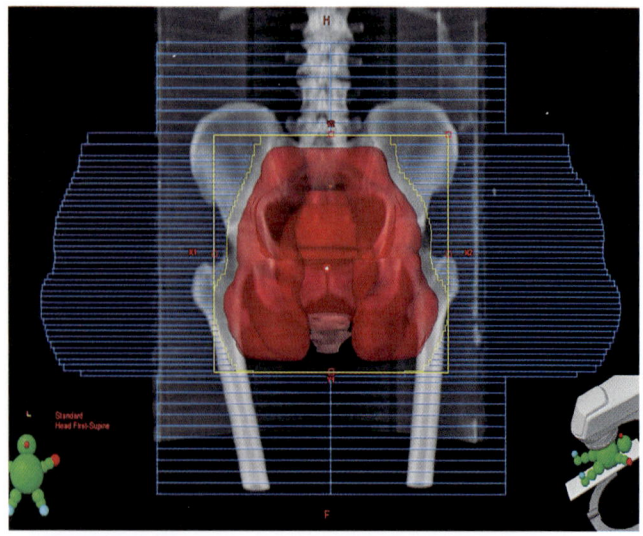

Figura 49.6 Planejamento de radioterapia pélvica com região inguinal.

comum a radioepitelite grau III (descamação úmida), necessitando por vezes de interrupções do tratamento por alguns dia e tratamento tópico

- Crônicas:
  - Gastrintestinais: pode ocorrer sangramento retal (retite actínica), principalmente em pacientes tratadas com técnica convencional; novas tecnologias (IMRT/VMAT) reduziram os níveis de toxicidades desse porte de 20 para 5%
  - Geniturinárias: pode ocorrer hematúria (cistite actínica), principalmente em pacientes tratadas com técnica convencional, semanas ou anos após o tratamento; novas tecnologias (IMRT/VMAT) reduziram os níveis de toxicidades desse porte de 20 para 5%.
  - Estenose vaginal: todas as mulheres que realizam tratamentos de RT na pelve, com ou sem BQT, devem receber orientações de exercícios de dilatação vaginal após o término do tratamento, para evitar sinequias vaginais.

Manejo das toxicidades e orientações à paciente

Todo paciente em tratamento de RT deve ter consultas semanais com o médico rádio-oncologista, para tratamento dos sintomas. As pacientes são orientadas com dieta específica durante o tratamento.

São administradas medicações comuns, para alívio da diarreia e das cólicas. Existem cremes específicos para amenizar a radiodermite, todos à base de trolamina ou aloé vera. Em casos de radioepitelite grau III (descamação úmida), são utilizados cremes tópicos à base de cicatrizantes e antibióticos. As pacientes são orientadas a não se expor ao sol durante o tratamento e, após o término, por até 3 meses (em média).

Atividade sexual é desaconselhada durante o tratamento, pois causa desconforto; 2 semanas (em média) após o término do tratamento, a atividade sexual é estimulada em mulheres com parceiros sexuais (orienta-se que as sem parceiros pratiquem exercícios com dilatadores).

CÂNCER DE VAGINA

Outra doença ginecológica amplamente associada à infecção pelo HPV, a neoplasia de vagina é rara e constitui cerca de 1 a 2% dos tumores ginecológicos e 0,4% das neoplasias em mulheres, com estimados 4 mil novos casos em 2015, nos EUA, e 900 mortes documentadas relacionadas à doença no mesmo ano. De acordo com a FIGO, lesões malignas encontradas no fórnix vaginal devem ser consideradas neoplasia de colo uterino, e tumores envolvendo a vagina e a vulva devem ser descritos como neoplasia vulvar. Estima-se que 80% das lesões vaginais sejam metástases de colo de útero e/ou endométrio. Estatísticas concretas sobre lesões primárias de vagina são variáveis e por vezes subestimadas, mas passíveis de tratamento, conforme o diagnóstico topográfico.

Verifica-se que 70% das lesões primárias de vagina são diagnosticadas em mulheres acima dos 60 anos de idade e 60% nas acima dos 70 anos, com fatores de riscos caracterizados por sexarca precoce, número de parceiros sexuais (mais de cinco) e tabagismo, novamente associados à exposição pelo HPV-16, relação encontrada em até 90% nas lesões invasivas, que se reflete em melhor prognóstico nos estádios iniciais, com incremento de sobrevida livre de doença e sobrevida global.[11,12]

Estadiamento

A Tabela 49.4 mostra o estadiamento do câncer de vagina segundo a Federação Internacional de Ginecologia e Obstetrícia (FIGO).

Indicações de radioterapia por estadiamento

- I a IVA
  - A RT é o tratamento de escolha em todos os estádios da doença
  - A cirurgia pode ser opção em tumores pequenos de terço superior
  - RT pélvica (45 Gy) + BQT vaginal (3 a 4 × 6 a 7 Gy).

Planejamento de radioterapia externa

Ver descrição no item *Colo uterino*.

Procedimentos para planejamento de braquiterapia vaginal

O planejamento deve ser realizado na primeira aplicação. Manter a paciente em posição de litotomia. Realizar a antissepsia e a assepsia. Colocar sonda vesical (apenas na primeira aplicação). Não há necessidade de sedação.

Inserir sonda uterina e cilindro vaginal, do tamanho exato da vagina (existem cilindros de 20 a 35 mm de largura). Realizar radiografias ortogonais, caso o planejamento seja bidimensional e TC de simulação, caso o planejamento seja tridimensional. Pode ser utilizado aplicador de BQT intersticial, mas poucos centros o realizam.

O planejamento de braquiterapia vaginal deve ser feito da seguinte forma:

- CTV BQT vaginal: cúpula vaginal + toda a extensão da vagina
  - Prescrição a 5 mm do aplicador
  - Avaliação de dose em reto e bexiga.

Toxicidades comuns ao tratamento de radioterapia/braquiterapia

- Agudas:
  - Gastrintestinais: diarreia, flatulência e cólicas abdominais
  - Geniturinárias: polaciúria, disúria e corrimento vaginal
  - Pele: radioepitelite, geralmente grau I ou II (hiperemia cutânea ou descamação seca em regiões de dobras); em casos de tratamento com técnica tridimensional, é comum a radioepitelite grau III (descamação úmida),

Tabela 49.4 Estadiamento do câncer de vagina.

TNM	FIGO	Descrição
Tis	–	Carcinoma *in situ* (lesão pré-invasiva)
T1	I	Tumor confinado na vagina
T2	II	Tumor invade tecido paravaginal microscópica (T2a) ou grosseiramente (T2b)
T3	III	Tumor invade paramétrio
T4	IVA	Tumor invade mucosa de reto/vagina ou se estende para fora da pelve
N0	–	Sem LFNs regionais acometidos
N1	III	LFNs pélvicos ou inguinais
M0	–	Sem doença a distância
M1	IVB	Com doença a distância

LFN: linfonodo; FIGO: Federação Internacional de Ginecologia e Obstetrícia. *Fonte*: Denny e Quinn, 2015.[6]

necessitando por vezes de interrupções do tratamento por alguns dias e tratamento tópico

- Crônicas:
  - Gastrintestinais: pode ocorrer sangramento retal (retite actínica), principalmente em pacientes tratadas com técnica convencional, semanas a anos após o tratamento; novas tecnologias (IMRT/VMAT) reduziram os níveis de toxicidades desse porte de 20 para 5%
  - Geniturinárias: pode ocorrer hematúria (cistite actínica), principalmente em pacientes tratadas com técnica convencional, semanas a anos após o tratamento; novas tecnologias (IMRT/VMAT) reduziram os níveis de toxicidades desse porte de 20 para 5%
  - Estenose vaginal: todas as mulheres que realizam tratamentos de RT na pelve, com ou sem BQT, devem receber orientações de exercícios de dilatação vaginal após o término do tratamento, para evitar sinequias vaginais.

Manejo das toxicidades e orientações à paciente

Ver descrição no item *Colo uterino*.

OVÁRIO

A RT no câncer de ovário perdeu seu papel, com o advento dos novos quimioterápicos, permanecendo como opção em tratamentos paliativos, em casos de recidiva pélvica.

A RT abdominal total era extremamente tóxica, com graves efeitos colaterais à paciente. Com as novas tecnologias, grupos em diversas partes do mundo tentaram reintroduzi-la, sem sucesso, já que nunca provou ser superior ao tratamento com QT.

REFERÊNCIAS BIBLIOGRÁFICAS

1. Brasil. Instituto Nacional de Câncer (INCA). Disponível em: www.inca.gov.br.
2. Sociedade Brasileira de Radioterapia (SBRT). Disponível em: www.sbradioterapia.com.br.
3. Appleby P, Beral V, Berrington de González A et al. Cervical cancer and hormonal contraceptives: collaborative reanalysis of individual data for 16,573 women with cervical cancer and 35,509 women without cervical cancer from 24 epidemiological studies. Lancet. 2007; 370(9599):1609-21.
4. Gao T, Wang J, Yang M, Li H. Transcriptome analysis reveals the effect of oral contraceptive use on cervical cancer. Mol Med Rep. 2014; 10(4):1703-8.
5. Usmani N, Foroudi F, Du J, Zakos C et al. An evidence-based estimate of the appropriate rate of utilization of radiotherapy for cancer of the cervix. Int J Radiat Oncol Biol Phys. 2005 Nov 1;63(3):812-27.
6. Denny L, Quinn M. FIGO cancer report 2015. Int J Gynaecol Obstet. 2015; 131(Suppl 2):S75.
7. SEER Database. Disponível em: https://seer.cancer.gov/
8. Nevadunsky NS, Van Arsdale A, Strickler HD et al. Obesity and age at diagnosis of endometrial cancer. Obstet Gynecol. 2014; 124(2 Pt 1):300-6.
9. Monk BJ, Burger RA, Lin F et al. Prognostic significance of human papillomavirus DNA in vulvar carcinoma. Obstet Gynecol. 1995; 85(5 Pt 1):709-15.
10. Lindell G, Näsman A, Jonsson C et al. Presence of human papillomavirus (HPV) in vulvar squamous cell carcinoma (VSCC) and sentinel node. Gynecol Oncol. 2010; 117(2):312-6.
11. Bosch FX, Broker TR, Forman D et al. authors of the ICO Monograph 'Comprehensive Control of HPV Infections and Related Diseases' Vaccine Volume 30, Supplement 5, 2012. Comprehensive control of human papillomavirus infections and related diseases. Vaccine. 2013; 31 Suppl 5:F1-31.
12. Alonso I, Felix A, Torné A et al. Human papillomavirus as a favorable prognostic biomarker in squamous cell carcinomas of the vagina. Gynecol Oncol. 2012; 125(1):194-9.

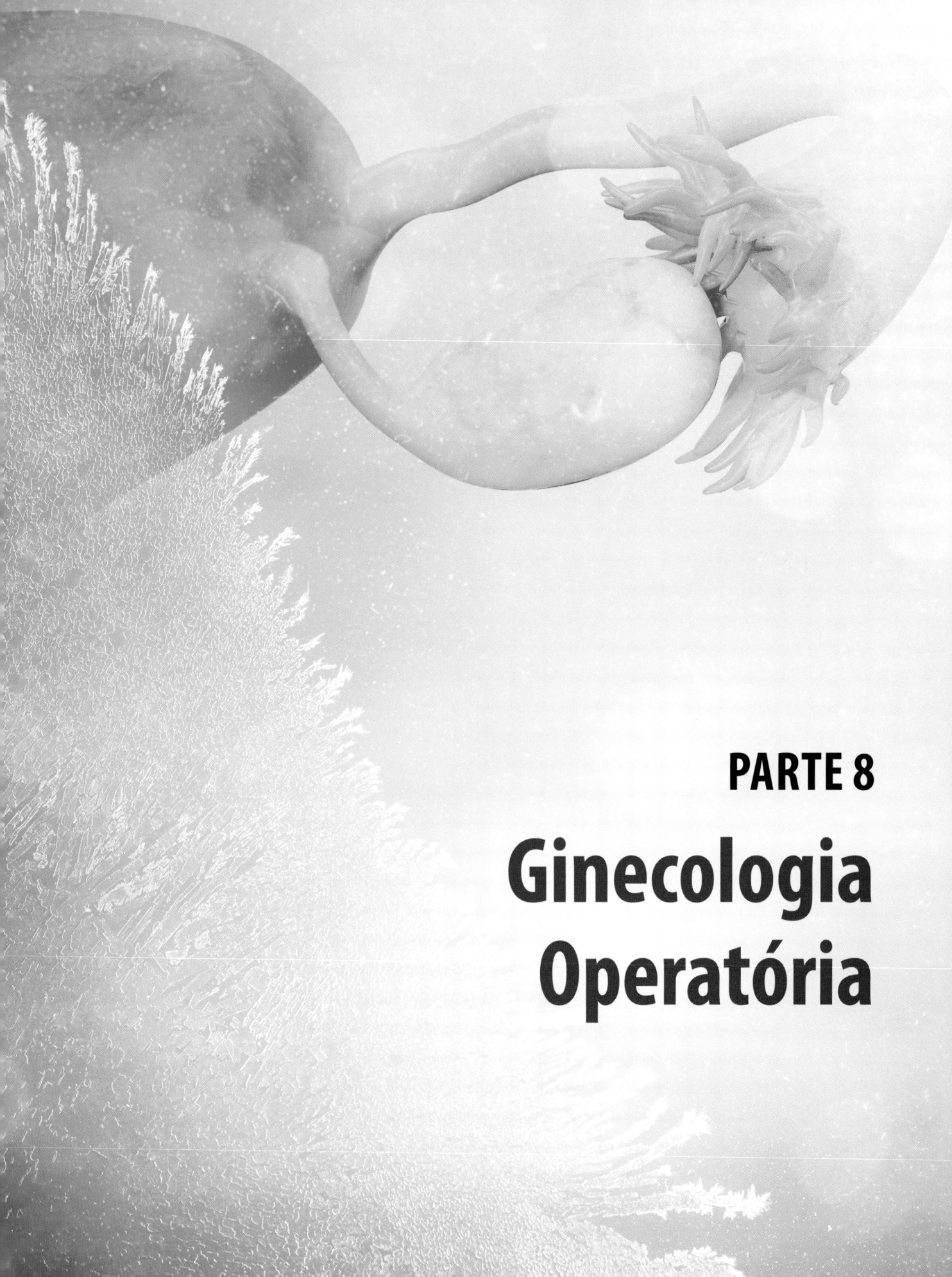

PARTE 8

Ginecologia Operatória

50

Histeroscopia

Ricardo Bassil Lasmar | Bernardo Portugal Lasmar |
Daniela Baltar da Rosa Zagury | Claudia Baptista Pillar

INTRODUÇÃO

A histeroscopia possibilita a visão ampliada do canal cervical e da cavidade uterina *in vivo*, obtendo com maior fidelidade dados antes fornecidos apenas em exames indiretos, como a ultrassonografia e a histerossalpingografia, ou em anatomopatológicos de raspado endocervical, endometrial ou pós-histerectomia. É considerada, hoje, o método de excelência, padrão-ouro, no estudo das lesões intracavitárias uterinas. Permite, também, a avaliação de vagina, canal cervical, endométrio e óstios tubários, inclusive em pacientes virgens.[1]

HISTÓRICO

O alemão Philipp Bozzini (1773-1809), em 1805, desenvolveu um instrumento chamado *Lichtleiter* ou "condutor de luz" (Figura 50.1), que viria a ser o primeiro endoscópio. Ele possibilitou, através de iluminação de uma lamparina, a visão direta da vagina, da uretra e do reto.[2]

Em 1853, Antonin Jean Desormeaux apresentou à comunidade científica um tubo aberto, com espelhos que refletiam a luz de lamparina, possibilitando a visão do interior da bexiga (Figura 50.2).

Em 1869, Diomede Pantaleoni apresentou o primeiro relato de visão da cavidade uterina, utilizando um tubo de 12 mm de diâmetro, luz de candelabro e espelhos côncavos. O instrumento tornou possível a investigação da cavidade uterina de uma paciente de 60 anos, com sangramento pós-menopausa, com diagnóstico de lesão polipoide. Na ocasião, Pantaleoni realizou cauterização com nitrato de prata para bloquear o sangramento.[3]

Em 1879, Maximilian Nitze empregou um verdadeiro sistema óptico, que aumentava o campo de visão. Nesse mesmo ano, com a invenção da lâmpada elétrica incandescente e a adaptação desta ao sistema óptico, iniciou-se a era da endoscopia moderna.

Diversos meios de distensão foram utilizados e, em 1970, o Prof. Lindemann, da cidade alemã de Hamburgo, construiu um insuflador de gás carbônico, com controles automáticos para limitar velocidade de insuflação do CO_2 e nivelar a pressão intrauterina, dando

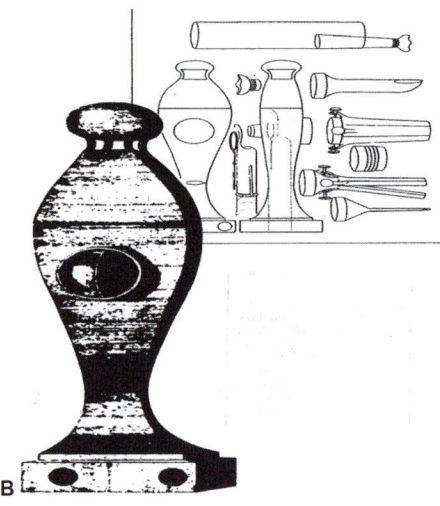

Figura 50.1 Condutor de luz de Bozzini: *Lichtleiter.*

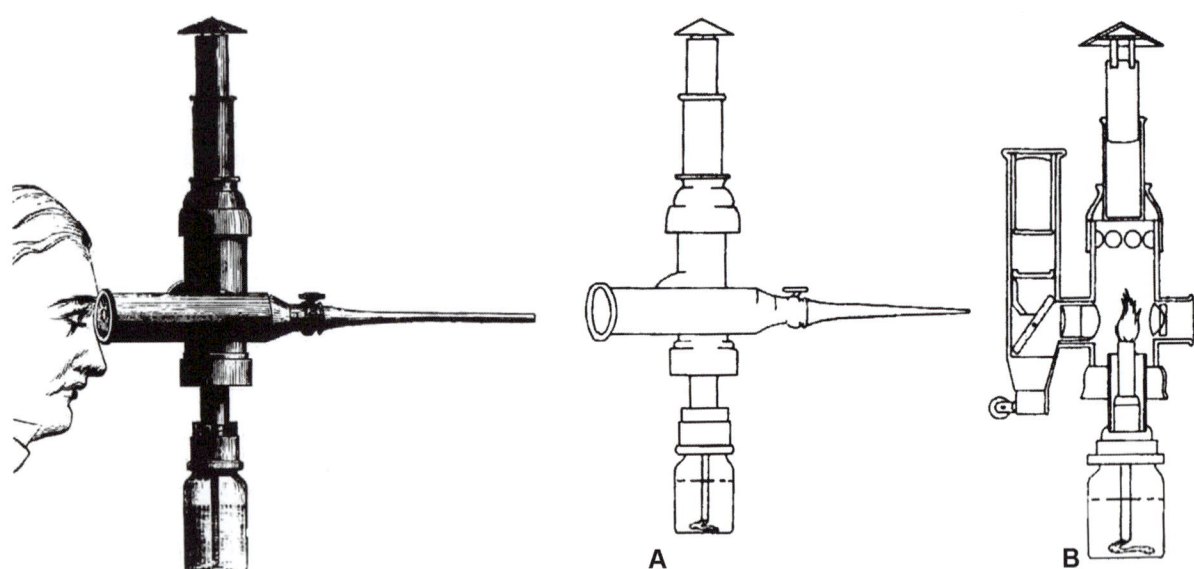

A　　　　　**B**

Figura 50.2 Endoscópio de Desormeaux.

maior segurança ao exame.[4] Ainda hoje, alguns serviços utilizam o gás (CO_2), que vem sendo, em grande parte, substituído por soluto fisiológico. O meio líquido possibilita melhor execução do exame, no que diz respeito à visão mais límpida, principalmente nos casos de sangramento uterino, para a realização da biopsia sob visão (direta) e de alguns procedimentos. O meio de distensão líquido traz vantagens sobre o CO_2, pois facilita a limpeza da cavidade uterina com a troca de líquidos, pela entrada e saída de soro. Assim, o sangramento uterino, principal indicação do procedimento, pode ser investigado por histeroscopia.[5]

Com os avanços tecnológicos, foram muitos os sistemas ópticos criados, com diversas fontes de luz e sistemas de infusão de gases e líquidos diversos, até chegarmos nos dias de hoje. Atualmente, com o instrumental de menor diâmetro (camisas com canal operatório, pinças e tesouras), é possível ampliar as indicações de histeroscopia ambulatorial, o que aumenta a segurança diagnóstica, sobretudo de lesões focais. Torna possível, ainda, a realização de intervenções selecionadas em ambiente ambulatorial.

INDICAÇÕES

A histeroscopia é considerada o padrão-ouro no diagnóstico e no tratamento das anormalidades da cavidade uterina, podendo ser realizada de modo ambulatorial ou em regime hospitalar. Em geral, este procedimento é indicado para:

- Investigação de quadros de sangramento uterino anormal: observa qualquer sangramento vaginal fora do habitual na menacme ou no climatério; e avalia sangramento pós-menopausa[6-8]
- Infertilidade conjugal: avalia se há obstáculo no trajeto a ser percorrido pelo sêmen, malformações, sinequias e também o posicionamento da cavidade uterina ou se existe algo que possa dificultar ou impedir a nidação; diagnostica endometrite; observa desobstrução tubária proximal; e faz avaliação prévia à fertilização[9-12]
- Anormalidades suspeitadas ao exame de ultrassonografia: identifica pólipos endocervicais ou endometriais, miomas submucosos, corpo estranho, calcificações intracavitárias (metaplasia óssea)

- Achados anormais ao exame ginecológico: pode encontrar, por exemplo, pólipos endocervicais
- Complementar a investigação: nos casos de atipias glandulares encontradas na colpocitologia oncótica
- Substituir, com eficiência e rapidez, a curetagem uterina no diagnóstico de neoplasias malignas do canal e cavidade uterina: avalia o acometimento do canal cervical no câncer de endométrio
- Avaliação de restos ovulares e placentários: após abortamento ou parto
- Doenças troflobásticas: diagnóstico e seguimento
- Corpos estranhos e dispositivos intrauterinos: localização, reposicionamento ou remoção
- Avaliação da cavidade uterina: após cirurgias uterinas (miomectomia)
- Esterilização tubária: aplicação de dispositivo intratubário.

Esta técnica possibilita, ainda, a biopsia dirigida (sob visão direta da lesão); a lise de sinequias; a remoção de dispositivos intrauterinos; as polipectomias; as miomectomias; o cateterismo tubário e as técnicas de contracepção definitiva; e a ablação endometrial. Apresenta como contraindicações absolutas as infecções pélvicas agudas e relativas. A perfuração uterina recente e as condições clínicas da paciente impedem a realização do procedimento.

EQUIPAMENTO

Os equipamentos necessários para a realização da histeroscopia, tanto ambulatorial quanto a hospitalar, são os mesmos. Na hospitalar, porém, os geradores de energia podem ser um pouco diferentes.

Compõem os equipamentos básicos para realização da histeroscopia: sistema de microcâmera com processador, fonte de luz, cabo de fibra óptica e monitor, além de sistema de gravação do procedimento e elaboração das imagens do exame. A este grupo, podem ser acrescentados: um sistema de bomba de infusão do meio de distensão líquido e um gerador de energia monopolar, bipolar ou *laser*.

As imagens capturadas pela microcâmera serão processadas e depois reproduzidas no monitor. Deve-se ter atenção para que a resolução do monitor seja compatível com a resolução da microcâmera, para melhor qualidade da imagem.

O sistema de iluminação é composto por dois itens: uma fonte de luz e um cabo de fibra óptica para transmiti-la. Até meados de 1960, era usada fonte de luz incandescente, que não produzia boa imagem, além de produzir calor intenso. A luz halógena começou a ser usada no início da era laparoscópica. Tem baixo custo, mas a imagem para registro não é a melhor. Nos dias de hoje, a iluminação de xenônio é a mais adequada, pois possibilita melhor visão de profundidade e ajuda no registro. O calor gerado por esta fonte é dissipado através dos cabos de fibra óptica coaxiais de quartzo. A função dos cabos é levar a luz da fonte ao histeroscópio. Seu comprimento varia de 180 a 250 cm, com diâmetro entre 3 e 6 mm. A manipulação dos cabos deve ser extremamente cuidadosa. Deve-se evitar dobrá-los, para que não sejam danificados, o que diminuiria sua luminosidade.

O ideal é a microcâmera ter mais de uma saída de imagem, para que se possa conectar um cabo diretamente no monitor e outro no sistema de gravação de geração de imagens. Se houver apenas uma saída, a passagem da imagem por um dos sistemas poderá comprometer a qualidade da visão. Assim, se o monitor for o último a ser conectado no sistema, a imagem poderá ter pior qualidade e atrasar o tempo de transmissão. O mesmo acontecerá na impressão ou na gravação.

O registro é muito importante, e são numerosos os recursos existentes nos dias de hoje. Deve-se apenas observar compatibilidade do sistema da microcâmera.

Os meios de distensão podem ser o gasoso ou o líquido, com equipamentos distintos de infusão. O dióxido de carbono (CO_2) é o meio gasoso ideal. Fisiológico e transparente, não produz reação alérgica nem danifica o instrumental. Já os histeroinsufladores necessitam de equipamento especial de infusão. Os critérios de segurança para seu uso são fluxo máximo de 100 mℓ/min e pressão máxima de 200 mmHg. O CO_2 pode levar à ombralgia, pois talvez sua passagem pelas tubas uterinas leve à irritação diafragmática e, raramente, à embolia, ao entrar na corrente sanguínea. É eliminado na primeira passagem pelos pulmões. Apresenta a desvantagem de misturar-se com o sangue e o muco, formando bolhas e dificultando a visão. Por este motivo, é preferível o uso de meio líquido, ionizado ou não ionizado, conforme suas indicações.

Os meios líquidos de baixa viscosidade e com características eletrolíticas são o soluto fisiológico e o lactato de Ringer, ideais para a realização de histeroscopia cirúrgica ambulatorial ou diagnóstica e ainda nos casos de cirurgia hospitalar com uso de energia bipolar. Com baixa viscosidade, mas sem condução elétrica, tem-se a glicina, o sorbitol e o manitol, perfeitos para o uso de energia monopolar. Possibilitam boa visão nos casos de sangramento e do campo cirúrgico e têm conhecidas características biomoleculares, indicando as alterações causadas nos casos de intravasamento.

O sistema de infusão pode variar de acordo com a experiência de cada serviço. Pode ser utilizado, por meio da força da gravidade, colocando-se os frascos do líquido a uma altura de 1 metro acima do nível da paciente ou ainda com bolsa pressórica ou até mesmo com uma bomba infusora automática, com monitoramento do fluxo, da pressão, do volume de entrada e de saída do meio líquido.

Todo o sistema fica montado em um *rack* (Figura 50.3), móvel, que deverá ser ligado em um sistema de segurança de energia elétrica, estabilizador ou *nobreak* e testado antes do procedimento (Figuras 50.4 a 50.6).

Hoje, os serviços que realizam a histeroscopia ambulatorial utilizam apenas o meio de distensão líquido, o soluto fisiológico. Isso porque, além de possibilitar a realização do procedimento nos casos de sangramento uterino anormal, maior indicação do procedimento, permite a cirurgia no mesmo momento do diagnóstico, denominado *see and treat*.

INSTRUMENTAL

Existem muitos modelos de histeroscópios, de diâmetros variáveis, os quais tornam possível uma visão panorâmica e/ou de contato. Os endoscópios podem ser rígidos ou flexíveis. Os primeiros são os mais usados para uma visão panorâmica ampla e têm boa durabilidade, além de menor custo, em comparação com os sistemas ópticos flexíveis (Figura 50.7). Utilizam-se mais raramente os sistemas flexíveis, chamados de fibro-histeroscópios, pois têm alto custo e manutenção mais delicada, porém são úteis na avaliação da superfície intraluminal das tubas uterinas, através da técnica de falopioscopia.

Rack com equipamento

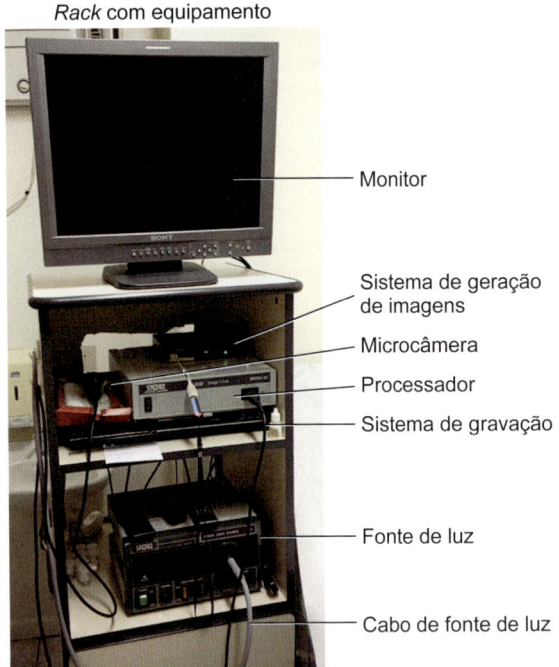

- Monitor
- Sistema de geração de imagens
- Microcâmera
- Processador
- Sistema de gravação
- Fonte de luz
- Cabo de fonte de luz

Figura 50.3 *Rack* com equipamentos.

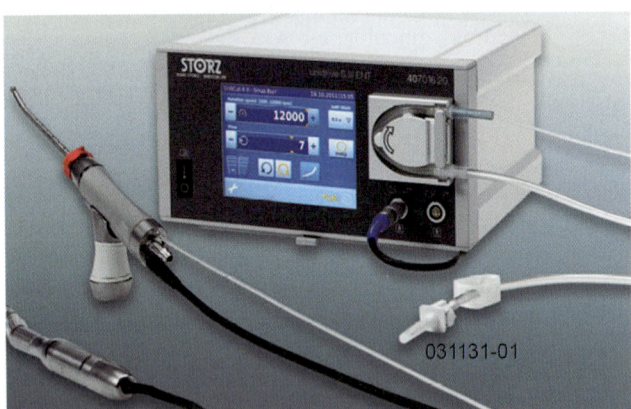

Figura 50.4 Bomba de infusão de líquido.

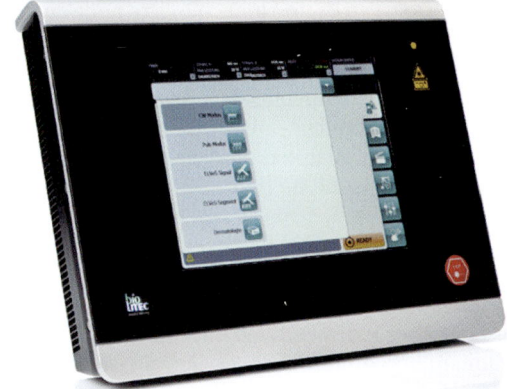

Figura 50.5 Gerador do *laser*.

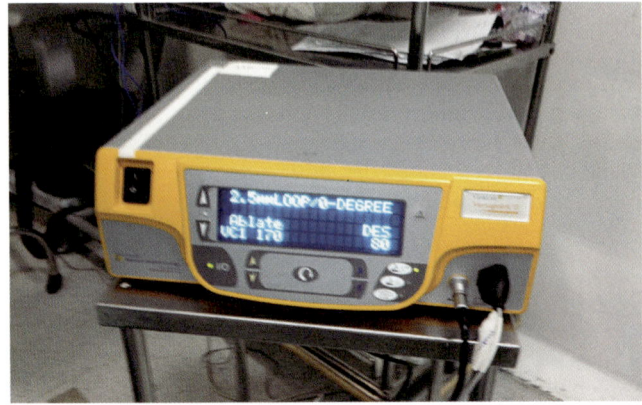

Figura 50.6 Gerador bipolar.

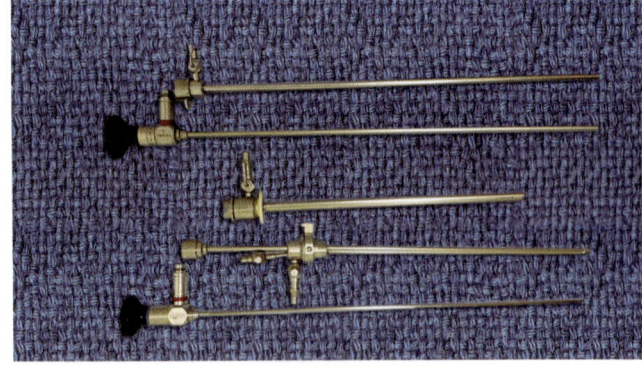

Figura 50.7 Ópticas, camisa interna e camisas externas do histeroscópio.

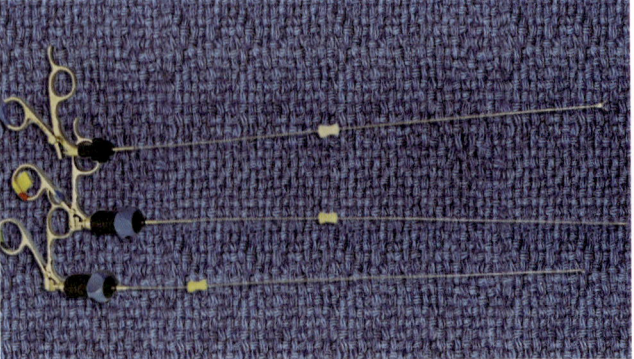

Figura 50.8 Pinças e tesouras de 5 Fr.

O histeroscópio tem diâmetro de 2 a 4 mm e é protegido externamente por uma camisa interna com cerca de 25 cm de comprimento e 3 a 5 mm de diâmetro. Através dele, passará o meio de distensão líquido, com um canal operatório de 5 ou 7 Fr, no qual entrarão os instrumentos (pinças, tesouras e outros) para realizar biopsias ou procedimentos cirúrgicos (Figura 50.8).

Os instrumentos utilizados pelo canal operatório podem ser mecânicos, com 1,6 mm (5 Fr) de diâmetro e 34 cm de comprimento. São eles pinças de apreensão, pinças para biopsia, tesouras e cateteres; ou *probes* eletrocirúrgicos (alça, esfera e eletrodos) e fibras de *laser*.

Caso haja necessidade de maior troca do meio de distensão (sangramento, muco turvo), acopla-se a camisa externa, o que pode levar o histeroscópio ao diâmetro de 4 a 7 mm. Nesse caso, é possível fazer o fluxo contínuo do meio de distensão.

Em nosso serviço, realizamos quase todas as histeroscopias apenas com a camisa interna e o canal operatório, o que causa menos desconforto para a paciente e amplia o número de procedimentos e cirurgias. Isso é possível pelo fato de a camisa interna ser oval. Assim, o líquido sai pelo espaço entre o colo e a camisa interna. Por vezes, para acelerar a troca do meio de distensão, retira-se o equipo de entrada de líquido e deixa-se sair o meio de distensão intrauterino. A repetição deste mecanismo limpa o campo e retorna a visão clara da cavidade uterina. Só em casos com sangramento mais importante utilizamos também a camisa externa do histeroscópio. Hoje, com o uso de minirressectoscópio (Figura 50.9), é possível ampliar o número de cirurgias histeroscópicas ambulatoriais. Isso porque as lesões maiores podem ser retiradas e fragmentadas com o uso de energia bipolar.

Na histeroscopia cirúrgica hospitalar, utiliza-se com frequência o ressectoscópio, instrumento oriundo da urologia (ressecção da próstata), adaptado para as propostas cirúrgicas da cavidade uterina. É composto de um obturador, com extremidade romba que possibilita ultrapassar o canal cervical após dilatação deste, sem causar danos traumáticos. Uma camisa interna e outra externa possibilitam a entrada e a saída do meio de distensão através do controle das suas torneiras. Por dentro das camisas, conecta-se o elemento de trabalho com o eletrodo, acoplado à óptica de 0 ou 30°, preferencialmente a de 30°, que é encaixada na microcâmera. Os eletrodos mais usados na ressecção são os que têm formato de "U" e "L" para ressecção e os em esferas (*roller bar* ou *rollerball*) para coagulação. São diferentes os ressectoscópios para uso com corrente monopolar e bipolar.

HISTEROSCOPIA AMBULATORIAL

A melhor época para realização do exame, seja diagnóstico ou cirúrgico, na mulher que menstrua, é logo após o período menstrual, até o 15º dia do ciclo. Neste período, o muco cervical claro e a hipotonia ístmica facilitam a penetração na cavidade. Mulheres na menopausa ou que usam anticoncepcional hormonal não necessitam de dia específico.

Atualmente, a histeroscopia é dividida em dois ambientes distintos: ambulatorial (Figura 50.10) e hospitalar. Com a evolução tecnológica e o desenvolvimento do instrumental, aliados ao conhecimento e ao treinamento do médico, é possível a realização de muitos procedimentos cirúrgicos ambulatorialmente. Isso diminui a necessidade de internação hospitalar e anestesia, o que possibilita às pacientes o retorno rápido às atividades profissionais e pessoais e baixa os custos.[13,14]

Nos últimos anos, importantes mudanças na histeroscopia têm acontecido dentro da propedêutica ginecológica. A utilização do meio distensor líquido e da camisa operatória em regime ambulatorial levou ao diagnóstico da doença intrauterina, com biopsia sob visão direta e, por vezes, a ressecção imediata da lesão benigna com resolução em um mesmo tempo: o conceito de ver e tratar, o *see and treat*.[15,16]

O conceito inicial de histeroscopia diagnóstica, que se limitava à visão da cavidade, evoluiu para histeroscopia ambulatorial cirúrgica ou operatória. Desse modo, abriram-se novos rumos para a histeroscopia ambulatorial, a qual se encontra em constante evolução.

O regime ambulatorial com polipectomias, miomectomias e lise de sinequias, entre outros, tem sido o de melhor relação custo-benefício. Com instrumental de menor calibre, o procedimento pode ser realizado em nível ambulatorial com mínimo desconforto com o uso de butilbrometo de escopolamina (Buscopan®), 30 min antes de realizar a técnica. O canal operatório possibilita a abordagem da lesão com pinças e tesouras, assim como alças ou *probes* com energia bipolar (minirressectoscópio) ou *laser*. Assim, faz com que, no mesmo momento do diagnóstico, possa ser realizada a retirada da lesão. Dessa maneira, são retirados os pólipos endocervicais, os endometriais, os miomas submucosos, os septos fibrosos e as sinequias, realizando-se a anticoncepção histeroscópica, com a colocação de dispositivos de titânio nos óstios tubários.

A histeroscopia ambulatorial costuma ser um procedimento rápido e de fácil execução, sem desconforto ou com mínimo desconforto para a paciente. Para isso, certos cuidados devem ser tomados para que ela seja realizada mesmo diante de algumas dificuldades. A primeira dificuldade é o medo da paciente de que a dor seja insuportável. Isso poderá ser resolvido por meio da conversa do histeroscopista com a paciente antes do exame. Neste momento, ele explicará todo o exame, sinalizando os momentos em que a paciente poderá sentir algum desconforto. Entre eles, a passagem pelo orifício interno e a distensão da cavidade. Deve-se garantir à paciente que o procedimento será interrompido quando ela solicitar e que esta interrupção não acarretará nenhum problema, independentemente do momento do exame. Convém comunicar também que será colocado soro e este sairá pela vagina, a fim de a paciente não achar que está com sangramento. Esta segurança faz com que a maioria das pacientes aceite e consiga realizar a histeroscopia ambulatorial sem anestesia. No nosso serviço, a paciente faz uso butilbrometo de escopolamina (Buscopan®), 30 min antes do exame.

O toque bimanual tem indicação para que se diagnostique, previamente, a posição do colo do útero, anteversão ou retroversão acentuada e fixa, assim como os laterodesvios. Com histeroscópio de 2,9 ou 2,7 mm com camisa operatória, sem a camisa externa e meio de distensão líquido, soluto fisiológico, sob pressão ativa, com bolsa pressórica, ou com bomba de infusão (infusor de líquido com controle de fluxo e pressão automáticos) ou ainda por pressão passiva (com frasco de soluto fisiológico 1 m acima do nível da paciente), é possível fazer o exame, sem espéculo ou pinçamento do colo do útero com a pinça de Pozzi.

Técnica de exame

Posiciona-se a paciente em mesa ginecológica com perneiras, com as nádegas um pouco afastadas da mesa. Inicia-se o exame pela vaginoscopia, o que torna possível a investigação da vagina e do colo do útero, evitando a colocação de espéculo e a tração do colo do útero com a pinça de Pozzi, as quais aumentariam o desconforto antes do exame.

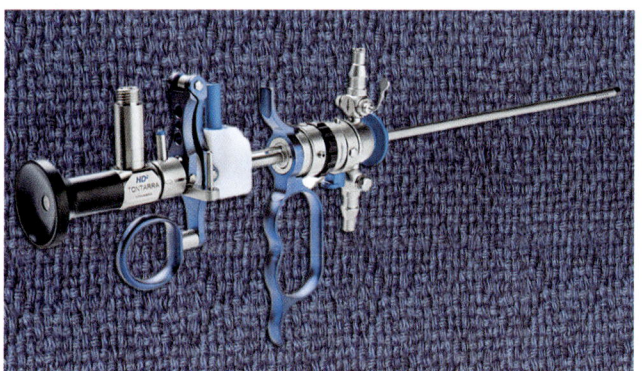

Figura 50.9 Minirressectoscópio para cirurgia ambulatorial com energia bipolar.

Parte 8

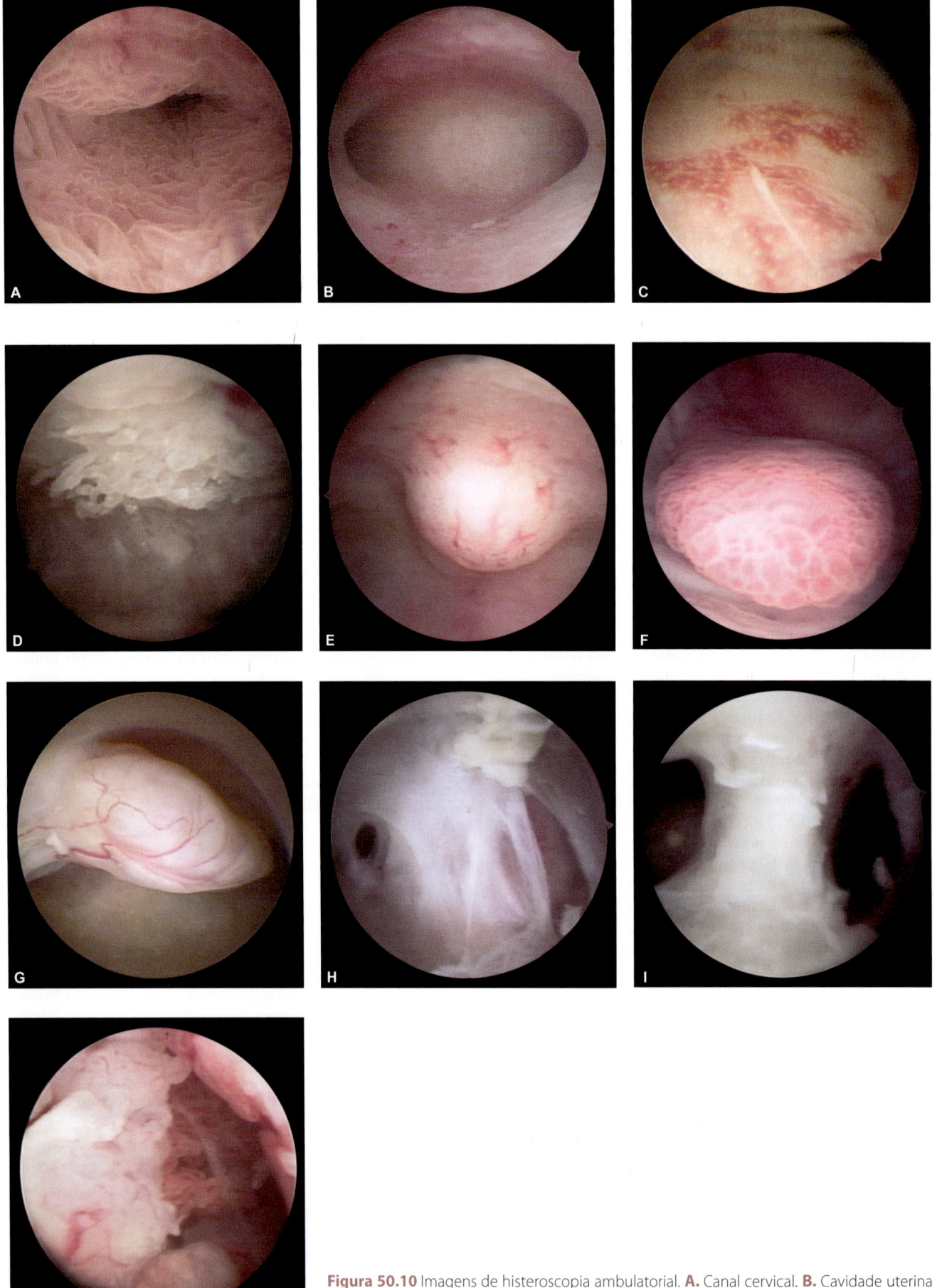

Figura 50.10 Imagens de histeroscopia ambulatorial. **A.** Canal cervical. **B.** Cavidade uterina normal. **C.** Endometrite. **D.** Metaplasia óssea. **E.** Mioma submucoso. **F.** Pólipo endocervical. **G.** Pólipo endometrial. **H.** Sinequias uterinas. **I.** Útero septado. **J.** Carcionoma de endométrio.

O histeroscópio apenas com a camisa interna com o canal operatório é suficiente para a realização do exame. Utiliza-se a camisa externa apenas quando há maior quantidade de sangue na cavidade uterina ou sangramento ativo.

A histeroscopia pode ser realizada com menor desconforto apenas com a camisa interna com canal operatório. Acopla-se a camisa externa apenas quando há sangramento ativo em grande quantidade.
O meio de distensão líquido é o mais indicado, pois possibilita a investigação histeroscópica mesmos nos casos de sangramento.

A entrada no orifício interno costuma ser tranquila, aguardando-se alguns segundos para a distensão, para que seja investigado em 360°. No caso de estenose de orifício externo, o uso de tesoura seccionando a fibrose possibilita, na maioria das vezes, que se encontre o canal cervical e prossiga o exame. É mais difícil encontrar a área de fibrose nos casos de amputação de colo do útero, sobretudo realizada na menopausa. Por vezes, a mucosa vaginal recobre o sítio cirúrgico. Nestes casos, a utilização de estrogênio tópico por 3 semanas ou misoprostol pode ajudar na identificação da área a ser seccionada. Soluciona-se o excesso de muco no canal cervical com a entrada do histeroscópio com soro aberto e sua saída com soro fechado, quantas vezes forem necessárias.

A passagem do histeroscópio pelo orifício interno é fator de desconforto em grande número de pacientes. A informação prévia de que este desconforto ocorrerá apenas na passagem e a solicitação para a paciente fazer pressão abdominal na pelve diminuem significativamente o problema. Assim, realiza-se a histeroscopia com tranquilidade. Parece que a participação ativa da paciente diminui a atenção para a percepção de desconforto ou dor. Identificando-se sinequias, o desconforto é muito menor se forem seccionadas com tesoura, em vez de serem liberadas com pressão sobre o histeroscópio. A não ser no caso de sinequias mucosas, que são liberadas facilmente com a pressão do soro e a progressão do histeroscópio. Por isso, nas sinequias mais densas, prefere-se seccioná-las com tesoura. Deve-se ser cuidadoso e gentil na passagem do orifício interno, pois este é o ponto em que algumas pacientes apresentam reflexo vagal, sendo necessária a interrupção do procedimento, além de cuidados especiais. Raramente pode acontecer perda temporária da consciência e hipotensão arterial. Nesse caso, manter vias respiratórias pérvias, solicitar que a paciente faça esforço para tossir e elevar membros inferiores são providências suficientes para a recuperação da paciente. É aconselhável ter um *ambu* (bolsa autoinflável), mas provavelmente ele nunca será utilizado.

Ao chegar à cavidade uterina, deve-se regular a pressão. Deve-se evitar a pressão alta (pois esta poderá causar desconforto do tipo cólica) e parar de movimentar o histeroscópio até a distensão para possibilitar a visão. A visão dos dois óstios tubários é determinante para garantir que o histeroscópio esteja na cavidade uterina. Devem ser realizados movimentos suaves de aproximação e afastamento, girando 180° para cada lado e investigando toda a cavidade. Caso se encontre uma alteração, continua-se a investigação da cavidade até completar todas as paredes e depois se retorna para avaliar a lesão e fazer a biopsia dirigida pela visão. Uma boa técnica para diminuir o desconforto e fazer a paciente participar do exame é pedir para ela pressionar o baixo-ventre com uma de suas mãos. Isso diminui muito a sensação de desconforto.

A melhor técnica de biopsia é a direta sob visão histeroscópica, utilizando pinças pelo canal operatório, retirando-se material da área mais representativa da lesão, para o estudo anatomopatológico. A histeroscopia não parece só a melhor técnica para estudar a cavidade uterina, mas é também a melhor técnica para fazer a biopsia da lesão intrauterina. Quando a biopsia for de endométrio, a aplicação do histeroscópio sobre este, no sentido orifício interno–fundo uterino, possibilita a formação de uma lâmina endometrial facilmente apreendida pela pinça no canal operatório. Havendo necessidade de mais material, deve-se retornar o histeroscópio para a cavidade uterina e repetir a biopsia. O histeroscopista deve colocar o material no frasco com formol, para que nenhum fragmento fique perdido na pinça de biopsia. Assim, o examinador tem a perfeita correlação entre o que foi biopsiado e o que está no frasco.

A biopsia dirigida pela visão histeroscópica garante que será avaliada a área mais representativa da lesão.
O próprio examinador é quem coloca o material de biopsia no frasco de formol. Isso garante que todo o material retirado foi depositado no recipiente.

Há possibilidade de se fazer cirurgia histeroscópica ambulatorial no mesmo momento da investigação (Figuras 50.11 a 50.13). Desse modo, deve-se avaliar a base da lesão. Isso porque lesões com bases pequenas, mesmo que tenham grandes dimensões, poderão ser retiradas da parede uterina. Se não for possível sua saída da cavidade uterina, no caso de alguns miomas, a lesão poderá permanecer nela para uma expulsão espontânea em alguns dias.

O nosso conceito é "a base da histeroscopia é a base da lesão."

Com a possibilidade do uso de energias, bipolar e *laser*, foram ampliadas as indicações de resolução ambulatorial. Alguns tratamentos devem ser realizados sob anestesia em centro cirúrgico, com o uso de ressectoscópio. São exemplos os casos de ablações endometriais, miomectomias de miomas submucosos com componentes intramurais, polipectomias endometriais múltiplas e retirada de pólipos com bases largas, além de outras doenças com necessidade de maior tempo operatório ou pacientes com maior morbidade que precisam de suporte clínico. Nas cirurgias hospitalares, deve-se realizar exames pré-operatórios. Normalmente, o anestesista inicia o procedimento com sedação, sendo o bloqueio peridural reservado para as miomectomias de miomas com maior complexidade cirúrgica. Nestas, o tempo operatório poderá ser longo.

O sistema de ressectoscópio pode ser mono ou bipolar, com uso de meios de distensão diferentes: não ionizado e ionizado, respectivamente. O instrumento com alças corta e coagula os tecidos. Depois, retira os fragmentos. Hoje, existem sistemas que aspiram os fragmentos com um filtro para separá-los.

Técnica cirúrgica

Com a paciente sob anestesia, geralmente sedação com propofol, em posição ginecológica, fazem-se a assepsia e a antissepsia, seguidas do toque bimanual para avaliar a posição e o tamanho do útero. Recomenda-se a realização da histeroscopia diagnóstica antes da cirurgia para confirmar o diagnóstico pré-operatório e para dilatar o colo do útero com a passagem do histeroscópio. Assim, diminui-se a possibilidade de perfuração do útero no momento da dilatação do colo. Isso porque se inicia a dilatação com a vela 4. A seguir, faz-se o pinçamento do colo do útero com a pinça de Pozzi e a dilatação com as velas de Hegar até o diâmetro do ressectoscópio.

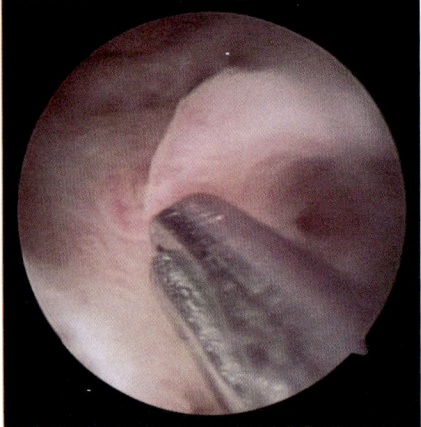
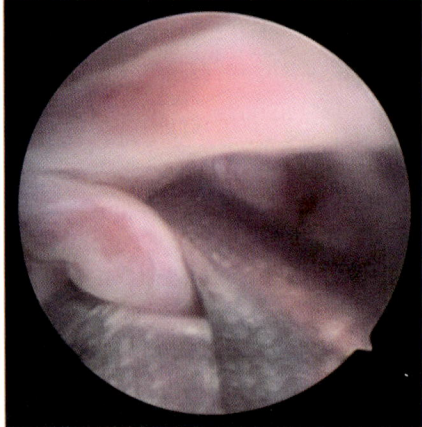
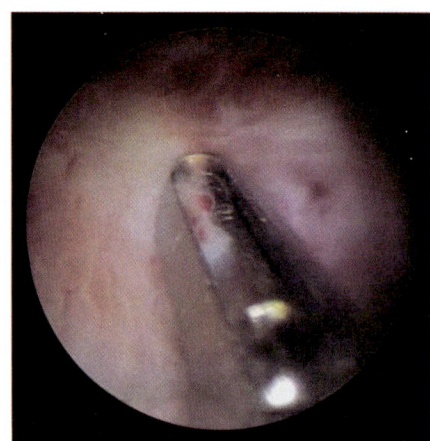

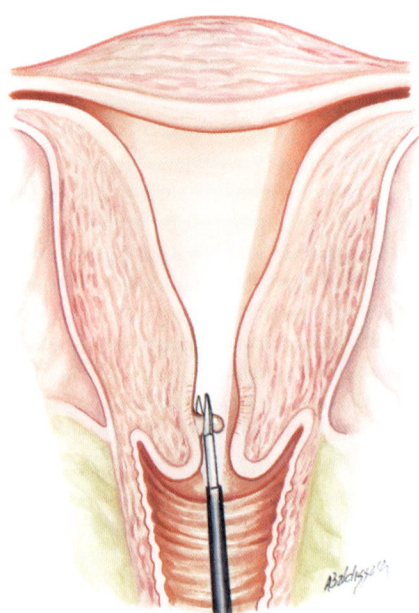

Figura 50.11 Polipectomia endocervical ambulatorial.

Após a introdução do ressectoscópio, deve-se investigar a cavidade quanto a perfuração, dilatando-se a cavidade com a entrada sob pressão do meio de distensão. Conforme mencionado, pode-se usar bomba de infusão ou, como realizamos normalmente, meio líquido 1 m acima do nível da paciente na torneira de infusão e aspirador na torneira de saída do meio líquido. A regulagem da entrada e da aspiração fazem a distensão e a limpeza da cavidade uterina (Figura 50.14).

Com a visão estável e a lesão bem identificada, aciona-se a alça de ressecção, como um gatilho de revólver, sem energia. Assim, simula-se o movimento de ressecção. Depois disso, inicia-se a ressecção da lesão com a alça energizada, mono ou bipolar, sempre do fundo para o colo do útero, se possível, abordando diretamente a base da lesão.

A lesão mais frequente é o pólipo endometrial ou endocervical. A técnica cirúrgica mais utilizada é a do fatiamento. Ou seja, com a alça dirigida a extremidade de lesão, faz-se o corte de cada porção do pólipo, até chegar à sua base.

No nosso serviço, temos como objetivo seccionar a base da lesão e retirar o pólipo inteiro ou fatiando-o após sua liberação. Para isso, em grande número de casos, utilizamos a alça em "L", o que facilita este tipo de abordagem.

Com o ressectoscópio e a alça em "U", é possível fazer a ressecção parcial ou quase total do endométrio. Esta tem indicação nos casos de sangramento uterino anormal em pacientes com prole completa.

> A alça de ressectoscópio energizada, mono ou bipolar, deve ser movimentada *sempre* do fundo do útero para o colo.

A cirurgia histeroscópica de maior complexidade é a miomectomia histeroscópica. Por isso, o mioma deverá ser classificado antes do procedimento, e o cirurgião deverá ter mais experiência na técnica.

A classificação de mioma mais utilizada é da European Society for Gynaecological Endoscopy (ESGE), que tem três níveis, relacionados com a porção do mioma na cavidade uterina (Tabela 50.1).[17]

Em 2005, nosso grupo publicou uma nova classificação para melhor sinalizar a complexidade da miomectomia. Com isso, orienta-se antecipadamente a paciente sobre a dificuldade cirúrgica e a possibilidade de miomectomia histeroscópica em dois tempos operatórios, além de se estratificar a cirurgia pela

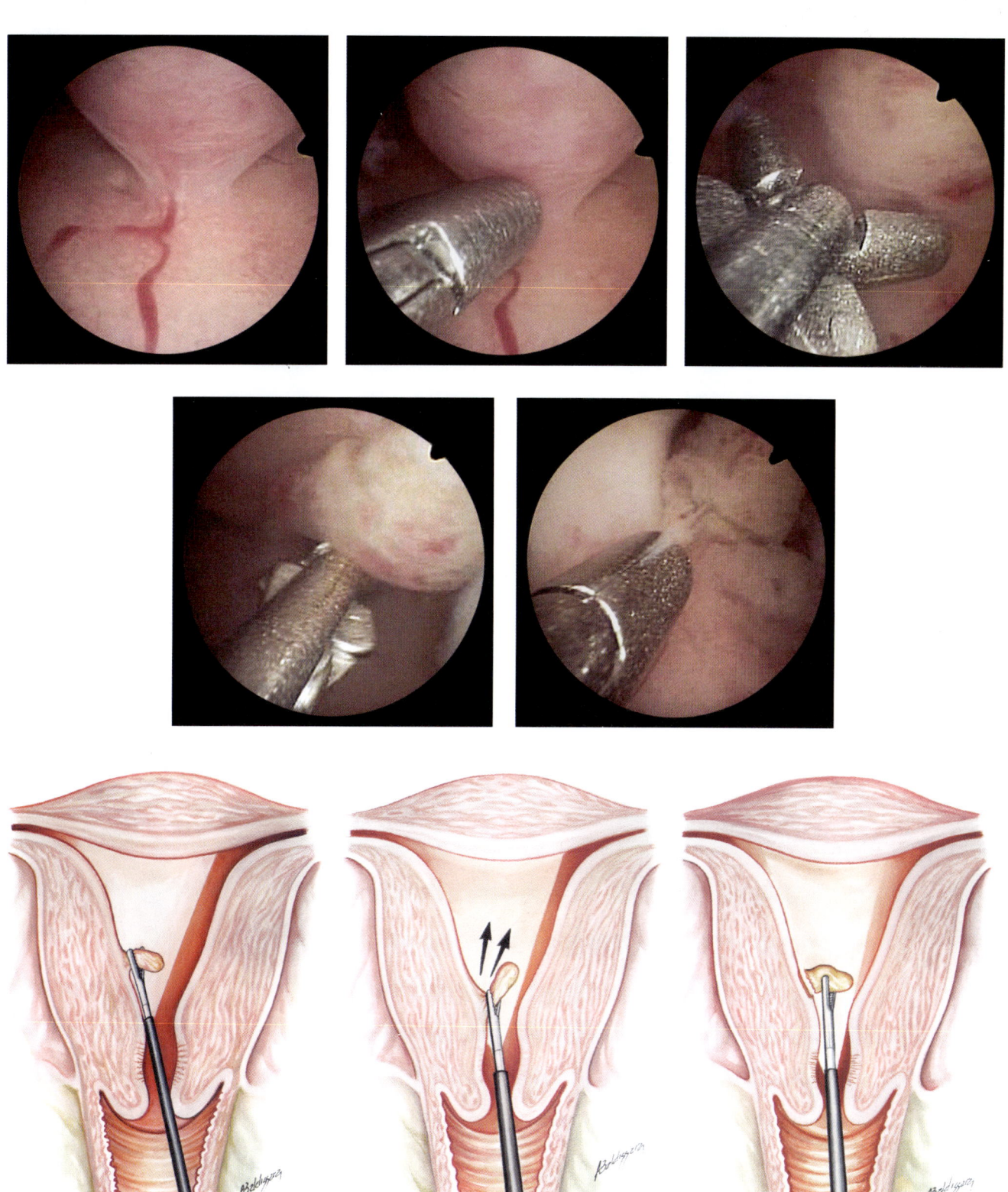

Figura 50.12 Polipectomia endometrial ambulatorial.

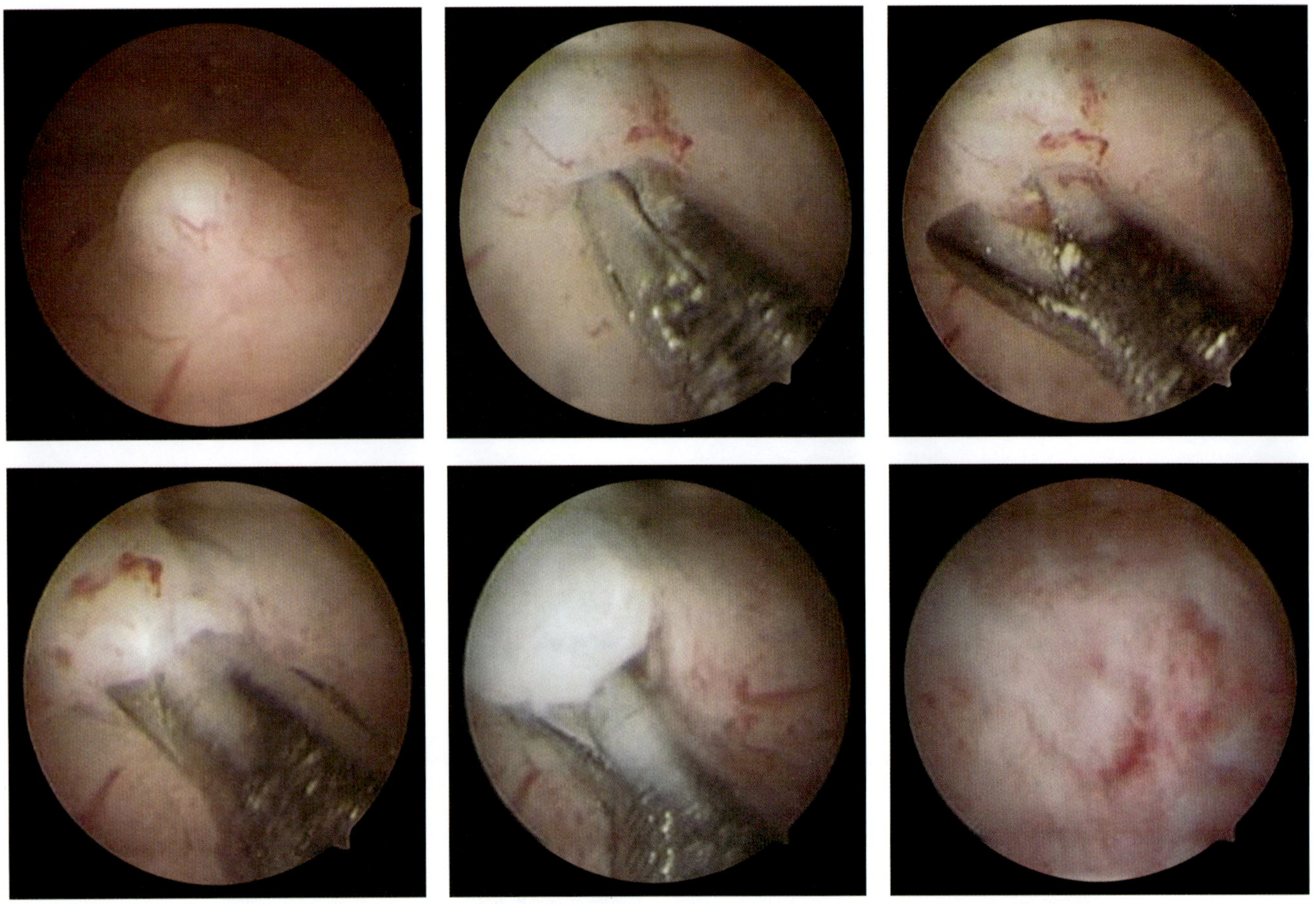

Figura 50.13 Miomectomia ambulatorial.

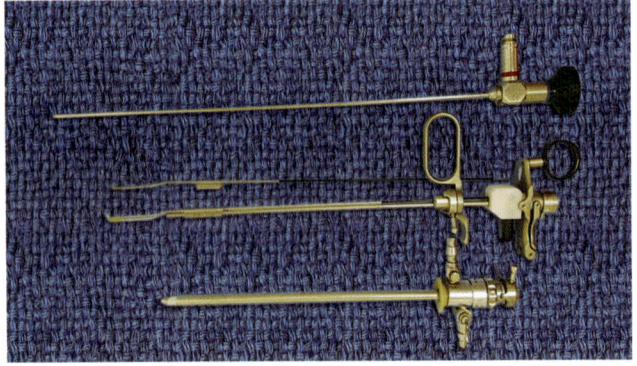

Figura 50.14 Óptica, instrumento de trabalho e alça de ressecção do ressectoscópio.

Tabela 50.1 Classificação dos miomas submucosos segundo a ESGE.

Nível	Porção do mioma na cavidade uterina
0	Totalmente na cavidade
1	> 50% na cavidade
2	< 50% na cavidade

Tabela 50.2 Classificação de mioma submucoso (STEPW ou Lasmar).

	Penetração	Tamanho	Base	Terço	Parede lateral
0	0	≤ 2 cm	≤ 1/3	Inferior	+ 1
1	≤ 50%	> 2 a 5 cm	> 1/3 a 2/3	Médio	
2	> 50%	> 5 cm	> 2/3	Superior	
Escore	+	+	+	+	=

Escore	Grupo	Conduta sugerida
0 a 4	I	Miomectomia histeroscópica com baixa complexidade
5 e 6	II	Miomectomia complexa; pensar em preparo com análogo do GnRH e/ou cirurgia em dois tempos
7 a 9	III	Indicar outra técnica não histeroscópica

GnRH: hormônio liberador de gonadotrofinas. *Fonte:* Lasmar et al., 2005.[19]

experiência do cirurgião. Esta classificação, STEPW (*Size, Topography, Extension, Penetration, and Wall*) ou classificação de Lasmar (Tabela 50.2), tem cinco parâmetros: tamanho do mioma, localização, base do mioma com relação à parede acometida, porção na cavidade uterina e porção na cavidade da parede uterina.[18,19]

Da mesma maneira, na cirurgia histeroscópica hospitalar busca-se a abordagem da base da lesão, usando algum tipo de energia. Inicialmente, liberando-a da parede uterina, para em seguida reduzir seu volume e retirá-la da cavidade. Esta técnica agiliza o procedimento, diminuindo o tempo operatório, com menor sangramento e menor absorção do meio de distensão, além de causar menor dano à parede uterina. É útil nos casos de pólipo endocervical ou endometrial e realizada com pouca

dificuldade. No mioma, utiliza-se a técnica da abordagem da pseudocápsula, do mesmo modo realizado na laparotomia e na laparoscopia. Nessa abordagem, com uma alça no formato de "L", secciona-se o endométrio circundante e a fibrose em volta do nódulo. A seguir, há a mobilização direta do nódulo com sua liberação parcial ou total. Por fim, procede-se o fatiamento do mioma. O uso da pseudocápsula facilita a movimentação do mioma no miométrio, diminuindo o tempo operatório, com menor sangramento e absorção do meio de distensão. Há também menos uso de energia, o que, consequentemente, minimiza o dano à cavidade uterina (Figura 50.15).

Deve-se ter mais atenção à miomectomia histeroscópica, pois é esta a cirurgia com maior risco de complicações de maior gravidade. É aconselhável interromper o procedimento se houver perfuração uterina. Além da dificuldade de estabilização da distensão uterina, há possibilidade de lesão térmica em estruturas próximas. Quando a perfuração acontece com o uso de energia, indica-se a investigação das cavidades pélvica e abdominal (ver item *Complicações*).

Normalmente, o sangramento no ato operatório é bem controlado, utilizando-se a própria alça energizada para a hemostasia (coagulação). No pós-operatório, o controle é feito pela própria compressão das paredes uterinas após o término da distensão. O procedimento tem baixo risco e poucas complicações, mas deverá ser realizado após treinamento e supervisão adequada.

Complicações

As complicações na histeroscopia ambulatorial são raras. Na maioria das vezes, são reações vagais, quando se ultrapassa o orifício interno, com dor e sangramento (Tabela 50.3).[8] Todas se resolvem com a interrupção do procedimento. Os

Tabela 50.3 Conduta de intercorrências.

Intercorrência	Condutas
Histeroscopia ambulatorial sem energia	
Sangramento	Observação
Falso pertuito	Reposicionamento do histeroscópio
Perfuração	Observação 1 a 2 h
Histeroscopia com energia	
Sangramento	Coagulação
Falso pertuito	Reposicionamento ou interrupção
Perfuração	Avaliação clínica rigorosa, sonda vesical e laparoscopia, se necessário

casos de perfuração uterina, sem uso de energia, geralmente são de resolução clínica. Apenas convém acompanhamento por 2 h e contato telefônico posterior. O próprio miométrio sem distensão tende a diminuir o sangramento. O orifício da perfuração é de pequeno diâmetro e, mesmo que o histeroscópio tenha chegado à cavidade abdominal, é muito rara a ocorrência de lesão de alguma estrutura. A desvantagem da histeroscopia ambulatorial sem anestesia é que o falso pertuito e a perfuração causam muita dor à paciente. Portanto, neste caso, temos uma grande chance de estarmos avançando, com o histeroscópio, fora do canal cervical ou da cavidade uterina.

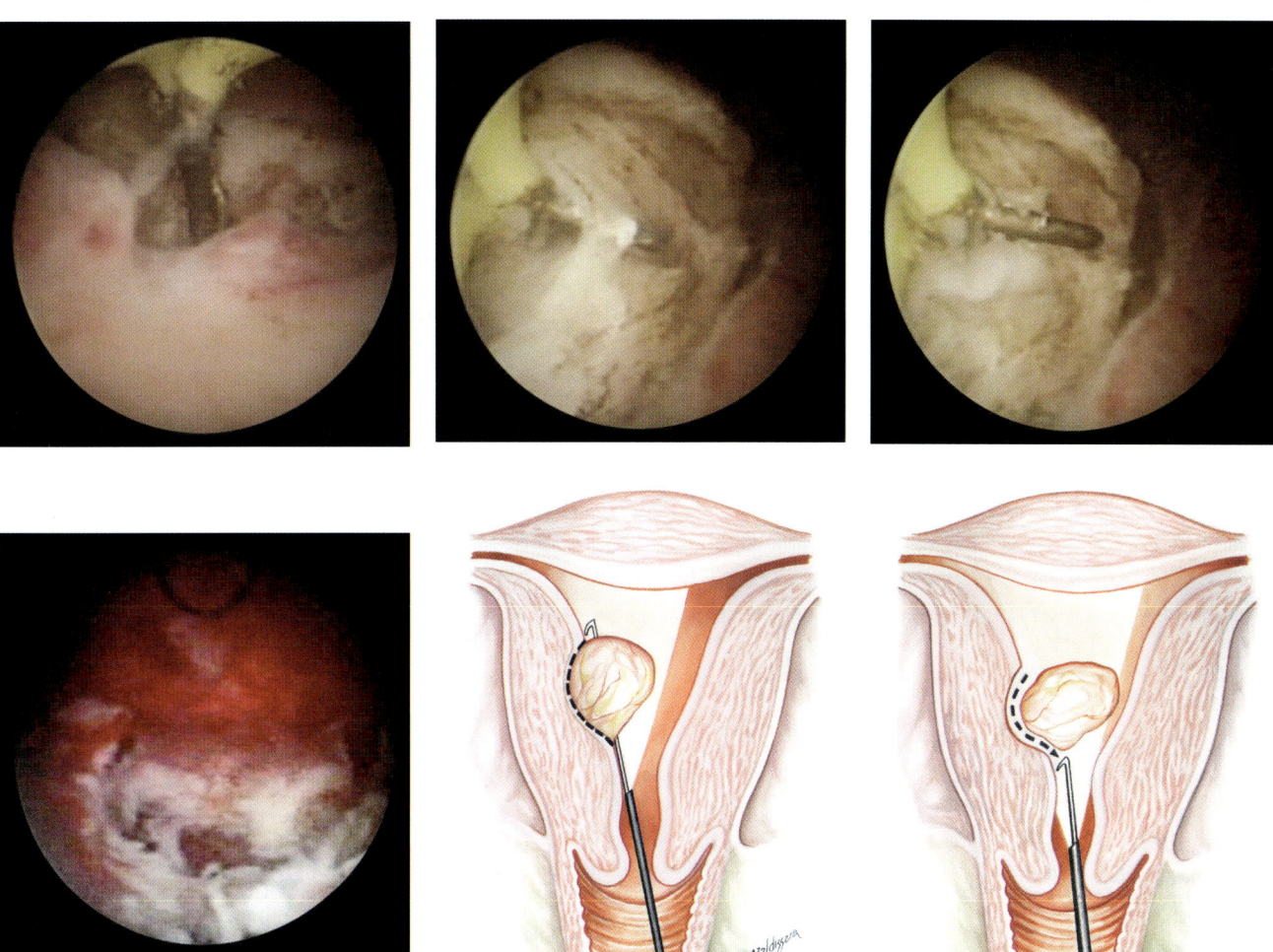

Figura 50.15 Miomectomia histeroscópica com a técnica de mobilização.

Assim, pode-se mudar a direção e encontrar o caminho correto ou interromper o procedimento.

Na cirurgia histeroscópica hospitalar, talvez haja sangramento, laceração do colo do útero no momento da dilatação, perfuração uterina e síndrome de intravasamento (ver Tabela 50.3).[20,21] Nesta última, ocorre a absorção de grande volume de líquido pelos vasos sanguíneos, em pouco espaço de tempo, o que pode acarretar complicações graves ou mesmo a morte. No caso de perfuração uterina na cirurgia com uso de energia, deve-se avaliar a paciente de forma mais ativa, considerando a indicação de laparoscopia para investigar possível dano de alça intestinal, vasos pélvicos ou bexiga. A lesão de bexiga apresenta hematúria com frequência. As lesões de vasos pélvicos levam a instabilidade hemodinâmica, porém, quando ocorrem em alça intestinal, o quadro de abdome agudo poderá demorar de 2 a 3 dias para se apresentar. Por isso, mais vale uma laparoscopia, mesmo que esta não identifique qualquer anormalidade, do que a possibilidade de uma complicação grave.[22-24]

CONSIDERAÇÕES FINAIS

A histeroscopia é o melhor método diagnóstico das doenças do canal cervical e da cavidade uterina. Possibilita o tratamento conservador da maioria das doenças benignas do canal cervical e cavidade uterina. É uma importante ferramenta na investigação dos casos de sangramento uterino anormal, consistindo na maior indicação do procedimento.

A histeroscopia ambulatorial é realizável com mínimo de desconforto, não sendo necessária a utilização de anestesia em mais de 90% dos exames. No procedimento, é possível fazer a suspeita diagnóstica visual e a biopsia dirigida da lesão. Em alguns casos específicos, também se pode fazer o tratamento cirúrgico no mesmo momento. No entanto, há uma tendência de se ampliar o tratamento cirúrgico em nível ambulatorial (Tabela 50.4). O meio de distensão líquido é o mais utilizado, o

que possibilita o estudo da cavidade uterina mesmo nos casos de sangramento. *See and treat* (ver e tratar) é o que caracteriza a histeroscopia ambulatorial. Indica-se a histeroscopia hospitalar às pacientes que precisam ser anestesiadas devido a baixo limiar a dor e naquelas em que a base ou o tamanho da lesão não permitam a cirurgia ambulatorial.

REFERÊNCIAS BIBLIOGRÁFICAS

1. Lasmar R, Barroso PRM. Histeroscopia: uma abordagem prática. Rio de Janeiro: Medsi; 2001.
2. Camran N. Nezhat's hystory of endoscopy. A hystorical analysis endoscopy's ascension since antiquity. Tuttingen: Endo-Press; 2011.
3. Cooper JM, Brady RM. Hysteroscopy in the management of abnormal uterine bleeding. Obstet Gynecol Clin North Am. 1999; 26(1):217-36.
4. Lindemann HJ. The future of the hysterocopy. Obstetr Gynecol Clin North Am. 1995; 22(3):617-20.
5. Damian BB, Damian Jr JC, Cardoso MM et al. Técnica da vídeo-histeroscopia ambulatorial. In: Crispi CP. Tratado de videoendoscopia e cirurgia minimamente invasiva. Rio de Janeiro: Revinter; 2007. p. 770-91.
6. Lasmar RB, Dias R, Barrozo PR et al. Prevalence of hysteroscopic findings and histologic diagnoses in patients with abnormal uterine bleeding. Fertil Steril. 2008; 89(6):1803.
7. De Angelis C, Carnevale A, Santoro G et al. Hysteroscopic findings in women with menorrhagia. J Minim Invasive Gynecol. 2013; 20(2):209.
8. Gkrozou F, Dimakopoulos G, Vrekoussis T et al. Hysteroscopy in women with abnormal uterine bleeding: a meta-analysis on four major endometrial pathologies. Arch Gynecol Obstet. 2015; 291(6):1347-54.
9. Lasmar RB, Barrozo PR, Parente RC et al. Hysteroscopic evaluation in patients with infertility. Rev Bras Ginecol Obstet. 2010; 32(8):393-7.
10. Pundir J, Pundir V, Omanwa K et al. Hysteroscopy prior to the first IVF cycle: a systematic review and meta-analysis. Reprod Biomed Online. 2014; 28(2):151-4;61.
11. El-Toukhy T, Sunkara SK, Coomarasamy A et al. Outpatient hysteroscopy and subsequent IVF cycle outcome: a systematic review and meta-analysis. Reprod Biomed Online. 2008; 16(5):712-9.
12. Bosteels J, Kasius J, Weyers S et al. Hysteroscopy for treating subfertility associated with suspected major uterine cavity abnormalities. Cochrane Database Syst Rev. 2015; 2.
13. Cicinelli E, Parisi C, Galantino P et al. Reliability, feasibility, and safety of minihysteroscopy with a vaginoscopic approach: experience with 6,000 cases. Fertil Steril. 2003; 80:199.
14. De Angelis C, Santoro G, Re ME et al. Office hysteroscopy and compliance: mini-hysteroscopy versus traditional hysteroscopy in a randomized trial. Hum Reprod. 2003; 18:2441.
15. Bettocchi S, Nappi L, Ceci O et al. What does "diagnostic hysteroscopy" mean today? The role of the new techniques. Curr Opin Obstet Gynecol. 2003; 15(4):303-8.
16. Di Spiezio Sardo A, Zizolfi B, Lodhi W et al. See and treat outpatient hysteroscopy with novel fibreoptic 'Alphascope'. J ObstetGynaecol. 2012; 32(3):298-300.
17. Wamsteker K, Emanuel MH, de Kruif JH. Transcervical hysteroscopic resection of submucous fibroids for abnormal uterine bleeding: results regarding the degree of intramural extension. Obstet Gynecol. 1993; 82(5):736-40.
18. Jansen FW, Vredevoogd CB, van Ulzen K et al. Complications of hysteroscopy: a prospective, multicenter study. Obstet Gynecol. 2000; 96:266.
19. Lasmar RB, Lasmar BP, Celeste RK et al. A new system to classify submucous myomas: a Brazilian multicenter study. J Minim Invasive Gynecol. 2012; 19(5):575-80.
20. Lasmar RB, Barrozo PR, Dias R et al. Submucous myomas: a new presurgical classification to evaluate the viability of hysteroscopic surgical treatment preliminary report. J Minim Invasive Gynecol. 2005; 12(4):308-11.
21. NageleF, Connor HO, Davies A et al. 2500 Outpatient diagnostic hysteroscopies. Ostet Gynecol. 1996; 88:87-92.
22. Perez-Medina T et al. Six Thousand office diagnostic-operative hysteroscopies. Int J Obstet Gynec. 2000; 71(1):33-8.
23. Varol N, Maher P, Vancaillie T et al. A literature review and update on the prevention and manegement of fluid overload in endometrial resection and hysteroscopic surgery. Gynecol Endosc. 2002; 11:19-26.
24. Aydeniz B, Gruber IV, Schauf B et al. A multicenter survey of complications associated with 21,676 operative hysteroscopies. Eur J Obstet Gynecol Reprod Biol. 2002; 104:160.

Tabela 50.4 Técnicas para facilitar a histeroscopia ambulatorial.

Técnica	Vantagem/indicação
Histeroscópio de menor calibre	Menor desconforto
Camisa interna com canal operatório	Menor desconforto/biopsia dirigida/cirurgia ambulatorial
Camisa externa (quando usar)	Sangramento importante
Meio de distensão líquido	Cavidade limpa/evita ombralgia
Seccionar aderências/sinequias	Menos dor/facilita acesso
Comunicar à paciente os locais de desconforto	Passar segurança para paciente
Comunicar que poderá interromper o exame caso a paciente solicite	Passar segurança para paciente
Reduzir a pressão na cavidade uterina	Menor desconforto
Identificar óstios tubários	Certeza da cavidade uterina
Pressionar a pelve com a mão	Menor desconforto
Biopsia dirigida (sob visão)	Área mais representativa da doença
Identificar a base da lesão	Possibilitar cirurgia ambulatorial
Esvaziar cavidade ao término	Menor desconforto
Comunicar sangramento pós-exame	Despreocupar a paciente

51

Laparoscopia

Marco Aurelio Pinho Oliveira | José Carlos Damian Jr. |
Thiago Rodrigues Dantas Pereira | Thiers Soares Raymundo

INTRODUÇÃO

A utilização da laparoscopia como ferramenta diagnóstica exclusiva é cada vez menor. Atualmente, a laparoscopia é realizada para tratamento, ficando a laparoscopia diagnóstica como tempo operatório inicial deste procedimento. Com o avanço tecnológico e o domínio da técnica, pode-se afirmar que a maioria das cirurgias ginecológicas pode ser realizada por laparoscopia.[1,2]

Mesmo com toda essa evolução, é importante conhecer os limites do procedimento, que estão relacionados com as condições clínicas da paciente ou as características específicas de cada doença, tais como:

- Doença cardiopulmonar grave
- Instabilidade hemodinâmica
- Peritonite generalizada
- Obstrução intestinal
- Tumores pélvicos volumosos
- Gestação acima de 16 semanas
- Doença maligna avançada
- Terapia de anticoagulação.

HISTÓRICO

A primeira endoscopia relatada na literatura foi feita por Phillip Bozzini, em 1805. Ele usou um tubo simples e uma luz de vela para ver o interior da uretra. Por sua vez, Hans Christian Jacobaeus, em 1910, introduziu uma óptica (cistoscópio) na cavidade peritoneal e cunhou o termo de laparoscopia. Em 1947, o médico francês Raoul Palmer foi pioneiro no uso de distensão gasosa na cavidade peritoneal e da posição de Trendelenburg. Em 1967, Patrick Christopher Steptoe publicou pela primeira vez sobre o tema na língua inglesa (*Laparoscopy in gynaecology*). Nas décadas de 1960 e 1970, a laparoscopia tornou-se fundamental na prática ginecológica. Kurt Semm, de Kiel (Alemanha), é o ícone mundial desta técnica durante o período. Ele idealizou a endocoagulação e vários instrumentos auxiliares, bases do instrumental cirúrgico atual. Descreveu com mestria os testes de segurança para inserção de agulha, insuflação do gás e inserção dos trocartes. No entanto, a laparoscopia só teve início, de fato, a partir de década de 1980, após o desenvolvimento de um *videochip* que pôde ser acoplado à óptica. Harry Reich, em 1989, realizou a primeira histerectomia no mundo totalmente por laparoscopia,[3] abrindo campo para procedimentos mais complexos, como a cirurgia oncológica e a cirurgia para endometriose profunda.

RACK DE LAPAROSCOPIA

Para a realização dos procedimentos laparoscópicos com segurança, é fundamental a boa qualidade de imagem, luz e distensão. Tais aparelhos devem ser verificados antes do início do procedimento para minimizar a ocorrência de falhas e atrasos durante o ato cirúrgico.

Sistema de vídeo

O sistema é constituído de óptica, microcâmera e monitor. É importante que as câmeras de alta resolução (recomenda-se, pelo menos, a resolução *Full HD* – 1.980 × 1.080 linhas) estejam acopladas a monitores também de alta definição, com cabos capazes de transmitir o máximo da qualidade de imagem. Atualmente, já está disponível a resolução de vídeo 4 K, a qual proporciona uma imagem de altíssima qualidade.

Sistema de iluminação

O sistema de iluminação é composto pela fonte de luz e pelo cabo de transmissão de luz. As fontes de luz utilizam, em sua maioria, xenônio. Hoje em dia, aparelhos com luz de LED estão sendo lançados com a vantagem de apresentar qualidade e durabilidade maiores que a de xenônio. Os cabos de transmissão levam a luz da fonte até a óptica. As fontes são fabricadas com líquido ou com fibra óptica a fim de possibilitar maior passagem de luz.

Sistema de distensão

Para a realização da cirurgia laparoscópica, é necessário "criar" uma cavidade que torne possível a manipulação das estruturas anatômicas. Tal efeito pode ser conseguido por meio da insuflação da cavidade abdominal, utilizando gás carbônico medicinal, e chama-se pneumoperitônio.

Diversos gases já foram testados, mas o gás carbônico se mostrou o mais seguro e eficiente. Ele apresenta rápida absorção, deixando mínimo resíduo na cavidade em pouco tempo, e excelente índice de refração (1,0), não causando distorção na imagem. Além disso, não entra em combustão e tem baixo custo.

Os insufladores atuais são do tipo eletrônico e permitem grande fluxo, podendo chegar até a 40 ℓ/min. Têm controles para a pressão em milímetros de mercúrio e de fluxo em litros por minuto. Tais valores são acertados no início do procedimento e ajustados conforme as necessidades, sendo geralmente utilizada pressão de 12 mmHg. Os insufladores mais modernos apresentam ainda sistemas que tornam possível o aquecimento do gás, minimizando o embaçamento da óptica e a irritação do tecido peritoneal.

Sistema de apoio

Para facilitar a organização e o deslocamento seguro do equipamento, recomenda-se a utilização de armários específicos com prateleiras para cada dispositivo (conhecidos como *racks*) ou de salas com suportes específicos que possibilitem a movimentação pelo ambiente para melhor posicionamento da aparelhagem com relação à equipe e às pacientes. Recomenda-se ter ainda um sistema de gravação de vídeo para registro e emissão de laudo ao final do procedimento.

INSTRUMENTAL

Para realização dos procedimentos laparoscópicos, o cirurgião deve utilizar um conjunto de pinças que serão introduzidas na cavidade abdominal através de trocartes. Trocartes são cânulas cilíndricas com uma haste central removível chamada de mandril, que transfixa a parede abdominal. Podem ser descartáveis ou permanentes e ter pontas dilatadoras ou cortantes. Além disso, dispõem ou não de sistema de proteção para suas lâminas. Possuem diâmetros variando de 3 até 15 mm e devem ser escolhidos conforme os tamanhos das pinças a serem utilizadas.

As pinças laparoscópicas podem ser de 3, 5 ou 10 mm. Elas podem ser traumáticas ou atraumáticas, de acordo com a forma de apreender o tecido. Sua empunhadura pode ter cremalheira, ou seja, um sistema que trava a pinça na posição fechada. Isso torna possível a apreensão e a tração das estruturas sem necessidade de esforço na mão do cirurgião.

É utilizado também um sistema específico para irrigação de soro na cavidade para a aspiração de líquidos. Isso torna possível a limpeza da cavidade durante o ato cirúrgico.

Os eletrodos monopolares são bastões que apresentam extremidade ativa com formatos variados. O mais conhecido é o gancho monopolar, porém existem diversos formatos, que são escolhidos pelo cirurgião de acordo com o tipo de procedimento a ser realizado.

As tesouras laparoscópicas têm formatos variados e também permitem o acoplamento de energia. Já as pinças bipolares, utilizadas para hemostasia, possuem diferentes formatos em sua extremidade ativa, sendo uma energia menos perigosa que a monopolar, por não ter circulação de elétrons através do corpo da paciente.

PREPARO DA SALA DE OPERAÇÃO

A sala de operação deverá ser montada de modo ergonômico para os membros da equipe. O anestesista, assim como seu equipamento, permanecerá próximo da cabeceira da paciente. O *rack* com os equipamentos de vídeo serão posicionados entre as pernas da paciente, possibilitando clara visão do monitor, assim como acompanhar, de maneira dinâmica, os parâmetros do insuflador de gás. Todos os outros equipamentos acessórios, como aspirador e gerador elétrico, ficarão posicionados de um mesmo lado da sala, atrás do cirurgião. Isso reduz a passagem de fios sobre o corpo da paciente e mantém o outro lado da sala livre para circulação.

POSICIONAMENTO DA PACIENTE

A paciente deve ser posicionada em decúbito dorsal com afastamento dos membros inferiores, posição de litotomia, com as nádegas ligeiramente fora da borda da mesa. Assim, possibilitam-se a colocação e o uso do manipulador uterino, além do acesso ao períneo, caso necessário, durante a cirurgia. As coxas da paciente devem estar no mesmo plano que o abdome para facilitar a movimentação dos instrumentos laparoscópicos.[4] As perneiras devem ter amplo acolchoamento para suportar as pernas sem criar pontos localizados de pressão que, com o passar do tempo, acarretariam edema da região e possibilidade de desenvolvimento de síndrome compartimental no membro inferior. O traumatismo do nervo fibular também pode ocorrer, pois ele é muito vulnerável à lesão de compressão. Para evitar a lesão de estiramento dos nervos femoral, ciático ou obturador, a coxa não deve ser flexionada mais de 90° ou abduzida mais de 45°. O posicionamento inadequado pode levar a algumas lesões neurológicas.[5] Os principais sinais e sintomas associados a lesões nervosas, por posicionamento, durante a cirurgia pélvica estão relacionados na Tabela 51.1.

COLOCAÇÃO DOS TROCARTES

Primeira punção e pneumoperitônio

Antes da inserção do laparoscópio, uma cânula primária (primeiro trocarte) deve ser posicionada na parede abdominal para estabelecer o acesso para a cavidade peritoneal. O local de entrada mais habitual é na cicatriz umbilical. Existem três tipos de técnicas para a inserção do primeiro trocarte: fechada, aberta e semiaberta. Cada uma delas tem características favoráveis e desfavoráveis, e o profissional deve ter conhecimento de mais de um método de entrada na cavidade. Assim, pode adaptar-se a diferentes situações encontradas em cada paciente. Em alguns casos de cirurgias prévias, o cirurgião pode evitar a região umbilical e optar por locais alternativos.

Técnica fechada

A técnica fechada consiste, inicialmente, na introdução da agulha de Veress para a realização do pneumoperitônio e a posterior introdução do trocarte. A incisão vertical na cicatriz umbilical, passando pelo ligamento umbilical, é mais anatômica e estética. Além disso, fica menos distante da pele até o peritônio anterior, mesmo em pacientes obesas. A tração da parede abdominal é feita no sentido superior no momento da introdução da agulha, a fim de que as vísceras livres se afastem do local de sua inserção. A agulha deve ser inserida em um ângulo de 45°, com a paciente estando em 0° com relação ao solo. São feitos alguns testes de posicionamento da agulha, como o teste da gota pendente. Nele, o cirurgião deve desconectar a seringa com soro fisiológico deixando pequena camada líquida na válvula, que deverá estar aberta. Ao elevar a parede abdominal, a gota de soro deverá mover-se de uma área de alta pressão (fora do abdome) para outra de baixa pressão (cavidade abdominal) sem sinais de obstrução na extremidade distal da agulha. Até que seja confirmado o posicionamento da agulha, a insuflação deve ser com baixo fluxo, de 1 a 2 ℓ/min. Alcançada a pressão abdominal predeterminada (10 a 15 mmHg), retira-se a agulha, incisa-se a pele na cicatriz umbilical e introduz-se o trocarte de 10/12 mm com uma angulação de 45° mantendo-se a parede abdominal tracionada. Quando há indícios de manipulação do andar inferior do abdome ou em gestantes, é preferível a punção no quadrante superior esquerdo (técnica de Palmer). Esta região dificilmente tem aderências.

Técnica aberta

A incidência variável de complicações decorrentes da introdução da agulha de Veress na cavidade peritoneal (principalmente vasculares e intestinais) motivou o surgimento de outras opções de punção para obter o pneumoperitônio. A técnica aberta tem a vantagem de induzir o pneumoperitônio sob visão direta da cavidade peritoneal. Passou a ser realizada, sobretudo, nas pacientes com cirurgias abdominais prévias e aderências. Nesta técnica, não se realiza punção sem que haja adequada visão. Incisa-se a pele longitudinalmente com uma extensão de cerca de 12 mm no interior da cicatriz umbilical, que deve ser evertida com a tração de pinças de campo ou de "dentes de rato" para facilitar. O peritônio é reparado com uma sutura em bolsa e introduz-se o trocarte (Figura 51.1). Só então se inicia a insuflação de gás. Esta técnica, descrita por Hasson, é facilitada se, no trocarte, for colocado um dispositivo para ancorar o fio. O inconveniente é que, em alguns casos, a incisão deixa escapar gás constantemente, durante todo o ato operatório.

Técnica semiaberta

Intermediária entre as técnicas fechada e aberta, proporciona menos riscos que a punção com a agulha de Veress e minimiza o escape de gás ocasional da técnica aberta. Após

Tabela 51.1 Principais sinais e sintomas, de acordo com o nervo acometido.

Sinais/sintomas	Nervo acometido
▪ Entorpecimento da parte anteromedial da coxa ▪ Fraqueza de rotação externa ▪ Fraqueza adutora	Obturador
▪ Entorpecimento da parte anteromedial da coxa ▪ Fraqueza de extensão da perna ▪ Fraqueza de flexão no quadril ▪ Reflexo patelar ausente	Femoral
▪ Dor na nádega ▪ Dor posterior e na parte posterolateral da coxa ▪ Entorpecimento do pé e da perna ▪ Queda do pé ▪ Dor à elevação da perna reta	Tronco lombossacral/ciático

Fonte: adaptada de Baggish, 2012.[5]

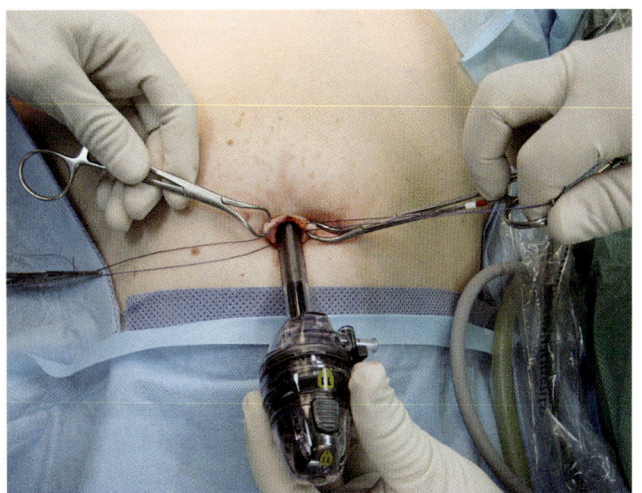

Figura 51.1 Trocarte de 11 mm colocado após abertura do umbigo com técnica aberta.

incisar a pele em cerca de 12 mm, incisa-se o ligamento umbilical. Repara-se com fio forte a aponeurose de cada lado e introduz-se um trocarte rombo de 5 mm, sem o mandril cortante, que passará pelo trajeto feito pela pinça hemostática anteriormente aplicada. Inicia-se o pneumoperitônio com baixo fluxo (1 a 2 ℓ/min). Ao se alcançar a pressão pretendida (12 a 13 mmHg), retira-se o trocarte de 5 mm e introduz-se o trocarte definitivo de 10/12 mm para a passagem da óptica.

Punções auxiliares

As punções secundárias serão realizadas sempre sob visão direta, podendo ser de 5 mm, 10 mm ou 12 mm, de acordo com o procedimento proposto. Nas cirurgias laparoscópicas ginecológicas, geralmente são utilizadas, além da punção para a introdução da óptica na cicatriz umbilical, uma punção na fossa ilíaca esquerda, uma no flanco esquerdo ou suprapúbica e uma na fossa ilíaca direita (Figura 51.2). A técnica inclui a identificação de vasos mais calibrosos da parede abdominal, especialmente a artéria epigástrica inferior, por meio de transiluminação. Durante a inserção do trocarte acessório, é importante o auxiliar manter a visão da ponta cortante do mandril ocupando um terço da tela e visualizando o caminho a ser percorrido nos dois terços inferiores da tela, para que o cirurgião consiga evitar lesões desnecessárias.

Fechamento dos portais

Ao término da cirurgia, os locais das punções devem ser revisados para observar se há sangramentos. Recomenda-se que os portais de 10 mm ou maiores sejam fechados para minimizar a ocorrência de hérnias. Apesar da possibilidade de hérnia nas punções de 5 mm (ou menores), elas normalmente não são fechadas, tanto pela dificuldade em realizar o fechamento quanto pelo baixo risco deste tipo de complicação.

ANESTESIA

Existem alterações fisiológicas comuns em todos as pacientes submetidas à anestesia geral. O que difere na paciente operada por laparoscopia é o uso do pneumoperitônio. Do ponto de vista hemodinâmico, logo após a insuflação do gás,

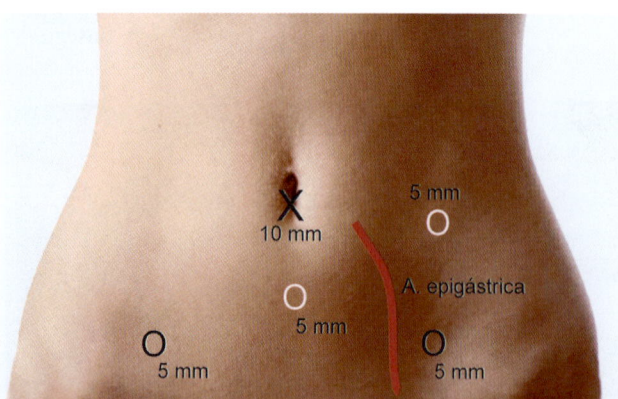

Figura 51.2 Distribuição dos trocartes em cirurgia ginecológica (*X* – punção umbilical para a óptica; *círculos pretos* – punções acessórias habituais; *círculos brancos*, 3ª punção acessória – pode ser à esquerda, um pouco mais acima da fossa ilíaca esquerda [FIE] ou na linha mediana, entre a sínfise púbica e o umbigo).

ocorre um rápido aumento do retorno venoso consequente à compressão do leito venoso esplâncnico. A seguir, as pressões intra-abdominal e intratorácica aumentadas trazem efeitos opostos a ele, dificultando o fluxo venoso rumo ao átrio direito. Essa condição simula uma hipovolemia aguda. Assim, uma nova resposta fisiológica natural ocorre com aumento da resistência vascular sistêmica, da pressão arterial média e das pressões de enchimento cardíaco. Com relação ao sistema respiratório, o diafragma é deslocado em direção cefálica, tanto pelo pneumoperitônio quanto pela posição de cefalodeclive (Trendelenburg). Tais situações diminuem a complacência e a expansibilidade pulmonar, além da capacidade residual funcional, exigindo maior pressão das vias respiratórias e expondo ao risco de barotraumatismo.

As respostas neuroendócrinas ao pneumoperitônio sustentado são aumento das concentrações plasmáticas de hormônio antidiurético, renina e aldosterona, provavelmente pela interpretação autonômica equivocada de queda da volemia. As pressões intracraniana e intraocular aumentam proporcionalmente à pressão intra-abdominal e ao ângulo de cefalodeclive. Consequentemente, o edema cerebral tende a aumentar ao longo da cirurgia.[6]

HEMOSTASIA

A dificuldade em realizar hemostasia adequada durante a cirurgia laparoscópica é a principal causa de conversão para a laparotomia. Habituado em coibir, com certa facilidade, o sangramento em cirurgia a céu aberto, o cirurgião fica ansioso quando se depara com hemorragia no ato endoscópico. O domínio das técnicas de hemostasia em cirurgia laparoscópica possibilita que o cirurgião realize procedimentos mais complexos e com a segurança necessária. Para obter hemostasia, o cirurgião pode lançar mão da eletrocirurgia, do *laser*, da energia ultrassônica, das suturas, dos clipes e das substâncias hemostáticas.

Eletrocirurgia

Na eletrocirurgia, gera-se calor pela resistência tissular à passagem dos elétrons. Este mecanismo é conhecido como diatermia. Consiste na forma mais usada na cirurgia endoscópica. A corrente elétrica é gerada por um aparelho que funciona em altas frequências (400 a 40.000 kHz). As correntes de baixa frequência, quando passam pelo corpo humano, estimulam as células musculares e nervosas, propiciando contrações desnecessárias desses tecidos eletricamente excitáveis.

O calor no tecido é gerado pela resistência na passagem dos elétrons nos líquidos biológicos. A intensidade com que isso ocorre depende da composição tecidual (quantidade de água, resistência do tecido), da potência da corrente, da área do eletrodo ativo (puntiforme ou esférico) e do tempo de exposição. Existem duas formas de diatermia: a monopolar e a bipolar.

Diatermia monopolar

Neste tipo, a corrente inicia-se pelo eletrodo, geralmente um instrumental cirúrgico (área de milímetros), e percorre caminhos pelo corpo de maior condutividade até um segundo eletrodo, que ocupa uma área bem superior à do eletrodo ativo (cerca 20 × 20 cm), também conhecido como placa. Toda a área desse eletrodo deve ficar em contato com a pele da paciente, pois, caso esteja mal colocada, pode propiciar queimaduras graves. A diatermia monopolar produz efeitos diversos, de acordo com a programação feita pelo cirurgião. Os efeitos em questão são o corte (eletrotomia), a fulguração e a coagulação (dessecação). Muitos equipamentos têm apenas botões de coagulação e de corte com ajuste entre 0 e 10. Outros, mais modernos, controlam precisamente a potência a ser administrada.

Corte

Para que se consiga o efeito de corte, a temperatura deve elevar-se rapidamente, chegando a 100°C. O eletrodo deve ter uma pequena área, e o tempo de contato deste com o tecido deve ser o mínimo possível. O eletrodo ativo não chega a encostar no tecido, e sim "caminha" pela camada de gás oriunda da evaporação celular. A coagulação das bordas com esse método é mínima. O efeito do corte pode ser usado, por exemplo, na colpotomia durante a histerectomia laparoscópica.

Fulguração

Este efeito consiste na carbonização superficial dos tecidos. Para tal, o eletrodo ativo deve chegar a uma certa distância do tecido, sem tocá-lo, o suficiente para que saiam faíscas da ponta da pinça. Para que estas ocorram, é necessário que a voltagem seja alta e com ondas interrompidas (94% desligado 6% ligado). Seu efeito no tecido restringe-se às camadas mais superficiais, sem atingir camadas profundas. Algumas aplicações em ginecologia são o controle da hemorragia do estroma ovariano após ressecção de cisto e a fulguração de focos de endometriose. Seu uso deve ser cercado de extrema cautela.

Coagulação

Este efeito consiste na coagulação da proteína tecidual e na desidratação celular (dessecação). Pode ser conseguido tanto com uma corrente contínua (tipo corte) quanto uma não contínua (tipo coagulação). Como o eletrodo ativo está em contato com o tecido, não é necessário que a voltagem seja tão alta quanto na fulguração. Quando se aplica uma corrente tipo corte (normalmente pedal amarelo) em uma pinça apreendendo um vaso, obtém-se o mesmo efeito de dessecação (obtenção de hemostasia), porém com menor voltagem do que na corrente do tipo coagulação (normalmente pedal azul). A coagulação por dessecação consiste em uma das formas mais usadas para o controle de vasos calibrosos, porém é preferível o uso da diatermia bipolar para obtenção desse efeito, em contraponto à monopolar, pelo menor potencial de complicações.

Cuidados com a diatermia monopolar

Existem algumas complicações possíveis particulares à cirurgia laparoscópica. Apenas uma pequena porção da pinça hemostática (em torno de 10%) funciona como eletrodo ativo. O restante da pinça vem encapsulada com material isolante e, normalmente, não se encontra no campo de visão do laparoscópio. Caso essa cobertura não esteja adequada, no momento em que o cirurgião aciona o bisturi elétrico, a corrente pode passar por essas falhas e propiciar lesões inadvertidas em alças intestinais. Outro tipo de problema é o da capacitação elétrica. A energia que passa pela pinça hemostática pode ser transmitida em parte (cerca de 5 a 40%) para a cânula metálica.

Diatermia bipolar

Neste caso, o eletrodo ativo e o eletrodo neutro estão separados apenas por alguns milímetros. Só ocorre a passagem dos elétrons através do tecido apreendido pela pinça bipolar,

evitando-se lesões a distância, uma possibilidade na diatermia monopolar.

A pinça bipolar é usada, basicamente, para a coagulação/dessecação. Não é adequada para o corte ou a fulguração. Utiliza-se em praticamente todo tipo de cirurgia laparoscópica em ginecologia. Pode ser utilizada desde a laqueadura tubária até a coagulação de vasos calibrosos, como os vasos ovarianos (infundíbulo) e as artérias uterinas. Apenas com a pinça bipolar e tesoura é possível a realização de salpingectomia, ooforectomia e histerectomia por via laparoscópica. Para maior eficácia no controle da hemostasia, a coagulação com a bipolar deve ser feita em três áreas adjacentes e apenas a do meio deve ser seccionada. Atualmente, existem sistemas bipolares "inteligentes", que fazem a compressão adequada do tecido e a leitura da impedância tissular, fornecendo a energia necessária para se obter a hemostasia. Além disso, algumas delas ainda possibilitam a secção do tecido após "aviso sonoro" da coagulação completa do vaso.

Energia ultrassônica

No fim da década de 1990, foi lançado o primeiro instrumental com a função de cortar e criar hemostasia com uma energia diferente da elétrica: a tesoura Ultracision®, que utilizava energia ultrassônica. Por meio de rápidas vibrações (55,5 kHz), esta tesoura produz aumento da energia cinética das células com suas explosão e vaporização conforme a secção dos tecidos. Suas vantagens são mínimo dano térmico dos tecidos vizinhos e quase ausência de fumaça. Com o bisturi harmônico, o cirurgião pode ajustar a quantidade de energia fornecida ao tecido, obtendo efeitos variados (corte × hemostasia) de acordo com a forma como é aplicada. Recomenda-se seu uso em cirurgias mais complexas, principalmente nos casos avançados de endometriose. Isso porque a grande vantagem da energia ultrassônica é a segurança de trabalhar próximo a alças intestinais, ureteres e bexiga, minimizando a lesão térmica sobre estes órgãos (Figura 51.3).

Suturas e clipes

As suturas apresentam um papel importante na obtenção da hemostasia na cirurgia laparoscópica. O cirurgião está perfeitamente familiarizado com estas técnicas quando opera por laparotomia. Na laparoscopia, porém, é necessário que o cirurgião faça um rigoroso treinamento para se adaptar ao novo método de aplicar suturas. A habilidade só é conseguida

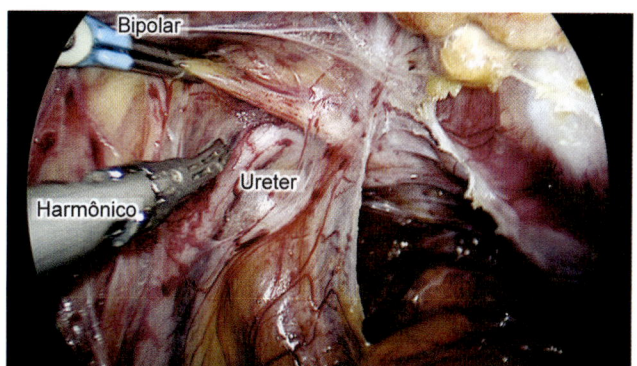

Figura 51.3 Ureterólise à esquerda. Nota-se o bisturi harmônico na mão direita do cirurgião e a pinça bipolar, do tipo apreensão, na esquerda.

com muito treino em *pelvic-trainers* ou em animais. Um dos métodos mais conhecidos é a aplicação de nós extracorpóreos. Podem ser em forma de laços pré-formados (*endoloop*) dentro de um aplicador apropriado, e sua principal característica é possibilitar o deslizamento para o ponto em que o cirurgião deseja colocá-lo. O nó também pode ser confeccionado como na laparotomia e ser levado para dentro da pelve com um empurra-nó. Outro método de sutura é o nó intracorpóreo. É usado, sobretudo, para reaproximar tecidos e não para obter hemostasia. O fio deve ser curto (não deve ultrapassar 15 cm) para facilitar a execução do nó.

Apesar de serem pouco usados na cirurgia laparoscópica ginecológica, os clipes hemostáticos são úteis e devem estar disponíveis, pela sua praticidade na obtenção da hemostasia. Existem vários tipos de materiais (metálicos, absorvíveis) e de tamanhos (pequenos, médios e grandes) à disposição. Para obter a hemostasia, é preferível o uso do descartável, que já vem com 20 clipes, não necessitando retirar o aplicador para colocação de novo clipe.

Substâncias hemostáticas

Os hemostáticos vêm sendo cada vez mais usados na cirurgia laparoscópica. Existem várias opções no mercado (selante de fibrina, celulose oxidada regenerada e colágeno microfibrilar, entre outros) e o cirurgião de estar familiarizado com cada tipo. São principalmente úteis para a hemostasia no ovário, reduzindo a possibilidade de dano térmico ao parênquima. Também podem ser utilizados em locais de difícil acesso para suturas e funcionam melhor quando se aplica compressão concomitante.

RETIRADA DE PEÇA CIRÚRGICA

A maioria das cirurgias ginecológicas produz peças que devem ser enviadas para diversos tipos de análise, sendo a mais comum a avaliação histopatológica. Como na laparoscopia não há cavidade exposta, a retirada dessas peças se transforma em um momento de maior dificuldade. Conforme o caso, esta etapa pode demandar um tempo considerável. A escolha da técnica a ser utilizada dependerá do volume do material, da sua consistência, da necessidade de proteção da parede abdominal (p. ex., casos suspeitos de malignidade) e da experiência do cirurgião.

Retirada pelo trocarte

É reservada para peças pequenas e de consistência amolecida (trompas, fragmentos de peritônio e ligamentos, cápsula de endometrioma etc.). Em caso do uso de trocarte permanente de 10/11 mm, é ideal o uso de redutor para facilitar a retirada. Os trocartes descartáveis normalmente dispensam o uso de redutor.

Uso de bolsas protetoras (*endobag*)

Sempre que disponível, o uso de bolsas protetoras confere segurança para a paciente. Isso porque evita a contaminação da cavidade abdominal, assim como das estruturas da parede abdominal. As massas anexiais são as principais peças retiradas por essa técnica.

Dispositivos improvisados podem ser confeccionados para retirar peças. O mais comum é aquele em que são utilizadas luvas cirúrgicas. O punho da luva é utilizado para a colocação da peça no *bag*. A parte inferior da luva é amarrada para conter a peça, e corta-se o excesso (parte em que ficam os dedos). A retirada da peça da cavidade abdominal pode ser feita por uma incisão auxiliar ou pelo umbigo.

Morcelador

Os morceladores elétricos encurtaram o tempo para a retirada de peças sólidas e volumosas, como útero e mioma. Por questões de segurança, há uma tendência de se fazer o morcelamento no interior de bolsas protetoras, para evitar a disseminação de pequenos fragmentos pela cavidade abdominal, principalmente em casos suspeitos de malignidade.

Colpotomia

A colpotomia consiste em outra via muito utilizada e adequada para a retirada de peças grandes, como miomas. Por via vaginal, é feita uma incisão entre os ligamentos uterossacrais e, em seguida, introduz-se trocarte de 10 mm longo, o que evita a perda do pneumoperitônio. Com uma pinça forte, apreende-se a peça, e ela é tracionada contra a vagina. Se necessário, amplia-se a colpotomia.

CIRURGIA NOS ANEXOS UTERINOS

A técnica empregada por laparoscopia para abordagem dos anexos uterinos é similar à utilizada na laparotomia.

Laqueadura tubária

Pode ser realizada com sutura, clipes, anéis de borracha ou eletrocirurgia. A técnica mais comum é a aplicação da energia bipolar a 2 cm da região intersticial (deve ser coagulada, pelo menos, 1 cm – alguns cirurgiões ainda fazem a secção desta região com tesoura). A paciente poderá ser liberada do hospital após algumas horas. A dor no pós-operatório costuma estar associada ao gás que permanece na cavidade peritoneal, desaparecendo após alguns dias.

Ressecção de massa ovariana

A ressecção laparoscópica de massa ovariana já está bem aceita na literatura. Nos tumores císticos com paredes finas sem componente sólido, o risco de malignidade é muito baixo. A dosagem de *cancer antigen 125* (Ca-125), a imagem ultrassonográfica e a idade da paciente são informações úteis no preparo pré-operatório. A biopsia de congelação orientará o cirurgião e, frente a um resultado de malignidade, a conversão para laparotomia pode ser necessária. O tratamento pode ser por ooforectomia ou por ooforoplastia – em geral, retirada da cápsula do cisto, denominada cistectomia (Figura 51.4). O manuseio do ovário deve ser delicado, evitando-se o uso de cauterizações, pois pode comprometer a reserva ovariana. Nos casos de sangramento no leito ovariano, deve ser dada preferência para a cola de fibrina ou fazer uma sutura delicada.

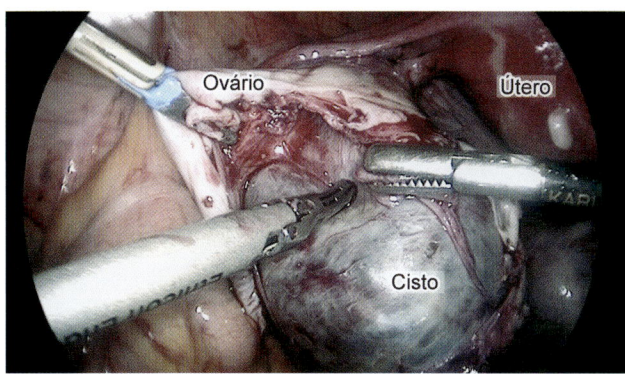

Figura 51.4 Ooforoplastia à esquerda.

Fenestração dos ovários (*drilling*)

Esse procedimento consiste na coagulação puntiforme (6 a 8 perfurações) do estroma ovariano, visando à redução do volume do ovário e à normalização da ovulação.

EMERGÊNCIAS GINECOLÓGICAS

Gestação ectópica

Estudos randomizados demonstraram que, em comparação com a laparotomia, o tratamento laparoscópico da gestação ectópica está associado a menores custo, tempo de hospitalização, tempo cirúrgico, aderência e necessidade de analgesia, além de recuperação mais rápida. Mesmo em casos de hemoperitônio volumoso, a laparoscopia ainda é a melhor opção para o tratamento desta doença.[7,8]

Costuma-se preferir a salpingectomia quando a trompa contralateral está normal ou em pacientes com alto risco de complicação (Figura 51.5). Outras indicações para salpingectomia são: trompas muito danificadas, gestação ectópica recorrente na mesma trompa, sangramento incontrolável após salpingostomia, saco gestacional acima de 5 cm, gestação heterotópica ou prole completa. Normalmente, prefere-se a salpingostomia (incisão linear sobre a gestação ectópica) quando a trompa contralateral é anormal ou ausente.[9] A Tabela 51.2 resume as principais indicações e o resultado de gravidez após o uso de ambas as técnicas.

Torção anexial

A abordagem cirúrgica é a principal forma de tratamento quando se suspeita de torção anexial.[10] Sempre que possível, deve-se optar pela via laparoscópica, por trazer os benefícios dos procedimentos minimamente invasivos[11] (Figura 51.6).

Oelsner et al., em 2003,[12] avaliaram 102 casos de torção de ovário tratados cirurgicamente com procedimento conservador, sendo 67 por laparoscopia e 35 por laparotomia. O tamanho médio da formação anexial do grupo submetido à cirurgia convencional foi significativamente maior (12,4 cm × 7,5 cm). Já o tempo médio de internação foi significativamente menor no grupo submetido à laparoscopia (2,1 dias × 7,4 dias). Lo et al.[11] realizaram estudo retrospectivo de 179 casos de torção de ovário tratados por laparoscopia e também corroboraram esses dados.

Ao se definir a opção de tratamento, se conservador (destorcer o anexo) ou radical (ooforectomia), deve-se levar em conta a idade da paciente, seu estado geral, risco de malignidade, desejo reprodutivo e achados intraoperatórios, entre outros. Já se demonstrou o retorno da função mesmo em ovários que apresentavam aspecto necrótico.[13] Em revisão da literatura, revelou-se que a retomada da função ovariana após cirurgia conservadora varia de 88 a 100%.[14]

Tabela 51.2 Principais indicações da salpingostomia e da salpingectomia laparoscópicas e resultado de gravidez após o uso de ambas as técnicas.

	Salpingostomia	Salpingectomia
Trompa contralateral (anormal ou ausente)	Sim	Não
Após recorrência de gestação ectópica	Não	Sim
Gestação ectópica extensa	Não	Sim
Gestação heterotópica	Não	Sim
Prole completa	Não	Sim
Chance de persistência de tecido trofoblástico	Sim	Não
Taxa cumulativa de gravidez após 7 anos	89%	66%

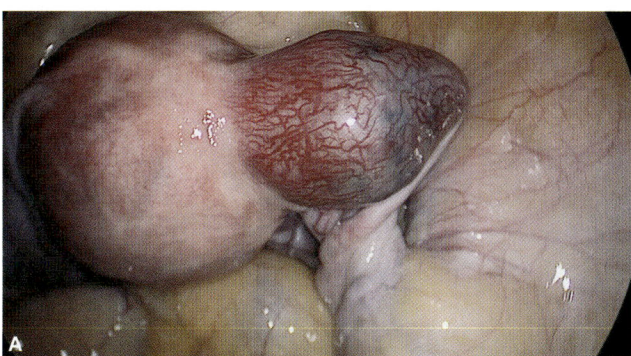

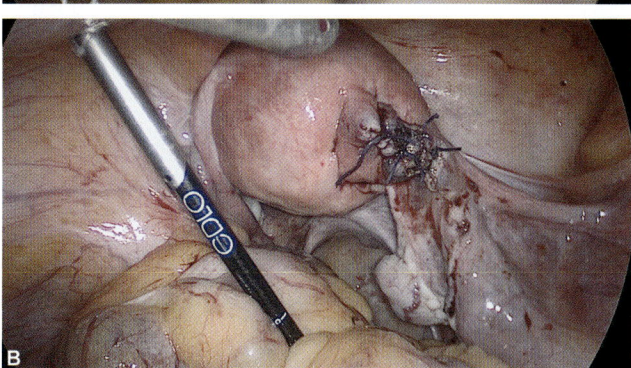

Figura 51.5 A. Gestação ectópica em região cornual direita. **B.** Visão final após ressecção laparoscópica da gestação ectópica.

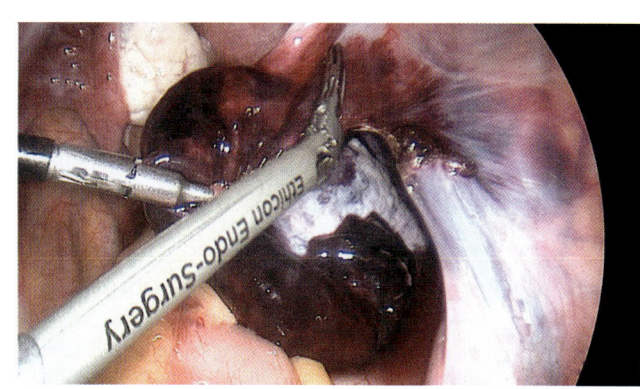

Figura 51.6 Torção do anexo direito.

Cisto ovariano roto

Os cistos ovarianos rotos ou hemorrágicos podem ser inicialmente tratados de forma conservadora, com medidas de suporte para controle da dor. Além disso, devem ter acompanhamento laboratorial para controle do hematócrito e de imagem. Deve ser feito controle ultrassonográfico em 4 a 6 semanas após início do quadro, para acompanhar sua evolução.[15]

A cistectomia, nos casos de cisto roto, é realizada a partir da ampliação de uma abertura já existente na parede ovariana, que pode ser realizada com tesoura, bisturi monopolar ou bisturi ultrassônico. Individualiza-se a cápsula do cisto da superfície ovariana, apreendendo-as separadamente com pinças denteadas. A partir de manobras de tração e contratração, expõe-se totalmente a cápsula, com sua excisão completa. Após a extração do cisto, realiza-se a hemostasia do parênquima ovariano, evitando-se extensa coagulação, para preservar os folículos.[16] Reserva-se a ooforectomia para os casos de sangramento incontrolável ou abordagem insatisfatória dos pontos de sangramento, devido a processos aderenciais extensos ou distorções da anatomia pélvica.[17]

Doença inflamatória pélvica

A laparoscopia pode ser eficiente na paciente com suspeita de doença inflamatória pélvica aguda (DIPa) e/ou abscesso tubo-ovariano (ATO). Avaliando a eficácia da laparoscopia na abordagem do ATO, Henry-Suchet et al.[18] realizaram abordagem conservadora com lise de aderências, drenagem do abscesso e utilização de antibióticos em 50 pacientes. Destes, 90% obtiveram sucesso, enquanto 10% necessitaram de nova intervenção.

Em termos de fertilidade, nas pacientes submetidas à laparotomia a taxa de gestações varia de 0 a 15,8%. Já nas mulheres submetidas à laparoscopia, estes números variam de 32 a 63%.[19] Além do melhor resultado clínico, a laparoscopia tem as já conhecidas vantagens na recuperação pós-operatória.

CIRURGIA NO ÚTERO

Histerectomia

A seleção da via da histerectomia deve ser feita considerando-se a doença a ser tratada, o desejo da paciente e a disponibilidade de material adequado, bem como a formação e a experiência do cirurgião. Com a melhora da técnica e dos instrumentais, os dados atuais de complicações na histerectomia laparoscópica são similares aos da histerectomia vaginal.[20] Os custos da histerectomia laparoscópica são maiores do que da histerectomia vaginal ou abdominal, mas podem ser bastante reduzidos quando se empregam instrumentos reutilizáveis.[21] A histerectomia laparoscópica pode ser realizada basicamente com pinça bipolar e tesoura (Figura 51.7). A maioria dos estudos apresenta menor dor pós-operatória, menor tempo de internação e recuperação mais rápida no pós-operatório com a histerectomia laparoscópica do que com a histerectomia abdominal.[20] Há evidências de que os escores de dor e de qualidade de vida, incluindo a atividade sexual e os domínios físico e mental, foram significativamente melhores para as mulheres submetidas à laparoscopia do que à histerectomia abdominal.[21] Quando os benefícios de retorno mais rápido ao trabalho ou das rotinas diárias são considerados, o

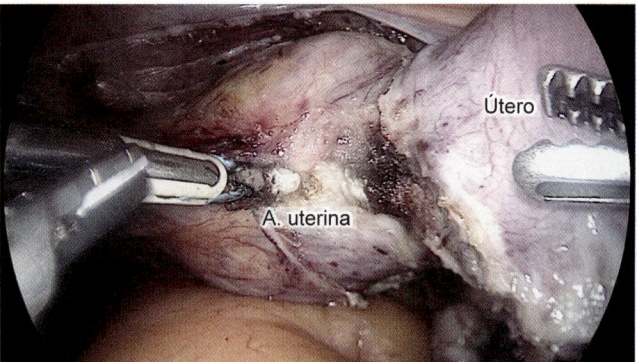

Figura 51.7 Histerectomia laparoscópica – coagulação da artéria uterina esquerda com pinça bipolar.

custo da cirurgia laparoscópica é significativamente inferior.[22] A principal vantagem da histerectomia laparoscópica sobre a histerectomia vaginal é a possibilidade de tratamento de outras doenças pélvicas no mesmo tempo cirúrgico.

Miomectomia

Durante os anos iniciais da laparoscopia, evitou-se a miomectomia laparoscópica pela dificuldade técnica da realização da sutura intracorpórea. Com o desenvolvimento das técnicas específicas para a realização da sutura laparoscópica e com a utilização de fios "farpados", que não necessitam de nós para ráfia, casos cada vez mais complexos têm sido feitos por via laparoscópica.[23] Embora existam relatos de miomectomia múltipla (cinco ou mais miomas) ou de miomas volumosos (maiores de 10 cm), o número e o tamanho dos miomas são os grandes limitadores da abordagem laparoscópica. Para facilitar a escolha do cirurgião pela via ideal, uma regra foi criada. Ela considera que a soma dos maiores diâmetros dos miomas não deve ultrapassar 15 cm. É importante ressaltar que essa regra é empírica, e equipes bem treinadas passam deste limite sugerido, fazendo a cirurgia quando a soma dos diâmetros dos miomas estiver maior ou muito maior que 15 cm.[24] Para a realização da miomectomia laparoscópica, é fundamental o uso da tração e da contratração. Dessa maneira, o mioma pode ser mobilizado sem muita dificuldade (Figura 51.8).

Estudos bem desenhados avaliaram que os resultados de fertilidade foram semelhantes entre as abordagens laparoscópica e laparotômica.[25] Estudos para avaliação de resultados peroperatórios, como duração da internação, dor no pós-operatório e complicações, revelaram que a abordagem laparoscópica é superior.[26] Se no início ou durante o procedimento, limitações técnicas colocarem a paciente em risco ou comprometerem desfechos clínicos relevantes, o cirurgião deve optar pela abordagem laparotômica.[27]

CIRURGIA DO ASSOALHO PÉLVICO

O prolapso genital pode afetar de maneira significativa a qualidade de vida de até 40% das mulheres.[28] Os defeitos do assoalho pélvico podem ser abordados por via vaginal, abdominal, laparoscópica ou robótica. A abordagem laparoscópica possibilita a utilização de técnicas minimamente invasivas em pacientes que, com indicação de procedimentos abdominais, param o tratamento do prolapso.

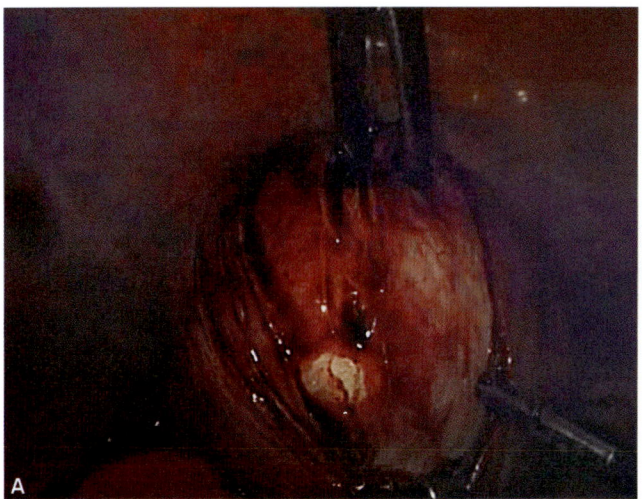
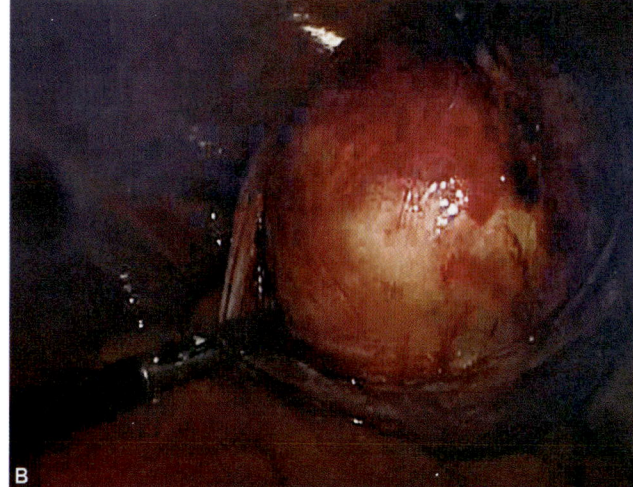
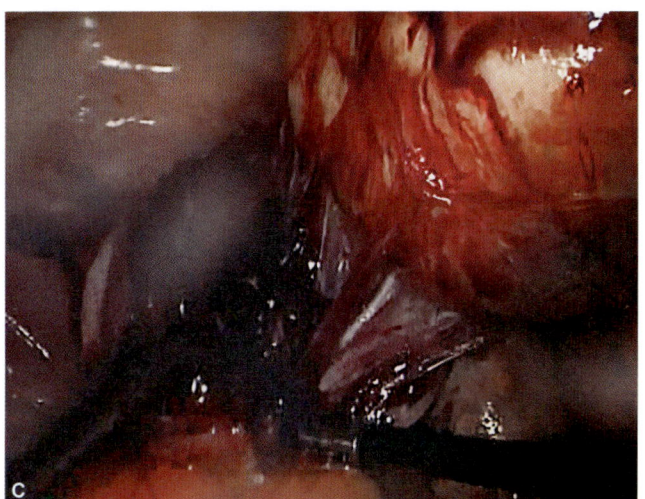
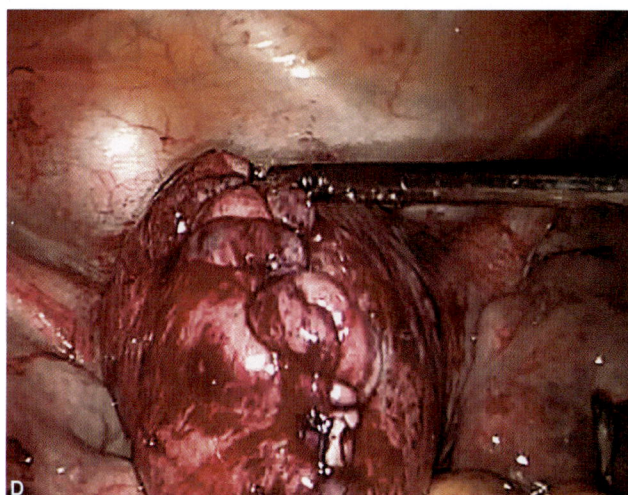

Figura 51.8 A. Incisão na serosa e no miométrio até a pseudocápsula do mioma. **B.** Tração do mioma e contratração do miométrio. **C.** Retirada final do mioma. **D.** Sutura do miométrio por planos e da serosa.

Prolapso de cúpula vaginal

A sacrocolpopexia abdominal foi inicialmente descrita em 1957 e parece apresentar o resultado mais duradouro no tratamento do prolapso de cúpula vaginal com taxa de cura entre 78 e 100%.[28] Em estudo randomizado no Reino Unido, a abordagem laparoscópica apresentou taxa de sucesso anatômico semelhante à da laparotomia, porém com menores perda sanguínea e tempo de internação hospitalar.[29] A abordagem laparoscópica exige grande habilidade de sutura pelo cirurgião, além de domínio da anatomia retroperitoneal. A incorporação da cirurgia robótica possibilitou que mais cirurgiões realizem o tratamento por técnicas minimamente invasivas. Metanálise comparando a sacropexia robótica e laparoscópica demonstrou resultados anatômicos semelhantes e sem diferenças com relação às complicações. No entanto, a cirurgia robótica teve maiores custo e tempo operatório.[30]

Defeito paravaginal

Já se descreveu a abordagem do defeito paravaginal nas vias vaginal, laparoscópica e abdominal. A correção desse defeito é por meio de tratamento da cistocele e até da incontinência urinária de esforço. O sucesso varia de 91 a 95% na abordagem abdominal e em algumas séries de casos por laparoscopia.[31]

Colpopexia retropúbica

A cirurgia de Burch pela via laparotômica foi a principal modalidade de tratamento da incontinência urinária de esforço na segunda metade do século 20. Em 1993, Liu e Paek[32] realizaram o primeiro Burch laparoscópico. Este foi tema de uma avaliação de estudo da Cochrane em 2006, que observou resultados semelhantes em termos de cura objetiva e subjetiva em até 24 meses.[33] A adoção da via laparoscópica possibilitou agregar as já conhecidas vantagens como menor dor nos pós-operatório e retorno mais rápido às atividades habituais, sem aumentar estatisticamente a taxa de complicações.

CIRURGIA PARA INFERTILIDADE/ENDOMETRIOSE

A laparoscopia pode ser adotada quando houver distorções anatômicas causadas por processos aderenciais. As obstruções proximais das tubas uterinas não são uma boa indicação de cirurgia laparoscópica, devendo-se dar preferência às técnicas de reprodução assistida. As obstruções tubárias distais podem ser tratadas por cirurgia laparoscópica, porém tem havido também cada vez mais a indicação de técnicas de reprodução assistida (TRA) nesses grupos. Podem ser realizadas a fimbrioplastia, a salpingovariólise e a salpingostomia.

Parte 8

A fimbrioplastia ainda pode apresentar bons resultados, pois é realizada quando existe pequena aglutinação das fímbrias. Quando existe obstrução total da parte distal da tuba, é necessária a salpingólise, que tem resultados menos animadores. A anastomose tubária laparoscópica em pacientes que se arrependeram de uma laqueadura prévia é uma boa indicação e pode substituir a fertilização *in vitro* quando o parceiro tem espermograma normal (Figura 51.9).

A cirurgia laparoscópica para endometriose proporciona bons resultados na taxa de gravidez, especialmente quando não existe um dano tubário significativo. Em estudo randomizado, Marcoux et al.[34] mostraram que o tratamento por cauterização ou excisão dos focos peritoneais de endometriose aumenta as chances de gravidez.

O tratamento com excisão da cápsula do endometrioma de ovário aumenta também a taxa de gravidez natural após a cirurgia. Dois trabalhos randomizados evidenciaram que a cistectomia do endometrioma de ovário propicia uma taxa de gravidez subsequente de 60%.[35,36] Uma revisão da Cochrane encontrou evidências de que a retirada da cápsula do endometrioma diminui a recorrência deste, reduz a recorrência da dor e aumenta a taxa subsequente de gravidez espontânea.[37] No entanto, o cirurgião deve ter experiência no tratamento laparoscópico do endometrioma. O trabalho publicado por Yu et al.[38] revelou que a taxa de gravidez após fertilização *in vitro* em pacientes operadas por grupos experientes era de 32,9% *versus* 9,3% quando submetidas a grupos menos experientes. Em mulheres com endometriose profunda, a cirurgia laparoscópica com ressecção dos focos, além da melhora da dor a longo prazo, possibilita a melhora da taxa de gravidez subsequente. A cirurgia da endometriose profunda deve ser feita de modo sistemático, com dissecção do ureter e desenvolvimento dos espaços pélvicos (Figura 51.10). Centini et al.[39] verificaram uma taxa de 60% (38,5% de gravidez espontânea e 21,5% por TRA) após a cirurgia de endometriose profunda em várias localizações.

CIRURGIA ONCOGINECOLÓGICA

O movimento na direção da cirurgia minimamente invasiva na oncologia ginecológica é irreversível. Na história recente da laparoscopia, a preocupação era demonstrar a viabilidade da realização de cirurgias oncológicas. Em 1989, Dargent e Salvat demonstraram a realização da linfadenectomia pélvica.

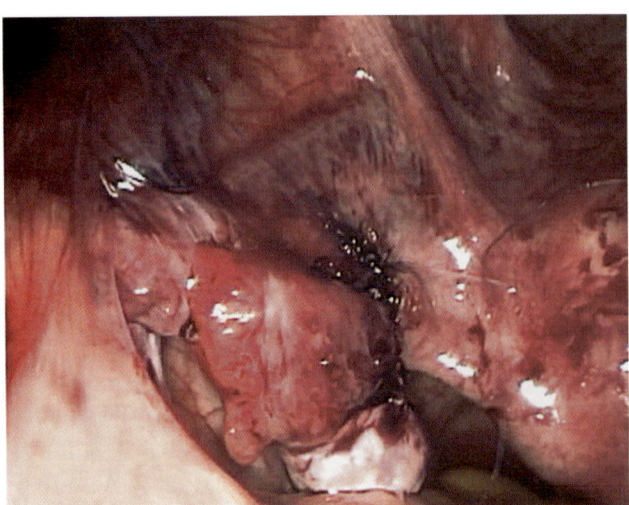

Figura 51.9 Reanastomose tubária.

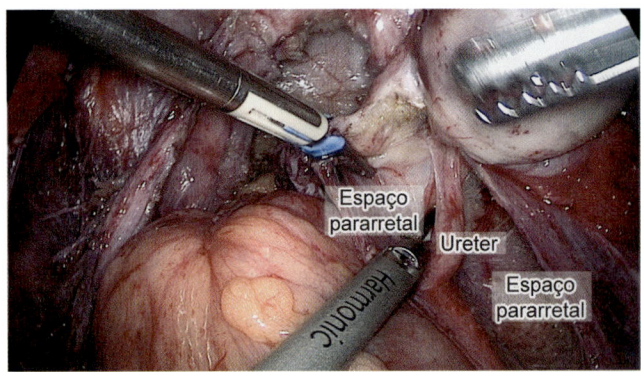

Figura 51.10 Cirurgia laparoscópica para tratamento da endometriose profunda. Dissecção do ureter e desenvolvimento dos espaços pararretais (lateral e medial ao ureter).

Seguiram outras publicações com Nezhat et al., em 1992, com o relato de caso da realização da histerectomia radical laparoscópica com linfadenectomia pélvica e para-aórtica.[40] Com o domínio da exenteração pélvica por laparoscopia, ficou evidente que a magnificação das imagens e a redução do sangramento se tornaram vantagens importantes para a cirurgia laparoscópica.[41]

O acúmulo de evidências, incluindo longos períodos de seguimento das pacientes operadas por laparoscopia, assim como o resultado de trabalhos randomizados e metanálise, levou à unanimidade quanto ao conceito de cirurgia minimamente invasiva em oncologia ginecológica. Em paralelo, vieram trabalhos reafirmando que a cirurgia laparoscópica não tem impacto negativo na sobrevida global. Além disso, proporciona um benefício adicional, com o início precoce da radioterapia e da quimioterapia, assim como a redução das complicações decorrentes de aderências intestinais.[41]

Atualmente, a laparoscopia para tratamento da neoplasia de colo uterino e de endométrio é amplamente empregada (Figura 51.11). A linfadenectomia pélvica vem sendo realizada de maneira sistemática na maioria dos centros oncológicos de ponta (Figura 51.12). Apesar da necessidade de se confirmar a segurança do emprego da laparoscopia para os casos de neoplasia maligna do ovário, em algumas situações especiais a laparoscopia pode ser empregada, como nos tumores *borderline* menores que 10 cm e aparente estádio inicial;[42] para o estadiamento cirúrgico após comprovação histopatológica de neoplasia maligna em tumores previamente ressecados em aparente estádio I (tumor confinado ao ovário);[43] para confirmação diagnóstica em pacientes com doença irressecável; e na avaliação da ressecabilidade do tumor com doença extensa.

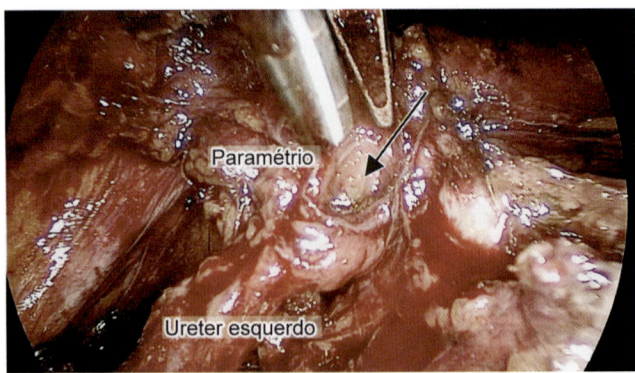

Figura 51.11 Histerectomia radical para câncer de colo (dissecção do túnel ureteral no paramétrio esquerdo).

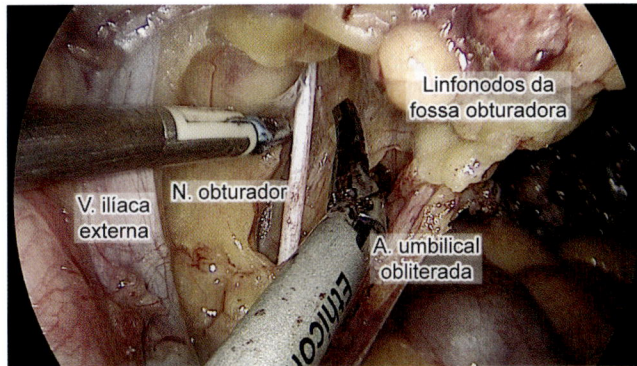

Figura 51.12 Linfadenectomia pélvica laparoscópica – remoção dos linfonodos da fossa obturatória esquerda.

PRINCIPAIS RISCOS

A abordagem laparoscópica das doenças ginecológicas nada mais é do que a alteração da via de acesso. Portanto, as principais intercorrências relacionadas com os procedimentos estão presentes tanto pela via convencional quanto pela laparoscópica.

Algumas intercorrências são específicas da laparoscopia e estão principalmente relacionadas com o acesso cirúrgico. Uma etapa fundamental para o procedimento é a realização do pneumoperitônio. Nesta etapa, a pressão intra-abdominal e o posicionamento da paciente interferem nas funções cardiovasculares e respiratórias. A insuflação com baixo fluxo ou com fluxo limitado pela agulha de Veress e o uso de pressões intra-abdominais limitadas ao necessário para a adequada visualização da cavidade amenizam seus efeitos.

Os cuidados descritos nas técnicas para a realização do pneumoperitônio são fundamentais para minimizar os riscos de acidentes de punção. Deve-se ter cuidado especial com pacientes muito magras, pois nelas a parede encontra-se mais próxima aos grandes vasos retroperitoneais. Acidentes com estes vasos são responsáveis por até 15% dos casos fatais.[44] Acidentes menos graves envolvem os vasos da parede abdominal na primeira punção, que podem sujar a óptica durante a operação. Podem acontecer acidentes de punção com lesão intestinal com todas as técnicas. Deve-se avaliar bem as pacientes antes da operação. Pacientes com histórico de múltiplas cirurgias, principalmente com cicatrizes medianas, devem ser avaliadas quanto à realização da primeira punção em área alternativa, como o nono espaço intercostal ou no ponto de Palmer, localizado dois a três centímetros do rebordo costal a direita na linha hemiclavicular. Durante as punções acessórias, deve-se ter o cuidado de realizá-las sempre sob visão direta. Deve-se identificar os marcos anatômicos da parede abdominal, sobretudo as artérias epigástricas inferiores. A lesão destes vasos leva a grande sangramento, sendo necessárias suturas que transfixem a parede abdominal para controlar a hemorragia. A visão direta também visa minimizar as lesões intestinais ou de vasos pélvicos.

A realização do esvaziamento vesical com cateter vesical em sistema fechado minimiza os acidentes de punção em trocartes colocados em punções suprapúbicas e possibilita que lesões durante o ato operatório sejam observadas pelo enchimento de gás na bolsa coletora. Ao finalizar o procedimento, deve-se ter cuidado com o fechamento da parede abdominal. Punções abaixo da linha semilunar utilizando trocartes de diâmetro igual ou superior a 10 mm devem ter a aponeurose suturada.

Tal cuidado minimiza o surgimento de hérnias incisionais nos sítios de punção. A utilização de agulhas passadoras de fio pelos portais acessórios oferece melhores resultados, principalmente em pacientes com maior índice de massa corporal.

REFERÊNCIAS BIBLIOGRÁFICAS

1. Uccella S, Cromi A, Serati M et al. Laparoscopic hysterectomy in case of uteri weighing ≥ 1 kilogram: a series of 71 cases and review of the literature. J Minim Invasive Gynecol. 2014; 21(3):460-5.
2. van der Wat J. When will laparoscopy totally replace laparotomy? J Minim Invasive Gynecol. 2012; 19(2):236-7.
3. Reich H. Laparoscopic hysterectomy. Surg Laparosc Endosc. 1992; 2(1):85-8.
4. Sharp HT, Francis SL, Murphy AA. Laparoscopia diagnóstica e cirúrgica. In: Rock JA, Jones III HW. Te Linde Cirurgia Ginecológica. 10. ed. Rio de Janeiro: Revinter; 2012. p. 319-35.
5. Baggish MS. Posicionamento e lesão nervosa. In: Baggish MS, Karram MM. Atlas de anatomia pélvica e cirurgia ginecológica. 3. ed. Rio de Janeiro: Revinter; 2012. p. 129-41.
6. Fonseca MF, Nogueira EA, Andrade Jr CM. Considerações anestésicas para o cirurgião. In: Crispi. Tratado de endoscopia ginecológica e cirurgia minimamente invasiva. 3. ed. Rio de Janeiro: Revinter; 2012. p. 89-97.
7. Lundorff P, Thorburn J et al. Laparoscopic surgery in ectopic pregnancy. A randomized trial versus laparotomy. Acta Obstet Gynecol Scand. 1991; 70(4-5):343-8.
8. Murphy AA, Nager CW. Operative laparoscopy versus laparotomy for the management of ectopicpregnancy: a prospective trial. Fertil Steril. 1992; 57(6):1180-5.
9. Nama V, Manyonda I. Tubal ectopic pregnancy: diagnosis and management. Arch Gynecol Obstet. 2009; 279(4):443-53.
10. Valsky DV, Cohen SM et al. Whirpool sign in the diagnosis of adnexal torsion with atypical clinical presentation. Ultrasound Obstet Gynecol. 2009; 34(2):239-42.
11. Lo LM, Chang SD et al. Laparoscopy versus laparotomy for surgical intervention of ovarian torsion. J Obstet Gynaecol Res 2008; 34(6): 1020-5.
12. Oelsner G, Cohen SB et al. Minimal surgery for the twisted ischaemic adnexa can preserve ovarian function. Hum Reprod. 2003; 18(12):2599-602.
13. Eckler K, Laufer MR et al. Conservative management of bilateral asynchronous adnexal torsion with necrosis in a prepubescent girl. J Pediatr Surg. 2000; 35(8):1248-51.
14. Olsner G, Shashar D. Adnexal torsion. Clin Obstet Gynecol. 2006; 49(3):459-63.
15. Kruszka PS, Kruszka SJ. Evaluation of acute pelvic pain in women. Am Fam Physician. 2010; 82(2):141-7.
16. Whiteside JL, Keup HL. Laparoscopic management of the ovarian mass: a practical approach. Clin Obstet Gynecol. 2009; 52(3):327-34.
17. McWilliams GD, Hill MJ et al. Gynecologic emergencies. Surg Clin North Am. 2008; 88(2):265-83.
18. Henry-Suchet J, Soler A et al. Laparoscopic treatment of tuboovarian abscesses. J Reprod Med. 1984; 29(8):579-82.
19. Rosen M, Breitkopf D et al. Tubo-ovarian abscesso management options for women who desire fertility. Obstet Gynecol Surv. 2009; 64(10): 681-9.
20. Nieboer TE, Johnson N, Lethaby A et al. Surgical approach to hysterectomy for benign gynaecological disease. Cochrane Database Syst Rev. 2009.
21. Marana R, Busacca M, Zupi E et al. Laparoscopically assisted vaginal hysterectomy versus total abdominal hysterectomy: a prospective, randomized, multicenter study. Am J Obstet Gynecol. 1999; 180:270-5.
22. Ellstrom M, Ferraz-Nunes J, Hahlin M et al. A randomized trial with a cost consequence analysis after laparoscopic and abdominal hysterectomy. Obstet Gynecol. 1998; 91:30-4.
23. Vilos GA, Allaire C, Laberge PY et al. The management of uterine leiomyomas. J Obstet Gynaecol Can. 2015; 37(2):157-81.
24. Sinha R, Hegde A, Mahajan C et al. Laparoscopic myomectomy: do size, number, and location of the myomas form limiting factors for laparoscopic myomectomy? J Minim Invasive Gynecol 2008; 15:292-300.
25. Palomba S, Zupi E, Falbo A et al. A multicenter randomized, controlled study comparing laparoscopic versus minilaparotomic myomectomy: reproductive outcomes. Fertil Steril. 2007; 88:933-41.
26. Jin C, Hu Y, Chen XC et al. Laparoscopic versus open myomectomy a meta-analysis of randomized controlled trials. Eur J Obstet Gynecol Reprod Biol. 2009; 145:14-21.

27. Luciano AA. Myomectomy. Clin Obstet Gynecol. 2009; 52:362-71.
28. Nygaard I, Barber MD, Burgio KL et al. Pelvic floor disorders network. Prevalence of symptomatic pelvic floor disorders in US women. JAMA. 2008; 300:1311-6.
29. Freeman RM, Pantazis K, Thomson A et al. A randomised controlled trial of abdominal versus laparoscopic sacrocolpopexy for the treatment of post-hysterectomy vaginal vault prolapse: LAS study. Int Urogynecol J. 2013; 24:377-84.
30. Pan K, Zhang Y, Wang Y et al. A systematic reviewand meta-analysis of conventional laparoscopic sacrocolpopexy versus robot-assisted laparoscopic sacrocolpopexy. Gynaecol Obstet. 2016; 132(3):284-91.
31. Bruce RG, El-Galley RES, Galloway NTM. Paravaginal defect repair in the treatment of female urinary incontinence and cystocele. Urol. 1999; 54:647-51.
32. Liu CY, Paek W. Laparoscopic retropubic colposuspension (Burch procedure). J Am Assoc Gynecol Laparosc. 1993; 1:31-5.
33. Dean NM, Ellis G, Wilson PD et al. Laparoscopic colposuspension for urinary incontinence in women. Cochrane Database Syst Rev. 2006; 3:CD002239.
34. Marcoux S, Maheux R, Berube S. Laparoscopic surgery in infertile women with minimal or mild endometriosis. Canadian Collaborative Group on Endometriosis. N Engl J Med. 1997; 337:217-22.
35. Alborzi S, Momtahan M, Parsanezhad ME et al. A prospective, randomized study comparing laparoscopic ovarian cystectomy versus fenestration and coagulation in patients with endometriomas. Fertil Steril. 2004; 82(6):1633-7.
36. Beretta P, Franchi M, Ghezzi F et al. Randomized clinical trial of two laparoscopic treatments of endometriomas: cystectomy versus drainage and coagulation. Fertil Steril. 1998; 70(6):1176-80.
37. Hart RJ, Hickey M, Maouris P et al. Excisional surgery versus ablative surgery for ovarian endometriomata. Cochrane Database Syst Rev. 2008; 2:CD004992.
38. Yu HT, Huang HY, Soong YK et al. Laparoscopic ovarian cystectomy of endometriomas: surgeons' experience may affect ovarian reserve and live-born rate in infertile patients with in vitro fertilization-intracytoplasmic sperm injection. Eur J Obstet Gynecol Reprod Biol. 2010; 152(2):172-5.
39. Centini G, Afors K, Murtada R et al. Impact of laparoscopic surgical management of deep endometriosis on pregnancy rate. J Minim Invasive Gynecol. 2016; 23(1):113-9.
40. Nezhat C, Nezhat F, Nezhat C. Nezhat's operative gynecologic laparoscopy and hysteroscopy. 3. ed. Cambridge University Press; 2008.
41. Querleu D, Plante M, Sonoda Y et al. Minimally invasive surgery in gynecology cancer. In: Barakat RR, Berchuck A, Markman M et al. Principles and practice of gynecology oncology. 6. ed. Philadelphia: Wolters Kluwer/Lippincott Williams & Wilkins; 2013. p. 210-43.
42. Odegaard E, Staff AC, Langebrekke A et al. Surgery of boderline tumors of the ovary: retrospective comparison of short-term outcome after laparoscopy or laparotomy. Acta Obstet Gynecol Scand. 2007; 86(5):620-6.
43. Iglesias DA, Ramirez PT. Role of minimally invasive surgery in staging of ovarian cancer. Curr Treat Options Oncol. 2011; 12(3):217-29.
44. Vilos GA. The ABCs of a safer laparoscopic entry. J Minim Invasive Gynecol. 2006; 13:249-51.

52

Princípios de Robótica

Gustavo Guitmann | Daniel Zuza | Julia Alencar Leite

INTRODUÇÃO

A cirurgia minimamente invasiva vem evoluindo cada vez mais, a fim de diminuir as limitações da laparoscopia. Assim, contempla questões de ergonomia cirúrgica, visualização bidimensional, limitação de articulação de instrumentos e aprendizado demorado. Considera-se a cirurgia robótica uma das mais importantes inovações tecnológicas da cirurgia minimamente invasiva nos últimos 10 anos. Inicialmente, foi desenvolvida pela Stanford Research Institute – United States (US) Defense Department e pela National Aeronautics and Space Administration para realizar a telecirurgia no tratamento de soldados feridos em campo de batalha.[1]

Os aparelhos cirúrgicos robóticos podem ser passivos ou ativos. Nos aparelhos passivos, os movimentos cirúrgicos do robô podem ser programados no pré-operatório (p. ex., no modelo Probot) ou podem direcionar o posicionamento de uma lesão ou órgão-alvo durante uma cirurgia em conjunto com exames de imagem (p. ex., o Minerva). Nos aparelhos ativos, há um sistema conhecido como mestre/escravo, em que o cirurgião no ato operatório direciona o robô para os comandos necessários. São exemplos desse modelo o AESOP®e o Da Vinci®. Os modelos ativos proporcionam uma autonomia maior para o cirurgião, que está envolvido no campo operatório durante todo o ato cirúrgico.[2-4]

O sistema Da Vinci® (Intuitive Surgical Systems, Inc., Sunnyvale, CA) foi aprovado para o uso em procedimentos cardíacos e urológicos em 1999 e aprovado em 2005 em cirurgias ginecológicas. Atualmente, é a plataforma robótica computadorizada mais utilizada mundialmente, com cerca de 3.500 unidades robóticas em funcionamento e mais de três milhões de cirurgias robóticas realizadas em todo planeta nesse período. No Brasil, são 25 unidades em funcionamento.[2-4]

A cirurgia robótica vem sofrendo constante desenvolvimento. Como exemplo disso, a plataforma robótica Da Vinci®, desde seu lançamento, em 1999, já está na quarta geração (Standard; S; SI; XI) com importantes melhorias, como a adição de um quarto braço em 2003. A mudança deu uma visão 3D (720 Ip) para 3D em alta definição (1.080 Ip), o que possibilitou melhor adaptação do cirurgião e a ampliação de sua aplicabilidade na prática clínica, reduzindo o número de cirurgias laparotômicas.[5] A telerrobótica computadorizada traz com ela a possibilidade de transmissão de informações de áudio e vídeo para um local distante da sala de cirurgia. Isso torna possível o aprendizado mais amplo, assim como a interação de outro cirurgião, em qualquer lugar do mundo.

HISTÓRICO

O primeiro relato de uma cirurgia robótica foi realizado em 1985, em uma neurocirurgia. Uma plataforma chamada PUMA 560, guiada por tomografia computadorizada, foi usada durante uma biopsia cerebral. Após este procedimento, a cirurgia robótica passou por evoluções ao longo dos anos e foi incorporada pela Urologia (1988), pela Ortopedia (1992) e pela Ginecologia (1998). Em 1994, o Automated Endoscopic System for Optimal Positioning (AESOP®) foi o primeiro sistema aprovado pela Food and Drug Administration (FDA) em cirurgias abdominais. O sistema foi desenvolvido para garantir estabilidade na câmera, principal desvantagem com relação à laparoscopia. Em 2001, o sistema AESOP® foi incluído no Zeus®, sistema robótico que incorpora os braços mecânicos e, até então, o sistema mais completo até a chegada do Da Vinci®.[1]

A plataforma robótica Da Vinci® é composta por três partes: console do cirurgião; *patient side cart* e *vision system* (Figura 52.1).

▶ **Console do cirurgião.** Possibilita que este permaneça sentado durante toda a cirurgia, acomodado afastado da mesa cirúrgica, visualizando o campo cirúrgico em imagem tridimensional (Figura 52.2). O sistema tem um mecanismo infravermelho de segurança que bloqueia os movimentos dos braços robóticos, caso o cirurgião não esteja com a visão no console atento ao campo operatório e tente movimentá-lo inadvertidamente. Todos os movimentos de pinças – câmera e energia – são controlados e realizados pelo cirurgião por meio do console. Com a ponta dos dedos, o cirurgião aciona o controle máster. Desse modo, as pinças robóticas movimentam-se simulando os movimentos da mão do médico com escala regulável de acordo com a cirurgia proposta. Os pedais controlam os comandos de energia e, junto com o movimento das mãos, podem ajustar a imagem. A ergonomia cirúrgica é indiscutível quando comparada com a laparoscopia. Isso porque o cirurgião permanece sentado durante todo o ato cirúrgico, com movimentos anatômicos e precisos. O sistema é programado para filtrar pequenos tremores das mãos humanas, promovendo dissecção mais precisa, sutura mais fácil e acesso a regiões mais difíceis. Em 2009, o sistema *dual-console* foi introduzido, tornando possível dois consoles interagirem. Com isso, dois cirurgiões podem operar durante o mesmo procedimento. Além disso, ajuda no treinamento e reduz o tempo de aprendizado. Assim, um cirurgião com mais experiência pode guiar e auxiliar outro que se encontra em fase de treinamento.

O console possibilita ainda o acoplamento do sistema de treinamento e de *skill simulator* & *mimic*, que simula todos os movimentos necessários durante uma cirurgia. Desse modo, cria parâmetros de acordo com seus resultados, agilizando aprendizado e ambientação com sistema robótico.

▶ **Carrinho cirúrgico.** Composto por quatro braços robóticos, é a parte do robô que se acopla ao paciente (Figura 52.3). Por meio de adaptadores e encaixes, os braços robóticos são fixados através de aletas aos trocartes já posicionados no abdome do paciente. Depois disso, conectam-se as pinças cirúrgicas necessárias por portais de 8 mm. A óptica de 12 ou 8 mm, tridimensional, permanece no braço central e é introduzida através de um portal de 12 mm no modelo SI. No modelo XI, a óptica pode ser colocada em qualquer braço, o que é uma de suas vantagens. O Da Vinci® oferece movimentos de articulação maiores que nossas próprias mãos humanas. A troca de instrumental, a realização de punções e a eventual introdução de pinça laparoscópica são realizadas pelo cirurgião auxiliar, que permanece em campo cirúrgico ao lado do paciente.

▶ **Vision System.** Composto por três partes. A primeira é o monitor *touchscreen*, que controla parâmetros de áudio-vídeo e proporciona a utilização do *telestration*. A segunda consiste em uma ferramenta para realizar desenhos e marcações que aparecem na visão do cirurgião e nos monitores da sala de cirurgia em tempo real, facilitando o ensino e aprendizagem. Fonte de luz e entrada da câmera são a terceira parte, chamada de de CORE (central de conexões e ponto de processamento de informações). Todos os cabos do sistema, recursos e outros equipamentos são conectados ao CORE (Figura 52.4).

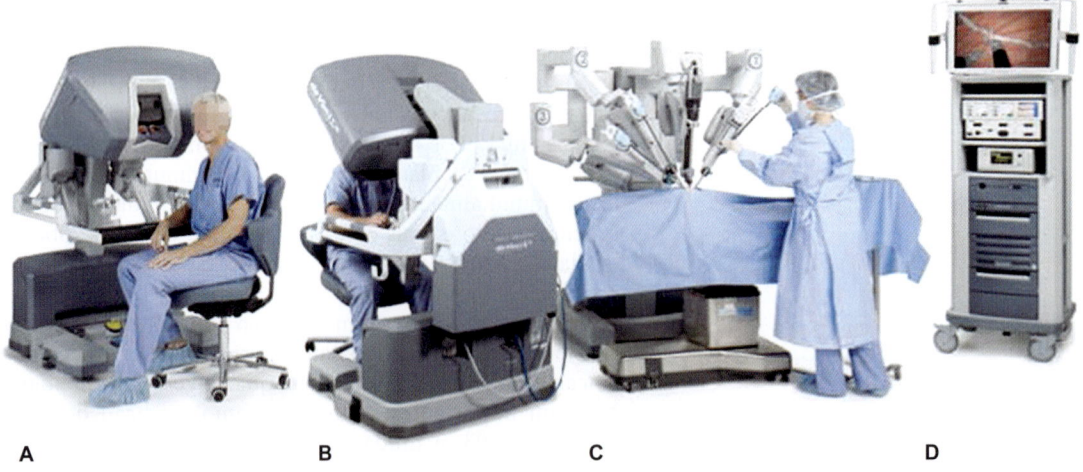

| A | B | C | D |

Figura 52.1 Plataforma robótica Da Vinci®. **A** e **B.** Console do cirurgião. **C.** *Patient-side cart.* **D.** *Vision system.*

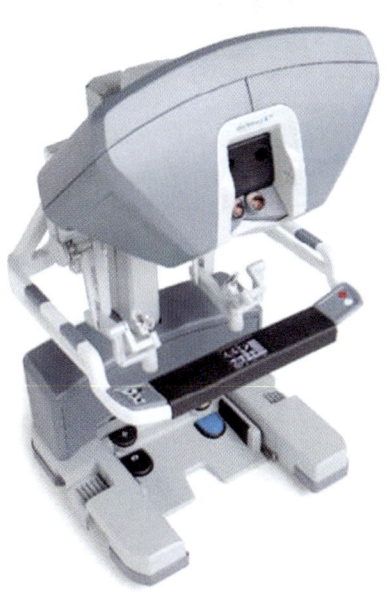
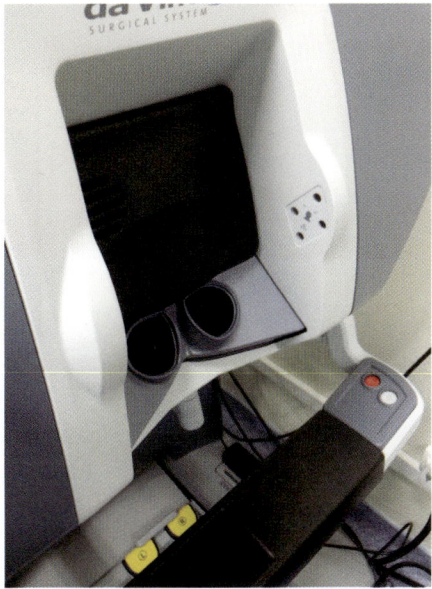
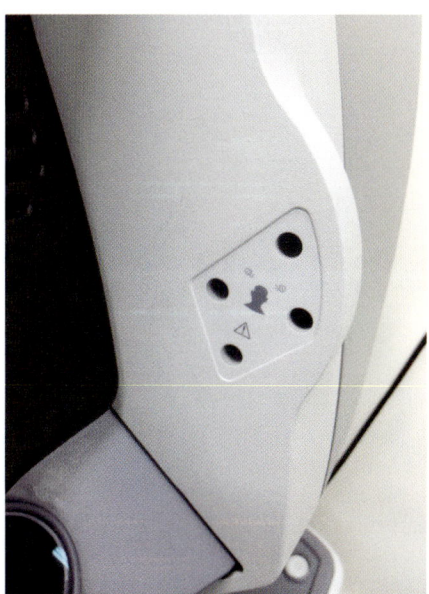
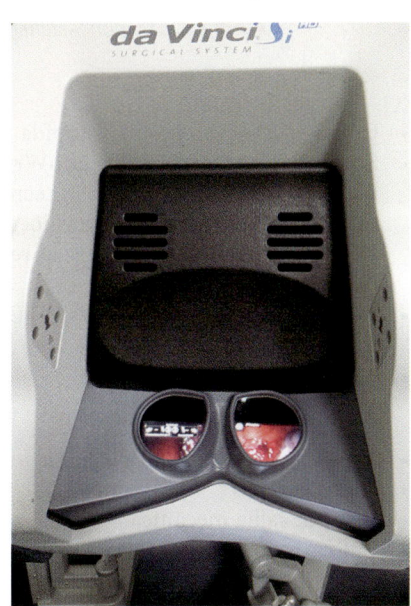
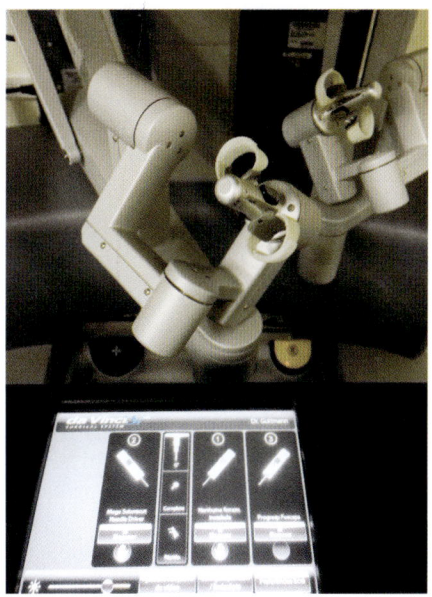
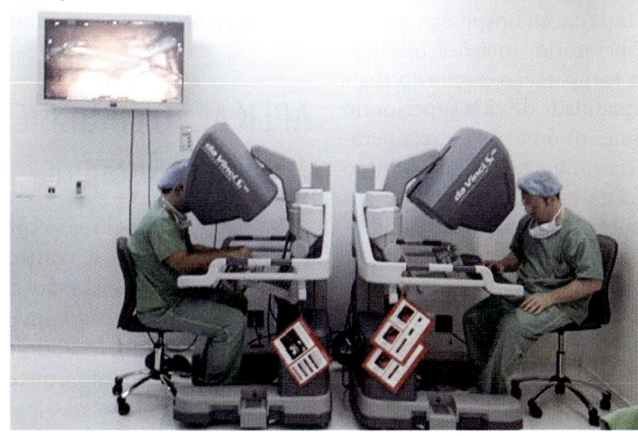

Figura 52.2 Console do cirurgião (Da Vinci®).

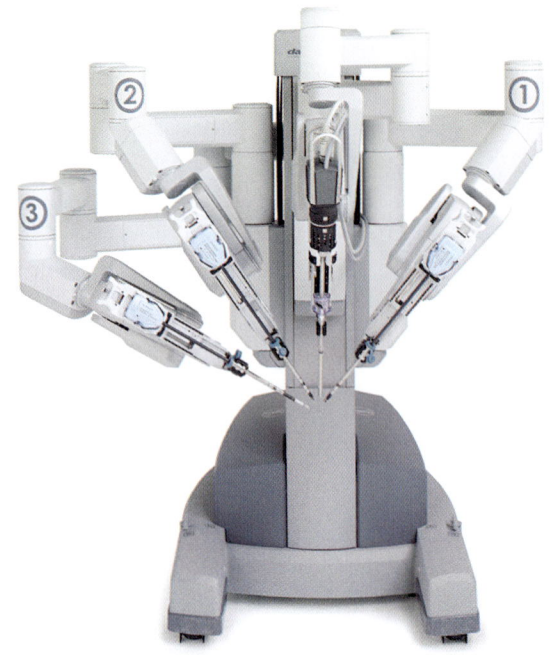

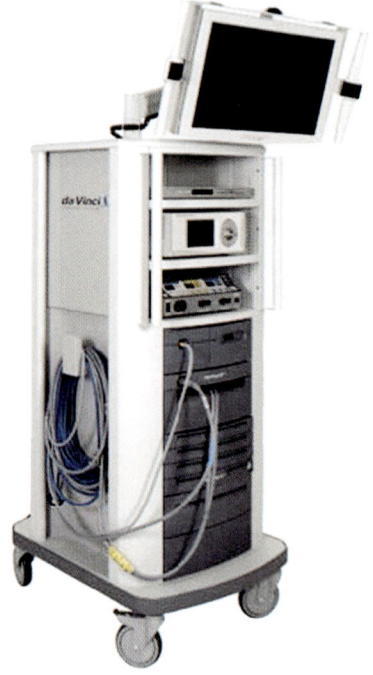

Figura 52.4 *Vision System* (Da Vinci®).

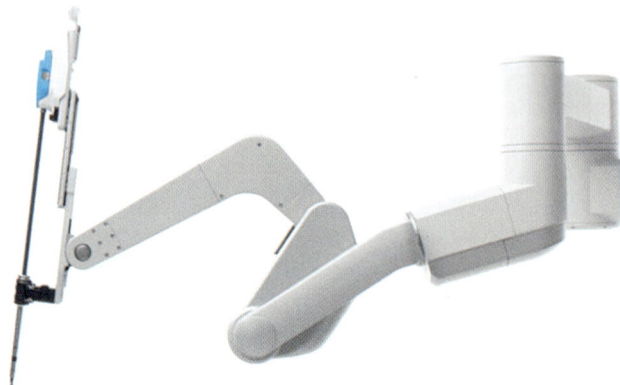

Figura 52.3 Carrinho cirúrgico (Da Vinci®).

VANTAGENS E DESVANTAGENS FRENTE À LAPAROSCOPIA

A cirurgia laparoscópica assistida por robô tem todas as vantagens da cirurgia minimamente invasiva frente à cirurgia laparotômica, como menor tempo de internação hospitalar, menor morbidade, menos dor no pós-operatório, incisões esteticamente melhores, menor tempo de recuperação e retorno mais rápido às atividades diárias e uma qualidade de vida superior no pós-operatório, sobretudo nos primeiros 6 meses de recuperação. A laparoscopia trouxe melhorias importantes na evolução cirúrgica, mas a visão 2D, a restrição de movimentos e a ergonomia que pode levar a fadiga e lesões em articulações do cirurgião, assim como o aprendizado demorado (principalmente para procedimentos mais complexos), limitaram sua expansão. A cirurgia robótica tem características que facilitam superar as dificuldades da laparoscopia, tornando possível a expansão da cirurgia minimamente invasiva, porém o custo é mais elevado e o tempo operatório pode ser maior (inclusive de montagem e desmontagem do aparelho) na fase inicial de aprendizado.[5]

As principais vantagens são:

- Ergonomia
- Menos dor no pós-operatório

- Curva de aprendizado mais rápida
- Sutura mais ergonômica (EndoWrist®): possibilita manobras cirúrgicas semelhantes às técnicas cirúrgicas abertas, tornando mais fácil para cirurgiões com habilidades laparoscópicas menos avançadas aprender e realizar tarefas difíceis
- Aumento da destreza pela visão 3D (laparoscopia com visão 2D)
- Menos tremor da câmera.

As principais desvantagens são:

- Treinamento adicional e treinamento de equipe
- Custo elevado
- Risco de falha mecânica
- Em caso de cirurgia abdominal em andares distintos, há necessidade de reposicionar o sistema (*redocking*), o que aumenta o tempo cirúrgico
- Ausência do tato
- Sala cirúrgica do tamanho adequado.

APLICAÇÃO CIRÚRGICA
Acesso laparoscópico

A cirurgia inicia-se como uma cirurgia laparoscópica convencional com a confecção de pneumoperitônio pela técnica de preferência do cirurgião. Pode ser conveniente usar um laparoscópio convencional ou a própria óptica do robô para explorar o abdome. Em algumas circunstâncias, usa-se a laparoscopia convencional para a lise de aderências, movimentação nas alças intestinais, a fim de possibilitar as punções adequadas para o robô. Simplesmente por estar previsto um procedimento robótico, não significa que a laparoscopia convencional não seja usada antes ou depois da cirurgia.

PUNÇÕES CIRÚRGICAS PARA PROCEDIMENTOS GINECOLÓGICOS

Posicionamento

Na maioria dos procedimentos ginecológicos, adota-se a posição de Lloyd-Davies, com a paciente fixada à mesa cirúrgica com dispositivos próprios ou com simples fixação com esparadrapo e Trendelenburg forçado (30°).

A aproximação do *patient-side cart* pode ser por entre as pernas da paciente (*central dock*) ou pela lateral (*side dock*), de acordo com a preferência do cirurgião e o procedimento a ser realizado (Figura 52.5).

Óptica

A óptica da plataforma robótica tem dois canais ópticos para suas imagens geradas serem juntadas digitalmente e formar a imagem 3D (Figura 52.6).

O calibre da óptica pode ser de 12 ou 8 mm com ângulo de 0 ou de 30°. A óptica deve ser posicionada na linha média abdominal, sendo introduzida por via umbilical ou acima desta, pelo menos, 8 a 10 cm superior ao fundo uterino.

Trocartes auxiliares

Podem ser utilizados de 2 a 3 braços auxiliares, além do braço da câmera já posicionado. Conforme a complexidade do procedimento, os trocartes auxiliares são colocados a uma distância mínima de 8 a 10 cm laterais à câmera. Se for usado um quarto braço robótico, este é introduzido lateralmente à direita ou à esquerda da punção do trocarte lateral, de acordo com a preferência do cirurgião. É preciso estudar com atenção esta distância entre as punções para evitar a colisão dos braços robóticos durante o ato cirúrgico (Figuras 52.7 e 52.8).

Os braços robóticos são acoplados e fixados aos trocartes, que identificam sua conexão e possibilitam ao cirurgião comandar o controle máster no console. Depois disso, a mesa

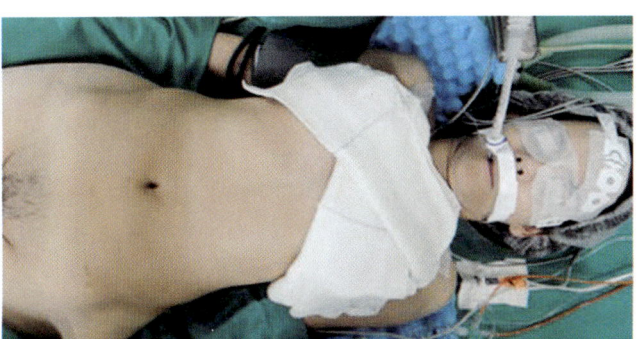
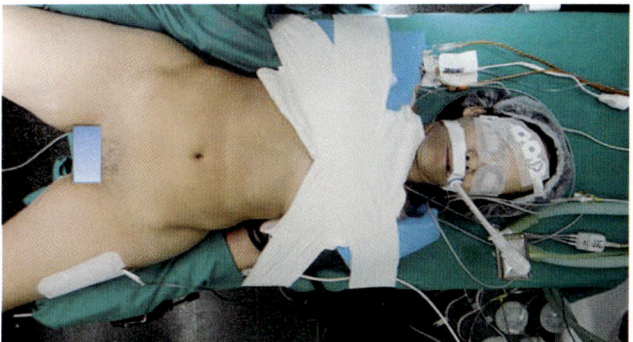
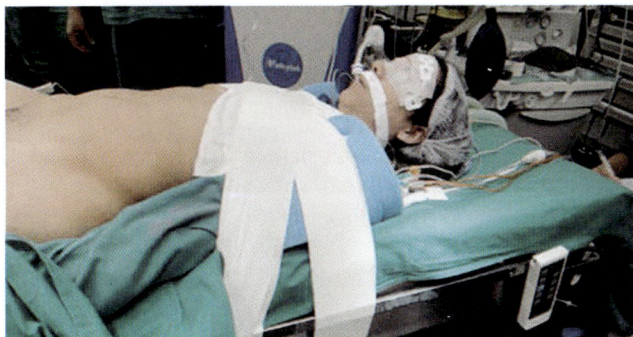
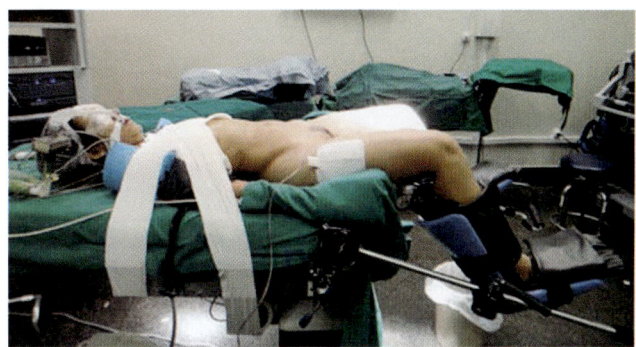
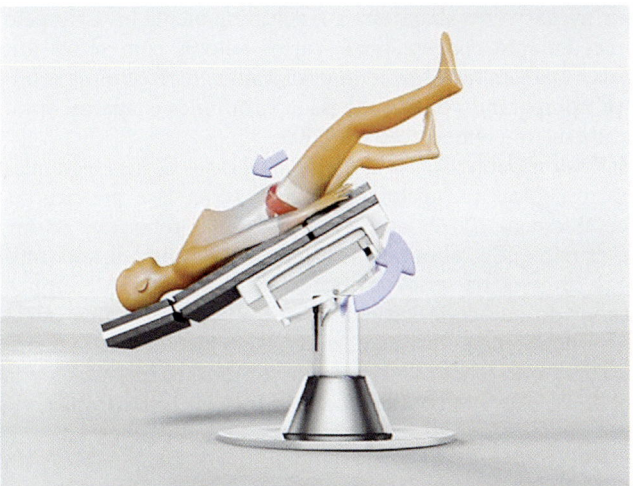
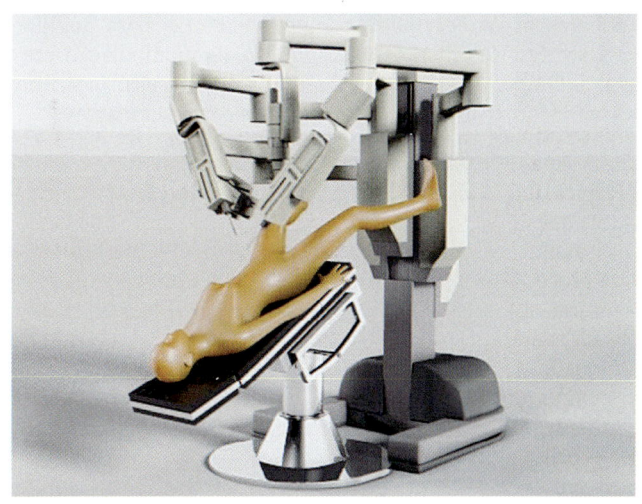

Figura 52.5 Posicionamento e fixação da paciente na cirurgia robótica.

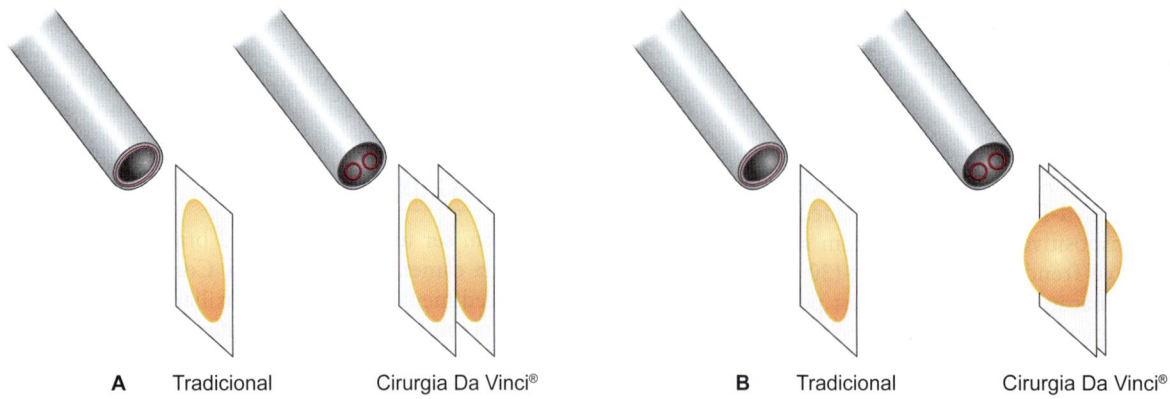

A Tradicional Cirurgia Da Vinci®   **B** Tradicional Cirurgia Da Vinci®

Figura 52.6 Diferença entre a óptica laparoscópica convencional e a óptica do sistema Da Vinci® (3D).

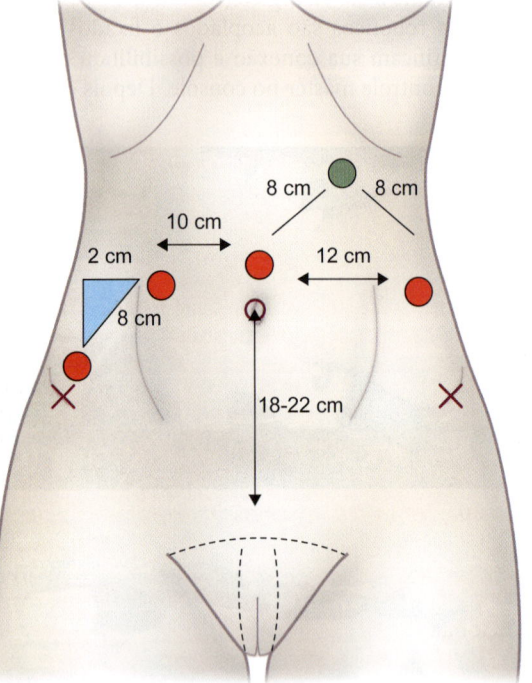

Figura 52.7 Trocarte vermelho (robótico); trocarte verde (auxiliar).

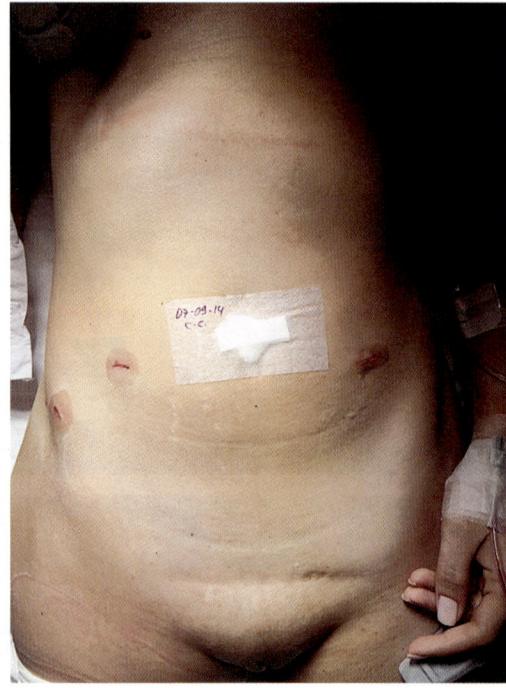

Figura 52.8 Posicionamento estético.

de operação não deve ser movida sem que antes seja realizado o desacoplamento dos braços robóticos, com risco de dano à paciente e ao robô. Durante o procedimento, os cirurgiões auxiliares permanecem no campo operatório para auxiliar na troca de instrumentos, na aspiração, na manipulação uterina, na limpeza de câmera, na retirada de peça cirúrgica e no manejo de instrumentos laparoscópicos convencionais.

ROBÓTICA APLICADA À GINECOLOGIA

Hoje em dia, a cirurgia robótica é amplamente utilizada na área da ginecologia tanto em patologias benignas quanto malignas, em procedimentos cirúrgicos de baixa, média e alta complexidades.

Patologias benignas

Histerectomia

A histerectomia laparoscópica vem sendo realizada desde a década 1990.[6] No entanto, até 2005 apenas 14% das histerectomias nos EUA eram realizadas por via laparoscópica.[7] Casos mais complexos, como volumosos miomas e endometriose, são um desafio ao cirurgião laparoscópico, que muitas vezes abandona a via minimamente invasiva pelo procedimento convencional. Vários autores com séries iniciais e análises retrospectivas avaliaram a histerectomia robótica, comparando-a com as vias laparotômica e laparoscópica desde sua implementação em 2005.

Payne e Dauterive[8] compararam 100 casos de histerectomias laparoscópicas por patologias benignas na fase pré-cirurgia robótica com 100 casos de histerectomias robóticas. Assim, revelaram que a robótica, após sua curva de aprendizado (últimos 25 casos da série robótica), obteve um tempo cirúrgico menor do que a via laparoscópica (79 *versus* 92 min). Além disso, houve menor tempo de internação e menor perda sanguínea para a via robótica. O índice de conversão para laparotomia foi de 4% para via robótica e de 9% para a via laparoscópica.

Miomectomia

Apesar das vantagens já demonstradas pela via laparoscópica, grande parte das miomectomias ainda é executada por via laparotômica,[9-11] devido a maior limitação do procedimento por via laparoscópica, sobretudo pela dificuldade da sutura e pela enucleação dos miomas. Nas cirurgias robóticas, tais limitações são reduzidas devido à propriedade de articulação dos braços (EndoWrist®).[12-14] Outro fator que influenciou positivamente a sutura laparoscópia e a robótica foram os "fios barbados". No procedimento robótico, a vantagem é garantida pela existência do terceiro braço, que garante a tensão do fio, enquanto os outros dois braços executam a sutura. Estudos mostram que, em comparação com a técnica aberta, o tempo de internação é menor (em torno de 1 dia nas vias laparoscópica e robótica; 2 a 3 dias por via laparotômica). Comparando a via laparoscópica com a via robótica, não existe significância estatística sobre a melhor via, até o momento.

Sacrocolpopexia

Pode ser realizada por via robótica com segurança e rapidez, com resultados semelhantes aos da cirurgia laparotômica. Com ela, facilita-se a visualização da região pré-sacral e da fixação da tela, o que possibilita maior número de cirurgiões realizando o procedimento por via minimamente invasiva, com resultados semelhantes aos da via aberta, porém com vantagens de menor tempo de internação e menor perda sanguínea para cirurgia robótica.[15]

Patologias malignas

Nos casos cirúrgicos de câncer de endométrio, a cirurgia minimamente invasiva demostrou suas vantagens, em comparação com a via laparotômica, por meio do estudo prospectivo randomizado GOG-LAP2. Nele, avaliou-se um total de 2.616 pacientes, que apresentaram a mesma incidência de recidiva entre os dois métodos e sobrevida global em 5 anos estimada em 89,8%. No entanto, mesmo após resultados favoráveis, a histerectomia por via minimamente invasiva era realizada em menor número quando comparada com a laparotomia na prática clínica.[16]

Após 2005, com a implementação da plataforma robótica na maioria dos serviços de ginecologia oncológica no EUA, observou-se um aumento exponencial, com uma inversão na proporção entre a cirurgia minimamente invasiva por via robótica e a por via laparotômica. Os estudos recentes demonstram menor perda sanguínea, menor tempo de internação e maior número de linfonodos encontrados, o que favorece a técnica robótica. Também são encontradas menores taxas de complicações e de transfusão em comparação com a técnica laparotômica.[17,18]

Para as pacientes com diagnóstico de câncer de endométrio e obesidade, a cirurgia robótica mostrou-se vantajosa com menores perda sanguínea (100 para 75 mℓ), tempo operatório (190 para 149 min), complicações pós-operatórias (15,4 para 6,0%) e taxa de conversão (3,7 para 0,7%), quando o índice de massa corporal (IMC) ultrapassa 35 mg/kg^2.[19] Resultados similares são encontrados em estádios iniciais que se beneficiam de cirurgia no câncer cervical. Após a introdução da cirurgia robótica em 2005, houve uma inversão referente à quantidade de procedimentos minimamente invasivos *versus* cirurgia aberta. Assim, chegou-se a um índice de 80 a 90% de procedimentos minimamente invasivos, o que antes de 2005 não chegava a 20%. Quando comparada com a laparotomia, a cirurgia robótica apresenta menor perda sanguínea, menores taxas de complicações operatórias, maior número de linfonodos e menor tempo de internação (1 e 2 consenso SGO).[20]

Quando comparada com a laparoscopia convencional, apresenta menor tempo operatório e menor perda sanguínea,[21] com resultados oncológicos semelhantes.

A robótica no câncer de ovário ainda é limitada, principalmente devido às restrições de indicação cirúrgica por via minimamente invasiva. A avaliação linfonodal pélvica e paraaórtica é procedimento importante no estadiamento e no tratamento das patologias oncológicas. Assim, tanto a tecnologia da plataforma robótica quanto a fluorescência (Firefly™), que inovaram a pesquisa de linfonodo sentinela e a própria linfadenectomia, são facilitadas, com resultados efetivos e seguros.

CONSIDERAÇÕES FINAIS

A cirurgia minimamente invasiva é benéfica para o paciente, pois reduz o tempo de internação, a dor pós-operatória e o sangramento, além de proporcionar retorno mais rápido às atividades diárias.

As vantagens da robótica com relação à laparoscopia convencional são a visão tridimensional (3D), a filtragem de tremores, os movimentos anatômicos, o maior número de movimentos e a angulação, que possibilitam maior facilidade nos procedimentos cirúrgicos. Já as limitações envolvem custos mais elevados, aumento do tempo cirúrgico na fase inicial da curva de aprendizado, falta de *feedback* tátil, risco de falha mecânica, custo para treinamento da equipe multiprofissional e dificuldade de cirurgia multiquadrante.

Desde sua liberação em 2005 pela FDA, a cirurgia robótica levou ao aumento significativo da quantidade de procedimentos minimamente invasivos. Desse modo, apresentou uma inversão quanto ao número de cirurgias abertas e cirurgias por via robótica, principalmente em procedimentos mais complexos, como o tratamento do câncer de endométrio e o do câncer de colo uterino. Embora necessite de mais estudos, a cirurgia robótica pode facilitar o aprimoramento e o aumento da destreza do médico na cirurgia laparoscópica convencional.

REFERÊNCIAS BIBLIOGRÁFICAS

1. Hockstein NG, Gourin CG, Faust RA et al. A history of robots: from science wction to surgical robotics. J Robotic Surg. 2007; 1:113-8.
2. Liu H, Lu D, Wang L et al. Robotic surgery for benign gynaecological disease. Cochrane Database Sys Rev. 2012; 2:CD008978.
3. Yuh B, Yu X, Raytis J et al. Use of a mobile tower-based robot the initial Xi robot experience in surgical oncology. J Surg Oncol. 2016; 113:5-7.
4. Sinha R, Sanjay M, Rupa B et al. Robotic surgery in gynecology. J Minim Access Surg. 2015; 11:50-9.
5. Leitao Jr MM, Briscoe G, Santos K. Introduction of a computer-based surgical platform in the surgical care of patients with newly diagnosed uterine cancer: Outcomes and impact on approach, Gynecologic Oncology. 2012; 125:394-9.
6. Johnson N, Barlow D, Lethaby A et al. Methods of hysteric tomy: systematic review and meta-analysis of randomized controlled trials. BMJ. 2005; 330:1478.
7. Jacoby VL, Autry A, Jacobson G et al. Nationwide use of laparoscopic hysterectomy compared with abdominal and vaginal approaches. Obstet Gynecol. 2009; 114:1041-8.
8. Payne TN, Dauterive FR. A comparison of total laparoscopic hysterectomy to robotically assisted hysterectomy: Surgical outcomes in a community practice. J Minim Invasive Gynecol. 2008; 15:286-91.
9. Mais V, Ajossa S, Guerriero S et al. Laparoscopic *versus* abdominal myomectomy: a prospective, randomized trial to evaluate benefits in early outcome. Am J Obstet Gynecol. 1996; 174:654-8.
10. Seracchioli R, Rossi S, Govoni F et al. Fertility and obstetric outcome after laparoscopic myomectomy of large myomata: a randomized comparison with abdominal myomectomy. Hum Reprod. 2000; 15:2663-8.

11. Liu G, Zolis L, Kung R et al. The laparoscopic myomectomy: a survey of Canadian gynaecologists. J Obstet Gynaecol Can. 2010; 32:139-48.

12. Lonnerfors C, Persson J. Pregnancy follow in robot-assisted laparoscopic myomectomy in women with deep intramural myomas. Acta Obstet Gynecol Scand. 2011; 90:972-7.

13. George A, Eisenstein D, Wegienka G. Analysisoftheimpact of body mass index on the surgical outcomes after robot-assisted laparoscopic myomectomy. J Minim Invasive Gynecol. 2009; 16:730-3.

14. Nezhat C, Lavie O, Hsu S et al. Robotic-assisted laparoscopic myomectomy compared with standard laparoscopic myomectomy a retrospective matched control study. Fertil Steril. 2009; 91:556-9.

15. Geller EJ, Parnell BA, Dunivan GC. Robotic vs abdominal sacrocolpopexy: 44-month pelvic floor outcomes. Urology. 2012; 79:532-6.

16. Walker, Piedmonte MR, Spirtos NM et al. Recurrence and survival after random assignment to laparoscopy *versus* laparotomy for comprehensive surgical staging of uterine cancer: Gynecologic Oncology Group LAP2 Study. J Clin Oncol. 2012; 30:695-700.

17. Editorial Robotic-assisted surgery in gynecologic oncology: a Society of Gynecologic Oncology consensus statement Developed by the Society of Gynecologic Oncology's Clinical Practice Robotics Task Force. Gynecol Oncol. 2012; 124:180-4.

18. Committee Opinion, Committee on Gynecologic Practice Society of Gynecologic Surgeons, Robotic Surgery in Gynecology, the American College of Obstetricians and Gynecologists. 2015; 628.

19. Freeman AH, Barrie A, Lyon L. Should we recommend robotic surgery rather than traditional laparoscopy for obese women? A comprehensive comparison of surgical outcomes for endometrial cancer. Gynecol Oncol. 2015; 139:178-207.

20. Society of Gynecologic Oncology (SGO). Robotic-assisted surgery in gynecologic oncology: A Society of Gynecologic Oncology consensus statement developed by the Society of Gynecologic Oncology's Clinical Practice Robotics. Disponível em: https://www.sgo.org/

21. Lowe MP, Chamberlain DH, Kamelle SA et al. A multi-institutional experience with robotic-assisted radical hysterectomy for early stage cervical cancer. Gynecol Oncol. 2009; 113:191-4.

53

Procedimentos Ambulatoriais em Ginecologia

Luciano Gibran | Roberta Ávila do Nascimento Tavares |
Maria Beatriz Bracco Suarez | André Luiz Malavasi Longo de Oliveira

INTRODUÇÃO

A vigilância da saúde feminina, objetivo primordial da prática ginecológica, consiste em uma das mais importantes ações do médico especialista. Dentro do consultório médico ou mesmo em clínicas e hospitais, consegue-se prevenir, diagnosticar e tratar uma grande quantidade de doenças.

A realização de procedimentos em ambiente ambulatorial apresenta inúmeras vantagens: implica menores custos, reduz os riscos anestésicos e proporciona o retorno da paciente mais rápido às atividades laborais e, muitas vezes, em menor tempo para o diagnóstico de doenças, como alguns tipos de câncer. No âmbito do planejamento familiar, há a possibilidade de anticoncepção de longa duração e de esterilização definitiva ambulatorial, sem a necessidade de uso de anestesia.

Neste capítulo, abordaremos os principais procedimentos ginecológicos que podem ser realizados em ambiente ambulatorial. A colposcopia e a biopsia de colo uterino, procedimentos consagrados em ginecologia e que fazem parte dessa categoria, são abordados no Capítulo 11, *Doenças Benignas do Colo do Útero | Cervicites*.

COLETA DE PAPANICOLAU

O teste de Papanicolau, também conhecido como citologia oncótica ou citologia oncológica, é o procedimento ambulatorial mais comum no consultório do ginecologista. Consiste em método de identificação, em microscópio, de células esfoliadas do colo uterino e leva o nome de quem o desenvolveu: George Papanicolau.[1]

As células são coletadas da região do orifício externo do colo uterino, bem como do canal endocervical, colocadas em lâmina de vidro, fixadas e encaminhadas para coloração e análise microscópica. Desse modo, para que o teste seja efetivo, o esfregaço cervicovaginal deve conter células representativas da ecto e da endocérvice, preservadas em número suficiente para o diagnóstico. Fica evidente, portanto, a importância da coleta adequada.[1]

Outros fatores relacionados com uma coleta de material satisfatório dependem da paciente. Mulheres que apresentam atrofia genital grave, estão ou estiveram menstruadas recentemente (aguardar, preferencialmente, o quinto dia após o término da menstruação); fizeram uso de creme vaginal; foram submetidas a exames intravaginais (p. ex., ultrassonografia transvaginal); ou tiveram relação sexual nos dois dias anteriores à realização da coleta também podem apresentar citologia com amostra insatisfatória.[2]

Os materiais e o passo a passo necessários à coleta adequada do material serão descritos a seguir.

Material para coleta

Os instrumentos necessários para a coleta são os seguintes (Figura 53.1):

- Espéculo vaginal (de tamanho adequado à paciente)
- Lâmina com extremidade fosca para identificação da paciente (identificar com lápis, a fim de não borrar com a fixação)
- Espátula de Ayre
- Escova endocervical (*citobrush*)
- Luvas de procedimento
- Pinça de Cheron
- Gaze
- Fixador apropriado.

Método de coleta

Para a coleta, convém os seguintes procedimentos:

- Coloca-se a paciente em posição ginecológica, após esvaziar a bexiga
- Insere-se o espéculo adequado ao tamanho da vagina (pacientes idosas, nuligestas ou muito magras geralmente requerem o número 1, de menor tamanho)
- O espéculo não deve ser lubrificado com nenhum tipo de óleo, creme ou vaselina. Em casos de atrofia genital intensa, recomenda-se umedecer o aparelho com soro fisiológico[3]
- Introduz-se o espéculo em posição vertical e ligeiramente inclinada. Após início da colocação, realiza-se rotação 90°, deixando-o transverso, com sua fenda em posição horizontal (Figura 53.2)
- Após completa introdução do espéculo, abre-se lentamente a cavidade, objetivando visualizar do colo uterino
- Caso haja grande quantidade de muco ou secreção, seca-se com gaze montada em Cheron, sem esfregar, para não comprometer a coleta
- A coleta de material ectocervical e endocervical é realizada separadamente:
  - Ectocérvice
    - Coleta realizada com espátula de madeira tipo Ayre, do lado que apresenta reentrância
    - Encaixa-se a ponta mais longa da espátula no orifício cervical externo, apoiando-a firmemente, raspando a mucosa ectocervical com movimento de rotação de 360° (Figura 53.3 A)
    - Espalha-se o material na lâmina em sentido horizontal, ocupando cerca de 2/3 de sua extensão, em movimentos de ida e volta, com compressão suave, assegurando a uniformidade da amostra[1]
  - Endocérvice (Figura 53.3 B)
    - Coleta realizada com escova (*citobrush*), introduzindo-a delicadamente no canal cervical e girando-a 360°
    - Espalha-se o material no 1/3 restante da lâmina, rolando a escova de cima para baixo, em sua superfície.[1]

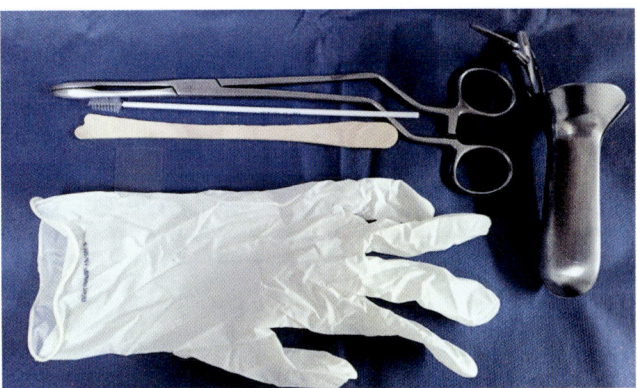

Figura 53.1 Instrumental necessário para a colpocitologia.

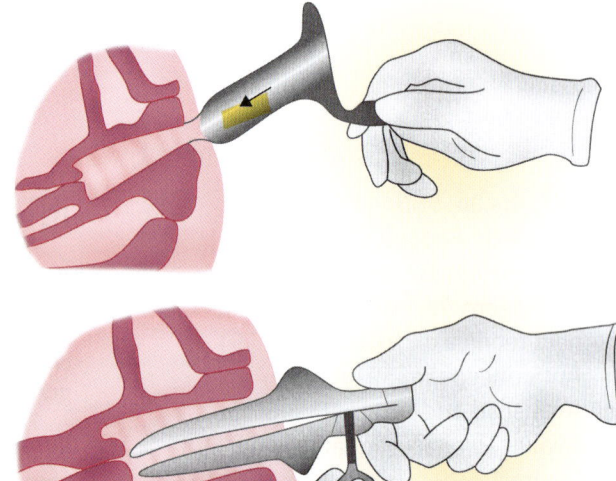

Figura 53.2 Técnica de colocação do espéculo.

Observação

A coleta em gestantes deve ocorrer, preferencialmente, até segundo trimestre, e utilizando-se, somente, a espátula de Ayre (não realizar a coleta endocervical).[1]

Fixação do material

A fixação deve ser realizada imediatamente após a coleta.[1]

- Polietilenoglicol: pingar 3 a 4 gotas da solução sobre o material, de modo completo e uniforme. Deixar secar ao ar livre, horizontalmente
- Álcool a 95%: a lâmina deve ser submersa no álcool a 95%, em vidros de boca larga, permanecendo assim até a chegada ao laboratório
- Propinilglicol: borrifar a lâmina com *spray* a uma distância de 20 cm (Figura 53.4).

Coleta de citologia em meio líquido

O estudo citológico pode, também, ser acondicionado em meio líquido, em detrimento do convencional esfregaço em lâminas de vidro. De acordo com a Sociedade Brasileira de

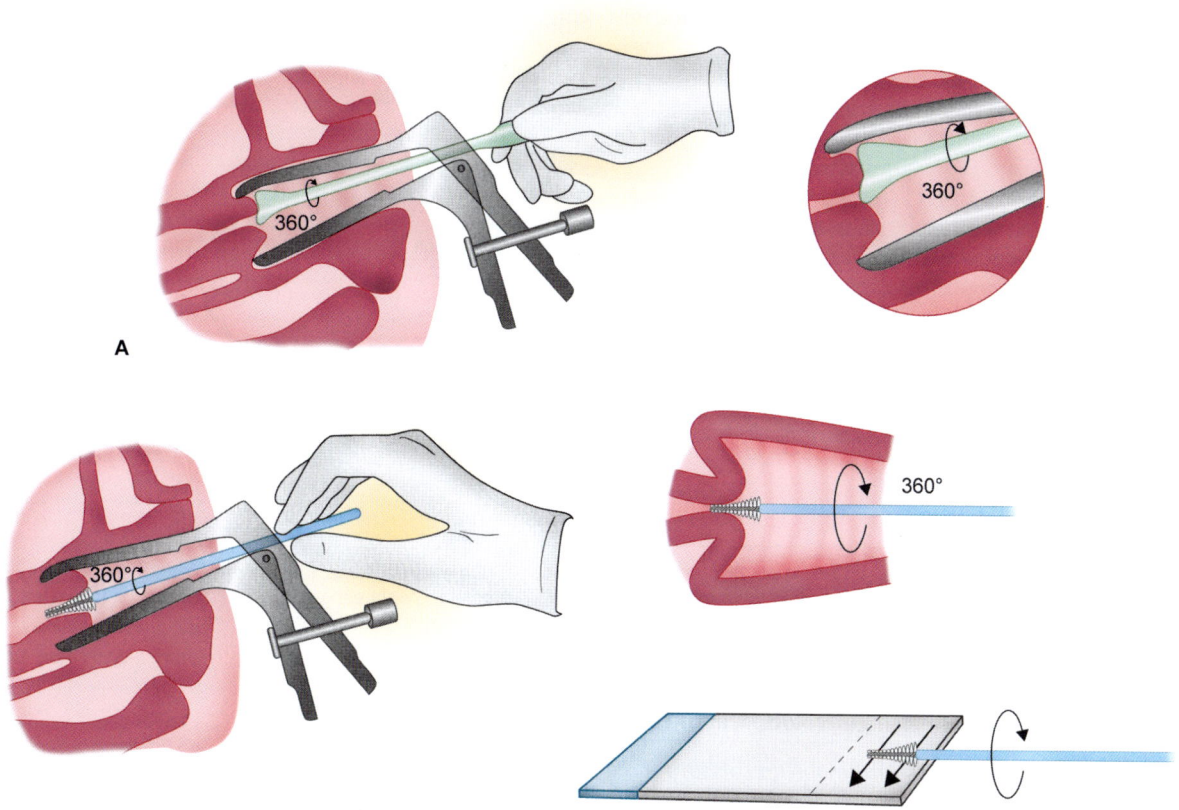

Figura 53.3 Técnica para coleta de material de endocérvice com a espátula de Ayre (**A**) e com a escovinha (**B**).

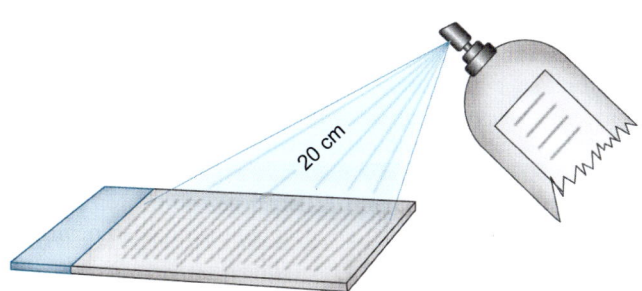

Figura 53.4 Fixação do material em lâmina com propinilglicol.

Citologia Clínica (SBCC), tal método possibilita maior homogeneização do preparo da amostra, com melhor sensibilidade e especificidade do exame.[4,5] Alguns estudos demostram maior precisão da coleta em meio líquido, em comparação com a técnica convencional.[5]

Além disso, tal coleta torna possível a inclusão de outros testes diagnósticos, como os para: agentes infecciosos (captura híbrida para papilomavírus humano (HPV), genotipagem para HPV de alto risco, *Chlamydia*, gonococo, herpes, ureaplasma, *Mycoplasma*), pesquisa de mutações genéticas para trombofilias (fator V de Leiden, mutação da metileno-tetra-hidrofolato redutase [MTHFR]) e avaliação de risco para osteoporose (colágeno 1A1, vitamina D), entre outros.[5-7]

A coleta, por sua vez, é realizada de modo semelhante ao tradicional, utilizando-se, no entanto, material específico para acondicionamento, conforme ilustrado na Figuras 53.5 e 53.6.

CONDILOMATOSE ANOGENITAL

O condiloma acuminado ("verruga venérea", "crista de galo", "figueira" ou "cavalo de crista") é uma doença viral causada pelo HPV.[8,9] Ainda que a infecção genital seja subclínica na maioria dos casos, também pode manifestar-se como pápulas circunscritas, hiperqueratóticas, ásperas e indolores, de tamanho variável.[8] As lesões maiores podem ter aspecto semelhante à "couve-flor".[10] Na mulher, pode acometer vulva, vagina, períneo, região perianal e colo do útero[10] (Figura 53.7). Dependendo da localização, podem ser dolorosas, friáveis e/ou pruriginosas.[10,11]

Agente etiológico

O HPV é um DNA-vírus que apresenta mais de 200 sorotipos identificados. Aproximadamente 40 deles infectam o trato anogenital.[10,11] Tem grande importância epidemiológica e clínica pela relação causal com o câncer de colo uterino (100% dos casos) e outros tumores do trato genital.[10] Os subtipos 6 e 11, encontrados em 90% das verrugas genitais e papilomas laríngeos, parecem não oferecer nenhum risco de progressão para malignidade.[11]

Epidemiologia

Com base em uma revisão sistemática, a incidência global de verrugas anogenitais varia de 160 a 289 casos por 100 mil pessoas/ano.[12] Considerando apenas mulheres, são

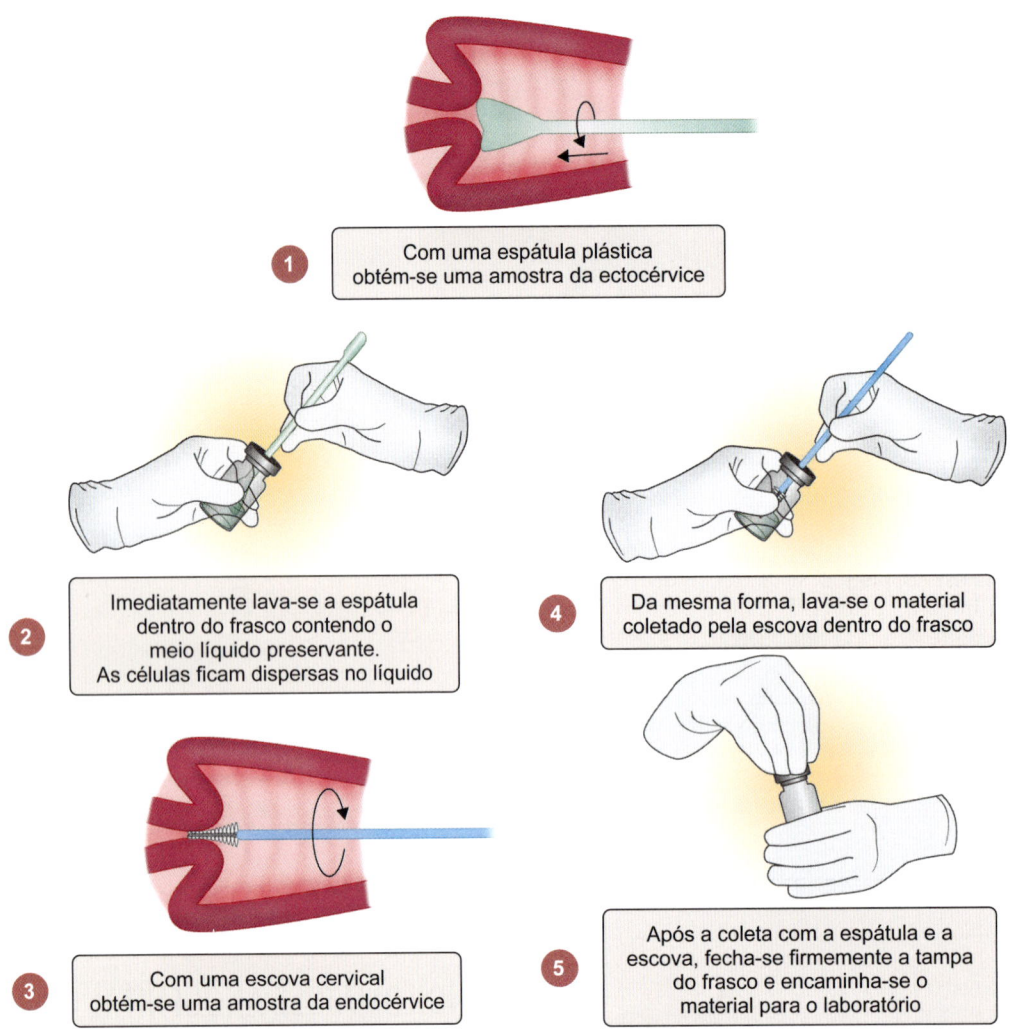

1 Com uma espátula plástica obtém-se uma amostra da ectocérvice

2 Imediatamente lava-se a espátula dentro do frasco contendo o meio líquido preservante. As células ficam dispersas no líquido

3 Com uma escova cervical obtém-se uma amostra da endocérvice

4 Da mesma forma, lava-se o material coletado pela escova dentro do frasco

5 Após a coleta com a espátula e a escova, fecha-se firmemente a tampa do frasco e encaminha-se o material para o laboratório

Figura 53.5 Técnica de coleta de citologia em meio líquido.

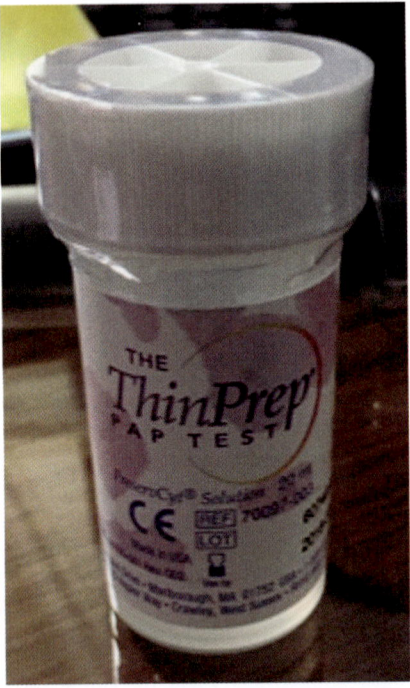

Figura 53.6 Frasco com material para envio ao laboratório.

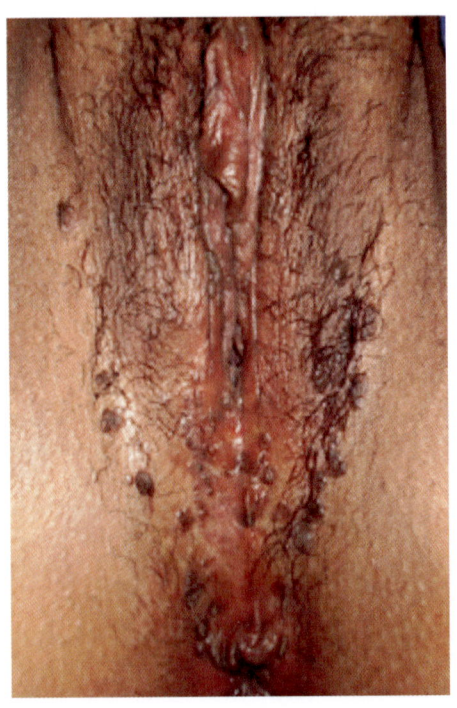

Figura 53.7 Condiloma em vulva, períneo e perianal.

diagnosticados em torno de 32 milhões de novos casos de verrugas genitais no mundo a cada ano.[13] Desse total, por volta de 1,9 milhão de casos ocorrem por ano no Brasil.[13]

O risco estimado para a exposição a esta infecção é de 15 a 25% para cada nova parceria.[10] A prevalência é maior em mulheres jovens, quando comparadas com as pacientes com mais de 30 anos.[10] Estima-se que aproximadamente 10% das pessoas (homens e mulheres) terão verrugas genitais ao longo de suas vidas.[14]

Transmissão

O vírus do HPV é altamente contagioso, sendo possível contaminar-se com uma única exposição, e sua transmissão se dá por contato direto com a pele ou mucosa infectada.[13] A principal forma de transmissão é por via sexual, incluindo o contato oral-genital, genital-genital ou mesmo manual-genital; mais raramente, pode ser transmitido no parto, ou pelo compartilhamento de objetos, toalhas, roupas íntimas e até vaso sanitário[13,14] (Figura 53.8).

O período necessário para o surgimento das primeiras manifestações da infecção pelo HPV é de aproximadamente 2 a 8 meses, mas pode demorar até 20 anos.[14] Assim, devido a esta ampla variabilidade para que apareça uma lesão, torna-se praticamente impossível determinar em que época e de que maneira um indivíduo foi infectado pelo HPV.[14] Como a maioria das pessoas portadoras do HPV não apresenta nenhum sinal ou sintoma, elas não sabem que têm o vírus, mas podem transmiti-lo.[14]

A taxa de transmissibilidade depende tanto dos fatores virais quanto do hospedeiro, mas de modo geral, o risco de transmissão é de 65% para as lesões verrucosas e 25% para as subclínicas.[14] Felizmente, a maioria das infecções é transitória. O sistema imune consegue combater de maneira eficiente a infecção alcançando a cura, com eliminação completa do vírus.[14]

Manifestações clínicas

O diagnóstico é clínico, pela observação da lesão a olho nu e por genitoscopia.[9] Biopsias são necessárias em casos especiais.[9-11] O diagnóstico diferencial inclui angioqueratomas, ceratite seborreica, acrocórdon, molusco contagioso, sífilis secundária e papilose labial fisiológica, entre outros.[9]

Às vezes, as verrugas genitais causam sintomas, como ardor, coceira ou corrimento, e estão associadas a um alto estigma social por serem o sinal mais visível de uma doença sexualmente transmissível.[13] Estudos mostram impacto psicológico tão forte ou mais grave que o diagnóstico de câncer.[13] O tratamento é difícil e desgastante, devido ao frequente reaparecimento de novas lesões.[13]

As verrugas genitais reincidem em, pelo menos, 25% dos casos.[13] A reincidência está mais provavelmente relacionada com a ativação dos reservatórios virais do que a reinfecção pela parceria sexual.[10] São fatores determinantes da persistência da infecção o estado imunológico e o tabagismo.[10] Mulheres portadoras do vírus HIV mostraram regressão das verrugas genitais de 60%, mesmo sem tratamento, em comparação com 80% das mulheres não portadoras do vírus, no primeiro ano após o diagnóstico.[15]

As lesões sugestivas de HPV têm indicação de biopsia nos seguintes casos:[10]

- Dúvida diagnóstica das lesões anogenitais
- Lesões pigmentadas, endurecidas, fixas ou ulceradas, pela suspeita de neoplasia (Figura 53.9)
- Sem resposta ao tratamento convencional, ou quando as lesões aumentam de tamanho durante o tratamento
- Em pacientes imunodeficientes (HIV, uso de fármacos imunossupressores etc.).

Tratamento

O objetivo do tratamento das verrugas genitais causadas pelo HPV é a remoção das lesões clínicas.[10] Sem tratamento, as verrugas podem regredir, permanecer inalteradas ou aumentar em tamanho ou número.[10] O tratamento deve ser guiado pelo número, tamanho das verrugas e sítio anatômico; pela preferência da paciente; pelos custos do tratamento; pela conveniência; pelos efeitos adversos e pela experiência do ginecologista.[12]

Podemos dividir as opções terapêuticas naquelas em que o próprio paciente pode aplicar a medicação, e nas em que o médico administra a medicação.[12] Sendo uma ou outras formas escolhidas, é importante que se faça o *follow-up* adequado, para identificar possíveis efeitos colaterais e avaliar a resposta ao tratamento.[12]

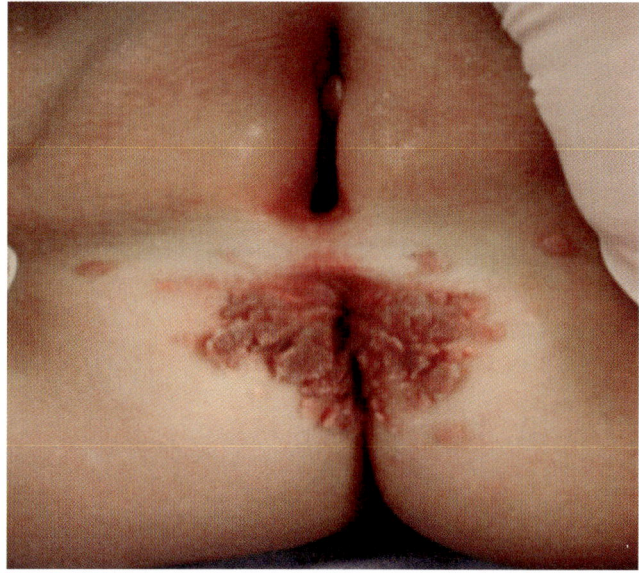

Figura 53.8 Condiloma vulvar e perianal.

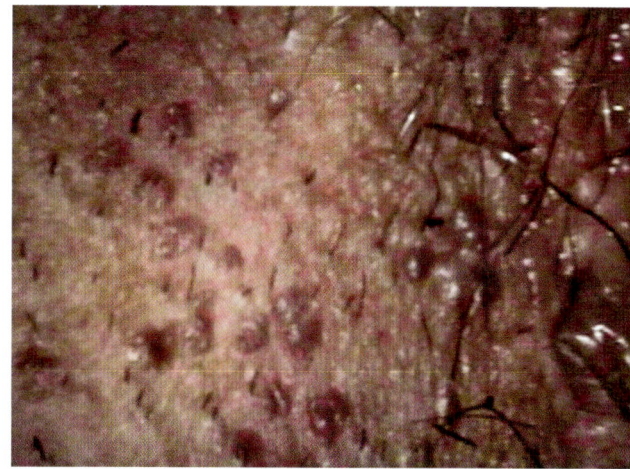

Figura 53.9 Lesões pigmentadas endurecidas de HPV (lesões vegetativas hipercrômicas).

Verrugas vulvares | Perineais, ânus e região perianal

Autoaplicação

- Imiquimode 3,75% ou 5%: é um ativador imunológico, que estimula a produção de interferona e de outras citocinas. Deve ser aplicado ao deitar, 3 vezes/semana, por até 16 semanas, na dose de 5%, e diariamente na dose de 3,75%. A área aplicada deve ser lavada com água e sabão 6 a 10 h após a aplicação. Reações inflamatórias locais como vermelhidão, irritação, enduração, ulcerações e erosões e vesículas podem ocorrer, além de hipopigmentação local. Seu uso pode estar associado à piora de doenças de pele, inflamatórias ou autoimunes (como psoríase ou vitiligo). Não se recomenda seu uso em grávidas[12]
- Solução de podofilotoxina: é um fármaco antimitótico que causa a necrose da lesão. Pode ser usado na forma de solução ou gel, devendo ser aplicado nas verrugas 2 vezes/dia durante 3 dias, seguidos de 4 dias de descanso. Este ciclo pode ser repetido até 4 vezes, se necessário. A dose diária não deve ultrapassar 0,5 mℓ, e a área tratada não pode exceder 10 cm². A paciente pode ter dor leve ou moderada ou irritação local após o tratamento. Também é contraindicado na gravidez[12]
- Sinecatequina 15%: é o extrato de chá-verde em pomada, contendo catequinas, e que deve ser aplicado 3 vezes/dia, formando uma faixa de 0,5 cm para cada verruga. O tempo de aplicação não deve exceder 16 semanas. Os efeitos colaterais mais comuns são eritema, prurido, queimação, dor, ulceração, edema, enduração e *rash* vesicular. Não se recomenda o uso em pacientes imunocomprometidos[12]
- 5-fluoruracila 5%: usar 1 a 3 vezes/semana, por no máximo 6 semanas. Os principais efeitos colaterais são eritema, irritação e queimação de menor intensidade.[10]

Aplicação pelo profissional de saúde

- Crioterapia: causa citólise termoinduzida,[12] usando nitrogênio líquido.[16] É útil quando há poucas lesões ou em lesões muito queratinizadas. Deve-se aplicar até completo congelamento da lesão com halo de alguns milímetros ao redor desta.[16] A paciente pode ter dor durante e depois da aplicação do nitrogênio líquido, com necrose e, às vezes, formação de bolhas.[12] A anestesia local pode facilitar o procedimento, principalmente se as lesões estiverem presentes em muitas áreas, ou se a região das verrugas for grande.[12] Deve-se respeitar o intervalo de 1 a 2 semanas entre as sessões[10,16]
- Remoção cirúrgica: apresenta a vantagem de eliminar a maioria das verrugas de uma só vez, apesar da chance de recorrência. As verrugas podem ser destruídas com eletrocautério, após anestesia local, ou removidas tangencialmente com tesoura ou bisturi, ou ainda por curetagem[12]
- *Laser* de dióxido de carbono: luz infravermelha concentrada, usada para queimar e cauterizar a área afetada. É adequado para tratar verrugas de grande volume e localizadas em sítios anatômicos de difícil acesso. A paciente pode apresentar dor, irritação, sangramento e cicatrizes no local da aplicação. O tratamento pode ser repetido, se necessário. Apresenta maiores custos que os demais tratamentos[16]
- Ácido tricloroacético 80 a 90%: age por coagulação de proteínas.[12] Aplica-se uma pequena quantidade, geralmente com a ajuda de um cotonete, somente nas verrugas, e deixa-se secar antes de a paciente sentar-se ou vestir a roupa.[12] A solução pode ser aplicada semanalmente, se necessário. Se atingir alguma região saudável, lava-se com sabão líquido ou coloca-se bicarbonato de sódio ou talco[12]

- Resina de podofilina 10 a 25%: aplicação de < 0,5 mℓ em área < 10 cm², semanalmente.[12] Lava-se a região aplicada 1 a 4 h após. Não se trata de um procedimento recomendado atualmente, tanto pela disponibilidade de procedimentos mais seguros quanto pela toxicidade sistêmica grave relatada quando o produto é utilizado em grandes áreas de tecido friável ou quando não se lava a região tratada após 4 h.[12] Para evitar isso, além de se respeitar a dose recomendada anteriormente e lavar após 4 h, deve-se evitar o uso em áreas com lesões abertas, feridas ou tecido friável.[12]

Esquemas alternativos

- Cidofovir tópico: consiste em um análogo nucleotídeo monofosfato que, ao ser convertido para a forma de bifosfato, produz um metabólito que é um inibidor competitivo e um substrato alternativo para a DNA-polimerase viral.[16] Quando incorporado na cadeia de DNA, interrompe seu alongamento e, desse modo, a replicação viral. Por agir diretamente no DNA, não é necessário um sistema imune competente para ser efetivo, tendo aplicabilidade em pacientes imunocomprometidas.[16] A concentração recomendada do cidofovir tópico é de 1 a 3%, aplicada 1 a 2 vezes/dia.[17] O tratamento deve ser interrompido se não se obtiver resposta após 10 semanas.[17] Efeitos colaterais possíveis são dor, prurido e *rash*, no local de aplicação.[17] Mais estudos são necessários para avaliar sua eficácia.
- Interferona-α intralesional: é uma glicoproteína de baixo peso molecular com ação antiviral, antiproliferativa, antitumoral e imunomoduladora.[17] Não é considerado tratamento de primeira linha, devido aos efeitos colaterais e aos custos elevados.[10] Sua taxa de sucesso é de aproximadamente 66%. Descrevem-se dor de cabeça e sintomas gripais nos casos de uso de interferona intralesional.[17]

Verrugas de meato uretral[12]

O profissional de saúde pode realizar:

- Crioterapia com nitrogênio líquido
- Remoção cirúrgica.

Verrugas vaginais[12]

O profissional de saúde pode realizar:

- Crioterapia com nitrogênio líquido
- Remoção cirúrgica
- Aplicação de ácido tricloroacético 80 a 90%.

Verrugas cervicais[12]

O profissional de saúde pode realizar:

- Crioterapia com nitrogênio líquido
- Remoção cirúrgica
- Aplicação de ácido tricloroacético 80 a 90%.

Deve-se lembrar de biopsiar lesões exofíticas para afastar lesão de alto grau antes de se iniciar o tratamento.[12]

Verrugas intra-anais[12]

O profissional de saúde pode realizar:

- Crioterapia com nitrogênio líquido
- Remoção cirúrgica
- Aplicação de ácido tricloroacético 80 a 90%.

Casos especiais

Em pacientes imunodeprimidas, há maior tendência à persistência de lesões, com piores respostas às terapêuticas.[9] O imiquimode tem demonstrado boas respostas e poucos efeitos colaterais.[9] Pacientes gestantes e em aleitamento podem ser tratadas com ácido tricloroacético, além de eletrocautério, cirurgia de alta frequência ou remoção cirúrgica.[9]

Nenhum tratamento é superior aos demais.[9] Deve-se mudar a modalidade terapêutica se não houver melhora após três cursos de uma terapia ou se não houver cura macroscópica após seis sessões.[9] As pacientes com menos de 10 verrugas genitais, cobrindo uma área de 0,5 a 1 cm², respondem à maioria das modalidades de tratamento.[9]

A maioria das lesões regride com 3 meses de terapia.[12] Hipo ou hiperpigmentação persistente podem ocorrer nas modalidades ablativas (crioterapia e eletrocautério) e nas terapias imunomoduladoras.[12] Cicatrizes hipertróficas ou fundas podem ocorrer também, apesar de incomuns. Raramente o tratamento resulta em dor crônica, como vulvodinia e hiperestesia, na área tratada. No caso de verrugas anais, é possível haver fístulas ou defecação dolorosa.[12]

Prevenção

A prevenção pode ser realizada por meio da vacinação, do uso de preservativo (que não protege em 100% dos casos), da restrição do número de parceiros sexuais, do tratamento de coinfecções (clamídia, gonococo, herpes, HIV, tricômonas) e do controle de doenças imunossupressoras (diabetes, lúpus etc.).[9]

DRENAGEM DE CISTO DE BARTHOLIN PELA TÉCNICA DE FISTULIZAÇÃO

Define-se o cisto da glândula de Bartholin como uma tumefação preenchida com muco. Ela se localiza no vestíbulo vulvar, na posição às 4 ou 8 h dos ductos da glândula de Bartholin.[18] Quando essa tumefação é acompanhada de sinais de infecção ou inflamação, como vermelhidão, calor local e enduramento, tem-se o abscesso da glândula.[18]

As mulheres têm um risco de 2% de desenvolver cistos ou abscessos da glândula de Bartholin durante a vida, mais frequentemente na idade reprodutiva.[18,19] Essas afecções podem causar limitação da atividade, além de dor, nos casos de abscesso,[18] além de impacto negativo na atividade sexual.

A inserção de cateter de Word foi descrita pela primeira vez em 1964 por Buford Word e tem como vantagens a simplicidade do método, a possibilidade de colocação em ambiente ambulatorial e a fácil recuperação da paciente.[20] A desvantagem é a falta desse cateter nas instituições hospitalares. Quando se avaliam custos, a realização da técnica de marsupialização em ambiente hospitalar é sete vezes mais custosa do que a inserção do cateter de Word.[19] O sucesso deste dispositivo baseia-se no antigo princípio de que corpo estranho em uma ferida impede seu fechamento natural, o que resulta na formação de fístula com reepitelização.[21]

Um ensaio controlado e randomizado, que comparou a marsupialização com a inserção do cateter de Word, revelou taxas similares de recorrência em 1 ano.[18] Além disso, concluiu que a inserção do cateter é mais favorável com relação à marsupialização, por ser um procedimento de realização mais rápida, com alívio mais precoce da dor após o diagnóstico, uso de menor quantidade de analgésicos e menores custos para sua realização.[18]

Os cateteres de Word são colocados por meio de incisão de 5 mm no interior dos pequenos lábios, na região da glândula de Bartholin[20] (Figura 53.10). Na extremidade do cateter, há uma bolsa insuflada com até 3 mℓ de solução salina estéril, e o cateter é deixado no lugar por 4 a 6 semanas.[20] Realiza-se o procedimento sem anestesia ou com uso de anestesia local.[19]

A taxa de recorrência é de 4 a 17%, durante um *follow-up* de 6 meses. A perda precoce do cateter foi o evento adverso mais comum.[20]

ANTICONCEPÇÃO

O planejamento familiar é de fundamental importância na rotina ginecológica e deve ser discutido sempre que houver oportunidade para tal. Segundo dados da pesquisa da Fiocruz, "Nascer no Brasil – Inquérito Nacional sobre Parto e Nascimento", que reuniu 23.894 mulheres de maternidades públicas e privadas, 30% das entrevistadas não desejavam a gestação atual, 9% ficaram insatisfeitas com a gravidez e 2,3% relatam ter tentado interrompê-la.[22] As adolescentes representaram 19% das entrevistadas, e entre elas a proporção de mães que não desejavam a gestação subiu para dois terços, com 3,4% relatando tentativa de interrupção da gravidez.[22] As mulheres com gravidez indesejada iniciaram o pré-natal mais tardiamente, com menor quantidade de consultas do que as demais, o que causa impacto nos desfechos materno-fetais.[22]

Esses dados permitem concluir que ações preventivas e planejamento familiar eficiente diminuiriam consideravelmente o impacto negativo da gravidez não planejada e não desejada. Assim, métodos contraceptivos que oferecem proteção efetiva por um período de tempo prolongado (*long-acting, reversible contraception* – LARC) ganharam destaque e são recomendados atualmente como primeira linha inclusive para adolescentes.[23] Suas vantagens são o fato de minimizarem problemas de adesão, sua alta efetividade e reversibilidade.[24]

Não há estudos demonstrando maior risco de doença inflamatória pélvica em mulheres nulíparas usuárias de DIU, nem associação a infertilidade posterior.[25] Nos EUA, de acordo com

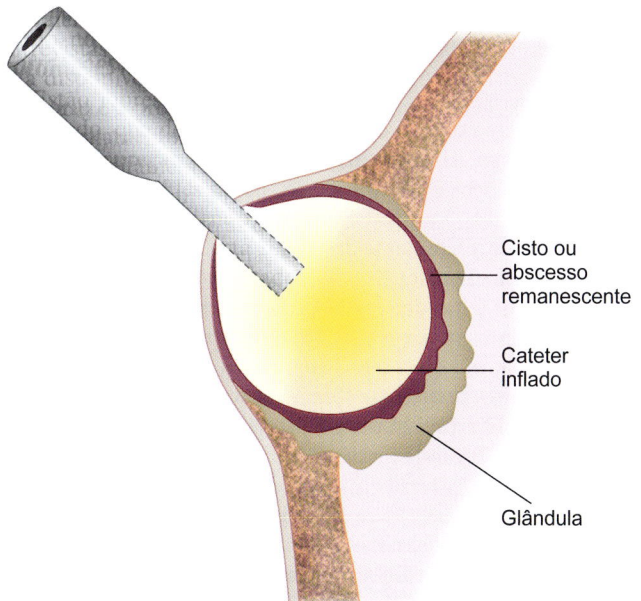

Cisto ou abscesso remanescente

Cateter inflado

Glândula

Figura 53.10 Colocação do cateter de Word em cisto de Bartholin.

os *U.S. Medical Eligibility Criteria for Contraceptive Use*, os dispositivos intrauterinos em adolescentes são considerados categoria 2; e os implantes, categoria 1.[25]

Abordaremos três métodos reversíveis considerados de longa duração, cuja inserção pode ser realizada em ambiente ambulatorial. A contracepção definitiva com o uso do dispositivo Essure® será assunto de tópico posterior.

Implanon®

Trata-se de um implante hormonal, de aplicação subdérmica, que contém 68 mg de etonogestrel, e que libera cerca de 60 µg/dia de esteroide.[23] O retorno à fertilidade é rápido após sua remoção.[24,25]

O etonogestrel é o metabólito ativo do desogestrel.[25] O implante tem cerca de 4 cm de comprimento por 2 mm de diâmetro e, além de suprimir a ovulação,[24,25] por ação no eixo hipotálamo-hipófise-ovariano, ainda espessa o muco cervical e altera a linha endometrial.[25] É o método contraceptivo reversível mais eficaz, com uma taxa de gravidez de 0,05%.[25]

Complicações no momento da inserção, como dor, sangramento, hematoma e dificuldade na inserção, são raras.[25] Na remoção, pode ocorrer quebra do implante e dificuldade em palpar o implante por inserção profunda.[25]

Cerca de 20% das usuárias optam pela sua remoção antes do prazo de duração do dispositivo, devido à queixa de sangramento irregular, e esta não está associada à inserção no período pósparto.[24] Outros efeitos adversos relatados são alterações gastrintestinais, cefaleia, acne, dor mamária, vaginite e ganho de peso.[25]

Inserção do implante[26]

- O procedimento usado para inserir Implanon® é oposto ao da aplicação de uma injeção. O obturador mantém o implante no local de aplicação enquanto a cânula é retraída. Ao inserir o implante, o obturador deve permanecer fixo no local, enquanto se retira a cânula com a agulha do braço. Não se empurra o obturador (Figura 53.11 A)
- A paciente deve estar deitada em decúbito dorsal com o braço que não utiliza para escrever flexionado na altura do cotovelo e voltado externamente para que seu pulso esteja paralelo a seu ouvido, ou sua mão posicionada próxima à cabeça
- Identifica-se o local da inserção, que está na face interna da porção superior do braço não dominante, cerca de 8 a 10 cm acima do epicôndilo medial do úmero, evitando-se o sulco entre os músculos bíceps e tríceps e os grandes vasos sanguíneos e nervos que se encontram nos feixes neuromusculares, localizados mais profundamente no tecido subcutâneo. O implante deve ser inserido subdermicamente logo abaixo da pele
- Devem ser feitas duas marcas com o marcador estéril. Primeiramente, marca-se o ponto onde o implante será inserido. Depois, marca-se o próximo ponto a poucos centímetros do primeiro, perto deste (Figura 53.11 B). O segundo ponto irá orientar a direção durante a inserção
- Limpa-se o local da inserção com um antisséptico
- Anestesia-se a área de inserção com um anestésico em aerossol ou uma injeção de 2 mℓ de lidocaína (1%) logo abaixo da pele, ao longo do "canal de inserção" planejado
- Retira-se o aplicador preenchido descartável estéril que contém Implanon® de seu blíster. Mantém-se a agulha e o implante estéreis. O aplicador não deve ser usado se houver dúvida quanto à sua esterilidade. Se ocorrer contaminação,

uma nova embalagem com um novo aplicador estéril deve ser utilizada
- Mantém-se a agulha tampada e observa-se o implante, um cilindro branco dentro da extremidade da agulha. Caso o implante não seja visualizado, bate-se levemente o topo da agulha em uma superfície firme para trazer o implante para a extremidade da agulha. Após confirmação visual, o implante deve ser reposicionado dentro da agulha com leves batidas, fazendo movimento oposto. Em seguida, remove-se a tampa da agulha e mantém-se o aplicador na posição vertical. Notase que o implante pode cair da agulha antes da inserção. Portanto, após remover a tampa da agulha, mantém-se o aplicador sempre virado para cima (ou seja, com a agulha apontada para cima) até o momento da inserção, para evitar que o implante caia. Se ocorrer contaminação, é necessário usar uma nova embalagem com um novo aplicador estéril
- Com a mão livre, estica-se a pele em torno do local da inserção com o polegar e o dedo indicador (Figura 53.11 C)
- Em um pequeno ângulo (não maior que 20°), insere-se somente a ponta da agulha, com o lado biselado voltado para cima, no local da inserção (Figura 53.11 D)
- Abaixa-se o aplicador para uma posição horizontal. Levantase a pele com a ponta da agulha, mas mantendo a agulha no tecido conjuntivo subdérmico (Figura 53.11 E)
- Enquanto se "levanta" a pele, insere-se delicadamente a agulha em toda a sua extensão. Mantém-se a agulha paralela à superfície da pele durante a inserção (Figura 53.11 F). Se o Implanon® for inserido profundamente, o processo de retirada pode ser difícil ou impossível. Se a agulha não for inserida em toda a sua extensão, o implante pode projetar-se do local de inserção e migrar para outro local
- Rompe-se o lacre do aplicador pressionando o suporte do obturador (Figura 53.11 G)
- Gira-se o obturador 90° em qualquer direção com relação à agulha (Figura 53.11 H)
- Mantendo o obturador fixado no local da inserção, retira-se completamente a cânula (agulha) do braço. Tal procedimento é oposto ao de uma injeção. Não se empurra o obturador. Mantendo o obturador fixado no local de inserção e com a cânula completamente retirada, o implante será deixado na sua posição subdérmica correta. Não se deve retirar simultaneamente o obturador e a cânula do braço da paciente (Figura 53.11 I)
- Deve-se confirmar que o implante foi inserido, verificando a ausência do implante na ponta da agulha. Após a inserção do implante, a ponta sulcada do obturador será visível dentro da agulha (Figura 53.11 J)
- Sempre se deve verificar a presença do implante no braço da paciente imediatamente após a inserção por palpação feita pelo médico e também pela própria mulher. Por palpação de ambas as extremidades do implante, poderá ser confirmada a presença do bastão de 4 cm (Figura 53.11 K)
- Aplica-se uma gaze estéril com um curativo compressivo para evitar equimose. A paciente deve retirar o curativo compressivo em 24 h e o pequeno curativo sobre o local da inserção em 3 a 5 dias
- Preenche-se o *Cartão da Usuária* e entrega-se o documento à paciente para que o guarde. Completam-se também os dados da etiqueta adesiva, que deve ser fixada no prontuário médico da paciente
- O aplicador é descartável e deve ser adequadamente descartado, de acordo com os procedimentos para manuseio de lixo biológico perigoso.

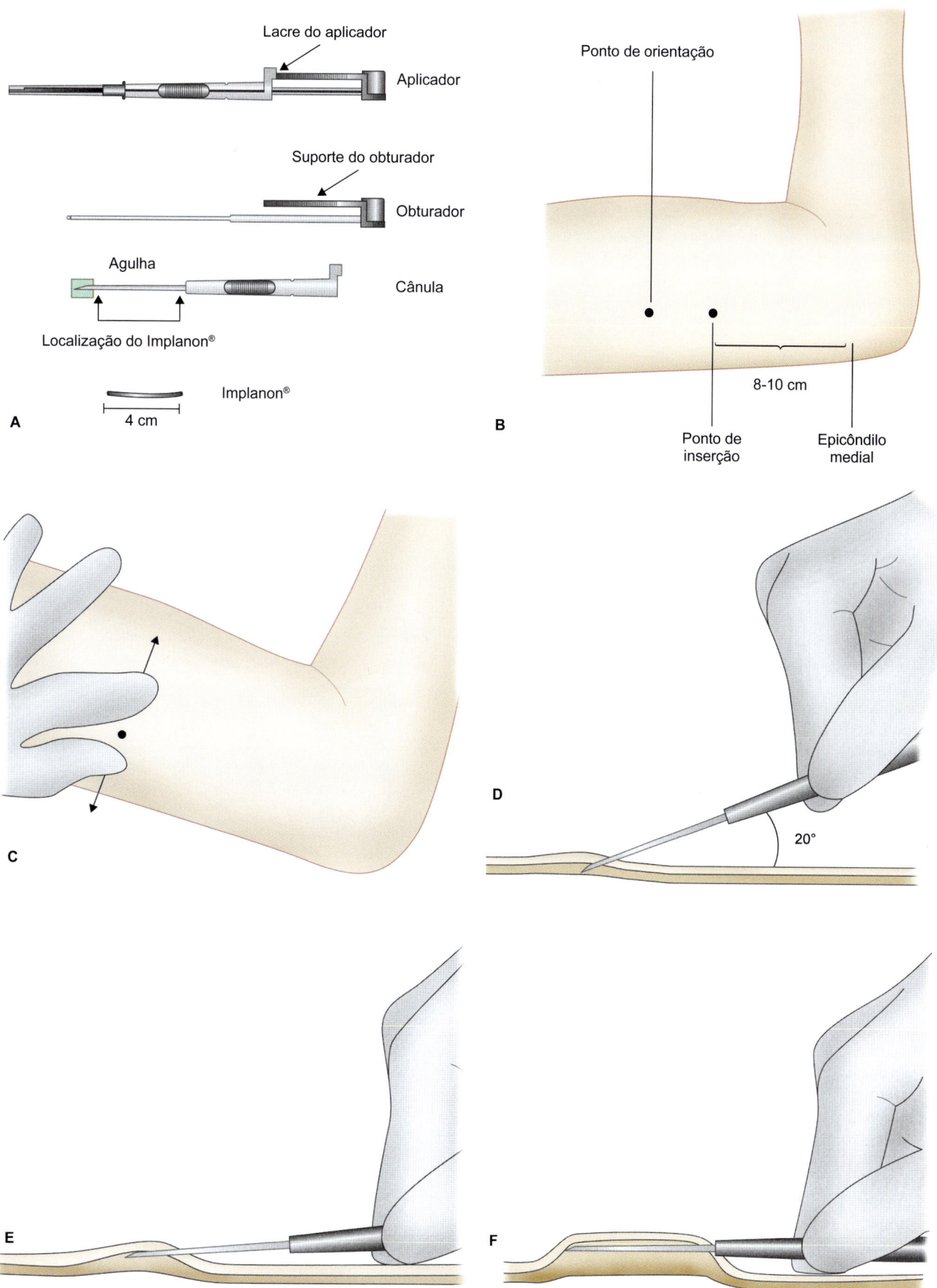

Figura 53.11 A. Técnica para a inserção de Implanon®. **B.** Marcação para inserção do implante. **C.** Estica-se a pele em torno do local da inserção com o polegar e o dedo indicador. **D.** Ponta da agulha com o lado biselado voltado para cima. **E.** Aplicador em posição horizontal. Levanta-se a pele com a ponta da agulha. **F.** Agulha paralela à superfície da pele durante a inserção. (*continua*)

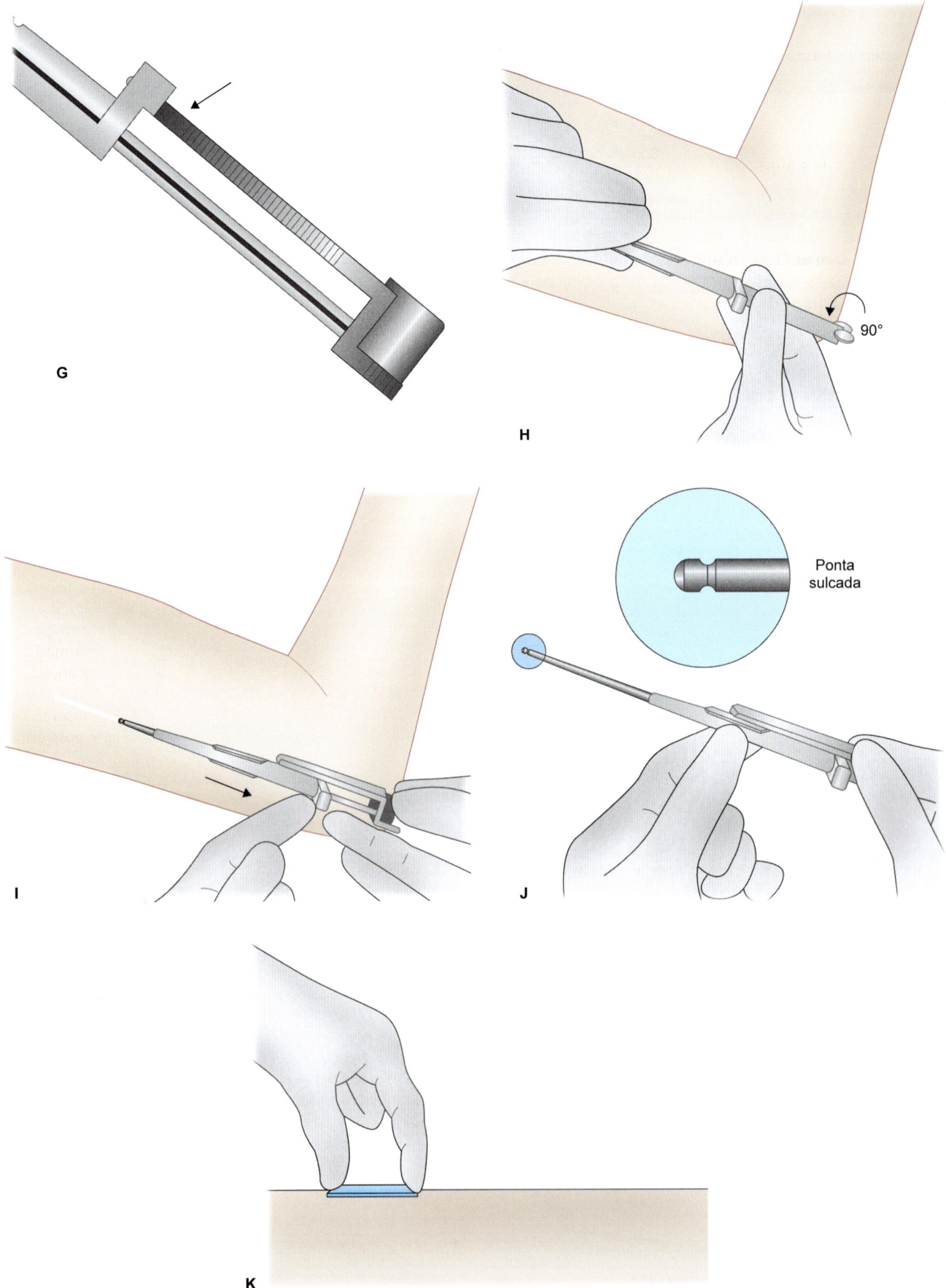

Figura 53.11 (*continuação*) **G.** Lacre do aplicador pressionando o suporte do obturador. **H.** Gira-se o obturador 90° em qualquer direção com relação à agulha. **I.** Não se retira o obturador e a cânula do braço da paciente, simultaneamente. **J.** Visão da ponta sulcada do obturador dentro da agulha. **K.** Palpação das extremidades do implante, confirmando a presença do bastão de 4 cm.

Sistema uterino liberador de levonorgestrel

O sistema uterino liberador de levonorgestrel (SIU-LNG, Mirena®) é um dispositivo de polietileno em formato de "T", que contém um reservatório de levonorgestrel em sua porção vertical[24] (Figura 53.12). Esse dispositivo é capaz de liberar 20 µg/dia do fármaco, com ação intensa no endométrio.[24] Sua durabilidade é de 5 anos; após esse período, a liberação hormonal cai para 14 µg/dia.[24]

Seus benefícios estendem-se além da alta eficácia contraceptiva, sendo importante ferramenta no controle das menorragias.[24] Sua ação antiproliferativa torna o endométrio suprimido e insensível ao estímulo estrogênico endógeno. Mantém, no entanto, a função ovulatória em 85% das mulheres.[24] Além da ação tópica, ainda espessa o muco cervical, inibindo a mobilidade do espermatozoide.[24]

Complicações, como expulsão (entre 2 e 10%), perfuração (1 a cada 1.000 mulheres) e falha do método, são eventos raros.[25] O índice de Pearl é de 0,1 gestação por 100 mulheres/ano, o que demonstra sua segurança.[24] A fertilidade retorna rapidamente após sua retirada, com taxas de gravidez de 90% no primeiro ano.[24] Não há diferença estatística nos sintomas de acne, ingurgitamento mamário, cefaleia e náuseas com relação às usuárias de DIU de cobre, nem aumenta a chance de tromboembolismo venoso.[24]

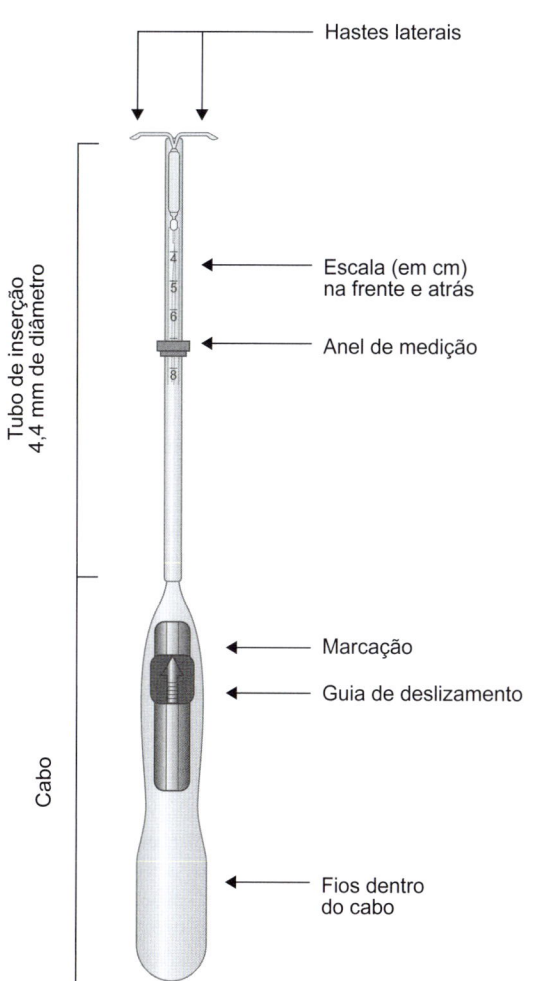

Figura 53.12 SIU de levonorgestrel.

Hastes laterais

Escala (em cm) na frente e atrás

Anel de medição

Tubo de inserção 4,4 mm de diâmetro

Marcação

Guia de deslizamento

Cabo

Fios dentro do cabo

Inserção do Mirena®

A seguir, detalha-se o passo a passo para a inserção do Mirena®:[27]

- Obter o consentimento informado. O consentimento oral é aceitável
- Deve-se oferecer uma acompanhante
- Um assistente adequadamente treinado deve estar presente (para monitorar a paciente e ajudar em uma emergência)
- A avaliação básica do risco inclui a coleta de informações sobre procedimentos intrauterinos prévios. As pacientes que tiveram eventos adversos anteriores durante a inserção são mais propensas a tê-los novamente
- A necessidade de alívio da dor durante a inserção deve ser discutida com a paciente. A analgesia anti-inflamatória não esteroide pode ser administrada 1 h antes; não há evidência de redução significativa da dor associada à inserção, embora possa auxiliar no desconforto pós-inserção. Muitos cirurgiões usam gel de anestésico local no colo do útero. Há evidências de que isso reduza a dor associada à colocação da pinça Pozzi. Pode ser oferecida anestesia cervical para o procedimento
- A profilaxia antibiótica de rotina não é recomendada antes da inserção. No entanto, para as mulheres com maior risco de DST e nas quais não se pesquisaram estas infecções, aconselham-se antibióticos profiláticos. Não se recomenda a profilaxia antibiótica para mulheres com risco de endocardite (p. ex., aquelas que tiveram endocardite prévia ou que têm uma valva cardíaca protética ou valvular). Isso não significa que não haja risco. Deve-se consultar um cardiologista. Para mulheres com infecção pélvica sintomática, o tratamento deve ser administrado antes da inserção, adiada até que os sintomas se resolvam
- Um exame pélvico deve ser realizado antes da inserção do dispositivo, para avaliar o tamanho, a forma, a posição e a mobilidade do útero. Insere-se espéculo vaginal. A antissepsia cervical deve ser realizada com solução antisséptica. Deve-se adotar uma técnica estéril sem contato
- Pinças Pozzi são usadas para tracionar e estabilizar o colo do útero durante a inserção e reduzir o risco de perfuração
- Procede-se, então, à inserção do histerômetro, para medir a cavidade uterina
- Abre-se o invólucro do Mirena® e ajusta-se o anel com a medida da histerometria (Figura 53.13 A)
- Empurra-se a trava no sentido da seta totalmente no sentido superior, fazendo com que os braços do SIU-LNG sejam recolhidos dentro do tubo plástico
- Delicadamente, traciona-se a pinça Pozzi para retificar o útero enquanto se insere o tubo plástico até 2 cm antes de o anel plástico encostar no colo uterino
- Traciona-se a trava em um gatilho para baixo e, após 5 s – tempo necessário para a abertura dos braços fora do tubo plástico –, empurra-se o restante do insertor até que o anel plástico encoste no colo (Figura 53.13 B)
- Traciona-se a trava totalmente para baixo e retira-se o insertor
- Corta-se o fio. O ideal é manter uma cauda ao redor de 1 a 2 cm
- Retiram-se a pinça Pozzi e o espéculo.

DIU T de cobre (DIU T380A)

O dispositivo intrauterino contendo cobre (DIU T380A) é um dispositivo em forma de T de polietileno, envolvido com um fio de cobre ao redor da haste e também dos braços.[25] Seu tempo de duração aprovado é de 10 anos, com taxa de falha

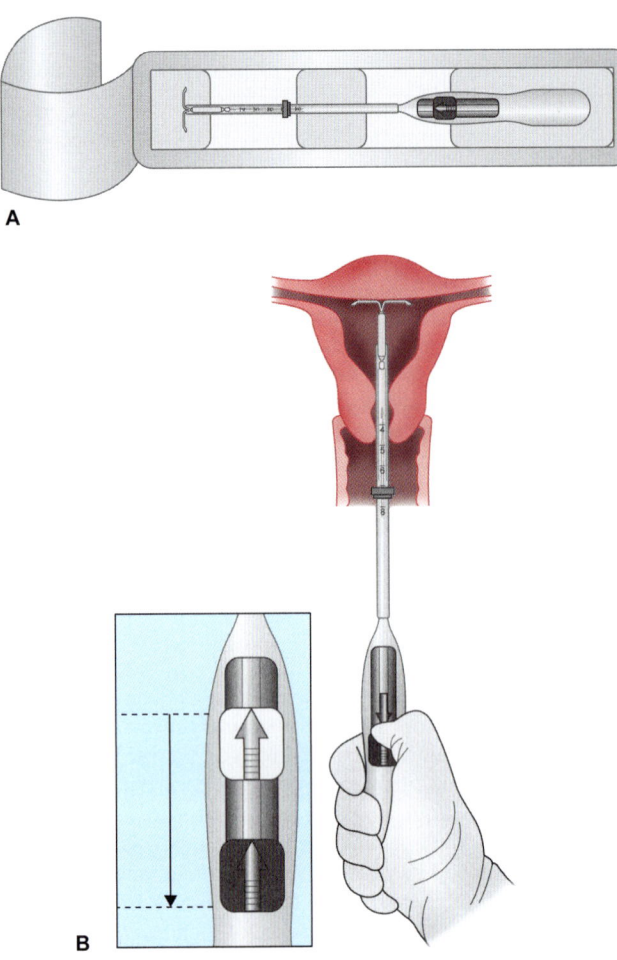

A

B

Figura 53.13 A. Abertura do invólucro com o SIU. **B.** Técnica de aplicação do SIU.

de 0,8 por 100 mulheres/ano.[25] Em 10 anos, sua taxa de falha é semelhante à das mulheres submetidas à laqueadura.[25]

Seu mecanismo principal para a prevenção da gravidez são os seus efeitos pré-fertilização (inibição da migração de espermatozoides e sua viabilidade, alteração na velocidade de transporte do óvulo e destruição deste).[25] Podem ocorrer também efeitos pós-fertilização, com dano ou destruição do óvulo fertilizado.[25] Todos os efeitos ocorrem antes da implantação.[25]

Seus efeitos colaterais são sangramento anormal e dor.[25] É um método vantajoso para pacientes que desejam contracepção de longa duração, que apresentam intolerância ao uso de medicações hormonais ou não conseguem manter regularidade no uso, ou que se queixam de alterações da libido com o uso de hormônios.

A inserção é feita no consultório médico, sem analgesia, com a paciente de preferência menstruada, o que favorece a inserção pela dilatação do canal cervical e também aumenta a segurança no procedimento, por ser um indício de não gravidez.

Inserção do DIU T380A

O passo a passo para a inserção do DIU T380A é muito semelhante ao do sistema intrauterino liberador de levonorgestrel (Mirena®). Serão descritas a montagem no aplicador e a inserção, que são os passos subsequentes à avaliação do tamanho e da posição uterinas através do toque bimanual, à higiene do colo e do canal vaginal com solução adequada, à

preensão do lábio anterior do colo com pinça Pozzi e à histerometria. A montagem e o método de inserção podem variar de acordo com o fabricante do dispositivo:

- Monta-se o DIU de cobre, pressionando os dois braços de encontro à haste deste. Prendem-se as extremidades desses braços dentro do tubete insertor. Convém certificar-se de que o êmbolo se encontra em contato com a porção final da haste do DIU
- Ajusta-se o anel na medida da histerometria
- Delicadamente, traciona-se a pinça Pozzi para retificar o útero enquanto se insere o tubo plástico com o DIU T380A, até que o anel toque o colo uterino
- Traciona-se o tubete para trás, para liberar os braços do DIU, até o limite do anel do êmbolo. Mantém-se por alguns segundos. Durante este processo, mantém-se o êmbolo em contato com o DIU, ou seja, o êmbolo não se mexe; apenas o tubete desliza para trás sobre o êmbolo
- Após aguardar alguns segundos, move-se o êmbolo para trás e, a seguir, desliza-se o tubete sobre ele. Realizam-se movimentos sucessivos de trazer o êmbolo e o tubete, até que o sistema insertor saia completamente pelo colo uterino, expondo a cauda do DIU
- Corta-se o fio. O ideal é manter uma cauda ao redor de 1 a 2 cm
- Retiram-se a pinça Pozzi e o espéculo.

AVALIAÇÃO ENDOMETRIAL

O endométrio é um tecido dinâmico, que sofre significativas alterações anatômicas secundárias às influências hormonais do ciclo menstrual, da gravidez, do envelhecimento e da estimulação hormonal exógena.[28] Tais alterações fisiológicas produzem modificações na aparência do endométrio.[28]

Condições patológicas também podem alterar o aspecto do endométrio, que talvez apresente lesões focais como pólipos endometriais ou miomas submucosos, hiperplasias endometriais, neoplasias endometriais, sinequias uterinas, malformações müllerianas, metaplasias endometriais e alterações infecciosas (endometrites).

A avaliação endometrial por meio de biopsias é passível de ser realizada em ambiente ambulatorial, sem a necessidade de anestesia e dilatação do canal cervical. Os métodos diferem entre si em procedimentos com ou sem visualização da cavidade endometrial e também com relação a sua sensibilidade quanto às diversas patologias endometriais. A seguir, serão detalhados métodos para esta finalidade. Alguns podem ser considerados de fácil execução pelo ginecologista e outros dependem de treinamento específico do profissional de saúde.

Biopsia orientada

A biopsia orientada é realizada "às cegas", introduzindo-se, pelo orifício cervical externo, após colocação de espéculo vaginal, cureta acoplada a seringa sob vácuo (Novak® ou Pipelle® – ambas de igual acurácia) ou, ainda, cânula de aspiração manual intrauterina (AMIU®)[28] (Figura 53.14).

No entanto, por tratar-se de um método realizado sem visualização direta da cavidade uterina, a amostra nem sempre é ideal, principalmente diante de lesões focais, as quais são achados frequentes em pacientes na pré e pós-menopausa, com queixa de sangramento uterino anormal. Desse modo, o número de falso-negativos, e com isso subdiagnósticos, pode ser considerável.[28]

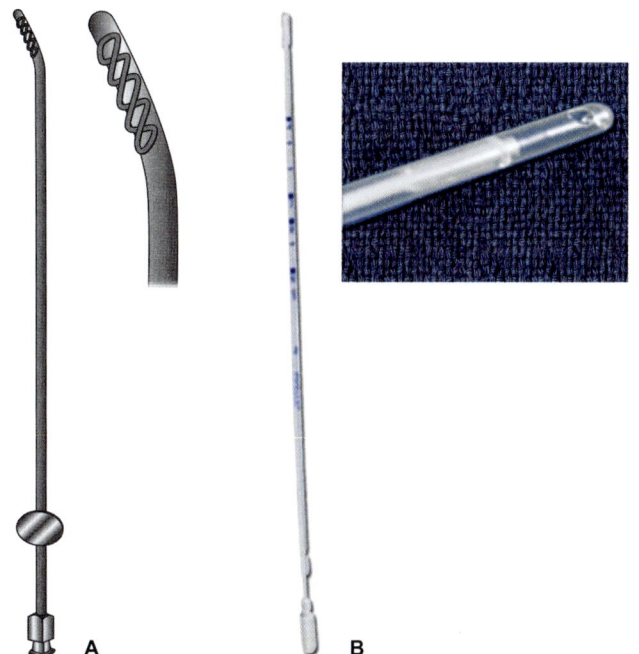

Figura 53.14 A. Cânula de aspiração de Novac®. **B.** Cânula de aspiração manual intrauterina (AMIU®).

Histeroscopia diagnóstica

A histeroscopia, desde início da década de 1980, tem sido considerada parte fundamental na propedêutica da cavidade uterina e do canal endocervical. Assim, é considerada "padrão-ouro" no diagnóstico das afecções intrauterinas. Sua eficácia advém da avaliação de alterações anatômicas por meio da visualização direta da cavidade uterina.[28-31] Com a introdução da técnica por vaginoscopia, em 1997, a histeroscopia deixou de ser apenas um método de visualização. Desse modo, houve melhora da acurácia, da tolerabilidade e das capacidades propedêuticas e terapêuticas, o que possibilitou a realização de biopsias dirigidas e a exérese de pequenas lesões.[32-34] Com a diminuição dos diâmetros do instrumental e aparelhagens mais flexíveis, o procedimento tornou-se ainda mais tolerável e mais seguro, sem a necessidade de dilatação cervical.[32-34]

Realiza-se o procedimento em ambiente ambulatorial, sem o uso de analgesia ou anestesia na maioria dos casos. Isso possibilita o retorno imediato às atividades laborais, além de reduzir a morbimortalidade e os custos relacionados com a internação hospitalar.[28]

Indicações

As indicações são as seguintes:[28,35]

- Sangramento uterino anormal na menacme: principal indicação, devido à grande prevalência desta sintomatologia. Normalmente associado a pólipos endometriais, pólipos endocervicais, endometrites e/ou miomas submucosos
- Sangramento uterino pós-menopausa: 10 a 15% das pacientes apresentam tal sintoma. Atrofia endometrial é a principal responsável pela queixa
- Infertilidade: a histeroscopia possibilita avaliar aspectos funcionais, como a fase hormonal do endométrio, além de alterações anatômicas (p. ex., sinequias, septos e pólipos). É discutível, porém amplamente realizada, a histerosocopia

diagnóstica para avaliação da cavidade endometrial antes da realização de técnicas de reprodução assistida[35]

- Investigações de achados anormais ao exame ultrassonográfico de rotina: a histeroscopia apresenta maior acurácia e maior sensibilidade para diagnóstico de lesões focais, em comparação com a avaliação por exames de imagem
- Localização de restos ovulares, identificação e tratamento de gestação ectópica cervical e diagnóstico, além de seguimento de doença trofoblástica gestacional
- Controle pré e pós-inserção de dispositivos intrauterinos (DIUs): diagnostica a localização do dispositivo, com a possibilidade de reposicionamento com pinça endoscópica, se necessário. A retirada de dispositivo sem cauda visível ao exame especular também constitui indicação do procedimento
- Inserção de endoceptivo para esterilização histeroscópica – possibilita a aplicação do dispositivo intratubário.

Contraindicações

As contraindicações absolutas são gestação em curso, infecção genital ativa e doença maligna do colo diagnosticada.[35,36] Quanto à gravidez, propõe-se que o aumento da pressão intracavitária possa causar trabalho de parto prematuro. No entanto, pressões entre 20 e 30 mmHg são semelhantes às contrações de Braxton-Hicks e, assim, insuficientes para causar efeito deletério.[28,35] Outro dano possível a ser considerado é a lesão do nervo óptico do embrião quando realizada após a 10ª semana, pelo efeito direto da luz.[36]

A doença inflamatória pélvica aguda e a cervicite mucopurulenta representam condições em que há grande possibilidade de disseminação de agentes patogênicos através do sistema sanguíneo e linfático e pelas tubas uterinas, por meio do transporte direto para cavidade peritoneal.[35,36] Dessa maneira, tais pacientes devem ser tratadas com antibióticos antes da realização do procedimento endoscópico.

O câncer cervical promove maior risco de sangramento profuso à manipulação e de falsos trajetos e perfuração pela friabilidade do tecido neoplásico.[36] A metrorragia é considerada contraindicação relativa, sendo melhor classificada como limitação técnica para a visualização, já que não há agravamento do quadro quando da realização do referido exame.[28,35]

A suspeita de neoplasia endometrial não contraindica a histeroscopia diagnóstica. Estudos recentes mostraram que a citologia peritoneal positiva para células do carcinoma do endométrio de forma isolada não agrava o estadiamento da doença.[28]

Equipamento

Para a adequada realização do procedimento, é imprescindível o cuidado adequado com equipamentos e instrumental.

- Equipamento geral:[28,35]
  - *Rack*: todo equipamento de vídeo deve ser acomodado em estante com rodas na extremidade inferior. Importante associar sistema de *no-break* para proteção da aparelhagem e continuidade do exame em caso de queda de energia
  - Endocâmera: composta por sistema de geração de imagem (que pode variar de 1 a 3 *chips*, o que influencia na definição das cores)
  - Fonte de luz e cabo de fibra óptica: de preferência, fonte de luz fria por meio de sistema digital ou manual (para variação de intensidade da luz), de acordo com a necessidade do exame. A fonte de xenônio apresenta a vantagem de ter luz mais branca e a garantia de não queimar

abruptamente, diminuindo a intensidade de forma gradual.[28,35] Atualmente, dispõe-se também de fonte de *light emitting diode* (luz de LED), que praticamente não irradia calor, além de ter melhor qualidade, mais intensidade de iluminação e vida útil superior.

O exame deve ser registrado, sempre que possível. O sistema de gravação em DVD é o preferencial, por possibilitar a avaliação de aspectos funcionais em tempo real.

- Equipamento específico:[28,35]
  - Ópticas: o diâmetro varia de 2 a 4 mm, com sistema de lentes acopladas (mais utilizado é o sistema Hopkins, que intercala lentes de grande diâmetro com camadas de ar), o que torna possível boa qualidade de imagem
  - Camisa: envolve a óptica e possibilita a passagem do meio de distensão. Chamada de diagnóstica quando composta de tubo cilíndrico para o fim descrito ou sistema de Bettocchi (Figura 53.15). Este último consiste em camisas sobrepostas com diâmetro total de 4 ou 5 mm, com fluxo de entrada do meio de distensão na camisa interna e drenagem pela camisa externa. Isso possibilita a lavagem da cavidade por fluxo contínuo. A camisa interna deste equipamento tem, ainda, canal acessório de 5 Fr (1,4 mm) para introdução de microinstrumentos cirúrgicos (tesoura, pinças, ponteiras mono e bipolares), possibilitando biopsias sob visão direta e pequenas cirurgias. A camisa externa pode, eventualmente, ser retirada, com o objetivo de diminuir o calibre total do instrumental.[28,35]

Meios de distensão

Quanto aos meios de distensão, a pressão intracavitária deve ser mantida, preferencialmente, com uso de histeroinsufladores, com pressões controladas por manguitos, ou, ainda, pela ação da gravidade. A tendência atual é utilizar soro fisiológico (NaCl 0,9%) como meio de distensão, por ser isotônico e bem tolerado quando absorvido sistemicamente,[36] ser acessível e possibilitar boa definição de imagens. Outros meios de baixa viscosidade (como manitol 5% e glicina 2,2%) podem ser utilizados, mas, quando se realiza algum procedimento, na maioria das vezes, o soro fisiológico mostra-se como meio mais acessível e com menor risco de sobrecarga hídrica.[28]

Técnica

A melhor época para realização da histeroscopia diagnóstica em mulheres na menacme é durante a primeira metade do ciclo menstrual, quando o orifício cervical interno (OCI) encontra-se hipotônico, o que facilita o acesso à cavidade.

Nesta fase, dita proliferativa, o endométrio encontra-se mais fino, proporcionando melhor identificação de lesões focais, além de tornar menos provável a gestação. No entanto, quando o objetivo é a aquisição de material para anatomopatológico, a melhor fase para a realização do exame é a segunda metade do ciclo, com endométrio em fase secretora, o que favorece a coleta de maior quantidade de material.[28,35]

Técnica por vaginoscopia

Este método dispensa o uso de espéculo vaginal e a pinça Pozzi, o que diminui o desconforto e o risco de ocorrer reflexo vagal das pacientes.[28] Consiste na localização do colo uterino e do orifício cervical externo (OCE) e na introdução da óptica em canal endocervical sem a necessidade de toque vaginal (*no touch*).[28] Inicia-se com a colocação da ponta da óptica no vestíbulo vaginal e a abertura da torneira da camisa interna, liberando a entrada do líquido de distensão. Com isso, a vagina rapidamente se distende, tornando possível a visualização direta do colo uterino e do orifício cervical externo.[28,35] Para facilitar a localização do colo uterino, a óptica pode ser direcionada para o fundo de saco posterior e anteriorizada até perfeita identificação do orifício cervical externo (OCE).

Durante a realização do exame, a imagem visualizada no centro do monitor encontra-se, na verdade, 30° acima do centro, pelo fato de as ópticas terem, em sua maioria, angulação com essa graduação. Desse modo, a fim de se evitar contato traumático da ponta da óptica com a mucosa, deve-se fazer uma compensação: manter o canal na parte inferior da imagem orientado às "6 h", simulando a marcação de um relógio.[28,35]

Conforme nos aproximamos do orifício cervical interno (OCI), o formato do canal passa de circular a um formato ovalado, com eixo horizontal. As camisas de Bettocchi têm perfil ovalado, o que possibilita a passagem atraumática pelo OCI, bastando, para tal, girar 90° a óptica na endocâmera e alinhar seu eixo longitudinal com o eixo transverso do canal.[28]

Já a inspeção da cavidade uterina deve ser sistemática, sendo qualquer sequência válida. Deve-se avaliar tamanho e formato da cavidade, fundo uterino, paredes laterais, anterior e posterior, regiões cornuais e óstios tubários, aspectos do endométrio e sua correlação com a fase do ciclo menstrual, existência de achados anormais. Deve-se realizar, também, a visualização panorâmica da cavidade. O bisel da óptica pode ser usado para percepção "tátil", lise de sinequias frouxas e avaliação de espessura endometrial.[28]

AVALIAÇÃO ANATOMOPATOLÓGICA

Tal avaliação consiste nos seguintes procedimentos:

- Biopsia guiada: após realização de histeroscopia, mantém-se a camisa externa na cavidade uterina, servindo como guia. Introduzem-se, no lúmen da camisa, após a retirada da óptica, pinça ou sonda para aspiração do conteúdo endometrial. Assim, direciona-se a coleta para a região desejada, porém a amostra obtida nem sempre é representativa das lesões focais e pode ser mais dolorosa que o exame histeroscópico em si[28]
- Biopsia dirigida: realizada durante procedimento de histeroscopia diagnóstica com camisa de Bettocchi. Introduzem-se pinças específicas (de 3,5 e 7 Fr) pelo canal acessório, realizando a biopsia sob visão direta. É procedimento considerado "padrão-ouro". O uso do sistema de Bettocchi

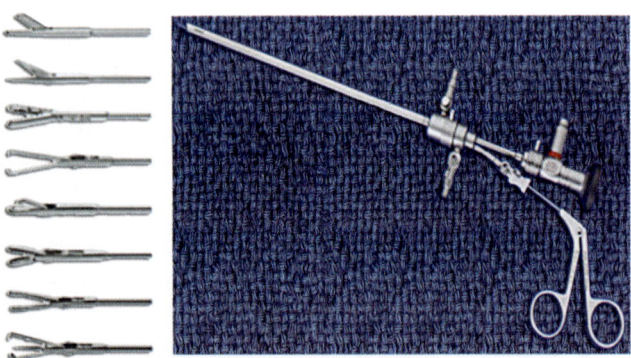

Figura 53.15 Instrumental para realização de histeroscopia.

possibilita também o tratamento de pequenas lesões, como pólipos, miomas e sinequias (*see and treat*)[28] (ver Figura 53.15).

O grande avanço na histeroscopia, nos últimos anos, atribuiu-se à introdução de instrumental e técnica que tornaram possível a utilização do equipamento ao mesmo tempo para diagnóstico e realização de cirurgias histeroscópicas ambulatoriais (*see and treat*).[28,31,32] Desse modo, pequenas cirurgias passaram a ser realizadas em regime ambulatorial, sem necessidade de anestesia/analgesia e sendo bem toleradas pelas pacientes. São exemplos do alcance da técnica as polipectomias (até 2 cm), as miomectomias (G0 até 2 cm), a lise de pequenas sinequias e as pequenas septoplastias.[28,35]

Complicações

A paciente pode experimentar, durante a realização do exame, dor pélvico-abdominal (semelhante à cólica menstrual, autolimitada, principalmente ao transpor-se o OCI), reflexo vagal e distúrbio neurovegetativo de caráter distônico (náuseas, vômitos, sudorese, taquicardia, hipotensão, lipotimia).[28,35] No caso de dor insuportável, o procedimento deve ser interrompido, programando-se nova tentativa sob analgesia.

As complicações mais frequentes são os falsos trajetos (introdução da óptica no tecido muscular, afastando o endoscópio do trajeto original) e a perfuração uterina (transfixação completa do tecido muscular, ou seja, introdução da óptica na cavidade abdominal).[28,35] Uma vez diagnosticada a perfuração uterina, deve-se avaliar a ocorrência de sangramento intenso ou lesão de algum órgão adjacente, ambos raros. Deve-se manter a paciente em observação por 3 h, com controle de sinais vitais. Caso haja sangramento intenso, a paciente deverá ser submetida a avaliação abdominal, por laparoscopia, preferencialmente.[28,35] As perfurações mais temíveis ocorrem nas paredes laterais, pelo risco de lesão de ramos do plexo uterino, o que ocasiona sangramento intenso.[35] A endometrite e a doença inflamatória pélvica são complicações relacionadas com a falha na assepsia vaginal e/ou na esterilização do material utilizado.[28,33]

ESSURE®

O sistema Essure®, desenvolvido em 1990 pela empresa americana Conceptus Inc.,[28] consiste em um dispositivo em formato de microespiral expansível, composto de titânio e níquel, em cujo interior passam fibras de Dacron® (polietileno tereftalato),[36] que promove contracepção definitiva (Figura 53.16). Tem 4 cm de comprimento por 0,8 mm de diâmetro, quando pregueado,[36] e 1 a 2 mm quando expandido.[28] O dispositivo é inserido na tuba proximal, sob visão histeroscópica, utilizando um canal de 5 Fr, e solução salina como meio de distensão[36] (Figura 53.17 A). O procedimento deve ser realizado por vaginoscopia e, após a inserção, a visualização de 3 a 8 hélices expandidas na cavidade uterina sugere sucesso no procedimento (Figura 53.17 B).[36] Atualmente, sua comercialização foi descontinuada pela Anvisa.

Ocorre uma resposta inflamatória local, pela presença do corpo estranho e, após 3 meses, fibrose e oclusão tubária.[36] Deve ser realizada radiografia após esse prazo, a qual se mostra satisfatória se os microdispositivos aparentam estar dentro do

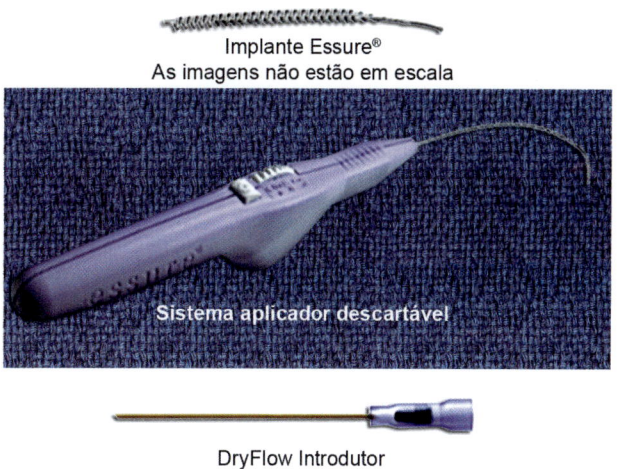

Implante Essure®
As imagens não estão em escala

Sistema aplicador descartável

DryFlow Introdutor

Figura 53.16 Dispositivo para oclusão tubária por histeroscopia.

lúmen tubário e abrangendo a junção uterotubária, com relativa simetria.[36] Como contraindicações principais, mencionam-se a incerteza da paciente quanto à contracepção definitiva, a suspeita de gravidez ou gravidez confirmada, a infecção pélvica ou a cervicite agudas, o sangramento vaginal inexplicado ou a suspeita de tumor maligno ginecológico, o uso de corticosteroides, as anormalidades da cavidade uterina ou das tubas e a alergia aos meios de contraste ou ao níquel-titânio.[28,36]

Em 31 de maio de 2016, o Departamento de Saúde do Canadá (Healthy Canadians) publicou um aviso sobre comunicações recebidas de profissionais da área de saúde que utilizam o Essure® para implante nas tubas uterinas com a finalidade de proporcionar a contracepção feminina permanente. Além disso, a Sociedade de Obstetras e Ginecologistas do mesmo país relatou complicações detectadas mediante uso do produto.[37] Os riscos relatados foram alterações no sangramento menstrual, gravidez indesejada, dor crônica, perfuração e migração do dispositivo, alergia e reações de sensibilidade ou do tipo imunológico.[37] Em alguns casos, tais complicações levaram à necessidade de remoção cirúrgica do Essure®, o que pode significar a realização de uma histerectomia.[37]

Segundo a empresa responsável pela comercialização do produto no Brasil, os riscos mencionados devem ser considerados pelos profissionais de saúde e comunicados às pacientes que desejarem fazer uso do método, ainda que considerados de baixo risco.[37]

HISTEROSCOPIA CIRÚRGICA

A histeroscopia cirúrgica, a partir do surgimento do ressectoscópio em 1983, apresentou grandes avanços e modificou radicalmente a abordagem das doenças intrauterinas.[38] O advento do uso de meio líquido para distensão da cavidade uterina possibilitou a utilização de corrente elétrica e o tratamento de praticamente todas estas afecções, com menor morbidade e riscos para a paciente.[38]

Com a evolução do material cirúrgico, os diâmetros externos foram sendo reduzidos progressivamente.[38] No entanto, sempre que se apresentavam superiores a 7 mm, a dilatação cervical e o uso de anestesia para tal mostravam-se essenciais.[38] O ideal seria, portanto, conseguir dispositivos de diâmetros reduzidos, com capacidade de tratamento das diversas

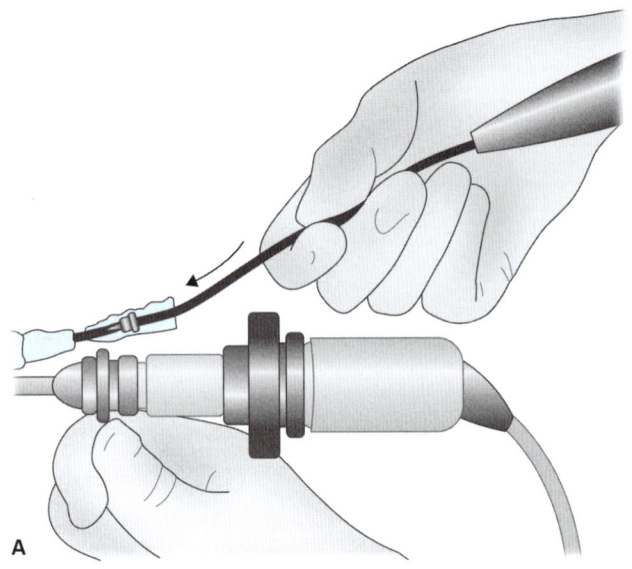
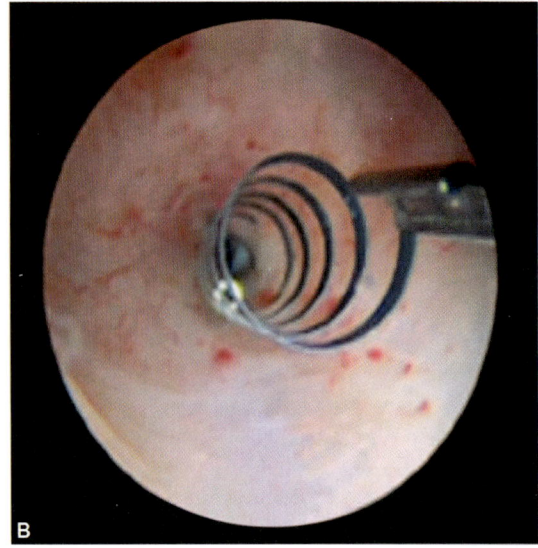

Figura 53.17 Técnica de aplicação (**A**) e visão final do dispositivo intratubário (**B**).

doenças da cavidade uterina, que dispensassem a anestesia. Esse objetivo foi alcançado com dois dispositivos: o histeroscópio de Bettocchi e o minirressectoscópio de Gubbini.

Histeroscópio de Bettocchi

O advento do histeroscópio cirúrgico de Bettocchi, equipamento que possibilita o fluxo contínuo do meio de distensão[39] e a introdução de pinças por um canal de trabalho, representou um grande avanço. Assim, pólipos menores, sinequias e até septos uterinos podiam ser removidos dispensando o uso de anestesia.[38] Seu canal de trabalho tem um diâmetro de 5 Fr e, inicialmente, foi utilizado para a inserção de pinças de biopsia, tesouras e pinças com dente para retirada de objetos, como DIUs sem cauda visível. Seu uso, porém, ficou limitado em lesões maiores, miomas e septos ou sinequias fibrosos.

Em meados dos anos 1990, a Gynecare® desenvolveu um bisturi bipolar específico, e uma série de eletrodos coaxiais monouso, adequados ao uso no canal operatório do histeroscópio de Bettocchi.[38] A vantagem do uso da energia bipolar é evidente: possibilita o uso de solução fisiológica como meio de distensão, reduzindo expressivamente o risco de hiponatremia, além da ausência de risco de difusão de corrente elétrica para fora do útero.[38,39]

Para esta finalidade, foram desenvolvidos três tipos de eletrodos: Twizzle, específico para vaporização precisa e controlada (lembrando corte); Spring, usado para vaporização difusa do tecido; e Ball[39] (Figura 53.18). Cada eletrodo tem um eletrodo ativo localizado na ponta e um eletrodo de retorno, localizado no eixo, separados por uma cerâmica.[39] O tecido só é dessecado ou vaporizado quando em contato com o eletrodo ativo.[39] O gerador de energia opera em três modalidades: corte a vapor (*vapour cut waveform*), que se assemelha ao modo corte; *blend*; e dessecação, que se assemelha à coagulação.[39]

Um estudo com 501 pacientes, sem o uso de qualquer tipo de anestesia, apresentou excelentes resultados na remoção de pólipos endometriais de até 4,5 cm e de miomas submucosos menores que 2 cm, alguns com componente intramural.[39] Miomas maiores consistem em uma limitação do método,

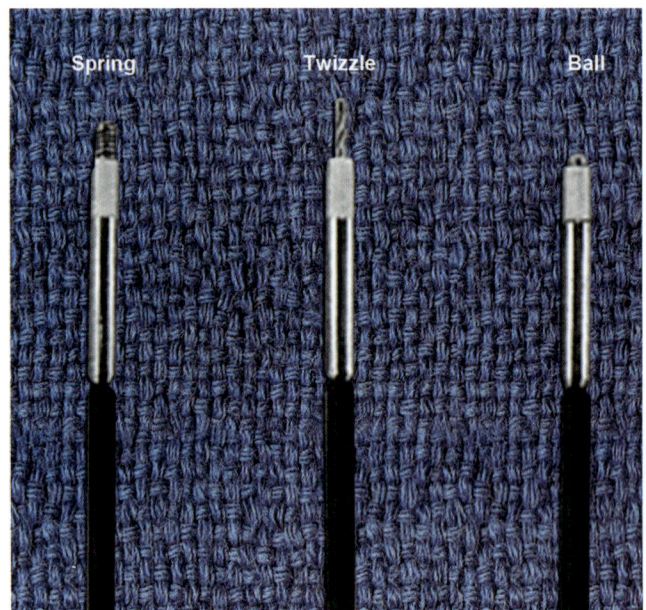

Figura 53.18 Eletrodos bipolares.

uma vez que são procedimentos demorados e têm resultados finais insatisfatórios.[39]

Minirressectoscópio de Gubbini

Desenvolvido em 2009 por Giampietro Gubbini, o minirressectoscópio de Gubbini (Tontarra®) apresenta sistema de fluxo contínuo, com diâmetro inovador de 16 Fr.[38] O instrumento torna possível o posicionamento da cerâmica isolante na camisa externa, diminuindo o diâmetro do conjunto, que é inserido sem dilatação cervical e por vaginoscopia[38] (Figura 53.19).

Alças miniaturizadas de vários modelos foram criadas, e o dispositivo possibilita o uso de energia mono ou bipolar no mesmo instrumento, sem a necessidade de um sistema diferente para cada tipo de corrente.[38] A corrente bipolar tem seu circuito fechado na camisa externa do ressectoscópio e possibilita a remoção de pólipos, septos e miomas de até 3 cm,

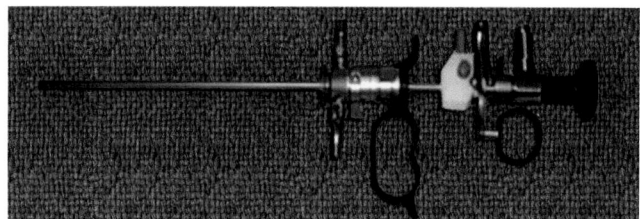

Figura 53.19 Ressectoscópio.

sem a necessidade de anestesia local ou geral.[38] A não necessidade de dilatação do colo uterino reflete-se em menor risco de insuficiência istmocervical, em pacientes com desejo reprodutivo.[38] O dispositivo é também ergonomicamente adequado para operar em espaços restritos.[38]

O diminuto calibre do instrumento, associado à miniaturização das alças, torna-o contraindicado para a remoção de miomas maiores do que 3 cm, não por dificuldade técnica, mas devido ao prolongamento do tempo cirúrgico, com absorção de maior quantidade do meio de distensão.[38] É resolutivo em cerca de 85% dos casos de patologias endouterinas e endocervicais[38] e considerado padrão-ouro no tratamento de fibromas, pólipos e istmoceles.[38]

REFERÊNCIAS BIBLIOGRÁFICAS

1. Brasil. Ministério da Saúde (MS). Coleta do Papanicolaou e ensino do autoexame da mama. Manual de procedimentos técnicos e administrativos. Brasília: MS; 2004.
2. Lu CH, Chang CC, Chang MC et al. Clinical parameters associated with unsatisfactory specimens of conventional cervical smears. Diagn Cytopathol. 2011; 39(2):87-91.
3. Lin SN, Taylor J, Alperstein S et al. Does speculum lubricant affect liquid-based Papanicolaou test adequacy? Cancer Cytopathol. 2014; 122(3):221-6.
4. Sharma J, Toi PCh, Siddaraju N et al. A comparative analysis of conventional and sure path liquid-based cervicovaginal cytology: a study of cases. J Cytol. 2016; 33(2):80-4.
5. Rozemeijer K, Naber SK, Penning C et al. Cervical cancer incidence after normal cytological sample in routine screening using sure path, thin prep, and conventional cytology: population based study. BMJ. 2017; (14)356:j504.
6. Kim MK, Lee IH, Lee KH et al. DNA methylation in human papillomavirus-infected cervical cells is elevated in high-grade squamous intraepithelial lesions and cancer. J Gynecol Oncol. 2016; 27(2):e14.
7. Scimia M. Thinprep pap test: a plataform for gynecological diagnosis. Adv Clin Path. 2001; 5(4):183-4.
8. Brasil. Ministério da Saúde (MS). Secretaria de Vigilância em Saúde. Departamento de Vigilância Epidemiológica. Doenças infecciosas e parasitárias: guia de bolso. 8. ed. rev. Brasília: MS; 2010.
9. Federação Brasileira das Associações de Ginecologia e Obstetrícia (Febrasgo). Manual de orientação doenças infectocontagiosas. 2010. p. 29.
10. Brasil. Comissão Nacional de Incorporação de Tecnologias No SUS (Conitec). Protocolo clínico e diretrizes terapêuticas – infecções sexualmente transmissíveis. Relatório de recomendação. Abril, 2015. Disponível em <http://conitec.gov.br/images/Consultas/Relatorios/2015/Relatorio_PCDT_IST_CP.pdf>. Acesso em: 28 de fevereiro de 2017.
11. Workowski KA, Bolan GA. Centers for Disease Control and Prevention. Sexually transmitted diseases treatment guidelines. MMWR Recomm Rep. 2015; 64(RR-03):1-137.
12. Patel H, Wagner M, Singhal P et al. Systematic review of the incidence and prevalence of genital warts. BMC Infect Dis. 2013; 13:39.
13. Instituto Nacional de Ciência e Tecnologia das Doenças do Papilomavírus Humano. Guia do HPV – entenda de vez os papilomavírus humanos, as doenças que causam e o que já possível fazer para evitá-los. São Paulo: 2013. Disponível em: <http://www.incthpv.org.br/upl/fckUploads/file/Guia%20do%20HPV%20Julho%202013_2.pdf>. Acesso em: 27 de fevereiro de 2017.
14. Brasil. Ministério da Saúde (MS). Secretaria de Vigilância em Saúde. Departamento de Vigilância de Doenças Transmissíveis. Coordenação Geral do Programa de Nacional de Imunizações. Guia prático sobre o HPV – perguntas e respostas. Brasília: 2013. Disponível em: <http://www.aids.gov.br/sites/default/files/anexos/page/2010/112/_p_guia_pratico_hpv_perguntas_e_respostas_pdf_p__28225.pdf>. Acesso em: 27 de fevereiro de 2017.
15. Park IU, Introcaso C, Dunne EF. Human papillomavirus and genital warts: a review of the evidence for the 2015 centers for disease control and prevention sexually transmitted diseases treatment guidelines. Clin Infect Dis. 2015; 61(Suppl 8):S849-55.
16. Thurgar E, Barton S, Karner C et al. Clinical effectiveness and cost-effectiveness of interventions for the treatment of anogenital warts: systematic review and economic evaluation. Health Technol Assess. 2016; 20(24):v-vi, 1-486.
17. Kollipara R, Ekhlassi E, Downing C et al. Advancements in pharmacotherapy for noncancerous manifestations of HPV. J Clin Med. 2015; 4(5):832-46.
18. Kroese JA, van der Velde M, Morssink LP et al. Word catheter and marsupialisation in women with a cyst or abscess of the Bartholin gland (WoMan-trial): a randomised clinical trial. BJOG. 2017; 124(2):243-9.
19. Reif P, Ulrich D, Bjelic-Radisic V et al. Management of Bartholin's cyst and abscess using the word catheter: implementation, recurrence rates and costs. Eur J Obstet Gynecol Reprod Biol. 2015; 190:81-4.
20. Speck NM, Boechat KP, Santos GM et al. Treatment of Bartholin gland cyst with CO2 laser. Einstein (Sao Paulo). 2016; 14(1):25-9.
21. Patil S, Sultan AH, Thakar R. Bartholin's cysts and abscesses. J Obstet Gynaecol. 2007; 27(3):241-5. Review. Retraction in: MacLean A, Treadway A. J Obstet Gynaecol. 2013; 33(2):219.
22. Fundação Oswaldo Cruz (Fiocruz). Nascer no Brasil – inquérito nacional sobre parto e nascimento. Disponível em <http://www6.ensp.fiocruz.br/nascerbrasil/wp-content/uploads/2014/11/sumario_executivo_nascer_no_brasil.pdf>. Acesso em: 08 de março de 2017.
23. Diedrich JT, Klein DA, Peipert JF. Long-acting reversible contraception in adolescents: a systematic review and meta-analysis. Am J Obstet Gynecol. 2016; 216(4):364.
24. Benagiano G, Gabelnick H, Brosens I. Long-acting hormonal contraception. Womens Health (Lond). 2015; 11(6):749-57.
25. American College of Obstetricians and Gynecologists (ACOG). Practice Bulletin Nº 121: Long-acting reversible contraception: Implants and intrauterine devices. Obstet Gynecol. 2011; 118(1):184-96.
26. Implanon – insertion instructions. Disponível em <http://www.implanon-usa.com/en/hcp/learn-about-it/insertion-and-removal/insertion-instructions/index.xhtml>. Acesso em: 12 de março de 2017.
27. Mirena – Insertion & Removal. Disponível em <https://hcp.mirena-us.com/placement-and-removal/precise-placement.php>. Acesso em: 12 de março de 2017.
28. Lopes RGC. O endométrio. Rio de Janeiro: Atheneu; 2011.
29. Costa HLFF, Costa LOBF. Hysteroscopy in menopause: analysis of techniques and accuracy of method. Rev Bras Ginecol Obstetr. 2008; 30: 524-30.
30. Vitner D, Filmer S, Goldstein I et al. A comparison between ultrasonography and hysteroscopy in the diagnosis of uterine pathology. Eur J Obstet Gynecol Reprod Biol. 2013; 171:143-5.
31. Yela DA, Hidalgo SR, Pereira KCHM et al. Comparative study of transvaginal sonography and outpatient hysteroscopy for the detection of intrauterine diseases. Acta Med Port. 2011; 24:65-70.
32. Karsidag AYK, Buyukbayrak EE, Kars B et al. Transvaginal sonography, sonohysterography, and hysteroscopy for investigation of local intrauterine lesions in women with recurrent postmenopausal bleeding after dilatation & curettage. Arch Gynecol Obstetr. 2010; 281:637-43.
33. Radwan P, Radwan M, Kozarzewski M et al. Evaluation of sonohysterography in detecting endometrial polyps – 241 cases followed with office hysteroscopies combined with histopathological examination. Videosurgery MINIINV. 2014; 3:344-50.
34. Lasmar RB, Dias R, Barrozo PRM et al. Prevalence of hysteroscopic findings and histologic diagnoses in patientes with abnormal uterine bleeding. Fertil Steril. 2008; 89:1803-7.
35. Mencaglia L, Neto LCA. Histeroscopia diagnóstica. Rio de Janeiro: Medsi; 2002.
36. Crispi CP et al. Tratado de endoscopia ginecológica: cirurgia minimamente invasiva. 3. ed. Rio de Janeiro: Revinter; 2012.
37. Commed. Aviso de segurança do procedimento Essure. Disponível em <http://www.commed.com.br/noticias.php?p=16>. Acesso em: 12 de março de 2017.
38. Tantini C, Lopes JC, Pina H et al. Minirressectoscopio de Gubbini. Reprod Clim. 2014; 29(1):32-6.
39. Bettocchi S, Ceci O, Di Venere R et al. Advanced operative office hysteroscopy without anaesthesia: analysis of 501 cases treated with a 5 Fr. bipolar electrode. Hum Reprod. 2002; 17(9):2435-8.

54

Introdução à Técnica Operatória e Condução nas Intercorrências em Cirurgia Ginecológica

Dyego Sá Benevenuto | Clara Capella Kexfe

INTRODUÇÃO

O ginecologista encontra na cirurgia pélvica seu grande desafio, na qual, para abordagem cirúrgica do útero e anexos, precisa estar atento às estruturas adjacentes.

Hoje, o cirurgião deve estar preparado ou com uma equipe habilitada para possíveis intercorrências e o consequente tratamento delas, bem como capacitado para intervenções reparadoras em bexiga, ureter e reto.

TÉCNICA OPERATÓRIA

Todo procedimento cirúrgico consta basicamente de três etapas: diérese, hemostasia e apreensão tecidual e síntese.

▶ **Diérese.** Consiste no processo de divisão dos tecidos, possibilitando o acesso cirúrgico à região a ser operada. Existem três tipos: a incisão (ato de separar os tecidos com corte), a divulsão (ato de separar os tecidos sem corte) e a exérese (quando existe retirada de tecido ou de órgão) (Figura 54.1).

▶ **Hemostasia e apreensão tecidual.** Conjunto de manobras com o objetivo de conter o sangramento, como compressão mecânica, apreensão com pinças, ligadura com fios etc.

▶ **Síntese.** Conjunto de manobras de aproximação tecidual, com o objetivo de manter coaptados tecidos afins pelo tempo necessário para a cicatrização.

O cirurgião deve conhecer o instrumental cirúrgico, dominando a aplicação de cada dispositivo, otimizando o procedimento cirúrgico e minimizando a chance de complicações (Figuras 54.2 e 54.3).

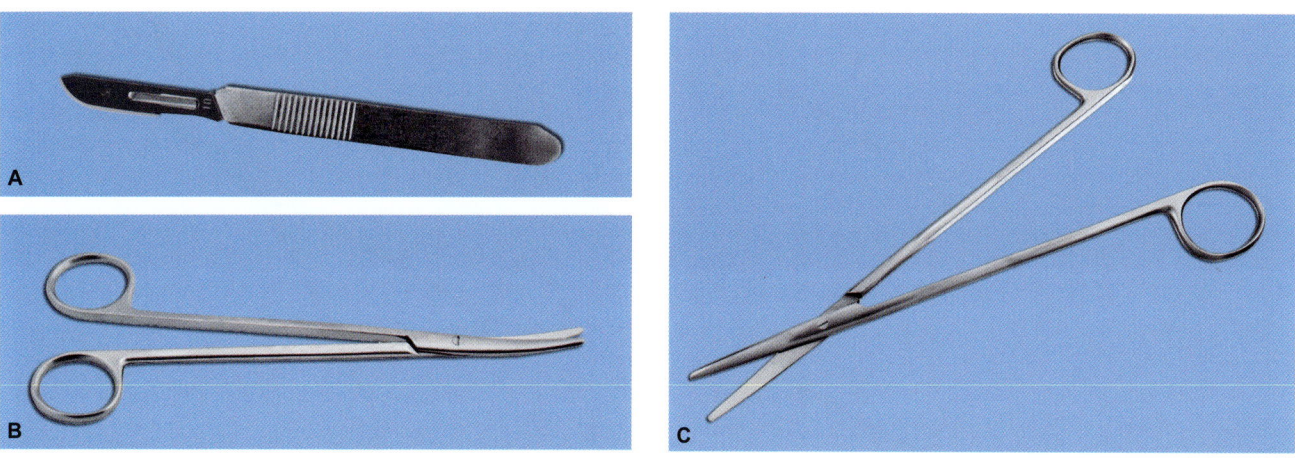

Figura 54.1 Instrumentos (frios) utilizados para diérese. **A.** Bisturi de lâmina – incisão cutânea. **B.** Tesoura Metzembaum curva – dissecções e corte de tecidos. **C.** Tesoura Metzembaum reta – corte de fios de sutura e tecidos espessos.

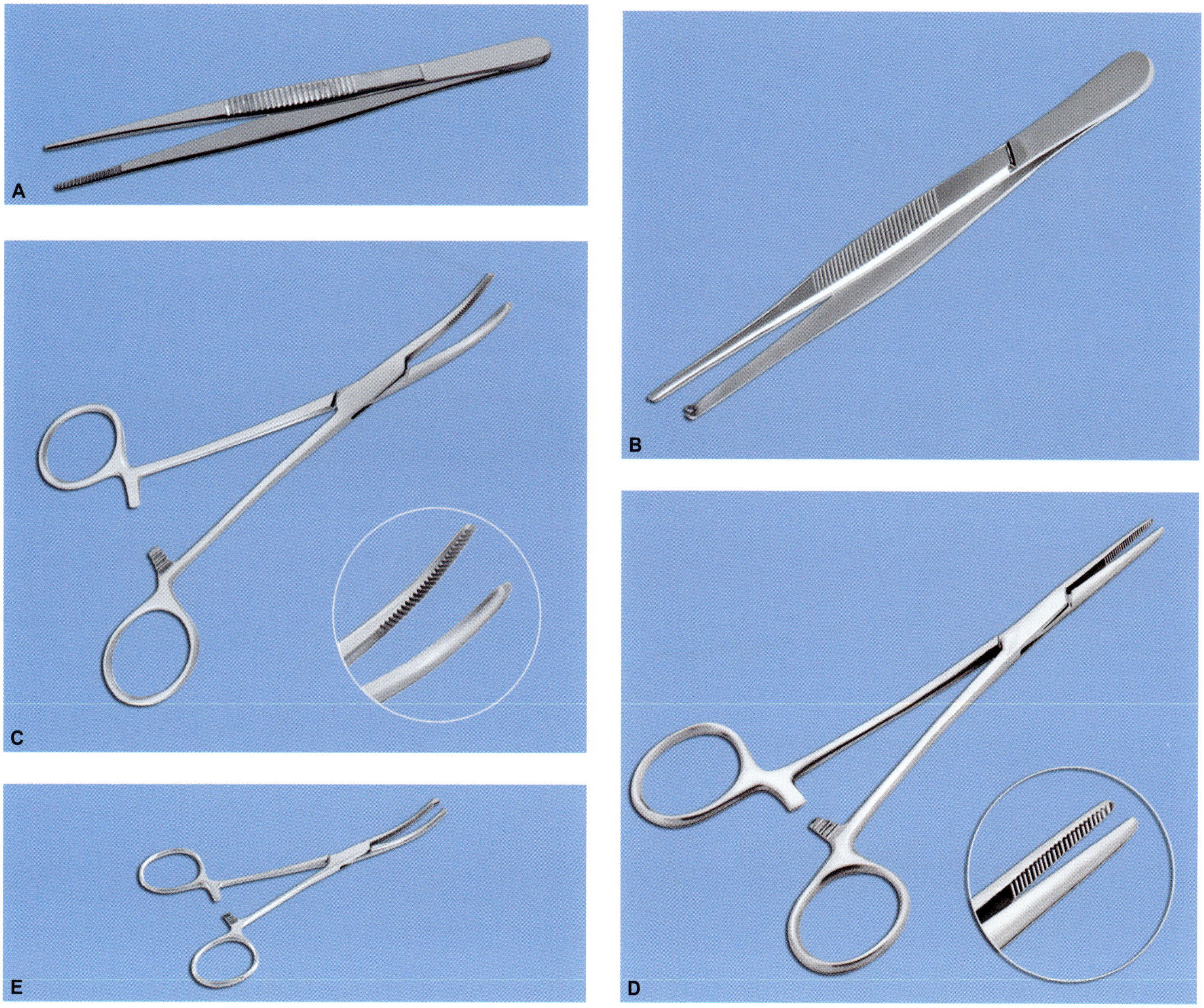

Figura 54.2 A. Pinça anatômica. **B.** Pinça dente de rato. **C** e **D.** Kelly curva e reta – hemostasia e apreensão atraumática tecidual. **E.** Köcher – apreensão firme de tecidos resistentes, como aponeurose. (*continua*)

Parte 8

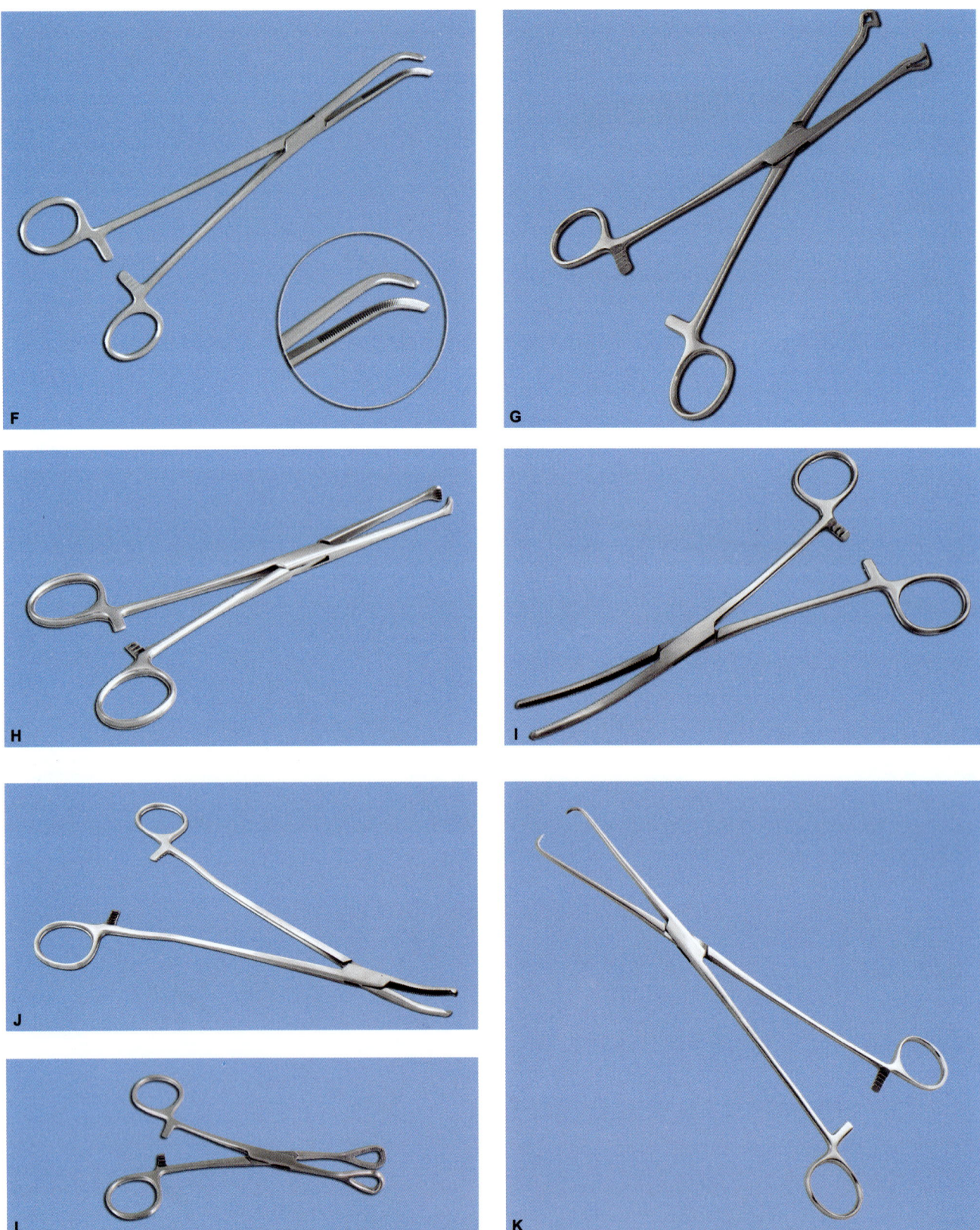

Figura 54.2 (*continuação*) **F.** Mixter – dissecções delicadas, facilitando a individualização de estruturas tubulares (vasos, trompas, ureteres), pela sua inclinação próxima de 90º. **G.** Babcock – apreensão atraumática. **H.** Allis – apreensão de tecidos expressos. Causa maior trauma comparada à pinça Babcock. **I.** Rochester – apreensão atraumática. **J.** Faure – artéria uterina. **K.** Pozzi – apreensão do colo uterino. **L.** Collins (pinça coração) – apreensão atraumática tecidual. (*continua*)

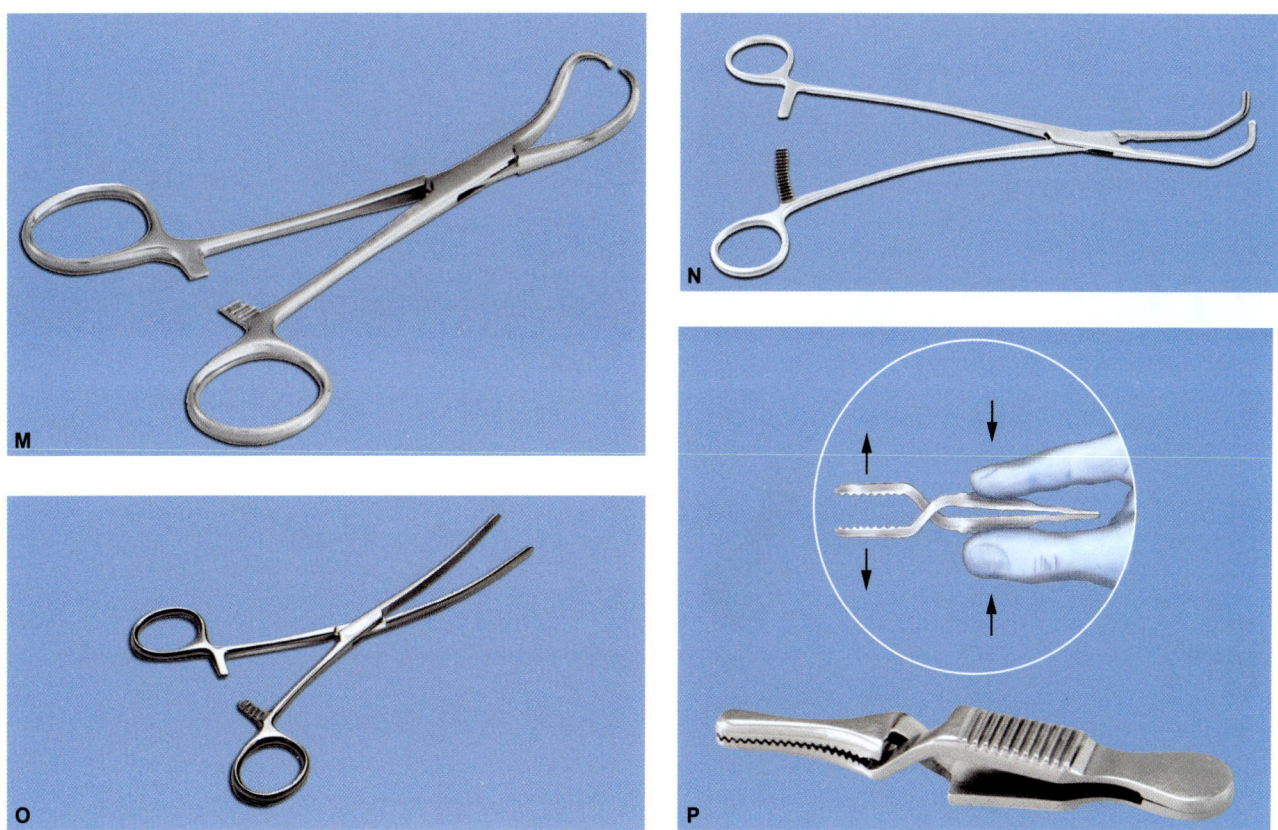

Figura 54.2 (*continuação*) **M.** Backhaus – fixação dos campos cirúrgicos e instrumentos. **N.** Satinsky – pinça vascular atraumática. **O.** *Clamp* intestinal – utilizado para evitar extravasamento de conteúdo intestinal durante o tratamento das lesões acidentais ou ressecções. **P.** *Bulldog* – clampeamento vascular.

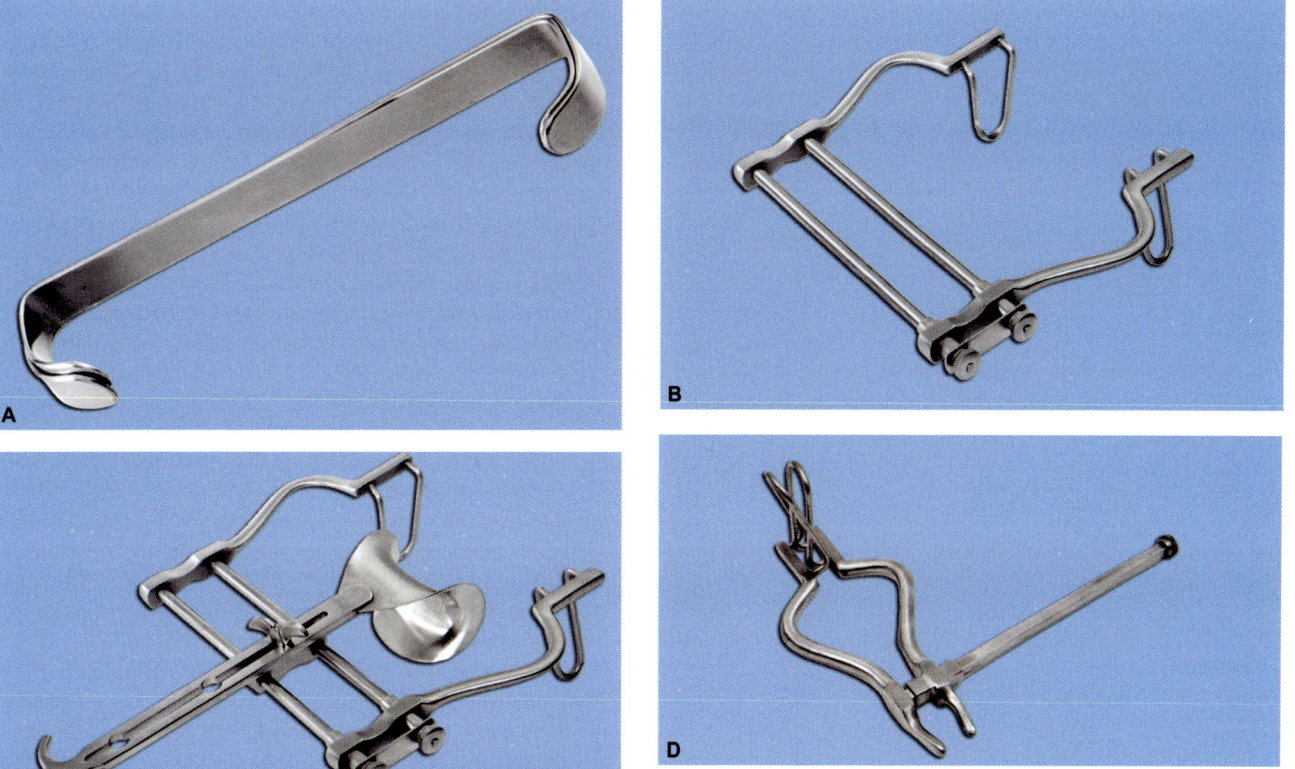

Figura 54.3 A. Afastador de Farabeuf. **B.** Afastador de Balfour. **C.** Afastador de Balfour (dois componentes). **D.** Afastador de Gosset. (*continua*)

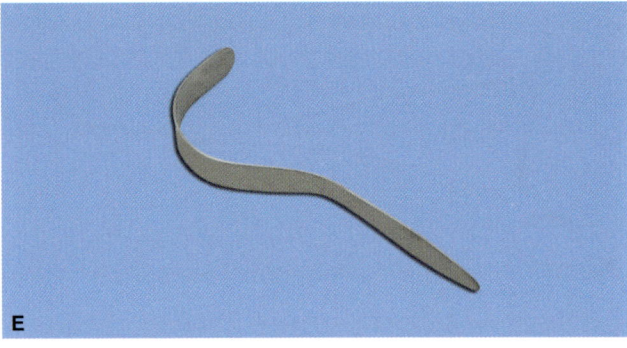

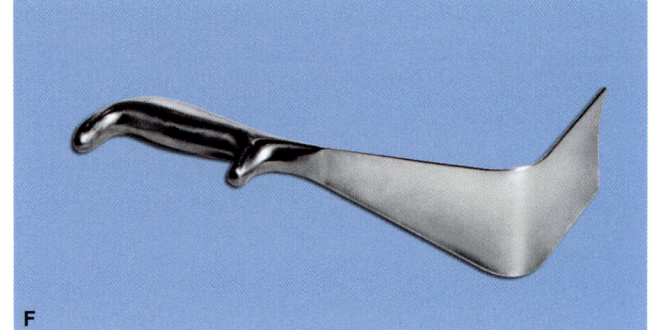

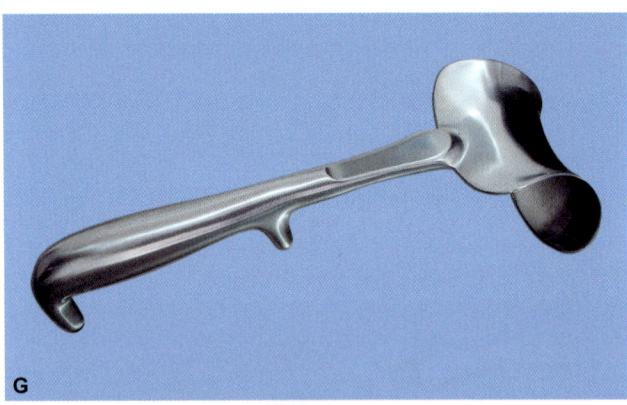

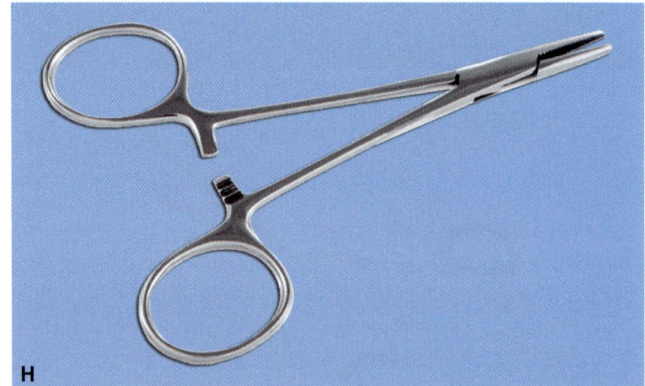

Figura 54.3 (*continuação*) **E.** Afastador de Deaver. **F.** Afastador de Doyen. **G.** Afastador suprapúbico. **H.** Porta-agulhas.

Fios cirúrgicos

O fio de sutura corresponde ao material utilizado para manter tecidos coaptados, com o objetivo de permitir a cicatrização tecidual. A escolha do fio adequado para síntese tecidual cabe ao cirurgião, portanto abordaremos suas principais características, permitindo um amplo entendimento dos materiais de síntese para a escolha adequada.

É importante ressaltar que diferentes tecidos apresentam períodos de cicatrização distintos e, por isso, o cirurgião deve considerar esse fator na escolha do fio, que sempre deve apresentar resistência tênsil maior ou igual ao tempo de cicatrização do tecido (Tabela 54.1). Os fios cirúrgicos são classificados quanto à permanência (absorvível e não absorvível); à estrutura (monofilamentar e multifilamentar); à origem (animal e sintética); ao diâmetro (escala numérica) e à resistência tênsil (tempo).

- Absorvíveis: são fagocitados, hidrolisados, degradados e assimilados pelo tecido em que são implantados. Os de origem animal são fagocitados por meio de atividade enzimática

durante o processo de cicatrização. Os de origem sintética são hidrolisados quando da reação com as moléculas de água dos líquidos corporais, que se degradam e são assimiladas pelos tecidos em cicatrização. Eles são divididos em dois grupos: sintéticos e biológicos

- Fios cirúrgicos absorvíveis biológicos: são conhecidos como categute (do inglês *catgut*, por ser proveniente do intestino do gato), atualmente obtido da submucosa do intestino delgado de ovinos ou serosa de bovinos. De acordo com o tempo de absorção, os categutes podem ser simples ou cromados. Os simples apresentam absorção mais rápida (em torno de oito dias) e os cromados têm absorção mais lenta (em torno de 20 dias), sendo tratados com bricomato de potássio

- Fios cirúrgicos absorvíveis sintéticos: ácido poliglicólico – fio multifilamentar com excelente maleabilidade. Tem sido empregado em larga escala como substituto dos fios de absorção lenta e dos não absorvíveis. O ácido poliglicólico é um material sintético obtido por meio de polimerização do ácido glicólico, de fácil manuseio, forte, flexível e de boa tolerância. São utilizados em anastomoses gastrintestinais, cirurgias ginecológicas, cirurgias gerais e operações urológicas. Polímeros sintéticos monofilamentares mais recentes: poliglecaprone e polidioxanona. São monofilamentares, maleáveis e mantêm a resistência de tensão por um período mais prolongado que os sintéticos multifilamentares

- Não absorvíveis: são resistentes à digestão enzimática em tecido animal vivo. Apresentam dois tipos: biológicos e sintéticos

  - Fios cirúrgicos não absorvíveis biológicos: o algodão é derivado da celulose, de baixo custo, de fácil esterilização, de pouca reação tecidual, multifilamentar e de calibre variado. O fio de seda, de origem animal, obtido de diversas espécies de bicho-da-seda. Suas fibras são

Tabela 54.1 Características dos principais fios absorvíveis.

Fio	Origem	Força tênsil (dias)	Tempo de absorção (dias)
Categute simples	Animal	7 a 10	70
Categute cromado	Animal	21 a 28	90
Caprofyl®	Sintético	21	91 a 119
Monocryl®	Sintético	21	91 a 119
Vicryl®	Sintético	28	56 a 70
Vicryl® rapid	Sintético	10 a 14	42
PDS®	Sintético	42	180

retorcidas ou trançadas e podem passar por processo de enceramento para diminuir sua capilaridade. Apresenta facilidade de manuseio, resistência à tração e segurança na fixação do nó

- Fios cirúrgicos não absorvíveis sintéticos: são subdivididos em quatro grupos: poliamida, poliéster, polipropileno e metálico
- Monofilamentares: ocasionam menor trauma no tecido, têm menor capilaridade e maior "memória", podendo tornar sua manipulação mais difícil. Fios preferidos na vigência de infecção. Exemplo: PDS® e Prolene®
- Multifilamentares: ocasionam maior trauma tecidual (mais ásperos), com maior tendência a infecção e permeabilidade, mas os nós são mais seguros e fáceis de ser executados. Exemplo: Vicryl®, Ethibond®
- Animal: derivado de produtos animais. Exemplo: categute
- Sintético
- Diâmetro: padronizou-se uma escala numérica, facilitando a escolha do fio mais adequado ao tecido. Geralmente, os fios de maior diâmetro são designados com números de 0 a 3, enquanto fios mais finos são designados com números entre 4 e 10
- Resistência tênsil: é a propriedade que permite ao fio manter o tecido coaptado de maneira adequada, pelo tempo suficiente para sua cicatrização.

Dica

O fio ideal deve ser absorvível, manter a resistência tênsil até a cicatrização e causar o mínimo de reação tecidual.

Agulhas

São projetadas para penetrar e transpassar os tecidos, levando através deles os fios de sutura. Devem ter perfil adequado para cada tipo de tecido, de modo a transpassá-lo com mínimo trauma de apoio e passagem. Dividem-se em dois grupos: atraumáticas (ponta cilíndrica) e traumáticas (ponta cortante) (Figura 54.4).

INCISÕES HABITUAIS EM CIRURGIA GINECOLÓGICA

Todas as incisões para o acesso à cavidade pélvico-abdominal são realizadas por planos, isto é: pele, tecido subcutâneo, aponeurose, músculos, peritônio parietal e o peritônio visceral (quando existir).

De acordo com o acesso, alguns músculos da parede abdominal são afastados e outros incisados, por isso a importância de saber sua origem e inserção (Tabela 54.2 e Figura 54.5).

Pfannenstiel

- Vantagem estética
- Menor índice de hérnias incisionais
- Permite acesso aos órgãos pélvicos
- Não é recomendada quando há necessidade de acesso rápido ao abdome (pacientes em choque).

Tabela 54.2 Músculos da parede anterolateral do abdome.

Músculo	Origem	Inserção
Oblíquo externo do abdome	Oito últimas costelas, interdigitando com o m. serrátil anterior e o m. grande dorsal	Crista ilíaca, espinha ilíaca anterossuperior, tubérculo púbico e bainha do m. reto do abdome
Oblíquo interno do abdome	Crista ilíaca, aponeurose toracolombar, ligamento inguinal	Margens inferiores das três costelas mais inferiores, bainha do m. reto do abdome
Transverso do abdome	Face interna das seis últimas cartilagens costais, aponeurose toracolombar, crista ilíaca, ligamento inguinal	Bainha do m. reto do abdome
Reto do abdome	Processo xifoide, 5ª, 6ª e 7ª cartilagens costais	Sínfise e crista púbica
Piramidal	Corpo do púbis	Linha alba, superiormente à sínfise púbica

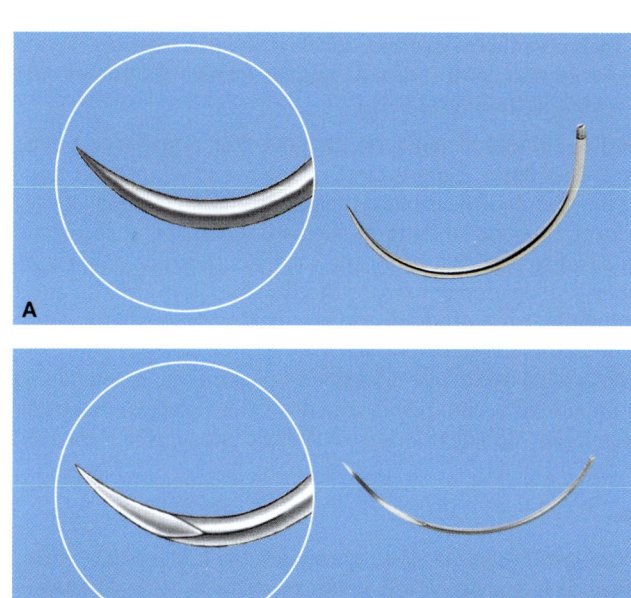

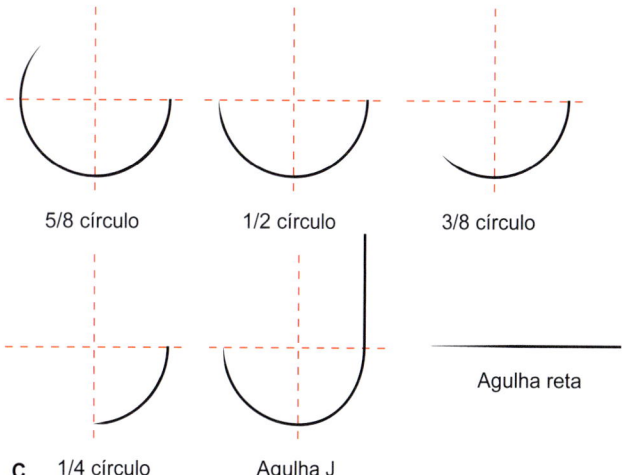

Figura 54.4 A. Agulha cilíndrica. **B.** Agulha cortante. **C.** 5/8 círculo, 1/2 círculo, 3/8 círculo, 1/4 círculo, agulha "J", agulha reta.

5/8 círculo   1/2 círculo   3/8 círculo

1/4 círculo   Agulha J   Agulha reta

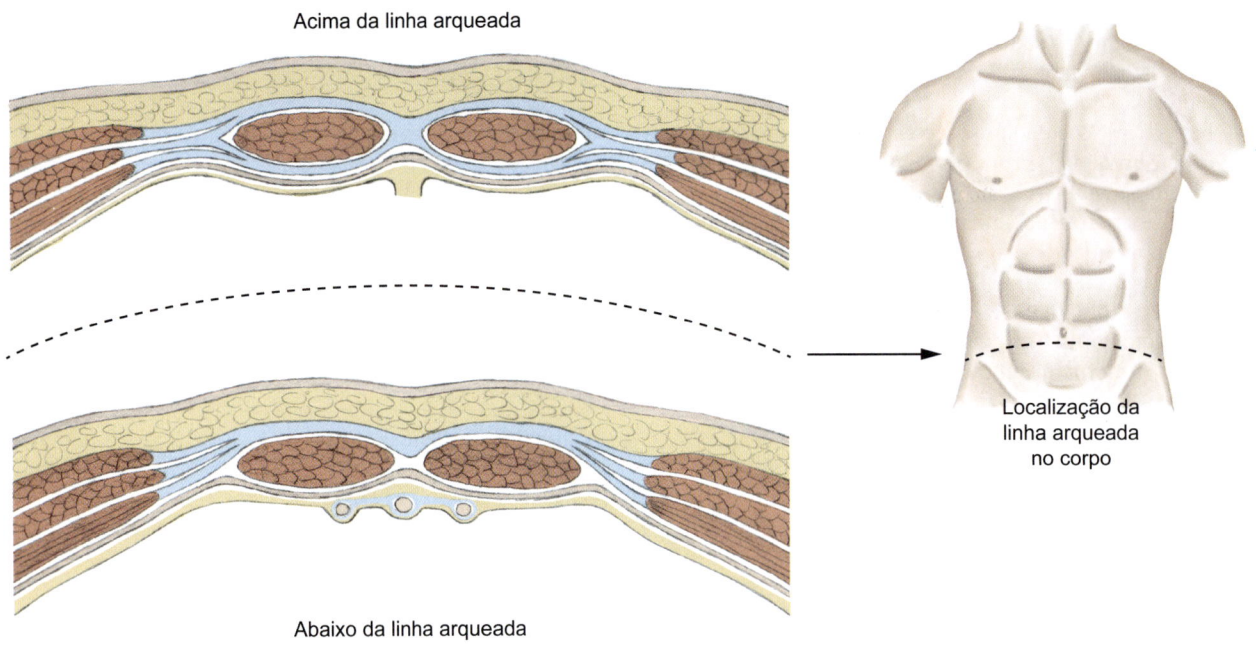

Acima da linha arqueada

Abaixo da linha arqueada

Localização da
linha arqueada
no corpo

Figura 54.5 Musculatura da parede abdominal: acima e abaixo da linha arqueada.

▶ **Incisão cutânea (Figura 54.6 A).** Incisão transversa baixa, suavemente encurvada cranialmente. Dois a três centímetros acima da sínfise pubiana, na linha superior dos pelos pubianos. A extensão da incisão é variável, de acordo com a exposição necessária, geralmente limita-se à linha lateral dos músculos retos abdominais. É necessário ter atenção especial à simetria.

▶ **Incisão do tecido celular subcutâneo (Figura 54.6 B).** Atenção para os vasos localizados nos ângulos laterais da incisão, derivados dos vasos epigástricos superficiais, que podem ser tratados com ligadura manual ou coagulação elétrica. Existem duas fáscias: Camper (superficial) e Scarpa (profunda), antes da aponeurose do reto abdominal.

▶ **Abertura da aponeurose dos músculos retos abdominais (Figura 54.6 C e D).** Realizada com bisturi frio, elétrico ou tesoura. Algumas técnicas sugerem a divulsão digital, após mínima abertura da aponeurose (técnica de Misgav Ladach). Nas bordas laterais, são incisadas as aponeuroses dos músculos oblíquos (externo e interno).

▶ **Separação da aponeurose do músculo reto abdominal (Figura 54.6 E a G).** Deve ser feita superiormente e inferiormente. Auxiliar deve usar pinça com gaze, aplicando pressão no músculo, facilitando a exposição do plano de liberação musculoaponeurótica. Atenção aos vasos perfurantes (ramos dos vasos epigástricos superficiais, que atravessam músculo e aponeurose), causa comum de sangramento nesse tempo cirúrgico. Cuidado superiormente com lesão da cicatriz umbilical e inferiormente com exposição óssea da sínfise pubiana.

▶ **Separação dos músculos retos abdominais (Figura 54.6 H).** Após apreensão com pinça atraumática dos músculos à direita e à esquerda, é feita incisão mediana longitudinal, com afastamento lateral muscular, até identificação da fáscia transversal.

▶ **Abertura peritoneal (Figura 54.6 H).** Após abertura da fáscia transversal, identificamos a gordura pré-peritoneal, que deve ser afastada com cuidado para não perfurar o peritônio. Apreensão peritoneal com pinça atraumática (Kelly), tração anterior, palpação digital confirmando a existência apenas de peritônio e abertura com tesoura, bisturi frio ou elétrico, identificando a cavidade abdominal.

Dica

Cirurgias prévias, principalmente cesarianas, podem causar aderências da bexiga com o peritônio, portanto é sempre mais seguro fazer a abertura peritoneal mais cranial nesses casos. Caso haja aderências, dissecção romba é mandatória entre o peritônio e órgãos aderidos (bexiga, intestino delgado, sigmoide, epíploo, anexos), prevenindo lesões acidentais. Pacientes portadoras de hérnias (congênitas, adquiridas ou incisionais) no abdome inferior e/ou região inguinal devem ser avaliadas por equipe multiprofissional (ginecologista e cirurgião geral) para otimizar o tratamento cirúrgico.

Incisão mediana

- Geralmente infraumbilical em cirurgia pélvica
- Acesso rápido à cavidade abdominal
- Permite prolongamento superior, com exposição total do abdome
- Mais comum em cirurgias oncológicas e pacientes em choque
- Apresenta maior índice de hérnias incisionais, comparada à incisão transversa baixa.

▶ **Incisão cutânea longitudinal, transumbilical, respeitando a linha média do abdome.** É importante observar que sempre que houver possibilidade de prolongamento da incisão mediana, deve-se fazer a marcação da linha média desde o apêndice xifoide até a sínfise pubiana, com caneta estéril específica para cirurgia ou azul de metileno. Esse procedimento deve ser feito antes da incisão, prevenindo distorções da cicatriz mediana, causa de desconforto estético à paciente.

▶ **Incisão do tecido celular subcutâneo.** Longitudinal, mantendo-se na linha média, com hemostasia dos vasos (ligadura ou eletrocoagulação) até a identificação do folheto aponeurótico anterior.

Dica

Descolamento lateral subcutâneo, apenas o suficiente para o posterior fechamento da aponeurose, evitando grandes descolamentos laterais e formação de seromas.

▶ **Incisão aponeurótica.** Bisturi frio, elétrico ou tesoura, na linha média. Acesso entre os músculos retos abdominais, que são afastados lateralmente, com exposição do peritônio.

▶ **Incisão peritoneal e abertura da cavidade (Figura 54.6 I e J).** Respeitando os mesmos princípios descritos anteriormente, pela incisão de Pfannenstiel. Nas incisões medianas infraumbilicais, recomendamos a abertura da cavidade próxima ao umbigo.

▶ **Fechamento da parede abdominal.** Pode ser realizado por planos anatômicos, incluindo ou não o fechamento peritoneal, ou em plano único musculoaponeurótico, com suturas contínuas ou separadas.

Fios monofilamentares e absorvíveis, com resistência tênsil prolongada, apresentam melhores resultados no fechamento da parede abdominal. Fios laçados (p. ex., PDS®), facilitam a técnica operatória no fechamento em plano único musculoaponeurótico.

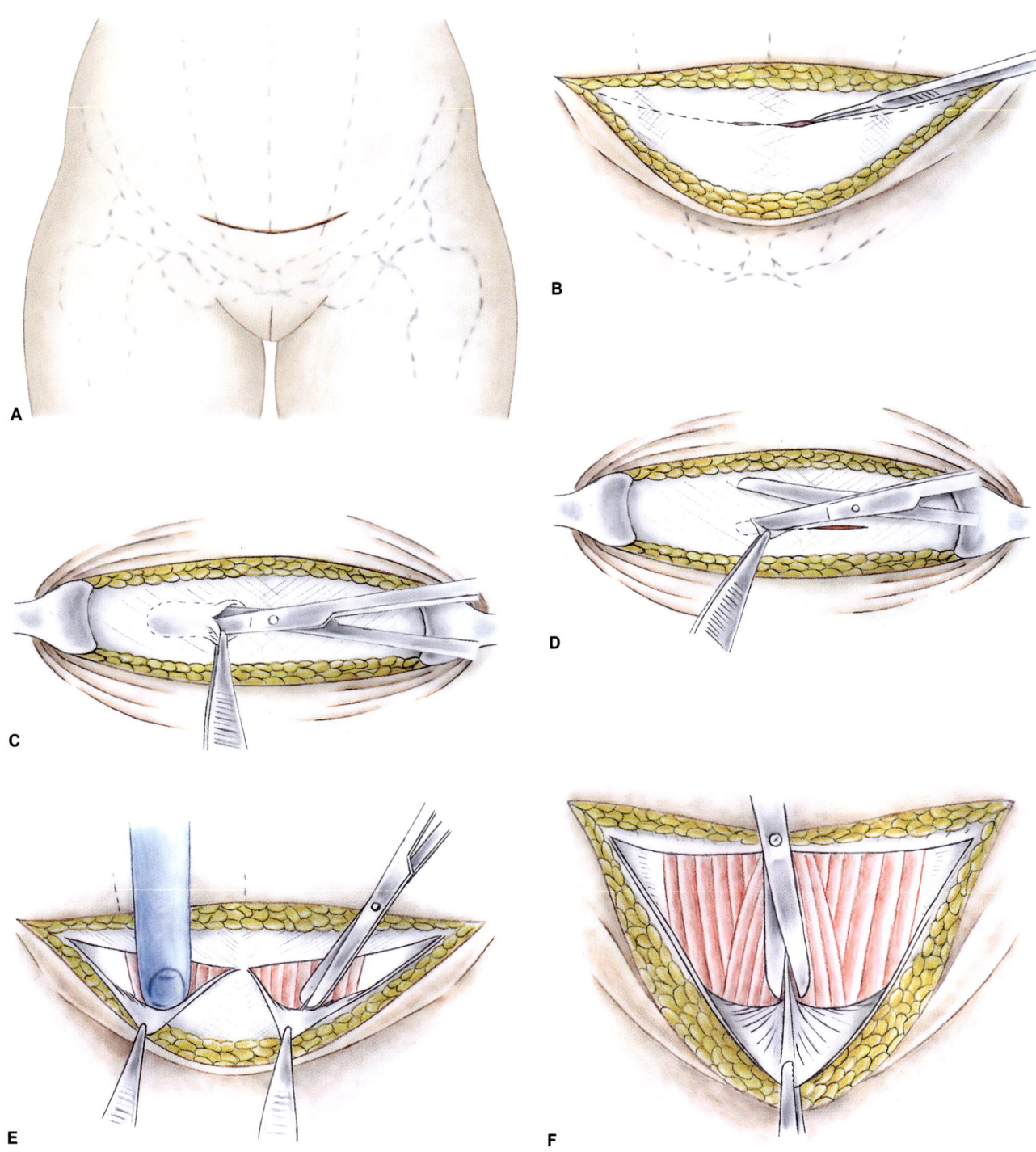

Figura 54.6 A. Incisão cutânea. **B.** Incisão do tecido celular subcutâneo. **C** e **D.** Abertura da aponeurose dos músculos retos abdominais. **E** a **G.** Separação da aponeurose do músculo reto abdominal. (*continua*)

Parte 8

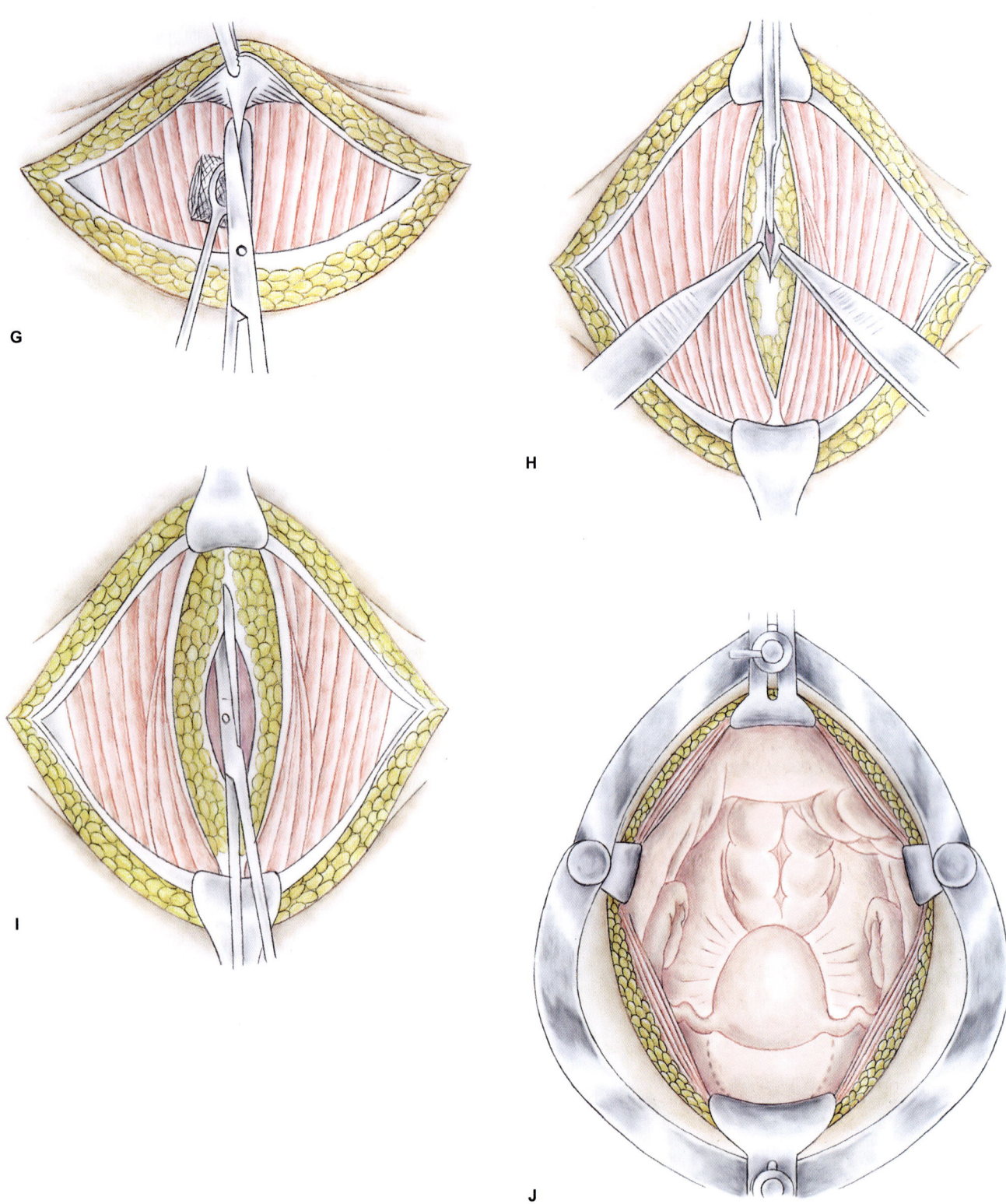

Figura 54.6 (*continuação*) **E** a **G.** Separação da aponeurose do músculo reto abdominal. **H.** Separação dos músculos retos abdominais e abertura peritoneal. **I.** Ampliação da incisão peritoneal. **J.** Visão da cavidade pélvica.

CONDUÇÃO DAS INTERCORRÊNCIAS EM CIRURGIA GINECOLÓGICA

Abordaremos os aspectos técnicos, relacionados às lesões intraoperatórias mais comuns em cirurgia ginecológica.

Lesões do tubo digestivo

Ocorrem durante a abertura da cavidade abdominal, na manipulação transoperatória, nas dissecções em tecidos infiltrados (p. ex., endometriose infiltrando o reto ou endometrioma ovariano aderido ao intestino delgado), ou tardiamente por lesões térmicas despercebidas na parede intestinal.

Lesões do intestino delgado

Podem ser tratadas com sutura manual, preferencialmente com fios absorvíveis 3.0 (p. ex., Vicryl® ou PDS®).

Lesões que acometem a camada mucosa, com abertura do lúmen do intestino delgado, apresentam maior índice de contaminação da cavidade.

Deve-se proceder ao fechamento dessas lesões com cuidado, em um ou dois planos, a partir da justaposição das camadas seromusculares, sem exposição de mucosa intestinal.

Suturas contínuas ou com pontos simples devem ser feitas, preferencialmente transversas, evitando a estenose do órgão.

Lesões com acometimento maior que 50% da circunferência do delgado são candidatas à ressecção com anastomose primária (Figura 54.7).

Lesões do cólon e reto

Lesões mais comumente relacionadas às dissecções do septo retovaginal, principalmente nos casos de endometriose infiltrativa, têm apresentado nódulos nessa topografia. Anatomicamente dividimos o reto em três porções: reto baixo (até 5 cm da margem anal), reto médio (entre 5 e 10 cm) e reto superior (entre 10 e 15 cm), denominando cólon sigmoide o segmento intestinal acima do reto, que se apresenta fisiologicamente aderido à parede lateral da pelve, na topografia do músculo psoas esquerdo. Lesões mais baixas (reto médio e baixo) têm pior prognóstico e maior índice de colostomias, utilizadas para desvio do trânsito intestinal, permitindo o saneamento dos processos infecciosos, a cicatrização tecidual do reto e posterior reconstrução do trânsito intestinal. Situações especiais, em anastomoses colorretais baixas, podem necessitar de ileostomias para desvio do trânsito intestinal, durante o tempo de cicatrização da anastomose colorretal. A Figura 54.8 mostra as opções técnicas para tratamento das lesões do reto e sigmoide.

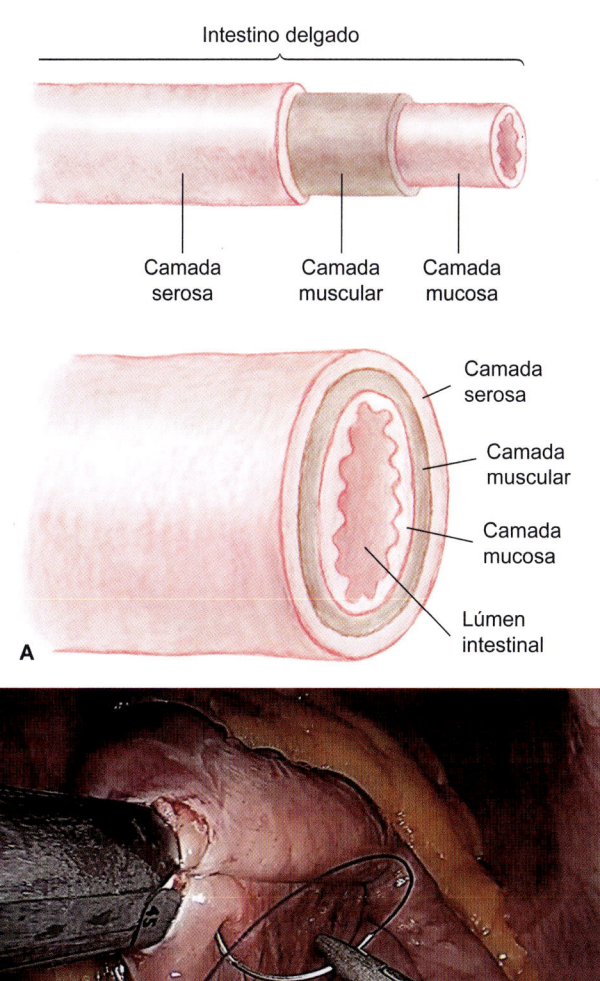

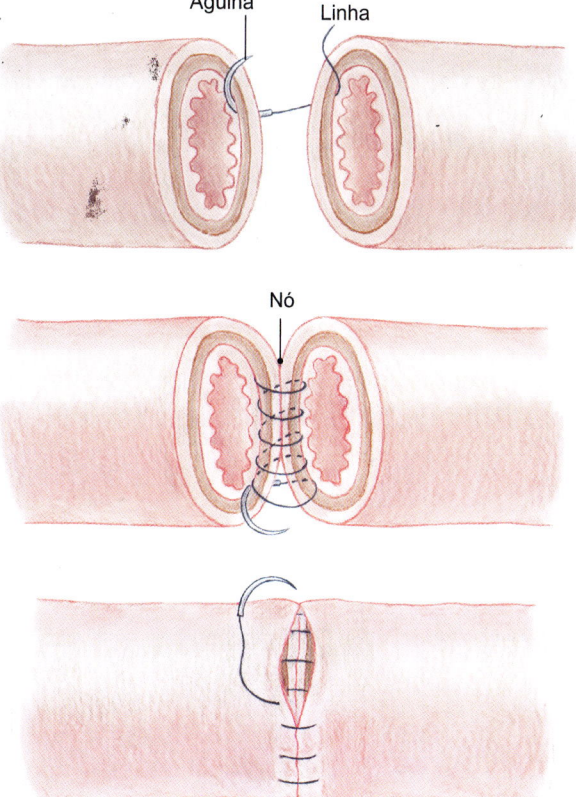

Figura 54.7 A. Intestino delgado. **B.** Anastomose terminoterminal manual. **C.** Anastomose laterolateral mecânica.

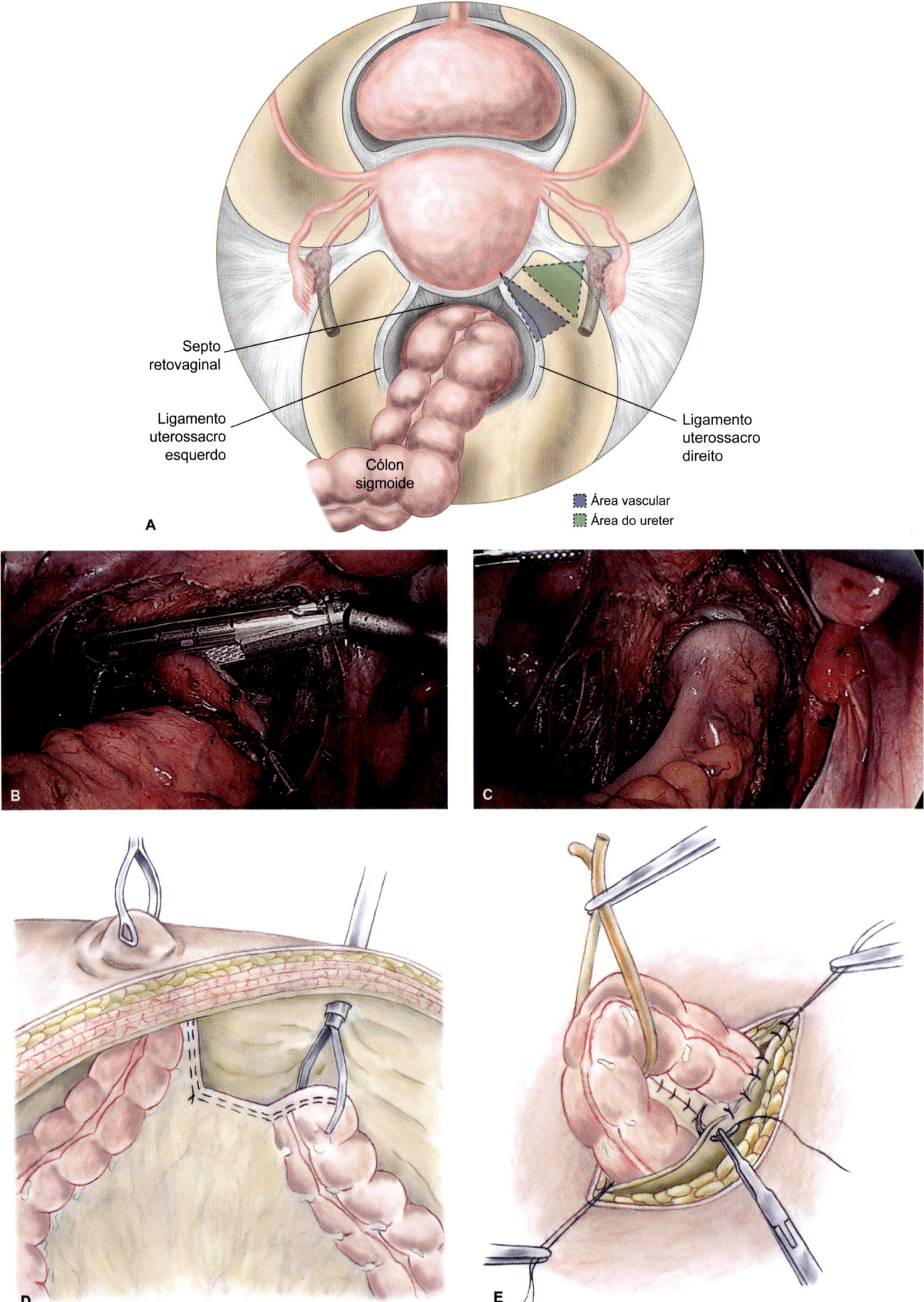

Septo
retovaginal

Ligamento
uterossacro
esquerdo

Cólon
sigmoide

Ligamento
uterossacro
direito

▨ Área vascular
▨ Área do ureter

Figura 54.8 A. Correlação anatômica dos órgãos pélvicos. **B** e **C.** Ressecção e anastomose terminoterminal mecânica. **D** e **E.** Colostomia em alça.

Dica

Pinça apreendendo gaze introduzida pelo auxiliar na vagina, fazendo tração anterior do fundo de saco, auxilia na exposição e dissecção do septo retovaginal e fáscia de Denonvillier.

Lesões vasculares

A irrigação da pelve deriva dos vasos ilíacos, que se encontram nas paredes laterais, em topografia retroperitoneal. O melhor tratamento das lesões vasculares é sempre a prevenção, respeitando os planos anatômicos. Durante as cirurgias ginecológicas, a abertura peritoneal deve ser realizada de modo paralelo aos vasos ilíacos, para melhor exposição do campo operatório, e individualização dos vasos uterinos e do ligamento infundibulopélvico.

Lesões do trato urinário

As lesões mais prevalentes em cirurgia pélvica, relacionadas ao trato urinário, incluem as lesões da bexiga e dos ureteres. As lesões da bexiga ocorrem durante a abertura da cavidade abdominal, na dissecção do septo vesicouterino, ou em situações especiais, em que tecidos tumorais ou endometrióticos estão aderidos ao órgão. Lesões centrais e anteriores são de tratamento mais simples, pois não envolvem os óstios ureterais. Lesões laterais e do trígono vesical podem ocorrer com lesões associadas dos ureteres em sua entrada na bexiga. Existem três formas principais de tratamento: sutura manual da bexiga, anastomoses terminoterminais do ureter ou reimplante ureteral na bexiga.

Dica

Ureter entra na pelve na topografia da bifurcação dos vasos ilíacos, sendo o ureter esquerdo mais superficial na aderência fisiológica do sigmoide à parede lateral da pelve, enquanto o ureter direito penetra mais profundamente, medialmente aos vasos ilíacos externos.

Lesões neurológicas

Não são passíveis de tratamento cirúrgico, portanto o reconhecimento da anatomia neurológica da pelve, associado à dissecção dentro dos planos anatômicos, são a única maneira de prevenção dessas lesões.

Lesões da parede abdominal

Durante a abertura da parede abdominal, lesões dos vasos epigástricos e seus ramos são frequentes. Pela topografia retromuscular, esse sangramento pode coletar no retroperitônio, evoluindo com grandes hematomas. Nesses casos, deve-se dissecar o espaço retromuscular, pré-peritoneal, afastando o músculo reto abdominal lateralmente para identificação do vaso e controle da hemostasia.

BIBLIOGRAFIA

Coelho JCU. Manual de clínica cirúrgica: cirurgia geral e especialidades. São Paulo: Atheneu; 2009.

Guitarte C, Grant J, Zhao H et al. Incisional hernia formation and associated risk factors on a gynecologic oncology service: an exploratory analysis. Arch Gynecol Obstet. 2016; 294(4):805-11.

Höckel M, Horn LC, Tetsch E et al. Pattern analysis of regional spread and therapeutic lymph node dissection in cervical cancer based on ontogenetic anatomy. Gynecol Oncol. 2012; 125(1):168-74.

Holmgren G, Sjöholm L, Stark M. The misgav ladach method for cesarean section: method description. Acta Obstet Gynecol Scand. 1999; 78(7):615-21.

Hunter J, Dunn D, Brunicardi FC et al. Schwartz's principles of surgery. 9 ed. New York: McGraw-Hill; 2009.

McLatchie GR, Leaper DJ. Oxford handbook of clinical surgery. 4. ed. Oxford: Oxford University Press; 2013.

Petroianu A. Clínica cirúrgica do Colégio Brasileiro de Cirurgiões. São Paulo: Atheneu; 2010.

Renard Y, Simonneau AC, de Mestier L et al. Standard of open surgical repair of suprapubic incisional hernias. World J Surg. 2017; 41(6):1466-74.

Rezende M. Ginecologia e obstetrícia. 12. ed. Rio de Janeiro: Guanabara Koogan; 2011.

Sabiston. Tratado de cirurgia: a base biológica da prática cirúrgica moderna. 18. ed. Rio de Janeiro: Elsevier; 2010.

Satitniramai S, Manonai J. Urologic injuries during gynecologic surgery, a 10-year review. J Obstet Gynaecol Res. 2017; 43(3):557-63. Epub 2017 Feb 4.

Stany M, Farley J. Complications of gynecologic surgery. Surg Clin N Am. 2008; 8(2):343-59.

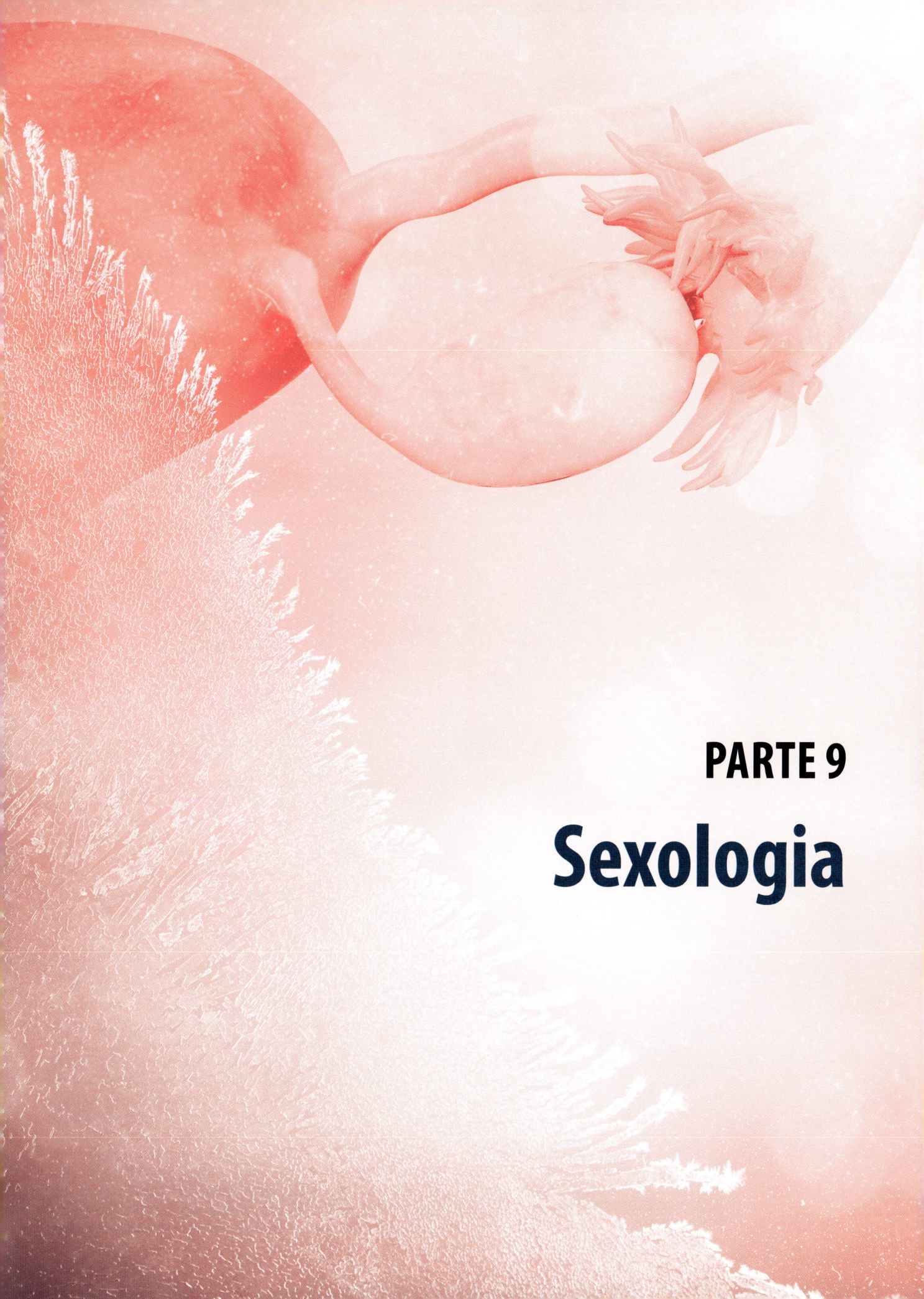

PARTE 9

Sexologia

55

Ginecologista/Paciente e a Temática Sexual na Relação Clínica

Maria do Carmo de Andrade Silva

FALTA DE PREPARO ACADÊMICO PARA OS TEMAS SEXUAIS

O ginecologista é o profissional a quem a mulher recorre em diversas etapas de sua evolução biológica. Para muitas das que frequentam ambulatórios, a consulta ginecológica talvez seja o único momento em que seja possível falar sobre vida sexual, pois acreditam estar diante de alguém mais esclarecido e confiável.

Apesar da demanda, muitos profissionais de saúde, em especial ginecologistas, urologistas, psiquiatras, psicólogos e enfermeiros, não estão preparados adequadamente para oferecer orientação sexual, uma vez que as estruturas curriculares acadêmicas continuam investindo muito pouco, ou quase nada, nesta formação.

Pesquisa realizada para um simpósio do Congresso Mundial de Sexologia[1] observa a trajetória do tema na academia para a área da Saúde por meio de referências em publicações brasileiras afins e conteúdos oferecidos nos *sites* de diversas instituições de ensino. Assinala que a temática, mesmo que inclusa somente como tópico no programa de alguma disciplina, continua sendo pouco discutida.

Vitiello,[2] em artigo publicado em 1993 intitulado *O ginecologista e a sexualidade*, chamava a atenção para tais lacunas na formação em Saúde. Lopes et al.[3] também apontam dificuldades encontradas pelos profissionais em relação ao esclarecimento sexual de suas pacientes, e que tais dificuldades resultavam da falta de preparo na graduação. Cavalcanti[4] propõe cursos de Sexologia em várias áreas e acreditava, em 1993, que as universidades brasileiras instituiriam cursos de pós-graduação sobre o tema a fim de suprir essa deficiência, o que não ocorreu da maneira esperada. Com isso, ao se depararem com queixas sexuais, alguns profissionais não sabem lidar com a amplitude dos problemas apresentados.

Em capítulo escrito por alunos de Ginecologia, observa-se o que sentiam em suas graduações:

> Tanto no ciclo básico como durante toda grade obrigatória, a sexualidade é negligenciada [...]. O problema é que não se aprende sobre sexualidade na faculdade [...]. Como não sei lidar com esse problema, não o considero importante.[5]

Vários são os conhecimentos necessários para se tratar amplos problemas sexuais. No entanto, conhecimentos básicos podem ser úteis para questões mais simples. Anatomia e fisiologia sexual, interferências psicológicas, socioculturais e religiosas na sexualidade são temas relevantes. Igualmente, conceitos de gênero, identidade, papel, orientação e atividades e interferências sexuais nas diferentes fases da vida.

Algum conhecimento sobre atração, paixão, amor, parceria, incluindo conceitos como desejo, excitação, orgasmo e prazer. Formas de expressão sexual, como jogos sexuais, preliminares, masturbação, primeira relação, hetero, homo e bissexualidade. Dificuldades sexuais associadas à concepção/contracepção, gravidez/maternidade, esterilidade, reprodução assistida, menopausa, prevenção de doenças sexualmente transmissíveis (DSTs), aborto, abuso e violência sexuais, parafilias, disfunções ou transtornos. Assim como associações de problemas sexuais com doenças e/ou substâncias lícitas e ilícitas, cirurgias mutilantes em órgãos que compõem parte da identidade feminina precisam existir na formação da saúde. Conhecimentos básicos quanto a etiologias, esclarecimentos, indicações de possibilidades de tratamentos, ou suportes e encaminhamento para enfrentamentos, são perfeitamente possíveis de serem efetivados em uma consulta ginecológica.

GINECOLOGISTA

Muitas vezes é o ginecologista que não está apto a discutir a temática, pois não foi educado pessoal e/ou profissionalmente para relacionar sexo a um tema elencável de seu cotidiano de atendimento. Não questiona ou mesmo despreza qualquer queixa ou insinuação que indique viés sexual, mudando rapidamente de assunto. Preocupa-se em como abordar questões tão íntimas e não se sente capacitado para tal. O tempo de consulta é curto, há vários outros casos graves para atender no ambulatório e, se ele permitir o surgimento da queixa, o que vai fazer? Que medicação vai prescrever? Para quem vai encaminhar? As dúvidas, preconceitos e incômodos ainda são a tônica para uma grande parcela de profissionais.

Segundo Abdo et al.,[6] apesar de as disfunções sexuais serem comuns, são pouco detectadas, o que se explica pelo fato de o médico e/ou a paciente desconhecerem a natureza das disfunções, ou não se sentirem à vontade para abordá-las.

Quem é a pessoa ginecologista? Quais suas crenças e atitudes em relação à sexualidade? Que grau de valoração dá ao tema? Aceita ou não que os problemas sexuais fazem parte de sua esfera profissional? É importante perceber que o ginecologista está inserido em um determinado contexto pessoal, profissional, social, moral e religioso. Locais em que foi educado, com base em determinadas crenças, que podem ter sido positivas ou negativas em relação a sexo.

Assim, a partir de quem é o ginecologista e de que conhecimentos conseguiu adquirir em relação aos problemas sexuais é que haverá ou não disponibilidade para ouvir e orientar suas pacientes, pois seu quadro interno, assim como seu nível de interesse e aceitação do tema agem sobre suas ações, gerando atitudes e comportamentos.

Crenças internalizadas que influenciarão na busca de aprimoramento profissional para as questões não vistas na faculdade, bem como a aceitação pessoal, ou, ao contrário, podem gerar despreparo e até mesmo tensão com a inclusão deste tema no campo profissional. Tais sentimentos e atitudes certamente irão atuar como facilitadores ou inibidores de uma relação clínica que envolva problemas sexuais.

RELAÇÃO CLÍNICA

A relação clínica engloba o ambiente, a paciente, a relação interpessoal, a anamnese/entrevista, a queixa sexual, a formação de vínculo de confiança, o possível diagnóstico, esclarecimentos e possibilidades de tratamento. Assim, uma atitude clínica vai requerer capacidade de ver, ouvir, captar e de sintonia com a paciente, a partir da perspectiva dela. Será preciso levar em consideração sua realidade pessoal, médica, econômica, social e cultural, ou seja, ter uma atitude empática com a paciente.

Ambiente

É necessário que o ambiente da consulta clínica seja tranquilo, confortável, seguro e confidencial, menos protocolar e mais acolhedor, além de conter todo o material necessário, evitando-se o "entra e sai" de auxiliares na sala de atendimento. Quando se trata de um ambulatório de ginecologia, essa preocupação torna-se evidente. É preciso compreender que a repressão sexual em nossa cultura judaico-cristã foi a tônica durante séculos e se efetivou ainda mais intensamente no mundo feminino. Para as mulheres, durante séculos, a preservação do corpo e da vida sexual esteve ancorada à reprodução: o sexo era voltado para a satisfação do marido e sua realização plena era alcançada por meio da maternidade.

Assim, por todo histórico de repressão, a expressão sexual da mulher, ainda hoje, até mesmo entre as mais esclarecidas, é mesclada de dúvidas, crendices, ansiedade e conflitos. Portanto, falar sobre problemas nesta área ou, pior, fazer um exame ginecológico com alguém que acabou de conhecer e irá tocá-la intimamente é, no mínimo, desconfortável. Se acrescentar a isso o relato de queixa sexual, acrescenta-se o medo de ser julgada, desvalorizada ou criticada.

Dependendo da queixa, o exame físico genital mais detalhado será necessário e nele pode-se detectar hipo ou hipertrofia da musculatura perivaginal, aderências de pequenos lábios ou de capuz clitoriano, atrofia genital, ressecamento vaginal, bartholinite, vestibulites, cicatrizes perineais, estenoses, endometrioses de fundo de saco, prolapso uterino etc. Nestes casos, a atitude profissional calma, compreensiva, atenciosa e segura durante o exame certamente será um suporte para a paciente.

Relação interpessoal

O ginecologista e sua paciente compõem um vínculo. Portanto, a consulta também é um encontro pessoal. Assim, é preciso refletir sobre o que varia nos encontros interpessoais – certamente o grau de sintonia. Percebe-se que, com algumas pessoas, a ligação se estabelece sem entraves, é fácil entendê-las. Com outras, há certo incômodo, torna-se enfadonho ou difícil o entendimento. Parte disso também ocorre no campo profissional, fazendo com que seja impossível atender a todas as pacientes da mesma maneira. Porém, apesar dessas diferenças, em todos os atendimentos, é necessária atitude clínica.

Em uma consulta, desenvolve-se uma relação interpessoal de corresponsabilidade, pois, tecnicamente, o vínculo médico-paciente é assimétrico, mas humanamente é simétrico. O médico não trabalhará sozinho, dependerá da cooperação da paciente e de seu organismo, como referido por Canella e Maldonado.[7] Porém, quando este paciente é uma mulher, seus problemas físicos, conflitos psicológicos, morais, religiosos, conjugais, econômicos, sociais e sexuais se misturam, e tornam a sinalização desta corresponsabilidade ainda mais significante.

Paciente

Por falar em relação clínica em ginecologia, acrescenta-se a outra pessoa deste encontro – a paciente. Quem é? De que modo interage? O que realmente deseja da consulta? Qual sua queixa? Quais as interações da queixa com seu momento de vida, com sua história médica, pessoal, sexual e conjugal? Como o problema a afeta, bem como ao outro na relação afetivo-sexual em sua vida conjugal?

O início da avaliação de uma paciente pode começar com a primeira impressão visual. Percepção do tom de voz, da maneira de andar, das inquietações e expressões faciais etc. Processo que se dá por meio da linguagem não verbal – da percepção pelos sentidos. Fator bastante significante em todos os encontros interpessoais, pois tais indicadores são pistas úteis em situações relacionais. Ajudam a entender, confirmar, ou por vezes rejeitar o que está sendo transmitido verbalmente. Porém, não se deve perceber unicamente pelo não verbalizado, sujeitando-se a percepções errôneas, preconceitos, supervalorizações ou sentimentos negativos. Assim, com a continuidade do atendimento, por meio do relato da queixa e da anamnese, associada à história clínica e aos exames complementares, quando necessário, farão o complemento do quadro e apontarão de modo mais seguro o quadro clínico e possibilidades de atuação.

Devido à temática, alguns cuidados são necessários para que não haja dúvidas quanto ao estabelecimento de uma relação profissional. Por estar sendo ouvida, entendida e aceita em suas dificuldades, a paciente pode confundir o acolhimento (por vezes raro em seu duro cotidiano) com algo a mais e fantasiar que está sendo percebida como mulher por alguém especial. Neste caso, o ginecologista precisa estar atento, consciente e seguro de seu papel. Ao perceber qualquer sinal de distorção perceptiva por parte da paciente, deve pontuar, de modo claro, que sua dedicação é o seu trabalho, sua função médica.

Anamnese

A anamnese médica ambulatorial é transcrita em formulário próprio, com muitos campos delimitados e/ou organizados em múltipla escolha – utilizando-se perguntas fechadas. Procedimento que sistematiza informações, poupa tempo e facilita a coleta de dados. No entanto, sabe-se que questões assim organizadas tendem a propiciar respostas curtas e lacônicas, o que no caso de algumas situações ginecológicas, bem como nas queixas sexuais, torna-se mais um obstáculo do que um facilitador.

Importante referir que alguns temas da ginecologia (primeira consulta de uma adolescente, métodos contraceptivos, gravidez, climatério/menopausa, aborto, esterilidade, DSTs, cirurgias mutilantes como histerectomia, ooforectomia e mastectomia) são circunstâncias que acometem a mulher de modo muito significante. Situações que se vinculam diretamente à constituição da identidade feminina, pois sexo/reprodução são temas interligados à fertilidade, ao autoconceito feminino e a sua autoestima. Portanto, em vários destes casos, são geradas incertezas, ansiedade, inseguranças, muita tensão e/ou sentimentos de incompetência e/ou interiorizações. Trata-se de momentos em que o raciocínio lógico racional tende a ficar comprometido em função da intensa ativação emocional que provocam. Deste modo, tais atendimentos exigem do profissional tempo de consulta mais extenso, questionamentos mais amplos, atenção e compreensão dos sentimentos da paciente, apoio e uso de linguagem pausada e clara quando dos esclarecimentos e orientações. Este processo necessitará englobar não só as questões reprodutivas, mas apoio à pessoa e disponibilidade para o esclarecimento de dúvidas e crendices em relação à sexualidade.

Na maioria dos formulários de anamnese dos ambulatórios de ginecologia, não constam questões sobre a vida sexual, disfunções ou transtornos sexuais. O tema sexo aparece restrito às doenças, como DSTs, doença inflamatória pélvica (DIP), à vida reprodutiva pelas questões de concepção e contracepção, e no climatério/menopausa, em função das alterações hormonais, as quais podem afetar a lubrificação vaginal e o desejo sexual. Portanto, para que uma paciente tome coragem para falar sobre suas dificuldades sexuais, é preciso que o problema esteja incomodando e muito.

Queixa sexual

É preciso considerar que tratar de problemas sexuais com alguém que não se conhece é bastante difícil, gera muita insegurança e ansiedade, especialmente pela incerteza da aceitação e da intimidade a ser revelada. O uso de perguntas abertas torna-se a melhor escolha por parte do profissional, pois propicia diálogos, amplifica as respostas e facilita o entendimento, pois muitas afirmações femininas não são claras (p. ex., "eu não sinto nada". O que isso quer dizer? Ela não tem sensibilidade? Onde? Ela não tem excitação, desejo, orgasmo, prazer?).

Operacionalizar a queixa, como referem Cavalcanti e Cavalcanti,[8] será necessário. A operacionalidade da queixa, além de proporcionar melhor entendimento ao ginecologista, também abrirá espaço à percepção dela, de que seu relato está sendo aceito e incentivado à continuidade. Obviamente, o limite de tempo e o desenvolvimento das temáticas precisam ser respeitados: caberá ao profissional redirecionar sempre que o assunto enveredar por divagações.

A queixa, para ser entendida, precisa estar inserida no contexto histórico da paciente. A atitude de quem pergunta pode bloquear ou amplificar a resposta, pois assim como o profissional observa a paciente, notando sua maneira permissiva ou não ao tratar da sexualidade, suas expressões faciais e corporais, seus informes rápidos, cortes ou mudanças de assunto, a paciente também observa o médico, avaliando sua atenção, compreensão e suportes, para que ela possa dar continuidade à queixa.

Em artigo de Pacagnella[9] sobre abordagem da sexualidade no contexto da atenção primária à saúde, o autor refere que os serviços de saúde e os profissionais não respondem de maneira satisfatória a essa expectativa. Aponta que o profissional de saúde apresenta uma concepção definida de sexualidade, na qual está imerso e foi formado. Tende a tratar mais que ouvir, a simplificar a sexualidade ao nível biológico – sua área de domínio – deixando de lado outras áreas significantes.

Entrevista clínica

A entrevista clínica pode ser dirigida, mas não deve se tornar um inquérito, em que se predetermine o que é importante. Os significados são distintos para diferentes pessoas ou situações; portanto é preciso que se entenda o que realmente ocorre. Como acontece atualmente? Com quem? Quando se deu o início da dificuldade? Que outras situações importantes aconteceram nesta mesma época? Como evoluiu? Relações com a história pessoal, médica, com o parceiro e com sua vida conjugal. O que ainda é bom? Por quê? Como? Com quem? De que maneira?

Precisa-se ouvir o conteúdo verbalizado, as entonações, as expressões faciais e corporais, gestos, agitações, silêncios e conexões, pois somente observando é possível refletir com ela sobre alguma emoção que veio à tona durante um relato. Desse modo, demonstra-se atenção a ela e aos seus sentimentos, o que facilita que se sinta acolhida e possa expor sobre o momento emocional vivido. Sempre demonstrando estar atento, procurando entender corretamente o relatado, pois no que se refere a sexo, nem sempre a queixa é clara ou única. Muitas vezes, o relato de que "não tem vontade" está associado a inibição, diminuição de desejo, falhas na excitação, transtorno do orgasmo, dispareunia ou vaginismo ou ainda a sérios problemas pessoais ou conjugais. Portanto, para interagir com a paciente nestes casos não é possível preencher o formulário de anamnese todo o tempo. É preciso olhar para a paciente e procurar entender do que realmente ela se queixa.

Esclarecimentos e orientações

Utilizar-se de informações claras e apontar prós e contras são úteis à persuasão, mas emitir juízos de valor e/ou opiniões pessoais não. Por vezes a angústia médica em informar e resolver rapidamente não permite mais questionamentos. Logo se argumenta de forma lógica, sem ouvir o significado do que foi dito pela paciente. É preciso conversar e levar em consideração o contexto dela, não somente informar de maneira concisa e rápida.

Por vezes, o problema pode ser mais simples do que parece: pode se tratar de falta de informações adequadas, de crendices errôneas, de medo de ser anormal, de falta de preliminares sexuais, de não estimulação clitoriana, da necessidade de confirmar normalidade, de falta de lubrificação vaginal, de obter "autorização" para sentir ou fazer tal coisa sem se sentir anormal. Em casos mais simples, um esclarecimento adequado (e não necessariamente um processo terapêutico) pode ser suficiente e dar à paciente o que ela foi procurar. No entanto, para que se saiba se são questões simples, é preciso ao menos ouvi-la.

Relação de confiança

Para o desenvolvimento de uma relação de confiança durante uma consulta clínica, é preciso atenção, compreensão, empatia, segurança e transmissão de esclarecimentos claros e adequados. Que se compreenda que, por vezes, o entendimento da paciente é mais lento – são rotinas para o médico, mas novidades para ela. Assim, torna-se necessário adequar a linguagem e saber que, por existirem fortes emoções e/ou repressões envolvidas, estas podem bloquear o pensamento lógico-racional e dificultar bastante o entendimento imediato.

Quando se consegue um pouco de tempo e disponibilidade, além de conhecimentos básicos adequados, facilmente o vínculo de confiança ocorrerá, e o próprio médico, aproveitando o *status* de importância que a paciente lhe confere, já será o início do tratamento. Com certeza, o que disser e/ou prescrever terá muito mais chance de ser aceito, internalizado e seguido. Mesmo em casos mais complexos, em que um processo terapêutico seja necessário, se a paciente não se sentiu rejeitada pelo profissional e conseguiu entender que, para o seu caso, um profissional específico será o mais adequado, tenderá a aceitar o encaminhamento de modo natural.

Segundo Vitiello,[2] tratar mais profundamente problemas sexuais será uma escolha de cada ginecologista, como é a opção de qualquer outra subespecialidade ginecológica, mas torna-se obrigatório que todos estejam preparados para ao menos ouvir, identificar, esclarecer e encaminhar as pacientes, quando necessário.

REFERÊNCIAS BIBLIOGRÁFICAS

1. Andrade-Silva MC. Education among health professionals. In: SBRASH Symposium Education aspects of sexuality, in 21st. World Congress for Sexual Health. Proceedings of the 21 World Congress for Sexual Health. Journal Sexual Medicine; 2013; 10(Suppl 5).
2. Vitiello N. O ginecologista e a sexualidade. Rev Bras Sexual Hum. 1993; 4(2):137-53.
3. Lopes GP, Nascimento LG, Resende VC. Os profissionais da saúde e a educação sexual. Rev Bras Sexual Hum. 1992; 3(1):23-34.
4. Cavalcanti R. Educação sexual no Brasil e na América Latina. Rev Bras Sexual Hum. 1993; 4(2):164-73.
5. Candido C, Lino FS, Negrini L et al. A importância do conhecimento sobre sexualidade humana para o exercício da prática médica. In: Serapião JJ, Canella PRB (Orgs.). Noções básicas para profissionais de saúde. Rio de Janeiro: UFRJ; 2011.
6. Abdo CHN, Oliveira JR WM, Moreira Jr ED et al. O ginecologista brasileiro frente às queixas sexuais femininas: um estudo preliminar. RBM. 2002; 59(3):179-86.
7. Canella PRB, Maldonado MT. A relação médico-cliente em ginecologia e obstetrícia. Rio de Janeiro: Ateneu; 1981.
8. Cavalcanti R, Cavalcanti MI. Manual prático de tratamento clínico das disfunções sexuais. São Paulo: Roca; 2012.
9. Pacagnella RC. Abordagem da sexualidade no contexto da atenção primária à saúde: possibilidades de cuidado. Rev Bras Sexual Hum. 2009. 20(1):114-22.

56

Anatomofisiologia do Ciclo Sexual Feminino

Ricardo Cavalcanti

RESPOSTAS EXTRAGENITAIS

O objetivo deste capítulo é exclusivamente apresentar os dados da anatomia e da fisiologia que estão diretamente relacionados com a resposta sexual humana. Afirmamos *diretamente relacionados* porque todo o corpo, como uma unidade psicofísica, participa ativamente das reações sexuais, mesmo que indiretamente.

Não parece haver dúvida de que Masters e Johnson[1] nos forneceram as melhores descrições acerca das diferentes modificações que ocorrem no organismo, durante as fases distintas da resposta sexual humana. Como já fizemos em publicação anterior, seguiremos o mesmo caminho, considerando como válidas as experiências desses autores, embora elas possam ser, até certo ponto, discutíveis em virtude das condições em que foram realizadas.

Sob o ponto de vista fisiológico, dois fenômenos regem a resposta sexual humana: a vasocongestão (superficial e profunda) e a miotonia (generalizada e específica) (Figura 56.1).

Reações vasocongestivas

O fluxo sexual (*sex flush*) ou rubor sexual é um dos exemplos mais interessantes de vasocongestão superficial. Trata-se de manifestação eritematosa (semelhante ao sarampo) que ocorre na excitação sexual, inicialmente no epigástrio, expandindo-se depois por todo o tórax e pescoço e, em alguns casos, para o rosto, abdome e coxas. O grau de rubor depende do grau de excitação. O fluxo sexual desaparece rapidamente após o orgasmo, na ordem inversa de seu aparecimento, podendo ser mais bem observado em indivíduos de pele clara e mais frequente em mulheres (75%) do que em homens (25%).

Em idosos, esta manifestação vasocongestiva superficial torna-se cada vez mais rara à medida que a idade avança.

Algumas pessoas referem uma sensação de frio ou calor intenso após o orgasmo, desenvolvendo-se nas costas, coxas, tórax e face uma película semelhante ao suor. Essa película é tanto mais intensa quanto maior tiver sido a intensidade do orgasmo. Em alguns indivíduos ela se evidencia, sobretudo, na palma das mãos e planta dos pés. Este fenômeno é conhecido como reação perspiratória, ocorre, segundo Masters e Johnson,[1] em cerca de 1/3 dos indivíduos e não

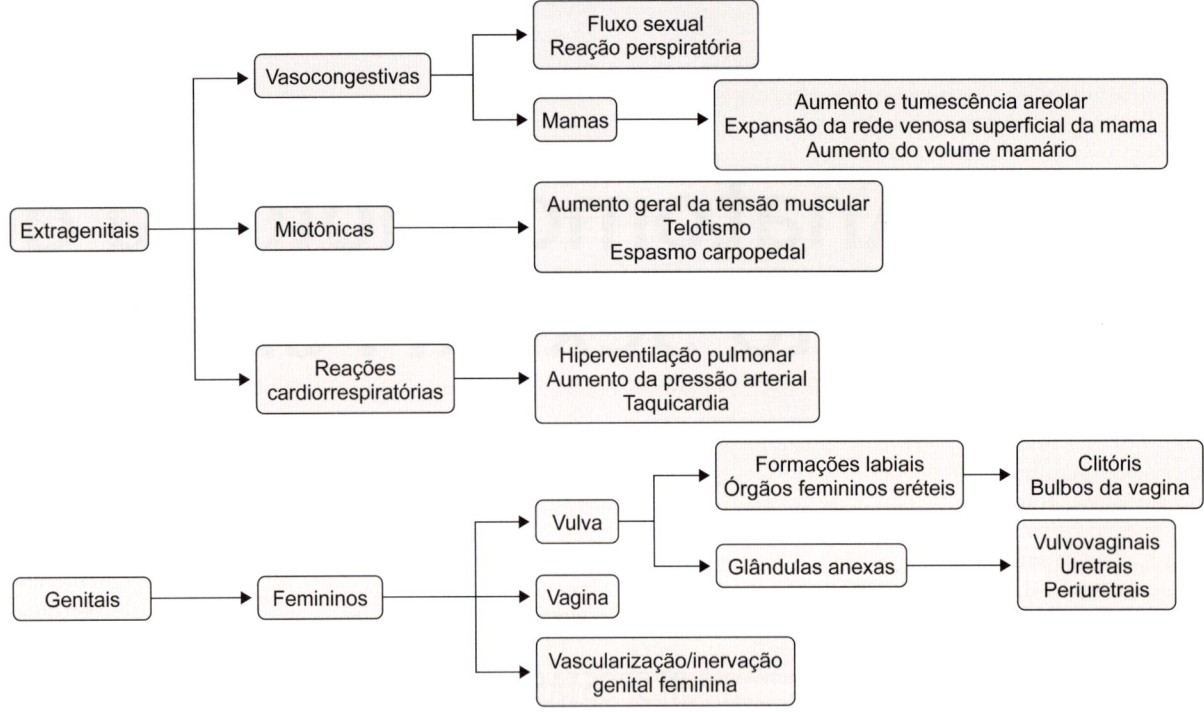

Figura 56.1 Reações extragenitais e genitais do ciclo sexual.

tem nenhuma relação com o grau de atividade física realizado durante o coito. Acreditamos que se trata de uma transudação decorrente da intensa vasocongestão periférica.

Nas mamas masculinas não se observam fenômenos vasocongestivos, os quais são bastante nítidos na mulher. As principais reações vasocongestivas da mama feminina são: aumento e tumescência areolar, expansão da rede venosa superficial e crescimento mamário. As duas primeiras são decorrentes da vasocongestão periférica e a última, da vasocongestão profunda (Figuras 56.2 e 56.3).

O aumento e a tumescência areolar e a expansão da rede venosa superficial da mama ocorrem no auge da fase de excitação sexual, em que também se observa um aumento do volume mamário. Tal aumento se efetua à custa da vasocongestão dos vasos sanguíneos profundos, sobretudo da artéria mamária interna. Ele é maior nas mulheres que nunca amamentaram, uma vez que a amamentação tende a aumentar as vias de drenagem venosa, diminuindo os efeitos vasocongestivos. Na fase de resolução, a detumescência é rápida, com diminuição do volume das mamas.

Nas mulheres submetidas à excitação sexual, sobretudo nas de cor branca, nota-se através da pele o desenho de veias superficiais. Nas gestantes, o aumento da circulação venosa das mamas forma a chamada rede de Haller. Assim, se uma grávida for submetida à excitação sexual, esta rede venosa se acentua em virtude da superposição fisiológica dos estímulos eróticos; após o orgasmo, a rede de Haller volta a sua condição menos ostensiva.

Muito interessante observar que, durante a amamentação, "muitas mulheres perdem leite em esguichos descontrolados, em resposta à estimulação sexual".[1] A mama que amamentou recentemente tem fluxo maior de perda de leite.

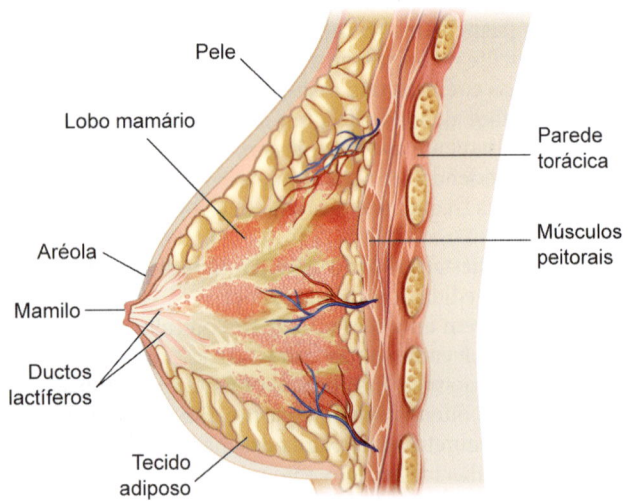

Figura 56.2 Corte mamário.

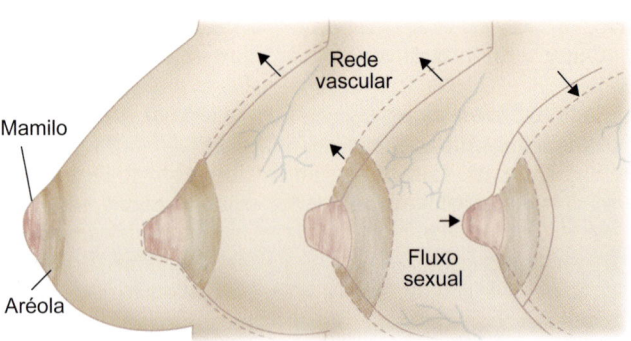

Figura 56.3 Modificações mamárias vasocongestivas durante a resposta sexual.

Reações miotônicas

Na relação sexual há aumento geral da tensão muscular, voluntária e involuntária, que afeta praticamente toda musculatura corporal. Na região do pescoço observa-se uma contração espástica do esternocleidomastóideo.

Os músculos retos abdominais ficam tensos, a musculatura glútea se contrai e, na proximidade do orgasmo, o indivíduo que ficou em posição inferior (decúbito dorsal) tende a abraçar, involuntariamente, a pessoa que está em cima.

No orgasmo, praticamente todas as contrações são involuntárias, sendo necessário destacar as que ocorrem no esfíncter anal, que são simultâneas às contrações da plataforma orgásmica que tem lugar no terço externo da vagina. A musculatura do esfíncter externo do reto se contrai de 2 a 5 vezes, com intervalo de 0,8 s.

Os músculos da mímica reagem aos níveis elevados de tensão sexual, fazendo com que o indivíduo franza a testa, contraia as bochechas e faça caretas na mobilização involuntária dos músculos faciais em semiespasmos.[1]

Após uma detalhada investigação sobre o caso de uma cliente que se dizia anorgásmica, ela nos relatou que ficava muito excitada durante a relação, mas que, ao abrir os olhos, ficava inibida ao ver a "cara de bobo" que seu marido fazia com a boca entreaberta. Toda a excitação desaparecia na hora, por encanto. Claro que, neste caso, a terapia sexual foi muito abreviada, apenas prescrevendo "como dever para casa" que ela mudasse de posição. O marido passou a ficar em posição dorsal ou ambos em posição lateral, com excelente resultado. Para que o leitor veja que, com o tempero do bom senso, a terapia sexual é, às vezes, mais simples do que se pensa.

O fato é que ao chegar à fase de resolução, todos os fenômenos miotônicos vão regredindo e as pessoas voltam às condições basais. Vale, no entanto, assinalar dois eventos miotônicos localizados: o telotismo e o espasmo carpopedal.

No terreno mamário, o telotismo* é a primeira evidência do aumento da tensão sexual. Ele é observado com maior frequência na mulher, mas em cerca de 60% das mamas masculinas o fenômeno também pode ser encontrado. Chamamos a atenção para o fato de que o telotismo não é uma condição exclusiva da resposta sexual, podendo o mamilo ficar "ereto" com o frio ou a manipulação. Alguns fatos interessantes devem ser assinalados: o telotismo não é observado simultaneamente nas duas mamas, especialmente quando elas têm volumes diferentes; ocorre inicialmente na mama menor.

Outro detalhe que merece ser anotado é que, no homem, os mamilos deixam de responder à excitação com a idade; na mulher, este poder reacional se conserva durante toda a vida, ainda que, gradualmente, vá se tornando menos ostensivo.

Outra manifestação miotônica interessante é o espasmo carpopedal. Trata-se do espasmo involuntário da musculatura estriada das mãos e dos pés, que ocorre com mais frequência durante a masturbação masculina, denotando alto grau de excitação sexual. Caracteristicamente, a mão não envolvida com a automanipulação apresenta uma contração espástica semelhante a um aperto, como se fosse agarrar algum objeto, enquanto os pés se hiperdistendem e os pododáctilos curvam-se para baixo.

Este espasmo também pode ser observado em mulheres que copulam em posição supina ou durante a automanipulação. Muito raramente, o espasmo carpopedal é observado com o homem na posição superior; contudo, tanto em homens quanto em mulheres, sua ocorrência é frequente durante a masturbação.

Reações cardiorrespiratórias

Há uma hiperventilação pulmonar que se acentua na medida em que cresce a excitação sexual. Masters e Johnson[1] assinalam que, em mulheres, "foram registradas no ápice de intensa experiência orgásmica frequências respiratórias acima de 40 por minuto" (a frequência respiratória normal é, em média, de 14 a 20 movimentos respiratórios por minuto para homens, e de 18 a 22 para mulheres). Segundo estes autores, a frequência cardíaca também é significativamente elevada (taquicardia) durante as fases de excitação e orgasmo, chegando a alcançar, em ambos os sexos, até 180 bpm (a frequência cardíaca normal é de 60 a 70 bpm em homens, e de 65 a 80 bpm em mulheres). Nas mulheres, as taxas mais elevadas foram observadas durante a masturbação.

No que concerne à pressão sanguínea arterial, os dados fornecidos por Masters e Johnson[1] são os seguintes: para mulheres no final da fase de excitação e durante o orgasmo, houve registro de elevação da pressão sistólica de 30 a 80 mmHg e, da diastólica, de 20 a 40 mmHg; em homens, a sistólica pode se elevar de 40 a 100 mmHg e, na diastólica, de 20 a 50 mmHg (a pressão arterial normal está entre 120 e 140 na sistólica, por 70 a 90 na diastólica).

RESPOSTAS GENITAIS

Vulva

A vulva é constituída pelo conjunto das estruturas que formam os genitais femininos externos (Figura 56.4).

Formações labiais

Estão representadas por quatro pregas cutâneas, duas de cada lado, que delimitam entre elas o chamado espaço interlabial. As pregas cutâneas mais externas são chamadas de grandes lábios. Eles são homólogos do escroto e repousam na linha média, oferecendo proteção às demais estruturas vulvares. O grande lábio está separado do pequeno lábio por um sulco profundo denominado sulco labial. Acima dos grandes lábios, revestindo a sínfise pubiana, está o monte de Vênus. Esta estrutura é formada por um tecido fibrogorduroso e está coberta de pelos (pelos pubianos).

Sob o ponto de vista sexual, o monte de Vênus não apresenta alterações morfológicas durante a resposta sexual, mas não há dúvida de que a manipulação dessa região produz uma sensação erótica bastante satisfatória.

Durante a fase de estimulação, as modificações dos grandes lábios dependem de a mulher já ter ou não parido por via transvaginal. Nas nulíparas, eles "afinam-se e achatam-se contra o períneo",[1] apresentando também uma pequena elevação para cima e para fora do orifício vaginal. Após o orgasmo, os grandes lábios voltam rapidamente às condições basais.

---

*O telotismo é impropriamente chamado de "ereção do mamilo". Testut e Latarget[2] esclarecem que a ereção é um fenômeno vasocongestivo que ocorre quando há tecido erétil. No mamilo – desprovido deste tipo de tecido – a rigidez é decorrência da contração dos músculos lisos mamilares. Embora Testut e Latarget[2] tenham total razão quanto à impropriedade semiológica, a expressão inadequada "ereção do mamilo" foi inteiramente consagrada pelo uso, sendo muito difícil, na prática, substituí-la.

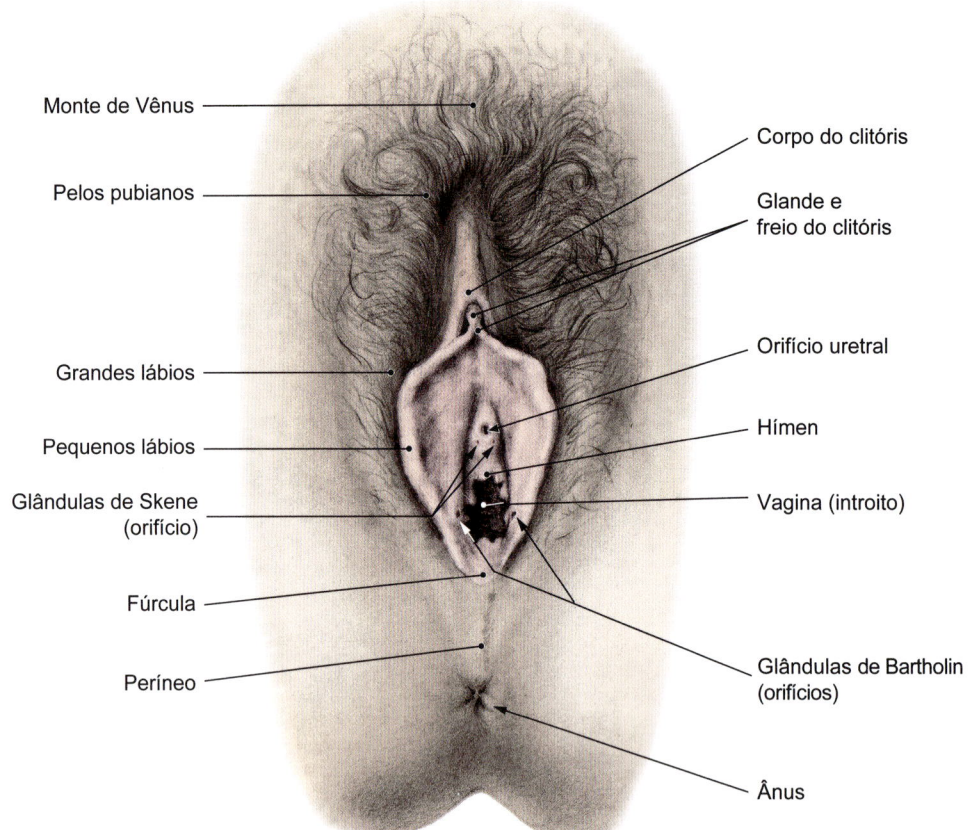

Monte de Vênus

Pelos pubianos

Grandes lábios

Pequenos lábios

Glândulas de Skene
(orifício)

Fúrcula

Períneo

Corpo do clitóris

Glande e
freio do clitóris

Orifício uretral

Hímen

Vagina (introito)

Glândulas de Bartholin
(orifícios)

Ânus

Figura 56.4 Estruturas vulvares.

Nas multíparas, sobretudo nas que apresentam varicosidades labiais, os grandes lábios não se achatam, mas se mantêm distendidos com sangue venoso, distensão tanto maior quanto for a fase de excitação a que a mulher for submetida. Essas pacientes, na fase de resolução, podem demorar bastante para voltar às condições basais. Com o envelhecimento, não ocorrem reações nos grandes lábios.

Para dentro dos grandes lábios estão as ninfas (ou pequenos lábios), desprovidas de pelos, ricas em corpúsculos táteis, sendo bastante vascularizadas. Na porção superior, as ninfas se dividem em duas partes: uma passa por cima do clitóris, formando o prepúcio do clitóris, e a outra passa por baixo, formando o freio do clitóris (Figura 56.5). Na porção inferior da vulva os pequenos lábios se fundem para formar a fúrcula.

A dimensão dos pequenos lábios varia muito de acordo com os caracteres raciais. Nas abissínias eles crescem de modo a permitir que se pratique a circuncisão como nos homens; nos bosquímanos e hotentotes alcançam dimensões gigantescas, descendo, às vezes, até a metade da coxa, como nos informam Testut e Latarget.[2]

Na raça branca isso não é observado, embora algumas mulheres se submetam à cirurgia para diminuir o tamanho das ninfas, sob a afirmação de que elas se imbricam para dentro do conduto vaginal durante o coito, causando desconforto. Atualmente, muitas ninfoplastias são realizadas por questões exclusivamente estéticas.

Durante a fase de excitação, e independentemente da paridade, os pequenos lábios aumentam duas e até três vezes mais, projetando-se para fora, afastando os grandes lábios. Este aumento acrescenta pelo menos 1 cm às dimensões da vagina durante o coito.

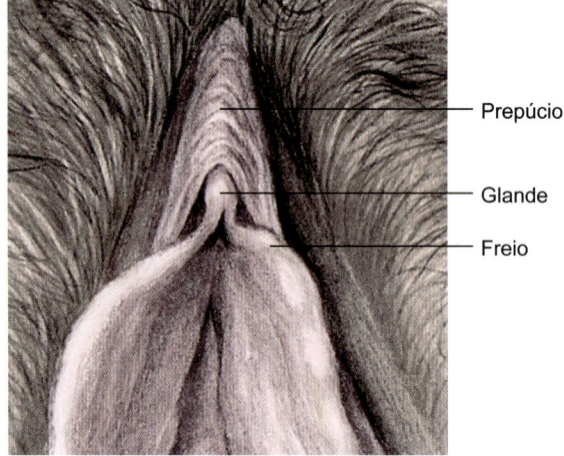

Prepúcio

Glande

Freio

Figura 56.5 Extremidade superior das ninfas.

Também são observadas nítidas modificações de cor. Nas pessoas de pele clara pode ir do rosa ao vermelho vivo e, nas de pele morena, pode tomar uma coloração vinhosa, mais escura, variando conforme o número de varicosidades. Com o envelhecimento, essas modificações vão gradualmente desaparecendo. Fato de expressiva significação sexual é que os pequenos lábios apresentam grande quantidade de glândulas sebáceas volumosas, cuja secreção emite um odor feromônico, o que constitui um atrativo para o sexo oral.

Entre os pequenos lábios fica o espaço interlabial, podendo-se observar o meato urinário, dois orifícios externos das glândulas de Skene e o introito da vagina circundado por uma prega mucosa, o hímen, que se mantém íntegro nas mulheres que nunca tiveram relações vaginais. Em algumas mulheres, o hímen é brando e elástico, permitindo o coito sem que desgarre ou doa (hímen complacente). O comum é que haja ruptura na primeira relação, com perda variável de sangue, formando algumas vezes restos cicatriciais irregulares (carúnculas mirtiformes) que podem ser causa orgânica de dispareunias.

Órgãos femininos eréteis

O clitóris é o único órgão do aparelho feminino cuja função é, exclusivamente, iniciar ou aumentar os níveis de excitação sexual. Sob o ponto de vista anatômico, ele é composto de duas raízes de tecido cavernoso que estão ligadas às porções isquiáticas da bacia e que se reúnem na região central, formando o corpo clitoridiano (Figura 56.6).

As raízes do clitóris estão cobertas pelos músculos isquiocavernosos e o corpo, pelo prepúcio que, como já vimos, é uma expansão das ninfas. Na porção mediana, o corpo é fixado ao púbis pelo ligamento suspensor, fato que também ocorre com

o pênis, e, na porção anterior, encontramos a *glande,* rica em corpúsculos táteis.

No que concerne às modificações clitoridianas durante o ciclo da resposta sexual, pode-se dizer que a rapidez da resposta depende do tipo de estimulação. Na manipulação direta do clitóris observa-se uma tumescência vasocongestiva crescente do corpo clitoridiano na medida em que aumenta a excitação, podendo ou não ser observada tumescência da glande.

Com níveis mais altos de excitação, há uma retração de cerca de 50% do clitóris, provavelmente por ação conjunta músculoligamentosa. Nessa retração, a glande fica inteiramente coberta pelo prepúcio. Após o orgasmo, o clitóris volta rapidamente a posição e dimensões normais (Figura 56.7).*

---

*Em estado de flacidez, o clitóris mede cerca de 60 a 70 mm, dos quais mais de metade corresponde às raízes clitoridianas. O diâmetro do clitóris é de 6 a 7 mm. É bom esclarecer que o tamanho do clitóris ou da glande, em particular, não guarda nenhuma relação com sua eficácia na excitação sexual.

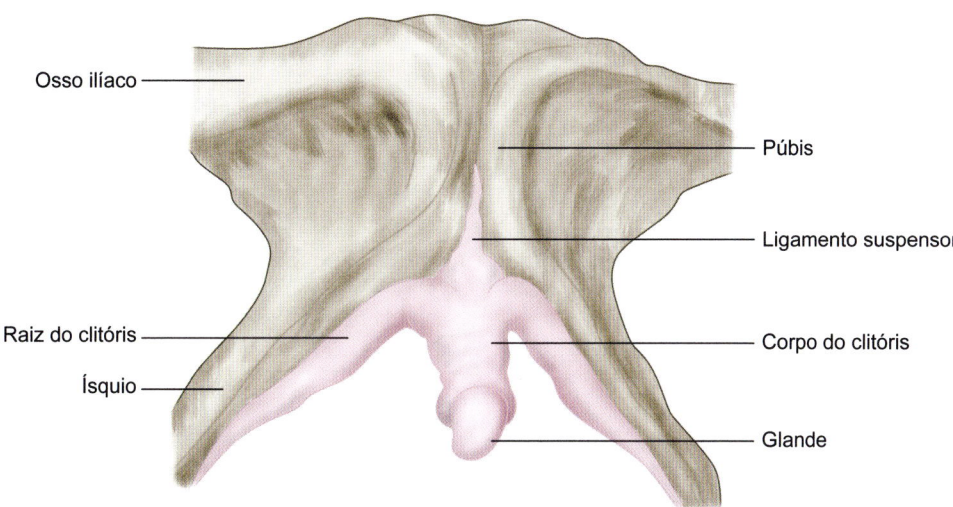

Figura 56.6 Clitóris.

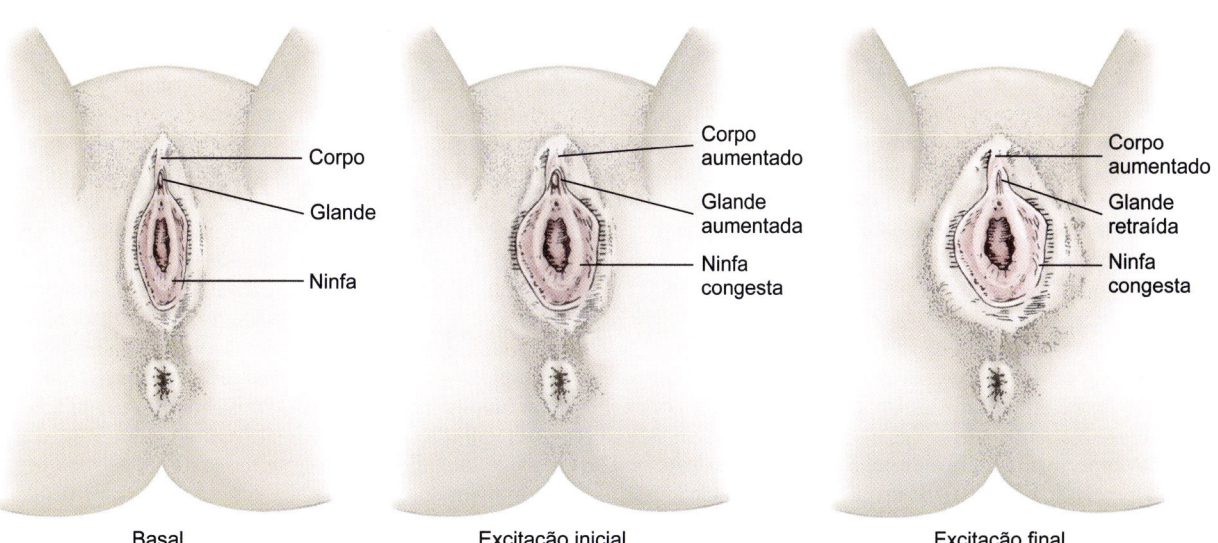

Figura 56.7 Modificações do clitóris durante a resposta sexual.

Muitos são os mitos relacionados ao clitóris. Talvez o mais difundido seja o da existência de dois tipos de orgasmos: o orgasmo clitoridiano (imaturo) e o orgasmo vaginal, o qual toda a mulher deveria aspirar. Essa dicotomia, um tanto quanto machista, levou milhares de mulheres aos divãs dos psicanalistas.

Masters e Johnson[1] demonstraram, de modo definitivo, a inexistência de que o orgasmo clitoridiano e o vaginal sejam entidades distintas. O orgasmo é um só, seja ele induzido pela penetração, pela manipulação do clitóris ou das mamas, de qualquer outra zona erógena ou, ainda, pelas recordações ou fantasias da mulher.

Outra falácia é acreditar que a estimulação do clitóris deve ser feita na glande, onde se encontram numerosos corpúsculos táteis e abundante inervação sensitiva. Embora a masturbação feminina varie muito entre as mulheres, elas nunca se masturbam com manipulação direta na glande. Há maior preferência pela manipulação no corpo, massageando o órgão no sentido transversal ou anteroposterior.

Também não há nenhuma relação entre o tamanho do clitóris e seu papel funcional, da mesma maneira que não há necessidade do contato da glande do clitóris com o dorso do pênis. A esse propósito, vale assinalar que foram divulgadas posições coitais que facilitariam esse contato e até intervenções cirúrgicas para baixar o clitóris, e assim permitir que ele ficasse em contato com o dorso peniano.

No começo do século 20, houve um autor que classificava as mulheres, de acordo com a distância entre a glande do clitóris e o meato urinário, em teleclitórides (mais de 2,5 cm), mesoclitórides (em torno de 2,5 cm) e paraclitórides (menos de 2,5 cm). Ele afirmava que as teleclitórides eram sempre anorgásmicas e que as paraclitórides seriam sempre orgásmicas.

É importante reiterar que a natureza é muito sábia. Se fosse necessário que esta fricção clitóris/pênis normalmente se efetuasse, as mulheres já nasceriam com o clitóris na fúrcula e não no alto da vulva.

Ainda que o contato direto entre o pênis e o clitóris não tenha a importância que antigamente lhe era conferida, não se pode negar que, durante o ato sexual, os pequenos lábios massageiam o corpo do clitóris, sobretudo se o pênis tiver diâmetro maior.

O fato é que há muitos mitos e crendices sobre o clitóris e a sexualidade em geral e, infelizmente, fogem dos objetivos deste manual. Para o leitor interessado, há excelentes publicações a respeito, como as de McCary,[3] Lief[4] e Kusnetzoff,[5] dentre outras.

A outra estrutura erétil da mulher são os bulbos da vagina, também chamados de bulbos vestibulares (Figura 56.8). Eles são dois, um à esquerda e outro à direita, como se fossem dois parênteses em torno da vagina. "Os dois juntos representam o bulbo uretral do homem, o qual ficou dividido em duas partes na mulher, uma à esquerda e outra à direita, pela interposição do conduto vaginal".[2]

Os bulbos têm dimensões variáveis conforme os indivíduos. Medem, em média, 30 a 35 mm de comprimento por 12 a 15 mm de largura, sendo revestidos pelo músculo bulbocavernoso, também chamado de constritor da vagina ou constritor da vulva. Este músculo se insere inferiormente na rafe anobulbar e superiormente no corpo e ligamento suspensor do clitóris, formando um fascículo arqueado cuja concavidade aponta para cima. A contratura involuntária desse músculo estreita o orifício inferior da vagina, sendo responsável pelo chamado vaginismo inferior.

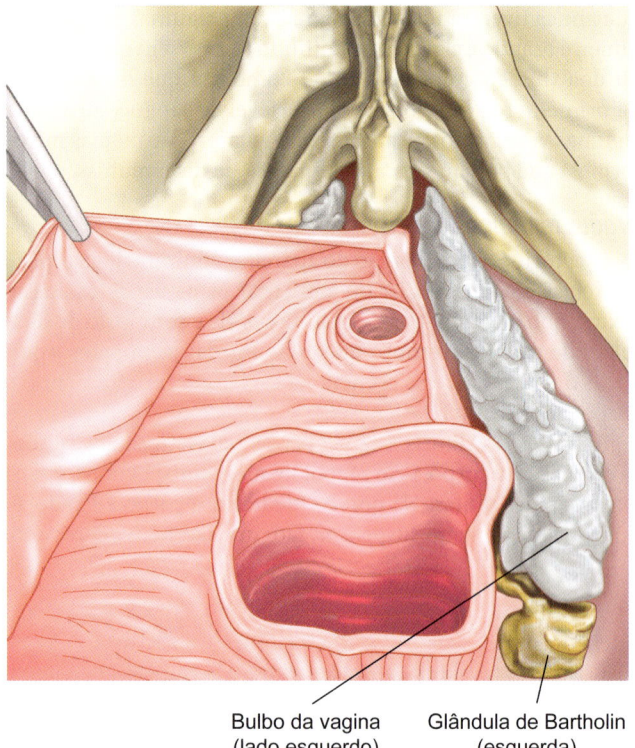

Bulbo da vagina (lado esquerdo) Glândula de Bartholin (esquerda)

Figura 56.8 Bulbo e glândula de Bartholin.

Os bulbos se comunicam na porção superior com o clitóris, de modo que as artérias bulbares e as artérias dorsais do clitóris se ramificam e se intercomunicam, fazendo com que o tecido erétil, que constitui ambos os órgãos, torne-se amplamente vascularizado e turgente durante a excitação sexual.

Glândulas anexas

As glândulas vulvovaginais, também chamadas de glândulas de Bartholin, homólogas às glândulas de Cowper do homem, estão localizadas no interior e a cada lado dos pequenos lábios (ver Figura 56.4). Seus canais se abrem lateralmente em um sulco que separa as ninfas do hímen ou dos restos carunculares do introito vaginal.

Durante a fase de excitação, estas glândulas produzem pequena secreção, antigamente considerada como fator fundamental de lubrificação para a penetração do pênis, fato que hoje sabemos não corresponder à verdade.

As glândulas uretrais e periuretrais constituem o que Testut chama de "próstata feminina, uma próstata em superfície e sumamente rudimentar". As glândulas uretrais se dispõem em fila ao longo de toda a uretra, enquanto as parauretrais, como o nome indica, dispõem-se nas proximidades da uretra (glândulas de Skene) e terminam em dois pequenos condutos cujos orifícios se abrem no vestíbulo, a cada lado do esfíncter uretral. Elas são órgãos rudimentares e, ao estudar sua função, deparamo-nos, com frequência, com dados míticos e anedóticos.

Um aspecto que ainda é motivo de muitas controvérsias é a ejaculação feminina. Em 1950, Ernst Gräfenberg descreveu a ejaculação da mulher, afirmando que "esta expulsão convulsiva de fluidos ocorre sempre no apogeu do orgasmo e simultaneamente com ele. Caso se tenha a oportunidade de observar o orgasmo dessas mulheres, pode-se ver que grandes quantidades de um líquido límpido e transparente são expelidas em esguichos, não da vulva, mas pela uretra [...]."

Autores como Ladas et al.[6] defendem a ejaculação feminina. Para Kinsey et al.[7] e Masters e Johnson,[1] na verdade, durante o orgasmo, a mulher pode eliminar involuntariamente urina. Esta opinião é compartilhada pela maioria dos sexólogos. Helen Singer Kaplan (1983) chega a afirmar, textualmente, que a "ejaculação feminina nunca foi cientificamente comprovada, para não dizer, no mínimo, que sua existência é altamente questionável." O fato é que o tema ainda é motivo de muitas discussões.

Para nós, a maior parte do líquido expelido pela uretra durante o orgasmo é de urina, mas isso não exclui a possibilidade de, neste montante, existir uma pequena quantidade de secreção das glândulas uretrais e periuretrais. Prova disso é a existência de traços de antígeno prostático específico neste material.[8]

Contudo, parece-nos ilusório imaginar, como afirmava Grafenberg, que "grandes quantidades de um líquido límpido e transparente são expelidas em esguichos." A nosso ver, a afirmativa é absurda. Não é possível que a mulher elimine uma quantidade similar ao homem de líquido prostático e muito menos que seja em "grande quantidade". Trata-se de uma questão de bom senso.

Um homem normal ejacula, após um período de 36 ou 48 h de abstinência, uma quantidade de esperma que pode variar de 1,5 a 5 mℓ, dos quais 50 a 70% provêm das vesículas seminais e apenas 15 a 30% da próstata (Lue et al.).[9] É necessário relembrar que a próstata masculina é um órgão relativamente volumoso (a próstata tem peso de 20 a 25 g, aproximadamente, medindo 4 cm na base e 3 cm na vertical); enquanto a "próstata feminina" é formada por pequenas glândulas rudimentares e jamais poderia produzir um volume de ejaculação maior que o masculino.

Muito ligado à ejaculação feminina é o chamado ponto G ou ponto de Gräfenberg, em homenagem ao ginecologista alemão Ernst Gräfenberg, que foi o primeiro a mencioná-lo. Este ponto, segundo o autor, encontra-se por trás do púbis, próximo à uretra, sendo acessível através da parede vaginal anterior. Suas dimensões e textura variam de mulher para mulher,

sendo geralmente identificado como uma pequena saliência enrrugada (Figura 56.9).[10]

De acordo com Ladas et al.,[6] esta pequena área, quando estimulada, pode levar a mulher a alto nível de excitação sexual e até ao orgasmo. Afirma-se que, como qualquer outra região do corpo, o estímulo pode não ser prazeroso para todas as mulheres.

Fato é que o assunto é controverso e a veracidade sobre sua existência é, inclusive, posta em dúvida. Por outro lado, o ponto G tem defensores ardorosos nos EUA, onde foi aprovado o chamado *g-shot*, procedimento para aumentar o tamanho do ponto de Gräfenberg. Trata-se de uma injeção intravaginal de colágeno (de 0,5 até 1 mℓ) ou de ácido hialurônico nesta região. Os resultados, além da falta de comprovação de eficácia científica, não estão isentos de perigos, podendo promover retenção urinária, infecção e perda regional de sensibilidade. No Brasil, a Agência Nacional de Vigilância Sanitária (Anvisa) não aprovou o *g-shot*.

A preocupação em se buscarem zonas erógenas é tão grande, que um médico da Malásia assinalou, na década de 1990, uma região chamada ponto A localizada na vagina, logo abaixo do colo do útero. Também já se falou em um ponto U na abertura do esfíncter uretral, e não admira que outros ainda apareçam.

A posição científica nos obriga a manter em estado de dúvida, porque, antes de qualquer afirmativa categórica da pretensa função desses pontos ou regiões, é necessário primeiro comprovar cientificamente suas existências. No entanto, mesmo partindo do princípio de que ele(s) exista(m), há de se perguntar: por que a preocupação tão grande de se localizar esta "zona erógena"? Todo o corpo da mulher é erótico ou erotizável, dependendo de quem toca, como toca e quando toca.

Vagina

A vagina é o órgão feminino da cópula. Do ponto de vista estrutural, é um conduto musculomembranoso que vai do útero à vulva, dirigindo-se obliquamente de baixo para cima,

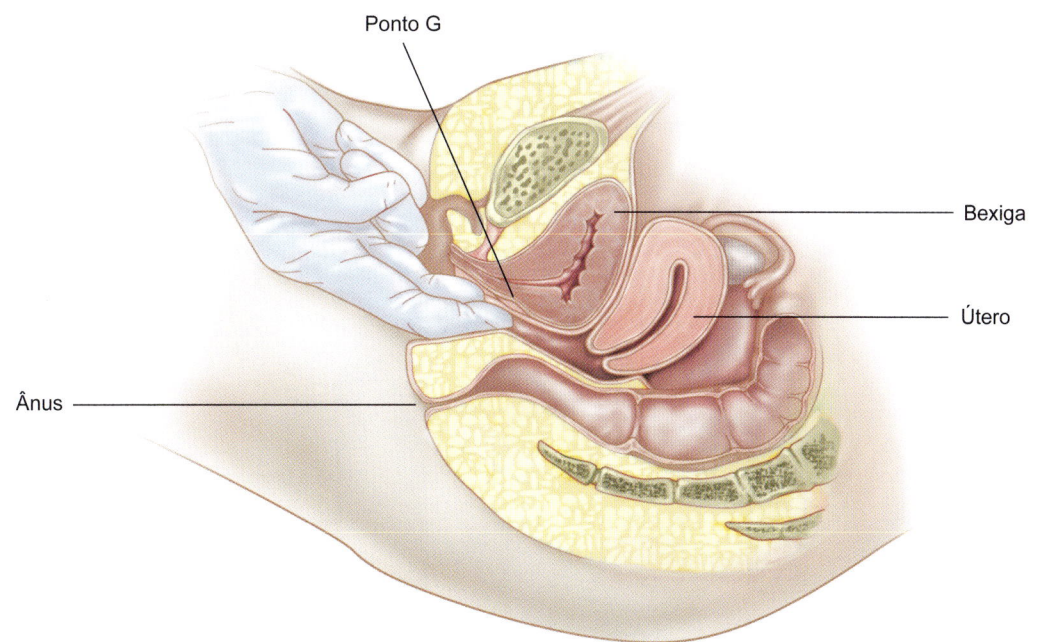

Figura 56.9 O ponto G.

formando com o horizonte um ângulo de 65 a 75°. Nos seus 2/3 anteriores está em contato com a uretra; no terço posterior com a bexiga e atrás, com o reto (Figura 56.10).

Em condições basais, isto é, quando o conduto não se encontra dilatado por um corpo estranho, as paredes anterior e posterior se põem em contato, de modo que a cavidade da vagina se torna virtual.

As paredes lateroexternas da vagina, em seu terço médio, estão em contato com o músculo pubovaginal, formado de fibras do músculo elevador do ânus. Embora a ação do elevador do ânus seja principalmente, como o nome indica, sobre o ânus, ele também apresenta ação constritora sobre a vagina. Admite-se inclusive que é a contratura dos fascículos pubianos do elevador que determina o vaginismo.

No que diz respeito às dimensões vaginais, nota-se que a parede anterior mede em torno de 7,5 cm, enquanto a posterior, em torno de 8,5 cm. Quando se comparam essas dimensões com as do pênis ereto, pensa-se logo na existência de um conflito entre o continente e o conteúdo.

Testut e Latarjet[2] esclarecem que, no ato do coito, o pênis nunca penetra inteiramente na vagina, em virtude do obstáculo que opõem ao se encontrarem as sínfises pubianas do homem e da mulher. Além disso, a vagina se alonga em torno de 3 a 4 cm com uma enorme possibilidade fisiológica de alargamento, como se observa na passagem do feto durante o parto.

Na fase de excitação, a vagina aumenta suas dimensões, tanto no comprimento quanto na distensão dos dois terços posteriores. Masters e Johnson[1] mediram essas modificações em nulíparas (tais medidas não foram feitas em mulheres que já pariram por via transpélvica, evitando assim falsos resultados), notando que os resultados são maiores em mulheres cujo canal vaginal estava dilatado por um espéculo (Figura 56.11).

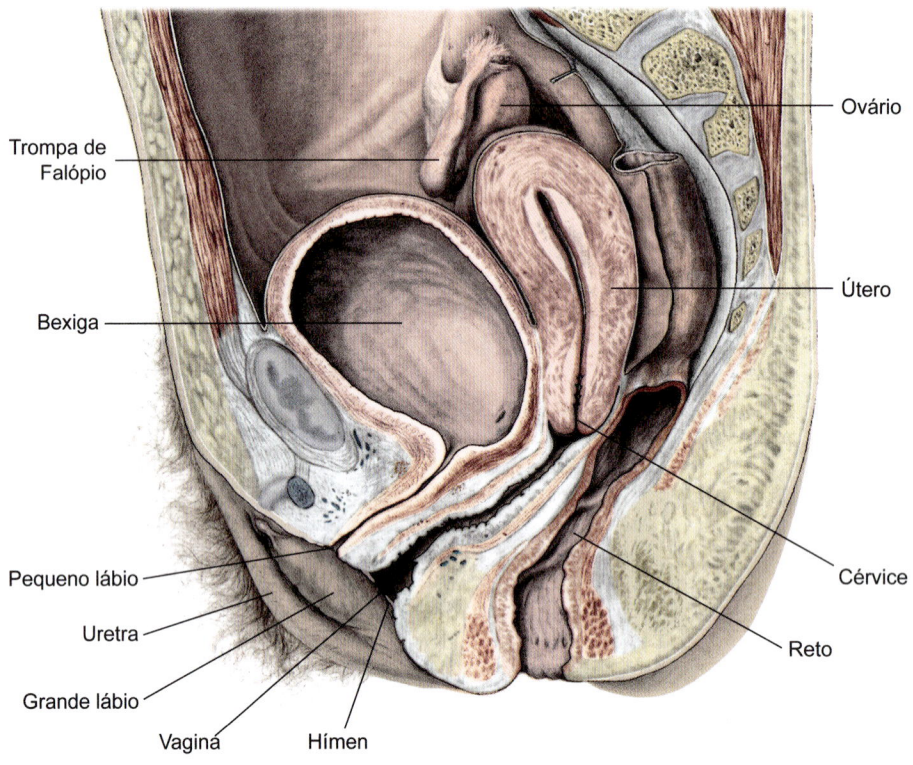

Figura 56.10 Corte sagital da pelve feminina.

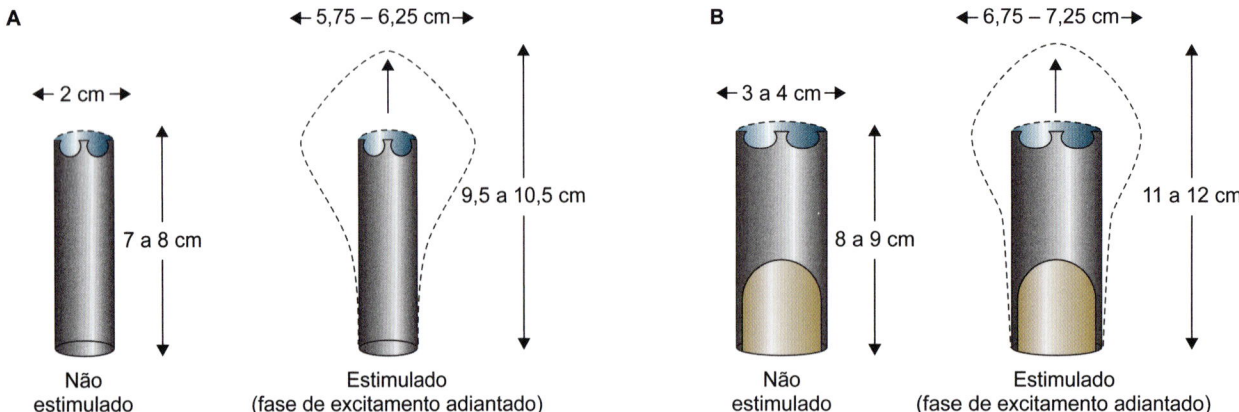

Figura 56.11 Modificações do canal vaginal nulíparo. **A.** Sem espéculo. **B.** Com espéculo.

No extremo superior da vagina está o colo do útero, que se projeta para dentro do conduto vaginal, formando, com as paredes da vagina, os fundos de saco (posterior, anterior e laterais). O mais profundo é o fundo de saco posterior, também chamado de fundo de saco de Douglas ou retovaginal.

Quando o homem tem relações com a mulher em decúbito dorsal, o pênis se aloja no fundo de saco posterior (Figura 56.12). Quando a mulher está em posição genupeitoral, o pênis se dirige para o fundo de saco anterior (Figura 56.13). Finalmente, se a mulher estiver em posição superior sobre o homem em decúbito dorsal, o pênis vai diretamente para a cérvice (Figura 56.14).

Nas mulheres com retroversão uterina, sobretudo se for fixa, o ato sexual pode ser doloroso (dispareunia) sendo, nestes casos, aconselhável que ela fique na posição genupeitoral. Também não parece ser conveniente a mulher sentada sobre o pênis se ela for portadora de uma lesão cervical.

No que diz respeito às modificações vaginais que ocorrem nas diferentes fases da resposta sexual humana, elas são bastante significativas. Durante a excitação, a mucosa vaginal muda de cor para uma tonalidade vermelho-escura em virtude da vasocongestão. Simultaneamente, nota-se o aparecimento da lubrificação vaginal e da expansão e distensão do canal vaginal, enquanto o útero se eleva para dentro da falsa pelve, formando, no terço interno da vagina, a bacia seminal (Figura 56.15).

A lubrificação vaginal é uma reação de transudação* através das paredes da vagina. Ela é homóloga da ereção do pênis. Ambas são expressões da vasocongestão genital, sendo a lubrificação a primeira evidência fisiológica da excitação sexual feminina. Masters e Johnson[1] assinalam que, com 10 a 30 s, a matéria lubrificante começa a aparecer nas paredes vaginais, sendo suficientemente abundante para lubrificar toda a vagina e assim permitir facilmente a penetração do pênis.

Durante muito tempo se discutiu qual seria a origem deste material mucoso, uma vez que a vagina é desprovida de elementos glandulares. A ideia de que fosse proveniente do colo do útero foi descartada porque as neovaginas também se lubrificam sem a existência da secreção cervical, o mesmo acontecendo com

---

*Transudação é o resultado da passagem de líquidos séricos pela membrana vascular, sem conteúdo inflamatório, por força do aumento da pressão sanguínea, com redução de drenagem venosa.

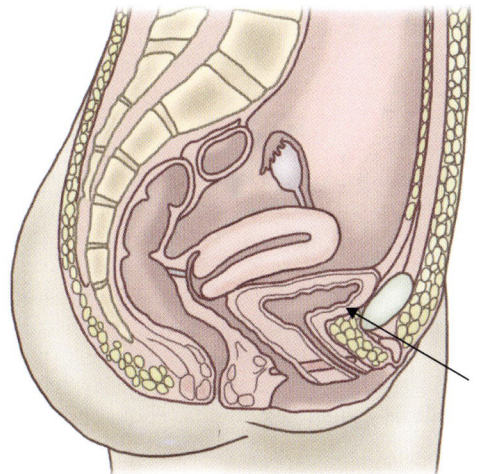
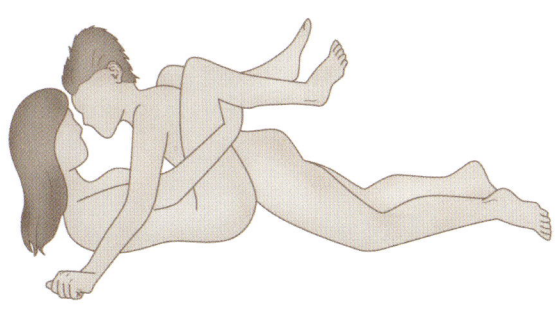

Figura 56.12 Posição do pênis (*seta*) no fundo do saco posterior no ato do coito com a mulher em decúbito dorsal.

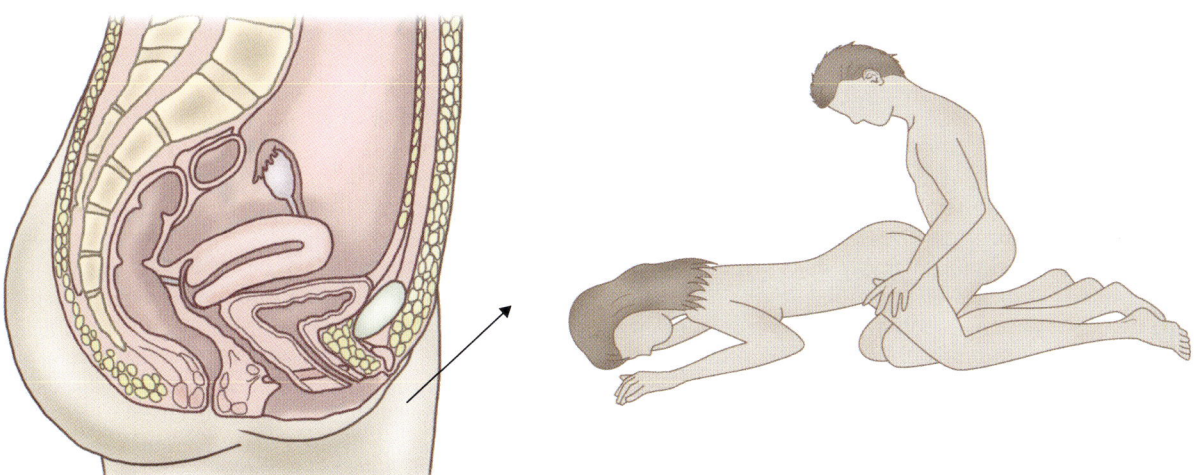

Figura 56.13 Posição do pênis no fundo do saco anterior no ato do coito com a mulher em posição genupeitoral.

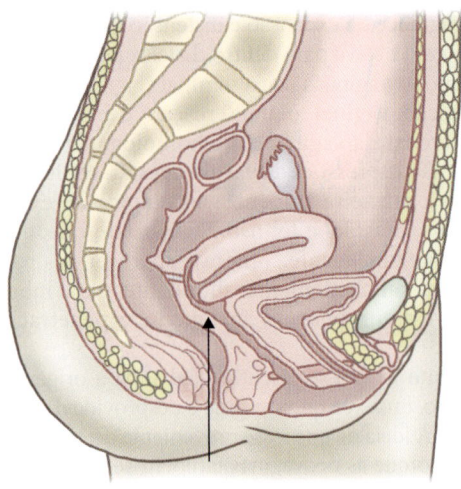

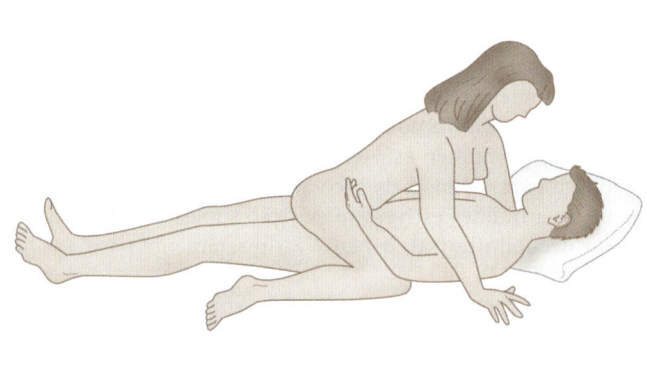

Figura 56.14 Posição do pênis (*seta*) na cérvice uterina no ato do coito com a mulher sobre o homem em decúbito dorsal.

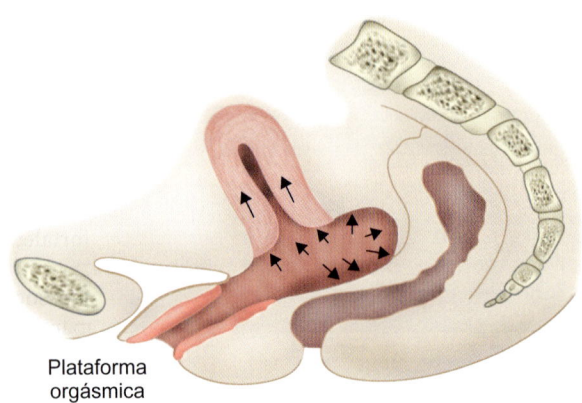

Plataforma orgásmica

Figura 56.15 Modificações vaginais durante o ciclo.

pacientes que foram submetidas à histerectomia total. A ideia de que a secreção seria produto das glândulas de Bartholin não sobreviveu quando se observou que pacientes submetidas a bartholinectomias bilaterais continuaram a se lubrificar normalmente.

Com o progredir da excitação, forma-se, no terço externo da vagina, a plataforma orgásmica (ver Figura 56.15). Trata-se de uma reação vasocongestiva bem localizada, que diminui o lúmen vaginal em, pelo menos, 1/3 da distensão previamente estabelecida. Ao ocorrer o orgasmo, a plataforma se contrai 5 a 12 vezes com intervalos regulares de 0,8 s, ordenhando o pênis durante o coito vaginal.

Na fase de resolução há uma rápida detumescência da plataforma, retorno da cor e das dimensões da vagina às condições basais, enquanto abre-se o orifício do colo do útero que, voltando a sua posição original, põe-se em contato com a bacia seminal, o que facilita a migração dos espermatozoides para o interior da cavidade uterina.

Ainda que não seja uma modificação observada durante a resposta sexual, é no mínimo curioso observar o que ocorre com a superfície interna da vagina. Nas mulheres jovens essa superfície é marcada por rugas transversais; nas pós-menopáusicas, essas rugas desaparecem. Esse fenômeno trófico decorre da ação estrogênica. Sempre que falamos sobre esse fato com nossos alunos, a título de fixação, menciona-se a relação entre a face e a vagina. Quando se é jovem, não há rugas

na face, mas a vagina é bastante rugosa; depois da menopausa, a vagina se torna lisa, mas a face começa a se encher de rugas.

Dois fenômenos regem a fisiologia da resposta sexual: a vasocongestão e a miotonia. Para se ter ideia dos fenômenos vasocongestivos, que têm lugar na vulva e na vagina, são imprescindíveis algumas noções básicas sobre a vascularização/inervação dos genitais femininos.

Períneo da mulher

O períneo feminino compreende um conjunto de músculos que fecham, embaixo, a cavidade pélvica (diafragma pélvico) (Figuras 56.16 a 56.18), sendo atravessado por reto, vagina e uretra.

O períneo pode ser considerado com o formato de um duplo triângulo, cuja base está formada pelo músculo transverso (ver Figura 56.18) O triângulo superior é formado pela extremidade inferior da sínfise pubiana e pelas duas tuberosidades isquiáticas esquerda e direita, enquanto o triângulo inferior, de base superior, é formado pelas duas tuberosidades isquiáticas e a ponta do cóccix.

Os principais músculos do assoalho pélvico ou diafragma pelviano são os músculos elevadores do ânus que dão passagem ao reto, no triângulo inferior, e a vagina e a uretra no triângulo superior.

Os elevadores do ânus são dois, um à esquerda e outro à direita; cada um deles está inserido na parede anterior lateral da pelve que lhe corresponde. Eles se encontram e se fixam na linha média e têm como função principal sustentar as vísceras pélvicas.

Cada músculo elevador do ânus está constituído por dois fascículos: o músculo iliococcígeo e o pubococcígeo. O músculo iliococcígeo vai da espinha isquiática até a região coccigeana, enquanto o pubococcígeo vai do púbis até o cóccix (ver Figura 56.18). Visto de baixo, pode-se ver a extensão do elevador do ânus (ver Figura 56.18).

No triângulo superior, é possível observar o músculo bulbocavernoso revestindo os bulbos vestibulares e o músculo isquiocavernoso cobrindo as raízes do clitóris.

Um fato importante a considerar é que a lesão dos músculos pélvicos, notadamente do músculo elevador do ânus, pode levar à flacidez da vagina e à incontinência urinária. Em 1948, um ginecologista chamado Arnold Kegel, com base em

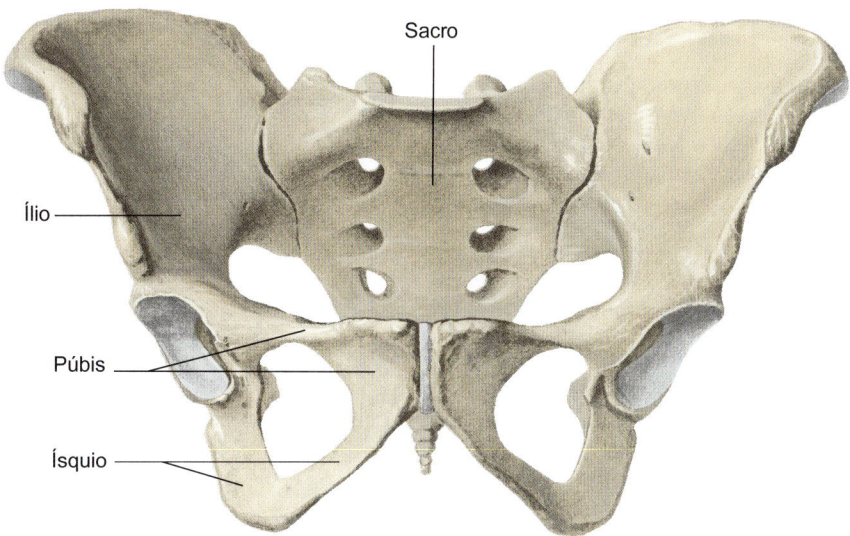

Figura 56.16 Pelve óssea feminina.

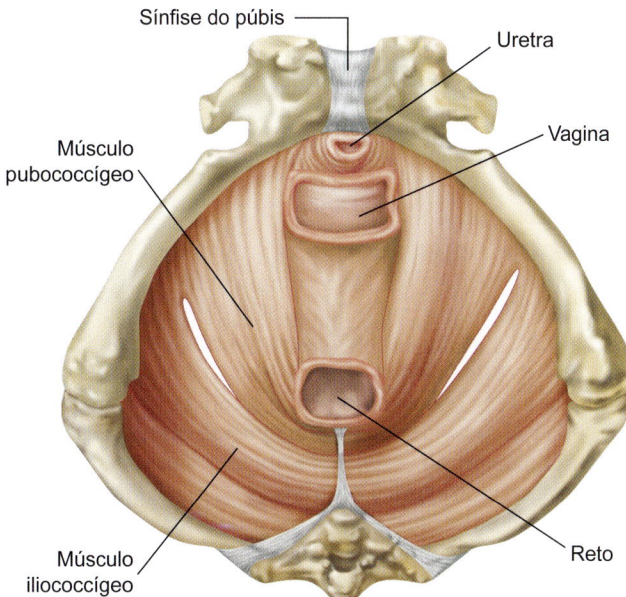

Figura 56.17 Diafragma pélvico visto de baixo.

ensinamentos taoístas, inventou certos exercícios para corrigir esses eventos sem cirurgia, com a vantagem adicional de melhorar a vida sexual, uma vez que, por assim dizer, a mulher ordenha o pênis com a vagina, o que lhe causa satisfação, determinando no homem também uma sensação sumamente agradável. Estes exercícios consistem em contrair e relaxar os músculos do assoalho pélvico com o objetivo de restaurar o tônus e a força muscular, sendo indicado nos dois sexos com a finalidade de combater a incontinência urinária.

Os exercícios de Kegel também são usados no tratamento do vaginismo, que ocorre quando a mulher contrai os músculos da vagina involuntariamente, impedindo a penetração.[11]

Para fazer os exercícios de Kegel, a primeira providência é identificar esses músculos. A maneira mais fácil de conseguir isso consiste em interromper o fluxo de urina por alguns instantes. Após identificar os músculos, deve-se realizar dez contrações seguidas, relaxar por alguns instantes e então retomar o exercício, fazendo pelo menos dez séries de dez contrações todos os dias.

Para verificar se o exercício está sendo corretamente praticado, a mulher deve colocar dois dedos na vagina enquanto realiza o Kegel. Assim ela será capaz de avaliar a progressiva melhoria da força muscular que está sendo obtida.

Sabe-se que a fisioterapia para incontinência urinária é uma das possibilidades de tratamento, pois ela fortalece os músculos do assoalho pélvico – pode ser realizada por meio de dois métodos principais: o uso de cones vaginais associado aos exercícios de Kegel e a eletroestimulação com aparelhos de eletroterapia.[11]

Plevnik, em 1985, introduziu o exercício dos cones vaginais (Figura 56.19) demonstrando que a mulher, ao tentar reter os cones de pesos crescentes na vagina, aumentava o tônus da musculatura pélvica. Os cones vaginais são pequenos objetos com pesos diferentes, semelhantes a absorventes, que devem ser introduzidos na vagina, e a mulher tem que fazer uma contração com o períneo de modo a segurá-los internamente (Figura 56.20). A ação reflexa automática da musculatura pélvica proporciona fisioterapia interna que rapidamente restabelece o tônus muscular comprometido.

Inicialmente, são utilizados cones muito leves, mas conforme o períneo vai sendo fortalecido, o peso é aumentado. Os primeiros exercícios devem ser realizados com a mulher deitada. Posteriormente, a paciente deve fazer os exercícios de pé e, depois que ela conseguir reter durante pelo menos 5 s na posição de pé, o procedimento deve ser realizado com a mulher de cócoras.

A eletroestimulação, descrita inicialmente por Caldwell, em 1963, é um exercício passivo, ou seja, uma maneira de exercitar a musculatura perineal sem que a paciente "faça força". Ela consiste em colocar um eletrodo semelhante a um absorvente interno na vagina. Tal eletrodo é ligado a uma fonte geradora de pequenos impulsos elétricos, totalmente suportáveis, que promovem a contração da musculatura perineal. Encontra-se em fase final de estudos a estimulação extracorpórea por ressonância magnética, método não invasivo, no qual a paciente senta-se em uma cadeira que possui um dispositivo que realiza os exercícios perineais sem que haja nenhum contato direto. Os estudos da eletroestimulação ainda se encontram em fase experimental.

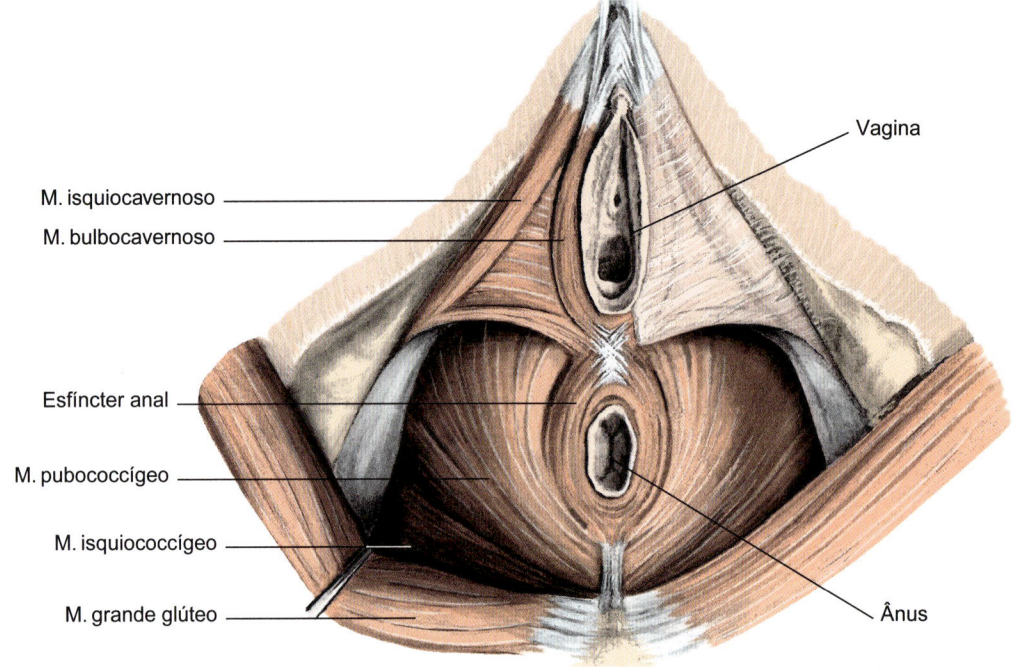

M. isquiocavernoso

M. bulbocavernoso

Vagina

Esfíncter anal

M. pubococcígeo

M. isquiococcígeo

M. grande glúteo

Ânus

Figura 56.18 Diafragma pélvico visto de cima.

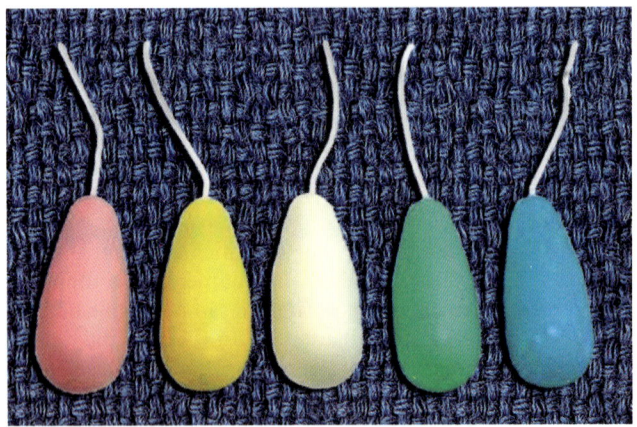

Figura 56.19 Cones.

Vascularização do sistema genital feminino

Sistema arterial

As artérias que irrigam a vagina provêm de três origens: uterina, vaginal e hemorroidária média, sendo todas ramos da artéria hipogástrica (ilíaca interna). A artéria uterina (ramo cervicovaginal) é responsável pela vascularização do terço superior da face anterior da vagina; a vaginal se encarrega do restante desta face. Na face posterior, a uterina fornece sangue apenas para o sexto superior, a vaginal supre os 4/6 seguintes e a hemorroidária média, o terço mais externo da vagina (Figura 56.21).

Da maior importância é a vascularização realizada pela artéria pudenda interna, ramo da hipogástrica. Ela dá origem à artéria perineal superficial que, além de vascularizar os grandes e pequenos lábios, subministra sangue para os músculos isquiocavernosos e bulbocavernosos.

Também da artéria pudenda interna se destacam a arterial perineal profunda ou bulbares (para os bulbos vestibulares) e as artérias do clitóris (cavernosas e dorsais do clitóris). Na

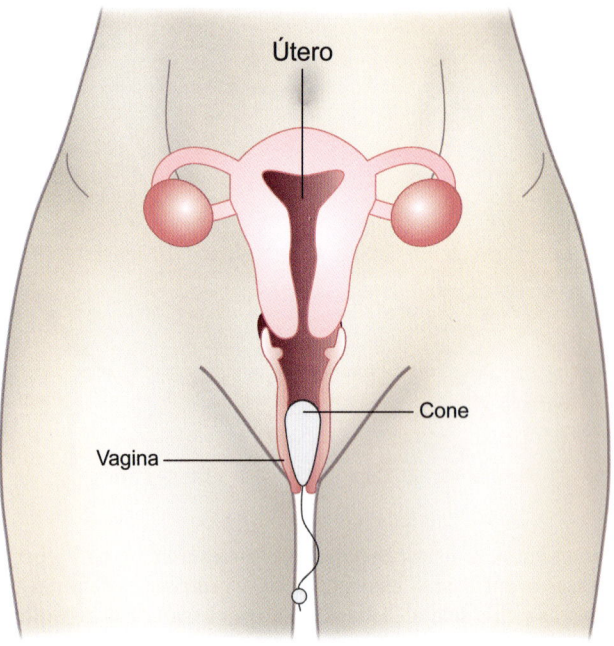

Útero

Cone

Vagina

Figura 56.20 Cone vaginal inserido.

fase de excitação sexual, essas artérias se dilatam, de modo a determinar, nas estruturas eréteis, uma vasocongestão bastante pronunciada.

As artérias do períneo procedem da pudenda interna (Figura 56.22).

Sistema venoso

O panorama venoso da genitália feminina é o seguinte: embora algumas veias do períneo se dirijam para a safena interna, a maioria desemboca na pudenda interna e daí para a hipogástrica.

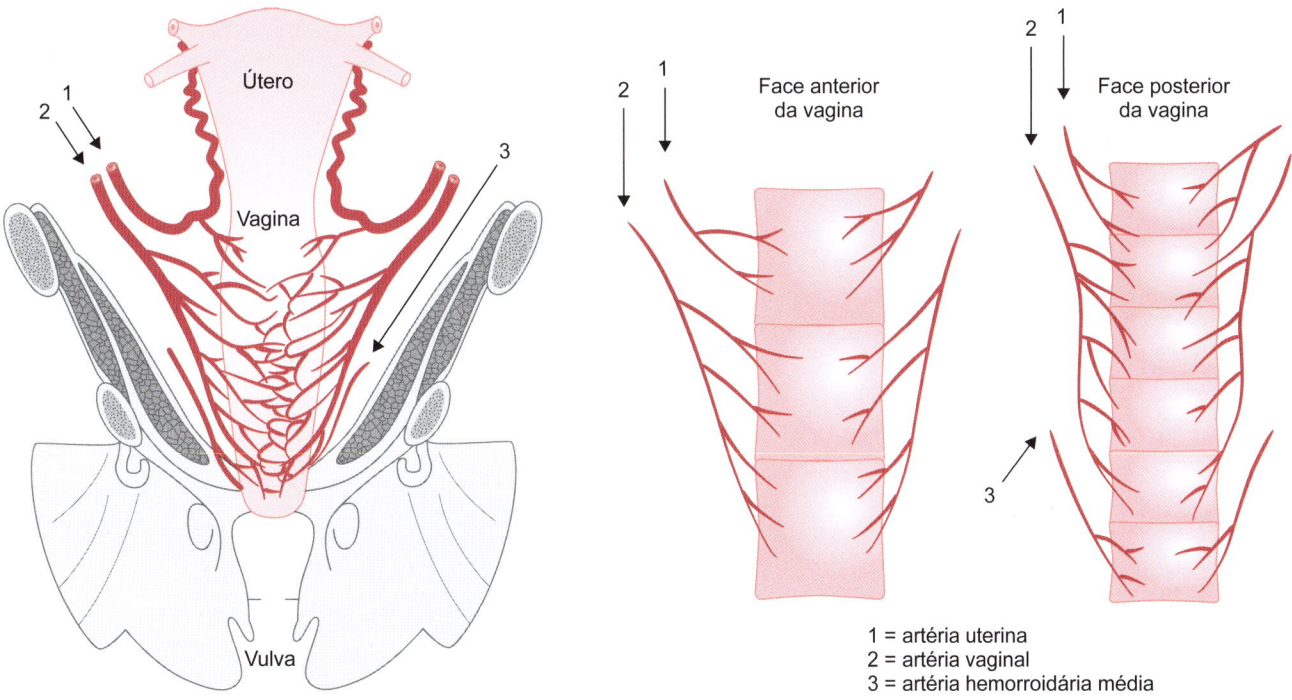

1 = artéria uterina
2 = artéria vaginal
3 = artéria hemorroidária média

Figura 56.21 Artérias da vagina.

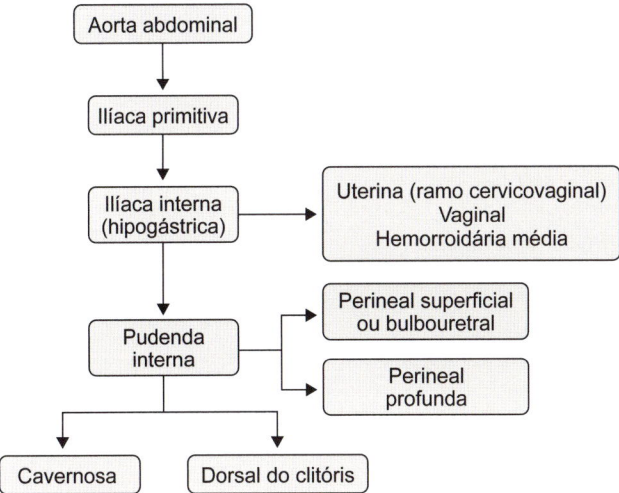

Figura 56.22 Resumo da vascularização arterial do sistema genital feminino.

As veias do monte de Vênus, dos grandes e pequenos lábios levam o sangue para a veia pudenda interna. Uma parte também vai para a veia femoral e outro contingente se reúne com as veias do bulbo.

As veias do clitóris se dispõem em dois planos. As do plano superficial se reúnem para formar a veia dorsal superficial, que desemboca na safena externa e daí para a femoral, enquanto as do plano profundo formam a veia dorsal profunda, que desemboca na pudenda interna. As veias procedentes das raízes do clitóris se reúnem com as veias do bulbo.

As veias do bulbo formam uma rede bastante numerosa (rede de Kobelt), drenando o sangue venoso para a veia pudenda interna, solidarizando-se com as veias clitoridianas. A intimidade dos órgãos eréteis femininos é tão grande, que

não constitui surpresa que se considere o clássico clitóris e o bulbo como uma única entidade.

As veias da vagina são notáveis em número e volume e se dispõem, preferencialmente, nos bordos laterais do órgão. Parte delas desemboca nas veias uterinas e hemorroidária média e parte nas veias bulbares, aumentando ainda mais o contingente da rede de Kobelt.

Inervação dos genitais femininos

Sistema nervoso periférico

A maior parte da inervação da genitália e do períneo femininos é realizada pelo nervo pudendo interno (plexo pudendo ou sacral) (Figura 56.23).

O monte de Vênus e os lábios, além da inervação do pudendo interno, recebem filetes procedentes dos ramos genitais do grande e pequeno abdominogenitais e do genitocrural, oriundos do plexo lombar.

Os músculos isquiocavernosos e bulbocavernosos, bem como os bulbovestibulares e os nervos do períneo são inervados pelo nervo pudendo interno. Por ação deste nervo, ocorre a contração do esfíncter vaginal e da musculatura do solo pélvico durante o orgasmo.

A inervação do clitóris é também realizada pelo nervo pudendo interno, que neste órgão tem a denominação de nervo dorsal do clitóris, emitindo pequenos e numerosos colaterais para a glande clitoridiana, que é rica em corpúsculos táteis (Pacini, Meissner e Krause).*

---

*Este fato tem um significado interessante. Como já mencionado, as mulheres geralmente se masturbam fazendo movimentos longitudinais ou de lateralização sobre o corpo do clitóris. Por inabilidade, alguns homens masturbam a parceira fixando-se em toques continuados sobre a glande, cuja sensibilidade pode tornar o estímulo aversivo. Além disso, no auge da excitação, a glande do clitóris se retrai, como já se assinalou anteriormente. Nesse momento, o indivíduo mal informado suspende o toque, quando deveria continuar massageando delicadamente a região.

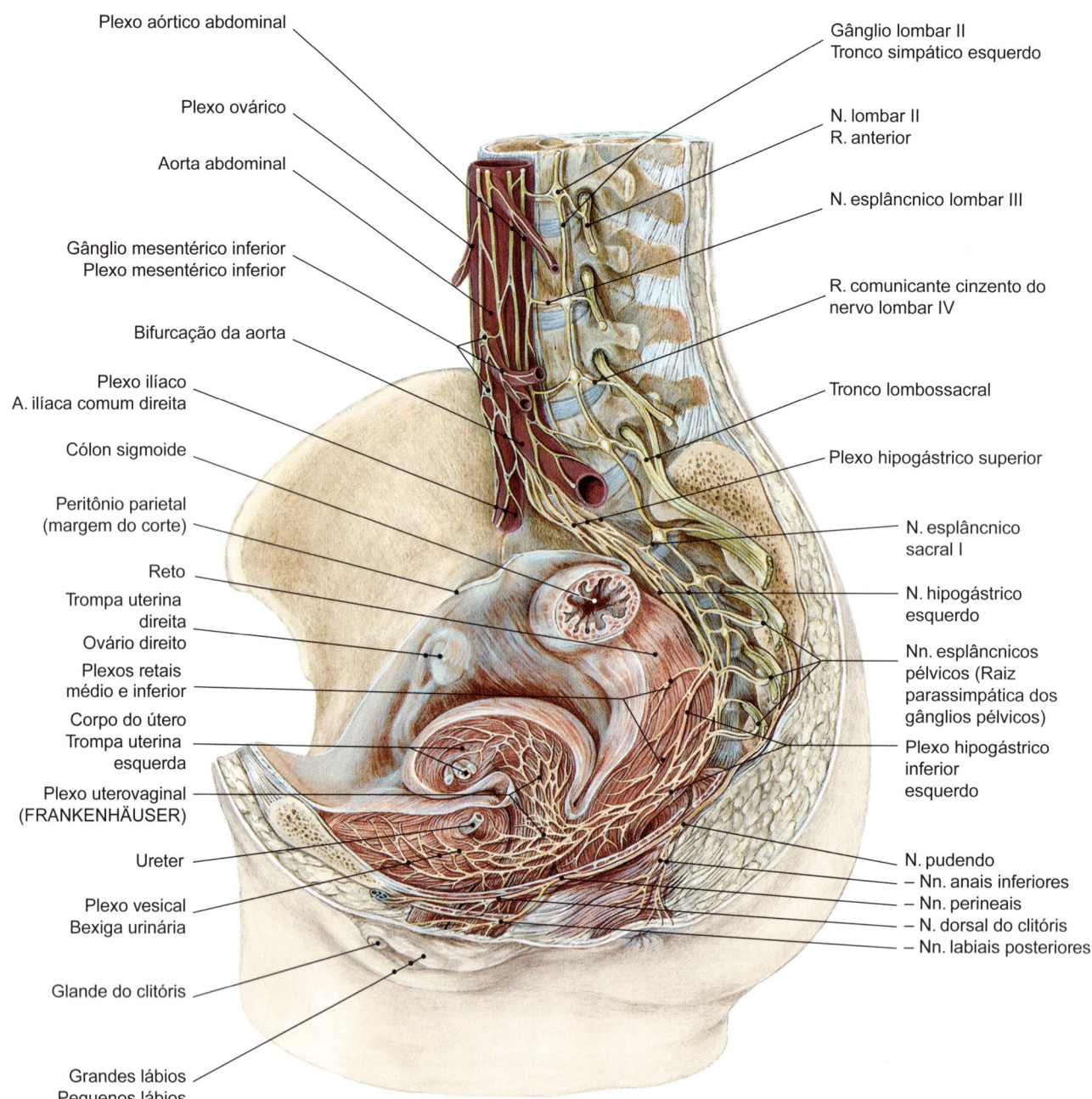

Plexo aórtico abdominal

Plexo ovárico

Aorta abdominal

Gânglio mesentérico inferior
Plexo mesentérico inferior

Bifurcação da aorta

Plexo ilíaco
A. ilíaca comum direita

Cólon sigmoide

Peritônio parietal
(margem do corte)

Reto

Trompa uterina
direita

Ovário direito

Plexos retais
médio e inferior

Corpo do útero
Trompa uterina
esquerda

Plexo uterovaginal
(FRANKENHÄUSER)

Ureter

Plexo vesical
Bexiga urinária

Glande do clitóris

Grandes lábios
Pequenos lábios

Gânglio lombar II
Tronco simpático esquerdo

N. lombar II
R. anterior

N. esplâncnico lombar III

R. comunicante cinzento do
nervo lombar IV

Tronco lombossacral

Plexo hipogástrico superior

N. esplâncnico
sacral I

N. hipogástrico
esquerdo

Nn. esplâncnicos
pélvicos (Raiz
parassimpática dos
gânglios pélvicos)

Plexo hipogástrico
inferior
esquerdo

N. pudendo
– Nn. anais inferiores
– Nn. perineais
– N. dorsal do clitóris
– Nn. labiais posteriores

Figura 56.23 Inervação das vísceras pélvicas femininas pelo sistema nervoso autônomo.

A inervação da vagina é, em parte, realizada pelo nervo pudendo interno e, em parte, pelos ramos genitais procedentes do plexo lombar.

Sistema nervoso autônomo

Para a fisiologia sexológica, é muito importante a inervação dos genitais pelo sistema nervoso autônomo, além de sua ação sobre as funções dos músculos lisos e glândulas. Em geral, o sistema simpático e o parassimpático exercem efeitos opostos.

As fibras colinérgicas do parassimpático, que têm como neurotransmissor a acetilcolina, são fibras motoras, miorrelaxantes, que dilatam a vasculatura das arteríolas que irrigam o tecido erétil, determinando a vasocongestão. Ele também é responsável pela contração dos músculos isquiocavernosos e do bulbocavernoso.[12]

As fibras pós-ganglionares adrenérgicas do sistema simpático, que têm como neurotransmissor a norepinefrina, inibem as secreções glandulares e contraem a musculatura lisa dos vasos sanguíneos e esfíncteres.

O sistema parassimpático pélvico é formado por neurônios pré-ganglionares, cujos corpos estão situados dentro da medula e seus longos axônios emergem das raízes ventrais de S2, S3 e S4, terminando em gânglios situados na proximidade ou na parede da estrutura a ser inervada. Desses gânglios partem os filetes pós-ganglionares que se disseminam amplamente pelos órgãos pélvicos. Os axônios que emergem da coluna sacral formam também os chamados nervos erigentes.

Na mulher, a expressão física da excitação sexual é regida pelos sistemas parassimpáticos, que promovem a congestão do clitóris, dos bulbos do vestíbulo e da plataforma orgásmica.

O sistema simpático está representado por duas cadeias ganglionares, inter-relacionadas: a cadeia simpática laterovertebral e a cadeia pré-vertebral ou pré-aórtica.

Na cadeia pré-vertebral da cavidade pélvica está o plexo hipogástrico, também chamado de nervo pré-sacro. Ele se bifurca poucos centímetros abaixo da bifurcação da aorta, formando os nervos hipogástricos direito e esquerdo, que vão terminar nos gânglios hipogástricos, também chamados de gânglios de De Lee-Frankenhauser (ver Figura 56.23), os quais estão em contato com as paredes do reto e da vagina. Destes gânglios parte a inervação simpática para os órgãos genitais. É interessante ressaltar que ele também recebe os nervos eretores provenientes do sistema parassimpático sacral.

REFERÊNCIAS BIBLIOGRÁFICAS

1. Masters WH, Johnson VE. Human sexual response. Boston: Little; 1966.
2. Testut L, Latarjet A. Tratado de anatomia humana. Vol. 4. Buenos Aires: Salvat; 1944.
3. McCary JL. Mitos e crendices sexuais. São Paulo: Manole; 1978.
4. Lief HI. Sexualidade humana. Rio de Janeiro: Atheneu; 1979.
5. Kusnetzoff JC. La mujer sexualmente feliz. Buenos Aires: Javier Vergara Editor; 1987.
6. Ladas AK, Whipple B, Perry JD. The G spot and other discoveries about human sexuality. New York: Holt, Rinehart, and Winston; 1982.
7. Kinsey AC, Pomeroy WB, Matin CE et al. Sexual behavior in the human female. Philadelphia: Saunders; 1953.
8. Cabello F. Aportaciones al estudio de la eyaculación femenina. Salud Sexual. 1998; 1:5-12.
9. Lue TF, Giuliano F, Khouri S et al. Clinical Manual of sexual medicine. Sexual dysfunctions in men. Paris: Health Publications; 2004.
10. Gräfenberg E. O papel da uretra no orgasmo feminino. J Int Sexol. 1950; 3:145-8.
11. Cavalcanti R, Cavalcanti M. Tratamento clínico das inadequações sexuais. Rio de Janeiro: Roca; 2012.
12. Smout CFV. Anatomía de la pelvis femenina. Barcelona: Salvat; 1945.

57

Disfunção e/ou Transtornos Sexuais

Maria do Carmo de Andrade Silva | Ricardo Cavalcanti | Jaqueline Brendler | Gerson Lopes | Fabiene Vale

TRANSTORNO DO INTERESSE/EXCITAÇÃO SEXUAL FEMININO

Maria do Carmo de Andrade Silva | Ricardo Cavalcanti

PROCESSOS PSICOLÓGICOS E SOCIAIS DO DESEJO

A preocupação em se entender o desejo sexual existe desde os primórdios da filosofia, seguida por estudos etológicos, biológicos, psicológicos e sociais; vertentes que tentam, cada uma em seu campo de atuação, explicar as questões do desejo. Porém, em função de sua subjetividade, sua composição multifatorial e das interferências dinâmicas, várias incógnitas se mantêm, dificultando os estudos e as possibilidades de tratamento para o que se denominava transtorno do desejo sexual hipoativo. Atualmente, quando este diagnóstico se refere às mulheres, está associado à excitação e foi denominado transtorno do interesse/excitação sexual feminino pelo Manual Diagnóstico e Estatístico de Transtornos Mentais, 5ª edição (DSM-5).[1]

Contudo, como refere Serapião,[2] este tipo de entendimento referido pelo DSM-5 traz a possibilidade de se excluir o desejo sexual como parte característica da sexualidade da mulher. "[...] Não parecendo recomendáveis a retirada da palavra desejo dos referenciais de diagnóstico de uma das mais frequentes disfunções sexuais femininas [...]."

Em função de as queixas femininas em relação ao desejo sexual hipoativo serem a forma usual deste conceito diagnóstico, até 2014, e de, não necessariamente, tais queixas encontrarem-se associadas às dificuldades com a excitação sexual, será utilizada ao longo deste texto a antiga referência (desejo sexual hipoativo) e não a atual (interesse/excitação sexual feminino).

É quase impossível falar sobre desejo sexual sem refletir sobre os conteúdos morais e éticos, pois vários são os critérios para a constituição das normas sociais e morais que rodeiam o desejo sexual. Critérios que levam em consideração os discursos e práticas de cada época, variando da obediência a Deus, ao Rei, às imposições sociais, até o individualismo, quando os dilemas entre os desejos individuais têm como contraponto os deveres morais, introduzindo-se o construto do homem psicológico.[3]

Observa-se que só se pode falar em humano a partir da consciência moral, pois as sociedades só se constituem a partir de regras de direitos e interditos. Huisman e Vergez,[4] referindo-se aos fundamentos da Metafísica de Kant, referem que o problema da moral surge com o homem por meio da consciência psicológica. Se as pessoas não tivessem consciência do que fazem, não teriam problemas morais. Portanto, desejo × consciência psicológica × consciência moral leva às preocupações e aos conflitos. A consciência psicológica é a apreensão do fato, enquanto a consciência moral é o juiz do fato. Assim, entre a percepção do desejo e sua possível expressão, ocorrem "instantes de julgamento" para sua expressão.

A consciência moral, no transcorrer da história da humanidade, esteve sujeita às constantes alterações, apontando para o relativismo dos conteúdos morais. A concepção dualista mente/corpo percebe o corpo como "suspeito", desconfiança que repercutiu mais intensamente sobre o corpo da mulher desde o mito de Eva, quando as mulheres foram vistas como presas frágeis dos desejos e contaminavam os homens. Assim, seus donos (pais e maridos), tinham sobre elas poder e posse. Vinculadas às regras religiosas, que restringiam o ato sexual à procriação, as variações de conteúdo moral alcançaram o desejo, a frequência, o prazer, o orgasmo, a virgindade, a masturbação e os jogos sexuais. Em todos esses pontos, notam-se diferenças no que se refere às exigências morais, pois influenciaram de maneira direta os conteúdos médicos, educacionais e psicológicos, que permeiam as concepções de normalidade ou anormalidade sexual.[3]

Segundo Pervin[5] e Leiblum,[6] durante todo o tempo em que sexo só podia existir tendo como meta a reprodução, a frequência do ato deveria ser restrita e mecânica. O que acontecia com o corpo não deveria ter relação com o espírito. O prazer e/ou o erotismo "sujavam" o ato reprodutivo. Assim, quanto menor a frequência, menos pecado e menor desrespeito a Deus. A expressão de desejo sexual feminino não era bem-vinda, e chegou a ser associada a algum tipo de psicopatologia. A crença do desinteresse sexual feminino como coisa natural, típica do final do século 19, ainda invadiu de modo significativo as ideias dos primeiros 50 anos do século 20, quando se acreditava que as mulheres aceitavam sexo por dever de casamento, para cumprir seu principal papel na natureza – esposa e mãe.

A ideologia reprodutiva era tão forte, como referido por Brecher,[7] que fez com que vários estudos do final dos anos 1800, como os de Freud[8] e Ellis,[9] fossem discriminados e colocados em segundo plano, só publicados anos depois. Contudo, em 1886, divulgava-se a doença sexual, como os trabalhos de Krafft-Ebing,[10] o clássico "Psychopathia Sexualis." Uma relação de várias patologias denominadas perversões ou desvios sexuais.

Patologias, muitas das quais hoje são denominadas preliminares – recursos recomendados por terapeutas para o desenvolvimento da excitação sexual. Mudança de paradigma que veio a ocorrer bem mais tarde, como resultado da alteração ideológica do enfoque de Sexo – Reprodução para Sexo – Prazer. Quando o desejo não mais esteve fixado à reprodução, voltou-se para a satisfação e prazer pessoal.

O desejo e o orgasmo feminino passaram a ser uma possibilidade e, a partir dos anos 1960, autores como Masters e Jonhson[11,12] descrevem um aprimorado ciclo da resposta sexual humana, baseando-o em fases (excitação, platô, orgasmo e resolução). Fala-se agora em disfunções, não mais em desvios. As mulheres devem ser funcionais, ter excitação, prazer e orgasmo.

Em sequência aos estudos deste ciclo sexual, outra estudiosa na década de 1970 introduz um novo componente ao ciclo – o desejo sexual, energia primeira que propicia a busca da realização sexual. Assim, passou-se a esperar das mulheres também a expressão de desejo e associá-lo a sua saúde sexual.[13]

Para Master et al.,[14] o desejo sexual sofre interferências físicas, psicológicas e sociais (Figura 57.1), componentes que interatuam de modo dinâmico, aumentando ou diminuindo suas manifestações. Processo que poderia ser associado a um modelo vetor matemático, ao se imaginar os vários fatores, positivos (+) e negativos (–) como tridimensionais, em que o tempo comporia a terceira dimensão. Percebe-se que várias combinações e alterações de intensidade de algum vetor podem alterar a intensidade do desejo, acrescentando-se ainda que tanto os indivíduos como os momentos são mecanismos dinâmicos – o que propicia variações ainda maiores.

No início deste século, Basson,[15] propõe uma nova reformulação do ciclo de resposta sexual, afirmando que o desejo não necessariamente se manifesta em primeiro plano e que a consciência da excitação propicia a percepção do desejo sexual, especialmente entre as mulheres.

Estudiosos da neurociência, como Kupferman et al.,[16] afirmam que, como todos os controles fisiológicos da motivação, também o desejo sexual se encontra vinculado a um processo dual (excitatório e inibitório) que sofre ajuste constante, sendo influenciado por vários fatores biopsicossociais.

Basson[17] refere que algumas pesquisas qualitativas confirmam a impressão clínica de que, tanto para homens como para mulheres, excitação e desejo, em geral, estão ligados, fazendo com que o ciclo seja um processo circular de fases sobrepostas no qual o desejo pode não estar presente inicialmente, mas ser desencadeado durante o transcorrer da vivência sexual. Pontua que os sentimentos das mulheres pelo parceiro e no momento do encontro sexual encontram-se relacionados a seu desejo sexual, e que a intimidade emocional, ou estímulos sensuais podem levar à excitação, e se a estimulação for percebida como prazerosa, o desejo será desencadeado.

TRANSTORNO DO INTERESSE/ EXCITAÇÃO SEXUAL FEMININO

Até 2013, segundo o DSM-IV,[18] esta manifestação era denominada transtorno de desejo sexual hipoativo, nomenclatura que permanece mais utilizada e caracteriza-se por:

> [...] uma deficiência ou ausência de fantasias sexuais e desejo de ter atividade sexual (Critério A). A perturbação deve causar acentuado sofrimento ou dificuldade interpessoal (Critério B). A disfunção não é mais bem explicada por outro transtorno do Eixo 1 (exceto uma outra disfunção sexual) nem se deve exclusivamente aos efeitos fisiológicos diretos de uma substância (inclusive medicamentos) ou de uma condição médica geral (Critério C). O baixo desejo sexual pode ser global e abranger todas as formas de expressão sexual ou pode ser situacional e limitado a um parceiro ou a uma atividade sexual específica. Os subtipos são oferecidos para a indicação de início (ao longo da vida *versus* adquirido).[18]

Contudo, este transtorno recebeu uma nova nomenclatura e uma nova conceituação, no caso de diagnóstico feminino. Para as mulheres, retirou-se a palavra *desejo* e passou-se a incluir o aspecto da excitação sexual associada ao interesse em sexo, denominando-se esta disfunção como transtorno do interesse/excitação sexual feminino.[1]

Modelo vetor de desejo sexual

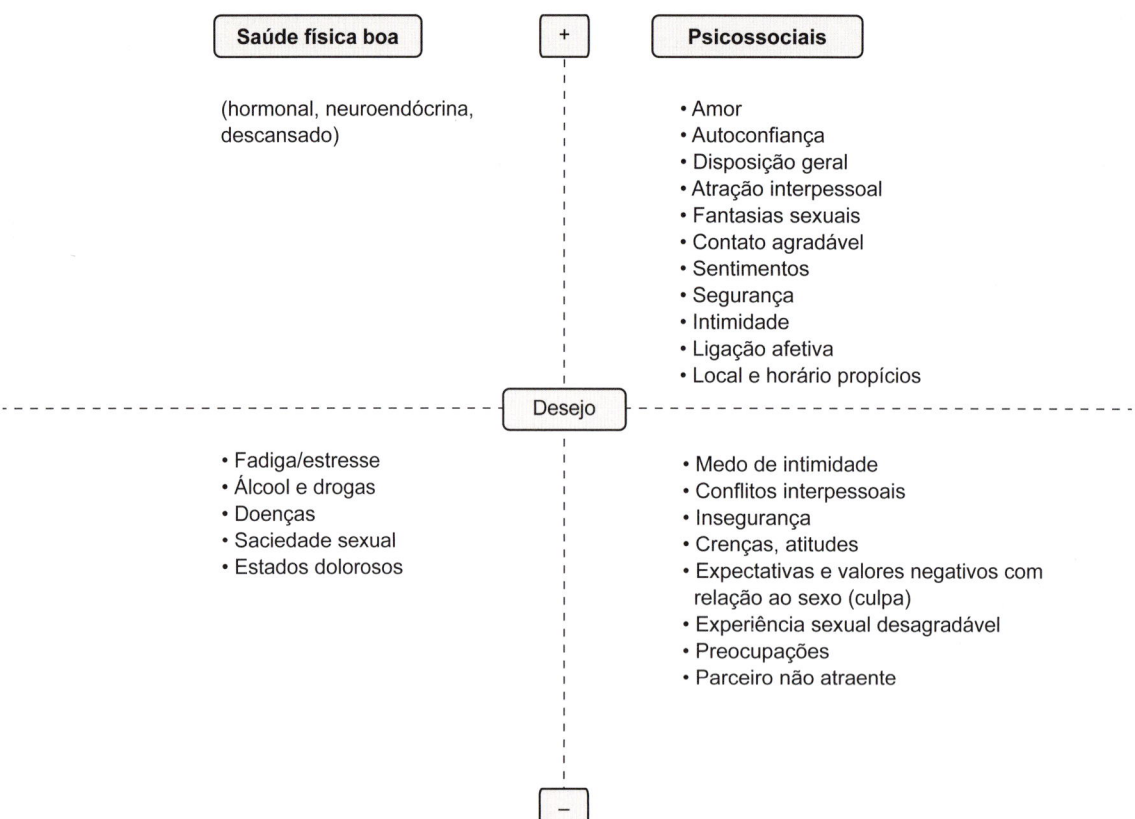

Figura 57.1 Modelo de vetor de desejo sexual. (Adaptada de Master et al., 1997).[14]

Caracterizado por pelo menos três dos seguintes "A". 1. Ausência ou redução do interesse pela atividade sexual; 2. Ausência ou redução dos pensamentos ou fantasias sexuais/eróticas; 3. Nenhuma iniciativa ou iniciativa reduzida de atividade sexual e, geralmente, ausência de receptividade às tentativas de iniciativa feitas pelo parceiro; 4. Ausência ou redução na excitação/prazer sexual durante a atividade sexual em quase todos ou em todos (aproximadamente 75 a 100%) os encontros sexuais (em contextos situacionais identificados ou, se generalizado, em todos os contextos); 5. Ausência ou redução do interesse/excitação sexual em resposta a quaisquer indicações sexuais ou eróticas, internas ou externas (p. ex., escritas, verbais, visuais); 6. Ausência ou redução de sensações genitais ou não genitais durante a atividade sexual em quase todos ou em todos (aproximadamente 75 a 100%) os encontros sexuais (em contextos situacionais identificados ou, se generalizado, em todos os contextos). B. Os sintomas do Critério A persistem por um período mínimo de aproximadamente 6 meses). C. Os sintomas do Critério A causam sofrimento clinicamente significativo para a mulher. D. A disfunção sexual não é mais bem explicada por um transtorno mental não sexual ou como consequência de uma perturbação grave do relacionamento (p. ex., violência do parceiro) ou de outros estressores importantes e não é atribuível aos efeitos de alguma substância/medicamento ou a outra condição médica.[1]

Nesta nova classificação, mantiveram-se os subtipos: ao longo da vida ou adquirido – generalizado ou situacional. Introduzindo-se uma graduação de gravidade da manifestação: leve, moderada, grave ou de extremo sofrimento em relação aos sintomas do Critério A. Afirma-se que o contexto interpessoal precisa ser levado em conta nas avaliações, pois uma "discrepância de desejo", em que a mulher sente menos desejo que seu parceiro, não é suficiente para o diagnóstico.

Ao substituir o conceito diagnóstico de desejo sexual hipoativo, somente da nomenclatura para o caso feminino, subtrai-se uma parte característica do ciclo da resposta sexual das mulheres. Procedimento que, dentre outros, trouxe estranhamento, como apontam Ballon e Clayton[19] ao referir não haver uma aceitação unânime desta proposta pela comunidade científica.

Para Kaplan,[20] autora que introduziu a questão do desejo ao ciclo sexual, as manifestações do impulso sexual se subdividiriam em seis categorias: desejo sexual hiperativo, normal elevado, normal baixo, hipoativo, hipoativo grave, aversão ou evitação fóbica. Menciona que as manifestações do desejo não seriam originárias de um único agente etiológico, mas resultado de múltiplos determinantes.

PREVALÊNCIA

O desejo sexual é altamente sensível ao passado de cada um e à preservação de si mesmo. A maioria das pessoas aprende a inibir seus desejos, em situações em que percebam contingências negativas, e a permiti-los em contextos seguros. Assim, o nível de percepção de interesse sexual é influenciado pelas emoções conscientes e inconscientes, que permeiam possíveis conexões que possam acionar o desejo. No entanto, quando apontam para sérios riscos pessoais, ativam o medo, e este terá, para a maioria, supremacia sobre a manifestação do desejo – uma reação fixada com base etológica.

Além de todas as variantes quanto aos motivos que levam uma pessoa a inibir ou perceber seus desejos sexuais, deve-se ressaltar que a questão de ser homem ou mulher é mais uma variável decisiva, como constata Kaplan[20] ao mencionar que o desejo sexual é mais variável e mais facilmente reprimido na mulher. Leiblum[6] e Hall[21] também afirmam que, para a maioria dos autores, as queixas clínicas quanto aos bloqueios do desejo são as mais frequentes nas mulheres.

Em pesquisa realizada por Abdo et al.,[22] em 2.835 indivíduos de população não clínica de nosso país, a disfunção sexual mais referida pelas mulheres foi a falta de desejo sexual (34%), seguida pela disfunção orgásmica (29%). Padrão de referência bastante similar ao encontrado por estudo de Andrade-Silva e Canella[23] e Andrade-Silva e Carvalhosa,[24] em população clínica que frequenta ambulatório de Sexologia de hospital público. O primeiro vinculado à Universidade Federal do Rio de Janeiro e o segundo, à Universidade Gama Filho, na qual a associação das duas disfunções apresentou-se muito frequente nas queixas das pacientes.

Até o momento, não há uma fórmula específica para avaliação da "normalidade" das percepções do desejo e, em muitos estudos, as aferições têm sido efetivadas pela frequência das relações. No entanto, frequência não é sinônimo de desejo, pois uma série de variáveis interfere na frequência da atividade sexual. Deve-se salientar que não existe uma frequência de relações sexuais que defina "normalidade" sexual. Leiblum[6] refere pesquisas de 2008, em que a frequência média variou de modo significativo entre todos os grupos etários no mundo.

Tiefer e Hall[25] referem:

> Acreditamos que talvez nunca exista uma forma de definir desejo sexual bom/normal/saudável/correto fora dos padrões culturais pela simples razão de o desejo sexual ser produto do desenvolvimento biopsicológico do homem e expressão permanentemente controlada, contida e construída pelo contexto cultural.

Em função das múltiplas interferências que incidem sobre o desejo, os impulsos que levam uma pessoa a uma atividade sexual envolvem-se com o desejo, com a reprodução, com o amor e o prazer. Porém, estão associados também à busca de satisfação de alguma outra necessidade, como afeto, aconchego, orgasmo, carinho, descarga de tensão, exercício de poder, *status* socioeconômico, *status* social, melhoria de autoconceito etc. Até mesmo em outros momentos, o sexo acontece associado às obrigações, rotinas e/ou submissões, pelo desejo de alcançar outros ganhos.[26]

ETIOLOGIA

É preciso refletir, quando, em um casal a queixa é oriunda das diferentes intensidades de desejo de cada um ou está reduzida em uma determinada época ou situação. Quando a queixa advém da impregnação exagerada da mídia, para que a mulher possa se considerar "normal". Quando perceber, nos discursos, a sutileza entre desejo e vontade. Quando entender os verdadeiros objetos de desejo de cada um. Quando o desejo está diminuindo em função do sistemático desvio de energia, utilizado para fins "produtivos", ou pelo estresse daí proveniente. Quando entender as alterações de desejo que a continuidade da relação possa produzir. Quando lidar com os mecanismos de defesa erguidos para a manutenção de relações falidas, em que a queixa de inibição de desejo é só a ponta visível de um enorme *iceberg* do qual não se pode tomar consciência. Quando o fator da inibição de desejo foi a falta de estimulação adequada. Estes e outros são dilemas constantes nos processos terapêuticos, exigindo dos profissionais cultura ampla, para que não se tornem presas dos modismos de época.[27]

As disfunções sexuais, na maioria das vezes, são subdivididas como de origem orgânica ou psíquica, mas essa distinção é didática, posto que as disfunções sexuais são psicossomáticas (vulnerabilidade orgânica × situações/experiências negativas), gerando ansiedade e medo de fracasso. Causas orgânicas acabam por desencadear alterações psíquicas e causas psicológicas podem estar associadas a componentes orgânicos ou sociais.[28,29]

CAUSAS PSICOLÓGICAS E SOCIAIS

Quando não se tem sexo há algum tempo e uma possibilidade interessante apresenta-se, de alguém interessado, é provável que se perceba um impulso sexual. No entanto, se alguma situação de risco, geradora de tensão e perigo surgir, na maioria das vezes, esta se sobrepõe ao desejo, ordenamento exercido pelo mecanismo etológico de adaptação e sobrevivência das espécies. E mesmo hoje, quando os perigos não são mais vinculados à sobrevivência, a "tensão" e o medo são prioritários ao sexo.

Em função desse mecanismo evolutivo, processos simbólicos de perigo (sejam sociais, orgânicos ou psicológicos), ativam um mecanismo primitivo de evitação e fuga, inibindo as manifestações de desejo sexual, como apresentado na Figura 57.2, em que os fatores de risco propiciam conflitos intrapsíquicos, diádicos, imediatos e/ou adquiridos que acionam a inibição do desejo sexual.

Damásio, citado em Iversen et al.,[30] menciona que, quando pensamos sobre as possíveis consequências de um compor-

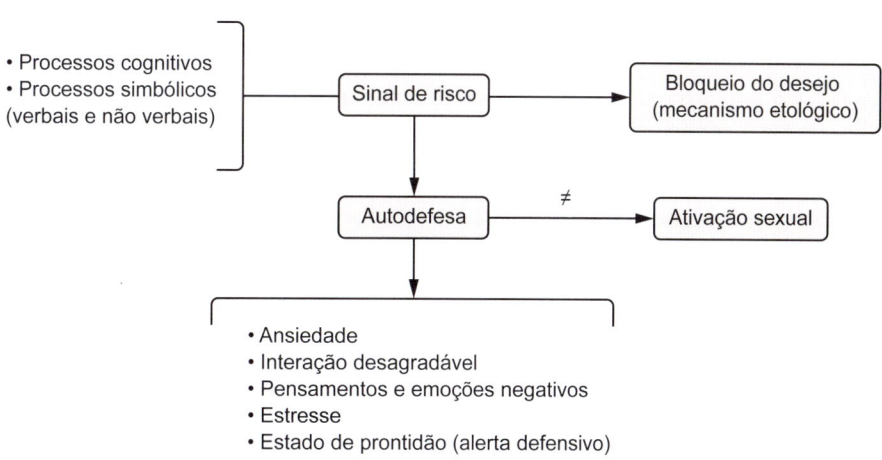

Figura 57.2 Processos simbólicos de perigo.

tamento, a memória dos estados emocionais (experiências viscerais) de situações semelhantes, propiciam informações para a avaliação atual. A memória pode ativar projeções ascendentes noradrenérgicas ou colinérgicas do tronco encefálico e do prosencéfalo basal, que ativam o córtex e replicam a sensação consciente da emoção relembrada.

Segundo Iversen et al.,[30] as experiências de medo, raiva, prazer e felicidade são reflexos de uma intercomunicação entre centros encefálicos superiores e regiões subcorticais, como o hipotálamo e a amígdala. Assim, estímulos prazerosos e nocivos têm efeitos duplos. Primeiro eles desencadeiam respostas autonômicas e endócrinas (integradas por estruturas subcorticais), que preparam o indivíduo para o ataque, luta, sexo ou fuga. Um segundo grupo desse mecanismo envolve o córtex cerebral, quando o processamento cortical de estímulos emocionalmente significantes se transforma em uma experiência consciente, transmitindo sinais para centros inferiores, podendo aumentar ou diminuir as manifestações das emoções.

Para Leiblum e Pervin,[5] os problemas psicológicos e sociais que afetam o desejo sexual podem ser subdivididos em cinco fatores básicos:

- **Fatores do desenvolvimento:** ausência de educação ou de permissão sexual, privações emocionais, físicas, verbais, ou afetivas, na infância e na adolescência, traumas ou coerção
- **Fatores psicológicos:** ansiedade, depressão, transtornos de apego, transtornos de personalidade, psicopatologias
- **Fatores interpessoais:** conflitos, insultos, perdas no relacionamento, incompetência ou disfunção sexual do parceiro
- **Fatores culturais:** questionamentos morais, religiosos, culturais
- **Fatores contextuais:** aspectos ambientais, privacidade, segurança, conforto.

Para Kaplan,[13,20] dentre as etiologias psicológicas para os problemas de diminuição do desejo sexual encontram-se:

- **Causas imediatas:** mais superficiais e caracterizadas pelas sensações de ansiedade, interações desagradáveis e pensamentos negativos, quanto ao que está ocorrendo ou ao que representam
- **Causas adquiridas:** aconteceram por vivências desagradáveis por condicionamentos
- **Causas intrapsíquicas:** caracterizam-se por interações neuróticas, cujas raízes encontram-se fundamentadas na infância e, na maioria das vezes, podem encontrar-se inacessíveis à consciência imediata
- **Causas diádicas:** referentes à integração do casal.

Causas imediatas

Mesmo nas etiologias imediatas, que em termos estruturais relacionam-se com a focalização negativa à percepção sexual, na maioria das vezes, tal negativismo não se encontra suscetível à percepção consciente, ou a pessoa simplesmente não acredita e/ou não relaciona que tal ou qual fator possa interferir em seus impulsos sexuais.

Para a maioria das pessoas com tais problemas, somente por meio de alguma forma indireta de questionamentos consegue-se perceber outras situações ativadoras de tensão. Por exemplo: a pessoa está vivendo momentos depressivos ou estressantes, por algum acontecimento em sua vida profissional; tem sentimentos de grande preocupação e ansiedade, por alguém ou algo significante; o ambiente é muito

desagradável; as preliminares sexuais são inadequadas ou inexistentes; adotou normas religiosas de que determinadas coisas não devem ser feitas, apesar de terem sido praticadas e percebidas como excitantes anteriormente; perdeu atração erótica pelo parceiro; existe contaminação constante de raiva e ansiedade na relação conjugal que são transferidas para a área sexual. Porém, para a paciente, não existe a percepção de que tais fatos tenham conexão com sua falta desejo, por mais incrível que pareça. O que se interpõe a essa falta de conexão pode ser a falta de consciência da inter-relação de emoções, sentimentos pessoais e disponibilidade sexual (como se sexo fosse independente de outros sentimentos), ou ser fruto da ativação de um mecanismo de defesa, para a manutenção da conjugalidade.

Causas adquiridas

Dentre as causas adquiridas, pontuam-se:

- Abuso sexual infantojuvenil, traumas de violência física ou psíquica, abuso sexual na adolescência e/ou idade adulta
- Estruturação familiar traumática com uso abusivo de álcool, substâncias ilícitas, incesto, problemas psiquiátricos, brigas parentais, ortodoxia religiosa ou negligência infantil
- Traumas advindos após alguma doença sexualmente transmissível (DST) (por dores físicas ou psicológicas associadas à DST, ou por medo de contaminação)
- Inibições advindas no transcurso de tratamentos de reprodução assistida, ou posteriormente, quando não conseguiram a gestação[31]
- Como problema secundário, isto é, como reação às dificuldades com a excitação sexual, como o imediatismo de genitalização por parte do parceiro, ou que por desconhecimento acreditarem que a mulher "normal," fica excitada somente com a penetração do pênis
- Relações nas quais a estimulação clitoriana é rara ou inexistente
- Pessoas que, por desconhecimento, acreditam que assim que tenha início a lubrificação, já há suficiente excitação; ou, até para alguns, (o "ficou molhadinho") é sinal de que elas já alcançaram seu clímax
- Como consequência de alguma outra disfunção sexual. Conexão que se apresenta consciente, ou não, mas que ocorre com bastante frequência nas queixas clínicas. A queixa inicial é "não tenho vontade", mas quando se evolui na consulta, observa-se que o problema de desejo ocorreu secundariamente à constância de outra disfunção sexual, como transtorno do orgasmo, falhas na excitação, vaginismo ou dispareunia. Por vezes, o "não tenho vontade" pode estar associado a algum problema sexual do parceiro, como falhas de ereção, ejaculação precoce ou ejaculação retardada. Em todos os casos, a inibição de desejo surge como mecanismo de defesa a outro processo, algo que lhe causa ansiedade e desprazer, levando-a a inibir o desejo sexual e evitar nova dor, desagrado ou conflitos.

Causas intrapsíquicas

Em alguns casos, de maneira inconsciente, acontece o levantamento de verdadeiras barreiras eróticas. Comportamento efetivado como defesa à percepção de impulsos sexuais, por pessoas ou situações, consideradas proibidas; situações sensuais e prazerosas que podem ter raízes na infância, encarceradas por fortes temores de serem descobertas e que não vieram à tona. Assim, cada vez que algo possa parecer excitante e prazeroso, defensivamente é descartado, antes mesmo que possa ser completamente percebido.

Barreiras sensuais e sexuais também são erguidas quando intensas repressões morais e/ou religiosas constituíram-se como a tônica vivenciada em suas famílias, escolas, igrejas ou grupos de iguais. Processo que produz defensivamente a negação (mecanismo de defesa), que faz com que nem se consiga ter a curiosidade de buscar conhecimentos reais sobre fatos sexuais, fazendo com que até pessoas culturalmente desenvolvidas permaneçam ignorantes no que se refere à esfera sexual. Fatos sexuais acionam culpas antigas advindas da conexão sexo-prazer que foram internalizadas como possibilidade de risco e perigo.

O objetivo terapêutico principal, especialmente nas etiologias intrapsíquicas, será a promoção de *insight* sobre os temores inconscientes para que se possa trabalhar os significados deles, na etapa de vida atual, promovendo-se alguma reestruturação de atitude.

Causas diádicas

Segundo Hall,[21] a perda de desejo, muitas vezes, é o primeiro indício de problema no relacionamento. De todas as respostas sexuais, o desejo é a mais sensível a qualquer trinca no vínculo do casal. Às vezes, a inibição de desejo é reconhecida como sinal de problema conjugal, mas pode ser negada por quem tem o problema. Algumas mulheres escondem do parceiro e têm relações sexuais só para não o deixar chateado, com raiva, ou por medo que eles arranjem outra. Outras tendem a pensar que seu não desejo possa estar relacionado com algum problema físico (hormonal, advindo de alguma cirurgia, pelo uso contraceptivo, do climatério/menopausa etc.).

No que se refere ao transtorno do desejo que envolve as inter-relações do casal, muitas variações são observáveis. Casamento não é algo homogêneo, as relações dos casais são estruturas distintas. Variações que se constituem a partir das interações da relação conjugal com outras instituições ou valores para cada casal. É um subsistema dentro de vários sistemas para cada um do par. Isto é, com a família estendida, a religião, o relacionamento com o trabalho, a importância do sexo, de filhos, do lazer, da atenção a si mesmo e aos membros da família nuclear e extensa. Portanto, um subsistema com muitas portas de interferência, o que o diferencia sempre com dupla entrada, pois é composto por valorações de duas pessoas distintas, o que, por vezes, interfere na conciliação dos desejos sexuais.

Quando se fala de casal, pensa-se naquilo que promoveu sua aproximação para a formação do par. As razões são diversas (romance, atração sexual, paixão, necessidades econômicas, formar família, *status* social, fugir de situações desagradáveis, ter filhos, solidão etc.). Portanto, em alguns, a atração advém de outros motivos que não o desejo sexual e será necessário ter em mente que estas escolhas se deram em atendimento às necessidades daquela pessoa naquela época. Processo nem sempre consciente, mas de forte significado para o entendimento do problema de desejo, atualmente relatado. Com o tempo, o sexo, que para alguns já não era tão bom, desejado, ou importante, vai ficando cada vez mais sem cor e desinteressante, levando ao bloqueio da excitação, do orgasmo e do desejo. Em outros, é a distorção perceptiva causada pela atração e/ou apaixonamento, que fez com que o sonhado tenha ficado muito longe da realidade do que é o outro, não permitindo mais integração erótica.

Muitos casais com queixas de inibição de desejo sexual valorizam a estabilidade, a segurança e a previsibilidade de um relacionamento, mas sentem falta da excitação, da novidade e do mistério do erotismo do novo. O equilíbrio entre intimidade e companheirismo/mistério e imprevisibilidade pode ser difícil de ser conseguido. Perel[32] refere que a estabilidade e a compreensão são substratos dos relacionamentos harmoniosos. Porém, o erotismo se desenvolve na novidade e no mistério, havendo uma relação complexa entre amor e desejo, processos que nem sempre permanecem em harmonia.

Vive-se em um tempo que corre rápido, em um processo de individualismo crescente, em que as pessoas e os casais têm que produzir mais, ter mais, saber mais e ser mais, gerando falta de tempo e angústia. Com isso, cresce a necessidade de urgência resolutiva, em que o eu assume grande proporção e o nós fica para depois. Fato que propicia baixo investimento na relação gerando incertezas, maior relatividade dos vínculos, desinteresse sexual e progressivo distanciamento. Constituindo-se maior fragilidade diádica na era do chamado "amor líquido".[33]

Como investir muito em algo que está fora do controle do Eu, algo associado às necessidades e desejos do Eu do outro – um terreno que pode se liquefazer facilmente, pela simples vontade do outro, o que leva à insegurança nas relações dos casais na atualidade, quando tendem a priorizar a si mesmos, os papéis parentais, profissionais e, por último, eles como casal. Pesquisas apontadas por Féres-Carneiro,[34] Diniz[35] e Papp[36] mostram que os casais, quando questionados, mencionam a importância das relações sexuais no casamento, porém não cuidam desse aspecto, gerando afastamento, diminuição de desejo, insatisfação e/ou separação.

Outras causas de diminuição de desejo vinculadas aos problemas do casal são medo de rejeição, lutas neuróticas pelo poder, desconfianças, traições, invejas, álcool, substâncias ilícitas, dinheiro, agressividade, gravidez, nascimento de filhos etc. Em alguns casos, por patologias individuais ou da relação, o desejo torna-se escasso.

DIAGNÓSTICO DIFERENCIAL

Como visto, várias são as causas psicológicas e sociais, que podem levar um indivíduo a inibir seus impulsos eróticos. Como sugere Kaplan,[37] é importante afastar transtorno psiquiátrico e, posteriormente, verificar se o problema sexual tem base principalmente orgânica, psicológica ou mista e avaliar se é realmente um problema sexual ou da dinâmica conjugal Figura 57.3).

Segundo Leiblum,[6] Masters et al.[14] e Kaplan,[37] ao se diagnosticar transtorno do desejo sexual, será importante determinar se a queixa é primária ou secundária, aguda ou crônica, adquirida ou generalizada. Se é primária, independe de quem é o outro e da maneira como se vivenciou sexo (i. e., por atividades autoeróticas, atividades hétero ou homossexuais). Neste caso, o foco do tratamento deverá ser mais direcionado à pessoa com vistas ao casal. Porém, se é derivado da forma de ser sexualmente do outro, o foco deverá ser o casal e as pessoas que o integram. Se o problema sexual é secundário, isto é, se o problema primário são dificuldades intrapessoais complexas, o foco do tratamento deverá ser uma psicoterapia ampla à pessoa, com atenção à queixa sexual e apoio ao outro indivíduo do casal.

Para Kaplan,[37] observando-se ser realmente um problema primariamente sexual, será necessário que se verifique até que ponto a relação diádica implica a manifestação deste problema,

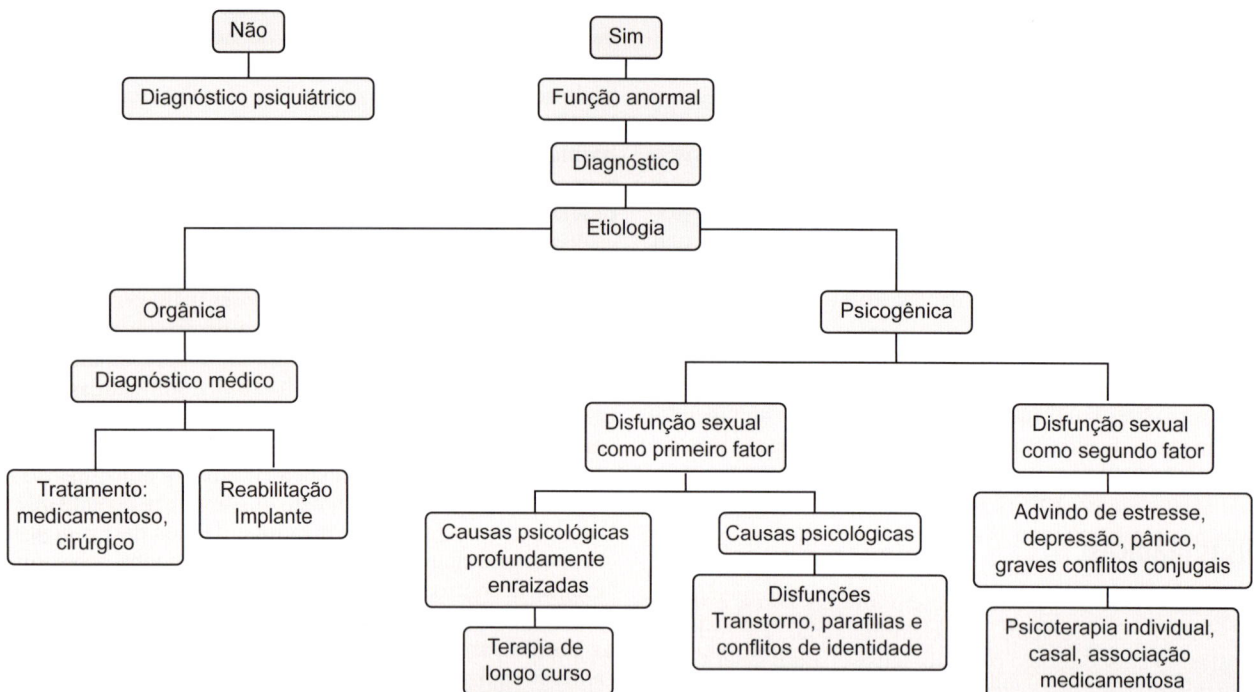

Figura 57.3 Avaliação do problema sexual. (Adaptada de Kaplan, 1983.)[37]

ou, ao contrário, se o problema sexual está desestabilizando a dinâmica conjugal, processo muitas vezes difícil de discriminação em função de sua interdependência.

Quando o problema primário são as relações interpessoais da dinâmica do casal, que estão interferindo na sexualidade, o foco deverá ser a terapia de casal, com atenção à queixa sexual, em atendimentos individuais e ao casal, pois a falta de desejo é angustiante para ambos. Um parceiro que é rejeitado sexualmente sente-se magoado, frustrado e, mais adiante, deprimido e irritado. Com o tempo, também a ligação íntima fica comprometida, gerando menos carinhos, abraços ou beijos. O afastamento físico pode substituir o aconchego, pois o carinho afetivo pode ser mal interpretado, fazendo com que o distanciamento se torne a tônica entre o casal.

ENTREVISTA, ANAMNESE E EXAMES COMPLEMENTARES

Importante referir que a queixa sexual nem sempre é clara, sendo necessário que se faça um *feedback* com a paciente do que está sendo compreendido e se realmente é o que ela está referindo. Portanto, atenção, compreensão, empatia, incentivo, questionamentos amplos, observação atenta aos conteúdos verbalizados, bem como às manifestações não verbais (silêncios, tremores, desvios, inquietações, choros etc.) serão úteis para a apreensão do problema.

Quando com o casal, observar: quem constantemente responde e como; quem fica calado e em que postura; como se tratam; como contestam um ao outro em informações comuns aos dois. Esses são detalhes importantes a serem percebidos e investigados durante as entrevistas clínicas. E quando algo já puder ser pontuado, ou esclarecido ao final de uma entrevista, atenção ao uso de linguagem clara.

Dentre os instrumentos que podem corroborar as avaliações clínicas para avaliação de desejo sexual, pode-se utilizar questionário autoaplicável (índice de função sexual feminino – IFSF)[38] ou questionário de Master et al.[14] – Tenho pouco desejo sexual?

Durante a anamnese e exames físicos, avaliar a história médica, equilíbrio hormonal, uso de substâncias medicamentosas e/ou sociais, doenças físicas e/ou psiquiátricas, outras disfunções sexuais, cirurgias, alterações socioeconômicas, sociais, parentais, profissionais e religiosas, evolução da história de vida de cada um em suas famílias de origem, relacionamentos sexuais anteriores, sentimentos de autoestima e autoconfiança. Um levantamento extenso para algo que possa ter ativado o bloqueio.

Precisa-se também avaliar com cada um do par e com o casal:

- Quem é esse outro do par?
- Quais os principais motivos que levaram a esta união?
- Quais os principais fatores de atração quando da constituição desse casal?
- Sensualidade, atração sexual e satisfação foram fatores realmente presentes nesta escolha? Em que mudaram?
- Sente atração por outras pessoas ou situações?
- Existe alguém paralelamente?
- Masturbação com que frequência e que fantasias?
- Antes da constituição dessa união, como era a vida afetiva e sexual de cada um?
- Como percebiam seus desejos e a frequência de atividades sexuais?
- Como percebiam e imaginavam uma vida juntos?
- Quais as crenças, valores e atitudes em relação a sexo?
- Em relação ao encontro sexual e à vida conjugal: o que era bom? O que se alterou? Desde quando? De que maneira? Como está? O que ainda é bom?
- A atual constituição da família e as percepções para cada um

- Relações e possíveis intromissões da família estendida de cada um
- Em relação às alterações na vida pessoal de cada um: interesses, valores, profissão, filhos, afetos, *status* social e econômico, significado do outro. O que se alterou? Quando? Como está atualmente?
- Vínculos de confiança pessoal e sexual: como eram estabelecidos e em que se alteraram? Desde quando? Por quê? Espaço de tempo para o casal e espaço para encontro sexual: como era e como está? O que fazem juntos? Espaço de lazer? Conversam sobre sua vida sexual? Sentimentos ou desejo de continuarem juntos? Em função de quê?

Será preciso uma procura ampla pelas diversas situações capazes de sinalizar algum ou alguns dos vários fatores que possam ter abalado a manifestação do desejo. Só então pode-se pressupor um esboço do quadro clínico que se pretende trabalhar.

POSSIBILIDADES E RECURSOS PARA TRATAMENTO

É preciso que se desenvolva a consciência que a relação interpessoal será básica, como ativadora ou inibidora da percepção e da expressão do desejo sexual. O "outro" é um mobilizador extremamente importante do desejo do "um", pois a forma de ser e de se expressar de "um" interfere diretamente na maneira de sentir e de se mostrar do "outro". Algumas pessoas funcionam como incentivadores e facilitadores da expressão do desejo e erotismo do "outro", enquanto outras, de modo consciente ou inconscientemente, inibem as manifestações de desejo sexual do "um". Assim, a possibilidade de que a pessoa se sinta incentivada a reconhecer o que neste outro possa estar trabalhando como inibidor de seu desejo já será um passo para alguma possibilidade de mudança.[26]

A comunicação fácil (verbal e não verbal) parece ser um fator essencial na relação a dois, funcionando como um facilitador da dinâmica relacional. Porém, alguns casais conseguem conversar sobre tudo, até mesmo sobre a vida sexual dos outros, mas quanto às suas próprias preferências, fantasias e satisfações o silêncio é constante. Pior ainda quando esta atitude nem é percebida, quando não há consciência desse silêncio – situação em que a repressão impede a possibilidade de melhora. Claro que um trabalho que propicie tal conscientização irá colaborar para a melhora do desejo.

Incentivo ao desenvolvimento de comunicação íntima e toques sensuais (como tarefas para casa), sem exigência de que uma relação sexual aconteça. Aliás, é solicitado que não ocorra. São momentos para o desenvolvimento de sensações e não preocupações, para comunicação de preferências, satisfações e incômodos. Como o uso de massagens com óleos perfumados, como facilitador. Porém, por vezes, a simples impossibilidade de ocorrência de uma relação completa já diminui a expectativa e a ansiedade, propiciando que a paciente possa, com mais tranquilidade, usufruir de sensações agradáveis, dando início a percepções excitantes. É necessário cultivar o lazer a dois, como sair para um *show*, cinema, barzinho, dançar, que são situações prazerosas e que podem reativar memórias e incentivar o enamoramento. Filmes eróticos a serem vistos juntos e comentados, quando aceitos pelo casal, também podem ser usados.

Morin[39] refere que se têm constituído no arsenal de memórias momentos que, de tão profundos e raros, podem-se chamar de mágicos. Instantes inesquecíveis, em que se está inteiramente presente e vivo, expressando o "eu" mais verdadeiro. Fatos que acontecem em encontros com a natureza, nascimento de filhos, situações místicas e também sexuais. O autor definiu este tipo de sensação, no que se refere a sexo, como experiência de pico erótico, caracterizando-as como experiências de êxtase inesquecíveis de prazer e essência dos desejos sexuais. Afirma que tais lembranças podem ser janelas para o entendimento da mente erótica de cada um. Tais experiências são até raras e não necessariamente, encontram-se relacionadas ao "coito". Relembrar detalhes dessa situação pode auxiliar na percepção do que realmente se deseja.

Algumas pessoas por intimidade/rotina/cansaço acabam vivenciando uma vida sexual descolorida, rotineira e sem vínculo com o que, para elas, seria a real expressão de seus desejos. Nestes casos, relatam que já não têm tanta vontade, têm até preguiça, deixam para depois, sentem-se desmotivadas ou pior: acabam por desenvolver algum tipo de disfunção sexual (anorgasmia, inibição de desejo etc.) justamente em função de viver uma relação mecânica. Outros permitem que a rotina do dia a dia os engula e/ou sufoque, restringindo as possibilidades de lazer e prazer, quando sexo é a última coisa a ser feita no dia.

Cuidar da vida sexual como se cuida e investe em outras questões é necessário. A sexualidade é vivenciada em um meio social, portanto preparar-se, surpreender, incrementar o local ou a ocasião poderia acontecer como para as outras ocasiões que compõem o cotidiano. A rotina pode se tornar monótona e, por melhor que seja, quebrá-la é necessário. Vai-se ao cinema para assistir a um filme que até já existe à venda pela TV, mas sair para o cinema é um programa, um outro "clima", o que se transforma em algo mais desejado. Por que não fazer do encontro sexual um programa? Não é incomum que casais em férias, ou mesmo em um fim de semana em local diferente, ou no motel, percebam um renascer de seus desejos sexuais.[26]

Para Perel,[32] o desejo precisa de ar, de alteridade, da diferença. Casais tendem a se sentir mais atraídos quando se separam por algum tempo, quando o outro surpreende, quando se divertem juntos fora de casa. Sugere Brendler[40] que, em função de a mulher atualmente exercer vários papéis, o casal necessita criar várias pequenas "ilhas de ócio", longe de tudo e de todos, para manter o namoro vivo.

Para Basson,[17] o baixo desejo sexual é a preocupação mais prevalente em sua atuação clínica e trata ambos do par, com entrevistas individuais e com o casal. Quando o parceiro não está disponível, em geral se trata de um relacionamento insatisfatório e o prognóstico é insatisfatório. Para ela, os desafios nestes tratamentos são muitos e, de modo geral, os problemas não são estritamente sexuais.

No trabalho em ambulatórios públicos, muitas vezes, um grande desafio quanto às queixas de inibição ou diminuição de desejo tem sido sua associação com vidas conjugais em que falta de atenção, de carinho, mágoas, álcool e agressividade são presenças relacionais. Porém, a paciente vem em busca de algum medicamento, pois seu parceiro reclama que ela está "fria".[41]

ASPECTOS BIOLÓGICOS DO DESEJO SEXUAL HIPOATIVO

Ainda que a idade esteja, de certo modo, relacionada com as alterações do apetite sexual, os fatores biológicos mais frequentes do desejo sexual hipoativo estão vinculados a neurotransmissores, enfermidades, medicamentos, hormônios, feromônios.

Neurotransmissores

Quando um indivíduo recebe um estímulo do meio ambiente (visual, tátil, auditivo, gustatório ou olfatório), a energia física proveniente dessa modalidade sensorial é transformada em impulso elétrico, processo conhecido como *transdução de sinal*.

Em condições fisiológicas, o estímulo elétrico percorre, em frações de segundos, o corpo do neurônio como se fosse uma onda, fenômeno causado pela despolarização e repolarização da membrana neuronal.

Em virtude do tipo de sinal que passará da célula pré-sináptica para a pós-sináptica, as sinapses são classificadas em elétricas e químicas. Nas sinapses elétricas o estímulo passa diretamente de um neurônio para outro.

Nas sinapses químicas, que são as mais frequentes nos organismos pluricelulares, o impulso nervoso passa de um neurônio para outro, mediante os neurotransmissores. São substâncias químicas elaboradas pelo organismo e armazenadas em pequenas vesículas situadas nas extremidades neuronais. Quando o potencial de ação alcança essa região, as vesículas são comprimidas e se fundem com a membrana neuronal e terminam por se romper (exostose) lançando os neurotransmissores na fenda sináptica.

Dopamina

Entre os neurotransmissores de maior interesse para o desejo sexual podemos mencionar as aminas biogênicas (dopamina e serotonina), tendo importante função adicional determinados neuropeptídeos, como as endorfinas, a vasopressina e a ocitocina (Figura 57.4).

Sintetizada a dopamina, cerca de 75% dela é estocada nas vesículas das terminações neuronais e 25% fica livre no citoplasma, exposta à ação destruidora de uma enzima – a MAO B (monoamina oxidase) e eliminada sob a forma de ácido di-hidroxifenilacético (DOPAC).

Para se entender bem a importância da dopamina no desejo sexual é necessário ter, pelo menos, uma visão rápida de sua síntese e do papel que ela desempenha no cérebro.

A dopamina é sintetizada a partir do aminoácido essencial fenilalanina que, sofrendo a ação da enzima fenilalanina hidroxilase, é transformada em tirosina. Esse fato é muito conhecido dos neonatologistas porque a ausência dessa hidroxilase

determina um acúmulo de fenilalanina, doença genética que tem efeito tóxico sobre os neurônios gerando retardo mental. O diagnóstico da fenilcetonúria é realizado pelo "teste do pezinho" coletando-se o sangue do calcanhar do recém-nascido entre o 3º e o 5º dia de vida.

Ainda que não exista evidência científica de que o consumo de alimentos ricos em tirosina (carnes, peixes, leite e derivados) possa melhorar os quadros de desejo sexual hipoativo, parece ser aconselhável que se faça a prescrição deles, como bons agentes nutricionais.

Ao chegar à sinapse, o neurotransmissor pode tomar vários destinos. A maior parte se dirige aos neurorreceptores da membrana plasmática do neurônio seguinte (pós-sináptico) em que ocorre uma nova transdução de sinal e novo potencial de ação. Dessa maneira, a mensagem enviada como estímulo elétrico converteu-se em estímulo químico e, em seguida, novamente em estímulo elétrico. Assim é que a mensagem se propaga entre os neurônios.

Cada tipo de neurotransmissor apresenta receptores específicos, capazes de reconhecer a molécula do neurotransmissor como uma fechadura reconhece sua chave (modelo chamado de *lock and key*).

Quanto mais neurotransmissores na sinapse e mais receptores existirem na membrana pós-sináptica, maior será a intensidade do estímulo.

Outra parte da dopamina sofre, na fenda sináptica, a ação da enzima catecol-oxi-metiltransferase (COMT), sendo metabolizada sob a forma de ácido homovanílico (HVA). Finalmente, uma terceira parte do neurotransmissor é reabsorvida por meio de bombas de recaptação situadas na terminação pré-sináptica, e serão rearmazenadas em novas vesículas ou sofrer nova ação da MAO.

Uma observação clínica de interesse é que, tanto a DOPAC quanto o HVA podem ser dosados bioquimicamente. A quantidade de DOPAC nos informa sobre a atividade intracelular do neurotransmissor e o nível de HVA mostra a quantidade de dopamina liberada para a sinapse. Essas dosagens nos permitem diagnosticar e acompanhar a eficácia de um possível tratamento farmacoterápico sobre as células dopaminérgicas. A neurotransmissão química é a base da psicofarmacologia.

A dopamina atua no cérebro em cinco principais neurovias:

- Nigroestriatal, que vai da substância negra do mesencéfalo ao núcleo estriado, contém a maior parte da dopamina

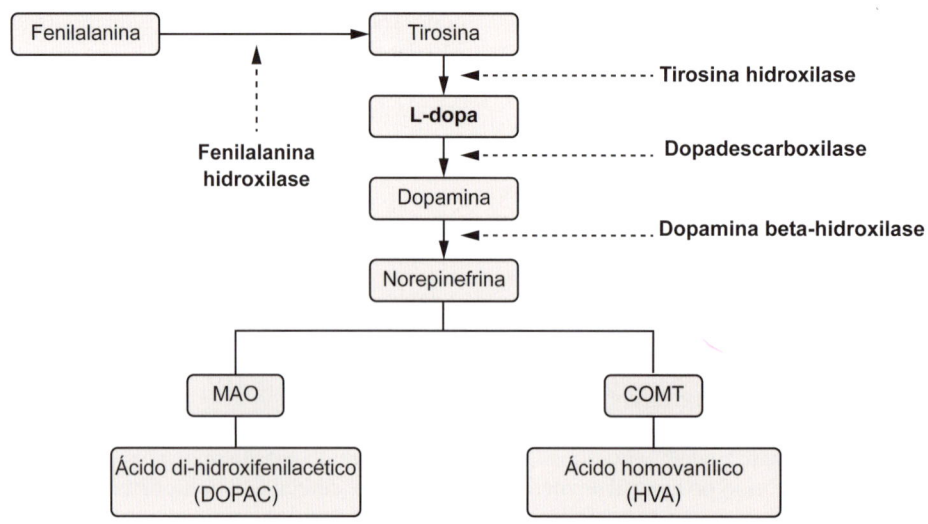

Figura 57.4 Síntese da dopamina e da norepinefrina.

cerebral. A deficiência de dopamina nessa via pode causar o mal de Parkinson e o excesso de dopamina é responsável pelos tiques e distúrbios de movimentos hipercinéticos

- Tuberoinfundibular, que vai do hipotálamo para a hipófise e controla a secreção da prolactina que, como se sabe, é um inibidor da dopamina e, consequentemente, do desejo sexual
- A via mesolímbica vai da área tegmental até o núcleo *accumbens*
- A via mesocortical vai da área tegmental até o córtex préfrontal
- A via tuberal já é assinalada, mas ainda é muito pouco conhecida.

As vias mesolímbica e mesocortical desempenham um papel importante nas emoções. Alterações nessas vias, sobretudo o acúmulo da dopamina na via mesolímbica, tem sido considerada, por alguns, como a causa da esquizofrenia.

Outro fato notável e de interesse para o estudo do desejo sexual é que as drogas usam, sobretudo, a via mesolímbica, promovendo nela a liberação de dopamina. A avidez dos receptores dopaminérgicos determina uma busca compulsiva da substância, passando o indivíduo a depender dela cada vez mais. Não é incomum a afirmativa de alguns dependentes de que o prazer obtido com a cocaína é maior que o orgasmo. Essa constatação levou à afirmativa de que o desejo sexual e o orgasmo dele decorrente estão mediados pela via dopaminérgica mesolímbica.

Prova evidente da importância da dopamina para o desejo sexual é que nos casos da enfermidade de Parkinson, em que ao lado de uma diminuição sensível de dopamina cerebral há também um acentuado déficit de desejo, este pode ser reestabelecido após medicação dopaminérgica. De passagem é de esclarecer que a dopamina sintetizada fora do cérebro não passa pela barreira hematencefálica, devendo ser administrada sob a forma de levodopa (L-Dopa) que é rapidamente descarboxilada. Como a L-Dopa tem efeito adverso no metabolismo periférico (náuseas, vômitos, hipotensão, arritmias etc.), associamos à levodopa a domperidona, que corrige essa sintomatologia, sem atravessar a barreira hematencefálica.

Serotonina

A serotonina ou 5-hidroxitriptamina é um neurotransmissor sintetizado no sistema nervoso central a partir do triptofano, que é um aminoácido essencial. Para nós é importante saber que ela é um inibidor da dopamina.

O triptofano é disponibilizado pela alimentação proteica ou indiretamente pelo ácido acetilsalicílico que libera o triptofano de seu transportador plasmático – a albumina. É importante assinalar que somente 2% da serotonina sintetizada encontram-se no sistema nervoso (90% nos intestinos e 8% nas plaquetas). Embora se admita que a serotonina tenha efeito negativo sobre o desejo sexual, ainda falta o respaldo de investigações mais aprofundadas para que se possa comprovar a afirmativa dessa suposição.

Aliás, quanto mais estudamos os neurotransmissores e a neurotransmissão, mais nos sentimos fragilizados com o nosso conhecimento. Tem-se afirmado amplamente, e nós mesmos usamos essa afirmativa, de que ao melhorar a atividade dopaminérgica também melhora o desejo sexual.

Na esquizofrenia, por exemplo, na qual há uma exacerbação dopaminérgica, o desejo sexual deveria estar aumentado, mas ocorre o contrário. Por outro lado, na depressão há um marcante déficit de serotonina e, quando corrigimos este déficit com antidepressivos, era de se esperar melhoria das condições sexuais, o que nem sempre acontece. Aliás, a norma é haver um incremento das disfunções sexuais.

Mencionamos outros fatos para reflexão. As substâncias inibidoras da MAO que determinam a adição de dopamina disponível no cérebro deveriam favorecer o desejo sexual, mas não é isso o que ocorre. Será que um inibidor da MAO, além de sua função no metabolismo da dopamina, atuaria também na ação de outros neurotransmissores com papel prejudicial sobre o desejo sexual? Nós não sabemos.

Essas constatações são muito sérias porque põem em dúvida a afirmativa de que os neurotransmissores sejam a causa das disfunções sexuais e, mais ainda, questiona-se até o papel dos psicofármacos na vida sexual das pessoas.

Enquanto essas perguntas não são convenientemente respondidas, continuamos, operacionalmente, a afirmar que os inibidores da recaptação da dopamina aumentam a biodisponibilidade desse neurotransmissor na fenda sináptica, aumentando o desejo sexual. Este seria o fundamento básico do emprego da bupropiona.

Empregando o mesmo raciocínio, podemos dizer que os inibidores da recaptação da serotonina diminuem o desejo sexual.

Enfermidades

Qualquer enfermidade crônica ou aguda que cause fadiga, dor ou desconforto pode ser razão indireta da diminuição do desejo sexual. Isto, porém, não significa que a existência de uma patologia médica seja etiologia obrigatória do desejo sexual hipoativo.[42]

Entre outras causas orgânicas, podemos mencionar a arteriosclerose e as enfermidades neurológicas, diabetes, doenças da tireoide, enfermidades ligadas ao sistema genital, notadamente as causadoras de dispareunias.

A multicausalidade do desejo sexual hipoativo nos obriga a uma detida investigação diagnóstica antes de instituir qualquer procedimento terapêutico. Como rotina, depois de operacionalizar a queixa, procuramos investigar, clínica e laboratorialmente, se existe causa orgânica. Comprometimento psicológico sempre existe, porque só os portadores de inadequação é que procuram a terapia.

Identificada uma possível causalidade orgânica, esta deve ser prioritariamente tratada. Excluídos os fatores orgânicos, de rotina nos voltamos a investigar um distúrbio psiquiátrico. Eles são muito mais frequentes do que se imagina. Muitas enfermidades psiquiátricas podem apresentar sintomas na área sexual. É o caso, por exemplo, de um paciente esquizofrênico que vem para consulta relatando, como queixa, seu baixo desejo sexual. Óbvio que a prioridade é o tratamento psiquiátrico e não a terapia sexual. O mesmo com relação aos parafílicos.

Eliminadas as causas orgânicas e psiquiátricas, a terapia sexual, corretamente empregada, leva ao sucesso terapêutico.

Medicamentos

Muitos medicamentos interferem no desejo sexual. Alguns atuam no metabolismo da dopamina. É o caso, por exemplo, da metiltirosina que inibe fortemente a tirosina hidroxilase, impedindo a síntese da dopamina.

A reserpina e a tetrabenazina impedem a entrada da dopamina nas vesículas pré-sinápticas, de modo que o neurotransmissor fica sujeito à ação destruidora da MAO. Função importante desempenham os denominados antipsicóticos típicos ou clássicos que bloqueiam os receptores nas cinco neurovias dopaminérgicas, além de aumentar a concentração plasmática de prolactina que, como veremos mais adiante, é outro fator negativo para a sexualidade.

Os agonistas e os precursores dos receptores dopaminérgicos que são usados na psiquiatria no tratamento do parkinsonismo aumentam a quantidade de dopamina no cérebro, podendo melhorar as disfunções de desejo, embora seu uso com essa finalidade não seja bem aceito em virtude das reações adversas que produzem.[43]

Hormônios

Não parece haver dúvida de que a constelação hormonal interfira, de alguma maneira, no desejo erótico. Alguém já disse, com muita graça, que durante o ciclo menstrual ocorre na mulher uma extraordinária sinfonia de duplo tema: ser mulher e ser mãe.

Na verdade, na primeira fase do ciclo, predomina o estrogênio e a mulher, em sua totalidade, desperta para a relação sexual e o organismo se prepara para a reprodução. A natureza ciente da obrigação de se autoperpetuar torna a mulher atraente aos olhos do macho, feliz consigo mesma, exuberante e alegre. O estrogênio é o hormônio da feminilidade.

Na segunda fase do ciclo, caso tenha ocorrido ou não a fecundação, predomina a progesterona – hormônio da maternidade. A mulher se volta para si mesma como se estivesse a preservar seu concepto. O sexo passa a ter um papel secundário. O humor se transforma, torna-se irritadiça, autoritária, tende à depressão e algumas chegam mesmo a desenvolver, quando não engravidam, um estado de humor conhecido como tensão pré-menstrual. O ato sexual passa a ser apenas suportável. É como se a natureza estivesse decepcionada por uma gestação que não aconteceu.

Se a mulher engravida, já não tem a mesma conotação. Os distúrbios neurovegetativos são mensagens da natureza para dizer que aquela fêmea que leva a semente de sua imortalidade está declarando para todos que está grávida e que obtenha de todos o carinho, o apoio e a admiração.

Se na fase estrogênica o desejo sexual se evidencia com facilidade; na fase progesterônica a tendência é sua diminuição, a qual, fisiologicamente, exacerba-se no puerpério, quando aparece um novo ator hormonal – a prolactina, hormônio da lactação que permite à mulher alimentar seu concepto nas fases iniciais da vida.

Através da via dopaminérgica túbero-hipofisária, a dopamina exerce controle inibitório sobre a secreção da prolactina. Os antagonistas dopaminérgicos, como os antipsicóticos, estimulam a secreção da prolactina e, por consequência, do desejo sexual hipoativo, enquanto agonistas da dopamina, como a bromocriptina (parlodel) e a cabergolina (dostinex), suprimem a liberação da prolactina, melhorando o desejo sexual.

De passagem, é de esclarecer que esses agonistas ergotínicos, por suas reações adversas, tendem a ser considerados como fármacos de segunda eleição, apontando-se como preferenciais os agonistas não ergotínicos, como o pramipexol.

Se na mulher ocorrem essas variações hormonais cíclicas, no homem a fisionomia hormonal é bem mais simples. Ele apresenta apenas um hormônio gonadal, a testosterona, que se mantém com um nível sanguíneo relativamente estável, o que explica a permanente disposição masculina para reagir aos estímulos eróticos.

Aliás, a mulher também apresenta testosterona, com dois picos no ciclo menstrual: um pré-ovulatório e outro pré-menstral, aos quais são atribuídos a função de aumentar o desejo sexual durante essas fases.

Andrógenos

Quando se discorre acerca do desejo sexual hipoativo é obrigatório falar sobre o papel dos andrógenos. A biossíntese androgênica ocorre em setores orgânicos ricos em enzimas do citocromo P450c, como: testículos, ovários, suprarrenal e tecido adiposo. Não se pode deixar de mencionar sua síntese nos neurônios e nas células gliais do sistema nervoso.[44] Para se ter uma ideia da magnitude dessa produção, basta dizer que as concentrações de pregnenolona e de di-hidroepiandrosterona no cérebro são superiores às assinaladas no plasma.

Embora não se tenha ainda uma evidência científica do papel que os andrógenos cerebrais desempenham, admite-se uma ação sobre o desejo e o prazer sexual, uma vez que esses neuroandrógenos são encontrados, com certa concentração, na região pré-óptica do hipotálamo e na substância negra do mesencéfalo que estão intimamente relacionadas com as vias dopaminérgicas do prazer e do desejo sexual.

Não vamos entrar em detalhes de como ocorre a biossíntese da testosterona nem no papel desse hormônio na embriologia da diferenciação sexual ou no estabelecimento do fenótipo masculino que se inicia com a puberdade.

Insuficiência androgênica masculina

Muitos são os nomes com os quais denominamos a insuficiência androgênica masculina. Entre os mais conhecidos temos o distúrbio androgênico do envelhecimento masculino (DAEM) e *partial androgen deficiency of the ageing male* (PADAM). Expressões como menopausa masculina ou andropausa são inadequadas.

A insuficiência androgênica pode ser hipofisária ou gonadotrófica, cabendo para tanto realizar laboratorialmente o diagnóstico diferencial. Vale recordar que 98% da testosterona que circula no sangue está ligada a proteínas séricas, especialmente a globulina, e que apenas 2% se encontra livre, biodisponível.

Como o nível plasmático de testosterona tem variação circadiana, com valores mais elevados pela manhã e mais baixos à noite, a dosagem da testosterona deve ser realizada, de preferência, entre as 7 e 11 h da manhã.

Consensualmente afirma-se que se o indivíduo do sexo masculino apresenta níveis de testosterona total acima de 300 ng/dℓ, não necessita de reposição hormonal; mas se o nível está abaixo de 230 ng/dℓ, os pacientes podem se beneficiar com terapia androgênica.

Parece ser importante relembrar que a finasterida, substância usada no tratamento da hipertrofia benigna da próstata e da calvície, é um potente inibidor da 5-alfarredutase, enzima responsável pela conversão periférica da testosterona em di-hidrotestosterona, diminuindo, portanto, a disponibilidade de andrógeno e, consequentemente, alterando negativamente o desejo sexual.

Além da testosterona total, sempre solicitamos dosar o hormônio luteinizante (LH). Se ele estiver baixo é importante investigar a prolactina para exclusão de prolactinomas.

Ainda que as provas hormonais sejam bastante seguras, não podemos nos esquecer da sintomatologia clínica. Neste caso, um dos instrumentos mais conhecidos, o DAEM, foi elaborado na Universidade de St. Louis. Trata-se de um instrumento eficaz (88% de sensibilidade e 60% de especificidade) composto por 10 perguntas a serem respondidas com "sim" ou "não". São elas:

1. Seu desejo sexual diminuiu?
2. Você tem falta de energia?
3. Diminuíram sua força física e sua resistência?
4. Você tem diminuído de estatura?
5. Tem diminuído o seu prazer de viver?
6. Você anda triste ou irritável?
7. Suas ereções estão menos rígidas?
8. Você tem reduzido sua prática de esporte?
9. Tem aumentado a vontade de dormir depois do jantar?
10. Tem notado recentemente piora de seu desempenho no trabalho?

Observação: se respondeu "sim" às perguntas 1 e 7 ou se deu resposta positiva a 3 ou mais das outras questões, é alta a probabilidade de ter deficiência androgênica.

A terapia androgênica, ao restaurar os níveis de testosterona, tem as seguintes vantagens: estimula as secreções das vesículas seminais e da próstata, aumentando o volume do sêmen; melhora a autoconfiança e o humor, diminuindo a ansiedade e a depressão, além dos seus efeitos sobre a massa muscular e a redução da obesidade visceral.

Como inconvenientes da androgenoterapia temos o incremento da secreção das glândulas sebáceas, o aparecimento de acne e as modificações do metabolismo lipídico com aumento do LDL e diminuição do HDL, o que incrementa o risco dos problemas cardiovasculares.

Insuficiência androgênica feminina

O emprego de andrógenos no sexo feminino é muito controvertido. No ano de 2001, com a finalidade de elaborar uma *guideline* com diretrizes consensuais sobre a avaliação e tratamento androgênico de mulheres pré e pós-menopáusicas, reuniu-se em Princeton, nos EUA, um grupo de reconhecidos especialistas.

O resultado dessa reunião passou a ser conhecido como Consenso de Princeton.[45] Este consenso infelizmente gerou muitas controvérsias das quais merecem ser destacadas as provenientes da North American Menopause Society (NAMS)[46] e as da North American Endocrinology Society (NAES). Contudo, elas estiveram de acordo com o Consenso de Princeton nos seguintes pontos:

- Os atuais métodos laboratoriais não são sensíveis nem confiáveis para dosar testosterona total e livre nas mulheres
- Embora a administração de testosterona às mulheres com menopausa cirúrgica, simultânea à terapia estrogênica, melhore o desejo sexual, não há uma clara relação entre níveis circulantes de testosterona e função sexual
- Embora seja considerado seguro o uso da testosterona em curto espaço de tempo (arbitrado em 6 meses), ainda são desconhecidas as reações da androgenoterapia a longo prazo.

Essas mesmas sociedades, no entanto, em suas *guidelines*, orientam seus associados em outros pontos, discordando inclusive entre si. Um dos pontos de discordância diz respeito ao tratamento da inapetência sexual feminina com a testosterona:

- A NAMS reconhece que há muitas causas determinantes de inapetência sexual, mas há certas evidências de que a androgenoterapia melhora o desejo sexual das mulheres pós-menopáusicas ou em mulheres jovens ooforectomizadas, desde que não exista outra causa justificável para essa diminuição. Nessas condições, indica a androgenoterapia durante curto intervalo de tempo, com emprego associado à terapia estrogênica
- A NAES afirma que, por falta de uma síndrome clínica bem definida e de uma evidência laboratorial capaz de separar casos com ou sem a mencionada síndrome, não recomenda o emprego indiscriminado de andrógenos, mesmo a curto prazo, afirmando que a maioria das indicações é aleatória e, portanto, inadequada.

Braunstein[47] afirma que os dados existentes são insuficientes para justificar qualquer outra indicação de uso de andrógenos no climatério, como, por exemplo, no tratamento da osteoporose, na diminuição das ondas de calor etc.

No que diz respeito às mulheres na fase reprodutiva, os trabalhos existentes são em pequena quantidade e não muito consistentes sobre a relação do tratamento da inapetência sexual com testosterona, uma vez que a maior parte das pesquisas foi realizada em mulheres na perimenopausa.

Os trabalhos de Basson[48] tornam a indicação de andrógenos um pouco mais acertada no caso de "desejo espontâneo", mas não no de "desejo responsivo", porque o hormônio não tem efeito sobre o aumento da intimidade ou das manifestações de carinho e afeto.

Principais vias de administração de andrógenos

▶ **Via oral.** A testosterona, por via oral, embora seja bem absorvida pelo intestino, é metabolizada e inativada pelo fígado antes de alcançar e produzir seus efeitos. A mesterolona (Proviron®) também é bem absorvida por via oral e protegida da inativação hepática por apresentar um grupamento metílico. Não é indicada para uso em mulheres, mesmo porque a mesterolona não demonstrou efeitos sensíveis sobre o desejo sexual.

Também para evitar o metabolismo hepático é indicado o undecanoato de testosterona (Androxon®), que é absorvido pelo sistema linfático. Ainda que, em doses menores, possa ser aplicada em mulheres (contraindicações formais na gravidez e na lactação), não é aconselhável seu emprego no sexo feminino.

▶ **Via intramuscular.** A administração de testosterona por via intramuscular, como os ésteres da testosterona, propionado (Durateston®) e o cipionado (Deposteron®), tem o inconveniente de promover inicialmente níveis suprafisiológicos de testosterona e depois cair a valores subnormais, além de terem meia-vida curta, o que implica injeções frequentes.

Atualmente, esse inconveniente de oscilações tão amplas foi superado com o emprego de injeções trimestrais de undecanoato de testosterona (Nebido®) que mantêm o nível androgênico estável. A concentração de testosterona liberada torna o Nebido® incompatível com seu emprego em mulheres, ficando sua indicação restringida aos casos de hipogonadismo masculino.

▶ **Via transdérmica.** O implante subcutâneo é uma forma de aplicação da testosterona. Trata-se de pequenos cilindros de 3,8 mm de comprimento por 2 mm de diâmetro contendo cristais de testosterona. A quantidade de cilindros depende da quantidade de testosterona que se deseja utilizar. Mantendo uma liberação constante de substância androgênica, os implantes podem ser colocados em qualquer parte do corpo; alguns preferem inseri-los na região glútea e outros nos membros superiores.

▶ **Via cutânea.** Utilizando essa via temos o gel (Androgel®) e os adesivos que são colocados diretamente na pele normal, desde que seja fina e sem pelos. Embora alguns pacientes possam apresentar reações alérgicas, essas preparações são consideradas excelentes, fornecendo níveis séricos de testosterona mais fisiológicos que as demais vias de introdução medicamentosa. Os adesivos devem ser substituídos de 3 a 4 dias, sendo indicados em mulheres menopáusicas que estejam usando estrogênios.

Durante algum tempo, prescrevíamos a seguinte formulação: propionato de testosterona a 2% + veículo para 30 g. Usar de segunda a quinta na região do clitóris. Os resultados eram inconsistentes. Segundo o Consenso Brasileiro de Terapêutica Hormonal na Menopausa, as evidências atuais são insuficientes para comprovar um efeito significativo do emprego exclusivo da testosterona no desejo sexual hipoativo, independentemente de sua comprovada ação em outros sintomas menopáusicos. Contudo, quando combinado ou com estrogênios associados à metiltestosterona, parece melhorar o desejo sexual.

Vale mencionar que muitos profissionais empregam a tibolona para combater os sintomas da menopausa e melhorar o desejo sexual. A tibolona é um esteroide sintético, para uso oral, que tem se mostrado eficaz nos sintomas do climatério. Ela tem uma tríplice ação: estrogênica, progesterônica e androgênica. Acredita-se que, com base nisso ela tenha a ação de melhorar o desejo e o desempenho sexual das mulheres.

No que diz respeito à farmacologia do desejo sexual, a maioria dos trabalhos existentes foi realizada em mulheres na perimenopausa e os resultados não indicam evidências concretas. Com mais razão ainda é o emprego dos fármacos em mulheres na vida reprodutiva, o que nos faz crer que a farmacoterapia cede lugar à psicoterapia na primazia do tratamento das disfunções do desejo. O que parece acertado é que, sendo os andrógenos substâncias anabólicas, ao melhorar as condições psico-orgânicas como um todo, também exercem uma ação benéfica indireta sobre a vida sexual.

Feromônios

Impossível falar de desejo sexual sem falar sobre feromônios. Eles são substâncias químicas que, disseminadas entre seres de uma mesma espécie, promovem reações específicas em seus indivíduos. Há vários tipos de feromônios (sexuais, de agregação, de repulsa e de alarme, entre outras). Grande parte dos animais e até das plantas se comunica por meio de feromônios. As formigas usam os feromônios para sinalizar o alarme, mas também para recrutamento, reconhecimento e territorialidade. Certas plantas, quando atacadas por herbívoros, liberam no ar "sinais" olfatórios que informam as plantas adjacentes do perigo que estão correndo, o que faz com que comecem a produzir tanino, que as torna menos apetecíveis para o herbívoro.

Os feromônios sexuais são produzidos no reino animal para atrair parceiros. Nos mamíferos o odor feromonial é captado por um órgão denominado órgão de Jacobson ou vomeronasal que é bem desenvolvido, sobretudo, nos tetrápodes.

Discute-se muito se existem ou não feromônios sexuais no ser humano. Tudo indica que sim, tendo sido assinalados na porção anterior do septo nasal rudimentos vestigiais do órgão de Jacobson.

Por outro lado, é fato de observação comum que cada pessoa tem um cheiro próprio. O odor da pessoa amada é agradável para a amante, mas pode ser repulsivo para outras pessoas. Há informações bastante conclusivas de que na região interlabial das mulheres existem glândulas sebáceas que exalam odor vulvar que parece ser o grande atrativo para a prática do sexo oral.

No que se refere especificamente à fisiologia do desejo sexual, pouco se sabe sobre feromonas na espécie humana, de modo que essa química que atrai a pessoa "no primeiro olhar" ainda é explicada como algo romântico. Talvez os futuros estudos de feromônios nos levem a afirmar que o "amor à primeira vista" nada mais é do que o "amor ao primeiro cheiro".

DISFUNÇÃO DA EXCITAÇÃO SEXUAL FEMININA

Jaqueline Brendler

Muito usada e aceita é a definição da Conferência do Desenvolvimento e Consenso Internacional para Disfunções Sexuais Femininas que conclui que disfunção da excitação sexual (DES) é a "persistente ou recorrente inabilidade para atingir ou manter suficiente excitação sexual, causando angústia pessoal, que pode ser expressa como uma falta de excitação subjetiva, ou genital (lubrificação) ou outras somáticas respostas".[49] O adendo em relações aos antigos consensos é a ocorrência de angústia/sofrimento pessoal para que o diagnóstico seja realizado.

A American Psychiatric Association (APA),[50] no item 302.72 do DSM-5, relata Transtorno do Interesse/Excitação Sexual Feminino em uma única entidade, citando que a mulher deve apresentar três dos seis critérios:

- Ausência ou redução do interesse pela atividade sexual
- Ausência ou redução dos pensamentos ou fantasias sexuais/eróticas
- Nenhuma iniciativa ou iniciativa reduzida de atividade sexual e, geralmente, ausência de receptividade às tentativas de iniciativa feitas pelo parceiro
- Ausência ou redução na excitação/prazer sexual durante a atividade sexual em quase todos ou em todos (aproximadamente 75 a 100%) os encontros sexuais (em contextos situacionais identificados ou, se generalizado, em todos os contextos)
- Ausência ou redução do interesse/excitação sexual em resposta a quaisquer indicações sexuais ou eróticas, internas ou externas (p. ex., escritas, verbais, visuais)
- Ausência ou redução de sensações genitais ou não genitais durante a atividade sexual em quase todos ou em todos (aproximadamente 75 a 100%) os encontros sexuais (em contextos situacionais identificados ou, se generalizado, em todos os contextos)".[50]

Segundo essa publicação, o diagnóstico somente será possível se houver sofrimento pessoal significativo e se os critérios persistirem por, no mínimo, cerca de seis meses, não sendo mais bem explicada por um transtorno mental não sexual ou como consequência de uma perturbação grave do relacionamento ou de outros estressores importantes. Também não é atribuível aos efeitos de alguma substância/medicamento ou a outra condição médica.

EXCITAÇÃO SEXUAL

A excitação sexual em mulheres saudáveis apresenta os componentes subjetivo, físicos extragenitais e genitais.

A neurofisiologia da resposta da excitação genital em mulheres é mediada em grande parte pela atividade do sistema nervoso autônomo (parassimpático e simpático) e do endotélio vascular. Em relação às alterações fisiológicas genitais, a glande do clitóris pode aumentar de volume, já o corpo do clitóris, que está localizado internamente, sofre vasocongestão, provocando aumento de tamanho. Os grandes lábios se afinam, se achatam e se entreabrem. Os pequenos lábios ficam vermelhos ou roxos, duplicando ou triplicando de tamanho, e se projetam para fora, contribuindo para o aumento do tamanho da vagina.

Os vasos que rodeiam a vagina relaxam para poder permitir a entrada do sangue. A vagina tem capacidade elástica e, na excitação sexual, torna-se vermelho-escura e aumenta de volume (profundidade e diâmetro), o que facilita a entrada do pênis. O sinal visível de que a vagina já aumentou de volume é a presença da lubrificação vaginal. O ingurgitamento da genitália e a transudação/lubrificação vaginal resultam do relaxamento dos músculos lisos genitais e do aumento do fluxo sanguíneo vaginal, labial e clitorial. O útero pode duplicar ou até triplicar de volume e se eleva; na situação de ser antefletido, separa-se da bexiga durante a elevação.

Em uma fase de maior excitação sexual, que alguns autores chamam de platô, no fundo da vagina se forma uma expansão lateral no nível do colo uterino, a bacia seminal, e no terço inferior da vagina ocorre importante vasocongestão (início da plataforma orgásmica). Ainda durante a excitação sexual avançada, o clitóris se retrai e a glande desaparece da vulva.

Importante lembrar que o tecido cavernoso do clitóris rodeia a uretra e se estende sobre a parede vaginal anterior.[51] O clitóris é principalmente um órgão interno, pois é composto da glande (único componente externo, visível), corpo, bulbo e a crura.

Estudo de ultrassonografia funcional confirma que, durante a penetração vaginal, a raiz do clitóris é esticada e comprimida pelo pênis contra a parede vaginal anterior e a sínfise púbica, demostrando que é difícil durante o coito estimular a vagina em si, sem estimular a sua parte distal, ou seja, sem estimular o clitóris.[52] A parede vaginal anterior é o local de uma das maiores controvérsias da sexologia, o "ponto G"; por outro lado, a existência do clitóris nessa área é fato cientificamente comprovado.

O clitóris, a uretra e a vagina formam um triângulo (em plano axial) chamado complexo clitorouretrovaginal[51] que é ativado na penetração vaginal, durante o coito. Sabemos que no jogo erótico que antecede o coito, muitas regiões corporais podem estar envolvidas. Em resposta ao estímulo da mama, mamilo, vagina, colo uterino e útero, inicia a produção e secreção de ocitocina, pelos neurônios do núcleo paraventricular do hipotálamo (PVN), sendo estocada na hipófise posterior e liberada para a circulação em pico durante o orgasmo.[53] A ocitocina, que é conhecida como neuro-hormônio do vínculo afetivo, irá contribuir para as contrações genitais que ocorrem durante o orgasmo.

Como já foi citado, a resposta da excitação genital em mulheres é mediada em grande parte pela atividade do sistema nervoso autônomo e do endotélio vascular.

A revisão da literatura indica que o óxido nítrico (NO) e o peptídio intestinal vasoativo (VIP) contribuem de modo significativo no processo que leva ao ingurgitamento genital durante a excitação sexual genital feminina.[54] A excitação sexual genital é facilitada pelo sistema nervoso parassimpático (de S2, S3 e S4) liberando óxido nítrico,[55] mediando vasodilatação como também libera acetilcolina (Ach), que bloqueia qualquer processo vasoconstritor adrenérgico, além de liberar óxido nítrico do endotélio. O peptídio intestinal vasoativo pode ser o maior neurotransmissor que permite relaxamento vascular e não vascular da musculatura lisa, levando à lubrificação e à elevação da tenda da vagina, dentro da pelve.[56] O sistema nervoso simpático, a exemplo do *input* do nervo hipogástrico, que passa por estações ganglionares no plexo pélvico, pode produzir vasodilatação e congestão vulvar, bem como o oposto.[57]

A inervação da genitália externa e do clitóris é realizada principalmente pelo nervo pudendo, a da vagina principalmente pelo nervo pélvico e a do colo uterino é feita pelos nervos hipogástrico, pélvico e nervo vago.

Além das modificações do genital, ocorrem as extragenitais corporais durante a fase da excitação sexual, como a reação eritemotosa cutânea (*sex flush*), a tumescência areolar, o aumento mamário, a ereção mamilar, o aumento da tensão muscular, a hiperventilação pulmonar, a taquicardia e o aumento da pressão arterial, sendo estas três últimas mediadas pelo sistema nervoso simpático. Outra atividade mediada pelo sistema nervoso simpático é a excitação sexual genital desencadeada pelo exercício físico.

Sabemos que o processo de excitação sexual inicia-se no cérebro. Jansen et al.[58] descreveram um modelo da excitação sexual através do processamento da informação em dois níveis, através da interação do processamento automático (subconsciente) e do processamento voluntário (consciente). O primeiro nível compõe-se do estímulo sexual subliminar (em nível subconsciente) e seu processamento no sistema límbico; na sequência, o sistema límbico pode alterar a neurotransmissão na medula espinal, promovendo vasocongestão. Há evidência de aumento da sinalização ocitocinérgica e simultânea redução da inibição serotoninérgica, sendo que a subsequente lubrificação vaginal compõe um estímulo sexual de segundo nível[59] que, nas mulheres, será confirmado através do contato direto com as estruturas vulvares congestas, uma vez que muitas delas não percebem a congestão da excitação sexual genital.[60]

Basson[61] descreve um *feedback* positivo entre o corpo e a mente em mulheres saudáveis quanto à excitação sexual. Segundo a autora, a excitação sexual na mulher é muito mais uma excitação mental, da apreciação do estímulo sexual como um todo, e menos da excitação consciente das mudanças genitais. Everaerd et al.[62] dizem que a excitação sexual subjetiva é muito influenciada pela avaliação do contexto do estímulo sexual. A lubrificação vaginal, que tem sido considerada o marcador genital da excitação, nem sempre é facilmente perceptível, mesmo quando acontece. A percepção do ingurgitamento genital como sexualmente excitante intensifica a excitação subjetiva.[61]

Basson[61] cita que o conceito da excitação sexual implica a mente que está despertada sexualmente e que tem registrado conscientemente o estímulo sexual, processado dentro de um determinado contexto, a fim de permitir a emoção da excitação subjetiva (Figura 57.5). Uma vez que ele, o estímulo, é reconhecido como "sexual", facilitará ocorrer vasocongestão genital na mulher saudável.

Basson,[61] ressaltando o achado da pesquisa de Everaerd et al.,[62] menciona que o próprio estímulo sexual na mulher é "avaliado/julgado", como também o seu contexto, permitindo principalmente a excitação subjetiva. Contudo, a avaliação do

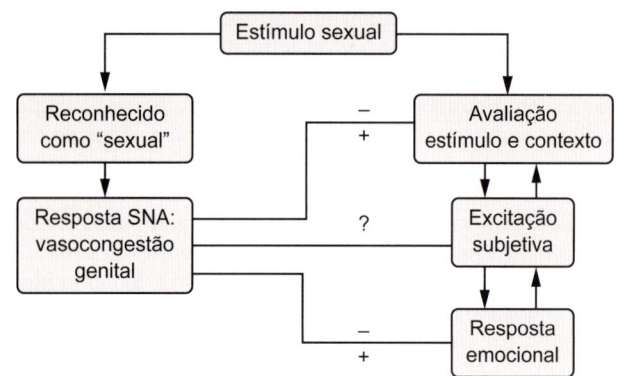

Figura 57.5 Modelo da excitação sexual em mulher. (Adaptada de Basson, 2002).[61]

Tabela 57.1 Etiologias psicosssocioculturais.

- Resposta emocional à excitação sexual desencadear embaraçamento, culpa, vergonha ou medo[61]
- O estímulo pode não ser interpretado como sexual[61]
- Interpretar o estímulo como não excitante ou muito desprazeroso[66]
- Distração não sexual: sobretudo com a aparência, a *performance* e a segurança da situação sexual[48,61]
- Responsabilidade de atender à excitação sexual do parceiro[48]
- Auto-observação[48]
- Antecipação da ausência de excitação sexual (temor de desempenho)
- Experiências sexuais traumáticas (violência ou abuso sexual)
- Passado ou vivência religiosa rígida
- Ausência de informações sexuais adequadas
- Problemas conjugais
- Disfunções do desejo e do orgasmo

contexto pode ser negativa, impedindo a excitação sexual subjetiva.[61] Momento a momento, o *feedback* das emoções e dos pensamentos (avaliações) irá modular o processo no sistema límbico para compor a experiência da excitação sexual subjetiva, influenciando a decisão da mulher para continuar focada no estímulo sexual.

Duas publicações citam a importância do estímulo sexual, mencionando que reconhecer a situação como sexual faz parte dos elementos cognitivos envolvidos na fase da excitação;[63] a outra sugere focar nas respostas e nos estímulos sexuais para facilitar a excitação sexual[64]

No modelo circular de resposta sexual, Basson[48] diz ser comum em relacionamentos de longa duração a excitação sexual preceder o desejo sexual, sendo este denominado desejo sexual "responsivo", e que o desejo sexual "espontâneo", como primeira fase da resposta sexual, é mais comum em relacionamentos recentes.[48]

Incidência

No estudo da vida sexual do brasileiro, 26,6% das mulheres relataram ter dificuldade da excitação sexual durante o ato sexual, sendo essa dificuldade encontrada em 28% na faixa etária de 18 a 25 anos e em 38,1% nas acima de 60 anos.[22] Os números desse estudo no Brasil são próximos aos encontrados em outros países, contudo pesquisa de 2008 achou incidência de 7%.[65]

Etiologia

Psicossociocultural

As causas psicosssocioculturais são as mais comuns na etiologia da disfunção da excitação sexual, a exemplo de a situação da resposta emocional à excitação genital e à excitação subjetiva desencadear embaraçamento, culpa, vergonha ou medo (Tabela 57.1).[61]

Quando a avaliação cognitiva do estímulo e do seu contexto for negativa, impede a excitação sexual subjetiva,[61] podendo desencadear DES. Outra situação que pode ocorrer é o estímulo não ser interpretado como sexual,[61] impedindo a excitação sexual.

Laan et al.[66] mencionam que interpretar o estímulo como não excitante ou muito desprazeroso é etiologia da DES.

Distração não sexual[48] pode afetar a excitação sexual, sobretudo com a aparência, a *performance* e a segurança da situação sexual.[61]

Na relação a dois, a responsabilidade de atender à excitação sexual do parceiro, que é percebida como negativa, pode gerar disfunção da excitação sexual.[48]

A auto-observação[48] é outro fator a ser pesquisado. A antecipação da ausência de excitação sexual emocional ou genital, ou seja, temor de desempenho, é outro fator. Qualquer mulher que já tenha vivenciado experiência de dificuldades com a excitação sexual pode apresentar a ansiedade de desempenho que em um ciclo vicioso vai dificultar nova excitação sexual e talvez também diminuir o desejo sexual.

Experiências sexuais traumáticas, como violência ou abuso sexual, devem ser pesquisadas. Qualquer vivência sexual destrutiva/traumática pode desencadear quadro de DES. Passado ou vivência religiosa rígida pode provocar restrições relacionadas ao exercício da sexualidade. Sabemos que a família e a cultura moldam valores e comportamentos sexuais, sendo recomendado pesquisar sobre a educação familiar rígida ou conservadora. Na clínica sexológica percebemos ser muito comum na gênese da DES a ausência de informações sexuais adequadas, como o descohecimento da resposta sexual sobre a anatomia e a fisiologia dos genitais. Problemas conjugais podem levar à disfunção da excitação sexual, seja subjetiva ou genital, portanto esse fator deve ser lembrado. A disfunção do desejo sexual e do orgasmo podem levar à disfunção da excitação sexual, bem como o oposto é verdadeiro, então o profissional da saúde deve ter por rotina investigar a existência dessas entidades.

Orgânica

Estímulos sexuais inadequados ou ausentes que contribuem para o quadro clínico podem representar evidências para tratamento clínico,[49] apesar de sabermos que não se trata de uma verdadeira disfunção sexual, pois o problema é a ausência de estímulos eróticos adequados. Ausência da vasocongestão genital e, por consequência, coito com a vagina em dimensões de repouso, isto é, em situação de não excitação sexual, podem levar à DES. A insuficiência vascular pode gerar dificuldades com o ingurgitamento genital e a lubrificação vaginal.[67] Lesão nos nervos espinais ou suas ramificações impede ou interfere na condução nervosa e na excitação sexual genital, dependendo do grau e localização da lesão. Distúrbios do assoalho pélvico, o que inclui prolapso urogenital, podem dificultar a excitação física genital e causar constrangimento pessoal. Diabetes melito não tratado pode causar insuficiência vascular e problemas na adequada condução nervosa (Tabela 57.2).

Tabela 57.2 Etiologias orgânicas.

- Estímulo sexual físico insuficiente ou inadequado
- Ausência da vasocongestão genital e coito com a vagina em dimensões de repouso
- Insuficiência vascular
- Lesão nos nervos espinais ou suas ramificações
- Distúrbios do assoalho pélvico
- Diabetes melito
- Hipoestrogenismo causando atrofia genital
- ISRS
- Fluoxetina diminuiu a sensibilidade do genital
- Infecções urinárias recorrentes
- Nicotina

ISRS: inibidor seletivo da recaptação de serotonina.

Hipoestrogenismo causando atrofia genital também pode desencadear DES. Há evidência de correlação entre a produção de óxido nítrico e os níveis de estrogênicos[68] e a vasodilatação mediada por estrogênio é realizada por meio da ativação de células endoteliais.[69]

Segundo Cabelo,[70] os inibidores seletivos da recaptação da serotonina (ISRS), muito conhecidos por interferirem na capacidade orgástica, podem causar DES. Pesquisa demostrou que a fluoxetina diminui a sensibilidade do genital,[71] o que deve ser lembrado pelo profissional atendendo mulheres com disfunção da excitação sexual genital.

As infecções urinárias recorrentes podem causar DES.[70] A nicotina diminui a excitação sexual genital frente aos estímulos eróticos em mulheres não fumantes, independentemente da idade.[72]

Mista

A etiologia é mista quando apresenta os componentes genital e subjetivo, sendo comum quando o quadro de natureza orgânica passa a apresentar também o componente subjetivo da disfunção de excitação sexual. Pode acontecer com todas as etiologias já relatadas, contudo há quadros clínicos que costumam cursar com etiologia mista como os descritos a seguir.

A ansiedade de desempenho pode ser causada pelo desconforto provocado pela atrofia genital não tratada. O toque na região genital não ser prazeroso[48] é uma etiologia, havendo necessidade do encurtamento do estímulo genital durante o jogo erótico. O déficit estrogênico acentuado causa atrofia genital em mulheres no climatério e provoca desconforto; esse conjunto impede adequado tempo de carícias pré-coitais para desencadear a excitação sexual. Por outro lado, sabemos que, com o avanço da idade, é importante o oposto: aumentar o tempo dos preâmbulos eróticos para se obter excitação sexual.

Diagnóstico

A disfunção da excitação sexual pode ser primária, quando acontece desde o início da vida sexual, ou secundária, quando anteriormente houve período no qual existia a excitação sexual. Pode ser situacional quando ocorrer com algum parceiro e não com os outros ou ser generalizada, acontecendo com qualquer parceiro sexual.

Diagnóstico diferencial

Deve ser feito com a dispareunia. Sabemos que na disfunção da excitação sexual genital não há vasocongestão, não há lubrificação vaginal e os diâmetros da vagina permanecem na situação de repouso. Então, com frequência, pode haver atrito do pênis com a vagina, causando desconforto e até mesmo dor. Por esse motivo é imprescindível fazer o diagnóstico diferencial.

Comorbidade

Com outras dificuldades sexuais, como a disfunção do desejo e do orgasmo ou a dispareunia. Na maioria das situações é a disfunção da excitação que leva à anorgasmia e à dispareunia, mas essas entidades podem ser a etiologia da DES. Artrite, doença inflamatória intestinal e síndrome do colo irritável também estão associadas a problemas de excitação sexual.

Tratamento

O tratamento da disfunção de excitação sexual varia de acordo com a etiologia, podendo ser para causas psicossocioculturais, orgânicas ou mistas.

Tratamento para etiologia psicossociocultural

Há o predomínio de causas de natureza psicosssocioculturais, então primeiro iremos tratar esse tópico. O profissional da área da saúde irá lançar mão de ferramentas da linha cognitiva comportamental para resolução da disfunção da excitação sexual em mulheres. As tarefas de casa são parte do tratamento sexológico associadas às sessões terapêuticas, contudo é importante mencionar que não existe resultado positivo se forem realizadas de modo isolado.

As principais técnicas usadas são comentadas a seguir e encontram-se na Tabela 57.3.

Janssen et al.[73] recomendam, para facilitar a excitação sexual, imaginar-se como participante de uma situação sexual.

Outra técnica é focar-se no conjunto: nas respostas/experiências desencadeadas pelos estímulos sexuais, bem como nos estímulos.[64] Estudo cita que estímulo sexual preferido aumenta a excitação sexual subjetiva.[74] Por outro lado, estímulo sexual não preferido pode aumentar a excitação sexual genital.[74] Analisando esse último item, talvez seja um mecanismo evolutivo da mulher apresentar ingurgitamento genital e lubrificação vaginal, pois estes conferem proteção contra o coito com a vagina em dimensões de repouso, o que pode causar desconforto. Apesar disso, constatamos que a disfunção da excitação sexual genital é motivo de muitas consultas na sexologia e de muito sofrimento.

Recente pesquisa sugere que tratamentos que aumentem a consciência das sensações corporais e dos sinais genitais podem aumentar a excitação sexual em mulheres com essa dificuldade.[75] Como o exercício físico aumenta a excitação sexual genital, pode ser benéfico incluir atividade física aeróbica no estilo de vida, visando à percepção da mulher sobre a sua capacidade de excitar-se. Sabemos ser importante dispensar mais tempo ao jogo erótico pré-coital para a maioria das mulheres com DES, pois pode favorecer, além da excitação sexual genital, a excitação sexual subjetiva. Muitas mulheres preferem que as preliminares se iniciem por áreas longe do

Tabela 57.3 Técnicas usadas para etiologias psicossocioculturais.

- Imaginar-se como participante de uma situação sexual[73]
- Focar-se no conjunto: nas respostas/experiências desencadeadas pelos estímulos sexuais, bem como nos estímulos[64]
- Estímulo sexual preferido aumenta a excitação subjetiva[74]
- Estímulo sexual não preferido pode aumentar a excitação sexual genital[74]
- Aumento da consciência das sensações corporais e dos sinais genitais[75]
- Dispensar mais tempo ao jogo erótico pré-coital
- Estimulação digital da parede anterior da vagina[48]
- Cardápio sexual: pensar em sexo várias vezes ao dia[76]

genital, percebendo como invasiva a situação na qual o toque inicia-se pelo clitóris, vulva ou vagina, preferindo uma progressão mais lenta até essas zonas.

A estimulação digital da parede anterior da vagina é recomendada;[48] como já relatado no texto, essa é uma das localizações internas do clitóris com potencial de promover principalmente a excitação sexual genital.

Em 2005 foi publicada a técnica de pensar várias vezes ao dia em sexo para mulheres com desejo sexual hipoativo, a fim de erotizar a mente das mesmas, usando filmes e textos de conteúdo sexual/sensual.[76] Em 2011 pesquisa revelou que os pensamentos sexuais aumentam a excitação sexual subjetiva e o nível de testosterona endógena dentro de 15 min,[77] então essa técnica também pode ser usada para mulheres que sofrem de disfunção da excitação sexual. A antecipação mental do coito,[78] outra recomendação do Cardápio Sexual, também aumenta a testosterona. Na mulher em uma situação de relacionamento a distância, a testosterona aumenta no dia anterior ao reencontro dela com seu parceiro, depois da separação, o que também reflete uma antecipação da atividade sexual.[79]

Mulheres em laboratório, ao assistir filmes dirigidos por mulheres, respondem com maior excitação sexual subjetiva, contudo a objetiva congestão genital é similar ao ver filmes dirigidos por homens.[80] Nessa situação de laboratório, estímulos visuais são menos importantes, sendo mais relevantes os estímulos sexuais associados à intimidade emocional com o parceiro.[81] O sexólogo clínico pode ter em mente esses fatores ao indicar filmes durante o tratamento da disfunção de excitação sexual feminina.

As técnicas gerais usadas na terapia sexual para várias disfunções sexuais, seguindo a linha cognitiva comportamental, podem ajudar as mulheres com disfunção da excitação sexual e se encontram listadas na Tabela 57.4 e comentadas a seguir.

No treino em fantasia, primeiro há a organização da fantasia com a seleção de roteiro, cenário e personagens. Posteriormente pensa-se em diferentes interações sexuais.

Nos exercícios de Kegel[82] foram descritos quatro diferentes tipos de exercícios: de contração, de tremulação, de sucção e de expulsão. Nos exercícios de contração a mulher estará sentada no vaso sanitário com as coxas afastadas da linha média objetivando interromper o jato urinário várias vezes e, posteriormente, em qualquer situação, desde que sempre o ritmo seja "expulsar-parar"; os exercícios de tremulação são feitos contraindo e relaxando os músculos perineais o mais rápido possível; os exercícios de sucção associam a contração da musculatura perineal com a inspiração profunda, como se a vagina estivesse aspirando algo, sem contrair os músculos abdominais; os exercícios de expulsão são realizados como se a vagina fosse expulsar algo; nesse caso, a respiração terá seu ritmo usual.

Masters e Johnson[83] publicaram o coito proibido no qual o coito é suspenso temporariamente do contexto conjugal. Inicialmente, foi associado à Focagem das Sensações I e II e, após alguns anos, passou a ser prescrito como tarefa isolada.

A técnica da focagem das sensações I e II foi descrita por Masters e Johnson.[83] Na FS-I é orientado ao casal ficar nu e um deles deve realizar carícias gentis no corpo do outro, excluído

o genital e os seios. O recebedor do toque irá focar nas sensações e nos sentimentos provocados pelo mesmo, sem retribuir. É sugerido que em um segundo momento, o toque tenha variações de pressões, texturas e modos diferentes de tocar. A FS-II inicia com a FS-I pelo corpo, posteriormente é permitido massagear o genital e os seios, alternando com o toque no corpo. O sexo oral é permitido.

A técnica do distrair-se do que distrai foi publicada por Kaplan (1975/1984) para ser utilizada quando houver, na situação sexual, alguma distração, como pensamentos críticos, ansiogênicos ou de auto-observação. É aconselhado focalizar a atenção em uma fantasia sexual ou se concentrar em contrair os músculos vaginais ou em movimentos do coito.

Duas técnicas usadas para mulheres anorgásmicas podem ser uteis na situação de disfunção da excitação sexual, sendo comentadas no texto e listadas na Tabela 57.5. LoPiccolo e Lobitz[85] publicaram a técnica da dessensibilização masturbatória ou masturbação dirigida como um conjunto de seis etapas:

- Visualização detalhada do genital no espelho e para o seu preparo é recomendado banho morno e exercícios de Kegel
- Usando o espelho, é realizada a exploração tátil do genital
- Através da exploração tátil são descobertas áreas que produzam sensações agradáveis ao serem estimuladas usando lubrificante
- Identificar, nas zonas que produzem sensações agradáveis, o tipo de carícias, pressões e ritmos de movimentos que são melhores para obter prazer. O corpo do clitóris é local com frequência escolhido para manipulação se o objetivo for facilitar o orgasmo
- Se a etapa anterior não for efetiva na obtenção do orgasmo, é sugerido ler textos eróticos ou focalizar em fantasias sexuais ao mesmo tempo que com mais rapidez é estimulado o clitóris
- É indicado o uso de vibrador nas áreas eróticas preferenciais da mulher, se a etapa anterior não obtiver sucesso.

Sabemos que a masturbação é benéfica para mulheres com disfunção da excitação sexual e com disfunção do orgasmo. O ideal é que seja realizada como os pioneiros Kaplan, Heiman e LoPiccolo recomendam: primeiro sozinha, longe do parceiro sexual, de modo que a mulher possa entrar em contato com suas sensações e sentimentos, livre de estar sendo observada, afim de facilitar a excitação sexual.

Visando à excitação sexual, outra opção de técnica é a contração de grupos musculares. Heiman e LoPiccolo[86] sugerem, durante a excitação sexual, contrair de propósito a barriga, os braços, as pernas ou os pés ou exagerar essa tensão. A tensão corporal durante o processo de excitação sexual saudável é automática, embora nem sempre percebida. A realização dessa tarefa, quando a mente da mulher está submersa em fantasias, pode ajudar as mulheres que apresentam disfunção da excitação sexual a se excitarem. Acessórios eróticos, como os *plugs* anais (que não vibram), podem ser usados durante a masturbação tanto para estimular o clitóris, a vulva ou a vagina e podem conferir diferentes sensações à mulher. Quanto ao uso do vibrador no genital, nunca é recomendado pelos

Tabela 57.4 Técnicas gerais da terapia sexual que podem ser usadas para DES.

- Treino em fantasia
- Exercício de Kegel[82]
- Coito interrompido[83]
- Focagem das sensações I e II[83]
- Distrair-se do que distrai[84]

Tabela 57.5 Técnicas do tratamento da anorgasmia úteis na DES.

- Técnica da dessensibilização masturbatória ou masturbação dirigida[85]
- Contração (barriga, membros inferiores, pés ou braços) para aumentar a excitação sexual e facilitar o orgasmo[86]

especialistas como primeira opção, pois pode condicionar a mulher a um estímulo mais intenso que a natureza humana é capaz de produzir. A maioria das mulheres aprende a excitar-se durante o tratamento com vários estímulos associados à fantasia sexual, o que é saudável. No caso de mulheres que somente excitam-se com o uso do vibrador e conhecendo os homens latinos que costumam responsabilizar-se pelo prazer feminino, pode haver problemas conjugais gerados por esse modo exclusivo de excitar-se. Para outros detalhes ver seção *Disfunção do orgasmo feminina*, adiante.

Tratamento para etiologias orgânicas

A insuficiência vascular e as lesões nos nervos espinais ou suas ramificações, apesar de configurarem casos mais raros, serão tratadas por especialistas, caso a caso. Quando houver uma lesão medular, a mulher pode obter excitação sexual subjetiva independentemente do nível da lesão; se o objetivo é ter orgasmo, o mesmo pode ser alcançado com a estimulação do colo uterino por um vibrador, o que foi comprovado, em 2004, por imagem de ressonância magnética funcional. Isso se deve à conexão direta do nervo vago, presente no colo uterino, com o cérebro (núcleo do trato solitário na medula oblonga [bulbo]), o que permite o orgasmo, sem que o estímulo erótico aferente necessite passar pela medula que foi lesionada.[87]

As medicações, como os inibidores seletivos da recaptação da serotonina, que podem interferir negativamente com a excitação sexual, devem ser trocadas por outras de melhor perfil sexual, embora, por definição, não causem verdadeira disfunção da excitação sexual. Contudo, provocam quadro clínico e causam sofrimento, por isso serão tratadas. Tratamento adequado das infecções urinárias de repetição deve ser realizado.

Orientação útil é a de suspender a exposição à nicotina, a fim de reverter o quadro de DES genital.

Os ginecologistas corrigem os distúrbios do assoalho pélvico e os prolapsos urogenitais com maestria. Doenças como o diabetes melito, apesar de muito comuns, ainda encontram resistência ao seu tratamento. O profissional da área da saúde deve, então, insistir no seu controle. Nenhuma substância foi aprovada pela Food and Drug Administration (FDA) e pela Agência Nacional de Vigilância Sanitária (Anvisa) para a disfunção da excitação sexual. Foram estudadas a bupropiona para a excitação subjetiva, a sildenafila por via oral e o alpostadil creme para a disfunção da excitação sexual genital; a fentolamina foi pesquisada para excitação sexual subjetiva e genital em mulheres pós-menopausadas recebendo reposição hormonal. Os resultados foram significativamente diferentes do placebo para excitação sexual subjetiva na dose de 40 mg de fentolamina via vaginal e oral; já para a excitação sexual genital a fentolamina 40 mg por via vaginal foi significativamente diferente do placebo.[88] Sabemos que a indústria farmacêutica desistiu de continuar as pesquisas com todas essas medicações.

O bremelanotide, anteriormente pesquisado na apresentação intranasal, agora é estudado na apresentação subcutânea,[89,90] parecendo ser uma promessa para melhorar excitação e/ou desejo sexual, contudo os estudos ainda não estão concluídos.

É necessário corrigir a atrofia genital, provocada pelo déficit estrogênico, para eliminar a antecipação do desconforto genital e aumentar o tempo de carícias pré-coitais necessárias para que a excitação sexual ocorra. Os ginecologistas podem prescrever para restabelecer o trofismo das células do genital o estrogênio transdérmico, pois não aumenta muito a globulina ligadora de hormônios sexuais (SHBG),[91] ou o promestrieno creme. A reposição estrogênica pode ter efeito de liberar óxido nítrico.[92] Estudo confirma que o estrogênio aumenta a sensibilidade do

genital.[93] Por esse somatório de ações, o estrogênio é um importante medicamento visando restaurar o estilo pré-climatério de coito, contudo devem ser observadas as contraindicações ao seu uso sistêmico.

Outra opção para corrigir a atrofia vaginal é tibolona que, além desse resgate, melhora a lubrificação vaginal e apresentou perfil pró-sexual, pois diminui a SHBG, aumentando a testosterona livre.[94] Mesmo sem efeito curativo, os géis lubrificantes à base de água têm o efeito de facilitar o coito pelo seu efeito deslizante em mulheres que sofrem de atrofia genital, podendo ser indicados para as outras com bom trofismo genital que apresentam DES, até que o tratamento etiológico seja realizado.

Tratamento para etiologia mista

Sabemos ser importante corrigir a causa orgânica da disfunção da excitação sexual, como o descrito no texto anterior. Além disso, na etiologia mista, devem-se usar as técnicas da linha cognitiva comportamental descritas nas Tabelas 57.3 a 57.5, visando atender o tratamento das causas psicosssocioculturais.

DISFUNÇÃO DO ORGASMO FEMININA

Jaqueline Brendler

A disfunção do orgasmo feminina (DOF) é conceituada como "a persistente ou recorrente dificuldade, demora ou ausência em atingir orgasmo seguido de suficiente estimulação sexual e excitação e que causa angústia pessoal",[49] sendo também chamada de anorgasmia.

A APA (American Psychiatric Association) não adiciona muitos itens ao documento citado, pois define anorgasmia (302.73): "Dificuldade de experienciar orgasmo caracterizada por marcada demora, marcada infrequência de, ou ausência de orgasmo ou intensidade marcadamente reduzida das sensações orgásmicas".[50] Os sintomas devem persistir no mínimo seis meses e ser experienciados em 75% ou mais das ocasiões, causando angústia significativa para o indivíduo. A DOF não é atribuída a efeito de uma substância/medicação ou outra condição médica. A APA ressalta que sem estimulação sexual suficiente não há diagnóstico.

INCIDÊNCIA

No Brasil, um estudo mostrou que a dificuldade para chegar ao orgasmo em mulheres foi de 26,2%, sendo 33,8% das que tinham 18 a 25 anos e 30,3% nas acima dos 60 anos. Essa autora relata que, entre os principais medos ligados à prática sexual, 32,5% citam "não conseguir chegar ao orgasmo.[22] A incidência de DOF na Europa é de 20% na França, 21% na Alemanha, 18% na Itália e Reino Unido.[95]

ETIOLOGIA

Para fins didáticos, dividiremos as etiologias em fatores biológicos (orgânicos), psicoculturais, comportamentais e mistos. Salientamos que toda pessoa é um ser integral, único e indivisível, sendo que a sexualidade saudável respeita a conexão mente-corpo. As principais etiologias biológicas ou orgânicas estão listadas na Tabela 57.6.

Tabela 57.6 Etiologias biológicas (orgânicas).

- Doença renal crônica
- Fibromialgias
- Arteriosclerose e fatores de risco (fumar, diabetes, hipertensão arterial, doença vascular periférica)
- Radioterapia sobre a pele feminina tornando a pelve "congelada"
- Trauma sobre a medula espinal
- Lesões dos nervos da região pélvica e da genitália externa (por acidente ou por doenças: esclerose múltipla, mielite, tabes, neuropatia alcoólica e diabética extensas)
- Ingestão de doses moderadas a altas de álcool
- Medicações psicotrópicas: antidepressivos (tricíclicos, ISRSs), antipsicóticos e estabilizadores do humor
- Falta de adequada estimulação física sexual

ISRSs: inibidores seletivos da recaptação de serotonina.

Etiologias biológicas (orgânicas)

São mais raras como causa de anorgasmia, contudo o profissional da área da saúde deve tê-las em mente.

Os fatores de risco da arteriosclerose (fumar, diabetes, hipertensão arterial, doença vascular periférica) são associados à anorgasmia porque o fluxo genital sanguíneo é importante para a resposta sexual feminina ser adequada.[96] Há evidência de que mulheres com diabetes melito mostraram maior probabilidade de desenvolverem DOF, o que provavelmente resulta da lesão do sistema vascular e do sistema nervoso autônomo, tanto quanto mudanças na produção do óxido nítrico, uma condição relacionada à reação vascular da resposta sexual humana.[97]

Falta de adequada estimulação física sexual da mulher acontece por desconhecimento da anatomia, fisiologia sexual e crenças.

Na Tabela 57.6 visualizamos que o álcool e algumas medicações podem levar à DOF. Pelo DSM-5, os medicamentos são fatores de exclusão no diagnóstico de anorgasmia. O clínico pode sugerir troca da medicação por outra de melhor perfil sexual. A depressão pode levar à DOF, pois compromete inicialmente o desejo sexual; o oposto também pode ocorrer, ou seja, a anorgasmia levar as mulheres à depressão.

Etiologias psicossociais e comportamentais

Várias crenças oriundas da cultura judaico-cristã e da cultura falocêntrica impregnam o imaginário popular, causando anorgasmia. São discutidas no item *Tratamento psicoterápico | Técnicas gerais*, adiante. A educação repressora associada às crenças é terreno fértil para a maioria dos fatores psicossociais que levam à anorgasmia. A sociedade brasileira, na sua organização familiar e relações de gênero, até décadas atrás, mantinha um sistema de prestígio e poder masculino que tinha autoridade moral para ditar ou controlar o comportamento sexual feminino, o que se chama "complexo cultural do Mediterrâneo";[98] atualmente já apresenta tendência a mudanças nos grandes centros urbanos, contudo ainda é o prevalente. Essa vivência repressora, pois somente ao homem é permitido e bem-visto trocar de parceiro sexual, pode gerar inúmeras dificuldades, como culpa ao se masturbar, o que contribui para a DOF.

As principais etiologias psicossociais e comportamentais são citadas na Tabela 57.7, envolvendo principalmente o histórico de vida da mulher.

Valores sexuais repressivos internalizados foram encontrados como uma característica de mulheres anorgásmicas em tratamento sexológico.[99-102] Os medos de "perder o controle",

Tabela 57.7 Etiologias psicossociais e comportamentais.

- Educação repressora oriunda da cultura judaico-cristã e do "complexo cultural do Mediterrâneo"
- Crenças da cultura falocêntrica e da cultura judaico-cristã
- Medos de: "perder o controle", de "entregar-se", de "se deixar levar", de gestar
- Medo de a imagem de mulher respeitável ser substituída por imagem de mulher vulgar ou promíscua
- Posição de expectadora durante o coito ou masturbação
- Distração ou dificuldade de se concentrar na relação sexual
- Pobre imagem corporal ou genital
- Histórico de violência sexual (algum tipo)
- Mulheres introvertidas e com instabilidade emocional, não abertas a novas experiências
- Passado religioso rígido na infância gera vergonha, embaraçamento, culpa
- Inibições familiares
- Menos inteligência emocional (dificuldade de falar sobre seus desejos/preferências)
- Masturbação foi repreendida por familiares no passado (trauma)
- Masturbação ausente ou não é fonte de prazer
- Desconhecimento do papel do clitóris na facilitação do orgasmo

de "entregar-se", de "se deixar levar", podem estar vinculados ao significado emocional que o coito e/ou o homem e/ou o casamento representam, pois muitas mulheres conviveram com casamentos conflituados dos pais ou tiveram pai infiel. Muitas delas iniciam a vida sexual sem terem elaborado essas vivências negativas. Não é raro o perfil da mulher "controladora" acompanhada dos medos de perder o "controle" em relação aos sentimentos eróticos que antecedem e sucedem os orgasmos. Ainda é relatado o medo de gestar, de urinar ou cheirar mal. Muitas mulheres decidiram ser a "menina certinha", sendo pano de fundo do medo da imagem da mulher respeitável ser substituída pela imagem de mulher vulgar/promíscua, imagem que dentro do "complexo cultural do Mediterrâneo" torna a mulher desvalorizada. Este é o motivo para muitas evitarem comportamentos sexuais, como gemer; outras ainda têm receio de tornarem-se "ninfomaníacas", caso cheguem ao clímax. Segundo Kaplan,[103] a intelectualização obsessiva é um mecanismo de defesa usado para reduzir a ansiedade gerada por conflitos sexuais. A "posição de espectadora" durante o relacionamento sexual foi descrita por Masters e Johnson[83] e por Kaplan;[103] ela se refere a uma inspeção e monitoramento da própria atividade sexual ou a uma intensa auto-observação durante a interação sexual. Sabemos que essa posição pode ocorrer até na prática da masturbação, longe do parceiro sexual.[83,86] Essa análise crítica do momento sexual impede a mulher de chegar ao orgasmo.

Distração ou dificuldade de se concentrar na relação sexual citada por Masters et al.[104] pode ser etiologia ou consequência da anorgasmia, como a "posição de espectadora". Pode estar ligada a ausência de permissão ao prazer, ao perfil da mulher "hipercontroladora" ou ao desconhecimento da interação corpo-mente.

O histórico de violência sexual pode gerar uma gama variada de sofrimentos, inclusive anorgasmia. Brendler, entre 19 vítimas de violência sexual atendidas em clínica privada sexológica, cita que 36,84% delas apresentavam anorgasmia.[105] Em outro estudo entre anorgásmicas, 57,14% não contaram ao parceiro sexual sobre a violência sofrida e 100% delas não tinham boa autoestima.[106] Mulheres introvertidas e com instabilidade emocional, não abertas a novas experiências, tornam o encontro sexual repetitivo, previsível, não permitindo novas descobertas eróticas que facilitem o seu orgasmo.

A etiologia religiosa na anorgasmia é muito comum em mulheres com um passado religioso rígido na infância[83] ou na adolescência, o que pode levar a vergonha, embaraçamento, culpa por uma variedade de comportamentos sexuais que na religião judaico-cristã são pecado, como o coito pré-nupcial. A masturbação, o sexo oral e o sexo anal são condenados, pois não levam à procriação. Inibições familiares também podem gerar anorgasmia. Menos inteligência emocional é a dificuldade de comunicar desejos e preferências ao parceiro, sendo etiologia na DOF.[107] Muitas mulheres anorgásmicas desconhecem seus desejos e preferências sexuais, o que será descoberto durante o tratamento.

Repreensão de pais ou familiares ao encontrar a menina masturbando-se comumente faz a mulher evitar a masturbação e a conhecer-se sexualmente. Quando a queixa é anorgasmia feminina, é comum a mulher não se masturbar[99,108] sozinha ou realizá-lo infrequentemente, sem ser prazeroso. O clitóris ser pouco estimulado durante o coito é relatado por 28,57%[102] e 32,91%[108] das mulheres anorgásmicas em tratamento sexológico. Orgasmo sem o estímulo direto do clitóris é possível, contudo é menos frequente e muitos casais desconhecem o papel facilitador do clitóris na obtenção do orgasmo. Na Tabela 57.8 estão as principais etiologias psicossociais e comportamentais envolvendo o parceiro sexual e a relação de casal.

Estar em um relacionamento heterossexual e ter orientação homossexual, além da memória positiva sexual idealizada do antigo parceiro, são mencionados[83] na etiologia da DOF. Nessas situações, a questão central é: o que motivou a escolha atual da mulher? Não é caso para sexologia, é para psicoterapia. Sobre emoções negativas associadas ao coito, estudo que pesquisou mulheres com DOF encontrou que o significado do intercurso heterossexual é de natureza aversiva, sendo que o coito reflete medos e ansiedades como uma sensação de estranhamento, insatisfação e frustração, criando um ambiente antierótico (intrapsíquico). No campo interpessoal, os significados negativos para o coito foram a indiferença e o afastamento do parceiro sexual, o sentimento de ser abusada ou se sentir desconfortável. Essa afetividade negativa pode refletir um relacionamento romântico desarmônico.[109] Outros exemplos de emoções negativas são: lembrar a infidelidade do parceiro, a fala da mãe que considera o sexo anal pecado ou "coisa de puta", dificultando a chegada ao clímax. Podemos citar entre os conflitos conjugais a hostilidade da mulher em relação ao parceiro ou como resposta à hostilidade do parceiro;[103] outro motivo comum são as lutas pelo poder entre a díade.[101,104,110] Ainda o ódio ou ressentimento em relação ao parceiro por conflitos criados pela falta de equidade doméstica com os afazeres domésticos e o cuidado com os filhos ou pelas decisões profissionais. Sobre a insatisfação com o relacionamento atual é útil mencionar que muitos casais priorizam a família ou o patrimônio, objetivando o futuro dos filhos, em detrimento do relacionamento conjugal, que se torna muito pobre. Insatisfação com o parceiro pode surgir após ele ter perdido o emprego, quando ele não corresponde mais às expectativas da mulher ou quando perdeu a imagem masculina.[83] As disfunções sexuais no parceiro sexual são causa secundária de anorgasmia feminina, sendo a ejaculação precoce (EP) e a disfunção erétil (DE) as duas mais comuns. O homem com EP demora muito a procurar tratamento, aumentando a chance de DOF na mulher. Além das disfunções sexuais, parceiro inibido sexualmente, com dificuldade de falar sobre sexualidade ou expressar-se sexualmente, pode contribuir para anorgasmia. O estresse causado por problemas financeiros e a pobre expectativa sobre o futuro do relacionamento foram associados à DOF em um estudo em 29 países.[111] A anorgasmia pode ser consequência da disfunção da excitação sexual e do desejo sexual hipoativo; contudo, com maior frequência é ela que leva a essas disfunções.

Etiologia mista

Qualquer anorgasmia biológica não tratada poderá, no futuro, cursar como etiologia mista, pois poderá agregar algum fator psicológico. A exemplo da mulher que tem dispareunia e posteriormente terá seu orgasmo dificultado.

Em uma pesquisa com mulheres anorgásmicas, o hiato de tempo entre se perceber tendo a disfunção e a procura do tratamento foi 10 de anos[108] e a fase do climatério/pós-menopausa não é exceção. Contribuem para a anorgasmia mista nessa faixa etária:

- Atrofia urogenital da pós-menopausa causada pela queda dos estrogênios
- Existência de outras doenças comuns nessa fase da vida (diabetes, hipertensão arterial, depressão etc.)
- Uso de medicações para tratar comorbidades (antidepressivos: tricíclicos e ISRS; benzodiazepínicos)[110]
- Os fatores emocionais e culturais, como significado da perda da fertilidade, a visão negativa do climatério e do envelhecimento, o culto à beleza e ao corpo jovem
- Fatores conjugais, como o desgaste diádico em relações de longa duração e a visão negativa do parceiro sobre essa fase da vida.

Na pós-menopausa por queda dos estrogênios e dos seus receptores, há diminuição da sensibilidade dos nervos que podem afetar a percepção sensorial ao toque. Pode ocorrer também diminuição do fluxo sanguíneo pélvico. Todos esses fatores podem contribuir para anorgasmia. Outros detalhes no item *Tratamento*, adiante e no artigo de Brendler.[112]

DIAGNÓSTICO

Uma adequada história clínica irá nortear o diagnóstico clínico. Nenhum exame laboratorial de rotina é indicado se a DOF for de etiologia psicoemocional.

Tipos de anorgasmia

As anorgasmias podem ser do tipo primária, secundária, coital ou situacional. Na anorgasmia coital a característica central é que não ocorre orgasmo no coito vaginal, sendo também uma anorgasmia situacional, contudo não é uma DOF verdadeira, pois há orgasmo em alguma prática sexual. O tipo mais comum de anorgasmia encontrado em estudos de clínica sexológica privada foi anorgasmia primária.[99,101,102,106]

Tabela 57.8 Etiologias psicossociais e comportamentais.

- Orientação homossexual e relacionamento heterossexual
- Emoções negativas associadas ao coito
- Conflitos conjugais
- Insatisfação com o relacionamento
- Insatisfação com o(a) parceiro(a)
- Ejaculação precoce e/ou disfunção erétil
- Parceiro inibido sexualmente ou com dificuldade de falar sobre sexualidade

Importância do tratamento da anorgasmia

Estudos em consultório privado revelam que a maioria das mulheres anorgásmicas procura o tratamento quando estão em uma situação de casal,[100,101,106] motivadas também pelo vínculo afetivo.

A disfunção do orgasmo, se não tratada, pode causar consequências à mulher, ao seu parceiro e ao casal. Veja as Tabelas 57.9 e 57.10 sobre as repercussões da anorgasmia.[83,86,100,102,105,106,108,113-116]

TRATAMENTO

Tratamento medicamentoso, cirurgias e produtos

Não há substância liberada para DOF pela FDA e pela Anvisa. Se a anorgasmia for secundária ao uso de antidepressivo, como os ISRS, o ideal é trocar por outro com melhor perfil sexual, como a trazodona, a moclobemida, a mirtazapina, a nefazodona e a bupropiona.[117] Durante o uso de ISRS, a disfunção sexual foi positivamente correlacionada com a dose.[118] Nos "*drugs holidays*", o uso é interrompido no final de semana. Nessa situação, as primeiras substâncias estudadas foram a sertralina e a paroxetina.[119]

Foram usados como antídoto dos efeitos negativos do ISRS a buspirona, a cipro-heptadina e a bupropiona. Atualmente o fármaco mais citado é a sildenafila.[120] Para prevenir ou tratar a atrofia urogenital, bem como reativar o estilo sexual do pré-climatério (com a possibilidade de carícias antes e durante o coito), o que facilita o orgasmo, é indicado o uso de estrogênio, além de a mulher ter uma vida sexual ativa (ajuda a manter o trofismo vaginal); outra opção é a tibolona.[91] O tratamento com estrogênios aumenta o fluxo sanguíneo pélvico. Outras ações do estrogênio são: promover o crescimento das células de músculo liso na vagina e no clitóris; regular o metabolismo do tecido conectivo; regular a síntese de óxido nítrico. Esse somatório faz com que os estrogênios sejam importantes na manutenção da integridade funcional vaginal e do clitóris.[121] Outra opção é usar isoladamente cremes vaginais como o promestriene.

As últimas medicações com algum efeito positivo sobre o orgasmo, sem entusiasmar os laboratórios a investir em mulheres anorgásmicas, foram a cabergolina, a bupropiona, o bremelanotide e a sildenafila. O aparelho denominado Eros CTD (*eros-clitoral therapy device*) foi provado pela FDA para DOF. O uso de vibradores sobre o clitóris é recomendado por alguns autores,[84,86] embora nunca como primeira opção.

Tratamento psicoterápico | Técnicas gerais

As terapias cognitivas comportamentais (TCC) e suas variantes são as mais usadas na sexologia. Há três tipos distintos de TCC baseadas na:

- Na reestruturação cognitiva
- Habilidades de confronto
- Solução de problemas.

Entre as terapias de reestruturação cognitiva, as mais utilizadas modernamente na sexologia são a terapia reacional emotivo-comportamental TREC[122] (em inglês, REBT, de *Rational Emotive Behavior Therapy*) e a terapia cognitiva.[123]

As técnicas gerais da cognitiva comportamental e da TREC que podem ser usadas quando a queixa é anorgasmia; as principais estão na Tabela 57.11.[104,110,122-127] Mulheres anorgásmicas podem ter várias crenças irracionais ou distorções cognitivas que deverão ser elaboradas por meio da reestruturação cognitiva, do debate e do esclarecimento.

Algumas das crenças mais comuns são descritas a seguir.

Crenças relacionadas à masturbação

▶ **Masturbação é feio, é pecado, é algo sujo.** Muito comum em mulheres com educação religiosa rigorosa de origem judaico-cristã, pois a masturbação não visa à procriação, sendo então pecaminosa.

▶ **Masturbação é um hábito de "ninfomaníacas".** Essa crença existe em mulheres temerosas de se tornarem promíscuas ou insaciáveis após obterem orgasmo, contudo é rara a incidência de mulheres com desejo sexual hiperativo. Ter autoconhecimento sobre as suas zonas erógenas aumenta a chance de a mulher aprender a ter orgasmo.

▶ **Masturbação é coisa de homem.** As estatísticas relatam que mulheres também praticam a masturbação apesar de haver o predomínio masculino. A nossa cultura estimula e cobra do homem "saber transar"; assim ele primeiro aprende a fazer sexo consigo mesmo (masturbação) para depois fazer com a mulher, já com algum grau de conhecimento. A mesma cultura é repressiva em relação à masturbação feminina.

▶ **Masturbação é só o friccionar o genital e/ou o clitóris.** Essa é uma crença de muitas mulheres que sofrem de DOF que não associam o estímulo físico do genital e/ou clitóris a pensamentos

Tabela 57.9 Consequências da disfunção do orgasmo feminina.

- Baixa autoestima[83,105,106,108]
- Qualidade de vida reduzida[113,114]
- Principal fonte de frustração e angústia pessoal no relacionamento[86]
- Leva à diminuição da excitação sexual emocional e da lubrificação[108]
- Leva à diminuição do desejo sexual[108,115]
- Fuga do relacionamento sexual[100,115]
- Sensação de impotência e infelicidade[116]

Tabela 57.10 Consequências da disfunção do orgasmo feminina.

- No(a) parceiro(a) sexual
  - Diminuir sua autoestima[115]
  - Duvidar do amor[115]
  - Duvidar da fidelidade da mulher[116]
- No casal
  - Fonte de conflitos conjugais
  - Dúvidas sobre o futuro juntos[115]
  - Diminui a qualidade do vínculo afetivo[116]

Tabela 57.11 Técnicas gerais da terapia cognitiva comportamental.

- Reestruturação cognitiva[122,123]
- Debate[122]
- Esclarecimento
- Apoio
- Permissão[124]
- Treinamento assertivo[125]
- Técnica da Parada do Pensamento (popularizada por Wolpe)[126]
- Treino em comunicação[83,105]
- Dessensibilização sistemática progressiva[127]
- Relaxamento corporal[128]
- Técnica do espelho[129]

ou fantasias eróticas que facilitam a excitação sexual. São comuns nas mulheres anorgásmicas pensamentos não eróticos de todos os tipos durante a prática da masturbação.

Crenças oriundas da cultura falocêntrica[22,84,130]

▶ **Somente o estímulo peniano durante o coito comumente é o suficiente para desencadear o orgasmo da mulher.** Kaplan cita que sexólogos e ela própria "consideram normais as mulheres que atingem o orgasmo com a estimulação do clitóris quando estão com seus parceiros. Para algumas mulheres, a estimulação do clitóris parece ser o padrão normal de resposta".[84] O sonho de consumo da nossa sociedade falocêntrica é o coito vaginal; Nessa prática, a raiz do clitóris é esticada e comprimida pelo pênis contra a parede vaginal anterior e a sínfise púbica, então é difícil durante o coito estimular a vagina em si, sem estimular a sua parte distal, ou seja, sem estimular o clitóris.

▶ **O homem é o responsável pelo orgasmo da mulher.** Antigamente, as mulheres, em geral, casavam virgens. Portanto, se ela se tornou anorgásmica, talvez ele tenha falhado. Se a mulher não se permitir sentir prazer, se não tiver conhecimento das suas preferências sexuais, por mais que o homem seja experiente sexualmente e carinhoso, ela provavelmente não conseguirá alcançar o clímax. Abdo et al.[96] relatam que no ato sexual o principal medo dos homens e das mulheres é não satisfazer o(a) parceiro(a), sendo de 55,9% e 45,4%, respectivamente.[22] Pessoas que hipervalorizam o orgasmo "vaginal" são os que mais sofrem por essa crença.

▶ **Orgasmo vaginal é adulto e o clitoridiano é infantil.** Se tivéssemos que sintetizar, diríamos que o orgasmo é cerebral, o que é comprovado por vários estudos de imagens cerebrais. Vaginal ou clitoridiano é um mito antigo que veio da psicanálise que considerava crucial para o desenvolvimento psicossexual normal a transferência das sensações eróticas do clitóris (sexualidade infantil) para a vagina (sexualidade adulta). Kaplan[130] cita que, segundo Masters e Johnson,[11] só há um orgasmo, contendo os elementos clitoridiano e vaginal, pois é disparado pela estimulação clitoridiana (direta ou indireta) e experimentado na vagina e ao redor dela. Outra vertente desse mito é que o orgasmo vaginal é superior a qualquer outro tipo de orgasmo obtido. Há também embutida a ideia de que sexo normal é o coito vaginal como também a noção esperada de encaixe entre os corpos do homem e da mulher. Stuard Brody é pesquisador com mais publicações sobre orgasmos "vaginais".

▶ **Quanto maior o pênis, maior a chance de a mulher gozar.** Nenhum trabalho científico demonstrou que isso é fato e não crença, sendo alimentado pela milenar cultura falocêntrica. Pênis de maior dimensão pode compor as fantasias sexuais de algumas mulheres, sendo, então, fator importante para o sexo ser estimulante. Pensando nos fatores anatômicos, maior

circunferência do pênis talvez possa ajudar a maior movimentação dos pequenos lábios e, por consequência, do capuz do clitóris ou dar a sensação de "vagina mais preenchida".

Orgasmos simultâneos e orgasmos múltiplos estão ligados à dissociação sexo-reprodução, que surgiu após a comercialização da pílula e ao surgimento da conexão feminina sexo-prazer. Revelam principalmente uma nova forma de cobrança do prazer centrada na exigência de alta *performance* sexual.

TÉCNICAS GERAIS DA TERAPIA SEXUAL ÚTEIS NA DOF

Para muitos casos de inadequações sexuais envolvendo a disfunção do orgasmo, podemos usar técnicas gerais da terapia sexual que são "coringas" por serem aplicáveis também em outras disfunções sexuais.[82-84,110,131] A Tabela 57.12 apresenta técnicas gerais da terapia sexual úteis na DOF.

No treino em fantasia, primeiro há a organização da fantasia com a seleção de cenários, de personagens e um roteiro. Posteriormente, a pessoa criará diferentes práticas eróticas.[21] Nos exercícios de Kegel[82,131] há proposta de quatro diferentes tipos: de contração, de tremulação, de sucção e de expulsão. Os exercícios de contração serão realizados primeiro, com a mulher sentada no vaso sanitário com as coxas afastadas da linha média, visando interromper o jato urinário várias vezes e posteriormente em qualquer situação, desde que o ritmo seja "expulsar-parar"; os de tremulação são realizados contraindo e relaxando os músculos perineais o mais rápido possível; os de sucção associam a contração da musculatura perineal com a inspiração profunda, sem contrair os músculos abdominais, como se a vagina estivesse aspirando algo; os de expulsão são realizados no sentido oposto aos de sucção, ou seja, como se a vagina fosse expulsar algo; nesse caso, a respiração terá seu ritmo usual. Masters e Johnson[83] publicaram o coito proibido, no qual o coito é suspenso das práticas sexuais, sendo que nessa época era associado à focagem das sensações I e II. Como tarefa isolada foi prescrita após alguns anos. A técnica da focagem das sensações I e II foi criada por Masters e Johnson.[83] Na FS-I o casal ficará nu e um deles irá acariciar gentilmente o corpo do outro, excluídos os genitais (no caso da mulher são excluídos também os seios). O recebedor do toque deverá se concentrar nas sensações e nos sentimentos provocados pelo outro, sem retribuir. Em um segundo momento, o toque pode ser feito usando diferentes pressões, texturas e modos de tocar. A FS-II inicia-se com a FS-I pelo corpo; posteriormente é permitido massagear os genitais e os seios, o que será alternado com o toque no corpo. É permitido sexo oral. Kaplan[84,103] descreveu o distrair-se do que distrai para ser utilizada quando houver na situação sexual alguma distração (pensamentos críticos, de controle, ansiogênicos ou de auto-observação) sendo aconselhado focalizar a atenção em uma fantasia sexual; outras opções são concentrar-se em contrair

Crenças centradas na exigência de alta *performance* sexual

- É comum haver orgasmo simultâneo. Essa coincidência é rara, mas existe. O comum é que um do par atinja o clímax primeiro, pois o grau de envolvimento com a interação sexual e a emoção erótica são individuais
- É comum a mulher ter orgasmos múltiplos. Isso é uma possibilidade, pois a mulher não apresenta o período refratário após o orgasmo. Contudo, nessa fase, muitas mulheres apresentam hipersensibilidade no clitóris, o que impossibilita um novo orgasmo. É importante para obter orgasmo múltiplo a continuidade dos estímulos eróticos após o primeiro orgasmo, além de a mulher desejar ter um novo orgasmo

Tabela 57.12 Técnicas gerais da terapia sexual úteis na DOF.

- Treino de fantasia
- Exercício de Kegel[82,131]
- Coito interrompido[83]
- Focagem das sensações I e II[83]
- Distrair-se do que distrai[84,103]
- Coito não exigente[84,103]

os músculos vaginais ou em movimentos do coito. Na técnica do coito não exigente publicada por Kaplan[84,103] o objetivo é a apreciação pela mulher das sensações provenientes da penetração. A mulher introduz o pênis na posição "mulher por cima"; ela é orientada a ter a "sensação do falo na vagina", depois faz exercícios pubococcígeos para perceber as sensações vaginais contra o pênis ereto. É aconselhada a fazer inicialmente movimentos lentos a fim de apreciar as sensações vaginais e, posteriormente, a guiar-se por elas, com movimentos livres. É instruído que ela seja temporariamente egoísta, de modo a concentrar-se na proposta e não pensar no parceiro. Para evitar o orgasmo do homem, pode-se fazer coito interrompido, o que pode aumentar a excitação da mulher. O exercício termina quando a mulher se cansa ou está satisfeita por ter aprendido sensações vaginais adicionais. Após isso ela ajuda o homem a ter orgasmo, em qualquer prática.

TÉCNICAS ESPECÍFICAS PARA ANORGASMIA

O uso das técnicas específicas vai depender do tipo de anorgasmia diagnosticada.

Técnicas específicas para anorgasmia (mulher sozinha)

Na técnica da dessensibilização masturbatória ou masturbação dirigida, LoPiccolo e Lobitz[85] descreveram um programa de seis etapas:

- É recomendado banho morno e exercícios de Kegel como preparação à visualização detalhada do genital no espelho
- Usando o espelho é realizada a exploração tátil do genital
- São descobertas, por meio do tato, zonas que produzam sensações agradáveis ao serem estimuladas usando lubrificante
- Identificar, nas áreas que produzem sensações agradáveis, quais ritmos, carícias, pressões e frequências de movimentos são melhores para obter prazer. O corpo do clitóris é local com frequência escolhido para manipulação, visando facilitar o orgasmo
- Se a etapa anterior não for efetiva, é sugerido ler textos eróticos ou focalizar em fantasias sexuais ao mesmo tempo que, com mais rapidez, é estimulado o clitóris
- Se na etapa anterior o orgasmo ainda não for obtido, é orientado o uso de vibrador nas áreas eróticas preferenciais da mulher.

Há evidência de que a masturbação é benéfica para melhorar a habilidade de orgasmo. Ela é recomendada por Kaplan e Heiman, LoPiccolo e LoPiccolo na primeira etapa da DOF, fazendo isso na ausência do parceiro. Estudo diz que mulheres que se masturbam alcançam orgasmo no coito via estímulo clitoridial mais frequentemente que mulheres que não se masturbam.[132] Outra técnica é a contração para aumentar a excitação sexual e facilitar o orgasmo. Heiman e LoPiccolo[86] sugerem, durante a excitação sexual, contrair de propósito as pernas, a barriga, os braços ou os pés, ou exagerar essa tensão. A tensão corporal às vezes é automática, e aumentar esta tensão frequentemente provoca o orgasmo. Heiman e LoPiccolo[86] orientam pender a cabeça para trás quando a mulher ficar excitada, sobre a beirada da cama ou do sofá. Isso aumenta o fluxo sanguíneo na cabeça e altera a sua respiração. Esse somatório pode aumentar a excitação sexual e facilitar o orgasmo. A técnica do orgasmo encenado é recomendada para mulheres

reprimidas e inibidas que tenham medo de se libertarem sexualmente ou de ter seu comportamento associado à imagem de mulher promíscua, vulgar. Heiman e LoPiccolo[86] sugerem que a mulher crie uma fantasia de um orgasmo bem exagerado e encene-o sozinha, além de questionar-se sobre seus sentimentos e medos durante a encenação e levar esse conteúdo à terapia. Simulará orgasmo junto ao parceiro(a), como segundo passo. Uso do pênis artificial (sex toy de silicone, de pele sintética ou látex) ou plug anal inserido na vagina associado à masturbação e à fantasia sexual. Esses acessórios eróticos não vibram, mas servem para imitar o pênis e mimetizar as sensações do coito no qual há o toque no clitóris. É indicado para mulheres que já aprenderam a ter orgasmo usando o clitóris, mas que estão ansiosas em relação ao seu futuro orgasmo no coito, pois apresentam anorgasmia coital. É importante que essa tarefa seja prescrita concomitante à técnica do "coito proibido". A Tabela 57.13 apresenta síntese das técnicas para mulher sozinha.[86,85,132]

Técnicas de casal para obter orgasmo

A "estimulação manual digital do introito vaginal", uma vez que o introito e o terço exterior da vagina são altamente sensíveis ao tato, é recomendada por Kaplan.[84] O parceiro sexual pode colaborar com essa atividade, em um segundo passo.

Kaplan, precedendo a manobra de ponte, usa na anorgasmia coital as técnicas: foco sensível I e II; a estimulação manual digital do introito vaginal; o coito não exigente e sensações vaginais amplas. Manobra de ponte foi criada por Kaplan[84] para orgásmicas em outras práticas que não o coito vaginal. Em uma situação de casal, aconselha-se a mulher a se estimular, em posição sexual que facilite tocar o clitóris e manter os quadris livres para se mover contra o osso público do homem. A penetração é realizada concomitante ao estímulo no clitóris realizado pela mulher, que deve estar concentrada em uma fantasia sexual. Quando o orgasmo estiver se aproximando, o toque no clitóris é interrompido e a mulher movimenta-se ativamente a fim de que os movimentos do coito dispararem o orgasmo. Eichel et al.[133] descreveram a técnica de alinhamento coital (CAT) na qual o corpo do homem fica acima do da mulher e a base do pênis faz contato direto com o clitóris, pois a pelve do homem está colocada mais acima que a da mulher. Quando a mulher eleva a sua pelve (no coito), o homem abaixa o dele, em movimento ritmado. A Tabela 57.14 apresenta a síntese das técnicas de casal para obter orgasmo feminino.[84,133-137]

Tabela 57.13 Técnicas para obter orgasmo (mulher sozinha).

- A técnica da dessensibilização masturbatória ou masturbação dirigida[85]
- Contração (barriga, membros inferiores, pés ou braços) para aumentar a excitação sexual e facilitar o orgasmo[86]
- Pender a cabeça para trás (sobre a beirada da cama ou do sofá)[86]
- Orgasmo encenado ou simular orgasmo[86]
- Masturbação associada ao pênis artificial (sex toy sem vibrador) inserido na vagina

Tabela 57.14 Técnicas de casal para obter orgasmo feminino.

- Estimulação digital do introito vaginal[84]
- Manobra de Ponte[84]
- Técnica de alinhamento coital (CAT)[133]
- Treino da consistência do orgasmo (OCT)[134]
- Focar mais atenção nas sensações vaginais durante o coito[135]
- Prolongar o intercurso pênis-vagina[135]

O treino da consistência do orgasmo (OCT, *orgasm consistency training*) foi publicado por Hurlbert e Apt[134] e usa a combinação de técnicas. A masturbação direta é a primeira a ser usada, além da CAT. Inicialmente o casal se acostuma com a posição do CAT e posteriormente há coito usando a CAT. Brody e Weiss[135] recomendam focar mais atenção nas sensações vaginais durante a penetração vaginal para ter orgasmo "vaginal". Eles sugerem ensinar as mulheres que a vagina é uma importante zona para induzir orgasmo. Outro estudo diz que mulheres orgásmicas no coito (sem estímulo da glande do clitóris) incluem na masturbação a estimulação vaginal.[136] A técnica de prolongar o coito é outra opção. A duração do coito vaginal (e não o jogo erótico) é positivamente associada com o orgasmo feminino durante o coito, sendo a duração média do coito 16,2 min e as "preliminares", 15,4 min[137]

CONSIDERAÇÕES SOBRE AS TÉCNICAS ESPECÍFICAS PARA DOF

No uso de vibradores sobre o clitóris a possível desvantagem é a mulher condicionar-se a um estímulo mecânico intenso, que talvez nenhuma parte do corpo do(a) parceiro(a) irá reproduzir. Portanto, para muitas mulheres, será muito difícil deixar de usar o vibrador quando o objetivo é chegar ao orgasmo. No Brasil, muitos homens não aceitam o clímax exclusivamente via vibrador, o que cria conflitos conjugais, motivando a busca do tratamento sexológico. O orgasmo *somente* com o auxílio do vibrador é o predomínio de um dos famosos "F" que foram relatados serem aditivos, os FF da Kaplan: o F de "*fantasy* (fantasia)" e o outro F de "*friction* (fricção)"; assim, a fricção do vibrador se torna o elemento principal, tornando dispensáveis a fantasia sexual e o clima erótico. O sexólogo clínico deve levar esse conjunto em consideração antes de prescrever o uso de vibradores, pois é importante a satisfação do casal com a prática sexual preferencial para obter orgasmo na mulher. Segundo Kaplan "o princípio central da obtenção do orgasmo é simples: maximizar a estimulação e minimizar a inibição".[84] Temos que considerar que, além de a mulher sofrer pela anorgasmia, o(a) parceiro(a) pode também apresentar disfunção sexual e sofrimento, sendo imprescindível, nesse caso, que o tratamento seja realizado pelo casal. Na ocorrência de dupla disfunção sexual com adequação sexual, não há queixa, portanto não há o que tratar. O mais comum é que apenas um do casal apresente disfunção sexual e, nessa situação, a procura do tratamento é mais rápida do que quando os dois sofrem por disfunções sexuais.

TRANSTORNO DA DOR GENITOPÉLVICA/ PENETRAÇÃO

Gerson Lopes | Fabiene Vale

O vaginismo e a dispareunia estão atualmente inseridos no capítulo Disfunções Sexuais na categoria de transtorno da dor genitopélvica/penetração (3012.72), conforme o DSM-5 (versão atual, 2013). O DSM-5 diz que é necessário especificar subtipos: ao longo da vida ou adquirido; generalizado ou situacional; leve, moderado ou grave.[50]

CONCEITUAÇÃO

A dor referida na relação sexual pode ser definida como recorrente ou persistente dificuldade de penetração vaginal marcada por dor vulvovaginal ou pélvica durante a tentativa ou penetração; ansiedade ou medo na iminência da penetração com antecipação da sensação de dor; dor em aperto durante ou após a penetração com sensação do estiramento dos músculos pélvicos.

Vaginismo

Vaginismo é descrito como uma contração muscular involuntária de toda a musculatura pélvica, impossibilitando parcialmente ou totalmente a penetração peniana, dedo ou objeto, apesar do desejo de realizá-lo.[138] As mulheres que sofrem de vaginismo relatam a experiência da dor na tentativa da penetração vaginal. O espasmo muscular involuntário pode ser a causa da dor ou a dor consequência da hipertrofia muscular na tentativa da penetração, sendo que a dor leva consequentemente ao sentimento de medo na iminência ou durante a relação sexual. O medo desempenha um papel importante no vaginismo. O medo da dor foi o principal motivo relatado pelas mulheres com vaginismo por sua abstinência, bem como o motivo central subjacente a evitar relações sexuais. As mulheres com medo da penetração vaginal associada à dor manifestam altos níveis de estresse emocional durante situações de penetração vaginal, assim como durante exames ginecológicos (Figura 57.6).[139]

O termo vaginismo foi descrito pela primeira vez em 1859 como uma patologia que leva a grande angústia no relacionamento conjugal.[140] Atualmente, estima-se que o vaginismo afete cerca de 7% das mulheres no mundo, número que pode estar subestimado, já que muitas dessas mulheres tendem a ser bastante reservadas e acabam não manifestando seu problema para o profissional de saúde.

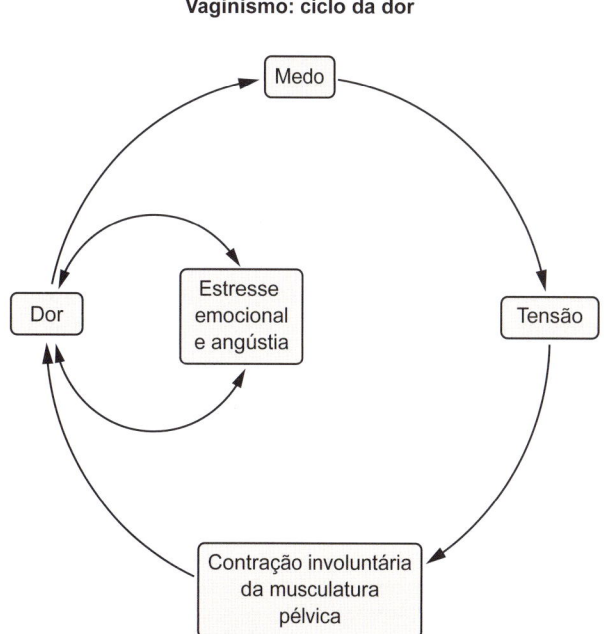

Vaginismo: ciclo da dor

Figura 57.6 Ciclo da dor no vaginismo.

Vários fatores etiológicos têm sido propostos para o vaginismo. Fatores psicológicos como associações a atitudes sexuais negativas, falta de conhecimento sexual e existência de sentimento de culpa que podem levar ao medo de se envolver em relações sexuais.[141] Em alguns casos, observamos história de abuso sexual, porém há estudos sobre o tema em que não se conseguiu relacionar a existência de abuso sexual (psicológico ou físico) no passado e o desenvolvimento de vaginismo.[142] Outra causa provável para o desenvolvimento do vaginismo é a disfunção do assoalho pélvico, provocada por uma dificuldade de controle do tônus muscular vaginal, levando a uma contração involuntária com hipertonia de toda a musculatura pélvica na iminência de coito e/ou toque.[143]

Tratamento

O tratamento (terapia sexual) para o vaginismo baseia-se em técnica de dessensibilização associada à fisioterapia do assoalho pélvico, o que permite o desenvolvimento de consciência e de controle da musculatura vaginal, possibilitando a recuperação do controle da musculatura, com a contração e relaxamento voluntários da musculatura vaginal. Tem como função, portanto, a melhoria do funcionamento da musculatura pélvica, o alivio da dor e a superação da ansiedade diante da penetração vaginal.[144]

Dispareunia

A dispareunia é a dor persistente ou recorrente na tentativa parcial ou completa da penetração peniana na vagina. É o distúrbio sexual que mais apresenta causa orgânica, sendo necessários para o seu diagnóstico entrevista clínica, exame ginecológico minucioso e, algumas vezes, exames de imagem.

A etiologia da dispareunia é diversificada, como, por exemplo: vulvovaginites, afecções dermatológicas, doenças sexualmente transmissíveis, doença inflamatória pélvica, endometriose, miomatose uterina, cistos ou tumores dos ovários, congestão pélvica, atrofia vulvovaginal, entre outros.

Tratamento

O tratamento da dispareunia deve ser feito de acordo com a etiologia. Para as pacientes com queixa de secura vaginal, levando ao desconforto durante a penetração, agentes não hormonais formulados, como lubrificantes ou hidratantes, podem ser eficazes. Os lubrificantes à base de água são usados conforme necessário durante o ato sexual. Hidratantes são aplicados diariamente na forma de gel ou líquido com a finalidade de repor a umidade vaginal.[145] Já para as pacientes na pós-menopausa, com atrofia vulvovaginal moderada ou grave, o uso de terapia hormonal local pela via vaginal à base de estrogênio é o mais indicado, exceto nos casos de contraindicação do uso.[146]

Vulvodinia

Uma patologia que merece destaque é a vulvodinia provocada, sendo essa uma dor crônica ou desconforto envolvendo a vulva por mais de três meses e para os quais não é possível encontrar uma etiologia óbvia, causada pelo ato sexual, toque direto ou até mesmo ao inserir um tampão (Figura 57.7). A vulvodinia provocada afeta mulheres de todas as idades, no entanto é o subtipo mais frequente de dispareunia em mulheres na pré-menopausa, com uma prevalência de 8% na população em geral.[147]

A etiologia da vulvodinia é incerta e provavelmente multifatorial. Uma causa provável é a dor nociceptiva aguda, que pode resultar primeiro na sensibilização periférica e, em última instância, na sensibilização central, ou seja, dor neuropática. Esta sensibilização prolonga os sintomas muito tempo após a lesão tecidual original.[148]

O tratamento de mulheres com vulvodinia provocada deve ser individualizado e, se possível, multidisciplinar. O ginecologista tem um papel fundamental na avaliação não só da sensibilidade vulvar de uma mulher, mas também de sua saúde muscular no assoalho pélvico, seus pensamentos e reações a sua dor e sua saúde sexual. As etapas iniciais importantes no tratamento incluem a exclusão de outras causas e orientação sobre dor crônica. O tratamento inclui o uso de agentes tópicos como anestésico local (lidocaína tópica) no local da dor cerca de 20 min antes do ato sexual e/ou o uso na área afetada durante toda a noite. É indicado também o uso de antidepressivo tricíclico, como amitriptilina ou nortriptilina, assim como gabapentina e pregabalina, que, somados, podem ser considerados em adição a um antidepressivo tricíclico. Injeções intralesionais com corticoides e analgésicos na área afetada podem também ser utilizadas nos casos refratários de dor. A fisioterapia no assoalho pélvico associada a técnicas para dessensibilizar os músculos do pavimento pélvico aumentam a consciência da paciente sobre os músculos do assoalho pélvico, melhorando sua capacidade de localizar, contrair e relaxar completamente esses músculos, além de lidar com reflexos e ou espasmos. Excisão cirúrgica do vestíbulo pode ser considerada em pacientes com vulvodinia provocada depois que outras medidas tenham sido tentadas sem resultados. Apenas uma minoria de pacientes pode ser adequada para a cirurgia.[149]

DISFORIA DE GÊNERO

Maria do Carmo de Andrade Silva

Antes de dar início ao tema, faz-se necessário o esclarecimento de alguns termos e conceitos. Iniciando-se pelo fato de que este diagnóstico, até 2013, recebia a denominação de transtorno da identidade de gênero pelo DSM-IV.[18] No

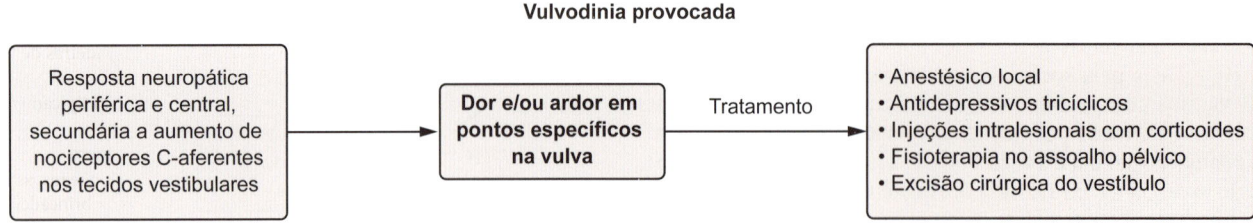

Vulvodinia provocada

Figura 57.7 Vulvodinia provocada.

entanto, o DSM-5[1] o tornou mais descritivo e o subdividiu em grupos etários (crianças, adolescentes e adultos), associando-o também a outras síndromes.

O estudo de sexo e gênero tem interface com várias áreas do conhecimento, o que resultou em vários termos, cujos significados também variaram ao longo do tempo. Assim, tornam-se necessários alguns esclarecimentos quanto aos conceitos: identidade, gênero, identidade sexual ou de gênero, papel sexual ou de gênero e orientação sexual.

Já em 1890, William James[150] descrevia aquilo que mais tarde se chamou de Identidade: "O caráter de um homem é discernível na atitude mental ou moral em que, quando chegou o momento de revelar-se, ele se sentiu mais profunda e intensamente ativo e vivo. Em tais momentos, existe uma voz íntima que nos fala e diz: 'Isto é o que realmente sou!'"

Identidade, segundo Erikson[151] é "o sentimento consciente de se possuir uma identidade pessoal e baseia-se em duas observações simultâneas: a percepção da uniformidade e continuidade da existência pessoal no tempo e no espaço; e a percepção do fato de que os outros reconhecem essa uniformidade e continuidade da pessoa."

Em nossa sociedade, a identidade pessoal e o reconhecimento de si mesmo perpassam pela identidade de gênero. Em sua maioria, a estrutura social é dicotômica quanto ao gênero (masculino ou feminino), tornando muito difícil a uma pessoa desenvolver sua identidade sem se situar como homem ou mulher.

Na maioria das vezes existe uma congruência entre os sexos constituídos nos períodos pré e pós-natal. Porém, a continuidade e a qualidade desse desenvolvimento dependerão de muitas facetas biopsicossociais – percurso que envolve características específicas em cada estágio. O fato é que não existem só dois caminhos, mas sim um caminho com numerosas encruzilhadas, e a cada encruzilhada (genética, gonádica, neuroendócrina, genital interno e externo, sexo legal e psicossocial), um equilíbrio fino entre a direção masculina ou feminina. A maioria segue a mesma direção, isto é: compatível com o sexo genético inicial, porém alguns não.[152]

Identidade sexual ou de gênero é um conceito complexo, formado por componentes conscientes e inconscientes, estruturados em diferentes épocas do desenvolvimento e advindos de diversas influências, desde a constituição básica no período fetal, como mencionado anteriormente. Encontra-se altamente associada ao sexo com o qual se nasce e posteriormente recebe interferências ambientais.

O genital externo, as relações parentais, assim como a linguagem e a capacidade cognitiva também serão fatores de influência em sua constituição. Inicialmente, através das interações parentais, as características de gênero estabelecidas pela estrutura social são repassadas à criança. Além destas interações iniciais, outras pessoas emocionalmente significantes também farão parte deste trajeto. Assim, desenvolvem-se as identificações, processo em que o indivíduo internaliza por modelação, modelagem ou reforçamento, aspectos ou características de "outros" significantes afetivos, que contribuirão para a constituição de sua identidade.[153]

Papel sexual ou de gênero são as normas, regras e preferências ditadas pela sociedade, como formas diferenciadoras de atitudes e comportamentos, que se espera de um menino ou menina, para que possam ser bem aceitos pela sociedade.

Orientação sexual é a direção que o desejo sexual toma em relação aos objetos de realização (hétero, homo ou bissexual). A orientação sexual também se apresenta fortemente impulsionada pela puberdade/adolescência. Nesta época, fortes alterações fisiológicas, psicológicas e sociais são constantes e faz desabrochar um adolescente com desejos sexuais e possibilidades de apaixonamento. Porém, quando as críticas à sua forma de ser são a tônica, os conflitos e sentimentos de desvalia tornam-se intensos, constituindo dúvidas quanto a sua masculinidade ou feminilidade, podendo gerar uma orientação confusa, conflituada e inferiorizada.

No que se refere às orientações sexuais, até o momento, uma série de estudos e pesquisas no campo da genética, psicologia, sociologia ou das interferências neuroendócrinas das estruturações cerebrais durante o período fetal têm apontado algumas diferenças entre indivíduos homo e heterossexuais, porém nenhum estudo pode ser considerado conclusivo quanto à origem destas diferenças, pois um traço comportamental complexo, como a orientação sexual, provavelmente não será determinado por um único gene, uma única alteração neuroendócrina ou uma única experiência de vida – provavelmente sendo multifatorial.[154]

> No entanto, o processo de diferenciação sexual do encéfalo não precisa ser tudo ou nada. De fato parecem ser muitos processos independentes, tais como a masculinização em oposição à feminilização, cada um com diferentes características temporais, dependência hormonal e localização neuroanatômica. É concebível que uma alteração na produção hormonal ou na resposta a esses hormônios possa alterar a diferenciação sexual de uma parte do encéfalo, mas não outra, e assim contribuir para uma orientação homossexual.[154]

O próprio DSM-5,[1] reconhecendo as dificuldades de conceituação na área, inicia esta categoria diagnóstica, referindo uma série de conceitos, antes de propor o conceito e critérios diagnóstico para a disforia de gênero.

> Disforia de gênero refere-se ao sofrimento que pode acompanhar a incongruência entre o gênero experimentado ou expresso e o gênero designado de uma pessoa. Embora essa incongruência não cause desconforto em todos os indivíduos, muitos acabam sofrendo se as intervenções físicas desejadas por meio de hormônios e/ou de cirurgia não estão disponíveis. O termo atual é mais descritivo do que o termo anterior (transtorno de identidade de gênero) do DSM-IV e foca a disforia como um problema clínico, e não como identidade por si própria.[1]

CRITÉRIO DIAGNÓSTICO

As subdivisões deste critério no manual foram organizadas por fases de desenvolvimento e associadas a outras síndromes.

Disforia de gênero em crianças | 302.6 (F64.2)

> A. Incongruência acentuada entre o gênero experimentado/expresso e o gênero designado de uma pessoa, com duração de pelo menos seis meses, manifestada por no mínimo seis dos seguintes (um deles deve ser o Critério A1):
>
> 1. Forte desejo de pertencer ao outro gênero ou insistência de que um gênero é o outro (ou algum gênero alternativo diferente do designado).
> 2. Em meninos (gênero designado), uma forte preferência por *cross-dressing* (travestismo) ou simulação de trajes femininos; em meninas (gênero designado), uma forte preferência por vestir somente roupas masculinas típicas e uma forte resistência a vestir roupas femininas típicas.
> 3. Forte preferência por papéis transgêneros em brincadeiras de faz de conta ou de fantasias.
> 4. Forte preferência por brinquedos, jogos ou atividades tipicamente usados ou preferidos pelo outro gênero.
> 5. Forte preferência por brincar com pares do outro gênero.
> 6. Em meninos (gênero designado), forte rejeição de brinquedos, jogos e atividades tipicamente masculinos e forte evitação de brincadeiras agressivas e competitivas; em meninas (gênero designado), forte rejeição de brinquedos, jogos e atividades tipicamente femininas.

7. Forte desgosto com a própria anatomia sexual.

8. A. Desejo intenso por características sexuais primárias e/ou secundárias compatíveis com o gênero experimentado. B. A condição está associada a sofrimento clinicamente significativo ou a prejuízo no funcionamento social, acadêmico ou em outras áreas importantes da vida do indivíduo. Especificar se: com um transtorno do desenvolvimento sexual (p. ex., distúrbio adrenogenital congênito, como 255.2 [E25.0] hiperplasia adrenal congênita ou 259.50 [E34.50] síndrome de insensibilidade androgênica).

Nota para codificação: codificar tanto o transtorno do desenvolvimento sexual como a disforia de gênero.[1]

Alguns indivíduos portadores de disforia de gênero apresentam sinais ou expressam claramente que não aceitam, desde crianças, o sexo com o qual nasceram. Segundo o DSM-5,[1] em crianças encaminhadas para atendimento clínico, o início de comportamentos ditos transgênicos encontra-se entre 2 e 4 anos de idade, época que corresponde ao período em que a criança começa a ser educada para expressar comportamentos de gênero.

Quando na Escola Fundamental as meninas preferem usar roupas e cabelos de meninos, podem apresentar reações negativas às tentativas dos pais de fazê-las usar vestidos. Preferem brincadeiras agressivas e competitivas, jogos masculinos e ter meninos como companheiros. Demonstram pouco interesse por brinquedos típicos femininos, como bonecas, ou brincadeiras em que tenham que desempenhar papéis típicos femininos. Meninos podem dizer que querem ser meninas, preferem suas roupas e improvisam saias com panos ou coisas da mãe ou irmã. Preferem os papéis femininos nas brincadeiras (como ser a mãe), gostam das bonecas tipicamente femininas, de brincar de casinha e preferem as meninas como companheiras, evitando brincadeiras agressivas e/ou esportes competitivos.

Observa-se por meio do relato de adultos que, desde crianças, enfrentavam muitas dificuldades em desenvolver relacionamentos e participar das coisas típicas da idade, com colegas do mesmo sexo. O que fazia com que se sentissem diferentes e, na maioria das vezes, isolados. Alguns relatam que se recusavam a ir à escola, em função de debotes e provocações, o que fez com que deixassem a escola muito cedo.

Ao se demonstrar a uma criança pequena que ela não atende às expectativas que se tem sobre ela, sentimentos de inadequação, angústia e desvalia serão progressivamente internalizados. Assim, o autoconceito de ser, o "Eu", sua identidade pessoal, pode se constituir de maneira ambivalente e angustiada, potencializando-se o conflito e o sentimento de não aceitação, de desvalia e insegurança.

Disforia de gênero em adolescentes e adultos | 302.85 (F64.1)[1]

A. Incongruência acentuada entre o gênero experimentado/expresso e o gênero designado de uma pessoa, com duração de pelo menos seis meses, manifestada por no mínimo dois dos seguintes:

1. Incongruência acentuada entre o gênero experimentado/expresso e as características sexuais primárias e/ou secundárias (ou, em adolescentes jovens, as características sexuais secundárias previstas).

2. Forte desejo de livrar-se das próprias características sexuais primárias e/ou secundárias em razão de incongruência acentuada com o experimentado/expresso (ou, em adolescentes jovens, desejo de impedir o desenvolvimento das características sexuais secundárias previstas).

3. Forte desejo pelas características sexuais primárias e/ou secundárias do outro gênero.

4. Forte desejo de pertencer ao outro gênero (ou a algum gênero alternativo diferente do designado).

5. Forte desejo de ser tratado como o outro gênero (ou como algum gênero alternativo diferente do designado).

6. A. Forte convicção de ter os sentimentos e reações típicos do outro gênero (ou de algum gênero alternativo diferente do designado). B. A condição está associada a sofrimento clinicamente significativo ou prejuízo no funcionamento social, profissional ou em outras áreas importantes da vida do indivíduo.

Especificar se: com um transtorno do desenvolvimento sexual (p. ex., distúrbio adrenogenital congênito, como 255.2 [E25.0] hiperplasia adrenal congênita ou 259.50 [E34.50] síndrome de insensibilidade androgênica). Nota para codificação: codificar tanto o transtorno do desenvolvimento sexual como a disforia de gênero.[1]

Na puberdade os meninos querem depilar os sinais de crescimento de pelos indesejáveis para o feminino. Prendem os genitais para traz, para que fiquem menos visíveis e não apareçam ereções. Com facilidade e sem qualquer orientação médica usam contraceptivos hormonais, com o intuito de arredondar formas e crescer seios. As meninas, muitas vezes, passam uma faixa elástica apertada no peito, com o objetivo de amassar os seios. Andam curvadas para frente e usam blusa larga, para que os seios não apareçam. Fazem exercícios físicos para desenvolver músculos e odeiam o que chamam de "monstruação" – uma das primeiras coisas que gostariam que desaparecesse. Pelas formas de uso mais restrito das medicações hormonais que necessitam, raramente as conseguem sem aconselhamento médico.

Quando o adolescente vive em ambiente mais liberal, expressa claramente o desejo de ser tratado pelo gênero com o qual se percebe, veste-se de maneira ambivalente e/ou de acordo com seu gênero percebido. Não obtém prazer sexual simplesmente por vestir-se ou comportar-se deste modo, ao contrário, sente-se adequadamente inserido em seu sexo psicológico. Adota quando pode um novo nome e um novo cabelo, considerando-se com uma orientação heterossexual. Seus raros colegas são pessoas do sexo em que se sentem, ou indivíduos homossexuais, que os aceitam com mais facilidade, que os heterossexuais de seu gênero de nascimento.

Quando sexualmente ativo, fato pouco frequente, não tolera nem olhar para seus genitais, quanto mais tocá-los para obter prazer com eles. Quando conseguem algum relacionamento sexual, em geral fantasiam e simbolicamente se veem com a imagem que se percebem, e não com a anatomia que têm. Escondem-se o melhor que podem, não retirando camisas ou cuecas, no caso das nascidas meninas. Usam enchimentos imitando volume de pênis e, assim que podem, compram pênis de silicone e os usam por baixo da cueca, sendo que alguns destes pênis são utilizados também para urinar de pé em banheiros públicos. Não permitem que as parceiras lhes toquem genitalmente, só elas tocam a outra do par. No caso dos nascidos meninos, usam sutiãs com bojos de espuma para aumentar os seios e prendem o pênis o melhor que podem em calcinhas extremamente apertadas. Não permitem que os parceiros vejam ou toquem seus genitais. Só eles tocam os genitais do outro do par. Quando são penetrados por via anal, a calcinha é afastada, ou retirada de forma estratégica, de maneira que o outro não possa ver seu genital – fantasiando serem penetrados como mulheres.

Tanto em adolescentes como em adultos, a disforia de gênero interfere significativamente, nas atividades diárias em geral. As dificuldades de relacionamento são comuns, tanto no período escolar quanto no trabalho. Esta condição é constantemente associada a estigmatização, discriminação e isolamento, o que favorece o desenvolvimento de um autoconceito negativo, taxas elevadas de abandono escolar, marginalização econômica por subempregos ou desemprego. Além do fato de o atendimento a essas pessoas nos serviços de saúde ser extremamente reduzido, o que se dá em função da inexperiência dos profissionais com este tipo de paciente, por falta de equipes interdisciplinares, para o desenvolvimento destes atendimentos e/ou por razoável preconceito das próprias instituições e/ou profissionais da área da saúde, processo que afeta especialmente os mais desfavorecidos economicamente.

PREVALÊNCIA

Segundo o DSM-5:[1]

> Para indivíduos do sexo masculino ao nascimento, a prevalência varia de 0,005 a 0,014%; para indivíduos do sexo feminino ao nascimento, de 0,002 a 0,003%. É provável que essas taxas estejam modestamente subestimadas, tendo em vista que nem todos os adultos que pretendem fazer tratamento hormonal e cirurgia de redesignação de gênero procuram clínicas especializadas. As diferenças de sexo em relação às taxas de encaminhamento para clínicas especializadas variam de acordo com o grupo etário. Em crianças, as proporções entre meninos em comparação com meninas variam de 2:1 a 4,5:1. Em adolescentes, essa proporção se aproxima da paridade; em adultos, a proporção é favorável aos indivíduos do sexo masculino ao nascimento e varia de 1:1 a 6,1:1.

> Tanto entre indivíduos do sexo masculino como entre indivíduos do sexo feminino ao nascimento com evidências de persistência da disforia de gênero, quase todos sentem atração sexual por indivíduos do seu sexo de nascimento. No caso de crianças do sexo masculino ao nascimento cuja disforia de gênero não persiste, a maioria é androfílica (sente atração física por homens) e frequentemente identifica a si mesmo como gay ou homossexual (variando de 63 a 100%). No caso de crianças do sexo feminino ao nascimento cuja disforia de gênero não persiste, o percentual de ginecofílicas (sentem atração física por mulheres) e que identificam a si mesmas como lésbicas é menor (variando de 32 a 50%).

Quanto à prevalência de alterações genéticas e fisiológicas para disforia de gênero, sem transtorno do desenvolvimento sexual, o DSM-5[1] refere que as evidências de transexualidade entre irmãos não gêmeos é bastante fraca. Porém, aumentada para gêmeos monozigóticos em comparação com gêmeos dizigóticos do mesmo sexo, sugerindo alguma contribuição genética e algum grau de hereditariedade. Quanto aos achados endócrinos, não foram encontradas anormalidades endógenas sistêmicas, nos níveis dos hormônios sexuais em indivíduos 46 XY. Porém, parecem ocorrer níveis aumentados de andrógenos, em mulheres hirsutas, mas muito abaixo dos níveis masculinos normais em indivíduos 46 XX. O que aponta que as evidências atuais são insuficientes para rotular a disforia de gênero, sem um transtorno do desenvolvimento sexual, como uma intersexualidade limitada ao sistema nervoso.

> Adolescentes e adultos do sexo masculino ao nascimento, com disforia de gênero precoce, quase sempre sentem atração sexual por homens e os de início tardio, por vezes, adotam comportamento de travestismo com excitação sexual.

> Transtorno transvéstico. O transtorno transvéstico ocorre em homens (raramente em mulheres) adolescentes e adultos heterossexuais (ou bissexuais) para os quais o comportamento de travestismo (*crossdressing*) produz excitação sexual e causa sofrimento e/ou prejuízos sem colocar em discussão seu gênero primário. Ocasionalmente, esse transtorno é acompanhado de disforia de gênero. Um indivíduo com o transtorno transvéstico que também tem disforia de gênero clinicamente significativa pode receber os dois diagnósticos. Em muitos casos de disforia de gênero de início tardio em indivíduos ginecofílicos do sexo masculino ao nascimento, o comportamento transvéstico com excitação sexual é um precursor.[1]

O transtorno transvéstico caracteriza-se pelo uso de roupas e acessórios determinados ao sexo oposto, podendo estes indivíduos travestir-se completamente ou utilizar-se de determinadas peças. Este uso tem como objetivo parecer pertencer ao outro sexo e/ou obter excitação sexual. Comportamentos que podem ocorrer de maneira constante ou esporadicamente. O desejo sexual de tais pessoas está, na maioria dos casos, em boa forma. Utilizam seus genitais para obter prazer em relações hétero, homo ou bissexuais, prática que varia de pessoa para pessoa, ou de época para época. Em certos casos, as linhas divisórias para um diagnóstico, entre alguns indivíduos travestis e a transexualidade são difíceis de determinar.

Indivíduos adultos do sexo masculino ao nascimento, com disforia de gênero de início precoce, procuram atendimento clínico e cirurgia de redesignação em idade precoce. Enquanto o grupo de início tardio pode apresentar mais oscilações no grau de disforia e mais ambivalências. Nos femininos, ao nascimento, o início precoce é o mais comum, mas também pode ocorrer um período com ambivalências quando se identificam como lésbicas. No entanto, o mais comum é a recorrência da disforia de gênero, levando-as ao tratamento hormonal e ou cirurgia.[1]

OUTROS TRANSTORNOS ORGÂNICOS ASSOCIADOS

Algumas síndromes encontram-se significativamente vinculadas às diferenciações sexuais e ao encéfalo, como insensibilidade aos andrógenos em indivíduos XY com TDF ativo, deficiência de 5-alfarredutase em XY e hiperplasia suprarrenal congênita. Pacientes que por vezes foram educados como pertencentes a um determinado sexo (aquele a que seu genital externo era o mais semelhante), mas que na puberdade, quando das características sexuais secundárias, estas se apresentam inversas ao que se imaginou quando do nascimento, provocando comprometimentos em sua identidade de gênero. Incompatibilidades que criam transtornos não só orgânicos como também psíquicos e sociais, levando o indivíduo a sentimentos de mutilações, inadequações, desvalias, inferiorizações, crises de ansiedade e confusões de identidade.[152]

Transtorno do desenvolvimento sexual[1]

> Na disforia de gênero associada a um transtorno de desenvolvimento sexual, a probabilidade de disforia de gênero tardia aumenta se a produção e a utilização (via sensibilidade dos receptores) pré-natal de andrógenos são grosseiramente atípicas em relação ao que se costuma observar em indivíduos com o mesmo gênero designado. Exemplos incluem indivíduos 46,XY sem alterações hormonais pré-natais, porém com defeitos genitais não hormonais inatos (como na extrofia cloacal ou na agenesia peniana), e que foram designados ao gênero feminino. A probabilidade de disforia de gênero é ainda mais acentuada pela exposição androgênica pós-natal com virilização somática adicional, prolongada e altamente atípica em relação ao gênero, como pode ocorrer em indivíduos 46,XY criados como mulheres e não castrados, com deficiência de 5-alfarredutase tipo 2 ou de 17-beta-hidroxiesteroide desidrogenase tipo 3, ou em indivíduos 46,XX criados como mulheres com hiperplasia adrenal congênita clássica e períodos prolongados de não adesão à terapia de reposição de glicocorticoides. No entanto, o padrão androgênico pré-natal está mais intimamente relacionado ao comportamento de gênero do que à identidade de gênero. Muitos indivíduos com transtornos de desenvolvimento sexual e comportamento de gênero acentuadamente atípico não desenvolvem disforia de gênero. Assim, o comportamento de gênero atípico, isoladamente, não deve ser interpretado como um indicador de disforia de gênero atual ou futura. Em indivíduos 46,XY com um transtorno de desenvolvimento sexual, parece haver uma taxa mais elevada de disforia de gênero e de mudança de gênero iniciada pelo paciente do gênero feminino designado para o masculino do que do gênero masculino designado para o feminino.[1]

Transtorno dismórfico corporal

O foco principal de um indivíduo com transtorno dismórfico corporal é a alteração ou remoção de uma parte específica do corpo pelo fato de ela ser percebida como anormalmente formada, e não por representar o repúdio ao gênero designado. Nos casos em que a apresentação de um indivíduo atende aos critérios tanto para disforia de gênero quanto para transtorno dismórfico corporal, ambos os diagnósticos podem ser dados. [1]

Esquizofrenia e outros transtornos psicóticos

Na esquizofrenia, pode haver raramente o delírio de pertencer ao outro gênero. Na ausência de sintomas psicóticos, a insistência de um indivíduo com disforia de gênero de que ele ou ela é do outro gênero não é considerada um delírio. Esquizofrenia (ou outros transtornos psicóticos) e disforia de gênero podem ocorrer concomitantemente. [1]

TRATAMENTO

Participamos, de 1999 a 2005, de Projeto de Pesquisa do Mestrado em Sexologia da antiga Universidade Gama Filho, em convênio com o Instituto de Ginecologia da Universidade Federal do Rio de Janeiro – Hospital Moncorvo Filho – para o atendimento a indivíduos com transtorno de identidade de gênero. Nesse hospital, uma equipe multiprofissional já trabalhava integrada em problemas de disfunções sexuais e com pacientes diagnosticados como intersexo (como deficiência de 5-alfarredutase em XY, agenesia de vagina, hiperplasia suprarrenal congênita, testiculofeminilizante). Além destes problemas, frequentavam este ambulatório indivíduos homossexuais com fortes traços femininos, sentindo-se perdidos quanto às suas reais identificações, travestis confusos em relação a sua condição e sem suporte médico ou psicológico, apesar da utilização de vários tipos de medicações hormonais, além de indivíduos transexuais.

Nos casos de intersexo, trabalhos multidisciplinares envolvendo reestruturação endócrina, atendimentos psicológicos e processos cirúrgicos já faziam parte do atendimento naquele hospital. Então, a partir de 1999, com base na resolução nº 1.482 de 10/09/97 do Conselho Federal de Medicina, [155] implementou-se um projeto específico, para o atendimento aos portadores de disforia de gênero.

De acordo com a Associação Internacional de Disforia de Gênero, [156] disforia de gênero é considerada o ponto extremo dos distúrbios de identidade de gênero, caracterizada por uma busca constante pela cirurgia de redesignação sexual, entre outras coisas. Contudo, para se chegar a tal ponto, era necessário contar com uma equipe multiprofissional treinada e com experiência para o diagnóstico diferencial, pois os procedimentos de transformação são irreversíveis.

Quanto aos critérios de participação no programa à época, estes englobavam: pessoas com suspeita de transexualismo, adultos com mais de 21 anos e a assinatura de consentimento informado. Lembrando-se que, na época, tais procedimentos (tanto de masculino para feminino como seu oposto) eram considerados cirurgias experimentais, restritas a projetos de pesquisas em hospitais universitários.

O acompanhamento destes casos previa quatro fases descritas a seguir. [5]

Primeira fase

Avaliações físicas, orgânico-funcionais, genitais, hormonais, psicológicas, psiquiátricas e sexológicas. Realizados em consultas marcadas em intervalos regulares, durante dois anos, como previsto na legislação.

As avaliações médicas desta etapa incluíam:

- Anamnese e exames físicos quanto à normalidade da constituição anatomofuncional dos genitais
- Avaliação quanto aos tratamentos e medicações anteriormente utilizados
- Alterações físicas em andamento, quando do ingresso no projeto
- Doenças e outros tratamentos anteriores.

Quanto às avaliações psicológicas:

- Anamnese e entrevistas de acompanhamento constantes e pelos mesmos profissionais
- Avaliação de relações familiares, escolares, sociais, profissionais e afetivossexuais
- Evolução e sentimentos em relação a identidade, identificação, papel e orientação. Relacionamentos sexuais
- Testes de personalidade, inteligência e dinâmica com grupo de iguais.

Ao final desta fase, pretendia-se um diagnóstico diferencial.

Segunda fase

Reposição hormonal (com reavaliação trimestral), por meio de dosagens de: hormônios foliculoestimulante/luteinizante (FSH/LH), androstenediona, testosterona livre e total, deidroepiandrosterona, di-hidrotestoterona, estrona, estradiol, colesterol total e frações, ureia, creatinina, glicose, tri-iodotironina (T3), tiroxina (T4), hormônio estimulador da tireoide (TSH). Pelos resultados destas análises, a reposição hormonal era feita com substâncias mais adequadas a cada indivíduo.

Nos casos de homem para mulher, a maior parte das reposições hormonais foi realizada com contraceptivos orais; já para os de mulher para homem optou-se pela androgenoterapia por via parenteral, utilizando-se:

Formulação de propionato de testosterona 30 mg; fenilpropionato de testosterona 60 mg; isocaproato de testosterona 60 mg; decanoato de testosterona 100 mg; óleo de amendoim (q.s.p.) 1 mg; álcool benzílico 0,1 mg. Com intervalos após algumas testagens de 20 dias, como a melhor opção. Observando-se que em nenhum caso houve alteração do perfil lipídico ou dos parâmetros no hepatograma. [157]

Este acompanhamento teve por objetivo chegar a um diagnóstico seguro, que indicasse a possibilidade de transgenitalização. Os pacientes declarados como transexuais pela equipe e que não fossem portadores de outros transtornos mentais e/ou características físicas impróprias passavam a ser preparados para a próxima fase. O preparo envolvia informações claras e precisas quanto aos procedimentos aos quais iriam se submeter, além de esclarecimento de dúvidas, tempo de internação, cuidados necessários etc. Nos casos em que os pacientes tinham parceiros(as) de longo curso, era desejável que participassem nesta etapa.

Terceira fase | Tratamento cirúrgico

Tratamento cirúrgico de homem para mulher

Este procedimento era realizado em uma única etapa no que se refere à transgenitalização. Nesta fase, contávamos com a colaboração do Prof. Dr. Jalma Jurado, especialista neste tipo de cirurgia, empregando a técnica denominada retalho tubular vasculonervoso ilhado da pele peniana, como proposto por Jurado,[158] e que Andrade-Silva et al.[152] apresentam resumidamente:

> 1. Paciente em posição ginecológica ou de litotomia; 2. Incisão na região perineal, em "U" invertido preparando-se um retalho de pele que será usado na confecção de parte da parede vaginal posterior; 3. Criação de um espaço em forma de túnel cruento do períneo a partir do centro tendinoso, situado entre o reto e a bexiga; 4.Incisão mediana da bolsa escrotal individualizando-se bilateralmente os cordões espermáticos e seus vasos até a altura do anel inguinal externo; 5. Ligadura dos cordões e exérese dos testículos; 6. Incisão da base do pênis, deixando-se retalho triangular com vértice para o púbis; 7. Eversão do pênis com exposição da uretra da região bulbar até a glande; 8. Liberação e secção da uretra na altura do sulco coronariano e preservação do feixe vasculonervoso dorsal; 9. Remoção de cerca de ¾ da túnica albugínea e dos corpos cavernosos até a glande; 10. O retalho obtido com a pele peniana é invertido e ancorado ao fundo do túnel cruento, antes preparado, ficando no fundo a glande; 11. A uretra é passada por transficção da pele, seccionada e suturada nos bordos da pele em sua situação anatômica feminina; 12. O restante da mucosa uretral é aproveitado para confeccionar-se uma estrutura que mimetiza o clitóris; 13. Aproveitamento do retalho cutâneo perineal na confecção da parede vaginal posterior e recomposição das estruturas vulvares, em especial os grandes lábios, pela criação de retalhos cutâneos com a pele da bolsa escrotal; 14. A vagina criada é mantida com tamponamento (molde de espuma).

Tratamento cirúrgico de mulher para homem

Os procedimentos cirúrgicos, nestes casos, evoluem em etapas como referido por Machado et al.:[157] (1) mastectomia bilateral e reconstituição; (2) histerossalpingo-oforectomia videolaparoscópica; (3) osqueoneoplastia; (4) faloneoplastia.

Para a primeira fase, contou-se com a colaboração do Dr. Cláudio Rebelo e da Dra. Mônica Rezano (cirurgiões plásticos). Para a segunda fase, com o Dr. José Augusto Machado (cirurgião geral e ginecológico).

Para Jurado et al.:[158]

> É um grande desafio a construção de um falus, seja em defeito congênito, adquirido ou redesignação cirúrgica de genital feminino. Alguns centros internacionais abandonaram completamente essa prática, insatisfeitos com a morfologia e funcionalidade conseguida.

Pela Resolução nº 1.955/2010 do CFM,[159] especificamente para a etapa cirúrgica da neofaloplastia, a determinação continua a ser considerada um procedimento cirúrgico experimental, decisão tomada em função dos resultados estéticos e funcionais ainda bastante questionáveis.

No grupo de mulher para homem (seis pacientes), em função das capacidades relacionais e sexuais que desenvolveram – clitóris aumentados em função da hormonoterapia, sendo que cinco deles com parcerias afetivossexuais fixas, e utilização de pênis artificiais (para uso estético cotidiano e micção de pé), além de outro tipo de pênis artificial usado para a penetração vaginal –, após serem esclarecidos quanto às diversas etapas cirúrgicas para a construção de um neofalo (possíveis complicações e limitações), optaram pela não realização desta etapa do procedimento cirúrgico.

Segundo os relatos destes pacientes, a etapa de construção de um neofalo é muito longa e complicada, o que tornaria difícil conciliar a cirurgia com seus empregos e/ou estudos (alguns tinham voltado a estudar durante o tratamento); além disso, também não gostaram dos resultados que viram em grupos na internet. Relataram também que já tinham relações sexuais prazerosas com suas parceiras – que aceitavam e tinham prazer com pênis artificiais.

No entanto, o grupo desejou a osqueoneoplastia.

> Etapa que se realiza em dois tempos: 1. Colpotomia e coalescência dos grandes lábios entre si após prévia desepitelização da face medial dos mesmos. 2. Três meses depois, colocação de próteses testiculares de silicone no neoescroto formado pelos grandes lábios.
>
> Segundo esses pacientes, a osqueoneoplastia daria ao genital deles, uma aparência masculina, só que com um pênis pequeno.[152]

Neofaloplastia abdominal ou Método Russo-Anglicano ou Frumkim-Gillies, descrita por Farina:[160]

> 1. Uretroneoplastia vulvo-pubiana; 2. Uretrofaloneoplastia; 3. Deslocamento do retalho; 4. Transplante e sutura do neopênis; 5. Secção do pedículo suprapubiano e retoque da extremidade do neopênis; 6. Prótese peniana: semirrígida ou hidráulica ou neofaloplastia inguinal. Obtendo-se, segundo os autores anteriormente citados, melhor irrigação do neopênis pela artéria circunflexa ilíaca superficial.[160]

Alguns autores, segundo Noe et al. apud Farina 1987,[160] preferem não fazer a uretroneoplastia durante a faloplastia, colocando no tubo de Maltz abdominal próteses de silicone, mencionando que 9 de 12 operados referem orgasmo e que o que importa é o aspecto estético e sexual, não a função urológica da micção.

Quarta fase | Pós-cirúrgica

Nesta fase o paciente foi acompanhado sistematicamente. Inicialmente em intervalos semanais, depois quinzenalmente durante os primeiros três meses, e mensalmente até completar um ano, com liberdade de recorrer ao ambulatório, sempre que sentissem necessidade.

A experiência neste projeto apontou que o acompanhamento constante nas etapas pré e pós-cirúrgicas foi essencial para o êxito do trabalho. Não se pode esquecer que se trabalha com pessoas extremamente ansiosas pela resolução de suas inadequações e, para tal, são capazes de arriscarem-se em situações nada seguras.

Durante o acompanhamento pós-cirúrgico, percebeu-se que vê-los semanalmente, com observação das cicatrizações, explicações e orientações específicas, foi essencial para o controle de possíveis complicações, além de contribuir para o autoconhecimento de seu novo genital e futuro cuidado e segurança para uso sexual.

Nos casos das cirurgias de masculino para feminino, as pacientes com vida sexual relacional relataram prazer e orgasmo à penetração, no máximo, após seis meses de cirurgia da neovagina (a antiga glande de seus pênis encontra-se agora localizada no fundo de seu canal vaginal – o que provavelmente facilitou o orgasmo). Nos casos de feminino para masculino, relataram que obtêm orgasmo por meio do atrito do pênis artificial sobre o clitóris durante a penetração – mecanismo passado de um para o outro do grupo durante os atendimentos.[152]

A felicidade apresentava-se logo após acordarem dos procedimentos cirúrgicos: muitos sorrisos apesar de todo desconforto real. Constantemente mencionavam a realização do sonho, o que parece ter inibido a percepção dos incômodos físicos. Posteriormente, frequentes relatos de adaptação, integração, felicidade e melhoria de autoestima seguidos pela solicitação de documentos para darem andamento aos processos jurídicos junto à Defensoria Pública (alteração de identidade legal) que, segundo Vieira,[161] é o processo necessário para sua completa integração ao meio social e, principalmente, profissional.

REFERÊNCIAS BIBLIOGRÁFICAS

1. American Psychiatric Association. Manual Diagnóstico e Estatístico de Transtornos Mentais, 5ª edição (DSM-5). Porto Alegre: Artmed; 2014.

2. Serapião JJ. Transtorno do interesse e excitação sexual feminino no DSM-V. Rev Bras Sexual Hum. 2015; 26(2):59-64.

3. Andrade-Silva MC. Terapia sexual e inclusão social. Rev Bra Sexual Hum. 2003; 2:27-38.

4. Huisman D, Vergez A. Introdução à filosofia das ciências. Rio de Janeiro: Freitas Bastos; 1967.

5. Leiblum S, Pervin LA. Princípios e práticas de terapia sexual. Rio de Janeiro: Zahar; 1980.

6. Leiblum S. Perspectivas clinicas e tratamento dos transtornos do desejo sexual. In: Leiblum S. (Org.). Tratamento dos transtornos do desejo sexual: casos clínicos. Porto Alegre: Artmed; 2012. p. 15-35.

7. Brecher EM. The sex researches. London: Granada Publisher; 1972.

8. Freud S. Obras completas. Madrid: Biblioteca Nueva; 1973.

9. Ellis H. La puder, la periodicite sexuelle, l'auto érotisme, in études de psychologie sexuelle. Vol. I. Paris: Mercuse de France; 1927.

10. Krafft-Ebing RV. Psychopathia Sexualis. Stuttgard (1894). [Trad. da edição Germânica]. New York: Stein and Day Publisher; 1965.

11. Masters HW, Johnson VE. Conduta sexual humana. Rio de Janeiro: Civilização Brasileira; 1966.

12. Masters HW, Johnson VE. Incompetência sexual – suas causas e tratamentos. Rio de Janeiro: Civilização Brasileira; 1970.

13. Kaplan HS. A nova terapia do sexo. Vol. 2. O desejo sexual. Rio de Janeiro: Nova Fronteira; 1983.

14. Masters HW, Johnson VE, Kolodny R. Heterossexualidade. Rio de Janeiro: Bertrand Brasil; 1997.

15. Basson R. Using a different, model for female sexual response to address women's problematic low desire. J Sex Marital Therapy. 2001; 5:395-403.

16. Kupferman I, Kandel ER, Iversens S. Estados motivacionais e aditivos. In: Kndel ER, Schwartz JH, Jessell TM (Eds.). Princípios da neurociência. São Paulo: Manole; 2003. p. 998-1013.

17. Basson R. Queixas de baixo desejo sexual – como a avaliação terapêutica orienta novas intervenções. In: Leiblum S (Ed.). Tratamento dos transtornos do desejo sexual: casos clínicos. Porto Alegre: Artmed; 2012. p. 141-56.

18. American Psychiatric Association. Manual Diagnóstico e Estatístico de Transtornos Mentais, 4ª Edição (DSM-IV). Porto Alegre: Artmed; 2002.

19. Balon R, Klayton AH. Female sexual interest/arousal disorder; a diagnosis out of thin air. Archives of Sexual Behavior. 2014; 43:1227-9.

20. Kaplan HS. Transtornos do desejo sexual. Porto Alegre: Artmed; 1999.

21. Hall K. O canário na mina de carvão – revivendo o desejo sexual em relacionamentos de longo prazo. In: Leiblum S (Org.). Tratamento dos transtornos do desejo sexual: casos clínicos. Porto Alegre: Artmed; 2012.

22. Abdo CHN et al. Estudo da vida sexual do brasileiro. São Paulo: Bregantini; 2004.

23. Andrade-Silva MC, Canella PRB. Ambulatório de Sexologia do Inst. de Gineco. da UFRJ – Hosp. Moncorvo Filho. Rev Bras Sexual Hum. 2007; 18(1):287-94.

24. Andrade-Silva MC, Carvalhosa R. Atendimentos no Ambulatório de Sexologia e Psicossomática do Hosp. Municipal de Ensino da Piedade/UGF. Rev Bras Sexual Hum. 2009; 20(2):109-30.

25. Tiefer L, Hall M. Uma visão cética de desejo normal e dos transtornos do desejo promove o sucesso clínico. In: Leiblum S (Org.). Tratamento dos transtornos do desejo sexual – casos clínicos. Porto Alegre: Artmed; 2012. p. 123-40.

26. Andrade-Silva MC. Olhares sobre o desejo. Rev Bras Sexual Hum. 2007; 18(1):287-94.

27. Andrade-Silva MC. Casamento e sexualidade na pós-modernidade. Rev Bras Sexual Hum. 2005; 16(1)143-55.

28. Cavalcanti R, Cavalcanti MI. Tratamento clínico das inadequações sexuais. 2. ed. São Paulo: Rocca; 1997.

29. Serapião JJ. Saúde, doença (inclusive DST) e Sexualidade. In: Serapião JJ, Canella PRB (Orgs.). Sexualidade humana – noções básicas para profissionais de saúde. Rio de Janeiro: UFRJ; 2011. p. 137-61.

30. Iversen S, Kupfermann I, Kandel ER. Sentimentos e emoções. In: Kandel ER. Shwartz JH, Jessell TM (Eds.). Princípios da neurociência. São Paulo: Manole; 2003. p. 451-71.

31. Andrade-Silva MC. Sexo e reprodução. In: Borges de Souza MC, Moura MD, Grynszpan D (Eds.). Vivências em tempo de reprodução assistida. Rio de Janeiro: Revinter; 2008. p. 43-60.

32. Perel E. A chamada dupla: reconciliando intimidade e sexualidade, revivendo o desejo. In: Leiblum S (Orgs.). Tratamento dos transtornos do desejo sexual: casos clínicos. Porto Alegre: Artmed; 2012. p. 36-55.

33. Bauman Z. Amor líquido – sobre a fragilidade dos laços humanos. Rio de Janeiro: Zahar; 2004.

34. Féres-Carneiro T. Conjugalidade: um estudo sobre as diferentes dimensões da relação amorosa hetero e homossexual. In: Féres-Carneiro T (Org.). Casal e Família. Entre a tradição e a transformação. Rio de Janeiro: Nau; 1999. p. 96-115.

35. Diniz GRS. Homens e mulheres frente à interação casamento-trabalho: aspectos da realidade brasileira. In: Feres-Carneiro, T (Org.). Casal e família. Entre a tradição e a transformação. Rio de Janeiro: Nau; 1999. p. 31-54.

36. Papp P. Uma visão turística do casamento. Desafios, opções e implicações para a terapia de casais interculturais. In: Papp P (Org.). Casais em perigo: novas diretrizes para terapeutas. Porto Alegre: Artmed; 2002. p. 193-217.

37. Kaplan HS. The evaluation of sex disorders: psychological and medical aspects. New York: Brunner Mazel Publishers; 1983.

38. Rosen R, Brown C, Heiman J et al. The Female Sexual Function Index (FSFI): a multidimensional self-report instrument for the assessment of female sexual function. J Sex Marital Therapy. 2000; 26(2):191-208.

39. Morin J. A mente erótica. Descobrindo as fontes internas da paixão e satisfação sexuais. Rio de janeiro: Rocco; 1996.

40. Brendler J. Reflexões sobre o papel da mulher em relação ao desejo sexual. Rev Bras Sexual Hum. 2007; 18(1):153-76.

41. Andrade Silva MC, Canella PRB. Disfunções sexuais em mulheres. In: Diehl A, Vieira DL (Orgs.). Sexualidade do prazer ao sofrer. São Paulo: Rocca; 2013. p. 441-68.

42. Pablo C, Soares, C. As disfunções sexuais femininas. Rev Port Clín Geral. 2004; 20:357-70.

43. Sadock BJ, Sadock VA. Manual de farmacologia psiquiátrica de Kaplan e Sadock. Porto Alegre: Artmed, 2002.

44. Azecoitia et al. Therapeutic implications of brain steroidogenesis. Horm Mol Biol Clin Invest. 2010; 1:21-6.

45. Kostis JB, Jackson G, Rosen R et al. Sexual dysfunction and cardiac risk (the Second Princeton Consensus Conference). Am J Cardiol. 2005; 96(2):313-21.

46. The North American Menopause Society (Position statement). J North American Menopause Society. 2014; 19:257-71.

47. Braunstein GD. Safety of testosterone treatment in post menopausal women. Fertil Steril. 2007; 1-17.

48. Basson R. The female sexual response: a different model. J Sex Marital Therapy. 2000; 26:51-65.

49. Basson R, Berman J, Burnett A et al. Report of the international consensus development conference on female sexual dysfunction: definitions and classifications. J Urol. 2000; 163:886-93;

50. American Psychiatric Association (APA). Diagnostic and Statistical Manual of Mental Disorders. Fifth Edition. Arlington: American Psychiatric Association; 2013. p. 433.

51. O'Connell HE, DeLancey JOL. Clitoral anatomy in nulliparous, healthy, premenopausal volunteers using unenhanced magnetic resonance imaging. J Urol. 2005; 173:2060-3.

52. Buisson O, Foldes P, Jannini E et al. Coitus as revealed by ultrasound in one volunteer couple. J Sex Med. 2010; 7:2750-4.

53. Cross BA, Wakerley JB. The neurohypophysis. Int Rev Physiol. 1977; 16:1-34.

54. Giuliano F, Rampin O, Allard J. Neurophysiology and pharmacology of female sexual response. J Sex Marital Ther. 2002; 28(Suppl):101-21.

55. Burnett AI, Calvin DC, Silver RI et al. Immunohistochemical description of nitric oxide synthase isoforms in human clitoris. J Urol. 1997; 158:75-8.

56. Levin RJ. The mechanisms of human female sexual arousal. Annual Rev Sex Res. 1992; 3:1-48.

57. De Groat WC. Neuro control of the urinary bladder and sexual organs. In: Mathias CJ, Bannister R (Eds.). Automatic failure: a textbook of clinical disorders of the autonomic nervous system. 4. ed. New York: Oxford University Press; 1999.

58. Janssen E, Everaerd W, Spiering M et al. Automatic processes and the appraisal of sexual stimuli: toward and information processing model of sexual arousal. J Sex Res. 2000; 37:8-23.

59. McKenna K. Central nervous system pathways involved in the control of penile erection. Annu Rev Sex Res. 1999; 10:157-83.

60. Laan E, Everaerd W. Physiological measures of vaginal vasocongestion. Int J Impot Res. 1998; 10(Supp 2):107-10.

61. Basson R. A model of women's sexual arousal. J Sex Mar Ther. 2002; 28:1-10.

62. Everaerd W, Laan E, Both S et al. Female sexuality. In: Szuchman L, Muscarella F (Eds.). Psychological perspectives of human sexuality. New York: John Wiley & Sons; 2000.

63. Rosen R, Beck JG. Patterns of sexual response. In: Rosen R, Beck JG (Eds.). Patterns of sexual arousal: psychophysiological processes and clinical applications. New York: Guilford Press; 1988.

64. Dekker J, Everaerd W. Attentional effects on sexual arousal. Psychophysiology. 1988; 25:45-54.

65. Hayes RD, Dennerstein L, Bennet CM et al. What is the "true" prevalence of female sexual dysfunctions and does the way we assess these conditions have an impact? J Sex Med. 2008; 5(4):777-87.

66. Laan E, Everaerd W, van der Velde J et al. Determinants of subjective experience of sexual arousal in women: Feedback from genital arousal and erotic stimulus content. Psychophysiology. 1995; 32:444-51.

67. Park K, Goldstein I, Andry C et al. Vasculogenic female sexual dysfunction: The hemodynamic basis for vaginal engorgement and sufficiency and clitoral erectile insufficiency. Int J Impot Res. 1997; 9:27-37.

68. Darkow DJ, Lu L, White RE. Estrogen relaxation of coronary artery smooth muscle is mediated by nitric oxide and cGMP. Am J Physiol. 1997; 271(6 Pt2): H2765-73.

69. Rahimian R, Chan L, Goel A et al. Estrogen modulation of endothelium-derived relaxing factors by human endothelial cells. Biochem Biophys Res Commun. 2004; 322(2):373-9

70. Cabelo FS. Manual de sexologia y terapia sexual. Madrid: Editorial Sintesis, AS; 2014.

71. Frohlich P, Meston CM. Fluoxetine-induced changes in tactile sensation and sexual functioning among clinically depresses women. J Sex Marital Ther. 2005; 31(2):113-28.

72. Harte CB, Meston CN. The inhibitory effects of nicotine on physiological sexual arousal in nonsmoking women: results from a randomized, double-blind, placebo-controlled, cross-over trial. J Sex Med. 2008; 5:1184-97.

73. Janssen E, Carpenter D, Graham CA. Selecting films for sex research: gender differences in erotic film preference. Arch Sex Behav. 2003; 32:243-51.

74. Chivers ML, Bailey JM. A sex difference in features that elicit genital response. Biol Psychol. 2005; 70:115-20.

75. Broto LA, Erskine Y, Carey M et al. A brief mindfulness based cognitive behavioral intervention improves sexual functioning versus wait-list control in women treated for gynecologic cancer. Gynecol Oncol. 2012; 125:320-25.

76. Brendler, J. Cardápio Sexual: um novo tratamento baseado no "pensar em sexo" para mulheres com desejo sexual hipoativo (HSDD). Rev Bras Sex Hum. 2005; 16:89-104.

77. Goldey KL, van Anders SM. Sexy thoughts: effects of sexual cognitions on testoterone, cortisol, and arousal in women. Hormones and Behavior. 2011; 59:754-64.

78. Van Anders SM, Hamilton LD, Schmidt N et al. Associations between testosterone secretion and sexual activity in women. Horm Behav. 2007; 51:477-82.

79. Hamilton LD, Meston CM. The effects of partner togetherness on salivary testosterone in women in long distance relationships. Horm Behav. 2010; 57:198-202.

80. Lann E, Everaerd W, van Bellen G et al. Women's sexual and emotional responses to male and female produced erotica. Arch Sex Behav. 1994; 23:153-69.

81. Tiefer L. Historical, scientific, clinical and feminist criticisms of "the human sex response cycle". Annual Rev Sex Res. 1991; 2:1-23.

82. Kegel AH. Sexual functions of the pubococcygens muscle. West J Surg Obstet Gynecol. 1952; 521-24.

83. Masters WH, Johnson VE. Human sexual inadequacy. Boston: Little Brown; 1970. Traduzido no Brasil como: Masters WH, Johnson VE. A inadequação sexual Humana. São Paulo: Roca; 1985.

84. Kaplan HS. Manual ilustrado de terapia sexual. São Paulo: Manole; 1984.

85. Lopiccolo J, Lobitz WC. The role of masturbation in the treatment of orgasmic dysfunction. Arch Sex Behav. 1972; 2:163-71.

86. Heiman JH, Lopiccolo J. Becoming orgasmic. A sexual and personal growth program for women. New York: Prentice Hall Press; 1988.

87. Komisaruk B, Wipple B, Crawford A et al. Brain activation during vagino-cervical self-stimulation and orgasm in women with complete spinal cord injury: FMRI evidence of mediation by the vagus nerves. Brain Research. 2004; 1024:77-88.

88. Rubio-Aurioles E, Lopes M, Lipezker M et al. Phentolamine mesylate in post menopausal women with female sexual arousal disorder: a psychophysiological study. J Sex Marital Ther. 2002; 28(Suppl):205-15.

89. Derogatis LR, Edelson J, Jordan R et al. Bremelanotide for Female Sexual Dysfunctions: responder analyses from a phase 2B dose-ranging study. Obstet Gynecol. 2014; 123(Suppl 1):26S.

90. Portman DJ, Edelson J, Jordan R et al. Bremelanotide for hypoactive sexual desire disorder: analyses from a phase 2B dose-ranging study. Obstet Gynecol. 2014; 123(Suppl 1):31S.

91. Palacios S, AC Tobar, C Menendez. Sexuality in the climacteric years. Maturitas. 2002; 43(Suppl 1):69-77.

92. Meyer MC, Cummings K, Osol G. Estrogen replacement attenuates resistance artery adrenergic sensitivity via endothelial vasodilators. Am J Physiol. 1997; 272(5 Pt 2):H2264-70.

93. Komisaruk BR, Adler NT, Hutchison J. Genital sensory field: enlargement by estrogen treatment in female rats. Science. 1972; 178:1295-98.

94. Dören M, Rubig A, Coelingh Bennink HJ et al. Differential effects on the androgen status of postmenopausal women treatment with tibolone and continuous combined estradiol and norethindrone acetate replacement therapy. Fertil Steril. 2001; 75(3):554-9.

95. Graziottin A. Prevalence and evaluation of sexual health problems HSDD in Europe. J Sex Med. 2007; 4(Suppl 3):211-9.

96. Abdo CHN, Oliveira Jr WM, Moreira Jr ED et al. Prevalence of sexual dysfunctions and correlated conditions in a sample of Brazilian women-

results of the Brazilian study on sexual behavior (BSSB). Int J Impot Res. 2004; 16:160-6.

97. LeMone P. The physical effects of diabetes on sexuality in women. Diabetes Educ. 1996; 22:361-4.

98. Pitt-Rivers J. Honra e posição social. In: Peristiany JG. (Org.). Honra e vergonha: valores das sociedades mediterrâneas. Lisboa: Fundação Calouste Gulbenkian; 1971. p. 1-10.

99. Brendler J. Características de uma Amostra de Pacientes com Disfunções Sexuais. In: Resumo de Temas Livres e Pôster III Jornada Gaúcha de Psiquiatrias; 1997 set 18-21; Gramado, Brasil. Gramado: APSR; 1997. p. 95.

100. Brendler J. Resolução de anorgasmia primária por terapia focal. In: Resumo de Temas livres e Pôster III Jornada Gaúcha de Psiquiatras; 1997 set 18-21; Gramado, Brasil. Gramado: Associação Psiquiátrica do Rio Grande do Sul; 1997. p. 31.

101. Brendler J. Características de 55 casos de disfunções sexuais. Rev Bras Ginecol Obst. 1997; 19(10):159.

102. Brendler J. Perfil de mulheres com algum tipo de anorgasmia. In: 6º Congresso Brasileiro de Obstetrícia e Ginecologia da Infância e Adolescência; 2000 ago 17-19; Porto Alegre, Brasil. Porto Alegre: Sociedade de Ginecologia Obstetrícia da Infância e Adolescência; 2000. p. 46.

103. Kaplan HS. The new sex therapy: active treatment of sexual dysfunctions. New York: Brunner/Mazel; 1974.

104. Masters W, Jonhson V, Kolodny RC. O relacionamento amoroso. Segredos do amor e da intimidade sexual. Rio de Janeiro: Nova Fronteira; 1988.

105. Brendler J. Características de 19 vítimas de violência sexual. In: Anais da 3ª Jornada Gaúcha de Sexualidade Humana e 3º Seminário de Educação Sexual; 2000 maio 25-27; Porto Alegre, Brasil. Porto Alegre: Sociedade Brasileira de Estudos em Sexualidade Humana; 2000. p. 36.

106. Brendler J. Anorgasmia feminina e antecedentes de violência sexual. In: Anais da 3ª Jornada Gaúcha de Sexualidade Humana e 3º Seminário Sul-brasileiro de Educação Sexual; 2000 maio 25-27; Porto Alegre, Brasil. Porto Alegre: Sociedade Brasileira de Estudos em Sexualidade Humana; 2000. p. 33.

107. Burri AV, Cherkas LM, Spector TD. Emotional intelligence and its association with orgasmic frequency in women. J Sex Med. 2009; 6:1930-7.

108. Brendler J. A sexualidade de 35 mulheres com anorgasmia primária. In: Anais do 8º Congresso Brasileiro de Sexualidade Humana; 2001 maio 9-12; São Paulo, Brasil. São Paulo: Sociedade Brasileira de Estudos em Sexualidade Humana; 2001.p. 35-6.

109. Birnbaum GE. The Meaning of heterosexual intercourse among women with female orgasmic disorder. Arch Sex Behav. 2003; 32:61-71.

110. Cavalcanti R, Cavalcanti M. Tratamento clínico das inadequações sexuais. 3. ed. São Paulo: Roca; 2006.

111. Laumann EO, Nicolosi A, Glasser DB et al. Sexual problems among women and men aged 40-80y: prevalence and correlates identified in Global Study of Sexual Attitudes and Behaviors. Int J Impot Res; 2005; 17:39-57.

112. Brendler J. A sexualidade no climatério e o tratamento das disfunções sexuais no início do século XXI. Rev Bras Sex Hum. 2006; 17:267-74.

113. McCabe MP. Intimacy and quality of life among sexually dysfunctional men and women. J Sex Marital Ther. 1997; 23(4):276-90.

114. Lavie-Ajayi M, Joffe H. Social representations of female orgasm. J Health Psychol. 2009; 14:98-107.

115. Brendler J. A disfunção sexual e o casal: considerações importantes. In: Anais da 3ª Jornada de Sexualidade Humana e 3º Seminário Sulbrasileiro de Educação Sexual; 2000 maio 25-27; Porto Alegre, Brasil. Porto Alegre: Sociedade Brasileira de Estudos em Sexualidade Humana; 2000. p. 27.

116. Brendler J. [Terapiadosexo.med.br]. Porto Alegre; Jaqueline Brendler; 2001-2017 [atualizada em janeiro 2017. Anorgasmias; [aproximadamente 3 telas]. Disponível em: http:www.terapiadosexo.med.br/HTML/rosa_anorgasmia.asp. Acesso em: 7 Janeiro de 2017.

117. Cavalcanti RC. Manual prático de tratamento clínico de disfunções sexuais. São Paulo: Roca; 2012.

118. Herman JB, Brotman AW, Pollack MH et al. Fluoxetine induced sexual dysfunction. J Clin Psychol. 1990; 51:25-27.

119. Rothschild AJ. Selective serotonin reuptake inhibitor-induced sexual dysfunction: efficacy of a drug holiday. Am J Psychiat. 1995; 52:1514-6.

120. Basson R, Wierman ME, Van Lankveld J et al. Summary of the recommendations on sexual dysfunctions in Women. J Sex Med. 2010; 7:314-26.

121. Traish AM, Kim N, Min K et al. Androgens in female sexual arousal function: a biochemical perspective. J Sex Med. 2002; 28(Supp 1):233-44.

122. Ellis A. Sex without guilt. New York: Lyle Stuart; 1958.

123. Beck AT. Thinking and Depression: 1. Idiosyncratic Content and Cognitive Distortions. Arch Gen Psychiatry. 1963; 9:324-33.

124. Annon JS. Tratamento comportamental dos problemas sexuais. In: Madail MA, Cunha F. São Paulo: Manole; 1980.

125. Alberti RE, Emmons MI. Comportamento assertivo: um guia de autoexpressão. Belo Horizonte: Interlivros; 1983.

126. Wolpe J. Psicoterapia por inhibición recíproca. 2. ed. Bilbao: Desclée de Brouwe; 1978.

127. Wolpe J. Prática da terapia comportamental. São Paulo: Brasiliense; 1976.

128. Jacobson E. Relax. São Paulo: Cultrix; 1981.

129. Cavalcanti R, Cavalcanti M. Tratamento clínico das inequações sexuais. 4 ed. São Paulo: Roca; 2012.

130. Kaplan HS. A nova terapia do sexo: tratamento dinâmico das disfunções sexuais. Rio de Janeiro: Nova Fronteira; 1990.

131. Kegel AH. Physiologic therapy for urinary stress incontinence. JAMA. 1948; 7:915-7.

132. Leff JJ, Israel M. The relationship between mode of female masturbation and achievement of orgasm in coitus. Arch Sex Behav. 1983; 12:227-36.

133. Eichel EW, Eichel JDS, Kule S. Technique of coital alignment and its relation to female orgasmic response and simultaneous orgasm. J Sex Med. 1988; 14:129-41.

134. Hurlbert DF, Apt C. The coital alignment technique and direct masturbation: acomparative study on female orgasm. J Sex Marital Ther. 1995; 21:21-9.

135. Brody S, Weiss P. Vaginal orgasm is associated with vaginal (not clitoral) sex education, focusing mental attention on vaginal sensations, intercourse duration, and a preference for a longer penis. J Sex Med. 2010; 7:2774-81.

136. Brody S. Vaginal orgasm is associated with better psychological function. Sex Relation Ther. 2007; 22:173-91.

137. Weiss P, Brody S. Women's partnered orgasm consistency is associated with greater duration of penile-vaginal intercourse but not of foreplay. J Sex Med. 2009; 6:135-41.

138. Basson R. Summary of the Recommendations on Sexual Dysfunctions in Women. Journal of Sexual Medicine. 2004; 1(1):24-34.

139. Reissing ED, Binik YM, Khalifé S et al. Vaginal spasm, pain, and behavior: an empirical investigation of the diagnosis of vaginismus. Arch Sex Beh. 2004; 33:5-17.

140. Sims MJ. On vaginismus. Trans Obstet Soe London. 1861; 3:356-67.

141. Reissing ED et al. Etiological correlates of vaginismus: sexual and physical abuse, sexual knowledge, sexual self-schemata, and relationship adjustment. J. Sex Marital Ther. 2003; 29:47-59.

142. Leiblum SR. Vaginismus: a most perplexing problem. In: Principles and Practice of Sex Therapy Leiblum SR, Rosen RC (Eds.). Guilford Press, NY; 2000. p. 181-202.

143. Rosenbaum T. Physiotherapy treatment of sexual pain disorders. J Sex Marital Ther. 2005; 31:329-40.

144. Rosenbaum TY. The role of physiotherapy in female sexual dysfunction. Current Sexual Health Reports 5. 2008; 97-101.

145. Lodise NM. Chapter 8. Vaginal and vulvovaginal disorders. In: Krinsky DL, Berardi RB, Ferreri SP et al. (Eds.). Handbook of nonprescription drugs. 17. ed. Washington, DC: American Pharmacists Association; 2012.

146. Thomas HM, Bryce CL, Ness RB et al. Dyspareunia is associated with decreased frequency of intercourse in the menopausal transition. Menopause. 2011; 18(2):152-7.

147. Reed BD et al. Prevalence and demographic characteristics of vulvodynia in a population-based sample. Am J Obstet Gynecol. 2012; 206:170.

148. Ree, BD et al. Urogenital symptoms and pain history as precursors of vulvodynia: a longitudinal study. J Womens Health (Larchmt). 2012; (21):1139-43.

149. Nunns D, Mandal D, Byrne M et al. British Society for the Study of Vulval Disease (BSSVD). Guideline Group. Guidelines for the management of vulvodynia. Br J Dermatol. 2010; 162(6):1180-5.

150. James H (Org.). The Letters of William James. vol. 1. Boston: Atlantic Monthy Press; 1920.

151. Erikson EH. Identidade juventude e crise. Rio de Janeiro: Zahar; 1976.

152. Andrade-Silva MC, Canella PRB, Romero AD et al. Curso de transtorno de gênero e trangenitalzação. Rev Bras Sexual Hum. 2005; 16(2):337-51.

153. Canella PRB, Andrade-Silva MC. Projeto de gênero e transgenitalização. apresentação de dois casos clínicos. Rev Bras Sexual Hum. 2003; 14 (2):267-88.

154. Gorski AR. Diferenciação sexual do sistema nervoso. In: Kandel ER, Schuartz JH, Jessell TM (Orgs.). Princípios de neurociência. São Paulo: Manole; 2003. p. 1131-48.

155. Conselho Federal de Medicina (CFM). Resolução nº 1482/1997. Brasília: CFM; 1997.

156. Benjamim H. Associação Nacional de Disforia de Gênero. Padrões de conduta: a resignação sexual hormonal e cirúrgica de pessoas com disforia de gênero. Minuta revisada. Minneapolis EUA; 1990.

157. Machado JA, Andrade-Silva MC, Canella PRB. Transgenitalização – mulher para homem. Rev Bras Sexual Hum. 2012; 23(2).

158. Jurado J, Epps-Quaglia DR, Inácio M. Transexualismo aspectos clínicos e cirúrgicos. In: Coronho V, Petroianu A, Santana EM et al. (Orgs.). Tratado de endocrinologia e cirurgia endócrina. Rio de Janeiro: Cultura Médica; 2002.

159. Conselho Federal de Medicina (CFM). Resolução nº 1.955/2010. Brasília: CFM; 2010.

160. Farina R. Cirurgia plástica urogenital. São Paulo: Santos; 1987.

161. Vieira TR. Mudança de sexo: aspectos médicos, psicológicos e jurídicos. São Paulo: Santos; 1996.

BIBLIOGRAFIA

Cavalcanti R. Manual prático de tratamento clínico das disfunções sexuais. São Paulo: Roca; 2012.

Meston C, Bradford A. Sexual dysfunctions in women. Annual Reviews of Clinical Psychology. 2007; 3:233-56.

The Endocrine Society. Clinical guidelines: androgen therapy in women. J Clin Metab. 2006; 92:3697-716.

Wender MC, Osório PL, Fernandes CE (Eds.). Consenso Brasileiro de Terapêutica Hormonal da Menopausa – Associação Brasileira de Climatério (SOBRAC). São Paulo: Leitura Médica; 2014.

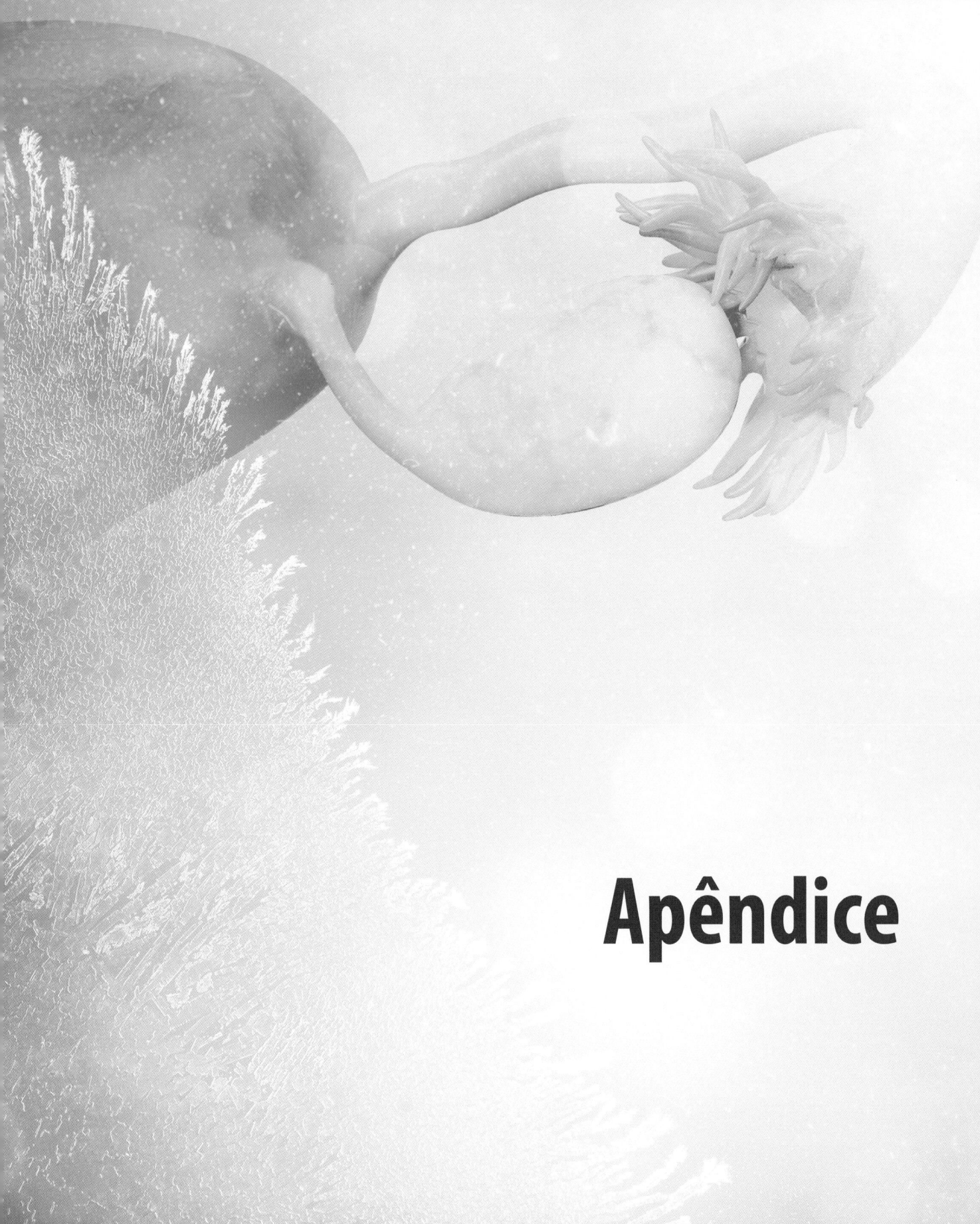

Apêndice

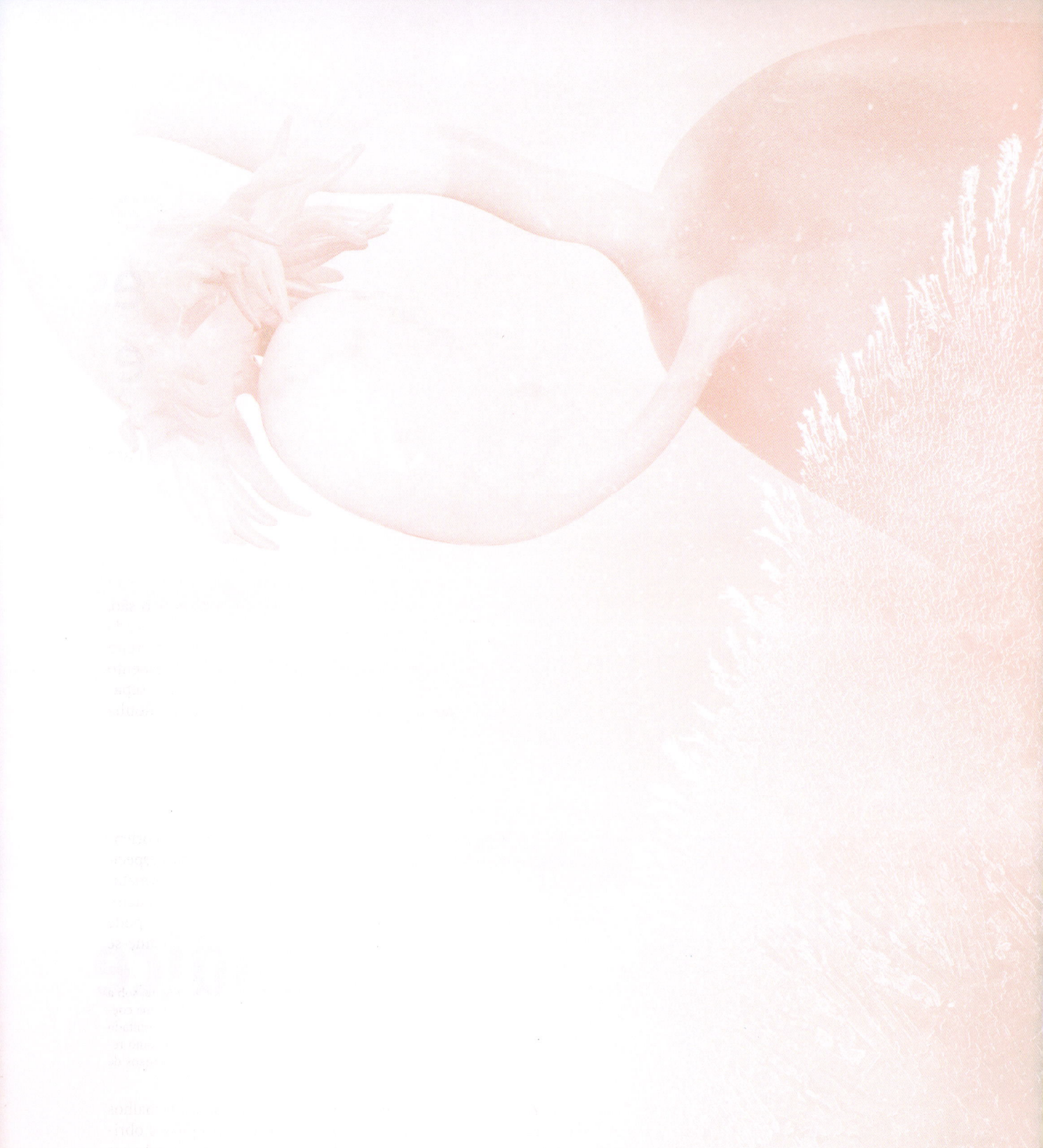

Como Estruturar Monografias, Pôsteres e Temas Livres

Raphael Camara

INTRODUÇÃO

A elaboração e a apresentação de um trabalho científico são, antes de tudo, vitrines profissionais. É importante encarar cada desafio como uma oportunidade ímpar de se destacar na carreira e de ter uma publicação que certamente, em algum momento futuro, em um concurso ou uma entrevista de emprego, separará os dedicados dos que fizeram somente uma tarefa enfadonha obrigatória.

MONOGRAFIA

Geralmente, as instituições acadêmicas têm em seus *sites* orientações sobre como a monografia deve ser feita. Há normas específicas de cada instituição no que tange a referenciação e formatação, entre outros itens. A Universidade Federal do Rio de Janeiro (UFRJ) tem um documento muito útil para os residentes. Ele pode ser encontrado no *site* da organização.[1] Neste manual, define-se monografia como:

> [...] um trabalho de conclusão de curso, elaborado individualmente, sob a orientação de um professor, abordando um tema/problema de forma coerente e consistente sobre um assunto relacionado ao curso. É o resultado de pesquisa e de estudos sobre determinado tema, apresentado como requisito parcial para a obtenção do certificado de conclusão de cursos de pós-graduação *lato sensu*.[1]

Deve-se lembrar aos que têm horror a monografias, trabalhos de conclusão de curso (TCC) e congêneres: eles são passos obrigatórios, dependendo da instituição. Não há a opção de não ser feita a monografia, quando presente no regimento da Comissão de Residência Médica (Coreme) do lugar onde se cursa a residência. A experiência demonstra que grande parte das residências mais ilustres do Brasil aplica tal exigência. A não realização pode trazer problemas não solucionáveis para se obter o certificado, por se tratar de um requisito. Além disso, pode ser questionado e cassado o título no futuro, caso seja descoberta a omissão. Portanto, convém seguir as regras definidas pela Comissão Nacional de Residência Médica (CNRM), que versa sobre este ponto no artigo 13 § 2º da Resolução CNRM 2/2006:[2]

Art. 13. Na avaliação periódica do Médico Residente serão utilizadas as modalidades de prova escrita, oral, prática ou de desempenho por escala de atitudes, que incluam atributos tais como: comportamento ético, relacionamento com a equipe de saúde e o paciente, interesse pelas atividades e outros a critério da Coreme da Instituição.

§ 1º A frequência mínima das avaliações será trimestral.

§ 2º A critério da instituição poderá ser exigida monografia e/ou apresentação ou publicação de artigo científico ao final do treinamento.

§ 3º Os critérios e os resultados de cada avaliação deverão ser do conhecimento do Médico Residente.[2]

Conforme demonstrado, a realização da monografia é uma prerrogativa para a obtenção do certificado. Portanto, já que teremos de realizar, devemos fazê-la com esmero.

Passos para a realização de uma boa monografia

Passo 1 | Escolha do tema e do orientador

Este é um passo prístino e fundamental. Ter prazer no que se está fazendo é combustível para um bom trabalho. Conquanto cada residência tenha suas peculiaridades, não costuma haver empecilhos para a escolha de orientador e tema de preferência como no caso, por exemplo, de mestrados e doutorados. O fator complicador é que, muitas vezes, o residente não conhece os preceptores e ainda não viu em profundidade as diversas subespecialidades para melhor embasar sua decisão.

▶ **Como escolher o orientador.** É importante buscar informações com residentes dos anos anteriores. Embora um ótimo currículo e muitas publicações sejam um bom guia para a importância acadêmica do preceptor, isso pode também ser sinal de falta de tempo para uma boa orientação de monografias, já que talvez ele priorize mestrandos e alunos de doutorado, visto que estes trabalhos estão relacionados a publicações em revistas indexadas, que contam pontos de prestígio para o orientador. A junção de um bom currículo com o histórico de orientador presente é o melhor. Mas como avaliar o currículo? Não há regra geral. A primeira orientação e mais utilizada é o currículo Lattes, que se torna disponível na internet ao se digitar o nome da pessoa pesquisada. Lá deve estar tudo de importante da área acadêmica, como: orientações concluídas, publicações, apresentações de trabalho e locais trabalhados, entre muitas outras informações relevantes. Um bom histórico de orientações e publicações é um ótimo guia para a escolha. Pesquisadores com bolsas do Conselho Nacional de Desenvolvimento Científico e Tecnológico (CNPq) também são um bom parâmetro de qualidade acadêmica. Outra maneira de se tentar aferir a produtividade e o impacto de um pesquisador é por meio do índice h. O índice h é o número de artigos com citações maiores ou iguais a este número. Para entender a ideia por meio de um exemplo: um pesquisador com $h = 3$ tem 3 artigos que receberam 3 ou mais citações. Este índice pode ser um problema para aferir pesquisadores ainda jovens que não tiveram tempo de ter muitas publicações ou para aqueles autores de poucas, mas citadíssimas publicações. De qualquer modo, sua importância vem crescendo como parâmetro de produtividade de pesquisadores.[3]

▶ **Como escolher o tema.** Este tópico é mais subjetivo. A afinidade pessoal pelo assunto é importante. É torturante dedicar meses ou anos da vida em um tema a que se tenha aversão. Por outro lado, pode ser uma boa oportunidade para se passar a vê-lo com outros olhos. O autor deste capítulo teve como tema de uma monografia de especialização "Endoscopia ginecológica: a ciência dos nós cirúrgicos". Evidentemente, a escolha foi por sorteio. Fiz uma grande pesquisa no tema, e passei a dominar um assunto que mesmo os melhores cirurgiões não costumam conhecer bem. No entanto, tal escolha necessita ser ponderada com as possibilidades humanas dos orientadores, as técnicas da instituição, as chances de um bom estudo (caso haja possibilidade de se fazer) e, até mesmo, a concorrência de outros residentes pelos temas. Existem locais que são muito fortes em uma área da especialidade e não tão reconhecidos em outras. A avaliação de todas estas variáveis é importante para a maior chance de êxito de uma boa nota e de uma publicação. A principal dica: já que se vai gastar grande tempo e esforço para realização do trabalho, convém fazê-lo com foco em publicar. Nem que seja uma revisão narrativa. Há diversas revistas que aceitam boas revisões. É um bom início para começar a incrementar o currículo. Mas, se for possível realizar um estudo original, melhor ainda. Retrospectivo que seja.

Passo 2 | Não plagiar

É impressionante a epidemia de plágios que está ocorrendo nas instituições de ensino. Ele ocorre de diversos modos, como copiar outros textos sem citar e colocar outras pessoas para fazer, entre outros. Por mais que a caça às fraudes esteja cada vez maior, o plágio só vem aumentando. Há pessoas, inclusive, intitulando-se *ghost writers*, mas sendo tão somente vendedores de monografias. Portanto, vamos falar sobre isso. Além de imoral e criminoso, o título conferido pode ser cassado. Inclusive, conforme a situação, pode ser enquadrado como crime de violação aos direitos autorais no Art. 184 do Código Penal, que diz:

Art. 184. Violar direitos de autor e os que lhe são conexos: Pena – detenção, de 3 (três) meses a 1 (um) ano, ou multa.

§ 1º Se a violação consistir em reprodução total ou parcial, com intuito de lucro direto ou indireto, por qualquer meio, de obra intelectual, interpretação, execução ou fonograma, sem autorização expressa do autor, do produtor, conforme o caso, ou de quem os represente: Pena: reclusão, de 2 a 4 anos, e multa.[4]

Não há uma definição única para plágio. A Academia Brasileira de Ciências, em seu documento sobre integridade em pesquisa, diz que são más condutas científicas:

Plágio envolvendo a apropriação de ideias e do trabalho de outros sem o crédito devido; autoplágio ou republicação de resultados científicos já divulgados, como se fossem novos, sem informar publicação prévia.[5]

O plágio inclui a inapropriação da propriedade intelectual e/ou uma substancial cópia textual de outro trabalho (U.S. Office of Research Integrity). Há diversos tipos de plágio, segundo o documento da Universidade de Oxford,[6] mas são quatro os principais:

- Plágio direto: cópia integral das passagens sem se colocar o texto "emprestado" entre aspas ou creditando ao autor original
- Mosaico: tomada das ideias e dos pareceres de uma ou mais fontes originais e algumas frases textuais sem creditar o autor original. Neste caso, o plagiador entrelaça suas próprias ideias e opiniões com as do autor original, criando uma "confusa massa plagiada"
- Paráfrase: reafirma frase ou passagem, dando o mesmo significado, mas de uma maneira diferente, sem citar o autor original
- Reconhecimento insuficiente: cita a fonte original de apenas parte do que é citado ou não cita o material da fonte de modo a possibilitar ao leitor saber o que é original e o que é retirado.[6]

Há diversas formas de se descobrir um plágio, mas isso demanda uma atenção constante por parte do orientador, inclusive, avaliando as reais capacidades do orientando. Uma pessoa com falhas diversas de escrita e de conhecimento provoca estranheza, caso, de uma hora para outra, passe a se tornar um brilhante escritor, de notório saber, mostrando um progresso muito rápido. Mesmo com isso, os plagiadores se preocupam, fazendo textos com erros deliberadamente para não levantar suspeitas. Algumas técnicas para os surpreender em artigos são as seguintes:[6]

- *Softwares* apropriados (ainda deficientes): não reconhecem citações, somente textos
- *Peer-review* (comum revisores notarem já terem lido o texto em outro lugar)
- Editor atento na submissão
- Editor notar após aceite, mas antes da publicação
- Leitor alerta
- Atentar que se deve ter autorização para quaisquer figuras, tabelas, fotos ou desenhos.

Finalizamos este passo com a Declaração Conjunta sobre Integridade em Pesquisa do II Encontro Brasileiro de Integridade em Pesquisa, Ética na Ciência e em Publicações 2012:[7]

> Conscientizem os alunos de que o plágio é uma violação acadêmica, seja no ensino fundamental, ensino médio ou universitário. As instituições de ensino e pesquisa do país devem fornecer materiais educativos que mostrem que o plágio em monografias, dissertações e teses também é, além de violação acadêmica, uma prática ilegal no Brasil.[7]

Passo 3 | Embasamento do tema escolhido

O residente, ao dissertar sobre uma questão, deve passar a ser especialista naquele tema. Somente assim vai ter como avaliar a melhor forma de abordar ou propor um estudo sobre o assunto. Esta mesma literatura será aquela utilizada na confecção do texto. E como fazer isso? A única forma é com literatura de alta qualidade. Para obter isso, precisamos, de modo geral, de bons artigos escritos por bons autores e publicados em bons periódicos. Há diversas formas de se tentar avaliar tais fatores. Em um primeiro momento, as revisões narrativas atuais são o primeiro passo. É algo perfeito para melhor compreensão abrangente do tema. Não se deve confundir com revisões sistemáticas que costumam responder somente a perguntas restritas. Um exemplo é um artigo que verse sobre endometriose desde a etiologia até o tratamento. Quem melhor cumpre este papel é uma boa revisão narrativa ou um ótimo e atualizado capítulo de livro. Por outro lado, caso queiramos saber qual progesterona é melhor no tratamento da endometriose, a melhor fonte de resposta consiste em uma metanálise de ensaios clínicos sobre o tema. Boas revistas costumam convidar autores de notório saber em um tema para escrever revisões sobre o atual estado da arte. A prestigiada *Lancet*, semanalmente, publica uma revisão sobre um determinado tópico da área médica. Capítulos de bons livros escritos por bons autores também podem ser ótimas fontes neste momento, assim como diretrizes de sociedades importantes no tema. Mensalmente, o American College of Obstetrics and Gynecology (ACOG) apresenta consensos sobre os mais diversos assuntos de nossa especialidade publicados na revista da sociedade, a *Obstetrics and Gynecology*, também conhecida como *Green Journal*. Atenta-se que livros traduzidos têm uma lacuna maior entre a escrita e a publicação. Feita esta primeira fase, a seguinte é partir para o foco do estudo. Como exemplo, se o tema da monografia for uso de contraceptivos não cíclicos no tratamento da endometriose, é importante que antes se faça uma revisão geral sobre endometriose para o embasamento teórico – e, em um segundo momento, a busca por estudos específicos sobre esta temática.

Mas como podemos encontrar esta literatura? O primeiro passo é ir atrás das bases de dados. Para tal, há vários *sites* de buscas de artigos científicos. O PubMed[8] é o mais utilizado pelos profissionais da área da saúde. Outro *site* que disponibiliza textos científicos é o da Bireme,[9] no qual há *links* para o SciELO[10] e a biblioteca Cochrane.[11] A Cochrane disponibiliza integralmente as metanálises de ensaios clínicos, com boa colocação no *ranking* em termos de qualidade de evidência científica. O *UpToDate Online*[12] é uma base de revisões norteadas por evidências realizadas por milhares de especialistas de diversos temas. Elas são atualizadas frequentemente e possibilitam uma busca rápida de respostas dos mais diversos assuntos. Sua função é sintetizar as informações dos estudos para os clínicos e estudiosos que não têm tempo para ler tudo acerca de um determinado tema.

O portal Capes[13] está disponível em várias instituições de ensino brasileiras e é uma ferramenta muito útil. Este *site* possibilita o acesso a inúmeros artigos de qualidade distribuídos em diversas bases de dados. Oferece os textos completos de mais de 11 mil publicações periódicas nacionais e internacionais dos mais diversos temas. Costuma ser gratuito em bibliotecas das universidades públicas.

Embora os diversos *sites* tenham formas um pouco diferentes de busca de estudos, há regras relativamente gerais para obtenção. É fundamental que se conheça a melhor forma de obter os estudos que nos interessam. Há tutoriais disponíveis nos *sites* e artigos científicos que abordam tal questão. O uso das palavras-chave corretas e dos operadores *booleanos* (AND, OR, AND NOT) é fundamental para a otimização da busca. O Portal Capes[13] oferece frequentemente treinamentos para melhor uso de suas ferramentas de busca. A inscrição é *online* e vale muito a pena. Um bom exemplo de como uma busca pode ser pouco frutífera é ao se colocarem as palavras-chave: "*infertility and in vitro fertilization*". Grande parte dos estudos encontrada versará sobre animais, principalmente vacas. Apenas limitando a busca para estudos que avaliam humanos haverá a busca correta para o objetivo do ginecologista. Após a seleção inicial dos artigos, o profissional deve ter o discernimento para filtrar os melhores que vão merecer uma leitura mais detalhada. Isso pode ser feito por meio do título e do resumo.

Existem quatro pontos fundamentais em um bom trabalho científico: desenho (montagem) adequado do estudo; qualidade na obtenção dos dados; análise (estatística) correta dos dados; e conclusões pertinentes com a análise dos dados. A falha nos dois primeiros itens (erros sistemáticos) é fatal para um bom estudo, pois sempre existe a possibilidade de se reanalisarem os dados (estatisticamente) e de se mudarem conscientemente as conclusões. No entanto, não se consegue remontar um estudo mal elaborado desde o início ou no qual os dados foram coletados precariamente. Em primeiro lugar, deve-se analisar que tipo de estudo foi realizado. Pode-se dividir em quatro grandes grupos, em ordem crescente de melhor evidência científica: relato e série de casos; estudos observacionais (longitudinal prospectivo "coorte"; longitudinal retrospectivo "caso-controle"; transversal, como censo e questionários); estudos experimentais (ensaios clínicos randomizados e controlados); e revisões sistemáticas e metanálises de ensaios clínicos (procuram reunir os trabalhos de melhor qualidade metodológica e fazer uma síntese da melhor evidência disponível).[14] Há diversas classificações para desenhos de estudo e evidência científica que resultarão em determinado grau de recomendação. A classificação mais utilizada e reconhecida é a do Centro para Medicina Baseada em Evidências da Universidade de Oxford, que pode ser vista de forma resumida na Tabela A.1.[15]

Após apresentadas as evidências por meio dos estudos disponíveis, as recomendações serão dadas de acordo com a força de evidência dos estudos. Por exemplo, como pode ser observado na Tabela A.2, uma recomendação com base em um ensaio clínico terá um grau de recomendação muito robusto: nível A. Como exemplo, podemos citar o uso da cesariana em partos pélvicos que tem sua recomendação fundamentada em ensaio clínico randomizado.[16] Por outro lado, algumas condutas disseminadas baseiam-se somente em opiniões de especialistas, tendo baixo nível de evidência e força fraca de recomendação. Como exemplo, podemos citar a realização corriqueira de exame pélvico em pacientes adultas não grávidas e assintomáticas quando vão ao ginecologista. Esta conduta não tem qualquer evidência científica de ser benéfica. Muito pelo contrário: consensos recentes publicados no *Journal of American Medical Association (JAMA)*[17] e *Annals of Internal Medicine*[18] desencorajam tal prática neste grupo de pacientes. A recomendação tem um grau de evidência baixo, nível C.

Outro fator a ser considerado na busca de estudos é a revista em que ele foi publicado. Uma das formas de se aferir a qualidade do periódico é por meio do fator de impacto da revista que, quanto maior é melhor, embora isso não seja uma regra infalível. Os dados de citações categorizados por periódicos são publicados em forma de indicadores no *Journal Citation Reports (JCR)* do Institute for Scientific Information (ISI) e passaram a ser usados como parâmetro de avaliação de pesquisadores e instituições. São publicados anualmente no JCR três indicadores, por título de periódico: o índice de citação imediata (*immediacy index*), a meia-vida das citações (*cited half-life*) e, finalmente, o índice bibliométrico mais conhecido e utilizado, o fator de impacto (*impact factor*). O cálculo, *grosso modo*, é feito colocando-se no numerador a quantidade de citações dos artigos do periódico em um determinado período de tempo e, no denominador, o número de artigos publicados no mesmo período. Por exemplo: uma revista que teve 120 artigos publicados em 1 ano, com seus artigos recebendo 240 citações no mesmo período, terá um fator de impacto 2 para aquele período. Se receber 12 citações, será 0,1. A prestigiada revista *New England Journal of Medicine* teve um fator de impacto 59 no ano de 2015, o maior das revistas médicas generalistas. O maior da ginecologia/obstetrícia é o da *Human Reproduction Update*, que é de 11. Este periódico publica somente artigos de revisão. No âmbito brasileiro, por exemplo, a *Revista Brasileira de Ginecologia e Obstetrícia* tem um fator de impacto de 0,06 para 3 anos (2014 a 2016), segundo dados retirados da revista em junho de 2017.

Quanto aos bancos de dados eletrônicos, convém valorizar mais os que têm uma clara conotação científica; e aqueles de sociedades reconhecidas na área. Sempre devemos desconfiar daqueles que são geridos por empresas com fins comerciais e por leigos. Evitam-se temas amplos e sem um foco definido. A pergunta deve ser específica e com um foco de interesse bem determinado. Já com o assunto claramente definido, inicia-se o processo de seleção dos melhores trabalhos.[6] A Coordenação de Aperfeiçoamento de Pessoal de Nível Superior (Capes)[13] elabora um sistema de avaliação de periódicos que pode ser encontrado em seu sítio eletrônico e é um bom parâmetro. O Qualis Periódicos está dividido em oito estratos, em ordem decrescente de valor: A1, A2, B1, B2, B3, B4, B5 e C. Segundo o texto extraído do *site* do Qualis, os quatro primeiros estratos classificam-se do seguinte modo:

- A1: fator de impacto igual ou superior a 3,800
- A2: fator de impacto entre 3,799 e 2,500
- B1: fator de impacto entre 2,499 e 1,300
- B2: fator de impacto entre 1,299 e 0,001.

Para ser incluído nos quatro estratos superiores, o periódico deve ter fator de impacto medido pelo Institute for Scientific Information (ISI). O indicador para classificar os periódicos B3, B4 e B5 (sem fator de impacto) é a base de dados em que eles estão indexados. A indexação de periódicos em bases internacionais, de amplo acesso e veiculação, confere classificação mais elevada. Por exemplo: os periódicos indexados no Medline/PubMed são classificados como B3. Versões eletrônicas de periódicos indexados no ISI, mas ainda sem sua própria indexação, são classificados como B3. Periódicos indexados no SciELO são classificados como B4. Periódicos indexados no Lilacs, no Latindex ou em semelhantes são classificados como B5. Por fim, os periódicos irrelevantes para a área estão categorizados no estrato C e não recebem pontuação.

Os estudos podem ser avaliados por meio dos periódicos em que foram publicados, pelos autores e pelo número de citações, sendo este último o parâmetro mais fidedigno. Bons estudos são citados por seus pares reiteradamente. A quantidade de citações não pode ser vista de maneira isolada, não cabendo comparações entre temas diferentes. Um importante estudo sobre sinequia uterina, muito provavelmente, terá menos citações que um estudo mediano sobre tratamento do HIV. Laranjas não podem ser cotejadas com maçãs! Como exemplo, mostro dois artigos meus, lançados em revistas importantes, porém sobre temas bem diferentes publicados na mesma época. A questão de quando o artigo foi publicado é importante para ter tido tempo semelhante de obter citações. O primeiro artigo é uma

Tabela A.1 Níveis de evidência segundo os tipos de estudos para terapias e programas preventivos.

Nível	Tipo de estudo
IA	Revisões sistemáticas homogêneas de ensaios clínicos randomizados
IB	Ensaios clínicos randomizados com intervalo de confiança estreito
IIA	Revisões sistemáticas homogêneas de estudos de coorte
IIB	Estudo de coorte ou ensaios clínicos de baixa qualidade metodológica
IIC	Estudos ecológicos
IIIA	Revisões sistemáticas homogêneas de estudos de caso-controle
IIIB	Estudo de caso-controle
IV	Relato de séries de casos ou estudos de coorte e caso-controle de baixa qualidade metodológica
V	Opinião de especialistas

Fonte: Centre for Evidence-Based Medicine. Disponível em: http://www.cebm.net/.

Tabela A.2 Graus de recomendação.

A	Exige ao menos um ECR como parte de experiência clínica publicada de boa qualidade e dirigida à recomendação específica (níveis IA, IB)
B	Exige a disponibilidade de estudos controlados bem desenhados, mas não randomizados, relativos à recomendação (níveis IIA, IIB, III)
C	Exige evidências obtidas de relatos de comitê de *experts* ou opiniões e/ou experiência clínica de autoridades reconhecidas. Indica a ausência de estudos clínicos de boa qualidade (nível IV)

ECR: ensaio clínico randomizado. *Fonte*: Centre for Evidence-Based Medicine. Disponível em: http://www.cebm.net/.

revisão sistemática sobre fumo e menopausa de 2008, publicado na *Maturitas*, que já havia obtido 47 citações na base Scopus em junho de 2017.[19] No ano seguinte, um estudo que mudou a compreensão da etiologia da metaplasia óssea uterina, publicado na revista mais importante do mundo de estudos originais na área de ginecologia e obstetrícia, obteve 11 citações na mesma base e na mesma data.[20] Avaliados individualmente, o segundo estudo trouxe muito mais inovações. A diferença de citações deve-se exclusivamente à área estudada. Enquanto o primeiro abarca um tema de interesse de diversas áreas e de um número muito maior de pesquisadores, o segundo é restrito basicamente a histeroscopistas. Por outro lado, a regra geral é que melhores estudos sejam publicados em melhores revistas. Mas, por vezes, quando os autores são editores de um periódico, eles podem querer melhorar o fator de impacto de seu periódico e optam por submeter seu artigo para sua própria revista. Mais uma vez, convém ter em mente que as regras não são estanques.

Passo 4 | Estrutura da monografia

Antes de começar, acessa-se o manual da instituição com as regras de formatação. Cada lugar tem regras próprias quanto a formatação, referenciação etc. Enquanto alguns utilizam a Associação Brasileira de Normas Técnicas (ABNT) como parâmetro para referenciação, outros fazem uso do padrão Vancouver. Uns pedem margens de 2 cm e outros de 3 cm, entre diversas outras nuances. Seguir desde o início o formato solicitado economiza bastante tempo ao final. Para quem tem noções básicas de *softwares* de formatação, há diversos disponíveis no mercado. O mais utilizado é o Endnote.[21] Sua grande facilidade é que, após inserida a referência, não há necessidade de mudar todas as citações ao se acrescentar outra. Além disso, ela muda automaticamente o padrão de referenciação, se solicitado. A experiência do autor mostra que ele é bastante útil, se houver muitas referências. Não havendo tantas, por vezes, é mais fácil fazer as alterações "manualmente".

Como exemplo de formatação, usaremos as regras da ABNT, que são as mais comuns no Brasil. São atualizadas com regularidade e podem ser compradas no site da entidade.[22] Diversas instituições acadêmicas disponibilizam manuais com resumos das regras. Em suma, a formatação da ABNT engloba os seguintes tópicos:

- Papel A4 branco, impresso em preto (exceto as ilustrações)
- Fonte Arial ou Times New Roman, tamanho 12
- Espaçamento entrelinhas 1,5
- Espaçamento 6, antecedendo parágrafos
- Recuo de 2 cm no início dos parágrafos
- Número da página no canto superior direito
- Margens superior e esquerda de 3 cm e inferior e direita de 2 cm
- Subdivisão de trabalho em numeração progressiva
- Subseções do trabalho separadas por dois espaços
- Numeração das páginas a partir da introdução; total de páginas a partir da folha de rosto.

Um ponto fundamental, que está piorando a olhos vistos, e preocupante em tempos recentes é o pouco cuidado e a presença de erros pavorosos no uso da língua portuguesa. Um texto repleto de erros impede, em muitas vezes, a compreensão do texto, além de ser sinal de desleixo na preparação do documento. Se por deficiências de base educacional o aluno não se sinta capaz de escrever um texto livre de erros inaceitáveis, sugere-se fortemente que contrate os serviços de um profissional especialista em correção de textos acadêmicos. De modo algum, tal prática é considerada plágio ou desaconselhada.

O mesmo cuidado se deve ter na tradução do resumo (*abstract*) e, principalmente, no caso de uma futura submissão. Artigos com erros de inglês são sumariamente rejeitados. Deve-se atentar para a falsa fluência em inglês. Textos científicos necessitam de um nível alto de proficiência na língua.

Elementos pré-textuais

Os elementos pré-textuais antecedem o texto e contêm informações que ajudam tanto na identificação quanto na utilização do documento. Constituem o pré-texto: capa, folha de rosto, folha de aprovação, dedicatória, agradecimento, epígrafe, resumo (*abstract*) e sumário.

▶ **Capa.** É elemento obrigatório e tem como objetivo identificar o trabalho. Os elementos da capa são: instituição, autor, título do trabalho, local (cidade) e ano. Na capa, pode haver o logo da instituição na parte superior. No entanto, jamais se deve fazer qualquer outra exceção que tire a sobriedade do documento.

▶ **Folha de rosto.** É elemento obrigatório. Consiste na principal fonte de informação. Portanto, deve conter todos os elementos necessários à identificação do trabalho. Havendo dúvida, os bibliotecários são os profissionais para as dirimir questões e prestar auxílio.

▶ **Folha de aprovação.** Não é elemento obrigatório em muitas das residências médicas. Quando há uma banca de professores que avalia a monografia, ela é composta pelo nome destes e pelo espaço para a nota dada.

▶ **Dedicatória.** Também não é obrigatória. Costuma ser direcionada a uma ou mais pessoas, Deus ou quaisquer outros a quem se queira dedicar o trabalho.

▶ **Agradecimentos.** Englobam pessoas que efetivamente ajudaram no trabalho independentemente da forma, não necessariamente de forma acadêmica. Pode ser um autor do artigo, mas também pode ser o bibliotecário ou um colega de turma, entre outros.

▶ **Epígrafe.** Local onde o autor apresenta uma citação, seguida de indicação de autoria, relacionada com a matéria tratada no corpo do trabalho. Não é obrigatória e somente deve ser colocada se trouxer uma importante reflexão. Como exemplo, podemos colocar a frase de Jean Cocteau, "Não sabendo que era impossível, foi lá e fez", vista em alguns documentos. Salvo seja algo aparentemente impossível em uma análise inicial, é muita soberba se fazer uso da citação para algo árduo, porém factível. A lista de abreviaturas e siglas é obrigatória, caso haja no texto.

▶ **Resumo.** É parte obrigatória. Indica os objetivos, o método, os resultados e a conclusão do trabalho. O resumo em língua portuguesa vem obrigatoriamente antes, seguido do resumo em inglês na maior parte das vezes. Deve ser exibido em parágrafo único de 150 a 500 palavras, além de palavras-chave, cadastradas no *site* http://decs.bvs.br/. É fundamental utilizar somente os descritores presentes neste endereço eletrônico, para que a busca pela pesquisa tenha bom termo. Caso uma palavra seja fundamental e não esteja cadastrada, deve-se solicitar sua catalogação. Como curiosidade, as palavras-chave novas catalogadas na edição de 2017 para doenças urogenitais femininas e complicações da gravidez foram: "cálculos coraliformes" e "*staghorn calculi*".

▶ **Sumário.** É elemento obrigatório. Consiste na enumeração dos tópicos e da página na ordem em que estão dispostos no texto. Deve ser alinhado à esquerda, sem recuos.

Elementos textuais

Consiste na parte central do trabalho, em que se expõe o conteúdo da monografia. É composto de introdução, desenvolvimento e conclusão.

▶ **Introdução.** Parte inicial do trabalho, no qual devem constar a temática, a justificativa e a relevância do tema. Se for um estudo original, a introdução terá também uma revisão resumida da literatura. Apresenta os objetivos de pesquisas e outros elementos que o autor julgar importantes e pertinentes para a compreensão do texto. Muitas instituições solicitam objetivos que são chamados de primários, ou gerais, e secundários, além das questões norteadoras.

Objetivos. Objetivo geral ou primário é a indicação daquilo que se pretende alcançar com a intervenção proposta. Consiste na resposta principal que se quer obter. Constitui a ação que conduzirá ao tratamento da questão principal indicada no problema. Já os objetivos secundários são outras respostas que se pode obter por meio daquele estudo. Pode-se realizar um estudo que tenha como objetivo principal avaliar se inibidores da recaptação de serotonina têm efeito terapêutico na disforia pré-menstrual. Concomitantemente, é possível também estudar se, caso haja efeito, ocorre diferença de eficácia entre os diversos fármacos de tal classe de medicamentos. Seria esse um objetivo secundário. Por outro lado, as questões norteadoras são aquelas que balizam a investigação e irão nortear o trabalho até que se alcancem os objetivos finais. Devem partir de uma dúvida que o autor quer investigar ou descobrir com a pesquisa.

Justificativa do estudo. Uma parte muito importante, por vezes solicitada, é a justificativa do estudo. A justificativa é a identificação dos fatores que determinaram a escolha do problema a ser investigado com a monografia. Nesta etapa, caberá mostrar a importância e a relevância do tema, indicando quais as vantagens e os benefícios que a pesquisa irá proporcionar. Convém explicar o motivo de o tema ser importante e merecer ser investigado. Caso seja um estudo original, deve haver a metodologia aplicada. Mesmo em revisões narrativas, é uma boa prática pelo menos um parágrafo dissertando-se sobre a estratégia de busca. A metodologia é como o trabalho foi realizado. Aqui, classifica-se a pesquisa citando o desenho de estudo, os instrumentos de pesquisa, os sujeitos e cenário do estudo e os métodos estatísticos utilizados, entre outros. É uma das partes mais importantes, porque permite ao leitor avaliar a qualidade metodológica do trabalho apresentado.

▶ **Desenvolvimento.** É a parte principal do trabalho. Deve conter, ordenadamente, todo o assunto tratado. Deve ser dividido em capítulos, seções e subseções necessárias à exposição clara, objetiva e inteligível do assunto. Caso seja um estudo original, necessariamente terá de ser composto pelos resultados e pela discussão destes, comparando-os com a literatura prévia. Nos resultados, o autor deve apresentar os dados obtidos, de modo claro. Poderão ser utilizados gráficos, tabelas e quadros, que mostrem os achados da pesquisa, conforme descritos no texto. Todos os resultados devem ser mostrados, mesmo os considerados "negativos".

▶ **Conclusão.** É a parte final do texto, em que são apresentados os resultados da pesquisa em consonância com os objetivos e as hipóteses propostos no início do trabalho. Não é local para discussão. O ideal é que se responda de maneira objetiva às perguntas formuladas.

Elementos pós-textuais

São considerados elementos pós-textuais aqueles que complementam o trabalho: referências, glossário, apêndice, anexo e índice.

▶ **Referências.** Correspondem à listagem de obras citadas ao longo do trabalho, a qual pode ser por ordem alfabética (se for pela ABNT) ou pela ordem em que as referências aparecem (se for pelo estilo Vancouver), entre diversas outras formas. É importante saber antes qual a sugerida pela instituição. Muitos autores preferem o Vancouver quando há intenção de publicar, pelo fato de grande parte dos periódicos o adotarem, evitando assim o duplo trabalho de referenciação. Deve-se conversar previamente com o orientador.

▶ **Glossário.** É elemento opcional. Trata-se da lista alfabética de vocábulos utilizados no texto. São vocábulos técnicos que podem provocar estranheza ou desconhecimento por parte do público-alvo da obra. Não é espaço para dicionário de palavras supostamente difíceis, mas que não tenham relação com a parte técnica do texto.

▶ **Apêndice.** É elemento opcional. Trata-se de texto ou documento elaborado pelo autor, a fim de complementar a argumentação, sem prejuízo à unidade nuclear do trabalho.

▶ **Anexo.** É elemento opcional. Trata-se de texto ou documento não elaborado pelo autor, a fim de complementar as ideias apresentadas no trabalho.

▶ **Índice.** O índice é um lista de palavras citadas ao longo do texto acompanhada pela indicação da(s) página(s) onde pode(m) ser localizada(s) mais facilmente. Geralmente, é composto em ordem alfabética.

Considerações finais

Estudos originais necessitam de aprovação pelo Comitê de Ética em Pesquisa (CEP) e precisam sempre ser colocados como anexos. Atualmente, todo o processo é realizado por via eletrônica, pela Plataforma Brasil.[23] Quando o estudo tem caráter retrospectivo, por meio de análise de prontuários, também há necessidade de ser submetido ao CEP, mas pode ser solicitada dispensa de consentimento livre e esclarecido por parte da paciente, já que dificilmente será possível contactá-la. Caso esta dispensa seja concedida pelo CEP, a pesquisa pode continuar.

Terminado o estudo, o próximo passo é a submissão para um periódico. Convém se livrar de vaidades neste momento e avaliar bem o perfil de periódico para o qual se tentará a submissão. Uma boa análise crítica do estudo deve ser feita para ser escolhido um periódico com chances maiores de aceite. O processo de submissão pode ser bastante demorado, chegando em casos extremos a 1 ano ou mais, sendo, na maioria das vezes, de 2 a 6 meses. Se o editor o rejeitar em uma primeira lida, pode ser somente de poucos dias. Portanto, a otimização deste tempo é fundamental. É considerada falta de ética submissão para mais de um periódico ao mesmo tempo. Muitas das revistas adotam as "Normas de Vancouver".[24] É importante ler atentamente as normas de cada revista antes da submissão. Há ordenamento para número de palavras, quantidade de autores e tipos de estudos aceitos, entre diversas outras regras. O perfil da revista e dos editores, além do potencial de estudo, definirá as maiores ou menores chances de aceite. O primeiro aceite é de uma emoção indescritível; por outro lado, a primeira rejeição tem o efeito completamente inverso.

O desenho mais comum de estudo de monografias é a revisão narrativa, como já explicamos anteriormente. Desenhos mais aprimorados, como estudos de maior nível de evidência (coorte, caso-controle e ensaios clínicos, entre outros), são menos comuns nesta fase da vida acadêmica por serem mais rebuscados e geralmente temas de mestrado e doutorados. Louvável se for tentado um desenho mais complexo. No entanto, um desenho que pode ser muito factível na residência, até pela amplitude de casos vistos, é o de relato e série de casos. Pode-se aproveitar e fazer uma revisão da literatura conjunta. Portanto, versaremos algumas linhas sobre este desenho de estudo. Os detalhes de outros tipos de estudo não são o escopo deste capítulo.

Relatos e séries de casos ocupam posições hierarquicamente inferiores com relação ao nível de evidência de um estudo. Exatamente por isso, um estudo deste tipo somente deve ser publicado em revista especializada quando engloba objetivos e propósitos definidos. Um bom relato de caso deve ter o objetivo de acrescentar benefícios às práticas atuais ou de traçar possíveis novas direções na pesquisa de determinado tema, em que apenas um ou poucos indivíduos possam ser representativos. Ele propõe formas inovadoras na abordagem de uma doença ou tratamento, além da formulação de novas hipóteses que podem ser testadas em outros desenhos de estudo. É ainda importante para detecção de epidemias, como no caso recente da epidemia de zika em 2016. O alarme foi dado por relatos esparsos no Nordeste de casos de microcefalia relacionados com manchas vermelhas na gravidez. Também houve relatos de mortes de pessoas e macacos por febre amarela, em Minas Gerais e no Rio de Janeiro, em 2017. Como principais desvantagens destes estudos, temos as conclusões que se baseiam em poucos casos, não há amostragem representativa e metodologia capaz de validar associação causal, não existe controle para comparação, não se quantifica a prevalência na população e a metodologia de diagnóstico não é padronizada. As conclusões que podem ser retiradas destes estudos costumam ser limitadas, pelo pequeno número de indivíduos e pela ausência de um controle. Apenas podem demonstrar eficácia de um tratamento sob raríssimas condições (melhora considerável e quando não há outra terapia disponível). Os relatos jamais podem ser utilizados para demonstrar a segurança de uma intervenção, devido à raridade de alguns efeitos adversos. Por outro lado, servem como alarmantes de efeitos colaterais graves, como foi com a talidomida – um antiemético utilizado em gestantes que teve seus primeiros relatos negativos por meio de relatos de casos. O principal problema no uso de relatos de casos para a instituição de uma terapia nova é que, em geral, são publicados somente os casos bem-sucedidos com a intervenção. Isso constitui o viés de publicação. O caso deve ser descrito com todos os detalhes relevantes e de forma sucinta. A descrição deve incluir idade, sexo, história clínica, comorbidades e desfecho de interesse. A intervenção, caso tenha, deve ser descrita, permitindo ser reproduzida por outros pesquisadores. Relato não é pesquisa, pois não se planeja. Relato é algo que caiu na vista de um clínico por acaso. A principal pergunta que deve ser feita por quem cogita relatar um caso ou uma série de casos é: estou contribuindo substancialmente para a compreensão e o tratamento desta ou de uma nova doença? Se a resposta for afirmativa, convém tomar todos os cuidados para apresentar os casos da maneira mais ética e contributiva possível, para o manejo de determinada enfermidade, concluindo somente o proposto para o desenho de estudo em questão e deixando respostas mais rebuscadas para estudos com maior nível de evidência que, porventura, aconteçam no futuro.[25] As revistas internacionais com alto fator de impacto apenas aceitam relatos de casos inéditos com potencial de alterar a atual teoria sobre a etiopatogenia da doença ou que tragam uma terapêutica inovadora. São exemplos os relatos publicados na última década sobre o primeiro caso sobrevivente de raiva e o primeiro paciente que teve o vírus HIV completamente exterminado do corpo.

Feito tudo isto, a monografia deve ser defendida frente a uma banca, se estiver no regimento, ou somente avaliada por algum professor – que dará uma nota a ser de conhecimento do aluno.

PÔSTER E TEMA LIVRE

O pôster e os temas livres geralmente têm seu espaço em congressos e simpósios. Embora a dedicação em fazê-los com o máximo esmero seja fundamental, há de se ter em mente que tão maiores serão as exigências e o rigor no aceite tão maior seja a importância do evento. Em concorridos eventos internacionais, apenas serão aceitos materiais que tragam relevantes contribuições para a comunidade científica. E aí surge nosso grande dilema: os periódicos somente aceitam trabalhos ainda não publicados ou expostos em congressos. Além da exigência de um conteúdo importante, há a necessidade de qualidade máxima na confecção do pôster e da apresentação do tema livre. Nos dois casos, é preciso submeter o resumo à comissão organizadora e ser aceito obedecendo-se às regras. Não se deve economizar na gráfica no caso do pôster e, se necessário, convém contratar um especialista em diagramação. No entanto, prefere-se o domínio por parte do autor em todas as fases de elaboração do pôster.

Em geral, o resumo de um pôster e de um tema livre é como um resumo de um artigo, sendo composto por introdução, metodologia, resultados, discussão pequena e conclusões. Isso tudo sempre com limite de palavras. No caso do pôster, os resultados podem ser apresentados por meio de gráficos e tabelas que devem ser os mais representativos possíveis. Os relatos de casos devem sempre ser pródigos em figuras, tomando-se o cuidado de não se expor o paciente. O título deve estar sempre em destaque na parte superior, sendo sucedido dos autores em ordem de colaboração ao trabalho.

Aproveitemos este momento para um aparte fundamental sobre autoria. Para se considerar autoria de um trabalho científico existem requisitos rígidos, segundo o International Committee of Medical Journal Editors (ICMJE), listados a seguir:

- Contribuições substanciais para a concepção ou desenho do trabalho; análise ou interpretação de dados para o trabalho
- Elaboração do trabalho ou revisão crítica com importante conteúdo intelectual
- Aprovação final da versão a ser publicada
- Concordar em ser responsável por todos os aspectos do trabalho no sentido de garantir que as questões relacionadas com a exatidão ou a integridade de qualquer parte do trabalho sejam adequadamente investigadas e resolvidas.

Quem não se inserir nos quatro critérios apresentados pode entrar nos agradecimentos. Não existe indicação universalmente aceita e utilizada sobre a ordem de autoria. A ordem sugerida deve ser do maior contribuição para o menor (ICMJE).[24] A maneira mais tradicional propõe que o primeiro autor citado é o responsável pela obra, enquanto o último seria o orientador do trabalho como um todo. Tais regras, contudo, têm sido alteradas. Muitos autores, com tradição em pesquisa, cedem seu lugar para assistentes e bolsistas, com o objetivo de estes poderem se tornar mais conhecidos e sentirem-se mais comprometidos com o projeto. O critério utilizado para estabelecer a sequência deve ser discutido pela equipe de pesquisadores e citado, no próprio trabalho, como nota de rodapé, indicando-se as atribuições de cada um dos autores na realização do projeto. A participação apenas na obtenção de fundos ou na coleta de dados não justifica autoria. Ser dono de um banco de dados também não é passível de autoria, se não houver contribuição efetiva.

Decidida a autoria, voltemos à confecção do pôster. O primeiro passo para um pôster é estar atento às regras de submissão, iniciando pelo prazo de submissão. A mesma dica serve para a submissão do resumo do tema livre. Embora seja comum uma prorrogação do prazo, não se deve contar com isso. Geralmente, o material enviado depois do prazo não é aceito. Todo congresso científico tem uma banca de avaliação de trabalhos submetidos que avaliam aqueles que serão aceitos ou rejeitados. Os congressos mais importantes têm excesso de demanda. Portanto, realmente há um filtro e somente serão aceitos os trabalhos substanciais. Por outro lado, congressos menos concorridos praticamente aceitarão todos os trabalhos submetidos, com exceção daqueles que fogem das regras. Independente disso, um pôster constará sempre como um cartão de visitas e será observado por alguém. Convém sempre fazê-lo com a máxima qualidade possível. A Tabela A.3 apresenta um exemplo retirado das normas para submissão de resumos e pôsteres do 57º Congresso Brasileiro de Ginecologia e Obstetrícia de 2017.

Como podem ver, as exigências são aquelas normais para a apresentação de um trabalho científico. Não há nada impossível de ser feito. É fundamental que sejam obedecidas todas as regras sem tergiversações. A Figura A.1 apresenta um exemplo de um pôster recentemente apresentado por dois dos

Tabela A.3 Exemplo de normas para submissão de resumos e pôsteres do 57º Congresso Brasileiro de Ginecologia e Obstetrícia (2017).

Normas especiais para confecção dos resumos:

- O texto deverá ser composto de, no máximo, 2.000 caracteres (com espaços) (não estão incluídos no limite título, nomes dos autores e das instituições associadas)
- Os resumos deverão ser enviados apenas (e exclusivamente) em português
- Os resumos nas modalidades *Estudo original e Revisão sistematizada* devem ser estruturados em:
  - Objetivo (coerente com título e metodologia apresentados)
  - Métodos (claros e concisos, devem incluir análise dos dados)
  - Resultados (devem corresponder aos objetivos do estudo)
  - Conclusões (concisas, de acordo com o objetivo do estudo e resultados apresentados)
- Os resumos na modalidade *Relato de caso ou série de casos* devem obrigatoriamente ser estruturados em:
  - Contexto (breve, com exposição da importância do tema)
  - Relato do(s) caso(s) ou da série de casos (claro e conciso, deve incluir as características mais significativas do indivíduo ou grupo para a doença e/ou tratamento em questão)

Normas especiais para confecção dos pôsteres:

- O pôster deverá ser configurado em 90 × 100 cm e salvo em PDF. Os pôsteres deverão ser enviados no formato final da apresentação até dia 15 de outubro de 2017
- O título do trabalho deve ser idêntico ao título do resumo aceito, destacado em negrito, no topo do pôster
- Os nomes do autor e coautores devem ser posicionados imediatamente abaixo do título do trabalho, em letras menores; devem estar abreviados (p. ex.: Neves MA, Costa JN, Muniz KS, Nogueira JB), com o nome do apresentador destacado por fontes sublinhadas (p. ex.: *Costa JN*)
- O(s) nome(s) da(s) instituição(ões) deve(m) ser posicionado(s) imediatamente abaixo dos nomes do autor e dos coautores
- Usar no texto do pôster letras de, no mínimo, 0,5 cm, com preferência para fontes sem serifa (p. ex.: Arial, Arial Narrow, Calibri, Segoe UI, Segoe UI Light)

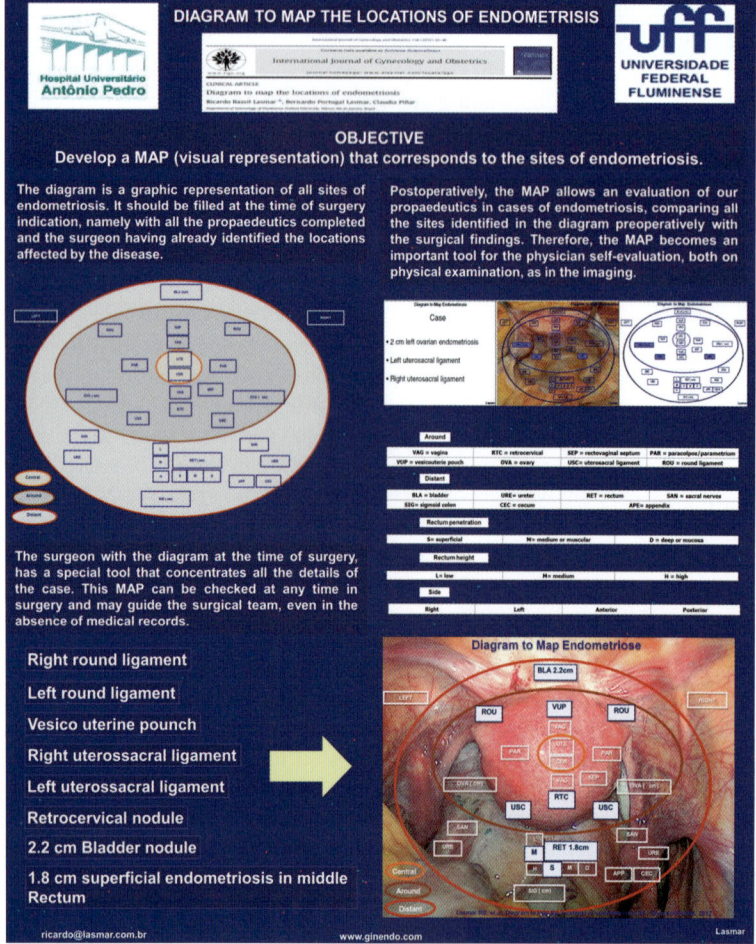

Figura A.1 Pôster apresentado em congresso internacional de ginecologia. Observar o destaque às imagens e aos esquemas.

organizadores deste livro, Ricardo Lasmar e Bernardo Lasmar, em um congresso internacional.

Como o objetivo do estudo é o de se fazer a representação da endometriose encontrada em cirurgias, trata-se de um pôster com imagens e diagramas. A informação que se quer passar é a compreensão do esquema. Portanto, não há necessidade de muito texto, mas sim de componentes visuais que facilitem o aprendizado e o uso do diagrama. O título e a indicação de autores na parte superior devem seguir regras de submissão e cores compatíveis com a melhor visualização.

O tema livre tem seu clímax na apresentação, que pode ser oral. Geralmente, a aula em PowerPoint deve ser entregue com antecedência. É fundamental envidar todos os esforços para uma bela apresentação, por meio de uma aula objetiva, que cumpra o tempo estabelecido, mostrando o trabalho de modo completo. Havendo mais de um autor, é importante escolher para a apresentação aquele que melhor se expresse em público e esteja preparado para os possíveis questionamentos. É comum haver prêmios em congressos para os melhores trabalhos. Não só é um item importante de currículo, mas motivo ímpar de satisfação pessoal. Portanto, no próximo congresso, convém fazer o melhor para brilhar.

REFERÊNCIAS BIBLIOGRÁFICAS

1. Manual para elaboração e normalização de trabalhos de conclusão de curso. Disponível em: http://www.nutes.ufrj.br/arquivos/manual-tcc.pdf..
2. Ministério da Educação. Residência médica. Disponível em: http://portal.mec.gov.br/residencias-em-saude/residencia-medica.
3. Thomaz P, Assad R, Moreira L. Arq Bras Cardiol. 2011; 96(2): 90-93.
4. Disponível em: http://www.planalto.gov.br/ccivil_03/decreto-lei/Del3689.htm.
5. Academia Brasileira de Ciências. Rigor e Integridade na Condução da Pesquisa Científica. Guia de Recomendações de Práticas Responsáveis, 2013. Disponível em: http://www.abc.org.br/centenario/.
6. Bruton SV. Self-plagiarism and textual recycling: legitimate forms of research misconduct, accountability in research: policies and quality assurance. Account Res. 2014; 21(3):176-97.
7. Fapesp. Declaração Conjunta sobre Integridade em Pesquisa do II Encontro Brasileiro de Integridade em Pesquisa, Ética na Ciência e em Publicações (II BRISPE), 28 maio-01 de junho de 2012 (Recomendações dos Membros Participantes do Grupo de Trabalho do II BRISPE). http://www.fapesp.br/boaspraticas/JointStatementonResearchIntegrity_IIBRISPE_2012_Portuguese.pdf.
8. Disponível em: https://www.ncbi.nlm.nih.gov/pubmed/. Acesso em: 13 de junho de 2017.
9. Biblioteca Virtual em Saúde. Disponível em: http://bvsalud.org/.
10. Scielo, Scientific Electronic Library Online. Disponível em: www.scielo.org.
11. Biblioteca Cochrane. Disponível em http://www.cochrane.org.
12. UpToDate. Disponível em: http://www.uptodate.com/home.
13. Portal de Periódicos CAPES/MEC. Disponível em: www.periodicos.capes.gov.br.
14. De Oliveira M, Parente R. Interpretation and development of scientific articles-search for scientific articles. Bras J Video-Sur. 2010;3(1): 12-8.
15. Centre for Evidence-Based Medicine. Disponível em: http://www.cebm.net/.
16. Hannah ME, Hannah WJ, Hewson SA et al. Planned caesarean section *versus* planned vaginal birth for breech presentation at term: a randomised multicentre trial. Term Breech Trial Collaborative Group. Lancet. 2000;356(9239):1375-83.
17. Bibbins-Domingo K, Grossman DC, Curry SJ et al. Screening for gynecologic conditions with pelvic examination. US Preventive Services Task Force Recommendation Statement. JAMA. 2017;317(9):947-953.
18. Bloomfield H, Olson A, Greer N et al. Screening pelvic examinations in asymptomatic, average-risk adult women: an evidence report for a clinical practice guideline from the American College of Physicians. Ann Intern Med. 2014, 1;161(1):46-53.
19. Parente R, Faerstein E, Celeste RK, Werneck GL. The relationship between smoking and age at the menopause: a systematic review. Maturitas. 2008;61 (4): 287- 98.
20. Parente R, Patriarca M, de Moura Neto R et al. Genetic analysis of the cause of endometrial osseous metaplasia. Obstet Gynecol. 2009; 114(5):1103-8.
21. EndNote. Disponível em: http://endnote.com.
22. Associação Brasileira de Normas Técnicas. Disponível em: www.abnt.org.br.
23. Ministério da Saúde. Plataforma Brasil. Disponível em: http://aplicacao.saude.gov.br/plataformabrasil/login.jsf.
24. International Committee of Medical Journals Editors. ICMJE. Disponível em: http://www.icmje.org/.
25. Parente R, de Oliveira M, Celeste R. Erros metodológicos mais comuns encontrados em artigos dos tipos relatos e série de casos. Femina. 2009;37(6):293-6.

Índice Alfabético

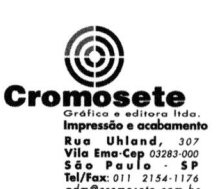

Cromosete
Gráfica e editora ltda.
Impressão e acabamento
Rua Uhland, 307
Vila Ema-Cep 03283-000
São Paulo - SP
Tel/Fax: 011 2154-1176
adm@cromosete.com.br

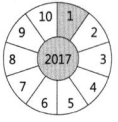

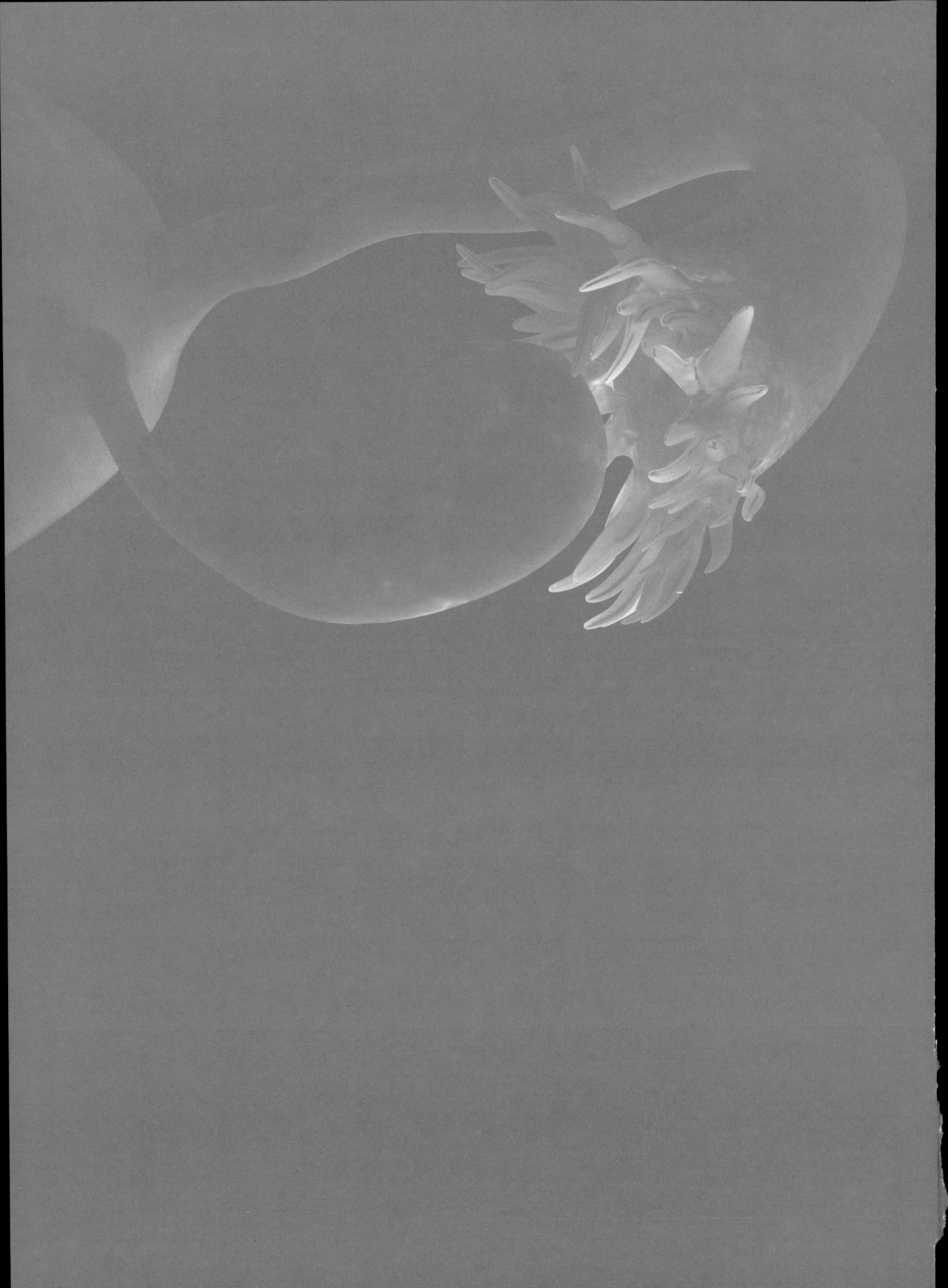